Fortschritte der praktischen Dermatologie und Venerologie

Fortschritte der praktischen Dermatologie und Venerologie

20

Vorträge und DIA-KLINIK® der 20. Fortbildungswoche 2006
Fortbildungswoche für Praktische Dermatologie und
Venerologie e.V.
c/o Klinik und Poliklinik für Dermatologie und Allergologie
Ludwig-Maximilians-Universität München

Herausgegeben von
G. Plewig, P. Thomas

Mit 641 überwiegend farbigen Abbildungen
und 196 Tabellen

Springer

Gerd Plewig, Prof. Dr. med. Dr. h.c. mult.

Peter Thomas, Prof. Dr. med.

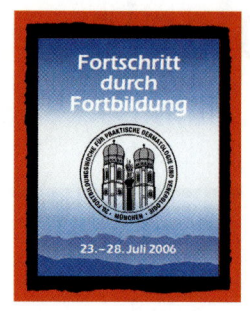

Fortbildungswoche für Praktische Dermatologie und Venerologie e.V.
c/o Klinik und Poliklinik für Dermatologie und Allergologie
Ludwig-Maximilians-Universität München
Frauenlobstraße 9–11, D-80337 München
Kongressbüro Frau Gertrud Hammel
Telefon 0 89/51 60-60 65, Fax 0 89/51 60-60 66
E-Mail Fortbildungswoche@lrz.uni-muenchen.de

ISBN 978-3-540-30514-9 Springer Medizin Verlag Heidelberg

Bibliografische Information der Deutschen Nationalbibliothek
Die Deutsche Nationalbibliothek verzeichnet diese Publikation in der Deutschen Nationalbibliografie; detaillierte bibliografische Daten sind im Internet über *http://dnb.ddb.de* abrufbar.

Dieses Werk ist urheberrechtlich geschützt. Die dadurch begründeten Rechte, insbesondere die der Übersetzung, des Nachdrucks, des Vortrags, der Entnahme von Abbildungen und Tabellen, der Funksendung, der Mikroverfilmung oder der Vervielfältigung auf anderen Wegen und der Speicherung in Datenverarbeitungsanlagen, bleiben, auch bei nur auszugsweiser Verwertung, vorbehalten. Eine Vervielfältigung dieses Werkes oder von Teilen dieses Werkes ist auch im Einzelfall nur in den Grenzen der gesetzlichen Bestimmungen des Urheberrechtsgesetzes der Bundesrepublik Deutschland vom 9. September 1965 in der jeweils geltenden Fassung zulässig. Sie ist grundsätzlich vergütungspflichtig. Zuwiderhandlungen unterliegen den Strafbestimmungen des Urheberrechtsgesetzes.

Springer Medizin Verlag
springer.de

© Springer Medizin Verlag Heidelberg 2007

Die Wiedergabe von Gebrauchsnamen, Warenbezeichnungen usw. in diesem Werk berechtigt auch ohne besondere Kennzeichnung nicht zu der Annahme, dass solche Namen im Sinne der Warenzeichen- und Markenschutzgesetzgebung als frei zu betrachten wären und daher von jedermann benutzt werden dürften.

Produkthaftung: Für Angaben über Dosierungsanweisungen und Applikationsformen kann vom Verlag keine Gewähr übernommen werden. Derartige Angaben müssen vom jeweiligen Anwender im Einzelfall anhand anderer Literaturstellen auf ihre Richtigkeit überprüft werden.

Planung: Dr. Tina Kloss, Heidelberg
Projektmanagement: Willi Bischoff, Heidelberg
Satz und Reproduktion der Abbildungen: Fotosatz-Service Köhler GmbH, Würzburg

SPIN: 11553298
Gedruckt auf säurefreiem Papier   106/2111/BF – 5 4 3 2 1 0

Vorwort

Die Fortbildungswoche für praktische Dermatologie und Venerologie hat sich zur Aufgabe gemacht, den ständigen Wissenszuwachs in der Dermatologie und ihren Teilgebieten aktuell und zeitgemäß zu vermitteln. Seit ihrer Begründung im Jahre 1951 durch Prof. Dr. med. Dr. h.c. Alfred Marchionini hat sie sich unter der engagierten Fortführung durch Prof. Dr. med. Dr. h.c. mult. Otto Braun-Falco und Prof. Dr. med. Dr. h.c. mult. Gerd Plewig über die Jahrzehnte zu einem integralen, herausragenden Bestandteil der deutschsprachigen dermatologischen Fortbildung entwickelt.

An der 20. Fortbildungswoche vom 23. bis 28. Juli 2006 nahmen in München über 2500 Dermatologinnen und Dermatologen aus vielen Ländern teil. Einer der Gründe für diesen Erfolg war erneut das Prinzip der Fortbildungswoche. Stets war es ihr ausdrückliches Primat, den Fortschritt im dermatologischen Wissen in gut verständlicher und praktisch relevanter Form zu vermitteln. Als Ausdruck dieses hohen Anspruches werden die Inhalte der Fortbildungswoche auch dieses Mal wieder in Form eines Fortbildungsbandes festgehalten, der traditionell und in hoher Qualität durch den Springer-Verlag gestaltet wird. Aus dieser ausführlichen Darstellung der Vorträge und Kurse im Kongressband ergibt sich ein wertvoller Nutzen für den Praxisalltag, da auf alle gehörten Details auch später wieder zurückgegriffen werden kann. Die Übersichten über die Hauptvorträge und Kurse werden zudem durch ein aktuelles und weiterführendes Literaturverzeichnis bereichert. Wie bisher wurden auch die Fallvorstellungen der DIA-KLINIK® aufgenommen. Auch auf die TED-Stunde und das Self-Assessment-Center als neue Aspekte wurde eingegangen. Der Band reflektiert hiermit das enorme Engagement aller Referentinnen und Referenten, denen wir an dieser Stelle besonders danken möchten.

Dank gilt aber auch allen anderen Mitarbeiterinnen und Mitarbeitern, die zum Gelingen der 20. Fortbildungswoche und vorliegenden Berichtsband beigetragen haben. Von ihnen können wir nur einige herausgreifen. Zu ihnen gehören die Kongresssekretärinnen Frau Gertrud Hammel und Frau Barbara Prügl. An dem Gelingen des Berichtsbandes hatte der Springer-Verlag mit seiner hervorragenden redaktionellen und gestalterischen Betreuung des Projektes erheblichen Anteil. Namentlich danken möchten wir daher Frau Dr. Tina Kloss, Herrn Dr. Fritz Kraemer und Herrn Willi Bischoff. Es ist ein großer Verdienst des Springer-Verlages, dass in Anbetracht der hochwertigen Ausstattung und des stetig wachsenden Umfanges des Fortbildungsbandes ein moderater Preis gehalten werden konnte. Der Kongressband wird zudem allen Tagungsteilnehmern, wie bei den früheren Veranstaltungen, im Rahmen der Kongressgebühr zur Verfügung gestellt. Ein besonderer Dank gilt auch den Mitarbeitern des Fotolabors Frau Diana Kellermeier und Frau Claudia Jakobec, welche an der Erstellung der DIA-KLINIK® erheblichen Anteil hatten.

München, im Frühjahr 2007
Gerd Plewig und Peter Thomas

Inhaltsverzeichnis

1 Struktur und Funktion der Haut

Die Stellung dendritischer Zellen im Immunsystem 3
   Michael Sixt

Wie heilen Wunden? 7
   Ingo Haase

Tumor-Stroma-Wechselwirkungen: Mechanismen und neue
Therapiekonzepte 9
   Cornelia Mauch

Ichthyosis-Klassifikation: Schluss mit der Verwirrung 12
   Heiko Traupe und Vinzenz Oji

Mechanismen der Haarfollikelinduktion und Morphogenese 23
   Cord Brakebusch

Die Bedeutung der Zelladhäsionsmoleküle für die Struktur der Epidermis
und Biorhythmik 26
   Michaela Frye

Funktion der Pathogenrezeptoren bei entzündlichen Hauterkrankungen .. 30
   Thomas Volz und Tilo Biedermann

2 Dermatologie im Spannungsfeld der Medizin

Biologics bei entzündlichen Krankheiten der Haut:
Wirkungsmechanismen – Möglichkeiten – Risiken 41
   Martin Röcken und Christina Weigert

Autoimmunphänomene unter Therapie mit Biologics 52
   Michael Meurer

Die Zukunft hochpreisiger Medikamente in der Dermatologie 58
   Wolfram Sterry

Etablierte und neue Psoriasistherapie 60
   Jörg C. Prinz

Hauterkrankungen bei organtransplantierten Patienten 64
   Claas Ulrich und Eggert Stockfleth

Möglichkeiten der Stammzelltransplantation in der Hornhautchirurgie ... 68
   Martin Grueterich

Textilien zur Therapie von Hauterkrankungen 71
   Peter Elsner, Joachim Fluhr und Uta-Christina Hipler

Therapieoptionen bei blasenbildenden Autoimmunerkrankungen 76
    Michael Hertl und Rüdiger Eming

Diagnose und Therapie melanozytärer Tumoren unklarer Dignität...... 87
    Helmut Kerl, Lorenzo Cerroni und Ingrid H. Wolf

Was Dermatologen über Palliativmedizin wissen müssen 91
    Claudia Bausewein

Nävi und ihre Syndrome: Was gibt es Neues?.................. 95
    Rudolf Happle

Macht Liebe blind? Das klinische Potenzial potenzsteigernder
Medikamente 101
    Frank-Michael Köhn

Akupunktur in der Schmerztherapie und der Dermatologie 106
    Dominik Irnich

Haare: Mal zu viel, mal zu wenig....................... 108
    Hans Wolff

Antiaging: Wunsch und Realität....................... 117
    Roland Kaufmann

Botulinumtoxin in der Dermatologie 2006 121
    Marc Heckmann

Tierische Dermatologie............................ 126
    Ulrich Wendlberger

3 Infektiologie und Fieber

Hypersensitivitätssyndrom DRESS: Eine Virusreaktivierung?......... 135
    Andreas Wollenberg und Helen C. Rerinck

Akute generalisierte exanthematische Pustulose 139
    Thomas Ruzicka, Kristina Gensch und Annegret Kuhn

Borreliose als Chamäleon........................... 145
    Elisabeth Aberer

MRSA in der Dermatologie 148
    Joachim Dissemond, Essen

4 Operative Dermatologie

Operative Therapiepalette des Dermatologen 157
    Rainer Rompel

Stellenwert der operativen Therapie des Basalzellkarzinoms.......... 163
    Birger Konz

Dermatofibrosarcoma protuberans: Wie radikal muss exzidiert werden?... 173
    Helmut Breuninger

Operative Therapie in Problemlokalisationen 177
    Günther Sebastian

Keloide und sonstige Narben: Therapiemöglichkeiten 189
    Josef Koller

5 Photodermatologie

Sichtbares Licht, UVA, UVB 311: Wo stehen wir heute? 197
    Percy Lehmann

Bade-PUVA-Therapie: Wo bist du geblieben? 205
    Erhard Hölzle

6 Akne und Rosazea

Akne und das adrenogenitale Syndrom 213
    Marianne Placzek, Gerd Plewig und Klaus Degitz

Rosazea: Ungewöhnliche Manifestationen 217
    Martin Schaller

Glukokortikosteroide, Antibiotika, Isotretinoin, DADPS und Biologics:
Systemische Medikamente für besondere Situationen bei Akne
und Rosazea 222
    Gerd Plewig

7 Haut und …

Sportbedingte Hauterkrankungen 231
    Klaus Degitz

Haut und Sucht 235
    Ulrich R. Hengge

Hautveränderungen bei Essstörungen 238
    Peter Itin

Haut und Tiere 242
    Bodo Melnik und Heinz Mehlhorn

Haut und Hobby 267
    Alexander Enk

Haut und Pflanzen 270
    Christoph Schempp

8 Onkologie

Kongenitale melanozytäre Nävi: Aktuelle Behandlungsempfehlungen 277
    Henning Hamm

In-situ-Karzinome und Lentigo maligna:
PDT, Immunmodulatoren oder OP? 282
    Rudolf Stadler

Hautkrebsrisiko durch topische Immunmodulatoren: Ende der Debatte? . . 292
    Eva-B. Bröcker, Jürgen C. Becker und Cornelia S. Seitz

Stadiengerechte Therapie des malignen Melanoms 297
    Matthias Volkenandt

Kutane Lymphome: Diagnostik und Therapie 301
    Mirjam Beyeler und Reinhard Dummer

9 Eine schwierige Situation

Differenzialdiagnose und Therapie der Gynäkomastie 309
   Gerhard Schreiber

Management chronischer Wunden: Wohin geht die konservative Therapie? 315
   Thomas Krieg, Hans Smola und Sabine A. Eming

Ichthyosetherapie: Es geht mehr als man glaubt 318
   Wolfgang Küster[†]

Tätowiert, gepierct und dann? 321
   Michael Landthaler

Legionellose: Ein Problem auch für den Dermatologen 325
   Peter Fritsch und Klaus Eisendle

10 Reise- und Tropendermatologie

Erkrankungen bei Tropenrückkehrern: Dermatosen
und Hautveränderungen bei systemischen Erkrankungen 331
   Thomas Löscher

Gefahren im Badeurlaub 346
   Nanna Y. Schürer

Medizin im Aufbau: Dermatologie in Kambodscha
nach 30 Jahren Bürgerkrieg 355
   Christoph Bendick

11 Allergologie

Aktuelle Epidemiologie der Kontaktallergie 363
   Axel Schnuch

Hyposensibilisierung: Für wen was? Zum Stellenwert der
allergen-spezifischen Immuntherapie (ASIT) im Gesamtkonzept
antiallergischer Therapieverfahren 369
   Johannes Ring, Martin Mempel, Jan Gutermuth und Markus Ollert

Atopische Dermatitis: Eine oder mehrere Krankheiten? 374
   Thomas Bieber

Lebensbedrohende Anaphylaxie 380
   Bernhard Przybilla und Franziska Ruëff

Kann man Allergien verhüten? 385
   Torsten Schäfer

Systembeteiligung bei Urticaria pigmentosa 389
   Franziska Ruëff und Bernhard Przybilla

Immuntherapie der atopischen Dermatitis 396
   Annice Heratizadeh und Alexander Kapp

Aloe vera, Teufelskralle, Teebaumöl und Company: Die neuen Renner? . . . 403
   Werner Aberer

Rund um die Therapie: Handekzeme 409
   Thomas L. Diepgen

12 Blutgefäße

Schaum-Sklerotherapie der Varikose 423
  Franz Xaver Breu

Behandlung von Venenleiden: Operativ oder konservativ? 427
  Anke Strölin

Differenzialdiagnose bei Hauteinblutungen 432
  Christian A. Sander, Christian Mensing und Walter H. C. Burgdorf

Genetisch bedingte Koagulopathien 435
  Thomas A. Luger und Cord Sunderkötter

Vaskuläre Beteiligung bei Kollagenosen: eine therapeutische
Herausforderung 441
  Nicolas Hunzelmann

13 Kinderdermatologie

Dermatophytosen: Was ist erforderlich? 447
  Peter Mayser

Differenzialtherapie von Hämangiomen 453
  Rainer Grantzow

Sinn und Unsinn von Diätempfehlungen 459
  Margitta Worm

Prävention des atopischen Ekzems: Erhaltungsbehandlung
oder Frühintervention 461
  Dietrich Abeck

Immunsuppressiva und Biologics bei Kindern 464
  Thomas Schwarz

Dermatologie bei Kindern: Besonderheiten der Kinderdermatologie 469
  Antonia Kienast und Peter H. Höger

14 Pflichten in Praxis und Klinik

Aufklärung und Arzthaftung 473
  Klaus Ulsenheimer

Juristische Fallstricke bei IGeL 477
  Alexander P. F. Ehlers

15 TED-Stunde

Teledialog als interaktive Fortbildung 481
  Peter Thomas und Regina Fölster-Holst

16 Kurse

Akne: Pathophysiologie, Endokrinologie (Polyzystisches Ovarsyndrom)
sowie Licht-, Laser- und Photodynamische Therapie 485
  Claudia Borelli, Onno E. Janßen, Kathrin Merk
  und Christos C. Zouboulis

Anti-Aging 492
  Michaela Brenner, Thomas Schwarz, Martina Kerscher, Eva Meigel,
  Christiane Bayerl und Ralph M. Trüeb

Berufsdermatologie 503
  Eva Oppel, Sibylle Schliemann-Willers, Swen M. John, Hans Drexler
  und Peter Elsner

Botulinumtoxin A in der Dermatologie 511
  Berthold Rzany, Marc Heckmann, Oliver Kreyden, Luitgard Wiest
  und Petra Becker-Wegerich

Dermatoskopie 527
  Markus Niewerth, Wilhelm Stolz, Andreas Blum,
  Rainer Hofmann-Wellenhof, Harald Kittler, Jürgen Kreusch,
  Elke Sattler und Ulrike Weigert

Ekzeme 541
  Stefanie Kamann, Vera Mahler, Jörn Elsner, Bodo Melnik,
  Detlef Becker

Fillersubstanzen 548
  Karin Kerschenlohr, Manuel E. Cornely, Matthias Imhof, Gerhard Sattler,
  Luitgard G. Wiest und Birgit Wörle

Dermatohistopathologie 557
  Michael Flaig

Hyposensibilisierung 558
  Joachim Saloga, Pia Schöpf, Sibylle May, Franziska Ruëff,
  Rudolf M. Huber, Kristine Breuer und Jörg Kleine-Tebbe

Kinderdermatologie 569
  Regina Fölster-Holst, Gerd Wolf, Christina Schnopp, Joachim Poetsch
  und Wolfgang Pfützner

Laser 575
  Peter Kaudewitz, Syrus Karsai, Christian Raulin, Joachim W. Fluhr,
  Claudia Borelli, Sabine Stangl und Wolfgang Kimmig

Phlebologie 581
  Beata Trautner, René Chatelain, Karin Kerschenlohr
  und Gottfried Hesse

Photodiagnostik 589
  Thomas Herzinger, Erhard Hölzle, Silvia Schauder, Adrian Tanew,
  Tino Wetzig und Jan-Christoph Simon

Phototherapie und photodynamische Therapie: Theorie und praktische
Anwendungen 596
  Carola Berking, Jürgen C. Becker, Stefan Beissert, Mark Berneburg
  und Norbert J. Neumann

Pig-Face Trainingskurs 613
  Christian Kunte, Wolfgang Pfützner, Birger Konz
  und Christoph Löser

Erfahrungen aus dem *Self Assessment Center* 620
  Peter Thomas

Sonographie der Haut und Subkutis einschließlich subkutaner
Lymphknoten 623
    Elke Sattler, Dorothee Dill-Müller, Andreas Blum, Stefan El Gammal,
    Marcus Freitag, Petra Gottlöber, Klaus Hoffmann, Harald Schatz,
    Markus Stücker, Jens Ulrich, Christiane Voit, Julia Welzel
    und Monika-Hildegard Schmid-Wendtner

Sexuell übertragene Erkrankungen 641
    Ralf Wienecke, Viviane Bremer, Rainer Kürzl, Alexander V. Kuznetsov,
    Laura Kouznetsov, Peter Kohl, Stefan Jodl, Anja Pothoff,
    Norbert H. Brockmeyer, Alexander Kreuter, Gerd Gross
    und Stefan Zippel

Trichologie 653
    Hans Wolff, Gerhard Lutz, Rolf Hoffmann, Christian Kunte,
    Ulrike Blume-Peytavie und Bernhard Korge

17 DIA-KLINIK

Vorwort 663

Generalisierte Livedo racemosa bei Kälteagglutininassoziierter
autoimmunhämolytischer Anämie 665
    Kathrin Giehl, Sibylle Borgo und Tilmann Oppel

Lamelläre und epidermolytische Ichthyosis 669
    Kathrin Merk, Elke Sattler, Wolfgang Pfützner und Gerd Plewig

Kardio-fazio-kutanes Syndrom (CFC-Syndrom) 673
    Albert L. Pranada, Rudolf A. Rupec und Thomas Herzinger

Intravaskuläres großzelliges B-Zell-Lymphom 677
    Pia Schöpf und Michael J. Flaig

Lymphangiosis carcinomatosa cutis et pulmonalis bei unbekanntem
Primärtumor 682
    Helen-C. Rerinck, Theda Schuh, Michael J. Flaig und Elke Sattler

Eosinophile pustulöse Follikulitis Ofuji 686
    Sven Neynaber, Josef J. Schneider und Walter H. C. Burgdorf

Begegnung mit einer Bombardier-Vogelspinne 691
    Ingrid Fackler, Sybille Borgo, Michael J. Flaig und Jörg C. Prinz

Das Spektrum des CD30-positiven kutanen T-Zell-Lymphoms:
Eine 25-jährige Krankengeschichte 694
    Josef J. Schneider, Michael J. Flaig und Peter Kaudewitz

Panarteriitis nodosa cutanea benigna unter dem Bilde
einer Livedo racemosa 699
    Patrick Lingk, Thomas Herzinger, Hans Christian Korting
    und Michael J. Flaig

Schnelle Progression einer penilen intraepithelialen Neoplasie
nach Photo(chemo)therapie wegen Psoriasis 703
    Ralf Wienecke, Sophia Horster, Ulrike Wieland, Michael J. Flaig
    und Klaus Degitz

Porokeratose: Porokeratosis Mibelli und Porokeratosis linearis
mit spinozellulärem Karzinom 707
   Karin Kerschenlohr, Theda Schuh und Michael J. Flaig

Birt-Hogg-Dubé-Syndrom 712
   Michaela Brenner, Walter H. C. Burgdorf, Gerd Plewig,
   Markus Dendorfer und Elke Sattler

Erythema elevatum et diutinum 717
   Peter Weisenseel, Michael J. Flaig, Elke Sattler und Gerd Plewig

Solitäres Myoperizytom 720
   Alexander V. Kuznetsov, Rudolf A. Rupec und Michael J. Flaig

Acne conglobata infantum 723
   Carola Berking, Jörg C. Prinz und Gerd Plewig

Myxoides Fibrosarkom 726
   Markus Dendorfer, Sybille Borgo, Josef J. Schneider und Michael J. Flaig

Zellreiches Neurothekom: Ein nosologisches und etymologisches
Corrigendum 729
   Silke Michelsen, Thomas Herzinger und Michael J. Flaig

Primär kutane Aktinomykose 732
   Tanja Maier, Sibylle Borgo, Michaela Brenner und Elke Sattler

Familiärer Pemphigus vulgaris 737
   Stefanie Kamann, Judith Ladurner, Michael Spannagl,
   Pierfrancesco Zampieri und Gerald Messer

Metastatischer Morbus Crohn der Haut 741
   Josef J. Schneider, Michael J. Flaig und Peter Kaudewitz

Späte Diagnose eines Peutz-Jeghers-Syndroms 745
   Theda Schuh, Elke Sattler und Jörg C. Prinz

Argyrose nach Silbertrunk 748
   Pia Schöpf, Tilmann Oppel und Gerd Plewig

Erntedank: Phytophotodermatitis nach Petersiliepflücken 752
   Thomas Herzinger und Tanja Maier

Granuloma eosinophilicum faciei 755
   Claudia Borelli, Alexander V. Kuznetsov, Jörg C. Prinz, Michael J. Flaig
   und Rudolf A. Rupec

Pachyonychia congenita: Krankheitsverlauf von zwei Patienten 759
   Wolfgang Pfützner, Thomas Herzinger, Eva Oppel und Peter Thomas

Rosazea mit Ophthalmo-Rosazea und Erblindung 763
   Pia Schöpf, Rudolf A. Rupec und Gerd Plewig

Laterale Halsfistel 767
   Eva Oppel, Tilmann Oppel, Christiane Tympner und Jörg C. Prinz

Pyoderma gangraenosum: Indikation für operative Frühversorgung 770
   Tatjana Pavicic, Peter Weisenseel und Gerd Plewig

Analrandkarzinom 774
   Michael Mühlstädt, Marlene Lessel, Michael J. Flaig
   und Hans Christian Korting

Noduläre Skabies 778
  Nicola Otte, Elke Sattler, Rudolf A. Rupec und Jörg C. Prinz

Exanthem bei hämophagozytierender Lymphohistiozytose 783
  Carolyn Bauer, Tanja Maier, Christine Bender-Götze und Hans Wolff

Eine Reise in die Vergangenheit und Gegenwart: Der Flohzirkus
auf dem Oktoberfest 786
  Gerd Plewig

Sachverzeichnis 793

Autorenverzeichnis

Abeck, Dietrich, Prof. Dr. med.
Hautarzt
Grünwalder Straße 248, 81545 München

Aberer, Werner, Prof. Dr. med.
Universitätsklinik für Dermatologie und
Venerologie, Abteilung für Umweltdermatologie
und Venerologie, Auenbrugger Platz 8
8036 Graz, Österreich

Aberer, Elisabeth, Prof. Dr. med.
Universitätsklinik für Dermatologie
und Venerologie, Abteilung für Allgemeine
Dermatologie, Auenbruggerplatz 8
8043 Graz, Österreich

Bauer, Carolyn, Dr. med.
Ludwig-Maximilians-Universität
Klinik und Poliklinik für Dermatologie
und Allergologie
Frauenlobstraße 9–11, 80337 München

Bausewein, Claudia, Dr. med.
Ludwig-Maximilians-Universität
Interdisziplinäres Zentrum für Palliativmedizin
Marchioninistraße 15, 81377 München

Bayerl, Christiane, Prof. Dr. med.
Dr. Horst Schmidt Kliniken GmbH
Klinik für Dermatologie und Allergologie
Aukammallee 39, 65191 Wiesbaden

Becker, Detlef, Priv.-Doz. Dr. med.
Klinikum der Johannes Gutenberg-Universität
Berufsdermatologische Sprechstunde Bau 401
Langenbeckstraße 1, 55101 Mainz

Becker, Jürgen C., Prof. Dr. med.
Julius-Maximilians-Universität
Klinik und Poliklinik für Dermatologie
Venerologie und Allergologie
Josef-Schneider-Straße 2, 97080 Würzburg

Becker-Wegerich, Petra, Dr. med.
Hautärztin
Dorfstrasse 94, 8706 Meilen, Schweiz

Beissert, Stefan, Prof. Dr. med.
Universitätsklinikum Münster
Klinik und Poliklinik für Hautkrankheiten
Von-Esmarch-Straße 56, 48149 Münster

Bendick, Christoph, Dr. med.
University of Health Sciences, 73, Blvd. Monivong
Phnom Penh, Kambodscha

Berking, Carola, Priv.-Doz. Dr. med.
Ludwig-Maximilians-Universität
Klinik und Poliklinik für Dermatologie
und Allergologie
Frauenlobstraße 9–11, 80337 München

Berneburg, Mark, Priv.-Doz. Dr. med.
Eberhard-Karls-Universität, Universitäts-Hautklinik
Liebermeisterstraße 25, 72076 Tübingen

Beyeler, Mirjam, Dr. med.
Universitätsspital, Dermatologische Klinik
Gloriastrasse 31, 8091 Zürich, Schweiz

Bieber, Thomas, Prof. Dr. med. Dr. ès sci.
Friedrich-Wilhelms-Universität
Dermatologische Klinik und Poliklinik
Sigmund-Freud-Straße 25, 53127 Bonn

Biedermann, Tilo, Prof. Dr. med.
Eberhard-Karls-Universität, Universitäts-Hautklinik
Liebermeisterstraße 25, 72076 Tübingen

Blum, Andreas, Prof. Dr. med.
Hautarzt
Seestraße 3A, 78464 Konstanz

Blume-Peytavi, Ulrike, Prof. Dr. med.
Universitätsklinik Charité Campus Mitte
Klinik für Dermatologie, Venerologie
und Allergologie
Schumannstraße 20/21, 10117 Berlin

Borelli, Claudia, Dr. med.
Ludwig-Maximilians-Universität
Klinik und Poliklinik für Dermatologie
und Allergologie
Frauenlobstraße 9–11, 80337 München

Borgo, Sibylle, Dr. med.
Ludwig-Maximilians-Universität
Klinik und Poliklinik für Dermatologie
und Allergologie
Frauenlobstraße 9–11, 80337 München

Brakebusch, Cord, Prof. Dr. med.
Institut for Molekylær Patologi, Frederik V's Vej 11
2100 Kopenhagen, Dänemark

Bremer, Viviane, Dr.
Robert-Koch-Institut
Seestraße 10, 13353 Berlin

Brenner, Michaela, Dr. med.
Ludwig-Maximilians-Universität
Klinik und Poliklinik für Dermatologie
und Allergologie
Frauenlobstraße 9–11, 80337 München

Breu, Franz Xaver, Dr. med.
Facharzt für Allgemeinmedizin – Phlebologie
Tegernseer Straße 101, 83700 Rottach-Egern

Breuer, Kristine, Dr. med.
Nordseeklinik Norderney
Bülowallee 6, 26548 Norderney

Breuninger, Helmut, Prof. Dr. med.
Eberhard-Karls-Universität, Universitäts-Hautklinik
Liebermeisterstraße 25, 72076 Tübingen

Bröcker, Eva-Bettina, Prof. Dr. med.
Julius-Maximilians-Universität, Klinik und
Poliklinik für Dermatologie, Venerologie
und Allergologie
Josef-Schneider-Straße 2, 97080 Würzburg

Brockmeyer, Norbert H., Prof. Dr. med.
Klinikum der Ruhr-Universität St. Josef Hospital
Klinik für Dermatologie und Allergologie
Gudrunstraße 56, 44791 Bochum

Burgdorf, Walter H. C., Prof. Dr. med.
Ludwig-Maximilians-Universität
Klinik und Poliklinik für Dermatologie
und Allergologie
Frauenlobstraße 9–11, 80337 München

Cerroni, Lorenzo, Prof. Dr. med.
Universitätsklinik für Dermatologie
und Venerologie, Abteilung für
Allgemeine Dermatologie
Auenbrugger Platz 8, 8036 Graz, Österreich

Chatelain, René, Priv.-Doz. Dr. med.
Evangelisches Krankenhaus
Dermatologische Klinik
Kirchfeldstraße 40, 40217 Düsseldorf

Cornely, Manuel Eugen, Dr. med.
Hautarzt
Wagnerstraße 15, 40212 Düsseldorf

Degitz, Klaus, Prof. Dr. med.
Hautarzt
Pasinger Bahnhofplatz 1, 81241 München

Dendorfer, Markus, Dr. med.
Ludwig-Maximilians-Universität
Klinik und Poliklinik für Dermatologie
und Allergologie
Frauenlobstraße 9–11, 80337 München

Diepgen, Thomas L., Prof. Dr. med.
Ruprecht-Karl-Universität, Klinische Sozialmedizin
Berufs- und Umweltdermatologie
Thibautstraße 3, 69115 Heidelberg

Dill-Müller, Dorothee, Dr. med.
Universitätsklinikum des Saarlandes
Klinik für Dermatologie,
Venerologie und Allergologie, Gebäude 18
Kirrbergerstraße
66421 Homburg

Dissemond, Joachim, Priv.-Doz. Dr. med.
Universitätsklinikum, Hautklinik
Hufelandstraße 55, 45122 Essen

Drexler, Hans, Prof. Dr. med.
Friedrich-Alexander-Universität
Institut und Poliklinik für Arbeits-, Sozial-
und Umweltmedizin
Schillerstraße 25 und 29, 91054 Erlangen

Dummer, Reinhard, Prof. Dr. med.
Universitätsspital, Dermatologische Klinik
Gloriastrasse 31, 8091 Zürich, Schweiz

Ehlers, Alexander P. F., Prof. Dr. med. Dr. jur.
Rechtsanwalt
Widenmayerstraße 29, 80538 München

Eisendle, Klaus, Dr. med.
Medizinische Universität Innsbruck
Universitätsklinik für Dermatologie
und Venerologie
Anichstraße 35, 6020 Innsbruck, Österreich

El Gammal, Stephan, Priv.-Doz. Dr. med.
Krankenhaus Bethesda, Dermatologische Klinik
Euelsbruchstraße 39, 57258 Freudenberg

Elsner, Jörn, Prof. Dr. med.
Fachklinik Bad Bentheim
Klinik für Dermatologie und Allergologie
Am Bade 1, 48455 Bad Bentheim

Elsner, Peter, Prof. Dr. med.
Klinikum der Friedrich-Schiller-Universität
Klinik für Dermatologie und dermatologische
Allergologie
Erfurter Straße 35, 07743 Jena

Eming, Rüdiger, Dr. med.
Klinikum der Philipps-Universität
Zentrum für Hautkrankheiten
Deutschhausstraße 9, 35037 Marburg

Eming, Sabine A., Priv.-Doz. Dr. med.
Klinikum der Universität zu Köln
Klinik und Poliklinik für Dermatologie
und Venerologie
Kerpener Straße 62, 50924 Köln

Enk, Alexander, Prof. Dr. med.
Ruprecht-Karl-Universität, Universitätshautklinik
Voßstraße 2, 69115 Heidelberg

Fackler, Ingrid, Dr. med.
Ludwig-Maximilians-Universität
Klinik und Poliklinik für Dermatologie
und Allergologie
Frauenlobstraße 9–11, 80337 München

Flaig, Michael J., Dr. med.
Ludwig-Maximilians-Universität
Klinik und Poliklinik für Dermatologie
und Allergologie
Frauenlobstraße 9–11, 80337 München

Fluhr, Joachim, Priv.-Doz. Dr. med.
Klinikum der Friedrich-Schiller-Universität
Klinik für Dermatologie und dermatologische
Allergologie
Erfurter Straße 35, 07743 Jena

Fölster-Holst, Regina, Priv.-Doz. Dr. med.
Universitätsklinikum Schleswig-Holstein
Campus Kiel, Klinik für Dermatologie,
Venerologie und Allergologie
Schittenhelmstraße 7, 24105 Kiel

Freitag, Marcus, Dr. med.
Hautarzt
Poststraße 3A, 45549 Sprockhövel

Fritsch, Peter, Prof. Dr. med.
Medizinische Universität Innsbruck
Universitätsklinik für Dermatologie
und Venerologie
Anichstraße 35, 6020 Innsbruck, Österreich

Frye, Michaela, Dr. med.
London Research Institute, Cancer Reserch UK
Kertinocyte Laboratory, 44 Lincoln's Inn Fields
London, WC2A 3PX, Großbritannien

Gensch, Kristina, Dr. med.
Hautärztin
Frankfurter Straße 6, 35037 Marburg

Giehl, Kathrin, Dr. med.
Ludwig-Maximilians-Universität
Klinik und Poliklinik für Dermatologie
und Allergologie
Frauenlobstraße 9–11, 80337 München

Gottlöber, Petra, Dr. med.
Hautärztin
Augsburger Straße 6, 89231 Neu-Ulm

Grantzow, Rainer, Prof. Dr. med.
Ludwig-Maximilians-Universität
Dr. von Haunersches Kinderspital
Kinderchirurgische Klinik
Lindwurmstraße 4, 80337 München

Gross, Gerd, Prof. Dr. med.
Universität Rostock, Klinik und Poliklinik für
Dermatologie und Venerologie
Augustenstraße 80-84, 18055 Rostock

Grüterich, Martin, Priv.-Doz. Dr. med.
Ludwig-Maximilians-Universität, Augenklinik
Mathildenstraße 8, 80336 München

Gutermuth, Jan, Dr. med.
Technische Universität München
Klinik und Poliklinik für Dermatologie
und Allergologie
Biedersteiner Straße 29, 80802 München

Haase, Ingo, Priv.-Doz. Dr. med.
Klinikum der Universität zu Köln
Klinik und Poliklinik für Dermatologie
und Venerologie
Kerpener Straße 62, 50924 Köln

Hamm, Henning, Prof. Dr. med.
Julius-Maximilians-Universität, Klinik und
Poliklinik für Dermatologie, Venerologie
und Allergologie
Josef-Schneider-Straße 2, 97080 Würzburg

Happle, Rudolf, Prof. Dr. med.
Klinikum der Philipps-Universität
Zentrum für Hautkrankheiten
Deutschhausstraße 9, 35037 Marburg

Heckmann, Marc, Prof. Dr. med.
Praxisklinik für Dermatologie
Kreuzstraße 26, 82319 Starnberg

Hengge, Ulrich, Prof. Dr. med.
Heinrich-Heine-Universität, Hautklinik
Moorenstraße 5, 40225 Düsseldorf

Heratizadeh, Annice, Dr. med.
Medizinische Hochschule Hannover
Klinik und Poliklinik für Dermatologie
und Venerologie
Ricklinger Straße 5, 30449 Hannover

Hertl, Michael, Prof. Dr. med.
Klinikum der Philipps-Universität
Zentrum für Hautkrankheiten
Deutschhausstraße 9, 35037 Marburg

Herzinger, Thomas, Priv.-Doz. Dr. med.
Ludwig-Maximilians-Universität
Klinik und Poliklinik für Dermatologie
und Allergologie
Frauenlobstraße 9–11, 80337 München

Hesse, Gottfried, Dr. med.
Hautarzt
Romanplatz 10a, 80639 München

Hipler, Uta-Christina, Dr. med.
Klinikum der Friedrich-Schiller-Universität
Klinik für Dermatologie und dermatologische
Allergologie
Erfurter Straße 35, 07743 Jena

Hoffmann, Klaus, Dr. med.
Klinikum der Ruhr-Universität St. Josef Hospital
Klinik für Dermatologie und Allergologie
Gudrunstraße 56, 44791 Bochum

Hoffmann, Rolf, Prof. Dr. med.
Hautarzt
Kaiser-Joseph-Straße 262, 79098 Freiburg

Hofmann-Wellenhof, Rainer, Dr. med.
Universitätsklinik für Dermatologie
und Venerologie, Abteilung für
Allgemeine Dermatologie
Auenbrugger Platz 8, 8036 Graz, Österreich

Höger, Peter H., Prof. Dr. med.
Katholisches Kinderkrankenhaus Wilhelmstift
Abt. Pädiatrische Dermatologie
Liliencronstraße 130, 22149 Hamburg

Hölzle, Erhard, Prof. Dr. med.
Städtische Kliniken Oldenburg
Dermatologische Klinik
Dr.-Eden-Straße 10, 26133 Oldenburg

Huber, Rudolf M., Prof. Dr. med.
Ludwig-Maximilians-Universität
Medizinische Klinik, Abteilung Pneumologie
Ziemssenstraße 1, 80336 München

Hunzelmann, Nico, Prof. Dr. med.
Klinikum der Universität zu Köln
Klinik und Poliklinik für Dermatologie
und Venerologie
Kerpener Straße 62, 50924 Köln

Imhof, Matthias, Dr. med.
Hautarzt
Kronberger Straße 2, 65812 Bad Soden

Irnich, Dominik, Dr. med.
Ludwig-Maximilians-Universität
Schmerzambulanz – Innenstadt
Nussbaumstraße 20, 80336 München

Itin, Peter, Prof. Dr. med.
Dermatologische Universitätsklinik
Petersgraben 4, 4031 Basel, Schweiz

Janßen, Onno E., Priv.-Doz. Dr. med.
Universitätsklinikum, Zentrum für Innere Medizin
Hufelandstraße 55, 45122 Essen

Jodl, Stefan, Dr. med.
Vivantes Klinikum im Friedrichshain
Klinikum für Dermatologie und Phlebologie
Landsberger Allee 49, 10249 Berlin

John, Swen Malte, Prof. Dr. med.
Universität Osnabrück, Fachgebiet Dermatologie,
Umweltmedizin und Gesundheitstheorie
Sedanstraße 115, 49090 Osnabrück

Kamann, Stefanie, Dr. med.
Ludwig-Maximilians-Universität
Klinik und Poliklinik für Dermatologie
und Allergologie
Frauenlobstraße 9–11, 80337 München

Kapp, Alexander, Prof. Dr. med.
Medizinische Hochschule Hannover
Klinik und Poliklinik für Dermatologie
und Venerologie
Ricklinger Straße 5, 30449 Hannover

Karsai, Syrus, Dr. med.
Hautarzt
Kaiserstraße 104, 76133 Karlsruhe

Kaudewitz, Peter, Prof. Dr. med.
Ludwig-Maximilians-Universität
Klinik und Poliklinik für Dermatologie
und Allergologie
Frauenlobstraße 9–11, 80337 München

Kaufmann, Roland, Prof. Dr. med.
Johann-Wolfgang-Goethe-Universität
Zentrum der Dermatologie und Venerologie
Theodor-Stern-Kai 7, 60596 Frankfurt

Kerl, Helmut, Prof. Dr. med.
Universitätsklinik für Dermatologie
und Venerologie, Abteilung für
Allgemeine Dermatologie
Auenbrugger Platz 8, 8036 Graz, Österreich

Kerschenlohr, Karin, Dr. med.
Ludwig-Maximilians-Universität
Klinik und Poliklinik für Dermatologie
und Allergologie
Frauenlobstraße 9–11, 80337 München

Kerscher, Martina, Prof. Dr. med.
Universität Hamburg, Fachbereich Chemie
Studiengang Kosmetik und Körperpflege
Martin-Luther-King Platz 6, 20146 Hamburg

Kienast, Antonia, Dr. med.
Katholisches Kinderkrankenhaus Wilhelmstift
Abt. Pädiatrische Dermatologie
Liliencronstraße 130, 22149 Hamburg

Kimmig, Wolfgang, Dr. med.
Universitätsklinikum Hamburg-Eppendorf
Klinik und Poliklinik für Dermatologie und
Venerologie
Martinistraße 52, 20246 Hamburg

Kittler, Harald, Prof. Dr. med.
Universitätsklinik für Dermatologie
Abteilung für Allgemeine Dermatologie
Währinger Gürtel 18-20, 1090 Wien, Österreich

Kleine-Tebbe, Jörg, Priv.-Doz. Dr. med.
Allergie- und Asthma-Zentrum Westend
Spandauer Damm 130, Haus 9, 14050 Berlin

Kohl, Peter, Prof. Dr. med.
KlinikumNeukölln, Klinik für Dermatologie
und Venerologie
Rudowerstraße 48, 12351 Berlin

Köhn, Frank-Michael, Prof. Dr. med.
Andrologicum München, Hautarzt
Burgstraße 7, 80331 München

Koller, Josef, Dr. med.
Landeskrankenhaus Salzburg
Dermatologische Abteilung
Müllner Hauptstraße 48
5020 Salzburg, Österreich

Konz, Birger, Dr. med.
Ludwig-Maximilians-Universität
Klinik und Poliklinik für Dermatologie
und Allergologie
Frauenlobstraße 9–11, 80337 München

Korge, Bernhard, Prof. Dr. med.
Hautarzt
Oberstraße 75-77, 52349 Düren

Korting, Hans Christian, Prof. Dr. med.
Ludwig-Maximilians-Universität
Klinik und Poliklinik für Dermatologie
und Allergologie
Frauenlobstraße 9–11, 80337 München

Kouznetsov, Laura
Ludwig-Maximilians-Universität
Klinik und Poliklinik für Dermatologie
und Allergologie
Frauenlobstraße 9–11, 80337 München

Kuznetsov, Alexander V.
Ludwig-Maximilians-Universität
Klinik und Poliklinik für Dermatologie
und Allergologie
Frauenlobstraße 9–11, 80337 München

Kreusch, Jürgen, Priv.-Doz. Dr. rer. nat. Dr. med.
Hautarzt
Moislinger Allee 95, 23558 Lübeck

Kreuter, Alexander, Jun.-Prof. Dr. med.
Klinikum der Ruhr-Universität St. Josef Hospital
Klinik für Dermatologie und Allergologie
Gudrunstraße 56, 44791 Bochum

Kreyden, Oliver Philip, Dr. med.
Hautarzt
Baselstrasse 10, 4132 Muttenz, Schweiz

Krieg, Thomas, Prof. Dr. med. Dr. h.c.
Klinikum der Universität zu Köln
Klinik und Poliklinik für Dermatologie
und Venerologie
Kerpener Straße 62, 50924 Köln

Kuhn, Annegret, Priv.-Doz. Dr. med.
Heinrich-Heine-Universität, Hautklinik
Moorenstraße 5, 40225 Düsseldorf

Kunte, Christian, Dr. med.
Ludwig-Maximilians-Universität
Klinik und Poliklinik für Dermatologie
und Allergologie
Frauenlobstraße 9–11, 80337 München

Kürzl, Rainer, Prof. Dr. med.
Ludwig-Maximilians-Universität
Klinik und Poliklinik für Frauenheilkunde
und Geburtshilfe
Maistraße 11, 80337 München

Küster, Wolfgang, Prof. Dr. med.†
Tomesa-Fachklinik
Riedstraße 18, 36364 Bad Salzschlierf

Landthaler, Michael, Prof. Dr. med.
Universität Regensburg, Klinik und Poliklinik
für Dermatologie
Franz-Josef-Strauß-Allee 11, 93053 Regensburg

Lehmann, Percy, Prof. Dr. med.
Helios Klinikum Wuppertal, Klinik für Dermatologie
Allergologie und Umweltmedizin
Arrenberger Straße 20–56, 42117 Wuppertal

Lingk, Patrick
Ludwig-Maximilians-Universität
Klinik und Poliklinik für Dermatologie
und Allergologie
Frauenlobstraße 9–11, 80337 München

Löscher, Thomas, Prof. Dr. med.
Ludwig-Maximilians-Universität
Abteilung für Infektions- und Tropenmedizin
Leopoldstraße 5, 80802 München

Löser, Christoph, Dr. med.
Klinikum der Stadt Ludwigshafen, Hautklinik
Bremserstraße 79, 67063 Ludwigshafen

Luger, Thomas A., Prof. Dr. med.
Universitätsklinikum Münster, Klinik und Poliklinik für Hautkrankheiten
Von-Esmarch-Straße 56, 48149 Münster

Lutz, Gerhard A., Priv.-Doz. Dr. med.
Hautarzt
Kronenweg 81, 50389 Wesseling

Mahler, Vera, Priv.-Doz. Dr. med.
Friedrich-Alexander-Universität
Dermatologische Klinik mit Poliklinik
Hartmannstraße 14, 91052 Erlangen

Maier, Tanja, Dr. med.
Ludwig-Maximilians-Universität
Klinik und Poliklinik für Dermatologie und Allergologie
Frauenlobstraße 9–11, 80337 München

Mauch, Cornelia, Prof. Dr. Dr. med.
Klinikum der Universität zu Köln
Klinik und Poliklinik für Dermatologie und Venerologie, Kerpener Straße 62, 50924 Köln

May, Sibylle, Dr. med.
Paul-Ehrlich-Institut
Paul-Ehrlich-Straße 51-59, 63225 Langen

Mayser, Peter, Prof. Dr. med.
Justus-Liebig-Universität, Zentrum für Dermatologie und Andrologie
Gaffkystraße 14, 35392 Gießen

Mehlhorn, Heinz, Dr. med.
Eickhoffstraße 20, 33330 Gütersloh

Meigel, Eva-Maria, Dr. med.
Hautärztin
Rödingsmarkt 1, 20459 Hamburg

Melnik, Bodo, Prof. Dr. med.
Hautarzt, Eickhoffstraße 20, 33330 Gütersloh

Mempel, Martin, Priv.-Doz. Dr. med.
Technische Universität München
Klinik und Poliklinik für Dermatologie und Allergologie
Biedersteiner Straße 29, 80802 München

Mensing, Christian, Dr. med.
Asklepios Klinik St. Georg, Dermatologie
Lohmühlenstraße 5, 20099 Hamburg

Merk, Kathrin, Dr. med.
Ludwig-Maximilians-Universität
Klinik und Poliklinik für Dermatologie und Allergologie
Frauenlobstraße 9–11, 80337 München

Messer, Gerald, Priv.-Doz. Dr. med.
Ludwig-Maximilians-Universität
Klinik und Poliklinik für Dermatologie und Allergologie
Frauenlobstraße 9–11, 80337 München

Meurer, Michael, Prof. Dr. med.
Universitätsklinikum Carl Gustav Carus
Klinik und Poliklinik für Dermatologie
Fetscherstraße 74, 01307 Dresden

Michelsen, Silke, Dr. med.
Ludwig-Maximilians-Universität
Klinik und Poliklinik für Dermatologie und Allergologie
Frauenlobstraße 9–11, 80337 München

Mühlstädt, Michael, Dr. med.
Ludwig-Maximilians-Universität
Klinik und Poliklinik für Dermatologie und Allergologie
Frauenlobstraße 9–11, 80337 München

Neumann, Norbert J., Dr. med.
Heinrich-Heine-Universität, Hautklinik
Moorenstraße 5, 40225 Düsseldorf

Neynaber, Sven, Dr. med.
Ludwig-Maximilians-Universität
Klinik und Poliklinik für Dermatologie und Allergologie
Frauenlobstraße 9–11, 80337 München

Niewerth, Markus, Dr. med.
Ludwig-Maximilians-Universität
Klinik und Poliklinik für Dermatologie und Allergologie
Frauenlobstraße 9–11, 80337 München

Oji, Vinzenz, Dr. med.
Universitätsklinikum Münster
Klinik und Poliklinik für Hautkrankheiten
Von-Esmarch-Straße 56, 48149 Münster

Ollert, Markus, Prof. Dr. med.
Technische Universität München
Klinik und Poliklinik für Dermatologie
und Allergologie
Biedersteiner Straße 29, 80802 München

Oppel, Eva, Dr. med.
Ludwig-Maximilians-Universität
Klinik und Poliklinik für Dermatologie
und Venerologie
Frauenlobstraße 9–11, 80337 München

Oppel, Tilmann, Dr. med.
Hautarzt
Wiffertshauser Straße 12, 86316 Friedberg

Otte, Nicola, Dr. med.
Ludwig-Maximilians-Universität
Klinik und Poliklinik für Dermatologie
und Allergologie
Frauenlobstraße 9–11, 80337 München

Pavicic, Tatjana, Dr. med.
Ludwig-Maximilians-Universität
Klinik und Poliklinik für Dermatologie
und Allergologie
Frauenlobstraße 9–11, 80337 München

Pfützner, Wolfgang, Dr. med.
Klinikum der Philipps-Universität
Zentrum für Hautkrankheiten
Deutschhausstraße 9, 35037 Marburg

Placzek, Marianne, Dr. med.
Ludwig-Maximilians-Universität
Klinik und Poliklinik für Dermatologie
und Allergologie
Frauenlobstraße 9–11, 80337 München

Plewig, Gerd, Prof. Dr. med. Dr. h.c. mult.
Ludwig-Maximilians-Universität
Klinik und Poliklinik für Dermatologie
und Allergologie
Frauenlobstraße 9–11, 80337 München

Poetsch, Joachim
Rechtsanwalt
Delius-Straße 16, 24114 Kiel

Pothoff, Anja, Dr. med.
Klinikum der Ruhr-Universität St. Josef Hospital
Klinik für Dermatologie und Allergologie
Gudrunstraße 56, 44791 Bochum

Pranada, Albert L.
Ludwig-Maximilians-Universität
Klinik und Poliklinik für Dermatologie
und Allergologie
Frauenlobstraße 9–11, 80337 München

Prinz, Jörg C, Prof. Dr. med.
Ludwig-Maximilians-Universität
Klinik und Poliklinik für Dermatologie
und Allergologie
Frauenlobstraße 9–11, 80337 München

Przybilla, Bernhard, Prof. Dr. med.
Ludwig-Maximilians-Universität
Klinik und Poliklinik für Dermatologie
und Allergologie
Frauenlobstraße 9–11, 80337 München

Raulin, Christian, Prof. Dr. med.
Hautarzt
Kaiserstraße 104, 76133 Karlsruhe

Rerinck, Helen C., Dr. med.
Ludwig-Maximilians-Universität
Klinik und Poliklinik für Dermatologie
und Allergologie
Frauenlobstraße 9–11, 80337 München

Ring, Johannes, Prof. Dr. med. Dr. phil.
Technische Universität München
Klinik und Poliklinik für Dermatologie
und Allergologie
Biedersteiner Straße 29, 80802 München

Röcken, Martin, Prof. Dr. med.
Eberhard-Karls-Universität, Universitäts-Hautklinik
Liebermeisterstraße 25, 72076 Tübingen

Rompel, Rainer, Prof. Dr. med.
Klinikum Kassel GmbH, Hautklinik
Mönchebergstraße 41/43, 34125 Kassel

Ruëff, Franziska, Priv.-Doz. Dr. med.
Ludwig-Maximilians-Universität
Klinik und Poliklinik für Dermatologie
und Allergologie
Frauenlobstraße 9–11, 80337 München

Rupec, Rudolf A., Priv.-Doz. Dr. med.
Ludwig-Maximilians-Universität
Klinik und Poliklinik für Dermatologie
und Allergologie
Frauenlobstraße 9–11, 80337 München

Ruzicka, Thomas, Prof. Dr. med. Dr. h.c.
Ludwig-Maximilians-Universität
Klinik und Poliklinik für Dermatologie
und Venerologie
Frauenlobstraße 9–11, 80337 München

Rzany, Berthold, Prof. Dr. med.
Universitätsklinik Charité Campus Mitte
Klinik für Dermatologie, Venerologie
und Allergologie
Schumannstraße 20/21, 10117 Berlin

Saloga, Joachim, Prof. Dr. med.
Klinikum der Johannes Gutenberg-Universität
Hautklinik
Langenbeckstraße 1, 55131 Mainz

Sander, Christian A., Prof. Dr. med.
Asklepios Klinik St. Georg, Dermatologie
Lohmühlenstraße 5, 20099 Hamburg

Sattler, Elke, Dr. med.
Ludwig-Maximilians-Universität
Klinik und Poliklinik für Dermatologie
und Allergologie
Frauenlobstraße 9–11, 80337 München

Sattler, Gerhard, Dr. med.
Rosenpark Klinik GmbH
Heidelberger Landstraße 20, 64297 Darmstadt

Schäfer, Torsten, Prof. Dr. med.
Universitätsklinikum Schleswig-Holstein
Campus Lübeck, Institut für Sozialmedizin
Ratzeburger Allee 160, 23538 Lübeck

Schaller, Martin, Prof. Dr. med.
Eberhard-Karls-Universität, Universitäts-Hautklinik
Liebermeisterstraße 25, 72076 Tübingen

Schauder, Silvia, Prof. Dr. med.
Klinikum der Georg-August-Universität
Abteilung Dermatologie und Venerologie
Von-Siebold-Straße 3, 37075 Göttingen

Schatz, Harald, Dr. med.
Hautarzt
Pasinger Bahnhofplatz 1, 81241 München

Schempp, Christoph, Priv.-Doz. Dr. med.
Klinikum der Albert-Ludwig-Universität, Hautklinik
Hauptstraße 7, 79104 Freiburg

Schliemann-Willers, Sibylle, Dr. med.
Klinikum der Friedrich-Schiller-Universität
Klinik für Dermatologie und dermatologische
Allergologie
Erfurter Straße 35, 07740 Jena

Schmid-Wendtner, Monika-Hildegard, Priv.-Doz. Dr. med.
Friedrich-Wilhelms-Universität
Dermatologische Klinik und Poliklinik
Sigmund-Freud-Straße 25, 53127 Bonn

Schneider, Josef J., Dr. med.
Ludwig-Maximilians-Universität
Klinik und Poliklinik für Dermatologie
und Allergologie
Frauenlobstraße 9–11, 80337 München

Schnopp, Christina, Dr. med.
Technische Universität München
Klinik und Poliklinik für Dermatologie
und Allergologie
Biedersteiner Straße 29, 80802 München

Schnuch, Axel, Prof. Dr. med.
Universitäts-Hautklinik, IVDK
Von-Siebold-Straße 3, 37075 Göttingen

Schöpf, Pia, Dr. med.
Ludwig-Maximilians-Universität
Klinik und Poliklinik für Dermatologie
und Allergologie
Frauenlobstraße 9–11, 80337 München

Schreiber, Gerhard, Prof. Dr. med.
Klinikum der Friedrich-Schiller-Universität
Klinik für Dermatologie und dermatologische
Allergologie
Erfurter Straße 35, 07743 Jena

Schuh, Theda, Dr. med.
Ludwig-Maximilians-Universität
Klinik und Poliklinik für Dermatologie
und Allergologie
Frauenlobstraße 9–11, 80337 München

Schürer, Nanna Y., Prof. Dr. med.
Universität Osnabrück, Fachgebiet Dermatologie,
Umweltmedizin und Gesundheitstheorie
Sedanstraße 115, 49090 Osnabrück

Schwarz, Thomas, Prof. Dr. med.
Universitätsklinikum Schleswig-Holstein
Campus Kiel, Klinik für Dermatologie
Venerologie und Allergologie
Schittenhelmstraße 7, 24105 Kiel

Sebastian, Günther, Prof. Dr. med.
Zachengrundring 47, 01328 Dresden

Seitz, Cornelia S., Dr. med.
Julius-Maximilians-Universität, Klinik und
Poliklinik für Dermatologie, Venerologie
und Allergologie
Josef-Schneider-Straße 2, 97080 Würzburg

Simon, Jan C., Prof. Dr. med.
Universitätsklinikum Leipzig
Klinik für Dermatologie, Venerologie
und Allergologie
Stephanstraße 11, 04103 Leipzig

Sixt, Michael, Dr. med.
Max-Planck-Institut für Biochemie
Am Klopferspitz 18, 82152 Martinsried

Smola, Hans, Dr. med.
Klinikum der Universität zu Köln
Klinik und Poliklinik für Dermatologie
und Venerologie
Kerpener Straße 62, 50924 Köln

Stadler, Rudolf, Prof. Dr. med.
Klinikum Minden, Hautklinik
Portastraße, 7–9, 32423 Minden

Stangl, Sabine, Dr. med.
Universitätsklinikum Hamburg-Eppendorf
Klinik und Poliklinik für Dermatologie
und Venerologie
Martinistraße 52, 20246 Hamburg

Sterry, Wolfram, Prof. Dr. med.
Universitätsklinik Charité Campus Mitte
Klinik für Dermatologie, Venerologie
und Allergologie
Schumannstraße 20/21, 10117 Berlin

Stockfleth, Eggert, Prof. Dr. med.
Universitätsklinik Charité Campus Mitte
Klinik für Dermatologie, Venerologie
und Allergologie
Schumannstraße 20/21, 10117 Berlin

Stolz, Wilhelm, Prof. Dr. med.
Klinikum der Stadt München GmbH
Abteilung für Dermatologie und Allergologie
Kölner Platz 1, 80804 München

Strölin, Anke, Priv.-Doz. Dr. med.
Eberhard-Karls-Universität, Universitäts-Hautklinik
Liebermeisterstraße 25, 72076 Tübingen

Stücker, Markus, Priv.-Doz. Dr. med.
Klinikum der Ruhr-Universität St. Josef Hospital
Klinik für Dermatologie und Allergologie
Gudrunstraße 56, 44791 Bochum

Sunderkötter, Cord, Prof. Dr. med.
Universitätsklinikum Münster, Klinik und Poliklinik
für Hautkrankheiten
Von-Esmarch-Straße 56, 48149 Münster

Tanew, Adrian, Prof. Dr. med.
Universitätsklinik für Dermatologie
Abteilung für Spezielle Dermatologie und Umwelt-
dermatosen
Währinger Gürtel 18-20, 1090 Wien, Österreich

Thomas, Peter, Prof. Dr. med.
Ludwig-Maximilians-Universität
Klinik und Poliklinik für Dermatologie
und Venerologie
Frauenlobstraße 9–11, 80337 München

Traupe, Heiko, Prof. Dr. med.
Universitätsklinikum Münster
Klinik und Poliklinik für Hautkrankheiten
Von-Esmarch-Straße 56, 48149 Münster

Trautner, Beata, Dr. med.
Ludwig-Maximilians-Universität
Klinik und Poliklinik für Dermatologie
und Allergologie
Frauenlobstraße 9–11, 80337 München

Trüeb, Ralph M., Prof. Dr. med.
Universitätsspital, Dermatologische Klinik
Gloriastrasse 31, 8091 Zürich, Schweiz

Ulrich, Claas, Dr. med.
Universitätsklinik Charité Campus Mitte
Klinik für Dermatologie, Venerologie
und Allergologie
Schumannstraße 20/21, 10117 Berlin

Ulrich, Jens, Priv.-Doz. Dr. med.
Klinikum Quedlinburg, Klinik für Dermatologie
und Allergologie
Ditfurter Weg 24, 06484 Quedlinburg

Ulsenheimer, Klaus, Prof. Dr. jur. Dr. rer. pol.
Rechtsanwalt
Maximiliansplatz 12, 80333 München

Voit, Christiane, Priv.-Doz. Dr. med.
Universitätsklinik Charité Campus Mitte
Klinik für Dermatologie, Venerologie
und Allergologie
Schumannstraße 20/21, 10117 Berlin

Volkenandt, Matthias, Prof. Dr. med.
Ludwig-Maximilians-Universität
Klinik und Poliklinik für Dermatologie
und Allergologie
Frauenlobstraße 9–11, 80337 München

Volz, Thomas, Dr. med.
Eberhard-Karls-Universität, Universitäts-Hautklinik
Liebermeisterstraße 25, 72076 Tübingen

Weigert, Christina, Dr. med.
Eberhard-Karls-Universität, Universitäts-Hautklinik
Liebermeisterstraße 25, 72076 Tübingen

Weigert, Ulrike, Dr. med.
Klinikum der Stadt München GmbH
Abteilung für Dermatologie und Allergologie
Kölner Platz 1, 80804 München

Weisenseel, Peter, Dr. med.
Ludwig-Maximilians-Universität
Klinik und Poliklinik für Dermatologie
und Allergologie
Frauenlobstraße 9–11, 80337 München

Welzel, Julia, Prof. Dr. med.
Zentralklinikum Augsburg, Hautklinik
Stenglinstraße 2, 86156 Augsburg

Wendlberger, Ulrich, Dr. med. vet.
Tierarzt
Mühlbaurstraße 45, 81677 München

Wetzig, Tino, Dr. med.
Universitätsklinikum Leipzig
Klinik für Dermatologie, Venerologie
und Allergologie
Liebigstraße 21, 04103 Leipzig

Wienecke, Ralf, Priv.-Doz. Dr. med.
Ludwig-Maximilians-Universität
Klinik und Poliklinik für Dermatologie
und Allergologie
Frauenlobstraße 9–11, 80337 München

Wiest, Luitgard G., Dr. med.
Hautärztin
Residenzstraße 7 / II, 80333 München

Wolf, Gerd, Dr. rer. nat.
Robert-Koch-Apotheke
Fauviller Ring 1, 53501 Grafschaft-Ringen

Wolf, Ingrid H., Priv.-Doz. Dr. med.
Universitätsklinik für Dermatologie
und Venerologie, Abteilung für
Allgemeine Dermatologie
Auenbrugger Platz 8, 8036 Graz, Österreich

Wolff, Hans, Prof. Dr. med.
Ludwig-Maximilians-Universität
Klinik und Poliklinik für Dermatologie
und Allergologie
Frauenlobstraße 9–11, 80337 München

Wollenberg, Andreas, Prof. Dr. med.
Ludwig-Maximilians-Universität
Klinik und Poliklinik für Dermatologie
und Allergologie
Frauenlobstraße 9–11, 80337 München

Wörle, Birgit, Dr. med.
Rosenpark Klinik GmbH
Heidelberger Landstraße 20, 64297 Darmstadt

Worm, Margitta, Prof. Dr. med.
Universitätsklinik Charité Campus Mitte
Klinik für Dermatologie, Allergologie
und Venerologie
Schumannstraße 20/21, 10117 Berlin

Zippel, Stefan, Dr. rer. hum. biol.
Ludwig-Maximilians-Universität
Klinik und Poliklinik für Dermatologie
und Allergologie
Frauenlobstraße 9–11, 80337 München

Zouboulis, Christos C., Prof. Dr. med.
Städtisches Klinikum Dessau
Hautklinik und Immunologisches Zentrum
Auenweg 38, 06847 Dessau

1 Struktur und Funktion der Haut

Die Stellung dendritischer Zellen im Immunsystem

Michael Sixt

Die zentrale Aufgabe des Immunsystems ist nicht die Unterscheidung zwischen *selbst* und *fremd*, wie oft dargestellt wird, sondern die zwischen *ungefährlich* und *gefährlich*. Während *selbst* weitgehend gleichbedeutend mit *ungefährlich* ist, kann *fremd* entweder *gefährlich* oder *ungefährlich* sein. Das adaptive Immunsystem ist dahingehend optimiert, dass es nicht gegen *selbst* reagiert. Die Entscheidung, ob *fremd* als *gefährlich* eingestuft und bekämpft, oder als *ungefährlich* toleriert wird, findet jedoch an der Schnittstelle zwischen angeborenem und adaptivem Immunsystem statt: wenn eine dendritische Zelle eine naive T-Zelle kontaktiert und diese entweder aktiviert oder deaktiviert.

Unterscheidung des adaptiven Immunsystems zwischen *selbst* und *fremd*

Die genetischen Mechanismen der Generierung immunologischer Erkennungsstrukturen (T- und B-Zell-Rezeptoren) sind ungerichtet und resultieren in einer nahezu unendlichen Vielfalt an Spezifitäten. Dieses blinde Vorgehen macht es notwendig, dass aus der Menge der entstehenden Immunrezeptoren zunächst diejenigen aussortiert werden müssen, die *selbst* erkennen und aufgrunddessen potentiell Autoreaktivität hervorrufen können. Dies geschieht für T-Zellen im Thymus: vor ihrer Entlassung in die Peripherie wird jede neu entstandene T-Zelle im Thymus einer Selektion unterworfen, der nur diejenigen überleben, die keine Reaktivität gegen Selbstantigenen zeigen. Dieses System der zentralen Toleranz ist jedoch keineswegs perfekt und muss durch Mechanismen der peripheren Toleranz, die in den sekundären lymphatischen Organen ablaufen, ständig komplementiert werden.

Unterscheidung zwischen *gefährlich* und *ungefährlich*

Selbst eine perfekt funktionierende Unterscheidung zwischen *fremd* und *selbst* wäre keinerlei Grundlage für ein funktionierendes Immunsystem, da *fremd* nicht notwendigerweise *gefährlich* bedeutet. Ein gutes Beispiel hierfür sind Fremdantigene, die ständig mit der Nahrung zugeführt werden, jedoch nicht zu nennenswerten Immunreaktionen führen dürfen. Ein anderes ist die Vielzahl von kommensalen Bakterien, die toleriert und somit von den wenigen pathogenen Erregern unterschieden werden müssen.

Aus der Tatsache, dass *selbst* und *fremd* nicht gleichbedeutend mit *ungefährlich* und *gefährlich* ist, folgt, dass die Verantwortung für die Auslösung einer adaptiven Immunantwort nicht bei den Effektorzellen selbst liegen darf. B-und T-Zellen kennen keine Unterscheidung von *gefährlich* und *ungefährlich* und sind demnach lediglich die weitgehend blind agierenden ausführenden Organe des adaptiven Immunsystems. Die Entscheidung, ob sie aktiviert werden oder nicht, muss von höherer Ebene gesteuert werden. Das bedeutet, dass die Entscheidung, ob ein Eindringling *gefährlich* oder *ungefährlich* ist und gegen ein bestimmtes Antigen eine Immunantwort ausgelöst wird oder nicht, alleinig bei der Antigen präsentierenden Zelle liegt.

Dendritische Zellen als zentrale Regulatoren des adaptiven Immunsystems

Dendritische Zellen sind die einzigen Antigen präsentierenden Zellen, die über das Privileg verfügen, naïve T-Zellen zu aktivieren. In der Abwesenheit von dendritischen Zellen ist das adaptive Immunsystem folglich weitgehend stillgelegt. Dendritische Zellen sind Phagozyten, die Antigene aufnehmen, prozessieren und anschliessend auf MHC Molekülen präsentieren. T-Zellen gehen kurzlebige Kontakte mit dendritischen Zellen ein, und nur im Falle einer positiven Interaktion des T-Zell Rezeptors mit dem präsentierten Antigen wird in der T-Zelle ein Signal ausgelöst, das allgemein als Signal 1 bezeichnet wird. Signal 1 entscheidet, ob die T-Zelle das präsentierte Antigen erkennt oder nicht. Es muss hier betont werden, dass für eine dendritische Zelle im allgemeinen hunderttausende von Kontakten nötig sind, bis ein durchschnittliches präsentiertes Antigen von der T-Zelle mit dem passenden T-Zell Rezeptor erkannt wird.

Nur nach erfolgtem Signal 1 kommt es zum weiteren Austausch von Informationen zwischen dendritischer Zelle und T-Zelle in Form von Signal 2 und Signal 3. Signal 2 gibt die dendritische Zelle indem sie der T-Zelle kostimulatorische Oberflächenmoleküle präsentiert. Diese werden von der T-Zelle erkannt und können gänzlich unterschiedliche Konsequenzen für die T-Zelle haben: entweder die T-Zelle wird aktiviert oder stillgelegt, das heißt anergisch gemacht. Mit Hilfe von Signal 3 bestimmt die dendritische Zelle schließlich, in welche Art von Effektorzelle die T-Zelle differenzieren soll. Signal 3 wird hauptsächlich über von der dendritischen Zelle freigesetzte lösliche Zytokine vermittelt, die die Entwicklung in entweder TH1, TH2, TH17 oder regulatorische T-Zellen induzieren.

Woher weiss die dendritische Zelle, welches Signal sie geben muss?

Da die Entscheidungsgewalt über eine Immunreaktion also weitgehend bei der dendritischen Zelle liegt, stellt sich die Frage, wie die dendritische Zelle gefährlich von ungefährlich unterscheiden kann. Die dendritische Zelle ist in der Lage zu unterscheiden, da sie nicht nur Pathogene aufnimmt, prozessiert und präsentiert, sondern gleichzeitig allgemeine Muster von Pathogenen erkennen kann. Diese Mustererkennung geschieht über Oberflächenrezeptoren, deren prominentesten Mitglieder der Toll-like-receptor-Familie angehören. Diese Mustererkennungsrezeptoren binden an allgemeine Merkmale von Pathogenen, zum Beispiel Zellwandstrukturen von Bakterien (wie Lipopolysaccharid), die für den Bauplan der Mikroben so essentiell sind, dass sie nicht ohne weiteres mutiert, oder deletiert werden können, um einer Immunerkennung zu entgehen. Die Bindung des pathogenen Musters an die Mustererkennungsrezeptoren lösen in der dendritischen Zelle eine Signalkette aus, die zur Bereitstellung von Signal 2 und 3 führt. Es gibt vermutlich eine Unzahl verschiedener pathogener Muster, die erkannt werden können und jedes dieser Muster löst in der dendritischen Zellen ein individuelles Programm aus, das dann an die antigenspezifische T-Zelle weitergegeben wird.

Verkehrsknotenpunkt Lymphknoten

Fast jede adaptive Immunantwort wird in einem sekundären lymphatischen Organ, dessen prototypischer Vertreter der Lymphknoten ist, initiiert. Lymphknoten sind hochgradig dynamische Organe deren Anatomie dahingehend optimiert ist, dass T-Zellen, die permanent über das Blutsystem rezirkulieren, optimal Antigen präsentierende dendritische Zellen kontaktieren können. Eine dendritische Zelle wird pro Stunde von bis zu 5000 T-Zellen abgetastet. Nur so kann das Nadel-im-Heuhaufen-Problem gelöst werden: das humane T-Zell Repertoire besteht aus 25–100 Millionen Klonen und die Wahrscheinlichkeit, dass eine bestimmte T-Zelle für ein bestimmtes Antigen reaktiv ist liegt Schätzungen zufolge bei 1:1 Million.

Ohne die organisierte Struktur des Lymphknotens als Marktplatz, der eine kompakte Projektionsfläche der gesamten Peripherie darstellt, müssten T-Zellen ständig durch die peripheren Gewebe patrouillieren, um dort präsentierende dendritischen Zellen aufzusuchen. Dies wäre logistisch kaum möglich und ausserdem höchst ineffizient.

Wo agieren dendritische Zellen?

Der Informationsaustausch zwischen dendritischer Zelle und T-Zelle findet im Lymphknoten statt. Der Pathogenkontakt allerdings erfolgt in der Peripherie, zum Beispiel der Haut. Beide Funktionen sind also klar räumlich getrennt, was eine schnelle Translokation zwischen den beiden Ereignissen erfordert.

Das Netzwerk von dendritischen Zellen deckt lückenlos die gesamte Köperoberfläche ab, wo permanent Selbst- wie auch Fremdantigene phagozytiert werden. Kommt es gleichzeitig zum Aufspüren von Gefahrsignalen, das heißt von pathogenen Mustern, wird die dendritische Zelle aktiviert und vollzieht innerhalb von wenigen Stunden eine Metamorphose die allgemein als Reifung bezeichnet wird. Während dieser Phase werden nicht nur MHC- Peptid Komplexe auf die Zelloberfläche transportiert, um später effizient das aufgenommene Antigen präsentieren zu können. Es werden auch Signal 2 und 3 produziert, um T-Zellen später korrekt zu instruieren. Ein weiterer entscheidender Schritt der mit der Reifung einhergeht ist die Wanderung von der Peripherie in das T-Zell-Areal des drainierenden Lymphknotens: die dendritischen Zellen kriechen gezielt zu den afferenten Lymphgefässen, treten in deren Lumen ein, werden mit dem Lymphstrom in den Sinus des drainierenden Lymphknotens geschwemmt und wandern zwischen den B-Zell-Arealen hindurch. Im T-Zell-Areal strecken sie schliesslich ihre segelartigen Ausläufer aus, um dort mit den umherschwärmenden T-Zellen zu interagieren.

Mechanismen der Wanderung dendritischer Zellen

Im allgemeinen erfolgt die Steuerung von Leukozyten hauptsächlich durch Chemokine. Dies sind per Definition Zytokine, die in Zellen eine gerichtete Bewegung auslösen. Über 40 bekannte Chemokine binden mit einem spezifischen Muster an fast ebenso viele Chemokinrezeptoren. Die Bindung löst in den Zellen eine Polarisierung und gerichtete Fortbewegung aus. Obwohl dieses Konzept bisher nicht experimentell nachgewiesen werden konnte, geht man davon aus, dass Chemokine im Gewebe als Gradienten vorliegen und somit Fährten bilden, an welchen die Leukozyten sich orientieren. In einem Entzündungsgeschehen wird lokal eine Vielzahl an Chemokinen produziert und die meisten Leukozyten wie Makrophagen und Granulozyten exprimieren eine Vielzahl von Chemokinrezeptoren und bewegen sich somit zum Entzündungsgeschehen hin.

Die Besonderheit der dendritischen Zelle ist, dass sie die entgegengesetzte Richtung einschlägt und aktiv den Ort der Entzündung verlässt, um in den drainierenden Lymphknoten zu gelangen und dort das Geschehen in der Peripherie abzubilden. Die dendritische Zelle erreicht dies indem sie während des Reifungsprozesses fast alle Chemokinrezeptoren verliert, um nur einen einzigen stark heraufzuregulieren: den Chemokinrezeptor 7 (CCR7). CCR7 bindet an die beiden Chemokine CCL19 und CCL21. Diese werden auf lymphatischen Endothelzellen beziehungsweise im T-Zell-Areal des Lymphknotens produziert. Über die Interaktion von CCR7 mit seinen beiden Liganden wird die reife dendritische Zelle also in den drainierenden Lymphknoten geleitet.

Ungeklärte Fragen

Phagozytose von Antigen, Erkennung pathogener Muster, Induktion des Reifungsprogrammes, Wanderung in den drainierenden Lymphknoten und dortige Aktivierung und Instruktion der T-Zelle ist das Programm, das während einer Immunreaktion in der dendritischen Zellen abläuft. Zahlreiche grundlegende Fragen sind jedoch noch ungelöst. Von diesen sollen hier nur einige angesprochen werden:

Auch im gesunden Organismus wandern permanent dendritische Zellen von der Peripherie in den Lymphknoten, allerdings mit einer viel niedrigeren Rate als während Entzündungen. Man spricht hier von *steady state migration*. Vieles deutet darauf hin, dass diese Art der Wanderung entscheidend für die Aufrechterhaltung peripherer Toleranz ist. Details dieses Prozesses sind jedoch ungeklärt.

Selbst im gesunden Zustand ist der Lymphknoten angefüllt mit sogenannten residenten dendritischen Zellen. Was ist deren Aufgabe? Nehmen sie lösliches Antigen auf, das mit der Lymphflüssigkeit in den Lymphknoten geschwemmt wird, um es anschliessend T-Zellen zu präsentieren? Fressen sie andere dendritische Zellen, die aus der Peripherie kommen, um deren Signale zu amplifizieren? Sind sie entscheidend für die Aufrechterhaltung von Toleranz, indem sie Selbstantigene an T-Zellen präsentieren und diese im Falle der Autoreaktivität stilllegen?

Verschiedene Subtypen dendritischer Zellen haben verschiedene immunologische Funktionen. Zum Beispiel gibt es mehr und mehr Hinweise, dass Langerhans Zellen selbst während entzündlichen Reaktionen nicht Immunität sondern Toleranz auslösen, während dermale dendritische Zellen immunogen wirken. Solche Fragen werden entscheidend sein, um die feine Balance zwischen Toleranz und Immunität, beziehungsweise die Mechanismen der Vermeidung überschiessender Immunreaktionen zu verstehen.

Durch welche Rezeptoren werden die molekularen Muster der Pathogene erkannt? Welche Signalwege lösen sie in den dendritischen Zellen aus? Über welche Signale werden die T-Zellen anschliessend instruiert, entweder tolerogen zu wirken oder in verschiedenen Effektortypen zu differenzieren? Eine gezielte pharmakologische Beeinflussung dieser Prozesse würde enorme Möglichkeiten der Immunmodulation bedeuten.

Auch eine dendritische Zelle, die ein pathogenes Muster erkannt hat, präsentiert nicht nur Antigene des Pathogens sondern auch Selbstantigene. Wie wird in einer solchen Situation Autoimmunität verhindert?

Welche molekularen Mechanismen benutzen dendritische Zellen für ihre Wanderung in den Lymphknoten? Dieser Prozess hat erstaunliche Parallelen zur Lymphknotenmetastasierung von epithelialen Tumoren, die in einigen Fällen auch mit einer Heraufregulierung von CCR7 einhergeht. Verwenden metastasierende Tumoren Differenzierungsprogramme, die der Reifung von dendritischen Zellen ähneln?

Literatur

Randolph GJ, Angeli V, Swartz MA (2005) Dendritic-cell trafficking to lymph nodes through lymphatic vessels. Nat Rev Immunol 5: 617–628

Reis e Sousa C (2006) Dendritic cells in a mature age. Nat Rev Immunol 6:476-483

Rot A, von Andrian UH (2004) Chemokines in innate and adaptive host defense: basic chemokinese grammar for immune cells. Annu Rev Immunol 22: 891–928

von Andrian UH, Mempel TR (2003) Homing and cellular traffic in lymph nodes. Nat Rev Immunol 3: 867–878

von Andrian UH, Mackay CR (2000) T-cell function and migration. Two sides of the same coin. N Engl J Med 343: 1020–1034

Wei SH, Parker I, Miller MJ, Cahalan MD (2003) A stochastic view of lymphocyte motility and trafficking within the lymph node. Immunol Rev 195: 136–159

Wie heilen Wunden?

Ingo Haase

Wundheilung ist eine Grundvoraussetzung für unsere Existenz. Ohne die Fähigkeit zur Reparatur kleiner und großer Defekte der Haut und anderer Organe ist ein Überleben in der uns umgebenden Umwelt nicht vorstellbar. Dies ist möglicherweise ein Grund dafür, dass die bei der Wundheilung wirksamen Mechanismen mehrfach abgesichert sind. Beispielsweise muss die Defizienz eines Wachstumsfaktors allein nicht zu einem Verlust der Fähigkeit zur Wundheilung führen [3]. Medizinisch-dermatologische Gründe für das Studium der Wundheilung sind zum einen Wundheilungsstörungen, beispielsweise bei Diabetes mellitus oder Zirkulationsstörungen der Beine, zum anderen aber auch die Erweiterung unseres Wissens über normale Wundheilungsmechanismen der Haut, um so die Pathogenese anderer Hautkrankheiten, zum Beispiel Psoriasis, Sklerodermie, besser verstehen zu lernen. Wundheilungsprozesse weisen zudem zahlreiche Parallelen zu Abläufen der Embryonalentwicklung auf, so dass auch Fehler in der Embryogenese, die zu Missbildungen führen, durch die Erforschung grundlegender Wundheilungsmechanismen besser verstanden werden können.

Verschiedene Modelle stehen für die Untersuchung von Wundheilungsvorgängen zur Verfügung. Dazu zählen einfache und mehrdimensionale Zellkulturmodelle sowie einige Tiermodelle. Generell lässt sich ein so komplexer Vorgang wie die Wundheilung nur in vivo umfassend untersuchen, da *In-vitro-* Modelle stets nur einzelne Aspekte erfassen. Als wichtige Tiermodelle für die Untersuchung von Wundheilungsmechanismen sind Fruchtfliege, Zebrafisch, Hühnerembryo und Maus etabliert. Mit Hilfe spezieller Markierungs- und Aufnahmetechniken lässt sich an diesen Modellen beispielsweise verfolgen, wie Entzündungszellen in die Wunde einwandern oder wie der Schluss der Wunde durch Wanderung des Oberflächenepithels erfolgt [6, 7].

Verletzungen des Barriereorgans Haut führen beim Erwachsenen zur Aktivierung von Reparatur- und Abwehrmechanismen. Beide Prozesse sind eng miteinander gekoppelt und mechanistisch teilweise schwierig voneinander zu trennen. Die frühesten Ereignisse im Verlauf der Wundheilung sind Vasokonstriktion und Aktivierung des Gerinnungssystems. Es gelangen humorale Faktoren des Blutes sowie Thrombozyten in die Wunde, die gemeinsam durch die Ablagerung einer provisorischen Wundmatrix und die Anreicherung von Wachstumsfaktoren den Reparaturvorgang initiieren. Innerhalb von wenigen Stunden wandern neutrophile Granulozyten in die Wunde ein und nehmen durch Phagozytose, Bildung von Sauerstoffradikalen und Freisetzung proteolytischer Enzyme wichtige Abwehrfunktionen wahr. Sie werden nach 2–4 Tagen von Makrophagen gefolgt, die durch Phagozytose und Umbau der provisorischen Wundmatrix eine Abräumreaktion erzeugen und über die Freisetzung von Angiogenese- und Wachstumsfaktoren die Gefäßeinsprossung und das Zellwachstum stimulieren.

Interessant ist die Frage, ob die Einwanderung von Immunzellen, also die Entzündungsreaktion in einer Wunde primär eine Abwehrreaktion oder Bestandteil des Reparaturprozesses ist. Wenngleich es bis heute keine allgemeingültige Antwort darauf gibt, zeigen Untersuchungen an neugeborenen Mäusen, dass eine effiziente Wundheilung auch in der Abwesenheit von Makrophagen und Neutrophilen ablaufen kann [5]. Ähnliche Beobachtungen an Mausembryonen demonstrieren, dass Wunden mindestens bis zum 14. Entwicklungstag in utero ohne Rekrutierung von Makrophagen und ohne Entzündungsreaktion abheilen. Danach wandern Makrophagen auch in embryonale Wunden ein. Die Analyse des Regenerationsverhaltens des Bindegewebes in Wunden zeigt, dass die Bildung von Narben eng mit der Einwanderung von Makrophagen in die Wunde korreliert: Bei embryonalen Wunden vor dem 14. Entwicklungstag und bei Wunden in Makrophagen-defizienten Mäusen ist die Narbenbildung drastisch reduziert [6]. Dies ist möglicherweise darauf zurückzuführen, dass bestimmte lösliche, Fibrose- fördernde Gewebsfaktoren, beispielsweise Transforming Growth Factor Beta 1 (TGFβ1), die normalerweise von Makrophagen in Wunden freigesetzt werden, ohne deren Einwanderung nur in niedriger Konzentration vorhanden sind. So kommt es zu einer Dominanz von Gewebefaktoren, die einer Narbenbildung entgegenwirken, beispielsweise Transforming Growth Factor Beta 3 (TGFβ3). Diesem Ansatz folgend wurde im Tierversuch durch Gabe eines TGFβ1 neutralisierenden Antikörpers in Kombination mit TGFβ3 das Wundmilieu verändert, was offenbar zu einer reduzierten Narbenbildung führte [2].

Der entzündlichen Phase der Wundheilung folgt die proliferative Phase, in der es zur Ausbildung eines Granulationsgewebes und zur Epithelisierung der Wunde kommt. Das Granulationsgewebe besteht aus Makrophagen, Fibroblasten, einsprossenden Gefäßen sowie zahlreichen Matrixbestandeilen und Wachstumsfaktoren. Diese Faktoren stimulieren die Proliferation und Einwanderung von Fibroblasten und Keratinozyten. TGFβ1 und andere Faktoren führen zur Synthese kontraktiler Aktinfilamente in Myofibroblasten, die eine Kontraktion der Wunde bewirken. Durch die Epithelisierung, die Wanderung von epidermalen Keratinozyten über das Wundbett, wird die Barriere zur Außenwelt wiederhergestellt. Die Proliferation der Epidermis am Wundrand erzeugt neue Keratinozyten, die dann in Form einer dünnen Zunge zentripetal über das Wundbett wandern. Die Migration von Keratinozyten in der postnatalen Epidermis unterscheidet sich dabei grundsätzlich von der des Embryos: Während sich Keratinozyten postnatal durch Ausbreitung der Zellmembran auf der provisorischen Wundmatrix und gleichzeitige Kontraktion des Zellkörpers aufeinander zu bewegen und sich schließlich zu einer geschlossenen Epithelschicht vereinigen, wird die Wunde im Embryo durch ein starkes, aus Aktinfilamenten bestehendes Kabel in den Keratinozyten des Wundrandes wie bei einem Tabaksbeutel zusammengezogen. Dieser Mechanismus entspricht dem in der Embryonalentwicklung ablaufenden dorsalen Epithelschluss [6]. Es ist ungeklärt, ob dieser Mechanismus der Wundepithelisierung zur narbenlosen Abheilung embryonaler Wunden beiträgt. In der postnatalen Epidermis wird das die Gewebsregeneration bestimmende proliferative Potenzial der Epidermiszellen am Wundrand, wie auch die Migration der Keratinozyten über das Wundbett, durch zahlreiche intra- und extrazelluläre Signale reguliert. Informationen aus der extrazellulären Umgebung, beispielsweise von Matrixmolekülen und löslichen Faktoren, werden in intrazelluläre Signale umgewandelt und bestimmen die Fähigkeit der Keratinozyten zur Bildung von Tochterzellen [8]. Eine wichtige Rolle in der intrazellulären Umsetzung solcher Wundheilungssignale spielt das Signalprotein Rac1 ([1]; eigene Ergebnisse). Während bestimmte Wachstumsfaktoren die Ausbreitung der Zellmembran auf der Wundmatrix regulieren, zum Beispiel Insulin Like Growth Factor 1 (IGF-1), stimulieren andere die Kontraktion des Zellkörpers, zum Beispiel Epidermal Growth Factor (EGF) [4]. Die synergistische Wirkung beider Faktoren führt so zu einer beschleunigten Bewegung der Keratinozyten über das Wundbett. Die Erforschung solcher, für die normale Wundheilung wichtiger Faktoren ist eine Grundlage für das weitere Verständnis der Pathogenese von Wundheilungsstörungen.

Literatur

1. Benitah SA, Frye M, Glogauer M, Watt FM (2005) Stem cell depletion through epidermal deletion of Rac1. Science 309: 933–935
2. Ferguson MW, O'Kane S (2004) Scar-free healing: from embryonic mechanisms to adult therapeutic intervention. Philos Trans R Soc Lond B Biol Sci 359: 839–850
3. Guo L, Degenstein L, Fuchs E (1996) Keratinocyte growth factor is required for hair development but not for wound healing. Genes Dev 10:165-175
4. Haase I, Evans R, Pofahl R, Watt FM (2003) Regulation of keratinocyte shape, migration and wound epithelialization by IGF-1- and EGF-dependent signalling pathways. J Cell Sci 116: 3227–3238
5. Martin P, D'Souza D, Martin J, et al. (2003) Wound healing in the PU.1 null mouse-tissue repair is not dependent on inflammatory cells. Curr Biol 13: 1122–1128
6. Redd MJ, Cooper L, Wood W, et al. (2004) Wound healing and inflammation: embryos reveal the way to perfect repair. Philos Trans R Soc Lond B Biol Sci 359: 777–784
7. Redd MJ, Kelly G, Dunn G, et al. (2006) Imaging macrophage chemotaxis in vivo: studies of microtubule function in zebrafish wound inflammation. Cell Motil Cytoskeleton 63: 415–422
8. Zhu AJ, Haase I, Watt FM (1999) Signaling via beta1 integrins and mitogen-activated protein kinase determines human epidermal stem cell fate in vitro. Proc Natl Acad Sci USA 96: 6728–6733

Tumor-Stroma-Wechselwirkungen: Mechanismen und neue Therapiekonzepte

Cornelia Mauch

Der komplexe Vorgang der Tumorzellmetastasierung ist von einer Vielzahl von Voraussetzungen abhängig. Nach maligner Transformation mit weitgehender Deregulation der Zellzykluskontrolle benötigt die Ausbildung eines metastatischen Phänotyps ein verändertes Verhalten der Zellen auf zahlreichen weiteren Ebenen.

Dies umfasst zum einen die veränderte Expression von Adhäsionsmolekülen. Typischerweise findet man eine verminderte Expression von Adhäsionsproteinen, welche für Zell-Zell-Wechselwirkungen verantwortlich sind, wie zum Beispiel von Cadherinen. Gleichzeitig entsteht ein neues Muster von Integrinvermittelten Zell-Matrix-Interaktionen. Die dadurch bedingte erhöhte Migrationsfähigkeit der Zellen ist ferner von einem gezielten Abbau von Bestandteilen der extrazellulären Matrix durch Proteasen abhängig, wobei insbesondere die Familie der Matrix-Metalloproteinasen sowie der Serin-Proteasen hervorzuheben ist. Schließlich sind Interaktionen der Tumorzellen mit Komponenten der extrazellulären Matrix sowie durch Zytokine und Wachstumsfaktoren vermittelte Wechselwirkungen zwischen den Tumorzellen und den umliegenden Bindegewebszellen wichtig, insbesondere auch beim Vorgang der Angiogenese.

Lediglich Zellen, die alle diese Anforderungen erfüllen, können sich aus dem Zellverband lösen, zu Blut- und Lymphgefäßen migrieren, in die Zirkulation gelangen und schließlich in entfernten Organen Absiedlungen bilden.

Im Folgenden werden einzelne dieser für die Tumorinvasion und Metastasierung wesentliche Mechanismen genauer besprochen.

Regulation des Abbaus von Bindegewebe durch Tumor-Stroma-Interaktionen

Die kontrollierte, enzymatische Degradation der extrazellulären Matrix ist eine wesentliche Voraussetzung für die erfolgreiche Invasion von Tumorzellen. Dabei tragen Enzyme zu diesem Abbau bei, die unterschiedlichen Familien zugeordnet werden. Zu diesen zählen Mitglieder der Familien der Serin-, Cystein- und Aspartatproteasen und insbesondere der Matrix-Metalloproteinasen (MMPs) [4]. MMPs sind Zn^{2+}-abhängigen Endopeptidasen, die an der enzymatischen Spaltung aller bislang beschriebenen Proteinen der extrazellulären Matrix beteiligt sind. Während die Expression von MMPs in gesunden Geweben nur sehr gering ist, sind bestimmte Stimuli dafür verantwortlich, nach Verletzung, UV-Bestrahlung oder in pathologischen Situationen (Tumore) die Neusynthese dieser Proteasen zu fördern. Im malignen Melanom konnte zum Beispiel eine vermehrte Aktivität der Gelatinasen (MMP-2 und MMP-9) im peritumoralen Gewebe nachgewiesen werden, während diese Enzymaktivität in tumorfernen Bereichen der Dermis und Epidermis weitgehend fehlte [1]. Diese Beobachtung legt nahe, dass Melanomzellen mit dem peritumoralen Stroma kommunizieren. Als wesentlicher Mechanismus, der für die Aktivierung der stromalen Zellen verantwortlich ist, wurde in den letzten Jahren die Freisetzung von löslichen Faktoren (Zytokine und Wachstumsfaktoren) durch Tumorzellen charakterisiert.

Zu den wichtigsten Wachstumsfaktoren und Zytokinen, die bei der Interaktion von Tumorzellen und stromalen Zellen von Bedeutung sind, gehören bFGF (basic fibroblast growth factor), IL-1 (interleukin-1α und β) und VEGF (vascular endothelial growth factor). Hierbei unterscheidet man die autokrine Wirkung, bei der die löslichen Faktoren beispielsweise die Proliferation der malignen Zellen selbst regulieren, von der parakrinen Wirkung, bei der die löslichen Faktoren das Verhalten peritumoraler Zellen zugunsten des Tumorwachstums modulieren.

In eigenen Untersuchungen konnten wir zeigen, dass Melanomzellen lösliche Faktoren (IL-1 und bFGF) abgeben, die stromale Fibroblasten dazu akti-

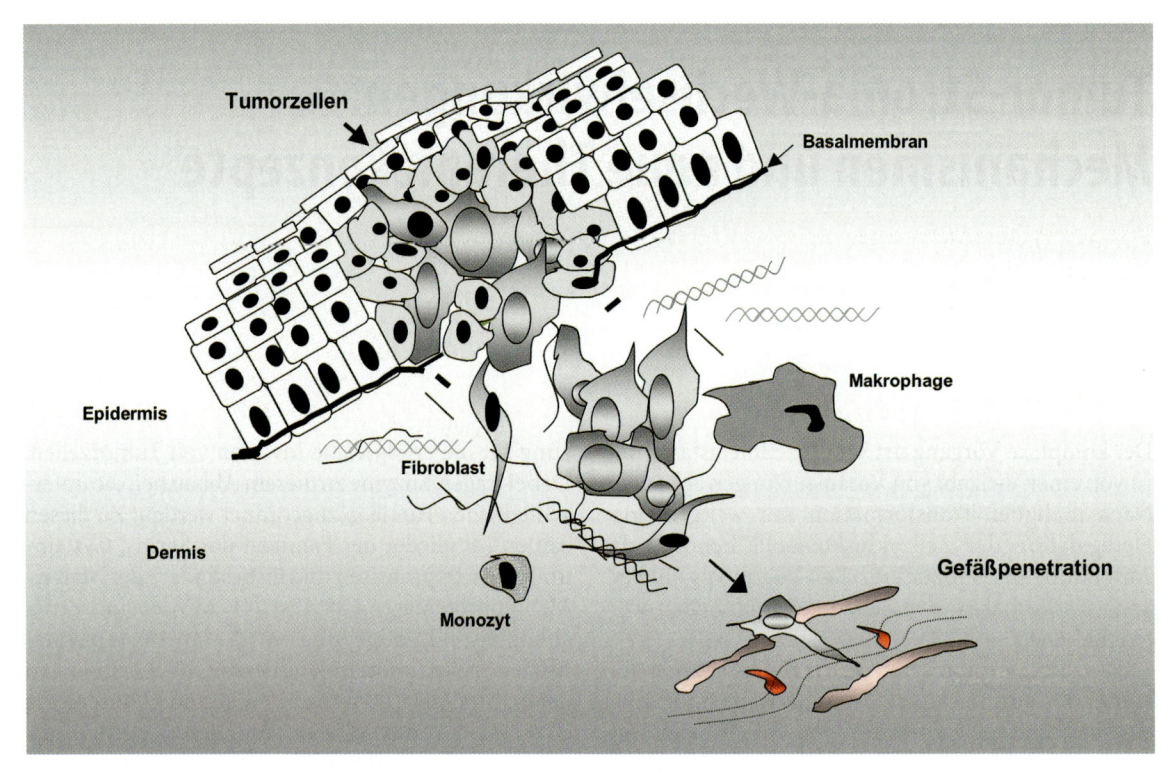

Abb. 1. Kaskade der Tumorinvasion

vieren, erhöhte Mengen der interstitiellen Kollagenase (MMP-1) zu produzieren[3]. Dieses Enzym hat eine Schlüsselrolle im Abbau von fibrillären Typ-I-Kollagen, dem Hauptbestandteil des dermalen Bindegewebes. Mit Hilfe neutralisierender Antikörper oder rekombinantem IL1-Rezeptorantagonisten konnten wir zunächst zeigen, dass die durch Melanomzellen induzierte Synthese von MMP-1 deutlich reduziert wird. Darüber hinaus konnte in ersten Untersuchungen im Mausmodell die Bedeutung dieser Befunde überprüft werden. So führte die Behandlung der Tiere mit subkutan injiziertem IL-1-Rezeptorantagonisten zu einer deutlichen Reduktion des Tumorwachstums im Bereich der Injektionsstelle und gleichzeitig zu einer weitaus geringeren Lymphknoten- und Organmetastasierung (Mauch, nicht veröffentlichte Daten). Diese Befunde legen nahe, dass die Inhibition der Tumor-Stroma-Interaktion einen erfolgversprechenden Ansatz bei der Therapie des malignen Melanoms darstellt.

Neben der Aktivität stromaler Fibroblasten durch lösliche Mediatoren (indirekte Zell-Zell-Interaktion) tragen Wechselwirkungen von Tumorzellen mit Matrixproteinen (Zell-Matrix-Interaktion) zum vermehrten Abbau der Matrix bei. So führt der Kontakt von Melanomzellen mit Hilfe des Oberflächenrezeptors $\alpha 2 \beta 1$ Integrin mit fibrillärem Typ-1-Kollagen zu einer erhöhten Synthese und Aktivierung von Gelatinasen [2].

Durch die Kombination der oben beschriebenen Mechanismen können sich somit Tumorzellen nach Penetration der Basalmembran und Kontakt mit strukturellen und zellulären Bestandteilen des peritumoralen Stromas den Abbau des Bindegewebes sichern, um in diese einzudringen, einer wesentlichen Voraussetzung für die Metastasierung maligner Tumoren.

Zusammenfassung

Die Voraussetzung zur Entwicklung neuer Tumortherapien setzt ein fundiertes Wissen über die molekularen Mechanismen der Tumorprogression voraus. In verschiedenen Mausmodellen konnte bereits gezeigt werden, dass die Tumorprogression reduziert werden kann, indem die Degradation der extrazellulären Matrix durch Tumorzellen gehemmt wurde. Synthetische Proteaseinhibitoren und Integrin-Antagonisten wurden in Mausmodellen auf ihre Wirksamkeit hin untersucht und in klinischen Studien teilweise verifiziert. Intensive Grundlagenforschung im

Bereich der Blockade von Zelloberflächenrezeptoren, der Inhibition von Matrix-Metalloproteinasen oder der verwandten ADAMs ist jedoch nötig, um die Komplexität dieser Faktoren vollständig zu verstehen. Spezifische Substanzen, die gezielt in die Interaktion von Tumorzellen mit dem peritumoralen Stroma eingreifen, stellen jedoch vielversprechende Ansätze zur Entwicklung neuer Tumortherapien dar.

Literatur

1. Kurschat P, Wickenhauser C, Groth W, et al. (2002) Identification of activated matrix metalloproteinase-2 (MMP-2) as the main gelatinolytic enzyme in malignant melanoma by in situ zymography. J Pathol 197: 179–187
2. Kurschat P, Zigrino P, Nischt R, et al. (1999) Tissue inhibitor of matrix metalloproteinase-2 regulates matrix metalloproteinase-2 activation by modulation of membrane-type 1 matrix metalloproteinase activity in high and low invasive melanoma cells. J Biol Chem 274: 21056–21062
3. Löffek S, Zigrino P, Angel P, et al. (2005) High invasive melanoma cells induce matrix metalloproteinase-1 synthesis in fibroblasts by interleukin-1alpha and basic fibroblast growth factor-mediated mechanisms. J Invest Dermatol 124: 638–643
4. Vihinen P, Kahari VM (2002) Matrix metalloproteinases in cancer: Prognostic markers and therapeutic targets. Int J Cancer 99: 157–166

Ichthyosis-Klassifikation: Schluss mit der Verwirrung

Heiko Traupe und Vinzenz Oji

Einleitung und Definition

Ichthyosen sind genetisch verursachte, chronische, das heißt lebenslang bestehende Hautkrankheiten, die durch eine universelle, das gesamte Hautorgan betreffende Schuppung charakterisiert sind. In früher Kindheit können sie lebensbedrohlich sein und gehen oft mit einer ausgeprägten Entzündung der Haut und einem deutlich erhöhten Wasserverlust einher [29]. Kinder mit Ichthyose haben vielfältige Probleme, insbesondere bei den schweren Verlaufsformen der kongenitalen Ichthyose. Häufig werden sie als Neugeborene unter dem Bilde eines Kollodiumbabies geboren (Abb. 1). Dabei umgibt eine lederartige Membran den ganzen Körper und hüllt ihn mit einer fest haftenden folienartigen Schicht ein.

Probleme als Neugeborenes

Die Kollodium-Membran bricht in den ersten Lebenstagen auf und wird innerhalb der ersten 3–4 Lebenswochen durch eine sich dann entwickelnde Schuppung ersetzt. Ein weiteres Problem stellt oft gerade zum Zeitpunkt der Geburt die Erythrodermie dar. Bei sehr vielen Neugeborenen besteht zumindest in den ersten Lebenstagen eine ausgeprägte generalisierte Entzündung der Haut. Die Haut von Neugeborenen, insbesondere mit einer kongenitalen Ichthyose, ist durch einen massiv erhöhten transepidermalen Wasserverlust charakterisiert. Die Neugeborenen mit Ichthyose werden üblicherweise in den ersten Lebenstagen in der Kinderheilkunde, unter Umständen auf der Intensivstation einer Kinderklinik betreut. Hier gilt das besondere Augenmerk dem Temperaturausgleich und vor allen Dingen dem Ausgleich von Flüssigkeitsverlusten. Weitere Probleme von Kindern mit Ichthyose liegen darin begründet, dass es sich um seltene Erkrankungen handelt, die vielfältige genetische Ursachen haben, so dass sich das Problem einer genauen diagnostischen Zuordnung und damit verbunden einer Prognosestellung ergibt. In Deutschland stehen für diese seltenen Erkrankungen nur wenige Zentren zur Verfügung. Die betroffenen Eltern nehmen oft Anreisen von mehreren Hundert Kilometern in Kauf, um adäquate Ansprechpartner aufzusuchen.

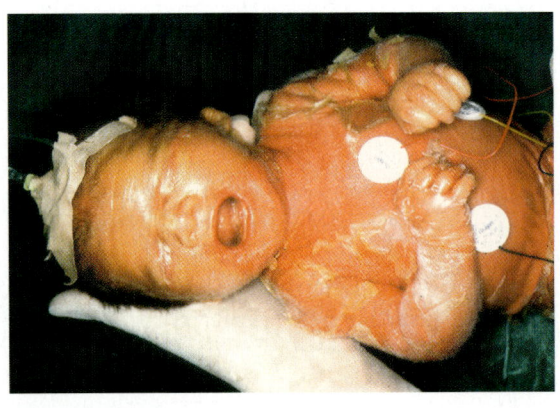

Abb. 1. Kollodium-Baby bei Geburt

Das Netzwerk für Ichthyosen und verwandte Verhornungsstörungen

Um für einige der oben skizzierten Probleme Abhilfe zu schaffen oder diese doch zu lindern wurde das Netzwerk für Ichthyosen und verwandte Verhornungsstörungen (NIRK) ins Leben gerufen. Bei diesem Netzwerk handelt es sich um ein nationales Netzwerk, das eine Förderung durch das Bundesministerium für Bildung und Forschung (BMBF) im Rahmen der Errichtung von Netzwerken für seltene Erkrankungen erhält. Diese Förderinitiative ist von Seiten der Bundesregierung als Anschubfinanzierung zu verstehen und deshalb auf maximal 5 Jahre begrenzt

Ichthyosis-Klassifikation: Schluss mit der Verwirrung

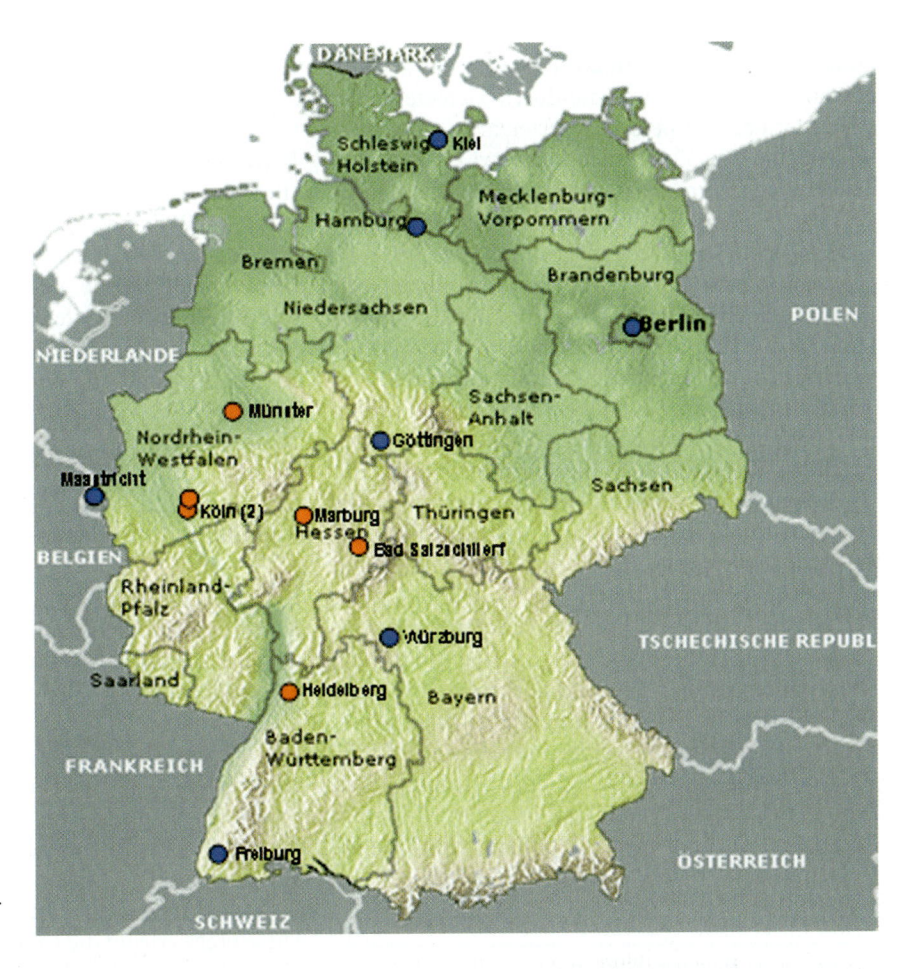

Abb. 2. Standorte des Netzwerkes NIRK

worden. Das Netzwerk hat seine Arbeit am 1. Oktober 2003 aufgenommen und nach einer Zwischenbegutachtung, die erfolgreich verlaufen ist, jetzt eine weitere Förderung bis zum 30. September 2008 zugesagt bekommen. Ziele der Aktivitäten des Netzwerkes sind die Erforschung von Krankheitsmechanismen bei den Ichthyosekrankheiten und die Verbesserung der unmittelbaren Krankenversorgung, insbesondere durch Wissenstransfer und Kommunikation. Mit anderen Worten: Das Netzwerk will als Anlaufstelle für Patienten und auch für Ärzte, die Ichthyosepatienten betreuen, zur Verfügung stehen. Das Netzwerk hat eine Homepage im Internet geschaffen, auf der Informationen über die Netzwerkpartner und über die Krankheit abgerufen werden können (http://www.netzwerk-ichthyose.de). Es führt außerdem auf dem Jahrestreffen der Selbsthilfe Ichthyose SI e.V. ein Seminar unter dem Motto „Neues aus der Wissenschaft" durch.

Abbildung 2 gibt einen Überblick über die Standorte von NIRK in Deutschland, an den rot gekennzeichneten Orten befinden sich wissenschaftliche Projekte, an den blau gekennzeichneten sind weitere klinische Experten tätig, die dem Netzwerk eng verbunden sind. In Münster befinden sich drei Netzwerkprojekte, nämlich die Netzwerkzentrale (Leitung: Prof. Dr. H. Traupe), das Zentrum für Biometrie und Informationstechnologie (Leitung Prof. Dr. F. Ückert) und das Vorhaben zur biochemischen Charakterisierung genetischer Verhornungsstörungen und zur Entwicklung einer Enzymsubstitution als Therapieansatz für die Korrektur des Transglutaminase-1 Mangels (Leitung Prof. Dr. H. Traupe). In Köln wird ein Vorhaben zur molekularen und funktionellen Charakterisierung der Gene durchgeführt, die der autosomal rezessiven kongenitalen Ichthyosis zugrunde liegen (Leitung Dr. H.C. Hennies) und ein Vorhaben zur Regulation der Keratin 9 Genexpression (Leitung Frau Dr. M.J. Arin). Keratin-9-Mutationen verursachen die epidermolytische Palmoplantarkeratose. Ultrastrukturelle Untersuchungen haben sich insbesondere bei der diagnostischen Einordnung von genetischen Verhorndungsstörungen bewährt. Diese Analysen werden an der Universitätshautklinik Heidelberg durchgeführt (Leitung Frau Dr. rer nat. I. Haußer). In Marburg beschäftigt man sich mit molekulargenetischen und funktionellen Analysen der beiden Ichthyoseformen, die durch Defekte in der Cholesterinbiosynthese gekennzeichnet sind. Hier besteht eine enge Zusammenarbeit zwischen der Arbeitsgruppe in der Marburger Universitätshautklinik (PD Dr. A. König) und dem Institut für Allgemeine Humangenetik in Marburg (Leitung Prof. Dr. K.H. Grzeschik). Erforscht werden hier insbesondere die Krankheitsbilder CHILD-Syndrom und Conradi-Hünermann-Happle Syndrom. In Bad Salzschlirf befindet sich das medizinische Zentralregister des Netzwerkes (Leitung bis zu seinem unerwarteten Tod im Juli 2006 Prof. Dr. W. Küster). Zwei weitere wissenschaftlich Projekte, die keine unmittelbare BMBF-Förderung erhalten, sind mit dem Netzwerk assoziiert und sind in München: Wiederherstellung der Fettaldehyddehydrogenase-Defizienz bei Patienten mit Sjögren-Larsson-Syndrom – (Leitung PD Dr. M. Braun-Falco) sowie ein Vorhaben über kutanen Mosaizismus bei Verhornungsstörungen in Maastricht, Niederlande (Leitung Prof. Dr. J. Frank) lokalisiert. Weitere klinische Experten sind dem Netzwerk verbunden. Hier soll insbesondere auf Frau PD Dr. R. Fölster-Holst, Kiel, Prof. Dr. P. Höger, Hamburg, Frau Prof. Dr. U. Blume-Peytavi und Frau Dr. N. Mandt, Berlin, Prof. Dr. S. Emmert in Göttingen und Prof. Dr. H. Hamm in Würzburg verwiesen werden.

Das Ichthyose-Netzwerk NIRK und die Selbsthilfe Ichthyosis e.V.

Selbsthilfegruppen spielen heute eine wichtige Rolle bei der medizinischen Versorgung und dem Aufbau von medizinischen Strukturen. Der Aufbau des Netzwerkes für Ichthyosen und verwandte Verhornungsstörungen wäre ohne die aktive Beteiligung der Selbsthilfe Ichthyosis e.V. nicht möglich gewesen. Etwa 30% aller Schwerbetroffenen, das heißt im wesentlichen die Patienten mit einer kongenitalen Ichthyose, sind Mitglied in der sehr aktiven Selbsthilfe Ichthyosis e.V. und viele Mitglieder nehmen an den Jahresversammlungen der Selbsthilfe Ichthyosis teil. Hier verbringen sie gemeinsam ein ganzes Wochenende, erleben sich und andere Betroffene, können sich über ihre Erfahrungen austauschen, sich bei der Krankheitsverarbeitung gegenseitig beistehen und in Seminaren weiterbilden. So hält das Netzwerk für Ichthyosen und verwandte Verhornungsstörungen seit vielen Jahren auf der Jahresversammlung der Selbsthilfe Ichthyosis ein Seminar ab, in dem neue Fortschritte aus der Wissenschaft referiert werden und therapeutische Kniffe und Entwicklungen besprochen werden. Eine ganz spezielle Rolle hat die Selbsthilfe Ichthyosis bei den letztlich erfolgreichen Anstrengungen gehabt, dass Harnstoff für Ichthyose-Betroffene wieder rezeptierfähig geworden ist (Beschluss des gemeinsamen Bundesausschusses vom 15.11.2005). Dieser Änderung der Arzneimittelrichtlinie, die am 28.02.2006 im Bundesanzeiger endlich veröffentlicht wurde, sind jahrelange Bemühungen und eine intensive Öffentlichkeitsarbeit vorangegangen. Hier sind insbesondere die Namen von Frau Sabine Wiegandt von der Selbsthilfe Ichthyosis und von Prof. Dr. W. Küster vom Ichthyose-Netzwerk NIRK zu nennen.

Algorithmus der Ichthyosis-Klassifikation

Um einen ersten Zugang zur diagnostischen Zuordnung eines Ichthyosepatienten zu gewinnen, ist es sinnvoll, die folgenden fünf Fragen zu stellen:

1. Lag die Ichthyose bei dem Patienten bereits bei Geburt vor?
Diese Frage erlaubt die Unterscheidung zwischen einer kongenitalen und einer nicht-kongenitalen Ichthyose. Zu den nicht-kongenitalen Ichthyosen gehört die Ichthyosis vulgaris und die X-chromosomal rezessive Ichthyose.

2. Ist die Ichthyose das einzige Symptom?
Diese Frage erlaubt die Unterscheidung zwischen isolierten Ichthyosen und Syndrom-Ichthyosen, bei denen assoziierte Symptome vorliegen (assoziierte Ichthyosen).

3. Gibt es in der Anamnese Hinweise auf Blasen?
Blasen kommt insbesondere bei den bullösen Ichthyosen vor, die histologisch durch eine epidermolytische Hyperkeratose gekennzeichnet sind. Bei diesen Ichthyoseformen liegen Keratindefekte vor. Allerdings schließt das Verneinen von klinisch offensichtlichen Blasen eine epidermolytische Hyperkeratose nicht aus.

4. Lag bei der Geburt eine Erythrodermie vor?
Diese Frage ist klinisch von Interesse, bei Vorliegen einer Erythrodermie könnte man an die Differenzialdiagnose eines Netherton-Syndroms denken oder auch einer bullösen kongenitalen ichthyosiformen Erythrodermie (epidermolytische Hyperkeratose).

5. Wurde der Patient als Kollodiumbaby geboren?
Die Bejahung dieser Frage lenkt den Verdacht insbesondere auf das Vorliegen einer lamellären Ichthyose, wobei hier mehrere genetische Defekte infrage kommen.

Insbesondere die Frage nach dem Vorliegen der Ichthyose bei Geburt und ob die Ichthyose das einzige

Symptom der Erkrankung ist, erlaubt eine Klassifikation in vier Hauptgruppen:

- Isolierte nicht-kongenitale Ichthyosen
- Nicht-kongenitale Syndrom-Ichthyosen
- Isolierte kongenitale Ichthyosen
- Kongenitale Syndrom-Ichthyosen (assoziierte kongenitale Ichthyosen)

Isolierte nicht-kongenitale Ichthyosen

Die Gruppe der isolierten nicht-kongenitalen Ichthyosen umfasst die Ichthyosis vulgaris und die x-chromosomal rezessive Ichthyosis.

Ichthyosis vulgaris

Die Ichthyosis vulgaris ist klinisch durch eine hellgraue Schuppung charakterisiert, die typischer Weise die großen Gelenkbeugen und das Gesicht ausspart und die mit akzentuierten Furchen an Handtellern und Fußsohlen einhergeht. Die Häufigkeit der Ichthyosis vulgaris wird auf etwa 1:1000 geschätzt. Manche Autoren gehen unter Berücksichtigung mildester Formen aufgrund eine Populations-Untersuchung in Südengland auch von einer Häufigkeit von 1 : 250 aus [31]. Bemerkenswerter Weise ist die Erkrankung in etwa 40 – 50% mit einem atopischen Ekzem assoziiert (Abb. 3). Histologisch besteht eine Orthohyperkeratose, und das Stratum granulosum ist typischer Weise verdünnt oder fehlt sogar völlig. Elektronenmikroskopisch lässt sich ein Defekt der Keratohyalingranula, die krümelig wirken, nachweisen.

Über mehr als 100 Jahre hat man geglaubt, dass die Ichthyosis vulgaris autosomal dominant vererbt wird [31], und in der Tat gibt es viele Beobachtungen einer Vererbung von einem Elternteil auf die Kinder, zum Teil auch durch mehrere Generationen. Schon seit Mitte der 80er Jahre wurde aufgrund von biochemischen Daten ein Filaggrindefekt vermutet [28]. Erst im Jahr 2006 konnte eine Arbeitsgruppe aus Dundee in Schottland sehr häufige Stop-codon-Mutationen im Filaggrin-Gen nachweisen [26], die zu einer reduzierten Filaggrin-Expression führen. Filaggrin ist ein konstitutiver Bestandteil des Cornified envelope, der die Korneozyten als Proteinschutzhülle umgibt und an den der Lipid envelope angeheftet ist.

Ichthyosis vulgaris als Modell für das atopische Ekzem

Von großem praktischen Interesse für die Dermatologie ist die Tatsache, dass die Ichthyosis vulgaris als nicht entzündliche Erkrankung offensichtlich auf einem Barrieredefekt aufgrund eines falschen Aufbaues des Cornified envelope beruht und so häufig mit dem atopischen Ekzem vergesellschaftet ist. Dies lässt vermuten, dass auch beim atopischen Ekzem ein Defekt des CE vorliegen könnte. Jüngste Untersuchungen haben diese Vermutung bestätigt. Dieselben, bei der Ichthyosis vulgaris gefunden Mutationen, sind auch in hohem Maße mit atopischen Ekzemen assoziiert [21]. Die heutige Vorstellung geht deshalb von einem atopischen Marsch aus [5]. Dieser beginnt mit einer Barrierestörung, wie sie bei der Ichthyosis vulgaris vorliegt und führt dann bei einem Teil der Patienten, die vermutlich weitere Prädispositionsgene aufweisen [18], zu einem atopischen Ekzem und weiteren atopischen Erkrankungen wie Asthma bronchiale und Rhinitis allergica.

X-chromosomal rezessive Ichthyosis

Die X-chromosomal rezessive Ichthyosis ist die zweithäufigste Ichthyoseform und ähnelt in manchen Be-

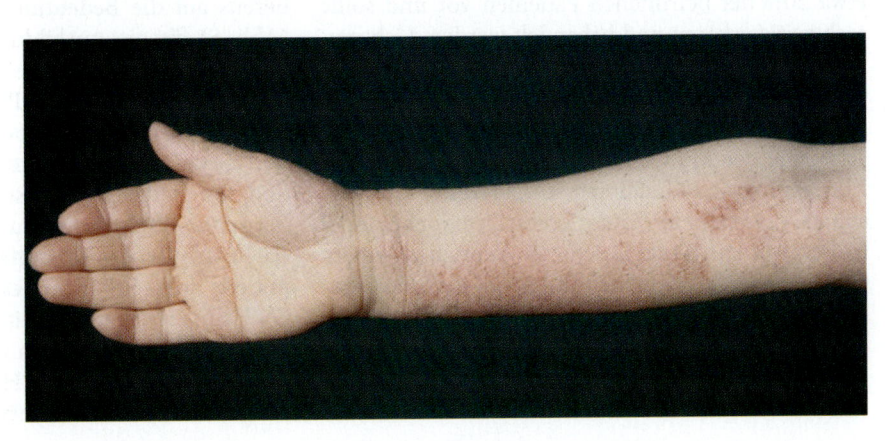

Abb. 3. Ichthyosis vulgaris mit begleitendem atopischen Ekzem

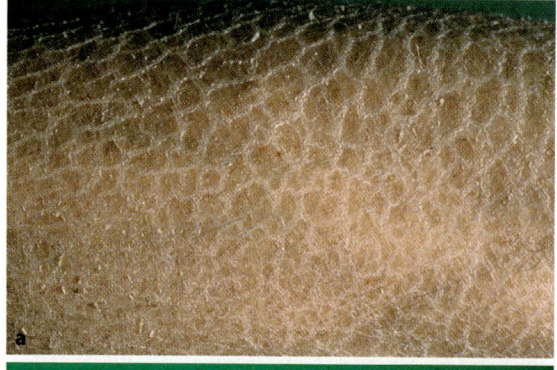

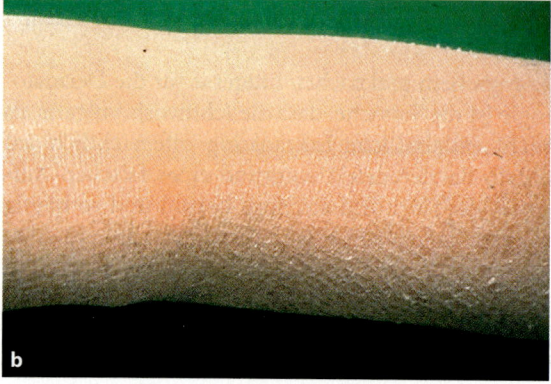

Abb. 4. X-chromosomal rezessive Ichthyosis a) Typischer Aspekt mit dunkelbraunen Schuppen b) Hellgraue Schuppen finden sich bei etwa einem Drittel der Patienten, die dann häufig als Ichthyosis vulgaris fehldiagnostiziert werden

zügen der Ichthyosis vulgaris. Häufig sind auch bei ihr die Gelenkbeugen ausgespart oder nur gering betroffen. Bei etwa 2/3 der Patienten bestehen gelb-braune oder dunkelbraune, rhombische, festhaftende Schuppen, bei etwa 1/3 zeigen sich hingegen hellgraue und zum Teil auch feinere Schuppen, diese Patienten werden häufig als Ichthyosis vulgaris fehl diagnostiziert (Abb. 4). Die Erkrankung manifestiert sich fast ausschließlich bei Jungen. Kryptochismus kommt bei etwa 20% der betroffenen Patienten vor und sollte rechtzeitig erkannt und behandelt werden. Geburtskomplikationen lassen sich bei etwa 1/3 der betroffenen Jungen eruieren, wenn man gezielt nach Kaiserschnittentbindung, Zangengeburt und Wehenschwäche der Mutter nachfragt. Ursächlich für die Erkrankung sind Mutationen im Gen für die Steroidsulfatase, wobei hier häufig große Deletionen angetroffen werden. Diese Deletionen können zu einem *contiguous gene syndrome* führen, bei dem auch benachbarte Gene deletiert werden, beispielsweise für das Riechvermögen oder die geistige Entwicklung, so dass einige Patienten mit X-chromosomal rezessiver Ichthyosis zusätzlich noch an einer *Syndromichthyose*

leiden und beispielsweise ein Kallman-Syndrom [10] oder geistige Retardierung [30] vorliegen kann.

Nicht-kongenitale Syndromichthyosen

In diese Gruppe muss das Refsum-Syndrom, das auf einem Phytansäure-Speicherdefekt beruht, und der multiple Sulfatasemangel genannt werden. Das Refsum-Syndrom kann klinisch einer Ichthyosis vulgaris sehr ähnlich sein. Ein schwerer Hörverlust und Gleichgewichtsstörungen können das langsam progrediente Krankheitsbild komplizieren, eines der ersten klinischen Zeichen ist häufig ein Nachlassen des Nachtsehens.

Isolierte kongenitale Ichthyosen

Die schwerwiegendste Form in dieser Gruppe ist sicherlich die Harlekin-Ichthyose, die autosomal rezessiv vererbt wird und auf schwerwiegende Mutationen im Gen ABCA12 beruht [1]. Es handelt sich dabei um ein Lipidtransporter-Gen, das wichtige Funktionen beim Aufbau und bei der Ausschleusung der Keratinosomen (lamellar bodies) wahrnimmt. Während früher die meisten Patienten mit einer Harlekin-Ichthyose in den ersten Lebenswochen gestorben sind, gelingt es heute in vielen Fällen, die Betroffenen am Leben zu halten, und das Krankheitsbild entwickelt sich dann in Richtung einer extrem entzündlichen und sehr schwerwiegenden lamellären Ichthyose mit sehr großen Schuppen und zugrunde liegender Erythrodermie.

Der Cornified envelope und Ichthyosen

Bei der Besprechung der Ichthyosis vulgaris wurde bereits auf die Bedeutung des Cornified envelope (Abb. 5) für die Ausbildung des Stratum corneum hingewiesen. Es handelt sich um eine Proteinhülle, die an der Innenseite der Plasmamembran der Keratinozyten im Stratum granulosum aufgebaut wird und die bei den Korneozyten essenziell für die Ausbildung einer effektiven physikalischen Barriere ist. Die Barrierefunktion des Stratum corneum, insbesondere die Regulation des Wasserhaushaltes der Haut ist somit eng an den Aufbau des Cornified envelope und des damit verbundenen lipid envelopes verbunden, weshalb Defekte des Cornified envelope unmittelbar die Barrierefunktion der Haut beeinträchtigen. Störungen des Cornified envelope durch Mutationen

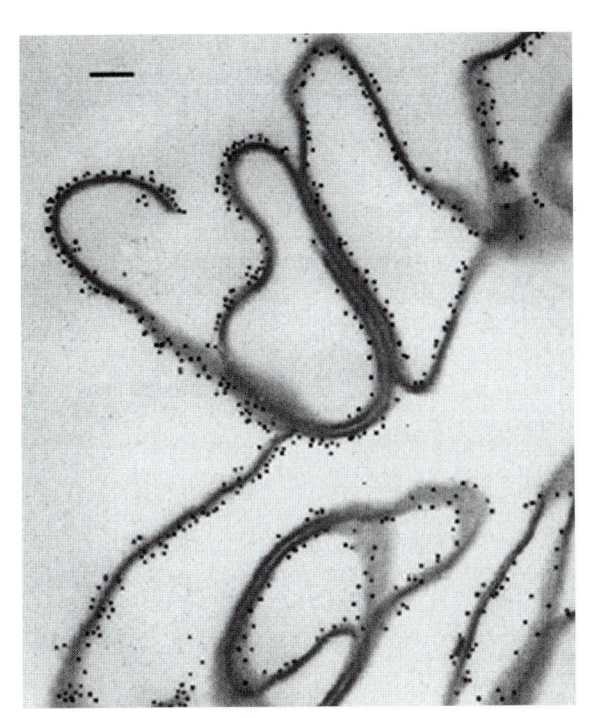

Abb. 5. Elektronenmikroskopische Darstellung des Cornified envelope

können lebensbedrohlich sein und verursachen meistens Ichthyosekrankheiten, insbesondere die Austrocknung und der transepidermale Wasserverlust spielen hier eine große klinische Rolle.

Der Aufbau des Cornified envelope geht in mehreren Phasen vonstatten und beginnt mit der Assoziation von Envoplakin und Periplakin mit Keratinen und Desmosomen im Stratum granulosum, sodann kommt es hier zu einem Anstieg der Kalziumkonzentrationen und die Transglutaminase-1 beginnt zu arbeiten [13]. Sie knüpft Kreuzvernetzungen und benutzt als Substrat unter anderem Involukrin, Filaggrin und Lorikrin und ist essenziell am Aufbau des Cornified envelope beteiligt. Gleichzeitig mit dem Aufbau des initialen Cornified envelope kommt es zu einem Andocken der Keratinosomen an die Zellmembran und zu einem Ausschleusen der Lipide, die in den Keratinosomen (lamellar bodies) enthalten sind.

In späteren Phasen des Aufbaues des Cornified envelope kommt es zu einer Verstärkung des Cornified envelope durch Einbau von Lorikrin und der so genannten Small prolin rich proteins, die etwa 80% des Cornified envelope ausmachen [2]. Hier spielen weitere Transglutaminasen, wie unter anderem auch die Transglutaminase-3 eine Rolle. Allerdings entwickeln Transglutaminase-3-defiziente Mäuse entgegen aller Erwartung keine lamelläre Ichthyose, sondern nur einen Defekt ihres Haarkleides (M. Paulsson, persönliche Mitteilung 2006). Zum Schluss entsteht der reife CE, bei dem Kreuzvernetzungen auch der Keratin-Filaggrin-Komplexe geknüpft werden.

An den CE ist im Stratum corneum der lipid envelope in kovalenter Weise gebunden. Zu bedenken ist, dass in den Keratinosomen (lamellar bodies) keratinisierungsspezifische Lipide gebildet werden, die in das Stratum corneum eingebaut werden. Dabei spielt der lipid envelope und wiederum die Transglutaminase-1 eine essenzielle Rolle. Transglutaminase-1 ist nämlich in der Lage, Glukosylceramide an Gerüstproteine des CE, wie Involukrin, durch eine Veresterungsreaktion anzuheften [20].

Insgesamt lassen sich in der Haut 7 verschiedene Transglutaminasen nachweisen, wobei der TGase-1 und TGase-3 und eventuell auch der TGase-5 eine Stabilisierung des CEs zugeschrieben wird und die Aufgaben von TGase-5, -6 und -7 möglicherweise auch in der Bindung von Aktin und dem Aufbau von Zell/Zell-Kontakten (Stichwort: Adherence-junction) liegen könnten. Im Plasma findet sich eine weitere Transglutaminase (Faktor XIIIa).

Transglutaminase-1 ist unstritig das Schlüsselenzym für den Aufbau des CE, und Mutationen in diesem Gen sind bei etwa 35–40% aller schweren kongenitalen Ichthyosen die Ursache der Erkrankung. Mit Hilfe eines histochemischen Aktivitätsassays lässt sich ein sehr genaues Screening an Gefrierschnitten von Patienten mit kongenitalen Ichthyosen auf einen Transglutaminase-Mangel hin durchführen [22].

Lamelläre Ichthyose bei Transglutaminase-1 Mangel

Kinder mit einem Transglutaminase-1-Mangel werden üblicherweise als Kollodium-Baby geboren. Das Spektrum des Transglutaminase-1-Mangels ist sehr breit, bei vielen Kindern bestehen sehr ausgeprägte dunkelgraue Keratosen, nicht nur an den Armen und Beinen, sondern auch am Stamm, während die Keratosen an Handtellern und Fußsohlen zumeist eher mild verlaufen. Gelegentlich werden auch erythrodermische oder zumindest sehr entzündliche Verlaufsformen gesehen. Noch bemerkenswerter sind zwei Sonderformen, nämlich das *selbstheilende Kollodium-Baby* und die *Bathing suit Ichthyosis*.

Die Klinik des *selbstheilenden Kollodium-Babies* entspricht in den ersten Lebenstagen der Transglutaminase-negativen autosomal rezessiven lamellären Ichthyosis. Eine klinische Besonderheit dieses auto-

Tabelle 1. Molekulare Unterformen der isolierten kongenitalen Ichthyosen

Erkrankung	Erbgang	Gen/Chromosom
Lamelläre Ichthyose (Nicht-bullöse ichthyosiforme Erythrodermie)	autosomal rezessiv	Untergruppe (nach OMIM): Typ 1: TGM1 / 14q11 Typ 2: ABCA12 / 2q34 Typ 3/Typ 4: FLJ39501 / 19p12-q12 Typ 5: ALOXE3 & ALOX12B / 17p13 Typ 6: ichthyin / 5q33
• Selbstheilendes Kollodium-Baby • Bathing suit ichthyosis		TGM1 / 14q11
Harlequin Ichthyose		ABCA12 / 2q34
Autosomal dominante lamelläre Ichthyose	autosomal dominant	?
Bullöse ichthyosiforme Erythrodermie	autosomal dominant	KRT1 / 17q21-q22 KRT10 / 12q13
Ichthyosis bullosa Siemens		KRT2A / 12q11-q13
Ichthyosis hystrix Curth Macklin		KRT1 / 12q13
Peeling skin syndrome	autosomal rezessiv	TGM5 / 15q15

somal rezessiv vererbten Leidens ist, dass es wenige Tage bis Wochen nach der Geburt zu einer völligen Rückbildung der Keratosen kommt. Als Ursache konnten wir bei einer Familie vor kurzem eine wassersensitive Mutation im Transglutaminase-1-Gen nachweisen [23]. Diese Mutation führt zu einem funktionellen Abfall der Enzymaktivität bei erhöhtem Wasserdruck, wie er in utero gegeben ist. Bei der *Badeanzug-Ichthyose* kommt es in den ersten Lebensmonaten zu einem Abheilen der Ichthyose an Armen und Beinen, während sie an Brust und Rücken bestehen bleibt [11]. Auch hier liegen aufgrund eigener Untersuchungen Mutationen in der Transglutaminase-1 vor [20a]. Untersuchungen mit digitaler Infrarotfotografie aus unserer Arbeitsgruppe legen nahe, dass es sich klinisch um einen „temperatursensitiven Phänotyp" handelt, da speziell über den wärmeren Körperregionen die Ichthyose sehr stark ausgeprägt ist. Weitere immunhistochemische Versuche ergaben Hinweise darauf, dass die mutierte Transglutaminase bei erhöhter Temperatur vermindert aktiv ist.

Weitere molekulare Unterformen der lamellären Ichthyosen

Tabelle 1 führt weitere molekulare Unterformen der lamellären Ichthyose auf. Interessant ist, dass der Lipidtransporter ABCA12 auch bei der klassischen lamellären Ichthyosen als Gen ursächlich vorliegen kann, allerdings kommen hier dann missense-Mutationen vor, die weniger schwerwiegend sind. Als Ursache des Genlokus auf dem kurzen Arm von Chromosom 19p12 bis q12 wurde eine Mutation des Zytochrom P450 Oxydase-Gens *FLJ39501* entdeckt [17]. Von Interesse ist, dass zwei eng benachbart liegende Lipoxigenasegene – *ALOXE3* und *ALOX12B* auf dem kurzen Arm von Chromosom 17 [4,12] – ebenfalls eine, allerdings meist mildere lamelläre Ichthyose hervorrufen können (Abb. 6). Hier wird angenommen, dass die betreffenden Gene im Arachidonsäurestoffwechsel eine Rolle spielen und es zu einem Fehlen von Hepoxilinen kommt. Ein weiterer Gendefekt betrifft das Gen Ichthyin (Locus auf 5q33) [16]. Auch hier wird ein Bezug zum Lipidstoffwechsel und insbesondere zu den Hepoxilinen vermutet.

Bullöse Ichthyosen

Die bullöse ichthyotische Erythrodermie (Abb. 7) wird autosomal dominant vererbt und ist histologisch, durch das Bild einer epidermolytischen Hyperkeratose gekennzeichnet. Es kommt zu einem Kollaps des Zytoskeletts. Ursächlich liegen Mutationen im Keratin-1- oder Keratin-10-Gen vor. Eine Ausnahme – allerdings für die genetische Beratung durchaus von Bedeutung – stellt der Nachweis von Mutationen in Keratin-10 dar, die autosomal rezessiv wirken können [19].

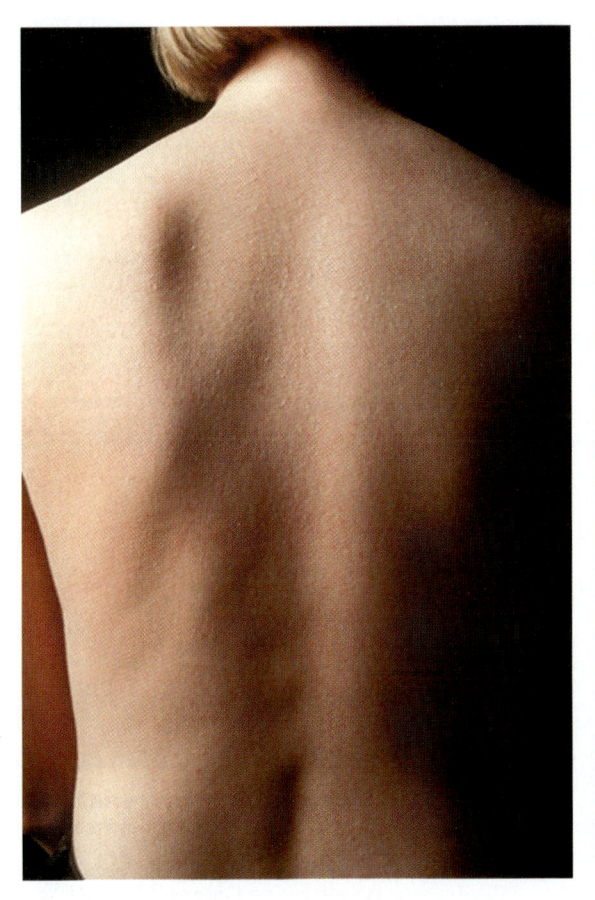

Abb. 6. Lamelläre Ichthyose bei Lipoxygenasemangel

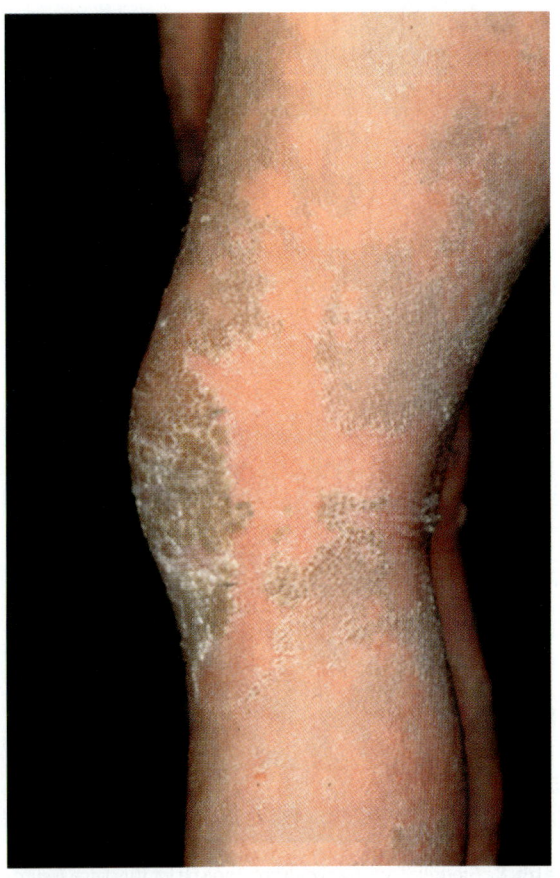

Abb. 7. Bullöse ichthyotische Erythrodermie: Folge eines Kollapses des Zytoskeletts aufgrund von Keratin-1- oder Keratin-10-Mutationen

Die Ichthyosis bullosa Siemens kann mit einer Erythrodermie beginnen, die sich später zurückbildet. Die Keratosen sind bei diesem Krankheitsbild ausgesprochen lokalisiert, beispielsweise an Armen und Beinen, während der Rumpf mit Ausnahme eines Areals um den Nabel herum in der Regel ausgespart ist. Es liegt ebenfalls das Bild einer epidermolytischen Hyperkeratose vor, die allerdings nur das Stratum granulosum involviert, ursächlich sind Mutationen im Keratin 2e-Gen [14, 25]. Auch diese Erkrankung wird üblicherweise autosomal dominant vererbt. Bei der Ichthyosis Hystrix Typ Curth Macklin liegen Mutationen im Keratin-1-Gen vor [27], ultrastrukturell gibt es gewisse Unterschiede zu anderen Keratindefekten, Blasen entstehen normalerweise nicht.

Assoziierte kongenitale Ichthyosen

Die kongenitalen Syndromichthyosen oder assoziierten kongenitalen Ichthyosen umfassen eine große Gruppe von unterschiedlichen Krankheiten, von denen an dieser Stelle exemplarisch nur 4 verschiedene Formen behandelt werden sollen.

Sjögren-Larsson-Syndrom

Das Sjögren-Larsson-Syndrom ist eine sehr seltene autosomal rezessiv vererbte Erkrankung, die in Schweden etwas häufiger, bei uns aber sehr selten ist. Ursache dieser Erkrankung sind Mutationen im Gen für die Fettaldehyddehydrogenase, das auf dem kurzen Arm von Chromosom 17 liegt [9]. Klinisch handelt es sich um eine *Neuroichthyose*, bei der neben der typischen Hautsymptomatik insbesondere mit dem Aspekt der keratotischen Lichenifikation

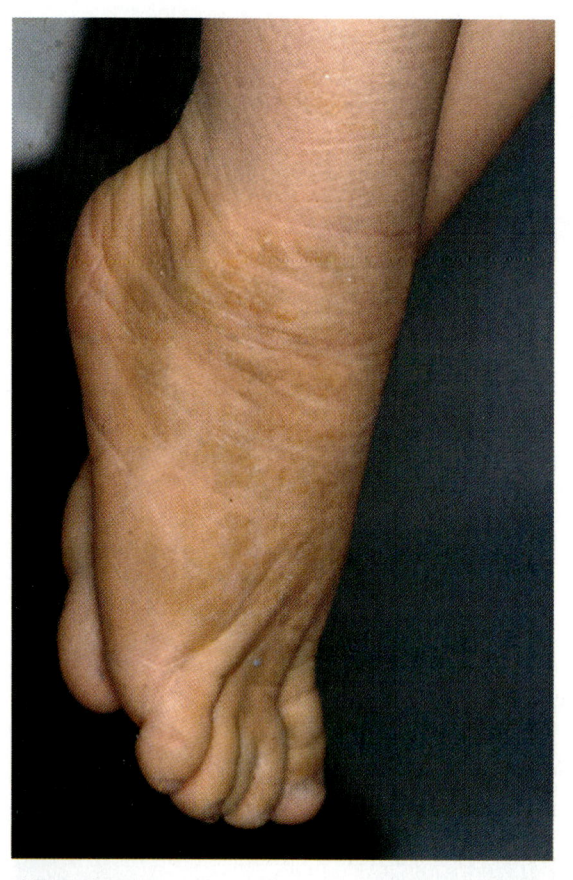

Abb. 8. Sjögren-Larsson-Syndrom: Typisch ist für diese *Neuroichthyose* eine spastische Lähmung (siehe Fuß-Stellung) und eine keratotische Lichenifikation

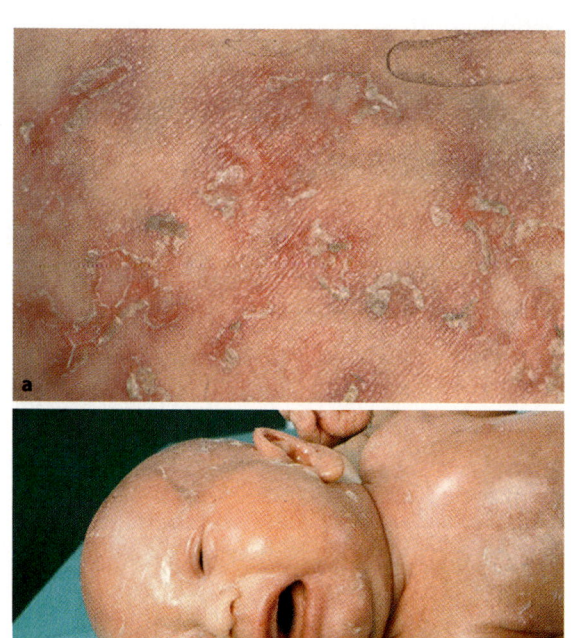

Abb. 9. Netherton-Syndrom a) Aspekt einer Ichthyosis linearis circumflexa b) Aspekt einer congenitalen ichthyosiformen Erythrodermie

(Abb. 8) zusätzlich weitere neurokutane Symptome, wie geistige Retardierung und spastische Lähmung, sowie glänzende Ablagerungen in der Retina bestehen. Im Netzwerk für Ichthyosen und verwandte Verhornungsstörungen befasst sich das Projekt von PD Dr. M. Braun-Falco mit der Gentherapie. Dieser Arbeitsgruppe ist es gelungen, das Gen in Keratinozyten von betroffenen Patienten einzuschleusen und hier eine Enzymaktivität zu erzielen, die in etwa der Höhe von heterozygoten Anlageträgern entspricht [9]. Allerdings ist natürlich bei der Gentherapie der Schritt von der *In-vitro*-Situation zur realen Behandlung am Menschen besonders weit und viele Fragen müssen noch geklärt werden, bevor an eine derartige Behandlung gedacht werden kann.

Netherton-Syndrom

Das Netherton-Syndrom wird autosomal rezessiv vererbt und ist klinisch durch zwei verschiedene Phänotypen gekennzeichnet, einerseits die Ichthyosis linearis circumflexa mit typischen anulären und serpiginösen Läsionen, die häufig eine doppelkantige Schuppung am Rande haben. Andererseits besteht bei der Geburt von fast allen Patienten zunächst eine kongenitale ichthyosiforme Erythrodermie (Abb. 9). Die Erkrankung betrifft auch die Haare, die brüchig sind und charakteristische Anomalien, Trichorexis invaginata (Bambushaar) und klinisch einen Verankerungsdefekt/leichte Ausziehbarkeit aufweisen (eigene Beobachtung). Assoziiert sind bei den schweren Verlaufsformen eine schwere Gedeihstörung verbunden mit milder Wachstumsretardierung, einer Enteropathie und einem Immundefekt, der sehr ausgeprägt sein kann. Das Gesamt-IgE ist in der Regel massiv erhöht (> 5.000 IE). Ursächlich liegen dem Netherton-Syndrom Mutationen im *SPINK5*-Gen zugrunde [3], die zu einem Mangel des Proteaseinhibitors LEKTI führen. LEKTI inhibiert insbesondere Trypsin-ähnliche Enzyme wie Plasmin und Chymotrypsin, sowie Subtilisin A, Cathepsin G und Elastase. Überraschenderweise kann die Erkrankung sich innerhalb derselben Familie durchaus unterschiedlich darstellen. trotz Vorliegen derselben Mutationen, was für eine autosomal rezessive Erkrankung ungewöhnlich ist. Immunhistologisch lässt sich eine LEKTI-Defizienz, beziehungsweise starke Verminderung der LEKTI-Expression nachweisen [24], wobei allerdings das Ausmaß des LEKTI-Mangels eventuell auch mit dem Ausmaß der Erkrankung und mit der Aktivität epidermaler Serinproteasen korreliert [6].

Conradi-Hünerman-Happle-Syndrom

Das Conradi-Hünerman-Happle-Syndrom ist eine sehr seltene Erkrankung, die fast ausschließlich Mädchen betrifft und X-chromosomal dominant vererbt wird [7]. Klinisch besteht bei der Geburt eine ausgeprägte ichthyotische Erythrodermie, aus der sich später streifige Hyperkeratosen entwickeln. Katarakte, zum Teil sektoriell oder auch unilateral und eine ausgeprägte orthopädische Manifestation in Form von Kyphoskoliose und Hüftgelenksdysplasie sowie Minderwuchs aufgrund einer Chondrodyplasia punctata, die sich zumeist in Form von asymmetrischer Beinverkürzung bemerkbar macht, komplettieren das Krankheitsbild. Bei Neugeborenen bestehen auffällige Verkalkungen der Haut in Arealen mit follikulären Keratosen. Ursächlich für die Erkrankung sind Mutationen im *EBP* Gen (Emopamil-binding protein) auf dem kurzen Arm des X-Chromosoms. Dieses Gen funktioniert gleichzeitig als Delta-8-, Delta-7-Sterolisomerase und spielt eine wichtige Rolle bei den Endschritten der Cholesterinbiosynthese [8].

Therapie der schweren kongenitalen Ichthyosen

Im klinischen Alltag erleben wir es immer wieder, dass Ichthyosepatienten gesagt wird, sie sollten nicht baden, da dies die Haut noch zusätzlich austrocknen würde. Dieser Rat ist falsch. Patienten – zumindest mit schweren kongenitalen Ichthyosen – sollten jeden Tag ein Reinigungsbad nehmen und dabei Schwämme oder Mikrofaserhandschuhe benutzen, um auf mechanische Weise die Haut abzureiben, dadurch Salbenreste und Schuppung zu entfernen und Hyperkeratosen zu reduzieren [15]. Viele Patienten empfinden Badezusätze zu diesem Zeitpunkt, also zum Zeitpunkt einer Hautreinigung als eher hinderlich. Nach der mechanischen Schuppenentfernung können Badezusätze, wie Öl in das Wasser gegeben werden. Ein relativ neuartiger Aspekt, der aus der Arbeitsgruppe von Prof. Küster (Bad Salzschlirf) stammt, ist die Verwendung von Backpulver (Natrumbikarbonat). Eine oder zwei Handvoll als Badezusatz hilft bei vielen Patienten. Die Behandlung wirkt offenbar über eine Alkalisierung der Epidermis. Damit verbunden ist vermutlich ein Wassereinstrom in die Korneozyten der Haut.

Altersabhängige Aspekte der Therapie

Im ersten Lebensjahr empfehlen wir eine Behandlung mit blanden Salben, danach kann man 5–12% Urea und 5–10% Milchsäure anwenden, beispielsweise auch in Ungentum Cordes® mit einem 20%igen Wasseranteil. Dabei wird Harnstoff insbesondere bei entzündlich geprägten Ichthyosen häufig als irritierend empfunden. Ganz wichtig ist das absolute Verbot von Salizylsäure in Salben für Neugeborene, da diese Therapie tödlich verlaufen kann. Sehr gute Erfahrungen haben wir mit Polyethylenglycol (Charge 400), gemacht (Macrogol), wobei wir dieses Präparat ebenfalls 20%ig anwenden, in blanden Grundlagen, wie Ungentum Cordes® Salbe, mit einem 20%igen Wasseranteil. In Schweden gibt es ähnlich gute Erfahrungen mit der Kombination von Propylenglykol mit 10%iger Milchsäure, die dort als Handelspräparat (Locobase LPL Cream) erhältlich ist. Retinoide kommen vor allen Dingen bei älteren Patienten (> 14 Jahre) in Betracht. Bei Frauen besteht hier die Problematik der Teratogenität, die einen Einsatz dieser Präparate häufig verhindert. Jüngere Patienten behandeln wir nur noch ausnahmsweise mit Retinoiden, da es durchaus zu einer Beeinträchtigung des Knochenwachstums kommen kann und sich dies nicht vorhersagen lässt. In der klinischen Prüfung befindet sich (August 2006) die Substanz Liarozol, die den Abbau der natürlich gebildeten Vitamin-A-Säure hemmt und deshalb selektiver als Retinoide wirkt. Große Hoffnungen hegen wir auf die Entwicklung einer Enzymsubstitutionstherapie, zum Beispiel für den Transglutaminase-1-Mangel. Wichtige Grundlagen experimenteller Art sind dafür bereits gelegt worden. Allerdings ist auch hier die pharmazeutische Industrie gefordert und als Partner unerlässlich – trotz des vermeintlich kleinen Marktes. Realistischer Weise erfordert die Entwicklung einer Enzymersatztherapie einen Finanzaufwand von mehreren Millionen Euro.

Literatur

1. Akiyama M (2006) Harlequin ichthyosis and other autosomal recessive congenital ichthyoses: The underlying genetic defects and pathomechanisms 1. J Dermatol Sci 42: 83–89
2. Candi E, Schmidt R, Melino G (2005) The cornified envelope: a model of cell death in the skin. Nat Rev Mol Cell Biol 6: 328–340
3. Chavanas S, Bodemer C, Rochat A, et al. (2000) Mutations in SPINK5, encoding a serine protease inhibitor, cause Netherton syndrome. Nat Genet 25: 141–142
4. Eckl KM, Krieg P, Küster W, Traupe H, et al. (2005) Mutation spectrum and functional analysis of epidermis-type lipoxygenases in patients with autosomal recessive congenital ichthyosis. Hum Mutat 26: 351–361
5. Gore C, Custovic A (2004) Can we prevent allergy? Allergy: 59: 151–161
6. Hachem JP, Wagberg F, Schmuth M, et al. (2006) Serine protease activity and residual LEKTI expression determine phenotype in Netherton syndrome. J Invest Dermatol 126: 1609–1621
7. Happle R, Matthiass HH, Macher E (1977) Sex-linked chondrodysplasia punctata? Clin Genet 11: 73–76
8. Has C, Bruckner-Tuderman L, Müller D, et al. (2000) The Conradi-Hunermann-Happle syndrome (CDPX2) and emopamil binding protein: novel mutations, and somatic and gonadal mosaicism. Hum Mol Genet 9: 1951–1955
9. Haug S, Braun-Falco M (2005) Adeno-associated virus vectors are able to restore fatty aldehyde dehydrogenase-deficiency. Implications for gene therapy in Sjogren-Larsson syndrome. Arch Dermatol Res 296: 568–572
10. Hernandez-Martin A, Gonzalez-Sarmiento R, De UP (1999) X-linked ichthyosis: an update. Br J Dermatol 141: 617–627
11. Jacyk WK (2005) Bathing-suit ichthyosis. A peculiar phenotype of lamellar ichthyosis in South African blacks. Eur J Dermatol 15: 433–436
12. Jobard F, Lefevre C, Karaduman A, et al. (2002) Lipoxygenase-3 (ALOXE3) and 12(R)-lipoxygenase (ALOX12B) are mutated in non-bullous congenital ichthyosiform erythroderma (NCIE) linked to chromosome 17p13.1 Hum Mol Genet 11: 107–113
13. Kalinin AE, Kajava AV, Steinert PM (2002) Epithelial barrier function: assembly and structural features of the cornified cell envelope 1. Bioessays 24: 789–800
14. Kremer H, Zeeuwen P, McLean WH, et al. (1994) Ichthyosis bullosa of Siemens is caused by mutations in the keratin 2e gene. J Invest Dermatol 103: 286–289
15. Küster W (2006) Ichthyoses: suggestions for an improved therapy. Deutsches Ärzteblatt 103: A-1484–A-1489
16. Lefevre C, Bouadjar B, Karaduman A, et al. (2004) Mutations in ichthyin a new gene on chromosome 5q33 in a new form of autosomal recessive congenital ichthyosis 43. Hum Mol Genet 13: 2473–2482
17. Lefevre C, Bouadjar B, Ferrand V, et al. (2006) Mutations in a new cytochrome P450 gene in lamellar ichthyosis type 3 2. Hum Mol Genet 15: 767–776
18. Leung TF, Ma KC, Cheung LT, et al. (2004) A randomized, single-blind and crossover study of an amino acid-based milk formula in treating young children with atopic dermatitis. Pediatr Allergy Immunol 15: 558–561
19. Muller FB, Huber M, Kinaciyan T, et al. (2006) A human keratin 10 knockout causes recessive epidermolytic hyperkeratosis. Hum Mol Genet 15: 1133–1141
20a. Oji V, Mazereew-Hautier J, Ahvazi B, et al. (2006) Bathing suit ichthyosis is caused by transglutaminase-1 deficiency: evidence for a temperature-sensitive phenotype. Hum Mol Genet 15: 3083–3097
20. Nemes Z, Marekov LN, Fesus L, Steinert PM (1999) A novel function for transglutaminase 1: attachment of long-chain omega-hydroxyceramides to involucrin by ester bond formation. Proc Natl Acad Sci USA 96: 8402–8407
21. Palmer CN, Irvine AD, Terron-Kwiatkowski A, et al. (2006) Common loss-of-function variants of the epidermal barrier protein filaggrin are a major predisposing factor for atopic dermatitis. Nat. Genet 38: 441–446
22. Raghunath M, Hennies HC, Velten F, et al. (1998) A novel in situ method for the detection of deficient transglutaminase activity in the skin. Arch Dermatol Res 290: 621–627
23. Raghunath M, Hennies HC, Ahvazi B, et al. (2003) Self-healing collodion baby: a dynamic phenotype explained by a particular transglutaminase-1 mutation. J Invest Dermatol 120: 224–228
24. Raghunath M, Tontsidou L, Oji V, et al. (2004) SPINK5 and Netherton syndrome: novel mutations, demonstration of missing LEKTI, and differential expression of transglutaminases. J Invest Dermatol 123: 474–483
25. Rothnagel JA, Traupe H, Wojcik S, et al. (1994) Mutations in the rod domain of keratin 2e in patients with ichthyosis bullosa of Siemens. Nat Genet 7: 485–490
26. Smith FJ, Irvine AD, Terron-Kwiatkowski A, et al. (2006) Loss-of-function mutations in the gene encoding filaggrin cause ichthyosis vulgaris. Nat. Genet 38: 337–342
27. Sprecher E, Ishida-Yamamoto A, Becker OM, et al. (2001) Evidence for novel functions of the keratin tail emerging from a mutation causing ichthyosis hystrix. J Invest Dermatol 116: 511–519
28. Sybert VP, Dale BA, Holbrook KA (1985) Ichthyosis vulgaris: identification of a defect in synthesis of filaggrin correlated with an absence of keratohyaline granules. J Invest Dermatol 84: 191–194
29. Traupe H (1989) The ichthyosis. A guide to clinical diagnosis, genetic counseling, and therapy. Springer, Berlin, pp 111–134
30. Van EH, Hollanders K, Badisco L, et al. (2005) Deletion of VCX-A due to NAHR plays a major role in the occurrence of mental retardation in patients with X-linked ichthyosis. Hum Mol Genet 14: 1795–1803
31. Wells RS, Kerr CB (1965) Genetic classification of ichthyosis. Arch Dermatol 92: 1–6

Mechanismen der Haarfollikelinduktion und Morphogenese

Cord Brakebusch

Was sind Haare?

Haare sind komplex aufgebaute Strukturen, bei denen der zentral gelegene Haarschaft von mehreren, unterschiedlich differenzierten Epithelzellschichten umgeben ist. An seiner Basis ist das Haarfollikel in engem Kontakt mit einer ballförmigen Ansammlung von spezialisierten, dermalen Zellen, der dermalen Papille. Größe und Länge des Haarschaftes korrespondieren mit der Größe des Haarfollikels und der Länge der Wachstumsphase. Die Pigmentierung des Haares erfolgt durch Haarfollikelmelanozyten, die Melanin in den wachsenden Haarschaft deponieren. Beim Menschen werden die Haarfollikel nur während der Embryonalphase gebildet. Nach der Geburt enstehen keine weiteren Haarfollikel. Änderungen in den Haaren beruhen daher auf durch Hormone beeinflussten Veränderungen in den Haarfollikeln beziehungsweise dem Verlust von Haarfollikeln.

Wie entstehen Haare?

Haare entstehen während der Embryonalentwicklung durch einen wechselseitigen Signalaustausch zwischen Epidermis und Dermis. Hierbei sind eine Vielzahl von unterschiedlichen Signalwegen beteiligt, deren Zusammenspiel bisher aber nur sehr unvollkommen verstanden ist. Da es kein stabil manipulierbares In-Vitro-Modell für Haarfollikel gibt, beruhen viele Erkenntnisse auf Untersuchungen von genetisch veränderten Mäusen mit Haarfollikeldfekten.

Das erste Signal zur Haarfollikelmorphogenese kommt wahrscheinlich von der Dermis und führt zur Bildung von Verdickungen in der Epidermis, den Haarplakoden. Sich formierende Haarplakoden hemmen die Plakodenbildung in der unmittelbaren Umgebung, sodass die Epidermisverdickungen relativ gleichmässig verteilt sind. Ein epitheliales Signal führt dann zur Zusammenlagerung von mesenchymalen Zellen unterhalb der Haarplakode. Dieses dermale Kondensat ist der Vorläufer der dermalen Papille. Weitere dermale Signale induzieren dann die Proliferation der epithelialen Haarplakodenzellen und später deren Differenzierung zu den verschiedenen Zelltypen der Haarwurzelscheide und des Haarschaftes. Das Haarfollikel wächst dabei mit einem bestimmten Winkel in die Dermis hinein. Essentiell sowohl für die Proliferation als auch für die Differenzierung ist der Informationsaustausch zwischen Zellen der dermalen Papille und Haarfollikelvorläuferzellen an der Basis des Haarfollikels.

Was ist der Haarzyklus?

Die Haarfollikel unterliegen zeitlebens einem ständigen Umbau. Auf die Haarfollikelmorphogenese erfolgt eine Abbauphase (*Katagen*), während der der untere Teil des Haarfollikels durch programmierten Zelltod zugrunde geht. Nach einer Ruhephase (*Telogen*) und dem Abwerfen des übrig gebliebenen Haarschaftes (*Exogen*), kommt es zu einer erneuten Wachstumsphase (*Anagen*), die dann später wieder von der Abbauphase abgelöst wird. In der menschlichen Kopfhaut sind zu einem bestimmten Zeitpunkt etwa 90% aller Haarfollikel im Anagen. Die Dauer des Haarzykluses ist abhängig von der Spezies und vom Typ des Haarfollikels. In der menschlichen Kopfhaut kann ein Zyklus mehrere Jahre dauern.

Bei der Auslösung des Anagens ist die Interaktion zwischen residualen Zellen der dermalen Papille und Haarfollikelvorläuferzellen in einer Ausbuchtung des Resthaarfollikels wichtig. Der Erhalt dieser Stammzellen ist essentiell für das Wiederauswachsen der Haare. Kommt es, wie zum Beispiel bei Lichen planoplaris oder Lupus erythematosis, zu einer autoimmun bedingten Entzündung des oberen Teils des Haarfollikels einschliesslich des Bereichs der Haarstammzellen, so führt dies zum bleibenden Verlust der Haarfollikel. Ist jedoch, wie bei Alopecia areata, der Stammzellbereich von der Entzündung nicht betroffen, so kommt es nach Abklingen der Autoimmunreaktion wieder zum Auswachsen von Haaren, mitunter erst nach Jahren.

Signale der dermalen Papille führen zur Migration von Haarfolllikelvorläuferzellen zur Haarbasis und dort zu deren Proliferation und Differenzierung. Hierbei werden offenbar viele Mechanismen wiederverwendet, die auch bei der embryonalen Haarfollikelmorphogenese eine Rolle spielen. Jedoch sind nicht alle Signalprozesse identisch, und es gibt Gendefekte, bei denen die Haarfollikelmorphogenese normal ist, jedoch kein Anagen auftritt. Der während der Chemotherapie zu beobachtende Haarausfall beruht auf einem Stop der Proliferation der Haarfollikelzellen an der Haarbasis der Haarfollikel im Anagen (Matrixzellen). Als Folge davon kommt es zum dystrophischen Katagen und zum Bruch beziehungsweise Ausfall des Haares.

Der molekulare Mechanismus der Haarzyklusuhr, die die Längen der einzelnen Zyklusphasen kontrolliert, ist weitgehend unklar. Hingegen sind viele Hormone und Signalstoffe bekannt, die die Länge der Phasen beeinflussen und beispielsweise ein vorzeitiges oder verkürztes Katagen hervorrufen können.

Störungen in der Haarzyklusuhr können zyklische Alopezie verursachen, bei der das Anagen zu spät auf das Exogen folgt, und es zum vorübergehenden Haarverlust kommt. Ein verkürztes Anagen kann Haarverlust auslösen, ein verlängertes Anagen kann Grund für unerwünschtes Haarwachstum sein. Störungen im Haarzyklus sind daher häufig für Haarwachstumsprobleme verantwortlich, wenn auch die molekularen Ursachen für die Haarzyklusstörungen wahrscheinlich recht unterschiedlich sind. Bei Alopecia androgenetica führt Testosteron zusammen mit einer genetischen Prädisposition zu einer Verringerung der Haarfollikelgröße in der Kopfhaut, einem verkürztem Anagen und einem verlängertem Telogen. Ein weiteres Beispiel für eine Haarzyklusstörung ist das zum Beispiel durch Geburt oder Fieber ausgelöste Telogeneffluvium, bei dem viele Telogenhaarfollikel gleichzeitig und damit zumeist vorzeitig in das Exogenstadium eintreten.

Wie werden Mausmodelle für die Haarfollikelforschung eingesetzt?

Das einfachste Modell ist, normale Mäuse mit Substanzen zu behandeln, die das Haarwachstum verändern. Ein prinzipielles Problem hierbei ist jedoch häufig die genaue mechanistische Interpretation der Ergebnisse, da die eingesetzten Substanzen gleichzeitig auf verschiedene Zellen der Epidermis und Dermis wirken, in der Regel nicht nur ein Molekül hemmen oder aktivieren, und dosisabhängig unterschiedliche Effekte zeigen. Eine Alternative hierzu sind genetisch veränderte Mäuse, bei denen bestimmte Moleküle mutiert worden sind. Durch gezielte, konditionelle Mutagenese können dabei die Mutationen auf bestimmte Zelltypen der Epidermis oder Dermis beschränkt werden. Zusätzlich ist es möglich, diese Mutationen nur lokal zu induzieren.

Wenn durch die genetische Manipulation ein normales Gen durch eine Mutante ersetzt wird, so hat man im Prinzip ein ideales pharmakologisches Modell, bei dem das Zielmolekül zu 100% aktiviert oder inaktiviert wird ohne irgendwelche ungewollten Nebeneffekte auf andere Proteine. Mausmutanten sind daher nicht nur für die Grundlagenforschung, sondern auch für die Target-Validierung wichtig.

Studien mit genetisch veränderten Mäusen haben vielfach schon vorher vermutete Funktionen von bestimmten Proteinen in der Haarfollikelmorphogenese und im Haarzyklus bestätigt. So zeigte sich zum Beispiel, dass bei einem frühen embryonalen Verlust von β-Catenin in Keratinozyten die Bildung von Haarplakoden und damit die Haarfollikelentstehung komplett verhindert wird, was auf eine zentrale Rolle von β-Catenin in der Keratinozytenantwort auf das erste dermale Signal zur Haarfollikelmorphogenese hinweist. Andere Mausmutanten zeigten unerwartet schwache Effekte, was darauf hindeutet, dass es noch andere Moleküle mit gleichartiger Funktion gibt, die das mutierte Protein funktionell ersetzen können. Aber auch der umgekehrte Fall tritt auf, dass nämlich die Mutation eines bestimmten Moleküles einen unerwartet starken Haarfollikeldefekt erzeugt. Ein Beispiel hierfür sind Mäuse mit einer Keratinozyten-spezifischen Mutation von Cdc42, einer kleinen GTPase der Rho-Familie. Dieses Molekül, das in einer aktiven GTP-gebundenen, und einer inaktiven, GDP-gebundenen From vorkommt, ist wichtig für die Zellpolarisierung und die Organisation des Zytoskelett. Schaltet man jedoch das Cdc42-Gen in der Epidermis während der Embryonalentwicklung aus, so wird die Haarfollikelmorphogenese kurz nach der Geburt abgebrochen und die Haarfollikelvorläuferzellen differenzieren statt in Haarfollikelzellen in interfollikuläre Epidermiszellen. Biochemische Untersuchungen dieser Mäuse zeigten, dass Cdc42 den Abbau des Transkriptionsfaktors β-Catenin hemmt, der die Expression von Haarfollikel-spezifischen Genen anschaltet. Fehlt Cdc42, wird β-Catenin verstärkt abgebaut und es ist nicht mehr hinreichend β-Catenin vorhanden, um die Haarfollikelmorphogenese zu gewährleisten. Die Aktivität von Cdc42 wird durch viele verschiedene Signalprozesse reguliert: Wachstumsfaktoren, Zytokine, Zell-Zell-Kontakte und Zell-Extrazellularmatrix-Kontakte. All diese Signale nehmen also offensichtlich Einfluss auf die Haarfollikelentstehung. Nur wenn die Summe dieser Signale, gemessen an der Aktivierung von Cdc42, einen gewissen Wert erreicht, ist die Haarfollikelmorphogenese möglich. Diese Ergebnisse zeigen, wie eng die Regulation der Haarfollikel mit anderen zellulären Prozessen verknüpft ist.

Können wir Haarstammzellen und Haarzyklus beeinflussen?

Um Patienten mit Haarerkrankungen helfen zu können, wäre es wünschenswert, in der Lage zu sein, neue Haarfollikel zu erzeugen, ungewünschte Haarfollikel zu eliminieren und die Eigenschaften bestehender Haarfollikel zu verändern. Wenn dauerhafte Veränderungen auftreten sollen, müssen Haarfollikelstammzellen verändert werden. Diese Veränderungen sollten durch lokal aufgetragene Substanzen ausgelöst werden, wobei neben herkömmlichen Pharmaka auch an somatische Gentherapie gedacht werden kann. So sind zum Beispiel Mischungen aus DNA-Liposomen zu gezielten genetischen Veränderungen von Keratinozyten in Mäusen verwendet worden.

Unser stetig wachsendes Wissen über die Haarfollikelmorphogenese und den Haarzyklus lässt vermuten, dass es irgendwann möglich sein wird, diese Prozesse gezielt zu beeinflussen. Ein direkter Einsatz des bisherigen Wissens in der Klinik ist jedoch nicht absehbar. So kann zum Beispiel durch eine Stabilisierung des Transkriptionsfaktors β-Catenin die Bildung neuer Haarfollikel ausgelöst werden, doch kommt es gleichzeitig auch zu einer vermehrten Bildung von Hauttumoren. Viele andere Substanzen, die Haarfollikel beeinflussen können haben gleichzeitig auch andere Funktionen und eine theoretisch denkbare Behandlung wäre daher mit nicht zumutbaren Nebenwirkungen verbunden. Sehr viel mehr Wissen über das komplexe Netzwerk der Regulation von Haarfollikelmorphogenese und Haarzyklus ist erforderlich, um neue, subtile Ansatzpunkte für die Therapie von Haarerkrankungen zu definieren.

Wichtige Übersichtsartikel

1. Cotsarelis G, Millar SE (2001) Towards a molecular understanding of hair loss and its treatment. Trends Mol Med 7: 293–301
2. Millar SE (2002) Molecular mechanisms regulating hair follicle development. J Invest Dermatol 118: 216–225
3. Paus R, Foitzik K (2004) In search of the „hair cycle clock": a guided tour. Differentiation 72: 489–511
4. Schmidt-Ullrich R, Paus R (2005) Molecular Principles of hair follicle induction and morphogenesis. BioEssay 27: 247–261

Die Bedeutung der Zelladhäsionsmoleküle für die Struktur der Epidermis und Biorhythmik

Michaela Frye

Die Haut, das größte Organ des menschlichen Körpers, besteht aus mindestens neun verschiedenen Zelltypen, die während des gesamten Lebens erhalten und erneuert werden müssen [15]. Der Großteil der menschlichen Haut ist haarlos und wird daher als interfollikulare Epidermis bezeichnet. Interfollikulare Epidermis ist ein mehrschichtiges Epithel und besteht aus einer undifferenzierten basalen Zellschicht und den darüber liegenden differenzierten Hautschichten. Nur Zellen in der basalen Schicht können sich teilen, während die suprabasalen Zellen differenziert sind und die Fähigkeit der Proliferation verloren haben. Die Zellen der suprabasalen Schicht bilden ein verhornendes Plattenepithel, welches der Abgrenzung und dem Schutz vor Umwelteinflüssen dient [5].

Der Ursprung aller differenzierten Zelllinien der Haut sind Stammzellen, die sich in der basalen Schicht der interfollikularen Epidermis und des Haarfollikels befinden [13, 14]. Man geht derzeit davon aus, dass adulte Stammzellen undifferenzierte und ruhende Zellen sind, die eine uneingeschränkte Lebenserwartung haben und das Potential besitzen, sich in jede notwendige Zelllinie der Haut zu entwickeln [16]. Um Stammzellen vor Stimuli zu schützen, die Proliferation und Differenzierung induzieren, sind sie in Nischen lokalisiert. In der Nische werden Stammzellen nicht nur durch Wachstumsfaktoren und Regulatoren des Zellzyklusses reguliert, sondern auch durch die Zusammensetzung der extrazellulären Matrix beeinflusst [9]. In der Haut hat dies zur Folge, dass Stammzellen eine starke Adhäsion zu ihren Nachbarzellen, den Nischzellen aufweisen [9]. Daher ist eine erhöhte Expression von Rezeptoren der extrazellulären Matrix, wie zum Beispiel der α6 und β1 Integrine oftmals ein Marker für Stammzellen [20].

Wenn jedoch alternde Zellen ersetzt werden müssen oder die Haut nach einer Verletzung regeneriert werden muss, produziert eine Stammzelle Transitamplifizierte (TA-)Zellen. Die Funktion der TA-Zellen ist es, die Anzahl der Hautzellen pro Stammzelle zu erhöhen. Daher durchlaufen TA-Zellen eine Reihe von Zellteilungen bevor sie sich in differenzierte Hautzellen entwickeln [13]. Ein wichtiges Gen, das in solch einem Fall epidermale Stammzellen aktiviert und die Differenzierung in hautspezifische Linien induziert, kodiert den Transkriptionsfaktor Myc [1, 11, 18]. Myc ist eines der bekanntesten, und in seiner Funktion für die Krebsentstehung sehr ausführlich beschriebenes, Protoonkogen [6]. Seine Rolle in normalen Organen, insbesondere seine Funktion bei der Aktivierung von adulten Stammzellen ist jedoch erst kürzlich entdeckt worden (Abb. 1).

Nach neuen Erkenntnissen spielt Myc in mehren Schritten des Differenzierungsprozesses epidermaler Stammzellen eine Rolle (Abb. 1). Myc induziert Stammzellen die Nische zu verlassen (1) und sich als TA-Zelle zu teilen (2). Von Myc aktivierte TA-Zellen differenzieren bevorzugt in interfollikulare Epidermis und Talgdrüsen, aber nicht in Haarzellen (3) [1, 7]. Daraus ergibt sich die Frage, wie Myc in solch einer

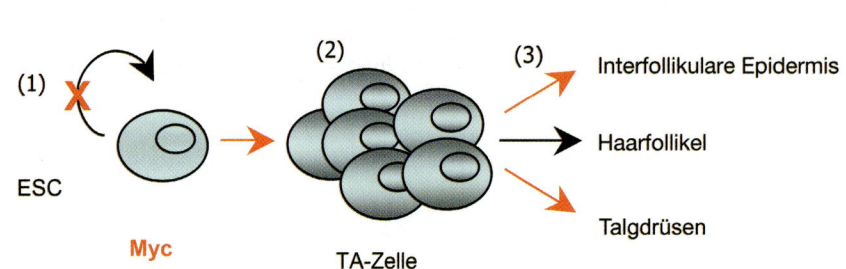

Abb. 1. Myc reguliert epidermale Stammzellen (ESC), indem es ESC aktiviert die Stamzellnische zu verlassen, Proliferation der TA-Zellen induziert und die Differenzierung in interfollikulare Epidermis und in Talgdrüsen begünstigt (rote Pfeile)

Abb. 2. Myc-spezifische Repression von Genen erfolgt durch einen Komplex der Miz-1 bindet und Initiatorelemente (INR) erkennt. Die Aktivierung von Genexpression wird durch den Heterodimer Myc/Max vermittelt, der an E-Box Elemente bindet

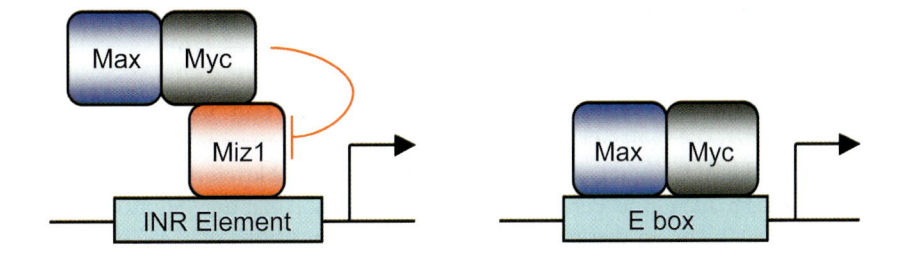

Vielzahl von verschiedenen zellulären Prozessen eine Rolle spielen kann.

Myc vermindert die Expression von Genen, die Zelladhäsion vermitteln

Um besser verstehen zu können, wie Myc Stammzellen dazu bringt, ihre Nische zu verlassen, haben wir RNA-Microarry-Analysen durchgeführt [7]. Mit Hilfe der Microarrays konnte die Genexpression in normaler Haut mit Haut, die Myc überexprimiert, verglichen werden. Das Ziel ist es, Gene zu identifizieren, die in Gegenwart von Myc entweder eine höhere oder eine geringere Aktivität aufweisen. Dabei erwies sich die Gruppe der inaktivierten Gene als besonders interessant. Eine Vielzahl dieser Gene reguliert entweder die Zelladhäsion (30%) oder ist an der Regulation des Zytoskeletts (11%) beteiligt. Zu den Zelladhäsionsgenen gehören Faktoren der extrazellulären Matrix, wie zum Beispiel Fibronektin und Laminin, aber auch Rezeptoren der extrazellulären Matrix, wie $\alpha 6$ und $\beta 1$ Integrine.

Der Verlust dieser Gruppe von Genen führt zu einer Verminderung der Adhäsion und zur Störung der Motilität der Keratinozyten [7]. Diese Untersuchungen deuten darauf hin, dass Myc die Adhäsion der Stammzellen zu Nischenzellen herabsetzt und die Produktion von TA Zellen aktiviert. Dieser Mechanismus ist mittlerweile auch in anderen Geweben, wie dem hämatopoetischen System, bestätigt worden [21]. Der Verlust der Motilität könnte erklären, warum TA-Zellen anschließend bevorzugt in interfollikulare Epidermis und Talgdrüsen differenzieren. Sie sind nicht in der Lage, am Haarfollikel entlang zu wandern und in die entsprechenden Zelltypen zu differenzieren [21].

Der Myc/Miz-1 Komplex vermindert die Expression der Adhäsionsgene

Ein Mechanismus, wie Myc die Expression der Gene vermindert, war allerdings nicht bekannt. Die Aktivierung der Genexpression hingegen ist gut untersucht. Induktion der Expression erfordert die Bildung eines Heterodimers zwischen Myc seinem Partner Max (Abb. 2). Dieser Komplex bindet sich an spezifische Promotersequenzen, die als E-Box Elemente bezeichnet werden [3, 4]. Eine mögliche Hypothese, wie Myc Genexpression vermindert war, dass es einen anderen Transkriptionsfaktor, Miz-1, bindet. Für bestimmte Gene, die in der Regulation des Zellzyklus beteiligt sind, ist bereits nachgewiesen worden, dass sie über Myc und Miz-1 reprimiert werden [17]. In diesem Fall bindet sich der Komplex nicht an E-Box-Elemente, sondern an Initiatorelemente (INR Elemente) [19]. Der Myc/Miz-1 Komplex könnte daher ebenso die Aktivität der Adhäsionsgene reduzieren.

Unsere Analysen zeigten, dass tatsächlich eine Vielzahl der Adhäsionsgene, wie zum Beispiel $\alpha 6$ und $\beta 1$ Integrine, und einige Regulatoren des Zytoskeletts über diesen Mechanismus reprimiert werden [12]. Daraus kann man schliessen, dass der Myc/Miz-1 Komplex die Adhäsion von epidermalen Stammzellen zu Nischzellen reduziert. Die Stammzelle ist dann in der Lage die Nische zu verlassen und spezifische Hautzelllinien zu produzieren. Diese Hypothese wird von der Beobachtung gestützt, dass Hautzellen mit erhöhter $\beta 1$ Integrin-Expression, die durch Myc-induzierte Differenzierung von Stammzellen verlangsamt [12]. In der Haut scheint dieser Komplex allerdings nicht die Proliferation der TA-Zellen zu beeinflussen. Ersten Hinweisen nach schien für diesen Prozess die Bildung des Myc/Max Komplexes notwendig [2].

Myc/Max induziert Gene, die Proliferation und Wachstum stimulieren

Um zum Beispiel verletztes Gewebe zu ersetzen, ist nicht nur die Aktivierung von Stammzellen notwendig, sondern auch eine Vermehrung von Zellen im TA-Kompartment. In dieser Phase der Proliferation wird eine Vielzahl von Genen exprimiert, die für Zellwachstum und -teilung notwendig sind [7]. Ein großer Teil dieser Gene wird direkt durch den Myc/Max Komplex reguliert. Um die Funktion der Faktoren, die durch Myc/Max in der Haut induziert werden, besser verstehen zu können, haben wir ein Protein untersucht, das durch diesen Komplex reguliert wird. Dieses Protein war bis dahin unbekannt. Da es mehrere E-Box-Elemente in seiner Promoterregion aufweist und von Myc direkt induziert wird haben wir es Misu (**M**yc **I**nduced **SU**N domain containing protein) genannt [8]. Um seine Funktion zu analysieren, haben wir die Expression von Misu in TA-Zellen der Haut verhindert. In diesem Fall ist die Myc-induzierte Proliferation stark geschwächt [8]. Der Myc/Miz-1 Komplex scheint also eine entscheidende Rolle bei Aktivierung der Stammzellen zu spielen, während der Myc/Max Komplex hauptsächlich Zellen im TA Kompartment reguliert. Unklar war allerdings, ob Myc eine Rolle in epidermalen Stammzellen spielt, die fest mit ihrer Nische verankert sind. Unseren Ergebnissen nach sollten diese entweder kein Myc exprimieren oder Myc inhibieren.

Rac1 hält Stammzellen in ihrer Nische, indem es Myc inhibiert

Hinweise darauf, wie die Aktivität von Myc in epidermalen Stammzellen selbst reguliert wird, stammen von einem Mausmodell das zunächst wenig mit Myc gemein zu haben scheint. In dieser transgenen Maus wird die Expression des Gens Rac1 in epidermalen Zellen verhindert [2]. Rac1 ist ein Mitglied der kleinen GTPasen der Rho-Subfamilie, welche in intrazelluläre Signaltransduktionkaskaden involviert sind, die Proliferation, Migration, Adhäsion regulieren [10]. Ein Verlust von Rac1 in epidermalen Stammzellen hat dramatische Folgen: Die epidermalen Stammzellen werden aktiviert und verlassen die Nische, was eine kurzeitige Erhöhung der Anzahl an TA-Zellen zur Folge hat. Anschließend durchlaufen die TA-Zellen ihren normalen Differenzierungsprozess. Da keine Stammzellen in der Nische mehr vorhanden sind, können alternde Zellen nicht ersetzt werden und die Haut kann sich nicht mehr regenerieren [10].

Demnach haben Mausmodelle, die Myc in der Haut überexprimieren oder Rac1 verlieren, bestimmte Phasen ihres Phänotyps gemeinsam. Die Aktivierung der Stammzellen führt zu einem Verlust der Stammzellen und zu einer Akkumulation von TA-Zellen [1, 2, 7]. Daher könnte der Verlust von Rac1 zu einer Aktivierung von Myc führen. Wir konnten diese Hypothese bestätigen, indem wir gezeigt haben, dass Rac1 in normaler Haut ein Protein aktiviert (Pak2), das in der Lage ist Myc an spezifischen Aminosäuren zu phosphorylieren. Dies hat zur Folge, dass Myc nicht mehr an Max binden kann und daher seine Funktion gehemmt wird. Demnach spielt Rac1 für den Erhalt von epidermalen Stammzellen eine entscheidende Rolle, es inhibiert Myc [2].

In gesunden Organen wie der Haut aktiviert Myc also nicht nur epidermale Stammzellen ihre Nische zu verlassen, sondern ist auch an der Regulation der TA-Zellen und ihrer Differenzierung beteiligt. Die Regulation dieser sehr verschiedenen zellulären Prozesse hängt zum großen Teil davon ab, an welchen Partner Myc bindet, Max und/oder Miz-1. Auch in der Krebsentstehung reguliert Myc eine Vielzahl verschiedener zellulärer Prozesse, wie Proliferation, Zellwachstum und Zelltod. Diese Erkenntnisse tragen daher auch zum besseren Verständnis der Funktion von Myc als Protoonkogen bei.

Literatur

1. Arnold I, Watt FM (2001) c-Myc activation in transgenic mouse epidermis results in mobilization of stem cells and differentiation of their progeny. Curr Biol 11: 558–568
2. Benitah SA, Frye M, Glogauer M, Watt FM (2005) Stem cell depletion through epidermal deletion of Rac1. Science 309: 933–935
3. Blackwood EM, Eisenman RN (1991) Max: a helix-loop-helix zipper protein that forms a sequence-specific DNA-binding complex with Myc. Science 251: 1211–1217
4. Blackwood EM, Kretzner L, Eisenman RN (1992) Myc and Max function as a nucleoprotein complex. Curr Opin Genet Dev 2: 227–235
5. Cotsarelis G (2006) Epithelial stem cells: a folliculocentric view. J Invest Dermatol 126: 1459–1468
6. Dang CV, O'Donnell KA, Juopperi T (2005) The great MYC escape in tumorigenesis. Cancer Cell 8: 177–178
7. Frye M, Gardner C, Li ER, et al. (2003) Evidence that Myc activation depletes the epidermal stem cell compartment by modulating adhesive interactions with the local microenvironment. Development 130: 2793–2808
8. Frye M, Watt FM (2006) The RNA methyltransferase Misu (NSun2) mediates Myc-induced proliferation and is upregulated in tumors. Curr Biol 16: 971–981

9. Fuchs E, Tumbar T, Guasch G (2004) Socializing with the neighbors: stem cells and their niche. Cell 116: 769–778
10. Fukata M, Nakagawa M, Kaibuchi K (2003) Roles of Rho-family GTPases in cell polarisation and directional migration. Curr Opin Cell Biol 15: 590–597
11. Gandarillas A, Watt FM (1997) c-Myc promotes differentiation of human epidermal stem cells. Genes Dev 11: 2869–2882
12. Gebhardt A, Frye M, Herold S, et al. (2006) Myc regulates keratinocyte adhesion and differentiation via complex formation with Miz1. J Cell Biol 172: 139–149
13. Kaur P (2006) Interfollicular epidermal stem cells: identification, challenges, potential. J Invest Dermatol 126: 1450–1458
14. Moore KA, Lemischka IR (2006) Stem cells and their niches. Science 311: 1880–1885
15. Niemann C, Watt FM (2002) Designer skin: lineage commitment in postnatal epidermis. Trends Cell Biol 12: 185–192
16. Owens DM, Watt FM (2003) Contribution of stem cells and differentiated cells to epidermal tumours. Nat Rev Cancer 3: 444–451
17. Staller P, Peukert K, Kiermaier A, et al. (2001) Repression of p15INK4b expression by Myc through association with Miz-1. Nat Cell Biol 3: 392–399
18. Waikel RL, Kawachi Y, Waikel PA, et al. (2001) Deregulated expression of c-Myc depletes epidermal stem cells. Nat Genet 28: 165–168
19. Wanzel M, Herold S, Eilers M (2003) Transcriptional repression by Myc. Trends Cell Biol 13: 146–150
20. Watt FM (2002) The stem cell compartment in human interfollicular epidermis. J Dermatol Sci 28: 173–180
21. Wilson A, Murphy MJ, Oskarsson T, et al. (2004) c-Myc controls the balance between hematopoietic stem cell self-renewal and differentiation. Genes Dev 18: 2747–2763

Funktion der Pathogenrezeptoren bei entzündlichen Hauterkrankungen

Thomas Volz und Tilo Biedermann

Einleitung

Das erworbene oder auch adaptive Immunsystem besteht im wesentlichen aus B- und T-Lymphozyten und hat sich erst relativ spät in der Evolution herausgebildet. Dieses Immunsystem zeichnet sich dadurch aus, dass es sich an die Erreger anpassen kann und ein immunologisches Gedächtnis entwickelt. Dieses erlaubt es, bei erneutem Kontakt zu denselben Krankheitserregern eine schnelle und effektive Immunantwort zu generieren. Allerdings sind auch Organismen, die sich schon vor dem evolutionären Entwicklungsschritt hin zur adaptiven Immunität etabliert hatten, in der Lage Mikroben wirksam zu bekämpfen. Neben dem adaptiven Immunsystem existieren also weitere Mechanismen, um Krankheitserreger abzuwehren und die Integrität eines Organismus zu erhalten. Diese Abwehrmechanismen werden als natürliche Immunität zusammengefasst. Ein besonders wichtiger Teil der natürlichen Immunität ist das System der Pathogen-erkennenden Rezeptoren. Dieses System hat sich in Pflanzen, Insekten und Reptilien zu einem hoch konservierten Erkennungssystem entwickelt, welches spezifisch auf wiederkehrende molekulare Strukturen von Mikroben reagiert. Die Reaktion, die durch diese Erkennung ausgelöst wird, kann die Abwehr von Mikroben bewirken und ein Überleben des Organismus in einer „feindlichen Umwelt" ermöglichen [1, 14].

Die größte und am besten charakterisierte Rezeptorfamilie im System der Pathogenerkennung der natürlichen Immunität ist die der *Toll-like-Rezeptoren*. Von der Vielzahl der Forschungsergebnisse der letzten Jahre sollen beispielhaft wichtige Fortschritte bei ihrer Charakterisierung und ihre Bedeutung für die Dermatologie herausgestellt werden.

Entdeckung und Charakterisierung von *Toll-like-Rezeptoren*

Die Erstbeschreibung des Genproduktes, das Namenspatron für eine ganze Gruppe von Pathogenrezeptoren wurde, verdient besondere Erwähnung. Diese Entdeckung der deutschen Grundlagenforschung zeigt eindrücklich wie Forschungsergebnisse, die mit Fruchtfliegen gemacht wurden, innerhalb von zwei Dekaden zu praktischen Konsequenzen für Verständnis und Therapie von Erkrankungen des Menschen führen können. *Ach wie toll* lautete wohl der spontane Eindruck über die Funktionen des neu beschriebenen Gens. So wurde in zwei Arbeiten im international renommierten Journal *Cell* 1985 das Gen dann auch *Toll* genannt [2, 3]. Frau Professor Christiane Nüsslein-Vollhard hat die Bedeutung des *Toll* für die Fruchtfliege und ihre Entwicklung beschrieben und im Jahre 1995 für diese bahnbrechenden Entdeckungen den Nobelpreis erhalten. Im Folgenden sollen die Meilensteine der weiteren Erforschung und Charakterisierung der *Toll-like-Rezeptoren* dargestellt werden, um daran auch Funktion und Verständnis über das System der Pathogen-erkennenden Rezeptoren zu vermitteln.

Die Erforschung des Gens *Toll* erfolgte zunächst ausschließlich an Fruchtfliegen, die wie alle Insekten über kein adaptives Immunsystem verfügen. Zehn Jahre nach der Erstbeschreibung von *Toll* gelang der Nachweis, dass Fruchtfliegen ohne *Toll* nicht in der Lage sind den Pilz *Aspergillus fumigatus* abzuwehren. Der Pilz überwuchert die Fruchtfliegen und tötet sie. Dies war der erste Hinweis darauf, dass es sich bei *Toll* um einen wichtigen Teil eines für die Insekten essentiellen Immunsystems handelt. Dieses Immunsystem wurde zur Abgrenzung vom erworbenen oder adaptiven Immunsystem als das natürliche, da bereits bei Geburt bestehend, bezeichnet [17]. Von besonderer Bedeutung war eine Publikation im darauf folgenden Jahr [18]. Es konnte gezeigt werden, dass der Mensch

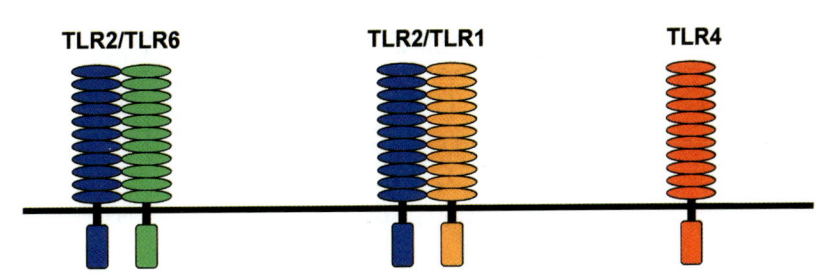

Abb. 1. *Charakteristische bakterielle TLR-Liganden.* In gram-positiven Bakterien wurden verschiedene TLR2-Liganden nachgewiesen, mykobakterielle PAMPs binden an das TLR2/TLR1 Heterodimer und Lipopolysaccharide (LPS) kommen ausschließlich in der Zellwand von gram-negativen Bakterien vor und binden an den Toll-like-Rezeptor 4

Gram-positive Bakterien	Mykobakterien	Gram-negative Bakterien
Peptidoglykan (TLR2)	Lipoarabinomannan (TLR2/1)	Lipopolysaccharide (TLR4)
Lipoteichonsäure (TLR2/TLR6)	Lipoproteine (TLR2/TLR1)	Porine (TLR2/TLR1)
Lipoproteine (TLR2)		Peptidoglykan (TLR2)

über einen dem *Toll* ähnlichen Rezeptor (*Toll-like-Rezeptor*) verfügt, der zudem Ähnlichkeiten zum Interleukin-1-Rezeptor aufweist. Eine intrazelluläre Domäne dieses Rezeptors ermöglicht die Translokation von NFκB in den Zellkern. NFκB war etwa zur gleichen Zeit wie *Toll* entdeckt worden und man wusste, dass dieser Faktor an spezifische Sequenzen von proentzündlichen Genen binden und ihre Transkription induzieren kann [17, 18]. Zu diesem Zeitpunkt war also klar, dass *Toll* und *Toll-like-Rezeptoren* eine Entzündungsreaktion vermitteln können; unklar blieb zunächst wie die Aktivierung erfolgen kann.

Erst im Jahr 1998 wurde deutlich wie *Toll-like-Rezeptoren* aktiviert werden können, denn es wurde der erste Ligand eines *Toll-like-Rezeptors* beschrieben: Lipopolysaccharide gram-negativer Bakterien binden *Toll-like-Rezeptor* 4 [20]. Damit wurde das Kapitel der natürlichen Immunität für den Säuger und den Menschen aufgeschlagen. Es wurde zunehmend klar, dass die natürliche Immunität auch für den Menschen von größter Bedeutung ist. Insbesondere die Entdeckung, dass *Toll-like-Rezeptoren* durch ubiquitär vorhandene Bestandteile von Bakterien stimulierbar sind, hatte weit reichende Konsequenzen und die Forschungsaktivitäten auf diesem Gebiet wurden intensiviert: Für das Jahr 1998 finden sich etwa 200 Pubmed-aufgeführte Publikationen zum Thema *Toll-like-Rezeptoren*, im Jahr 2005 beinahe 2000.

Eine Vielzahl von Liganden für *Toll-like-Rezeptoren* wurde in den folgenden Jahren identifiziert. Das Verständnis über intrazelluläre Transkriptionswege sowie die Regulation von Genen durch Aktivierung der *Toll-like-Rezeptoren* hat stetig zugenommen [17]. Gleichzeitig begann man zu verstehen, dass eine Aktivierung von *Toll-like-Rezeptoren* je nach Ligand und Rezeptor zu sehr unterschiedlichen Ergebnissen führen kann. Im Folgenden soll nun der status quo der *Toll-like-Rezeptoren* und ihre Bedeutung für die Dermatologie dargestellt werden.

Toll-like-Rezeptoren und ihre Liganden

Die Zuordnung zur Familie der *Toll-like-Rezeptoren* erfolgt durch ihre Ähnlichkeit im Aufbau, insbesondere gibt es eine intrazellulär gelegene Domäne (TIR), die die Zugehörigkeit zur Familie der *Toll-like-Rezeptoren* definiert. Insgesamt sind heute elf verschiedene *Toll-like-Rezeptoren* bei Säugern beschrieben. Die Mehrzahl dieser Rezeptoren wird an der Oberfläche von Zellen exprimiert. *Toll-like-Rezeptor* 3, 7, 8 und 9 findet man dagegen in den Endosomen. Eine Besonderheit unter den *Toll-like-Rezeptoren* stellt *Toll-like-Rezeptor* 2 dar, der als Heterodimer mit *Toll-like-Rezeptor* 1 oder *Toll-like-Rezeptor* 6 aktiviert werden kann (Abb. 1). Bei den Liganden der *Toll-like-Rezeptoren* handelt es sich ähnlich wie beim LPS um typische pathogen assoziierte molekulare Strukturen (**p**athogen **a**ssociated **m**olecular **p**attern; PAMP), die typischerweise von einer ganzen Gruppe Bakterien exprimiert werden. Darüber hinaus ist es bemerkenswert, dass PAMPs meist auf essentielle Bestandteile der Mikroben zurückgeführt werden können. Das bedeutet, dass es den Mikroben unmöglich war im Laufe der Entwicklung der Erkennung durch die natürliche Immunität zu entkommen. Sie gefährdeten durch Modifikationen essentieller Bestandteile ihr eigenes Überleben. Der überwiegende Teil der Liganden der *Toll-like-Rezeptoren* entstammen daher der bakteriellen Zellwand oder der mikrobiellen Erbsubstanz.

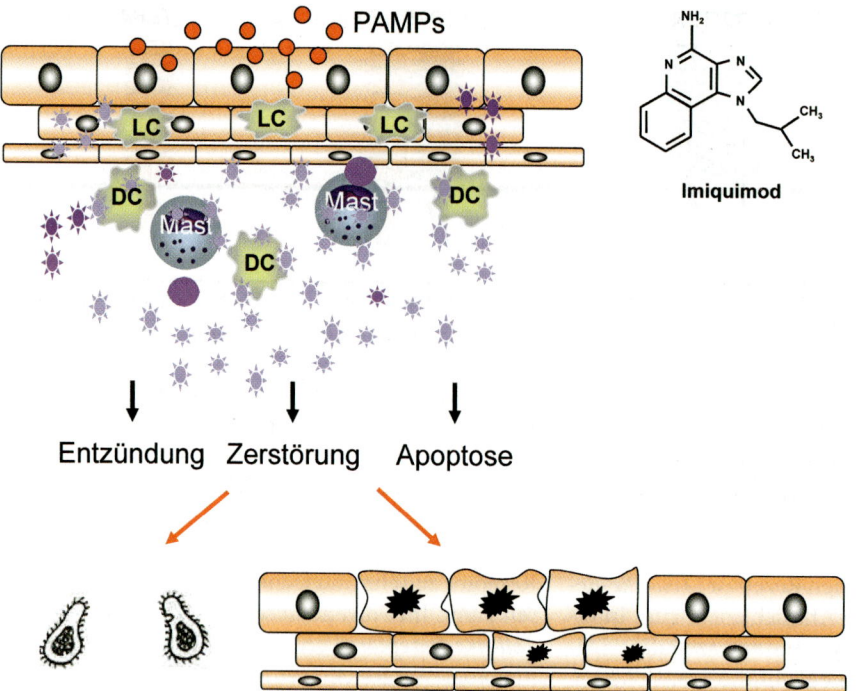

Abb. 2. *Toll-like-Rezeptor-Liganden aktivieren Keratinozyten und Immunzellen.* Die Aktivierung von Toll-like-Rezeptoren setzt eine Entzündungskaskade zur Elimination von extrazellulären Pathogenen in Gang. Durch Apoptoseinduktion in körpereigenen Zellen, beispielsweise virusinfizierten Keratinozyten, können auch intrazelluläre Krankheitserreger vernichtet werden. Diese Mechanismen werden mit dem synthetischen TLR7-und TLR8-Agonist Imiquimod therapeutisch genutzt

Die wichtigsten Liganden der *Toll-like-Rezeptoren* kann man Gruppen von Mikroben zuordnen: Die Zellwand gram-positiver Bakterien beinhaltet beispielsweise Lipoteichonsäure und Lipoproteine sowie Peptidoglykan, die TLR-2 binden. Gram-negative Bakterien setzen LPS, Porin oder andere Peptidoglykane frei, die TLR-4 oder TLR-2 stimulieren und Mykobakterien weisen in ihrer Zellwand Substanzen auf, die überwiegend die Kombination von TLR-1 und TLR-2 aktivieren (Abb. 1). Teleologisch interessant ist, dass die endosomal gelegenen *Toll-like-Rezeptoren* 3, 7, 8 und 9 durch mikrobielle Nukleinsäuren aktiviert werden können, während die oberflächlich zu findenden *Toll-like-Rezeptoren* überwiegend durch Zellwandbestandteile stimuliert werden. Neben der Charakterisierung von Rezeptoren und Liganden ist aber das Verstehen der Funktionen und ihrer Mechanismen, die durch die Ligation von Toll-like-Rezeptoren angeschaltet werden, von größter Bedeutung [1]. Diese Funktionen sollen in den nächsten Punkten beispielhaft dargestellt werden.

Funktionen und Bedeutung von *Toll-like-Rezeptoren*

Pathogen-erkennende Rezeptoren wie *Toll-like-Rezeptoren* sind in der Lage auch in Organismen ohne erworbene Immunität eine funktionsfähige Abwehr gegen mikrobielle Invasionen zu organisieren. Aber auch in Organismen mit adaptiver Immunität gibt es eine natürliche Immunität, und PAMPs aktivieren spezifisch hämatopoetische Zellen sowie solche der Grenzflächenorgane, beispielsweise der Haut. Eine Entzündung entsteht dadurch, dass NFκB aktiviert wird und im Nukleus die Synthese von Botenstoffen reguliert. Von besonderer Bedeutung zur Abwehr insbesondere bakterieller Infektionen ist hierbei die Produktion von Interleukin-1, Interleukin-6 und Interleukin-12. Ein weiterer wichtiger Aktivierungsweg führt zur Bildung von Typ-I-Interferonen, die vor allem bei Virusinfektionen in hohen Titern zu finden sind (2). PAMPs dringen also von außen in die Haut ein und aktivieren Keratinozyten, epidermale Langerhanszellen, dermale dendritische Zellen, Mastzellen sowie Makrophagen. Die Aktivierung von Hautzellen und von eingewanderten Entzündungszellen führt zur Entzündung und zur Apoptose, also Zerstörung, der Eindringlinge aber auch einiger körpereigener Zellen. Dieser Mechanismus ist deshalb von großer Bedeutung, da nur dadurch auch virusinfizierte Zellen und Zellen der direkten Umgebung eliminiert werden können (Abb. 2).

Pathogenerkennung bei humanen Papillomviren

In den 1990-iger Jahren kamen unter der Bezeichnung *immune response modifier* neue Substanzen in die klinische Anwendung. Der Wirkmechanismus der *immune response modifier* war im eigentlichen Sinn nicht entschlüsselt. Allerdings konnte man nachweisen, dass diese Substanzen über einen noch nicht bekannten Mechanismus Immunreaktionen aktivieren können. Imiquimod (Abb. 2) ist der Kurzname des Moleküls 1-(2-Methylpropyl)-1H-Immidazo(4,5-C)Quinolin-4-Amin. Verschiedene Studien konnten belegen, dass Imiquimod in Abhängigkeit von seiner topischen Anwendungsdauer in 80% eine komplette Abheilung genitaler Warzen bewirken kann [4]. Die Wirkung von Imiquimod zeigte sich im Rahmen von Heilversuchen bei einer Reihe weiterer Erkrankungen. Der Wirkmechanismus wurde aber erst im Jahr 2002 verstanden. Es waren zwei Arbeiten, die zeigen konnten, dass die antiviralen Substanzen dieser Gruppe *Toll-like-Rezeptor* 7 und 8 binden. Eine Aktivierung dieser *Toll-like-Rezeptoren* erklärte die gut bekannten, bisher aber unerklärt gebliebenen Aktivierungen des Immunsystems [13,15].

Nachdem die Aktivierung der *Toll-like-Rezeptoren* 7 und 8 durch Imiquimod nachgewiesen werden konnte, war die nächste anstehende Frage, welche natürlichen Liganden es für *Toll-like-Rezeptor* 7 und 8 gibt. Bereits zwei Jahre später konnte nachgewiesen werden, dass virale Einzelstrang-RNA ein natürlicher Ligand von *Toll-like-Rezeptor* 7 und 8 darstellt [1]. Die Bedeutung von *Toll-like-Rezeptor* 7 und 8 scheint also die Pathogenerkennung und Zerstörung von Viren zu sein, eine Wirkung, die man mit Imiquimod ausnutzte noch bevor sie überhaupt erkannt und verstanden worden war. Liganden von *Toll-like-Rezeptor* 7 und 8 können auch bei anderen Indikationen als den epithelialen Viruserkrankungen wirksam sein. Ein Teil ihrer Wirkung am Epithel besteht in der Induktion von Entzündung sowie der Zerstörung körpereigener Zellen durch programmierten Zelltod (Apoptose). Diese Wirkung von Imiquimod führte zu seinem erfolgreichen Einsatz bei kutanen Präkanzerosen und oberflächlichen Formen der Tumoren Morbus Bowen oder Basalzellkarzinomen.

Die Entzündungsinduktion steht bei der Therapie der Warzen mit Imiquimod im Vordergrund. Allerdings wurde immer wieder diskutiert, ob nicht die Induktion einer spezifischen adaptiven Immunität bei der Imiquimodtherapie von genitalen oder auch vulgären Warzen die Eradikation von virusinfizierten Zellen unterstützt und somit die Ausheilung ermöglicht. Das würde bedeuten, dass es eine Verbindung zwischen natürlicher und adaptiver Immunität gibt.

Pathogenerkennung und Induktion adaptiver Immunität

Dendritische Zellen sind diejenigen Zellen der Grenzflächenorgane wie der Haut, die als Wächter die Kontaktfläche zur Umwelt überwachen. Dendritische Zellen sind in besonderer Weise mit Rezeptoren der Pathogenerkennung ausgestattet, werden durch sie aktiviert und reifen in der Folge aus. Nur aktivierte und ausgereifte dendritische Zellen sind in der Lage naive T-Lymphozyten zu aktivieren [8]. Dabei sind es insbesondere die Botenstoffe der aktivierten dendritischen Zellen, die den Phänotyp der T-Zellen bestimmen. Produzieren dendritische Zellen Interleukin-12, führt das in $CD4^+$ T-Helferzellen zu einem Th1-Phänotyp mit Produktion von Interferon-γ, was insbesondere bei der Abwehr intrazellulärer Erreger von Bedeutung ist.

In vitro kann man diese Situation der dendritischen Zellen in der Haut simulieren. Dazu aktiviert man die dendritischen Zellen mit PAMPs, analysiert zunächst ihre Botenstoffe, schließt eine Ko-Kultur mit Th-Zellen daran an, um zuletzt den daraus resultierenden Phänotyp der Th-Zellen zu untersuchen. In der Tat konnte gezeigt werden, dass die Aktivierung von dendritischen Zellen durch PAMPs über *Toll-like-Rezeptoren* die Produktion von Interleukin-12 induziert [10]. Ko-inkubiert man diese dendritischen Zellen mit naiven Th-Zellen entwickeln sich diese in Interferon-γ-produzierende Th1-Zellen. In entsprechender Weise werden so auch $CD8^+$ T-Zellen zu Interferon-γ-produzierenden Tc1-Zellen erzogen (Abb. 3).

Für die Verbindung von Pathogenerkennung der natürlichen Immunität mit der adaptiven Immunität war damit der erste und wohl dominierende Zusammenhang erkannt: Erregererkennung, Aktivierung der dendritischen Zellen mit Interleukin-12-Produktion sowie Induktion von die Erreger bekämpfenden T-Zellen.

Es gibt allerdings zunehmend Erkenntnisse darüber, dass auch andere Qualitäten von Immunantworten durch Pathogenerkennung induziert werden können. Th2-induzierende oder Th2-tolerogene Signale scheinen ebenso von Bedeutung zu sein wie die Aktivierung eines Th1-Phänotyps. Dies macht auch teleologisch betrachtet Sinn: In Grenzflächenorganen wie der Haut, die ständigen Kontakt mit einer ganzen Reihe von Mikroben haben, sollen kei-

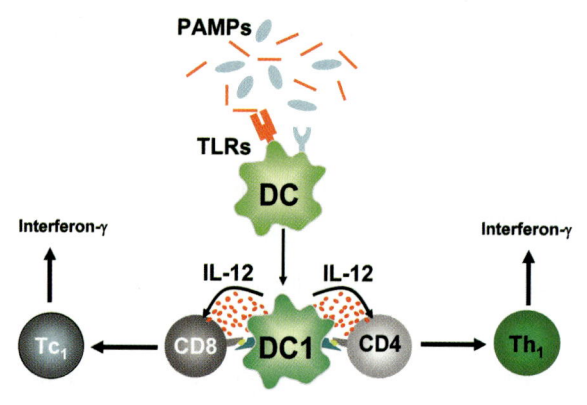

Abb. 3. Dendritische Zellen an der Schnittstelle zwischen angeborener und adaptiver Immunität. Durch spezifische PAMPs werden dendritische Zellen in der Haut aktiviert, wandern in die regionalen Lymphknoten und sezernieren Interleukin-12. Interleukin-12 hat die Eigenschaft CD4$^+$ oder CD8$^+$T-Lymphozyten in Interferon-γ produzierende Th1 oder Tc1-Zellen zu polarisieren

neswegs ständig Entzündungs- und Abwehrreaktion induziert werden. Signale der physiologischen Flora sollten daher eher zu Toleranz führen oder eine Suppression einer Entzündung bewirken können.

Pathogenerkennung und atopische Dermatitis

Analysen der Entzündung bei atopischer Dermatitis haben ergeben, dass frühe Läsionen von Interleukin-4-produzierenden Th2-Zellen dominiert werden und im Verlauf und parallel zur Chronifizierung dann zunehmend Interferon-γ-produzierende Th1-Zellen nachgewiesen werden können. Verschiedene Krankheitsbilder zeigen, welche Bedeutung zudem die mikrobielle Besiedlung bei der atopischen Dermatitis haben kann: Eczema herpeticatum, Eczema vaccinatum, Eczema molluscatum, Head-and-Neck-Dermatitis bei Besiedlung mit *Malassezia spezies* und die bei fast allen Patienten nachzuweisende Kolonisierung mit *Staphylococcus aureus* auf entzündeter Haut sind Zeichen und Faktoren der Chronifizierung oder Exazerbation [5]. Heute weiß man, dass Interleukin-4-produzierende Th2-Zellen eine adäquate anti-infektiöse Th1-Immunantwort hemmen können [7, 12]. Dies ist eine der Ursachen der starken mikrobiellen Besiedelung der atopischen Dermatitis.

In einer Reihe von Untersuchungen wurde die Bedeutung und funktionelle Konsequenz des Wechselspiels von Pathogenerkennung und natürlicher Immunität mit den Th2-Zellen analysiert, die die frühe atopische Dermatitis dominieren.

T-Zellen patrouillieren zur immunologischen Überwachung durch die verschiedenen Organe des Körpers. Die Steuerung dieser Migration erfolgt durch ein feinreguliertes System zueinander passender Oberflächenmoleküle, die ähnlich einem Sicherheitsschloss den Weg aus den Gefäßen in die Organe erlauben. Es ist gelungen derartige Oberflächenmoleküle zu identifizieren, die spezifisch die Migration von T-Zellen in die humane Haut erlauben: das sind der Chemokin-Rezeptor CCR4 und das Adhäsionsmolekül **c**utaneous **l**ymphocyte **a**ntigen (CLA) [9]. Blockiert man die Wirkung von CCR4 oder die Interaktion des CLA mit seinem Bindungspartner an den Gefäßen der Haut (E-Selectin) unterbleibt die Migration von T-Zellen und insbesondere von Th2-Zellen in die Haut [9].

Die starke mikrobielle Besiedelung der Haut bei atopischer Dermatitis bewirkt, dass eine Vielzahl von PAMPs auf die Entzündung einwirkt. Interessanter Weise verstärkt Interleukin-4 signifikant die durch PAMPs induzierte Interleukin-12 Produktion von dendritischen Zellen [10]. Dendritische Zellen, die aus der Haut in ihre drainierenden Lymphknoten einwandern, sorgen auch dafür, dass auf den T-Zellen die hautspezifischen Rezeptoren und Oberflächenmoleküle exprimiert werden. Derart geprägte T-Zellen erhalten am Endothel Eintritt in die Haut, indem sie am Endothel haften und letztlich zwischen den Endothelzellen hindurchwandern. Neue Untersuchungen konnten belegen, dass hohe Spiegel von Interleukin-12 einen Einfluss auf die Expression des Migrations-Rezeptors CLA haben. Durch die Anwesenheit von Interleukin-12 wird auch in Th2-Zellen, die zuvor kein CLA auf der Oberfläche trugen, das CLA-Molekül induziert. Die Expression des CLA-Moleküls ermöglicht es exklusiv diesen Th2-Zellen in menschliche Haut zu wandern [6]. Diese Daten weisen auf einen wichtigen Mechanismus hin wie Pathogenerkennung bei der atopischen Dermatitis zur Amplifikation der kutanen Entzündung führt: Die De-novo-Expression des kutanen Homing-Rezeptors CLA erlaubt eine vermehrte Einwanderung von Th2-Zellen in die Haut, deren Aktivierung den Anfang der Entzündung bei der atopischen Dermatitis bedeutet (Abb. 4).

Die Aktivierung von Th2-Zellen in der Haut führt zu hohen Interleukin-4 Spiegeln, die die Wirkung von PAMPs auf dendritische Zellen weiter verstärken: es wird signifikant mehr Interleukin-12 produziert. Es konnte gezeigt werden, dass das Zusammenspiel von Pathogenerkennung und IL-4 im Anschluss an die IL-12 Sekretion zu einer deutlichen Induktion von Interferon-γ produzierenden Th1-Zellen führt [10].

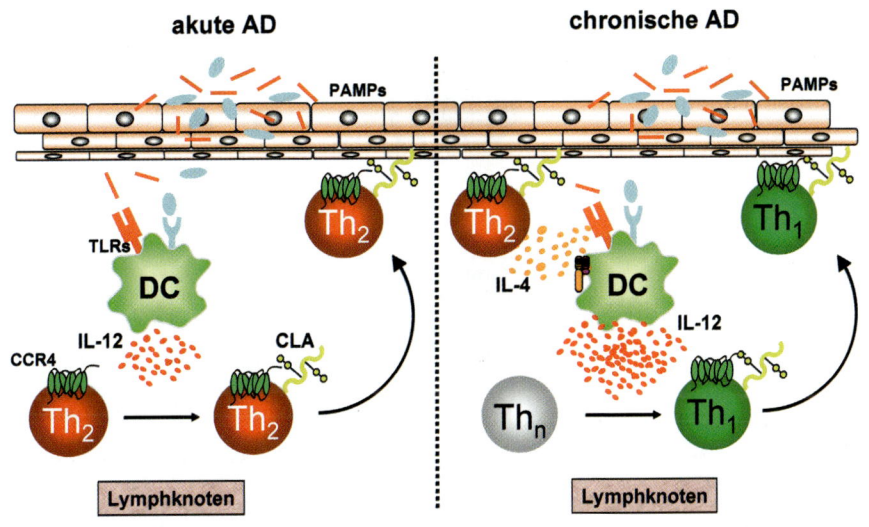

Funktion der Pathogenrezeptoren bei entzündlichen Hauterkrankungen

Abb. 4. *Exazerbation der atopischen Dermatitis durch PAMPs.* PAMPs induzieren in dendritischen Zellen (DC) Interleukin-12 (IL-12), welches auf Th2-Lymphozyten zur Expression des hautspezifischen Adhäsionsmoleküls CLA führt. Als Konsequenz können in der akuten Phase der atopischen Dermatitis bei bakterieller Besiedelung zunehmend CLA⁺ Th2-Zellen in die Haut migrieren (links). In Anwesenheit des Th2-Zytokins IL-4 produzieren durch PAMP aktivierte DC signifikant mehr IL-12 und verursachen dadurch den Switch zur Interferon-γ dominierten chronischen Entzündungsphase der atopischen Dermatitis (rechts)

Diese Daten aus der Grundlagenforschung passen zu den klinischen Befunden bei atopischer Dermatitis: Die Dominanz von Interleukin-4-produzierenden Th2-Zellen wird nur in der frühen Phase gefunden, in der späten Phase dominieren als Folge des Zusammenwirkens von IL-4 und PAMPs Th1-Zellen in der Haut (Abb. 4).

Die Pathogenerkennung bei atopischer Dermatitis findet in Gegenwart von Interleukin-4 statt und führt zur Induktion von hautspezifischen T-Zellen (CLA) und der bekannten Verschiebung des Zytokinprofils von Th2 zu Th1. Die Pathogenerkennung bei atopischer Dermatitis trägt somit entscheidend bei zu Exazerbationen und Chronifizierung der mikrobiell besiedelten atopischen Dermatitis.

Toll-like-Rezeptor-Aktivierung und Lupus erythematodes

Sowohl der systemische als auch der chronisch diskoide kutane Lupus erythematodes zeichnen sich durch chronisch rezidivierende Entzündungen aus, die aufgrund der nachweisbaren Autoantikörper gegen eine Reihe speziell nukleärer Antigene als autoimmune Reaktionsformen interpretiert werden. Ein pathogenetischer Zusammenhang dieser Antikörper mit der Erkrankung konnte lange nicht erklärt werden. In den letzten Jahren konnte die besondere pathogenetische Bedeutung von gegen Nukleinsäureproteine gerichteten Autoantikörpern nachgewiesen [11, 16]. Diese Arbeiten zeigen, dass Komplexe aus Antikörpern mit humanen Nukleinsäureproteinen in der Lage sind den endosomal gelegenen *Toll-like-Rezeptor* 9 zu aktivieren. Dies führt in dendritischen Zellen zu vermehrter Typ-I-Interferon und TNF-Produktion, wodurch besonders effektiv T-Zellen stimuliert werden können. In B-Lymphozyten führt die Inkubation mit derartigen Immunkomplexen zu Proliferation und vermehrter Produktion von zusätzlichen Antikörpern. Diese Immunkomplexe aus Autoantikörpern und nukleären Antigenen führen zu dem Circulus vitiosus beim systemischen Lupus erythematodes: Entzündung führt zu Freisetzung von nukleären Antigenen, diese komplexieren mit Autoantikörpern, binden so an *Toll-like-Rezeptor* 9 und führen zu weiterer Entzündung und Produktion von Autoantikörpern (Abb. 5). Von besonderer Bedeutung war eine durch Chloroquin mögliche, dosisabhängige Hemmung der Aktivierung von B-Zellen über *Toll-like-Rezeptor* 9 durch Immunkomplexe [16]. So wurde gezeigt, dass Autoantikörper gegen Nukleinsäureproteine eine pathogenetische Bedeutung beim Lupus erythematodes haben können, (Hydroxy)-Chloroquin auf dem Weg der Hemmung von *Toll-like-Rezeptor* 9 eine spezifische Wirkung beim Lupus erythematodes entfaltet und sterile endogene Liganden Pathogen-erkennende

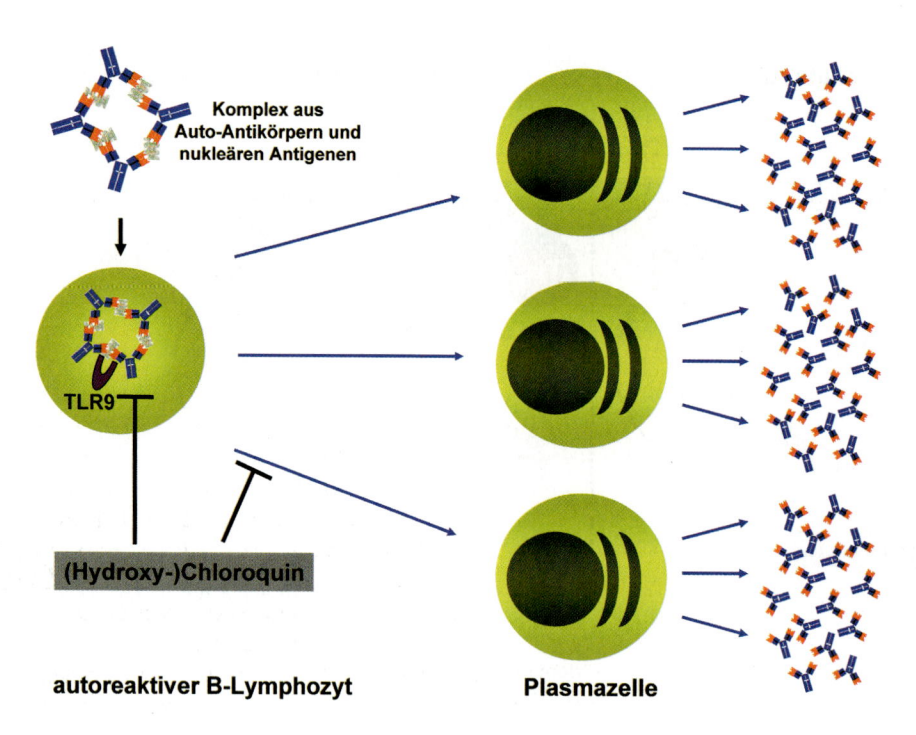

Abb. 5. *Aktivierung von TLR9 durch Autoantikörper bei Lupus erythematodes kann durch Chloroquin gehemmt werden.* Komplexe aus Auto-Antikörpern und nukleären Antigenen binden TLR9 in autoreaktiven B-Lymphozyten. Dies führt zur Produktion von weiteren (Auto-)Antikörpern und Auto-Aktivierung von B-Lymphozyten. Dieser Circulus vitious kann durch (Hydroxy-) Chloroquin, das die TLR9- Aktivierung hemmt, durchbrochen werden

Rezeptoren aktivieren und von pathogenetischer Bedeutung bei chronischer Entzündung sein können.

Perspektiven

Pathogen-erkennende Rezeptoren und deren Liganden erlangen zunehmend als neue therapeutische Strukturen Interesse. Schon lange, und eigentlich vor ihrer Entschlüsselung und Charakterisierung, sind Liganden der Pathogen-erkennenden Rezeptoren als *Immunstimulatoren* im Einsatz. Insbesondere in Vakzinierungsstudien, beispielsweise auch beim Melanom, wurden Adjuvantien wie die bakteriellen Nukleinsäurebestandteile CpG (*Toll-like-Rezeptor* 9 Liganden) eingesetzt. Eine frühzeitige Einleitung einer Entzündung könnte auch als Strategie gegen lokale Infektionen in Betracht kommen und lässt den Einsatz von *Toll-like-Rezeptor*-Liganden als Anti-Infektiva als möglich erscheinen. Neue tolerogene oder suppressiv wirkende Liganden von Pathogen-erkennenden Rezeptoren könnten immunmodulatorisch zum Einsatz kommen.

Eine therapeutische Unterdrückung von Pathogen-erkennende Rezeptoren ist in erster Linie bei Sepsis von großer Bedeutung [19]. Auch Autoimmunerkrankungen wie Lupus erythematodes stellen Indikationsgebiete zur Hemmung der Pathogen-erkennenden Rezeptoren dar. Ein weiteres Beispiel ist die Arteriosklerose, die sich durch chronische Entzündung der Gefäßwände auszeichnet und in deren Pathogenese ebenfalls endogene Liganden von Pathogenerkennenden Rezeptoren eine Rolle spielen.

Die vielfältige Rolle von Pathogen-erkennenden Rezeptoren wird besonders bei der atopischen Dermatitis deutlich. Die entfesselte Entzündungsreaktion der Spätphase der atopischen Dermatitis stellt wie andere entzündliche Erkrankungen ebenfalls ein Indikationsgebiet für mögliche Inhibitoren dieser Rezeptoren dar. Allerdings könnten auch andere funktionelle Qualitäten der Pathogen-erkennenden Rezeptoren von therapeutischer Bedeutung sein. Eine stabile Barriere der Haut zeichnet sich nämlich auch durch ein Nebeneinander von modulierenden und aktivierenden Signalen der natürlichen Immunität aus. In der Zukunft könnten daher präventive therapeutische Ansätze verfolgt werden, in denen über modulierende Signale der Pathogenerkennenden Rezeptoren die immunologische Barriere bei atopischer Dermatitis stabilisiert wird.

Literatur

1. Akira S, Uematsu S, Takeuchi O (2006) Pathogen recognition and innate immunity. Cell 124: 783–801
2. Anderson KV, Bokla L, Nüsslein-Volhard C (1985) Establishment of dorsal-ventral polarity in the Drosophila embryo: the induction of polarity by the Toll gene product. Cell 42: 791–798
3. Anderson KV, Jurgens G, Nüsslein-Volhard C (1985) Establish-

ment of dorsal-ventral polarity in the Drosophila embryo: genetic studies on the role of the Toll gene product. Cell 42: 779–789
4. Beutner KR, Spruance SL, Hougham AJ, et al. (1998) Treatment of genital warts with an immune-response modifier (imiquimod). J Am Acad Dermatol 38: 230–239
5. Biedermann T (2006) Dissecting the role of infections in atopic dermatitis. Acta Dermato Venereol 86: 99–109
6. Biedermann T, Lametschwandtner G, Tangemann K, et al. (2006) IL-12 Instructs Skin Homing of Human Th2 Cells. J Immunol 177: 3763–3770
7. Biedermann T, Mailhammer R, Mai A, et al. (2001) Reversal of established delayed type hypersensitivity reactions following therapy with IL-4 or antigen-specific Th2 cells. Eur J Immunol 31: 1582–1591
8. Biedermann T, Röcken M, Carballido JM (2004) TH1 and TH2 lymphocyte development and regulation of TH cell-mediated immune responses of the skin. J Investig Dermatol Symp Proc 9: 5–14
9. Biedermann T, Schwärzler C, Lametschwandtner, et al. (2002) Targeting CLA/E-selectin interactions prevents CCR4-mediated recruitment of human Th2 memory cells to human skin in vivo. Eur J Immunol 32: 3171–3180
10. Biedermann T, Zimmermann S, Himmelrich H, et al. (2001) IL-4 instructs TH1 responses and resistance to Leishmania major in susceptible BALB/c mice. Nat Immunol 2: 1054–1060
11. Boule MW, Broughton C, Mackay F, et al. (2004) Toll-like receptor 9-dependent and -independent dendritic cell activation by chromatin-immunoglobulin G complexes. J Exp Med 199: 1631–1640
12. Ghoreschi K, Thomas P, Breit S, et al. (2003) Interleukin-4 therapy of psoriasis induces Th2 responses and improves human autoimmune disease. Nat Med 9: 40–46
13. Hemmi H, Kaisho T, Takeuchi O, et al. (2002) Small anti-viral compounds activate immune cells via the TLR7 MyD88-dependent signaling pathway. Nat Immunol 3: 196–200
14. Janeway CA Jr (1992) The immune system evolved to discriminate infectious nonself from noninfectious self. Immunol Today 13: 11–16
15. Jurk M, Heil F, Vollmer J, et al. (2002) Human TLR7 or TLR8 independently confer responsiveness to the antiviral compound R-848. Nat Immunol 3: 499
16. Leadbetter EA, Rifkin IR, Hohlbaum AM, et al. (2002) Chromatin-IgG complexes activate B cells by dual engagement of IgM and Toll-like receptors. Nature 416: 603–607
17. Lemaitre B (2004) The road to Toll. Nat Rev Immunol 4: 521–527
18. Medzhitov R, Preston-Hurlburt P, Janeway CA. Jr. (1997) A human homologue of the Drosophila Toll protein signals activation of adaptive immunity. Nature 388: 394–397
19. Meng G, Rutz M, Schiemann M, et al. (2004) Antagonistic antibody prevents toll-like receptor 2-driven lethal shock-like syndromes. J Clin Invest 113: 1473–1481
20. Poltorak A, He X, Smirnova I, Liu MY, et al. (1998) Defective LPS signaling in C3H/HeJ and C57BL/10ScCr mice: mutations in Tlr4 gene. Science 282: 2085–2088

2 Dermatologie im Spannungsfeld der Medizin

Biologics bei entzündlichen Krankheiten der Haut: Wirkungsmechanismen – Möglichkeiten – Risiken

Martin Röcken und Christina Weigert

Mitte der 80er Jahre begann die Einführung der Biologics in die Medizin. Zu den ersten Biologics, die insbesondere auch in der Dermatologie untersucht wurden, zählen das Interleukin 2 (IL-2) [40] und die Interferone (IFN), ursprünglich zur Behandlung viraler Krankheiten und entzündlicher Krankheiten wie der Psoriasis gedacht [20]. In den 90er Jahren hat sich das Spektrum der zur Verfügung stehenden Biologics deutlich erweitert und der Terminus Biologics eingebürgert. Heute wird hierunter eine große Gruppe von Medikamenten verstanden, deren gemeinsames Merkmal ist, dass sie entweder natürlichen Glykoproteinen entsprechen, wie IL-2, IFN-α und Antikörpern, oder pharmakologisch modifizierten (pegyliertes IFN-α) oder molekular modifizierten Molekülen, wie Etanercept und Infliximab (Tabelle 1). Diese Modifikationen wurden entweder durchgeführt, um die Halbwertzeit und somit die Bioverfügbarkeit zu erhöhen (Etanercept) oder um ein Molekül, das ursprünglich nicht vom Menschen stammt, so zu humanisieren, dass es vom Immunsystem des Menschen nicht mehr als fremd erkannt wird (Infliximab). Hormone wie Insulin werden im allgemeinen Sprachgebrauch nicht hierunter subsumiert, obwohl Insulin eindeutig dieser Gruppe von Molekülen zuzurechnen wäre. Meist wird der Ausdruck Biologics heute für Zytokine, Zytokinrezeptoren und Antikörper verwendet.

Grundlage für die Entwicklung dieser Moleküle ist das zunehmende Verstehen von natürlichen Botenstoffen *in vivo*. Lange etabliert sind Biologics zur Substitution und Steigerung der Wirkung von natürlichen Zytokinen. Etwa zeitgleich begann der Einsatz der Interferone zur Behandlung der Hepatitis [60] oder des Kaposi-Sarkoms [2]. Es folgte die Etablierung von IFN-α in der Melanomtherapie [16]. Die Einführung der Biologics in die Therapie entzündlicher Krankheiten wurde durch zwei wichtige Ereignisse gefördert: die Beschreibung der Wirksamkeit von IFN-β in der Behandlung der multiplen Sklerose [41] und die Untersuchungen von Feldmann und Mitarbeitern zur Pathogenese der rheumatoiden Arthritis. Besonders wichtig war ihre Beobachtung, dass dem Interleukin 1 (IL-1) und dem Tumor Nekrose Faktor (TNF) in der Pathogenese der rheumatoiden Arthritis eine Schlüsselrolle zukommt; aufbauend auf diesen Erkenntnissen [8] startete die Arbeitsgruppe um Feldmann die ersten Studien zu Anti-TNF-Antikörpern (Infliximab) bei rheumatoider Arthritis. Der Nachweis der Wirksamkeit von Infliximab bei der Behandlung der rheumatoiden Arthritis führte zur Untersuchung von Infliximab bei Psoriasisarthritis; etwa zeitgleich wurde die Wirksamkeit des Etanercept bei Psoriasisarthritis gezeigt. Die Beobachtung, dass Infliximab und auch Etanercept nicht nur die Arthritis, sondern auch die Psoriasis an der Haut bessern, haben dann zur breiten Einführung der Biologics für die Behandlung der Psoriasis und, im Rahmen von Heilversuchen, für die Behandlung auch anderer entzündlicher Hautkrankheiten geführt. Insbesondere die Studien, aber auch die individuellen Heilversuche konnten zeigen, dass die Biologics eine große Wirk-

Tabelle 1. Einteilung der Biologics

Proteine, die natürlichen Botenstoffen entsprechen oder diese nachahmen
IL-2, Interferon α, Neupogen, Platelet Derived Growth Factor
Modifiziertes Zytokin
Pegyliertes Interferon α
Fusionsproteine
Zytokinrezeptor/TNFR2-Immunoglobulin (Etanercept)
Adhäsionsmolekül/LFA3-Immunoglobulin (Alefacept)
Antikörper gegen natürliche Botenstoffe oder Rezeptoren von Zellen
Anti-TNF-Antikörper (Adalimumab, Infliximab)
Anti-LFA1-Antikörper (Efalizumab)

samkeit in der Behandlung entzündlicher Krankheiten besitzen können und Patienten, denen bisher kaum geholfen werden konnte, eine echte Perspektive bieten, besonders bei schwersten Formen der Psoriasis. Eine derart wirkungsvolle Beeinflussung der Immunantworten hat aber auch erwartungsgemäß zu einem neuen Spektrum an Nebenwirkungen geführt. Besonders ernst zu nehmen ist das Risiko atypisch verlaufender Infektionskrankheiten.

Pathophysiologische Grundlagen

Da die antientzündlich wirksamen Biologics primär zur Behandlung der Psoriasis eingesetzt werden, ist es wichtig, sich einerseits jene pathogenetischen Aspekte zu vergegenwärtigen, die den Therapieansätzen zugrunde liegen. Andererseits ist es entscheidend, die Wirkmechanismen jener Moleküle zu diskutieren, die durch die Biologics gezielt erkannt werden.

Pathogenese der Psoriasis

Die Psoriasis ist eine entzündliche Erkrankung der Epidermis und der Dermis, die durch eine sehr starke Proliferation und inkomplette Differenzierung der Keratinozyten charakterisiert ist. Etwa 2/3 der Patienten leiden an einer Typ-I-Psoriasis mit positiver Familienanamnese, Manifestationsgipfel um das 20. Lebensjahr, Neigung zu ausgedehnter Krankheit und Gelenkerkrankung, während die Typ-II-Psoriasis nach dem 40. Lebensjahr, meist ohne Familienanamnese und eher lokalisiert auftritt [11]. Die Erstmanifestation der Typ-I-Psoriasis folgt bei 90% einem Streptokokkeninfekt [59]. Wie alle Autoimmunkrankheiten tritt die Psoriasis in Schüben auf, meist ein bis zwei Mal jährlich, mit der Möglichkeit zur Vollremission, außer an den Gelenken. Die Epidermis ist verdickt und wird von CD8+ oligoklonalen T Zellen [10] infiltriert. In der darunter liegenden Dermis finden sich insbesondere mono- oder oligoklonale CD4+ T Zellen [15], aktivierte TNF-produzierende Makrophagen [58] und vermutlich aktivierte Mastzellen [5] sowie aller Wahrscheinlichkeit nach pathogenetisch besonders relevante plasmazytoide dendritische Zellen (DC) (Abb. 1). Die pathogenetische Bedeutung dieser einzelnen Zellpopulationen wird durch Studien nahegelegt, in denen nach Depletion einzelner Populationen eine klinische Besserung erzielt wurde. So zeigten initiale Studien eine deutliche, aber immer vorübergehende Besserung der Psoriasis bei Patienten unter Behandlung mit monoklonalen

Pathogenese der Psoriasis

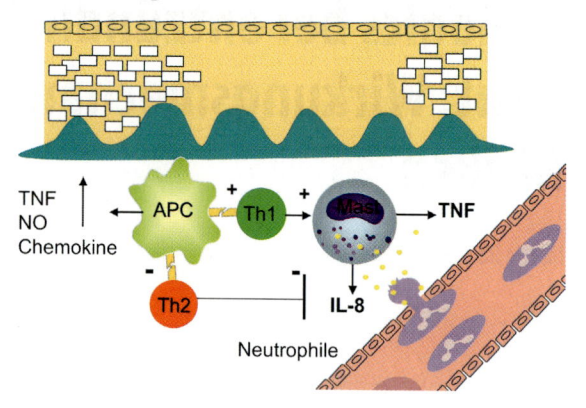

Abb. 1. Schritte in der Pathogenese der Psoriasis. Kontrolle der krankhaft beschleunigten Proliferation und Differenzierung von Keratinozyten durch Entzündungszellen in der Dermis und ihre Mediatoren. Tumornekrosefaktoren nehmen eine zentrale Rolle in verschiedenen Stadien der Entzündung ein

Anti-CD4-Antikörpern [43, 53]. Auch die plasmazytoiden DC der Dermis scheinen für die Krankheit von Bedeutung zu sein, da bei Patienten, die mit Efalizumab behandelt wurden, sich insbesondere dann eine Besserung einstellt, wenn diese DC-Population eliminiert wird [36]. In einer Modellkrankheit der Psoriasis konnte kürzlich auch den TNF-produzierenden Makrophagen eine Schlüsselrolle in der Auslösung der Hyperparakeratose und der Rekrutierung neutrophiler Granulozyten zugeschrieben werden [58].

Das Risiko einer Typ-I-Psoriasis ist besonders hoch bei bestimmten Genotypen, insbesondere HLA Cw6, B13, Bw57 und DR7 [24]. Dies lässt annehmen, dass T Lymphozyten eine Schlüsselrolle zukommt. In der Tat geht die Erkrankung mit dem Einstrom von IFN-γ produzierenden CD4+ Lymphozyten (Th1) einher [1], wird durch Medikamente, die Immunantworten von Th1-Lymphozyten verstärken, aggraviert (IFN-α, β-Blocker, Lithium, Chloroquin) und bessert sich unter Therapien, die gezielt T Lymphozyten depletieren [29]. Weiter wurde gezeigt, dass die Behandlung von Patienten mit Zytokinen und Antikörpern, die IFN-γ-dominierte Th1-Antworten in Interleukin 4 (IL-4)-dominierte Th2-Antworten überführen, die Psoriasis deutlich bessert [26, 32].

Obgleich diese Daten eindeutig zeigen, dass eine Psoriasis durch Th1-Immunantworten ausgelöst oder unterhalten werden kann, gibt es umgekehrt auch Daten, die zeigen, dass allein ein isoliert lokaler Zellschaden, wie ständiges Reiben oder eine Verletzung, eine Psoriasis exklusiv *in loco* triggern kann (Köbner-Phänomen). Da bei einem Teil der Psoriasispatienten offensichtlich direkt in den Keratinozyten eine Störung der Entzündung-vermittelnden Signalkaskade vorliegt [61], ist davon auszugehen, dass die Psoriasis eine gestörte Regulation der Keratinozytenproliferation und Keratinozytendifferenzierung darstellt, die entweder indirekt durch Th1 Lymphozyten oder direkt, durch einen physikalischen Stimulus ausgelöst werden kann.

Unabhängig davon, ob T Lymphozyten primär involviert sind oder ob die Entzündung durch ein Köbner-Phänomen hervorgerufen wird, scheint dem TNF eine Schlüsselrolle in der Entwicklung der Psoriasis zuzukommen. Ohne die TNF-vermittelte Signalkaskade scheint eine durch neutrophile Granulozyten dominierte Entzündung kaum zustande kommen zu können [5, 30, 57].

Tumornekrosefaktor (TNF)

TNF ist ein Zytokin, das von der Embryonalentwicklung über Metabolismus und Angiogenese bis hin zur Immunantwort multiple Funktionen beeinflusst und reguliert. Es vermittelt seine Signale insbesondere über zwei Rezeptoren, die TNF-Rezeptoren 1 und 2 (TNFR1, TNFR2). Für Biologie und Verständnis der Therapie mit TNF-Antagonisten ist wichtig, dass die Rezeptoren für TNF das Molekül nicht nur auf der Zelloberfläche binden können, sondern auch von der Oberfläche in das Serum sezerniert werden und dort, einem Schwamm ähnlich, das freie TNF binden und zumindest teilweise inaktivieren können.

Tumornekrosefaktor in der Tumorentstehung

TNF wurde bekannt durch seine Fähigkeit, in hohen Konzentrationen Tumoren zu zerstören und bei Patienten Kachexie auszulösen [9]. Dieser antitumorale Effekt beruht unter anderem auf der Fähigkeit von TNF, Gefäße zu zerstören [45]. Da TNF mit zu den ersten beschriebenen Zytokinen gehört, hat man bei diesem Zytokin schon früh beobachtet, dass die biologische Wirkung löslicher Botenstoffe komplex durch Faktoren wie Dosis, Konzentration, Wirkungsbeginn und Wirkungsdauer bestimmt ist. So kann TNF je nach Dosis, Konzentration und Wirkdauer gänzlich unterschiedliche biologische Phänomene wie Gefäßwachstum, Fibroseentwicklung und sogar Tumorwachstum entweder fördern oder hemmen. Ein großer Teil dieser Effekte ist darauf zurückzuführen, dass TNF für jede Form der lokalen und systemischen Entzündung wichtig ist. So ist vorstellbar, dass TNF-Antagonisten durch eine lang anhaltende, konsequente Applikation die Tumorentstehung im Rahmen einer chronischen Entzündung verhindern können, während in bereits fortgeschritteneren Stadien der Tumorentwicklung TNF-Antagonisten eine Tumorentstehung begünstigen könnten. So konnte eindrucksvoll an TNF.KO- und TNFR1.KO-Mäusen gezeigt werden, dass eine Tumorentwicklung durch chronisch persistierende Entzündungsreize von kleinen, kontinuierlich applizierten Mengen TNF abhängt [39, 52].

Tumornekrosefaktor in der bakteriellen Entzündung

TNF ist jedoch nicht nur für lokale Entzündungen von Bedeutung. Im Rahmen von bakteriellen Infekten und beim septischen Schock ist TNF sowohl für Fieber als auch für die Kreislauffolgen bis hin zum Schock von entscheidender Bedeutung. Werden toxische Dosen von Bakterientoxinen Versuchstieren oder Menschen verabreicht, können TNF-Antagonisten die Entwicklung des septischen Schocks unterdrücken [4]. Dies führte dazu, dass TNF-Antagonisten in der Therapie des septischen Schocks eingesetzt wurden. Wider Erwarten starben die behandelten Patienten signifikant häufiger als die konventionell behandelten [21]. Die Erklärung fand man unabhängig aber gleichzeitig experimentell bei Mäusen, in denen der septische Schock nicht, wie über Jahrzehnte üblich, mit einem Bakterientoxin, sondern mit lebenden Bakterien induziert wurde. Die Studien ergaben, dass TNF zwar einerseits für das Fieber, andererseits aber auch für die Kontrolle der pathogenen Bakterien von fundamentaler Bedeutung ist [18]. Heute wissen wir, dass TNF den Gefäßendothelien jene Information liefert, die es erlaubt, neutrophile Leukozyten an die Gefäßwand zu binden und sie anschließend zur Infektbegrenzung in das Gewebe zu holen (Abb. 2).

Diese Daten legen nahe, dass TNF-Antagonisten zwar das Risiko für Neuinfektionen nicht übermäßig steigern dürften, andererseits aber bei Patienten, die unter einer Infektion mit Bakterien, insbesondere Mykobakterien, oder auch Hefen leiden, das Risiko für einen schweren Krankheitsverlauf erhöhen und zusätzlich die wichtigen Symptome des frühen Infektes, wie Fieber, Schüttelfrost oder Schmerz kaschieren können. Weiter ergibt sich aus den Daten, dass TNF-Antagonisten gerade bei primär entzündlichen Krankheiten, die von neutrophilen Granulozyten dominiert werden, wie Psoriasis und Psoriasisarthritis, rheumatoide Arthritis oder entzündliche Darm-

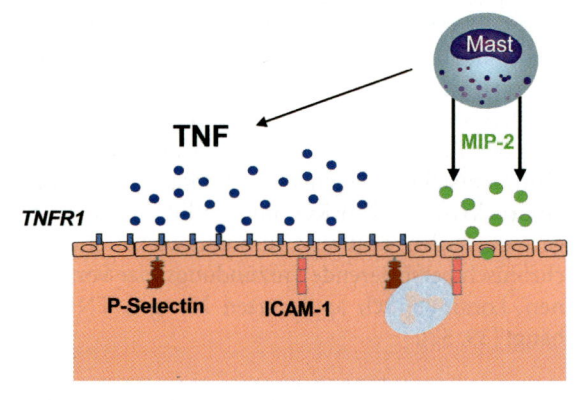

Abb. 2. Neutrophilenrekrutierung durch Tumornekrosefaktor. ICAM1: Intercelluar adhesion molecule 1. ICAM1 ist der Bindungspartner für LFA1, jenes Oberflächenmolekül gegen das sich Efalizumab richtet

krankheiten, von großem therapeutischen Nutzen sein sollten.

Intergrine und Adhäsionsmoleküle

Eine Entzündung bedarf nicht nur der Produktion von Botenstoffen, sondern muss auch Zellen rekrutieren, die Entzündungen erst ermöglichen und dann ihren Verlauf steuern. Dies wird größtenteils durch Oberflächenmoleküle gesteuert, die zu den Familien der Integrine und Adhäsionsmoleküle gehören. Ein zentrales Molekül, das an der Oberfläche sowohl von T Lymphozyten als auch von einigen DC Populationen exprimiert wird, ist das Lymphocyte Function Associated Antigen-1 (LFA1). LFA1 wird von T Lymphozyten und DC dafür genutzt, dass sie im Rahmen einer Entzündung an die Gefäßwand anhaften und somit eine grundsätzliche Voraussetzung für die Auswanderung der Entzündungszellen bieten. Zum anderen werden über LFA1 Signale vermittelt, die zur Aktivierung und Zytokinproduktion führen [17]. Insofern stellen Antikörper, die die Funktion von definierten Integrinen und Adhäsionsmolekülen hemmen, entweder durch Elimination der Zellen oder durch funktionelle Beeinträchtigung eine interessante Strategie zur Behandlung T-Zell-vermittelter Erkrankungen dar. Diese Strategie wurde inzwischen bei verschiedenen Autoimmunkrankheiten untersucht, so bei Psoriasis, multipler Sklerose oder entzündlichen Darmkrankheiten. Hierbei ergab sich wieder, dass die Paralyse der Interaktion zwischen DC und T Lymphozyten gute therapeutische Effekte erzielen kann [42]. Allerdings können zumindest einige dieser Therapieformen, wahrscheinlich aber nicht alle, auch das Risiko für virale Infekte fördern [46], jene Infekte, die primär durch T Lymphozyten kontrolliert werden [62].

Da der Wirkungsmechanismus von Antikörpern gegen Adhäsionsmoleküle wie LFA1 indirekt ist, ist von einem relativ langsamen Wirkungseintritt auszugehen [36].

Psoriasistherapie mit Biologics

Seit der Einführung der Biologics in die Psoriasistherapie stehen Behandlungsmöglichkeiten zur Verfügung, mit denen selbst schwer therapierbaren Patienten geholfen werden kann. Trotz der guten Studienlage ist insbesondere die Langzeiterfahrung mit diesen Medikamenten noch sehr gering. Die Möglichkeiten und Risiken dieser Biologics müssen in den kommenden Jahren genau weiter analysiert werden.

Tumornekrosefaktor-Antagonisten

Etanercept

Etanercept ist ein Protein, das gentechnisch durch Fusion des natürlichen TNF-Rezeptor-2 (TNFR2/p75) mit der Fc-Kette des IgG1 hergestellt wird (Tabelle 2). Somit entspricht Etanercept menschlichen Proteinen. Durch die Verschmelzung mit dem IgG1 kann eine lange Serumhalbwertszeit des Rezeptors erreicht werden. Etanercept bindet an TNF und, im Gegensatz zu Infliximab und Adalimumab, auch an Lymphotoxin-β, ein weiteres wichtiges Effektormolekül aus der TNF-Familie. Dadurch verhindert Etanercept die Interaktion von TNF und Lymphotoxin-β mit seinen Rezeptoren. Die Etanercept-TNF-Komplexe sind weniger stabil als die Komplexe von Infliximab und TNF [47].

Der klassische Patient, der für eine Therapie mit Etanercept in Frage kommt, leidet unter einer schweren Psoriasis der Haut und Gelenke im Sinne einer Psoriasisarthritis. Bei diesem Patienten waren bisherige Therapien mit Fumarsäureestern und Retinoiden unwirksam und die Wirkung von Methotrexat alleine nicht ausreichend. Zudem besteht der Wunsch, eine Therapie zu Hause durchzuführen. Ein weiterer wichtiger Aspekt, der bei der Entscheidung für eine Anti-TNF-Therapie mitbedacht werden sollte, ist die Compliance des Patienten. Eine hohe Compliance ist gerade im Hinblick auf die unter TNF-Blockade häufig vorkommenden schweren Infektionen besonders wichtig, da zur Vorbeugung der Nebenwirkungen die aktive Mitarbeit der Patienten erforderlich ist.

Tabelle 2. Charakteristiken der derzeit bei Psoriasis oder Psoriasisarthritis zugelassenen Biologics

Art der Verabreichung	Etanercept Subkutan	Infliximab Intravenös	Adalimumab Subkutan	Efalizumab Subkutan
Dosierung	25 mg oder 50 mg	5 mg/kg	40 mg	Initialdosis 0,7 mg/kg, Folgedosierungen 1 mg/kg (max. 200 mg)
Verabreichung	2× pro Woche	Woche 0,2,6, dann alle 8 Wochen	1× alle 2 Wochen (bei schlechtem Ansprechen 1× pro Woche)	1× pro Woche
Wirksamkeit 75% PASI Besserung	Woche 12 34% (25 mg) 49% (50 mg)	Woche 10 80%	Woche 24 59%	Woche 12 31%
Wirksamkeit Psoriasisarthritis	Woche 12 ACR 20 (59%)	Woche 16 ACR 20 (65%)	Woche 12 ACR 20 (58%)	Keine ausreichende Wirksamkeit
Wirksamkeit Rheumatoide Arthritis	Woche 52 ACR 20 (65%)	Woche 54 ACR 20 48% (3 mg/kg) 59% (10 mg/kg)	6 Monate ACR 20 (46%)	Keine ausreichende Wirksamkeit
Besondere Aspekte	Selbstapplikation	Schneller Wirkungseintritt Durchführung beansprucht etwa 4 Stunden	Selbstapplikation	Geringe Nebenwirkungen In 5% Rebound nach Absetzen
Halbwertszeit (Tage)	4–5	8–9	14	5–10

Weitere Zulassungen für Etanercept bestehen für Psoriasisarthrits, rheumatoide Arthritis und Spondylitis ankylosans. Als einziger TNF-Antagonist ist Etanercept für die polyartikuläre juvenile idiopathische Arthritis bereits bei Kindern im Alter von 4 bis 17 Jahren zur Therapie zugelassen [35]. In jedem Fall darf Etanercept nur verwendet werden, wenn herkömmliche Therapien nachweislich nicht angesprochen haben oder kontraindiziert sind.

Etanercept wird subkutan injiziert und kann deshalb von den Patienten oder deren Angehörigen zu Hause verabreicht werden. Da die Halbwertszeit etwa 4–5 Tage beträgt, werden zwei Injektionen mit 25 mg Etanercept pro Woche empfohlen. Der Wirkungseintritt sollte nach 8 Wochen sichtbar werden. Mit 25 mg zweimal pro Woche bessert sich der Psoriasis Area and Severity Index (PASI) bei 34% der Patienten um 75% in 12 Wochen. Da bei einer Dosierung von 50 mg 2× pro Woche eine Besserung um 75% bei 49% der Patienten erreicht wird, empfehlen einige Autoren mit dieser Dosierung in der Psoriasistherapie zu starten [6].

Unter Etanercept können unspezifische lokale Entzündungen an der Injektionsstelle auftreten, die unbedenklich sind. Die größte Gefahr ist das gehäufte Auftreten von schwereren Infektionskrankheiten im Vergleich zu Patienten, die ein Plazebo erhalten [51]. Aus diesem Grund sollten diese Patienten engmaschig kontrolliert und über mögliche Gefahren und Risiken sorgfältig aufgeklärt werden. Vereinzelt wird über Verschlechterung einer bestehenden Herzinsuffizienz unter Etanercept berichtet. Daher wird Etanercept bei Patienten mit Herzinsuffizienz zurückhaltend angewendet [48]. Weitere wichtige Nebenwirkungen sind allergische bis anaphylaktische Reaktionen gegen das injizierte Protein. Vereinzelt wurde über demyelinisierende Erkrankungen des ZNS berichtet.

Klinische Untersuchungen, Blut- und Urinkontrollen sind in etwa 4-wöchigen Abständen durchzuführen, um Infekte, Thrombozytopenien und auch Panzytopenien rechtzeitig zu entdecken. Etwa 1% der Patienten entwickeln Anti-Etanercept-Antikörper, die vermutlich zu einem Wirkungsverlust führen können. Eine Kombinationstherapie mit Methotrexat scheint die Bildung der Anti-Etanercept-Antikörper zu verringern und bezüglich der Wirksamkeit einer Monotherapie überlegen zu sein.

Infliximab

Infliximab ist ein chimärer monoklonaler IgG1-Antikörper. Seit 2005 ist Infliximab für die Behandlung der Psoriasis vulgaris zugelassen und bei Versagen der herkömmlichen Therapien indiziert. In Kombination mit Methotrexat besteht außerdem die Zulassung für

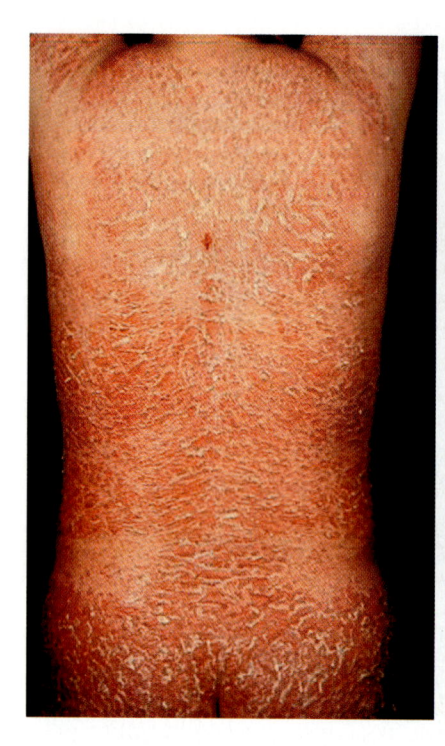

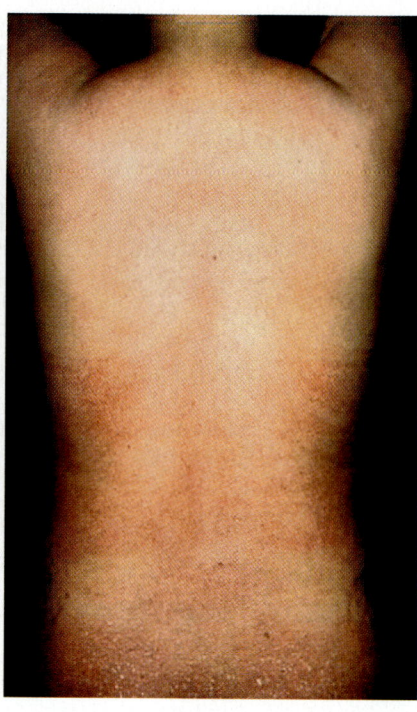

Abb. 3. Psoriasis vor und unter Anti-TNF-Therapie

Psoriasisarthritis und rheumatiode Arthritis. Weitere Zulassungen bestehen für die Behandlung von Morbus Crohn, Colitis ulcerosa und ankylosierende Spondylitis.

Der typische Patient für Infliximab leidet an einer ausgeprägten Psoriasis der Haut, der Nägel oder der Gelenke; Fumarsäurederivate und Methotrexat helfen nur ungenügend. Dieser Patient braucht also eine sehr schnell wirksame Therapie, mit der, insbesondere bei ausgeprägten Gelenkbeschwerden, nicht zu lange gewartet werden sollte (Abb. 3, 4).

Infliximab wird bei Psoriasis in einer Dosierung von 3–5 mg/kg zu den Zeitpunkten Woche 0, 2, 6 und dann jeweils in 8-wöchentlichen Abständen intravenös verabreicht. Die empfohlene Infusionszeit beträgt zwei Stunden, wobei anschließend aufgrund möglicher Infusionsreaktionen eine Nachbeobachtungszeit von 1–2 Stunden erfolgt. Grund dafür ist, dass sofort zu Therapiebeginn wie auch nach der Infusionstherapie akute, infusionsbedingte Soforttypreaktionen bis hin zu anaphylaktischen Reaktionen auftreten können. Weiter wurden verzögerte Überempfindlichkeitsreaktionen beobachtet, die bei längeren Pausen zwischen den Infusionstherapien häufiger zu sein scheinen. Eine Metaanalyse der derzeitigen Studien ergab, dass Infliximab bei 80% der Patienten innerhalb der ersten zehn Wochen den PASI um 75% bessert. Es besitzt somit derzeit die stärkste und die am schnellsten eintretende Wirksamkeit [28], auch wenn direkte Vergleichsstudien noch ausstehen. Diese ausgeprägte Wirksamkeit wird pharmakologischen Untersuchungen zufolge mit den sehr stabilen Komplexen begründet, die Infliximab mit den TNF-Monomeren und TNF-Trimeren eingeht [47]. Ferner können bis zu drei Infliximab-Moleküle an einen TNF-Trimer binden. Die mittlere Halbwertszeit von Infliximab beträgt 8–9 Tage, die Elimination kann bis zu sechs Monaten dauern. Deshalb sollte die Nachbeobachtungszeit nach Absetzen der Therapie entsprechend lange sein. Die Wirksamkeit geht mit einer erhöhten Gefahr von schweren Infektionskrankheiten einher [28]. Vor Beginn einer Infliximab-Behandlung muss bei allen Patienten ein Tuberkuloseausschluss erfolgen. Infliximab darf nicht bei Patienten mit mäßiger oder schwerer Herzinsuffizienz (NYHA Klasse III/IV) verabreicht werden, da eine Plazebo-kontrollierte Studie zeigte, dass es unter Infliximab eher zu einer Verschlechterung als Verbesserung der Herzinsuffizienz kommt [12]. Vereinzelt wurden unter Infliximab Ikterus und nicht infektiöse Hepatitiden beobachtet, weshalb im Verlauf der Therapie auf die Leberwerte geachtet werden muss. Von den Psoriasispatienten, die Infliximab als Monotherapie erhielten, entwickelten etwa 28% Antikörper gegen Infliximab. Patienten mit Anti-Infliximab-Antikörpern entwickeln etwa 2–3 mal häufiger Infusionsreaktionen. Weiter wird der Wirkungsverlust bei einigen Patienten mit diesen Antikörpern in Verbindung ge-

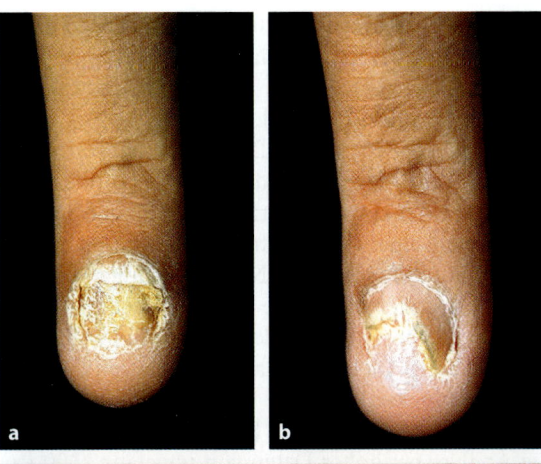

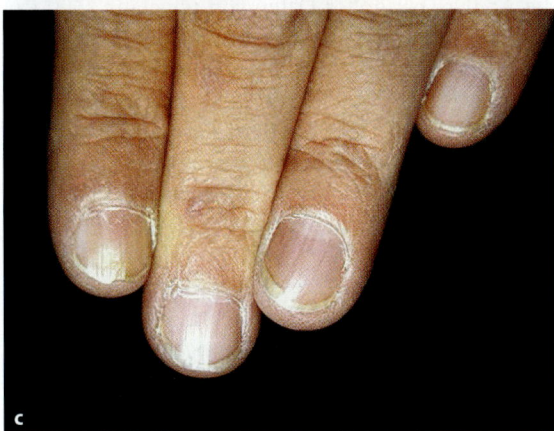

Abb. 4. Nagelpsoriasis vor Therapie (a), im Verlauf (b) und Abheilung unter Anti-TNF-Therapie (c)

bracht. Kombinationstherapien mit anderen Immunsuppressiva wie Methotrexat scheinen die Bildung dieser Antikörper zu reduzieren, während durch zu lange Intervalle zwischen den Infliximab-Infusionen die Wahrscheinlichkeit der Bildung von Infliximabantikörpern möglicherweise steigt.

Adalimumab
Adalimumab ist ein rekombinanter, vollhumanisierter, monoklonaler TNF Antikörper, der subkutan verabreicht wird. Adalimumab bindet mit hoher Affinität an TNF und blockiert die Interaktion mit den zellständigen p55- und p75-TNF-Rezeptoren. Zur Therapie der Psoriasisarthritis wird 40mg Adalimumab jede zweite Woche als Einzeldosis subkutan injiziert. Die mittlere Halbwertszeit von Adalimumab liegt bei ungefähr 14 Tagen, die Elimination dauert bis zu 5 Monaten. Bei einer Studie an Patienten mit Psoriasisarthritis wurde gleichzeitig die Besserung der Psoriasis der Haut anhand des PASI untersucht. Nach 24 Wochen Therapie zeigte sich bei 59% der Patienten eine Besserung des PASI um 75% [37]. Momentan beschränkt sich die Zulassung auf die Patienten mit Psoriasisarthritis und rheumatoider Arthritis, die gegenüber herkömmlichen Medikamenten therapierefraktär waren. Für die rheumatoide Arthritis ist Adalimumab nur in Kombination mit Methotrexat zugelassen, aber auch für Patienten, die zuvor noch nicht mit Methotrexat behandelt wurden. Vor einer Adalimumab-Therapie muss ebenfalls ein Tuberkuloseausschluss erfolgen. Als häufige Nebenwirkung wurde ein Blutdruckanstieg beobachtet [37]. Aufgrund einer Plazebo-kontrollierten Studie, die eine signifikante Verschlechterung der Herzinsuffizienz unter TNF-Blockade zeigte [12], darf Adalimumab ebenfalls bei Herzinsuffizinz NYHA Klasse III/IV nicht eingesetzt werden. Als weitere seltene Nebenwirkung wird über Typ-I-allergische Reaktionen mit Urtikaria bis hin zur Anaphylaxie berichtet. Die Ereignisse sind so selten, dass nicht von einer Selbstmedikation abgesehen wird. Wegen des als hoch einzustufenden Infektionsrisikos und der häufig auftretenden Zytopenien und Leberwerterhöhungen werden auch hier 4-wöchentliche Kontrollen von Urinstatus, Differenzialblutbild, Leber- und Nierenwerten empfohlen. Weiter wurden kasuistisch die Reaktivierung einer Hepatitis, demyelinisierende Erkrankungen und interstitielle Lungenerkrankungen beschrieben [13, 50].

Die Bildung von Antikörpern tritt auch bei Adalimumab auf. Sie war bei Kombination von Adalimumab und Methotrexat seltener als unter Monotherapie.

Zusammenfassung der Nebenwirkungen

TNF-Antagonisten bieten Patienten mit sehr schweren Formen der Psoriasis, insbesondere bei Psoriasis mit Nagel- und Gelenkbeteiligung, therapeutische Möglichkeiten, die noch vor 4 Jahren nicht möglich schienen. Dennoch sollten vor Beginn einer Anti-TNF-Therapie die Nutzen und Risiken dieser Therapie sorgfältig abgewogen werden.

Für alle TNF-Antagonisten gilt, dass sie nicht während Schwangerschaft oder Stillzeit gegeben werden dürfen. Entsprechend der Halbwertszeit der verschiedenen Biologics muss während der Therapie und bis zu 6 Monaten nach Therapie ein sicherer Verhütungsschutz angewendet werden.

Wichtig ist, den Patienten auch zu erläutern, dass bei geplanten chirurgischen Eingriffen TNF-Antagonisten abgesetzt werden müssen und die Operation unter Berücksichtigung der Medikamentenhalbwertszeiten geplant werden muss, um das Risiko perioperativer Infektionen zu verhindern. Unter TNF-Blockade ist die Anfälligkeit insbesondere für bakterielle Infekte, selbst durch sonst saprophytäre Keime wie *Staphylococcus epidermidis*, und für Mykobakterien besonders hoch. Am häufigsten wurden Tuberkuloseinfektionen unter Infliximab dokumentiert [51]. Deshalb ist ein Tuberkuloseausschluss vor Therapie mit Infliximab und Adalimumab vorgeschrieben, bei Etanercept werden diese Untersuchungen empfohlen. Bei einer aktiven Tuberkulose darf keine Anti-TNF-Therapie erfolgen. Bei einer inaktiven Tuberkulose muss vor Therapiebeginn prophylaktisch mit einer tuberkulostatischen Therapie begonnen werden. Auch von Impfungen wird abgeraten.

Weiter muss vor der Gabe von TNF-Antagonisten eine zurückliegende Tumorerkrankung ausgeschlossen werden, da deren Einsatz bei Tumorpatienten besonders sorgfältig abgewogen werden muss. Erhärtet wird diese Vorsichtsmaßnahme durch Daten, die nahelegen, dass durch Anti-TNF-Therapien bei Patienten mit rheumatoider Arthritis das Lymphomrisiko erhöht wird. Ob TNF-Antagonisten die Tumorentstehung begünstigen, ist allerdings noch offen [7, 23]. Überraschenderweise kommt es unter Anti-TNF-Therapie zu einer vermehrten Bildung von Autoantikörpern. Dabei wurde vor allem ein Anstieg der antinukleären Antikörper (ANA) und der Doppelstrang DNA Antikörper beschrieben. Die klinische Relevanz dieser Antikörper ist noch unklar. Bisher existieren nur einzelne Fallberichte über Patienten mit einem systemischen, diskoiden oder subakut kutanen Lupus erythematodes, der in Assoziation mit Etanercept oder Infliximab auftrat. Nach Absetzen der Therapie wurde wiederholt über eine Abheilung dieser Erkrankungen berichtet [14].

Efalizumab

Efalizumab ist ein humanisierter, monoklonaler Antikörper gegen CD11a (Tabelle 2). CD11a bildet mit CD18 ein Heterodimer, das β2-Integrin LFA-1. LFA-1 bindet an ICAM-1 (Intracellular Adhesion Molecule-1), ein membranständiges Glykoprotein, das auf hämatopoetischen und nicht hämatopoetischen Zellen exprimiert wird.

Efalizumab wird subkutan einmal wöchentlich injiziert. Um die häufigen grippeartigen Symptome bei der Erstgabe zu reduzieren, wird Efalizumab initial mit 0,7 mg/kg dosiert. In der Folge wird eine Dosis von 1 mg/kg Efalizumab empfohlen. Dabei sollte eine maximale Einzeldosis von 200 mg nicht überschritten werden. Die Therapie mit Efalizumab führt innerhalb von 12 Wochen bei 22% der Patienten zu einer Besserung des PASI um 75% [34].

Der typische Patient für Efalizumab hat somit keine akute Verschlechterung der Psoriasis, sondern leidet unter einer chronisch-stationären Plaque-Psoriasis, die nicht einer akuten schnellen Besserung bedarf. Das Risiko von schweren Nebenwirkungen scheint nach derzeitiger Datenlage gering zu sein. Grippeartige Symptome sind bei der ersten und zweiten Injektion häufig. Da Efalizumab die Migration der Leukozyten blockiert, müsste theoretisch die Infektabwehr eingeschränkt sein. Erstaunlicherweise ergab die Analyse gepoolter Daten von ungefähr 1300 Patienten, die mit Efalizumab behandelt wurden, nur eine leicht erhöhte Anzahl an Infektionen im Vergleich zu den mit Plazebo behandelten Patienten (28,6% gegenüber 26,3%). Bei 1,1% dieses Patientenkollektives traten schwerwiegende Infektionen auf, die stationär behandelt werden mussten [33]. In einer weiteren Analyse eines Patientenkollektivs von 2700 Patienten traten bei 29% Infektionen in der Efalizumab-Gruppe und bei 26% in der Plazebogruppe auf, mit 1,6% schwerwiegenden Infektionen unter Efalizumab und 1,2% in der Plazebogruppe [49]. Deshalb sollte bei schwereren Infekten die Therapie pausiert werden.

Eine Therapie mit Efalizumab darf nicht bei Patienten mit Tumoren in der Anamnese durchgeführt werden.

Veränderungen im Differenzialblutbild kommen häufig vor, und selten kommt es zu schweren, vermutlich autoimmun-vermittelten Thrombozytopenien. Monatliche Kontrollen der Laborwerte sind deshalb besonders am Anfang indiziert, später können sie im Abstand von drei Monaten durchgeführt werden.

Auch unter Efalizumabtherapie kann es gelegentlich zu Urtikaria und selten zu allergischen Reaktionen kommen. Ein therapeutischer Effekt auf die Psoriasisarthritis konnte bisher nicht festgestellt werden. Nach derzeitigen Erkenntnissen kommt es sogar gehäuft zu Arthritiden und Arthralgien. Die Relevanz der Anti-Efalizumab-Antikörper, die bei 5% der Patienten auftreten, ist noch unklar.

Obwohl entsprechend dem ursprünglich postulierten Wirkprinzip die pathogenen Lymphozyten an der Migration in die Haut gehindert werden, kommt es dennoch gelegentlich unter der Therapie mit Efalizumab zu einer Exazerbation der Psoriasis. Nach heutigen Erkenntnissen liegt die Wirkung in der Depletion von DC [36]. Im Falle einer Verschlechterung der Psoriasis sollte deshalb die Therapie sofort beendet werden. Überraschenderweise tritt nach Absetzen bei etwa 5% der Patienten ein Rebound-Effekt nach Absetzen von Efalizumab auf. Dies konnte in einer Analyse von etwa 2700 Patienten gezeigt werden [49].

Neue Indikationen und Heilversuche

Aufgrund ihrer Wirkprinzipien sind die Biologics interessante Therapiealternativen bei verschiedenen entzündlichen Krankheiten. Da es sich um Heilversuche handelt, ist eine besonders sorgfältige Risikoabwägung von Bedeutung. So wurde beispielsweise bei granulomatösen Erkrankungen wiederholt über das unerwartete Auftreten einer Mykobakteriose berichtet [22].

Eine dieser granulomatösen Erkrankungen, bei denen TNF-Antagonisten eine Wirkung zeigten, ist die Sarkoidose. In mehreren Fallberichten wird über die erfolgreiche Abheilung von therapieresistenten Hautsarkoidosen unter Infliximab oder Etanercept berichtet [3, 55]. Eine Plazebo-kontrollierte Studie konnte allerdings keine Wirksamkeit von Etanercept bei der Lungensarkoidose zeigen [56].

TNF-Antagonisten können auch in der Therapie des Pyoderma gangraenosum erfolgreich sein. In einer retrospektiven Studie wurden 13 Patienten mit entzündlichen Darmerkrankungen, die gleichzeitig an einem Pyoderma gangraenosum erkrankt waren, mit Infliximab behandelt [44]. Bei allen Patienten heilte das Pyoderma ab, bei drei der Patienten schon nach der ersten Infusion. Auch unter Etanercept-Therapie wird in mehreren Fallberichten eine komplette Abheilung beschrieben [27]. Allerdings besteht hier ein besonders hohes Risiko für das Auftreten einer schwer kontrollierbaren Sepsis.

Patienten mit Morbus Behcet haben erhöhte Spiegel von TNF und des löslichen p75 TNF Rezeptors im Blut. In einer Plazebo-kontrollierten doppelblinden Studie an Patienten mit Morbus Behcet zeigten die Hautulzera ein gutes Ansprechen auf Etanercept. Weitere Manifestationen des Morbus Behcet sprachen sehr unterschiedlich auf die Therapie an [38].

Ergebnisse einer Plazebo-kontrollierten klinischen Prüfung mit 89 Patienten zeigten keinen Vorteil von Etanercept bei der Behandlung der Wegener Granulomatose [19]. Eine weitere Studie untersuchte die Wirksamkeit von Etanercept bei Patienten mit Dermatomyositis. Bei allen fünf Patienten kam es zu einer Exazerbation der Dermatomyositis, so dass die Therapie abgebrochen werden musste [31].

Neue Wege

Die bisher etablierten Therapien zeigen, dass mit Biologics ein neuer Weg der Therapie eingeschlagen werden kann. Es ergeben sich neue Erkenntnisse zur Pathogenese verschiedener Autoimmunkrankheiten und somit auch neue Ansätze. Neben der Erkenntnis, dass TNF eine Schlüsselfunktion in der Pathogenese Neutrophilen-assoziierter Erkrankungen spielt, die auf einmalige Weise therapeutisch zugänglich ist, wurde das Konzept untermauert, dass IFN-γ- oder IL-17-produzierende T Lymphozyten entscheidend in die Entwicklung dieser Krankheiten involviert sind. Dieses Konzept wurde inzwischen durch verschiedene Ansätze unterstützt, die nachhaltige therapeutische Effekte erzielt haben. So kann IL-4 *in vitro* wie *in vivo* die Entwicklung von IFN-γ- oder IL-17-produzierenden T Lymphozyten hemmen; im Einklang mit dieser Erkenntnis können IL-4 und auch das funktionell verwandte IL-11 die Psoriasis deutlich bessern [26, 54]. Wichtiger noch, die Besserung der Psoriasis ging bei den mit IL-4 behandelten Patienten auch mit einer Deviation der IFN-γ- und IL-17-dominierten Immunantwort in eine IL-4 dominierte Th2 Immunantwort einher [26]. Interessanterweise kann der gleiche therapeutische Effekt mit Anti-IL12p40-Antikörpern erzielt werden [32]. Dies ist insofern von Bedeutung, als hier über einen zur Zytokintherapie inversen Ansatz gezeigt wurde, dass die relativ spezifische Unterdrückung der Th1-Antwort zu einer Abheilung der Psoriasis führen kann. Somit wird zunehmend klarer, dass ein Übergewicht autoreaktiver Th1/Th17 Lymphozyten für die Auslösung und Entwicklung einer Psoriasis entscheidend ist. Da mit klassischen Vakzine gegen Viren und Toxine gezielt Th1/Th17 Lymphozyten induziert werden, die einen wirksamen Schutz vor Infektionen bieten, stellt sich die Frage, ob es nicht möglich sein wird, Th2 Lymphozyten oder regulatorische T Lymphozyten zu induzieren, die gegen Krankheits-assoziierte Selbstmoleküle gerichtet sind, und so spezifisch vor Autoimmunkrankheiten schützen [25].

Literatur

1. Austin LM, Ozawa M, Kikuchi T, et al. (1999) The majority of epidermal T cells in psoriasis vulgaris lesions can produce type 1 cytokines, interferon-gamma, interleukin-2, and tumor necrosis factor-alpha, defining TC1 (cytotoxic T lymphocyte) and TH1 effector populations: a type 1 differentiation bias is also measured in circulating blood T cells in psoriatic patients. J Invest Dermatol 113: 752–759
2. Babal P, Pec J (2003) Kaposi's sarcoma – still an enigma. J Eur Acad Dermatol Venereol 17: 377–380
3. Baughman RP, Lower EE, du Bois RM (2003) Sarcoidosis. Lancet 361: 1111–1118
4. Beutler B, Krochin N, Milsark IW, et al. (1986) Control of cachectin (tumor necrosis factor) synthesis: mechanisms of endotoxin resistance. Science 232: 977–980
5. Biedermann T, Kneilling M, Mailhammer R, et al. (2000) Mast cells control neutrophil recruitment during T cell-mediated delayed-type hypersensitivity reactions through tumor necrosis factor and macrophage inflammatory protein 2. J Exp Med 192: 1441–1452
6. Boehncke WH, Brasie RA, Barker J, et al. (2006) Recommendations for the use of etanercept in psoriasis: a European dermatology expert group consensus. J Eur Acad Dermatol Venereol 20: 988–998
7. Bongartz T, Sutton AJ, Sweeting MJ, et al. (2006) Anti-TNF antibody therapy in rheumatoid arthritis and the risk of serious infections and malignancies: systematic review and meta-analysis of rare harmful effects in randomized controlled trials. JAMA 295: 2275–2285
8. Brennan FM, Chantry D, Jackson A, et al. (1989) Inhibitory effect of TNF alpha antibodies on synovial cell interleukin-1 production in rheumatoid arthritis. Lancet 2: 244–247
9. Carswell EA, Old LJ, Kassel RL, et al. (1975) An endotoxin-induced serum factor that causes necrosis of tumors. Proc Natl Acad Sci USA 72: 3666–3670
10. Chang JC, Smith LR, Froning KJ, et al (1994) CD8+ T cells in psoriatic lesions preferentially use T-cell receptor V beta 3 and/or V beta 13.1 genes. Proc Natl Acad Sci USA 91: 9282–9286
11. Christophers E, Henseler T (1989) Patient subgroups and the inflammatory pattern in psoriasis. Acta Dermato Venereol Suppl (Stockh) 151: 88–92; discussion 106–110
12. Chung ES, Packer M, Lo KH, et al. (2003) Randomized, double-blind, placebo-controlled, pilot trial of infliximab, a chimeric monoclonal antibody to tumor necrosis factor-alpha, in patients with moderate-to-severe heart failure: results of the anti-TNF Therapy Against Congestive Heart Failure (ATTACH) trial. Circulation 107: 3133–3140
13. Chung JH, Van Stavern GP, Frohman LP, Turbin RE (2006) Adalimumab-associated optic neuritis. J Neurol Sci 244: 133–136
14. De Bandt M, Sibilia J, Le Loet X, et al. (2005) Systemic lupus erythematosus induced by anti-tumour necrosis factor alpha therapy: a French national survey. Arthritis Res Ther 7: R545–551
15. Diluvio L, Vollmer S, Besgen P, et al. (2006) Identical TCR beta-chain rearrangements in streptococcal angina and skin lesions of patients with psoriasis vulgaris. J Immunol 176: 7104–7111
16. Dummer R, Garbe C, Thompson JA, et al. (2006) Randomized dose-escalation study evaluating peginterferon alfa-2a in patients with metastatic malignant melanoma. J Clin Oncol 24: 1188–1194
17. Dustin ML, Bivona TG, Philips MR (2004) Membranes as messengers in T cell adhesion signaling. Nat Immunol 5: 363–372
18. Echtenacher B, Mannel DN, Hultner L (1996) Critical protective role of mast cells in a model of acute septic peritonitis. Nature 381: 75–77
19. Etanercept Trial (WGET) Research Group (2005) Wegener's plus standard therapy for Wegener's granulomatosis. N Engl J Med 352: 351–361
20. Fierlbeck G, Schreiner T, Rassner G (1995) Combination of highly purified human leukocyte interferon alpha and 13-cis-retinoic acid for the treatment of metastatic melanoma. Cancer Immunol Immunother 40: 157–164
21. Fisher CJ, Jr., Agosti JM, Opal SM, et al. (1996) Treatment of septic shock with the tumor necrosis factor receptor:Fc fusion protein. The Soluble TNF Receptor Sepsis Study Group. N Engl J Med 334: 1697–1702
22. Gardam MA, Keystone EC, Menzies R, et al. (2003) Anti-tumour necrosis factor agents and tuberculosis risk: mechanisms of action and clinical management. Lancet Infect Dis 3: 148–155
23. Geborek P, Bladstrom A, Turesson C, et al. (2005) Tumour necrosis factor blockers do not increase overall tumour risk in patients with rheumatoid arthritis, but may be associated with an increased risk of lymphomas. Ann Rheum Dis 64: 699–703
24. Ghoreschi K, Röcken M (2003) Immunopathogenese der Psoriasis. J Dtsch Dermatol Ges 1: 524–532
25. Ghoreschi K, Röcken M (2003) Molecular and cellular basis for designing gene vaccines against inflammatory autoimmune disease. Trends Mol Med 9: 331–338
26. Ghoreschi K, Thomas P, Breit S, et al. (2003) Interleukin-4 therapy of psoriasis induces Th2 responses and improves human autoimmune disease. Nat Med 9: 40–46
27. Goldenberg G, Jorizzo JL (2005) Use of etanercept in treatment of pyoderma gangrenosum in a patient with autoimmune hepatitis. J Dermatolog Treat 16: 347–349
28. Gottlieb AB, Evans R, Li S, et al. (2004) Infliximab induction therapy for patients with severe plaque-type psoriasis: a randomized, double-blind, placebo-controlled trial. J Am Acad Dermatol 51: 534–542
29. Gottlieb SL, Gilleaudeau P, Johnson R, et al. (1995) Response of psoriasis to a lymphocyte-selective toxin (DAB389IL-2) suggests a primary immune, but not keratinocyte, pathogenic basis. Nat Med 1: 442–447
30. Hehlgans T, Pfeffer K (2005) The intriguing biology of the tumour necrosis factor/tumour necrosis factor receptor superfamily: players, rules and the games. Immunology 115: 1–20
31. Iannone F, Scioscia C, Falappone PC, et al. (2006) Use of etanercept in the treatment of dermatomyositis: a case series. J Rheumatol 33: 1802–1804
32. Kauffman CL, Aria N, Toichi E, et al. (2004) A phase I study evaluating the safety, pharmacokinetics, and clinical response of a human IL-12 p40 antibody in subjects with plaque psoriasis. J Invest Dermatol 123: 1037–1044
33. Langley RG, Carey WP, Rafal ES, et al. (2005) Incidence of infection during efalizumab therapy for psoriasis: analysis of the clinical trial experience. Clin Ther 27: 1317–1328
34. Lebwohl M, Tyring SK, Hamilton TK, et al. (2003) A novel targeted T-cell modulator, efalizumab, for plaque psoriasis. N Engl J Med 349: 2004–2013
35. Lovell DJ, Reiff A, Jones OY, et al. (2006) Long-term safety and efficacy of etanercept in children with polyarticular-course juvenile rheumatoid arthritis. Arthritis Rheum 54: 1987–1994

36. Lowes MA, Chamian F, Abello MV, et al. (2005) Increase in TNF-alpha and inducible nitric oxide synthase-expressing dendritic cells in psoriasis and reduction with efalizumab (anti-CD11a). Proc Natl Acad Sci USA 102: 19057–19062
37. Mease PJ, Gladman DD, Ritchlin CT, et al. (2005) Adalimumab for the treatment of patients with moderately to severely active psoriatic arthritis: results of a double-blind, randomized, placebo-controlled trial. Arthritis Rheum 52: 3279–3289
38. Melikoglu M, Fresko I, Mat C, et al. (2005) Short-term trial of etanercept in Behcet's disease: a double blind, placebo controlled study. J Rheumatol 32: 98–105
39. Moore RJ, Owens DM, Stamp G, et al. (1999) Mice deficient in tumor necrosis factor-alpha are resistant to skin carcinogenesis. Nat Med 5: 828–831
40. Mule JJ, Shu S, Schwarz SL, Rosenberg SA (1984) Adoptive immunotherapy of established pulmonary metastases with LAK cells and recombinant interleukin-2. Science 225: 1487–1489
41. Paty DW, Li DK (1993) Interferon beta-1b is effective in relapsing-remitting multiple sclerosis. II. MRI analysis results of a multicenter, randomized, double-blind, placebo-controlled trial. UBC MS/MRI Study Group and the IFNB Multiple Sclerosis Study Group. Neurology 43: 662–667
42. Polman CH, O'Connor PW, Havrdova E, et al. (2006) A randomized, placebo-controlled trial of natalizumab for relapsing multiple sclerosis. N Engl J Med 354: 899–910
43. Prinz J, Braun-Falco O, Meurer M, et al. (1991) Chimaeric CD4 monoclonal antibody in treatment of generalised pustular psoriasis. Lancet 338: 320–321
44. Regueiro M, Valentine J, Plevy S, et al. (2003) Infliximab for treatment of pyoderma gangrenosum associated with inflammatory bowel disease. Am J Gastroenterol 98: 1821–1826
45. Ruegg C, Yilmaz A, Bieler G, et al. (1998) Evidence for the involvement of endothelial cell integrin alphaVbeta3 in the disruption of the tumor vasculature induced by TNF and IFN-gamma. Nat Med 4: 408–414
46. Sandborn WJ, Colombel JF, Enns R, et al. (2005) Natalizumab induction and maintenance therapy for Crohn's disease. N Engl J Med 353: 1912–1925
47. Scallon B, Cai A, Solowski N, et al. (2002) Binding and functional comparisons of two types of tumor necrosis factor antagonists. J Pharmacol Exp Ther 301: 418–426
48. Scheinfeld N (2004) The medical uses and side effects of etanercept with a focus on cutaneous disease. J Drugs Dermatol 3: 653–659
49. Scheinfeld N (2006) Efalizumab: a review of events reported during clinical trials and side effects. Expert Opin Drug Saf 5: 197–209
50. Schoe A, van der Laan-Baalbergen NE, Huizinga TW, et al. (2006) Pulmonary fibrosis in a patient with rheumatoid arthritis treated with adalimumab. Arthritis Rheum 55: 157–159
51. Scott DL, Kingsley GH. (2006) Tumor necrosis factor inhibitors for rheumatoid arthritis. N Engl J Med 355: 704–712
52. Suganuma M, Okabe S, Marino MW, et al. (1999) Essential role of tumor necrosis factor alpha (TNF-alpha) in tumor promotion as revealed by TNF-alpha-deficient mice. Cancer Res 59: 4516–4518
53. Thivolet J, Nicolas JF (1994) Immunointervention in psoriasis with anti-CD4 antibodies. Int J Dermatol 33: 327–332
54. Trepicchio WL, Ozawa M, Walters IB, et al. (1999) Interleukin-11 therapy selectively downregulates type I cytokine proinflammatory pathways in psoriasis lesions. J Clin Invest 104: 1527–1537
55. Tuchinda C, Wong HK (2006) Etanercept for chronic progressive cutaneous sarcoidosis. J Drugs Dermatol 5: 538–540
56. Utz JP, Limper AH, Kalra S, et al. (2003) Etanercept for the treatment of stage II and III progressive pulmonary sarcoidosis. Chest 124: 177–185
57. Vassalli P (1992) The pathophysiology of tumor necrosis factors. Annu Rev Immunol 10: 411–452
58. Wang H, Peters T, Kess D, et al. (2006) Activated macrophages are essential in a murine model for T cell-mediated chronic psoriasiform skin inflammation. J Clin Invest 116: 2105–2114
59. Weisenseel P, Laumbacher B, Besgen P, et al. (2002) Streptococcal infection distinguishes different types of psoriasis. J Med Genet 39: 767–768
60. Wursthorn K, Lutgehetmann M, Dandri M, et al. (2006) Peginterferon alpha-2b plus adefovir induce strong cccDNA decline and HBsAg reduction in patients with chronic hepatitis B. Hepatology 44: 675–684
61. Zenz R, Eferl R, Kenner L, Florin L, et al. (2005) Psoriasis-like skin disease and arthritis caused by inducible epidermal deletion of Jun proteins. Nature 437: 369–375
62. Zinkernagel RM, Hengartner H (2001) Regulation of the immune response by antigen. Science 293: 251–253

Autoimmunphänomene unter Therapie mit Biologics

Michael Meurer

Einleitung

Zu den Biologics oder Biologika, die in der Dermatologie Anwendung finden, gehören monoklonale Antikörper, rekombinante Zytokine sowie Fusionsproteine, die meist aus einem Immunglobulin- und Zytokinrezeptoranteil bestehen. Die monoklonalen Antikörper können chimärische, humanisierte oder vollständig humane Immunglobulinstrukturen aufweisen.

Der Wirkmechanismus von Biologika, die bei verschiedenen Formen der Psoriasis eingesetzt werden, beruht entweder auf der Inhibition der T-Zellaktivierung durch antigenpräsentierende Zellen (Beispiel: Alefacept), auf der Inhibition der Migration von Leukozyten in die entzündete Haut durch Hemmung von Adhäsionsmolekülen (Beispiel: Efalizumab) oder auf der Hemmung von inflammatorischen Zytokinen, vor allem dem Tumornekrosefaktor alpha (TNF-α) (Beispiele: Infliximab, Adalimumab, Etanercept). Infliximab (Remicade®) und Adalimumab (Humira®) sind TNF-α-Antikörper, welche die Bioaktivität dieses Schlüsselzytokins in der Pathogenese der Psoriasis direkt hemmen, während Enbrel® ein lösliches Fusionsprotein darstellt, das Anteile des niedrigaffinen TNF-α-Rezeptors enthält und die Bindung von freiem TNF-α an den natürlichen TNF-α-Rezeptorkomplex hemmt [26, 33].

Die klinische Wirksamkeit der Biologika wurde zuerst für Morbus Crohn, Spondylarthritis und rheumatoide Arthritis und später auch für verschiedene Psoriasisformen [24] gezeigt. Zum Zeitpunkt der Drucklegung dieses Beitrages sind Infliximab und Etanercept für die Behandlung der mittelschweren bis schweren Psoriasis vulgaris und der Psoriasisarthritis zugelassen, Adalimumab lediglich für die Behandlung der Psoriasisarthritis und Efalizumab für die Behandlung der Psoriasis vulgaris.

Dieser Beitrag behandelt drei klinisch potentiell relevante immunologische Phänomene unter der Therapie mit Biologics:

1. Entstehung von patienteneigenen Antikörpern gegen den therapeutischen monoklonalen Antikörper.
2. Auftreten von antinukleären Antikörpern unterschiedlicher Immunglobulinklassen und Antigenspezifität unter der Therapie mit Biologika.
3. Entstehung von Lupus erythematodes (LE)-ähnlichen Krankheitsbildern oder einem medikamenteninduzierten LE unter Therapie mit Biologika.

Antikörper gegen Biologika

Tabelle 1 gibt Anhaltspunkte für die prozentuale Häufigkeit, in welcher Antikörper gegen Biologika auftreten können. Die Angaben entstammen unterschiedlichen und in Bezug auf behandelte Krankheiten, Therapiedauer und Therapiedosierung nicht vergleichbaren Studien. Die Bestimmungsmethoden zum Nachweis gegen Biologika gerichteter Antikörper sind nicht standardisiert und meist in den entsprechenden Referenzen nicht genannt [20, 22]. In Deutschland steht ein ELISA-Test zum Nachweis von humanen Patientenantikörpern gegen die TNF-α-Blocker Infliximab, Etanercept und Adalimumab zur Verfügung, der jedoch noch keine breite Anwendung im klinischen Alltag gefunden hat (Immundiagnostik AG, Wiesenstraße 4, 64625 Bensheim; Info: www.immundiagnostik.com).

Tabelle 1. Häufigkeit von Antikörpern gegen TNF α-Blocker

TNF α-Blocker	Häufigkeit in Prozent
Infliximab	8–75
Etanercept	~ 16
Adalimumab	1–12
Efalizumab	~ 6
Alefacept	3

Patientenantikörper gegen Infliximab

In den ersten klinischen Infliximab-Behandlungsstudien bei Patienten mit Morbus Crohn und rheumatoider Arthritis sind Antikörper gegen Infliximab in bis zu 70% gefunden worden. Es stellte sich heraus, dass die Infliximab-Antikörperbildung durch Verkürzung der Infusionsintervalle in der Induktionsphase verringert und unter einer Erhaltungstherapie mit Infusionen nur aller 8 Wochen auch längerfristig niedrig gehalten werden kann [25, 33]. Eine Kurzzeittherapie beziehungsweise episodische Gaben von Infliximab und eine Wiederaufnahme der Therapie nach längerer Behandlungspause sind dagegen mit einem höheren Risiko der Infliximab-Antikörperbildung behaftet [7].

Klinische Auswirkung von Antikörpern gegen Infliximab

Bei Patienten mit Morbus Crohn oder rheumatoider Arthritis sind akute Infusionsreaktionen unter Infliximab wie Urtikaria, Flush, Schwindel und Übelkeit [33] bei antikörperpositiven mit einer 2–3mal höheren Wahrscheinlichkeit zu erwarten als bei antikörpernegativen Patienten [25, 27]. Infliximab-Antikörper können die Clearance des Medikamentes beschleunigen, was gerade unter Langzeitanwendung zu einem Absinken der Infliximab-Serumspiegel und entsprechend zu einem Nachlassen der klinischen Wirksamkeit führt. Die bei einigen Patienten zu beobachtende Abnahme der Infliximab-Wirkung nach anfänglich guter Therapieansprache ist auf den neutralisierenden Effekt dieser Antikörper zurückzuführen. Bei Morbus Crohn und rheumatoider Arthritis wurde gezeigt, dass die Antikörperbildung unter Infliximab durch begleitende immunsuppressive Therapie mit Methotrexat in Standarddosierung oder durch Prämedikation mit Hydrokortison i.v. vermieden beziehungsweise reduziert werden kann [4, 11].

Die Bildung neutralisierender Antikörper bei Psoriasispatienten unter Infliximab wurde bisher noch wenig untersucht. Reich et al [22] verfolgten diese Antikörper bei 242 Patienten mit mittelschwerer bis schwerer Psoriasis, die über 46 Wochen mit Infliximab behandelt wurden. Die Infusionen erfolgten in Woche 0, 2, 6 und anschließend aller 8 Wochen; die Dosierung betrug 5 mg/KgKG. Alle Patienten wurden weitere 20 Wochen nach Therapieende nachbeobachtet. 80% der mit Infliximab behandelten Patienten, dagegen nur 3% der Plazebogruppe, erreichten innerhalb der ersten 10 Therapiewochen eine 75%ige Reduktion des Ausgangs-PASI. Bei allen behandelten Patienten erfolgte eine Infliximab-Antikörperbestimmung: bei Therapieende waren 21% der Patienten antikörperpositiv; auch innerhalb der 20-wöchigen Nachbeobachtungszeit blieb der Anteil der antikörperpositiven Patienten mit 19% nahezu konstant.

Der Infliximab-Antikörperstatus hat möglicherweise Einfluss auf die klinische Wirksamkeit des TNF-α-Blockers: Etwa 90% der antikörpernegativen Patienten konnten die initiale PASI 75-Reduktion bis zum Therapieende und darüber hinaus (Woche 50) erhalten, während diese Erhaltung des initialen Therapieeffektes nur bei 39% der antikörperpositiven Patienten gelang. Es ist wahrscheinlich, dass dieser unterschiedliche Langzeittherapieeffekt durch neutralisierende Infliximab-Antikörper beeinflußt wird [4, 22].

Antikörper gegen Etanercept

Nur bei weniger als 5% der Patienten mit rheumatoider oder psoriatischer Arthritits entwickelten sich unter Behandlung mit Etanercept Antikörper gegen diesen TNF-α-Antagonisten. Dies bestätigt auch die von Papp et al publizierte Studie [20] zu Etanercept bei Patienten mit Psoriasis vulgaris, die über 24 Wochen 25 beziehungsweise 50 mg 2mal wöchentlich Etanercept erhielten. 6 von 549 untersuchten Patienten (1,1%) entwickelten während der ersten 12 Wochen Etanercept-Antikörper und 9 Patienten (1,6%) in der zweiten Therapiephase. Aufgrund der geringen Fallzahlen ließ sich keine Abhängigkeit von der gewählten Etanercept-Dosis feststellen; anders als bei Infliximab scheint auch keine Beziehung zwischen dem Auftreten der Antikörper und dem Abfall der Etanercept-Serumspiegel beziehungsweise der Wirksamkeit vorzuliegen.

Antikörper gegen weitere Biologika

Antikörper gegen Alefacept sind bei etwa 3%, Antikörper gegen Efalizumab bei etwa 5% der mit den entsprechenden Biologika behandelten Patienten nachgewiesen worden [3, 24]. Unter der Therapie mit dem vollhumanisierten monoklonalen Antikörper Adalimumab sind bei 12% der Patienten Antikörper gemessen worden; die Antikörper gegen diese Biologika scheinen keine neutralisierende Wirkung aufzuweisen.

Induktion von antinukleären und weiteren Autoantikörpern unter Therapie mit Biologika

Die Induktion von Autoantikörpern kann als immunologische Konsequenz der Anti-TNF-α-Blockade interpretiert werden. Anti-TNF-α-Blocker können die Zahl und Funktion von zytotoxischen T-Lymphozyten beeinflussen, die physiologischerweise autoreaktive T-Lymphozyten inaktivieren beziehungsweise eliminieren [3]. Der häufige IgM-Isotyp dieser Autoantikörpern weist auf eine Induktion natürlich vorkommender autoreaktiver IgM-Autoantikörpern oder auf ein gestörtes Isotyp-Switching durch Anti-TNF-α-Blockade hin [3, 27].

Bei rheumatoider Arthritis wurden in 62% der mit Infliximab behandelten Patienten, aber auch bei 27% der unbehandelten Patienten antinukleäre Antikörper (ANA) nachgewiesen. Antikörper gegen Doppelstrang-DNS (anti-ds-DNS) fanden sich ausschließlich und in einer Häufigkeit von 15% bei den mit Infliximab behandelten Patienten [7, 21].

Ähnlich hoch (56,8%) lag, wie von Vermeire et al publiziert [32], der Anteil von Patienten mit Morbus Crohn, die unter Infliximab antinukleäre Antikörper entwickelten. Die Hälfte dieser Patienten entwickelte ANA bereits nach der ersten Infusion, bei der Mehrzahl waren diese auch 12 Monate nach Ende der Infliximab-Therapie noch nachweisbar. Von den ANA-positiven Patienten zeigten 32,6% Antikörper gegen ds-DNS, fast 40% gegen Einzelstrang-DNS und 21% gegen Histone; die Immunglobulinsubklassen wurden hierbei nicht bestimmt. Nur zwei Patienten mit Antihiston- und ds-DNS-Antikörpern entwickelten einen medikamenteninduzierten Lupus mit Systembeteiligung, ein Patient entwickelte eine autoimmune hämolytische Anämie.

Die Häufigkeit sowie das Spektrum von antinukleären und weiteren Antikörpern bei Psoriasispatienten, die mit Biologika behandelt werden, ist noch nicht ausreichend untersucht beziehungsweise publiziert worden. Bei rheumatoider Arthritis oder Morbus Crohn gehören diese Autoantikörper, soweit untersucht, überwiegend der IgM-Immunglobulinklasse an, anti-ds-DNS-Antikörper der Immunglobulinklasse G – wie sie für den systemischen Lupus erythematodes (SLE) charakteristisch sind – sind wesentlich seltener, wie Tabelle 2 zeigt. Besonders bei diesen wenigen Patienten, die unter Therapie mit Infliximab oder anderen Biologika IgG- oder IgA-Antikörper gegen Doppelstrang-DNS entwickeln, ist auf die Entwicklung eines LE-ähnlichen oder medikamenteninduzierten LE zu achten. Neben ANA und Antikörpern gegen Doppelstrang-DNS können unter Infliximab auch Antikörper gegen Histone oder Phospholipide wie Cardiolipin auftreten, die ebenfalls überwiegend der IgM-Klasse angehören [12].

Wie Tabelle 2 zeigt, sind ANA und IgM-Antikörper gegen ds-DNS auch unter Therapie mit Etanercept oder Adalimumab, dagegen bisher nicht unter Alefacept oder Efalizumab beobachtet worden [3, 24, 25]. Die klinische Relevanz der durch Biologika induzierten humoralen Autoimmunphänomene vom IgM-Typ ist wahrscheinlich gering.

Tabelle 2. Häufigkeit von antinukleären Antikörpern unter Therapie mit Biologics in Prozent

	ANA	Anti-DNA IgM/A	Anti-DNA IgG
Infliximab	28–82	49–70	> 5
Adalimumab	13–28	> 10	–
Etanercept	5–10	> 10	–

LE-ähnliche Krankheitsbilder und medikamenteninduzierter LE unter Biologika

Infliximab

Vereinzelte Fälle von Lupus erythematodes (LE) oder LE-ähnlichen Krankheitsbildern sind bereits im Rahmen der Zulassungsstudien für Infliximab bei rheumatoider Arthritis (RA) aufgetreten [16], so bei einem Patienten, der unter der Infliximab-Therapie ANA und anti-ds-DNS-Antikörper in hohen Titern vom IgG-Isotyp entwickelte [7]. Ein weiterer Patient entwickelte unter Infliximab einen LE-ähnlichen Hautausschlag im Gesicht und an anderen lichtexponierten Hautarealen. Bei diesem Patienten waren anti-ds-DNS-Antikörper nicht nachweisbar, es bestand allerdings eine deutliche Hypokomplementämie [7, 16].

Seither sind zahlreiche kasuistische Mitteilungen über das spontane Auftreten LE-ähnlicher Krankheitsbilder unter Infliximab publiziert worden, meist bei Patienten mit rheumatoider Arthritis, seltener bei Morbus Crohn und bisher noch nicht bei mit Infliximab behandelter Psoriasis [24, 25]. Zu LE-ähnlichen kutanen oder systemischen Manifestationen unter Infliximab ist es in den berichteten Fällen bereits innerhalb weniger Wochen oder aber erst nach mehreren Monaten gekommen. Meist wurden schmetterlingsförmige Gesichtsseryteme oder erythematosquamöse Hautveränderungen in lichtexponierten Arealen beschrieben, seltener Alopezie, Chilblain-

Lupus oder vaskulitische Veränderungen [1, 10, 11, 13, 15, 17, 18, 23, 31]. Viele, aber nicht alle der betroffenen Patienten wiesen Antikörper gegen Doppelstrang-DNS oder seltener gegen Histone oder Cardiolipin auf.

Nach Absetzen der Infliximab-Therapie, bei zwei Patienten aber auch unter Fortsetzung [23], kam es zur Rückbildung sämtlicher kutanen und systemischen Manifestationen. Insgesamt ist die Prognose der berichteten LE-ähnlichen Krankheitsbilder unter Infliximab als günstig einzuschätzen.

In der retrospektiven Studie von de Bandt et al [9], in die über 7000 RA-Patienten unter Infliximab eingeschlossen waren, entwickelten 6 Patienten (0,19%) Zeichen eines diskoiden LE und 9 Patienten Zeichen eines medikamenteninduzierten LE mit Haut- und systemischen Manifestationen, vor allem mit Arthritis, seltener Polyseronitis, Myositis und in einem Fall mit ZNS-Beteiligung. Die durchschnittliche Dauer bis zur Erstmanifestation des LE oder Pseudo-LE lag bei 9 Monaten. Alle betroffenen Patienten dieser Studie wiesen ANA und Antikörper gegen ds-DNS auf. Nach Absetzen von Infliximab kam es in allen Fällen zur Rückbildung der klinischen Veränderungen.

Etanercept

Der erste Bericht über LE-ähnliche Hautveränderungen wurde von Brion et al 1999 [5] publiziert: Bei zwei Patienten entwickelten sich nach der 4. beziehungsweise 7. Injektion von Etanercept erythematosquamöse Exantheme, zum Teil mit vaskulitischen Zeichen. Neben einem kutanen LE wurde differenzialdiagnostisch ein Arzneimittelexanthem erwogen, zumal diese Patienten keine ANA oder anti-ds-DNS-Antikörper aufwiesen.

Shakoor et al berichteten [29] 2003 über vier RA-Patienten, die in einem Zeitraum von 6 Wochen bis 14 Monaten nach Beginn der Etanercept-Behandlung Zeichen eines medikamenteninduzierten LE in drei Fällen beziehungsweise eines kutanen LE in einem Fall entwickelten; serologisch waren in zwei Fällen Antikörper gegen ds-DNS beziehungsweise gegen Histone nachweisbar.

Auch die vereinzelt seither publizierten Kasuistiken lassen vermuten, dass unter Etanercept LE-artige Hautveränderungen häufiger als die systemischen Manifestationen eines medikamenteninduzierten LE mit mehr als vier ARC-Kriterien sind [6]. Diesen Trend bestätigt auch die oben genannte retrospektive Untersuchung von de Bandt et al [9], in der 0,18% von über 3000 mit Etanercept behandelten Patienten LE-ähnliche Hautveränderungen entwickelten, wobei nur in drei Fällen Arthritis, Polyserositis und LE-typische Laborveränderungen im Durchschnitt etwa 4 Monate nach Beginn der Etanercept-Therapie auftraten.

Nicht nur LE-ähnliche Krankheitsbilder sondern auch Autoimmunkrankheiten wie multiple Sklerose sind mit TNF-α-Blockern in Zusammenhang gebracht worden [25]. Unter Infliximab wie unter Etanercept können selten auch leukozytoklastische, urtikarielle oder sogar systemische Vaskulitiden mit peripherer und zentraler neurologischer Beteiligung auftreten [19, 30].

Einsatz von Biologika

Vereinzelt finden sich Literaturberichte über die off-label Anwendung von Infliximab oder Etanercept bei Kollagenosen: In diesem Zusammenhang wurde berichtet, dass zwei Patienten mit systemischen Sklerodermie unter Infliximab LE-artige Hautveränderungen entwickelten [8]. Ebenso sind bei einem Patienten mit MCTD erstmals LE-artige Hautveränderungen unter Infliximab aufgetreten [28]. Auf der anderen Seite ist die Rückbildung eines subakut-kutanen Lupus erythematodes (SCLE) bei einer 70jährigen Patientin dokumentiert, die wegen einer chronischen rheumatoiden Arthritis mit Etanercept behandelt wurde. Bei dieser Patientin bildeten sich innerhalb weniger Wochen sowohl die Gelenkschmerzen wie auch die aktiven Hautveränderungen des SCLE zurück [14]. Aringer et al [2] berichteten 2004 über eine offene klinische Studie bei 6 Patienten mit systemischem LE (SLE), die über 10 Wochen insgesamt 4 Injektionen Infliximab (5 mg/kgKG) in Kombination mit einer mittelhoch dosierten systemischen Steroidtherapie erhielten. Bei drei der Patienten traten fieberhafte Infektionen unter anderem der Harnwege auf, die unter Antibiotikagabe abheilten. Bei vier Patienten war ein Anstieg der ANA sowie der Titern gegen Antikörper gegen ds-DNS und Cardiolipin und ein Abfall des Serumkomplements zu verzeichnen, allerdings ohne gleichzeitige klinische Verschlechterung. Im Gegenteil kam es bei allen Patienten zu einer Abnahme der klinischen Aktivität, mit Besserung der Arthritis und deutlicher Rückbildung der Proteinurie bei den vier Patienten mit Nierenbeteiligung.

Fazit für die Praxis

Die Entwicklung neutralisierender Antikörper unter Infliximabtherapie bedarf – auch bei Psoriasis – erhöhter Aufmerksamkeit, da diese Antikörper möglicherweise die positive Langzeitwirkung des TNF-α-Blockers beeinträchtigen können. Im Rahmen von klinischen Studien ist daher zu prüfen, ob Psoriasispatienten, die innerhalb der ersten Therapiewochen Infliximab-Antikörper entwickeln, von einer zusätzlichen immunsuppressiven Therapie zum Beispiel mit Methotrexat, profitieren. Deshalb ist eine routinemäßige Bestimmung von Infliximab-Antikörpern bei allen Psoriasispatienten unter Infliximab-Therapie wünschenswert.

Auch die mehrmalige Bestimmung von antinukleären Antikörpern sollte in das Laborprogramm von Psoriasispatienten, die mit Biologika behandelt werden, aufgenommen werden. Bei ANA-positiven Patienten sollte eine erweiterte serologische Untersuchung zum Nachweis oder Ausschluss von Antikörpern gegen Doppelstrang-DNS der IgG-Klasse erfolgen. Bei diesen Patienten ist durch entsprechende Laborkontrollen und klinische Untersuchungen auf die Entwicklung eines medikamenteninduzierten LE oder LE-ähnlicher Krankheitsbilder zu achten. Der Nachweis von antinukleären Autoantikörpern der IgM-Klasse, sollte dagegen nicht überbewertet werden.

Das Risiko einer, durch Biologika ausgelösten, Autoimmunerkrankung, vor allem eines kutanen oder systemischen LE, ist sehr gering, sollte aber nicht außer Acht gelassen werden. Die Prognose der durch Biologika induzierbaren dermatologischen Autoimmunkrankheiten ist günstig, die entsprechenden klinischen Manifestationen sind nach Absetzen der Biologika voll reversibel.

Die Wirksamkeit von Biologika bei Autoimmunerkrankungen mit Hautbeteiligung, wie dem systemischen Lupus erythematodes oder der systemischen Sklerodermie, ist noch nicht ausreichend untersucht. Hier sind plazebokontrollierte, doppelblinde Studien im Vergleich zu einer Standardtherapie erforderlich. Nach den wenigen vorliegenden Berichten scheint allerdings das Risiko, eine bestehende Autoimmunerkrankung durch die Gabe von Biologika zu verschlechtern, ebenfalls gering zu sein.

Literatur

1. Ali Y, Sha S (2002) Infliximab-induced systemic lupus erythmatosus. Ann Intern Med 137: 625–626
2. Aringer M, Graninger WB, Steiner G, Smolen JS (2004) Safety and efficacy of tumor necrosis factor α blockade in systemic lupus erythematosus. Arthritis Rheum 50: 3161–3169
3. Atzeni F, Turiel M, Capsoni F et al. (2005) Autoimmunity and anti-TNF-α agents. Ann N Y Acad Sci 1051: 559–569
4. Baert F, Noman M, Vermeire S et al. (2003) Influence of immunogenicity on the long-term efficacy of infliximab in Crohn's disease. N Engl J Med 348: 601–608
5. Brion PH, Mittal-Henkle A, Kalunian K (1999) Autoimmune skin rashes associated with etanercept for rheumatoid arthritis. Ann Intern Med 131: 634
6. Bleumink GS, Ter Borg EJ, Ramselaar CG, Strickler BHC (2001) Etanercept-induced subacute cutaneous lupus erythematosus. Rheumatology 40: 1317–1319
7. Charles PJ, Smeenk RT, De Jong J et al. (2000) Assessment of antibodies to double-stranded DNA induced in rheumatoid arthritis patients following treatment with infliximab, a monoclonal antibody to tumor necrosis factor α. Arthritis Rheum 43: 2383–2390
8. Christopher L, Wigley F (2002) TNF-alpha antagonists induce lupus-like syndrome in patients with scleroderma and polyarthritis. American College of Rheumatology 66th Annual Meeting, October 25–28, 2002. New Orleans, LA. Abstact 915
9. De Bandt M, Sibilia J, Le Loët X, Prouzeau S, Fautrel B, Marcelli C, Boucquillard E, Siame JL, Mariette X and the Club Rhumatismes et Inflammation (2005) Systemic lupus erythematosus induced by anti-tumor necrosis factor alpha therapy: A French national survey. Arthritis Res Ther 7: R545–R551
10. De Bandt M, Vittecoq O, Descamps V et al. (2003) Anti-TNF-α-induced systemic lupus syndrome. Clin Rheumatol 22: 56–61
11. De Rycke L, Baeten D, Kruithof E et al. (2005) The effect of TNFalpha blockade on the antinuclear antibody profile in patients with chronic arthritis: iological and clinical implications (2005) Lupus 14: 931–937
12. De Rycke L, Kruithof E, Van Damme N et al. (2003) Antinuclear antibodies following infliximab treatment in patients with rheumatoid arthritis or spondylarthropathy. Arthritis Rheum 48: 1015–1023
13. Farrell RJ, Alsahli M, Jeen YT, et al. (2003) Intravenous hydrocortisone premedication reduces antibodies to infliximab in Crohn's disease: A randomized controlled trial. Gastroenterol 124: 917–924
14. Fautrel B, Foltz V, Frances C et al. (2002) Regression of subacute cutaneous lupus erythematosus in a patient with rheumatoid arthritis treated with a biologic tumor necrosis factor α-blocking agent: Comment on the article by Pisetsky and the letter from Aringer et al. Arthritis Rheum 46: 1408–1409
15. Favalli EG, Sinigaglia L, Varenna M, Arnoldi C (2002) Drug-induced lupus following treatment with infliximab in rheumatoid arthritis. Lupus 11: 753–755
16. Feldmann M, Charles P, Taylor P, Maini RN (1998) Biological insights from clinical trials with anti-TNF therapy. Springer Semin Immunopathol 20: 211–228
17. Ferraccioli GF, Assaloni R, Perin A (2002) Drug-induced systemic lupus erythematosus and TNF-α blockers. Lancet 360: 345

18. High WA, Muldrow ME, Fitzpatrick JE (2005) Cutaneous lupus erythematosus induced by infliximab. J Am Acad Dermatol 52: e7–e8
19. Jarrett SJ, Cunnane G, Conaghan PG et al. (2003) Anti-tumor necrosis factor-α therapy-induced vasculitis. J Rheumatol 30: 2287–2291
20. Papp KA, Tyring S, Lahfa M, Prinz J, Griffiths CEM, Nakanishi AM, Zitnik R, van de Kerkhof PCM for the Etanercept Psoriasis Study Group (2005) A global phase III randomized controlled trial of etanercept in psoriasis: safety, efficacy, and effect of dose reduction. Br J Dermatol 152: 1304–1312
21. Pisetsky DS (2000) Tumor necrosis factor α blockers and the induction of anti-DNA autoantibodies. Arthritis Rheum 43: 2381–2382
22. Reich K, Nestle FO, Papp K, Ortonne J-P, Evans R, Guzzo C, Li S, Dooley LT, Griffiths CEM, for the EXPRESS study investigation (2005) Infliximab induction and maintenance therapy for moderate-to-severe psoriasis. A phase III, multicentre double-blind trial. Lancet 366. 1367–1374
23. Richez C, Dumoulin C, Shaeverbeke T (2005) Infliximab induced chilblain lupus in a patient with rheumatoid arthritis. J Rheumatol 32: 760–761
24. Rott S, Mrowietz U (2005) Recent developments in the use of biologics in psoriasis and autoimmune disorder. The role of autoantibodies. BMJ 330: 716–720
25. Scheinfeld N (2004) A comprehensive review and evaluation of the side effects of the tumor necrosis factor alpha blocker etanercept, infliximab and adalimumab. J Dermatolog Treat 15. 280–294
26. Schön MP, Boehncke W-H (2005) Psoriasis. N Engl J Med 352: 1899–1912
27. Schottelius AJG, Moldawer LL, Dinarello CA et al. (2004) Biology of tumor necrosis factor-α - implications for psoriasis. Exp Dermatol 13: 193–222
28. Scott JW, Francois A, Huynh-le T et al. (2002) Experience with infliximab in the treatment of mixed connective disease/lupus. European League Against Rheumatism, June 12–15, 2002, Stockholm, Sweden. Poster THU0119
29. Shakoor N, Michalska M, Harris CA, Block JA (2002) Drug-induced systemic lupus erythematosus associated with etanercept therapy. Lancet 359: 579–580
30. Srivastava MD, Alexander F, Tuthill RJ (2005) Immunology of cutaneous vasculitis associated with both etanercept and infliximab. Scand J Immunol 61: 329–336
31. Vergara G, Silvestre JF, Bettloch I, Vela P, Albares MP, Pascual JC (2002) Cutaneous drug eruption of infliximab: Report of 4 cases with an interface dermatitis pattern. Arch Dermatol 138: 1258–1259
32. Vermeire S, Noman M, Van Assche G et al (2003) Autoimmunity associated with anti-tumor necrosis factor alpha treatment in Crohn's disease: a prospective cohort study. Gastroenterology 125 (1): 32–9
33. Wozel G (2004) Biologics in der Dermatologie. UNI-MED, Bremen

Die Zukunft hochpreisiger Medikamente in der Dermatologie

Wolfram Sterry

Einleitung

Die Verfügbarkeit hochpreisiger Medikamente in der Dermatologie bietet große Chancen, da es sich hier um eine Gruppe innovativer Medikamente handelt, birgt aber auch Gefahren in sich, da die Dermatologen wegen Erstattungs- und Budgetproblemen unter Umständen nicht ausreichend von diesen neuen Medikamenten Gebrauch machen, so dass wichtige und schwere Erkrankungen unseres Fachgebietes von anderen Fachdisziplinen übernommen werden könnten.

Von Hochpreisigkeit bei Medikamenten spricht man in der Regel, wenn die Behandlungskosten 10.000 € pro Jahr überschreiten, dies entspricht etwa 20–30 € pro Tag.

Wodurch entstehen Kosten für neu entwickelte Medikamente?

Ende der 70er Jahre wurden für ein neu zugelassenes Medikament etwa 30 Einzelstudien durchgeführt, wobei im Schnitt etwa 1500 Patienten insgesamt mit dem neuen Medikament behandelt wurden. Diese beiden Kennzahlen haben sich in den 80er und noch einmal in den 90er Jahren dramatisch erhöht. Mitte der 80er Jahre waren etwa 36 Einzelstudien notwendig, um ein Medikament zu entwickeln, allerdings wurden bereits mehr als 3000 Patienten für diese Datensammlung benötigt. Mitte der 90er Jahre schließlich wurden knapp 70 Studien pro neu zugelassenem Medikament durchgeführt, nunmehr mit mehr als 4200 Patienten.

Somit ergeben sich allein durch die neuen regulatorischen Hürden und Sicherheitsbestimmungen geschätzte Gesamtkosten bis zur Markteinführung eines neuen Wirkstoffes im Jahre 1979 122 Millionen €, im Jahre 1999 560 Millionen € und im Jahre 2001 860 Millionen €.

Hochpreisige Bereiche innerhalb der Dermatologie

Innerhalb der Dermatologie gibt es eine Reihe von Bereichen, in denen hochpreisige innovative Medikamente Eingang gefunden haben, besonders in der Onkologie, im Bereich der chronischen Entzündungen, insbesondere der Psoriasis und der Psoriasisarthritis, sowie bei chronischen Wunden. Darüber hinaus darf nicht vergessen werden, dass auch stationäre Therapien durchaus hohe Kosten verursachen.

Gerade in der Onkologie sind mit den neuen Immuntherapeutika, aber auch mit den neuen monoklonalen Antikörpern und schließlich den Inhibitoren für verschiedene Signaltransduktionswege eine Vielzahl von Substanzen verfügbar geworden, die sehr erfolgreich eingesetzt werden, aber die auch hohe Kosten verursachen. Berücksichtigt man die weitere Entwicklung, etwa in der Onkologie, so wird man leicht feststellen, dass zahllose Medikamente mit einem sehr wirksamen Effekt auf die malignen Erkrankungen in der Entwicklung sind, und es ist heute noch völlig unklar, wie die Medikamente, die in einigen Jahren in der Onkologie in der Breite zur Verfügung stehen, finanziert werden können.

Ähnliches lässt sich auch etwa für die Psoriasis sagen. Hier sind mindestens 50 neue Substanzen in der Erprobung, und auch hier gibt es einen rasanten therapeutischen Fortschritt bei gleichzeitig kaum steigenden Ressourcen. Wir stehen also vor einem ökonomischen, aber auch ethischen Problem, welches uns stark herausfordert und welches zu Entscheidungen bezüglich der Zuordnung bestimmter Therapien zu bestimmten Patienten zwingen wird.

Brauchen Patienten mit Erkrankungen der Haut wirklich neue hochpreisige Medikamente?

In den bislang angesprochenen therapeutischen Indikationen, chronischen Entzündungskrankheiten, wie etwa Psoriasis, Tumorerkrankungen der Haut, Wundheilungsstörungen und natürlich auch bei den stationären Therapien muss gefragt werden, ob diese Erkrankungen schwer genug sind, um den Kosteneinsatz zu rechtfertigen.

Während onkologische Erkrankungen ohne weitere Betrachtung grundsätzlich als schwere Erkrankungen aufgefasst werden, wenn sie in das Stadium der Metastasierung eingetreten sind, so ist dies bei chronischen entzündlichen Erkrankungen nicht immer offensichtlich gewesen. Erst in den letzten Jahren haben detaillierte Untersuchungen zur Krankheitslast gezeigt, dass auch die Psoriasis eine ausgesprochen schwere Erkrankung ist, die von dem Betroffenen weit schwerer eingeschätzt wird als etwa der Zustand nach einem Herzinfarkt, ein Diabetes oder sogar Krebserkrankungen. Wir müssen daher zur Kenntnis nehmen, dass eine mittelschwere und schwere Psoriasis für die Betroffenen eine Erkrankung darstellt, die das Leben komplett verändert und mit einer enorm hohen psychischen und physischen Belastung einhergeht. Es handelt sich damit also ebenfalls um schwere Erkrankungen, und die Dermatologie ist diesen Patienten verpflichtet.

In einer Situation, in der auch andere Fachdisziplinen für ihre Patienten kämpfen, darf die Dermatologie im Interesse der von ihr versorgten Patienten nicht abseits stehen. Ganz im Gegenteil muss sie sich in den Verteilungskampf miteinbringen und mit guten Argumenten dafür sorgen, dass auch Mittel für die Versorgung von dermatologischen Patienten zur Verfügung stehen. Das solche Kämpfe nicht ohne Erfolg sein müssen, zeigt beispielsweise die Situation in der Neurologie, wo mit der Einführung der Interferontherapie bei der Multiplen Sklerose das Fach eine gute Positionierung durchgeführt hat, die Notwendigkeit der Therapie und der daraus resultierenden Erfolge deutlich machen konnte, und letztlich eine deutliche Anhebung der Arzneimittelbudgets in der Neurologie erzielen konnte.

Schlussbemerkungen

Neue Medikamente werden also auch in der Zukunft in großem Umfang entwickelt werden. Dabei ist Europa nicht die treibende Kraft, sondern der Pharmamarkt in den Vereinigten Staaten von Amerika macht in diesem Jahr knapp 60% des globalen Marktes aus. Japan und Europa sind mit 15 beziehungsweise 19% deutlich kleiner, der Rest der Welt macht noch lediglich 17% aus. Insofern werden alle relevanten Entscheidungen bezüglich der Indikationen, in denen weiter entwickelt werden soll, aber auch bezüglich der Preisgestaltung vom amerikanischen Markt dominiert werden. Dennoch ist das, was an neuen therapeutischen Möglichkeiten zur Verfügung stehen wird, auch für unsere Patienten von allerhöchstem Interesse.

Die Dermatologie wird sich hier mit großer Kraft kämpferisch einbringen müssen, um genügend Ressourcen für unsere Patienten zu sichern. Schafft die Dermatologie dies nicht, so gehen allerdings nicht nur die Medikamente, sondern auch die mit ihnen zu behandelnden Patienten verloren. Dies wäre für das Fach und seine zukünftige Entwicklung deletär, denn diese medizinisch relevanten Patienten innerhalb der Dermatologie sind für die Zukunftsfähigkeit des Faches ausschlaggebend. Gehen sie verloren, so geht auch die Zukunft der Dermatologie verloren.

Daher sind wir alle aufgerufen, uns auf diese neuen Entwicklungen einzustellen, sie nüchtern zu analysieren, und uns im Interesse unserer Patienten darum zu bemühen, diese möglichst viel von dem therapeutischen Fortschritt profitieren zu lassen.

Etablierte und neue Psoriasistherapie

Jörg C. Prinz

Seit der Zulassung der ersten Biologics in Deutschland für die Therapie der Psoriasis vulgaris sind zwei Jahre vergangen. Zwischenzeitlich sind vier verschiedene Präparate für die Behandlung der Psoriasis und/oder der Psoriasisarthritis verfügbar. Hierbei handelt es sich um die monoklonalen TNF-α-Antikörper Infliximab und Adalimumab, um den löslichen TNF-α-Rezeptor Etanercept, und um den CD11a-Antikörper Efalizumab (Abb. 1) [2, 9]. Aus den Studiendaten sind damit praktische Behandlungserfahrungen mit diesen Präparaten geworden. Dies schafft die Möglichkeit für ein erstes Resümee.

Zunächst lässt sich eindeutig feststellen, dass die Einführung der Biologics das Therapiespektrum der Psoriasis und Psoriasisarthritis erheblich erweitert hat. Patienten mit zuvor unbehandelbarer Psoriasis haben nun neue, oft sehr wirksame Therapieoptionen und damit die Chance, wenn auch keine Garantie, auf einen deutlich gebesserten Haut- und Gelenkszustand.

Interessanterweise haben die Biologics aber auch zu einer Renaissance der konventionellen Therapie geführt. Dies liegt nicht zuletzt an der Zulassung der Biologics. Sie sind im wesentlichen indiziert für Patienten mit mittelschwerer bis schwerer Psoriasis vulgaris vom Plaque-Typ bei Erwachsenen, bei denen andere systemische Therapieformen einschließlich Ciclosporin, Methotrexat oder PUVA nicht angesprochen haben, kontraindiziert sind oder nicht vertragen wurden. Hieraus ergibt sich für viele Patienten die Motivation, sich der etablierten systemischen Psoriasistherapie zu unterziehen, die sie zuvor möglicherweise aus Therapiefrustration oder aus Angst vor Nebenwirkungen vermieden haben.

Weiterhin haben die Biologics die Erstellung von Evidenz-basierten Therapieleitlinien der Psoriasis angestoßen. Gerade die hohen Kosten der Behandlung mit Biologics erfordern objektivierbare Entscheidungsgrundlage für die Indikationsstellung der systemischen Therapie der Psoriasis, die nur durch eine systematisierte Analyse des Nutzen-Kosten-Nebenwirkungsprofils erbracht werden können. Die von der Deutschen Dermatologischen Gesellschaft projektierte, unter Mitarbeit des Bundesverbandes der

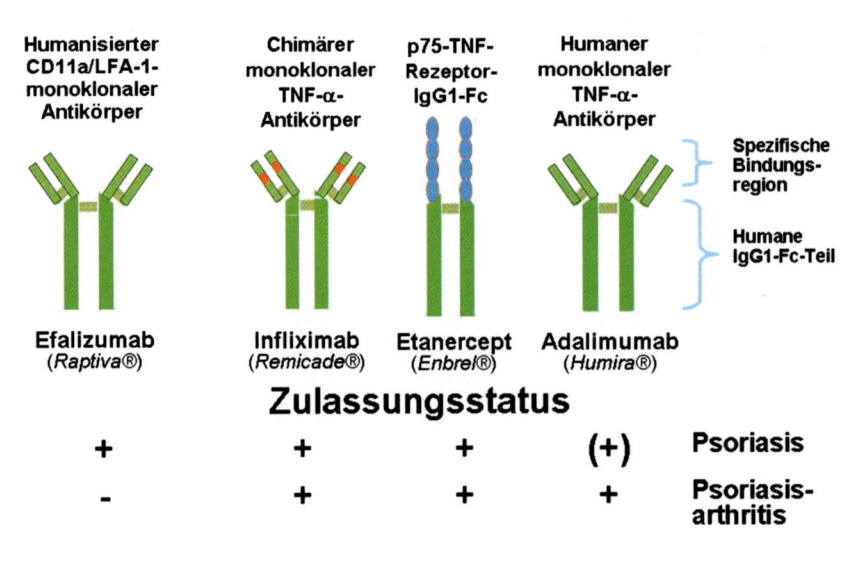

Abb. 1. Schematische Darstellung und aktueller Zulassungsstatus der Biologics für die Therapie der mittelschweren bis schweren Plaquepsoriasis

	Efalizumab (Raptiva®)	Infliximab (Remicade®)	Etanercept (Enbrel®)	Adalimumab (Humira®)	
Psoriasis	+	+	+	(+)	
Psoriasis-arthritis	−	+	+	+	

Deutschen Dermatologen und unter Aufsicht der AWMF erstellte S3-Leitlinie wird in Zukunft das Handbuch der Psoriasistherapie in Deutschland darstellen. Sie wird im Journal der Deutschen Dermatologischen Gesellschaft (JDDG) im Herbst 2006 veröffentlicht [9].

Letztendlich sind es die verschiedenen Aspekte, welche die Verwendung der systemischen Therapeutika der Psoriasis im Einzelfall begründen: Zulassung, Wirksamkeit, Sicherheit, vorbestehende Kontraindikationen und frühere Nebenwirkungen sowie Wirtschaftlichkeitsgebot nach § 12 Sozialgesetzbuch V. Sie bedingen einen Therapiealgorithmus, wie er in Abbildung 2 dargestellt ist. Erst wenn die konventionelle systemische Therapie durchlaufen wurde im Sinne von mangelnder Wirksamkeit, Absetzen wegen Nebenwirkungen oder von Kontraindikationen ist der Einsatz von Biologics entsprechend Zulassung indiziert und entsprechend Wirtschaftlichkeitsgebot gerechtfertigt.

Die Biologics gehören zu den am besten untersuchten systemischen Medikamenten in der Dermatologie. Ihre Wirksamkeit ist hierbei eindeutig belegt. Je nach Präparat erreichen zwischen zirka 30% und 80% der behandelten Patienten eine PASI-Verbesserung von 75% und mehr [2, 9]. Die gute Dokumentation der Nebenwirkungen in Studien und Postmarketing-Daten hat aber auch eine Diskussion über die potentiellen Risiken entfacht. Die wesentlichen Nebenwirkungen der Biologics bestehen in Infektionen [3, 4]. Diese kommen zwar nicht gehäuft vor, können aber schwerer und bisweilen lebensbedrohlich verlaufen und auch opportunistische Infektionen beinhalten. Ein konsequenter Ausschluss vorbestehender Infektionen einschließlich einer Tuberkulose ist für alle Biologics essentiell. Weiterhin sollten die Patienten auf frühe Infektionssymptome aufmerksam gemacht werden. Da diese durch die Wirkung der Biologics unterdrückt werden können, ist hier besondere Aufmerksamkeit gefordert. Bei Verdacht auf entsprechende Infektionen sollte die Behandlung mit den Biologics zumindest vorübergehend unterbrochen werden. Diesen Risiken stehen aber die offensichtlichen medizinischen Vorteile gegenüber. Die Biologics greifen gezielt in die Psoriasispathogenese ein, haben keine Arzneimittelinterferenzen, keine pharmakologischen Organtoxizitäten und weniger Kontraindikationen als die konventionelle Systemtherapie.

Das Infektionsrisiko sollte zudem nicht den Blick davor verstellen, dass auch die konventionelle systemische Psoriasistherapie bedrohliche Nebenwirkungen haben kann, die aber aufgrund der viel schlechteren Studienlage quantitativ nicht gut dokumentiert sind. Das Risiko der Methotrexattherapie beinhaltet nicht vorhersehbare potentiell letale akute Hepatotoxizität, Knochenmarksstörungen, und eine Alveolitis; langfristig droht Leberfibrose [10]. Ciclosporin führt bei längerer Therapie obligat zu einer Nierenschädigung mit folgender arterieller Hypertonie, weiterhin besteht ein erhöhtes Infektions- und Lymphomrisiko. Da die meisten Patienten bereits eine erschöpfende UV- oder PUVA-Therapie hinter sich haben, besteht zudem ein erhöhtes Risiko für spinozelluläre Karzinome [1, 5, 7, 8]. Acitretin ist teratogen und daher für Frauen im gebärfähigen Alter kontraindiziert.

Entsprechend ihrer Wirksamkeit und Sicherheit stellen Biologics aus medizinischer Sicht damit eigentlich eine Therapie der ersten Wahl (first-line-therapy) für Patienten mit mittelschwerer bis schwerer Psoriasis dar, die einer Induktions- oder Langzeittherapie bedürfen [9]. Entsprechend Zulassung und Wirtschaftlichkeitsgebot sind sie jedoch eine letzte Therapieoption (last-line treatment) für sogenannte High-Need-Patienten, die keine therapeutischen Alternativen in der konventionellen Therapie mehr besitzen. Entsprechend den gesetzlichen Vorgaben wird der Arzt somit zu einem Spagat aufgefordert. Denn einerseits soll er nach dem „allgemeinen anerkannten Stand der medizinischen Erkenntnisse" mit der „fachlich gebotenen Qualität" und „den medizinischen Fortschritt berücksichtigend" handeln (§§ 2, 70 SGB V). Andererseits sollte die verordnete Therapie „unter Beachtung des Wirtschaftlichkeitsgebotes" ausreichend, zweckmäßig, notwendig und wirtschaftlich sein (§ 12 SGB V). Die kostengünstigste Therapie mit Methotrexat mit direkten Jahrestherapiekosten von 300–400 € entspricht nicht dem wissenschaftlichen Stand, die Therapie mit Biologics mit Jahrestherapiekosten von bis zu 30.000 € hingegen nicht dem Wirtschaftlichkeitsgebot.

Die Beachtung des Wirtschaftlichkeitsgebotes ist ein wichtiger Aspekt bei der Therapieentscheidung. Die Sorge vor dem Dokumentationsaufwand und die Befürchtung von Regressen bei arztbezogenen Prüfungen ärztlich verordneter Leistungen bei Überschreitung der Richtgrößenvolumina nach § 84 (Auffälligkeitsprüfung) darf den Patienten jedoch nicht eine notwendige Therapie verschließen. Denn für zahlreiche Patienten sind die Biologics die einzige Möglichkeit, ihre schwere Psoriasis unter Kontrolle zu bekommen. Zu fordern ist jedoch auch ein leistungsgerechtes Honorar für die Psoriasistherapie. Die geringen Entgelte für dermatologische Leistungen de-

Therapiealgorithmus der Plaque-Psoriais erwachsener Patienten

KLINIK UND POLIKLINIK FÜR DERMATOLOGIE UND ALLERGOLOGIE DER LMU MÜNCHEN UND STÄDTISCHES KLINIKUM MÜNCHEN GmbH, KLINIK THALKIRCHNER STRASSE
DIREKTOR: Prof. Dr. med. Dr. h.c. T. Ruzicka

BAYERISCHES PSORIASIS ZENTRUM

☐ **Topische Therapie alleine nicht ausreichend**

Patient _____

UVB/PUVA-Therapie
☐ Indiziert
  mäßige Infiltration

UVB 311nm
Ingram-Schema
Re-UVB 311
☐ frühere UVB-Therapie: unwirksam

Starke Infiltration

Bade PUVA, Re-PUVA
☐ frühere (Re-) PUVA-Therapie: Unwirksam

Absolute/relative Kontraindikationen
☐ Gendefekte mit erhöhter Lichtempfindlichkeit
☐ Photoinduzierbare Dermatosen
☐ Photosensibilisierende Medikamente
☐ Hautmalignome (aktuell, früher)
☐ Hohe kumulative UV-Belastung
☐ Aktuell Ciclosporin-Einnahme
☐ PUVA: Schwangschaft/Stillzeit
☐ orale PUVA: Leberschaden
Andere

Siehe auch Acitretin

Frühere Unverträglichkeit
☐ Psoriasisverschlechterung
☐ photoinduzierbare Dermatosen
☐ orale PUVA: Leberschaden
andere:

UVB/PUVA-Therapie
☐ Kontraindikation/Unwirksamkeit/Nebenwirkungen:
☐ Oder nicht durchführbar:

SystemischeTherapie
Fumarsäureester
☐ Indiziert
☐ Kontraindikation/Unwirksamkeit/Nebenwirkungen

☐ Frühere Therapie: Unwirksam

Absolute/relative Kontraindikationen
☐ Nierenfunktionsstörung
☐ Ulcus duodeni/ventriculi
☐ Schwangerschaft/Stillzeit
☐ Einnahme nierenschädigender oder immunsupp. Medikamente
☐ schwere Lebererkrankungen
Andere

Frühere Unverträglichkeit
☐ Nierenfunktionsstörung
☐ Schwere gastrointestinale Beschwerden
☐ Starke Leuko-/Lymphopenie
☐ Erhebliche Eosinophilie
☐ Massives Flushing
Andere

Methotrexat
☐ Indiziert
☐ Kontraindikation/Unwirksamkeit/Nebenwirkungen

☐ Frühere Therapie: Unwirksam

☐ Hämatolog. Veränd./Erkrankung
☐ Nieren-/Leberfunktionsstörung
☐ Kinderwunsch Männer/Frauen
☐ Schwangerschaft/Stillzeit
☐ Knochenmarkinsuffizienz
☐ Alkoholabusus
☐ Ulcus ventriculi/duodeni
☐ Insulin-pflichtiger Diabetes mellitus
☐ NSAID-Gebrauch
☐ schwere Infektionen
☐ Arzneimittelinteraktionen
Andere

☐ Leberschädigung
☐ Nierenschädigung
☐ Magen-Darm-Beschwerden
☐ Knochenmarksuppression mit Leuko-/Lymphopenie
☐ Agranulozytose etc.
☐ Pneumonitis/Alveolitis
☐ Schwere Infektionen
Andere

Ciclosporin
☐ Indiziert
☐ Kontraindikation/Unwirksamkeit/Nebenwirkungen

☐ Frühere Therapie: Unwirksam

☐ Nierenfunktionsstörung
☐ akute/chronische Infektion
☐ unkontrollierte arterielle Hypertonie
☐ hohe kumulative UV-Belastung
☐ gleichzeitige UV-Therapie
☐ langjährige Vortherapie mit MTX
☐ Malignome (aktuell, früher)
☐ Hyperurikämie, Hyperkaliämie
☐ Arzneimittelinteraktionen
Andere

☐ Arterielle Hypertonie
☐ Nierenfunktionsstörung
☐ Malignome
☐ Schwere Infektionen
☐ Blutdruck-Anstieg
Andere

Acitretin-Monotherapie
☐ Indiziert
☐ Kontraindikation/Unwirksamkeit/Nebenwirkungen

☐ Frühere Therapie: Unwirksam

☐ Gebärfähiges Alter ohne ausreichende Kontrazeption (♀)
☐ Leber-/Nierenfunktionsstörung
☐ Pankreatitis in der Vorgeschichte
☐ Kontaktlinsen
☐ Arzneimittelinteraktionen
Andere

☐ Pseudotumor cerebri
☐ Hepatitis
☐ Hyperostosen
☐ Osteoporose
☐ Erhöhung der Serumlipide
Andere

UV- und Systemtherapie erschöpft:

Etanercept
☐ Indiziert
☐ Kontraindikation/Unwirksamkeit/Nebenwirkungen

☐ Frühere Therapie: Unwirksam

TNF α-Antagonisten
☐ aktive/unbehandelte TBC
☐ demyelinisierende Erkrankung
☐ akute/chronische Infektionen
☐ Malignome (aktuell, früher)
☐ Schwangerschaft/Stillzeit
☐ Herzinsuffizienz >NYHA II
Andere

TNF α-Antagonisten
☐ Infusionsreaktion, Anaphylaxie
☐ Schwere Infektionen
☐ Transaminasenanstieg
☐ Demyelinisierende Erkrankung
☐ Lupus-like Syndrome
☐ Herzinsuffizienz >NYHA II
Andere

Infliximab
☐ Indiziert
☐ Kontraindikation/Unwirksamkeit/Nebenwirkungen

☐ Frühere Therapie: Unwirksam

Efalizumab
☐ Indiziert
☐ Kontraindikation/Unwirksamkeit/Nebenwirkungen

☐ Frühere Therapie: Unwirksam

☐ Malignome (aktuell, früher)
☐ akute/chronische Infektion, TBC
☐ Immunschwäche
☐ Schwangerschaft/Stillzeit
Andere

☐ Thrombopenie
☐ Psoriasis Exazerbation
☐ Rebound nach Absetzen
Andere

Datum _____ Arzt _____ Unterschrift _____

Erstellt in Abstimmung mit der S3-Leitlinie zur Therapie der Psoriasis entsprechend Nutzen-/Risikoprofil, der Zulassung der einzelnen Medikamente und dem Wirtschaftlichkeitsgebot nach §12 SGB V; ohne Anspruch auf Vollständigkeit; unter Ausschluß jeglicher Haftung.   © Prof. Dr. Jörg Prinz, Dr. Peter Weisenseel, Klinik und Poliklinik für Dermatologie und Allergologie, Ludwig-Maximilians-Universität München

Abb. 2. Psoriasistherapie: Algorithmus entspechend S3-Leitlinie, Wirtschaftlichkeitsgebot und Zulassung cken bei Weitem nicht den Aufwand der Indikationsstellung und der Therapiekontrolle. Hier herrscht weiterhin Handlungsbedarf.

Literatur

1. Berth-Jones J (2005) The use of ciclosporin in psoriasis. J Dermatolog Treat 16: 258–277
2. Boehncke WH, Prinz J, Gottlieb AB (2006) Biologic therapies for psoriasis. A systematic review. J Rheumatol 33: 1447–1451
3. Dixon WG, Watson K, Lunt M, et al. (2006) British Society for Rheumatology Biologics Register. Rates of serious infection, including site-specific and bacterial intracellular infection, in rheumatoid arthritis patients receiving anti-tumor necrosis factor therapy: results from the British Society for Rheumatology Biologics Register. Arthritis Rheum 54: 2368–2376
4. Langley RG, Carey WP, Rafal ES, et al. (2005) Incidence of infection during efalizumab therapy for psoriasis: analysis of the clinical trial experience. Clin Ther 27: 1317–1328
5. Lindelof B, Sigurgeirsson B, Tegner E, et al. (1999) PUVA and cancer risk: the Swedish follow-up study. Br J Dermatol 141: 108–112
6. Nast A, Kopp I, Augustin M, et al. (2006) S3-Leitlinie zur Therapie der Psoriasis. JDDG 4, Suppl. 2: 1–121
7. Powles AV, Hardman CM, Porter WM, et al. (1998) Renal function after 10 years' treatment with cyclosporin for psoriasis. Br J Dermatol 138: 443–449
8. Stern RS ((2001) PUVA Follow up Study. The risk of melanoma in association with long-term exposure to PUVA. J Am Acad Dermatol 44: 755–761
9. Sterry W, Barker J, Boehncke WH, et al. (2004) Biological therapies in the systemic management of psoriasis: International Consensus Conference. Br J Dermatol 151, Suppl 69: 3–17
10. Strober BE, Siu K, Menon K (2006) Conventional systemic agents for psoriasis. A systematic review. J Rheumatol 331442–331446

Hauterkrankungen bei organtransplantierten Patienten

Claas Ulrich und Eggert Stockfleth

Organersatzverfahren stehen symbolisch für wesentliche Errungenschaften der modernen Medizin und repräsentieren für eine wachsende Anzahl an Patienten eine große Hoffnung. Durch ihre dauerhafte Anwendung bei einem stetig wachsenden Patientenkreis stellen jedoch auch die langfristigen Komplikationen einer Ersatztherapie eine wachsende Herausforderung für die moderne Medizin dar. Nur durch eine enge interdisziplinäre Kooperation lassen sich diese Patienten langfristig erfolgreich und unter Erhaltung ihrer zurück gewonnenen hohen Lebensqualität führen. In der Folge sollen einige Folgeerkrankungen der chronischen Immunsuppression nach Organtransplantation vorgestellt werden.

Organtransplantierte Patienten

Seit vielen Jahren ist die Transplantation solider Organe eine gut etablierte Methode in der Therapie verschiedener fortgeschrittener Organfunktionsstörungen.

Seit Entwicklung hochwirksamer und spezifischerer werdender Immunsuppressiva, beispielhaft sei die Zulassung des Cyclosporin A Anfang der 80ger Jahre genannt, kam es zu einem deutlichen Anstieg der Überlebenszeit organtransplantierter Patienten. Heutzutage sind Überlebenszeiten von 15 Jahren und mehr nach erfolgreicher Transplantation keine Seltenheit mehr.

Angesichts dieser Erfolge traten Nebenwirkungen der notwendigerweise lebenslang bestehenden, künstlichen Schwächung des Immunsystems zunächst in den Hintergrund. Besonders Tumorerkrankungen sowie Infektionen stellen bei chronisch immunsupprimierten Patienten sowohl aufgrund ihrer Häufung, ihrem raschen Krankheitsprogress als auch aufgrund ihrer teilweise komplizierteren Therapie eine besondere Herausforderung dar.

Hautinfektionen

In den ersten Jahren nach Transplantation ist vor allem eine signifikante Häufung unterschiedlicher Infektionserkrankungen zu beobachten.

Viruserkrankungen

Eine für die Patienten vor allem kosmetisch störende Hauterkrankung nach Transplantation ist das teilweise excessive Auftreten vulgärer Warzen. Diese werden durch das humane Papillomavirus (HPV) verursacht. Von diesem Virus gibt es eine ganze Reihe unterschiedlicher Typen, von denen einige ein onkogenes Potential besitzen, also die Fähigkeit, Krebs zu verursachen oder das Wachstum entstandener Hauttumoren zu begünstigen. Während diese Eigenschaften im Bereich des Gebärmutterhalskrebses belegt sind wird derzeit noch untersucht ob HPV diese Fähigkeit auch an der Haut hat. Auch noch Jahre nach Transplantation treten Warzen häufig beetartig in Sonnenlicht-exponierten Hautarealen sowie an Hand- und Fußflächen auf. Neben dem Sonnenlicht sind auch Durchblutungsstörungen, etwa durch Rauchen bedingt, wichtige Kofaktoren für die Entstehung von Warzen. Bei der Behandlung sollte daran gedacht werden, dass Warzen häufig tief in die Haut eindringen können. Erst nach einer manchmal langwierigen Abtragung der Warzenoberfläche, etwa durch entsprechende Pflaster, können die Viren mittels spezifischer, toxischer (Fluorouracil) oder immunologischer Wirkstoffe (Imiquimod) auch in der Tiefe der Warze bekämpft werden. Die Behandlung kann durch regelmäßige warme Bäder der behandelten Hautareale unterstützt werden. Die abgestorbene Haut verfärbt sich weißlich und kann mit einem Holzspatel vorsichtig abgetragen werden. Eine Warzenbehandlung erfordert viel Geduld, kann aber unter sachkundiger Führung durch den Hautarzt zu einem sicheren und kosmetisch befriedigendem Ergebnis führen.

Viren der Herpes Gruppe sind in den meisten Patienten latent, daher ohne sichtbare Aktivität, vorhanden.

Herpes simplex Viren treten auf einem gerötetem Hautuntergrund als kleine, stecknadelkopfgroße, gruppiert stehende Bläschen beispielsweise an der Lippe (Fieberbläschen), im Genitalbereich (Herpes genitalis) oder in anderen Hautarealen auf.

Die durch das Varizella-Zoster-Virus hervorgerufene Gürtelrose (Herpes Zoster) tritt meist einseitig, gürtel- oder sektorenartig im Versorgungsgebiet eines Hautnerven auf. Verbunden damit ist gelegentlich ein stechender oder ziehender Schmerz. Während der Herpes simplex in der Frühphase, also noch vor dem Auftreten von Bläschen, mit Aciclovir-haltigen Cremes selbst behandelt werden kann, sollte die Gürtelrose immer durch einen Arzt behandelt werden. Wichtig ist in beiden Fällen ein möglichst frühzeitiger Therapiebeginn. Neben einer desinfizierenden Lokaltherapie sowie einer Schmerzmedikation (Analgesie) müssen beim Herpes Zoster systemische Therapien eingesetzt werden, um die Viren zu behandeln.

Bakterielle Hauterkrankungen
Besonders in den ersten Wochen und Monaten nach Transplantation kommt es unter den noch hohen Glukokortikosteroiddosen zu einer Häufung von pustulösen Entzündungen von Haarfollikeln und Talgdrüsen. Diese als Follikulitis bezeichnete Hauterkrankung findet sich besonders an Rücken und Brust sowie im Gesicht. Auch die erhöhte Neigung zu Wundinfekten sollte bei der operativen Therapie immunsupprimierter Patienten berücksichtigt werden. Gegebenenfalls ist bereits prophylaktisch (zum Beispiel vor größeren hautärztlichen Eingriffen oder Zahnbehandlungen) eine Antibiotikatherapie zu diskutieren. Da sich Hautabschürfungen und oberflächliche Wunden ebenfalls leicht bakteriell super- infizieren ist die adäquate, antispetische Wundversorgung von besonderer Bedeutung.

Dermatomykosen
Hautpilzerkrankungen treten ebenfalls deutlich gehäuft nach Transplantation auf. Typischerweise gehören sie mit einigen Ausnahmen seltener zu den Hauterkrankungen frisch Transplantierter, sondern treten oft Jahre nach Transplantation auf. Neben der typischen Tinea corporis mit runden, randbetonten, erythematösen Plaques können auch weißlich oder bräunlich pigmentierte Flecken das Wachstum von Hautpilzen verraten. Diese als Pityriasis versicolor bezeichnete Hautpilzerkrankung tritt besonders am Körperstamm und Hals auf. Auch Nagelmykosen sowie die klassische Interdigitalmykose zwischen einzelnen Zehen oder Fingern finden sich gehäuft. Da diese Hautdefekte oft Eintrittspforten für bakterielle Folgeinfektionen darstellen können (Erysipel) sollten sie nach Möglichkeit frühzeitig therapiert werden.

Hauttumorerkrankungen nach Organtransplantation

Parallel mit der Überlebenszeit nach Transplantation steigt die Rate bösartiger Tumoren in dieser Patientengruppe. Während es überraschender Weise zu keiner Häufung der in der Normalbevölkerung häufigen Tumorerkrankungen wie Lungen-, Brust- oder Darmkrebs kommt, ist die Rate bösartiger Hauttumoren signifikant erhöht.

Lebensbedrohliche Hauttumoren wie das bei Transplantierten 150-fach häufigere Plattenepithelkarzinom und dessen Frühform, die aktinische Keratosen, stehen hierbei im Vordergrund. Auch Basalzellkarzinome sowie dysplastische Nävuszellnävi als mögliche Vorläufer des schwarzen Hautkrebses (malignes Melanom) werden gehäuft beobachtet. Viele dieser Tumoren sind aufgrund ihres bei immunsupprimierten untypischen klinischen Erscheinungsbildes schwierig zu diagnostizieren. Im Vergleich zu Tumoren nicht-immunsupprimierter Patienten ist zudem das aggressivere Verhalten von Hauttumoren immunsupprimierter Patienten auffällig. Nur eine engmaschige dermatologische Nachsorge als Bestandteil eines interdisziplinären Nachsorgeprogramms ist hier in der Lage, entsprechende Hauttumoren bereits im Frühstadium zu erkennen und einen Progress zu verhindern.

Risikofaktoren für die Hautkrebsentstehung
Der wesentliche Risikofaktor für die Entstehung von Plattenepithelkarzinomen und Basalzellkarzinomen als nicht-melanozytärem Hautkrebs (weißer Hautkrebs) ist die ultraviolette Strahlung. Hierbei spielt insbesondere die lebenslange chronische Sonnenexposition eine Rolle. Die lebensnotwendige, chronische Immunsuppression begünstigt die Entwicklung von Hauttumorerkrankungen bei Organtransplantierten zusätzlich. Des weiteren beeinflussen auch individuelle Faktoren wie der Hauttyp (als Korrelat für die individuelle Suszeptibilität für UV-induzierte Neoplasien) oder genetische Faktoren das Risiko, an Hauttumoren zu erkranken. In den letzten Jahren konnte auch gezeigt werden, dass humane Papillomaviren an der Entstehung von Hauttumoren bei Organtransplantierten beteiligt sind. So konnten in 90% der

Plattenepithelkarzinome Organtransplantierter humane Papillomaviren nachgewiesen werden.

Zur Zeit wird noch diskutiert inwiefern Art und Dosierung der Immunsuppression einen Einfluss auf die Hautumorentstehung haben.

Aktinische Keratosen

Aktinische Keratosen sind frühe Formen des Plattenepithelkarzinoms (Synonyma: Stachelzellkarzinom, Spinaliom). Neuerdings wird die aktinische Keratose nicht mehr als Präkanzerose sondern als Carcinoma in situ der Haut bezeichnet. Die aktinische Keratose wird somit nicht mehr als eine Krebsvorstufe (Präkanzerose), sondern als eine Frühform (Carcinoma in situ) des hellen Hautkrebses definiert. Die bösartig veränderten Zellen sind bei der aktinischen Keratose zwar auf die oberste Hautschicht (Epidermis) begrenzt, können aber jederzeit in tiefere Hautschichten vordringen. Dieser Prozess ist gleichbedeutend mit der Entwicklung eines invasiven Plattenepithelkarzinoms. Leider kann nicht voraus gesagt werden, welche der multiplen aktinischen Keratosen aus einem flächenhaft aktinisch geschädigten Hautareal sich in ein Plattenepithelkarzinom weiter entwickeln. Daher wird empfohlen, dass alle aktinischen Keratosen behandelt werden.

Aktinische Keratosen sind Verhornungsstörungen der Haut, die besonders an den Stellen anzutreffen sind, die über Jahrzehnte hinweg ausgiebig der Sonne ausgesetzt waren (Kopf, Gesicht, Nacken, Handrücken und Unterarme). Sie werden daher auch als Lichtkeratosen oder Lichtschwielen bezeichnet. Häufig ist im Bereich dieser sonnengeschädigten Areale der Haut eine ganze Fläche von aktinischen Keratosen betroffen. Man spricht in diesem Zusammenhang auch von *field cancerisation* oder *Krebsfeldern*.

Klinisch äußern sich aktinische Keratosen als rötliche oder bräunliche Flecken sowie krustige Erhebungen der Haut. An den betroffenen Stellen fühlt sich die Haut oft trocken und rau an, so dass die aktinischen Keratosen häufig leichter tast- als sichtbar sind.

Zur Zeit gibt es viele Möglichkeiten, aktinische Keratosen zu behandeln. Zur Therapie von einzelnen Herden werden Verfahren wie Kryotherapie (Kältetherapie mit flüssigem Stickstoff), Lasertherapie mit CO2- oder ER-YAG-Laser (verdampfende Laserverfahren), verätzende Säurebehandlungen und operative Methoden (Abkratzen oder Exzision großer Lichtschwielen, selten Dermabrasion, das heißt Oberhautabschälung) eingesetzt. Jedoch gibt es dank der Entwicklung neuer immunologischer oder physikalischer Therapieoptionen die Möglichkeit, auch eine Flächentherapie betroffener Hautareale durchzuführen. Auf diese Weise kann das ganze aktinisch geschädigte Feld behandelt werden. Zu diesen neuen Verfahren gehören Diclofenac, Imiquimod, und die photodynamische Therapie (PDT).

Plattenepithelkarzinom

Das invasive Plattenepithelkarzinom ist in den Tumorstatistiken der häufigste Hauttumor organtransplantierter Patienten. Meist entwickelt sich dieser Tumor auf dem Boden einer aktinischen Keratose. Durch die medikamentös mehr oder weiniger stark eingeschränkte Immunkontrolle liegt die Progressrate Organtransplantierter deutlich über der nicht organtransplantierter Patienten.

Klinisch zeigt sich ein Plattenepithelkarzinom als rötlicher Fleck oder Knötchen, oft mit Schuppen-, Blut- oder Krustenauflagerung. Plattenepithelkarzinome können im fortgeschrittenen Stadium Metastasen bilden. Die Behandlung erfolgt in der Regel operativ.

Basalzellkarzinom

Während das Basalzellkarzinom (Basaliom) den häufigsten Hauttumor in der Normalbevölkerung darstellt, ist es bei Organtransplantierten nur der zweithäufigste Tumor nach dem Plattenepithelkarzinom.

Das Basaliom tritt wie die aktinischen Keratosen und das invasive Plattenepithelkarzinom an den Arealen der Haut auf, die über viele Jahre hinweg ausgiebig der Sonne ausgesetzt waren.

Das Basalzellkarzinom bildet zwar in der Regel keine Metastasen in anderen Regionen des Körpers aus, zerstört jedoch umliegendes Gewebe und kann somit tief in Umgebungsstrukturen wie Knochen einwachsen.

Anfangs erscheint das Basalzellkarzinom häufig als kleines, hartes, glänzendes Knötchen, das langsam größer wird. Häufig hat es einen erhabenen wulstartigen Rand. Später können sich aus diesen Knötchen Geschwüre bilden, die schlecht heilen, zu Blutungen neigen und Krusten ausbilden können.

Neben dieser typischen knotigen Form des Basalzellkarzinoms unterscheidet man noch andere Formen, die häufig schwerer zu erkennen sind. Bei dem oberflächlichem Basaliom sieht man meist nur einen rötlichen Fleck, der manchmal von einer Kruste bedeckt sein kann. Das sklerodermiforme Basalzellkarzinom ähnelt von seinem Erscheinungsbild einer Narbe und wird daher häufig erst spät erkannt.

Es gibt vielfältige Möglichkeiten zur Behandlung des Basalzellkarzinoms. Therapieoptionen sind neben der operativen Entfernung die Kryotherapie, Lasertherapie, Kurettage und Elektrodissektion, Strahlentherapie oder photodynamische Therapie (PDT). Im letzten Jahr erfolgte auch die Zulassung von Imiquimod, eine Substanz der Gruppe der *Immune Response Modifier*, die als 5% Creme vorliegt und auf die betroffenen Areale aufgebracht wird. Diese Therapie wird sehr erfolgreich zur Behandlung von oberflächlichen Basaliomen eingesetzt. Die Wahl der Therapie richtet sich nach der Art des Basalzellkarzinoms (zum Beispiel knotig, oberflächlich), der Größe, der Lokalisation und der Tiefenausdehnung des Tumors. Aber auch das Alter des Patienten und der allgemeine Gesundheitszustand sind wichtige Entscheidungshilfen.

Dysplastische Nävi

Dysplastische Nävi sind atypische Muttermale, die im Vergleich zu normalen Muttermalen ein höheres Risiko besitzen, sich zum malignen Melanom zu entwickeln. Patienten, die solche atypischen Muttermale haben sollten diese regelmäßig vom Hautarzt untersuchen lassen. Auffällige Nävi werden operativ entfernt.

Prophylaxe

Organtransplantierte Patienten haben ein erhöhtes Risiko an hellem Hautkrebs (Plattenepithelkarzinom, aktinische Keratose und Basaliom) zu erkranken. Neben modernen Therapieoptionen für bereits existente Hautkrebsformen, stehen auch eine Reihe von Prophylaxen zur Verhinderung einer Hautkrebsentwicklung zur Verfügung.

Von zentraler Bedeutung ist der tägliche Sonnenschutz in Form von Sonnencremes und Textilien (langärmeliges Hemd, Sonnenhut). Bei Sonnenschutzcremes sollte darauf geachtet werden, dass diese sowohl im UVA- als auch UVB-Bereich wirksam sind und mindestens einen Sonnenschutzfaktor (SPF) von 25 haben. Zudem ist es wichtig Sonnenschutzmaßnahmen auch an bewölkten Tagen zu beachten, da 80% der für die Haut gefährlichen ultravioletten Strahlung auch bei geschlossener Wolkendecke die Erdoberfläche erreichen. Selbst im Schatten nimmt die ultraviolette Strahlung nur um 50% ab. Bewusstes Sonnenbaden und der Aufenthalt in der Sonne zwischen 11-15 Uhr sollte vermieden werden.

Nachsorge

Während eine engmaschige Überwachung der Transplantatfunktion durch spezielle Ambulanzen in chirurgischen und internistischen Fachgebieten gängige Praxis ist, gehört eine regelmäßige hautärztliche Betreuung bisher nur im Einzelfall zum Nachsorgestandard. Dabei lassen sich gerade am Hautorgan viele Infektionserkrankungen sowie Vorstufen von Hauttumoren frühzeitig diagnostizieren und erfolgreich behandeln. An der Charité Hautklinik werden organtransplantierte Patienten im Rahmen einer Spezialsprechstunde regelmäßig in einer Vorsorge und Nachsorge betreut. Für jeden Patienten wird das individuelle Risikoprofil ermittelt und somit spezielle Untersuchungsintervalle erarbeitet. Zudem werden die Patienten in ausführlichen Gesprächen über die Möglichkeiten zur Prävention aufgeklärt.

Diese Maßnahmen ermöglichen es durch gezielte Aufklärung Hauterkrankungen vorzubeugen, vorhandene Erkrankungen frühzeitig zu erkennen und zu behandeln.

Nach einer initialen Untersuchung vor Transplantation sollten nach Transplantation zumindest alle 6 Monate dermatologische Kontrollen stattfinden.

Patienten, die ein besonderes Risiko haben, weil sie an Frühformen von Hauttumoren leiden, schon einmal einen Hauttumor gehabt haben oder in ihrem Leben besonders viel der Sonne ausgesetzt waren, sollten sich in Abständen von 3-6 Monaten bei ihrem Hautarzt vorstellen.

Hotline

Für weitere Fragen hat das Hauttumor Centrum der Charité eine Hotline eingerichtet
Telefon++49-(0)30-450 518265

Möglichkeiten der Stammzelltransplantation in der Hornhautchirurgie

Martin Grueterich

Der therapeutische Ansatz, Erkrankungen mit Hilfe von Stammzellen zu behandeln, wird in den letzten Jahren heftig und zum Teil kontrovers diskutiert. Hierbei muss grundsätzlich unterschieden werden ob es sich bei den verwendeten Stammzellen um embryonale oder adulte Stammzellen handelt. Bei der Verwendung von adulten Stammzellen entfallen die ethischen Vorbehalte weitgehend, da durch deren Gewinnung in aller Regel keine dauerhaften Schäden beim Spender zu erwarten sind.

In der Augenheilkunde, genauer gesagt an der Hornhaut des Auges, haben wir die idealen Voraussetzungen, eine Entnahme und Transplantation von adulten Stammzellen (Limbusstammzellen) vorzunehmen.

Die für die konstante Erneuerung des Hornhautepithels verantwortlichen Stammzellen sind am Übergang von der gefäßreichen, semi-transparenten Bindehaut zur klaren, avaskulären Hornhaut lokalisiert. Sie sind örtlich von den aus ihnen resultierenden Nachkommen (transiente Teilungszellen und differenzierte Hornhautepithelzellen) getrennt [1, 2, 3] (Abb. 1).

Epithelheilungsstörungen und entzündliche Begleitreaktionen mit Gefäßeinsprossung stellen die Hauptmerkmale schwerer Oberflächenstörungen der Hornhaut dar. Eine der schwersten Formen ist die Limbusstammzellinsuffizienz, bei der das basale Limbusepithel zerstört oder nicht mehr funktionsfähig ist und die klare Hornhaut von Bindehaut (Konjunktivalisierung) überwachsen wird [4] (Abb. 1). Als kausales Verfahren kann in diesen Situationen nur die Transplantation von gesunden Limbusstammzellen eine Wiederherstellung der Augenoberfläche gewährleisten [5]. Die bisher zur Verfügung stehenden chirurgischen Verfahren haben unterschiedliche Vor- und Nachteile bezüglich Gewebeverträglichkeit und damit Transplantatüberlebensrate, iatrogener Schädigung des Spenderauges und Immunsuppression.

Operative Technik

In Abhängigkeit von der Ausprägung der Limbusstammzellinsuffizienz stehen unterschiedliche

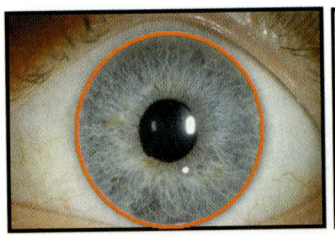

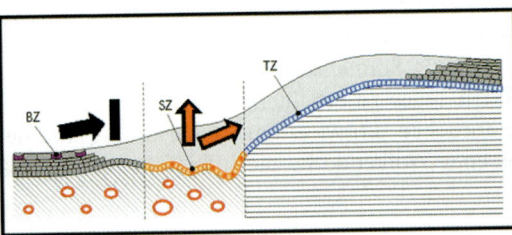

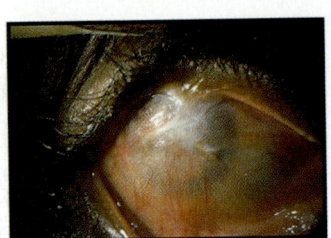

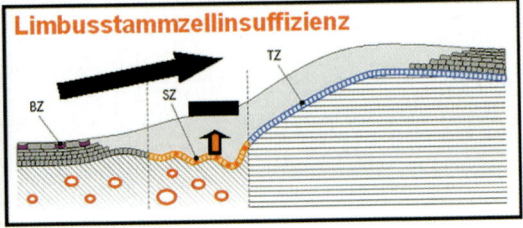

Abb. 1. Limbusstammzellen. Oben: Stammzellen des Hornhautepithel sind im basalen Epithel des Limbus lokalisiert. Die proliferativen Kräfte (rote Pfeile) verhindern ein Überwachsen von Bindehautepithel (Konjunktivaepithel) auf die klare Hornhaut. Unten: Bei Insuffizienz der Limbusstammzellen kommt es zu einer Konjunktivalisierung der Hornhaut. Rot: Limbus/Blau: Transiente Teilungszellen/Violett: Becherzellen der Bindehaut

Abb. 2. Konjunktiva–Limbus–Transplantation. **A**: Entnahme eines Limbustransplantates am lebenden Spenderauge. **B**: Konjunktivalisierte Hornhaut bei Aniridie. **C**: Aufbringen des freien Transplantates nach Entfernung des Bindehautepithels. **D**: Bei 12:00 und 6:00 Uhr fixierte Limbustransplantate in situ. Die übrige Hornhautoberfläche erscheint rauh und ist noch nicht von Epithel bedeckt

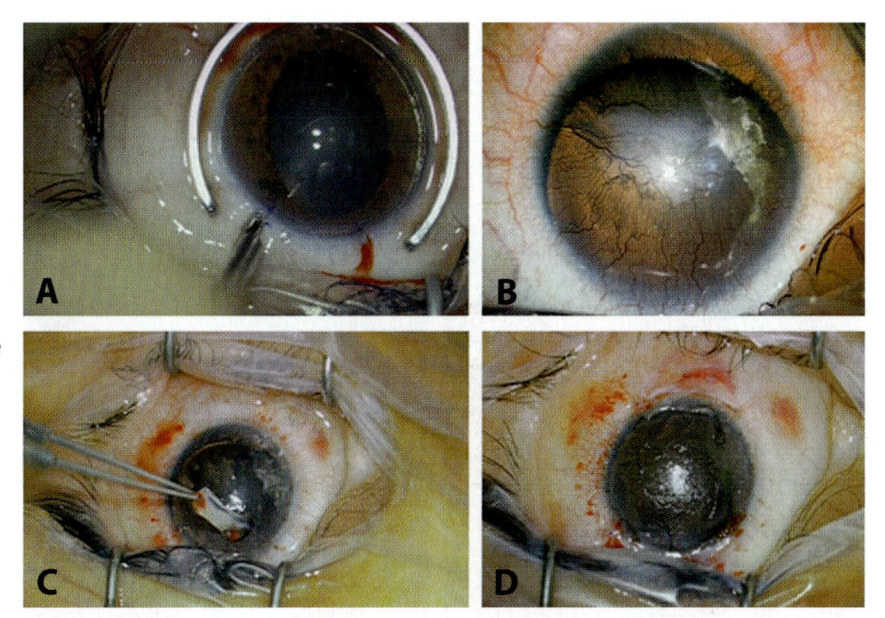

Möglichkeiten der Limbustransplantation zur Verfügung.

Milde Formen einer Limbusstammzellinsuffizienz können häufig durch einfache Abtragung des konjunktivalisierten Hornhautepithels (superfizielle Keratektomie) kontrolliert werden. Das freigelegte Limbusstroma wird vom benachbarten, gesunden Limbusepithel überwachsen. Eine genaue Nachbeobachtung des Heilungsprozesses mit gegebenenfalls erneuter Abtragung von einwachsendem Bindehautepithel wird bei der alleinigen superfiziellen Keratektomie empfohlen [6].

Humane Amnionmembranen haben sich als geeignetes Substrat bei der Behandlung verschiedener Erkrankungen der Augenoberfläche erwiesen. Der Amnionmembran konnten epithelialisierungs-fördernde und anti-entzündliche Eigenschaften zugeschrieben werden, weshalb sie auch in Verbindung mit der oben genannten superfiziellen Keratektomie bei partieller Limbusstamzellinsuffizienz unterstützend eingesetzt wird [7].

Ist die Konjunktivalisierung diffus oder umfasst sie die gesamte Hornhaut, sind die oben genannten Methoden nicht mehr ausreichend und die Transplantation von Limbusstammzellen wird zur Rekonstruktion der Hornhautoberfläche erforderlich.

Ist die Limbusstammzellinsuffizienz auf ein Auge beschränkt oder sektoriell, kann gesundes Limbusepithel vom nicht betroffenen kontralateralen Auge entfernt und auf das zuvor präparierte Areal transplantiert werden (autologes Konjunktiva-Limbus-Transplantat) [8]. Zur Rekonstruktion eines Auges mit kompletter Limbusstammzellinsuffizienz müssen zwei Transplantate entnommen werden, welche jeweils etwa drei Uhrzeiten messen und etwa 2 mm Bindehaut, Limbus und etwa 1 mm periphere Kornea einbeziehen. Die erfolgreiche Transplantation von autologem Limbusgewebe wurde erstmalig von Kenyon und Tseng 1989 beschrieben [8] und seitdem von zahlreichen Autoren zur Behandlung der partiellen und kompletten einseitigen Limbusstammzellinsuffizienz unterschiedlicher Ursachen bestätigt (Abb. 2).

Die potentielle Gefahr der autologen Limbustransplantation ist die Induktion einer iatrogenen Limbusstammzellinsuffizienz am gesunden Partnerauge durch die Entfernung zweier relativ großer Limbustransplantate.

Eine systemische Immunsuppression ist bei der autologen Konjunktiva-Limbus-Transplantation nicht erforderlich, da es sich um körpereigenes Gewebe handelt.

Sind beide Augen betroffen, muss Limbusgewebe von einem fremden Spender entnommen werden. Dies kann entweder als Lebendspende von einem HLA-typisierten Verwandten (homologes Konjunktiva-Limbus-Transplantation) [9] oder aber von einem Verstorbenen stammen (homologes Kerato-Limbus-Transplantat). Bei der Kerato-Limbus-Transplantation wird ein lamelläres, 360° umspannendes Ringtransplantat (beziehungsweise zwei oder drei gleich große Segmente) verwendet (Abb. 3), welches aus einem schmalen Anteil von Skleragewebe, dem gesamten Limbus und etwa 1mm Hornhautgewebe besteht [10].

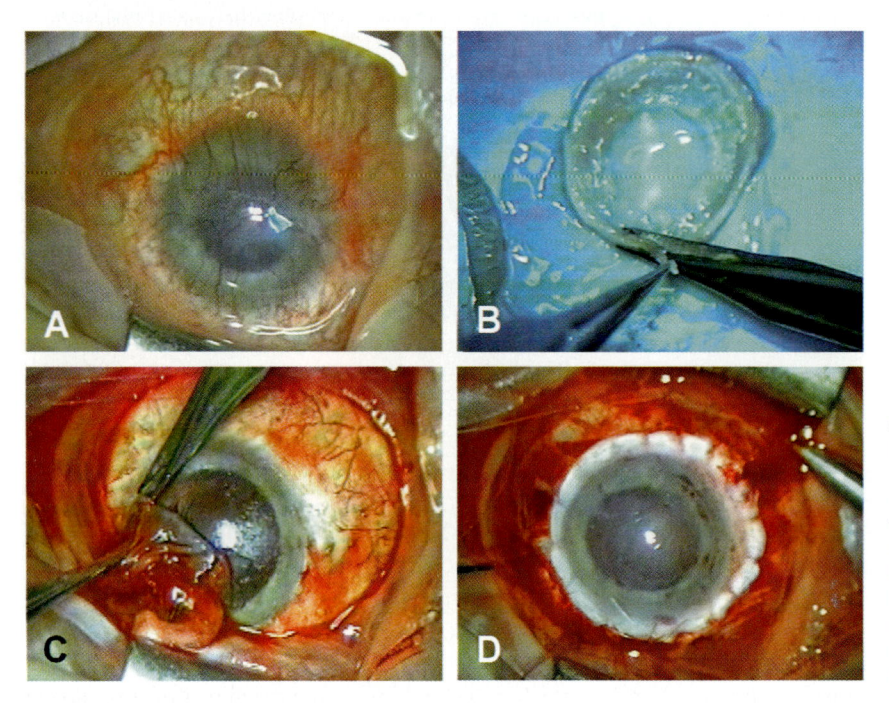

Abb. 3. Keratolimbus-Transplantation. **A**: Konjunktivalisierte Hornhautoberfläche nach Verätzung. **B**: Präparation des korneoskleralen Spenderringes. **C**: Lamelläre Entfernung des fibrovaskulären Pannus. **D**: Korneosklerales Spendergewebe nach Fixation mit 10-0 Einzelknopfnähten

Für die Prävention eines immunologisch bedingten Transplantatversagens ist eine suffiziente systemische Immunsuppression entscheidend. Zur Anwendung kommen derzeit Steroide, Cyclosporin A, Tacrolimus, Mykophenolat-Mofetil und Rapamycin. Ein allgemein akzeptiertes Protokoll existiert derzeit noch nicht.

Neue Verfahren zur Anreicherung von Limbusstammzellen unter Kulturbedingungen zur anschließenden Transplantation sind in der klinischen Erprobung. Hierbei werden Limbusbiopsien am gesunden Partnerauge oder von einem Lebendspender entnommen, welche deutlich kleiner sind als bei den oben genannten Verfahren, und somit eine deutlich geringere Schädigung verursachen. Von diesen Biopsien ausgehend können Epithelzellverbände auf unterschiedlichen Matrizes gezüchtet werden. Als Matrix wird humanes Amnion oder Fibrin verwendet. Erste klinische Erfahrungen mit diesen Methoden sind vielversprechend, bedürfen jedoch weiterer Optimierung hinsichtlich Zellkulturbedingungen und Biopsieaufbereitung [11, 12, 13].

Literatur

1. Lehrer MS, Sun TT, Lavker RM (1998) Strategies of epithelial repair: modulation of stem cell and transient amplifying cell proliferation. J Cell Sci 111: 2867–2875
2. Schermer A, Galvin S, Sun TT (1986) Differentiation-related expression of a major 64K corneal keratin in vivo and in culture suggests limbal location of corneal epithelial stem cells. J Cell Biol 103: 49–62
3. Wolosin JM, Xiong X, Schütte M, et al. (2000) Stem cells and differentiation stages in the limbo-corneal epithelium. Prog Retinal Eye Res 19: 223–255
4. Puangsricharern V, Tseng SCG (1995) Cytologic evidence of corneal diseases with limbal stem cell deficiency. Ophthalmology 102: 1476–1485
5. Holland EJ (1996) Epithelial transplantation for the management of severe ocular surface disease. Trans Am Ophthalmol Soc 94: 677–743
6. Dua HS (1998) The conjunctiva in corneal epithelial wound healing. Br J Ophthalmol 82: 1411
7. Kim JC, Tseng SCG (1995) Transplantation of preserved human amniotic membrane for surface reconstruction in severely damaged rabbit corneas. Cornea 14: 473–484
8. Kenyon KR, Tseng SCG (1989) Limbal autograft transplantation for ocular surface disorders. Ophthalmology 96: 709–723
9. Kenyon KR, Rapoza PA (1995) Limbal allograft transplantation for ocular surface disorders. Ophthalmology 102(Suppl): 101–102
10. Tsai RJF, Tseng SCG (1994) Human allograft limbal transplantation for corneal surface reconstruction. Cornea 13: 389–400
11. Tsai RJF, Li L-M, Chen J-K (2000) Reconstruction of damaged corneas by transplantation of autologous limbal epithelial cells. N Eng J Med 343: 86–93
12. Grueterich M, Espana EM, Touhami A, et al. (2002) Phenotypic study of a case with successful transplantation of ex vivo expanded human limbal epithelium for unilateral total limbal stem cell deficiency. Ophthalmology 109: 1547
13. Grueterich M, Espana EM, Tseng SCG (2003) Ex vivo expansion of limbal epithelial stem cells: Amniotic membrane serving as a stem cell niche. Surv Ophthalmol 48: 631–646

Textilien zur Therapie von Hauterkrankungen

Peter Elsner, Joachim Fluhr und Uta-Christina Hipler

Zusammenfassung

Auf der Basis des ZIMMER Lyocell Verfahren erfolgt die Herstellung von Fasern aus Zellulose und Algen sowie Zellulose, Algen und Silber. Eine besondere Fähigkeit der Fasern aus Zellulose und Algen ist, Stoffe zu binden und zu absorbieren. Die spezielle Fähigkeit der Metallsorption wird bei der Aktivierung von dieser Fasern ausgenutzt. Dabei kann das bakterizid wirkende Metall Silber vom bereits fertig ausgeformten zellulosischen Faserkörper absorbiert werden. Die vorliegende Studie zeigt die antimykotische Wirkung von Zellulose-Algen-Silber-Gemisch in einem In-vitro-Testsystem gegenüber *Candida albicans* (DSM 11225), *Candida tropicalis* (ATCC 1169) und *Candida krusei* (ATCC 6258). Darüber hinaus wurde die antibakterielle Aktivität der Fasern mit unterschiedlichen Mengen an Zellulose-Algen-Silber-Gemisch dosisabhängig gegenüber *Staphylococcus aureus* (ATCC 22923) und *Escherichia coli* (ATCC 35218) nachgewiesen. Ob diese Faser in bioaktiven Textilien Verwendung finden kann, die für spezifische anatomische Regionen und Hautbedingungen mit einer Suszeptibilität für Pilz-und Bakterieninfektionen, speziell Candida-Spezies, *Staphylococcus aureus* und *Escherichia coli* geeignet ist, muss durch weitere Untersuchungen, insbesondere In-vivo-Tests am Menschen, unter Berücksichtigung möglicher allergischer und toxischer Effekte der Fasern, sichergestellt werden.

Einleitung

Das ZIMMER Lyocell Verfahren bildet die Grundlage zur Herstellung von Fasern aus Zellulose und Algen sowie aus Zellulose-Algen-Silber-Gemisch [9].

Fein gemahlenes Algenmaterial, vor allem aus der Gruppe der Braun-, Rot-, Grün- und Blaualgen, hier speziell die Braunalge (Ascophyllum Nodosum – Knotentang) wird zur Herstellung dieser Spezialfasern verwendet.

Bei der Produktion dieser Algen-inkorporierten Lyocell Faser wird eine Zellulosespinnlösung unter Verwendung des Lösungsmittels N-Methylmorpholin-N-Oxid erzeugt, wobei das gemahlene Algenmaterial entweder pulverförmig oder als Algensuspension direkt der Zellulose, der Zellulosemaische oder der Spinnlösung zugeführt werden kann. Die auf diese Weise hergestellte Zellulose-Algen-Spinnlösung wird in der Folge zu Fasern gesponnen.

Meeresalgen besitzen die Fähigkeit, die im Meerwasser enthaltenen Mineralien aufzunehmen. Analysiert man die Inhaltsstoffe, so können neben Mineralien auch Kohlenhydrate, Aminosäuren, Fette und Vitamine in Meeresalgen nachgewiesen werden.

Aufgrund der Vielfalt der wirkaktiven Inhaltsstoffe werden Algen oder Algenextrakte vorzugsweise in der Kosmetik sowie in der pharmazeutischen Industrie eingesetzt.

Aus Zellulose und Algen hergestellte Gewebe weisen wegen der guten textilphysikalischen Eigenschaften hohe Formstabilität auf, dazu kommt noch der für zellulosische Fasern typische hohe Tragekomfort.

Eine besondere Fähigkeit der Zellulose-Algen-Faser ist, Stoffe zu binden und zu absorbieren. Die spezielle Fähigkeit der Metallsorption wird bei der Aktivierung von Zellulose-Algen-Fasern ausgenutzt. Dabei können bakterizid wirkende Metalle wie Silber, Zink, Kupfer und andere vom bereits fertig ausgeformten zellulosischen Faserkörper absorbiert werden [10].

Im Gegensatz zur üblicherweise angewandten Methode der Inkorporation der Wirkstoffe in die Spinnlösung ist es bei der Herstellung des Zellulose-Algen-Silber-Gemischs möglich, den Wirkstoff durch einen Aktivierungsschritt an der fertig geformten Faser – bis in den Faserkern hinein – dauerhaft einzubringen.

Es ist davon auszugehen, dass die Metalle über freie Carbonyl-, Carboxy- und Hydroxyl-Gruppen der

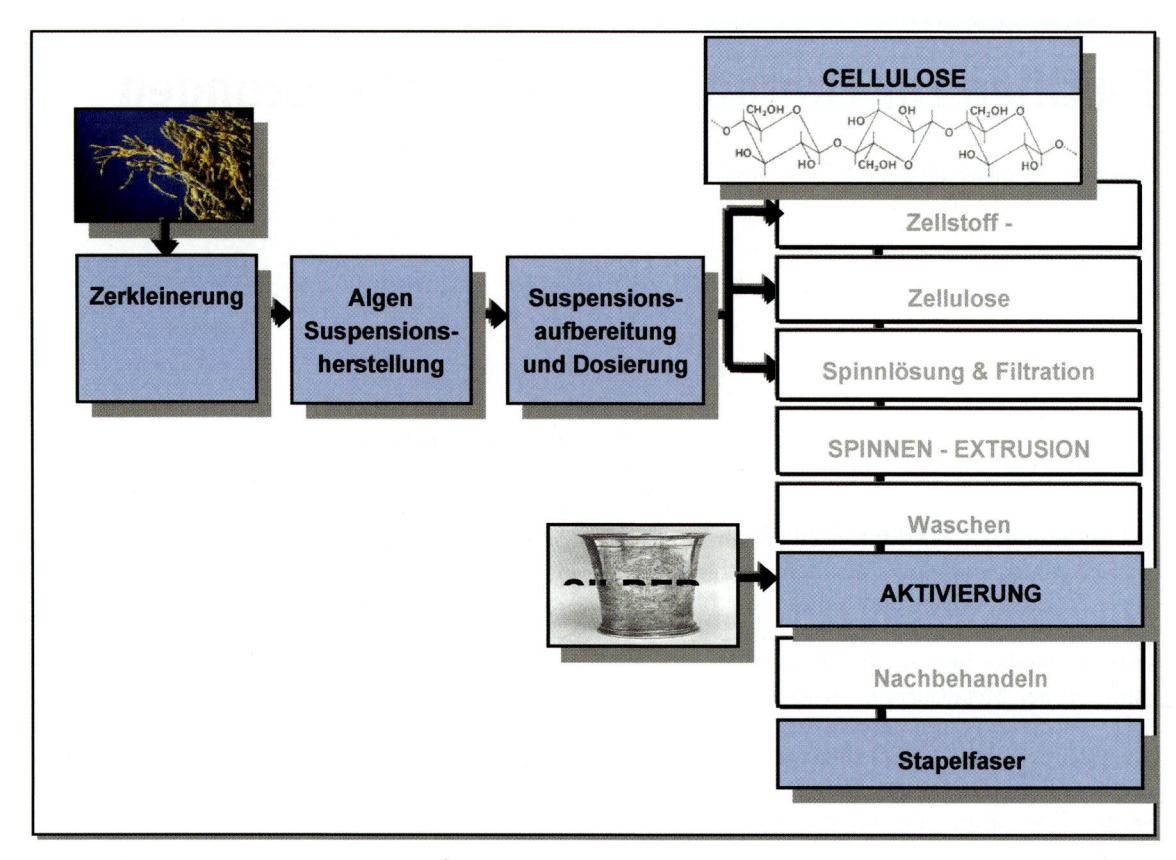

Abb. 1. Schematische Darstellung des SeaCell® Active Herstellungsprozesses

Cellulose sowie der inkorporierten Algen gebunden werden. Aus der Literatur ist zum Beispiel bekannt, dass die in den Algen vorhandenen Phenole durch die Bildung von Chelatkomplexen Metalle aufnehmen können [7, 11].

Durch das Quellverhalten der Zellulose sowie aufgrund der gleichmäßigen Verteilung der Algen über den Faserquerschnitt werden die Metallionen in der Fasermatrix permanent verankert.

Da Silber keine negativen Begleiterscheinungen, wie zum Beispiel Irritationen der Haut, hervorruft, ist die Anwendung von Silber als Aktivierungsmittel zur Herstellung des Zellulose-Algen-Silber-Gemisch das bevorzugte Element [2].

Die geringe Abgabe von Silberionen aus der Faser bewirkt, dass der antibakterielle Effekt langfristig erhalten bleibt. Vom dermatologischen und hygienischen Gesichtspunkt ist damit gewährleistet, dass es zu keinen Reizungen der Haut kommt. Der hervorragende Tragekomfort der zellulosischen Faser bleibt erhalten [6, 8].

Neben quantitativen Analysen mittels Atomabsorptionsspektroskopie, Zellulose-Algen-Silber-Gemisch enthält rund 6000 ppm Silber, wurde die Silberverteilung über den Faserquerschnitt untersucht. Dazu wurde die Faser aus Zellulose-Algen-Silber-Gemisch in flüssigem Stickstoff gebrochen. Dieser Kryobruch wurde dann im Rasterelektronenmikroskop (LEO Type DSM 962) analysiert. Neben dem Rückstreubild wurde auch mittels energiedispersiver Röntgenanalyse (EDX – Detektor OXFORD Instruments) die Silberverteilung an der Faserbruchfläche dargestellt.

In der Abbildung 2 ist das jeweilige Elektronenrückstreubild der entsprechenden Silber-*Mapping*-Aufnahme gegenübergestellt.

Im Rückstreubild, das auch eine Materialkontrastwiedergabe ist (jeweils linkes Bild), weisen dunklere Stellen auf leichte Elemente und helle Stellen auf schwere Elemente wie Silber hin.

Bei den Silber-*Mapping*-Aufnahmen (jeweils rechtes Bild), zeigen die hellen Stellen das Vorhandensein von Silber an.

Aus diesen Aufnahmen ist deutlich zu erkennen, dass das Silber regelmäßig über den Faserquerschnitt verteilt ist, und sich nicht nur ausschließlich an der Faseroberfläche befindet.

Die Produktionstechnologie der Fasern aus Zellulose-Algen-Gemisch sowie Zellulose-Algen-Silber-

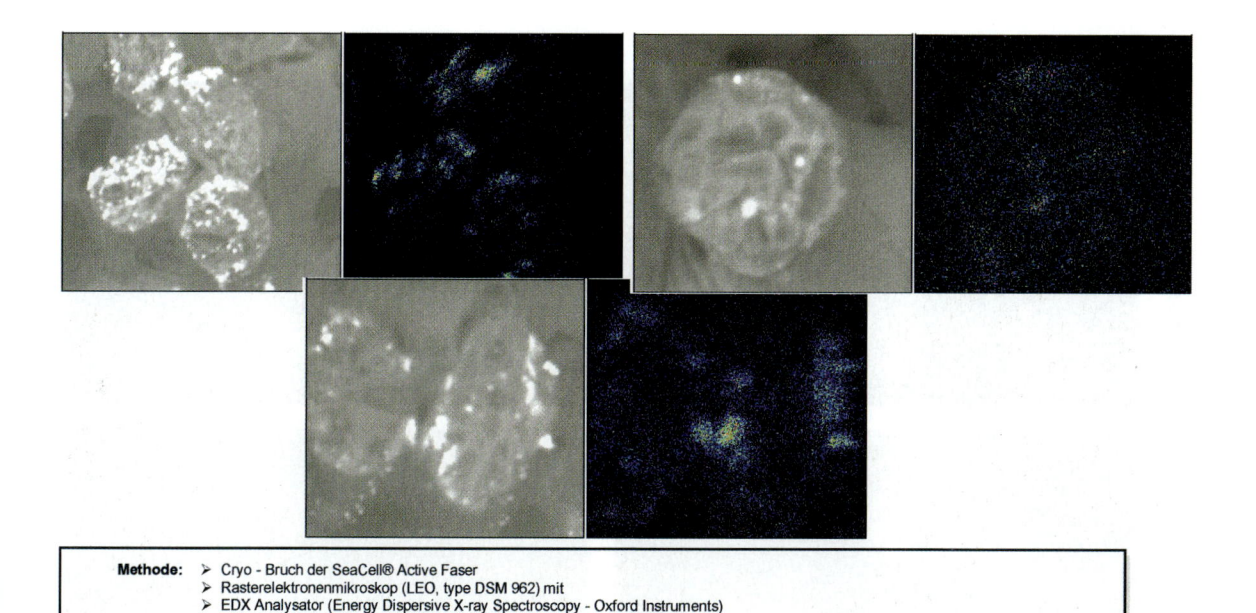

Methode:
- Cryo - Bruch der SeaCell® Active Faser
- Rasterelektronenmikroskop (LEO, type DSM 962) mit
- EDX Analysator (Energy Dispersive X-ray Spectroscopy - Oxford Instruments)

Abb. 2. Silberverteilung in SeaCell® Active Faser (EDX – Mapping)

Gemisch entspricht den höchsten ökologischen Anforderungen. Beide Fasern sind nach ÖKO-TEX Standard 100, Produktionsklasse I für Babyartikel, zertifiziert.

Antimikrobielle Untersuchungen

Die Haut stellt die Schnittstelle zwischen Körper und den manchmal unwirtlichen Umweltbedingungen dar. Textilien haben den längsten Kontakt mit der menschlichen Haut. Sie spielen eine entscheidende Rolle insbesondere bei Hautzuständen wie Neurodermitis, vermehrter Schweißneigung, Patienten mit Diabetes und Altershaut. Diese werden durch oder von Bakterien- und Pilzbefall der Haut verursacht beziehungsweise begleitet.

Aus diesem Grund wurden *In-vitro*-Untersuchungen über die antimikrobiellen Eigenschaften von Fasern aus Zellulose-Algen-Silber-Gemisch durchgeführt.

Antimykotische Eigenschaften des Zellulose-Algen-Silber-Gemischs

Die Untersuchung wurde mit dem Ziel durchgeführt, um die antimykotische Wirkung der Fasern aus Zellulose-Algen-Silber-Gemisch gegen verschiedene Pilze der Familie *Candida* zu prüfen.

Untersucht wurden: *Candida albicans, Candida parapsilosis, Candida glabrata, Candida tropicalis* und *Candida krusei. Candida albicans* ist für eine weit verbreitete juckende Hautinfektion durch Hefen, insbesondere in Hautlappen, verantwortlich. Diese Pilzinfektionen werden mit warmen, feuchten und okklusiven Bedingungen in Verbindung gebracht, zum Beispiel in den Armbeugen, unter den Brüsten sowie im Genital- und Analbereich.

Es wurden zwei verschiedene *In-Vitro*-Testsysteme verwendet: Eine klassische Inkubation mit den Standard-Pilzstämmen auf verschiedenen Fasern für einen Zeitraum von 24 Stunden. Die antimykotische Wirkung wurde in einer Neubauer-Zählkammer quantifiziert.

Zusätzlich wurde eine Anfärbung mit dem neuen Fluoreszenzfarbstoff FUN-1® durchgeführt. Mit Hilfe dieses Farbstoffes können die aktiven Pilzspezies angefärbt werden [5]. In Abbildung 3 ist zu sehen, dass während der Behandlung mit 100% Zellulose-Algen-Silber-Gemisch fast alle lebenden Candida albicans und Candida krusei abgetötet werden (Abb. 3).

Die durchgeführten Untersuchung zeigten eine gute antimykotische Wirkung gegen verschiedene Pilze der Familie *Candida*, nämlich *Candida albicans, Candida glabrata, Candida krusei* und *Candida tropicalis*. Andere *Candida*-Spezies wie zum Beispiel *C. parapsilosis* (Onychomykose), *C. glabrata* (Genitalinfektion), *C. tropicalis* und *C. krusei* reagierten ebenfalls empfindlich auf die SeaCell® Active-Fasern [1].

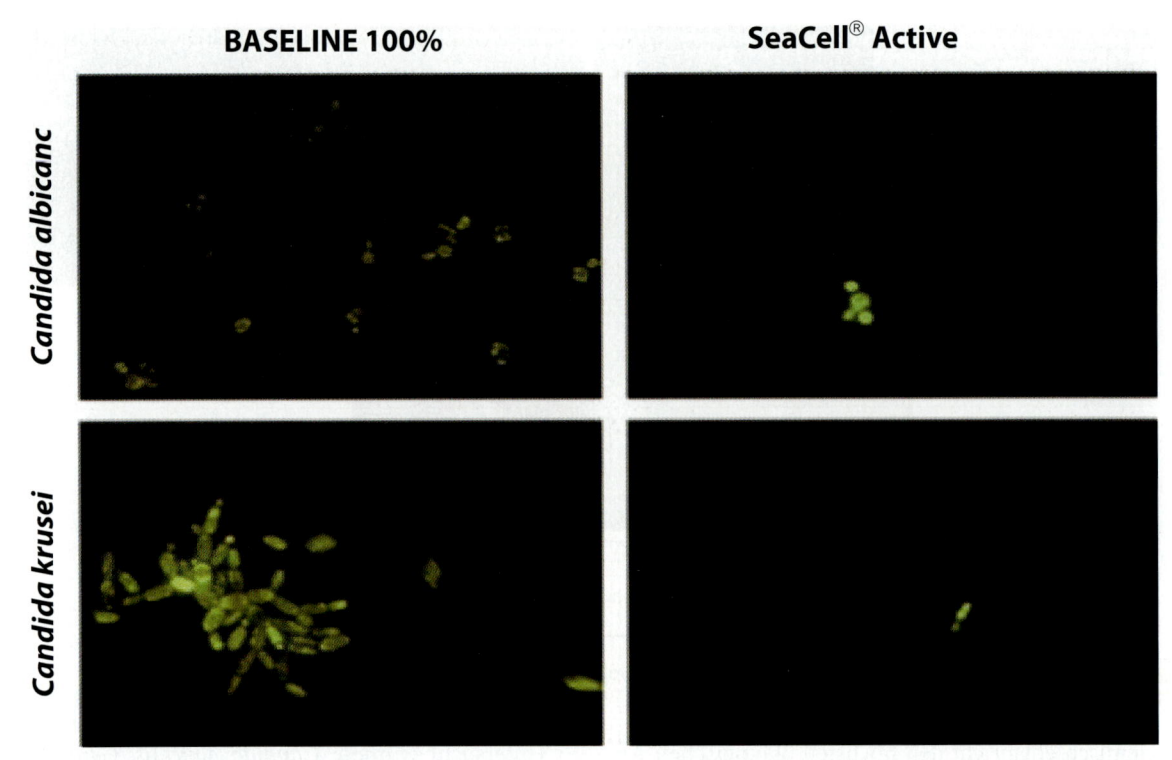

Abb. 3. Nachweis der fungiziden Wirkung von SeaCell® Active gegenüber *Candida albians* und *Candida krusei* mit Hilfe der FUN-1-Färbung vor und nach der Inkubation

Das auffallendste Ergebnis war die Konzentrationsabhängigkeit (Anteil von Zellulose-Algen-Silber-Gemisch im Gewebe) der antimykotischen Wirkung bei allen untersuchten Spezies. Diese Ergebnisse wurden durch die FUN-1-Färbung bestätigt.

Gehalt von 100% Zellulose-Algen-Silber-Gemisch am höchsten. Eine mittlere Wirkung wurde in einem Mischgewebe mit 5% Zellulose-Algen-Silber-Anteil und eine hohe Aktivität bei einem Anteil von 10% bis 20% Zellulose-Algen-Silber-Anteil beobachtet [3, 4].

Antibakterielle Eigenschaften des Zellulose-Algen-Silber-Gemischs

Neben der antimykotischen Wirkung wurde geprüft, ob die Fasern aus Zellulose-Algen-Silber-Gemisch eine antibakterielle Wirkung aufweist. Dazu wurden zwei verschiedene *Staphylococcus aureus*-Stämme und einen *Escherichia coli*- Stamm verwendet. *Staphylococcus aureus* ist für schwere Hautinfektionen verantwortlich und trägt darüber hinaus oftmals zur Exazerbation der atopischen Dermatitis bei. *Escherichia coli* (*E. coli*) ist ein Bakterium, das oft bei Infektionen im Zwischenfingerraum und im Genitalbereich auftritt.

In den *In-vitro*-Testungen konnte die Wirkung des Zellulose-Algen-Silber-Gemischs gegenüber den Bakterienstämmen *Staphylococcus aureus* und *Escherichia coli* nachgewiesen werden.

Diese antibakterielle Wirkung zeigte sich in Abhängigkeit von der Dosierung und war bei einem

Schlussfolgerungen

Die bisherigen Ergebnisse zeigen die antimykotische und antibakterielle Wirkung von Stoffen aus Zellulose-Algen-Silber-Gemisch in einer standardisierten *In-vitro*-Testreihe. Ob diese Faser in bioaktiven Textilien Verwendung finden kann, die für spezifische anatomische Regionen und Hautbedingungen mit einer Suszeptibilität für Pilz-und Bakterieninfektionen, speziell Candida-Spezies, *Staphylococcus aureus* und *Escherichia coli* geeignet ist, muss durch weitere Untersuchungen, insbesondere *In-vivo*-Tests am Menschen, unter Berücksichtigung möglicher allergischer und toxischer Effekte der Fasern, sichergestellt werden. Wenn diese Ergebnisse auch bei Tragetests bestätigt werden, scheint das Zellulose-Algen-Silber-Gemisch für den Einsatz in bioaktiven Textilien zum Beispiel für Sportbekleidung, Unterwäsche, Socken, Arbeitskleidung, Heimtextilien und Hygieneartikel, insbesondere auch für Allergiker, gut geeignet zu sein.

Anmerkung der Herausgeber: Die Autoren berichten hier über die Fasern SeaCell®, im Text mit Zellulose-Algen-Gemisch bezeichnet sowie über SeaCell® Active, im Text mit Zellulose-Algen-Silber-Gemisch benannt.

Literatur

1. Fluhr J, Hipler UC, Elsner P (2004) Silver-loaded cellulosic fibers with anti-fungal and anti-bacterial properties new bioactive fibers for intelligent textiles: SeaCell® Active. Proceedings of the Textile Institut 83rd World Conference (83rd TIWC) 23.-27. Mai, Shanghai, China, Vol 2, pp 633–637
2. Freudiger A (2004) SeaCell® eine neue Faser in der textilen Welt. 13. Spinnerei-Kolloquium Festhalle Denkendorf, 27.-28.4.
3. Hipler UC, Elsner P, Fluhr JW (2006) Anti-fungal and anti-bacterial properties of a silver-loaded cellulosic fiber. J Biomedical Mat Res: Part B – Applied Biomaterials 77B: 156–163
4. Hipler UC, Elsner P, Fluhr JW (2006) A new silver-loaded cellulosic fiber with antifungal and antibacterial properties. In: Curr Probl Dermatol; Hipler UC, Elsner P (eds) Biofunctional textiles and the skin. Vol 33, pp 165–179
5. Millard PJ, Roth BL, Thi HP, et al. (1997) Development of the FUN-1 family of fluorescent probes for vacuole labeling and viability testing of yeasts. Appl Environ Microbiol 63: 2897–2905
6. Lansdown AB (2002) Silver: Its antibacterial properties and mechanism of action. J Wound Care 11: 125–130
7. Pedersen A (1984) Studies on phenol content and heavy metal uptake in fucoids. Hydrobiologia 116/117: 498–504
8. Williams RL, Doherty PJ, Vince DG, et al. (1989) The biocompatibility of silver. Brit Rev Biocompatibility 5: 221–243
9. Zikeli S (2001) Lyocell fibers with health-promoting effect through incorporation of seaweed. Chemical Fibers International 51: 272–276
10. Zikeli S (2002) SeaCell® Active – Eine neue cellulosische Faser mit antimikrobiellen Eigenschaften. Avantex – International forum and symposium for high-tech apparel textiles, Mai 2002
11. Zhou D, Zhang L, Zhou J, Guo S (2004) Cellulose / chitin beads for absorption of heavy metals in aqueous solution. Water Res 38: 2643–2650

Therapieoptionen bei blasenbildenden Autoimmunerkrankungen

Michael Hertl und Rüdiger Eming

Einleitung

Die Einführung systemischer Immunsuppressiva hat die Prognose des Pemphigus und weiterer bullöser Autoimmundermatosen dramatisch verbessert. Aufgrund langjähriger Erfahrung werden systemische Glukokortikoide beim Pemphigus und Pemphigoid in der Regel mit anderen Immunsuppressiva kombiniert, um Dosis und Dauer der systemischen Gabe von Glukokortikoiden schneller reduzieren zu können [8] (Tabelle 2). Die am meisten eingesetzten adjuvanten Immunsuppressiva sind Azathioprin, Chlorambucil, Cyclophosphamid, Methotrexat, Cyclosporin A und Mycophenolsäure [17] (Tabelle 1, 3). Klinische Erfahrungen bezüglich ihrer Wirksamkeit werden im folgenden kurz dargestellt.

Da bislang nur wenige kontrollierte Studien zur Wirksamkeit spezifischer Immunsuppressiva beziehungsweise Immunmodulatoren bei der Behandlung der meisten bullösen Autoimmundermatosen vorliegen, basieren die in dieser Übersicht angegeben Wirkprofile einzelner Immunsuppressiva auf Beobachtungen meist kleinerer Patientenkollektive. Ferner werden zwei neue Therapieverfahren bei therapierefraktären Verläufen bullöser Autoimmundermatosen, Immunadsorption und Rituximab (monoklonaler anti-CD20-Antikörper), angesprochen und diskutiert.

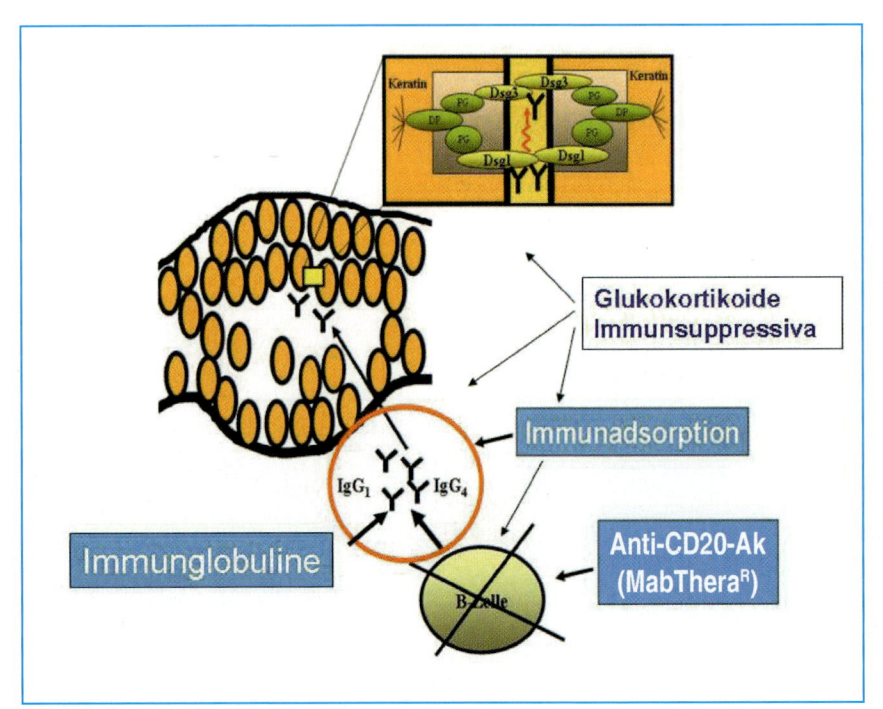

Abb. 1. Schematische Darstellung der Wirkweise gängiger Therapeutika bei bullösen Autoimmundermatosen am Beispiel des Pemphigus. Systemische Glukokortikoide in Kombination mit adjuvanter Immunsuppression sollen die *De-novo*-Synthese pathogener Autoantikörper reduzieren. Der Einsatz neuerer Therapien, zum Beispiel der Immunadsorption und von Rituximab, zielen darauf ab, pathogene Serumantikörper beziehungsweise Antikörper-produzierende B-Zellen zu eliminieren

Pemphigus

Beim Pemphigus werden initial hohe Dosen (1–2 mg/kg/Tag Prednisolonäquivalent) systemischer Glukokortikoide eingesetzt, die je nach klinischem Ansprechen über Wochen bis Monate logarithmisch reduziert werden. Unerwünschte Begleitwirkungen, wie Hypertonus, Diabetes, Osteoporose, erhöhte Infektanfälligkeit, gastrointestinale Ulzera und aseptische Knochennekrosen, tragen immer noch zur signifikanten Morbidität und Mortalität des Pemphigus bei und müssen präventiv beobachtet werden [32].

Aufgrund langjähriger Erfahrung gilt Azathioprin (1–3 mg/kg/Tag) als Immunsuppressivum der ersten Wahl [1]. Durch die Kombination systemischer Glukokortikoide mit Azathioprin lässt sich langfristig die Steroiddosis signifikant reduzieren, es dauert jedoch 6–8 Wochen, bevor der immunsuppressive Effekt eintritt. Vor Therapieeinleitung mit Azathioprin sollte die Aktivität der Thiopurinmethyltransferase bestimmt werden, um Individuen mit geringer Aktivität zu identifizieren, bei denen die Therapie mit Azathioprin zu einer exzessiven Myelosuppression führt [19].

Mycophenolat-Mofetil weist ein dem Azathioprin ähnliches Wirkungsprofil auf. In kleineren Kollektiven von Patienten mit Pemphigus vulgaris beziehungsweise Pemphigus foliaceus wurde Mycophenolat-Mofetil in einer Dosis von 1,5–3 g/Tag erfolgreich in Kombination mit Glukokortikoiden beziehungsweise auch als Monotherapie eingesetzt [16]. Langzeitwirkung und unerwünschte Begleitwirkungen dieser Substanz bei der Behandlung des Pemphigus müssen validiert werden.

Cyclophosphamid gilt als äußerst wirksames Mittel der Wahl bei therapierefraktären Verläufen des Pemphigus und wird meist als Stoßtherapie (500–750 mg/m² i.v.) gegeben [2, 26]. Potentielle unerwünschte toxische Begleitwirkungen treten unter Behandlung mit Cyclophosphamid häufiger auf als unter Therapie mit Azathioprin oder Mycophenolat-Mofetil, da es zu Übelkeit, Durchfall, Alopezie, Knochenmarksuppression mit Panzytopenie, hämorrhagischer Zystitis, Sterilität, Teratogenität und erhöhtem Risiko von Tumorerkrankungen kommen kann. Insbesondere jüngere Patienten müssen über diese potentiellen Begleitwirkungen aufgeklärt werden.

Ciclosporin A wurde in einzelnen Fällen als Systemtherapie beziehungsweise als topische Therapie

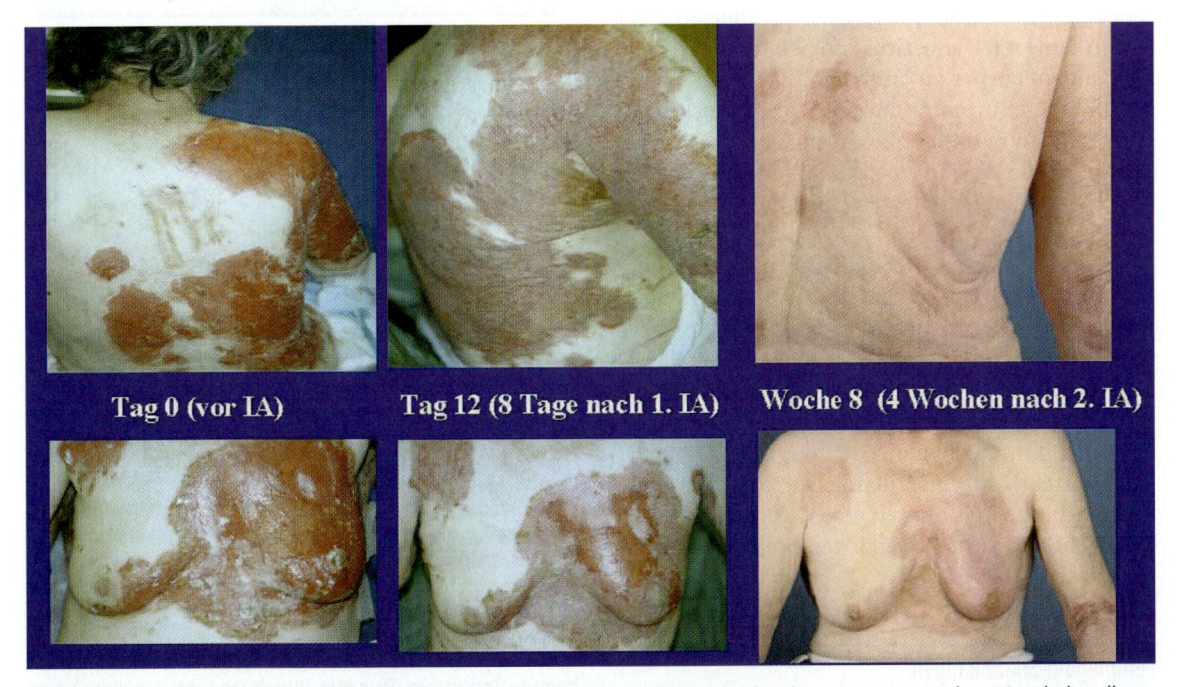

Abb. 2. Klinischer Verlauf einer Patientin mit schwerem Pemphigus vulgaris nach adjuvanter Immunadsorptionsbehandlung. Ausgedehnte, stammbetonte Erosionen bei einer Patientin mit Pemphigus vulgaris, die unter immunsuppressiver Therapie (Prednisolon 1 mg/kg/Tag, Azathioprin 1,5 mg/kg/Tag) zunächst kein gutes klinisches Ansprechen zeigte. Unter Fortsetzung der immunsuppressiven Therapie und zwei Zyklen einer Immunadsorptionsbehandlung zeigte sich ein schnelles Ansprechen und eine komplette Rückbildung der Erosionen innerhalb von 8 Wochen

beim Pemphigus der Mundschleimhaut erfolgreich eingesetzt. Eine neuere randomisierte, kontrollierte Studie mit 33 Patienten zeigte jedoch keinen Vorteil einer Kombinationstherapie bestehend aus Prednisolon (1 mg/kg/Tag) und Ciclosporin A (5 mg/kg/Tag) im Vergleich zu einer Monotherapie mit Methylprednisolon (initial 1 mg/kg/Tag) [18].

Methotrexat wurde in Einzelfällen mit Erfolg beim Pemphigus eingesetzt und wurde oral oder intramuskulär in einer Dosis von 10–15 mg/Woche verabreicht. Aufgrund der zum Teil hohen erforderlichen Dosen und den damit verbundenen toxischen Begleitwirkungen erscheint dieses Therapeutikum zur Zeit nicht als Mittel der ersten Wahl beim Pemphigus geeignet.

Diaminodiphenylsulfon (DADPS) ist in unserer Erfahrung gut wirksam beim Pemphigus foliaceus und beim IgA-Pemphigus; Hämolyse, Methämoglobin-Bildung und Agranulozytose müssen als potentielle schwerwiegende Nebenwirkungen berücksichtigt werden. Vor Therapiebeginn sollte die Aktivität der Glukose-6-Phophat-Dehydrogenase bestimmt werden. Kontrollierte Studien, welche die Wirksamkeit von DADPS beim Pemphigus belegen, liegen jedoch nicht vor. Beim IgA-Pemphigus ist auch Etretinat (30 mg/Tag) beziehungsweise PUVA wirksam.

In jüngster Zeit wurden Immunadsorptionsverfahren mit Peptid-, Protein-A- beziehungsweise Trytophan-beschichteten Oberflächen als adjuvante Verfahren eingesetzt, um zirkulierende, pathogene Serumautoantikörper zu entfernen. Die Kombination aus Immunadsorption und immunsuppressiver Basistherapie ist in unserer Erfahrung ein sehr effizienter Ansatz, um therapierefraktäre Verläufe des Pemphigus mit ausgedehnter Hautbeteiligung schneller zum Stillstand zu bringen.

Ferner hat sich als wichtige adjuvante immunmodulatorische Begleittherapie bei akutem oder therapierefraktärem Pemphigus die hochdosierte, intravenöse Gabe von Immunglobulinen herausgestellt. Als Monotherapie führten bei kleineren Patientenkollektiven 2–4 monatliche Behandlungszyklen mit hochdosierten Immunglobulinen (2 g/kg/Monat über 2–5 Tage verteilt) zu einer deutlichen Regression der Krankheitsaktivität und zu einem verbesserten Ansprechen auf anschließend verabreichte Immunsuppressiva [3, 20].

Pemphigoid-Erkrankungen

Beim bullösen Pemphigoid sind systemische Glukokortikoide aufgrund langjähriger Erfahrung Therapie der Wahl, jedoch in geringerer Dosierung (0,5–1 mg

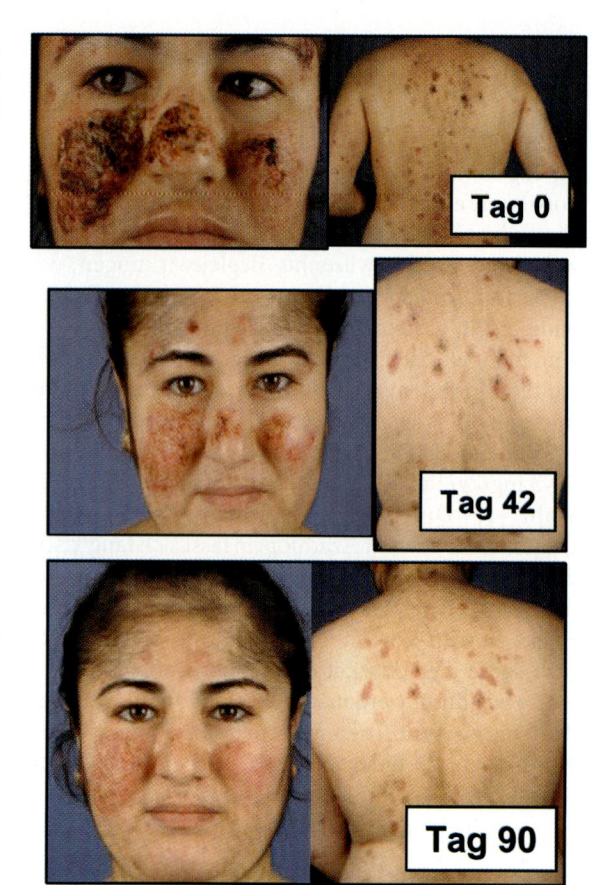

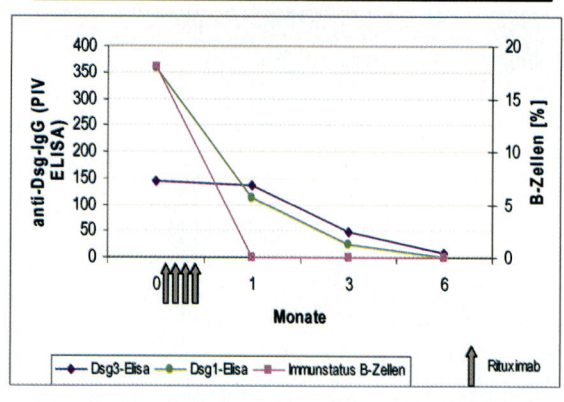

Abb. 3. Klinischer Verlauf eines schweren Pemphigus vulgaris nach adjuvanter Behandlung mit anti CD20/Rituximab. Ausgedehnte, krustöse Erosionen im Gesicht und am Stamm der jungen Frau, die unter immunsuppressiver Therapie (Prednisolon 1 mg/kg/Tag, Mycophenolat Mofetil 3 g /Tag) kein gutes klinisches Ansprechen zeigten. Unter Fortsetzung der immunsuppressiven Therapie und Einleitung eines Therapiezyklus mit Rituximab (4 × 375 mg/m^2) zeigte sich über einen Zeitraum von drei Monaten ein graduelles Ansprechen mit vollständiger Abheilung der Erosionen nach vier Monaten trotz reduzierter immunsuppressiver Therapie. Rituximab führte innerhalb von 4–6 Wochen zur kompletten Depletion peripherer B-Zellen und zum graduellen Abfall der Autoantikörper gegen Desmoglein 1 und 3 im Serum der Patientin

Prednison/kg/Tag) als beim Pemphigus; diese Initialdosis wird in der Regel über Wochen bis zu wenigen Monaten logarithmisch reduziert. In der Regel erfolgt eine Kombinationstherapie mit adjuvanten Immunsuppressiva, zum Beispiel Azathioprin (1–2 mg/kg/Tag), Methotrexat (5–25 mg/Woche), Mycophenolat-Mofetil (1,5–3 g/Tag) oder DADPS (1–2 mg/kg/Tag) [6, 16]. Vor Therapie mit DADPS sollte die Aktivität der Glukose-6-Phosphatdehydrogenase bestimmt werden, um das Auftreten potentieller unerwünschter Begleitwirkungen, zum Beispiel Hämolysen und Leukopenie, zu vermeiden. Methotrexat wurde beim Pemphigoid selten und mit wechselhaftem Erfolg eingesetzt. Cyclophosphamid wird meist bei schweren, therapierefraktären Pemphigoid-Fällen mit Erfolg eingesetzt. Neben der geschilderten systemischen immunsuppressiven Therapie ist die gute Wirksamkeit topischer Glukokortikoide der Klasse IV, zum Beispiel Clobetasol-Propionat, eine äußerst wirksame Alternative. Eine kürzlich veröffentlichte Studie zeigte, dass die topische Anwendung potenter Glukokortikoide nicht nur bei milden und lokalisierten, sondern auch bei generalisierten Verlaufsformen des bullösen Pemphigoid äußerst wirksam und mit einer geringeren Mortalitätsrate assoziiert ist [21].

Das Schleimhautpemphigoid stellt aufgrund seines chronischen Verlaufes mit Neigung zur Atrophisierung betroffener Schleimhäute häufig ein therapeutisches Problem dar. Die immunsuppressive Behandlung ist abhängig von Ausdehnung und Lokalisation der Erkrankung. Meist ist eine systemische Initialtherapie mit Prednison (0,5–2 mg/kg/Tag) in Kombination mit Immunsuppressiva, zum Beispiel Azathioprin (1–3 mg/kg/Tag) oder Mycophenolat-Mofetil (1,5–3 g/Tag) beziehungsweise DADPS (50–150 mg/kg/Tag) als Therapie der Wahl erforderlich [27]. Mittel der Wahl bei schweren Verläufen ist der Einsatz von Cyclophosphamid als Basistherapie (1–2 mg/Tag beziehungsweise) in Kombination mit systemischen Glukokortikoiden oder als intensivierte Pulstherapie. Bei 75% der Patienten kam es zu anhaltenden Remissionen nach 18- bis 24-monatiger Behandlung. In Einzelfallberichten wurde die Gabe intravenöser Immunglobuline (2 g/Monat über 2–5 Tage) als äußerst wirksam beim okulären und oralen Schleimhautpemphigoid beschrieben [17].

Epidermolysis bullosa acquisita

Die Therapie der Epidermolysis bullosa acquisita mit dem klinischen Hauptsymptom der Hautfragilität stellt sich häufig als äußerst schwierig und unbefriedigend dar. Aufgrund der Seltenheit der Erkrankung fehlen Therapiestudien mit größeren Fallzahlen [17]. In der Regel sprechen die Patienten mit der entzündungsarmen, mechanobullösen Variante nur mäßig auf systemische Glukokortikoide und Immunsuppressiva an. Dagegen ist die Kombination systemischer Glukokortikoide mit Azathioprin, Methotrexat oder Cyclophosphamid bei der Pemphigoid-ähnlichen, entzündlichen Variante der Epidermolysis bullosa acquisita häufiger wirksam. Ciclosporin A hat sich bei Patienten mit Epidermolysis bullosa in einer Dosis von 3–5 mg/kg/Tag als wirksam gezeigt [9], ebenso Kolchizin, das aufgrund geringer unerwünschter Nebenwirkungen ein denkbares Mittel der ersten Wahl darstellt [10]. Intravenöse Immunglobuline haben ebenso einen guten Effekt als Initialtherapie, führen jedoch zu keiner langfristigen Besserung. Aufgrund der chronisch persistierenden Hautfragilität sind supportive Maßnahmen wie die Vermeidung von Traumata und die symptomatische Behandlung chronischer Erosionen beziehungsweise von Sekundärinfektionen unerlässlich. Bei zwei Patienten mit schwerster mechanobullöser Epidermolysis bullosa konnten wir mittels kombinierter Immunadsorption/Rituximab-Therapie eine komplette beziehungsweise partielle Remission erzielen [24].

Nutzen-Wirksamkeits-Analyse der gängigen Immunsuppressiva

Tabelle 1. Nutzen-Wirksamkeits-Analyse der gängigen Immunsuppressiva

Systemische Glukokortikoide	
Pro	Nachgewiesene Wirkung bei Pemphigus, Pemphigoid, Epidermolysis bullosa acquisita Schneller therapeutischer Effekt bei den meisten bullösen Autoimmundermatosen (1–2 mg/ kg/Tag) Preiswert
Literatur	Ratnan et al., Int J Dermatol 1990
Cave	Osteoporose, Ulcus ventriculi, Hypertonus, Diabetes mellitus, Cushing-Syndrom
Evidenz Level	II

Tabelle 1 (Fortsetzung)

Azathioprin		
Pro		Glukokortikoid-sparender Effekt beziehungsweise wirksam als Monotherapie beim Pemphigus und Pemphigoid (1–3 mg/kg/Tag)
		Preiswert
Literatur		Harman et al., Br J Dermatol 2002; Burton et al., Br Med J 1978, Beissert et al., Arch Dermatol 2006
Cave		Individuelle Aktivität der Thiopurinmethyltransferase bestimmen; Myelosupression, Hepatopathie, verzögerter Wirkungseintritt (6-8 Wochen)
Evidenz Level		II
Mycophenolsäure		
Pro		Reserve-Immunsuppressivum beim Pemphigus/ Pemphigoid
		Breiter therapeutischer Bereich (1–3 g/Tag)
		Gute Verträglichkeit
Literatur		Nousari & Anhalt, J Am Acad Dermatol 1999, Beissert et al., Arch Dermatol 2006
Cave		Panzytopenie, gastrointestinale Symptome, opportunistische Infektionen
		Teuer
Evidenz Level		II
Cyclophosphamid		
Pro		Nachgewiesene Wirkung beim Pemphigus und Pemphigoid (50–200 mg/Tag p.o. oder i.v.-Pulstherapie 500–750 mg/m^2); Glukokortikoid-sparender Effekt fraglich
		Vergleichsweise schnelle Wirksamkeit (bei i.v.-Gabe)
		Reserve-Immunsupressivum beim Pemphigus und Schleimhautpemphigoid
		Preiswert
Literatur		Chrysomallis et al., Int J Dermatol 1994; Pasricha et al., Int J Dermatol 1995
Cave		Amenorrhö, Azoospermie, hämorrhagische Zystitis, Panzytopenie, Alopezie
Evidenz Level		II–III
Ciclosporin A		
Pro		Keine Evidenz für Glukokortikoid-sparenden Effekt beim Pemphigus
		Wirksamkeit bei der Epidermolysis bullosa aquisita beschrieben
Literatur		Joannides et al., Arch Dermatol 2000
Cave		Hypertonus, Nephrotoxizität, Hypertrichose, Gingivahyperplasie
		Teuer
Evidenz Level		I
Diaminodiphenylsulfon (DADPS)		
Pro		Therapie der Wahl bei der Dermatitis herpetiformis
		Alternativ zu Azathioprin beim Pemphigoid
		Einsatz beim Pemphigus foliaceus, IgA-Pemphigus, Pemphigus herpetiformis
		Preiswert
Literatur		Wojnarowska et al., Br J Dermatol 2002
Cave		Glukose-6-Phosphat-Dehydrogenase-Aktivität, Methämoglobinbildner, Hämolyse, Myelosuppression, gegebenenfalls Glukokortikoid-sparender Effekt beim Pemphigus (wenige Kasuistiken)
Evidenz Level		IV

Siehe auch Tabelle 3 und 4

Immunadsorption: Klinische Erfahrungen bei bullösen Dermatosen

Es gibt mehrere Evidenzen für die Pathogenität von Autoantikörpern beim Pemphigus, auch wenn die relative Bedeutung von Antikörpern gegen Desmogleine beziehungsweise gegen weitere, nicht desmosomale Autoantigene noch nicht abschließend beurteilt werden kann. Dies ist die Rationale, um die Immunadsoption als therapeutische Option beim Pemphigus einzusetzen mit dem Ziel, die unerwünschten Be-

Tabelle 2

Therapieziele bei bullösen Autoimmundermatosen
• Kurzfristige Herstellung einer klinischen Remission (systemische Glukokortikoide)
• Nachfolgend Erhaltungstherapie (minimale Nebenwirkungen bei partieller/kompletter klinischer Remission)
Aktuelle Problematik bei der Therapie bullöser Autoimmundermatosen
• Off-Label-Use beziehungsweise kostspielige Behandlungen bei schweren Krankheitsverläufen meist nicht vermeidbar
• Bislang wenige evidenzbasierte Erfahrungen (randomisierte klinische Studien) und kleine Fallzahlen aufgrund der geringen Inzidenz (Orphan Diseases)

Tabelle 3. Therapiestandards bei bullösen Autoimmundermatosen

Glukokortikoide
Systemisch (schnell wirksam bei oraler und parenteraler Gabe)
Topisch (beim Pemphigoid wirksam)
Adjuvante Immunsuppressiva, Immunmodulatoren
Azathioprin
Chlorambucil
Ciclosporin A
Cyclophosphamid
Methotrexat
Mycophenolsäure
Diaminodiphenylsulfon
Weitere Theraopieoptionen bei therapierefraktären Verlaufsformen
Intravenöse, hochdosierte Immunglobuline
• Pemphigus, Schleimhautpemphigoid, Epidermolysis bullosa acquisita
Immunadsorption
• Pemphigus, Epidermolysis bullosa acquisita, Pemphigoid
Anti-CD20-Antikörper/Rituximab
• Pemphigus, Schleimhautpemphigoid, Epidermolysis bullosa acquisita

Tabelle 4. Evidenz-Level klinischer Studien

I. Prospektive, randomisierte Studien
II. Nicht-randomisierte, Fall-Kontroll-Studien
III. Fallserien beziehungsweise deskriptive Fallberichte
IV. Einzelfallberichte/ Expertenmeinungen

Tabelle 5. Kostenanalyse derzeit eingesetzter Therapeutika bei bullösen Autoimmundermatosen

Medikament	Kosten in Euro (etwa)
Azathioprin (Imurek[R])	1,3 €/Tag
Mykophenolatmofetil (CellCept®)	9,0 €/Tag
Methotrexat (Lantrel[R])	0,5 €/Tag
Cyclosporin (Sandimmun[R])	15,0 €/Tag
Chlorambucil (Leukeran[R])	5,8 €/Tag
Diaminodiphenylsulfon (Dapson-Fatol[R])	0,8 €/Tag
Hochdosierte Immunglobuline (2 g/kg kg/Monat)	13.263 €/Zyklus
Anti-CD20 (Rituximab,MabThera®) 1 Zyklus à 4 Infusionen à 375 mg/m²	17.484 €/Zyklus
Immunadsorption (Kosten für ein regenerierbares Säulenpaar für etwa 20 Behandlungen)	17.500 €

gleitwirkungen der konventionellen Immunsuppression mit systemischen Glukokortikoiden durch eine rasche und drastische Reduktion zirkulierender Serumautoantikörper günstig zu beeinflussen [12].

Seit 30 Jahren wird Plasmapharese erfolgreich bei schweren Pemphigusfällen eingesetzt [5]. Ein Nachteil dieser Methode besteht darin, dass nicht nur pathogene Autoantikörper, sondern auch unselektiv weitere Serumproteine wie Albumin und Gerinnungsfaktoren entfernt werden, und eine entsprechende Substitution nötig ist. Mittlerweile gibt es einige Untersuchungen, die zeigen, dass die Immunadsorption bei der selektiv IgG-Serumantikörper entfernt werden, bei schweren und refraktären Pemphigusformen äußerst wirksam ist (Tabelle 6). Verschiedene Adsorbersysteme werden bei der therapeutischen Immunadsorption eingesetzt. Wir führten Immunadsorptionsbehandlungen bei sieben Pemphigus-vulgaris- und zwei Pemphigus-foliaceus-Patienten durch und verwendeten eine Tryptophan-Polyvinyl-Alkohol-Adsorbersäule (Immunsorba TR 350[R], Asahi Medical/Diamed, Tokyo, Japan), [23]. Die Immunadsorption wurde als Initialtherapie bei drei Pemphiguspatienten sowie als adjuvante Therapie bei sechs

Tabelle 6. Immunadsorptionsbehandlung bei bullösen Autoimmundermatosen

Erkrankung	Fallzahl	Adsorber-System	Literaturzitat
Paraneoplastischer Pemphigus	1	Therasorb®	Schön et al, 1998
Pemphigus vulgaris	14	Immunosorba®	Schmidt et al, 2003; Shimanovich et al, 2006
	7	IM TR350®	Lüftl et al, 2003
	10	Globaffin®	Eming et al, 2006; in Vorbereitung
Pemphigus foliaceus	1	Immunosorba®	Schmidt et al, 2003
	2	IM TR350®	Lüftl et al, 2003
	2	Globaffin®	Eming et al, 2006
Bullöses Pemphigoid	2	IM TR350®	Herrero-González et al, 2005
Pemphigoid gestationis	1	Therasorb®	Wöhrl et al, 2003
Epidermolysis bullosa acquisita	2	Globaffin®	Niedermeier et al, 2007

Modifiziert nach: Zillikens D, et al. Recommendations for use of immunopheresis in the treatment of autoimmune bullous diseases. J Deutsch Dermatol Ges (in press).; Eming R, Hertl M (2006) Immunoadsorption in pemphigus. Autoimmunity 39: 609–616

Pemphiguspatienten, die bereits ein Therapieversagen auf die konventionelle immunsuppressive Therapie gezeigt hatten, eingesetzt. In dieser Studie erhielten die Patienten zwei Immunadsoptionsbehandlungen innerhalb von 48 Stunden gefolgt von einer einmaligen Prednisolongabe (1,5 mg/kg Körpergewicht i.v.). Die immunsuppressive Medikation mit Methylprednisolon (0,5 mg/kg/Tag) in Kombination mit Azathioprin (2–3 mg/kg/Tag) beziehungsweise Mycophenolatmofetil (2–3 g/Tag), wurde während der Immunadsorption fortgesetzt unter logarithmischer Reduktion der systemischen Glukokortikoide entsprechend dem klinischen Befund. Hierdurch ließ sich eine 30-prozentige Reduktion der Serumautoantikörper gegen Desmoglein 1 und Desmoglein 3 nach einer Immunadsorptionsbehandlung und eine deutliche Besserung der kutanen Veränderungen und Schleimhauterosionen sowie eine deutliche Reduktion der Steroiddosis in der Anschlussbehandlung erzielen [23].

In einer weiteren Studie wurden vier Pemphigus-vulgaris- und ein Pemphigus-foliaceus-Patient mit schweren Verlauf mit Immunadsorption unter Einsatz von Protein-A-Säulen (Immunosorba^R, Fresenius Medical Care, St. Wendel, Deutschland) behandelt [29]. Das Behandlungsschema bestand aus drei Immunadsorptionszyklen an aufeinander folgenden Tagen. Eine vierte Behandlung wurde nach einer Woche durchgeführt sowie weitere Immunadsoptionen in ein- bis vierwöchigen Abstand mit insgesamt 19 Behandlungen. Cyclophosphamid (500 mg i.v.) wurde am Tag 4 gegeben, und die Patienten erhielten eine zusätzliche Dexametasonpulsbehandlung (100 mg i.v.) an den Tagen 4, 5 und 6. Die Behandlung mit Methylprednisolon (0,5 mg/kg/Tag) wurde am Tag 8 begonnen und anschließend dem klinischen Bild entsprechend reduziert. Die Kombination aus Protein-A-Säulen-Immunadsorption und immunsuppressiver Therapie reduzierte effektiv die anti-Desmoglein 1- und Desmoglein 3-Antikörper um etwa 76%; dies entsprach dem klinisch beobachteten guten und schnellen Ansprechen aller Patienten. Eine komplette Remission, die als vollständige Abheilung bestehender Erosionen und Blasen und dem Fehlen frischer Blasen definiert war, wurde innerhalb von 3–21 Wochen nach Behandlungsbeginn, erzielt.

In einer Anschlussstudie modifizierten Shimanovich und Mitarbeiter das Immunadsorptionsprotokoll von Schmidt und Mitarbeitern dahingehend, dass neue Patienten mit schwerem Pemphigus mit dem Immunadsorptionsprotokoll in Kombination mit höheren Initialdosen von Prednisolon (2 mg/kg/Tag) in Kombination mit Immunsuppresiva wie Azathioprin (50–250 mg/Tag) und Mycophenolatmofetil (2 g/Tag) kombinert wurden [31]. Mit diesem Therapieschema sahen die Autoren eine deutliche Reduktion Desmoglein-spezifischer Serumantikörper und eine deutliche Verbesserung der Haut- und Schleimhautläsionen innerhalb von vier Wochen nach Einleitung der Behandlung. Die klinische Remission hielt bis zu 26 Monaten nach der Immunadsorptionstherapie an.

Kürzlich publizierten wir weitere Ergebnisse zur Immunadsorptionstherapie bei vier Pemphigus-vulgaris- und zwei Pemphigus-foliaceus-Patienten mit ausgeprägten Hautbeteiligungen, die bereits zuvor für mehrere Monate mit verschiedenen Immunsuppressiva erfolglos behandelt wurden. Bei der Immunadsorption verwendeten wir einen Peptidadsorber, der das synthetische Peptid PGAM 146 enthält (Globaffin®, Fresenius Medical Care, St. Wendel, Deutschland) [14]. Die Immunadsorption wurde an vier aufeinanderfolgenden Tagen durchgeführt, die zusammen einem Behandlungszyklus entsprechen. Nach jedem Zyklus erfolgte ein vierwöchiges therapiefreies Intervall. Während der gesamten Immunadsorptionsbehandlung erhielten die Patienten eine immunsuppressive Basistherapie, die aus systemischen Glucokortikoiden (Initialdosis 1 bis 2 mg/kg/Tag Prednisolonäquivalent) und Azathioprin (1,5 bis 2,5 mg/kg/Tag) beziehungsweise Mycophenolatmofetil (2–3 g/Tag) als Adjuvantien enthielt. Aufgrund der sehr ausgeprägten Haut- und Schleimhautbeteiligungen erhielten einige Patienten zunächst nach dem Behandlungszyklus Cyclophosphamid als Pulstherapie (750 mg pro m² i.v.), einen Tag nach Abschluss der Immunadsorptionstherapie (5. Behandlungstag). In der Regel waren zwei bis vier Behandlungszyklen notwendig. Unsere Patientendaten zeigen, dass das Globaffin® Adsorber-System Autoantikörper gegen Desmoglein 1 und 3 um durchschnittlich 70% des Ausgangswertes reduziert. Interessanterweise erfolgte zwischen den Behandlungstagen über Nacht ein erneuter Anstieg der Autoantikörper im Serum der Patienten, was auf eine Rückverteilung von Autoantikörpern aus dem interstitiellen Kompartment in den Intravasalraum schliessen lässt. Entsprechend der Elimination zirkulierender Autoantikörper mittels Immunadsorption zeigten die Pemphiguspatienten ein deutliches und schnelles klinisches Ansprechen der Haut- und Schleimhautläsionen innerhalb von 4–6 Wochen, unter zügiger Reduktion der systemischen Glukokortikoide. Innerhalb der Nachbeobachtungszeit von bis zu zwei Jahren blieben drei Patienten in kompletter Remission, während drei weitere Patienten eine partielle Remission aufwiesen [14].

Empfehlungen für die Immunadsorption bei bullösen Autoimmundermatosen

Indikationen

- Pemphigus (vulgaris, foliaceus, paraneoplastisch)
- Epidermolysis bullosa acquisita
- Schwere Verlaufsformen des bullösen Pemphigoid, Schleimhautpemphigoid und Pemphigoid gestationis

Einschlusskriterium: Krankheitsschwere

- Befall der Körperoberfläche >30% und/oder
- Beteiligung >25% von Mund- oder Genitalschleimhaut und/oder
- Beteiligung einer oder beider Konjunktiven und/oder
- Beteiligung der Ösophagusschleimhaut

Einschlusskriterium: Chronisch therapierefraktäre Erkrankung

- dreimonatiger Krankheitsverlauf und/oder
- erfolgloser Einsatz mindestens einer adäquaten immunsuppressiven Therapie (systemische Glukokortikosteroide in Kombination mit Immunsuppressivum, zum Beispiel Azathioprin oder Mycophenolatmofetil)

Erfahrungen mit Rituximab bei bullösen Autoimmundermatosen

1997 wurde von der US Food and Drug-Administration (FDA) Rituximab für die Behandlung von CD20-positiven Non-Hodgkin-Lymphomen (NHL) zugelassen. Der Hintergrund für die Anwendung von Rituximab bei bullösen Autoimmundermatosen ist die langzeitige Depletion pathogener, Autoantikörper-produzierender B-Zellen, die zur temporären Wiederherstellung der Toleranz führt. Folgeuntersuchungen Rituximab-bedingter B-Zelldepletion bei 24 Patienten mit rheumatoider Arthritis zeigten, dass periphere B-Zellen im Blut der Patienten nach durchschnittlich ungefähr 8 Monaten wieder nachgewiesen werden konnten und mit einer vermehrten Anzahl nativer, unreifer B-Zellen einherging, ähnlich wie man es bei Knochenmarkstransplantationen sieht. Im Gegensatz dazu fand sich bei Patienten, die ein Rezidiv der rheumatoiden Arthritis entwickelten, eine höhere Anzahl von Gedächtnis-B-Zellen nach Repopation im Anschluss an die Rituximabtherapie [22].

Eine weitere Studie von Rouzière und Mitarbeitern zeigte Veränderungen im Repertoire der Immunglobulinschwerketten nach Rituximabbehandlung, die darauf hinweisen, dass möglicherweise neue B-Zell-Klone aus dem Knochenmark für die Repopulation verantwortlich waren [28]. Bei den meisten klinischen Studien erfolgt die einmalige i.v.-Behandlung mit Rituximab an vier aufeinanderfolgenden Wochen in einer Dosis von 375 mg/m². Neben dem Einsatz in der Onkologie wurde Rituximab bei verschiedenen Autoimmunerkrankungen wie idiopathische, thrombozytopenische Purpura und autoimmunhämolytische Anämie, Lupus erythematodes, Myasthenia gravis, Sjøgren-Syndrom und auch bei bullösen Dermatosen eingesetzt. Bei den bullösen Dermatosen liegen Fallberichte über den Einsatz beim paraneoplastischen Pemphigus, dem schweren Pemphigus vulgaris und Pemphigis foliaceus, sowie bei der Epidermolysis bullosa aquisita vor [13].

Einsatz von Rituximab beim Pemphigus

Mittlerweile gibt es eine Reihe von Fallberichten, die den erfolgreichen Einsatz von Rituximab bei schweren Verlaufsformen des Pemphigus zeigen [3, 4, 11]. Wie bereits für Lymphompatienten und Patienten mit anderen Autoimmunerkrankungen beschrieben, wurden in der Regel vier Behandlungen im Abstand von einer Woche mit Rituximab in einer Dosis von 375 mg/m² durchgeführt, die zur einer vollständigen und längerfristigen B-Zell-Depletion führten, die meist 6–9 Monate anhielt. Alle klinischen Studien zeigten ein gutes klinisches Ansprechen des schweren Pemphigus auf die Rituximabtherapie mit Remissionen, die wenige Monate bis zu zwei Jahren anhielten. Eine kürzlich veröffentlichte, offene Studie bei einem Pemphigus-foliaceus-Patient und vier Pemphigus-vulgaris-Patienten mit schwerer Erkrankung zeigte, dass das klinische Ansprechen mit dem Ausmaß der peripheren B-Zell-Depletion korrelierte. Nicht immer war jedoch das klinische Ansprechen mit einem signifikanten Abfall Desmoglein-spezifischer Autoantikörper assoziiert [24]. Eine laufende Studie mit 11 Pemphigus vulgaris-Patienten unter Rituximabtherapie zeigt einen Abfall von Desmoglein-1- und Desmoglein-3-spezifischen Autoantikörpern um 40–50% innerhalb von sechs Monaten nach Rituximabtherapie. Die Reduktion der Autoantikörper korreliert mit einem sehr guten klinischen Ansprechen. Im Gegensatz dazu findet sich lediglich eine geringe, kurzzeitige Abnahme der Tetanus-spezifischen IgG-Antikörpertiter, was darauf hinweisen könnte, dass autoreaktive B-Zellen eine kürzere Halbwertzeit aufweisen als B-Zellen, die spezifisch für „Recall-Antigene" sind.

Rituximab bei Epidermolysis bullosa aquisita

Bislang liegen drei Fallberichte über den Einsatz von Rituximab bei schwerer Epidermolysis bullosa acquisita vor. Ein kürzlich veröffentlicher Fall mit einer entzündlichen Variante der Epidermolysis bullosa acquisita und ausgeprägter Beteiligung von Stamm, Händen und Mundschleimhaut zeigte nach Therapie mit Rituximab eine komplette Remission innerhalb von 7 Wochen. Als Basistherapie erhielt der Patient Azathioprin (175 mg/Tag), Colchizin (60 mg/Tag) und Prednisolon (80 mg/Tag); die systemischen Glukokortikoide wurden nach dem klinischem Ansprechen zügig reduziert. Als unerwünschte Nebenwirkung trat eine tiefe Venenthrombose des Unterschenkels eine Woche nach der ersten Rituximabbehandlung auf [30].

Im Gegensatz dazu führte die Behandlung mit Rituximab von zwei Patienten unserer Klinik mit mechanobullöser Variante der Epidermolysis bullosa acquisita zu einem unterschiedlichen klinischen Ansprechen [25]. Ein Patient mit Erosionen von Mundschleimhaut, Ösophagus und Nasopharynx sowie Blasen und Erosionen an Händen, Unterschenkeln und Beinen, zeigte lediglich eine partielle klinische Remission nach Rituximabtherapie und einer Basismedikation mit Mycophenolatmofetil (3 g/Tag). Innerhalb von 15 Wochen nach Behandlung kam es zwar zu einer kontinuierlichen Rückbildung und Abheilung der Erosionen an den Händen, die Erosionen an der Mundschleimhaut und an den Fußsohlen zeigten jedoch nur ein langsames Ansprechen. Der zweite Patient mit mechanobullöser Epidermolysis bullosa acquisita hatte bereits eine Reihe verschiedener Immunsuppresiva erhalten, und zeigte vor Behandlung ausgedehnte Erosion am Stamm und an den Händen. Innerhalb von 8 Wochen nach Behandlung mit Rituximab kam es zu einer kompletten Rückbildung der Haut- und Schleimhauterosionen, so dass der Patient ohne zusätzliche immunsuppressive Therapie klinisch erscheinungsfrei blieb. Parallel zum exzellenten klinischen Ansprechen kam es zu einer vollständigen Rückbildung zirkulierender Autoantikörper gegen Typ-VII-Kollagen, die neun Monate nach Beendigung der Rituximabtherapie nicht mehr nachweisbar waren. Die komplette B-Zell-Depletion im peripheren Blut hielt länger als 9 Monate an. Bei beiden Patienten erfolgte die Rituximabtherapie ohne unerwünschte Nebenwirkungen.

Empfehlungen für die Rituximab-Therapie bei bullösen Autoimmundermatosen

Indikationen

- Pemphigus vulgaris
- Pemphigus foliaceus
- Paraneoplastischer Pemphigus
- Epidermolysis bullosa acquisita
- Schleimhautpemhigoid

Ausschlusskriterien

- Schwangerschaft, Stillzeit (siehe Fachinformation)
- < 18 Jahre aufgrund mangelnder Erfahrung bei Kindern (Fachinformation)
- Nachgewiesene Sensibilisierung gegen Mausproteine (Fachinformation)
- Aktive Hepatitis B oder Hepatitis C
- HIV-Infektion (< 250 T_4-Zellen/µl)
- Unkontrollierbare Infektionen

Einschlusskriterium: Krankheitsschwere

- Befall der Körperoberfläche >30% und/oder
- Beteiligung >25% von Mund- oder Genitalschleimhaut und/oder
- Beteiligung der Konjunktiven und/oder
- Beteiligung der Ösophagusschleimhaut
- Paraneoplastischer Pemphigus (gegebenenfalls Therapie der Wahl)

Einschlusskriterium: Chronisch therapierefraktäre Erkrankung

- Krankheitsdauer > 3 Monate
- Erfolgloser Einsatz von mindestens zwei immunsuppressiven Therapien, zum Beispiel Azathioprin oder Mykophenolatmofetil

Behandlungsprotokoll

- 375 mg/m² Körperoberfläche in wöchentlichem Abstand viermal i.v. entsprechend dem gängigen onkologischen Therapieschema. Eine Wiederholung der Rituximabtherapie ist möglich.

Resümée

Mittlerweile stellt die Behandlung blasenbildender Autoimmundermatosen aufgrund der gut charakterisierten Immunpathogenese und einer Reihe wirksamer Immunsuppressiva meist eine gut zu meisternde klinische Herausforderung dar. Wichtig ist die frühzeitige Erkennung und immunserologische Charakterisierung der zugrunde liegenden bullösen Autoimmundermatose. Aufgrund der Seltenheit der verschiedenen Krankheitsbilder fehlen evidenzbasierte, kontrollierte Therapiestudien. Da bislang nur wenige Immunsuppressiva für die Behandlung bullöser Dermatosen zugelassen sind, stellt sich in der klinischen Praxis häufiger die Problematik des *off-label-use* wirksamer Immunsuppressiva. Neue Therapieoptionen wie Immunadsorption und der Einsatz von Rituximab bieten die Möglichkeit, auch schwerste Krankheitsverläufe ohne das Risiko schwerer, unerwünschter Begleitwirkungen wirksam zu therapieren. Für beide neuen Therapeutika werden derzeit Konsensus-Richtlinien erarbeitet, die in Kürze publiziert werden.

Literatur

1. Aberer W, Wolff-Schreiner EC, Stingl G, Wolff K (1987) Azathioprine in the treatment of pemphigus vulgaris. A long-term follow-up. J Am Acad Dermatol 16: 527–533
2. Ahmed AR, Hombal S (1987) Use of cyclophosphamide in azathioprine failures in pemphigus. J Am Acad Dermatol 17: 437–442
3. Ahmed AR, Spigelman Z, Cavacini LA, Posner MR (2006) Treatment of pemphigus vulgaris with rituximab and intravenous immune globulin. N Engl J Med 355: 1772–1779
4. Arin MJ, Engert A, Krieg T, Hunzelmann N. 2005). Anti-CD20 monoclonal antibody (rituximab) in the treatment of pemphigus. Br J Dermatol 153: 620–625
5. Blaszczyk M, Chorzelski T, Daszynski J, et al. (1981) Plasmapheresis as a supplementary treatment in pemphigus. Arch Immunol Ther Exp 29: 763–767
6. Böhm M, Beissert S, Schwarz T, et al. (1997) Bullous pemphigoid treated with mycophenolare mofetil. Lancet 349: 541
7. Borradori L, Lombardi T, Samson J, et al. (2001) Anti-CD20 monoclonal antibody (rituximab) for refractory erosive stomatitis secondary to CD20(+) follicular lymphoma-associated paraneoplastic pemphigus. Arch Dermatol 137: 269–272
8. Bystryn JC, Steinman NM (1996) The adjuvant therapy of pemphigus. An update. Arch Dermatol 132: 203–212
9. Crow LL, Finkle JP, Gammon WR, Woodley DT (1988) Clearing of epidermolysis bullosa acquisita with cyclosporine. J Am Acad Dermatol 19: 937–942
10. Cunningham BB, Kirchmann TT, Woodley DT (1996) Colchicine for epidermolysis bullosa (EBA). J Am Acad Dermatol 34: 781–784
11. El Tal AK, Posner MR, Spigelman Z, Ahmed AR (2006) Rituximab: a monoclonal antibody to CD20 used in the treatment of pemphigus vulgaris. J Am Acad Dermatol 55: 449–459
12. Eming R, Hertl M (2006) Immunoadsorption in pemphigus. Autoimmunity 39: 609–616
13. Eming R, Niedermeier A, Pfütze, M, et al. (2007) Treating autoimmune bullous skin disorders with biologics. In: Boehncke WH, Radeke H (eds) Biologics in general medicine. Springer, Heidelberg
14. Eming R, Rech J, Barth S, et al. (2006) Prolonged clinical remission of patients with severe pemphigus upon rapid removal of

desmoglein-reactive autoantibodies by immunoadsorption. Dermatology 212: 177–187
15. Enk AH, Knop J (1999) Mycophenolate is effective in the treatment of pemphigus vulgaris. Arch Dermatol 135: 54–56
16. Beissert S, Werfel T, Frieling U, et al. (2006) A comparison of oral methylprednisolone plus azathioprine or mycophenolate mofetil for the treatment of pemphigus. Arch Dermatol 142: 1447–1454
17. Hertl M, Schuler G (2002) Bullöse Autoimmundermatosen. Teil 3: Diagnostik und Therapie. Hautarzt 53: 352–365
18. Ioannides D, Chrysomallis F, Bystryn JC (2000) Ineffectiveness of cyclosporine as adjuvant to corticosteroids in the treatment of pemphigus. Arch Dermatol 136: 868–872
19. Jackson AP, Hall AG, McLelland J (1997) Thiopurine methyltransferase levels should be measured before commencing patients on azathioprine. Br J Dermatol 136: 133–134
20. Jolles S (2001) A review of high-dose intravenous immunoglobulin (hdIVIg) in the treatment of autoimmune blistering disorders. Clin Dermatol 26: 127–131
21. Joly P, Roujeau JC, Benichou J, et al. (2002) Bullous Diseases French Study Group. A comparison of oral and topical corticosteroids in patients with bullous Pemphigoid. N Engl J Med 346: 321–327
22. Leandro MJ, Cooper N, Cambridge G, et al. (2006) Bone marrow B-lineage cells in patients with rheumatoid arthritis following rituximab therapy. Rheumatology (Oxford) 46: 29–36
23. Lüftl M, Stauber A, Mainka A, et al. (2003) Successful removal of pathogenic autoantibodies in pemphigus by immunoadsorption with a tryptophan-linked polyvinylalcohol adsorber. Br J Dermatol 149: 598–605
24. Niedermeier A, Worl P, Barth S, et al. (2006) Delayed response of oral pemphigus vulgaris to rituximab treatment. Eur J Dermatol 16: 266–270
25. Niedermeier A, Eming R, Pfütze M, et al. (2007) Clinical response of severe mechanobullous epidermolysis bullosa acquisita to combined treatment with immunoadsorption and rituximab (anti-CD20 monoclonal antibody). Arch. Dermatol (in press)
26. Pasricha JS, Thanzama J, Khan UK (1988) Intermittent high-dose dexamethasone-cyclophosphamide therapy for pemphigus. Br J Dermatol 119: 73–77
27. Rogers RS, Seehafer JR, Perry HO (1982) Treatment of cicatricial pemphigoid with dapsone. J Am Acad Dermatol 6: 215–223
28. Rouziere AS, Kneitz C, Palanichamy A, et al. (2005) Regeneration of the immunoglobulin heavy-chain repertoire after transient B-cell depletion with an anti-CD20 antibody. Arthritis Res Ther 7: R714–724
29. Schmidt E, Klinker E, Opitz A, et al. (2003) Protein A immunoadsorption: a novel and effective adjuvant treatment of severe Pemphigus. Br J Dermatol 148: 1222–1229
30. Schmidt E, Benoit S, Brocker EB, et al. (2006) Successful adjuvant treatment of recalcitrant epidermolysis bullosa acquisita with anti-CD20 antibody rituximab. Arch Dermatol 142: 147–150
31. Shimanovich I, Herzog S, Schmidt E, et al. (2006) Improved protocol for treatment of pemphigus vulgaris with protein A immunoadsorption. Clin Exp Dermatol 31: 768–774
32. Toth GG, Jonkman MF (2001) Therapy of pemphigus. Clin Dermatol 19: 761–767

Diagnose und Therapie melanozytärer Tumoren unklarer Dignität

Helmut Kerl, Lorenzo Cerroni und Ingrid H. Wolf

Nicht selten endet ein histopathologischer Befund über einen melanozytären Tumor mit der Aussage, dass die Diagnose nicht eindeutig sei und dass ein „malignes Melanom nicht sicher ausgeschlossen werden kann". Dieses Vermeiden einer spezifischen histopathologischen Diagnose wird verständlich, wenn man die Ergebnisse eines „Tutorials über melanozytäre Proliferationen" im Jahre 2000 analysiert, bei dem von sechs internationalen Experten eine Serie *schwieriger* melanozytärer Tumoren studiert wurde [5]. Insgesamt konnte eine gute diagnostische Übereinstimmung erreicht werden. Betrachtet man allerdings das Spektrum der Spitz-Nävi, andere Varianten melanozytärer Nävi und die Gruppe der nävoiden Melanome, so war eine einheitliche Bewertung in nur 11 von 38 Fällen (29%) feststellbar.

Diagnosen in der Dermatopathologie einschließlich des Visualisierens der Befundergebnisse am histologischen Schnitt, wie auch der Integration der Befunde zu einer spezifischen Diagnose, sind ein höchst subjektiver Prozess und damit Fehlern unterworfen. Die Erfahrungen dieses Tutorials haben eine wertvolle Lektion vermittelt und die Grenzen sogenannten Expertenwissens im Zusammenhang mit diagnostischen Entscheidungen – unter Bedingungen der Ungewissheit – aufgezeigt.

Wir müssen akzeptieren, dass in manchen Fällen melanozytärer Tumoren bei Vorliegen einer widersprüchlichen Befundkonstellation (conflicting criteria) mit den heute angewandten morphologischen Methoden eine sichere Zuordnung nicht immer gelingt. Molekulargenetische Untersuchungen, wie der Nachweis von Mutationen des B-RAF-Proteins [4, 6, 13] sowohl beim Melanom als auch bei speziellen Typen melanozytärer Nävi (Tabelle 1), werden wahrscheinlich in den nächsten Jahren eine besondere Bedeutung für die Differenzialdiagnose erlangen.

Wichtige melanozytäre Proliferationen mit *unklarem biologischen Verhalten*, die diagnostische und therapeutische Probleme bereiten können [1, 9], sind in Tabelle 2 dargestellt. In der Literatur wurden für diese Tumoren auch Bezeichnungen wie *minimal deviation-Melanom, borderline-Melanom* [12], *maligner Spitz-Nävus, dermales Melanom* und in eher humorvoller Weise Akronyme wie *MELTUMP = melanocytic tumors with uncertain potential* [7], *SAMPUS = superficial atypical melanocytic proliferations of uncertain significance* [7] oder *DAMN = diagnostic ambiguous melanocytic neoplasms* [LeBoit – persönliche Mitteilung] vorgeschlagen.

Tabelle 1. Melanozytäre Tumoren und B-RAF-Mutationen

Typ	B-RAF
Melanom	häufig (>50%)
Spitz-Nävus	nicht nachweisbar
Blauer Nävus	nicht nachweisbar
Erworbener Nävus/ einschließlich dysplastischer Nävus	häufig
Kongenitaler Nävus	
klein	häufig
mittelgroß	selten
Riesen-Nävus	nicht nachweisbar

Tabelle 2. „Schwierige" melanozytäre Tumoren

Atypischer Spitz-Tumor
Atypischer blauer Nävus
Pseudomelanom beim Neugeborenen
Proliferierender Knoten im kongenitalen Riesen-Nävus
Melanozytäre Nävi an speziellen Lokalisationen (akral, genital, Milchleiste)
Dysplastischer Nävus
Andere

Fallbeobachtungen

4-jährige Patientin mit einem pigmentierten Tumor im Bereich des rechten Sprunggelenkes (Abb. 1)

Drei Diagnosen stehen differenzialdiagnostisch im Vordergrund:

Ein klassischer Spitz-Tumor (konventioneller *safe-Spitz*) [10] liegt nicht vor, weil der Tumor relativ groß ist (Durchmesser >1 cm) und histologisch noduläres Wachstum in die Subkutis aufweist, eine signifikante Zelldichte zeigt, pleomorphe Kerne sowie vereinzelt Mitosen nachweisbar sind. Das Alter der Patientin, die Symmetrie, die scharfe Begrenzung, Fehlen intraepidermaler Melanozyten in Einzelformationen, das Vorliegen von Kamino-Körperchen, fokal vorhandene Reifung, fehlende Ulzeration und Konsumption der Epidermis sowie die geringe Mitosezahl (<2/mm²) sind Kriterien, die gegen ein malignes Melanom mit Zügen eines Spitz-Tumors sprechen.

Es wird die Diagnose *atypischer Spitz-Tumor* mit *unklarer prognostischer Einordnung* gestellt. Betrachtet man das Muster des Tumors und die morphologischen Einzelkriterien, findet man kennzeichnende beziehungsweise charakteristische Veränderungen, die sowohl beim malignen Melanom wie beim klassischen Spitz-Nävus beobachtet werden.

Zur Behandlung des *atypischen Spitz-Tumors* wird eine konservative Nachexzision empfohlen. Eine diagnostische sentinel node-Entfernung kann in Betracht gezogen werden. Ein negativer Lymphknotenbefund ergibt natürlich keine Gewissheit, dass zu einem späteren Zeitpunkt nicht ein Rezidiv oder Metastasen auftreten können. Der Nachweis von Metastasen (Ausschluss von Nävuszell-Ansammlungen) in einem Sentinel-Lymphknoten erlaubt allerdings die Diagnose eines malignen Melanoms.

Die Bezeichnung atypischer Spitz-Nävus wurde für Spitz-Tumoren gewählt, deren Abgrenzung vom Melanom besondere Schwierigkeiten bereitet [2]. Die Tumoren werden bevorzugt im Kindesalter, manchmal aber auch bei Erwachsenen beobachtet. Das klinische Bild ist oft nicht eindeutig; in der Differenzialdiagnose wird jedoch nicht selten die Diagnose Melanom angeführt. Die Prognose ist meist günstig.

Eine vergleichbare diagnostische und therapeutische Herausforderung wie bei den atypischen Spitz-Tumoren findet man auch im Zusammenhang mit *atypischen blauen Nävi*. Es handelt sich um ein Spektrum verschiedener blauer melanozytärer Nävi mit unklarer Dignität [9], zu dem Varianten zellulärer blauer Nävi einschließlich kombinierte Nävi (Abb. 2), atypische Formen des *deep penetrating nevus* und pigmentierte Spitz-Tumoren sowie das pigmentierte epitheloide Melanozytom [14] gehören. Auch in diesen Fällen sollte eine Nachexzision des Tumors, eventuell mit Lymphknotenentfernung durchgeführt werden.

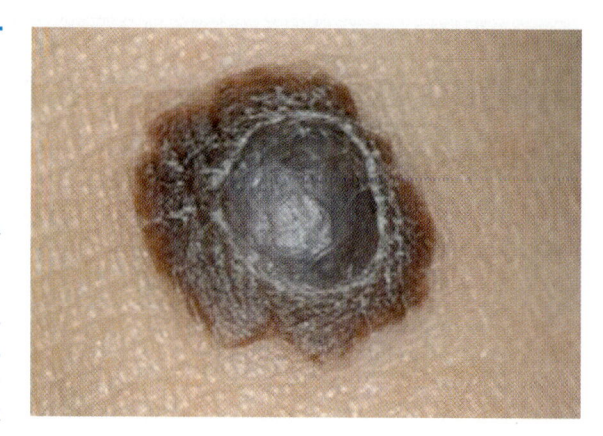

Abb. 1. Atypischer Spitz-Tumor

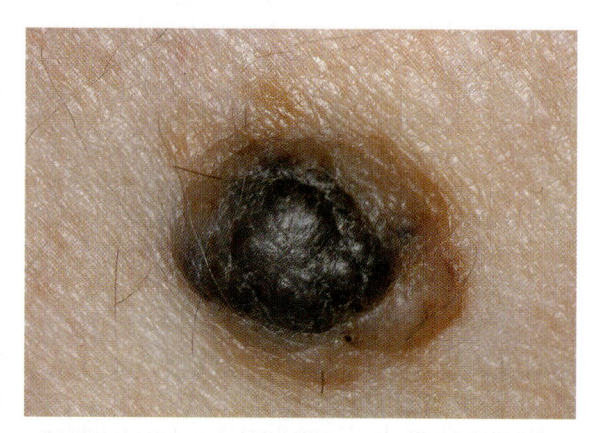

Abb. 2. Atypischer blauer Nävus, Typ combined-epitheloidzellig

11 Monate altes Mädchen mit einem Pigmenttumor am linken Unterschenkel (Abb. 3 a)

Histologisch (Abb. 3b) ist der Nachweise großer epitheloider Melanozyten in Nestern und Einzelformationen auch in höheren Epidermislagen (pagetoides Muster) auffallend. In der Dermis finden sich Melanozyten (Nävuszellen) mit dem charakteristischen Muster eines kongenitalen Nävus. Die Diagnose lautet *gutartiges Pseudomelanom bei einem Säugling* [8]. Nach der Exzision ist eine weitere Therapie nicht notwendig.

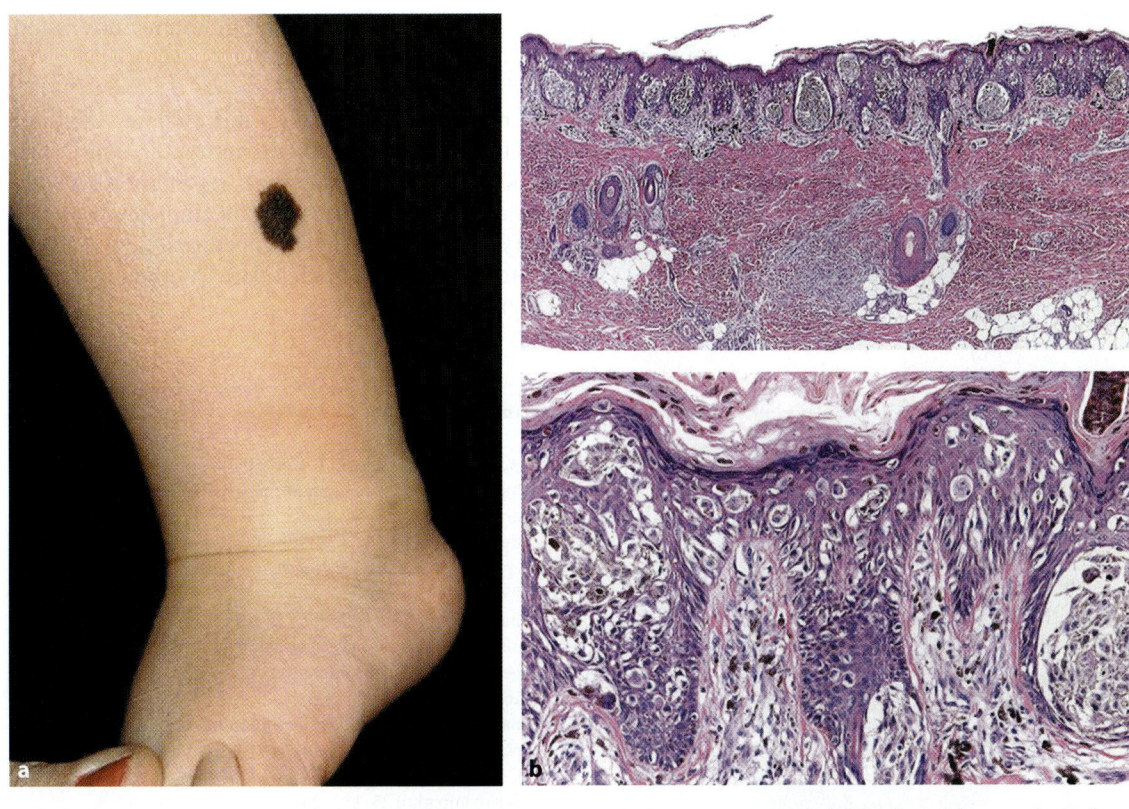

Abb. 3. Pseudomelanom im Säuglingsalter. **a** Klinisches Bild. **b** Histologie: Pagetoide intraepidermale Proliferation der Melanozyten. Kongenitales Nävus-Muster in der Dermis

Kleine kongenitale melanozytäre Nävi, die kurz nach der Geburt oder in den ersten Lebensjahren exzidiert werden, können histologisch als Melanome fehlinterpretiert werden, weil die intraepidermalen Veränderungen ein Melanoma-in-situ simulieren können.

Die Kenntnis dieser Variante eines melanozytären Nävus beim Säugling und im Kindesalter ist von spezieller praktischer Bedeutung, um die Fehldiagnose Melanom mit allen therapeutischen Konsequenzen zu vermeiden.

Neugeborener Knabe mit einem ausgedehnten kongenitalen Riesen-Nävus. Im Sakralbereich sieht man einen großen, flachen, schwarz pigmentierten Knoten (Abb. 4)

Das histologische Bild ist durch größere, überwiegend epitheloide Melanozyten mit stellenweise pleomorphen Kernen und Mitosen charakterisiert. In der Umgebung liegt das typische Bild eines kongenitalen melanozytären Nävus vor. Es erfolgte eine partielle Exzision des Knotens. Die Nachbeobachtungszeit beträgt 26 Jahre ohne Hinweis auf ein Rezidiv oder Metastasen.

Es liegt ein *proliferative dermal nodule* im *Bereich eines kongenitalen Riesen-Nävus* vor [11]. Aussagen über das biologische Potential dieser Tumoren sind schwierig. Es könnte sich um maligne Melanome mit meist sehr günstigem Verlauf handeln. Chromosomale Aberationen wurden nachgewiesen [3]. Offenbar bestehen auch Analogien zu anderen Neoplasien in der Pädiatrie, wie den Neuroblastomen.

Praktisch-klinisch tätige Dermatologen zeigen eine Abneigung gegen unsichere und unscharf formulierte, histopathologische Diagnosen, die keine klare Zuordnung im Hinblick auf Gut- oder Bösartigkeit eines Tumors beinhalten. Es entsteht ein Dilemma, weil die Problematik, die für den Patienten und die Familie oft unverständlich ist, erklärt werden muss. Folgendes Vorgehen kann empfohlen werden:

- Klinisch-pathologische Korrelation: Alter, Familienanamnese, fotografische Dokumentation, eventuell Dermatoskopie, Tumorgröße, spezielle Lokalisation

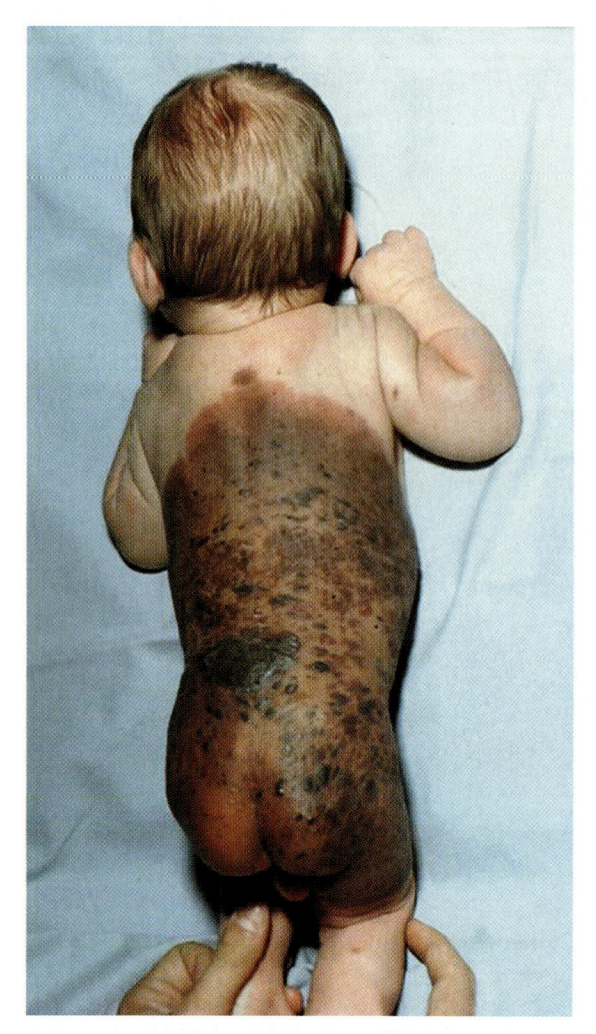

Abb. 4. Proliferative nodule in einem kongenitalen Riesen-Nävus

- Histopathologie: Beiziehen eines Experten mit besonderer Erfahrung in der Melanomdiagnostik. Klare Darstellung der unsicheren Diagnose
- Rücksprache des Dermatopathologen mit dem behandelnden Arzt
- Besprechung mit dem Patienten und Erklärung der Problematik
- Behandlung des Tumors nach den Richtlinien der in den Vordergrund gestellten Diagnose. Nachexzision, Sentinel-Lymphknoten-Entfernung, Nachbeobachtung

Für melanozytäre Tumoren mit unklarer Diagnose und Dignität ist es in Zukunft notwendig, eine Datenbank anzulegen, exakte und reproduzierbare klinische/dermatoskopische/histopathologische Kriterien zu definieren, die Nachbeobachtungen auszuwerten und neue molekulare Methoden in die Diagnose einzubeziehen.

Literatur

1. Ackerman AB, Cerroni L, Kerl H (1994) Pitfalls in histopathologic diagnosis of malignant melanoma. Lea & Febiger, Philadelphia
2. Barnhill RL (2006) The Spitzoid lesion: The importance of atypical variants and risk assessment. Am J Dermatopathol 28: 75–83
3. Bastian BC, Xiong J, Frieden IJ, et al. (2002) Genetic changes in neoplasms arising in congenital melanocytic nevi: Differences between nodular proliferations and melanomas. Am J Pathol 161: 1163–1169
4. Bauer J, Bastian B (2005) Genomic analysis of melanocytic neoplasia. Advances Dermatol 21: 81–99
5. Cerroni L, Kerl H (2001) Tutorial on melanocytic lesions. Am J Dermatopathol 23: 237–241
6. Curtin JA, Fridlyand J, Kageshita T, et al. (2005) Distinct sets of genetic alterations in melanoma. N Engl J Med 353: 2135–2147
7. Elder DE, Xu X (2004) The approach to the patient with a difficult melanocytic lesion. Pathology 36: 428–434
8. Kerl H, Smolle J, Hödl S, Soyer HP (1989) Kongenitales Pseudomelanom. Zeitschr Haut Geschlechtskrh 64: 564–568
9. Kerl H, Garbe C, Cerroni L, Wolff HH (2003) Histopathologie der Haut. Springer, Berlin
10. LeBoit PE (2002) „Safe" Spitz and its alternatives. Ped Dermatol 19: 163–165
11. Leech SN, Bell H, Leonard N, et al. (2004) Neonatal giant congenital nevi with proliferative nodules. Arch Dermatol 140: 83–88
12. Reed RJ, Ichinose H, Clark WH Jr, Mihm MC Jr (1975) Common and uncommon melanocytic nevi and borderline melanomas. Semin Oncol 2: 119–147
13. Takata M, Saida T (2006) Genetic alterations in melanocytic tumors. J Derm Sci 43: 1–10
14. Zembowicz A, Carney JA, Mihm MC (2004) Pigmented epithelioid melanocytoma : A low-grade melanocytic tumor with metastatic potential indistinguishable from animal-type melanoma and epithelioid blue nevus. Am J Surg Pathol 28: 31–40

Was Dermatologen über Palliativmedizin wissen müssen

Claudia Bausewein

Definition der Palliativmedizin

In den letzten Jahrzehnten hat sich auch in Deutschland eine scheinbar neue medizinische Fachrichtung, die Palliativmedizin, entwickelt. Ihre Wurzeln reichen bis weit ins Mittelalter, da die Palliativmedizin eng mit der Hospizbewegung verbunden ist. Hospizbewegung und Palliativmedizin haben sich zur Aufgabe gemacht, die Betreuung von schwerkranken und sterbenden Menschen sowie deren Angehörigen zu verbessern.

Die moderne Hospizbewegung nahm ihren Anfang in den 60er Jahren des 20. Jahrhunderts in England. Cicely Saunders, eine englische Krankenschwester und Sozialarbeiterin, die später noch Medizin studierte, nahm sich dann als Ärztin besonders der Betreuung von Schwerkranken und Sterbenden an. Sie verband die alte christliche Tradition der Sterbebegleitung, die in mittelalterlichen Hospizen praktiziert wurde, mit den Erkenntnissen der modernen Medizin, vor allem im Bereich der Schmerztherapie. Nach Ausbildung im St. Joseph's Hospice gründete sie 1967 das St. Christopher s Hospice in London, das auch heute noch als die Geburtsstätte der modernen Hospizbewegung gilt. Von dort ging eine Bewegung aus, die sich zunächst in den angelsächsischen Ländern, später weltweit etablierte. Aus der medizinischen Betreuung in Hospizen entwickelte sich die Palliativmedizin, die in England seit 1987 eine anerkannte medizinische Fachrichtung ist.

Die Weltgesundheitsorganisation definierte 2002 Palliativmedizin als „die Verbesserung der Lebensqualität von Patienten und ihren Familien, die mit einer lebensbedrohlichen Erkrankung konfrontiert sind. Dies geschieht durch Prävention und Linderung von Leiden mittels Früherkennung und hervorragender Untersuchung und Behandlung von Schmerzen und anderen Problemen physischer, psychosozialer und spiritueller Natur" (WHO 2002). Palliativmedizin bejaht das Leben und betrachtet Sterben als normalen Prozess. Sie zögert den Tod nicht hinaus, beschleunigt ihn aber auch nicht. Sie ermöglicht es dem Patienten, so aktiv wie möglich bis zum Tod zu leben und bietet der Familie Unterstützung während der Erkrankung des Patienten und in der Trauerphase.

Im Unterschied, aber auch in Ergänzung zur kurativen Medizin konzentriert sich die Palliativmedizin auf die Linderung von Symptomen und die Verbesserung der Lebensqualität. Pallium (lat. = Mantel) bedeutet dabei die umfassende Sorge um das Wohlbefinden der Patienten und ihrer Angehörigen. Palliativmedizin bezieht sich nicht nur auf die letzten Lebenstage und Lebensstunden, sondern sollte schon frühzeitig in den Krankheitsverlauf integriert werden. Viele Patienten werden über Monate, gelegentlich sogar Jahre palliativmedizinisch betreut. Hauptaugenmerk ist es, die dem Patienten verbleibende Zeit mit allen Mitteln so angenehm wie möglich zu gestalten. Die Betreuung der Angehörigen geht über den Tod hinaus und setzt sich in der Trauerzeit fort.

Palliativmedizin ist offen für alle Menschen mit fortgeschrittenen Erkrankungen, die in absehbarer Zeit zum Tod führen. Traditionell stellen Tumorpatienten die größte Gruppe dar. Aber auch Patienten mit fort geschrittenen internistischen Erkrankungen, wie zum Beispiel chronisch obstruktiver pulmonaler Erkrankung (COPD) oder terminaler Herzinsuffizienz, oder neurologischen Erkrankungen wie amyotrophe Lateralsklerose (ALS) können von palliativmedizinischer Betreuung profitieren.

Palliativmedizinische Betreuung wird häufig mit einem palliativen Therapieansatz in der Onkologie verwechselt. Bei einer palliativen Therapie wird versucht, die Grunderkrankung zu beeinflussen, während in der Palliativmedizin die Symptome im Vordergrund stehen und die Therapie rein symptomorientiert ist, aber nicht mehr versucht wird, die Grunderkrankung zu behandeln.

Kommunikation

Die Kommunikation mit dem Patienten, den Angehörigen und unter den Betreuern ist Grundlage der Palliativmedizin und letztlich jeder medizinischen Betreuung. Um die Situation eines Patienten und sein Leiden so weit wie möglich zu erfassen, ist es notwendig, Grundregeln der Gesprächsführung zu beherrschen, insbesondere das Zuhören. Der Patient wird als der Mensch akzeptiert, der er ist. Es soll ihm ermöglicht werden, sich mit der Frage nach dem Sinn seines Lebens und Sterbens auseinander zu setzen und auch „letzte Dinge" zu regeln. Grundvoraussetzung für den Umgang mit dem Patienten sind Aufrichtigkeit und Wahrhaftigkeit. Die entscheidende Frage ist nicht, *was* wird dem Patienten gesagt, sondern *wie* der Kontakt gesucht wird. Der Patient wird als gleichwertiger Gesprächspartner ernst genommen und in ihn betreffende Entscheidungen soweit möglich und erwünscht miteinbezogen. Die nicht-verbale Kommunikation nimmt einen breiten Raum ein. Eine wichtige Voraussetzung für die Auseinandersetzung mit Themen, die für den Patienten wichtig sind, ist die bestmögliche Beschwerdelinderung.

Bei der Auseinandersetzung mit dem weiteren Krankheitsverlauf spielen oft Fragen, wie das Lebensende aussehen kann oder soll eine große Rolle. Entsprechende Wünsche und Vorstellungen des Patienten können in einer Patientenverfügung oder auch Vorsorgevollmacht festgehalten werden für den Fall, dass er selbst nicht mehr entscheiden kann.

Die Zusammenarbeit im Team und damit die Betreuung der Patienten können nur glücken, wenn die Kommunikation untereinander stimmt. Regelmäßige Teamgespräche und Supervisionen sind für jedes Team notwendig, das Schwerstkranke und Sterbende betreut.

Symptomkontrolle

Patienten leiden in dieser letzten Phase ihres Lebens häufig unter Symptomen, verursacht durch die Krankheit oder die vorausgegangenen Therapien. 80% der Patienten leiden unter mehr als einem Symptom, 15% geben mehr als fünf Symptome an [2]. Die Liste möglicher Beschwerden ist lang, zu den am meisten beklagten Symptomen gehören Schmerzen, Schwäche, Gewichtsverlust, Atemnot, Übelkeit und Erbrechen, Verstopfung und viele andere. Erst wenn die Symptome gut kontrolliert sind, hat der Patient die Möglichkeit, sich mit wichtigen Fragen und seinem sozialen Umfeld auseinander zu setzen. Neben der gezielten medikamentösen Therapie stehen andere Behandlungsverfahren wie zum Beispiel Strahlentherapie oder Nervenblockaden, zur Verfügung. Nebenwirkungen, die durch eine Therapie entstehen, müssen genauso bedacht werden wie mögliche Notfallsituationen. Diese Art der medizinischen Behandlung bedeutet dabei nicht therapeutischen Nihilismus, sondern außerordentlich differenzierte und individuelle Therapie, für die ein qualifiziertes fachliches Wissen notwendig ist. Diagnostische Maßnahmen, ob laborchemisch oder bildgebend, werden dann durchgeführt, wenn sich daraus eine Konsequenz für die Therapie des Patienten ergibt. Wesentlich ist ein auf den Patienten, seine Symptome und seine Situation abgestimmtes Vorgehen.

Rehabilitation

In der letzten Lebensphase erfährt der schwerkranke und sterbende Patient besonders seine Begrenzungen, den Verlust der Selbständigkeit durch seinen körperlichen Verfall und damit seine zunehmende Abhängigkeit. Ziel der Rehabilitation in dieser Lebensphase ist es, die Selbständigkeit des Betroffenen wiederherzustellen beziehungsweise möglichst lange zu erhalten. Atem- und Körpertherapie dienen dazu, das Wohlbefinden zu steigern. Musik- und Kunsttherapie helfen Gefühle auszudrücken, wenn sie nicht ausgesprochen werden können. Unabhängigkeit und das Selbstwertgefühl des Patienten werden gesteigert, wenn kleine Ziele wie ein Spaziergang oder die selbständige Körperpflege möglich werden. Wichtiges Ziel der palliativmedizinischen Rehabilitation ist es auch, die Entlassung und Betreuung zu Hause zu ermöglichen.

Betreuung in der Terminalphase

Wenn das Lebensende eines Patienten absehbar ist, ist es Aufgabe der Palliativmedizin, ein würdevolles und friedliches Sterben zu ermöglichen. Dazu muss die Symptomkontrolle weiter fortgeführt werden. Bei vorbestehender guter Symptomkontrolle treten selten neue Symptome in der Terminalphase auf und ein friedliches Sterben ist in bis zu 98% möglich [3]. In den meisten Fällen tritt die Betreuung der Angehörigen in den Vordergrund. Erklärung der Situation, der möglichen und häufig vorhersehbaren Veränderungen und emotionale Unterstützung bieten ihnen Sicherheit.

Im Vorfeld der Terminalphase ist es sehr wichtig, die Flüssigkeitszufuhr den Bedürfnissen des Patienten anzupassen. In der Regel sind 500–1000 ml Flüssigkeit am Tag vollkommen ausreichend; bei Nierenversagen mit Anurie muss die Flüssigkeitszufuhr ganz eingestellt werden, um ein Lungenödem mit quälender Dyspnoe zu verhindern. Den Angehörigen sollte erklärt werden, dass dies kein „Verdursten" des Patienten bedeutet. Das Durstgefühl korreliert in dieser Phase nicht mit der zugeführten Flüssigkeitsmenge, wohl aber mit der Mundtrockenheit, weshalb intensive Mundpflege notwendig ist. Der reflexmäßige und unkritische Einsatz von Sauerstoff bei Sterbenden führt zu einer Verstärkung meist schon vorhandenen Mundtrockenheit und ist in der Regel zu vermeiden.

Einer der zentralen Gedanken der Palliativmedizin ist es, Sterben als einen Teil des Lebens zu akzeptieren und den Tod nicht zu verdrängen oder zu verneinen. Damit wird das Sterben eines Menschen nicht zum Misserfolg eines Arztes oder eines Teams, sondern zur Herausforderung, einen Menschen in dieser Lebensphase zu begleiten und ihm einen würdigen Tod zu ermöglichen. Wichtig ist nicht die Länge des verbleibenden Lebens, sondern die Qualität, in der dieses Leben gelebt werden kann.

Strukturelle Umsetzung der Palliativmedizin

Entwicklung in Deutschland

Obwohl es in den 60er Jahren schon erste Kontakte zu englischen Hospizen gab, dauerte es bis 1983, bis die erste Palliativstation in Deutschland an der Universitätsklinik in Köln eröffnet wurde. Doch auch dann war die Entwicklung nur zögerlich. Bis 1990 kamen nur zwei weitere Stationen dazu. Erst durch ein Modellprojekt des Bundesministeriums für Gesundheit, in dem von 1991 bis 1994 16 palliativmedizinische Einrichtungen gefördert wurden, kam die Entwicklung deutlicher in Gang [1]. Die Palliativmedizin und ihre Anliegen wurden bekannter und vor allem anerkannter. Im Jahr 2006 gibt es etwa 95 Palliativstationen und über 120 stationäre Hospize. Palliativstationen sind eigenständige Einrichtungen, die immer an ein Krankenhaus angeschlossen sind und Patienten betreuen, die einer Krankenhausbehandlung bedürfen. Das Hauptziel der Betreuung auf einer Palliativstation ist die Kontrolle von Schmerzen und anderen Symptomen sowie die psychosoziale und spirituelle Begleitung. Bei Stabilität des Zustandes eines Patienten und Kontrolle seiner Beschwerden wird die Entlassung nach Hause oder in ein Heim angestrebt. Die Entlassungsrate in deutschen Palliativstationen liegt bei etwa 50%. Eine Palliativstation wird immer durch einen in Palliativmedizin versierten Arzt geleitet.

In einem Hospiz werden Patienten in der letzten Lebensphase betreut, die nicht zu Hause sein können, aber auch nicht in einem Krankenhaus betreut werden müssen. Ihre medizinische Betreuung übernimmt der Hausarzt.

Da es nicht möglich und auch nicht sinnvoll ist, stationäre Hospiz- und Palliativeinrichtungen flächendeckend einzurichten, um alle Patienten in der letzten Lebensphase dort zu betreuen, sind palliativmedizinische Konsiliardienste eine wichtige Ergänzung im Alltag eines Krankenhauses. Hier arbeitet ein multiprofessionelles Team palliativmedizinisch erfahrener Ärzte und Schwestern zusammen mit Sozialarbeitern und Seelsorgern beratend und unterstützend Seite an Seite mit den Primärteams. So können viel mehr Patienten und Angehörige erreicht und die Prinzipien der Palliativbetreuung auf den Allgemeinstationen praktiziert werden. In der Zwischenzeit wurden immer mehr Konsiliardienste in deutschen Krankenhäusern etabliert, obwohl die Finanzierung durch die Krankenkassen noch nicht geregelt oder gesichert ist.

Schließlich stellt die ambulante Hospiz- und Palliativbetreuung ein weiteres wichtiges Standbein der Betreuung dar, damit Patienten so lange wie möglich zu Hause betreut werden können. In Deutschland gibt es in der Zwischenzeit über 500 solcher Dienste, allerdings mit unterschiedlichen Qualifikationen und einem breiten Leistungsspektrum.

Aus- und Weiterbildung

Mit Änderung der Approbationsordnung 2002 wurde Palliativmedizin als Inhalt in die studentische Ausbildung aufgenommen, leider aber noch nicht als Querschnittsfach. Damit beruht die Einbeziehung palliativmedizinischer Inhalte noch auf freiwilliger Basis. Es gibt aber in der Zwischenzeit einige Universitäten, die Palliativmedizin, wie vielfach gefordert, als Pflichtlehr- und Prüfungsfach in den Lehrplan aufgenommen haben.

Auch in der neuen Weiterbildungsordnung findet sich Palliativmedizin auf verschiedenen Ebenen wieder. Einerseits wurden Basisinhalte palliativmedizinischer Betreuung in alle patientennahen Facharztweiterbildungen aufgenommen. Darüber hinaus wurde eine eigene Zusatzweiterbildung Palliativmedizin eingeführt, die Fachärzte verschiedenster Fachrichtungen erwerben können.

Zusammenfassung

Mit zunehmender Lebenserwartung und Inzidenz von Tumorerkrankungen steigt der palliativmedizinischer Bedarf. In der Dermatologie sind vor allem Patienten mit malignen Melanomen von raschen Krankheitsverläufen mit zum Teil hoher Symptomlast betroffen. Dazu kommen vielfache psychosoziale Probleme. Eine frühzeitige Einbindung der Palliativmedizin und enge Kooperation mit den Primärbetreuern mit der Erstellung eines ganzheitlichen Betreuungskonzeptes sollten zum Standard der Betreuung werden.

Literatur

1. Bundesministerium für Gesundheit (1997) Palliativeinheiten im Modellprogramm zur Verbesserung der Versorgung Krebskranker, Ergebnisse einer wissenschaftlichen Begleitung. Band 95 Schriftenreihe des Bundesministeriums für Gesundheit, Nomos, Baden-Baden
2. Grond S, Zech D, Diefenbach C, Bischoff A (1994) Prevalence and pattern of symptoms in patients with cancer pain: a prospective evaluation of 1635 cancer patients referred to a pain clinic. J Pain Symptom Manage 9: 372–382
3. Lichter I, Hunt E (1990) The last 48 hours of life. J Palliative Care 6: 7–15
4. Sabatowski R, Radbruch L, Loick G, et al. (2005) Wegweiser Hospiz und Palliativmedizin. Ambulante und Stationäre Palliativ- und Hospizeinrichtungen in Deutschland. Der Hospiz Verlag, Wuppertal
5. World Health Organization (2002) National Cancer Control Programmes: policies and managerial guidelines. 2nd ed., WHO, Geneva, pp 83–91

Literaturempfehlungen

1. Bausewein C, Roller S, Voltz R (Hrsg) (2003) Leitfaden Palliativmedizin. Urban & Fischer, München
2. Husebö S, Klaschik E (1998) Palliativmedizin. Springer, Berlin
3. Doyle D, Hanks G, Cherny N, Calman K (eds) (2003) Oxford textbook of palliative medicine. Oxford University Press, Oxford

Nävi und ihre Syndrome: Was gibt es Neues?

Rudolf Happle

Auf dem Gebiet der Nävi werden hier fünf neue Entwicklungen dargestellt, die bis heute noch in keinem Lehrbuch verzeichnet sind. Hieraus mag der Leser den Schluss ziehen, dass man gut daran tut, die Münchner Fortbildungswoche zu besuchen, um auf dem laufenden zu bleiben.

Naevus trichilemmocysticus, ein neuer organoider Epidermalnävus

In der Hautklinik der Universität Köln stellte sich vor kurzem eine 31jährige Patientin mit einer ungewöhnlichen Hautanomalie vor (Abb. 1) [28]. Multiple zystische, prall-elastische Tumoren bedecken das Gesicht beidseits sowie Rumpf und Extremitäten auf der rechten Seite in systematisierter streifenförmiger Verteilung. Im dritten Lebensjahr waren zunächst filiforme Hyperkeratosen in Streifenform entstanden. Die zystischen Tumoren hatten sich ab dem fünften Lebensjahr entwickelt. Deren histologische Untersuchung ergab die Diagnose von Trichlemmalzysten. Außerdem wiesen die befallenen Hautstreifen multiple komedonenartige Hornpfröpfe auf. Da die Verteilung der Hautveränderungen den Blaschko-Linien folgte, musste es sich um einen Epidermalnävus handeln. Die Eigenständigkeit dieser Dermatose ist jetzt zum ersten Mal erkannt und durch den Namen *Naevus trichilemmocysticus* bekanntgemacht worden [28].

Bei Durchsicht der Literatur fanden wir vier ähnliche frühere Beobachtungen. Die Diagnosen lauteten *ausgedehnter Komedonennävus mit Trichilemmalzysten* [21], *epidermale Nävi assoziiert mit Trichilemmalzysten* [19], *Milium-Zysten auf Epidermalnävus* [25], oder *lineare multiple Trichilemmalzysten* [5].

Die von uns beobachtete Patientin litt seit dem 17. Lebensjahr zusätzlich an einer schweren Osteomalazie, die zu multiplen Spontanfrakturen geführt hatte, so dass sie seit dem 26. Lebensjahr an den Rollstuhl gebunden war. Ein nosologischer Zusammenhang mit dem Naevus trichilemmocysticus ist einstweilen unbewiesen, aber durchaus denkbar. Beim systematisierten Naevus sebaceus kennen wir insofern eine Analogie, als bei den Betroffenen mitunter eine Vitamin-D-resistente Rachitis beobachtet wird [33].

Bei folgenden Dermatosen sollte der Kliniker die differenzialdiagnostische Möglichkeit eines Naevus

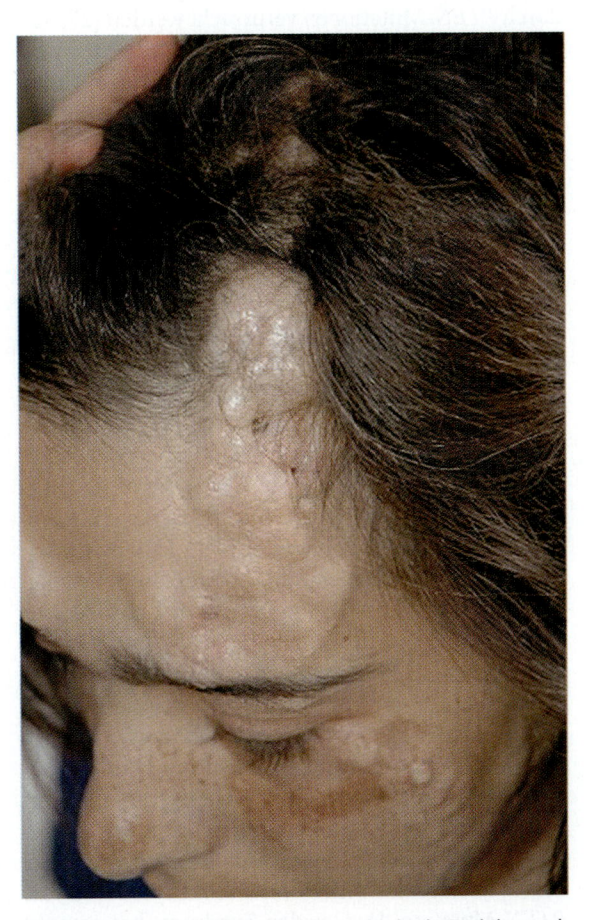

Abb. 1. Naevus trichilemmocysticus: Multiple Trichilemmalzysten in linearer Anordnung [28]

trichilemmocysticus in Erwägung ziehen: Naevus comedonicus, lineare basaloide follikuläre Hamartome, porokeratotischer ekkriner Nävus, Naevus corniculatus und Munro-Nävus. Weiterhin ist zu bedenken, dass beim Gardner-Syndrom mitunter multiple Trichilemmalzysten auftreten können, allerdings nicht in Streifenform, sondern disseminiert.

In dem von uns beschriebenen Fall bestand am rechten Fuß ein kongenitaler Knochendefekt in Form einer Verkürzung des vierten Strahls, wobei diese extrakutane Anomalie mit einem betroffenen Hautstreifen korrespondierte. Könnte es sein, dass wir es hier mit einem neuen Epidermalnävus-Syndrom zu tun haben? Die Antwort auf diese Frage bleibt der weiteren klinischen Forschung vorbehalten.

Linearer Cowden-Nävus, ein neuer nichtorganoider Epidermalnävus

In letzter Zeit ist von einigen Autoren die Behauptung aufgestellt worden, das Proteus-Syndrom könne durch *PTEN*-Mutationen verursacht werden [27, 32]. Andere haben dieser Sichtweise energisch widersprochen [2, 13]. Mit dem hier dargestellten Konzept kann der Streitfall als entschieden gelten. In Fällen eines angeblichen Proteus-Syndroms mit *PTEN*-Keimbahnmutation hat es sich ausnahmslos um eine segmentale Typ-2-Manifestation des Morbus Cowden gehandelt [16]. Mit dieser Feststellung ist gut vereinbar, dass die klinischen Diagnosekriterien des Proteus-Syndroms nicht vollständig erfüllt waren [2].

Während für das Proteus-Syndrom das Auftreten eines linearen Epidermalnävus charakteristisch ist, sind solche streifenförmigen Hautveränderungen mit dem Cowden-Syndrom bislang noch nicht in einen klinischen Zusammenhang gebracht worden. Dies mag der Grund sein, warum Loffeld et al. [22] bei einem dreijährigen Jungen mit halbseitigem, systematisierten Epidermalnävus ein „Proteus-Syndrom" diagnostiziert haben, obwohl die familiäre Konstellation und die erhobenen molekularen Befunde eine ganz andere Diagnose nahelegen. Die Mutter und mehrere andere Verwandte litten am Cowden-Syndrom. Bei Mutter und Sohn wurde dieselbe *PTEN*-Mutation nachgewiesen. Darüber hinaus wurde in dem Epidermalnävus des Knaben ein Verlust des *PTEN*-Wildtypallels nachgewiesen. Hieraus folgt aus unserer Sicht zwingend, dass es sich bei diesem Nävus um eine segmentale Typ-2-Manifestation des Cowden-Syndroms handelt. In einem Embryo, der für die *PTEN*-Mutation des Cowden-Syndroms heterozygot ist, entsteht der segmentale Typ-2-Befall dadurch, dass in einem frühen Entwicklungsstadium eine zweite Mutation zum Verlust des Wildtypallels führt. In dem betroffenen Körpersegment sind die krankhaften Abweichungen besonders ausgeprägt [10, 12]. Frühere Beobachtungen von Epidermalnävi bei *PTEN*-Mutationen [27] lassen sich aus heutiger Sicht in analoger Weise deuten.

Jener Epidermalnävus, der bei einer segmentalen Typ-2-Manifestation des Morbus Cowden auftritt, hat bisher noch keinen eigenen Namen gehabt. Aus diesem Grunde sind jetzt die Bezeichnungen *linearer Cowden-Nävus* oder *linearer PTEN-Nävus* vorgeschlagen worden [17].

Es stellt sich die Frage, ob sich der lineare Cowden-Nävus von anderen Epidermalnävi vielleicht auch klinisch unterscheidet. Bemerkenswerterweise scheint dies der Fall zu sein. Bei einem Vergleich dieser Dermatose mit dem *linearen Proteus-Nävus* drängt sich dem Betrachter die Schlussfolgerung auf, dass der *lineare Cowden-Nävus* relativ dick, erhaben und papillomatös ist (Abb. 2), während der *lineare Proteus-Nävus* vergleichsweise flach bleibt. *Cum grano salis* können wir sagen, dass die Struktur des linearen Cowden-Nävus an eine vulgäre Warze erinnert, wäh-

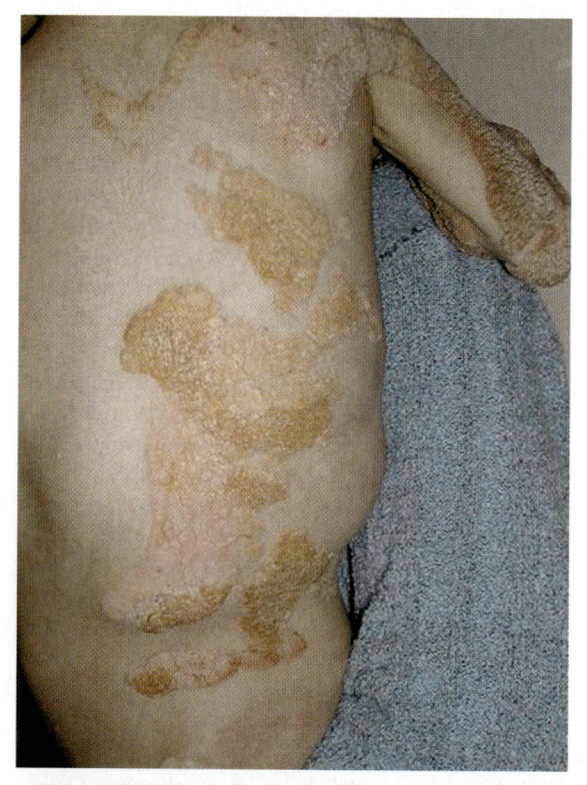

Abb. 2. Linearer Cowden-Nävus mit typischer, ausgeprägt papillomatöser Struktur (Beobachtung Dr. Mustafa Tekin, Ankara, Türkei [29])

rend die Struktur des linearen Proteus-Nävus eher einer Verruca plana ähnelt.

Darüber hinaus unterscheidet sich bei diesen zwei Nävustypen das Spektrum der assoziierten Anomalien. Der lineare Cowden-Nävus tritt im Rahmen des Typ-2-segmentalen Morbus Cowden zusammen mit Polypen des Jejunum oder Kolon [27], Cutis-marmorata-ähnlichen Hautveränderungen [22], Lipoblastomatose (nicht gleichzusetzen mit gewöhnlichen Lipomen) [27] oder fokaler segmentaler Glomerulosklerose [29] auf. Differenzialdiagnostisch bedeutsame Symptome des Proteus-Syndroms hingegen sind zerebriforme Bindegewebsnävi der Fußsohlen, zystische Lymphangiome und ausgeprägter Riesenwuchs einzelner Finger oder Zehen oder einer ganzen Gliedmaße [1].

FGFR3-Mutationen als Ursache epidermaler Nävi

Im Jahre 2006 konnte die Regensburger Arbeitsgruppe Hafner et al [7] in Zusammenarbeit mit niederländischen und amerikanischen Kollegen nachweisen, dass viele nichtorganoide Epidermalnävi durch aktivierende Mutationen im Gen des Fibroblasten-Wachstumsfaktor-Rezezeptors FGFR3 entstehen. Fibroblasten-Wachstumsfaktor-Rezeptoren sind Transmembrankinasen, welche die interzelluläre Signaltransduktion kontrollieren und in der Embryogenese für Wachstum, Differenzierung und Apoptose bedeutsam sind. Den Autoren war bekannt, dass *FGFR3*-Keimbahnmutationen schwerwiegende Skelettdysplasien wie Achondroplasie, thanatophore Dysplasie oder Crouzon-Syndrom verursachen, wobei diese Phänotypen mit einer Acanthosis nigricans assoziiert sein können. Darüber hinaus wußte man bereits, dass seborrhoische Warzen oft durch späte somatische *FGFR3*-Mutationen entstehen [8, 23].

Aus diesen Gründen beschlossen Hafner et al [7], bei Patienten mit nichtorganoiden Epidermalnävi nach *FGFR3*-Mutationen zu fahnden. Bei 11 von 33 Patienten fanden sie aktivierende *FGFR3*-Muationen im Nävus, nicht aber in der umgebenden Haut oder im Blut. Mehr noch, bei 10 dieser Patienten wies der Epidermalnävus immer dieselbe Punkmutation R248C auf.

Offenbar ist diese spezielle *FGFR3*-Mutation für die Dermatologie von besonderer Bedeutung, denn aus den Untersuchungen der Regensburger Arbeitsgruppe ergibt sich folgende Schlussfolgerung:

- Wenn die R428C-Mutation die Keimbahn betrifft, entsteht die thanatophore Dysplasie.

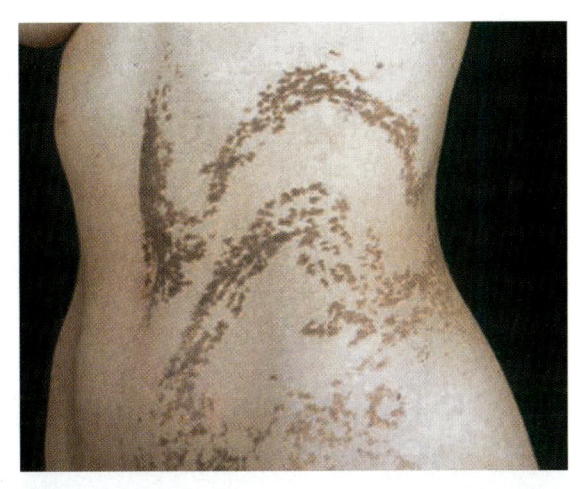

Abb. 3. Nichtorganoider Epidermalnävus vom weichen, samtartigen Typ: Solche Nävi werden oft durch *FGFR3*-Mutationen verursacht [7]

- Frühe postzygotische R248C-Mutatuionen sind eine häufige Ursache nichtorganoider epidermaler Nävi.
- Späte postzygotische R248C-Mutationen sind eine häufige Ursache seborrhoischer Warzen.

In der Gruppe der nichtorganopiden Epidermalnävi gibt es jetzt somit drei Typen, deren molekulare Ursache bekannt ist. Der CHILD-Nävus entsteht durch *NSDHL*-Mutationen [20], der lineare Cowden-Nävus durch *PTEN*-Mutationen [17], und ein großer Teil der gewöhnlichen Epidermalnävi vom flachen, samtartigen Typ (Abb. 3) durch *FGFR3*-Mutationen [7].

Naevus spilus maculosus versus Naevus spilus papulosus

Der Naevus spilus (Kiebitzei-Nävus, engl. *speckled lentiginous nevus*) besteht aus einem Milchkaffee-Fleck mit mutiplen dunklen Sprenkeln. Bis vor kurzem galt diese Dermatose als eine klinische Enitität. In diesem Beitrag soll versucht werden, den Leser davon zu überzeugen, dass es zwei verschiedene Naevi spili gibt [30].

Beim Naevus spilus maculosus sind die multiplen dunklen Sprenkel ebenso flach wie der Milchkaffee-Hintergrund (Abb. 4). Die Verteilung der Sprenkel ist ziemlich regelmäßig, ähnlich dem Tupfenmuster einer Krawatte. Histologisch finden wir in den Sprenkeln eine Vermehrung von Melanozyten und Melanin in der Basalzellschicht sowie einige Melanozytennester in der Junktionszone der Papillenspitzen (*Jentigo-Muster*) [24].

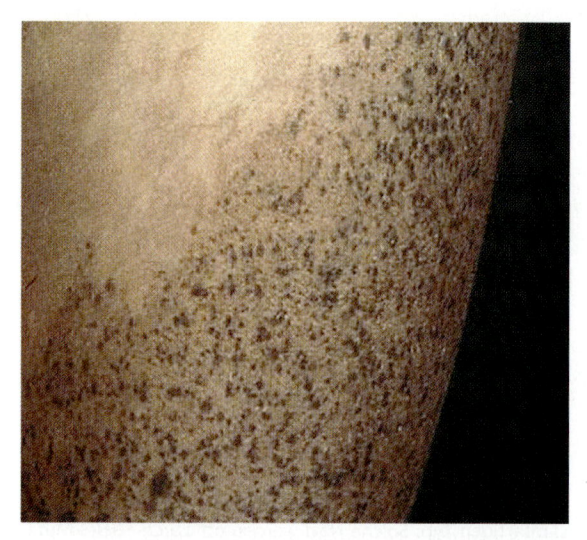

Abb. 4. Naevus spilus maculosus: Die dunklen Sprenkel bleiben im Hautniveau und sind relativ regelmäßig verteilt. Bei diesem Patienten war die Dermatose mit einem Naevus roseus assoziiert [18]

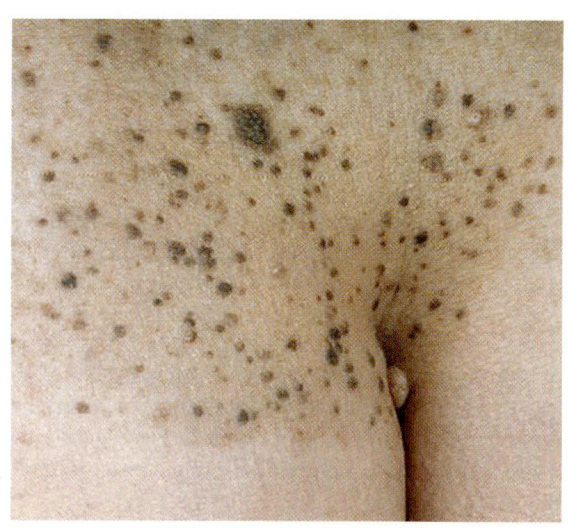

Abb. 5. Naevus spilus papulosus: Die dunklen Sprenkel sind erhaben und ziemlich unregelmäßig verteilt (Sternkarte)

Beim Naevus spilus papulosus hingegen sind die dunklen Sprenkel deutlich erhaben, obwohl auch makulöse Einsprengsel beigemischt sein können (Abb. 5). Deren Verteilung ist viel unregelmäßiger als beim Naevus spilus maculosus und erinnert eher an eine Sternkarte. Histologisch entsprechen die Sprenkel dermalen melanozytären Nävi oder Verbund-Nävi (engl. compound nevi).

Nun könnte man einwenden, dass diese beiden Erscheinungsbilder des Naevus spilus doch seit langem bekannt und lediglich als Spielformen ein und derselben Entität aufzufassen seien. Warum sollte es sich denn wohl um zwei verschiedene Nävi handeln? Für die Annahme einer solchen Dichotomie können wir einen gewichtigen Grund anführen. Die beiden Typen sind – offenbar gesetzmäßig – mit unterschiedlichen klinischen Syndromen assoziiert.

Der Naevus spilus maculosus ist ein charakteristisches Merkmal der Phacomatosis spilorosea (Synonym: Phacomatosis pigmentovascularis Typ III), die durch das gemeinsame Auftreten eines Naevus roseus und eines Naevus spilus definiert ist [14]. Bislang ist bei diesem Zwillingsflecken-Syndrom noch niemals ein Naevus spilus papulosus beschrieben worden.

Umgekehrt stellt der Naevus spilus papulosus ein charakteristisches Merkmal der Phacomatosis pigmentokeratotica dar, die durch das gemeinsame Auftreten eines Naevus sebaceus und eines Naevus spilus gekennzeichnet ist [31]. Beide Komponenten dieses Zwillingsflecken-Phänotyps können auch isoliert auftreten, entweder als Schimmelpenning-Syndrom oder als Naevus-spilus-Syndrom [11]. Beim Naevus-spilus-Syndrom finden wir verschiedene neurologische Anomalien, die typischerweise ipsilateral lokalisiert sind. Weder bei der Phacomatosis pigmentokeratotica noch beim Naevus-spilus-Syndrom ist bisher jemals ein Naevus spilus maculosus beschrieben worden.

Hieraus folgt aus unserer Sicht, dass der Naevus spilus maculosus und der Naevus spilus papulosus zwei verschiedene Entitäten sein müssen [30].

Naevus roseus, ein neuer vaskulärer Nävus

Der Naevus roseus ist ein lateralisierter teleangiektatischer Nävus von hellroter oder blaßrosa Farbe (Abb. 6) [15]. Die Verteilung der Hautveränderung erinnert an ein Schachbrettmuster, wie wir es auch beim Naevus flammeus beobachten.

Rosafarbene teleangiektatische Nävi sind bisher unter der Bezeichnung *Naevus flammeus* subsumiert worden. Es gibt jedoch ein klinisches Argument für die Eigenständigkeit des Naevus roseus, den man im Englischen – in Analogie zum *port-wine stain* – auch als *rosé-wine stain* bezeichnen könnte.

Die Phacomatosis spilorosea (Phacomatosis pigmentovascularis Typ III) geht stets mit diesem hellrosa gefärbten teleangiektatischen Nävus einher [15]. Umgekehrt finden wir bei der Phacomatosis caesioflammea (Phacomatosis pigmentovascularis Typ II) immer einen Naevus flammeus [14].

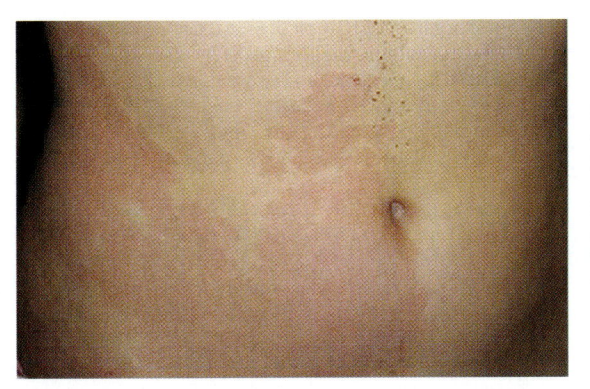

Abb. 6. Naevus roseus (Beobachtung Prof. H. François Jordaan, Stellenbosch, Südafrika)

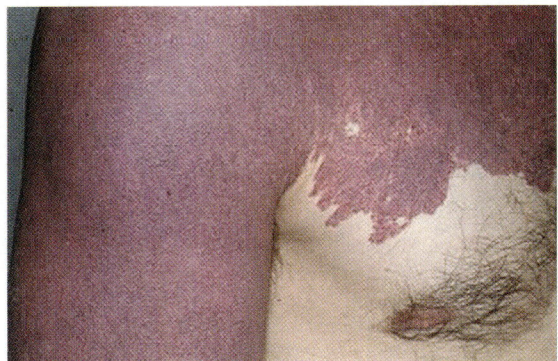

Abb. 7. Ein typischer Naevus flammeus zum Vergleich

Aus dieser offenbar gesetzmäßig auftretenden Dichotomie lässt sich ableiten, dass der Naevus roseus eine eigenständige Entität darstellt, die vom Naevus flammeus (Abb. 7) abgegrenzt werden muss.

Neuerdings sind viele Autoren dazu übergegangen, anstelle von Naevus flammeus den neumodischen Ausdruck *kapilläre Malformation* zu verwenden [4, 26]. Bevor wir diese höchst fragwürdige Sprachregelung mitmachen, sollten wir bedenken, dass der Allerweltsbegriff der kapillären Malformation nichts darüber aussagt, ob es sich um einen Nävus handelt oder nicht, und wenn ja, welcher spezielle Typ vorliegt [15]. Die Bezeichnung kapilläre Malformation ist nur brauchbar als ein Oberbegriff. Er umfasst verschiedene Nävi wie Naevus flammeus, Naevus roseus, Cutis marmorata teleangiectatica congenita und Naevus anaemicus, aber auch Hautanomalien, die keine Nävi darstellen, wie zum Beispiel den Unna-Fleck (Storchenbiss) [9] oder die Teleangiektasien des Morbus Osler [15]. Mit anderen Worten, die Bezeichnungen *Naevus flammeus*, *Naevus roseus* und *kapilläre Malformation* sind nicht austauschbar.

Schlussbetrachtung

Die Klassifikation der epidermalen Nävi ist durch neue klinische und molekulargenetische Befunde in Bewegung geraten Der Naevus trichilemmocysticus erweitert die Liste der organoiden Epidermalnävi, während der lineare Cowden-Nävus einen neuen nichtorganoiden Typ darstellt. Neu ist auch die Erkenntnis, dass viele nichtorganoide Epidermalnävi auf einer frühen postzygotischen *FGFR3*-Mutation beruhen. Wenn dieselbe postzygotische Mutation im Erwachsenenalter auftritt, entstehen seborrhoische Warzen. Jene alten Dermatologen, welche die seborrhoischen Warzen als tardive Nävi bezeichnet haben [3, 6], scheinen somit im nachhinein recht zu behalten. Angesichts dieser Fortschritte sollten wir nicht vergessen, dass es noch einige Zeit dauern wird, bis alle Epidermalnävi molekular aufgeklärt sind. Aber ein hoffnungsvoller Anfang ist gemacht. Auf der anderen Seite bringt auch die klinisch-dermatologische Forschung weiterhin neue Erkenntnisse. So lässt sich heute ein Naevus spilus maculosus vom Naevus spilus papulosus klinisch und histologisch abgrenzen, und in der Gruppe der vaskulären Nävi ist kürzlich aufgrund unterschiedlicher Syndromassoziationen ein Naevus roseus als Gegenstück zum Naevus flammeus beschrieben worden.

Literatur

1. Biesecker LG, Happle R, Mulliken JB, et al. (1999) Proteus syndrome: diagnostic criteria, differential diagnosis, and patient evaluation. Am J Med Genet 84: 389–395
2. Cohen MM Jr, Turner JT, Biesecker LG (2003) Proteus syndrome: misdiagnosis with *PTEN* mutations. Am J Med Genet 122A: 323–324
3. Darier J (1923) Précis de Dermatologie, 3. Aufl. Masson, Paris, S 240–241
4. Enjolras O, Mulliken JB (2000) Vascular malformations. In: Harper J, Oranje A, Prose N (eds.) Textbook of pediatric dermatology. Blackwell, Oxford pp 975–996
5. Flórez A, Peteiro C, Sánchez-Aguilar D, et al. (2000) Three cases of type 2 segmental manifestation of multiple glomus tumors: association with linear multiple trichilemmal cysts in a patient. Dermatology 200: 75–77
6. Freudenthal W, Spitzer R (1933) Warzen und Kondylome. In: Jadassohn J (Hrsg): Handbuch der Haut- und Geschlechtskrankheiten, Bd 12/3. Springer, Berlin, S 33–207
7. Hafner C, van Oers JMM, Vogt T, et al. (2006) Mosaicism of activating *FGFR3* mutations in human skin causes epidermal nevi. J Clin Invest 116: 2201–2207

8. Hafner C, van Oers JMM, Hartmann A, et al. (2007) High frequency of *FGFR3* mutations in adenoid seborrheic keratoses. J Invest Dermatol (E-Publikation vor dem Druck)
9. Happle R (1995) What is a nevus? A proposed definition of a common medical term. Dermatology 191: 1–5
10. Happle R (1998) Epidermale Nävi: 16 Typen, 6 Syndrome. In: Plewig G, Wolff H (Hrsg): Fortschritte der praktischen Dermatologie und Venerologie, Bd 16. Springer, Berlin, S 395–405
11. Happle R (2002) Speckled lentiginous nevus syndrome: delineation of a new distinct neurocutaneous phenotype. Eur J Dermatol 12: 133–135
12. Happle R (2002) Allelverlust als Erkenntnisgewinn. In: Plewig G, Prinz J (Hrsg): Fortschritte der praktischen Dermatologie und Venerologie, Bd 18. Springer, Berlin, S 95–104
13. Happle R (2004) The manifold faces of Proteus syndrome. Arch Dermatol 140: 1001–1002
14. Happle R (2005) Phacomatosis pigmentovascularis revisited and reclassified. Arch Dermatol 141: 385–388
15. Happle R (2005) Nevus roseus: a distinct vascular birthmark. Eur J Dermatol 15: 231–234
16. Happle R (2007) Type 2 segmental Cowden disease versus Proteus syndrome. Br J Dermatol (im Druck)
17. Happle R (2007) Linear Cowden nevus: a new distinct epidermal nevus. Eur J Dermatol (im Druck)
18. Happle R, Steijlen PM (1989) Phacomatosis pigmentovascularis gedeutet als ein Phänomen der Zwillingsflecken. Hautarzt 40: 721–724
19. Iglesias Zamora ME, Vázquez-Doval FJ (1997) Epidermal naevi associated with trichilemmal cysts and chromosomal mosaicism. Br J Dermatol 137: 821–824
20. König A, Happle R, Bornholdt D, et al. (2000) Mutations in the NSDHL gene, encoding 3beta-hydroxysteroid dehydrogenase, cause CHILD syndrome. Am J Med Genet 90: 339–346
21. Leppard BJ (1977) Trichilemmal cysts arising in an extensive comedo naevus. Br J Dermatol 96: 545–548
22. Loffeld A, McLellan NJ, Cole T, et al. (2006) Epidermal naevus in Proteus syndrome showing loss of heterozygosity for an inherited *PTEN* mutation. Br J Dermatol 154: 1194–1198
23. Logie A, Dunois-Larde C, Rosty C, et al. (2005) Activating mutations of the tyrosine kinase receptor FGFR3 are associated with benign skin tumors in mice and humans. Hum Mol Genet 14: 1153–1160
24. Marchesi L, Naldi L, Di Landro A, et al. (1992) Segmental lentiginosis with 'jentigo' histologic pattern. Am J Dermatopathol 14: 323–327
25. Sevila Llinares A, Belinchón Romero I, Silvestre Salvador JF, Bañuls Roca J (1996) Quistes de milium sobre nevo epidérmico. Piel 11: 52–55
26. Skourtis G, Lazoura O, Panoussis P, Livieratos L (2006) Klippel-Trenaunay syndrome: an unusual cause of pulmonary embolism. Int Angiol 25: 322–326
27. Smith JM, Kirk EPE, Theodosopoulos G, et al. (2002) Germline mutation of the tumour suppressor *PTEN* in Proteus syndrome. J Med Genet 39: 937–940
28. Tantcheva-Poor I, Reinhold K, Krieg T, Happle R (2007) Trichilemmal cyst nevus: a new complex organoid epidermal nevus. J Am Acad Dermatol (im Druck)
29. Tekin M, Öztürk Hişmi B, Fitoz S, et al. (2006) A germline *PTEN* mutation with manifestations of prenatal onset and verrucous epidermal nevus. Am J Med Genet 140A: 1472–1475
30. Vidaurri-de la Cruz H, Happle R (2006) Two distinct types of speckled lentiginous nevi characterized by macular versus papular speckles. Dermatology 212: 53–58
31. Wollenberg A, Butnaru C, Oppel T (2002) Phacomatosis pigmentokeratotica (Happle) in a 23-year-old man. Acta Dermato Venereol 82: 55–57
32. Zhou XP, Hampel H, Thiele H, et al. (2001) Association of germline mutation in the *PTEN* tumour suppressor gene and Proteus and Proteus-like syndromes. Lancet 358: 210–211
33. Zutt M, Strutz F, Happle R, et al. (2003) Schimmelpenning-Feuerstein-Mims syndrome with hypophosphatemic rickets. Dermatology 207: 72–76

Macht Liebe blind? Das klinische Potenzial potenzsteigernder Medikamente

Frank-Michael Köhn

Einleitung

Die Häufigkeit von Erektionsstörungen beträgt bei unter 40jährigen 2–4%, bei 50–60jährigen 10–20% und bei über 70jährigen 50%. Ursachen können vaskulär (arteriell, venös), neurogen, psychisch, lokale penile Faktoren, Medikamente oder endokrine Störungen sein. Einschränkungen der Libido treten häufig primär oder sekundär im Zusammenhang mit erektiler Dysfunktion auf.

Die medikamentöse Therapie von Erektionsstörungen hat durch die Einführung der Phosphodiesterasehemmer wesentliche Impulse bekommen. Die hohe klinische Wirksamkeit bei guter Verträglichkeit hat zu einem Verdrängungseffekt anderer Pharmaka geführt. So sind die Apomorphine für die Behandlung der erektilen Dysfunktion in Deutschland nicht mehr verfügbar. Andere Therapieansätze wie die urethrale Applikation von Prostaglandin E1 sind in den Hintergrund getreten. Der durchschlagende Erfolg der Phosphodiesterasehemmer ist nicht ohne Folgen auf die Diagnostik geblieben.

Der „Viagra-Test" bedeutet in letzter Konsequenz, dass zunächst ein pragmatischer Ansatz mit einem Therapieversuch gewählt wird und erst bei fehlendem klinischen Ansprechen weitere diagnostische Schritte erfolgen.

Das ist teilweise nachvollziehbar, da die operative Korrektur vaskulär bedingter Erektionsstörungen insbesondere bezüglich der Langzeiterfolge unbefriedigend war. Es besteht aber die Gefahr, dass der schnelle Griff zum Medikament wesentliche psychogene Aspekte bei der Genese der Erektionsstörung unberücksichtigt lässt.

Nicht selten verbergen sich hinter dem Symptom erektile Dysfunktion nämlich partnerschaftliche Störungen, andere Sexualstörungen wie Libidomangel und Orgasmusstörungen oder bei jüngeren Männern auch eine Ambivalenz bezüglich eines Kinderwunsches. Hier muss das Gespräch im Vordergrund der ärztlichen Abklärung stehen.

Medikamentöse Therapie der erektilen Dysfunktion

Die medikamentöse Therapie orientiert sich an den zugrunde liegenden Ursachen für die Erektionsstörungen.

Eine endokrinologisch bedingte erektile Dysfunktion oder Libidostörung bei Hypogonadismus oder Hyperprolaktinämie kann durch entsprechende Medikamente zur Substitution des Testosterons beziehungsweise Senkung des Prolaktinspiegels behandelt werden. Eine unkritische Gabe hoch dosierter Testosterondosen bei normalen Hormonwerten sollte nicht durchgeführt werden.

Die orale Therapie der erektilen Dysfunktion stützt sich heute im Wesentlichen auf zwei Substanzklassen:

Yohimbinhydrochlorid

Yohimbin ist ein aus der Rinde des Yohimbebaumes gewonnenes Indolalkaloid und wirkt sowohl zentral als auch peripher als α_2-Rezeptorantagonist (Tabelle 1). Nach sehr guter oraler Aufnahme werden die höchsten Plasmakonzentrationen von Yohimbin nach 45–60 Minuten erreicht. Die Therapie bei erektiler Dysfunktion erfolgt in der Regel mit Yohimbin 3×5 mg bis 3×10 mg täglich. Die Behandlung sollte über 3–4 Wochen fortgeführt werden, bevor der Therapieerfolg beurteilt werden kann. Mehrere randomisierte, doppelblinde und Plazebo-kontrollierte Studien bestätigten die Wirksamkeit von Yohimbin. Beste Wirksamkeit zeigt das Präparat bei leicht- bis mittelgradig organisch oder psychogen bedingten Potenzstörungen [4].

Tabelle 1. Orale Medikamente bei erektiler Dysfunktion

Yohimbinhydrochlorid	zum Beispiel Yocon Glenwood®
Wirkung	α$_2$-Rezeptorantagonist
Maximale Plasmakonzentration	45–60 Minuten
Halbwertszeit	35 Minuten
Dosierung	3 × 5 mg, 3 × 10 mg/die
Sildenafil	**Viagra®**
Wirkung	spezifischer Hemmer der Phosphodiesterase vom Typ 5 (PDE-5)
Maximale Plasmakonzentration	30–60 Minuten
Halbwertszeit	4 Stunden
Dosierung	25, 50, 100 mg 1 Stunde vor GV
Tadalafil	**Cialis®**
Wirkung	spezifischer Hemmer der Phosphodiesterase vom Typ 5 (PDE-5)
Maximale Plasmakonzentration	120 Minuten
Halbwertszeit	17.5 Stunden
Dosierung	10 mg, 20 mg; 0,5–24 Stunden vor GV
Vardenafil	**Levitra®**
Wirkung	spezifischer Hemmer der Phosphodiesterase vom Typ 5 (PDE-5)
Maximale Plasmakonzentration	45 Minuten
Halbwertszeit	4 Stunden
Dosierung	20 mg, 0.5 Stunde vor GV

Phosphodiesterasehemmer

Diese spezifischen Hemmer der Phosphodiesterase vom Typ 5 (PDE-5) verstärken die relaxierende Wirkung von Stickstoffmonoxid auf die glatte Schwellkörpermuskulatur. Stickstoffmonoxid wird bei sexueller Stimulation aus Endothelzellen und Nervenendigungen freigesetzt und bewirkt über die Guanylatzyklase die vermehrte Bereitstellung von zyklischem Guanosinmonophosphat (cGMP) [2]. cGMP wirkt muskelrelaxierend und somit gefäßerweiternd. Es wird durch die PDE-5 abgebaut. Durch Hemmung der PDE-5 steht mehr zyklisches Guanosinmonophosphat zur Verfügung. Der Wirkungsmechanismus deutet darauf hin, dass diese Substanzen nur bei gleichzeitiger sexueller Stimulation wirksam sein kann.

Die drei bisher auf dem Markt erhältlichen Substanzen mit diesem Wirkspektrum sind Sildenafil (Viagra®), Tadalafil (Cialis®) und Vardenafil (Levitra®).

Die relevanten pharmakokinetischen Daten sind in Tabelle 1 zusammengefasst.

Die möglichen Nebenwirkungen dieser Medikamente sind zu beachten. Obwohl Sildenafil ein spezifischer Hemmer der PDE-5 ist, entfaltet er in geringerem Ausmaß auch Wirkungen an anderen Phosphodiesterasen. Durch Interferenz mit der PDE-6 können dosisabhängig und reversibel innerhalb einer Stunde und für bis zu 2 Stunden anhaltend Sehstörungen auftreten, die sich als Blaustich, Lichtempfindlichkeit oder verschwommenes Sehen manifestieren. Die Häufigkeit wurde mit 0,3% bei einer Dosierung von 25 mg und 10,7% bei 100 mg beschrieben. Andere häufigere Nebenwirkungen sind Kopfschmerzen (16%), Gesichtsrötung (10%), Magenbeschwerden (7%), verstopfte Nase (4%), Durchfall (3%), Benommenheit (2%), Exantheme (2%). Sildenafil wird in der Leber durch Cytochrom P450 CYP-3A4 und CYP-2C9 abgebaut. Daher können Medikamente mit hemmender Wirkung auf diese Enzymsysteme den Abbau von Sildenafil einschränken, zum Beispiel Cimetidin, Ketokonazol, Erythromycin. In den letzten Jahren sind interessante neue Therapiekonzepte für die Phosphodiesteraseinhibitoren erarbeitet worden. So zeigten Studien mit einer niedrig dosierten und regelmäßigen Einnahme im Sinne eines Schwellkörpertrainings therapeutische Vorteile. Auch die Kombination mit Testosteronestern erhöhte unter bestimmten Bedingungen die Ansprechraten.

Nicht-orale medikamentöse Therapie der erektilen Dysfunktion

Die Schwellkörperautoinjektionstherapie (SKAT) mit zum Beispiel Prostaglandin E1 (PgE1) ist durch die Möglichkeiten der modernen Pharmakotherapie ergänzt worden und teilweise in den Hintergrund getreten. Indikationen für SKAT sind neurogene und vaskuläre psychogene Ursachen der erektilen Dysfunktion. Der Patient muss die intrakavernöse Injektion vasoaktiver Substanzen erlernen. Eine regelmäßige (nach 10–20 Injektionen) Überwachung des Patienten mit Palpation oder Sonographie des Penis zur Erfassung von Fibrosierungen ist notwendig. Es muss eine Aufklärung über die Notwendigkeit der sofortigen Wiedervorstellung bei prolongierten Erektionen (über 4 Stunden) zum Ausschluss eines Priapismus erfolgen. Kontraindikationen sind mangelnde Compliance und die oben aufgeführten Störungen.

In den USA wurde PgE1 schon seit 1996 auch transurethral appliziert. Dieses neuartige Applikationssystem MUSE® (**M**edikamentöses **U**rethrales **S**ystem zur **E**rektion) ist auch in Deutschland zur Behandlung der erektilen Dysfunktion zugelassen. Hierbei wird ein 3–6 mm langes Alprostadil-Pellet mit einem Durchmesser von 1,4 mm nach dem Urinieren in der Harnröhre platziert. Die Harnröhre muss feucht sein, um das Einführen des 3,2 cm langen und 3,5 mm dicken Applikators schmerzfrei zu ermöglichen. Unmittelbar nach Entfernung des Applikators wird der Penis zwischen beiden Händen massiert, da so die Auflösung und Verteilung des Pellets gefördert wird. PgE1 wird innerhalb von 10 Minuten zu 80% über die Harnröhrenschleimhaut resorbiert und entfaltet dann seine Wirkung an der Muskulatur der Schwellkörper. Die Prostaglandinkonzentrationen im Seminalplasma sind daher nur leichtgradig erhöht. Es werden Konzentrationen von 250, 500 und 1000 μg angeboten. Häufigere Nebenwirkungen sind: Schmerzen in Penis (36%), Harnröhre (13%) und Hoden (5%), symptomatischer Blutdruckabfall (3%), Schwindel (4%), geringfügige Blutung der distalen Urethra nach Plazierung des Pellets durch den Applikator (5%). Prolongierte Erektion (0,3%) und Priapismus (0,1%) waren selten. Die Kontraindikationen entsprechen im wesentlichen denen von intrakavernöser Injektion von PgE1. Die Effektivität von MUSE® gegenüber der intrakavernösen PgE1-Injektion ist um etwa 20% geringer.

Koitaler Tod: Eine relevante Gefahr im Zusammenhang mit der Behandlung von erektiler Dysfunktion?

Eine Vielzahl von „Notfällen" oder unerwarteten Zwischenfällen sind im Zusammenhang mit sexueller Betätigung beschrieben worden. Sie umfassen relativ harmlose Probleme wie zum Beispiel Frenulumeinrisse, Verletzungen der Vorhaut mit Infektionen oder lokale allergische Reaktionen sowie ernstere Komplikationen wie Penisrupturen, Priapismus und anaphylaktische Reaktionen. Auch neurologische Zwischenfälle wie koitaler Kopfschmerz, Hirnblutungen oder andere zerebrovaskuläre Notfälle sind bekannt. Bei älteren Patienten werden aber vor allem der plötzliche Herztod und Herzinfarkte im Zusammenhang mit sexueller Betätigung gefürchtet. Hierbei bestehen zum Teil unberechtigte Ängste und Sorgen, die durch entsprechende Berichte in der Laienpresse noch verstärkt werden. Berichte über Todesfälle, die mit der Einnahme von Sildenafil in Zusammenhang gebracht wurden, haben die Diskussion über eventuelle Gefahren von Geschlechtsverkehr im höheren Alter zwischenzeitlich neu belebt. Hierbei ist aber zu berücksichtigen, dass ein Gefährdungspotential für Sildenafil nur dann gegeben ist, wenn die Kontraindikationen nicht berücksichtigt werden (lebensbedrohliche Absenkung des Blutdrucks bei gleichzeitiger Einnahme nitrathaltiger Medikamente). Additive, aber sich nicht potenzierende Effekte auf den Blutdruck fanden sich bei gleichzeitiger Gabe des Kalziumantagonisten Amlodipin und Sildenafil. Auch andere Antihypertensiva zeigten keine sicherheitsrelevanten Nebenwirkungen. Substanzen, die Stickoxid freisetzen, sollten nicht eingesetzt werden, um größere Blutdruckabfälle zu vermeiden. Untersuchungen an Männern mit koronarer Herzkrankheit wiesen einen durchschnittlichen Abfall des systolischen Blutdruckes unter Einnahme von Sildenafil um 7 mmHg nach. Es fanden sich keine signifikanten Unterschiede bezüglich des Ausfalls des Belastungs-EKGs bei mit Plazebo oder Sildenafil behandelten Männern. Bisher haben sich somit keine Hinweise darauf ergeben, dass die Therapie mit Sildenafil mit einem höheren Risiko für kardiovaskuläre Zwischenfälle verbunden ist.

Die während des Geschlechtsverkehrs auftretende körperliche Belastung wird von Patienten (und Ärzten) häufig überschätzt. Das ist zum Teil auch auf ältere Untersuchungen aus den 50iger Jahren zurückzuführen, als die Messungen von Herzkreislaufreaktionen während des Koitus noch unter sehr artifiziellen und für die Paare belastenden Laborbedingungen durchgeführt wurden. Später fanden sich in Studien unter angenehmeren Rahmenbedingungen während des Orgasmus und dem Geschlechtsverkehr Herzfrequenzen zwischen 90 und 140 Schlägen/min. Die Auswirkungen sexueller Aktivität auf den Blutdruck hängen maßgeblich von den Ausgangsbedingungen ab. Gesunde Männer zeigen während des Orgasmus einen nur moderaten Anstieg des Blutdrucks auf etwa 160/80 mm Hg. Bei Messungen an unbehandelten hypertensiven Personen waren systolische und diastolische Blutdruckspitzen bis 300 beziehungsweise 175 mm Hg nachweisbar.

Eine klinisch relevante Beziehung besteht zwischen dem Auftreten einer erektilen Dysfunktion und dem Risiko für eine koronare Herzkrankheit. Männer im Alter von 50 bis 59 Jahren, die gleichzeitig über Erektionsstörungen berichten, haben ein signifikant erhöhtes Risiko für die Entwicklung koronarer Herzkrankheiten. Insofern kann das Symptom erektile Dysfunktion auch einen wichtigen Hinweis auf den kardiovaskulären Zustand des Patienten geben. Bei Verdacht auf eine koronare Herzkrankheit oder Unklarheit über die körperliche Leistungsfähigkeit eines älteren Mannes empfiehlt sich die Veranlassung eines Belastungs-EKGs. Es ist sehr gut geeignet, ischämische Episoden während sexueller Aktivität zu erfassen [3].

NAION: Eine neue Komplikation der Therapie mit Phosphodiesterasehemmern?

NAION ist die Abkürzung für **n**onarteritic **a**nterior **i**schemic **o**ptic **n**europathy. Es handelt sich um die häufigste akute Neuropathie des Nervus opticus bei Patienten über 50 Jahre. Dennoch ist das absolute Auftreten in der Bevölkerung eher gering. So erkranken in den USA jährlich zwischen 1500 und 6000 Personen.

NAION ist klinisch charakterisiert durch eine plötzliche, schmerzlose Verringerung des Visus, die in seltenen Fällen bis zum vollständigen Verlust der Sehfähigkeit führen kann. Das Risiko der Patienten für Sehstörungen auf dem kontralateralen Auge ist erhöht. In 30–40% kommt es im weiteren Verlauf zu einer Verbesserung der Sehfähigkeit, in 12–22% zu einer Verschlechterung, und in 45% bleibt die klinische Symptomatik unverändert [5]. Als Ursache wird eine Ischämie anteriorer Regionen des Nervus opticus angenommen. Verschiedene Risikofaktoren für NAION sind bekannt (Tabelle 2). In einzelnen Berichten (postmarketing reports) gab es einzelne Hinweise für das Auftreten von NAION unter Therapie mit Phosphodiesterasehemmern. Insgesamt wurde

Tabelle 2. Risikofaktoren für NAION

Hypertonie
Diabetes mellitus
Alter über 50 Jahre
Weiße Hautfarbe
Hypercholesterinämie
Atherosklerose
Nikotinkonsum
Schlaganfall
Schlafapnoe

das Risiko für NAION unter Therapie mit Sildenafil mit 2.8 pro 100.000 Patientenjahre kalkuliert. Damit wäre es ähnlich der Häufigkeit in der allgemeinen Bevölkerung [1].

Das Problem einer Risikoabschätzung für Patienten, unter Therapie mit Phosphodiesterasehemmern an NAION zu erkranken, besteht aber darin, dass die für NAION geltenden Risikofaktoren auch die Wahrscheinlichkeit für eine erektile Dysfunktion erhöhen, so dass ein gleichzeitiges Auftreten auch zufällig bedingt sein kann [1]. Diese Einschätzung findet sich auch in entsprechenden Stellungnahmen der US Food and Drug Administration (FDA) wieder.

Dennoch wird nun auf ein mögliches Risiko in den Beipackzetteln verwiesen. Die FDA empfiehlt: *„ …to stop taking these medicines, and call a doctor or healthcare provider right away if they experience sudden or decreased vision loss in one or both eyes. Further, patients taking or considering taking these products should inform their health care professionals if they have ever had severe loss of vision, which might reflect a prior episode of NAION. Such patients are at an increased risk of developing NAION again."* [5].

In einer kleinen retrospektiven Studie wurde der Zusammenhang zwischen Einnahme von Sildenafil und Tadalafil sowie dem Auftreten von NAION näher untersucht. Eine Gruppe von 38 Männern mit NAION wurde verglichen mit einer ähnlichen Gruppe ohne NAION. Dabei fand sich keine erhöhte Einnahmehäufigkeit von Phosphodiesterasehemmern bei Männern mit NAION im Vergleich zur Kontrollgruppe. Die Wahrscheinlichkeit für NAION bei Einnahme der oben genannten Substanzklasse stieg aber deutlich bei gleichzeitigem Vorliegen eines Herzinfarktes oder von arterieller Hypertonie in der Krankengeschichte [5]. Patienten mit diesen Grunderkrankungen sollten daher besonders bezüglich dieser ophthalmologischen Komplikation beobachtet werden.

Richtig eingesetzt ist die orale Therapie von Erektionsstörungen somit weiterhin eine Bereicherung in der Betreuung betroffener Patienten.

Literatur

1. Gorkin L, Hvidsten, Sobel RE, Siegel R (2006) Sildenafil citrate use and the incidence of nonarteritic anterior ischemic optic neuropathy. Int J Clin Pract 60: 500–503
2. Gupta M, Kovar A, Meibohm B (2005) The clinical pharmacokinetics of phosphodiesterase-5 inhibitors for erectile dysfunction. J Clin Pharmacol 45: 987–1003
3. Köhn FM (2004) Todesfälle durch Geschlechtsverkehr. In: MännerMedizin. Schill WB, Bretzel RG, Weidner W (Hrsg), Urban & Fischer, München S 159–164
4. Köhn FM, Vogt HJ (2005) Leopold Spiegel – The chemical characterization of yohimbine. In: Classical writings in erectile dysfunction. Schultheiss D, Musitelli S, Stief CG, Jonas U (eds), ABW Wissenschaftsverlag, Berlin, S 149–154
5. McGwin G, Vaphiades MS, Hall TA, Owsley C (2006) Nonarteritic anterior ischaemic optic neuropathy and the treatment of erectile dysfunction. Br J Ophthalmol 90: 154–157

Akupunktur in der Schmerztherapie und der Dermatologie

Dominik Irnich

Als Akupunktur bezeichnet man die therapeutische Beeinflussung von Erkrankungen mittels Nadelstichen und Moxibustion (Abbrennen von *Artemisia vulgaris* über Akupunkturpunkten). Sie hat eine über 2000-jährige Tradition und ist die bekannteste und die in den westlichen Industrieländern am häufigsten angewendete Methode der Traditionell Chinesischen Medizin (TCM).

Heute existieren neben einer chinesisch orientierten Form weitere unterschiedliche Anwendungsformen. Dazu gehören die an dem Konzept der myofaszialen Triggerpunkte orientierte Triggerpunktakupunktur, verschiedene Formen der Mikrosystemakupunktur (zum Beispiel Ohrakupunktur), japanische, koreanische und andere östliche Auslegungen der Nadelung sowie die Elektrostimulationsakupunktur.

Diese breite Vielfalt, auch innerhalb der traditionell chinesischen Akupunktur, erschwert die systematische Evaluation ihrer Wirkungen.

Auf dem Gebiet der Grundlagenforschung liegen vor allem zu analgetischen Wirkungen mehrere hundert Publikationen aus renommierten Wissenschaftsjournalen vor. Diese belegen neurobiologische und zentrale Wirkmechanismen. Zu den bekanntesten gehören die Ausschüttung von Neurotransmittern (Endorphine, Serotonin, Noradrenalin, Substanz P, CGRP, Oxytocin und viele andere), die Aktivierung spinaler und supraspinaler antinozizeptiver Hemmsysteme (segmentale und heterosegmentale Hemmung, deszendierende Schmerzhemmung, diffuse noxious inhibitory controls) und die Aktivierung spezifischer Hirnareale während und nach Akupunktur [1, 2].

Bedeutung für die Dermatologie könnten tierexperimentelle Befunde haben, bei denen nach Nadelung Ausschüttungen beziehungsweise Konzentrationserhöhungen von Neuropeptid Y, TNFα, IgE und Interleukinen beobachtet wurden.

In der klinischen Forschung existieren methodische Probleme wie eine nahezu nicht realisierbare Verblindung des Therapeuten und das Fehlen einer inerten Plazebokontrolle.

In großen Studien, die im Rahmen der Modellvorhaben Akupunktur in Deutschland durchgeführt wurden, zeigte sich, neben einer hohen Patientenzufriedenheit und einer sehr geringen Rate schwerwiegender unerwünschter Wirkungen, dass die Akupunktur bei Kopfschmerzen, Rückenschmerzen und Gonarthrose zumindest der Standardtherapie vergleichbare Effekte erreichen kann [3–7].

Den höchsten Evidenzlevel (I) nach EBM erreicht die Akupunktur bei Übelkeit und Erbrechen und postoperativem Zahnschmerz. Weitere Metanalysen und aussagekräftige Studien zeigen Effekte der Akupunktur bei der Epikondylopathie und dem Halswirbelsäulen(HWS)-Syndrom. Für eine Vielzahl weiterer Indikationen liegen positive Studienergebnisse vor, welche aber einer Bestätigung bedürfen.

Eine Punktspezifität konnte dagegen nicht immer nachgewiesen werden, das heißt auch die Nadelung an Körperstellen, die nicht als klassische Akupunkturpunkte im Sinne der TCM beschrieben werden, zeigte häufig klinisch relevante Wirkungen.

Diese Beobachtungen geben Anlass für eine intensive Diskussion. Es muss angenommen werden, dass neben potentiell spezifischen Effekten auch (punkt-)unspezifische und psychologische Wirkungen zum Therapieerfolg beitragen. Der aus der Medikamentenforschung stammende Begriff der Plazebowirkung ist zur Erklärung nicht ausreichend, da es sich um komplexe Nadelstich-bezogene Effekte handelt.

Klinische Wirkungen der Akupunktur bei dermatologischen Erkrankungen wurden bisher nur unzureichend untersucht. Hinzu kommt, dass die Mehrzahl der veröffentlichten Studien deutliche methodische Mängel aufweisen. Positive Ergebnisse aus zwei Untersuchungen liegen für den Morbus Raynaud vor [8]. Teilweise positive Wirkungen im Vergleich zu oberflächlicher Nadelung konnten bei Patienten mit allergischen Rhinitis gezeigt werden [9].

Am besten untersucht ist die Wirkung der Akupunktur bei Juckreiz. Insbesondere eine aktuelle Studie konnte bei experimentell induziertem Juckreiz eine deutliche Abnahme der Juckreizintensität nach Nadelung eines für diese Indikation beschrieben Akupunkturpunktes im Vergleich zu einem Kontrollpunkt zeigen [10].

Zusammenfassend kann festgestellt werden, dass die Akupunktur in der Schmerztherapie nach Ergebnissen der Grundlagenforschung und klinischer Studien einen festen Stellenwert besitzt. In der Dermatologie existieren nur wenige Untersuchungen; beim Juckreiz kann von positiven Punkt-spezifischen Wirkungen ausgegangen werden.

Bezüglich weiterer Indikationen besteht eine unklare Datenlage. Ungeklärt sind Spezifität der Punkte und Konzepte, die optimale Anzahl der Behandlungen, langfristige Wirkungen und Kosten-Nutzen-Effektivität.

Literatur

1. Irnich D, Beyer A (2002) Neurobiologische Grundlagen der Akupunkturanalgesie. Schmerz 16: 93–102
2. Bäcker M, Gareus IK, Knoblauch NT et al. (2004) Acupuncture in the treatment of pain–hypothesis to adaptive effects. Forsch Komplementarmed Klass Naturheilkd 11: 335–345
3. Witt C, Brinkhaus B, Jena S et al. (2005) Acupuncture in patients with osteoarthritis of the knee: a randomised trial. Lancet 366: 136–143
4. Brinkhaus B, Witt CM, Jena S et al. (2006) Acupuncture in patients with chronic low back pain: a randomized controlled trial. Arch Intern Med 166: 450–457
5. Streng A, Linde K, Hoppe A et al. (2006) Effectiveness and tolerability of acupuncture compared with metoprolol in migraine prophylaxis. Headache 46: 1492–1502
6. Scharf HP, Mansmann U, Streitberger K et al. (2006) Acupuncture and knee osteoarthritis: a three-armed randomized trial. Ann Intern Med 145: 12–20
7. gerac Studien: Vorveröffentlichte Ergebnisse (www.gerac.de)
8. Hahn M, Steins A, Mohrle M et al. (2004) Is there a vasospasmolytic effect of acupuncture in patients with secondary Raynaud phenomenon? JDDG 2: 758–762
9. Brinkhaus B, Hummelsberger J, Kohnen R et al. (2004) Acupuncture and Chinese herbal medicine in the treatment of patients with seasonal allergic rhinitis: a randomized-controlled clinical trial. Allergy 59: 953–960
10. Pfab F, Hammes M, Bäcker M et al. (2005) Preventive effect of acupuncture on histamine-induced itch: a blinded, randomized, placebo-controlled, crossover trial. J Allergy Clin Immunol 116: 1386–1388

Haare: Mal zu viel, mal zu wenig

Hans Wolff

Haare haben eine sehr wichtige Funktion für das Erscheinungsbild des Menschen. Daher können Störungen des Haarwachstums sehr belasten: Ein Kind mit Alopecia areata totalis wird für krebskrank gehalten; ein junger Mann mit Glatze wird gehänselt; eine Frau mit Haarlichtung verliert ihr Selbstbewusstsein und eine Frau mit Hirsutismus traut sich nicht mehr ins Schwimmbad.

Im Folgenden soll der aktuelle Stand des Wissens bei diesen Haarwuchsstörungen besprochen werden: Alopecia areata, Hirsutismus und androgenetische Alopezie des Mannes und der Frau.

Alopecia areata

Die Alopecia areata ist eine durch T-Lymphozyten vermittelte Autoimmunerkrankung des Haarfollikels. Entnimmt man eine Biopsie aus einem haarlosen Areal, fällt eine dichte Infiltration von lymphohistiozytären Zellen in der Umgebung des Haarbulbus und der dermalen Papille auf.

Die Alopecia areata kommt bei etwa 20–25% der Patienten familiär gehäuft vor. Auch tritt sie bei Trisomie 21 (Down-Syndrom) überzufällig häufig auf. Schließlich wurden Assoziationen mit bestimmten HLA-Mustern beschrieben [11].

Die Alopecia areata manifestiert sich durch zunächst kreisrunde, völlig haarlose Areale am Kapillitium. Bei stärkerem Befall kann es zur Ausbreitung oder Konfluenz der haarlosen Bereiche kommen. Als Ophiasis-Typ wird eine Variante bezeichnet, die sich vor allem im okzipitalen Haaransatzbereich ausbreitet. Diese Form ist therapeutisch schwerer zu beeinflussen, dafür kosmetisch weniger auffällig. Extremformen sind die Alopecia areata totalis mit völliger Haarlosigkeit des Kapillitiums und die Alopecia areata universalis, bei der sämtliche Körperhaare fehlen. Auch der Bartbereich kann betroffen sein.

Da keine Vernarbung der Haarfollikel eintritt, ist die Alopecia areata im Prinzip jederzeit reversibel.

Bis zu 40% der von Alopecia areata betroffenen Kinder sind Atopiker. Auch hier liegt eine Störung der T-Zell-Regulation vor. Ebenfalls gehäuft kommen Autoimmunerkrankungen wie die Hashimoto-Thyreoiditis oder eine Vitiligo bei Alopecia areata Patienten vor. Bei schweren Verlaufsformen liegen häufig Nagelveränderungen wie Tüpfel- und Sandpapiernägel vor (Abb. 1).

Bei Erstmanifestation kommt es bei etwa jedem dritten Patienten zur Spontanremission innerhalb

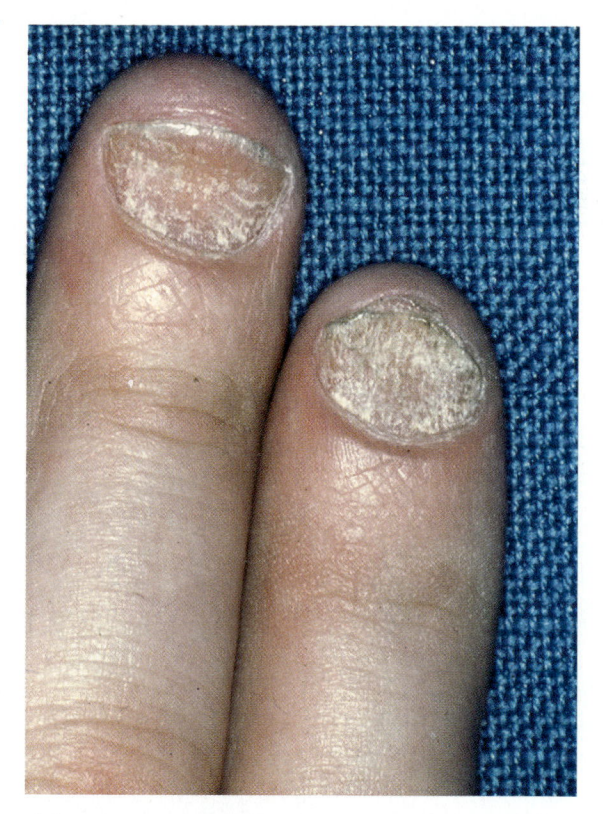

Abb. 1. Sandpapiernägel bei Alopecia areata

Tabelle 1. Prognostisch ungünstige Faktoren bei Alopecia areata

Auftreten der Alopecia areata bereits im Kindesalter
Auch andere Familienmitglieder betroffen
Zusätzlich atopisches Ekzem
Nagelveränderungen (Tüpfel- und Sandpapiernägel)
Alopecia areata vom Ophiasis-Typ
Alopecia areata totalis oder universalis
Lange Bestandsdauer der Erkrankung

von 6 Monaten, nach einem Jahr ist etwa jeder zweite Patient wieder erscheinungsfrei. Allerdings kommt es auch mit hoher Wahrscheinlichkeit in den folgenden Jahren wieder zu einem Rezidiv. Je früher die Erstmanifestation, je ausgeprägter der Befund, je länger die Krankheitsanamnese desto ungünstiger die Prognose. Viele unserer Patienten müssen fast ihr gesamtes Leben mit einer Alopecia areata totalis verbringen. Prominentes Beispiel ist der italienische Fussball-Schiedsrichter Luigi Colina. Tabelle 1 listet prognostoisch ungünstige Faktoren auf.

Aus verständlichen Gründen wollen viele Patienten eine Erklärung dafür finden, warum ein neuer Schub der Alopecia areata aufgetreten ist. Zu den häufig diskutierten Auslösern gehören psychische Belastungen. Klare wissenschaftliche Daten gibt es hierfür allerdings nicht. Für die Hypothese, daß die Alopecia areata durch einen „Infektionsfokus" unterhalten wird, gibt es keine Anhaltspunkte. Völlig haltlos sind Hypothesen, daß die Alopecia areata durch Umwelteinflüsse wie Formaldehyddämpfe, Holzschutzmittel, Überlandleitungen, Wasseradern, Telefonsendemasten und Ähnliches ausgelöst werden kann. Hier sollte der Arzt eine klare Stellung beziehen, um die Patienten vor Quacksalbern und Geschäftemachern zu schützen.

Die Diagnose einer Alopecia areata läßt sich in den meisten Fällen klinisch stellen. Oft sind schon anamnestisch Episoden eines reversiblen Haarverlustes zu erfragen.

Differenzialdiagnostisch sollte an eine Mikrosporie gedacht werden, vor allem wenn sich bei Kindern eine feine, kleieartige Schuppung auf dem Bezirk mit abgebrochenen Haarstummeln zeigt. Bei Jugendlichen und Erwachsenen sollte immer eine Alopecia specifica bei Lues II ausgeschlossen werden. Die wohl wichtigste Differenzialdiagnose der Alopecia areata ist die Trichotillomanie. Typischerweise fühlt sich hier die betroffene Kopfhaut wegen der kräftig nachwachsenden Haare stoppelig und rauh an. Die Diagnose kann mittels Kopfhautbiopsie gesichert werden, wobei sich histologisch in den Haarfollikeln traumatische Hämorrhagien zeigen.

Prognostisch wertvoll ist der klinische Epilationstest im Randbereich der Herde sowie an nicht betroffenen Stellen der Kopfhaut. Bei leichter Epilierbarkeit der Haare ist mit Progredienz zu rechnen. Besser und objektiver ist jedoch das Trichogramm: Zeigen sich auch in der nicht sichtbar betroffenen Kopfhaut vermehrt telogene und dystrophische Haare, ist auch dort mit Progredienz zu rechnen. Aufgrund der mit 10–20% relativ häufigen Assoziation von Alopecia areata und Schilddrüsenstörungen kann eine Schilddrüsenfunktionsdiagnostik (TSH, fT4) durchgeführt werden. Nicht sinnvoll sind Hormonanalysen, toxikologische Untersuchungen und groß angelegte internistische Durchuntersuchungen.

Die Therapie der Alopecia areata ist schwierig, insbesondere bei längeren Verläufen. Aufgrund positiver immunmodulatorischer Eigenschaften und des günstigen Nebenwirkungsprofils kann *Zink* ohne Bedenken über einige Monate hinweg gegeben werden (beispielsweise Zink Verla® 2 × 20 mg/Tag, Unizink® 2 × 50 mg/Tag). Eine relativ einfach anzuwendende Therapie bei gering ausgeprägter Alopecia areata sind topische *Kortikosteroidlösungen* oder *–cremes*. Ihre Wirksamkeit ist allerdings fraglich. Die intradermale Applikation von Kortikosteroid-Kristallsuspensionen (zum Beispiel Volon-A-Kristallsuspension®) ist aufgrund der gelegentlich eintretenden dermalen Atrophie (Dellenbildung) bei uns nicht üblich.

Systemisch verabreichte Kortikosteroide sind aufgrund der Langzeitnebenwirkungen höchstens zur Bremsung eines akuten Schubes geeignet. Allerdings sind die eigenen Erfahrungen mit innerlichen Kortikosteroiden enttäuschend. Meist sind bei einem sehr starken Schub einer Alopecia areata bereits die meisten Haarfollikel vom Anagen ins Telogen übergegangen, so daß diese Haare unweigerlich in den nächsten 4–8 Wochen ausfallen werden.

Systemische Immunsuppressiva wie Ciclosporin A, Mycophenolatmofetil oder Tacrolimus werden von uns bei der Alopecia areata aufgrund von Nutzen-Risiko-Abwägungen in der Regel nicht angewendet. Die topische Therapie mit 0,1% Tacrolimus-Creme (Protopic®) ist unwirksam [6].

UVA-Bestrahlungen nach topischer Psoralenanwendung (Turban-PUVA) halten wir für wenig wirksam und nicht praktikabel. Für unwirksam halten wir die aus der Behandlung der Psoriasis bekannte *Dithranol-Reiztherapie*.

Die derzeit wohl wirksamste Therapie der ausgeprägten Alopecia areata ist die Induktion eines allergischen Kopfekzems mittels des obligaten Kontakt-

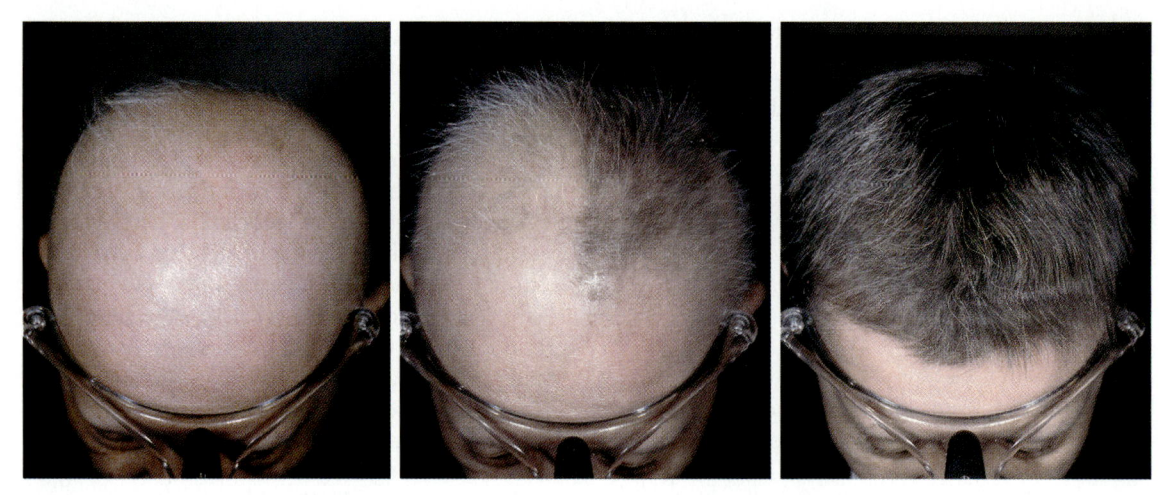

Abb. 2. Topische Immuntherapie der Alopecia areata totalis mit Diphencyprone (DCP). Links vor, rechts nach 6-monatiger Therapie

allergens *Diphencyprone, DCP* (Abb. 2). Nach der Sensibilisierung mit 2%iger DCP-Lösung wird in wöchentlichen Abständen eine gerade so niedrige Konzentration der DCP-Lösung am Kapillitium aufgebracht, daß ein mildes Kontaktekzem entsteht. Die geeignete DCP-Konzentration muß mit Fingerspitzengefühl individuell austitriert werden. Wichtig ist, daß in den ersten Monaten bis zum Wachstum von Haaren nur eine Kopfhälfte behandelt wird, damit ein spezifischer Therapieeffekt von einer Spontanremission unterschieden werden kann. Der Wirkmechanismus der DCP-Therapie beruht wahrscheinlich auf einer ekzembedingten Interferenz der Zytokinsignale, woraus eine Suppression der gegen die Haarfollikel gerichteten Lymphozyten resultiert. An Nebenwirkungen können überschießende Ekzeme auftreten, teils sogar mit Nässen und Blasen. Besonders unangenehm ist die Entwicklung einer Vitiligo. Hier sind vor allem Dunkelhäutige und Patienten mit anamnestisch angegebener Vitiligo gefährdet. Die Erfolgsaussichten der topischen Immuntherapie mittels DCP mindern sich bei langer Bestandsdauer der Alopecia areata, starker Ausprägung, zusätzlich vorhandenem atopischem Ekzem, sowie bei Tüpfel- oder Sandpapiernägeln.

Immerhin läßt sich bei etwa der Hälfte der Patienten ein Wiederwachstum der Haare selbst nach jahrelanger Haarlosigkeit erreichen. Allerdings muß damit gerechnet werden, daß die topische Immuntherapie nur so lange wirkt wie sie angewendet wird. Günstige Langzeitergebnisse sind leider nur bei 10–20% der schwer betroffenen Patienten zu erzielen. Aufgrund ihrer Aufwendigkeit und der potenziellen Nebenwirkungen sollte die DCP-Therapie nur von erfahrenen und speziell geschulten Ärzten eingesetzt werden. Da DCP nicht als Arzneimittel zugelassen ist, handelt es sich bei der Behandlung um einen individuellen Heilversuch, der spezieller Aufklärung bedarf.

Zwar in Kasuistiken beschrieben, aber ohne wissenschaftlich belegte Wirksamkeit sind auch folgende Therapieversuche bei Alopecia areata: Minoxidillösung, Excimer-Laser, Aromatherapie, Thymuspeptide, Sulfasalazin und Dapson.

Hirsutismus

Als Hirsutismus wird eine abnorm verstärkte Körperbehaarung der Frau bezeichnet [25, 32]. Prädilektionsstellen sind Oberlippe und Kinn, Brustwarzen, Linea alba und Innenseite der Oberschenkel. Die vermehrte Behaarung wird meist durch eine verstärkte Androgenwirkung am Harfollikel verursacht. Diese ist selten durch erhöhte Serumandrogenspiegel bedingt, sondern meist durch eine erhöhte Empfindlichkeit der Haarfollikelzellen auf Androgene. Betroffen sind nur die Regionen, deren Haarwurzeln androgensensibel sind. Schließlich wandeln sich kleine Vellushaarfollikel in kräftige Terminalhaarfollikel um. Dem entsprechend wird aus einem kaum sichtbaren Vellushärchen ein kräftiges Terminalhaar.

Einem Hirsutismus kann eine Vielzahl von Ursachen zugrunde liegen [25, 32]. Bei der Anamnese sollten folgende Aspekte abgefragt werden: Familienanamnese, Alter bei Erkrankungsbeginn, Einnahme von Pharmaka, Zyklusstörungen, Sterilität, Libido, Virilisierungserscheinungen, Akne und Seborrhoe, sowie bisherige therapeutische Maßnahmen.

Bei einem Hirsutismus vor der Pubertät muss an ein kongenitales adrenogenitales Syndrom und an Ovarial- und Nebennierenrindentumoren gedacht werden. Bei geschlechtsreifen Frauen findet sich häufig eine diskrete Form des Hirsutismus, bei dem sich auch nach intensiver Diagnostik keine Hyperandrogenämie feststellen läßt. In diesen Fällen spricht man von idiopathischem Hirsutismus. Diese Diagnose sollte nur gestellt werden, wenn der Befund diskret ist und Virilisierungserscheinungen fehlen. Meist ist die Ursache eine genetische Überempfindlichkeit der Haarfollikel gegenüber Androgenen.

Die Medikamentenanamnese bei der Abklärung des Hirsutismus ist besonders wichtig, da eine Vielzahl von Pharmaka dosisabhängig entsprechende Erscheinungen auslösen können. Beispiele sind: Anabolika, Androgene, Diazoxid, Diphenylhydantoin, Glukokortikoide, Gonadotropine, D-Penicillamin, Phenytoin und Gestagene.

Viele Frauen entwickeln nach der Menopause Zeichen eines Hirsutismus. Meist lassen sich keine erhöhten Androgenspiegel nachweisen. Vermutet wird ein relatives Übergewicht der Nebennierenrindenandrogene bei Nachlassen der Ovarialtätigkeit.

Bei der Untersuchung ist auf Stärke und Verteilung der Behaarung, Virilisierungserscheinungen (Klitorishypertrophie), sowie andere androgenabhängige Hautaffektionen wie Seborrhoe, Akne und Alopezie zu achten.

Laboranalytisch ist in erster Linie die Bestimmung des Testosterons und des Dihydroepiandrosteronsulfats (DHEA-S) im Serum wichtig. Gegebenenfalls sind Suppressionstests und der ACTH-Test sinnvoll [29, 30].

Die Abklärung des Hirsutimus sollte in Zusammenarbeit mit Gynäkologen erfolgen, auch um polyzystische Ovarien (Stein-Leventhal-Syndrom) auszuschliessen [4].

Die Therapie von Hirsutismus und Hypertrichosen ist schwierig. Tabelle 2 gibt einen Überblick über die zur Zeit gebräuchlichen Verfahren [15, 16].

Bei der *Wachsepilation* wird warmes Wachs auf das zu enthaarende Areal aufgebracht. Nach dem Abkühlen wird das Wachs ruckartig von der Haut abgezogen. Alle Haare, die im Wachs eingebettet sind, werden hierdurch entfernt. Vorteil dieses Verfahrens ist, daß die enthaarten Areale für 2–4 Wochen haarfrei sind und daß in einer Sitzung größere Flächen auf einmal behandelt werden können. Nachteilig ist die Schmerzhaftigkeit und die Möglichkeit des Auftretens von Entzündungen.

Mit Hilfe der *Rasur* lassen sich Haare ebenfalls auf mechanischem Wege temporär entfernen. Vorteil ist die einfache und rasche Durchführbarkeit. Nachteil ist der nur kurz anhaltende Effekt mit Nachwachsen abgeschnittener und deshalb kräftiger erscheinender Haare. Nicht selten sind Follikuliden, besonders im Bikinibereich, wo gekräuselte Haare anzutreffen sind.

Tabelle 2. Therapiemöglichkeiten bei unerwünschtem Haarwuchs an Oberlippe und Kinn

Behandlung	Dauer der Behandlung	Nachhaltigkeit der Therapie	Effizienz (% beseitigte Haare)	Nebenwirkungen	Kosten
Wachsepilation	Große Flächen in kurzer Zeit	Wochen	100%	Schmerz, Follikuliden	10 bis 15 Euro pro Sitzung
Zug	Zeitraubend, nur einzelne Haare	Wochen	100%	Schmerz, Follikuliden	Anschaffung Epilationsgerät (Lady-Shave)
Rasur	Große Flächen in kurzer Zeit	Stunden	100%	Irritation	Anschaffung Rasierapparat
Thioglykolate	Große Flächen in kurzer Zeit	Tage	100%	Irritation, Dermatitis	Gering, < 5 Euro pro Monat
Eflornithin	Schnell, täglich 2×	Wochen	30–100%	Brennen, Follikuliden	etwa 25 Euro pro Monat
Elektrolyse Thermolyse	Langwierig, Kosmetikerin	Zum Teil dauerhaft	50–100%	Schmerz, Irritation, Hyperpigmentierung	25 bis 50 Euro pro Sitzung
Photothermolyse	5–10 Sitzungen beim Hautarzt	Zum Teil dauerhaft	30–50%, abhängig von der Anagenhaarquote	Schmerz, Verbrennung, Hyperpigmentierung	60–100 Euro pro Behandlung. Etwa 5–10 Behandlungen nötig

Eine *chemische Depilation* läßt sich unter anderem mit Thioglykolaten (zum Beispiel Veet®) erreichen. Das Prinzip dieser Behandlung beruht auf der Hydrolyse von Disulfidbrücken im Haarschaft. Etwa 5 Minuten nach Auftragen der entsprechenden Präparate können die Haare von der Haut abgeschabt werden. Der Enthaarungseffekt ist für etwa 1 Woche anhaltend.

Bei der *Elektrolyse* handelt es sich um eine Gewebezerstörung durch Natriumhydroxid, welches bei einer niedrigen Stromstärke aus Kochsalz und Wasser im Haarfollikel entsteht. Die chemische Reaktion und davon gefolgte Gewebsdestruktion benötigt 30–60 Sekunden pro Haarfollikel und ist somit relativ zeitintensiv. Nur mit Hilfe einer Mehrnadeltechnik lassen sich in einer Sitzung durch eine versierte Kosmetikerin größere Areale behandeln. Aufgrund des langen Stromflusses kann die Behandlung schmerzhaft sein. Die Wirksamkeit wird sehr unterschiedlich beurteilt [24].

Bei der *Thermolyse* handelt es sich um kurzzeitige, hochfrequente Stromflüsse. Bei Verwendung einer manuellen Technik fließen – geringe Intensitäten der oszillierenden Ströme, die Einwirkzeit ist mit 3 bis 20 Sekunden pro Haarfollikel relativ lang. Die Epilation mittels Elektrolyse und Thermolyse ist nur bei aktiv wachsenden Anagenhaaren effektiv. Nur hier kann die Epilationsnadel so tief in den Haarkanal gesteckt werden, dass sowohl dermale Papille als auch Wulstregion chemisch oder thermisch destruiert werden.

Damit bei der Elektro- und Thermolyse nur aktiv wachsende Haare behandelt werden, empfiehlt sich drei Tage vor dem Epilationstermin eine Rasur. Alle nachwachsenden Haare befinden sich dann im Anagenstadium und sind somit einer Therapie zugänglich. Wiederholungsbehandlungen sollten in etwa 3-monatigen Abständen durchgeführt werden, da dann auch viele der vorher gerade ruhenden Telogenhaare wieder im empfindlichen Anagenstadium sind. Als Nebenwirkung von Elektrolyse und Thermolyse können Follikulitiden und Hyperpigmentierungen auftreten, bei zu intensiver Therapie sogar Narben.

In den letzten Jahren haben sich durch moderne Lichttechnologien neue therapeutische Optionen eröffnet [23]. Eine Möglichkeit stellt die selektive Photothermolyse mit *Blitzlampen (intense pulsed light, IPL)* dar. Bei den Blitzlampen wird der vom Gerät abgegebene Lichtimpuls eines bestimmten Wellenlängenspektrums zwischen 590 und 1200 nm vom Melanin des Haarschaftes und Haarfollikels absorbiert. Energie wird in Form von Wärme frei. Ein erneuter Impuls wird so appliziert, dass er zwischen die Relaxationszeit für die Epidermis (8–10 msec) und des Haarfollikels (20–40 msec) fällt. Hierdurch wird gewährleistet, dass die Epidermis durch Konduktion wieder die gesamte Energie als Wärme abgeben kann und somit nicht geschädigt wird. Unterstützend wirkt eine Kühlung der Haut durch ein Gel-Eis-Gemisch oder spezielle Stickstoffkühlgebläse. Im Haarfollikel wird die Wärme dagegen akkumuliert und der Follikel durch Proteindenaturierung zerstört. Die Umgebung des Follikels wird kaum geschädigt. Die Relaxationszeit des Haarfollikels ist abhängig von seiner Dicke. Das optimale Wellenlängenspektrum ist abhängig von der Haarfarbe und von der Tiefe der Haarfollikel, die je nach Körperregion variiert.

Auch *Laser* wie der Alexandrit-, der Rubin-, der Nd-YAG- und der Diodenlaser können zur Epilation eingesetzt werden [23].

Es können nur solche Haare dauerhaft entfernt werden, die zum Zeitpunkt der Behandlung in der Anagenphase sind. Nur dann befindet sich das energieübertragende Melanin des Bulbus in direkter Nachbarschaft zur dermalen Papille, die durch die Behandlung zerstört werden muss. Der Anteil der gerade wachsenden Anagenhaare variiert je nach Körperregion. Am behaarten Kopf beträgt er etwa 85%, im Oberlippenbereich 65% und an den Augenbrauen nur etwa 10%. Entsprechend ist die Patientin auf die relativ geringen Ansprechraten pro Eingriff hinzuweisen. Neben der dermalen Papille dürfte auch der höher liegenden Wulstregion des Haarfollikels eine entscheidende Rolle für die dauerhafte Zerstörung des Haarfollikels zukommen. Erst seit wenigen Jahren weiß man, dass in der Wulstregion Stammzellen des Haarfollikels lokalisiert sind. Wünschenswert wäre der Einsatz von Methoden, die eine Erhöhung des Anagenanteils erzielen. So induziert eine Wachsepilation nach einigen Wochen bei fast allen Haarfollikeln eine Anagenphase, was die Ansprechrate pro Epilationsbehandlung deutlich erhöhen dürfte.

Die Studien zur Laser- und Blitzlampenepilation sind aufgrund unterschiedlicher Geräte und Behandlungsparameter nicht vergleichbar. Haarreduktionen unterschiedlichen Ausmaßes sind mit allen angebotenen Geräten erzielbar. Haarreduktionen zwischen 40%–80%, selten auch bis zu 100%, sind nach 6–10 Behandlungen erreichbar. Dunkle und dicke Haare sprechen dabei besser an als dünne und wenig pigmentierte Haare Nachwachsende Haare sind meist dünner und heller als vorher.

Ein neues Verfahren zur Behandlung der Gesichtshypertrichose stellt die medikamentöse Inhibition der Ornithindekarboxylase durch *Eflornithin-Creme* (Vaniqa®) dar. Ornithindekarboxylase scheint für das Haarwachstum von großer Bedeutung zu sein. In verschiedenen Studien konnte gezeigt werden, dass äußerlich aufgetragenes Eflornithin durch eine Hemmung der Ornithindekarboxylase in der Lage ist, das Haarwachstum zu hemmen. Insgesamt konnten 70% der Frauen von einer zwei mal täglichen Anwendung der Eflornithin-Creme im Gesicht profitieren, davon 35% deutlich. Der Therapieeffekt tritt meist nach 6–8 Wochen ein.

Beim adrenalen Hirsutismus wird die Androgenproduktion der Nebennierenrinde durch *Kortikosteroide* unterdrückt, zum Beispiel 5–10 mg Dexamethason pro Tag.

Beim ovariellen, nicht tumorbedingten Hirsutismus kann eine Behandlung mit *Ovulationshemmern* erfolgen [8, 37]. Die tägliche Östrogendosis sollte 50 µg/die betragen, die Gestagene dürfen keine androgene Partialwirkung haben. Sinnvoll ist der Einsatz von Gestagenen mit antiandrogener Partialwirkung wie Chlormadinonacetat (Belara®, Neo-Euonomin®), Cyproteronacetat (Diane 35®, Androcur®) oder Dienogest (Valette®). Die Wirkung hält jedoch nur für die Dauer der Therapie an [36]. *Spironolakton* und *Finasterid* werden ebenfalls zur Behandlung eingesetzt [5], allerdings mit mässigem Erfolg und ohne Zulassung.

Androgenetische Alopezie bei Männern

Für die Ausbildung der männlichen Glatze sind Genetik und Androgene entscheidend. Genetisch festgelegt ist, welche Haarfollikel wann im Lauf des Lebens der androgenetischen Alopezie zum Opfer fallen. Aufgrund der großen Varianz im Verlauf der androgenetischen Alopezie bei verschiedenen Männern, handelt es sich wahrscheinlich um mehrere relevante Gene, die sowohl von väterlicher als auch von mütterlicher Seite beigesteuert werden können [9, 17]. Als Kandidaten werden unter anderem Gene in der Steuerung der Androgenproduktion und der Androgenrezeptoren diskutiert [9, 10].

Wenn die genetisch festgelegte Lebenszeituhr eines Kopfhaarfollikels abgelaufen ist, wird er empfindlich gegen Androgene [34]. Dies bedeutet, dass der Haarfollikel in den folgenden Jahren schrumpft, begleitet von einer immer schnelleren Abfolge immer kürzerer Wachstumszyklen. Die geschrumpften Haarfollikel bilden schließlich nur noch dünne, kaum sichtbare Vellushaare aus, eine Glatze entsteht [34].

Das für die Ausbildung der Alopezie entscheidende Androgen ist Dihydrotestosteron (DHT). Es wird mittels zweier Isoenzyme, den 5α-Reduktasen Typ I und II, aus Testosteron metabolisiert [12]. Der primäre Realisationsfaktor der androgenetischen Alopezie ist also nicht Testosteron, sondern DHT. Diese Tatsache hat die Möglichkeit einer Therapie mit DHT-senkenden Enzymblockern wie Finasterid eröffnet.

Finasterid hemmt die 5α-Reduktase Typ II und damit die Bildung von DHT, das für die androgenetische Alopezie entscheidende Androgen. Bei täglicher Einnahme einer 1 mg Finasteridtablette (Propecia®) kommt es zur etwa 70%igen Absenkung der Serum-DHT-Spiegel. Die Wirksamkeit von Finasterid bei der androgenetischen Alopezie des Mannes wurde in einer zunächst 2-jährigen Multicenter-Studie an 1553 Männern zwischen 18 und 41 Jahren geprüft [14]. Die Studie wurde mit einer kleineren Anzahl an Probanden fortgeführt und wurde nach 5 Jahren schliesslich beendet [7]. Die beiden wichtigsten Zielparameter der Studie waren die Veränderung der Haarzahl in einem 5,1 cm^2 Vertex-Kreisareal und das Erscheinungsbild auf Übersichtsfotografien des Kopfes.

Vergleicht man die Mittelwerte der Haardichten im münzgrossen Testareal zwischen den Behandlungsgruppen, die über 5 Jahre hinweg entweder eine Finasteridtablette oder eine Plazebotablette erhalten haben, ergibt sich ein immer grösser werdender Unterschied. Nach 1 Jahr hatten die mit Finasterid behandelten Männer 126 Haare mehr im Testareal, nach 5 Jahren sogar 278 Haare mehr im Testareal als die Plazebo-Probanden [7].

Bei den meisten Plazebo-Probanden kam es innerhalb der 5 Studienjahre zum sichtbaren Fortschreiten der Haarlichtung. Bei den meisten Finasterid-Probanden verbesserte sich dagegen die Haardichte bereits nach etwa 6–12 Monaten sichtbar. Nach 2 Jahren hatten 66% der mit Finasterid 1 mg behandelten Männer wieder dichteres Haar bekommen, in der Plazebogruppe nur 7%. Dieses Verhältnis blieb in den folgenden Jahren gleich.

An Nebenwirkungen kommt es bei 1–2% der Finasterid-Anwender zu Libido- und Potenzabschwächung. Diese Nebenwirkungen treten in der Regel in den ersten 4–8 Wochen der Behandlung auf und sind bei Absetzen der Medikation reversibel [7].

Eine aktuelle Studie hat gezeigt, dass Finasterid 1 mg auch bei älteren Männern zwischen 41 und 60 Jahren noch in der Lage ist, die Haardichte zu erhöhen [33].

Eine Alternative zur Finasterid-Tablette ist die Minoxidillösung. Minoxidil wurde ursprünglich als orales Antihypertonikum eingesetzt. Bei einigen Anwendern kam es als Nebenwirkung zu einer ausgeprägten Hypertrichose. Daraufhin wurde in einer Reihe klinischer Studien die Wirksamkeit einer äußerlich anzuwendenden Minoxidillösung bei der androgenetischen Alopezie untersucht [3]. Die Minoxidillösung wurde von den Gesundheitbehörden 1988 als erstes Haarwuchsmittel in den USA zugelassen. Die Lösung muß zweimal täglich angewendet werden. Seit kurzem ist sie auch in Deutschland als Regaine® 5% Männer rezeptfrei in Apotheken erhältlich. Als Wirkmechanismus der Minoxidillösung wird unter anderem eine Verbesserung der Mikrozirkulation im Bereich der dermalen Papille vermutet, zum Beispiel durch örtliche Erhöhung des *VEGF (vascular endothelial growth factor)* und der Prostaglandinsynthese [20, 35].

In einer doppelblinden, randomisierten, plazebokontrollierten Studie über 48 Wochen an 393 Männern zwischen 18 und 49 Jahren zeigte sich eine eindeutige Wirksamkeit der 5%igen Minoxidillösung bei Männern [22]. Bereits nach 8 Wochen kam es zu einem klaren Anstieg der Haarzahl, nach 16 Wochen war das Maximum der zugewonnenen Haardichte erreicht [22]. Als Nebenwirkung treten bei etwa 5 % der Männer Rötung und Juckreiz am Kopf auf.

Zwei kleinere Studien unternahmen einen direkten Vergleich zwischen der oralen Finasteridmedikation und der topischen Minoxidilanwendung. Saraswat et al. [26] fanden bei 99 Männern keine wesentlichen Unterschiede: Beide Mittel waren wirksam hinsichtlich der Erhöhung der Haardichte und des Erscheinungsbildes. Nach 12 Monaten waren die Haare bei 56% der Männer in der Minoxidilgruppe und 62% der Männer in der Finasteridgruppe sichtbar verdichtet [26].

Arca et al. verglichen 40 Finasteridprobanden mit 25 Minoxidil 5%-Anwendern [1]. Nach 12 Monaten wiesen wesentlich mehr Männer aus der Finasteridgruppe verdichtete Haare auf (80% vs 52%). Dieser positive Finasterideffekt ist ungewöhnlich, da normalerweise nach einem Jahr nur etwa 50–60% der Männer verbessert sind [14]. Allerdings war auch die Rate an Nebenwirkungen hinsichtlich Libidoabfalls mit 15% (6 von 40 Männern) in der Finasteridgruppe ungewöhnlich hoch [1]. Studien mit so kleinen Fallzahlen sind allerdings nur begrenzt interpretierbar.

Zusammenfassend können sowohl die Finasteridtablette als auch die Minoxidillösung als effektiv und sicher in der Behandlung der androgenetischen Alopezie des Mannes bezeichnet werden.

Androgenetische Alopezie bei Frauen

Wie bei den Männern ist auch bei Frauen die Ausbildung der androgenetischen Alopezie von Genetik und Androgenen abhängig. Bei etwa 10% der Frauen

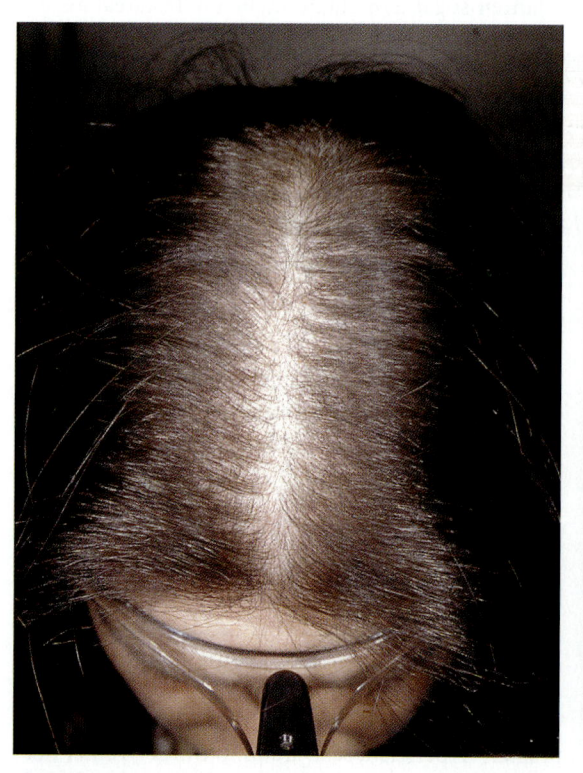

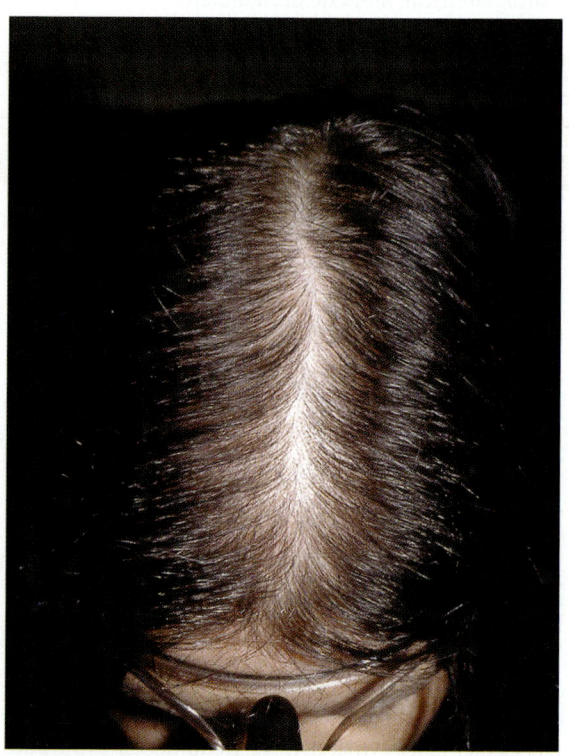

Abb. 3. Androgenetische Alopezie. Links vor. Rechts nach 6 Monaten Therapie

ist diese genetische Veranlagung so stark, dass sie bereits um das 20.–30. Lebensjahr eine sichtbare Haarlichtung entwickeln [2]. In den Wechseljahren findet dann eine Hormonumstellung statt, die die androgenetische Alopezie weiter akzeleriert: Die Östrogenspiegel sinken und die Androgene steigen relativ und absolut an. Bei vielen Frauen mit mittelgradiger genetischer Veranlagung ist es diese Hormonumstellung, die schließlich die androgenenetische Alopezie sichtbar werden läßt. Schliesslich leiden im Lauf des Lebens bis zu 20% der Frauen an einer androgenetischen Alopezie [2].

Zugrunde liegt der sichtbaren Lichtung der Kopfhaare eine Miniaturisierung der betroffenen Haarfollikel. Im Gegensatz zu den Männern sind bei den Frauen jedoch meist nicht alle Haarfollikel einer Kopfregion betroffen, sondern nur einige. Daher kommt es bei ihnen nicht zur völligen Kahlheit, sondern zur diffusen Ausdünnung der Haare im Mittelscheitelbereich. Dieses Muster hat der Hamburger Dermatologe Ludwig 1977 beschrieben und in 3 Schweregrade eingeteilt [19]. Die Alopezie kann sich dann im Lauf der Jahre so stark ausprägen, dass eine deutliche Lichtung am Oberkopf entsteht. Oft bleibt ein frontaler Streifen mit dichterer Behaarung stehen. Eine Haarlichtung nach männlichem Muster mit Geheimratsecken und ausgeprägter Vertexlichtung wird nur selten bei älteren Frauen beobachtet.

In der Behandlung der weiblichen androgenetischen Alopezie kommen verschiedene Therapeutika zur Anwendung. Den gerne verwendeten topischen Östrogenlösungen sind keine entscheidenden Wirkungen bei der androgenetischen Alopezie zuzuschreiben. Es bleiben zwei valide Wirkprinzipien: Topisch Minoxidil und systemisch gegebene Östrogene und Antiandrogene.

Die wohl wirksamste topische Therapie gegen die androgenetische Alopezie der Frau ist die *2%ige Minoxidillösung* [18, 21], die in Deutschland als Regaine Frauen® rezeptfrei erhältlich ist. Mit ihr kann der Haarausfall bei 80–90% der Frauen gestoppt werden; bei etwa 50% kommt es sogar zu einer sichtbaren Verdichtung der Haare.

Genau abzuwägen ist die Anwendung von Minoxidil bei Frauen dunklen Typs, da es bei ihnen in etwa 10–20% zu verstärkter Hypertrichose auf der Stirn und im Gesicht kommen kann. Wie alle anderen Therapien auch, muss die Minoxidiltherapie kontinuierlich angewendet werden, da sonst die zugewonnenen Haare wieder ausfallen. Unserer Erfahrung nach kommt es bei etwa der Hälfte der behandelten Frauen zu sichtbaren Verdichtungen der Kopfhaare, meist um eine Ludwig-Stufe.

Bei Frauen mit oraler Kontrazeption können auch *systemische Östrogene und Antiandrogene* zur Anwendung kommen [28]. Fertigpräparate mit der Kombination aus Östrogenen und Antiandrogenen enthalten Chlormadinonazetat (Neo-Eunomin®), Dienogest (Valette®) oder Cyproteronazetat (Diane-35®). Alle Präparate haben auch kontrazeptive Eigenschaften, da bei der Gabe von Antiandrogenen eine Schwangerschaft unbedingt vermieden werden muß. Andernfalls könnte es zur gestörten Genitalentwicklung bei männlichen Föten kommen.

Als Wirkmechanismus sind zwei Vorgänge relevant:

1. Das Östrogen erhöht die Serumkonzentration des Sexualhormon-bindenden Globulins (SHBG). Dadurch wird mehr Testosteron im Blut gebunden und es steht weniger freies Testosteron zur Verfügung, um in die Zelle zu gelangen.
2. In der Zelle blockiert das Antiandrogen den Androgen-Rezeptor. Dadurch kann Testosteron oder auch DHT nicht mehr seine Signale an den Zellkern zur Transkription weitergeben.

Bei Raucherinnen wird aufgrund des erhöhten Risikos von Thrombosen und Embolien von einer systemischen Sexualhormongabe zur Therapie der androgenetischen Alopezie abgeraten. Auch muss kritisch konstatiert werden, dass zwar das Wirkprinzip der Antiandrogene einleuchtet, allerdings ist der Wirknachweis mit modernen Methoden der Trichologie wie Haarzählungen und standardisierter Fotografie bisher noch nicht erbracht worden.

In einer Studie an 66 Frauen mit androgenetischer Alopezie wurden die Wirksamkeiten von *Minoxidil 2% Lösung* und *Cyproteronacetat* 52 mg/Tag verglichen [31]. Die Haarzahl in einem Testareal wurde im Verlauf der einjährigen Studie mittels Phototrichogramm bestimmt. Bei den mit Minoxidil 2% behandelten Frauen erhöhte sich die Haarzahl im untersuchten Areal signifikant, wogegen sie bei den mit Cyproteronacetat behandelten Frauen nach 12 Monaten geringer war als zu Beginn der Studie. Hauptindikationsgebiet der oralen Antiandrogene in Kombination mit Minoxidil sind Frauen mit Alopezie plus Hirsutismus [31].

Neuerdings mehren sich Fallberichte, dass auch Frauen von der systemischen 5α-Reduktase-Hemmung mittels *Finasterid* profitieren können [13, 27]. In der größten Studie zeigten Tosti und Mitarbeiter, dass 23 von 37 Patientinnen (62%) von einer Kombinationstherapie mit einer kontrazeptiven Pille und 2,5 mg Finasterid pro Tag profitieren [13]. Weitere Studien sind nötig, um diese neue Therapierichtung für Frauen mit Alopezie und Hirsutismus besser einschätzen zu können.

Literatur

1. Arca E, Acikgoz G, Tastan HB, et al. (2004) An open, randomized, comparative study of oral finasteride and 5% topical minoxidil in male androgenetic alopecia. Dermatology 209: 117–125
2. Birch MP, Messenger JF, Messenger AG (2001) Hair density, hair diameter and the prevalence of female pattern hair loss. Br J Dermatol 144: 297–304
3. De Groot A, Nater JP, Herxheimer A (1987) Minoxidil: Hope for the bald? Lancet 329: 1019–1022
4. Ehrmann DA (2005) Polycystic ovary syndrome. N Engl J Med 352: 1223–36
5. Erenus M, Yücelten D, Durmusoglu F, Gürbüz O (1997) Comparison of finasteride versus spironolactone in the treatment of idiopathic hirsutism. Fertil Steril 68: 1000–1003
6. Feldmann KA, Kunte C, Wollenberg A, Wolff H (2002) Is topical tacrolimus effective in alopecia areata universalis? Br J Dermatol 147: 1031–1032
7. The Finasteride Male Pattern Hair Loss Group (2002) Long-term (5-year) multinational experience with finasteride 1 mg in the treatment of men with androgenetic alopecia. Eur J Dermatol 12: 38–49
8. Hammerstein J, Cupceancu B (1969) Behandlung des Hirsutismus mit Cyproteronacetat. Dtsch Med Wochenschr 94: 829–834
9. Hanneken S, Ritzmann S, Nöthen MM, Kruse R (2003) Androgenetische Alopezie – Aktuelle Aspekte eines vertrauten Phänotyps. Hautarzt 54: 703–712
10. Hillmer AM, Hanneken S, Ritzmann S, et al. (2005) Genetic variation in the human androgen receptor gene is the major determinant of common early-onset androgenetic alopecia. Am J Hum Genet 77: 140–148
11. Hoffmann R, Happle R (1999) Alopecia areata – Klinik, Ätiologie, Pathogenese. Hautarzt 50: 222–231
12. Hoffmann R (2004) Androgenetische Alopezie. Hautarzt 55: 89–111
13. Iorizzo M, Vincenzi C, Voudouris S, et al. (2006) Finasteride treatment of female pattern hair loss. Arch Dermatol 142: 298–302
14. Kaufman KD, Olsen EA, Whiting D, et al. (1998) Finasteride in the treatment of men with androgenetic alopecia (male pattern hair loss). J Am Acad Dermatol 36: 578–589
15. Kunte C, Wolff H (2001) Aktuelle Therapie der Hypertrichosen. Hautarzt 52: 993–997
16. Kunte C, Wolff H, Gottschaller C, Hohenleutner U (2006) Leitlinie: Therapie der Hypertrichose. AWMF (Arbeitsgemeinschaft der Wissenschaftlichen Medizinischen Fachgesellschaften), Berlin
17. Küster W, Happle R (1984) The inheritance of common baldness: two B or not two B? J Am Acad Dermatol 11: 921–926
18. Lucky AW, Piacquadio DJ, Ditre CM, et al. (2004) A randomized, placebo-controlled trial of 5% and 2% topical minoxidil solutions in the treatment of female pattern hair loss. J Am Acad Dermatol 50: 541–553
19. Ludwig E (1977) Classification of the types of androgenetic alopecia (common baldness) occurring in the female sex. Br J Dermatol 97: 247–254
20. Messenger AG, Rundegren J (2004) Minoxidil: mechanisms of action on hair growth. Br J Dermatol 150: 186–194
21. Olsen EA (1991) Topical minoxidil in the treatment of anderogenetic alopecia in women. Cutis 48: 243–248
22. Olsen EA, Dunlap FE, Funicella T, et al. (2002) A randomized clinical trial of 5% topical minoxidil versus 2% topical minoxidil and placebo in the treatment of androgenetic alopecia in men. J Am Acad Dermatol 47: 377–385
23. Raulin C, Greve B (2000) Aktueller Stand der Photoepilation. Hautarzt 51: 809–817
24. Richards RN, Meharg GE (1995) Electrolysis: observations from 13 years and 140,000 hours of experience. J Am Acad Dermatol 33: 662–666
25. Rosenfield RL (2005) Clinical practice. Hirsutism. N Engl J Med 353: 2578–2588
26. Saraswat A, Kumar B (2003) Minoxidil vs finasteride in the treatment of men with androgenetic alopecia. Arch Dermatol 139: 1219–1221
27. Shum KW, Cullen DR, Messenger AG (2002) Hair loss in women with hyperandrogenism: Four cases responding to finasteride. J Am Acad Dermatol 47: 733–739
28. Sinclair R, Wewerinke M, Jolley D (2005) Treatment of female pattern hair loss with oral antiandrogens. Br J Dermatol 152: 466–473
29. Sperling LC, Heimer WL, 2nd (1993) Androgen biology as a basis for the diagnosis and treatment of androgenic disorders in women. II. J Am Acad Dermatol 28: 901–916
30. Sperling LC, Heimer WL, 2nd (1993) Androgen biology as a basis for the diagnosis and treatment of androgenic disorders in women. I. J Am Acad Dermatol 28: 669–683
31. Vexiau P, Chaspoux C, Boudou P, et al. (2002) Effects of minoxidil 2% vs. cyproterone acetate treatment on female androgenetic alopecia: a controlled, 12-month randomized trial. Br J Dermatol 146: 992–999
32. Wendelin DS, Pope DN, Mallory SB (2003) Hypertrichosis. J Am Acad Dermatol 48: 161–179
33. Whiting DA, Olsen EA, Savin R, et al. (2003) Efficacy and tolerability of finasteride 1 mg in men aged 41 to 60 years with male pattern hair loss. Eur J Dermatol 13: 150–160
34. Wolff H, Kunte C (1999) Die androgenetische Alopezie des Mannes – Pathogenese und Therapie. Z Hautkr 74: 201–208
35. Yano K, Brown LF, Detmar M (2001) Control of hair growth and follicle size by VEGF-mediated angiogenesis. J Clin Invest 107: 409–417
36. Yücelten D, Erenus M, Gürbüz O, Durmusoglu F (1999) Recurrence rate of hirsutism after 3 different antiandrogen therapies. J Am Acad Dermatol 41: 64–68
37. Zemtsov A, Wilson L (1997) Successful treatment of hirsutism in HAIR-AN syndrome using flutamide, spironolactone, and birth control therapy. Arch Dermatol 133: 431–433

Antiaging: Wunsch und Realität

Roland Kaufmann

Antiaging – kollektiver Realitätsverlust einer modernen Wohlstandsgesellschaft oder das Bemühen, dem Alterungsprozess vorzubeugen und altersassoziierte Begleiterscheinungen zu beseitigen, also möglichst lange jung zu wirken und leistungsfähig zu bleiben? Während bei einer *Static Motion Illusion* der Stillstand die Realität und die vermeintlichen Bewegungen im Bild die in der zentralnervösen Verarbeitung resultierende illusionäre Verkennung dieser Realität darstellt, ist es beim Altern umgekehrt: „Eins-zwei-drei im Sauseschritt, läuft die Zeit, wir laufen mit" (Wilhelm Busch). Mit der Zeit Altern ist Realität, *Stop the Clock* ist Illusion.

Die Wertebegriffe in unserer Gesellschaft haben sich gewandelt. Es herrscht ein Individualismus der Selbstbezogenheit, der Selbstverwirklichung und der Selbstbestimmung. Leitmotiv der Ich-Betonung ist das private Glück: Krankheit gilt als Schadensfall, Altern gilt als reparaturbedürftiges Übel. Die Verewigung des optimierten Selbstbildes gelingt auf der eigenen Homepage. Alles scheint möglich, nur die eigene Vergänglichkeit steht entgegen. Die Vergänglichkeit ist es auch, die den Menschen zu allen Zeiten und in allen Kulturkreisen dazu bewegt, auf unterschiedliche Art an eine Fortsetzung seiner Seele im Jenseits, im Leben danach oder in der Wiedergeburt zu erhoffen. Im Zweifel an das Geglaubte versucht der aufgeklärte Selbstbestimmte aber dennoch lieber, möglichst lange im Diesseits zu verharren.

So sind die Möglichkeiten der modernen Hochleistungsmedizin denn auch gerade willkommen. „Die Möglichkeiten der Medizin sind ungeheuerlich, wir sind uns unseres Todes nicht mehr sicher" besagt ein sarkastisch-ironischer Spruch. Das Bemühen, altersassoziierte und die Lebenserwartung beeinträchtigende Leiden, also insbesondere neurodegenerativen und kardiovaskulären Erkrankungen sowie Neoplasien vorzubeugen, um hierdurch möglichst lange und gesund im Diesseits verweilen zu können, ist ein vordringliches Anliegen von Prävention und Therapie. Dem Wunsch allerdings, hierbei möglichst immer jugendlich und sportlich zu bleiben, steht oft eine Realität entgegen, die sich aus den Grenzen des Machbaren und den biologischen Konsequenzen der Alterungsprozesse ergibt.

Steigende Lebenserwartung – Wachsende Nachfrage

Die irdisch erzielbare Lebensspanne variiert artenspezifisch und reicht in der belebten Natur bis zu mehreren Tausend Jahren bei bestimmten Kiefersorten und bis zu über hundert Jahren in der Tierwelt bei einigen Spezies wie Schildkröten oder Walen. Der älteste dokumentierte Mensch, die Französin Jeanne Calment, erzielte ein Lebensalter von 122 Jahren. Die Lebenserwartung der Menschen steigt. Die Alterspyramide wird zukünftig von Senioren dominiert mit einem wachsenden Prozentsatz an über 80-Jährigen. Ein weiter steigender Bedarf an Anti-Aging-Behandlungen ist die Folge. Publikationen und Angebote richten sich jedoch nicht an Senioren, sondern an alle Altersgruppen. Ratgeber zu Schönheitsoperationen gibt es bereits für Jugendliche ab 12 Jahren. Die drohende, lebenslange Tyrannei eines perfekten Körpers mündet schnell in einem Dauerkonflikt zwischen Erwartung und Wirklichkeit. Hierbei können insbesondere dann Probleme entstehen, wenn der Arzt zum Erfüllungsgehilfen unrealistischer Ansprüche wird, falsche Hoffnungen weckt, oder gar aus ökonomischen Zwängen motiviert der Versuchung zu Indikationssünden erliegt. Gerade am Zielorgan Haut, der optisch auffälligen äußeren Fassade, ist hier der Angebotskatalog besonders groß, gleichsam zur Prävention von Alterungsvorgängen, aber auch an Maßnahmen zur Erzielung einer verjüngt erscheinenden Oberfläche. Groß ist aber auch die heterogen ausgebildete und wachsende Expertenschar, die sich als versierte Helfer für korrektiv-ästhetische Maßnahmen empfehlen.

Molekulare Mechanismen der Hautalterung und therapeutische Implikationen

Die komplexen biologischen Prozesse und Veränderungen bei Alterungsvorgängen werden im Rahmen der Progerien, des Studiums von Zellalterungsprozessen, bei der Untersuchung langlebiger Organismen, aber auch an Modellen mit Beeinflussbarkeit der Lebensspanne zunehmend deutlich. So findet sich bei der mit prämaturem Altern einhergehenden Dyskeratosis congenita eine Störung im Erhalt der zur Replikationsfähigkeit der DNA wichtigen Telomere [8] oder etwa bei der Progeria Hutchinson-Gilford Defekte im für die Zellkernmembranstabilität wichtigen Strukturprotein Lamin A [12]. Zahlreiche regulierende Systeme, die mit Alterungsvorgängen im Zusammenhang stehen, schützen die Zellen und speziell die für die Funktionserhaltung wichtigen Proteinsysteme vor oxidativen Schädigungen durch radikale Sauerstoffspezies [4].

Extrinsische und intrinsische Hautalterung als Angriffspunkte

Der gentisch determinierte intrinsische oder chronologische Alterungsprozess der Haut spielt sich an Lokalisationen ab, die exogenen Noxen nicht ausgesetzt wurden. An entsprechend exponierten Arealen kommen kumulative Schäden im Rahmen der extrinsischen Alterung durch Umwelteinflüsse hinzu. In erster Linie sind dies die Folgen der Lichtalterung durch UV-Belastung und von Nikotinschädigungen am Hautorgan. Die extrinsische Hautalterung ist Angriffspunkt präventiver Strategien, die resultierenden sichtbaren Folgen (Elastose, aktinische Spätschäden und andere) sind vorrangiges Ziel korrektiver Eingriffe.

Bewertung heutiger Optionen zur Prävention und Therapie altersbedingter Hautveränderungen

Präventive Maßnahmen zielen auf die Vermeidung extrinsischer Noxen, in erster Linie auf einen Schutz der Hautzellen vor oxidativem Stress. Hierzu ist vorrangig der Sonnenschutz zur Abwehr der in diesem Zusammenhang besonders schädlichen UV-Strahlung geeignet. Ebenso wächst das Verständnis um antioxidativ wirksame Nahrungsmittelkomponenten. Neben präventiven Maßnahmen steht aber auch eine breit gefächerte Auswahl an Möglichkeiten zur Beseitigung altersassoziierter Hautveränderungen zur Auswahl [10].

Topische Behandlung

Für verschiedene Retinoidderivate wurden Effekte auf strukturelle Veränderungen lichtgeschädigter Haut nachgewiesen (Tretinoin, Isotretinoin, Retinaldehyde, Tazarotene) [13]. Diese werden dementsprechend zur Prävention oder Beeinflussung der Lichtalterung eingesetzt. Nebeneffekte sind Irritationen, insbesondere an ohnehin sebostatischer atrophischer Altershaut. Ebenfalls zur topischen Anwendung finden sich weit verbreitet im Einsatz die substanz- und dosisabhängig ganz unterschiedlich aggressiven Peelingverfahren. Bei postmenopausalen Frauen kommt die 2%ige Anwendung von Progesteron in Betracht [5].

Interventionelle Verfahren

Zahlreiche Verfahren wurden in den letzten Jahren mit dem Ziel der Oberflächenerneuerung alternativ zu den Peelingvarianten und zur früheren Dermabrasion entwickelt (Tabelle 1). Infolge tiefenabhängiger Risiken mit akuten Problemen der Wundheilung, aber auch möglichen Spätschädigungen (Narben, persistierende Depigmentierungen) haben die Techniken des Resurfacing (CO_2-Laser, Er:YAG-Laser) abgesehen von einem oberflächlichen Laserpeeling heute erheblich an Bedeutung verloren. Weiterentwicklungen des *Subsurfacing* mittels hochenergetischer Blitzlampen (*intense pulsed light* IPL) oder tiefer reichender lang-gepulster Lasersysteme zur Schonung der Hautoberfläche und Vermeidung von Wunden sind zwar geeignet, Pigmentflecken oder vaskuläre Neubildungen an der Altershaut auszubleichen oder feine texturale Veränderungen elastotisch

Tabelle 1. Verfahren der *Hauterneuerung*

Peeling
Resurfacing
Dermabrasion
CO_2-Laservaporisation
Er:YAG-Laserablation
Subsurfacing (Non-ablative Photorejuvenation)
Langgepulste Laser
IPL (intense pulsed light)
FRAXEL (fraktionierte Photothermolyse)
PDT (Photodynamic Photorejuvenation)
Radiofrequenz-Technologie
Kombinierte Verfahren

geschädigter Haut temporär zu bessern, nicht aber zur Faltenbeseitigung [6]. Auch die Photodynamische Therapie (PDT) kann neben der Beseitigung aktinischer Präkanzerosen oder epithelialer In-situ-Karzinome allenfalls vorübergehend eine gewisse „Glättung" bewirken (*photodynamic rejuvenation*). Diesbezügliche Neuentwicklungen, wie die Radiofrequenztechnik, werden zum Teil in Kombination mit der PDT oder mit IPL-Systemen zur Beseitigung von Altersschädigungen der Gesichtshaut und zur Faltenbehandlung eingesetzt, sind aber wesentlich aufwendiger, tiefer schädigend und mit akuten Nebenwirkungen (vor allem Schmerzen) belastet. Die FRAXEL-Technik ermöglicht hingegen eine Schonung des Oberflächenepithels durch punktuell gitterartig eingestrahlter Lichtenergie (*fractional photothermolysis*) und findet ebenfalls als schonende Methode der *Photorejuvenation* eine zunehmende Verbreitung. Die operativen Verfahren (Blepharoplastik, Haartransplantationen) bleiben speziellen Indikationen vorbehalten und sind nicht Gegenstand dieser kurzen Übersicht.

Injektionstechniken zur Faltenbehandlungen

Am weitesten verbreitet sind heute sicherlich die Verfahren der Augmentation von Altersfalten mittels einer stets wachsenden Zahl verfügbarer Füllsubstanzen unterschiedlicher Herkunft und Zusammensetzung (Kollagen, Hyaluronsäure und andere). Unter diesen sind abbaubare Produkte mit temporären Effekten von den Nebenwirkungen und potentiellen Risiken her (Unverträglichkeitsreaktionen mit Granulombildungen) in der Anwendung am besten steuerbar und grundsätzlich in korrektiv-ästhetischer Indikation bei Altersfalten zu bevorzugen. Ebenso rasant hat sich in den vergangenen Jahren die Injektion von Botulinumtoxin im Bereich der mimischen Muskulatur als Standardverfahren im Spektrum der Faltentherapie etabliert mit aktuell bereits drei verschiedenen Handelspräparaten. Insbesondere die Therapie von Glabellafalten zählt hier inzwischen zu den bei Frauen wie Männern weltweit am häufigsten praktizierten kosmetischen Prozeduren überhaupt.

Systemische Möglichkeiten

Eine hypokalorische Diät führt tierexperimentell zur Lebensverlängerung, ist aber in dieser Intention für den Menschen dauerhaft unpraktikabel [9]. Unter den *Lifestyle*-Medikamenten ist der Dermatologe in erster Linie mit Präparaten zur Behandlung der androgenetischen Alopezie und der erektilen Dysfunktion befasst. Die positiven Wirkungen postmenopausaler Östrogensubstitution an Haut, Übergangsschleimhaut und Hautanhangsgebilden sind ebenfalls bekannt [2]. Unter den antioxidativ wirkenden Substanzen mit einer Bioverfügbarkeit im Hautorgan zur Protektion von Alterungsvorgängen im Zusammenhang mit exogen getriggerten Prozessen sind vor allem Karotinoide und das in den Talgdrüsen der Gesichtshaut akkumulierende Vitamin E untersucht [1, 3]. An Antioxidantien reich ist interessanterweise nicht nur die gesunde Ernährung (Obst, Gemüse, Früchte), sondern zum Beispiel auch Kaffee.

Prominente Beispiele für Moleküle, die experimentell regulierend im Sinne einer Lebenszeitverlängerung des Gesamtorganismus einwirken können, sind Substanzen wie Klotho, Floxo oder etwa Resveratrol [11]. Zum Teil ergeben sich hierdurch bereits Ansatzpunkte für präventive Strategien zur Lebensverlängerung in experimentellen Modellen verschiedener Organismen. So ist das Hormon Klotho in der Lage, Zellen vor den schädigenden Einflüssen des Insulinwachstumfaktors (IGF-1) zu schützen und über eine erhöhte Expression der Mangan-Superoxid-Dismutase oxidativen Stress abzuwehren. Eine Überexpression in Mäusen verlängert deren Lebensspanne um etwa 30% [7]. Auch Trans-Resveratrol, eine in Rotwein vorkommende ebenfalls antioxidativ wirkende Substanz, bewirkt bei verschiedenen Spezies, so bei Fischen der Gattung *Nothobranchius furzeri*, ein längeres Leben. Die Substanz kann aber nicht nur das Leben der Tiere um fast sechzig Prozent verlängern, die Fische bleiben bis ins hohe Alter gesund und zeigen praktisch keine Altersbeschwerden wie Bewegungsstörungen oder nachlassende Lernfähigkeit [14]. Das im Rotwein enthaltene Resveratrol zeigt beim Menschen aufgrund einer geringen intestinalen Resorptionsfähigkeit allerdings eine erheblich eingeschränkte Bioverfügbarkeit, sodass entsprechend schützende Effekte auf Zellen unseres Organismus bezweifelt werden müssen [15].

Literatur

1. Darwin M, Schanzer S, Teichmann A, et al. (2006) Functional Food und Bioverfügbarkeit im Zielorgan Haut. Hautarzt 57: 286–290
2. Draelos ZD (2005) Topical and oral estrogens revisited for antiaging purposes. Fertil Steril 84: 291–292
3. Ekanayake-Mudiyanselage S, Thiele J (2006) Die Talgdrüse als Transporter für Vitamin E. Hautarzt 57: 291–296

4. Farout L, Friguet B (2006) Proteasome function in aging and oxidative stress: implications in protein maintenance failure. Antioxid Redox Signal 8: 205–216
5. Holzer G, Riegler E, Hönigsmann H, et al. (2005) Effects and side-effects of 2% progesterone cream on the skin of peri- and postmenopausal women: results from a double-blind, vehicle-controlled, randomized study. Br J Dermatol 153: 626–634
6. Kaufmann R (2003) Laser. In: Krutmann J, Diepgen T (Hrsg) Hautalterung. Springer, Heidelberg, S 161–178
7. Kurosu H, Yamamoto M, Clark JD, et al. (2005) Suppression of aging in mice by the hormone Klotho. Science. 309: 1829–1833
8. Mason PJ, Wilson DB, Bessler M (2005) Dyskeratosis congenita – a disease of dysfunctional telomere maintenance. Curr Mol Med 5: 159–170
9. Masoro, EJ (2000) Caloric restriction and aging: an update. Exp Gerontol 35: 299–305
10. McCullough JL, Kelly KM (2006) Prevention and treatment of skin aging. Ann NY Acad Sci 1067: 323–331
11. Morris BJ (2005) A forkhead in the road to longevity: the molecular basis of lifespan becomes clearer. J Hypertens 23: 1285–1309
12. Scaffidi P, Misteli T (2006) Lamin A-dependent nuclear defects in human aging. Science 312: 1059–1063
13. Stratigos AJ, Katsambas AD (2005) The role of topical retinoids in the treatment of photoaging. Drugs 65: 1061–1072
14. Valenzano DR, Terzibasi E, Genade T, et al. (2006) Resveratrol prolongs lifespan and retards the onset of age-related markers in a short-lived vertebrate. Curr Biol 16: 296–300
15. Vitaglione P, Sforza S, Galaverna G, et al. (2005) Bioavailability of trans-resveratrol from red wine in humans. Mol Nutr Food Res 49:495-504

Botulinumtoxin in der Dermatologie 2006

Marc Heckmann

Botulinumtoxin (BTx) besetzt im klinischen Alltag ebenso wie in der Forschung ein hochdynamisches Feld. Nachfolgend werden aktuelle Entwicklungen unter drei Aspekten beleuchtet:

Neue Trends: Profan, profund, pro Botulinum

In der Öffentlichkeit wird Botulinumtoxin synonym mit dem Markennamen Botox® verwendet und rangiert neben Viagra® und Aspirin® unter den bekanntesten Arzneimitteln. Dies bleibt nicht ohne Folgen auf die Arzt-Patient-Beziehung. Einerseits wird der Arzt zunehmend mit Berichten aus den Laienpresse und Halbwissen aus dem Internet seitens seiner Patienten konfrontiert. Andererseits haben manche Ärzte begonnen Botulinumtoxin als Werbeträger oder Hingucker („Botox to go – 99,– €") einzusetzen. Auch und gerade wenn man diese Trends als profan bezeichnen möchte, geben sie Anlass zu einer ernsthaften Beschäftigung mit dem Medikament und seinen vielfältigen Einsatzmöglichkeiten. Allein im vergangenen Jahr finden sich mehr als 1600 Publikationen in medizinisch-wissentschaftlichen Fachjournalen zum Stichwort Botulinumtoxin.

Zu den aufregendsden Neuerscheinungen in der Fachliteratur gehört eine experimentelle Arbeit zum Einsatz von Botulinumtoxin bei der Krebstherapie. Im Tiermodell konnte die Arbeitsgruppe von Ansiaux et al. zeigen, dass Botulinumtoxin signifikant die Durchblutung von Tumorgewebe erhöhen kann [1]. Hierzu wurde Botulinumtoxin intraläsional in Fibrosarkome von Mäusen injiziert Anschliessend wurde die Geweberperfusion mit Hilfe von kontrastverstärkter Magnetresonanzbildgebung gemessen (Abb. 1). Die erhöhte Tumordurchblutung allein vermag zwar nicht das Tumorwachstum zu stoppen. Wird jedoch zuvor eine Chemotherapie durchgeführt so sorgt Botulinumtoxin für eine überproportionale Schädigung des Tumorgewebes (Abb. 2).

Neue Produkte: Kompetitiv, komplex, komplexfrei

Von den 7 in der Natur vorkommenden Botulinumtoxin-Subtypen sind lediglich Typ A und Typ B im klinischen Einsatz. Dabei spielt Typ A die weitaus größere Rolle, während Typ B unter dem Markennamen Neurobloc® ausschließlich speziellen neuerologischen Indikationen vorbehalten ist. Seit 2006 gibt es in Deutschland vier Medikamente die Botulinumtoxin Typ A enthalten: Botox®, Vistabel®, Dysport® und Xeomin®. Sie unterscheiden sich hinsichtlich des Herstellungsprozesses, der klinischen Wirkstärke pro Mauseinheit sowie ihrer Molekülstruktur (Tabelle 1). Botox® ist ein 900 KD großer Botulinumtoxinkomplex der in Deutschland zur Behandlung der axillären

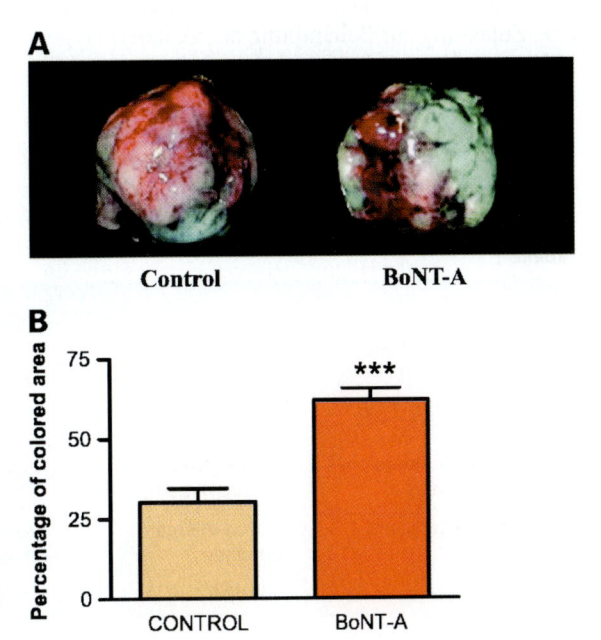

Abb. 1. Die intraläsionale Injektion von Botulinumtoxin erhöht die Tumordurchblutung in Maus-Fibrosarkomen [1]

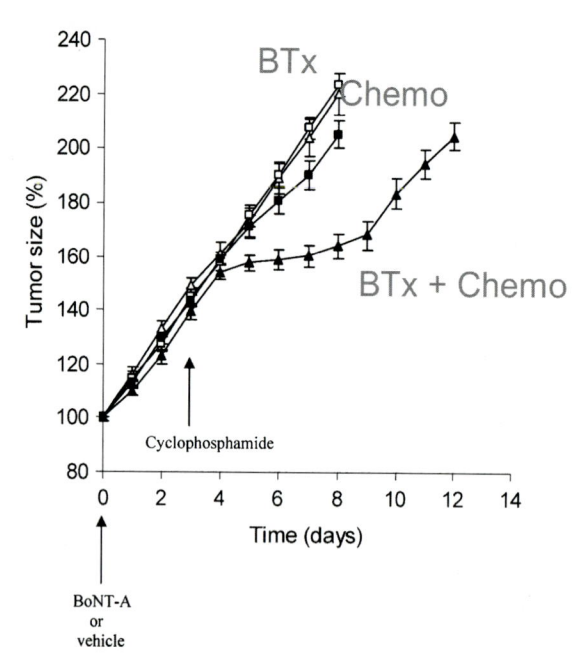

Abb. 2. Die erhöhte Tumor-(Fibrosarkom-)Durchblutung nach Botulinum (BTx) führt zu besserem Ansprechen der Chemotherapie [1]

Hyperhidrose zugelassen ist. Der gleiche Wirkstoff ist unter dem Namen Vistabel® zur Behandlung von Glabellafalten zugelassen.

Dysport® ist ein 500 KD großer Proteinkomplex und in Deutschland ebenfalls zur Behandlung von Glabellafalten zugelassen. Darüber hinaus besteht eine Zulassung zur Behandlung der axillären Hyperhidrose in Österreich. Xeomin® ist freies Botulinumtoxin ohne komplexbindende Proteine mit einer Molekülgröße von 150 KD. Derzeit hat Xeomin® noch keine Zulassung im dermatologischen Bereich, sondern ausschliesslich bei neurologischen Erkrankungen: Blepharospasmus und Dystonie. Gerade bei diesen beiden neurologischen Indikationen ergab sich in den vergangenen Jahren bei einem geringen Teil der Patienten (Literaturangaben schwanken zwischen 0,5% und 5%) das Problem der Antikörperbildung gegen den Wirkstoff Botulinumtoxin [2]. Demgegenüber hofft der Hersteller durch das komplexfreie Botulinumtoxin auf eine reduzierte Rate von Antikörperbildung. Dieser postulierte Vorteil muss allerdings in kontrollierten Studien erst noch nachgewiesen werden. Antikörper gegen Botulinumtoxin haben keine krankmachende Wirkung, führen jedoch dazu dass das entsprechende Medikament bei der Therapie deutlich höher dosiert werden muss, oder gar nicht mehr wirksam ist. Bei den dermatologischen Indikationen Hyperhidrose und Faltenbehandlung scheint die Entstehung von Antikörpern derzeit nahezu keine Rolle zu spielen. Bislang findet sich in der Fachliteratur ein Fallbericht einer Patientin bei der es nach wiederholter Faltenbehandlung zur Bildung von Antikörpern gegen Botulinumtoxin kam [3]. In Anbetracht des millionenfachen Einsatzes von Botulinumtoxin bei dieser Indikation ist dieser Einzelfall als ausgesprochene Seltenheit einzuordnen. Allerdings muss man einwenden, dass bisher keine systematischen Studien hierzu durchgeführt wurden und möglicherweise Patienten, die nicht mehr in gewohnter Weise auf die Therapie ansprechen nicht weiter abgeklärt wurden. Der Nachweis von Antikörpern ist aufwendig und teuer, so dass er für die Faltentherapie in der Regel nicht in Betracht gezogen wird.

Im Gegensatz dazu liegen für den Einsatz bei Hyperhidrose bereits erste Daten einer prospektiven Studie mit 326 Patienten vor: Auch hier fand sich ein einziger Fall mit Antikörpern, bei dem allerdings die Antikörper nur im Serum nachweisbar waren, ohne

Tabelle 1

	BOTOX*	Vistabel*	Dysport	Xeomin
Wirksame Bestandteile pro Viole	100 Einheiten** 900 KD Toxinkomplex	50 Einheiten** 900 KD Toxinkomplex	500 Einheiten** Toxinkomplex	100 Einheiten** 150 KD frei von Komplexproteinen
Zugelassene dermatologische Indikationen	Primäre fokale axilläre Hyperhidrose	Glabellafalten	Glabellafalten	–
Vertrieb (Deutschland)	Pharm-Allergan, Ettlingen	Pharm-Allergan, Ettlingen	Ipsen Pharma, Ettlingen	Merz-Pharmaceuticals, Frankfurt
Preis	349,67 €	199,00 €	441,32 €	346,93 €

Stand: Juli 2006
* Wirkstoff und Hersteller (Allergan) von Botox und Vistabel sind identisch
** Die jeweiligen Einheiten der Produkte Botox und Dysport sind in ihrer klinischen Wirksamkeit nicht identisch

dass dadurch die klinische Wirksamkeit beeinträchtigt war (Naumann et al. Kongressbeitrag, Tagung der American Academy of Dermatology, Chicago, Illinois, July 2005). Insofern bleiben der künftige Nutzen und Einsatzbereich des komplexfreien Botulinumtoxins den Erkenntnissen künftiger Studien vorbehalten.

Eine weitere Neuheit stellt die Entscheidung des Bundesamtes für Arzneimittel dar, Botulinumtoxin als Medikament zur Verbesserung des Aussehens zuzulassen. Das Bundesamt hat diese Zulassung für die Produkte Vistabel® und Dysport® jeweils mit einem besonderen Zusatz versehen: „Zur Verbesserung des Aussehens bei Falten im Glabellabereich, wenn diese eine *erhebliche psychologische Belastung* für den Patienten darstellen". Dieser Formulierung läßt sich wenn überhaupt nur als amtliches Feigenblatt verstehen. Das Bundesamt war bislang ausschließlich mit der Zulassung von Medikamenten zur Behandlung von definierbaren Erkrankungen befasst, wozu aber nun die Falten nicht gezählt werden. So versuchte das Amt die Quadratur des Kreises in dem es ein Medikament zur Faltenbehandlung zuließ unter der Bedingung, dass „so etwas ähnliches wie eine Erkrankung" im Zulassungstext mitschwingt. Bei näherer Betrachtung war dieser Schritt jedoch ein Tritt ins Fettnäpfchen. Eine Belastung ist allenfalls *psychisch*, nicht *psychologisch*. Darüber hinaus gibt es weder beim Bundesamt noch in der gesamten Fachliteratur konkrete Angaben dazu ob überhaupt und wenn ja in welchem Ausmass Falten die Psyche belasten. Wie soll nun ein Arzt, der sich am Zulassungstext orientiert, ermessen ob eine erhebliche Belastung für den Patienten vorliegt oder nicht. Es könnte nur eine Frage der Zeit sein bis findige Juristen daraus eine Beweisumkehrpflicht konstruieren und vom behandelnden Arzt eine Dokumentation über psychologische Voruntersuchungen vor Durchführung einer Faltentherapie einfordern.

Aus diesem Grund wird der Arzt weiterhin gut beraten sein, die Anwendung von Botulinumtoxin im ästhetischen Bereich weiterhin als *Off-label-Indikation* mit seinen Patienten zu besprechen. Damit entfällt die sinnfreie Diskussion über eine psychologische Belastung. Im übrigen wird Botulinumtoxin ja nicht nur im Glabellabereich (siehe Zulassungstext), sondern auch an der Stirn, periorbital, perioral sowie am Hals und im Dekolleté eingesetzt. All diese Bereiche sind ohnehin *Off-label*. Gleichwohl darf die Zulassung zur Faltenbehandlung im Glabellabereich als Meilenstein bezeichnet werden, da sie die erste dermatologische Indikation von Botulinumtoxin im ästhetischen Bereich darstellt und damit einer robusten Datenlage zur Wirksamkeit und Sicherheit von Botulinumtoxin in diesem Bereich Rechnung trägt.

Es soll auch erwähnt werden, dass es Dermatologen waren, die richtungsweisend die Entwicklung ebenso wie die solide klinische Forschung auf diesem Gebiet vorrangetrieben haben und im Vergleich zu anderen Fachrichtungen die höchste Kompetenz und Expertise in diesem Bereich vorweisen können.

Neue Einsichten: Fakten, Falten, Fühlen

Mit Eifer und Erfindungsreichtum verbreitet die Kosmetikindustrie unermüdlich Neuigkeiten und sensationell erscheinende Möglichkeiten zur Verbesserung des Aussehens (Abb. 3). Nur schwer kann sich der Verbraucher dem Reiz der Bilder entziehen, die eine entsprechende Wirksamkeit suggerieren. Noch schwerer ist es für ihn, die Richtigkeit entsprechender Aussagen zu überprüfen. Nachdem nun Botulinumtoxin in der Öffentlichkeit zunehmend ein Wirksamkeitsprofil gewonnen hat, bewerben Kosmetikhersteller unter Bezug auf Botulinumtoxin ihre Produkte mit ähnlicher Wirksamkeit jedoch einem sanfteren Weg: eine wohltuende Creme, anstatt einer Spritze gegen Falten. Der amerikanische Dermatologe K. R. Beer veröffentlichte kürzlich eine direkte Vergleichsstudie

Abb. 3. Beispiel einer Kosmetika-Werbung mit Referenz zu Botulinumtoxin (Botox®)

zwischen Botulinumtoxin (Botox®) mit Plazebo sowie 3 Anti-Faltencremes, die eine Botox-ähnliche Wirkung versprachen [4]. Als Maß der Wirksamkeit wurden Fotos vor und nach Behandlung durch unabhängige Beobachter bewertet und die subjektive Zufriedenheit der Anwender abgefragt. In beiden Kategorien stellten sich ausschließlich nach Botulinumtoxin signifikante und zufriedenstellende Effekte ein. Die Faltencremes zeigten dagegen nur enttäuschende Wirkung und blieben in ihrer Wirksamkeit sogar hinter Plazebo zurück. Nach einer 12-wöchigen, verblindeten, Plazebo-kontrollierten Phase erfolgte eine offene Überkreuzbehandlung: die Probanden die zuvor mit Cremes behandelt wurden und damit keine Verbesserung feststellen konnten, wurden nun mit Botulinumtoxin behandelt. In allen Behandlungsgruppen zeigte sich ein Therapieerfolg durch Botulinumtoxin.

Ist damit die Faltenbehandlung mittels Botulinumtoxin eine wirksame aber medizinisch gesehen oberflächliche Angelegenheit?

Keineswegs. Eine Reihe von Untersuchungen zu Wechselwirkungen zwischen Mimik (Falten) und emotionaler Befindlichkeit deuten darauf hin, dass eine Behandlung mit Botulinumtoxin tiefgreifendere Auswirkungen auf die behandelten Personen haben kann, als nur die Hautoberfläche zu glätten. Bereits Charles Darwin zeigte sich von der Bedeutung des mimischen Ausdrucks für das menschliche Zusammenleben dermaßen beeindruckt, dass er seine Betrachtungen in einem Buch mit dem Titel „The expression of the emotions in men and animals" niederlegte [5]. Seine Zeitgenossen William James und Carl Lange vertraten die Auffassung, dass menschliche Emotionen weniger die Ursache als vielmehr die Folge des mimischen Ausdrucks sein könnten [6]. Diese These ist seither in der Psychologie als *James–Lange-Therorie* bekannt und umstritten. In den 1980er Jahren versuchte man die Muskelaktivität der Korrugatoren zu messen und mit dem Grad der Erkrankung bei depressiven Patienten zu korrelieren [7, 8].

In einer kürzlich erschienenen Untersuchung unserer eigenen Arbeitsgruppe zur Auswirkung von Botulinumtoxin auf den emotionalen Ausdruck bei gesunden Probanden fanden wir eine Verstärkung positiver Emotionen (Freude) sowie eine Abschwächung negativer Emotionen (Angst, Furcht, Traurigkeit), die von unabhängigen Beobachtern wahrgenommen und bewertet werden konnte [9]. Basierend auf diesen Vorbefunden erschien nun eine Pilotstudie einer amerikanischen Arbeitsgruppe mit 10 depressiven Patienten [10]. Es handelte sich um Frauen mit einer durch einen Psychiater gesicherte Diagnose und einer Mindesterkrankungszeit von 6 Monaten (bis maximal 17 Jahre). Die Patienten erhielten einmalig Botulinumtoxin (Präparat Botox 20 U) in die Glabellaregion. Zwei Monate später wurde anhand eines standardisierten Fragebogens, dem Beck-Depression-Inventory eine subjektive Bewertung des Erkrankungszustandes durchgeführt. Neun von zehn Frauen zeigten hierbei signifikante Verbesserungen bis hin zur vollständigen Beseitigung ihrer depressiven Stimmungslage. Allerdings hat diese Studie nur bedingt Allgemeingültigkeit, da nur eine sehr kleine Gruppe von Patienten ohne Kontrollkollektiv und ohne Kontrollbehandlung untersucht wurde und zudem das Bewertungskriterium nicht durch einen Psychiater verifiziert wurde. Dennoch ist diese Studie als Pilotstudie ein erster Hinweis auf bemerkenswerte Rückkopplungseffekte der Mimik auf die emotionale Befindlichkeit. Somit kann ein Eingriff, der zur Entspannung der Mimik führt wie die Injektion von Botulinumtoxin in die Glabella, möglicherweise auch zur Entspannung und Verbesserung eben dieser emotionalen Befindlichkeit führen. In welcher Weise dieser mögliche Wirkmechanismus in die klinische Medizin Einzug finden kann ist nun durch robuste, Plazebo-kontrollierte, doppelverblindete Studien zu klären.

Es wäre nicht das erste Mal, dass Botulinumtoxin vom Waisenmedikament zum Wundermittel wird und zudem ein neues Licht auf bislang umstrittene pathophysiologische Zusammenhänge wirft [11].

Literatur

1. Ansiaux R, Baudelet C, Cron GO, et al. (2006) Botulinum toxin potentiates cancer radiotherapy and chemotherapy. Clin Cancer Res 12: 1276–1283
2. Dressler D, Hallett M (2006) Immunological aspects of Botox, Dysport and Myobloc/NeuroBloc. Eur J Neurol 13 Suppl 1: 11–15
3. Borodic G (2006) Immunologic resistance after repeated botulinum toxin type a injections for facial rhytides. Ophthal Plast Reconstr Surg 22: 239–240
4. Beer KR (2006) Comparative evaluation of the safety and efficacy of botulinum toxin type A and topical creams for treating moderate-to-severe glabellar rhytids. Dermatol Surg 32: 184–197
5. Darwin C (1872) The expression of the emotions in man and animals. Murray, London
6. James W (1884) What is an emotion? Mind 9: 185–205
7. Carney RM, Hong BA, O'Connell MF, Amado H (1981): Facial electromyography as a predictor of treatment outcome in depression. Br J Psychiatry 138: 485–489

8. Greden JF, Genero N, Price HL (1985) Agitation-increased electromyogram activity in the corrugator muscle region: a possible explanation of the „Omega sign"? Am J Psychiatry; 142: 348–351
9. Heckmann M, Teichmann B, Schroder U, et al. (2003) Pharmacologic denervation of frown muscles enhances baseline expression of happiness and decreases baseline expression of anger, sadness, and fear. J Am Acad Dermatol 49: 213–216
10. Finzi E, Wasserman E (2006) Treatment of depression with botulinum toxin A: a case series. Dermatol Surg 32: 645–649; discussion 49–50
11. Heckmann M, Ceballos-Baumann A (2007) Botox overrides depression: not surprising, yet sensational. Dermatol Surg, im Druck

Tierische Dermatologie

Ulrich Wendlberger

Klinische Bilder wichtiger Zoonosen beim Tier

Zoonosen, genauer genommen Zooanthroponosen, sind Tierkrankheiten, die vom Tier auf den Menschen übertragbar sind. Die Kenntnis des klinischen Bildes beim Tier hilft dem Dermatologen, gezielt bei der Anamnese danach zu fragen (Abb. 1–6).

Relativ häufige Zoonosen sind Mikrosporie, Trichophytie und Rotlauf der Schweine. Von Ektoparasiten der Tiere ausgehend können Menschen von Sarcoptes- und Cheyletiella-Milben und Flöhen befallen werden, seltener auch von Milben der Vögel oder Nager.

Oberflächliche Mykosen

Am häufigsten infiziert sich der Mensch mit *Microsporum (M.) canis* (v.a. Katze), *Trichophyton (T.) mentagrophytes* (Nager), *T. verrucosum* (Rind) und *T. equinum* (Pferd), wobei die einzelnen Tierarten unterschiedlich stark betroffen sind. Während Katze, Kaninchen, Meerschweinchen und Rind häufig als Überträger identifiziert werden, sind Hund, Chinchilla, Frettchen, Hamster, Mäuse und Ratten selten betroffen [3].

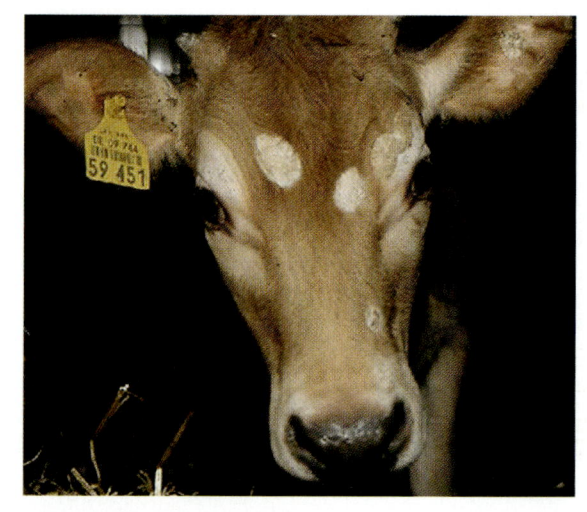

Abb. 2. Trichophytie beim Rind

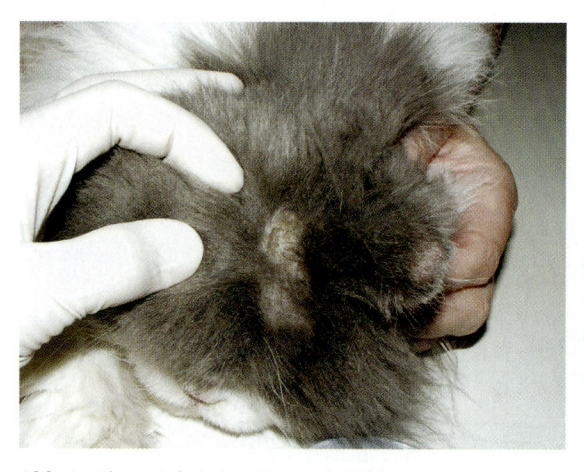

Abb. 1. Alopezie bei einer Katze mit Mikrosporie

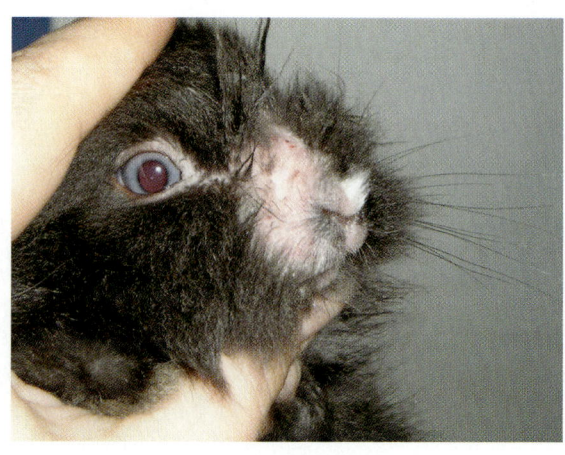

Abb. 3. Trichophytie beim Kaninchen

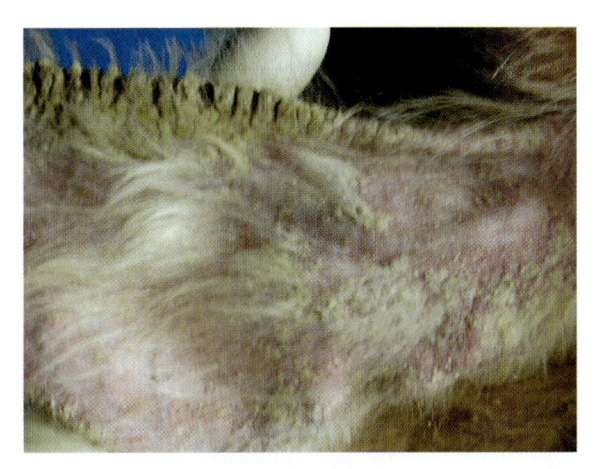

Abb 4. Sarcoptes-Räude beim Hund

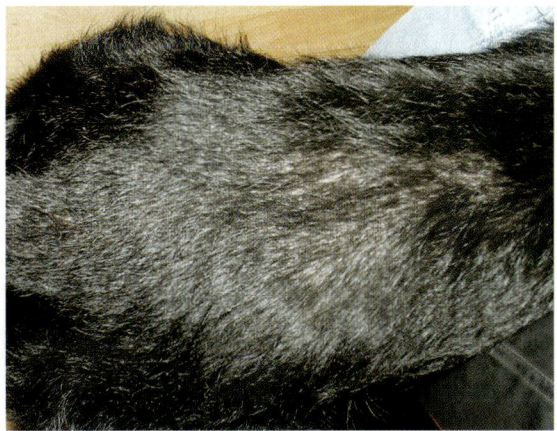

Abb. 6. Krusten auf der Kruppe eines Hundes mit Flohbefall

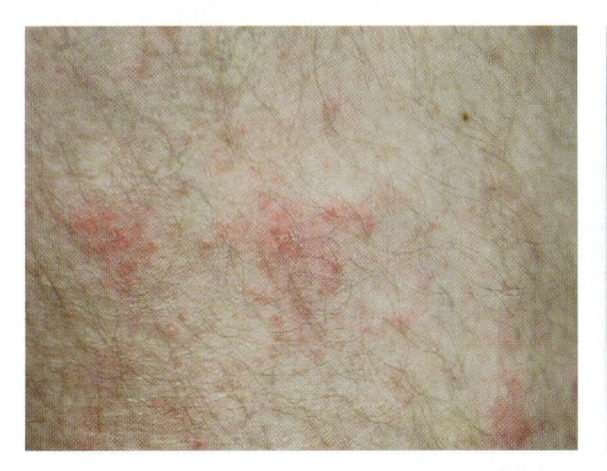

Abb 5. Läsionen beim Mensch durch *Sarcoptes scabiei, var. canis*

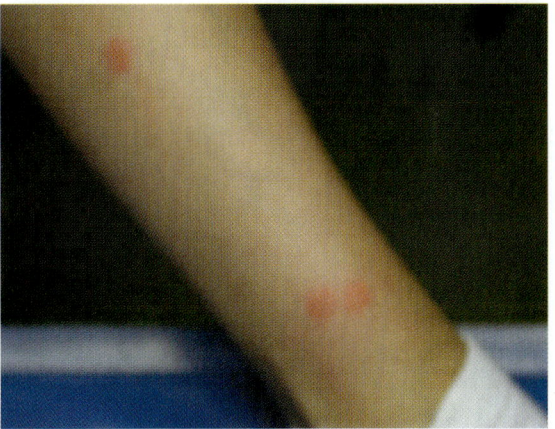

Abb. 7. Flohstiche beim Menschen

Mikrosporie

Microsporum canis ist der Haupterreger der tierischen Dermatophytosen [1] und wird vor allem von Katzen isoliert. Das klinische Bild bei der Katze variiert außerordentlich. Viele Katzen, insbesondere Langhaarkatzen, können asymptomatische Träger sein [2], die auch nicht unter Juckreiz leiden müssen. Typischerweise erkennt man diffus verteilte haarlose Flecken mit abgebrochenen Haaren, kleinflächigen Schuppen und Krusten mit Schwerpunkt Kopf, Pfoten und Brust. Kreisrunde Effloreszenzen wie beim Hund oder Menschen werden bei der Katze sehr selten beobachtet [4].

Die Diagnostik umfasst die üblichen Mittel wie Wood-Licht, die üblichen Nährböden und direkte sowie fluoreszenzmikroskopische Mikroskopie der Haare. Zur Gewinnung von Proben von asymptomatischen Trägern eignet sich die McKenzie-Zahnbürsten-Methode. Dabei wird das Fell der Katze mit einer neuen, sterilen Zahnbürste gebürstet und das gewonnene Material anschließend auf verschiedene Nährböden verbracht. Für den Hund ist ein ELISA-Test zum serologischen Nachweis einer durch *M. canis* hervorgerufenen Dermatophytose beschrieben worden [8]. Die Sensitivität war dabei der einer Pilzkultur mit Dermatophyten-Test-Medium ähnlich.

Die Therapie umfasst neben der systemischen Verabreichung von Griseofulvin, Itraconazol oder Terbinafin auch die lokale Behandlung mit Shampoos und Enilkonazolwaschungen. Vor allem in betroffenen Zuchtbetrieben von Langhaarkatzen erweist es sich als vorteilhaft, die Tiere insgesamt zu scheren. Impfungen mit inaktivierten Erregern werden zusätzlich empfohlen. Allerdings gibt es Berichte, dass die Tiere zwar klinisch unauffällig werden, aber kulturpositiv bleiben [5]. Als problematisch gilt die Dekon-

Abb. 8a und 8b. Atopische Dermatitis beim Hund im Kopfbereich

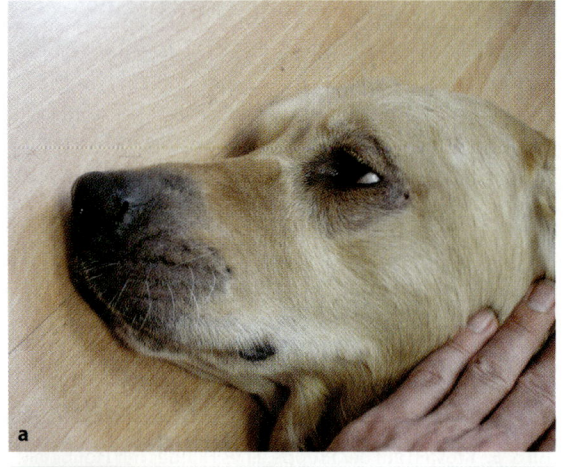

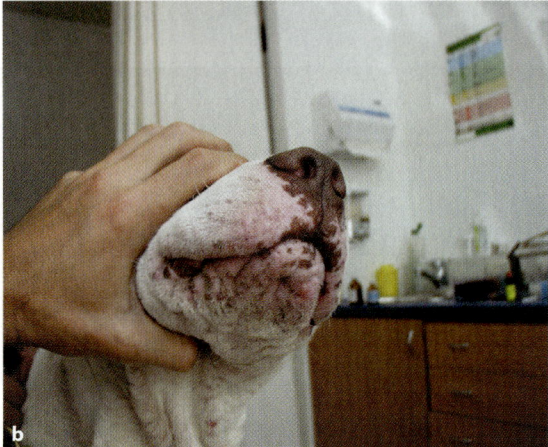

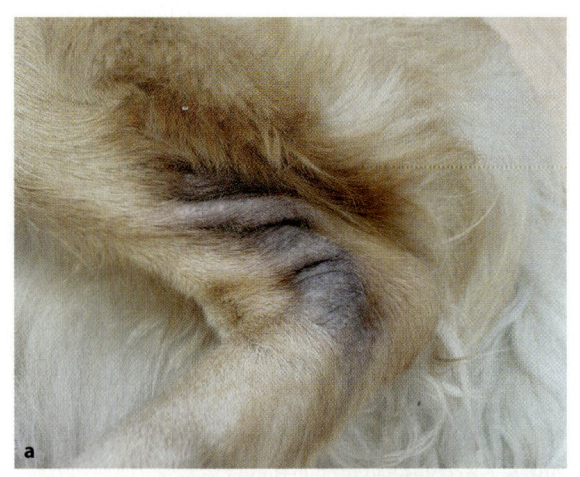

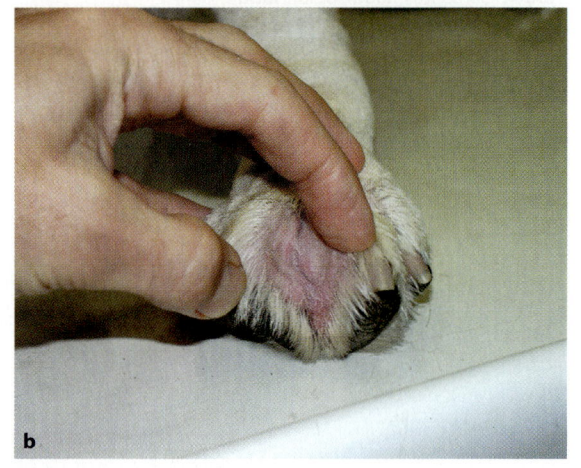

Abb 9a und 9b. Atopische Dermatitis beim Hund an den Gliedmaßen

tamination der Umwelt, und als sicherste Mittel gelten Dampfreiniger, Bleiche und Enilkonazollösung [4].

Trichophytie

Trichophyton verrucosum ist der häufigste Erreger der Glatzflechte des Rindes. Betroffen sind besonders aufgestallte Jungtiere. Die betroffenen haarlosen, borkigen Bezirke sind rundlich bis oval, scharf begrenzt und mit schuppig-krustigen, hellgrauen Belägen versehen. Kaum Juckreiz. Neben der Behandlung mit Griseofulvin und Ganzkörperwaschungen mit Natamycin werden Impfungen mit Lebendvakzinen mit gutem Erfolg eingesetzt [5].

Trichophyton-mentagrophytes–Arten kommen bei vielen anderen Tierarten vor, wie Meerschweinchen, Ratte, Maus, Hamster, Kaninchen, Chinchilla, Hund, Katze, Pferd, Schaf, Schwein und auch Igel. Sie gelten ebenso als mögliche Infektionsquelle für den Menschen. Relativ häufig betroffen sind Kaninchen und Meerschweinchen, Hamster, Mäuse und Ratten eher selten. Bei Meerschweinchen und Kaninchen kann die Infektion klinisch vollkommen unauffällig verlaufen, oder es kommt zu fleckiger Alopezie, abgebrochenen Haaren, Schuppen oder gelblichen Krusten oft an Kopf, Ohr und Pfoten. Beim Kaninchen besteht meist Juckreiz, der zu Exkoriationen führen kann.

Die Therapie besteht in Ganzkörperwaschungen mit Enilkonazol und der oralen Verabreichung von Griseofulvin.

Zoonosen durch Ektoparasiten

Sarcoptes scabiei, var. canis

Die Sarcoptes-Räude führt zu einer hochgradig juckenden und äußerst ansteckenden Parasitose. Die

Übertragung erfolgt durch direkten Kontakt mit anderen Hunden oder Füchsen. Meist sind mehrere oder alle Tiere und oft auch der Mensch im gleichen Haushalt betroffen. Bei letzterem wird die Krankheit nicht selten als atopische Dermatitis fehldiagnostiziert. Da der Mensch als Fehlwirt gilt, können zwar ähnliche Symptome wie bei der Variatio hominis mit nächtlichem Juckreiz entstehen, aber die Infektion ist selbstlimitierend (Abb. 5). Beim Hund kommt es im Beginn zu erythematösen Papeln an den Vordergliedmaßen und am Kopf. Im weiteren Verlauf kommt es zu bis zu generalisierten Exkoriationen, Krusten und Hyperkeratosen. Ein auffälliges Symptom sind gelbliche borkige Auflagerungen am Ohrrand und die Auslösung eines aurikulopedalen Reflexes beim Aneinanderreiben der Ohrinnenflächen. Der Hund beginnt im gleichen Moment mit Kratzbewegungen des Hinterlaufs [7].

Die Diagnose erfolgt mittels Geschabsel, wobei der direkte Nachweis von Milben oder Eiern äußerst schwierig sein kann. Ein serologischer Test mittels ELISA gilt als sehr sensitiv und spezifisch [9].

Die Therapie besteht in der Ganzkörperwaschung mit einer Amitrazlösung oder der Verabreichung von Avermectinen. Bei einzelnen Rassen wie Collie, Sheltie oder Bobtails kann die Verabreichung von Ivermectin allerdings tödlich sein.

Cheyletiellose
Die Raubmilbe *Cheyletiella* parasitiert auf Hunden, Katzen und Kaninchen. Sie ist hochansteckend und wird durch direkten Kontakt oder mittels Pflegegeräte übertragen. Beim Tier kann der Befall absolut symptomlos verlaufen, weshalb zu der makulopapulösen, stark juckenden Erkrankung des Menschen mit Schwerpunkt der Effloreszenzen an Armen und Stamm kein Zusammenhang vermutet wird. Bei Tieren kann es bisweilen zur Ausbildung von kleinen trockenen Schuppen entlang des Rückens kommen, weshalb die Krankheit im angloamerikanischen Sprachraum auch *wandring dandruff* genannt wird [10].

Flohbefall
Flohbefall gilt als die häufigste Ursache von Juckreiz bei Tieren und führt nicht selten zu stark juckenden Papeln beim Mensch. Prädilektionsstelle sind dabei die Unterschenkel. Vor allem die sehr lange überlebenden Puppenstadien stellen in Wohnungen ein großes Risiko der Reinfestation dar. Dies macht neben der Anwendung von Adultiziden die Sanierung der Umgebung mit Langzeitpräparaten unabdingbar [11] (Abb. 7).

Trixacariasis des Meerschweinchens
Diese durch eine Sarcoptes-ähnliche Milbe hervorgerufene Hauterkrankung des Meerschweinchens führt relativ häufig zu einer Zoonose. Sie führt beim Tier zu starkem Juckreiz [12].

Vergleichbare Krankheitsbilder bei Tier und Mensch

Am Beispiel der atopischen Dermatitis des Hundes, der Futtermittelallergie der Katze und der Urtikaria des Pferdes werden die klinischen Symptome von bei Tier und Mensch vergleichbaren Krankheitsbildern beschrieben. Bei Hund und Katze sind Juckreiz und Dermatitis die häufigsten Symptome der Atopie. Beim Hund ist die Atopie die wichtigste Erkrankung der Haut und betrifft etwa 10% der Hundepopulation (Abb. 8, 9).

Die atopische Dermatitis des Hundes zeigt viele Gemeinsamkeiten mit dem Menschen. Sie tritt meist nach dem ersten Lebensjahr auf, und bei der Diagnostik gelten ebenso Haupt- und Nebenkriterien. Ohren und Pfoten gelten als Prädilektionsstellen. Hausstaub- und Futtermilben werden als häufigstes Allergen identifiziert, und es kommt ebenso häufig zu einer Sekundärinfektion der Haut mit Staphylokokken, in diesem Fall mit *Staphylococcus intermedius* [13].

Die Diagnose geschieht in starker Anlehnung an die Humanmedizin und umfasst Hauttests und serologische Tests einschließlich dem Atopie-Patch-Test. Allerdings gilt beim Tier der Intradermal-Test immer noch als Standard. Die Therapie beinhaltet meist die parenterale, orale oder topische Behandlung mit Glukokortikoiden, Ciclosporin A, Immuntherapie, Calcineurininhibitoren und auch verschiedene UV-Therapien.

Neue Therapieformen in der Veterinärdermatologie

Auch in der Veterinärdermatologie setzt man auf den Einsatz moderner Therapiemöglichkeiten wie PUVA, PDT und UV-Anwendung. Dies wird am Beispiel der PDT-Anwendung bei Plattenepithelkarzinomen der Katze und am Beispiel der Schmalband-UVB-Anwendung (*narrow band*) bei verschiedenen juckenden Dermatosen der Katze vorgestellt.

An Hauttumoren findet sich im Tierreich annähernd das gleiche Spektrum wie beim Menschen, obwohl gleiche Tumoren in ihrer Dignität abweichen können. Die wichtigsten Hauttumore sind [13]:

- Beim Hund: Mastzelltumor, Histiozytom, Plattenepithelkarzinom

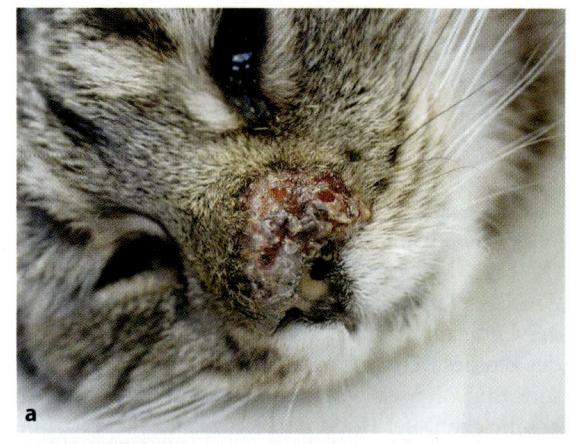

Abb. 10. Plattenepithelkarzinom der Katze vor und nach PDT

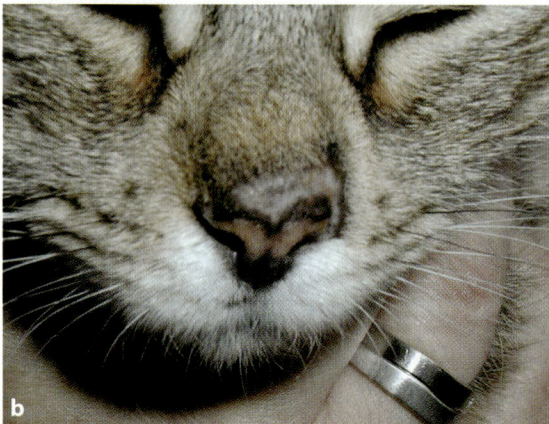

- Bei der Katze: Basalzelltumor, Plattenepithelkarzinom, Fibrosarkome
- Beim Pferd: Equines Sarkoid, Melanome, Plattenepithelkarzinom

Am Beispiel des Plattenepithelkarzinoms der Katze wird die Behandlung mittels photodynamischer Therapie (PDT) dargestellt. Die Plattenepithelkarzinome der Katze sind meist UV-induziert und sehr oft an Nasenspitze und/oder Ohrrändern lokalisiert. Zum Einsatz kam 5-Aminolävulinsäure (5-ALA) (Medac) in einer 20%-igen Salbengrundlage, bestrahlt wurde nach 6 Stunden Einwirkzeit mit einer inkohärenten Lichtquelle (Waldmann). Die Lichtdosis betrug 160–180 mW/cm². Meist genügte eine 1-malige Bestrahlung, um ein zufriedenstellendes kosmetisches Ergebnis zu erzielen (Abb. 10).

Ein weiteres Novum in der Tierdermatologie stellt die Anwendung von Schmalband-UVB bei entzündlichen Dermatosen dar. Dies wird am Beispiel des *head and neck pruritus* demonstriert, einer Hauterkrankung, die wahrscheinlich aufgrund einer allergischen Genese zu einem starken Juckreiz mit nachfolgenden Exkoriationen im Kopf-Hals-Bereich führt. Nicht selten kann der intensive Juckreiz auch durch die Anwendung verschiedenster Antipruritika nicht gestoppt werden. Dabei wurden die Tiere nach Ermittlung der minimalen Erythemdosis nach einem Protokoll täglich bestrahlt. Die Bestrahlung erfolgte täglich mit einer Steigerung um je 0,1 J/cm², solange sich kein Erythem bildete (Abb. 11).

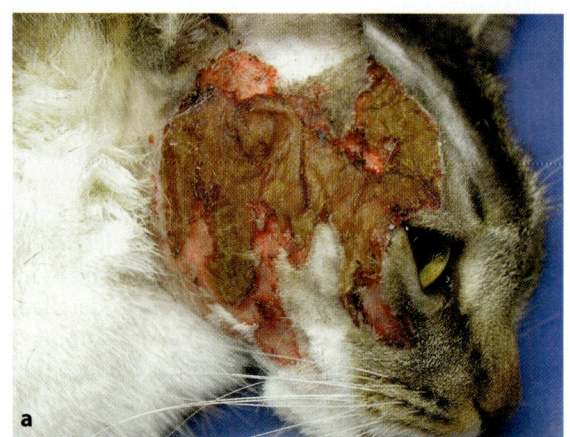

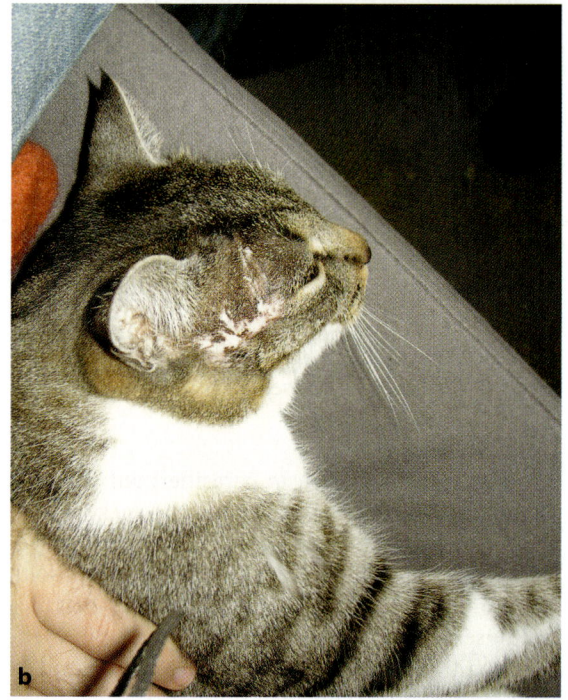

Abb. 11. Anwendung von Schmalband-UVB beim *head and neck pruritus* der Katze (**a** = Vorher, **b** = Nachher)

Die Anwendung von Schmalband-UVB scheint bei dieser Indikation einen vielversprechenden Ansatz darzustellen.

Literatur

1. Cafarchia C, Romito D, Capelli G, et al. (2006) Isolation of Microsporum canis from the hair coat of pet dogs and cats belonging to owners diagnosed with M.canis tinea corporis. Vet Dermatol 17: 327–331
2. Carlotti D, Jacobs D (2000) Therapy, control and prevention of flea allergy dermatitis in dogs and cats. Vet Dermatol 11: 83–98
3. Curtis CF (2001) Evaluation of a commercially available enzyme-linked immunosorbent assay for the diagnosis of canine sarcoptic mange. Vet Record 148: 238–239
4. DeBoer DJ (2004) Anti-fungal therapy. In:Advances in veterinary dermatology vol 5. Blackwell, Oxford, pp 306–311
5. Foil CS (1998) Infectious diseases of the dog and cat. In: Green CE (ed), 2nd edn. Saunders, Philadelphia, pp 362–370
6. Griffin CE, DeBoer DJ (2001) Clinical manifestations of canine atopic dermatitis In:The American College of Veterinary Dermatology Task Force on Canine Atopic Dermatitis. Thierry Olivry, Elsevier, Amsterdam, pp 255–271
7. Kessler M (ed) (1999) Tumoren der Haut. In: Kleintieronkologie. Blackwell, Berlin, S 219–260
8. Löwenstein M, Hönel A (eds) (1999) In: Ektoparasiten bei Klein- und Heimtieren. Enke, Stuttgart, S 30–33
9. Lunder M, Lunder M (1992) Is microsporum canis about to become a serious dermatological problem? Dermatology 184: 87–89
10. Müller RS (2000) In: Dermatologie made easy. VetVerlag, Babenhausen, pp 54–55
11. Noli C, Scarampella F (2004) In: Praktische Dermatologie bei Hund und Katze. Schlütersche, Hannover, S 204–210
12. Peano A Rambozzi L, Gallo MG (2005) Development of an enzyme-linked immunosorbant assay (ELISA) for the serodiagnosis of canine dermatophytosis caused by Microsporum canis. Vet Dermatol 16: 102–107
13. Scott D, Miller W, Griffin C (eds) Dermatoses of pet rodents, rabbits and ferrets. In: Small animal dermatology 6th ed, pp 1415–1459

3 Infektiologie und Fieber

Hypersensitivitätssyndrom DRESS: Eine Virusreaktivierung?

Andreas Wollenberg und Helen C. Rerinck

Das Akronym DRESS steht für *Drug Rash with Eosinophilia and Systemic Symptoms* und bezeichnet eine potentiell lebensbedrohliche unerwünschte Arzneimittelwirkung mit gleichzeitigem Vorliegen eines generalisierten Hautexanthems, hämatologischer Veränderungen und eines Befalls viszeraler Organe [5]. Eine Vielzahl von Medikamenten kann ein DRESS auslösen, vor allem sind jedoch Antikonvulsiva für dieses Krankheitsbild verantwortlich.

Wegweisend für die Erstellung einer Diagnose sind Laboruntersuchungen: Die Anzahl peripherer Eosinophiler und die Leberwerte sind typischerweise erhöht und stützen den Verdacht auf Vorliegen eines DRESS. Die histologische Untersuchung zeigt charakteristischerweise ein Pseudolymphom-artiges Bild. Wichtigste therapeutische Maßnahme ist das Absetzen des vermuteten Auslösers. [17]

Medizinhistorische Aspekte

Die Erstbeschreibung des Krankheitsbildes erfolgte 1959 durch Saltzstein und Ackermann unter dem Titel *Lymphadenopathy induced by anticonvulsant drugs and mimicking clinically pathologically malignant lymphomas* [15]. Die Benennung DRESS wurde im Jahre 1996 von Bocquet et al. mit der Arbeit *Drug-induced pseudolymphoma and drug hypersensitivity syndrome* als *Drug Rash with Eosinophilia and Systemic Symptoms: DRESS* geprägt [5]. Die Inzidenz eines DRESS liegt zwischen 1:1.000 und 1:10.000 der Exponierten, bei HIV-Infizierten deutlich höher [17]. In der Literatur sind weltweit über 40 Fälle gut dokumentiert.

Definition

Das DRESS ist definiert als potentiell lebensbedrohliche, unerwünschte Arzneimittelreaktion mit gleichzeitigem Vorliegen dreier diagnostischer Kriterien: Dies sind ein Medikamenten-induziertes generalisiertes Hautexanthem; hämatologische Veränderungen mit peripherer Eosinophilie (> 4% oder ≥1,5 ×10/l) oder atypische Lymphozyten sowie mindestens ein Zeichen des Befalls viszeraler Organe. Häufige Organmanifestationen sind vergrößerte Lymphknoten (≥ 2 cm), Hepatitis mit Transaminasenerhöhung (GOT, GPT mindestens doppelt über die Norm erhöht), interstitielle Nephropathie, interstitielle Lungenerkrankung oder myokardiale Beteiligung. [5]

Pathogenese

Das DRESS entspricht in der Einteilung der Spättypreaktionen nach Pichler einem Eosinophilen-dominierten Untertyp IVb [13]. Die exakte Pathogenese ist letztendlich unklar, wahrscheinlich jedoch multifaktoriell. Verschiedene Hypothesen wurden erwogen, unter anderem Virusreaktivierungen und reaktive toxische Metabolite beim Medikamentenabbau, die zur Aktivierung von T-Zellen führen [7, 18]. Eine Assoziation des DRESS mit der Reaktivierung latenter Herpesvireninfektionen (HHV-6, HHV-7, CMV, EBV und HSV) ist in der Literatur mehrfach beschrieben [3, 6, 7, 9, 10, 12]. Virale Coinfektionen könnten über einen veränderten Medikamentenmetabolismus mittels reaktiver toxischer Metabolite T-Zellen aktivieren [7]. Schließlich könnte ein genetischer Stoffwechseldefekt die fehlerhafte Verstoffwechselung von Antikonvulsiva bewirken, welche nach Bindung an zelluläre Makromoleküle zytotoxische Effekte und eine Immunantwort auslösen [16].

Klinik

Die Klinik des DRESS ist durch das Auftreten eines generalisierten Exanthems typischerweise 2–4 und maximal 1–8 Wochen nach Ansetzen des auslösenden

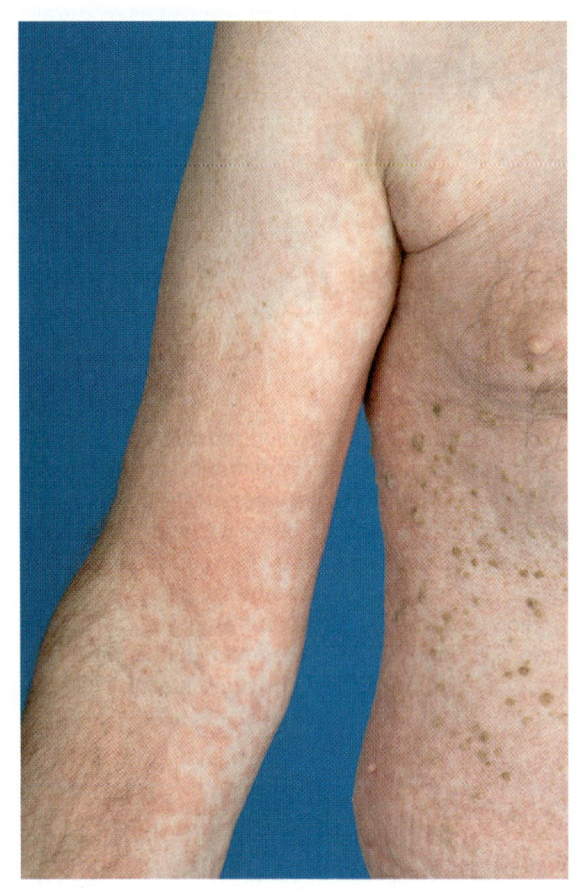

Abb. 1. Carbamazepin-induziertes DRESS: Tegretal®-Therapie seit 8 Tagen, seit 2 Tagen zunehmend makulopapulöses Exanthem an Stamm und Extremitäten. Die Blutwerte belegen eine Hepatitis, Entzündung und Eosinophilie (GOT 32 U/l (<40), GPT 106 U/l (<45), γGT 462 U/l (<55), CRP 6,4 mg/dl (<0,5), Leuko 2,6 G/l (4–11), Eos 9% (2–4)). Abheilung nach Absetzen von Carbamazepin

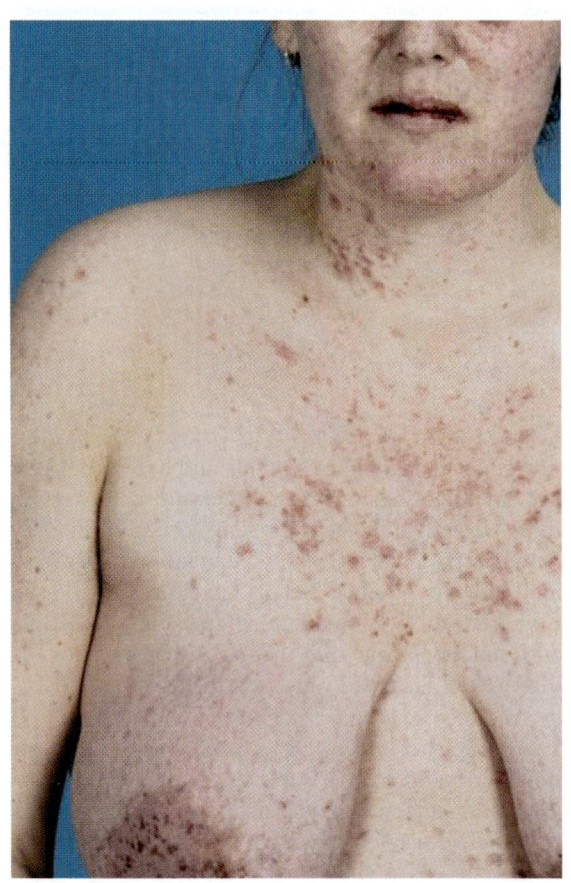

Abb. 2. Phenytoin-induziertes DRESS: Seit 10 Tagen postoperative Epilepsieprophylaxe mit Phenhydan®, seit 1 Tag zunehmend großfleckig-makulopapulöses Exanthem im Gesicht und am Thorax, erosive Mundschleimhautveränderungen. Die Blutwerte zeigten eine Hepatitis und Entzündung (GOT 333 U/l (<40), GPT 588 U/l (<45), γGT 114 U/l (<55), CRP 15,1 mg/dl (<0,5), Leuko 9,4 G/l (4–11), Eos 3% (2–4)). Abheilung nach Umsetzen der antikonvulsiven Therapie auf Levetiracetam (Keppra®)

Medikaments charakterisiert. Die Kinetik ist somit deutlich langsamer als bei anderen Arzneireaktionen. Das Exanthem weist regelhaft einen makulopapulösen Aspekt auf, kann aber auch pustulös oder hämorrhagisch sein. Als Maximalausprägung ist eine exfoliative Erythrodermie beschrieben. Der Schweregrad der Hautmanifestationen muss nicht mit der Beteiligung innerer Organe korrelieren. Die Letalität des DRESS liegt um 10% [11, 17, 20].

Begleitsymptome des DRESS sind hohes Fieber, Lymphadenopathie, Gesichtsödem und variable Organmanifestationen. Sehr häufig zeigt sich eine Hepatitis, die bis zum Leberversagen führen kann. Auch Pneumonitis, Pankreatitis, Nephritis, Myokarditis, Myositis, Thyreoiditis und neurologische Symptome kommen vor.

Blutuntersuchungen zeigen Eosinophilie oder atypische Lymphozytose. Auch Neutrophilie, Neutropenie, Thrombopenie oder Anämie sind möglich. Die Leberwerte sind häufig erhöht. Das Eosinophilic cationic protein (ECP) ist als Parameter zur Verlaufskontrolle des DRESS gut geeignet [4].

Diagnostik

Die diagnostischen Maßnahmen bei DRESS-Verdacht unterteilen sich in zeitnah notwendige Sofortmaßnahmen und eine im späteren Verlauf angezeigte allergologische Abklärung.

Diagnostische Sofortmaßnahmen umfassen klinische Inspektion und Laboruntersuchungen. Die

Tabelle 1. Medikamentöse Auslöser des DRESS nach Substanzgruuppen. Häufige Auslöser sind hervorgehoben.

DRESS-auslösende Medikamente	
Antikonvulsiva	**Phenytoin**, Phenobarbital, **Carbamazepin**, Lamotrigin, und andere
Antiretrovirale Medikamente	**Abacavir**, Nevirapin, Zalcitabin, und andere
Antiinfektiva	**Cotrimoxazol**, Metronidazol, Trimethoprim, Minocyclin, Isoniazid, Rifampicin
Antihypertonika	Calciumkanal-Blocker, Captopril, Atenolol
Antidepressiva	Fluoxetin, Clomipramin
Varia	Salazosulfapyridin, Allopurinol, Dapson, NSAID (Ibuprofen, Ocicam und andere), Terbinafin, Azathioprin

empirisch basierte Auslösersuche sollte zunächst im 1–4 Wochen-Fenster erfolgen, verdächtige Auslöser sind abzusetzen. Eine Zusammenstellung der möglichen auslösenden Medikamente enthält Tabelle 1, dabei sind die häufigsten Auslöser fett gedruckt markiert. Wichtig zu bedenken ist, dass Kreuzreaktionen zwischen aromatischen Antikonvulsiva möglich sind [4, 16, 20].

In jedem Fall müssen Blutbild, Differenzialblutbild, Leber- und Nierenwerte sowie TSH bestimmt werden. Zu den notwendigen Verfahren der Bildgebung gehören eine Abdomen-Sonographie und ein Röntgen-Thorax [17]. Serologische Untersuchungen zur Erfassung möglicher Virusreaktivierungen halten wir nur bei wissenschaftlichen Fragestellungen für indiziert.

Die feingewebliche Untersuchung der Hautbiopsie zeigt ein unspezifisches lymphohistiozytäres Infiltrat der papillären Dermis, eventuell Eosinophile, sowie ein fakultativ bandförmiges subepidermales Infiltrat atypischer Lymphozyten mit Epidermotropismus. Dieses histologische Bild kann eine Mycosis fungoides vortäuschen [17].

Frühestens vier Wochen nach Abheilung sollte eine allergologische Abklärung mit ausführlicher Medikamentennachanamnese, eine Epikutantestung und gegebenenfalls zusätzlich ein Lymphozytentransformationstest (LTT) erfolgen [14]. Eine Reexpositionstestung wird abgelehnt [1]. Beim Ausstellen des Allergiepasses müssen mögliche Kreuzreaktionen zwischen den aromatischen Antikonvulsiva beachtet werden [4, 16, 20].

Differenzialdiagnosen

Die meisten Differenzialdiagnosen lassen sich bereits klinisch gut abgrenzen. Zu den wichtigsten gehören die durch subepidermale Blasen gekennzeichneten Krankheitsbilder Stevens-Johnson-Syndrom und Toxisch Epidermale Nekrolyse. Die Eosinophile Zellulitis (Wells-Syndrom) präsentiert sich mit Bluteosinophilie und brennenden, juckenden urtikariellen Erythemen, ist jedoch histologisch klar vom DRESS zu unterscheiden. Bei der Akuten Generalisierten Exanthematischen Pustulose (AGEP) finden sich ohne Organbeteiligung hunderte stecknadelkopfgroßer subkornealer Pusteln auf großflächigen Erythemen. Das Staphylococcal Scalded Skin Syndrome (SSSS) zeigt klinisch intraepidermale, subkorneale Blasen auf großflächigen Erythemen. Auch Virusexantheme und das EMPACT-Syndrom [2, 17, 19] sollten differenzialdiagnostisch erwogen werden. Bei dem kürzlich beschriebenen EMPACT-Syndrom (Erythema Multiforme Associated with Phenytoin and Cranial Radiation Therapy) treten ebenfalls Leberwerterhöhungen und Hauterscheinungen auf [2, 19].

Therapie

Eine standardisierte medikamentöse Therapie des DRESS ist nicht etabliert. Sofortiges Absetzen potentieller und lebenslängliche Meidung gesicherter Auslöser sollte in jedem Fall erfolgen [17]. Therapieoptionen umfassen hochdosiert systemische Steroide, die den Il-5 Effekt auf Eosinophile hemmen, und Antihistaminika [11, 17]. Ebenso sollte je nach Symptomatik eine unterstützende Therapie mit Gabe von Antipyretika, Hydrierung und Steroidexterna erfolgen [11, 17]. In Einzelfällen wurden Therapieversuche mit Cyclosporin A [21] unternommen und zeigten Wirkung. Auch eine Therapie mit IVIG ist zu erwägen.

Bei Verdacht auf Antikonvulsiva-induziertes DRESS kann hochdosiertes N-Acetylcystein die hepatische Elimination von Antikonvulsiva durch Auffüllen der Gluthathion-Reserve beschleunigen und sollte daher stets gegeben werden [11, 17].

Bei exfoliativer Dermatitis erfolgt die Therapie wie bei größeren Verbrennungen. Sie umfasst Sepsisprophylaxe, intensivmedizinische Führung der Temperatur, Korrektur des Elektrolythaushalts und hochkalorische enterale Ernährung [8, 17].

Konsequenzen für die Praxis

Der Begriff DRESS ist bei enger Anwendung der Definition eine sinnvolle Bezeichnung, der bei zunächst wenig charakteristischem klinischem Bild nach Überprüfung der Laborwerte und Untersuchungsergebnisse in der Zusammenschau klare Handlungsaufforderungen vorgibt. Trotz ungeklärter Pathogenese scheint eine Assoziation mit Viruserkrankungen wahrscheinlich.

Eine schnelle Diagnose der potentiell lebensbedrohlichen Erkrankung verbessert die Prognose, eine Begleitdiagnostik ist zum Ausschluss von Differenzialdiagnosen notwendig. Bei ausgeprägten Arzneiexanthemen sollte daher neben klinischer Diagnostik, Medikamentenanamnese und Ganzkörperuntersuchung auch eine Labordiagnostik von CRP, Leukozyten, Differenzialblutbild, Leber- (GOT, GPT, gGT, AP) und Nierenparametern sowie gegebenenfalls bildgebende Verfahren durchgeführt werden.

Nach sofortigem Absetzen aller verdächtigen Medikamente und allergologischer Abklärung müssen die identifizierten Auslöser lebenslänglich gemieden werden. Dabei ist die Kreuzreaktivität strukturverwandter Auslöser zu beachten.

Literatur

1. Aberer W, Bircher A, Romano A, et al. (2003) Drug provocation testing in the diagnosis of drug hypersensitivity reactions: general considerations. Allergy 58: 854–863
2. Ahmed I, Reichenberg J, Lucas A, Shehan JM (2004) Erythema multiforme associated with phenytoin and cranial radiation therapy: a report of three patients and review of the literature. Int J Dermatol 43: 67–73
3. Aihara M, Sugita Y, Takahashi S, et al. (2001) Anticonvulsant hypersensitivity syndrome associated with reactivation of cytomegalovirus. Br J Dermatol 144: 1231–1234
4. Allam JP, Paus T, Reichel C, et al. (2004) DRESS syndrome associated with carbamazepine and phenytoin. Eur J Dermatol 14: 339–342
5. Bocquet H, Bagot M, Roujeau JC (1996) Drug-induced pseudolymphoma and drug hypersensitivity syndrome (Drug Rash with Eosinophilia and Systemic Symptoms: DRESS). Semin Cutan Med Surg 15: 250–257
6. Descamps V, Valance A, Edlinger C, et al. (2001) Association of human herpesvirus 6 infection with drug reaction with eosinophilia and systemic symptoms. Arch Dermatol 137: 301–304
7. Descamps V, Mahe E, Houhou N, et al. (2003) Drug-induced hypersensitivity syndrome associated with Epstein-Barr virus infection. Br J Dermatol 148: 1032–1034
8. Ghislain PD, Roujeau JC (2002) Treatment of severe drug reactions: Stevens-Johnson syndrome, toxic epidermal necrolysis and hypersensitivity syndrome. Dermatol Online J 8: 5
9. Greco M, Dupre-Goetghebeur D, Leroy JP, et al. (2006) DRESS syndrome related to Hexaquine (quinine and thiamine). Ann Dermatol Venereol 133: 354–358
10. Hashimoto K, Yasukawa M, Tohyama M (2003) Human herpesvirus 6 and drug allergy. Curr Opin Allergy Clin Immunol 3: 255–260
11. Michel F, Navellou JC, Ferraud D, et al. (2005) DRESS syndrome in a patient on sulfasalazine for rheumatoid arthritis. Joint Bone Spine 72: 82–85
12. Mitani N, Aihara M, Yamakawa Y, et al. (2005) Drug-induced hypersensitivity syndrome due to cyanamide associated with multiple reactivation of human herpesviruses. J Med Virol 75: 430–434
13. Pichler WJ (2003) Delayed drug hypersensitivity reactions. Ann Intern Med 139: 683–693
14. Pichler WJ, Tilch J (2004) The lymphocyte transformation test in the diagnosis of drug hypersensitivity. Allergy 59: 809–820
15. Saltzstein SL, Ackerman LV (1959) Lymphadenopathy induced by anticonvulsant drugs and mimicking clinically pathologically malignant lymphomas. Cancer 12: 164–182
16. Shear NH, Spielberg SP (1988) Anticonvulsant hypersensitivity syndrome. In vitro assessment of risk. J Clin Invest 82: 1826–1832
17. Tas S, Simonart T (2003) Management of drug rash with eosinophilia and systemic symptoms (DRESS syndrome): an update. Dermatology 206: 353–356
18. Tohyama M, Yahata Y, Yasukawa M, et al. (1998) Severe hypersensitivity syndrome due to sulfasalazine associated with reactivation of human herpesvirus 6. Arch Dermatol 134: 1113–1117
19. Wohrl S, Loewe R, Pickl WF, et al. (2005) EMPACT syndrome. J Dtsch Dermatol Ges 3: 39–43
20. Yun SJ, Lee JB, Kim EJ, et al. (2006) Drug rash with eosinophilia and systemic symptoms induced by valproate and carbamazepine: formation of circulating auto-antibody against 190-kDa antigen. Acta Dermato Venereol 86: 241–244
21. Zuliani E, Zwahlen H, Gilliet F, Marone C (2005) Vancomycin-induced hypersensitivity reaction with acute renal failure: resolution following cyclosporine treatment. Clin Nephrol 64: 155–158

Akute generalisierte exanthematische Pustulose

Thomas Ruzicka, Kristina Gensch und Annegret Kuhn

Einleitung

Bereits 1968 wurde von Baker und Ryan postuliert, dass es sich bei der akuten generalisierten exanthematischen Pustulose (AGEP) um eine eigene Entität handelt [4]. Eine ausführliche Beschreibung dieser Erkrankung und die Abgrenzung von der generalisierten pustulösen Psoriasis erfolgten jedoch erst durch Beylot et al. im Jahr 1980 [7].

Bei der AGEP handelt es sich um ein seltenes, plötzlich disseminiert auftretendes Exanthem, welches durch nicht-follikuläre sterile Pusteln auf indurierter erythematöser Haut charakterisiert ist [19].

Morphologie	Pusteln	Typisch	+2
		Vereinbar	+1
		Ungenügend	0
	Erythem	Typisch	+2
		Vereinbar	+1
		Ungenügend	0
	Verteilungsmuster	Typisch	+2
		Vereinbar	+1
		Ungenügend	0
	Postpustulöse Abschuppung	Ja	+1
		Nein	0
Verlauf	Schleimhautbeteiligung	Ja	−2
		Nein	0
	Akuter Beginn (<10 Tage)	Ja	0
		Nein	−2
	Abheilung > 5 Tage	Ja	0
		Nein	−4
	Fieber > 38°	Ja	+1
		Nein	0
	Neutrophilie > 7000/mm^3	Ja	+1
		Nein	0
Histologie	Andere Erkrankungen		−10
	Nicht repräsentativ/keine Histologie		0
	Exozytose von peripheren neutrophilen Granulozyten		+1
	Subkorneale und/oder intraepidermale nicht spongiforme Pusteln		+2
	Nicht näher bezeichnete Pusteln mit papillärem Ödem oder subkorneale und/oder Intraepidermale spongiforme Pustel Pusteln ohne papilläres Ödem		
	Spongiforme subkorneale und/oder intraepidermale Pusteln mit papillärem Ödem		+3

Tabelle 1. Validierungsscore der EuroSCAR-Gruppe für die AGEP [21]

Die Effloreszenzen werden meist von Fieber und Juckreiz begleitet. In über 90% der Fälle wird die Entwicklung einer AGEP mit der systemischen Gabe von Medikamenten in Verbindung gebracht, aber auch Infektionen und Metallintoxikationen werden als auslösende Ursache diskutiert [6, 18, 22]. Am häufigsten tritt die AGEP im Erwachsenenalter auf, aber es wurden auch Fälle im Kindesalter sowie in der Schwangerschaft beschrieben [3, 9].

Ätiologie und Pathogenese

Das Auftreten von Fieber, Leukozytose und Pusteln läßt eine bakterielle Infektion vermuten, während die Sterilität der Pusteln gegen eine infektiöse Genese spricht. Weiterhin ist in einzelnen Fällen eine Virusinfektion als Auslöser einer AGEP beschrieben worden [10]. Wahrscheinlicher ist allerdings eine Immunreaktion als pathogenetischer Hintergrund der AGEP anzunehmen. Hierfür spricht, dass in der über 90% der Fälle Medikamente als induzierende Agenzien ermittelt werden konnten. In erster Linie werden Antibiotika, wie β-Lactamantibiotika, Makrolide und Chinolone, als auslösende Agenzien aufgeführt [6, 10, 14]. Allerdings wurden mittlerweile zahlreiche Substanzgruppen für die Entstehung einer AGEP verantwortlich gemacht. Ein Großteil der in Zusammenhang mit der AGEP bereits publizierten Medikamente ist in Tabelle 2 aufgelistet [teilweise zusammengefasst

Tabelle 2. Beispiele für Substanzen, die eine akute generalisierte exanthematische Pustulose (AGEP) verursachen können

Antibiotika	β-Lactam-Antibiotika	Amoxicillin Ampicillin Penicillin Propicillin Piperacillin	Fungizide		Fluconazol Griseofulvin Itraconazol Nystatin Terbinafin
	Makrolide	Erythromycin Pristinamycin Roxithromycin Spiramycin	H$_2$-Rezeptorenblocker		Famotidin Ranitidin
	Tetrazykline	Doxycyclin Minocyclin	Weitere Substanzen		Allopurinol Bamifyllin Bleomycin Bromhexin
	Aminoglykoside	Gentamicin			Bufexamac
	Cefalosporine	Cefaclor Cepradine			Carbamazepin Carbutamid
	Weitere	Chloramphenicol Ciprofloxacin Clavulansäure Clindamycin Cloxacillin Cotrimoxazol Lincomycin Metronidazol Nifuroxazid Pipemidsäure Streptomycin Sulfamethoxazol Tazobactam Vancomycin			Clobazam Cytarabin Dexamethason Hydroxychloroquin Hydrochlorothiazid Icodextrin Imatinib Iohexol (Kontrastmittel) Iopamidol Isoniazid Lamivudine Lopinavir Methoxsalen Methylprednisolon Progesteron
Antihypertensiva		Diltiazem Enalapril Furosemid Nifedipin			Pseudoephedrin Quecksilber Ritonavir Sertralin
Analgetika		Azetylsalizylsäure Celecoxib Ibuprofen Paracetamol Metamizol Valdecoxib			Simvastatin Sulbutiamin Sulfasalazin Teicoplanin Ticlopidin Zidovudine
Antiarrhythmika		Chinidin Propafenon			

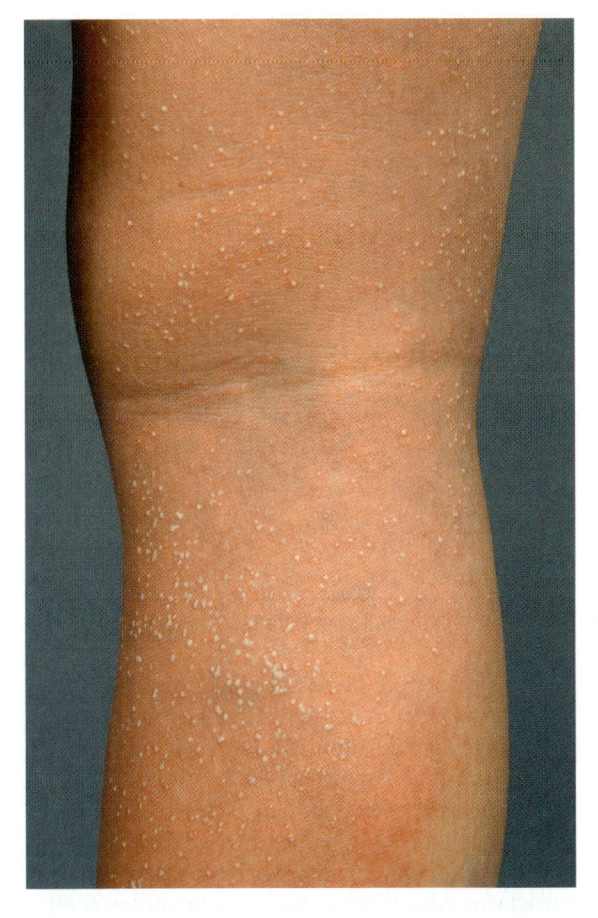

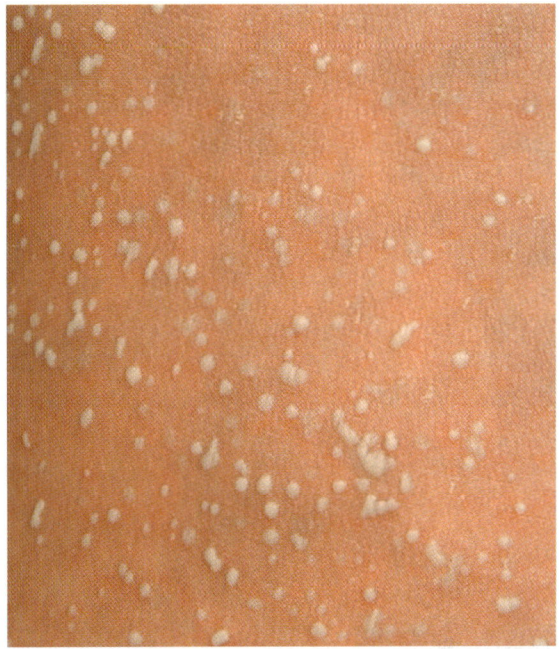

Abb. 1. Multiple, wenige Millimeter große, disseminiert stehende Pusteln auf erythematöser und ödematöser Haut in der rechten Kniekehle

in 16 und 18]. Außerdem finden sich Einzelfälle, in denen eine Hypersensitivität gegenüber Quecksilber eine AGEP induziert haben soll [14].

Interessanterweise zeigen Patienten mit AGEP im Vergleich zu Patienten mit anderen Arzneimittelreaktionen häufiger eine positive Reaktion im Epikutantest [24]. Typ-IV-Sensibilisierungen auf verschiedene Medikamente konnten sowohl durch Lymphozytentransformationstests *in vitro* als auch durch positive Epikutantestungen *in vivo* nachgewiesen werden [1, 6, 23]. Diese Ergebnisse suggerieren eine zentrale Rolle antigenspezifischer T-Zellen in der Pathogenese der AGEP. Vermutlich entwickeln Medikamente entweder durch eine kovalente Bindung an ein Protein oder Peptid ihre allergene Wirkung oder aber sie lösen durch eine nicht-kovalente Bindung an den MHC-Peptid-Komplex eine Immunantwort aus [8, 10, 20]. Durch Epikutantestungen konnten aktivierte CD4+- und CD8+-T-Zellen nachgewiesen werden, die in der Epidermis sowie in der Dermis akkumulieren [19]. Antigenspezifische T-Zellen der Patienten mit AGEP sezernieren im Vergleich zu antigenspezifischen T-Zellen anderer Arzneimittelreaktionen vermehrt IL-8, welches wiederum zu einer Aktivierung der neutrophiler Granulozyten führen kann [10, 19]. Interessanterweise sind die Pusteln bei der AGEP histologisch durch neutrophile Infiltrate charakterisiert. Die Akkumulation neutrophiler Granulozyten ist für eine allergische Reaktionen auf Medikamente untypisch, in denen man eher eosinophile Granulozyten erwarten würde [10]. Welche Mediatoren die T-Zellen stimulieren, ist noch unbekannt [5, 6, 14, 19, 24].

Klinisches Bild

Initial zeigen sich oft großflächige Erytheme, auf denen sich dann dutzende bis hunderte Pusteln entwickeln. Die Pusteln sind nur wenige Millimeter groß und stehen meist dicht beieinander in gleichmäßiger Verteilung. Im Verlauf können die Pusteln konfluieren, so dass Eiterseen und später großflächige Erosionen entstehen [18].

Das gesamte Integument kann betroffen sein. Die häufigsten Lokalisationen sind jedoch Körperfalten

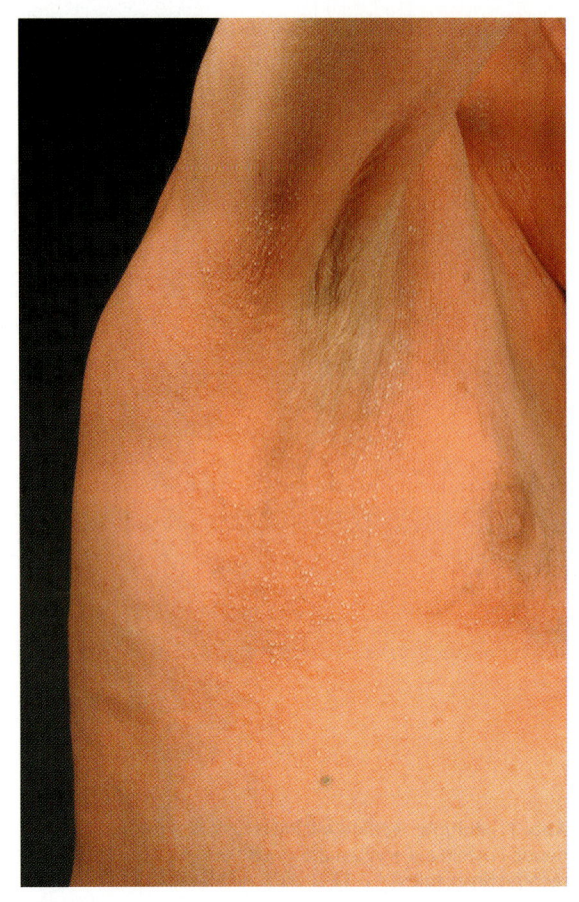

Abb. 2. Disseminiert stehende stecknadelkopfgroße Pusteln auf erythematöser Haut in der rechten Axilla

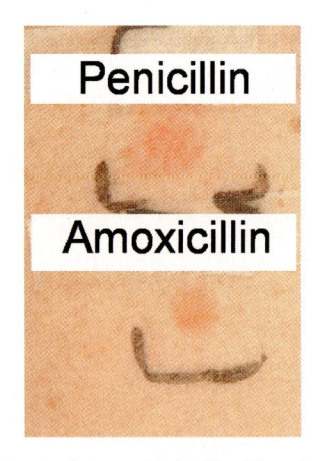

Abb. 3. Positive Reaktion auf Penizillin (1) und Amoxicillin (2) im Epikutantest

sowie Stamm, Gesicht und Unterarme beziehungsweise Unterschenkel [6, 15]. Neben der generalisierten Form der AGEP wurde kürzlich ein Fall einer lokalisierten Form beschrieben [16].

Die AGEP geht nur sehr selten mit einer Schleimhautbeteiligung einher. Im Vergleich zu anderen schweren Arzneimittelreaktionen wie dem Erythema exsudativum multiforme sind Handinnenflächen und Fußsohlen fast immer frei von Effloreszenzen.

Diagnostik

Laborbefunde

Nicht selten tritt eine Leukozytose auf und in einzelnen Fällen kann auch eine Neutrophilie vorliegen [6]. Weitere unspezifische Entzündungsparameter wie das C-reaktive Protein oder die Blutsenkungsgeschwindigkeit können ebenfalls erhöht sein.

Dermatohistopathologischer Befund

Zu Beginn des Exanthems finden sich histologisch ein moderates Ödem in der papillären Dermis sowie ein gemischtzelliges entzündliches dermales Infiltrat. Im Verlauf entstehen typischerweise durch Ansammlungen neutrophiler Granulozyten gebildete, spongiforme, subkorneale, einkammerige Pusteln in der Epidermis. Im Randbereich der Pusteln zeigt sich vereinzelt eine Akantholyse. Nicht selten werden zusätzlich Anzeichen einer geringgradig ausgeprägten leukozytoklastischen Vaskulitis beschrieben [6, 22].

Allergologischer Befund

Bei Patienten mit einer AGEP wird die Durchführung eines Epikutantests empfohlen. In etwa 50% der Fälle von Patienten mit dieser Erkrankung konnte auf diese Weise eine Typ-IV-Sensibilisierung nachgewiesen werden. Pusteln im Testfeld gelten als positive Reaktion. Zur richtigen Bewertung des Testergebnisses sollte immer eine Negativkontrolle mitgetestet werden [11, 13].

Validierungsscore

Roujeau *et al.* analysierten 63 Fälle einer AGEP und schlugen 1991 fünf Diagnosekriterien zur Abgrenzung von anderen schweren Arzneimittelreaktionen vor [18]. Diese Kriterien beinhalten klinischen Hautbefund, klinische Symptome, histologischen Befund, Differenzialblutbild und Verlauf der Erkrankung.

Diese Kriterien wurden 2001 durch die EuroSCAR-Studiengruppe spezifiziert und die Auswertung mittels eines Punktescores eingearbeitet. Die Diagnose AGEP ist demnach sicher (8–12 Punkte), wahrscheinlich (5–7 Punkte) oder möglich (1–4 Punkte) [15, 21]. Der genaue Validierungscode kann der Tabelle 1 entnommen werden.

Differenzialdiagnose

Differenzialdiagnostisch kommen infektiöse und pustulöse Hauterkrankungen anderer Genese in Frage. Im Gegensatz zur AGEP liegt bei den infektiösen Pustulosen meistens eine Follikelgebundenheit vor (beispielsweise Akne, bakterielle Follikulitis, Impetigo, impetiginisiertes Ekzem). Schwierigkeiten bereitet mitunter die Abgrenzung von der generalisierten Psoriasis pustulosa (Typ von Zumbusch). Zusätzlich sind auch Sneddon-Wilkinson-Syndrom und Hypersensitivitätssyndrom sowie intraepidermale neutrophile IgA-Dermatose, pustulöse nekrotisierende Vaskulitis und eine pustulöse Kontaktdermatitis als mögliche Differenzialdiagnosen in Betracht zu ziehen [15].

Therapie und Verlauf

Therapeutisch ist in den meisten Fällen das Ab- oder Umsetzen der auslösenden Medikamente die wichtigste Maßnahme. Eine spontane Abheilung erfolgt anschließend meist innerhalb von ein bis zwei Wochen [17, 18]. Begleitend können lokale und systemische Glukokortikoide, die den Krankheitsverlauf verkürzen, angewandt werden [12].

Schlussfolgerung

Zusammenfassend handelt es sich bei der AGEP um eine seltene, meist durch Medikamente ausgelöste Dermatose, der wahrscheinlich ein antigenspezifischer T-Zell-vermittelter Prozess zu Grunde liegt. Da die klinische Abgrenzung zu anderen pustulösen Erkrankungen, wie der Psoriasis pustulosa vom Typ von Zumbusch, mitunter nicht möglich ist, empfiehlt sich zur Diagnose eine histologische Untersuchung und allergologische Abklärung mittels Epikutantestung des Medikamentes, das vermutlich die AGEP ausgelöst hat.

Literatur

1. Anliker MD, Wuthrich B (2003) Acute generalized exanthematous pustulosis due to sulfamethoxazole with positive lymphocyte transformation test (LTT). J Invest Allergol Clin Immunol 13: 66–68
2. Aziz Jalali MH, Mirzazadeh Javaheri S, Salehian P (2004) Acute generalized exanthematous pustulosis due to Thallium. J Eur Acad Dermatol Venereol 18: 321–323
3. Ersoy S, Paller AS, Mancini AJ (2004) Acute generalized exanthematous pustulosis in children. Arch Dermatol 103: 1172–1173
4. Baker H, Ryan TJ (1968) Generalized pustular psoriasis. A clinical and epidemiological study of 104 cases. Br J Dermatol 80: 771–793
5. Barbaud A, Reichert-Penetrat S, Trechot P, et al. (1998) The use of skin testing in the investigation of cutaneous adverse drug reactions. Br J Dermatol 139: 49–58
6. Beltraminelli HS, Lerch M, Arnold A, et al. (2005) Acute generalized exanthematous pustulosis induced by the antifungal terbinafine: case report and review of the literature. Br J Dermatol 152: 780–783
7. Beylot C, Bioulac P, Doutre MS (1980) Acute generalized exanthematic pustuloses (four cases). Ann Dermatol Venerol 107: 37–48
8. Brander C, Mauri-Hellweg D, Bettens F, et al. (1995) Heterogenous T cell responses to beta-lactam-modified self-structures are observed in penicillin-allergic individuals. J Immunol 155: 2670–2678
9. Brenner S, Wohl Y (2005) Acute generalized exanthematous pustulosis in pregnancy: more common than previously estimated. Skinmed 4: 336
10. Britschgi M, Steiner UC, Schmid S, et al. (2001) T-cell involvement in drug-induced acute generalized exanthematous pustulosis. J Clin Invest 107: 1433–1441
11. Hausermann P, Scherer K, Weber M, Bircher AJ (2005) Ciprofloxacin-induced acute generalized exanthematous pustulosis mimicking bullous drug eruption confirmed by a positive patch. Dermatology 211: 277–280
12. Hodzic-Avdagic N, Elser I, Megahed M, et al. (2001) Akute generalisierte exanthematische Pustulose. Z Hautkr 76: 445–461
13. Jan V, Machet L, Gironet N, et al. (1998) Acute generalized exanthematous pustulosis induced by diltiazem: value of patch testing. Dermatology 197: 274–275
14. Kempinaire A, De Raeve L, Merckx M, et al. (1997) Terbinafine-induced acute generalized exanthematous pustulosis confirmed by a positive patch-test result. J Am Acad Dermatol 37: 653–655
15. Mockenhaupt M (2005) Schwere Arzneimittelreaktionen der Haut. Hautarzt 56: 24–31
16. Prange B, Marini A, Kalke A, et al. (2005) Akute lokalisierte exanthematische Pustulose. JDDG 3: 210–212
17. Rosenberger A, Tebbe B, Treudler R, Orfanos CE (1998) Akute generalisierte exanthematische Pustulose induziert durch Nystatin. Hautarzt 49: 492–495
18. Roujeau JC, Bioulac-Sage P, Guillaume JC, et al. (1991) Acute generalized exanthematous pustulosis. Analysis of 63 cases. Arch Dermatol 127: 1333–1338
19. Schmid S, Kuechler PC, Britschgi M, et al. (2002) Acute generalized exanthematous pustulosis. Role of cytotoxic T cells in pustule formation. Am J Pathol 161: 2079–2086

20. Schnyder B, Burkhart C, Schnyder-Frutig K, et al. (2000) Recognition of sulfamethoxazole and its reactive metabolites by drug-specific CD 4+ T cells from allergic individuals. J Immunol 164: 6647–6654
21. Sidoroff A, Halevy S, Bavnick JN, et al. (2001) Acute generalized exanthematous pustulosis (AGEP) – a clinical reaction pattern. J Cutan Pathol 28: 113–119
22. Smith K, Norwood C, Skelton H (2003) Do the physical and histologic features and time course in acute generalized exanthematous pustulosis reflect a pattern of cytokine dysregulation? J Cutan Med Surg 7: 7–12
23. Wakelin SH, James MP (1995) Diltiazem-induced acute generalized exanthematous pustulosis. Clin Exp Dermatol 20: 341–344
24. Wolkenstein P, Chosidow O, Flechet Ml, et al. (1996) Patch testing in severe cutaneous adverse drug reactions, including Stevens-Johnson syndrome and toxic epidermal necrolysis. Contact Dermatitis 35: 234–236

Borreliose als Chamäleon

Elisabeth Aberer

Verschiedene Hautkrankheiten haben den Ruf, dass diese als Chamäleon ein vielfältiges Krankheitsspektrum präsentieren können. Beispiele dafür sind die Syphilis und auch der Lupus erythematodes. Bei der Lyme Borreliose ist dies bis jetzt nicht so bekannt, dürfte aber auch zutreffen, da klinische Beobachtungen und moderne molekularbiologische Nachweismethoden dafür Hinweise geben.

Das Chamäleon, sprichwörtlich ein Individuum, das sich der Umgebung anpassen und sich somit unter verschiedenen Ansichten dem Betrachter zeigen kann, ist ein exotisches Reptil mit der Fähigkeit zum Farbwechsel bei Erregungszuständen.

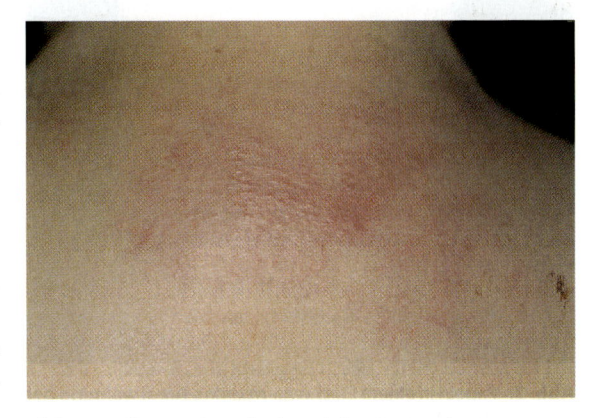

Abb. 1. Infiltrative Lymphadenosis benigna cutis

Erythema migrans

Allein schon bei den unterschiedlichen Erscheinungsformen des Erythema migrans kann von einem Chamäleon gesprochen werden. Es gibt hellrote anuläre Formen, homogene Erytheme mit Pseudopodienartigen Ausläufern in die Peripherie, livide Erytheme mit hellrotem Randsaum sowie vesikulöse Formen. Anderseits zeigen sich Erytheme mit papulösem Zentrum als Rest einer unspezifischen Lokalreaktion oder einem Lymphozytom, daneben Riesenformen, die sich über den halben Stamm oder eine halbe Extremität erstrecken und auch die letzthin beschriebenen Minimalerytheme mit einem Durchmesser von etwa 3 cm [14]. Bei letzterer Form kann die Diagnose nur molekularbiologisch oder kulturell gestellt werden.

Borrelien-Lymphozytom

Dieses tritt an akralen Regionen wie Helix, Mamille, Scrotum oder anderen Körperpartien auf. Es handelt sich jeweils um ein Pseudolymphom mit polyklonaler B-Zell-Proliferation, teils auch mit Keimzentren [5]. Auch infiltrative Lymphadenosis-benigna-cutis-Formen kommen vor (Abb. 1).

Acrodermatitis chronica atrophicans

Im Anfangsstadium wird diese Hautmanifestation oft fehldiagnostiziert aufgrund ihrer asymptomatischen, unscharf begrenzten Rötung an den Extremitäten, die sich in livide homogene bis retikuläre Verfärbungen und polsterförmige Schwellungen umwandelt. Fibroide schmerzlose Knoten, die sich in einer Hautfalte gut abheben lassen, treten an Handrücken, Ellbögen, mit und ohne darüberliegender livider Verfärbung, auf. An den Unterarmkanten und Schienbeinen werden fibroide Bänder beobachtet.

Alle diese Formen sind direkt erregerbedingt und sprechen auf antibiotische Therapie an, die Acrodermatitis chronica atrophicans manchmal erst nach Monaten bis zu einem Jahr. Anetodermien werden im Randbereich nach Abheilung beobachtet.

MRSA in der Dermatologie

Joachim Dissemond

Einleitung

Bereits 1928 entdeckte der spätere Nobelpreisträger Sir Alexander Flemming das β-Laktam-Antibiotikum Penizillin. Ab 1941 fand Penizillin einen verbreiteten klinischen Einsatz in der systemischen Therapie bakterieller Infektionen. Bereits 1945 wurde jedoch der erste Penizillin resistente Stamm von *Staphylococcus aureus* isoliert, der eine β-Laktamase als Resistenzmechanismus aufwies. Durch das Einfügen von Isoxazolyl-Seitenketten konnten in der Folge Laktamase-stabile β-Laktam-Antibiotika wie Methicilin entwickelt werden. Nachdem Methicillin 1958 klinisch eingeführt wurde, dauerte es lediglich 3 Jahre bis auch ein *Staphylococcus-aureus*-Stamm nachgewiesen wurde, der Resistenzen gegen dieses sowie die meisten anderen verfügbaren Antibiotika aufwies und als Methicillin resistenter *Staphylococcus aureus* (MRSA) bezeichnet wurde. Insbesondere die Glycopeptid-Antibiotika, wie beispielsweise Vancomycin, wurden in den letzten Jahrzehnten als sogenannte Reserveantibiotika bei Infektionen mit MRSA therapeutisch eingesetzt. Seit 1997 wurde initial in Japan und seit 1998 auch in Deutschland über das Auftreten von Vancomycin/Glycopeptid-intermediär empfindlichen Stämmen von *Staphylococcus aureus* (VISA/ GISA) berichtet [13]. Eine vollständige Resistenz gegen Glykopeptid-Antibiotika konnte im Juni 2002 in den USA bei einem *Staphylococcus aureus*-Isolat eines Dialyse-pflichtigen Patienten beobachtet werden. Der Stamm hatte das für die Ausbildung der Resistenz verantwortliche *van*A-Gen von Vancomycin resistenten Enterokokken (VRE) erworben [3] (Tabelle 1). Bis Februar 2005 folgten noch zwei weitere Fallberichte über Patienten mit VRSA aus den USA. Diese VRSA waren mit bislang verfügbaren konventionellen Antibiotika nicht mehr systemisch zu therapieren, so dass zu befürchten war, dass man Infektionen mit diesen Erregern zukünftig nahezu hilflos gegenüberstehen könnte. Die Entwicklung neuer Antibiotika und von alternativen Strategien hat dieses Szenario bislang jedoch noch nicht real werden lassen.

Tabelle 1. Historische Entwicklung von Antibiotikaresistenzen

1928	Entdeckung Penizillin
1958	Einführung Methicillin
1961	MRSA
1996	VISA (Japan)
1998	VISA (Deutschland)
2002	cMRSA (Deutschland)
2002	VRSA (USA)

Methicillin-Resistenz

Die intrinsische Methicilin-Resistenz von *Staphylococcus aureus* beruht auf deren Bildung des zusätzlichen Penizillinbindeproteins (PBP) 2a. Dieses PBP2a wird durch das *mec*A-Gen kodiert, das auf dem SCC*mec*-Elementen lokalisiert ist. Die Staphylokokken erwerben das *mec*A-Gen durch Integration eines SCC*mec*-Elementes in das Chromosom [23]. Das PBP2a bedingt durch seine erniedrigte Affinität zu β-Laktam-Antibiotika das phänotypische Korrelat der Methicillinresistenz. Der Nachweis des *mec*A-Gens mittels PCR bestätigt im Zweifelsfall den MRSA-Charakter eines *Staphylococcus aureus* [2].

Community MRSA (cMRSA)

Seit mehreren Jahrzehnten wird über die weltweite Zunahme des Vorkommens von MRSA bei hospitalisierten, aber auch zunehmend bei ambulanten Patienten mit dermatologischen Krankheitsbildern berichtet. Der erstmalig Ende 2002 in Deutschland nachgewiesene community MRSA (cMRSA) wird

Borreliose als Chamäleon

Elisabeth Aberer

Verschiedene Hautkrankheiten haben den Ruf, dass diese als Chamäleon ein vielfältiges Krankheitsspektrum präsentieren können. Beispiele dafür sind die Syphilis und auch der Lupus erythematodes. Bei der Lyme Borreliose ist dies bis jetzt nicht so bekannt, dürfte aber auch zutreffen, da klinische Beobachtungen und moderne molekularbiologische Nachweismethoden dafür Hinweise geben.

Das Chamäleon, sprichwörtlich ein Individuum, das sich der Umgebung anpassen und sich somit unter verschiedenen Ansichten dem Betrachter zeigen kann, ist ein exotisches Reptil mit der Fähigkeit zum Farbwechsel bei Erregungszuständen.

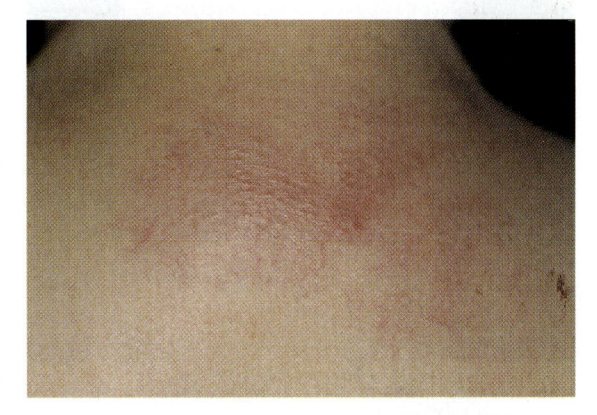

Abb. 1. Infiltrative Lymphadenosis benigna cutis

Erythema migrans

Allein schon bei den unterschiedlichen Erscheinungsformen des Erythema migrans kann von einem Chamäleon gesprochen werden. Es gibt hellrote anuläre Formen, homogene Eryhteme mit Pseudopodien-artigen Ausläufern in die Peripherie, livide Eryhteme mit hellrotem Randsaum sowie vesikulöse Formen. Anderseits zeigen sich Eryhteme mit papulösem Zentrum als Rest einer unspezifischen Lokalreaktion oder einem Lymphozytom, daneben Riesenformen, die sich über den halben Stamm oder eine halbe Extremität erstrecken und auch die letzthin beschriebenen Minimalerytheme mit einem Durchmesser von etwa 3 cm [14]. Bei letzterer Form kann die Diagnose nur molekularbiologisch oder kulturell gestellt werden.

Borrelien-Lymphozytom

Dieses tritt an akralen Regionen wie Helix, Mamille, Scrotum oder anderen Körperpartien auf. Es handelt sich jeweils um ein Pseudolymphom mit polyklonaler B-Zell-Proliferation, teils auch mit Keimzentren [5]. Auch infiltrative Lymphadenosis-benigna-cutis-Formen kommen vor (Abb. 1).

Acrodermatitis chronica atrophicans

Im Anfangsstadium wird diese Hautmanifestation oft fehldiagnostiziert aufgrund ihrer asymptomatischen, unscharf begrenzten Rötung an den Extremitäten, die sich in livide homogene bis retikuläre Verfärbungen und polsterförmige Schwellungen umwandelt. Fibroide schmerzlose Knoten, die sich in einer Hautfalte gut abheben lassen, treten an Handrücken, Ellbögen, mit und ohne darüberliegender livider Verfärbung, auf. An den Unterarmkanten und Schienbeinen werden fibroide Bänder beobachtet.

Alle diese Formen sind direkt erregerbedingt und sprechen auf antibiotische Therapie an, die Acrodermatitis chronica atrophicans manchmal erst nach Monaten bis zu einem Jahr. Anetodermien werden im Randbereich nach Abheilung beobachtet.

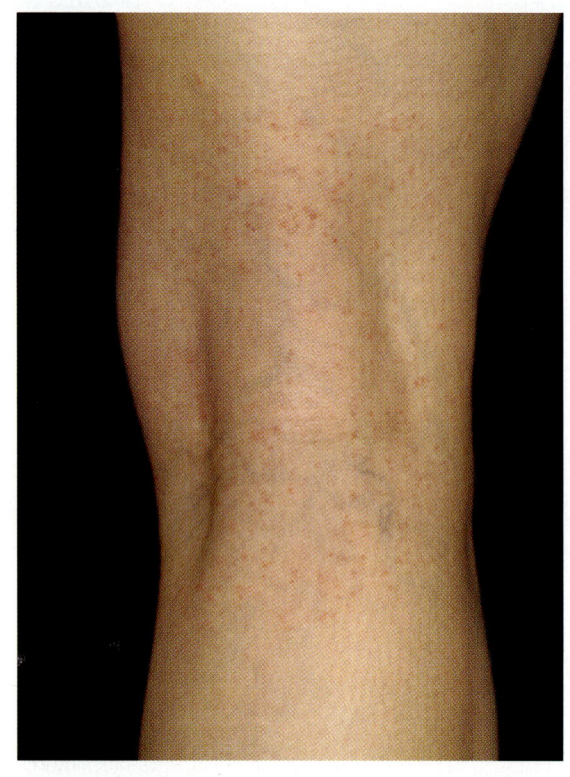

Abb. 2. Papeln in einem Erythema-migrans-Areal während der antibiotischen Therapie

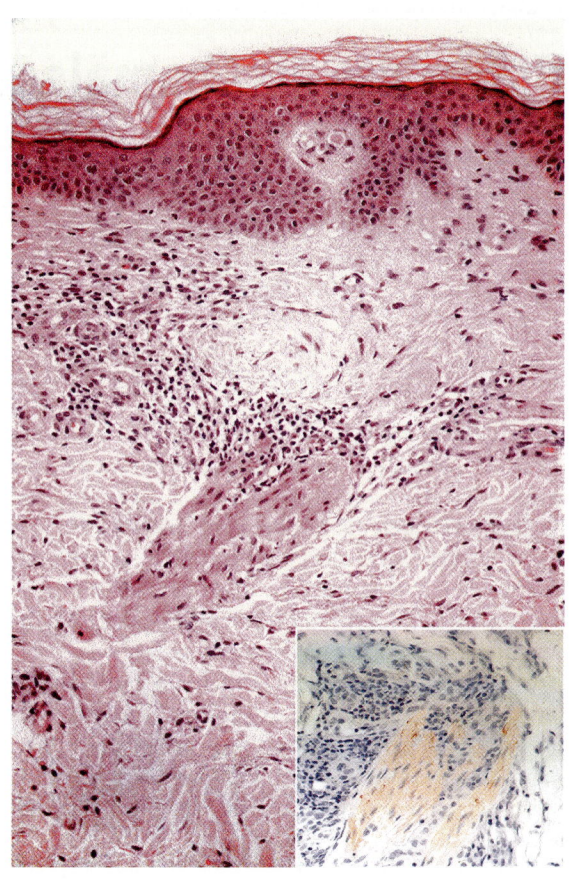

Abb. 3. Myositis des M. arrector pili. Inset: Kreuzreaktion mit dem *B. burgdorferi* anti-Flagellin (H9724)-Antikörper

Atypische Hautveränderungen nach Erythema migrans

In Erythemherden kann eine reversible, umschriebene Neuropathie auftreten. Knötchen im Erythembereich können während oder bei Abschluss der Therapie beobachtet werden, manchmal begleitet von einer Herxheimer-artigen Reaktion mit Gelenksschmerzen (Abb. 2). Diese entsprechen histologisch einer perivaskulären und periadnexiellen Dermatitis mit Herden einer Kollagenzerstörung oder auch einer Infiltration des M. arrector pili (Abb. 3).

Morphea

Die seit 21 Jahren geführte Diskussion über einen Zusammenhang mit Lyme Borreliose kann klar beantwortet werden. Die Morphea ist eine Erkrankung heterogener Ursache. Diese kann nach Impfungen, Traumen oder auch kongenital bis ins Kindes- und jugendliche Erwachsenenalter, in Blaschko-Linien gelegen, auftreten.

Es gibt in der Literatur zahlreiche Hinweise, dass die Morpheaherde auch als Folge einer Borrelieninfektion entstehen können. Die Verhinderung der weiteren Progression und auch die Abheilung (nur) durch systemische Therapie mit Ceftriaxon über 20 Tage lässt diesen Therapieversuch gerechtfertigt erschienen, zumal diese Erkrankung mit anderen Maßnahmen schwer in Griff zu bekommen ist. Die in den 50-iger Jahren eingeführte Penizillintherapie hat sich aufgrund des fehlenden Beweises einer zugrunde liegenden Infektion nicht erhalten.

Borrelien-Antikörper sind bei der Morphea oft negativ und können durch den viel empfindlicheren Immunoblot erfasst werden. Der Borrelien-DNA Nachweis bleibt oft aus. Aber auch in Hautbiopsien von Erythem migrans konnte in einer slowenischen Studie in nur 61% eine positive Borrelien-PCR nachgewiesen werden [15].

Weitere im Zusammenhang mit Lyme Borreliose beschriebene Krankheitsbilder

Es gibt zahlreiche Krankheitsbilder, bei denen eine Assoziation zur einer Lyme Borreliose beobachtet wurde (Tabelle 1, 2). Borrelien wurden kulturell oder mittels PCR nachgewiesen, größtenteils handelt es sich dabei aber um Einzelbeschreibungen. Größere Fallzahlen fanden sich aber bei Morphea und sklerosierenden Zustandsbildern, bei granulomatösen Erkrankungen und bei malignen Lymphomen [1, 4, 9, 13].

Zusammenfassung

Das europäische Krankheitsbild der Lyme Borreliose ist einerseits grundsätzlich anders und gleichzeitig viel komplexer aufgrund der unterschiedlichen Borrelien – Spezies als das amerikanische. *B. afzelii* wird am häufigsten von Hautläsionen isoliert. Diese Spezies ist resistent auf Komplement-vermittelte Lyse und kann daher gut in der Haut überleben [8].

In Zusammenschau finden sich bereits bei den klassischen Formen der Lyme Borreliose heterogene Krankheitsbilder. Unser Augenmerk sei auf sklerosierende, mit Myositis einhergehende Krankheitsbilder, auf granulomatöse und lymphomatoide Proliferationen gerichtet, bei denen *B. burgdorferi* eine pathogenetische Rolle spielen kann.

Mit dem zunehmenden Verständnis des Verhaltens von *B. burgdorferi* sensu lato im Biotop Mensch werden sich die unterschiedlichen Krankheitsbilder bei Borreliose in Zukunft auch besser erklären lassen.

Tabelle 1. Kulturell bestätigte Dermatosen.

Morphea (*B. afzelii*, [2])
Lichen sclerosus et atrophicus (*B. afzelii*, [3])
Livide Erytheme mit Myopathie [6]
Dermatomyositis [6]
Granuloma anulare [10]
Relapsing febrile panniculitis [7, 12]
Anuläre Erytheme [11]

Tabelle 2. Einzelbeschreibungen von atypischen Manifestationen bei Lyme Borreliose

Interstitielle granulomatöse Dermatitis
Sarkoidose
Malignes B-Zell-Lymphom
Schönlein-Henoch Purpura
Thrombozytopenische Purpura
Granulomatöse Thrombophlebitis
Arteriitis temporalis
Pityriasis rosea
Pityriasis lichenoides
Anetodermie und kongenitale Anetodermie
Skleroderma adultorum Buschke
Akute systemische Sklerodermie
Eosinophile Faszitis (Shulman Syndrom)
Hemiatrophia faciei
Erythema nodosum
Lokale Neuropathie
Cheilitis granulomatosa

Literatur

1. Aberer E, Klade H, Stanek G, Gebhart W (1991) *Borrelia burgdorferi* and different types of morphea. Dermatologica 182: 145–154
2. Breier FH, Aberer E, Stanek G, et al. (1999) Isolation of Borrelia afzelii from circumscribed scleroderma. Br J Dermatol 140: 925–930
3. Breier F, Khanakah G, Stanek G, et al. (2001) Isolation and polymerase chain reaction typing of Borrelia afzelii from a skin lesion in a seronegative patient with generalized ulcerating bullous lichen sclerosus et atrophicus. Br J Dermatol. 144: 387–392
4. Cerroni L, Zochling N, Putz B, Kerl H (1997) Infection by *Borrelia burgdorferi* and cutaneous B-cell lymphoma. J Cutan Pathol 24: 457–461
5. Colli C, Leinweber B, Mullegger R, et al. (2004) Borrelia burgdorferi-associated lymphocytoma cutis: clinicopathologic, immunophenotypic, and molecular study of 106 cases. J Cutan Pathol 31: 232–240
6. Detmar U, Maciejewski W, Link C, et al. (1989) Ungewöhnliche Erscheinungsformen der Lyme-Borreliose. Hautarzt 40: 423–429
7. Hassler D, Zorn J, Zöller L, et al. (1992) Noduläre Pannikulitis: Eine Verlaufsform der Lyme-Borreliose? Hautarzt 43: 134–138
8. Kraiczy P, Wurzner R (2006) Complement escape of human pathogenic bacteria by acquisition of complement regulators. Mol Immunol 43: 31–44
9. Moreno C, Kutzner H, Palmedo G, et al. (2003) Interstitial granulomatous dermatitis with histiocytic pseudorosettes: a new histopathologic pattern in cutaneous borreliosis. Detection of *Borrelia burgdorferi* DNA sequences by a highly sensitive PCR-ELISA. J Am Acad Dermatol 48: 376–384
10. Strle F, Preac-Mursic V, Ruzic E, et al. (1991) Isolation of *Borrelia burgdorferi* from a skin lesion in a patient with granuloma annulare. Infection 19: 351–352
11. Trevisan G, Cinco M (1992) Lyme borreliosis in childhood. Eur J Pediat Dermatol 2: 81–112
12. Viljanen MK, Oksi J, Salomaa P (1992) Cultivation of *Borrelia burgdorferi* from the blood and a subcutaneous lesion of a patient with relapsing febrile nodular nonsuppurative panniculitis. J Infect Dis 165: 596–597
13. Wackernagel A, Bergmann AR, Aberer E (2005) Acute exacerbation of systemic scleroderma in *Borrelia burgdorferi* infection. J Eur Acad Dermatol Venereol 19: 93–96
14. Weber K, Wilske B (2006) Mini erythema migrans – a sign of early Lyme borreliosis. Dermatology 212: 113–116
15. Zore A, Ruzic-Sabljic E, Maraspin V, Cimperman J, Lotric-Furlan S et al. (2002) Sensitivity of culture and polymerase chain reaction for the etiologic diagnosis of erythema migrans. Wien Klin Wochenschr 114: 606–609

MRSA in der Dermatologie

Joachim Dissemond

Einleitung

Bereits 1928 entdeckte der spätere Nobelpreisträger Sir Alexander Flemming das β-Laktam-Antibiotikum Penizillin. Ab 1941 fand Penizillin einen verbreiteten klinischen Einsatz in der systemischen Therapie bakterieller Infektionen. Bereits 1945 wurde jedoch der erste Penizillin resistente Stamm von *Staphylococcus aureus* isoliert, der eine β-Laktamase als Resistenzmechanismus aufwies. Durch das Einfügen von Isoxazolyl-Seitenketten konnten in der Folge Laktamase-stabile β-Laktam-Antibiotika wie Methicilin entwickelt werden. Nachdem Methicillin 1958 klinisch eingeführt wurde, dauerte es lediglich 3 Jahre bis auch ein *Staphylococcus-aureus*-Stamm nachgewiesen wurde, der Resistenzen gegen dieses sowie die meisten anderen verfügbaren Antibiotika aufwies und als Methicillin resistenter *Staphylococcus aureus* (MRSA) bezeichnet wurde. Insbesondere die Glycopeptid-Antibiotika, wie beispielsweise Vancomycin, wurden in den letzten Jahrzehnten als sogenannte Reserveantibiotika bei Infektionen mit MRSA therapeutisch eingesetzt. Seit 1997 wurde initial in Japan und seit 1998 auch in Deutschland über das Auftreten von Vancomycin/Glycopeptid-intermediär empfindlichen Stämmen von *Staphylococcus aureus* (VISA/GISA) berichtet [13]. Eine vollständige Resistenz gegen Glykopeptid-Antibiotika konnte im Juni 2002 in den USA bei einem *Staphylococcus aureus*-Isolat eines Dialyse-pflichtigen Patienten beobachtet werden. Der Stamm hatte das für die Ausbildung der Resistenz verantwortliche *van*A-Gen von Vancomycin resistenten Enterokokken (VRE) erworben [3] (Tabelle 1). Bis Februar 2005 folgten noch zwei weitere Fallberichte über Patienten mit VRSA aus den USA. Diese VRSA waren mit bislang verfügbaren konventionellen Antibiotika nicht mehr systemisch zu therapieren, so dass zu befürchten war, dass man Infektionen mit diesen Erregern zukünftig nahezu hilflos gegenüberstehen könnte. Die Entwicklung neuer Antibiotika und von alternativen Strategien hat dieses Szenario bislang jedoch noch nicht real werden lassen.

Tabelle 1. Historische Entwicklung von Antibiotikaresistenzen

1928	Entdeckung Penizillin
1958	Einführung Methicillin
1961	MRSA
1996	VISA (Japan)
1998	VISA (Deutschland)
2002	cMRSA (Deutschland)
2002	VRSA (USA)

Methicillin-Resistenz

Die intrinsische Methicilin-Resistenz von *Staphylococcus aureus* beruht auf deren Bildung des zusätzlichen Penizillinbindeproteins (PBP) 2a. Dieses PBP2a wird durch das *mec*A-Gen kodiert, das auf dem SCC*mec*-Elementen lokalisiert ist. Die Staphylokokken erwerben das *mec*A-Gen durch Integration eines SCC*mec*-Elementes in das Chromosom [23]. Das PBP2a bedingt durch seine erniedrigte Affinität zu β-Laktam-Antibiotika das phänotypische Korrelat der Methicillinresistenz. Der Nachweis des *mec*A-Gens mittels PCR bestätigt im Zweifelsfall den MRSA-Charakter eines *Staphylococcus aureus* [2].

Community MRSA (cMRSA)

Seit mehreren Jahrzehnten wird über die weltweite Zunahme des Vorkommens von MRSA bei hospitalisierten, aber auch zunehmend bei ambulanten Patienten mit dermatologischen Krankheitsbildern berichtet. Der erstmalig Ende 2002 in Deutschland nachgewiesene community MRSA (cMRSA) wird von den nosokomialen oder auch als *hospital acquired MRSA* bezeichneten Bakterien differenziert. Die cMRSA besitzen meist die Determinaten *luk*S-*luk*F für Panton-Valentin-Leukocidin (PVL). PVL ist eines von drei Leukocidinen, die bei Staphalococcus aureus bekannt sind und vermittelt eine zusätzliche Virulenzeigenschaft der Bakterien. PVL gehört zu der Gruppe der 2-Komponenten-Toxine, die eine Porenbildung in der Membran der Makrophagen verursachen [23]. Neben der obligaten Resistenz gegen Oxacillin/Methicillin besitzen die cMRSA deutlich weniger weitere Resistenzen verglichen mit nosokomialen MRSA. In Deutschland betrug der Anteil der cMRSA an allen nachgewiesenen MRSA lediglich 1,4%. In den USA lag der Anteil von cMRSA 2002/2003 jedoch bereits bei bis zu 20% [9]. Problematisch ist insbesondere die sich häufiger bei PVL-Nachweis ergebende Komplikation einer nekrotisierenden Pneumonie, die bei bis zu 37% der Patienten innerhalb der ersten 48 Stunden letal verlaufen kann [10]. Interessanterweise können cMRSA seltener in Nasenabstrichen nachgewiesen werden.

Epidemiologie

Die Kontaminationsrate der Normalbevölkerung mit *Staphylococcus aureus* beträgt zwischen 10–50%, ungefähr 10% der Bevölkerung ist zudem dauerhaft besiedelt. Höhere Trägerraten werden beispielsweise bei hospitalisierten Patienten, Atopikern oder dem Krankenhauspersonal gefunden [16]. In Europa existiert bei der Kolonisation von Patienten ein sogenanntes Nord-Süd-Gefälle mit regionalen Unterschieden von < 2% in Skandinavien, etwa 20% in Deutschland und bis zu etwa 35% in Südeuropa. Auffällig ist hier jedoch auch trotz vergleichbarer Hygienestandards der erhebliche Unterschied beispielsweise zwischen den räumlich benachbarten Niederlanden (1,5%) und Belgien (25,1%). Als eine Ursache wurde der weniger selektive Einsatz von topischen und systemischen Antibiotika in Belgien verglichen mit den Niederlanden diskutiert [22]. Auch in Japan und den USA wird über große regionale Unterschiede mit Kontaminationsraten bis zu 60% berichtet [18].

MRSA in der Dermatologie

Neben Patienten mit atopischer Dermatitis, SSSS oder Erysipel sind in der Dermatologie insbesondere Patienten mit einer chronischen Wunde beispielsweise einem Ulcus cruris in bis zu 50% der Fälle von MRSA betroffen (Tabelle 2). Die in der Literatur verfügbaren Daten variieren jedoch erheblich in Abhängigkeit von beispielsweise den Patientenkollektiven, den Orten der durchgeführten bakteriologischen Abstriche und den Länder in denen die Untersuchungen durchgeführt worden sind.

Auch wenn MRSA nicht virulenter und somit bei Nachweis einer Kontamination für Patienten primär nicht gefährlicher als die Kontamination beispielsweise mit Methicillin sensiblem *Staphylococcus aureus* (MSSA) ist, ergeben sich aus dessen Nachweis insbesondere für die behandelnde dermatologische Institution zahlreiche Konsequenzen. Der Patient muss isoliert und unter Wahrung von Hygienevorschriften behandelt werden, die den Umgang komplizieren und erhebliche Kosten sowie logistische Probleme verursachen. Eine Meta-Analyse der Studien der letzten zwei Jahrzehnte belegt zudem, dass Bakteriämien durch MRSA verglichen mit MSSA mit einem signifikant erhöhten Mortalitätsrisiko assoziiert sind. Somit ist bei der Behandlung von dermatologischen Patienten mit MRSA anzustreben, dieses Bakterium möglichst rasch und vollständig zu eradizieren [4].

Tabelle 2. Exemplarische Darstellung von klinischen Studien zu MRSA bei dermatologischen Krankheitsbildern

Jahr	Land	MRSA	Grundkrankheit
2000	Japan	31% (41/135)	Atopische Dermatitis [1]
2004	Deutschland	21% (17/79)	Chronische Wunden [8]
2004	Deutschland	11% (10/88)	Entzündliche Dermatosen
		9% (5/58)	Ulcus cruris venosum
		0 (0/83)	Basalzellkarzinom [15]
2004	USA	50% (36/72)	Ulcus cruris [21]
2005	China	2% (1/55)	Atopische Dermatitis [14]
2006	Indien	1,5% (1/68)	Pyodermien [20]
2006	Griechenland	43% (6/14)	Bullöses Erysipel [17]

Infekt

Kontamination	Kolonisation	kritische Kolonisation	lokale Infektion	systemische Infektion
Spülung	Spülung (Antiseptika)	Antiseptika	Antiseptika + (Antibiotika)	Antiseptika + Antibiotika

Therapie

Bakterien ●
Wunde

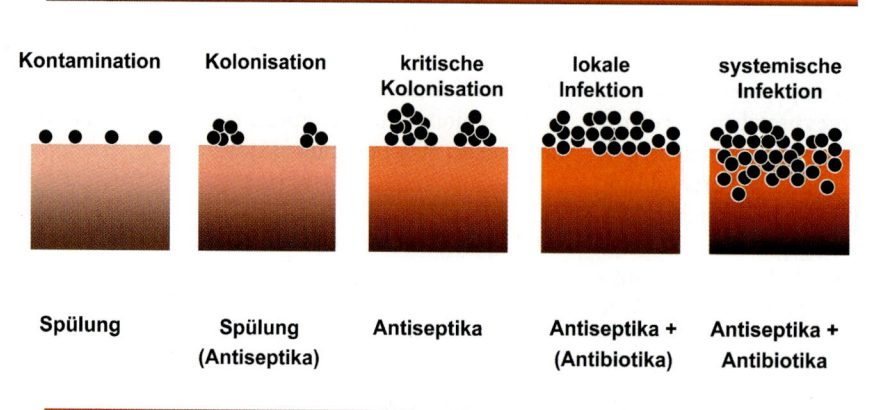

Abb. 1. Terminologie von bakteriologischer Besiedlung und Therapie am Beispiel einer schematisch dargestellten Wunde

Sollte es in einer medizinischen Einrichtung zu mehr als zwei Infektionen mit MRSA kommen, bei denen ein epidemiologischer Zusammenhang evident ist oder vermutet wird, sind entsprechend der aktuellen AWMF-Leitlinie des Arbeitskreises Krankenhaus- und Praxishygiene bei dem medizinischen Personal bakteriologische Abstriche mindestens in Nase und Rachen durchzuführen. Kontrolluntersuchungen sollten frühestens drei Tage nach Abschluss der Sanierungsmassnahmen erfolgen. Die Betroffenen sind als MRSA negativ zu betrachten, wenn mindestens drei negative bakteriologische Abstriche aus zuvor positiven Arealen vorliegen und diese Abstriche in einem Abstand von mindestens 24 Stunden gewonnen wurden.

Therapieoptionen

Aktueller Therapiestandard

Bei Nachweis von MRSA sollte eine regelmäßige gründliche Hautreinigung mit desinfizierenden Waschlösungen erfolgen (Tabelle 3). Problematisch ist insbesondere bei Patienten mit chronischen Wunden das oft die Zellproliferation hemmende und sogar zytotoxische Potential vieler Antiseptika. Für Polyhexanid und Octenidin konnte jedoch auch in vivo eine suffiziente MRSA Eradikation ohne Behinderung der Wundheilung gezeigt werden [5]. Für die Erregerelimination im Nasenbereich steht das topisch

Nachweis		Wirkstoff	Applikation
Nase	1. Wahl	Mupirocin	3 × täglich
	2. Wahl	Octenidin	3 × täglich
		Jodophore	3 × täglich
Intakte Haut	1. Wahl	Chlorhexidin	3 × täglich
		Polihexanid	1–3 × täglich
		Octenidin	3 × täglich
		Jodophore	1–3 × täglich
Chronische Wunde	1. Wahl	Polihexanid	1–3 × täglich
		Octenidin	1–3 × täglich
		Silber	alle 1–3 Tage
	2. Wahl	PVP-Jod	1–3 × täglich
	alternativ	Biochirurgie	alle 3 Tage

Tabelle 3. Topische Therapieoptionen bei MRSA-Nachweis, die für mindestens 5 Tage durchzuführen sind

Tabelle 4. Systemische Therapieoptionen bei MRSA-Infektion, die für mindestens 7–10 Tage durchzuführen sind

Vancomycin
Teicoplanin
Linezolid
Quinupristin/Dalfopristin
Daptomycin
Tigecyclin
Cotrimoxazol [*],[#]
Fosfomycin*
Rifampicin*,#
Fusidinsäure*,#

* nicht als Monotherapie empfohlen, # auch für die p.o.-Therapie verfügbar

Tabelle 5. Daten des Nationalen Referenzzentrum (NRZ) für Staphylokokken am Robert Koch Institut von 2004

Antibiotikum	Resistenzen (%)
Vancomycin	0
Linezolid	0
Quinupristin/Dalfopristin	0
Teicoplanin	0,1
Rifampicin	2,0
Cotrimoxazol	3,6
Fusidinsäure	4,6

zu applizierende Antibiotikum Mupirocin als Therapeutikum der ersten Wahl zur Verfügung [12]. Eine prophylaktische Anwendung sollte jedoch nicht erfolgen.

Bei Infektionen mit MRSA stellen Reserveantibiotika wie das Glycopeptid-Antibiotikum Vancomycin trotz oft unzureichender Gewebepenetration derzeit noch die wichtigste systemische antimikrobielle Therapieoption dar (Tabelle 4). Die systemische Therapie erfasst die Kolonisierung der Schleimhäute mit MRSA allerdings meist nicht und sollte daher gemeinsam mit einer topischen Therapie eingesetzt werden. Bevorzugte Kombinationspartner bei der systemischen Therapie mit Glycopeptid-Antibiotika sind Substanzen mit guter Bakterizidie und guter Gewebspenetration wie Rifampicin, Fusidinsäure oder Fosfomycin [7].

Therapiealternativen

Topisch
In den letzten Jahren zeichnet sich ein stetiger Zuwachs des klinischen Einsatzes von Silber in Kleidung oder Verbandstoffen ab. Trotz zahlreicher In-vitro-Daten ist die Eradikation von MRSA bei Patienten vornehmlich in Kasuistiken beschrieben worden. Für die Therapie von MRSA in Wunden stehen weitere Alternativen zur Verfügung. So wird als Biochirurgie der Einsatz von steril gezüchteten Fliegenmaden bezeichnet, die mit ihrem Verdauungssekret unter anderem Proteasen sezernieren und so zu einer direkten Lyse von Mikroorganismen führen [6]. Weitere Alternativen sind physikalische Methoden wie der Einsatz von beispielsweise niederfrequentem Leistungsultraschall oder Wasserstrahldissektion [7].

Systemisch
Seit wenigen Jahren stehen mit dem Oxazolidinon Linezolid oder der Kombination der Streptogramine Quinopristin und Dalfopristin Alternativen zu den Glycopeptid-Antibiotika zur Verfügung. Linezolid kann bei vergleichbarer Wirksamkeit oral oder parenteral bei einer Bioverfügbarkeit von nahezu 100% gegeben werden und somit insbesondere für die ambulante Therapie eine Alternative darstellen [11, 19]. Entsprechend der Fachinformation darf Quinupristin/Dalfopristin nur eingesetzt werden wenn nachgewiesen ist, dass kein anderes Antibiotikum gegen den Erreger geeignet ist. Seit 2006 sind in Deutschland zudem auch das zyklische Lipopeptid-Antibiotikum Daptomycin und das Glycylcyclin-Antibiotikum Tigecyclin für die Therapie komplizierter Haut- und Weichteilinfektionen zugelassen (Tabelle 4).

Resistenzen

In Deutschland wurde bislang noch nicht über den Nachweis eines VRSA berichtet (Tabelle 5). Jedoch sind in den letzten Jahren bereits erste Berichte über Resistenzen gegenüber Linezolid, Mupirocin und Teicoplanin publiziert worden. Somit ist es wichtig auch bei Einsatz der sogenannten Reserveantibiotika das jeweilige Resistogramm erstellen zu lassen und die Antibiotikatherapie entsprechend anzupassen.

Kosten

Durch die Isolierung und Einhaltung der Hygienestandards verursacht die Behandlung der Patienten mit MRSA erhebliche Kosten. Zusätzlich Kosten entstehen durch die eingeleitete Therapie. Insbesondere für die systemische Antibiotikatherapie bestehen derzeit erhebliche finanzielle Unterschiede, so dass es sinnvoll ist die zur Verfügung stehenden Präparate

Tabelle 6. Tagestherapiekosten für die Antibiotika, die bei MRSA-Infektion geeignet sind. Die Kosten wurden entsprechend den aktuellen Apothekenverkaufspreisen, gegebenenfalls umgerechnet auf ein fiktives Körpergewicht von 75 kg, berechnet. Für Daptomycin, das derzeit ausschließlich an Krankenhausapotheken ausgeliefert wird wurde der Apothekeneinkaufspreis inklusive der Mehrwertsteuer berechnet

Wirkstoff	Tagestherapiekosten (€)
Vancomycin	~70
Teicoplanin	~100
Linezolid	~180
Quinopristin/Dalforistin	~270
Cotrimoxazol	~2
Daptomycin	~110
Tigecyclin	~125

bezüglich ihres Preises bei gegebener Empfindlichkeit des Erregers im Resistogramm gezielt einzusetzen (Tabelle 6). Bei der Auswahl sollte zusätzlich berücksichtigt werden, dass einige wenige Antibiotika auch p. o. und somit auch ambulant gegeben werden können (Tabelle 5).

Zumindest für die stationäre Behandlung der Patienten gibt es im DRG-System seit Anfang 2006 mit U80.0 eine neue ICD-Nummer. Diese ist relevant für den Schwergrad des Falles und hat mit 8-987 einen OPS-Code für Prozeduren, welche die Umsetzung entsprechender Hygienerichtlinien umfassen.

Fazit

Weltweit wird in medizinischen Institutionen und auch im Fachbereich Dermatologie über einen Anstieg des Nachweises von MRSA berichtet. Der Hauptvektor dieses Bakteriums sind die Hände des medizinischen Personals, so dass die regelmäßige Händedesinfektion die wichtigste zu fordernde prophylaktische Maßnahme ist. Darüber hinaus muss bei dem MRSA-Nachweis an Patienten strikt zwischen einer Kontamination oder Kolonisation und einer Infektion differenziert werden. Es sollte immer die topische Eradikation angestrebt werden. Die systemische Gabe von Antibiotika ist aber lediglich bei Nachweis einer klinisch relevanten Infektion erforderlich und sollte an dem jeweils zu erstellenden Resistogramm orientiert werden. Zur Behandlung gibt es etablierte und neue Therapiestragien (Tabelle 4).

Literatur

1. Akiyama H, Yamasaki O, Tada J, Arata J (2000) Adherence characteristics and susceptibility to antimicrobial agents of Staphylococcus aureus strains isolated from skin infections and atopic dermatitis. J Dermatol Sci 23: 155–160
2. Anonymous (1999) Empfehlung zur Prävention von Methicilin-resistenten Staphylococcus aureus Stämmen (MRSA) in Krankenhäusern und anderen medizinischen Einrichtungen. Bundesgesundheitsbl 12: 954–958
3. CDC (2002) Staphylococcus aureus resistant to vancomycin-United States 2002. MMWR Morb Mortal Wkly Rep 51: 565–567
4. Cosgrove SE, Sakoulas G, Perencevich EN, et al. (2003) Comparison of mortality associated with methicillin-resistant and methicillin-susceptible Staphylococcus aureus bacteremia: a meta-analysis. Clin Infect Dis 36: 53–59
5. Dissemond J, Geisheimer M, Goos M (2004) Eradikation eines ORSA bei einem Patienten mit Ulcus cruris durch Lavasept-Gel.ZfW 1: 29–32
6. Dissemond J, Koppermann M, Esser S, et al. (2002) Therapie eines Methicillin-resistenten Staphylokokkus aureus (MRSA) im Rahmen der Behandlung eines chronischen Ulcus mittels Biochirurgie. Hautarzt 53: 608–612
7. Dissemond J, Körber A, Lehnen M, Grabbe S (2005) Methicillin resistenter Staphylococcus aureus (MRSA) in chronischen Wunden: Therapeutische Optionen und Perspektiven. J Dtsch Dermatol Ges 3: 256–262
8. Dissemond J, Schmid EN, Esser S, et al. (2004) Untersuchungen zur bakteriellen Kolonisation chronischer Wunden in einer universitären dermatologischen Wundambulanz unter besonderer Berücksichtigung von ORSA. Hautarzt 55: 280–288
9. Fridkin SK, Hageman JC, Morrison M, et al., Active Bacterial Core Surveillance Program of the Emerging Infections Program Network (2005) Methicillin-resistant Staphylococcus aureus disease in three communities. N Engl J Med 352: 1436–1444
10. Gillet Y, Issartel B, Vanhems P, Fournet JC, Lina G, Bes M, Vandenesch F, Piemont Y, Brousse N, Floret D, Etienne J (2002) Association between Staphylococcus aureus strains carrying gene for Panton-Valentine leukocidin and highly lethal necrotising pneumonia in young immunocompetent patients. Lancet 359: 753–759
11. Grohs P, Kitzis MD, Gutmann L (2003) In vitro bactericidal activities of linezolid in combination with vancomycin, gentamycin, ciprofloxacin, fusidic acid, and rifampin against staphylococcus aureus. Antimicrob Agents Chemother 47: 418–420
12. Harbarth S, Dharan S, Liassine N, et al. (1999) Randomized, placebo-controlled, double-blind trial to evaluate the efficacy of mupirocin for eradicating carriage of methicillin-resistant Staphylococcus aureus. Antimicrob Agents Chemother 43: 1412–1416
13. Hiramatsu K (2001) Vancomycin-resistant Staphylococcus aureus: a new model of antibiotic resistance. Lancet Infect Dis 1: 147–155
14. Hon KL, Lam MC, Leung TF, et al. (2005) Clinical features associated with nasal Staphylococcus aureus colonisation in Chinese children with moderate-to-severe atopic dermatitis. Ann Acad Med Singapore 34: 602–605
15. Jappe U, Petzoldt D, Wendt C (2004) Methicillin-resistant Staphylococcus aureus colonization in inflammatory versus noninflammatory skin diseases: who should be screened? Acta Dermato Venereol 84: 181–186

16. Kac G, Buu-Hoi A, Herisson E, et al. (2000) Methicillin-resistent staphylococcus aureus. Nosocomial acquisition and carrier state in a wound care center. Arch Dermatol 136: 735–739
17. Krasagakis K, Samonis G, Maniatakis P, et al. (2006) Bullous erysipelas: clinical presentation, staphylococcal involvement and methicillin resistance. Dermatology 212: 31–35
18. Linde HJ, Lehn N (2002) Methicillin-resistenter Staphylococcus aureus (MRSA). Hautarzt 53: 690–701
19. Paladino JA (2002) Linezolid: an oxazolidinone antimicrobial agent. Am J Health Syst Pharm 2002; 59: 2413–2425
20. Patil R, Baveja S, Nataraj G, Khopkar U (2006) Prevalence of methicillin-resistant Staphylococcus aureus (MRSA) in community-acquired primary pyoderma. Indian J Dermatol Venereol Leprol 72: 126–128
21. Valencia IC, Kirsner RS, Kerdel FA (2004) Microbiologic evaluation of skin wounds: alarming trend toward antibiotic resistance in an inpatient dermatology service during a 10-year period. J Am Acad Dermatol 50: 845–849
22. Voss A, Milatovic D, Wallrauch-Schwarz C, et al. (1994) Methicillin-resistant Staphylococcus aureus in Europe. Eur J Clin Microbiol Infect Dis 13: 50–55
23. Witte W, Wiese-Posselt M, Jappe U (2005) Community MRSA – Eine neue Herausforderung für die Dermatologie. Hautarzt 56: 731–738

4 Operative Dermatologie

Operative Therapiepalette des Dermatologen

Rainer Rompel

Allgemeines

Entsprechend der Gebietsbezeichnung gemäß der Weiterbildungsordnung ist die Dermatologie definiert als konservatives und operatives Fach. Neben der topischen und der systemischen Dermatotherapie bildet die operative Dermatologie die dritte wichtige Säule der Therapie. Das Spektrum der operativen Eingriffe ist im Operationskatalog umrissen. Aufbauend auf diesem Katalog wird der einzelne Dermatologe in bestimmten operativen Techniken weiter vertiefende Spezialkenntnisse und -fertigkeiten erwerben.

Grundsätzlich ist festzuhalten, dass die operative Dermatologie Eingriffe an Epidermis, Kutis, Subkutis einschließlich der darin enthaltenen Strukturen sowie an den hautnahen Schleimhäuten beinhaltet. Die operative Dermatologie umfasst demnach die folgenden Bereiche:

- Diagnostische Eingriffe
- Therapeutische Eingriffe bei benignen und malignen Neoplasien der Haut einschließlich eines breiten Spektrums plastisch-rekonstruktiver Operationsverfahren
- Operative Behandlung von angeborenen oder erworbenen Fehlbildungen der Haut
- Operative Korrektur von narbigen, inflammatorischen sowie postinflammatorischen Zuständen der Haut
- Operative Phlebologie und Proktologie
- Laserchirurgie, Kryochirurgie, Elektrochirurgie
- Ästhetisch-korrektive Eingriffe

Neben der reinen Beherrschung der operativen Techniken sind die Kenntnisse zur Indikationsstellung und Operationsplanung im Zusammenhang mit dem biologischen Verhalten, Prognose, der erforderlichen Nachbetreuung und Nachsorge sowie der Differenzialtherapie der zugrunde liegenden Erkrankung von entscheidender Bedeutung. Als einziges Organ ist die Haut in ihrer gesamten Ausdehnung sichtbar und erlaubt eine Früherkennung tumoröser Veränderungen. Durch rechtzeitige kleinere Operationen lassen sich spätere größere Eingriffe vermeiden. Der Dermatologe ist mit einem ganzen Armentarium an operativen und konservativen Therapieformen vertraut und wird unter differenzialtherapeutischen Überlegungen die für den Patienten in kurativer Sicht optimale und gleichsam schonendste Behandlung wählen. Ein breites plastisch-dermatochirurgisches Operationsrepertoire steht zur Verfügung und kommt differenziert und fallbezogen zur Anwendung [2, 4–6, 7].

Anästhesieverfahren

Über 90% aller operativen Eingriffe im Rahmen der operativen Dermatologie werden mittels lokaler und regionaler Anästhesieverfahren durchgeführt. Diese Verfahren beinhalten eine breite Variation der Anwendungen, die es erlauben, jeweils auf den Einzelfall angepasste Anästhesiemethoden mit möglichst geringem Risiko und optimaler Schmerzausschaltung zu gewährleisten. Die besondere Vertrautheit des Dermatochirurgen mit den lokalen und regionalen Anästhesieverfahren ermöglicht es, selbst größere und ausgedehnte Operationen in eigenständiger Applikation der Anästhesie durchzuführen.

In der operativen Dermatologie liegt ein wesentlicher Vorteil der Lokalanästhesie in der Möglichkeit der Kommunikation mit dem Patienten während des Eingriffs. Dies ist bei Operationen in kritischen Gebieten wie in der Umgebung von Gesichts- und Extremitätennerven von großer Bedeutung, da der ansprechbare Patient eine aktive Funktionskontrolle sichern kann. Ein hohes Lebensalter kann heutzutage keinesfalls mehr als eine Kontraindikation für eine Operation angesehen werden. Operationen in Lokalanästhesie sind selbst bei Patienten in reduziertem

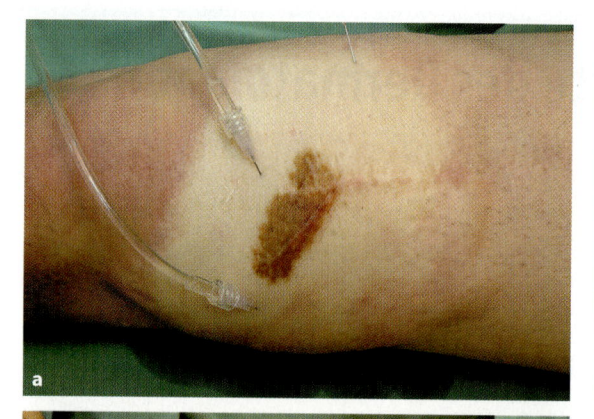

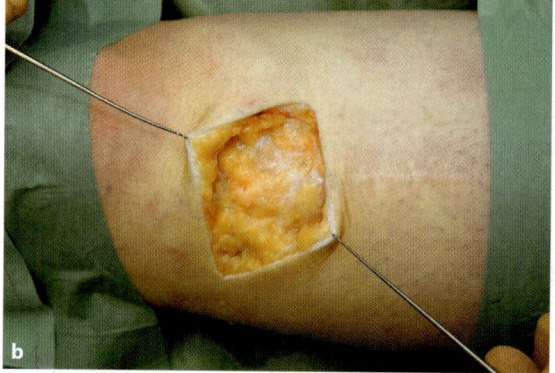

Abb. 1. Anwendung der Tumeszenzanästhesie: **a** = Infiltration über mehrere Kanülen. **b** = intraoperativ saubere und blutungsarme Darstellung

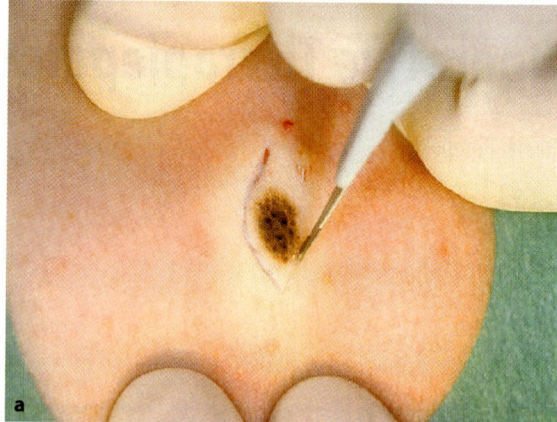

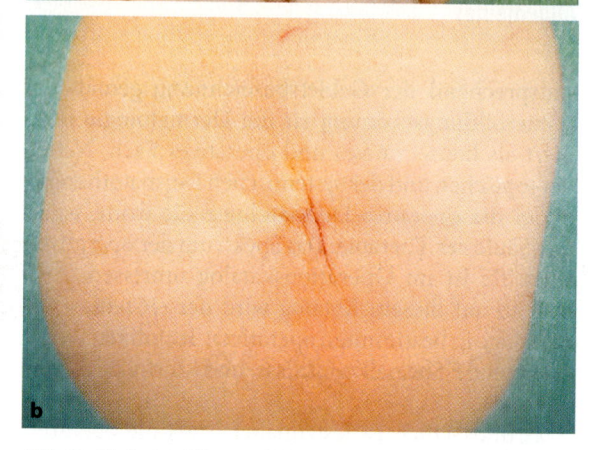

Abb. 2. Einfache Nävusexzision: **a** = spindelförmige Exzision eines Nävuszellnävus. **b** = einfache subkutane Schmetterlingsnaht

Allgemeinzustand, bei kardiovaskulären oder respiratorischen Erkrankungen oder sonstigen begleitenden Risikofaktoren durchführbar, selbst wenn bereits eine Allgemeinanästhesie als kontraindiziert gilt. Der Patient bleibt bei vollem Bewusstsein, bei spontaner Atmung und vollständig mobil, so dass operationsbedingte postoperative Risiken wie Thromboemboliegefahr oder Pneumoniegefahr minimiert sind.

Seit einigen Jahren findet die Tumeszenzlokalanästhesie zunehmend auch in anderen Fällen mittlerer bis größerer Eingriffe im Rahmen der operativen Dermatologie ihre Anwendung. Die Technik erlaubt eine Anästhesie ausgedehnter Areale von Haut und Subkutis. Das Prinzip besteht in der Anwendung hochverdünnter Lokalanästhetika in Konzentrationen von 0,04–0,1% in großen Volumina, wodurch es zum Anschwellen (lateinisch = *tumescere*) des Gewebes kommt. Diese hydropische Gewebedehnung bewirkt eine Hydrodissektion, die die Liposuktion sowie auch die Präparation bei anderen operativen Eingriffen erleichtert (Abb. 1).

Exzision von benignen und malignen Tumoren

Die Exzision von kleinen Hautveränderungen mit einfacher primärer Naht gehört zu den häufigsten Operationen am Hautorgan [1, 3]. Die Strukturen werden in der Regel spindelförmig exzidiert, wobei der Wundverschluss ohne weitergehende Unterminierung der Wundränder gelingt (Abb. 2). Die häufigsten Indikationen sind benigne Hautveränderungen und Fehlbildungen wie Nävuszellnävi, Neurofibrome, Histiozytome, Zysten, Lipome und organoide Nävi.

Größere benigne Tumoren oder initiale maligne Tumoren können durch lokale Exzision mit nachfolgender Dehnungsplastik oder deren Modifikationen versorgt werden. Bei malignen Tumoren der Haut gilt die Beachtung bestimmter Standards, wozu insbesondere die histologische Diagnosesicherung und Bestätigung der In-toto-Exzision gehört.

Basalzellkarzinome, Plattenepithelkarzinome und andere maligne epitheliale Tumoren erfordern je

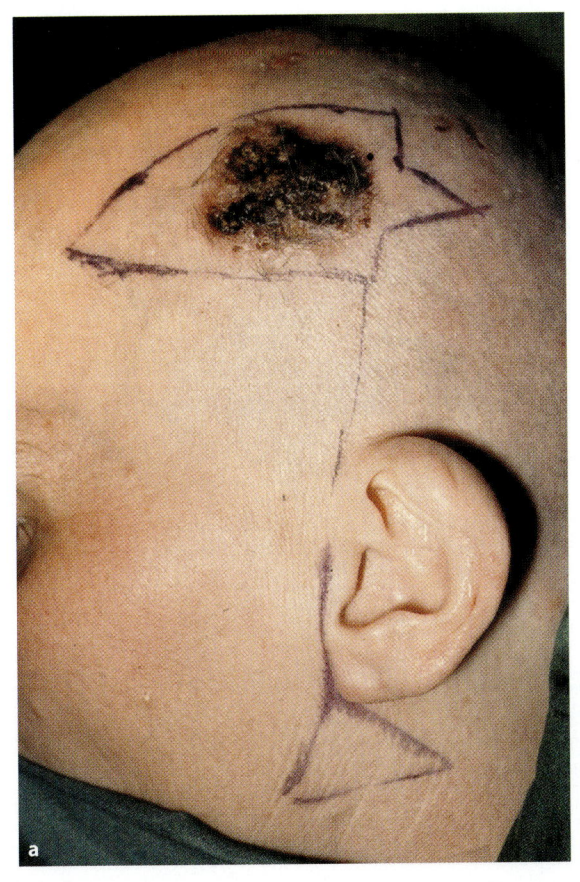

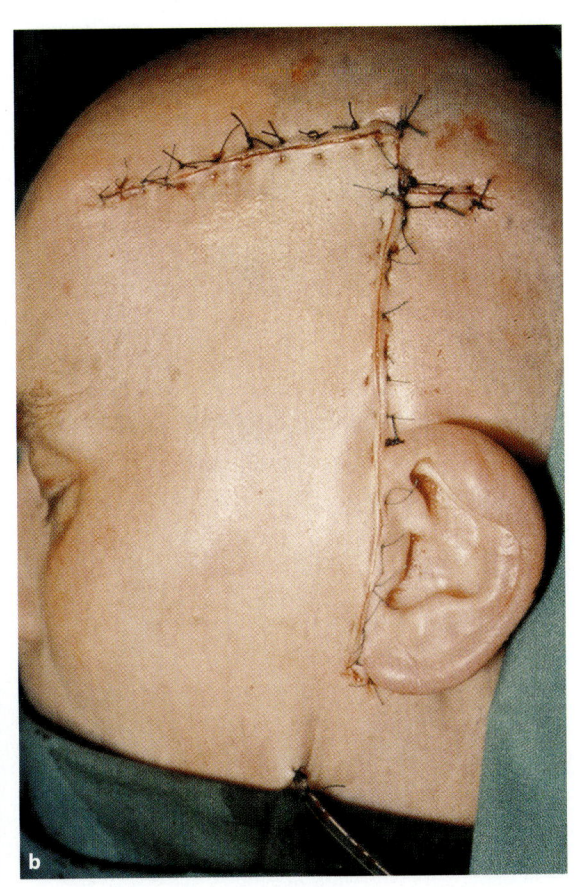

Abb. 3. Verschiebeplastik: **a** = pigmentiertes Basalzellkarzinom temporal, **b** = Abschluss nach Verschiebeplastik von kaudal

nach Lokalisation und Größe ein mehrzeitiges Vorgehen im Sinne der mikrographischen Chirurgie. Grundlegendes Prinzip der verschiedenen Modalitäten und Modifikationen der mikrographischen Chirurgie ist die dreidimensionale histologische Aufarbeitung und Untersuchung der Schnittränder des markierten Operationspräparats, wodurch die Möglichkeit besteht, in situ verbliebene Tumorausläufer exakt zu lokalisieren und in einer weiteren Operationssitzung gezielt zu exzidieren. Bis zum Erhalt des histologischen Ergebnisses der Schnittrandbeurteilung wird die temporär offen verbleibende Wunde mit synthetischen Hautersatzmaterialien abgedeckt. Die Einzelschritte dieser Methode werden erforderlichenfalls mehrfach wiederholt, bis letztlich die Schnittränder tumorfrei sind. Die mikrographische Chirurgie gewährleistet eine komplette Tumorelimininierung bei weitgehender Erhaltung der umgebenden gesunden Strukturen [2, 4].

Beim malignen Melanom gehören zum Standard der operativen Primärtherapie die weite lokale Exzision in Abhängigkeit von den prognostischen Parametern sowie die Sentinel-Lymphonodektomie ab einer Tumordicke über 1,0 mm.

Plastisch-rekonstruktive Verfahren

Plastisch-rekonstruktive Verfahren sind häufig nach ausgedehnten Exzisionen maligner Tumoren indiziert. Die Rekonstruktion mittels lokaler oder regionärer Lappenplastiken führt zu einer schnellen kompletten Versorgung des Patienten. Da zur Rekonstruktion Gewebe der gleichen, benachbarten oder ähnlichen ästhetischen Region verwendet wird, ergibt sich eine maximale Übereinstimmung in Farbe, Textur, Behaarung, Dicke und Struktur der Haut. Dies trägt wesentlich zum ästhetisch zufriedenstellenden Endergebnis bei (Abb. 3).

Bei malignen Tumoren der Haut stehen nach kompletter mikrographisch kontrollierter Chirurgie alle Methoden der lokalen Lappenplastiken zur Verfügung. Dazu gehören Verschiebeplastiken, Rotationsplastiken, Transpositionsplastiken, kombinierte Plas-

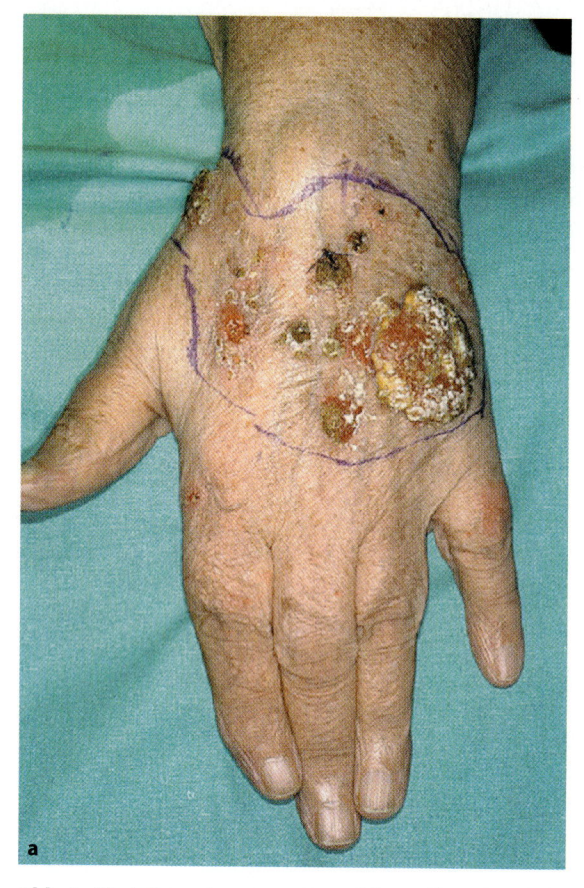

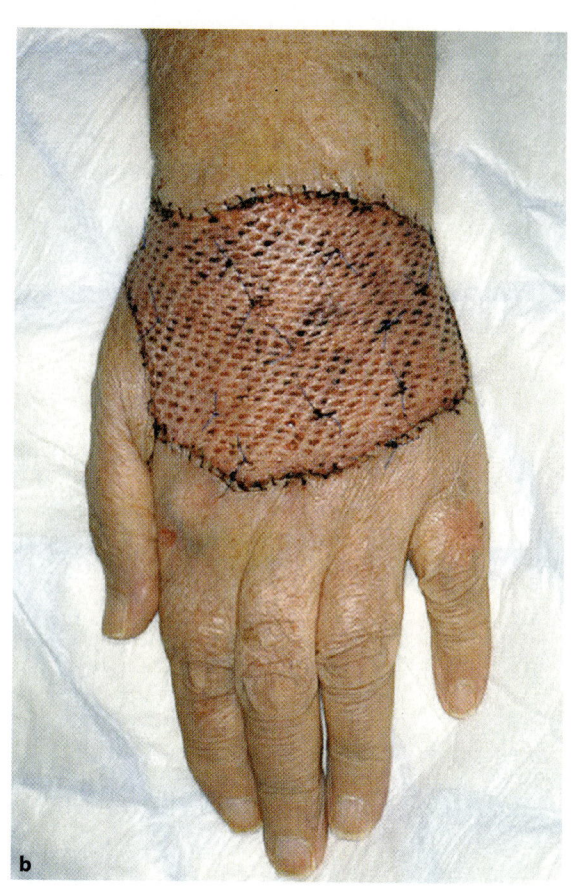

Abb. 4. Mesh-Transplantat: **a** = ausgedehntes Plattenepithelkarzinom am Handrücken. **b** = Abschluss nach Mesh-Transplantat

tiken und zahlreiche Modifikationen der grundlegenden Lappenplastiken. Eine optimal durchgeführte Lappenplastik passt sich den individuellen Gegebenheiten maximal an. Die schablonenartige Übertragung einer geometrischen Vorlage ist in den wenigsten Fällen zur Operationsplanung geeignet. Die Lappenplastik sollte im Gewebe eine spannungsfrei fließende Verlagerung zur Rekonstruktion bewerkstelligen und sich harmonisch in das Gesamtbild der jeweiligen Region einpassen.

Folgende Merkregel bestätigt sich häufig: Je einfacher die Methode der Rekonstruktion, umso besser das Ergebnis. In Regionen guter Hautverschieblichkeit gelingt ein Defektverschluss mittels Dehnungsplastik nach weitreichender Unterminierung der Wundränder. Sofern das Gewebereservoir zur Rekonstruktion in der Umgebung lokalisiert ist, kommt die Verschiebeplastik als einfachste Rekonstruktion zur Anwendung. Größere Defekte lassen sich durch Rotationsplastiken zuverlässig decken. Transpositionsplastiken dienen zur Überbrückung einer zwischenliegenden Gewebebrücke und werden daher häufig in speziellen Lokalisationen angewendet. Bei sehr ausgedehnten Defekten können komplexe kombinierte Rekonstruktionsverfahren erwogen werden. Dabei sollte im Einzelfall bedacht werden, dass eine gut durchgeführte freie Hauttransplantation auch zu einem befriedigenden bis guten ästhetischen Ergebnis führen kann und für den Patienten hingegen weitaus weniger aufwendig und risikoreich ist (Abb. 4).

Ästhetische operative Dermatologie

Auch im Hinblick auf die fachbezogenen ästhetischen Operationen gewährleistet die moderne dermatologische Gebietsweiterbildung, dass entsprechend weitergebildete Dermatologen eine hohe Kompetenz in diesem Bereich (beispielsweise Konturverbesserungen, Narbenkorrekturen, Dermabrasionen) aufweisen (Abb. 5). Die ästhetisch-korrektive Medizin einschließlich ihrer chirurgischen Verfahren wurde entscheidend von Dermatologen mitentwickelt und geprägt. In den deutschsprachigen Ländern sind bei-

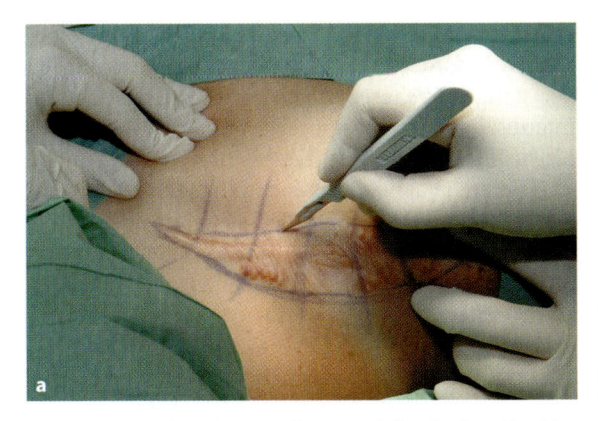

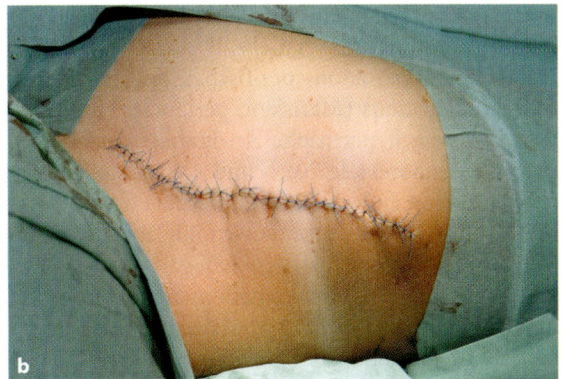

Abb. 5. Narbenkorrektur: **a** = breite Unfallnarbe. **b** = Abschluss nach Narbenkorrektur und Re-Adaptation

spielsweise die Dermabrasion, die ablativen Laserverfahren und die Liposuktion primär durch Dermatologen eingeführt und weiterentwickelt worden [2, 4].

Laserchirurgie, Kryochirurgie, Elektrochirurgie

Der Laser ist heute fester Bestandteil der Dermatotherapie, mit einem breiten Einsatzspektrum für zahlreiche Hautveränderungen. Der erste industriell genutzte Laser wurde im Jahre 1960 entwickelt, während die erste therapeutische Anwendung durch den Dermatologen Goldman im Jahre 1967 erfolgte. Bei richtiger Indikationsstellung und Auswahl des geeigneten Lasertyps gelingt eine maximale Erhaltung gesunden Gewebes mit ästhetisch hervorragenden Ergebnissen.

In den Händen des versierten Anwenders kann die Kryochirurgie als physikalisch destruierendes Verfahren bei ausgewählten Indikationen eine gleichwertige Behandlungsalternative zur Operation darstellen. Die Kryochirurgie ist allerdings kein Ersatz für die mikrographisch kontrollierte Chirurgie. Zu den wichtigsten Indikationen eines großen Spektrums zählen Präkanzerosen, epitheliale Tumoren und Säuglingshämangiome. Bei sachgerechter Anwendung bleibt trotz einer Gewebezerstörung das Stützgewebe erhalten und ermöglicht unter Vermeidung eines Substanzdefektes eine günstige Narbenbildung. Dies erweist sich als bemerkenswerter Vorteil gegenüber schneidenden und ablativen Verfahren. Die Kälteapplikation ist heute mit geeigneten Geräten schnell und unkompliziert durchführbar. Da eine Erfolgskontrolle in der Regel nicht histologisch, sondern klinisch erfolgt, ist die Qualifizierung und Erfahrung des Therapeuten von entscheidender Bedeutung.

Der Begriff Elektrochirurgie umfasst die Methoden der Galvanokaustik mittels Gleichstrom sowie die verschiedenen Verfahren der chirurgischen Diathermie, bei denen hochfrequenter Wechselstrom eingesetzt wird. Das Grundprinzip besteht in der Gewebeentfernung und Gewebezerstörung, durch Umwandlung elektrischer Energie in Wärme. Diese thermische Reaktion führt, in Abhängigkeit von der Stromdichte und Einwirkdauer, zum langsamen Verkochen oder zur Verdampfung der Zellflüssigkeit mit unterschiedlichen Graden der klinischen Gewebezerstörung. Die Indikationen der Elektrochirurgie umfassen die intraoperative Blutstillung sowie die elektrokaustische Abtragung von Condylomata acuminata, Fibromata pendulantes, eruptiver Angiomen, Verrucae vulgares, Elektrodesikkation und Kürettage von seborrhoischen Keratosen und in Einzelfällen von superfiziellen Rumpfhautbasaliomen.

Operative Phlebologie und operative Proktologie

Die operative Phlebologie ist traditionell eine Teildisziplin der operativen Dermatologie, wenngleich sie im Rahmen der operativen Eingriffe an den unteren Extremitäten eine Sonderstellung einnimmt. Sie versetzt den Dermatologen in die Lage, die primäre und sekundäre Varikosis als Ursache der chronisch-venösen Insuffizienz einschließlich des Ulcus cruris zu therapieren. Somit geschieht die Behandlung des gesamten klinischen Spektrums der chronisch-venösen Insuffizienz, ohnehin eine Domäne der Dermatologie – innerhalb einer Fachdisziplin, was sich für den Patienten stets als Vorteil erweist.

Ein weiteres wichtiges Segment der operativen Dermatologie ist die operative Proktologie. Gegenüber dem übrigen Integument weist das Spektrum der operativ zu behandelnden Veränderungen in der Analregion einige wesentliche Besonderheiten auf. Neben den lokalisationsspezifischen Folgen des Hämorrhoidalleidens (Mariskan, perianale Thrombosen, Fissuren, hypertrophe Analpapillen) sind dies chronische anorektale Fistel- und Abszeßleiden auch als Symptome anderer Darmkrankheiten, wie Morbus Crohn, Acne inversa, bowenoide Papulose und seltene oder an dieser Körperlokalisation ungewöhnliche Neoplasien, wie der extramammäre Morbus Paget. Häufige Eingriffe sind Mariskektomie, Exzision submuköser Fisteln, elektrokaustische Abtragung von Condylomata acuminata.

Schlussbemerkungen

Die Erkrankungen am Hautorgan bieten eine ungeheure Vielfalt an Ausprägungen und Varianten. Dies beinhaltet die tägliche Herausforderung einer exakten klinisch-morphologischen Diagnostik, unterstützt durch spezifische Laboruntersuchungen und histopathologische Befundung. Gleichsam ist die operative Therapie am Hautorgan eine der spannendsten und kreativsten Bereiche der Medizin. Wenngleich die Operationen am Hautorgan heute standardisiert sind, gleicht kein Fall dem anderen. Die individuellen Gegebenheiten der Operationssituationen vom Säugling bis zum Hundertjährigen, von verschiedenen Hauttypen, Lokalisationen, Ausdehnungen und ästhetischen Anforderungen beinhalten die Notwendigkeit der stetigen Weiterentwicklung und des intra- und interdisziplinären Austauschs. Genauso wie der klinische Blick im Laufe des Lebens zu einer zunehmend schärferen Diagnosefindung führt, wird auch das operative Vorgehen durch den stetig erweiterten Erfahrungsschatz profitieren. Wir alle sind gefordert, unser Wissen und unsere Fertigkeiten an unsere Kollegen weiterzugeben. Der zufriedene und dankbare Patient stellt letztlich die entscheidende Qualitätssicherung unseres medizinischen Handelns dar.

Literatur

1. Hensen P, Müller ML, Petres J, et al. (2006) Versorgungssituation der operativen Dermatologie in der Bundesrepublik Deutschland. JDDG 4: 477–485
2. Kaufmann R, Podda M, Landes E (2005) Dermatologische Operationen. Farbatlas und Lehrbuch der Hautchirurgie. Thieme, Stuttgart
3. Petres J, Rompel R (1994) Stellenwert der operativen Dermatologie in Klinik und Praxis. Hautarzt 45: 133–139
4. Petres J, Rompel R (2007) Operative Dermatologie. Lehrbuch und Atlas. 2. Auflage. Springer, Berlin
5. Robinson JK, Arndt KA, LeBoit PE, Wintroub BU (1996) Atlas of cutaneous surgery. Saunders, Philadelphia
6. Schulz H, Altmeyer P, Stücker M (1997) Ambulante Operationen in der Dermatologie. Hippokrates, Stuttgart
7. Wheeland RG (1994) Cutaneous surgery. Saunders, Philadelphia

Stellenwert der operativen Therapie des Basalzellkarzinoms

Birger Konz

Das Basalzellkarzinom ist der häufigste epitheliale Tumor der Haut mit einer ungewöhnlich großen klinischen und histologischen Formenvielfalt und Variationsbreite. Etwa 80% der Tumoren sind in der Kopf-Hals-Region lokalisiert, wobei eine Häufung in der zentrofazialen Region bemerkenswert ist. Metastatische Absiedlungen des Tumors sind eine Seltenheit, doch kann das lokal aggressiv-destruierende Wachstum zu großflächigen Mutilationen führen. Ähnliche Gewebezerstörungen können bei unzureichender Therapie durch die hohe Rezidivneigung mit subklinischer Tumorausbreitung auftreten. Mit der zunehmenden Inzidenz der Basalzellkarzinome (jährlich etwa 100 Neuerkrankungen pro 100.000 Einwohner) kommt diesem Tumor eine besondere Stellung speziell in Hinblick auf effektive Behandlungsmaßnahmen zu. Um ungünstige Verläufe zu verhindern, ist eine möglichst frühzeitige adäquate Ersttherapie zu fordern, deren Ziel die kurative Tumorbeseitigung ist.

Bei der Auswahl des Therapieverfahrens sind verschiedene tumorabhängige Faktoren zu berücksichtigen: Wachstumsdauer, Tumorgröße, insbesondere Invasionstiefe, Lokalisation unter Berücksichtigung benachbarter anatomischer Strukturen, klinischer und histopathologischer Befund und nicht zuletzt Anzahl und Art der Vortherapien. Die prätherapeutische Ausgangssituation unterscheidet: Primäre Basalzellkarzinome, Einfach- und Mehrfachrezidive des Basalzellkarzinoms und Problemtumoren, bei denen eine Erfolg versprechende Therapie von vornherein fraglich erscheint.

Die prognostische Beurteilung bezüglich einer Rezidivwahrscheinlichkeit ist in Tabelle 1 dargestellt. *Low-risk*-Tumore können als relativ gutartig und wenig aggressiv eingeschätzt werden, wobei langsames, umgrenztes Wachstum, geringe Gewebedestruktion mit hohen Heilungschancen verknüpft sind. Dies trifft auf die meisten knotig-soliden und oberflächlichen Basalzellkarzinome zu. *High-risk*-Tumore verhalten sich relativ bösartig, aggressiv, schnell wachsen, mit erheblicher Flächen- und Tiefendestruktion und haben ein hohes Rezidivpotential. Hierzu zählen ausgedehnte primäre Basalzellkarzinome, invasive primäre Basalzellkarzinome, solche mit unklarer klinischer Abgrenzung und Tumore mit aggressivem histologischem Wachstumsmuster. Den *High-risk*-Tumoren müssen auch Einfach- und Mehrfachrezidive zugerechnet werden. Auch Tumore in speziellen anatomischen Lokalisationen sind hier zu nennen (Tabelle 2),

Tabelle 1. Prognostische Faktoren bei Basalzellkarzinom

	Low risk	High risk
Anamnese	< 1 Jahr	> 1 Jahr
BCC-Typ	Knotig	Sclerodermiform
Größe	< 2 cm Ø	> 2 cm Ø
Lokalisation	Gesicht: Peripher	Gesicht: Zentral
Vorbehandlung	Keine	Rezidiv

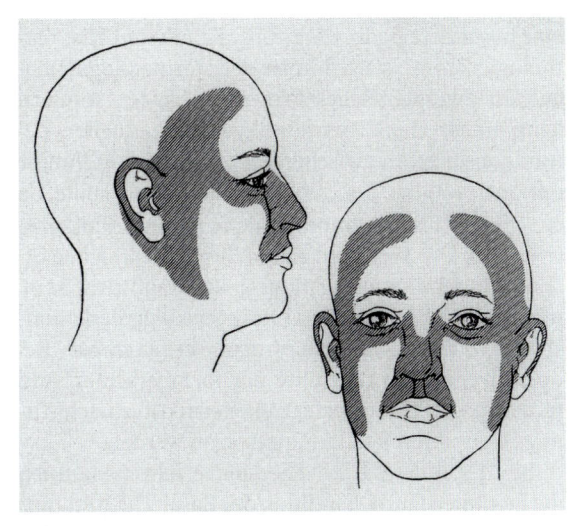

Abb. 1. Basalzellkarzinome: *High-risk*-Lokalisationen (sogenannte H-Zone)

Tabelle 2. Basalzellkarzinome: Problemlokalisationen in der Gesichtsregion (n = 2974)

Nasenflügel, Nasolabial	26,3 %
Nasenrücken und Nasenspitze	17,5 %
Nasenwurzel, Medialer Canthus	16,5 %
Fronto-temporal	14,0 %
Prä- und Retroauricular	6,8 %
High-risk-Lokalisationen	**81,1 %**

die in der so genannten H-Zone angeordnet sind (Abb. 1). In diesen Regionen ist mit einem infiltrierenden Tiefenwachstum der Basalzellkarzinome zu rechnen, die sich entlang anatomischer und funktioneller Leitschienen wie Knorpel, Haarfollikel und Embryonalspalten ausbreiten. Bei der Auswahl des Therapieverfahrens ist man gut beraten, sich an die Klassifikation Low- und High-risk-Tumore zu halten, da hier die wichtigsten Parameter, besonders Morphologie, Größe und Lokalisation des Basalzellkarzinoms berücksichtigt sind. Weiterhin ist zu bedenken, dass klinischer Basaliomtyp und feingewebliches Bild beziehungsweise Wachstumsmuster nicht immer korreliert sind. Knotige Basaliome haben meist ein scharf begrenztes Wachstum, jedoch ist eine diffus-infiltrierende Ausbreitung möglich, sklerodermieforme Basalzellkarzinome zeigen in der Regel ein diffus-infiltrierendes, Eisberg-artiges Proliferationsmuster, können aber auch zirkumskript sein. Histopathologischer und klinischer Befund müssen daher bei Therapieentscheidungen gemeinsam gesehen beziehungsweise in Korrelation gesetzt werden. Hier kommt dem Dermatologen gegenüber anderen Fachdisziplinen eine besondere Bedeutung, da er Klinik und Histopathologie kennt. Weiterhin ist der Dermatologe nicht auf ein therapeutisches Prinzip festgelegt, sondern kann entsprechend der jeweiligen individuellen Befundkonstellation zwischen mehreren Behandlungsoptionen wählen. Das Ziel der Behandlung sollte, da es sich hier um Karzinomtherapie handelt, ein kuratives sein. Der Weg zum Ziel sollte schnell, sicher, effektiv, komplikationsarm und kostengünstig sein, wobei selbstverständlich auf die jeweilige Patientensituation Rücksicht genommen werden muss. Bei operativen Verfahren sollte der formgerechten und funktionsgerechten Defektrekonstruktion nach Tumorexstirpation Rechnung getragen werden.

Bei der Auswahl des Therapieverfahrens können die Leitlinien zur Behandlung des Basalzellkarzinoms als ärztliche Entscheidungs- und Orientierungshilfen herangezogen werden [7]. Sie ergänzen die persönlichen therapeutischen Erfahrungen, können diese aber in keinster Weise ersetzen.

Die zur Verfügung stehenden Therapieoptionen [24] können in zwei Gruppen unterteilt werden. Einmal operative Verfahren mit histologischer Kontrolle der Tumorexzision und zum anderen nicht-operative Therapien ohne histologische Kontrolle der Tumorentfernung.

Operative, histologisch kontrollierte Tumortherapie

Die chirurgische Tumorexzision mit anschließender histopathologischer Verifizierung der Totalentfernung ist der therapeutische Goldstandard bei Basalzellkarzinomen. Hierdurch ist es möglich, allen klinischen und histologischen Tumorkonstellationen optimal Rechnung zu tragen. Je nach Tumorart, Tumorgröße und Lokalisation sind jedoch differenzierte Behandlungsstrategien notwendig, um einen kurativen Erfolg zu erzielen. So verlangen Basalzellkarzinome mit unscharfer klinischer Begrenzung, aggressivem histologischem Ausbreitungsmuster, solche in *High-risk*-Lokalisationen und Rezidivtumore eine spezielle Vorgehensweise [26]. Um inkomplette Tumorresektionen zu verhindern, Tumorreste zu erfassen und hierdurch die Wahrscheinlichkeit von Rezidiven zu verhindern, ist der Einsatz der kontinuierlichen, dreidimensionalen mikrographischen Chirurgie eine absolute Indikation. Mit der lückenlosen histologischen Kontrolle der Exzidatränder gelingt es, subklinische, eisbergartige Tumorausläufer zu erfassen mit dem Vorteil, tumorfreies Gewebe zu schonen. Die topographiegerechte Markierung des gesamten Tumorgewebes mit nachfolgender topographisch orientierter feingeweblicher Aufarbeitung erlaubt die zweifelsfreie Rückorientierung vom histologischen Präparat zur Defektsituation am Patienten und gestattet zielgenaue Nachresektionen im Tumorbett oder am Exzisionsrand. Für die mikrographische Chirurgie gibt es mehrere methodische Ansätze, jedoch alle mit dem Ziel, eine lückenlose, histographische Tumoraufarbeitung zu sichern [5, 6, 8, 15]. Bei komplexen klinischen Tumorgegebenheiten ebenso wie in *High-risk*-Lokalisationen sind chirurgische Interventionen ohne histologisch navigierte Resektion zu vermeiden, da inadäquate Ersttherapien die hauptsächlichen Ursachen für Rezidive sind. Die eigenen Erfahrungen mit der mikrographischen Chirurgie zeigen, dass etwa 53% der Basalzellkarzinome mit der Erstexzision entfernt waren, jedoch bei 47% zwei und mehrere Resektionen bis zur kompletten Tumorfreiheit erforderlich wurden (Abb. 2) [26].

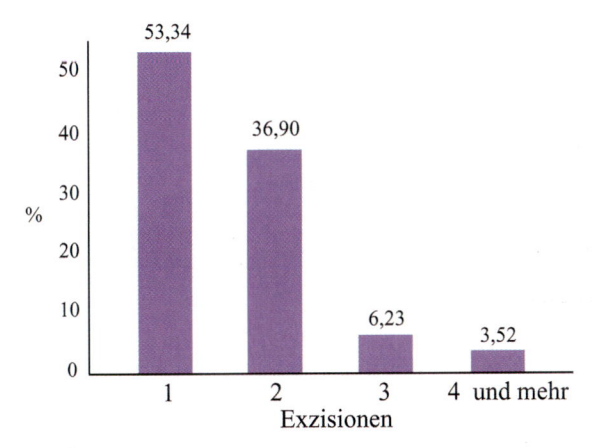

Abb. 2. Anzahl der Exzisionen bis zur kompletten Tumorentfernung (n = 2974)

Glücklicherweise ist die Mehrzahl der Basalzellkarzinome der *Low-risk*-Gruppe zuzurechnen. Es handelt sich um scharf begrenzte, kleine Tumoren, deren Durchmesser kleiner 2 cm ist und die ein wenig infiltratives Wachstum aufweisen. Bei der Exzision dieser Tumoren sollten Resektionsabstände von 3-5 mm eingeplant werden, um periphere Tumorzapfen mit zu erfassen [27]. Konventionelle histologische Querschnittuntersuchungen mit mehreren Schnittstufen sind in der Regel zur mikroskopischen Kontrolle der Exzision ausreichend. Zur topographischen Orientierung kann eine Fadenmarkierung hilfreich sein, die bei 12 Uhr in der Aufsicht angebracht wird. Da es sich hierbei nicht um eine kontinuierliche Schnittrandkontrolle handelt, besteht ein Rezidivrisiko [27]. Bei histologisch nachgewiesener inkompletter Tumorexzision ist eine Nachoperation angezeigt, jedoch sind in speziellen Situationen auch engmaschige klinische Kontrollen vertretbar [3].

Zur operativen Behandlung flacher Basalzellkarzinome im Extremitäten- und Rumpfbereich eignet sich die tangentiale, horizontale Exzision. Hierzu können Dermatom, Dermatomklingen, Skalpellklingen oder Rasierklingen benutzt werden [11, 12] (Abb. 3). Die flachen Exzidate werden mittels konventioneller Histologie untersucht, wobei die Tumorentfernung zur Seite und Tiefe beurteilt werden kann (Abb. 4). In vielen Fällen gelingt es bei Verwendung eines der Größe angepassten Messers, eine komplette Exzision zu erzielen. Bei großen Rumpfhautbasaliomen empfiehlt sich, das Dermatom einzusetzen und das wie ein Spalthauttransplantat entnommene Exzidat aufzurollen. Die histologische Untersuchung erfolgt durch mehrere Stufenschnitte (Abb. 5) [14]. Die Horizontalexzision eignet sich weiterhin zur Tumorreduktion durch oberflächliche Tumorentfernung, wenn nicht-operative Anschlussbehandlungen (photodynamische Therapie, lokale Immun- beziehungsweise Chemotherapie) geplant sind. Die tangentiale Exzision führt zu oberflächlichen Hautdefekten, die bis ins mittlere Korium reichen und per secundam, ähnlich wie Spalthautentnahmebezirke, abheilen.

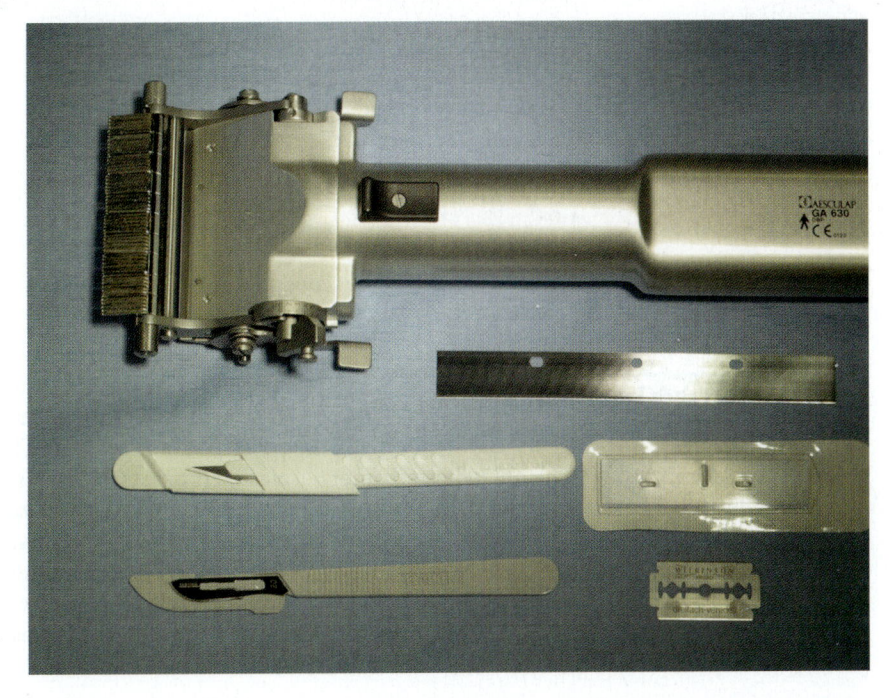

Abb. 3. Instrumentarium für die tangentiale Exzision

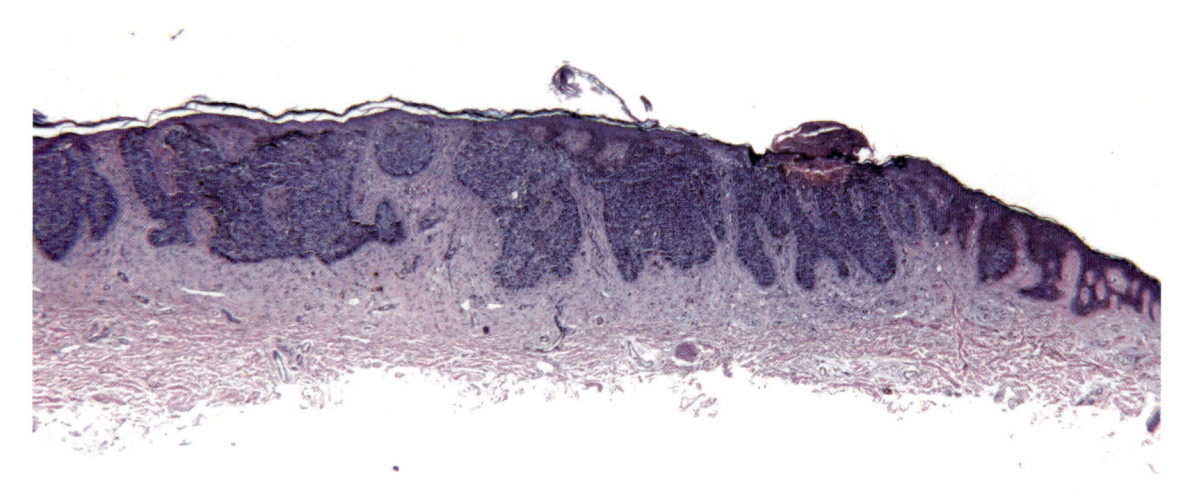

Abb. 4. Histopathologischer Befund nach tangentialer Exzision eines superfiziellen Basalzellkarzinoms

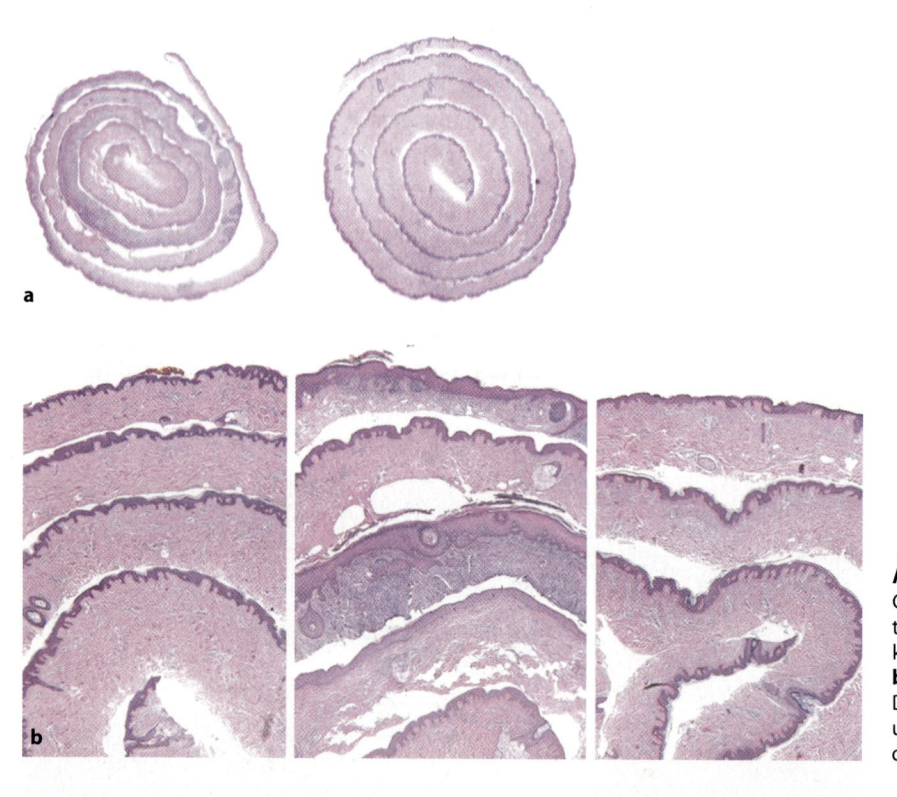

Abb. 5. **a** = Histologische Gesamtübersicht der Dermatomexzision eines Basalzellkarzinoms im Rumpfbereich
b = Histopathologische Detailaufnahme von drei unterschiedlichen Arealen der Dermatomexzision

Defektverschluss nach Tumorentfernung

Die schrittweise mikroskopisch kontrollierte Tumorentfernung führt bei Basalzellkarzinomen besonders im Gesichtsbereich zu teilweise großen Gewebedefekten, unter Umständen mit Verlust von anatomisch bedeutsamen Strukturelementen [21, 26]. Die form- und funktionsgerechte als auch ästhetisch befriedigende plastische Rekonstruktion stellt hohe Anforderungen und ist das Kernstück der operativen Dermatologie. Um das bestmögliche postoperative Ergebnis zu erzielen, kommen freie Hauttransplantate, Lappenplastiken unterschiedlichster Art, teilweise mit Einsatz von Hautexpandern, zur Anwendung. In ein- und mehrzeitigen Operationsschritten müssen die durch die Tumorexstirpation verloren gegangenen Strukturen wieder aufgebaut werden, wobei mitunter die Kombination einzelner plastischer Methoden verwendet werden muss. Absolute Voraussetzung für die

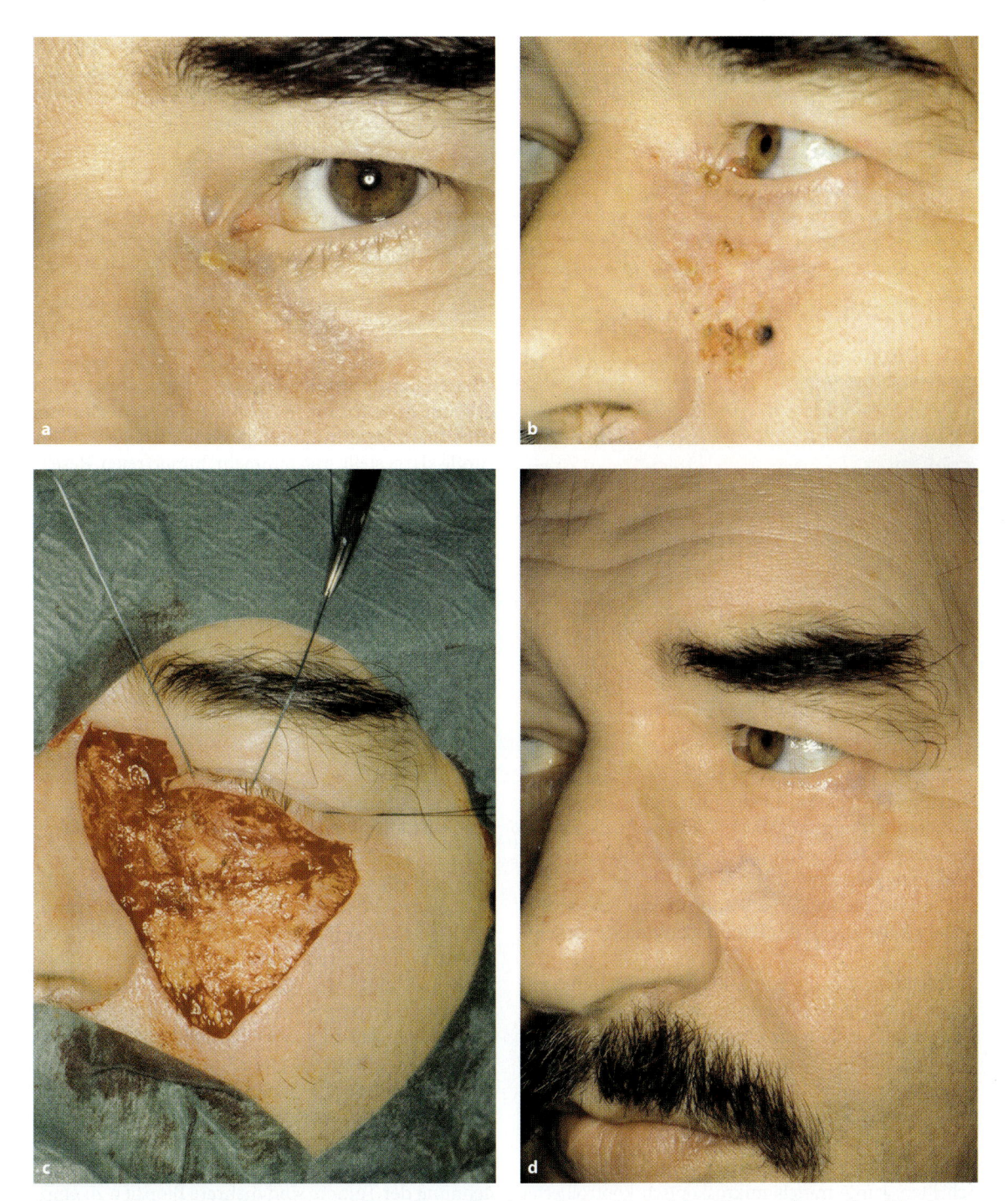

Abb. 6. **a** = Klinischer Befund eines ausgedehnten Basalzellkarzinoms im Bereich der linken Wangen-, Nasen- Unterlidregion bei der Erstvorstellung. **b** = Befund zwei Jahre später **c** = Defekt nach dreimaliger mikrographischer Chirurgie **d** = Postoperatives Ergebnis nach Vollhauttransplantation

Tabelle 3. Basalzellkarzinome: Stellenwert der mikrographischen Chirurgie

Primäres Basalzellkarzinom		
Lokalisation	*High-risk*	*Low-risk*
Histologischer Typ	Sklerodermiform, metatypisch	Knotik, oberflächlich
Größe	> 2 cm	< 2 cm
Klinik	Unscharfe Begrenzung mulitzentrisch, aggressives Wachstum	Scharfe Begrenzung, umschrieben, langsames Wachstum
Rezidiv Basalzellkarzinom	**Mikrographische, histografische Chirurgie**	
Inkomplette Exzision		

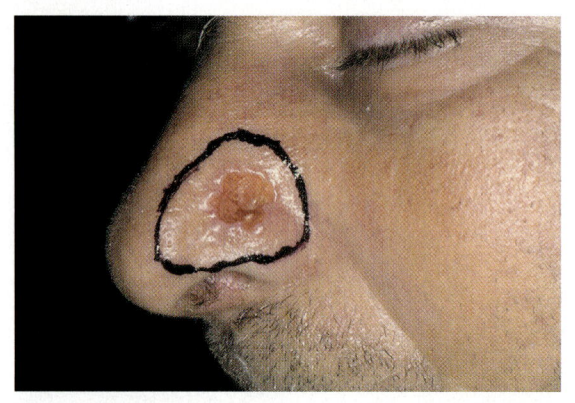

Abb. 7. Exulzeriertes Basalzellkarzinom des linken Nasenflügels, Markierung der geplanten Erstexzision

Defektrekonstruktion ist die histologisch gesicherte Tumorentfernung. In Tabelle 3 sei nochmals auf den besonderen Stellenwert der mikrographischen Chirurgie hingewiesen.

Zwei Beispiele sollen die Vorgehensweise der operativen Behandlung des Basalzellkarzinoms verdeutlichen.

Abbildung 6a zeigt einen 49jährigen Patienten mit einem Basalzellkarzinom im Bereich der linken medialen Wange mit Übergang auf den medialen Kanthus des Auges. Dieser Tumor wurde als solcher nicht erkannt, so dass keine Therapie erfolgte. Zwei Jahre später stellte sich der Patient in unserer Klinik vor (Abb. 6b), wobei es zwischenzeitlich zu einer erheblichen peripheren Tumorausbreitung gekommen war. In drei Schritten wurde mittels mikroskopisch kontrollierter Chirurgie das Basalzellkarzinom entfernt (Abb. 6c). Die Defektrekonstruktion erfolgte mittels eines Vollhauttransplantates von retroaurikulär, die Entnahmestelle des Transplantates wurde mit einem Spalthauttransplantat verschlossen. Abbildung 6d zeigt den Zustand fünf Jahre nach der operativen Versorgung.

Abbildung 7 zeigt ein exulzeriertes Basalzellkarzinom im Bereich des linken Nasenflügels mit unscharfer peripherer Begrenzung. Eingezeichnet ist die geplante Erstexzision. In Abbildung 8a ist der Zustand nach viermaliger mikroskopisch kontrollierter Chirurgie dargestellt mit nunmehr tumorfreien Resektionsrändern. Zur Defektrekonstruktion wurde ein medianer Stirntranspositionslappen umschnitten, an dessen distalem Ende ein Composite-Graft als Strukturstütze für den Nasenflügel implantiert ist (Abb. 8b). Vier Wochen nach der Lappenvorbereitung erfolgt die Transposition in den Nasenflügeldefekt (Abb. 9). Wiederum sechs Wochen später Durchtrennung des Lappenstiels mit Rekonstruktion des linken Nasenflügels (Abb. 10a). In Abbildung 10b ist das operative Resultat drei Jahre nach der Rekonstruktion dargestellt.

Nicht-operative Therapien ohne Schnittrandkontrolle

Die nicht-operativen Verfahren führen auf unterschiedliche Weise zur Destruktion des Tumorgewebes [9]. Dies kann mittels mechanischer Abtragung (Kürettage) [2], durch ionisierende Strahlen (Röntgenbehandlung) [19], auf thermischem Wege (Elektrokaustik, Kryotherapie, Laserbehandlung), durch photodynamische Therapie [20] und lokale Immunsowie Chemotherapie [10, 23] geschehen. Alle Methoden resultieren in einer oberflächlichen Wundfläche, die per secundam abheilt. Voraussetzung ist die prätherapeutische histopathologische Sicherung der klinischen Diagnose. Bei größerer Flächenausdehnung der Tumore sind mehrere Biopsien zu empfehlen, um ein genaueres feingewebliches Bild der Veränderung zu erhalten, da in einem Herd unterschiedliche histologische Wachstumsmuster vorhanden sein können [18]. Es ist darauf zu achten, dass Histologie und klinischer Befund korrelieren. Die Indikation zum Einsatz dieser Therapieverfahren muss der jeweiligen individuellen Tumorkonstellation Rechnung tragen, da nicht jedes Verfahren gleich-

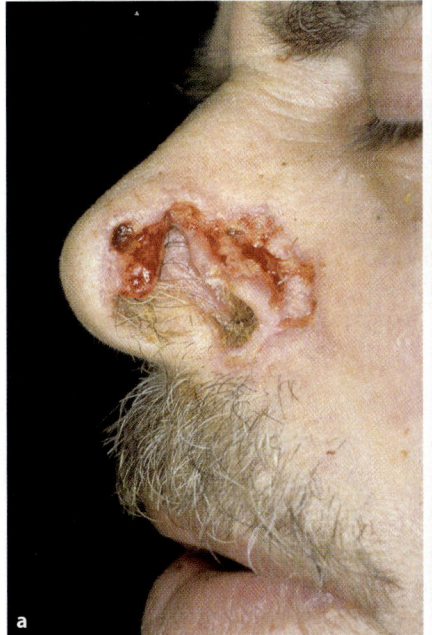

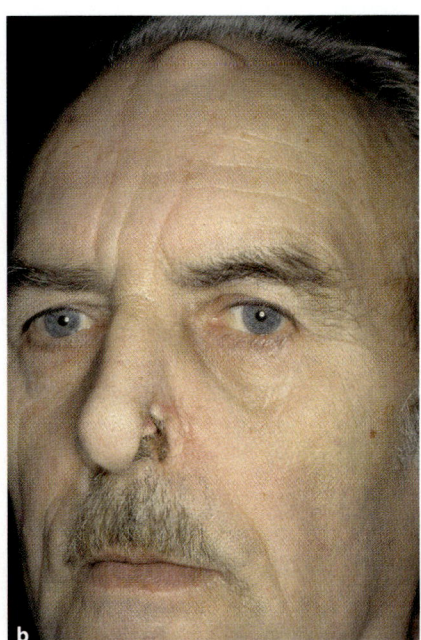

Abb. 8. **a** = Zustand nach viermaliger mikrographisch kontrollierter Chirurgie, Defekt bei tumorfreien Resektionsrändern **b** = Zwischenstadium der Defektrekonstruktion. Umschnittener medianer Stirntranspositionslappen mit Implantation eines Composite-Graft am distalen Lappenende

wertig eingesetzt werden kann. So haben Tumorgröße und Lokalisation sowie insbesondere die Tumordicke und das histopathologische Wachstumsmuster einen direkten Einfluss auf die Auswahl der Methode. So sind, mit Ausnahme der Strahlentherapie, die alternativen Behandlungsoptionen nur bei superfiziellen Basalzellkarzinomen unbedenklich einsetzbar [25]. Bei knotigen Basalzellkarzinomen kann die Reduktion der Tumordicke durch gezielte tangentiale Abtragung vorgenommen werden [22]. Insgesamt sollte der Einsatz der nicht-operativen Therapieverfahren sorgfältig geprüft werden, da durch fehlende histologische Kontrolle der Behandlungserfolg nur im weiteren posttherapeutischen Verlauf festgestellt werden kann.

Bewertung des Behandlungserfolges

Das wichtigste Kriterium für die Effektivität der Behandlung des Basalzellkarzinoms stellt die Rezidivrate dar. Geht man von einem kontinuierlich nach peripher gerichtetem Wachstum der Basalzellkarzinome aus, sind Rezidive im wesentlichen auf therapeutisch nicht erfasste Tumorreste zurückzuführen. Die Angaben über die Rezidivhäufigkeit bei den einzelnen Therapieverfahren sind unterschiedlich und weichen oft erheblich voneinander ab (Tabelle 4). Ein wesentlicher Grund hierfür sind die unterschiedlichen statistischen Auswertungsmethoden, die uneinheitlichen Nachbeobachtungszeiten und die differierenden Patientenkollektive. Oft ist auch die Ausgangslage hinsichtlich der prätherapeutischen Tumorparameter sehr inhomogen, so dass es nicht möglich ist, die einzelnen Behandlungsmodalitäten miteinander hinsichtlich ihrer Effizienz, gemessen an der Rezidivrate, zu vergleichen. Insbesondere die neueren Behand-

Abb. 9. Transposition des Stirnlappens in den Defekt am linken Nasenflügel

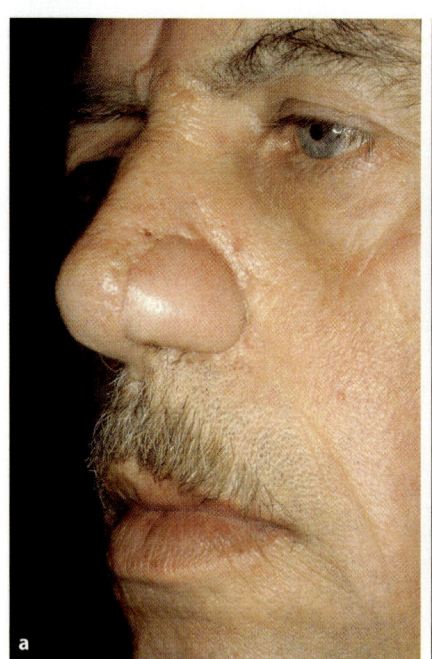

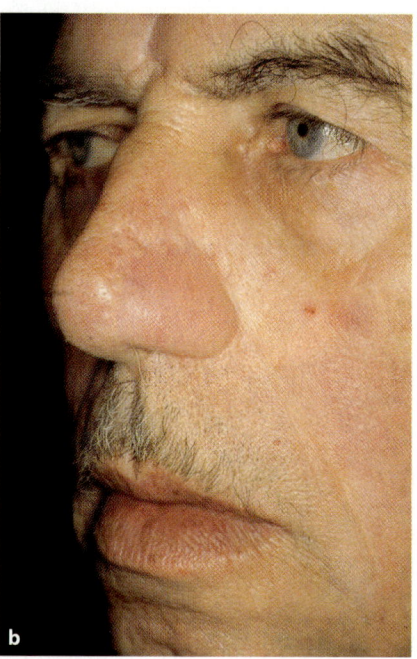

Abb. 10. **a** = Zustand nach Stildurchtrennung des Stirnlappens **b** = Postoperatives Ergebnis drei Jahre nach der Rekonstruktion

lungsmethoden wie photodynamische Therapie und lokale Immuntherapie müssen zum jetzigen Zeitpunkt mit Zurückhaltung beurteilt werden, da aufgrund geringer Patientenzahlen und kurzer Nachbeobachtungszeiten keine verlässlichen Daten über Heilungsraten vorliegen. Es ist allgemein akzeptiert, dass die Nachbeobachtungszeiten bei Basalzellkarzinomen mindestens fünf Jahre, wenn nicht sogar zehn Jahre betragen sollten [4, 17]. Von Bedeutung ist auch die Beobachtung, dass etwa 80% der Rezidive innerhalb der ersten drei Jahre nach Therapie auftreten. Die Rezidivquoten bei Exzisionen mit konventioneller Histologie liegen bei primären Basaliomen bei langjähriger Nachbeobachtungszeit bei etwa 5%, bei Rezidivbasaliomen bei bis zu 10%. Die Rezidivrate der mikrographischen Chirurgie des Basalzellkarzinoms liegt bei langjähriger Nachbeobachtungszeit für Primärtumore bei etwa 2% und bei etwa 4% für Rezidive.

Tabelle 4. Therapie des Basalzellkarzinoms: Rezidivraten (%)

Exzision	5–10
Mikrographische Chirurgie	< 2
Kürettage und Elektrodesikkation	10
Strahlentherapie	5–10
Kryotherapie	5–10
Photodynamische Therapie	18–35
Immuntherapie	13–35

Aktuelles Fazit

Aufgrund der klinischen und histopathologischen Vielgestaltigkeit des Basalzellkarzinoms sowie der zahlreichen, in ihrer Wirkungsweise unterschiedlichen Therapiemodalitäten ist es nicht möglich, allgemeine Behandlungsrichtlinien für Basalzellkarzinome zu formulieren. Bei Auswahl und Indikation müssen die individuellen Tumorcharakteristika und die Patientensituation berücksichtigt werden. Die therapeutische Entscheidung muss mit größter Sorgfalt getroffen werden, da bei insuffizienter Tumorerstbehandlung mit Rezidiven und deletären Verläufen zu rechnen ist. Geht man generell von einem kontinuierlichen, zentrifugal-peripher ausgerichtetem Wachstum der Basalzellkarzinome aus, ist bei *Low-risk*-Tumoren die histologisch kontrollierte Totalexzision die Methode der Wahl. Da es sich in dieser Gruppe um Tumore unter 2cm Durchmesser handelt, in meist unproblematischen anatomischen Regionen, ergeben die operativen Verfahren zum Defektverschluss beste kosmetische Ergebnisse. Basalzellkarzinome mit einem *High-risk*-Profil und insbesondere Rezidivtumore müssen mit histologisch navigierten Exzisionen beziehungsweise der mikrographischen Chirurgie mit 3D-Histologie behandelt werden, um klinisch okkulte Tumorausläufer zu erfassen und eine gedeckte progressive weitere Tumorausbreitung zur Tiefe und zur Seite zu verhindern. Gewebeschonung, Erhaltung von anatomischen Strukturen sowie kosmetisch-ästhetische Erwägungen sind hier sekundärer Natur. Bei *High-risk*-Tumoren älterer Patienten sollte die Indikation zur palliativen Behandlung streng gestellt werden und diese nur bei schwerwiegenden internistischen Begleiterkrankungen in Erwägung gezogen werden. Basalzellkarzinome in der H-Region sind eine absolute Indikation für eine mikrographische Exzision, da unentdeckte beziehungsweise nicht erradizierte Tumorausläufer zu einem verborgenem Tiefenwachstum führen können. Tumorrezidive in der H-Region sind schwerer zu kontrollieren als primäre Herde und können daher zu exzessiven lokalen Destruktionen führen bis hin zu Todesfällen. Die nicht histologisch kontrollierten so genannten blinden Therapieverfahren (Kürettage und Elektrodesikkation, Laser- und Kryotherapie, Strahlentherapie) haben bei oberflächlichen Basalzellkarzinomen und indikationsgerechtem Einsatz vertretbare Rezidivraten (< 10%). Photodynamische Therapie, lokale Immun- und Chemotherapie sind nicht-invasive alternative Therapieformen mit selektiver Tumorzerstörung auf zellulärer Ebene, die aufgrund der geringen Tiefenwirksamkeit und fehlender histopathologischer Kontrolle nur für oberflächliche Basalzellkarzinome empfohlen werden können [1]. Bei *High-risk*-Tumoren und Basalzellkarzinomen in der H-Zone sind diese Therapiemodalitäten kontraindiziert. Dies insbesondere deshalb, da die bisher angegebenen Rezidivraten sehr hoch sind (24% nach zwei Jahren) [13, 16].

Zusammenfassend kann mit aller Kenntnis über die Natur der Basalzellkarzinome für eine therapeutische Entscheidung als Leitlinie die Beantwortung der Frage gelten: Welche Methode ist in der Lage ausgehend von einer konkreten Tumorkonstellation und unter Berücksichtigung der allgemeinen Patientensituation sicher, zeitsparend, komplikationsarm, kurativ nachhaltig, kostengünstig, gewebeschonend und ästhetisch befriedigend das Basalzellkarzinom zu therapieren.

Literatur

1. Angell-Petersen E, Sorensen R, Warloe T et al. (2005) Porphyrin formation in actinic keratosis and basal cell carcinoma after topical application of methyl 5-amino-levulinate. J Invest Dermatol 126: 265–271
2. Barlow JO, Zalla MJ, Kyle A et al. (2006) Treatment of basal cell carcinoma with curettage alone. J Am Acad Dermatol 54: 1039–1045
3. Berlin J, Katz KH, Helm KF, Maloney ME (2002) The significance of tumor persistence after incomplete excision of basal cell carcinoma. J Am Acad Dermatol 46: 549–553
4. Boztepe G, Hohenleutner S, Landthaler M, Hohenleutner U (2004) Munich method of micrographic surgery for basal cell carcinomas: 5-year recurrence rate with life-table analysis. Acta Dermato Venereol (Stockh) 84: 218–222
5. Breuninger H, Konz B, Burg G (2007) Mikroskopisch kontrollierte Chirurgie bei malignen Hauttumoren. Dtsch Ärzteblatt 104: A427–A432
6. Breuninger H, Schaumburg-Lever G (1988) Control of excisional margins by conventional histopathological techniques in the treatment of skin tumors. An alternative to Moh's technique. J Pathol 154: 167–171
7. Breuninger H, Sebastian G, Kortmann RD et al. (2005) Basalzellkarzinom. In: Korting HC, Callies R, Reusch M, Schlaeger M, Sterry W (Hrsg) Dermatologische Qualitätssicherung. ABW-Wissenschaftsverlag, Berlin, S 187–195
8. Burg G, Hirsch R, Konz B, Braun-Falco O (1975) Histographic surgery. Accuracy of visual assessment of the margins of basal cell epithelioma. Dermatol Surg 1: 21–25
9. Ceilley RI, Del Rosso JQ (2006) Current modalities and new advances in the treatment of basal cell carcinoma. Int J Dermatol 45: 489–498
10. Eklind J, Tartler U, Maschek J et al. (2003) Imiquimod to treat different cancers of the epidermis. Dermatol Surg 29: 890–896
11. Grabski WJ, Salasche SJ, Mulvaney MJ (1990) Razor-blade surgery. J Dermatol Surg Oncol 16: 1121–1126
12. Harrison PV (1994) Shave excision for basal cell carcinoma. J Dermatol Surg Oncol 20: 350
13. Horn M, Wolf P, Wulf HC et al. (2003) Topical methyl aminolaevulinate photodynamic therapy in patients with basal cell carcinoma prone to complications and poor cosmetic outcome with conventional treatment. Br J Dermatol 149: 1242–1249
14. Konz B (1975) Dermatomexzision multipler Rumpfhautbasaliome. Hautarzt 26: 647–650
15. Kopke LF, Konz B (1995) Mikrographische Chirurgie: Eine methodische Bestandsaufnahme. Hautarzt 46: 607–614
16. Kreutzer K, Bonnekoh B, Franke I, Gollnick H (2004) Photodynamische Therapie mit Methylaminooxopentanoat (Metvix®) und einer Breitbandlichtquelle (PhotoDyn501). Praktische Erfahrungen bei Problempatienten mit aktinischen Keratosen und Basalzellkarzinomen. JDDG 2: 992–999
17. Leibovitch I, Huilgol SC, Selva D et al. (2005) Basal cell carcinoma treated with Mohs surgery in Australia II. Outcome at 5-years follow-up. J Am Acad Dermatol 53: 452–457
18. Ratner D, Bagiella E (2003) The efficacy of curettage in delineating margins of basal cell carcinoma before Mohs micrographic surgery. Dermatol Surg 29: 899–903
19. Reisner K, Haase W (2006) Die Strahlentherapie von Hautkarzinomen aus heutiger Sicht. Dtsch Ärzteblatt 103: 1454–1459
20. Rhodes LE, De Rie M, Enström Y et al. (2004) Photodynamic therapy using topical methyl aminolevulinate vs surgery for nodular basal cell carcinoma. Arch Dermatol 140: 17–23
21. Smeets NW, Krekels GA, Ostertag JU et al. (2004) Surgical excision vs Mohs' micrographic surgery for basal cell carcinoma of the face: randomised controlled trial. Lancet 364: 1766–1772
22. Soler AM, Warloe T, Berner A, Giercksky KE (2001) A follow-up study of recurrence and cosmesis in completely responding superficial and nodular basal cell carcinomas treated with methyl 5-aminolaevulinate-based photodynamic therapy alone and with prior curettage. Br J Dermatol 145: 467–471
23. Sterry W, Ruzicka T, Herrera E et al. (2002) Imiquimod 5% cream for the treatment of superficial and nodular basal cell

carcinoma: randomized studies comparing low-frequency dosing with and without occlusion. Br J Dermatol 147: 1227–1236
24. Szeimies RM, Karrer S, Bäcker H (2006) Therapieoptionen bei epithelialen Hauttumoren. Hautarzt 56: 430–440
25. Thissen MR, Kujipers DI, Krekels GA (2006) Local immune modulator (imiquimod 5% cream) as adjuvant treatment after incomplete Mohs micrographic surgery for large, mixed type basal cell carcinoma: a report of 3 cases. J Drugs Dermatol 5: 461–465
26. Wörle B, Heckmann M, Konz B (2002) Micrographic surgery of basal cell carcinomas of the head. Recent Results Cancer Res 160: 219–224
27. Wolf DJ, Zitelli JA (1987) Surgical margins for basal cell carcinomas. Arch Dermatol 123: 340–344

Dermatofibrosarcoma protuberans: Wie radikal muss exzidiert werden?

Helmut Breuninger

Einleitung

In der Literatur wird über Rezidivraten eines Dermatofibrosarcoma protuberans (DFSP) von 10–60% nach Chirurgie mit konventioneller histologischer Querschnittuntersuchung berichtet [3, 4, 13, 16, 18]. Wenn nach chirurgischer Entfernung die dreidimensionalen Schnittränder des Exzidates komplett histologisch untersucht werden (3D-Histologie) wie dies auch bei der Mohs-Chirurgie der Fall ist, kann diese lokale Rezidivrate auf 0–7% gesenkt werden [2, 5, 7, 11, 17]. Hier zeigten schon die Ergebnisse der unterschiedlichen histologischen Untersuchungsansätze, dass der Schlüssel für eine lokal radikale Exzision nicht so sehr in der primären Ausdehnung des Eingriffes liegt, als vielmehr in der Art der histologischen Untersuchung.

Lokales Infiltrationsverhalten

Das Phänomen der unterschiedlichen Rezidivraten bei unterschiedlicher histologischer Untersuchung ist beim DFSP durch sein lokales Infiltrationsverhalten erklärbar. Es zeichnet sich durch eine im Einzelfall mehrere Zentimeter lange asymmetrische Infiltrationen in die Umgebung aus, mit Ausläufern, die teils nur wenige Zelllagen breit sind.

Ratner et al [12] haben mittels der Mohs-Technik (3D-Histologie im Kryostatverfahren) den klinischen Durchmesser mit dem histologisch festgestellten Durchmesser bei 58 DFSP's verglichen. Die Primärtumoren hatten einen makroskopischen Durchmesser von 3–300 mm, wohingegen die mikroskopisch festgestellte Größe 10–400 mm betrug. Bei einem Exzisionsabstand von 20 mm würden nur 40% aller Tumoren im Gesunden entfernt. Selbst ein Abstand von 100 mm würde nicht die vollständige Entfernung garantieren.

An der Universitäts-Hautklinik Tübingen wurde ebenfalls dieser Unterschied von makroskopischer und mikroskopischer Ausbreitung an 86 DFSP's untersucht und der durchschnittlich benötigte Exzisionsabstand mit Minimum und Maximum ermittelt. Zu Grunde gelegt wurde die 3D-Histologie im Paraffinschnittverfahren. Die Tübinger Untersuchung zeigt ebenfalls einen erhebliche Unterschied von makroskopischer Größe (Median 48 mm (±SD 37 mm)) und mikroskopischer Größe (Median 68 mm (±SD 40 mm)). Der mittlere Abstand bis zur kompletten Exzision der Tumoren betrug 19 mm (±SD11 mm) Minimum – Maximum 5–70 mm.

Wie man leicht erkennen kann sind die Werte erheblich niedriger als in der Untersuchung von Ratner et al. [12].

Weiter zeigt unsere prospektive Untersuchung bei 70 DFSP's über einen Zeitraum von 10 Jahren mit einem Median von 60 Monaten mit nur einem nach 5,5 Jahren aufgetretenen Rezidiv eines Primärtumors eine niedrige Rezidivrate. Dies auf dem Hintergrund, dass 27% dieser 70 DFSP auswärts vorbehandelt mit Rezidiven zu uns gekommen waren. Man kann daraus ableiten, dass auch Rezidive des DFSP bei adäquater Therapie heilbar sind.

Im Untersuchungszeitraum trat keine Metastasierung auf. Die lokale Therapie hat also absolute Priorität.

Untersuchungsmethoden präoperativ und histologisch

Als präoperative technische Untersuchung zur Planung der Operation ist allein das MRT nützlich. Es bleibt aber Sonderfällen vorbehalten bei denen klinisch eine sehr tiefe Infiltration vermutet wird, zum Beispiel bei Mehrfachrezidiven. Allerdings kann das MRT die subklinischen Tumorausläufer nicht darstellen, sondern nur die Haupttumormasse. Eine Metastasierung ist extrem selten und nur bei sarkoma-

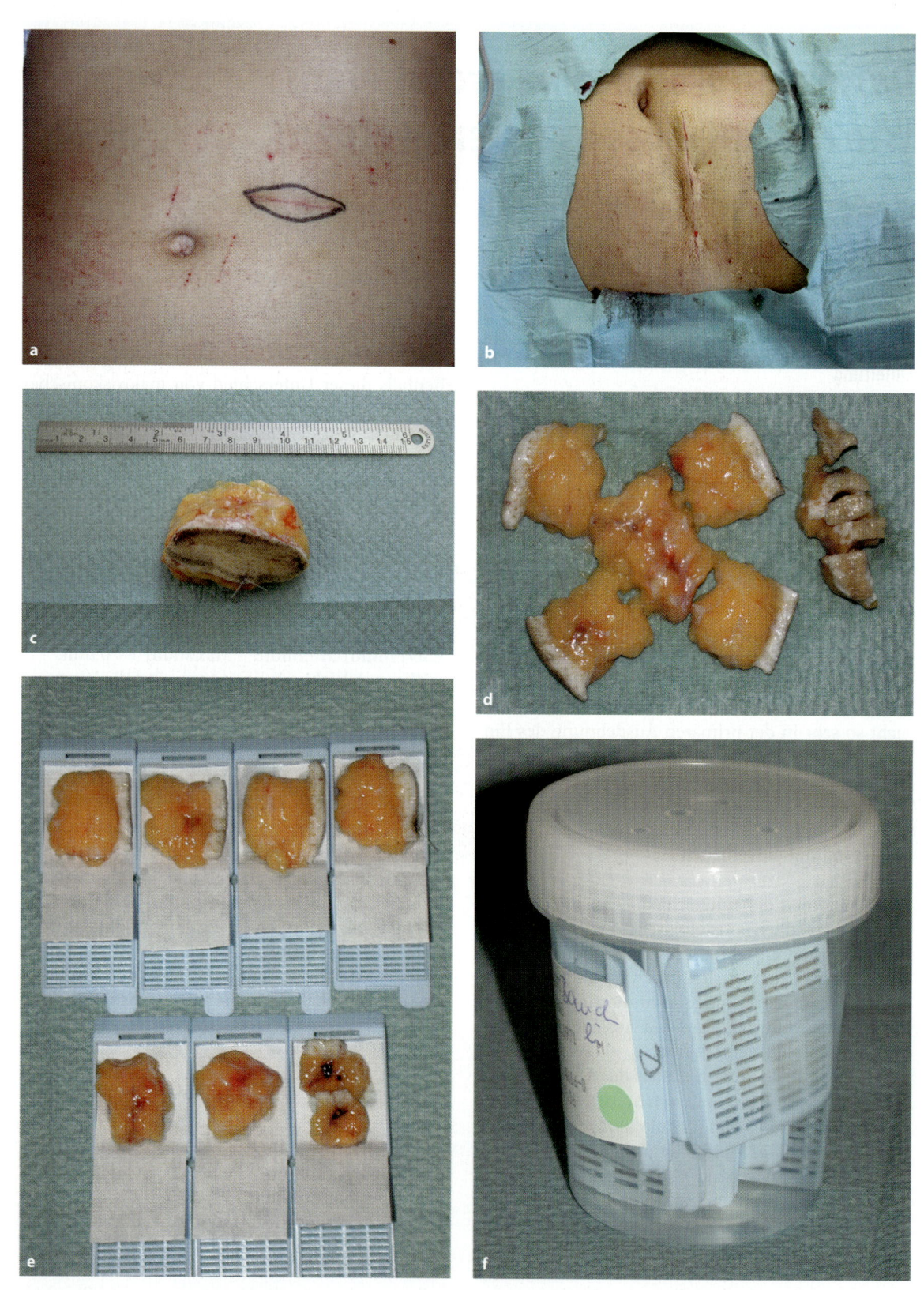

Abb. 1a–g. Nachoperation eines subtotal exzisidierten DFSP am Bauch eines 43-jährigen Patienten

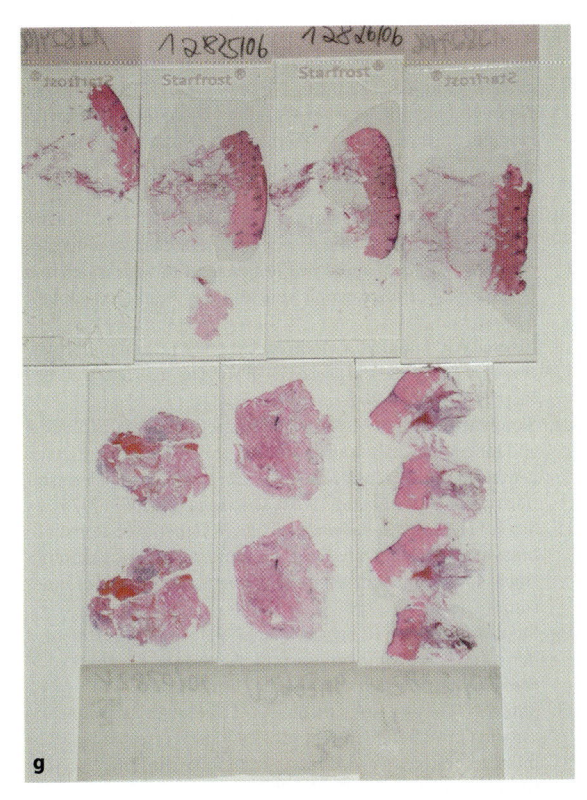

Abb. 1g.

töser Entartung zu erwarten [6, 8–10], so dass in aller Regel nur die regionären Lymphknoten zu untersuchen sind.

Nach den Daten der Literatur sind lokale extreme Resektionsabstände nicht entscheidend für eine Rezidivfreiheit, sondern die Art der histologischen Untersuchung. Eine konventionelle Querschnittsuntersuchung ist nicht ausreichend. Prinzipiell sind alle Techniken, die den Schnittrand des Exzidates komplett histologisch darstellen (3D-Histolgie) geeignet. Kryostatschnitte sind bei der erheblichen Größe der Exzidate extrem aufwändig. Zudem sind sie von der Schnittqualität nicht ausreichend. Das Paraffinschnittverfahren ist dagegen deutlich weniger aufwändig und hat eine deutlich bessere Schnittqualität (Abb. 1). Allerdings ist der Aufwand auch hier bei sehr großen Exzidaten erheblich. Man kann das Routineverfahren der Paraffinisierung beschleunigen durch eine zwei Stunden lange Schnellfixierung in 60° C heißer Formalinlösung. Günstig wirkt sich bei sehr fettreichen Randschnitten eine längere Phase der Entwässerung durch hochprozentigen Alkohol im Automaten aus. Damit können nach 20 beziehungsweise im letzteren Fall nach 44 Stunden die Schnitte vorliegen. Diese hoch sensitive Untersuchung erlaubt den Exzisionsabstand drastisch zu verringern.

Wie radikal muss exzidiert werden?

In der Regel sollte man bei 10 mm beginnen, dabei aber darauf achten, dass sich die Schnittführung auf jeden Fall außerhalb von Narben einer vorangegangenen Operation befindet. Anschnitte von Narben sind manchmal nur schwer von Anteilen eines DFSP zu unterscheiden. In besonderen Lokalisationen, bei denen Haut gespart werden soll, genügen auch primär 5 mm Exzisionsabstand. Wichtig sind eine topografische Markierung am besten bei 12 Uhr und eine systematische Aufarbeitung. Gegebenenfalls sind auch Skizzen hilfreich. Die weiteren Abstände ergeben sich aus dem histologischen Befund der Randschnitte. Wenn viele Tumoranteile gefunden werden wird er größer sein, als wenn es nur ein kleiner Ausläufer ist. Immer ist die Nachoperation topografisch exakt an den tumorpositiven Schnitträndern durchzuführen.

Die primäre Schnitttiefe sollte bis zur Faszie reichen, bei präoperativ klinisch beziehungsweise technisch oder intraoperativ festgestellter tiefer Infiltration jedoch mit Faszie und oder Muskulatur.

Reoperationen sind bis zum Nachweis tumorfreier Schnittränder am Rand und in der Tiefe notwendig. Im Bedarfsfall kann eine CD 34 Immunhistologie benutzt werden, wenn nicht zweifelsfrei im Hämatoxylin-Eosin-Schnitt die richtige Diagnose gestellt werden kann.

Zusammenfassung

Die operative Therapie erzielt mit einer kompletten Histologie der dreidimensionalen Schnittränder (3D-Histologie) eine hohe Heilungsrate nahe 100 %. Die hohe Sensitivität der 3D-Histologie erlaubt die Reduktion der Exzisionsabstände auf 5–10 mm. Ausgedehnte Exzisionsabstände ohne 3D-Histologie sind nicht mehr zu verantworten. Konservative Behandlungsansätze mit einem Tyrokinase Inhibitor (Glivec®) [14, 15] machen bei dieser Datenlage allenfalls bei wirklich nicht mehr RO (mikroskopisch im Gesunden) resezierbaren Tumoren einen Sinn.

Literatur

1. Ah-Weng A, Marsden JR, Sanders DS, Waters R (2002) Dermatofibrosarcoma protuberans treated by micrographic surgery. Br J Cancer 87: 1386–1389
2. Breuninger H, Thaller A, Schippert W (1994) Die subklinische Ausbreitung des Dermatofibrosarcoma protuberans (DFSP) und daraus resultierende Behandlungsmodalitäten. Hautarzt 45: 541–545
3. Caetano M, et al. (2003) Dermatofibrosarcoma protuberans, review of 16 cases. Skin Cancer 18: 21–28
4. Chang CK, Jacobs IA, Salti GI (2004) Outcomes of surgery for dermatofibrosarcoma protuberans. Eur J Surg Oncol 30: 341–345
5. Gloster HM, Harris KR, Roenigk RK (1996) A comparison between Mohs micrographic surgery and wide surgical excision for the treatment of dermatofibrosarcoma protuberans. J Am Acad Dermatol 35: 82–87
6. Goldblum JR, Reith JD, Weiss SW (2000) Sarcomas arising in dermatofibrosarcoma protuberans: A reappraisal of biologic behaviour in eighteen cases treated by wide local excision with extended clinical follow up. Am J Surg Pathol 24: 1125–1130
7. Hafner J, Schütz K, Morgenthaler W, et al (1999) Micrographic surgery (slow Mohs) in cutaneous sarcomas. Dermatology 198: 37–43
8. Lal P, Sharma R, Mohan H, Sekhon MS (1999) Dermatofibrosarcoma protuberans metastasizing to lymph nodes: a case report and review of literature. J Surg Oncol 2: 178–180
9. Mentzel T, Beham A, Katenkamp D, et al (1998) Fibrosarcomatous („high-grade") dermatofibrosarcoma protuberans: clinicopathologic and immunohistochemical study of a series of 41 cases with emphasis on prognostic significance. Am J Surg Pathol 22: 576–587
10. Minter RM, Reith JD, Hochwald SN (2003) Metastatic potential of dermatofibrosarcoma protuberans with fibrosarcomatous change. J Surg Oncol 82: 201–208
11. Nouri K, Lodha R, Jimenez G, Robins P (2002) Mohs micrographic surgery for dermatofibrosarcoma protuberans: University of Miami and NYU experience. Dermatol Surg 28: 1060–1064
12. Ratner D, Thomas CO, Johnson TM, et al. (1997) Mohs micrographic surgery for the treatment of dermatofibrosarcoma protuberans: results of a multiinstitutional series with an analysis of the extent of microscopic spread. J Am Acad Dermatol 37: 600–613
13. Rowsell AR, Poole MD, Godfrey AM (1986) Dermatofibrosarcoma protuberans: the problems of surgical management. Br J Plast Surg 39: 262–264
14. Simon MP, Navarro M, Roux D, Pouyssegur J (2001) Structural and functional analysis of a chimeric protein COL1A1-PDGFB generated by the translocation t(17;22)(q22;q13.1) in dermatofibrosarcoma protuberans (DP). Oncogene 20: 2965–2975
15. Sirvent N, Maire G, Pedeutour F (2003) Genetics of dermatofibrosarcoma protuberans family of tumors: From ring chromosomes to tyrosine kinase inhibitor treatment. Genes Chromosomes Cancer 37: 1–19
16. Smola MG, Soyer HP, Scharnagl E (1991) Surgical treatment of dermatofibrosarcoma protuberans. A retrospective study of 20 cases with review of literature. Eur J Surg Oncol 17: 447–453
17. Snow SN, Gordon EM, Larson PO, et al. (2004) Dermatofibrosarcoma protuberans: a report of 29 patients treated by Mohs micrographic surgery with long-term follow-up and review of the literature. Cancer 101: 28–38
18. Vandeweyer E, De Saint A, Gebhart M (2002) Dermatofibrosarcoma protuberans: how wide is wide in surgical excision? Acta Chir Belg 102: 455–458

Operative Therapie in Problemlokalisationen

Günther Sebastian

Einleitung

Die Thematik stellt eine Gemengelage aus Operation, Lokalisation und Problemlokalisation dar.

Während Operation und Lokalisation klar definierte Begriffe mit den entsprechenden Inhalten sind, finden sich in der Leitliteratur zur rekonstruktiven und korrektiven Chirurgie sowie Dermatochirurgie Anleitungen zum operativen Vorgehen in den unterschiedlichsten Lokalisationen, aber nicht der Begriff der Problemlokalisation [5, 8, 16, 18, 20, 21, 29, 31, 32].

Dabei ist bekannt, dass am Integument lokalisationsspezifische ästhetische und funktionelle Einheiten existieren, die besondere operative Kenntnisse und Fertigkeiten voraussetzen, um eine sichere Heilung, eine ungestörte Funktion und eine ansprechende Ästhetik zu erreichen.

Wann sprechen wir von Problemlokalisationen?

Diese funktionell-ästhetischen Einheiten entsprechen am ehesten den Problemlokalisationen. Im Gesicht sind es die Nasen-, Lid- und Lippenregion, an den Extremitäten die Hand-Finger-Nagelregion. Die Genito-Analregion darf ebenfalls als Problemlokalisation gelten.

Der Begriff Problemlokalisation definiert sich allerdings nicht allein über funktionell-ästhetische Einheiten. Um hier ein optimales Behandlungsergebnis (eine *Cicatrix optima*), gekennzeichnet von Radikalität, optimaler Funktion und Ästhetik zu erreichen, gehen in die Definition Problemlokalisation und die therapeutische Entscheidungsfindung vier Charakteristika ein:

- Erkrankungscharakteristik
- Lokalisationscharakteristik
- Defektcharakteristik und
- Wundverschlusscharakteristik

Erkrankungscharakteristik

Sie berücksichtigt einerseits benigne Neu- und Fehlbildungen, andererseits die spezifischen Maßnahmen bei malignen Neubildungen der Haut. Ausschließlich der Dermatologe kann aus dem komplexen klinischen Bild über die Notwendigkeit einer mikrographisch kontrollierten, chirurgischen Aufarbeitung des Tumors entscheiden sowie verbindliche prognostische Aussagen bei malignen Hauttumoren machen [2].

Lokalisationscharakteristik

Sie beinhaltet nicht nur Kenntnisse der topographischen Anatomie mit den relaxed skin tension lines (RSTL), sondern berücksichtigt die altersabhängige Durchblutung ebenso wie die Plastizität und Elastizität der Haut in der speziellen Lokalisation [1, 5, 6].

Defektcharakteristik

Die Defektcharakteristika (Tabelle 1) prägen die Wahl des Wundverschlusses. Während bei einem avitalen Wundgrund Transplantate kontraindiziert sind und der Wundverschluss entsprechende Lappenplastiken erfordert, können umschriebene perforierende Defekte, beispielsweise an der Nase, durchaus aufgeschoben versorgt werden (Abb. 1a, b). Bei perforierenden Lippendefekten ist im Gegensatz dazu eine Sofortrekonstruktion notwendig (Abb. 2).

Tabelle 1. Defektcharakteristika

Nichtperforierende Defekte	Perforierende Defekte
Vitaler Wundgrund	Sofortrekonstruktion
Avitaler Wundgrund	Aufgeschobene Rekonstruktion

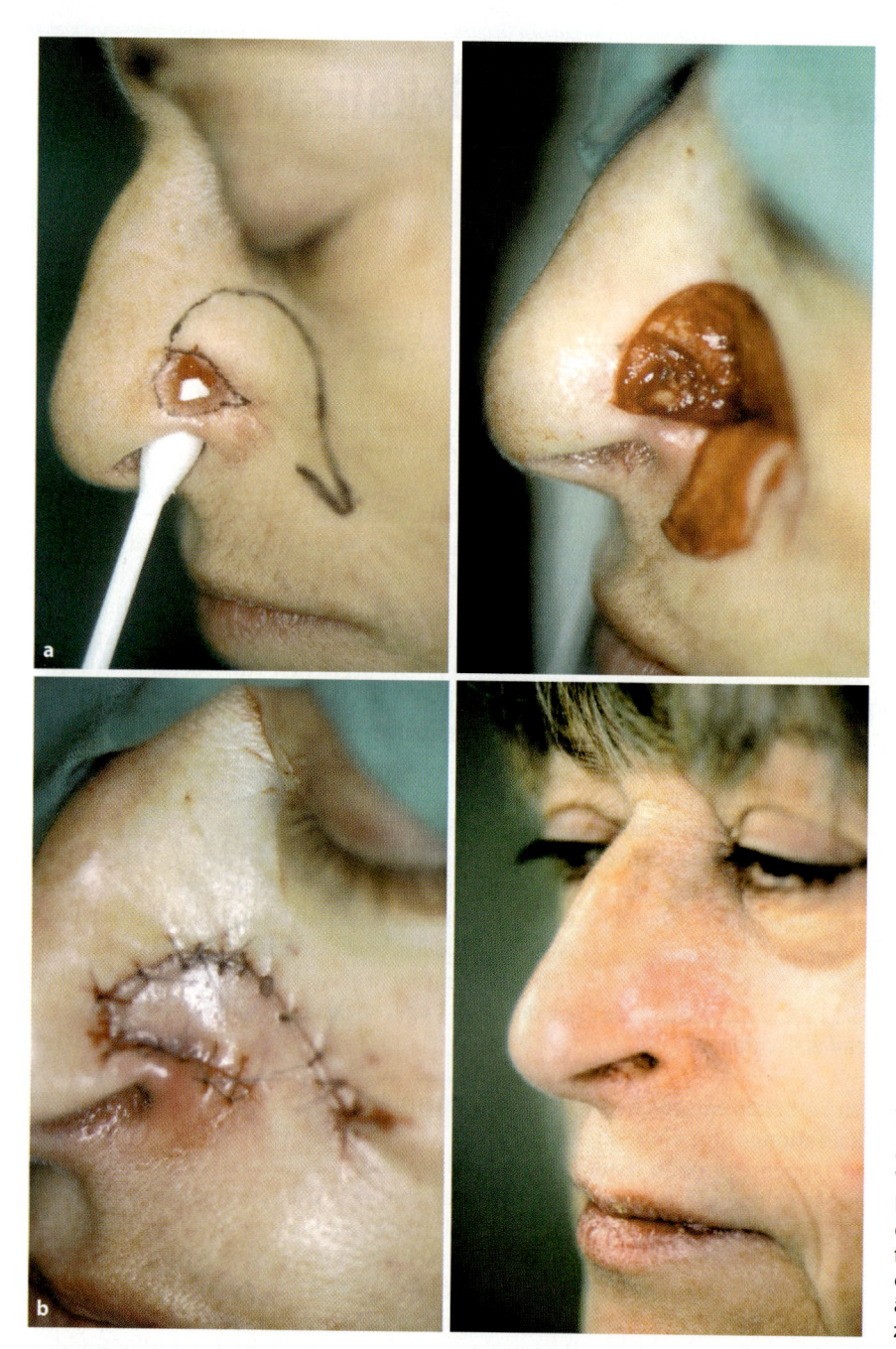

Abb. 1. a Perforierender Nasendefekt nach Resektion eines Basalzellkarzinoms. Wundverschluss durch Einklappen von Haut aus der direkten Defektumgebung für die Naseninnenauskleidung. b Rotationslappen als äußere Abdeckung. Zustand zwei Jahre postoperativ

Wundverschlusscharakteristik

Der vierte Faktor, der die Definition einer Problemlokalisation mitbestimmt, ist die zu wählende Wundverschlusstechnik. Nur bei einer Einheit entsprechender theoretischer Kenntnisse, operativer Fertigkeiten und Erfahrungen wird der optimale, an die Lokalisation angepasste, Wundverschluss garantiert.

Dafür bilden die qualifizierte, operative, dermatochirurgische Weiter- und Fortbildung die Grundlagen [24, 30].

Problemlokalisation Nase

An der Nase muss bei umschriebenen, nichtperforierenden Tumoreingriffen nicht in jedem Fall der De-

Operative Therapie in Problemlokalisationen

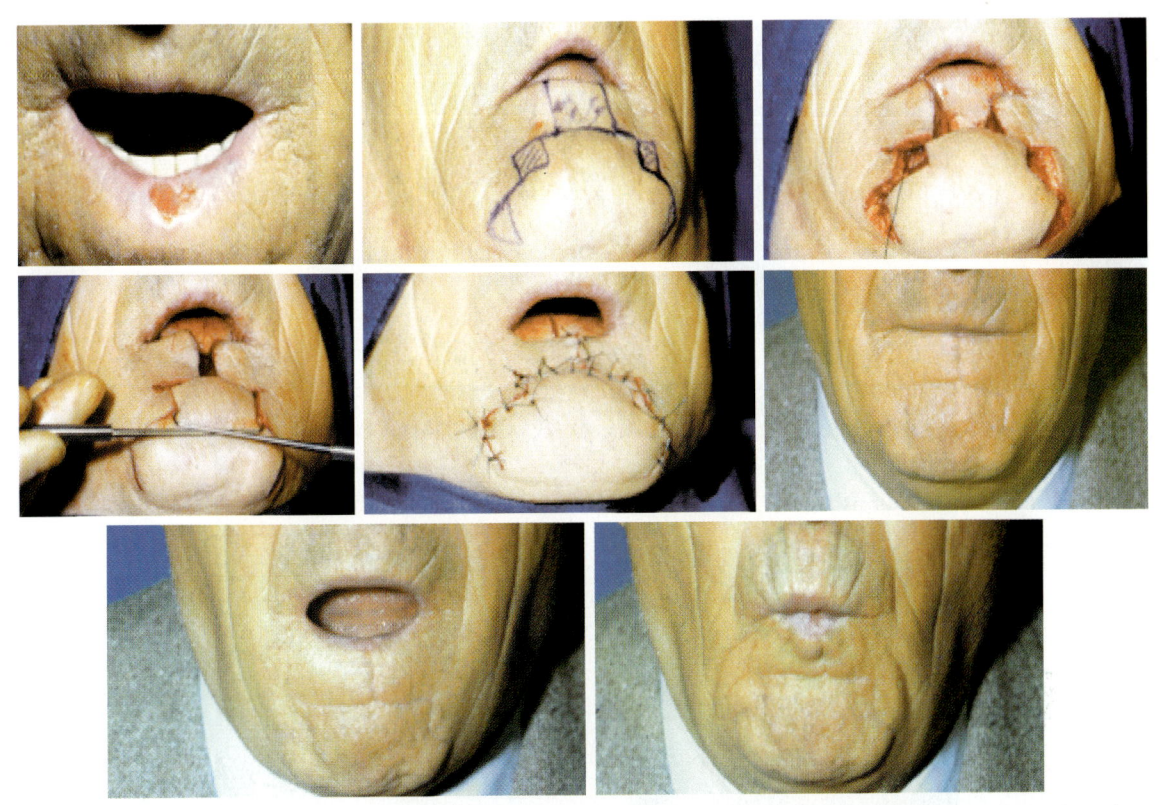

Abb. 2. Perforierender Unterlippendefekt nach Exzision eines Plattenepithelkarzinoms. Sofortrekonstruktion mittels doppelseitiger Treppenplastik

fektverschluss erzwungen werden. Für eine Sekundärheilung (*Laissez-faire*) eignen sich besonders die konkaven Nasenanteile (Abbildung 3) [25]. Kontraindiziert ist die Sekundärheilung bei Defekten mit freiliegenden Knorpel- oder Knochenstrukturen. Hier sind (kombinierte) Lappenplastiken sinnvoll, die wie in Abbildung 4 auch nachkorrigiert werden müssen. Regionale Lappen, wie Stirnlappen unterschiedlicher Ausdehnung und mit Knorpelunterfütterung zur Stabilisierung der Nasenflügel sind bei großen perforierenden Nasendefekten unumgänglich. Sie sind zeitaufwändig, da die Rekonstruktion mehrzeitig erfolgt [5, 29, 31, 32].

Problemlokalisation Augenlider

Im Lidbereich können bei erhaltener Lidkante Vollhauttransplantate sinnvoll sein (Abb. 5). Hervorragend geeignet sind lokale Lappenplastiken unter Verwendung von Transpositionslappen aus dem Oberlidbereich (Abb. 6). Bewährt hat sich die Kryochirurgie zur Behandlung von Basalzellkarzinomen der Lider. Sie bedarf allerdings des intensiven Einsatzes von

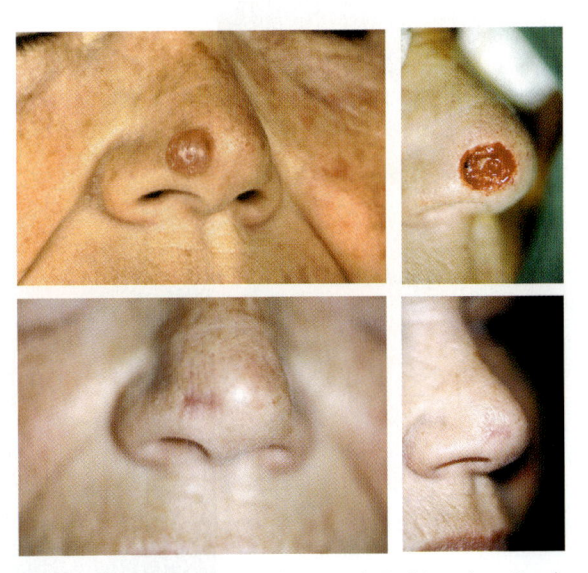

Abb. 3. Sekundäre Wundheilung nach Exzision eines Basalzellkarzinoms innerhalb von vier Wochen

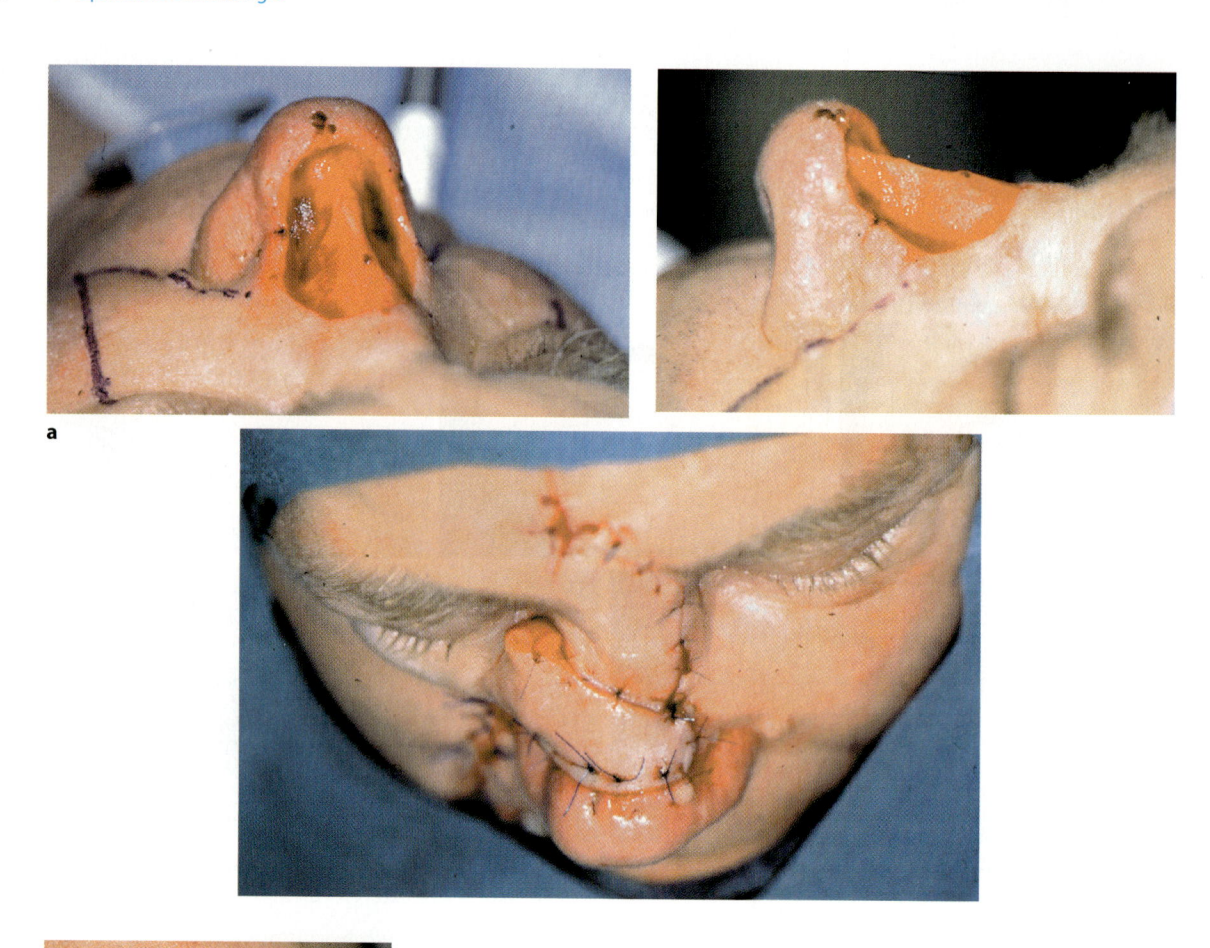

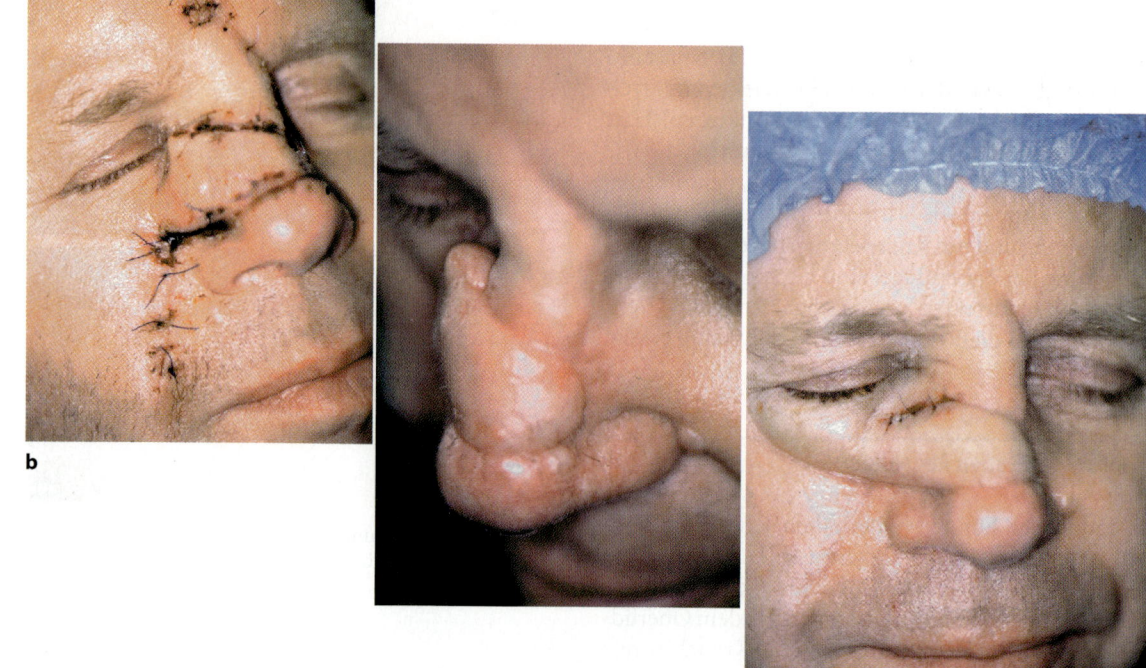

Abb. 4. a Defekt nach Basalzellkarzinomresektion (MKC) mit freiliegendem Knochen. Kombinierte Lappenplastik. **b** Aufgeschobene Lappenkorrektur.

Abb. 4. c Zwei Jahre postoperativ

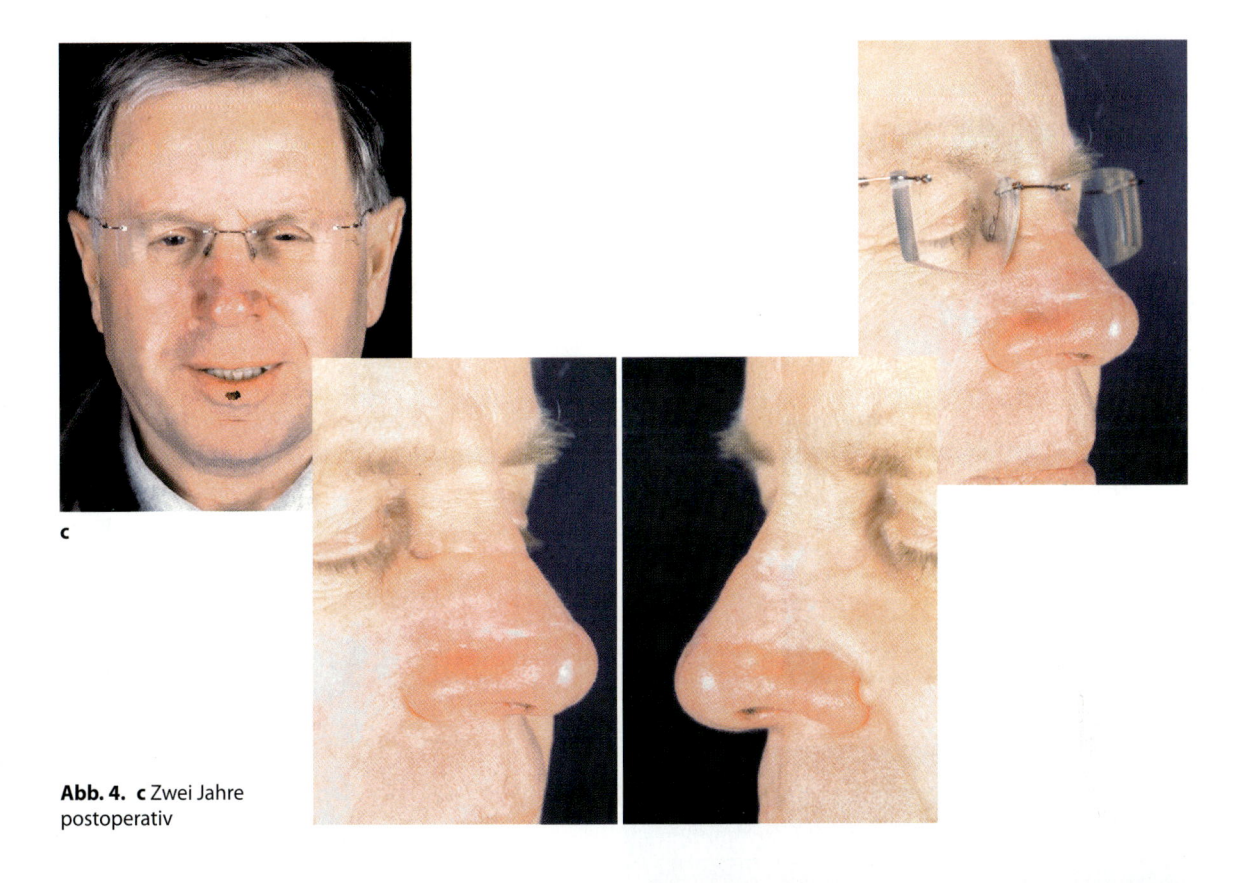

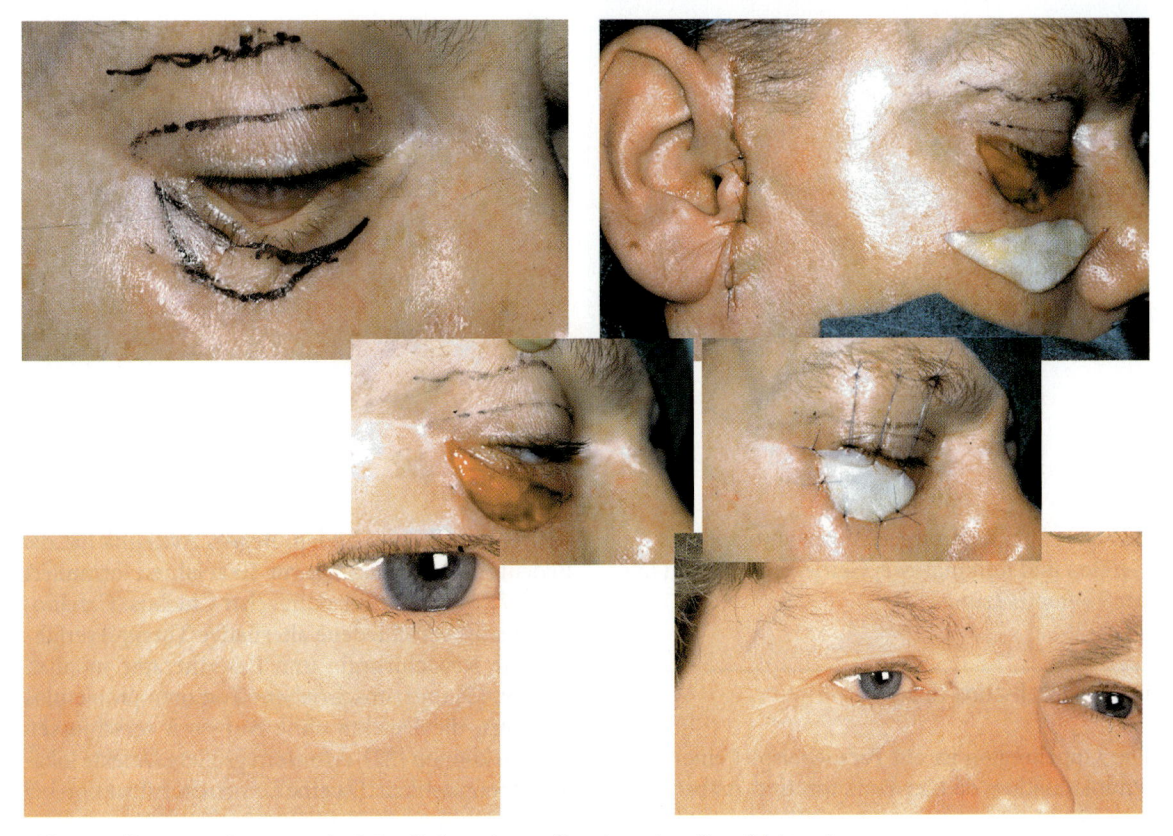

Abb. 5. Vollhauttransplantat aus der Präaurikularregion zur Korrektur eines Unterlidektropiums

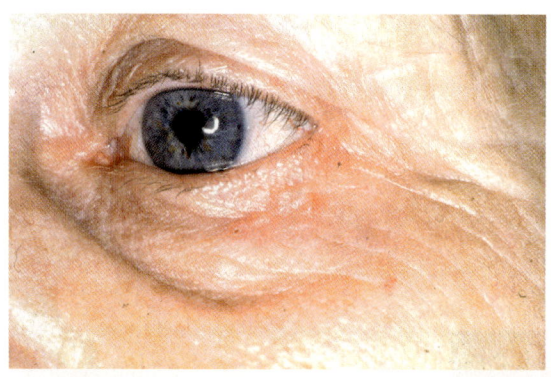

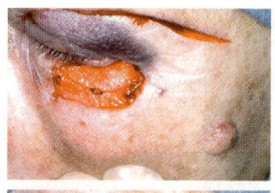

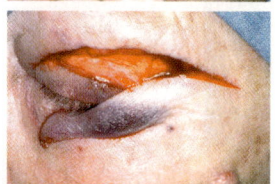

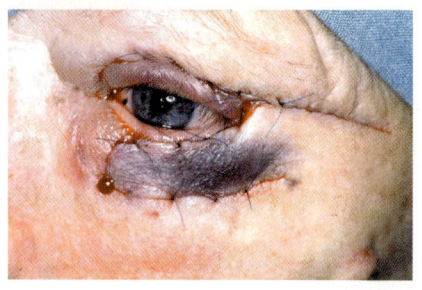

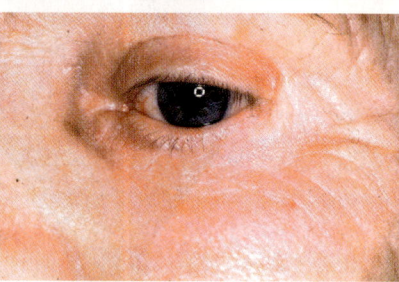

Abb. 6. Exzision eines Basalzellkarzinoms im lateralen Unterlidbereich links. Defektverschluss mit einem Transpositionslappen aus dem Oberlid. Zwei Jahre postoperativ

"DIE LIPPEN WURDEN GESCHAFFEN, UM DEN MUND UND DIE ZÄHNE ZU BEDECKEN, ZUR SCHÖNHEIT, UM SPEICHEL ZURÜCKZUHALTEN UND ZUR HILFE FÜR DEN MENSCHEN, UM DIE SPRACHE ZU BILDEN."

AVICENNA (980 – 1037)

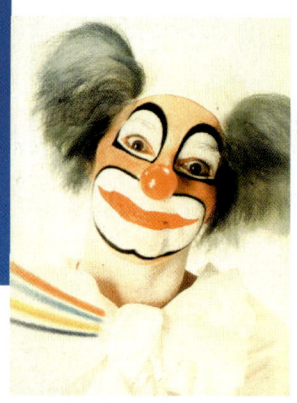

Abb. 7. Avicennas Aussage zur Bedeutung der Lippen

flüssigem Stickstoff mit geeigneten kryochirurgischen Geräten und minimal zwei Gefrier-Tau-Zyklen in einer Therapiesitzung [14].

Problemlokalisation Lippen

Die Lippenregion ist ein Paradebeispiel einer Problemlokalisation, da hier Funktion und Ästhetik eine notwendige Einheit bilden. Bereits Avicenna hat die Bedeutung dieser Einheit vor 1000 Jahren formuliert (Abb. 7). Während bei aktinischer Cheilitis (Carcinoma in situ) verschiedene alternative Therapieverfahren wie Kryochirurgie und Lasertherapie möglich sind [9, 13] und umschriebene Tumoren problemlos exzidiert, die Defekte ohne Aufwand verschlossen werden können [22], erfordern größere Defekte lokale Lappenplastiken. Da eine Sofortrekonstruktion bei

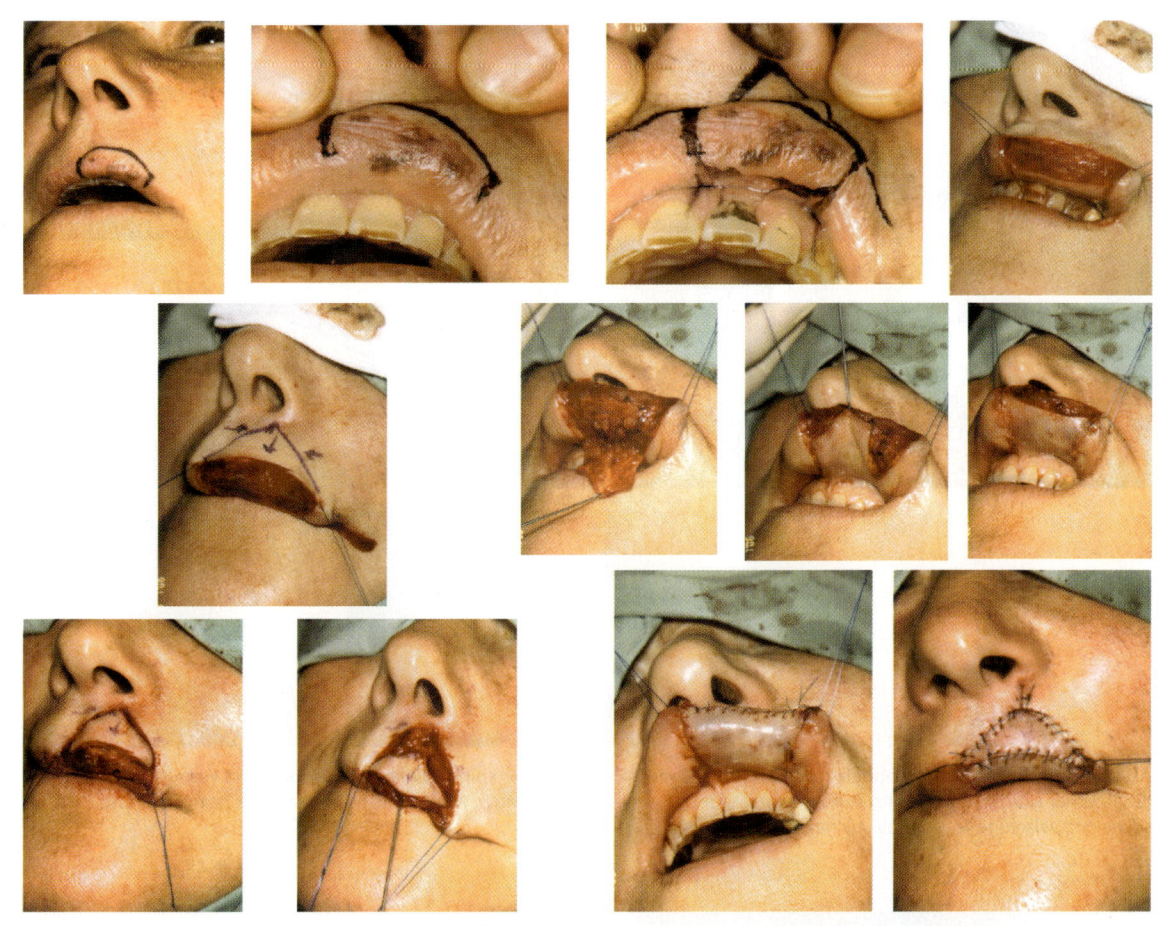

Abb. 8. Melanoma in situ der Oberlippenhaut mit Übergreifen auf das Lippenrot. Defektverschluss mittels subkutan gestielten Insellappen aus der Oberlippenhaut und Schleimhautverschiebelappen zur Bildung von neuem Lippenrot

durchgehenden (perforierenden) Defekten geboten ist, sind unabhängig von mikrographisch kontrollierten Randschnittkontrollen primär größere seitliche Sicherheitsabstände bei malignen Tumoren erforderlich. Bei großen Lippenrotdefekten oder kastenförmigen Lippendefekten von mehr als einem Drittel der entsprechenden Lippenlänge wird eine Wiederherstellung der Ringmuskulatur, eine ausreichende Mundöffnung und eine genügend große Lippenhöhe durch die Kombination von lokalen Lappenplastiken gesichert (Abb. 8, 9) [7, 15, 23]. Lokale Lappenplastiken können überwiegend in Lokalanästhesie durchgeführt werden, die ästhetischen Ergebnisse sind ansprechend.

Problemlokalisation Hände, Finger und Nagelorgan

Um an den Händen und Fingern funktionserhaltend zu operieren und gute ästhetische Ergebnisse zu erreichen, ist nicht selten die Kombination von lokalen Lappenplastiken mit Hauttransplantaten notwendig [17, 27, 32]. Vor allem bei der noch wachsenden Kinderhand werden Vollhauttransplantate aus der Inguinalregion und/oder der Oberarminnenseite eingesetzt (Abb. 10, 11). Bei den gutartigen Neubildungen der Nagelregion ist die weitgehende Erhaltung des Nagels das Ziel, um eine optimale Funktion und eine gute Ästhetik zu garantieren (Abb. 12). Beim malignen Melanom der Nagelmatrix und des Nagelbettes wird unter Einsatz der mikrographisch kontrollierten Chirurgie (MKC) versucht, Finger- beziehungsweise Zehen-erhaltend zu operieren [3, 10, 11, 26].

Problemlokalisation Genito-Analregion

Abhängig von den vier vorgestellten Charakteristika kann die Genito-Analregion zur Problemlokalisation werden. Zur Problemlokalisation wird die Glans pe-

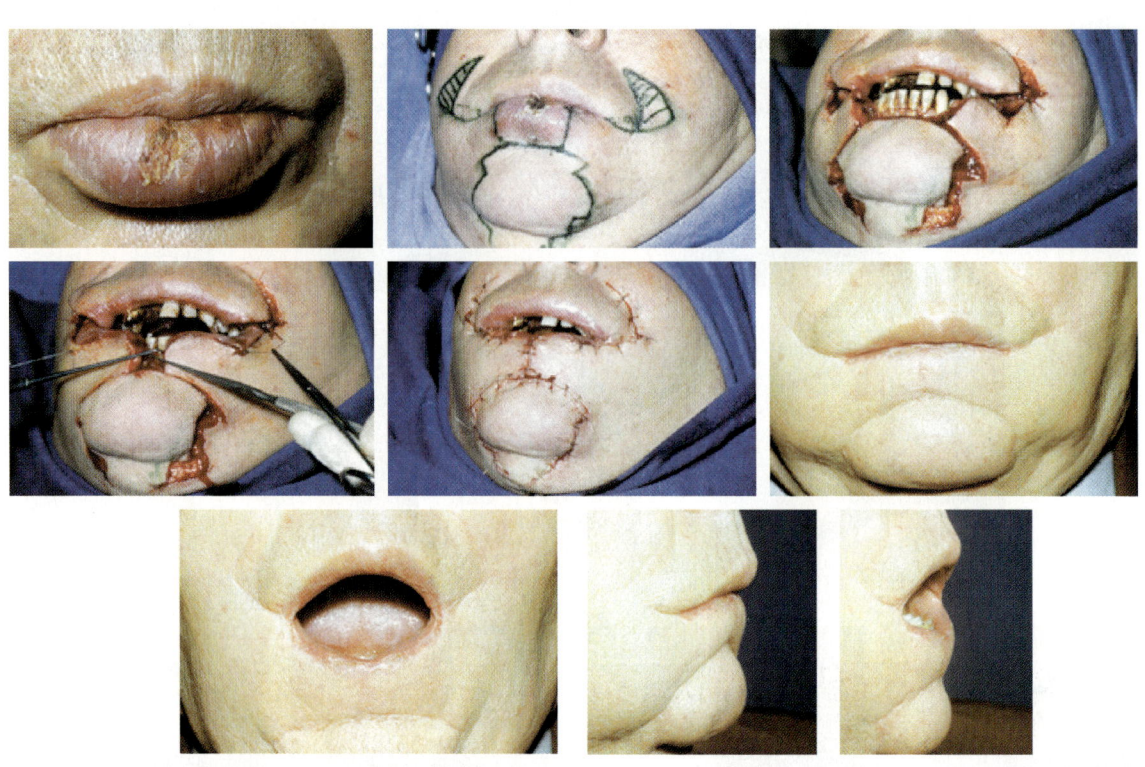

Abb. 9. Subtotaler Unterlippendefekt nach kastenförmiger Exzision eines spinozellulären Karzinoms und Vermillionektomie bei zusätzlicher aktinischer Cheilitis. Aufbau einer neuen Unterlippe durch Mundwinkelerweiterungsplastik nach Fries und Platz [7] sowie doppelseitige Treppenplastik nach Johanson et al. [15]

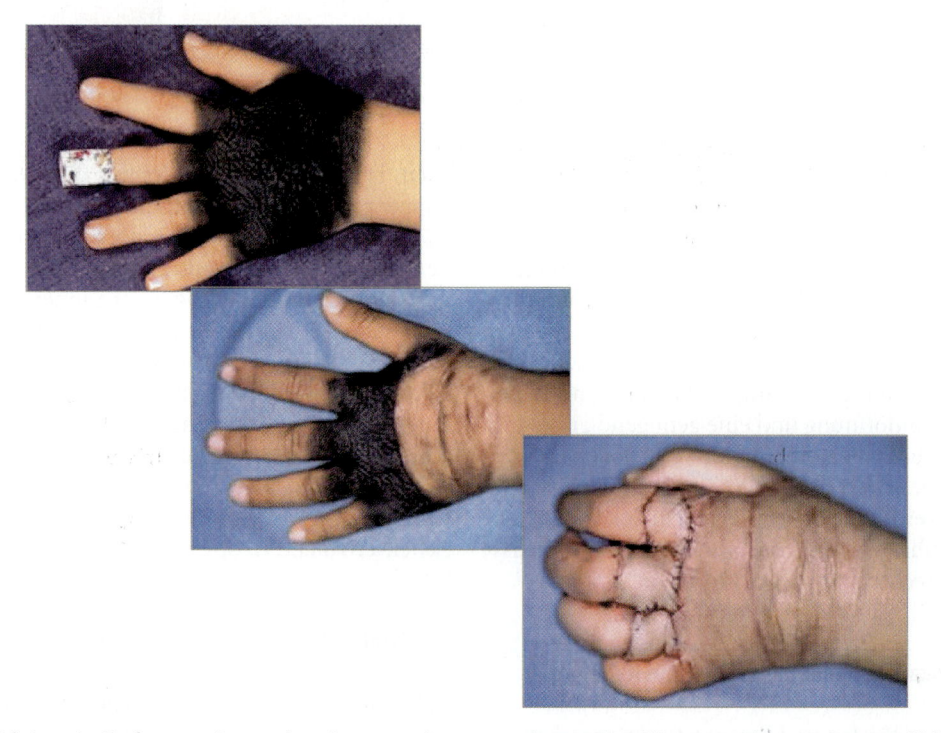

Abb. 10. Schrittweise Entfernung eines wulstartigen, angeborenen melanozytären Nävus unter Verwendung von Vollhauttransplantaten aus beiden Leisten und Oberarminnenseiten

Operative Therapie in Problemlokalisationen

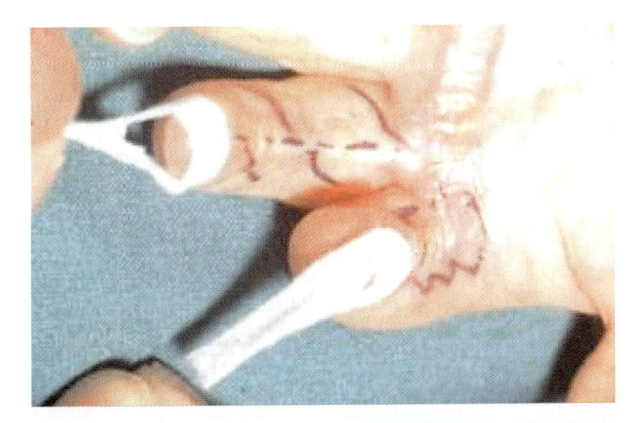

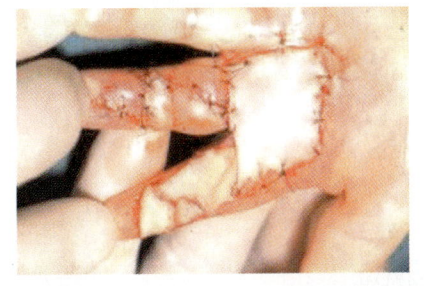

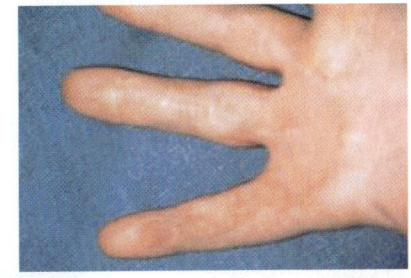

Abb. 11. Kombination einer Vollhauttransplantation mit einer lokalen Lappenplastik (Z-Plastik) zur Auflösung der Narbenkontrakturen

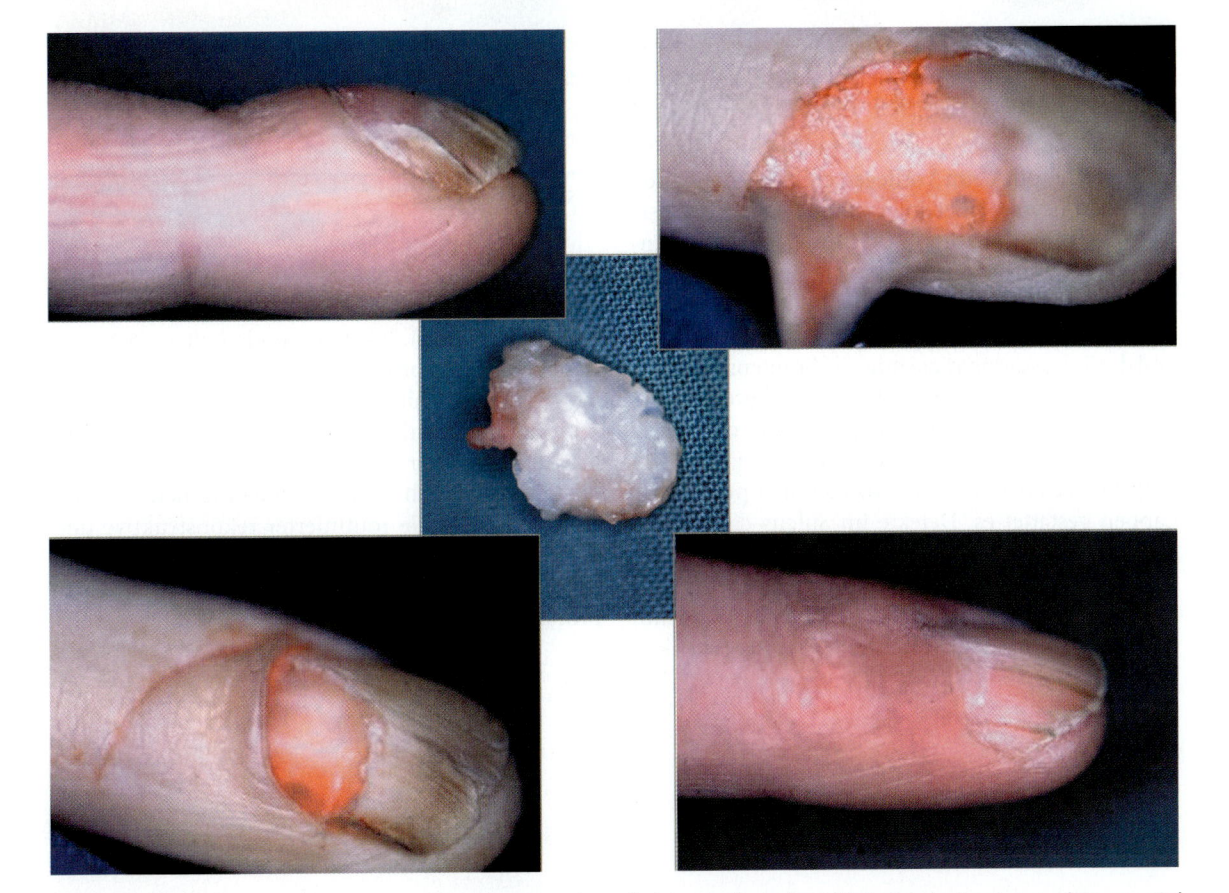

Abb. 12. Um das extraskelettale Chondrom im Nagelmatrixbereich sicher und nagelmatrixerhaltend präparieren zu können, wird nach bogenförmigem Schnitt ein Hautlappen über der Tumorregion präpariert und zurückgeklappt. Ausreichend gutes Nachwachsen der Nagelplatte

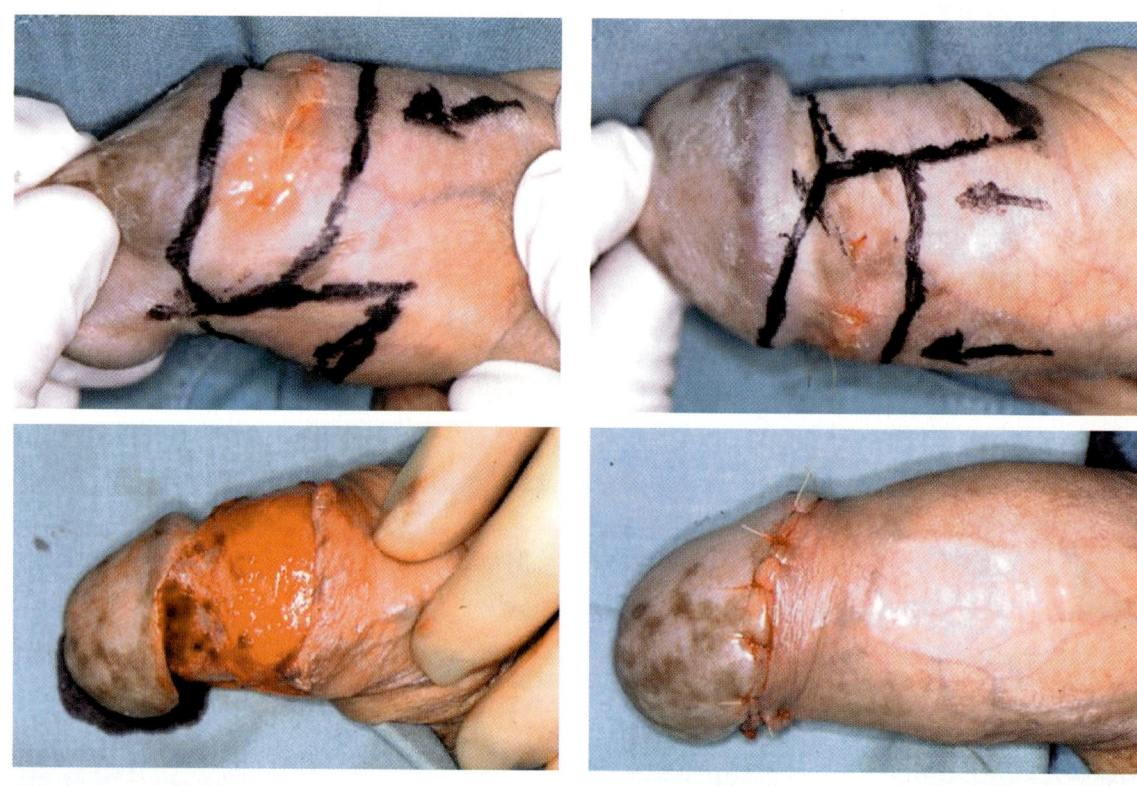

Abb. 13. Intraepitheliale Neoplasie (Morbus Queyrat) im Sulcus coronarius mit angezeichneten Exzisionsgrenzen und operativem Vorgehen (Happle-Lappen). Defekt und Wundverschluss

nis, zum Beispiel beim Vorliegen eines flächenhaften Morbus Queyrat, einer interaepithelialen Neoplasie [4, 19] oder eine die gesamte Genito-Analregion einbeziehende und bis zum Anus reichende Acne inversa [28]. Zwei Therapieverfahren sind bei der ausgedehnten intraepithelialen Neoplasie der Glans penis und des Sulcus coronarius sinnvoll, die intensive Kryochirurgie unter Tumorbedingungen mittels Kryo-Sprühverfahren (Spray-freezing) oder die von Happle 1972 inaugurierte Vorhautverschiebelappenplastik [12]. Der aus dem äußeren Vorhautblatt präparierte Lappen gestattet es, Defekte im Sulcus coronarius, aber auch der Glans penis zu rekonstruieren (Abb. 13). Abhängig vom Schweregrad der Acne inversa reicht die Therapie von der Sekundärheilung bis zum Einsatz verschiedener Rekonstruktionstechniken (Abb. 14).

Resümee

Die Wortfindung Problemlokalisation beruht auf der Konstellation verschiedener Faktoren, die durch die Erkrankung selbst, lokale Besonderheiten, dem entstehenden Exzisionsdefekt und der Wahl des jeweiligen Wundverschlusses charakterisiert sind. Als typische Problemlokalisationen gelten Nasen-, Augenlid-, Hand-Finger-Nagel- und Genito-Analregion, die jeweils für sich eine funktionell-ästhetische Einheit verkörpern. Je routinierter rekonstruktive und operativ korrektive Wiederherstellungsverfahren beherrscht werden, umso seltener wird der Begriff Problemlokalisation verwendet.

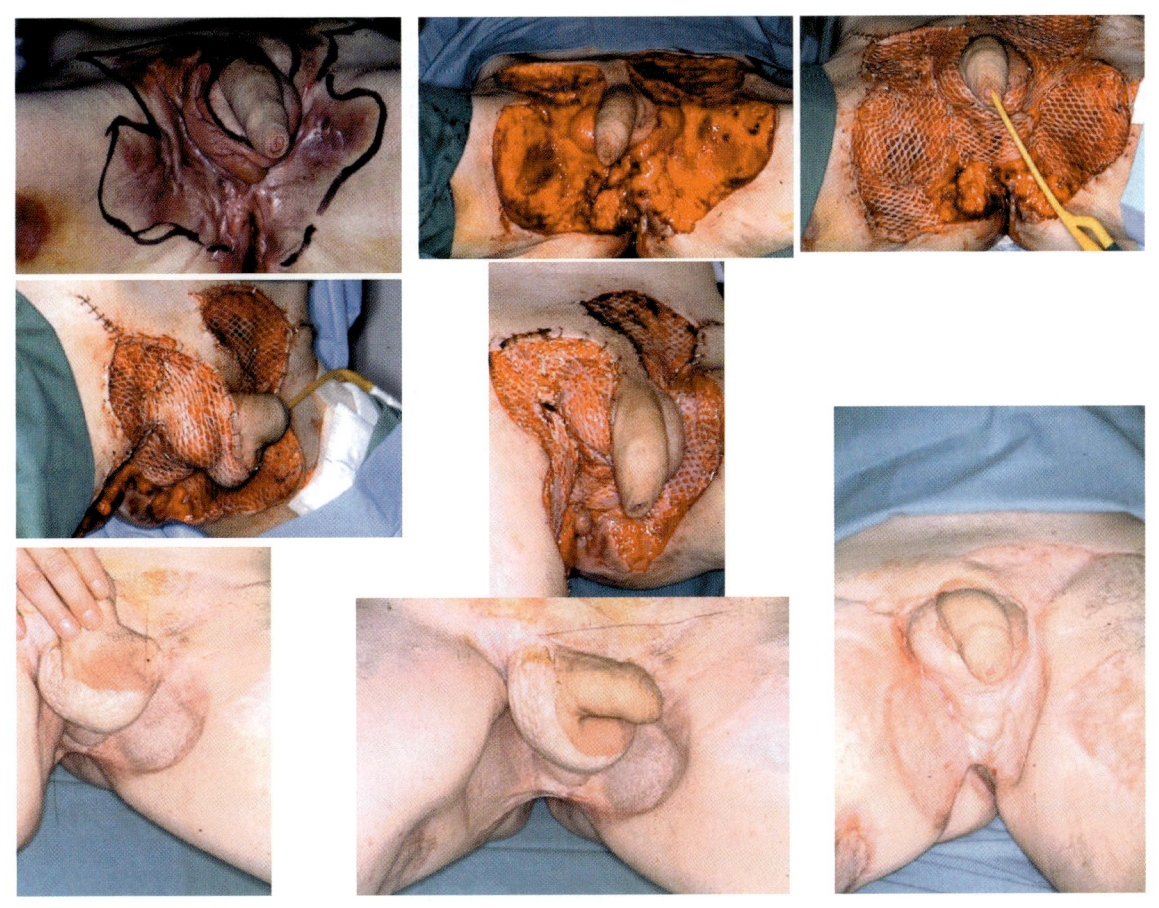

Abb. 14. Acne inversa unter Einbeziehung der Skrotalhaut. Totalexzision und Rekonstruktion mit gemeshter Spalthaut

Literatur

1. Borges AF (1973) Elective incisions and scar revision. Little Brown, Boston
2. Breuninger H, Schlagenhauff B, Stroebel W, et al. (1999) Patterns of local horizontal spread of melanomas. Consequences for surgery and histologic investigation. Am J Surg Pathol 23: 1493–1498
3. Dill-Müller D (2005) Operationen am Nagelorgan. In: Plewig G, Kaudewitz P, Sander CA (Hrsg) Fortschritte der praktischen Dermatologie und Venerologie 2004. Bd 19. Springer, Berlin, S 345–352
4. Dirschka T, Krahl D, Oster-Schmidt C (2006) Multifokale intraepitheliale Neoplasie-gezielte Therapie mit Imiquimod. JDDG 4: 559–562
5. Dzubow LM (1994) Facial flaps, biomechanics and regional application. Appleton & Lange, Norwalk
6. Fratila A (1999) Bedeutung ästhetischer Regionen für die Rekonstruktion von Tumorexzisionsdefekten – Leitstrukturen bei lokalen Lappenplastiken. In: Rompel R, Petres J (Hrsg) Fortschritte der operativen und onkologischen Dermatologie. Bd 15. Operative onkologische Dermatologie. Springer, Berlin, S 99–110
7. Fries R, Platz H (1975) Systematik der primären Rekonstruktion der Mundspalte nach Karzinomexstirpation. Acta Stomat Belg 72: 443–455
8. Gillies H, Millard DR (1957) The principles and art of plastic surgery. Butterworth, London
9. Hahn A, Ernst K, Hundeiker M (1990) Kryochirurgische Behandlung der Cheilitis abrasiva praecancerosa. Z Hautkr 65: 1044–1046
10. Haneke E, Mainusch O, Hilker O (1998) Subunguale Tumoren: Keratoakanthom, Neurofibrom, Nagelbett-Melanom. Z Dermatol 184: 86–102
11. Haneke E (2000) Benigne Nageltumoren. In: Koller J, Hintner H (Hrsg) Fortschritte der operativen und onkologischen Dermatologie. Bd 16. Krankheiten der Hautanhangsgebilde, Wund- und Narbenmanagement. Blackwell, Berlin, S 27–36
12. Happle R (1972) Zur operativen Behandlung des Morbus Bowen an der Glans penis. Hautarzt 23: 125–128
13. Hohenleutner S, Landthaler M, Hohenleutner U (1999) CO_2-Laservaporisation der Cheilitis actinica. Hautarzt 50: 562–565
14. Hundeiker M, Sebastian G, Bassukas ID, et al. (2005) Kryotherapie in der Dermatologie. JDDG 3: 1009–1015
15. Johanson B, Aspelund E, Breine U, Holmström H (1974) Surgical treatment of nontraumatic lower lip lesions with special reference to the step technique. Scand J Plast Reconstr Surg 8: 232–240
16. Kaufmann R, Podda M, Landes E (2005) Dermatologische Operationen. Farbatlas und Lehrbuch der Hautchirurgie. Thieme, Stuttgart

17. Koller J, Sebastian G (2004) Therapie pathologischer Narben (hypertrophe Narben und Keloide). JDDG 2: 308–312
18. Limberg AA (1967) Planimetrie und Stereometrie der Hautplastik. Fischer, Jena
19. Micali G, Innocenzi D, Nasca MR, et al. (1996) Squamous cell carcinoma of the penis. J Am Acad Dermatol 35: 432–451
20. Petres J, Rompel R (2006) Operative Dermatologie. Lehrbuch und Atlas. 2. Aufl. Springer, Berlin
21. Robinson JK, Hanke CW, Sengelmann RD, Siegel DM (2005) Surgery of the skin. Procedural dermatology. Elsevier Mosby, Philadelphia
22. Sebastian G (1991) Einfache Rekonstruktionsverfahren in der Tumorchirurgie der Lippen. Z Hautkr 66 (Suppl 3): 52–55
23. Sebastian G, Stein A (1997) Regional approaches of the reconstruction of the lip region. Facial Plastic Surg 13: 125–135
24. Sebastian G (2004) 30 Jahre operative Tätigkeit des Dermatologen – Rückblick, Umblick und Ausblick. Akt Dermatol 30: 400–406
25. Sebastian G, Herrmann A (2005) Sekundärheilung im Gesicht. Hautarzt 56: 423–429
26. Sebastian G, Stein A, Hackert I (2005) Subunguale Tumoren. In: Plewig G, Kaudewitz P, Sander CA (Hrsg) Fortschritte der praktischen Dermatologie und Venerologie 2004. Bd 19. Springer, Berlin, S 339–344
27. Sebastian G, Stein A, Hackert I (2006) Operative Therapie im Kindesalter. In: Traupe H, Hamm H (Hrsg) Pädiatrische Dermatologie. 2. Aufl. Springer, Heidelberg, S 727–741
28. Stein A, Sebastian G (2003) Acne inversa. Hautarzt 54: 173–185
29. Strauch B, Vasconez LO, Hall-Findlay EJ (1990) GRABB'S encyclopedia of flaps. Vol I Head and neck. Little Brown, Boston
30. Tilgen W, Sebastian G (2005) Operative Dermatologie. Hautarzt 56: 409–410
31. Weerda H (1999) Plastisch-rekonstruktive Chirurgie im Gesichtsbereich. Ein Kompendium für Problemlösungen. Thieme, Stuttgart
32. Zoltan J (1984) Atlas of skin repair. Akademiai Kiado, Budapest

Keloide und sonstige Narben: Therapiemöglichkeiten

Josef Koller

Narben sind das Ergebnis der Wundheilung tief dermaler und noch tiefer gelegener Hautdefekte. Ihr klinisches Erscheinungsbild variiert stark (Tabelle 1). Atrophe Narben, die unter dem Niveau der Umgebung liegen, unterscheiden sich von den raumfordernden Narben (hypertrophe Narbe und Keloid) nicht nur im Aussehen, sondern auch in der Pathogenese. Atrophe Aknenarben oder Narben nach Varizellen gehen häufig mit einer Zerstörung der elastischen Fasern einher.

Erkenntnisse der molekularen Mechanismen der terminalen Wundheilung und Narbenbildung zeigen ein komplexes Wechselspiel zwischen dermalen und epidermalen Zellen und der extrazellulären Matrix. Eine zentrale Rolle kommt dabei dem von verschiedenen Zellen abgegebenen Transforming growth factor-β (TGFβ) zu, welcher in 3 Isoformen TGFβ$_{1, 2, 3}$ vorkommt. TGFβ$_3$ kommt in embryonaler Haut vor und bewirkt eine narbenfreie Wundheilung. Humanes rekombinantes TGFβ$_3$ befindet sich bereits in klinischer Erprobung und scheint tatsächlich die Ausbildung von Narben nach Exzisionen vermindern zu können. Ein großes Problem vieler wissenschaftlicher Arbeiten über Narben ist eine über weite Bereiche fehlende nachvollziehbare Methodik in der Durchführung und Evaluierung, wodurch sich sowohl für die konservative als auch chirurgische Therapie mit ein und der selben therapeutischen Methode große Unterschiede ergeben. Auch gibt es zum Beispiel für die Narbenbehandlung mit Silikonauflagen nur eine Studie, bei der symmetrische Narben nach beidseitiger Brustoperation nur jeweils einseitig behandelt, die andere Seite aber nur beobachtet wurde. Interessanterweise war hier das Ergebnis der nicht silikonbehandelten Seite sogar besser.

Die Art der Narbe, ihr Aktivitätsstadium, das Ausmaß der funktionellen Einschränkung durch Kontrakturen und die subjektive Beeinträchtigung durch Schmerzen, Brennen und Jucken bestimmen den optimalen Zeitpunkt und die Sequenz des therapeutischen Vorgehens. Bei unkomplizierten hypertrophen Narben und bei Keloiden ist zunächst eine zuwartende oder konservative Therapie einer chirurgischen Behandlung vorzuziehen. Bei unter Zug stehenden Narbensträngen beziehungsweise Kontrakturen wäre hingegen eine konservative Therapie als primäre Maßnahme nur verlorene Zeit, weil man nicht nur empirisch sondern inzwischen auch auf molekularbiologischer Ebene nachvollziehbar weiß, dass chronische Zugkräfte in der Narbe zur permanenten Fibroblastenaktivierung mit Kollagenproduktion führen [7].

In derartigen Situationen kann nur die Auflösung des hypertrophen Narbenstranges zum Beispiel mit Z-Plastiken oder dem Einsetzen eines autologen Transplantates eine nachhaltige Besserung bewirken. Die Narbenbehandlung erfordert jedenfalls neben klinischer Erfahrung und Wissen um die Indikation der konservativen und chirurgischen Therapiemöglichkeiten auch eine gewisse Handfertigkeit nicht nur für den chirurgischen Teil, sondern auch für die zunächst einfach erscheinende intraläsionale Steroidtherapie, die noch immer die mit Abstand wichtigste und meist verwendete Technik der konservativen Narbentherapie ist.

Tabelle 1. Narbenarten

Hypertrophe Narben
Keloid
Atrophe Narben
Dehiszente Narben
Haarliniennarben

Atrophe Narben

Sie entstehen meist als Folge entzündlicher Haut- und Weichteilerkrankungen wie Akne, Furunkel oder

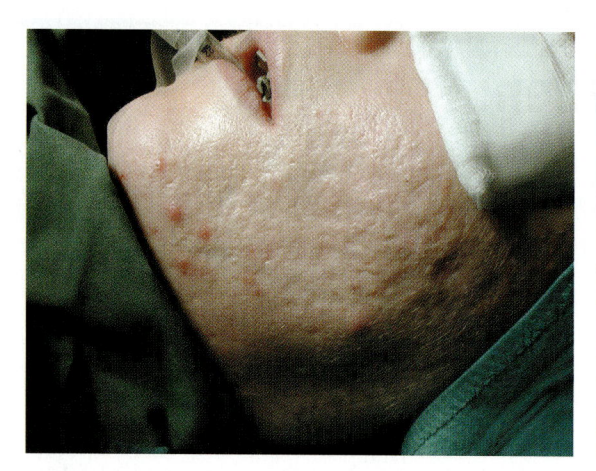

Abb. 1. Wabenförmige atrophe postinflammatorische Aknenarben

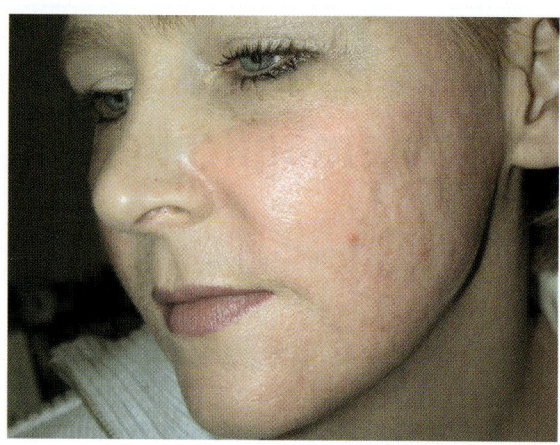

Abb. 3. Resterythem 4 Wochen nach Lasertherapie

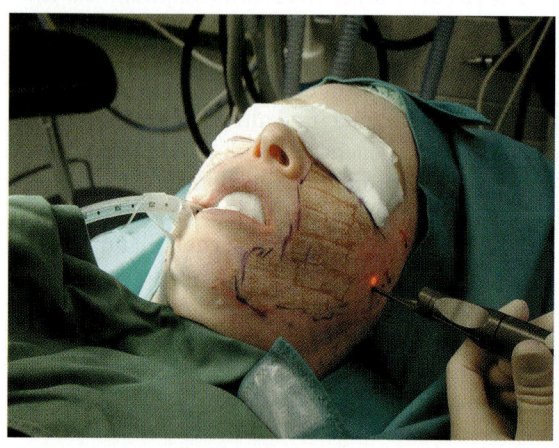

Abb. 2. Die betroffenen Areale werden zunächst mit dem CO_2-Laser und danach mit dem Erbium-YAG-Laser ablatiert

Varizellen. Sie können aber auch die Folge von Dehiszenz nach Hautexzisionen sein oder sich als Striae distensae durch Überdehnung, iatrogen oder endogen bei Morbus Cushing durch Cortisonismus entwickeln. Die Ursache für die postoperative Dehiszenz liegt in einer funktionellen Instabilität der Narbe, in der die ursprüngliche Zugfestigkeit und Belastbarkeit der Dermis erst viele Monate nach der Operation wieder annähernd den Ausgangswert einnimmt. Dehiszente postoperative Narben können durch knapp nebeneinander liegende intradermale resorbierbare Nähte teilweise verhindert werden. Bei bereits bestehender Dehiszenz kann lediglich eine erneute Exzision mit entsprechender Nahttechnik und langlebigem resobierbarem Nahtmaterial versucht werden.

Postinflammatorische Aknenarben sind oft schüssel- oder schlitzförmig (Eispickelnarben) mit manchmal sehr steil stehenden Kraterwänden, die bei seitlich einfallendem Licht Schlagschatten werfen und damit besonders auffällig sind. Konservative Techniken wie die Östrogenionthophorese oder Unterspritzungen mit Filler-Substanzen bringen nur in Einzelfällen wirklich brauchbare bleibende Resultate, weil die schüsselförmigen Narben selbst in einer stark fibrosierten Umgebung festgehalten werden. Die Stanzelevation kann eine wesentliche Verbesserung derartiger Narben bewirken. Der Stanzzylinder in der Größe der Narbe kann an der Basis durchtrennt werden, wodurch er wie ein „Korken im Wasser" nach oben schwimmt und damit auf gleiche Höhe wie die umgebende Haut gelangt. Wichtig ist dabei die vorsichtige Unterminierung der fibrosierten Umgebung des elevierten Zylinders mit einer kleinen Präparierschere, einer Injektionsnadel oder einem gebogenen Häkchen wie es auch für Ministrippings verwendet wird. Diese Technik wird als Subcision bezeichnet und kann bisweilen erfolgreich auch ohne vorhergehende Stanzelevation angewandt werden [6]. Die Fixierung des Stanzzylinders erfolgt nur mit einem Steristrip-Pflaster. Bei flächigen atrophen Aknenarben des Gesichtes können oberflächenabrasive Verfahren wie die Dermabrasion oder die Laserablation [2] angewandt werden. Durch die Kombination des auch im Korium thermisch wirksamen CO_2-Lasers, der neben der Oberflächenabrasion eine thermogene Schrumpfung des Koriums bewirkt, mit einem Erbium YAG-Laser, der den steilen Winkel des Narbenkraters abflacht können wesentliche Verbesserungen des Erscheinungsbildes erreicht werden (Abb. 1–3).

Hypertrophe Narben

Das Charakteristikum der hypertrophen Narbe ist eine Fibroblastenhyperproliferation sowie eine stark vermehrte Ablagerung von extrazellulären Matrixkomponenten. Ihre Entstehung erfolgt auf genetischer Basis in Kombination mit lokalisations-, alters- und wundspezifischen individuellen Gegebenheiten. Wundheilungsstörungen nach Operationen und aber auch Reepithelialisierungszeiten über etwa 15 Tage, insbesondere bei tief dermalen Defekten, zum Beispiel Verbrennungen, traumatischen oder iatrogenen Abrasionen, neigen im besonderen Maße zur Ausbildung hypertropher Narben.

Die Ausbildung der hypertrophen Narbe beginnt bereits wenige Wochen nach Reepithelialisierung und erreicht ihren Höhepunkt meist in den folgenden Monaten. Bei entsprechender Anamnese wird am besten sofort nach der Reepithelialisierung mit einer Kompressionstherapie begonnen. Eine begleitende Lokaltherapie mit Steroidexterna gerade in dieser Anfangsphase kann versucht werden, ist aber so wie die lokale Anwendung von Silikonauflagen oder Silikongels in ihrer Wirkung nicht überzeugend dokumentiert [3, 6]. Bei bereits voll ausgebildeten hypertrophen Narben sollte – ausgenommen starke funktionelle oder ästhetische Beeinträchtigung – zunächst mindestens ein Jahr lang konservativ behandelt werden bevor eine chirurgische Lösung erwogen wird (Tabelle 3).

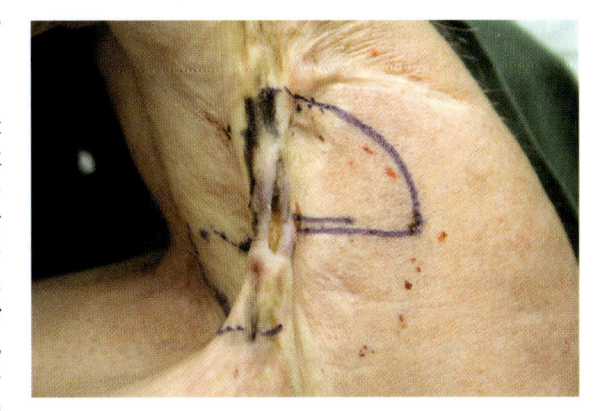

Abb. 4. Zentral ulzerierte, strangförmige, hypertrophe Narbe in der Axilla nach Verbrennung

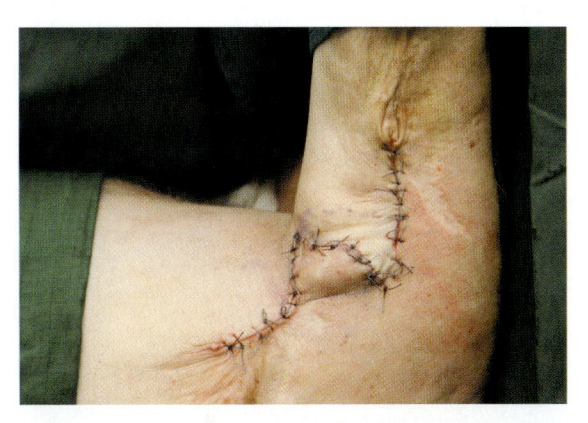

Abb. 5. Die Z-Plastik verlagert die Narbenhauptrichtung um 90°

Tabelle 2. Chirurgische Narbentherapie

Exzision extra-intramarginal
Z (W-) Plastik (und andere Plastiken)
Transplantate
Dermabrasion
Laser (ablativ/vaskulär)
Stanzelevation
Tissue expander

Tabelle 3. Konservative Therapie von hypertrophen Narben und Keloiden

Intraläsionale Glukokortikosteroide
Druckauflagen
Radiatio
Kryotherapie
Silikon(auflagen)
Interferon-α,γ
5-Flououracil

Die chirurgische Therapie von hypertrophen Narben erfolgt in der Regel durch Exzision, die in der Tiefe nicht im Gesunden erfolgen muss. Lage, Größe und Art der Narben entscheiden über die Defektdeckung, wobei eine breite Palette dermatochirurgischer Techniken Anwendung findet (Tabelle 2). Einzelne hypertrophe Narben, insbesondere nach regional beschränkten Verbrennungen oder Abschürfungen können durchaus in toto exzidiert und mit intrakutaner Naht kosmetisch günstig versorgt werden. Größere narbige Defekte müssen nach der Exzision mit einem Spalthaut- oder Vollhauttransplantat gedeckt werden. Auch in diesen Fällen ist zur Verhinderung von Rezidiven besonders im Randbereich der Transplantate die prophylaktische Anwendung einer elastischen Kompression sinnvoll.

In Fällen mit strangförmig ausgebildeten Narben erfolgt die Auflösung der Narbe durch eine Z-Plastik, oft mehrfach hintereinander ausgeführt. Mit der Z-Plastik kann die Narbenhauptrichtung um 90° verlagert werden (Abb. 4, 5).

Die Laserbehandlung von hypertrophen Narben erzielt nach unserer Erfahrung weder mit ablativen Lasern noch mit vaskulären Lasern (unter der theoretischen Annahme einer Perfusionsminderung durch thermische Gefäßobliteration) überzeugende Ergebnisse. Am ehesten kann noch versucht werden die erythematöse Komponente der Narbe mit einem blitzlichtgepulsten Farbstoff- oder anderen vaskulären Laser zu beseitigen

Keloide

Das klinische Charakteristikum des Keloides ist die Ausbreitung über die ursprüngliche Narbengrenze. Keloide sind histologisch und biochemisch, wenn auch eher quantitativ als qualitativ, von hypertrophen Narben unterscheidbar, wobei in manchen Fällen eine primäre Zuordnung zur einen oder anderen Entität nicht leicht zu treffen ist. Jedenfalls enthalten Keloide keine Myofibroblasten wodurch Kontrakturen nicht vorkommen. Typisch für Keloide ist ein meist wesentlich später als bei hypertrophen Narben einsetzendes Wachstum und eine oft fehlende Spontanrückbildungsneigung.

Für Keloide gibt es im Gegensatz zu hypertrophen Narben fast nie eine primäre Indikation zur chirurgischen Intervention. Nur bei Versagen der etablierten konservativen Therapie können Keloide operativ angegangen werden.

Die intramarginale Exzision unter Belassung eines schmalen Randsaums der Narbe soll mit einem niedrigeren Rezidivrisiko einhergehen [8]. Allerdings muss auch in diesem Fall obligat eine Nachbehandlung in Form einer postoperativen Bestrahlung, intraläsionaler Steroidinjektionen und/oder Druckauflagen erfolgen um ein Rezidiv zu verhindern (Abb. 6–8).

Eigenhauttransplantationen mit Spalthaut von anderen Körperstellen sind zurückhaltend anzuwenden, weil in etwa 50% der Fälle an der Transplantatentnahmestelle ebenfalls eine Keloidbildung beobachtet wird.

Eine spezielle Technik bei flächigen Keloiden stellt die Entnahme eines Transplantates von der Oberfläche des Keloids dar, welches nach der Abtragung des Keloids zur Defektdeckung verwendet wird [1].

Lappenplastiken, gebildet aus dem Dach des Keloids, können besonders bei Ohrkeloiden angewandt werden [5].

Auch die Rezidivneigung des Keloids wird durch eine inkomplette Exzision in der Tiefe nicht erhöht [4].

Insgesamt zeigt sich, dass hypertrophe Narben und Keloide eine sehr differenzierte Beurteilung und Therapie erfordern und das beste Resultat oft erst durch die Kombination konservativer und chirurgischer Therapieverfahren erreicht wird.

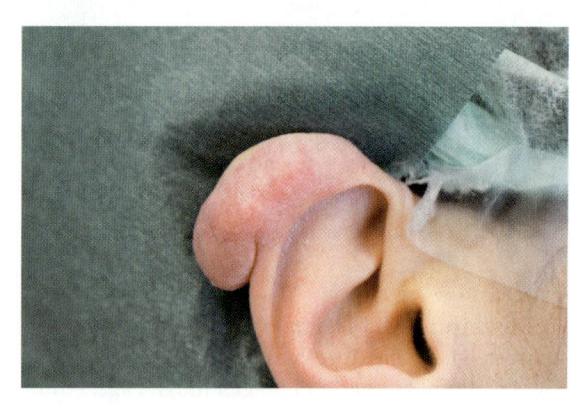

Abb. 6. Ohrkeloid

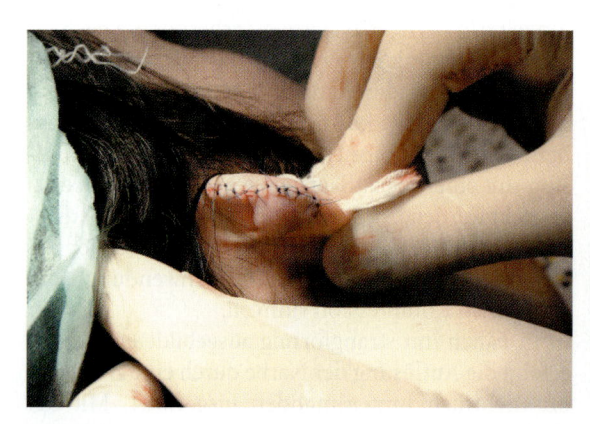

Abb. 7. Die intramarginale Exzision belässt einen schmalen seitlichen Saum des Narbengewebes

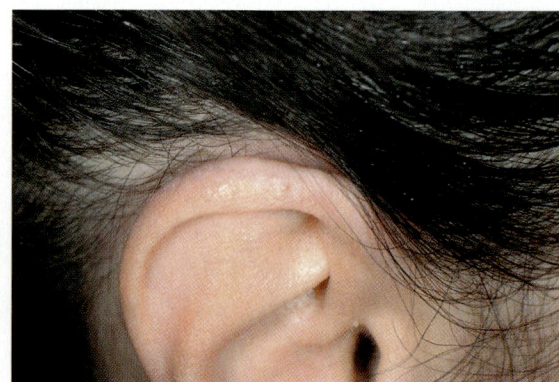

Abb. 8. 6 Monate nach intramarginaler Keloidexzision und einmaliger intraläsionaler Infiltration mit Triamcinolon

Literatur

1. Apfelberg DB, Maser MR, Lash H (1976) The use of epidermis over a keloid as an autograft resection of the keloid. J Dermatol Surg 2: 409–411
2. Cosman B, Wolff M (1972) Correlation of keloid recurrence with completeness of local excision. Plast Reconstr Surg 50: 163–166
3. Engrav L, et al. (1987) A Comparison of Intramarginal and Extramarginal Excision of Hypertrophic Burn Scars. Plast Reconstr Surg 81: 1 40–43
4. Hafner J, Salomon D (2006) The role of surgery in the treatment of acne scars. Rev Med Suisse 26: 1100–1103
5. Niland S, Cremer A, Fluck J, et al. (2001) Contraction-dependent apoptosis of normal dermal fibroblasts. Invest Dermatol 116: 686–692
6. O'Brien L, Pandit A (2006) Silicon gel sheeting for preventing and treating hypertrophic and keloid scars. Cochrane Database Syst Rev 2006 Jan 25;(1): CD003826
7. Pollack S, Goslen (1982) The surgical sreatment of keloids. J Dermatol Surg Oncol 8: 12 1045–1049
8. Tanzi EL, Alster TS (2003) Single-pass carbon dioxide versus multiple-pass Er:YAG laser skin resurfacing: a comparison of postoperative wound healing and side-effect rates. Dermatol Surg 29: 80–84

5 Photodermatologie

Sichtbares Licht, UVA, UVB 311: Wo stehen wir heute?

Percy Lehmann

Einleitung

Die Phototherapie ist eine der ältesten Behandlungsmodalitäten der Medizin, mit einem über die Jahrhunderte sehr wechselvollen Verlauf (Abb. 1).

Durch gut fundierte wissenschaftliche Studien hat sich die Phototherapie in den letzten 40 Jahren zu einer tragenden Säule der modernen Dermatologie entwickelt.

Zahlreiche Dermatosen können mit unterschiedlichen phototherapeutischen Verfahren erfolgreich behandelt werden und durch das bessere Verständnis von der Wirkung ultravioletter Strahlung und sichtbarem Licht ist es heute möglich, gezielter in den Pathomechanismus verschiedener Hauterkrankungen einzugreifen.

Aufgrund von optimierten Therapieprotokollen und Kombinationsbehandlungen verbesserte sich die Effektivität der verschiedenartigen Phototherapiemodalitäten, so dass eine wesentlich schnellere und längerfristigere Kontrolle der meisten phototherapeutisch ansprechbaren Dermatosen möglich ist, auch wenn eine kausale Behandlung bei den meisten dieser Hauterkrankungen noch nicht erreicht werden konnte.

Im folgenden soll der heutige Stand der Therapie mit sichtbarem Licht, UVA und UVB 311nm dargestellt werden.

Sichtbares Licht

Sichtbares Licht in Kombination mit einem Photosensibilisator aber auch ohne wird zunehmend bei verschiedenen Indikationen angewandt.

Mit Sensibilisator hat sichtbares Licht in Form der photodynamischen Therapie (PDT) in den letzten 15 Jahren in der Dermatologie enorm an Bedeutung gewonnen.

In der Onkologie wird die PDT in ihrer modernen Form seit 35 Jahren angewandt, für die Dermatologie entscheidend war die von Kennedy et al. [12] entwickelte Methodik und erstmalig publizierte topische Applikation von 5-Aminolävulinsäure (ALA) als Photosensibilisator.

Abb. 1. Entwicklung der Lichttherapie von 2000 v. Chr. bis heute

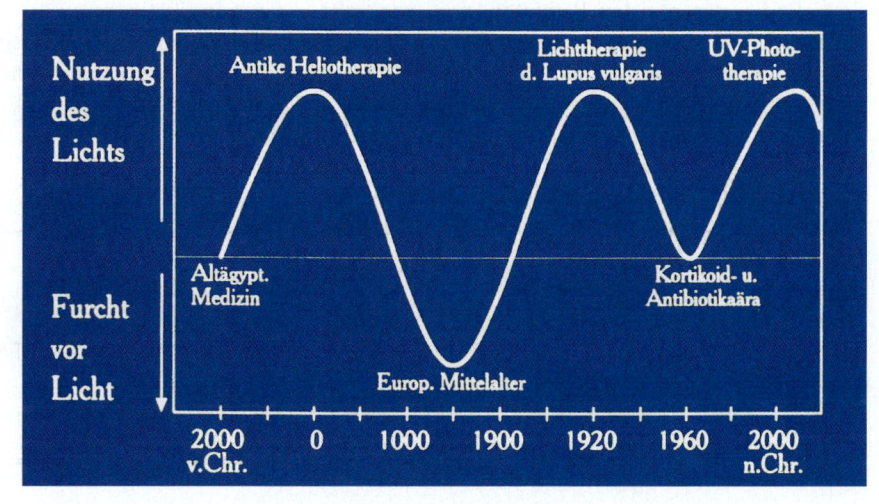

Tabelle 1. Aufgrund evidenzbasierter Studien gesicherte Indikationen für die photodynamische Therapie

Basalzellkarzinom (vorwiegend oberflächlich)
Aktinische Keratosen
Morbus Bowen

Tabelle 2. In Pilotstudien überprüfte Indikationen für die photodynamische Therpaie mit guten Resultaten

Psoriasis
Virusinduzierte Hauterkrankungen (HPV)
Kutane Leishmaniose
Alopecia areata
Hypertrichose
Akne
Sklerosierende Hauterkrankungen

ALA führt selektiv in nicht pigmentierten Hauttumoren (unter anderem) zu einer Überproduktion von Protoporphyrin IX, so dass hier eine selektive Photosensitivität induziert wird. Bei nachfolgender Bestrahlung mit sichtbarem Licht (Rot-, Blau-, Grünlicht) können diese bei entsprechender Technik gezielt zerstört werden. Eine Fülle von gut kontrollierten Studien konnte die hohe Wirksamkeit dieser sehr eleganten Methode bei verschiedenen Indikationen in den letzten Jahren beweisen: Diese sind Basaliome (vorwiegend oberflächliche), aktinische Keratosen und der Morbus Bowen. Für diese Indikationen wurden mittlerweile auch offizielle Zulassungen von den Behörden ausgesprochen (Tabelle 1).

Somit ist die PDT eine, in kontrollierten klinischen Studien belegte, zweifelsfrei wirksame Therapieoption, die bei den meisten Patienten eine sehr hohe Akzeptanz findet [27, 36]. Weitere Indikationen, auch bei entzündlichen Dermatosen [2, 11], werden derzeit erforscht mit vielversprechenden ersten Resultaten (Tabelle 2).

Weiterer Erforschung bedürfen die Optimierung von Behandlungsprotokollen und die Ermittlung der Langzeitwirksamkeit im Vergleich mit etablierten und auch neuen Therapieoptionen (Exzision, Kryotherapie, Imiquimod und andere).

Da sichtbares Licht gegenüber der UV-Strahlung den großen Vorteil hat, keine mutagenen und karzinogenen Eigenschaften zu haben und somit die bedrohlichste Nebenwirkung einer Phototherapie wegfällt, wird dessen Einsatz zunehmend erforscht werden und an Bedeutung gewinnen.

Im Gegensatz zur PDT steht allerdings der therapeutische Einsatz von sichtbarem Licht ohne Sensibilisator (sogenannte UV-freie Phototherapie) erst in den Anfängen.

Hier hat in letzter Zeit vor allem die sogenannte Lichtimpfung (DermoDyne Therapie) Aufmerksamkeit erregt.

Wissenschaftlicher Hintergrund dieser Therapieform ist die Erkenntnis, dass die Effektivität langwelliger UVA-Strahlung (UVA1) bei der Behandlung der atopischen Dermatitis wahrscheinlich auf der Induktion von Apoptose in hautinfiltrierenden T-Lymphozyten beruht. Weitere Untersuchungen haben gezeigt, dass diese Apoptose durch UVA1 induzierten Singulettsauerstoff vermittelt wird. Daher wurde geschlossen, dass eine durch sichtbares Licht induzierte Singulettsauerstoffgeneration (idealerweise im Bereich zwischen 400 und 405 nm, sogenannte Soret-Bande) möglicherweise ähnliche Effekte wie die UVA1 Therapie haben könnte. Zur Zeit ist jedoch noch unbekannt und nicht wissenschaftlich untersucht, ob diese Therapieoption tatsächlich in der Lage ist Singulettsauerstoff zu generieren und konsekutiv eine Apoptose der T-Lymphozyten zu induzieren. Ähnlich existieren keinerlei wissenschaftliche Untersuchungen, die den Begriff „Lichtimpfung" begründen würden, der eine dauerhafte Heilung suggeriert.

Bislang existiert eine einzige wissenschaftliche Untersuchung zur klinischen Wirksamkeit dieser Therapieoption [26]. Es handelt sich hier um eine Pilotstudie bei zehn Patienten mit Handekzemen. In dieser einfachen blinden unizentrischen Studie wurde in einem Cross-Over-Design die Wirksamkeit bei der Indikation atopisches Handekzem als sehr positiv gesehen. Weitere Untersuchungen, die diese ersten Beobachtungen bestätigen, fehlen bislang genauso, wie die Überprüfung der Effizienz dieses Systems bei anderen Indikationen.

Im Gegensatz hierzu sind das Medienecho und zahlreiche Werbekampagnen zu dieser Behandlungsmodalität enorm, was zur Verunsicherung zahlreicher Patienten aber auch Ärzte führt.

UVA

UVA1-Phototherapie

Indikationen und Dosisbereiche

Als Standardindikationen können die akute exazerbierte atopische Dermatitis sowie zirkumskripte Sklerodermie (Morphea) gelten [1, 7, 16, 22, 19, 44]. Ein-

Tabelle 3. Standardindikationen der UVA1-Therapie

Akut exazerbierte atopische Dermatitis
Zirkumskripte Sklerodermie

Tabelle 4. Experimentelle Indikationen der UVA1-Therapie

Dyshidrotisches Ekzem
Graft-versus-Host-Erkrankung
Urticaria pigmentosa
Granuloma anulare
Sarkoidose
Pruritus – Prurigo
Pityriasis rubra pilaris
T-Zell-Lymphom
Systemische Sklerodermie
Lupus erythematodes

zelne Studien liegen zur Behandlung des dyshidrosiformen Ekzems der Hände, der Urticaria pigmentosa, der Psoriasis und der Mycosis fungoides vor [18, 35, 41]. Als experimentell gilt die UV-A1-Phototherapie bei disseminiertem Granuloma anulare, Pruritus, Prurigo, systemischer Sklerodermie, Pityriasis rubra pilaris, Lupus erythematodes und Psoriasis [19, 23, 31, 38, 39,] (Tabelle 3, 4).

Unterschieden werden drei Dosisbereiche: Niedrigdosis (bis 20 J/cm^2), Mitteldosis (50 J/cm^2) und Hochdosis (100–130 J/cm^2).

Bisherige Studien

Atopische Dermatitis

Hochdosierte UV-A1-Phototherapie

1992 wurden von Krutmann et al 15 Patienten mit einer akut exazerbierten atopischen Dermatitis mit Einzeldosen von 130 J/cm^2 über einen Zeitraum von 15 Tagen behandelt [24]. In dieser kontrollierten Vergleichsstudie erwies sich UV-A1 einer kombinierten UV-A/B-Therapie signifikant überlegen. Eine Nachfolgestudie wurde als trizentrische und drei-armige Studie aufgelegt. Hierbei wurde UV-A1 (20 Patienten) gegen UV-A/B (16 Patienten) und gegen topische Steroidbehandlung (17 Patienten) verglichen [25]. In dieser Studie war die UV-A1-Phototherapie der topischen Kortikosteroidanwendung und der UV-A/B-Therapie signifikant überlegen. Begleitende Laboruntersuchungen zeigten eine Erniedrigung des eosinophilen kationischen Proteins sowie der Bluteosinophilie unter der Therapie mit UV-A1.

Mitteldosierte UV-A1-Phototherapie

In einer Arbeit von v. Kobyletzki et al [17] wurden im Mitteldosisbereich 50 J/cm^2 (2 UV-A1-Geräte mit unterschiedlicher Bauart) gegen eine konventionelle UV-A/B-Phototherapie verglichen. Durchgeführt wurden jeweils 15 Behandlungen an 50 Patienten in den UV-A1-Therapiegruppen und an 20 Patienten in der Kontrollgruppe. Die Behandlungsdauer erstreckte sich über drei Wochen. Die Studien kommen zu dem Schluss, dass beide UV-A1-Phototherapien einen signifikant besseren Therapieerfolg aufweisen als die konventionelle UV-A/B-Behandlung. Eine weitere Analyse der Daten zeigte, dass die Wirksamkeit und insbesondere die Verträglichkeit der UV-A1-Therapie mit einem Gerät, welches ein hochselektives Spektrum mit Eliminierung der Infrarot-Strahlen besaß („Kaltlichtgerät"), überlegen ist.

Kowalzick et al verglichen eine niedrigdosierte (10 J/cm^2) mit einer mitteldosierten (50 J/cm^2) UV-A1-Therapie an jeweils 11 Patienten [22]. Beide Ansätze zeigten Wirksamkeit, 50 J/cm^2 waren jedoch deutlich überlegen. In dieser Studie konnte eine eindeutige Dosisabhängigkeit zwischen einer niedrigdosierten (10 J/cm^2) und mitteldosierten (50 J/cm^2) UV-A1-Therapie dargestellt werden. Bei Untersuchungen von Laborparametern fand sich eine geringe Erniedrigung des eosinophilen kationischen Proteins im Serum der Patienten, welche mit 50 J/cm^2 behandelt worden waren.

Im Rahmen von unkontrollierten Anwendungsbeobachtungen wurden Ergebnisse an 43 Patienten von Meffert et al [30] und an 19 Patienten durch v. Bohlen et al [1] berichtet. In beiden Studien wurde eine gute Wirksamkeit dieser Behandlung konstatiert, es fehlt jedoch der Vergleich mit konventionellen Therapieformen. Die verwendeten Einzeldosen lagen bei Meffert et al in der ersten Woche ansteigend zwischen 3,3 und 26,4 J/cm^2 und wurden dann über weitere zwei Wochen konstant auf 26,4 J/cm^2 gehalten. Die Gruppe von v. Bohlen et al steigerte in der ersten Woche von 3,0 auf 48,0 J/cm^2 und setzte diese Dosis weitere zehn Tage fort.

Niedrigdosierte UV-A1-Phototherapie

Hierzu liegen lediglich kasuistische Mitteilungen und nichtkontrollierte Anwendungsbeobachtungen, allerdings an einer Zahl von mehreren Hundert Patienten vor. Die Behandlung führte zu Einsparungen externer Kortikosteroide und bewirkte eine Verbesserung und Stabilisierung des Krankheitsbildes [1].

Vergleich zwischen niedrig-, mittel- und hochdosierter Therapie

Dittmar et al [4] verglichen in einer randomisierten dreiarmigen Studie die Niedrigdosis- (n = 9), Mitteldosis- (n = 10) und Hochdosis-Therapie (n = 8). Behandlungen erfolgten fünfmal pro Woche über einen Zeitraum von drei Wochen. Die Autoren fanden beim Vergleich des SCORAD vor und nach der Therapie eine signifikante Reduktion sowohl mit der Hochdosis- wie auch mit der Mitteldosistherapie. Kein statistischer Unterschied konnte durch die niedigdosierte Behandlung erzielt werden. Keiner der Studienarme bewirkte eine Erniedrigung des IgE oder ECP im Serum oder eine Veränderung der Eosinophilen im Blut. Keiner der Dosisbereiche verursachte nennenswerte Nebenwirkungen.

Sklerodermie

Hierzu liegen neben kasuistischen und Einzelbeobachtungen nur kontrollierte Studien vor. Kerscher et al. [16] behandelten 30 Patienten mit disseminierter Morphea durch niedrigdosierte UV-A1-Therapie und stellten eine gute Wirkung fest. Stege et al. [42] führten in einer Pilotstudie einen Dosisvergleich zwischen niedrigdosiertem und hochdosiertem UV-A1 bei Patienten mit disseminierter Morphea durch. Die höhere Dosis war eindeutig überlegen. In einer Studie an 8 Patienten mit systemischer Sklerodermie vom akralen Typ konnte eine mitteldosierte UV-A1-Phototherapie eine erhebliche Verbesserung der Akrosklerose bewirken [19].

Weitere Indikationen

Zur Behandlung der *Urticaria pigmentosa* ist eine unkontrollierte Pilotstudie von Stege et al. [41] veröffentlicht, bei der durch Anwendung von hochdosiertem UV-A1 eine langanhaltende Remission bei vier Patienten erzielt werden konnte.

Schmidt et al behandelten zwölf Patienten mit akut exazerbierten dyshidrosiformen Ekzemen mit 40 J/cm^2 UV-A1 [38] und beobachteten eine weitgehende Remission, die bei zehn der zwölf Patienten mehr als drei Monate anhielt.

In einem Halbseitenversuch wurde bei drei Patienten mit *Psoriasis* eine konventionelle UV-B-Phototherapie mit 50 J/cm^2 UV-A1 verglichen [23]. Obwohl UV-A1 eine deutliche Senkung des Psoriasisindex (von 8,1 auf 4,4) bewirkte, war die UV-B-Phototherapie überlegen (Index nach Therapie 3,5). Die Anwendung von UV-A1 zur Therapie der Psoriasis erscheint jedoch insbesondere bei HIV-Patienten sinnvoll, da UV-A1 keine vermehrte Expression des HI-Virus in der Haut, wie diese durch UV-B indiziert wird, hervorruft.

Für die Behandlung der *Mycosis fungoides* im Plaquestadium liegen kasuistische Berichte an vier Patienten [18] vor. Es konnte eine erhebliche Besserung und bei drei Patienten eine komplette Remission erzielt werden.

Breitspektrum-UV-A

UV-A als Breitspektrumtherapie wird bei der Behandlung des Pruritus unterschiedlicher Genese verwendet, vor allem aber in Kombination mit dem Photosensibilisator Psoralen in Form der PUVA-Therapie in den verschiedenen Modifikationen PUVA-Bad, PUVA-Creme Therapie und systemische orale PUVA. Während die systemische orale PUVA-Therapie seit den frühen 1970er Jahren intensiv beforscht und seither als äußerst wirksame Therapie einen festen Platz im dermatotherapeutischen Armamentarium besitzt (TabV), haben sich die PUVA-Bad-Therapie und die Creme-PUVA-Therapie erst später entwickelt und durchgesetzt [3, 9, 28]

PUVA-Bad-Therapie

Während in Skandinavien schon frühzeitig die Vorteile eine Bade-PUVA-Therapie erkannt wurden [3, 9], setzte sich diese Therapieoption erst seit Beginn der 1990er Jahre bei uns durch.

Es waren vor allem deutsche Studien, die die einzelnen Parameter dieser Therapieform überprüften und standardisierten sowie die Wirksamkeit bei verschiedenen entzündlichen Dermatosen demonstrieren konnten [14, 15, 28, 32]. Mittlerweile wird die

Tabelle 5. Systemische PUVA-Therapie

Indikationen
Psoriasis
Kutane T-Zell-Lymphome
Parapsoriasis
Entzündliche Palmoplantardermatosen
Erweitertes Indikationsspektrum
Zirkumskripte Sklerodermie
Lichen ruber planus
Granuloma anulare
Atopisches Ekzem
Pityriasis lichenoides
Urticaria pigmentosa
Pagetoide Retikulose
Lymphomatoide Papulose
Chronische Graft-versus-Host-Erkrankung

Tabelle 6. Vorteile der PUVA-Bad-Therapie im Vergleich zur systemischen PUVA-Therapie

Kein Auftreten von Übelkeit und Erbrechen
Keine unterschiedlichen Wirkspiegel vom 8-MOP aufgrund variabler Resorption oder Metabolisierung
Nur kurz andauernde Photosensibilisierung der gebadeten Areale
Selektive Photosensibilisierung umschriebener Areale möglich (zum Beispiel palmoplantar)
Tragen einer Brille mit UV-A-Schutz nicht erforderlich
Niedrigere kumulative UV-A-Dosen

Bade-PUVA auch zunehmend international mit Erfolg angewandt.

Die Vorteile der Bade-PUVA-Therapie sind in Tabelle 6 zusammengefasst.

Für die therapeutische Steuerung ist wichtig, dass die perkutane Psoralenapplikation im Vergleich zur oralen Gabe zu einer bis zu 100fache höheren 8-MOP-Konzentrationen in der Haut führt, wobei der Plasmaspiegel bis zu 100fach niedriger liegt [3, 43]. Daher muss berücksichtigt werden, dass die UVA-Sensibilität deutlich höher nach der PUVA-Bad-Therapie ist, so dass wesentlich niedrigere UVA-Dosen appliziert werden sollten. Ob dies der Grund für die von den skandinavischen Ländern gemeldeten wesentlich niedrigeren Hautkrebsinzidenzen im Vergleich zur oralen 8-MOP Applikation, ist nicht gesichert. Weiterhin muss berücksichtigt werden, dass die PUVA-Bäder in Skandinavien mit Trimethylpsoralen (TMP) durchgeführt werden, im Gegensatz von 8-MOP bei uns.

Die Indikationen der PUVA-Bad-Therapie entsprechen denen der systemischen PUVA-Therapie (Tabelle 5).

Creme-PUVA-Therapie

Aufgrund der logistischen aufwendigen Erfordernissen insbesondere bezüglich der geeigneten Infrastruktur, wurde für die lokalisierte PUVA Anwendung in umschriebenen Herden die PUVA-Creme Therapie entwickelt. Nach mehreren Versuchen mit verschiedenen Grundlagen veröffentlichten Stege et al. 1997 ein detailliertes Protokoll zur Therapie mit Creme-PUVA mit 8-MOP in Unguentum Cordes [42]. Als hauptsächliche Indikation wurden palmoplantare Dermatosen ausgewählt. In weiteren Arbeiten konnte jedoch durch Martens-Lobenhoffer et al. Gezeigt werden dass Unguentum Cordes nicht eine optimale Grundlage darstellt, da 8-MOP hier instabil ist. Eine gute Stabilität zeigte 8-MOP in DAC-Basis-Creme oder DoritinR, wobei auch hier, im Gegensatz zu früheren Arbeiten, empfohlen wird, ähnlich wie nach dem PUVA-Bad, die Bestrahlung innerhalb von 15 Minuten durchzuführen, da die Photosensibilität rasch abnimmt [29].

UVB-311nm

Nach einer Untersuchung von Parrish und Jaenicke [34] liegt das Aktionsspektrum der Phototherapie der Psoriasis um 311 nm, das heißt, in diesem Wellenlängenbereich hat die Bestrahlung die höchste therapeutische Effektivität. Da gleichzeitig das höchst effektive Sonnenbrandspektrum um 305 nm liegt, lässt sich mit einer Bestrahlungsquelle, die um 311nm emittiert besonders gut die Psoriasis behandeln bei deutlich geringerem Risiko einen Sonnenbrand zu verursachen. Aufgrund dieser Daten hat Philips eine Strahlenquelle entwickelt, die fast ausschließlich im Bereich zwischen 311–315 nm UV-B-Strahlung emittiert. Sämtliche klinische Studien zur Psoriasistherapie mit dieser Strahlenquelle alleine oder auch in Kombinationstherapien konnten die Überlegenheit gegenüber der konventionellen UV-B-Breitspektrum-Therapie demonstrieren (Tabelle 2). Sicherlich spielt dabei neben dem spezifischeren auf die Psoriasis abgestimmten Aktionsspektrum eine Rolle, dass die MED mit

Tabelle 7. Vergleich der Effektivität systemischer Therapie bei schweren Psoriasisformen (nach [40])

	PUVA	UVB	CYA	Etr	Aci	MTX
Studien	55	21	22	26	5	0
N	9925	913	1609	982	248	–
Sehr gutes Ergebnis in % (75–100%)	83	68	64	56	56	–

Schmalspektrum UV-B um das 6-8fache niedriger gegenüber der MED mit Breitspektrum UV-B ist, so dass wesentlich höhere und effektive Strahlendosen appliziert werden können, ohne dass ein Sonnenbrand induziert wird. Aufgrund der mittlerweile sehr gut dokumentierten Vorteile der Schmalspektrum UV-B-Therapie hat diese die konventionelle UV-B-Therapie in den meisten Zentren abgelöst. Weiterhin kam es aufgrund der sehr guten Erfahrung mit dieser Strahlenquelle sehr bald zu einer Erweiterung des Indikationsspektrums, basierend auf klinisch-experimentellen Studien.

Weitere Indikationen, bei denen eine gute Effektivität demonstriert werden konnte, sind atopische Dermatitis, Graft-versus-Host-Reaktion (GVHD) und Vitiligo (Tabelle 3).

Weitere Studien haben neben der Monotherapie deutlich die Vorteile der Kombinationstherapien mit UV-B mit sowohl topischen als auch systemischen Medikamenten vor allem bei der Psoriasis demonstrieren können (8, 18, 33), bei denen synergistische Effekte die Abheilung der Psoriasis signifikant zu verbessern vermögen (Tabelle 7).

308-nm Excimer Laser und 308-Excimer Lampe

Anfang dieses Jahrhunderts wurden basierend auf den guten Erfahrungen mit der Schmalspektrum UV-B-Therapie neue Strahlenquellen (Laser und Fluoreszenzröhren) entwickelt, mit dem Ziel, die Wirksamkeit bei der Bestrahlung der Psoriasis noch zu steigern. Zahlreiche Protokolle, aber noch nicht vereinheitlicht, wurden veröffentlicht und die Ergebnisse bei bislang insgesamt moderaten Patientenzahlen als positiv dargestellt, wobei Vergleichsstudien in ausreichendem Maße noch ausstehen [10].

Kollner K et al [20] verglichen 308-Excimer Laser, 308-nm Lampe und die 311-nm UV-B-Therapie bei der Behandlung der Psoriasis. Die Studie zeigte, dass beide 308-nm Strahlenquellen effektiv die Psoriasis zur Abheilung bringen können, jedoch nicht signifikant unterschiedlich zur 311-nm Schmalspektrum UV-B-Therapie. Vorteile sind die gezielt auf die Plaques gerichtete Therapie ohne gesunde Haut mitzubehandeln und die insgesamt zur Abheilung notwendigen geringeren UV-B-Dosen. Nachteile sind die Möglichkeit nur umschriebn Plaques zu behandeln, hohen Kosten und Zeitaufwand sowie das Fehlen standardisierter evidenzbasierter Therapiekontrollen. Weiterhin kommt es bei der Behandlung, je nach gewähltem Protokoll, häufig zu Blasen und Verkrustungen (Verbrennungen) an den behandelten Flächen.

Eine interessante Variante dieser Bestrahlungsoption stellt die Rhinophototherapie dar, bei der die Rhinitis allergica mittels intranasaler Bestrahlungen mit speziellen Lampen, die um 308-nm emittieren, behandelt werden. Die immunsupprimierende Eigenschaft der UV-Strahlung führt hier zur Unterdrückung der Typ-I-Reaktion auf die auslösenden Allergene. Arbeiten zu dieser Therapieoption und erste klinische Ergebnisse lassen diese neue Phototherapiemodalität vielversprechend erscheinen [21].

Wo stehen wir heute?

Zusammenfassend ist die Phototherapie nach wie vor eine der effizientesten und am längsten erprobten therapeutischen Modalitäten in der Dermatologie, mit der man verschiedene entzündliche und neuerdings auch im Rahmen der photodynamischen Therapie tumoröse Hauterkrankungen erfolgreich behandeln kann. In einer Metaanalyse der Studien zur Behandlung schwerer Psoriasisformen haben Spuls et al. fünf systemische Therapiemodalitäten (PUVA, UV-B, Cyclosporin, Etretinat, Acitretin und Methotrexat) evaluiert [40]. Die umfangreichsten Studien liegen für die PUVA-Therapie vor, die auch die besten Resultate aufwies (Tabelle 7). Überraschenderweise zeigte die UV-B-Therapie als zweiteffektivste Option noch bessere Resultate als die Cyclosporintherapie.

Feldmann et al. haben die Kosten der verschiedenen Psoriasistherapien pro Jahr bis zum Erreichen des Therapieerfolges evaluiert. Methotrexat, PUVA und UV-B waren in dieser Kosten-Nutzen-Analyse mit Abstand die günstigsten Therapieoptionen (Abb. 2).

Der wesentliche Nachteil der UV-Therapie ist die befürchtete photokarzinogene Potenz, so dass die Indikation eng gestellt und immer im Vergleich zu alternativen Therapieoptionen abgewogen werden sollte. Hierbei liegen für diese alternativen Optionen in der

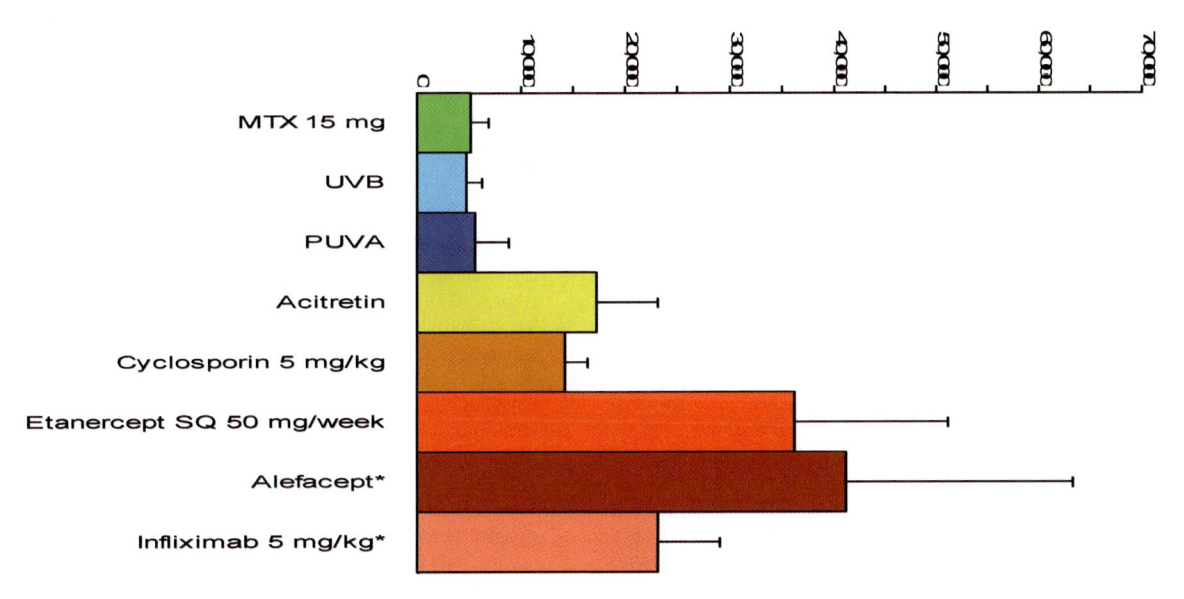

Abb. 2. Geschätzte Kosten verschiedener Psoriasistherapien (in US$) pro Jahr bis zum Erreichen des Therapieerfolges. Aus: Feldmann SR et al (2003) Strategy to manage the treatment of severe psoriasis: Considerations of efficacy, sefety and cost. Expert Opin Pharmacother 4: 1525–1533

Regel keine so guten Langzeitdaten vor wie für die Phototherapie.

Aus den vorhandenen Studien kann das Risiko zur Entwicklung von Hautkrebs nach langfristiger UV-B-Therapie (Schmal- und Breitspektrum) als geringfügig erhöht, für die systemische PUVA-Therapie als deutlich erhöht bezeichnet werden. Insbesondere ist hier vor einer Kombination mit Cyclosporin zu warnen, die zu einer Potenzierung des Krebsrisikos führt. Für die Bade-PUVA-Therapie konnten die Studien aus Skandinavien keine erhöhten Krebsraten aufzeigen [9].

Literatur

1. Bohlen V (1994) Die UVA-1-Kaltlichtbehandlung der atopischen Dermatitis. Allergologie 8: 382–384
2. Borelli C, Merk K, Plewig G, Degitz K (2005) Licht-/Laser-/PDT-Therapie bei Akne. Hautarzt 56: 127–132
3. Collins P, Rogers S (1991) Bath-water delivery of 8-methoxypsoralen therapy of psoriasis. Clin Exp Dermatol 16: 165–167
4. Dittmar HC, Pflieger D, Schöpf E, Simon JC (2001) UVA1 Phototherapie. Pilotstudie zur Dosisfindung bei der akut exacerbierten atopischen Dermatitis. Hautarzt 52: 423–427
5. Fischer T, Alsins J (1976) Treatment of psoriasis with trioxsalen baths and dysprosium lamps. Acta Dermato Venereol (Stockh) 56: 383–390
6. Gerber W, Arheilger B, Ha TA et al. (2003) Ultraviolet B 308-nm excimer laser treatment of psoriasis: a new phototherapeutic approach. Br J Dermatol 149: 1250–1258
7. Grabbe J, Welker P, Humke S et al. (1996) Highdose ultraviolet A1 (UV-A1), but not UVA/UVB therapy, decreases IgE-binding cells in lesional skin of patients with atopic eczema. J Invest Dermatol 107: 419–422
8. Grundmann-Kollmann M, Tanew A (2004) Neuere Aspekte in der UV- und Photochemotherapie. Hautarzt 55: 1159–1167
9. Hannuksela-Svahn A (1999) Trioxalen bath PUVA does not increase the risk of squamous cell carcinoma and cutaneous malignant melanoma in a joint analysis of 944 Swedish and Finnish patients with psoriasis. Br J Dermatol 141: 497–501
10. Herbst RA, Vogelbruch M, Ehnis A et al. (2000) Combined ultraviolet A1 radiation and acitretin therapy as a treatment option for pityriasis rubra pilaris. Br J Dermatol 142: 574–575
11. Ibbotson SH (2002) Topical 5-aminolaevulinic acid photodynamic therapy for the treatment of skin conditions other than non-melanoma skin cancer. Br J Dermatol 146: 178–188
12. Kennedy JC, Pottier RH, Pross DC (1990) Photodynamic therapy with endogenous protoporphyrin IX: basis principles and present clinical experience. J Photochem Photobiol B: Biol 6: 143–148
13. Kerscher M, Volkenandt M, Plewig G, Lehmann P (1993) Combination phototherapy of psoriasis with calcipotriol and narrow-band UVB. Lancet 34: 923
14. Kerscher M, Plewig G, Lehmann P (1994) PUVA-Bad Therapie mit 8-Methoxypsoralen zur Behandlung von palmoplantaren Dermatosen. Z Hautkr 69: 110–112
15. Kerscher M, Volkenandt M, Lehmann P et al. (1995) PUVA-bath photochemotherapy of lichen planus. Arch Dermatol 131: 1210–1211
16. Kerscher M, Volkenandt M, Gruss C et al. (1998) low-dose UVA phototherapy for treatment of localized scleroderma. J Am Acad Dermatol 38: 21–26
17. Kobyletzki v G, Freitag M, Herde M et al. (1999) Phototherapie bei schwerer atopischer Dermatitis. Vergleich zwischen herkömmlicher UVA1-Therapie, UVA1-Kaltlicht- und kombinierter UVA-UVB-Therapie. Hautarzt 50: 27–33

18. Kobyletzki v G, Dirschka D, Freitag M et al. (1999) Ultraviolet-A1 phototherapy improves the status of the skin in cutaneous T-cell lymphoma. Br J Dermatol 140: 749–782
19. Kobyletzki v G, Uhle A, Pieck C et al. (2000) Acrosclerosis in patients with systemic sclerosis responds to low-dose UV-A1 phototherapy. Arch Dermatol 136: 275–276
20. Kollner K, Wimmershoff MB, Hintz C et al. (2005) Comparison of the 308-nm excimer laser and a 308-nm excimer lamp with 311-nm narrowband ultraviolet B in the treatment of psoriasis. Br J Dermatol 152: 750–754
21. Koreck AI, Csoma Z, Bodai L et al. (2005) Rhinophototherapy: a new therapeutic tool for the management of allergic rhinitis. J Allergy Clin Immunol 115: 541–547
22. Kowalzick L, Kleinheinz A, Weichenthal M et al. (1995) Low Dose Versus Medium Dose UV-A1 treatment in severe atopic eczema. Acta Dermato Venereol (Stockh) 75: 43–45
23. Kowalzick L, Suckow M, Waldmann T, Pönninghaus JM (1999) Mitteldosis-UV-A1- versus UV-B-Therapie bei Psoriasis. Z Dermatol 185: 92–94
24. Krutmann J, Czech W, Diepgen T et al. (1992) High-dose UV-A1 therapy in the treatment of patients with atopic dermatitis. J Am Acad Dermatol 26: 225–230
25. Krutmann J, Diepgen T, Luger TA et al. (1998) High-dose UVA1 therapy for atopic dermatitis: Results of a multicenter trial. J Am Acad Dermatol 38: 589–593
26. Krutmann J, Medve-Koenigs K, Ruzicka T et al. (2005) Ultraviolet-free phototherapy. Photodermatol Photoimmunol Photomed 21: 59–61
27. Lehmann P (2005) Fluoreszenzdiagnostik und Photodynamische Therapie. Akt Dermatol 31: 187–188
28. Lüftl M (1997) Psoralen bath plus UV-A therapy. Possibilities and limitations. Arch Dermatol 133: 1597–1603
29. Martens-Lobenhoffer J, Rinke M, Losche D, Gollnick H (1999) Long-term stability of 8-methoxypsoralen in ointments for topical PUVA therapy (Cream-PUVA). Skin Pharmacol Appl Skin Physiol 12: 266–270
30. Meffert H, Sönnichsen N, Herzog M, Hutschenreuther A (1992) UVA-1-Kaltlichttherapie des akut exazerbierten, schweren atopischen Ekzems. Dermatol Monatsschr 178: 291–296
31. Molina JF (1997) Longterm ultraviolet-A1 irradiation therapy in systemisch lupus erythematosus. J Rheumatol 24: 1072–1074
32. Neumann N, Kerscher M, Ruzicka T, Lehmann P (1997) Evaluation of PUVA-bath phototoxicity. Acta Dermato Venereol (Stockh) 77: 385–387l
33. Ortonne JP, Khemis A (2003) Combination therapy with Alefacept plus narrow band ultraviolet B light for treatment of psoriasis. J Eur Acad Dermatol 49: 118–124
34. Parrish JA, Jaenicke KF (1981) Action spectrum for phototherapy of psoriasis. J Invest Dermatol 76: 359–362
35. Plettenberg, Stege H, Megahed M et al. (1999) Ultraviolet A1 (340–400 nm) phototherapy for cutaneous T-cell lymphoma. J Am Acad Dermatol 41: 47–50
36. Radakoviv-Fijan S, Hönigsmann H, Tanew A (2005) Photodynamische Therapie bei aktinischen Keratosen und Morbus Bowen. Akt Dermatol 31: 225–232
37. Reynolds NJ, Franklin V, Gray JC et al. (2001) Narrow-band ultraviolet B and broad-band ultraviolet A phototherapy in adult atopic eczema: a randomised controlled trial. Lancet 357: 2012–2016
38. Schmidt T, Abeck D, Boeck K et al. (1998) UVA1 Irradiation is effective in treatment of chronic vesicular dyshidrotic hand eczema. Acta Dermato Venereol (Stockh) 78: 318–319
39. Schnopp C, Tzaneva S, Mempel M, Schulmeister K, Abeck D (2005) UVA1 phototherapy for disseminated granuloma annulare. Photodermal Photoimmunol Photomed 21: 68–71
40. Spuls PI, Witkamp L, Bossuyt PM, Bos JD (1997) A systematic review of five systemic treatments for severe psoriasis. Br J Dermatol 137: 943–949
41. Stege H, Schöpf E, Ruzicka T, Krutmann J (1996) High-dose UVA1 for urticaria pigmentosa. Lancet 347: 64
42. Stege H, Berneburg M, Ruzicka T, Krutmann J (1997) Creme-PUVA-Photochemotherapie. Hautarzt 48: 89–93
43. Tegeder I (2002) Time course of 8-methoxypsoralen concentrations in skin and plasma after topical (bath and cream) and oral administration of 8-methoxypsoralen. Clin Pharmacol Ther 71: 153–161
44. Tzaneva S, Seeber A, Schwaiger M et al. (2001) High-dose versus medium-dose UVA1 phototherapy for patients with severe generalized atopic dermatitis. J Am Acad Dermatol 45: 503–507

Bade-PUVA-Therapie: Wo bist du geblieben?

Erhard Hölzle

Historische Entwicklung und aktueller Stand der Bade-PUVA-Therapie

Schon bald nachdem die systemische PUVA-Behandlung durch Fitzpatrick und seiner Arbeitsgruppe in Boston 1974 eingeführt wurde [12], begannen skandinavische Arbeitsgruppen die Photochemotherapie mittels eines Trimethylpsoralen-Bades und nachfolgender UV-A-Bestrahlung durchzuführen. 1976 veröffentlichten Fischer und Alsis die ersten vielversprechenden Ergebnisse [1]. Zehn Jahre später verglichen 1986 Lowe und Mitarbeiter die Anwendung von 8-Methoxypsoralen-Bädern und nachfolgender UV-A-Bestrahlung mit der konventionellen systemischen PUVA-Behandlung. Die Autoren fanden damals die PUVA-Bad-Methode der systemischen Anwendung in der Wirksamkeit bei Psoriasis ebenbürtig, jedoch sehr viel weniger von akuten und chronischen Nebenwirkungen belastet [11].

Die nachfolgenden 15 Jahre bis 2001 waren durch eine rasante Entwicklung gekennzeichnet, was sich in der stetig ansteigenden Zahl von jährlichen Publikationen zur Bade-PUVA-Methode ausdrückte (Abb. 1). Es wurde ein deutlicher Nachweis der Wirksamkeit bei Psoriasis, auch im Vergleich zur systemischen PUVA-Behandlung, erbracht. Die Methode erfuhr eine weitgehende Standardisierung und wurde damit eindeutig reproduzierbar. Es erfolgte die Beschreibung, zum Teil auch nur kasuistisch, einer Fülle von neuen Indikationen, die praktisch das gesamte Therapiespektrum der systemischen Photochemotherapie widerspiegelt (Tabelle 1).

International besteht mittlerweile unter allen klinisch tätigen Photodermatologen die übereinstimmende Überzeugung, dass die Bade-PUVA-Behandlung einer systemischen Therapie bei der Psoriasis ebenbürtig ist. Es ist ferner allgemeiner Konsens, dass prinzipiell alle Indikationen, welche einer systemischen Behandlung zugänglich sind, auch durch eine topische Psoralen-Anwendung durch Bäder behandelt werden können.

Gegen Ende der 90iger Jahre wurde versucht, die Bade-PUVA-Therapie zusammen mit der Balneo-Phototherapie in die dermatologische Praxis einzuführen. Hierzu wurden von den gesetzlichen Krankenkassen Erprobungsmodelle finanziert. Bundesweit wurde das Kieler Modell und in Bayern ein von

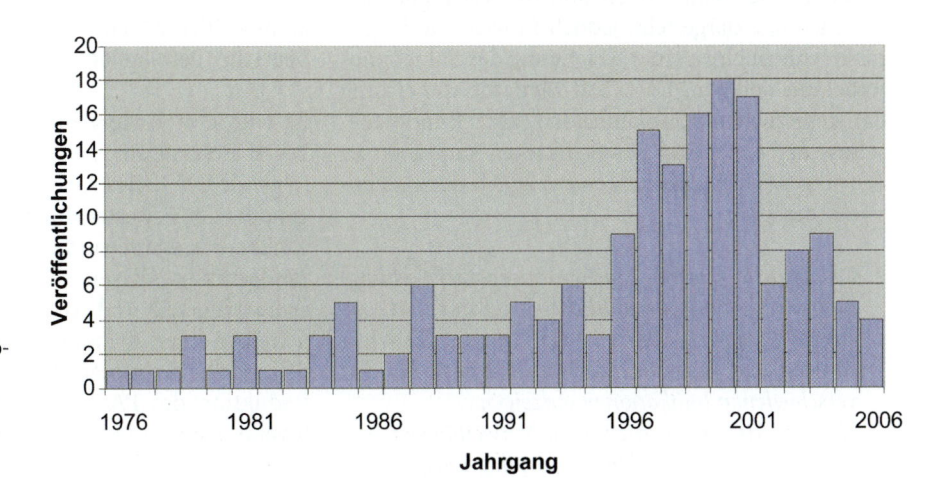

Abb. 1. Publikationen zur Bade-PUVA-Therapie in PubMed zum Stichwort „PUVA-bath therapy" von 1976 bis Juli 2006

Tabelle 1. In der Literatur beschriebene Indikationen für die PUVA-Bad Therapie in alphabetischer Reihenfolge ohne Gewichtung

Alopecia areata
Aquagener Pruritus
Atopisches Ekzem
Eosinophile Fasziitis
Granuloma anulare
GvHD, chronisch
Hand-Fuss-Ekzeme
Hypereosinophile Dermatitis
Keratosis lichenoides chronica
Lichen ruber planus
Lichen sclerosus et atrophicus
Lymphomatoide papulose
Morbus Grover
Morphaea
Mycosis fungoides
Myxoedem
Pagetoide Retikulose
Palmoplantarkeratosen
Papuloerythroderma Ofuji
Pityriasis rubra pilaris
Polymorphe Lichtdermatose
Prurigo
Pruritus
Psoriasis
Scleroedema adultorum
Sezary-Syndrom
Systemische Mastozytose
Urticaria pigmentosa
Vitiligo

der AOK finanziertes Erprobungsmodell initiiert. Zwar wurde in diesen groß angelegten Erprobungsmodellen die Wirksamkeit und die Verträglichkeit der Methode dargestellt, jedoch führten die Ergebnisse schließlich zu einer Ablehnung der Balneophototherapie und der PUVA-Bad-Methode als Leistung der gesetzlichen Krankenkassen. Der Bundesausschuss der Ärzte und Krankenkassen kam 2000 zu den folgenden Feststellungen bezüglich der Balneophototherapie:

1. Die aktuelle Analyse und Bewertung aller Stellungnahmen, der wissenschaftlichen Literatur und sonstiger Fundstellen, konnte keinen Beleg für die Wirksamkeit und medizinische Notwendigkeit bei den verschiedenen Indikationen aufzeigen.
2. Nutzen, Risiken, medizinische Notwendigkeit und Wirtschaftlichkeit sind nicht tragfähig belegt.

Bezüglich der Bade-PUVA-Therapie der Psoriasis stellte der Bundesausschuss folgendes fest:

1. Der Nutzen der Therapie ist nicht ausreichend belegt.
2. Die Methode befindet sich derzeit in einer Phase der experimentellen klinischen Erprobung.
3. Die Äquivalenz zur systemischen PUVA-Therapie ist in methodisch hochwertigen Studien nicht dargestellt.
4. Das ganze kanzerogene Potential der Therapie ist bislang in einer ausreichenden Nachbeobachtungszeit noch nicht beurteilbar.
5. Die Notwendigkeit und Wirtschaftlichkeit gegenüber einer systemischen PUVA-Behandlung ist nicht gegeben.

Mit der Ablehnung als Kassenleistung trat eine allgemeine Ernüchterung ein, welche wohl auch mit einer Abnahme des wissenschaftlichen Interesses verbunden war. Jedenfalls reduzierte sich die Publikationshäufigkeit zum Thema Bade-PUVA-Therapie nach 2001 sehr deutlich (Abb. 1).

Um die vom Bundesausschuss im Jahr 2000 gestellten Fragen beantworten zu können, wurden umgehend kontrollierte prospektive Studien initiiert. So hat der Bundesverband Deutscher Dermatologen von 2001 bis 2005 bundesweit eine sehr große multizentrische Studie zur Wirksamkeit der Balneophototherapie und der Bade-PUVA-Behandlung durchgeführt (siehe unten). Seit 2003 organisiert die Universitätshautklinik der Ludwig-Maximilians-Universität in München eine multizentrische Studie zum Vergleich Bade-PUVA versus systemische PUVA-Behandlung. Leider ist hier die Rekrutierungsphase noch nicht abgeschlossen, so dass noch keinerlei Ergebnisse vorliegen.

Multizentrische Studie des Berufsverbandes Deutscher Dermatologen

Es wurde eine vierarmige Studie, welche trockene UV-B-Bestrahlung, Leitungswasser-Bäder und nachfolgende UV-B-Bestrahlung, Sole-Bäder mit nachfolgender UV-B-Bestrahlung sowie Bade-PUVA vergleicht. Insgesamt wurden 1.159 Patienten prospektiv randomisiert diesen unterschiedlichen Therapiearmen zugeteilt und etwa drei- bis viermal wöchentlich über einen Zeitraum von sechs bis acht Wochen behandelt. Das primäre Zielkriterium war eine 50%ige Reduktion des PASI. Sekundäre Zielkriterien umfassten eine 75%ige Reduktion des PASI, die Bewertung der Wirksamkeit durch den Patienten, die

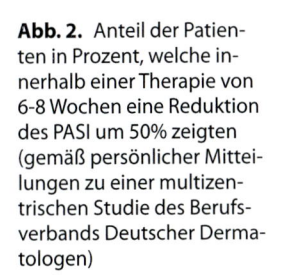

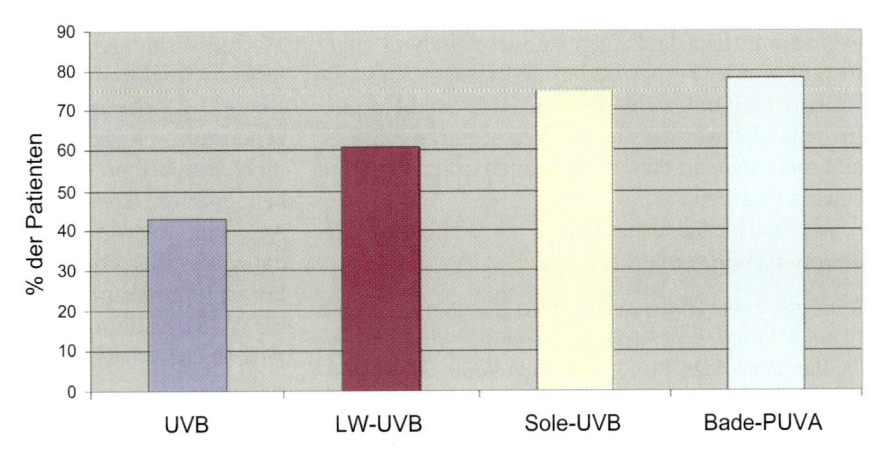

Abb. 2. Anteil der Patienten in Prozent, welche innerhalb einer Therapie von 6-8 Wochen eine Reduktion des PASI um 50% zeigten (gemäß persönlicher Mitteilungen zu einer multizentrischen Studie des Berufsverbands Deutscher Dermatologen)

Evaluierung der Lebensqualität, die kumulative UV-Dosis und eventuell auftretende phototoxische Reaktionen. Die Ergebnisse bezüglich der Reduktion des PASI um 50% (primäres Zielkriterium) sind in Abbildung 2 zusammengefasst. Hierbei zeigen Sole-UV-B und Bade-PUVA zusammen eine signifikante Überlegenheit gegenüber Leitungswasser-UV-B und der trockener UV-B-Bestrahlung. Gemessen an dem primären Zielkriterium zeigt sich zwischen Sole-UV-B und Bade-PUVA zwar ein tendenzieller, aber kein signifikanter Unterschied. In dem bislang nicht veröffentlichten und nur dem Institut für Qualität und Wirtschaftlichkeit im Gesundheitswesen (IQWiG, siehe unten) zugänglichen Studienbericht werden die nachfolgend zitierten Schlussfolgerungen (Abb. 2) gezogen [persönliche Mitteilung Prof. Dr. K.L. Resch und Dr. T. Brockow, Forschungsinstitut Balneologie und Kurortwissenschaft, Bad Elster].

1. *Photosole- und Bade-PUVA sind wirksame und verträgliche Behandlungen und einer Therapie mit UV-B alleine oder Leitungswasser plus UV-B überlegen.*
2. *Leitungswasser plus UV-B ist wirksamer als eine alleinige UV-B-Phototherapie.*
3. *Bade-PUVA zeigt gegenüber der Photosole eine geringfügig niedrigere Rezidivrate.*
4. *Weitere Untersuchungen zu den Langzeitrisiken einer UV-Therapie sind notwendig.*

Um die aktuell gängige Praxis an dermatologischen Kliniken bezüglich der Durchführung der Bade-PUVA-Behandlung zu ermitteln, wurde im Juli 2006 eine bundesweite Umfrage durchgeführt, an der sich 100 Zentren beteiligten. Davon waren 35 Universitätskliniken, 44 nicht-universitäre Akutkrankenhäuser, 17 Reha-Einrichtungen oder Kurkliniken und 4 Bundeswehrkrankenhäuser. Die Ergebnisse zeigen, dass bei stationären Patienten 90% der Kliniken eine Ganzkörper-Bade-PUVA-Behandlung und 85% der Kliniken eine Bade-PUVA-Behandlung der Handflächen und Fußsohlen anbieten. In teilstationären Einrichtungen (Tagesklinik) sinken diese Quoten auf 25–50%. Bei ambulanten Patienten wird die Behandlung als Kassenleistung im Durchschnitt von 25% der Kliniken angeboten und etwa 35% der Kliniken behandeln Patienten als Selbstzahler im Rahmen individueller Gesundheitsleistungen (IGeL).

Bewertung der Bade-PUVA-Therapie als Kassenleistung

Vor einer Neuauflage der Diskussion über den Einsatz der Bade-PUVA-Behandlung als Kassenleistung durch den Bundesausschuss wird die vorliegende Studie des Berufsverbandes Deutscher Dermatologen durch das Institut für Qualität und Wirtschaftlichkeit im Gesundheitswesen (IQWiG) beurteilt und von diesem Institut eine Empfehlung im Rahmen eines Vorberichtes gegeben. Dieser Vorbericht wurde im Juni 2006 veröffentlicht und er kritisiert die Studie in folgenden Punkten.

1. *In 42% lag eine fehlende Verblindung der Bewertung des Hauptzielkriteriums (50% Pasi-Verbesserung) vor.*
2. *Es wurden unterschiedliche UV-B-Spektren für die Therapie verwendet. Nur etwa 20% der beteiligten Praxen und Zentren verwendeten Schmalspektrum (311 nm)-Geräte. Daneben wurden hauptsächlich Breitband-UV-B-Strahler und SUP-Strahler (SUP, selektive ultraviolett Phototherapie) verwendet.*
3. *Es fehlt eine Subgruppenanalyse bezüglich der unterschiedlichen UV-B-Spektren.*

Die Kritik des IQWiG an der Durchführung der Studie wird nicht verstanden und stößt auf heftigen Widerspruch, da die Methodik der Studie vor Studienbeginn mit dem damaligen Bundesausschuss abgestimmt wurde. Ferner bildet die Tatsache, dass die Patienten mit unterschiedlichen UV-B-Strahlenquellen behandelt worden sind, die Versorgungsrealität ab und diese sollte in dieser Studie auch untersucht und bewertet werden.

Als Fazit bezüglich der Bade-PUVA-Therapie wurde vom IQWig vermerkt:

1. *Es gibt keine Hinweise auf einen Zusatznutzen oder einen Schaden, der asynchronen Bade-PUVA gegenüber der oralen PUVA mit Ausnahme der Verminderung von Übelkeit.*
2. *Die asynchrone Bade-PUVA hat einen Zusatznutzen gegenüber der trockenen UV-B-Therapie bzw. Leitungswasser plus UV-B im Hinblick auf die Therapieziele, Reduktion des Hautbeschwerdebildes, Erreichen einer Hauterscheinungsfreiheit und (überwiegend) Reduktion der unerwünschten Wirkungen/Folgeschäden. Allerdings gelten diese Aussagen für eine Mischung der in Deutschland zur Anwendung kommenden UV-B-Bestrahlungsspektren. Eine Therapieentscheidung, bezogen auf einen bestimmten Bestrahlungstyp, erscheint deshalb auf Basis dieser Aussagen problematisch.*
3. *Für die Bade-PUVA gibt es Hinweise auf einen Zusatznutzen gegenüber der asynchronen Photosoletherapie (Sole plus UV-B). Im Hinblick auf die Therapieziele Reduktion des Hautbeschwerdebildes, Erreichen einer Hauterscheinungsfreiheit und (überwiegend) Reduktion der unerwünschten Wirkungen/Folgeschäden – allerdings gelten auch diese Aussagen nur für eine Mischung der in Deutschland zur Anwendung kommenden UV-B-Bestrahlungsspektren.*

Es ist sicherlich für die Bewertung der Wirksamkeit von Bade-PUVA günstig, wenn festgestellt wird, dass bezüglich der Wirksamkeit (Zusatznutzen) kein Unterschied zur oralen PUVA bestehe. Allerdings muss gegen die Feststellung, dass sich Bade-PUVA und orale PUVA hinsichtlich der Nebenwirkungen (Schaden) lediglich durch die Verminderung der Übelkeit bei Bade-PUVA unterscheiden würden, vehement Stellung bezogen werden. Es herrscht Einmütigkeit, dass im Hinblick auf Nebenwirkungen und Risiken Bade-PUVA und orale PUVA erheblich differieren.

Die bei oraler PUVA verwendeten 8-Methoxypsoralen-Tabletten verursachen bei den meisten Patienten nicht nur Übelkeit, sondern häufig auch Erbrechen und Schwindelgefühl. Außerdem sind, wenn auch selten, Arzneiexantheme nach 8-Methoxypsoralen-Tabletteneinahme beschrieben 7[].

Darüber hinaus ist 8-Methoxypsoralen potentiell lebertoxisch und kann zu pharmakokinetischen Wechselwirkungen mit anderen Medikamenten führen. So wird durch orale Aufnahme von 8-Methoxypsoralen das hepatische Cytochrom P450 CYP1A2 gehemmt, was bei einer PUVA-Bad-Anwendung nicht beobachtet werden kann [18]. Auch kann es bei Leberfunktionsstörungen zu Verzögerungen der Ausscheidung von 8-Methoxypsoralen kommen, was dann zu überschießenden phototoxischen Reaktionen führen kann. Insgesamt setzt eine systemische PUVA-Behandlung eine intakte Leberfunktion voraus, und es ist auf Medikamtenwechselwirkungen zu achten.

Eine orale Gabe des Photosensibilisators führt zu einer Sensibilisierung des gesamten Integuments einschließlich des Kopfes und der Augen. Die Sensibilisierung dauert bei systemischer Gabe des 8-Methoxypsoralen mindestens 10 bis 12 Stunden, wogegen nach Bade-PUVA die Lichtempfindlichkeit nach ein bis zwei Stunden bereits vollständig abgeklungen ist. Dies hat zur Folge, dass ein Patient nach oraler Einnahme des Photosensibilisators konsequenten Lichtschutz der freigetragenen Hautpartien einschließlich der Augen für den Rest des verbleibenden Therapietages üben muss [6, 8]. Besonders die Verordnung einer geeigneten Lichtschutzbrille ist aufwendig und kostenintensiv. Insgesamt führt dies zu einer deutlichen Erschwernis der Durchführung einer systemischen PUVA-Behandlung mit einer Verminderung der Lebensqualität des Patienten und zusätzlichen finanziellen Belastungen des Gesundheitssystems.

Bezüglich der Langzeitnebenwirkungen ist eindeutig belegt, dass infolge einer systemischen PUVA-Behandlung das Karzinomrisiko, abhängig von der verabfolgten UV-A-Dosis, erheblich ansteigt und um den Faktor 30 erhöht sein kann [6, 10]. Im Vergleich von weniger als 160 Behandlungen zu mehr als 260 Behandlungen erhöht sich das Risiko für die Entwicklung spinozellulärer Karzinome an der Haut um den Faktor 11–13 [17].

Das Risiko für das Auftreten von Präkanzerosen und spinozellulären Karzinomen im Bereich des männlichen Genitale im Zusammenhang mit systemischer PUVA-Behandlung wurde in einer 1990 veröffentlichten amerikanischen Studie bis auf das 286-fache erhöht gefunden [14]. Eine Neubewertung der Daten zehn Jahre später fand immerhin noch ein um das 53fach erhöhtes Risiko [15].

Demgegenüber ist bislang in keiner einzigen Studie nachgewiesen worden, dass mit der Bade-PUVA-Methode eine nennenswerte Erhöhung des Hautkarzinomrisikos verbunden wäre. Dies gilt sowohl für das in Skandinavien verwendete Trimethylpsoralen [2, 3, 5, 9] wie auch das in Deutschland angewandte

8-Methoxypsoralen [4]. Auch gibt es keinerlei kasuistische Mitteilungen, die Präkanzerosen oder Hautkarzinome im Zusammenhang mit Bade-PUVA beschreiben.

Aufgrund der dargestellten Sachlage wird ein verantwortungsbewusster Dermatologe bei freier Wahl der Therapiemodalitäten stets einer Bade-PUVA-Behandlung gegenüber der oralen Anwendung den Vorzug geben.

Fazit und Ausblick

Um das Ziel der Wiedereinführung der Bade-PUVA-Behandlung als Kassenleistung zu erreichen, muss die Bewertung durch das Institut für Qualität und Wirtschaftlichkeit im Gesundheitswesen substantiell korrigiert werden. Dies gilt für alle genannten Kritikpunkte und insbesondere für die Bewertung der Toxizität und Kanzerogenität der PUVA-Therapie.

Die Vergleichsstudie PUVA-Bad versus PUVA oral sollte möglichst bald abgeschlossen und ein Ergebnis vorgelegt werden. Dies wäre die bislang größte kontrollierte Vergleichsstudie, die multizentrisch prospektiv und randomisiert durchgeführt wurde.

Falls die Datenlage die bisherigen Erfahrungen widerspiegelt, also sich die Bade-PUVA-Therapie einer systemischen Anwendung als ebenbürtig in der Wirksamkeit erweist, aber in der Verträglichkeit, geringere akute Toxizität und geringere Kanzerogenität aufweist, wäre eine Anerkennung der Methode als Kassenleistung durchsetzbar. Allerdings müßten Indikationen und Methodik klar definiert und die Behandlung qualitätsgesichert durchgeführt werden.

Danksagung

Den Herren Prof. Dr. K. L. Resch und Dr. T. Brockow, Forschungsinstitut Balneologie und Kurortwissenschaft, Bad Elster, welche die Daten der Studie des Berufsverbands Deutscher Dermatologen statistisch bearbeitet und ausgewertet haben und die dem Autor Teile der Ergebnisse zur Verfügung stellten, sei herzlich für die Kooperation gedankt.

Literatur

1. Fisher T, Alsins J (1974) Treatment of psoriasis with trioxalen baths and dysprosium lamps. Acta Dermato Venereol 56: 383–390
2. Hannuksela A, Pukkala E, Hannuksela M, Karvonen J (1996) Cancer incidence among Finnish patients with psoriasis treated with trioxsalen bath PUVA. J Am Acad Dermatol 35: 685–689
3. Hannuksela-Svahn A, Pukkala E, Koulu L, et al. (1999) Cancer incidence among Finnish psoriasis patients treated with 8-methoxypsoralen bath PUVA. J Am Acad Dermatol 40: 694–696
4. Hannuksela-Svahn A, Pukkala E, Koulu L, et al. (1999) Cancer incidence among finnish psoriasis patients treated with 8-methoxypsoralen bath PUVA. J Am Acad Dermatol 40: 694–696
5. Hannuksela-Svahn A, Sigurgeirsson B, Pukkala E, et al. (1999) Trioxsalen bath PUVA did not increase the risk of squamous cell skin carcinoma and cutaneous malignant melanoma in a joint analysis of 944 Swedish and Finnish patients with psoriasis. Br J Dermatol 141: 497–501
6. Henseler T, Wolff K, Hönigsmann H, Christophers E (1981) Oral 8-Methoxypsoralen photochemotherapy of psoriasis, The European PUVA Study: a Cooperative Study among 18 European Centres. Lancet 853–857
7. Hofmann C, Plewig G, Braun-Falco O (1977) Ungewöhnliche Nebenwirkungen bei oraler Photochemotherapie (PUVA-Therapie) der Psoriasis. Hautarzt: 28: 583–588
8. Hölzle E, Hönigsmann H, Röcken M, Ghoreschi K, Lehmann P (2003) Empfehlungen zur Phototherapie und Photochemotherapie. JDDG 1: 985–1000
9. Lindelöf B, Sigurgeirsson B, Tegner E MD, Larkö O, Berne B (1992) Comparison of the carcinogenic potential of trioxsalen bath PUVA and oral methoxsalen PUVA. Arch Dermatol 128: 1341–1344
10. Lindelöf B, Sigurgeirsson B, Tegner E, et al. (1991) PUVA and cancer: a large-scale epidemiological study. Lancet 338: 91–93
11. Lowe NJ, Weingarten D, Moly LS (1986) PUVA therapy for psoriasis: comparison of oral and bathwater delivery of 8-methoxypsoralen. J Am Dermatol 14: 754–760
12. Parrish JA, Fitzpatrick TB, Tanenbaum L, Pathak MA (1974) Photochemotherapy of psoriasis with oral methoxsalen and long wave ultraviolet light. N Engl J Med 291: 1207–1211
13. Shephard SE, Panizzon RG (1999) Carcinogenic risk of bath PUVA in comparison to oral PUVA therapy. Dermatology 199: 106–112
14. Stern RS and members of the photochemotherapy Follow-up Study (1990) Genital tumors among men with psoriasis exposed to psoralens and ultraviolet aradiation (PUVA) and ultraviolet B radiation. N Engl J Med 322: 1093–1097
15. Stern RS, Bagheri S, Nichols K, (2002) The persistent risk of genital tumors among men treated with psoralen plus ultraviolet A (PUVA9 for psoriasis. J Am Acad Dermatol 47: 33–39
16. Stern RS, Lange R and Members of the Photochemotherapy Follow-up Study (1988) Non-melanoma skin cancer occurring in patients treated with PUVA five to ten years after first treatment. J Invest Dermatol 91:120–124
17. Stern RS, Thibodeau LA, Kleinerman RA, et al. (1979) Risk of cutaneous carcinoma in patients treated with oral Methoxsalen photochemotherapy for psoriasis. N Engl J Med 330: 809–813
18. Tantcheva-Poór I., Servera-Llaneras M., Scharffetter-Kochanek K, Fuhr U (2000) Liver cytochrome P450 CYP1A2 is markedly inhibited by systemic but not by bath PUVA in dermatological patients. Br J Dermatol 144: 1127–1132

6 Akne und Rosazea

Akne und das adrenogenitale Syndrom

Marianne Placzek, Gerd Plewig und Klaus Degitz

Akne ist die häufigste Hauterkrankung mit Prävalenzangaben bis zu 80% [3, 10]. Die Akne entsteht durch verschiedene pathogenetische Faktoren. Hierzu zählen androgengesteuerte Überproduktion von Talg (Seborrhö), follikuläre Hyperkeratose (geschlossene und offene Komedonen), Veränderungen in der mikrobiellen Besiedlung sowie immunologische Prozesse und Entzündung. Die zu Komedonen führende follikuläre Hyperkeratose und eine hohe Sebumproduktion schaffen im Haarfollikel ein Milieu, das dem Standortkeim *Propionibacterium acnes* ein exzessives Wachstum erlaubt. Vermehrt anfallende bakterielle Stoffwechselprodukte, insbesondere chemotaktisch wirkende Substanzen, initiieren dann follikuläre und perifollikuläre Entzündungen, die im Maximalfall zu Abszedierung und Fistelgängen führen können.

Androgene und Akne

Es ist seit langem bekannt, dass die Talgproduktion der Sebozyten durch männliche Geschlechtshormone reguliert wird [6, 10]. Androgenproduktion, Talgbildung und Akne sind eng miteinander verbunden. Zu einer vermehrten Talgbildung kommt es entweder bei *normalen* Hormonspiegeln durch noch nicht vollständig aufgeklärte individuelle intrasebozytäre Mechanismen, oder durch Hyperandrogenämie [1].

Wichtige Ursachen für die erhöhte Androgen-Blutkonzentrationen (Tabelle 1) sind polyzystische Ovarien, androgenproduzierende Tumore oder das in leichter Ausprägung nicht seltene adrenogenitale Syndrom. Akne kann aber nicht nur durch ein endogenes Überangebot an Androgenen, sondern auch durch exogen zugeführte Androgene hervorgerufen werden, beispielsweise iatrogen bei Hypogonadismus oder zur Induktion vorzeitiger Epiphysenfugenschlüsse bei Hochwuchs [11]. Klinisch bedeutsam ist aber auch die Einnahme von androgen wirksamen Anabolika durch Leistungssportler, insbesondere durch diejenigen, die Kraftsport betreiben [4, 7].

Adrenogenitales Syndrom

Eine häufigere Ursache für Androgenüberschuss ist das adrenogenitale Syndrom. Das adrenogenitale Syndrom (AGS) verursacht eine Störung der Kortisol-Biosynthese der Nebennierenrinden, hervorgerufen durch eine heterogene Gruppe von autosomal-rezessiv vererbten Enzymdefekten. In 95% der Fälle handelt es sich um einen Defekt des Enzyms 21-Hydroxylase.

Normalerweise wird die Biosynthese der Glukokortikoide, Mineralkortikoide, aber auch der Androgene durch die negative rückkoppelnde Wirkung des Kortisols, des physiologisch wichtigsten Glukokortikoids, reguliert. Da bei einem AGS, ausgelöst durch einen Gendefekt in der 21-Hydroxylase, nicht genug Kortisol aus seinen Vorstufen synthetisiert werden kann, stimuliert der niedrige Kortisolspiegel die Produktion des Hypophysenhormons ACTH. Eine Erhöhung des ACTH regt die Nebennierenrinde zur kompensierenden Mehrproduktion nicht nur des Kortisols, sondern auch der adrenalen Androgene an. So finden sich bei einem AGS zwar normale Kortisolspiegel, jedoch erhöhte Androgenspiegel im Blut (Abb. 1).

Die Symptome des AGS hängen von der Schwere des Enzymdefekt und dem damit verbundenen Hyperandrogenismus ab (Abb. 2). Bei schweren Enzymdefekten tritt schon schon bei der Geburt Virilisierung auf und zusätzlich, wenn auch die Synthese der

Tabelle 1. Ursachen für Androgenüberschuss

Polyzystische Ovarien
Neoplasien
Adrenogenitales Syndrom
Exogene Androgenzufuhr

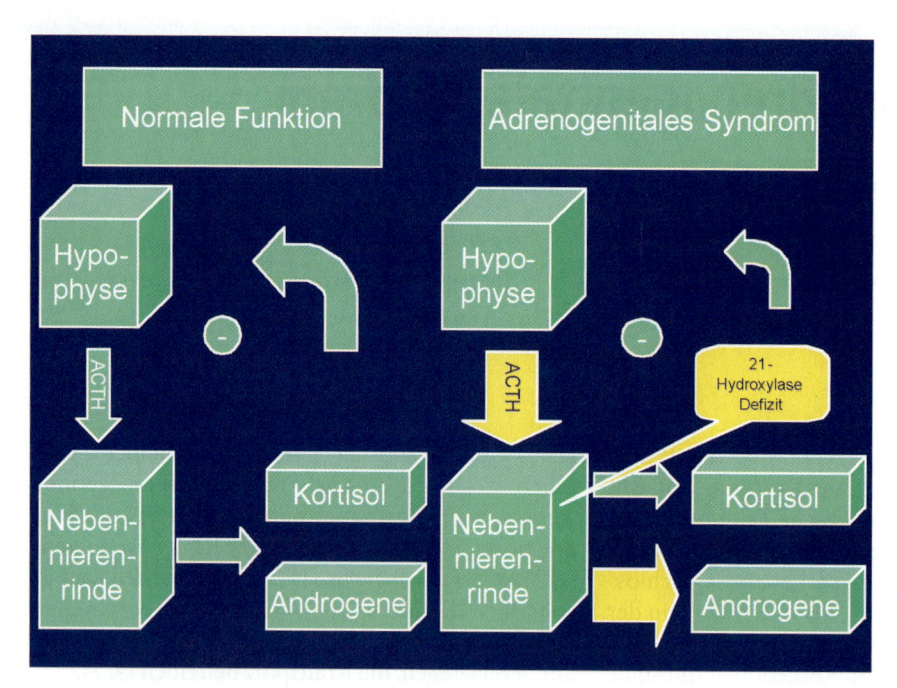

Abb. 1. Regulation der Glukokortikoidbiosynthese im Normalzustand und bei AGS

Mineralkortikoide betroffen ist, ein Salzverlustsyndrom (Erbrechen und Gedeihstörungen). Weniger schwere Enzymdefekte zeigen sich im Kindesalter als Pseudopubertas praecox als Folge der andrenalen Androgenüberproduktion. Wachstumsstörungen zeigen sich zunächst in beschleunigtem Wachstum, später jedoch Kleinwuchs aufgrund vorzeitiger Epiphysenfugenverschlüsse. Leichte Enzymdefekte treten erst ab der Pubertät in Erscheinung (Late-onset-Variante), wenn zusätzlich die Gonaden mit der Androgensynthese beginnen. Bei Frauen äußert sich dann der Androgenüberschuss in Akne, Zyklusstörungen und Hirsutismus. Bei Männern kann Akne das einzige Symptom sein (Tabelle 2).

Während bei Frauen bei ungewöhnlich verlaufender Akne in der Regel rasch an eine hormonelle Ursache gedacht wird, besteht bei männlichen Aknepatienten eher nicht die Tendenz, an eine hormonelle Störung zu denken. Auf die Rolle des Androgenüberschusses bei Männern wurden wir aufmerksam bei einigen Patienten mit Acne fulminans oder anderen schweren oder therapieresistenten Verläufen der Erkrankung, bei denen eine Late-onset-Variante des adrenogenitalen Syndroms endokrinologisch festgestellt werden konnte und die unter hormonspezifischer Therapie rasch besser wurden [2, 8].

Nach diesen ersten Befunden wollten wir systematisch untersuchen, wie häufig ein adrenogenitales Syndrom bei männlichen Aknepatienten vorkommt und ob das Vorliegen eines adrenogenitalen Syndroms mit dem Schweregrad der Erkrankung korreliert. Hierzu wurden 82 männliche Aknepatienten und 38 altersangepasste Kontrollpersonen ohne bestehende Akne oder positive Akneanamnese rekrutierten. In beiden Gruppen wurden die Serumkonzentrationen für Testosteron, LH, FSH, Dehydroepiandrosteron-Sulfat (DHEA-S), Androstendion und 17-OH-Progesteron bestimmt. Zur Erkennung eines Nebennierenrinden-bedingten Androgenüberschusses eignet sich die Bestimmung der überwiegend in der Nebennierenrinde gebildeten Androgene Androstendion und DHEA-S. Das ebenfalls in der Nebennierenrinde gebildete 17-OH-Progesteron hat keine eigene biologische Aktivität. Es ist aber in der Diagnostik des adrenogenitalen Syndroms von Bedeutung, denn es ist eine Kortisolvorstufe, die sich bei Defekten der 21-Hydroxylase im Intermediärstoffwechsel aufstaut und erhöht gemessen wird (Abb. 2)

In der Gruppe der männlichen Aknepatienten zeigte sich eine signifikante Erhöhung des 17-OH-

Tabelle 2. Unterschiedliche Ausprägungen des adrenogenitalen Syndroms

Schwere Formen in der Kindheit
- Salzverlust, Gedeihstörungen
- Virilisierung
- Pseudopubertas praecox

Late-onset Form in der Pubertät
- Hirsutismus
- Zyklusstörungen
- Akne-bei Männern als einziges Symptom

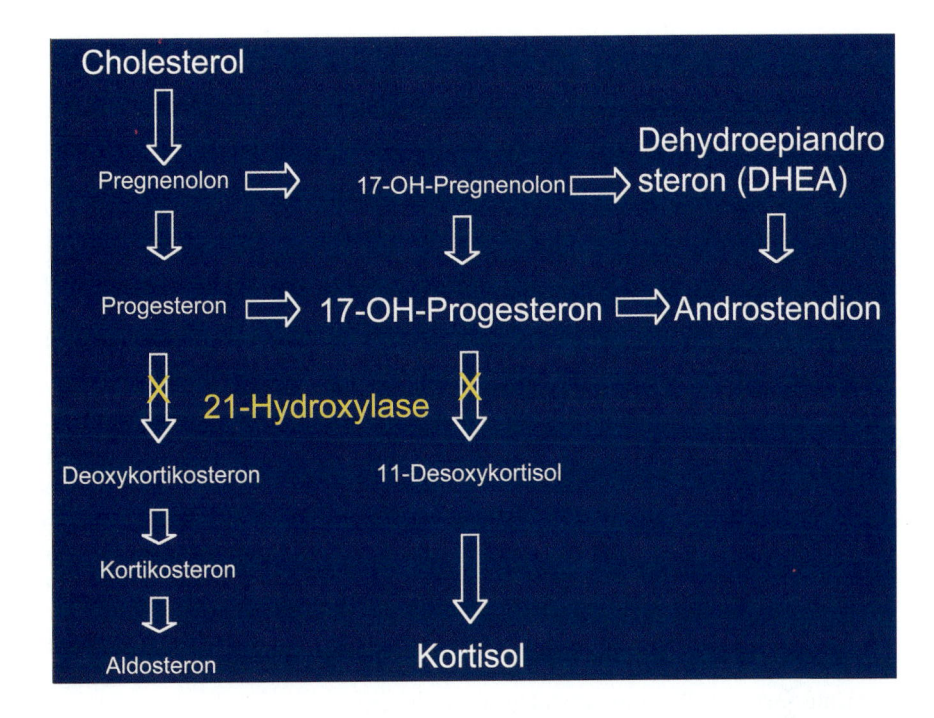

Abb. 2. Steroidsynthese in der Nebennierenrinde

Progesterons im Vergleich zur Kontrollgruppe. Alle anderen Hormonwerte zeigten keinen signifikanten Unterschiede zwischen den Gruppen (Tabelle 3) [9]. Das durchschnittlich erhöhte 17-OH-Progesteron legt nahe, dass bei männlichen Aknepatienten Enzymdefekte im Sinne eines adrenogenitalen Syndroms gehäuft vorkommen. Diese Einschätzung wird auch durch die Ergebnisse der ACTH-Stimulationsteste erhärtet.

Der ACTH-Stimulationstest ermöglicht eine empfindlichere individuelle Erfassung von Patienten mit einem AGS. Beim ACTH-Test wird nach Entnahme einer Blutprobe zur Bestimmung basaler Hormonwerte ein ACTH-Analogon intravenös verabreicht. Standardmäßig wird hierzu Synacthen[R] eingesetzt, das das hormonell aktive ACTH-Fragment Tetracosactid entsprechend 25 IE ACTH enthält. Nach einer Stunde wird erneut Blut zur Bestimmung der stimulierten Hormonwerte entnommen. Die Blutabnahmen erfolgten morgens zwischen 8.00 und 9.00 Uhr aufgrund zirkadianer Schwankungen der Androgenserumkonzentrationen. Einzelheiten zur Durchführung siehe [1]. Bei Personen mit Late-onset-Varianten des AGS lässt sich das 17-OH-Progesteron typischerweise deutlich stärker stimulieren als bei Gesunden. In unserer Gruppe von männlichen Aknepatienten war eine deutlich erhöhte Anzahl pathologischer ACTH-Teste zu verzeichnen [9] verglichen mit der in der Bevölkerung zu erwartenden Häufigkeit [5]. Die meisten Enzymdefekte des adrenogenitalen Syndroms können heute molekulargenetisch nachgewiesen werden. Diese Nachweisverfahren sind aber methodisch aufwendig und kostenintensiv und haben noch keinen Eingang in die Routinediagnostik gefunden.

Unsere ersten Beobachtungen des Krankheitsbildes vermittelten zunächst den Eindruck, dass das

Tabelle 3. Vergleich der basalen Hormonwerte zwischen männlichen Patienten mit Akne und einer Kontrollgruppe. P-Werte des ungepaarten t-Tests, Signifikanzniveau < 0,05 (modifiziert nach [9])

Hormon	Akne-Patienten (n = 82)	Kontrollgruppe (n = 38)	p-Wert
Testosteron (ng/ml)	5,72	5,86	0,70
LH (U/l)	4,21	5,09	0,94
FSH (U/l)	5,16	4,93	0,32
DHEA-S (µg/dl)	306,95	329,76	0,35
Androstendion (ng/dl)	183,28	191,58	0,45
17-OH-Progesteron (ng/dl)	200,53	165,42	0,01

AGS mit schweren Verläufen der Akne assoziiert ist. In unserer Gruppe männlicher Aknepatienten ließ sich jedoch keine Korrelation zwischen Schweregrad der Akne und pathologischen Androgenwerten etablieren. Das heißt, die pathologischen Befunde waren statistisch genauso oft bei Patienten mit leichten oder schwere Verläufe zu finden. Eine Erklärung könnte sein, dass Late-onset-Varianten des AGS als ein pathogenetischer Faktor im Konzert mit den anderen Akne-fördernen Faktoren (Seborrhö aus anderer Ursache, follikuläre Hyperkeratose, mikrobielle Besiedlung, Entzündungsneigung) zu betrachten ist: Bei Patienten mit ohnehin geringem Akneeruptionsdruck bewirkt die AGS-Veranlagung nur eine vergleichsweise leichte Akne, bei Patienten mit hohem Eruptionsdruck hingegen kann die Veranlagung eine kritische Verschlechterung der Erkrankung bewirken.

Tabelle 4. Behandlungsoptionen bei Patienten mit adrenogenitalem Syndrom

Männer
- Niedrig dosiert Glukokortikoide
  - Methylprednisolon 4 mg jeden 2. Tag
  - Hydrokortison 20 mg – 10 mg – 10 mg/Tag bei Kindern unter 12 Jahren

Frauen
- Orale Kontrazeptiva
- Niedrig dosiert Glukokortikoide

Therapeutische Konsequenzen

Die Untersuchung aller Aknepatienten auf Androgenregulationsstörungen erscheint gesundheitsökonomisch nicht sinnvoll, und die hormonspezifische Behandlung unkomplizierter oder leichter Akneverläufe ist medizinisch auch nicht notwendig. Andererseits kann die Aufdeckung eines AGS und eine entsprechende spezielle Therapie in bestimmten Situationen sehr nützlich sein. Hierzu zählen Patienten mit schweren Verläufen wie zum Beispiel Acne conglobata oder Acne fulminans ebenso wie persistierende Akne.

Die Therapie des AGS sollte bei Männern durch eine Behandlung mit niedrig dosierten Glukokortikoiden erfolgen. Bei Frauen genügen häufig orale Kontrazeptiva mit einem antiandrogen wirksamen Gestagenanteil (zum Beispiel Cyproteronacetat), niedrig dosierten Glukokortikoide können ebenfalls gegeben werden (Tabelle 4).

Die oral zugefügten Glukokortikoide reduzieren durch die Glukokortikoid-vermittelte negative Rückkopplung zur Hypophyse (Abb. 2) die beim AGS pathologisch erhöhte ACTH-Produktion. Hieraus resultiert eine abnehmende Stimulation der Nebennierenrinde und somit eine geringere Androgenproduktion. Klinische Besserungen können bereits nach einmonatiger Behandlung erkennbar werden und sind üblicherweise nach zwei Monaten deutlich ausgeprägt [2]. Obwohl klinische Verbesserungen prinzipiell unter alleiniger hormonspezifischer Therapie zu beobachten sind, sollten betroffene Patienten zur rascheren Behandlung auch immer mit dem Schweregrad angemessenen konventionellen Aknetherapeutika behandelt werden. Synergieeffekte sind insbesondere bei der Kombination mit Isotretinoin zu erwarten. Der Erfolg der hormonellen Therapie wird am klinischen Verlauf abgelesen und bedarf keiner Laborbestimmungen. Die Behandlung mit Glukokortikoiden in der Adoleszenz muß trotz der niedrigen Dosierung zur Minimierung von Osteoporose auf 6 Monate beschränkt bleiben und zur Prophylaxe einer Addison-Krise langsam ausgeschlichen werden.

Literatur

1. Degitz K, Placzek M, Arnold B, et al. (2001) Endokrinologische Aspekte bei Akne. In: Plewig G, Degitz K (Hrsg) Fortschritte der praktischen Dermatologie und Venerologie 2000, Bd. 17. Springer, Berlin, S 172–179
2. Degitz K, Placzek M, Arnold B, et al. (2003) Congenital adrenal hyperplasia and acne in male patients. Br J Dermatol 148: 1263–1266
3. Gollnick HP, Cunliffe WJ. (2003) Management of acne. A report from a global alliance to improve outcomes in acne. J Am Acad Dermatol 49: S1–S38
4. Heydenreich G (1989) Testosterone and anabolic steroids and acne fulminans. Arch Dermatol 125: 571–572
5. Knorr D, Bindlingmaier F, Höller W, Kuhnle U (1983) Diagnosis of homozygosity and heterozygosity in congenital adrenal hyperplasia (CAH) and control of treatment. J Steroid Biochem 19: 645–653
6. Lucky AW (1995) Hormonal correlates of acne and hirsutism. Am J Med 98 [Suppl 1A]: 89S–94S
7. Merkle T, Landthaler M, Braun-Falco O (1990) Acne conglobata-artige Exazerbation einer Acne vulgaris nach Einnahme von Anabolika und Vitamin-B-Komplex-haltigen Präparaten. Hautarzt 41: 280–282
8. Placzek M, Degitz K, Schmidt H, Plewig G (1999) Acne fulminans in late-onset congenital adrenal hyperplasia. Lancet 354: 139–140
9. Placzek M, Arnold B, Schmidt H, et al. (2005) Elevated 17-hydroxyprogesterone serum values in male acne patients. J Am Acad Dermatol 53: 955–958
10. Plewig G, Kligmann AM (2000) Acne and rosacea, 3rd edn. Springer, Berlin, pp 374–375
11. Traupe H, Muhlendahl KE von, Bramswig J Happle R (1988) Acne of the fulminans type following testosterone therapy in three excessively tall boys. Arch Dermatol 124: 414–417

Rosazea: Ungewöhnliche Manifestationen

Martin Schaller

Einleitung

Die wohl älteste Darstellung einer ungewöhnlichen Rosazea-Manifestation findet sich auf einem Gemälde der frühen Renaissance, welches in Paris im Louvre zu besichtigen ist (Abb. 1). Der Künstler Domenico Ghirlandaio zeigt in seinem Werk *Der Greis und das Kind* eine ungewöhnlich realistische Darstellung eines Rhinophyms was schon zu ausführlichen Diskussionen in der dermatologischen Literatur führte [6].

Die Rosazea ist eine häufige dermatologische Erkrankung die meist im 3. bis 4. Lebensjahrzehnt beginnt, eine Assoziation mit einem hellen Hauttyp hat und bei Frauen häufiger ist, aber bei Männern schwerer verläuft. Meist zentrofazial kommt es zu anfangs vorübergehenden schließlich persistierenden Erythemen mit zahlreichen Teleangiektasien [1]. Zum klinischen Spektrum gehören häufig Papeln und Pusteln aber auch Knoten und Zysten, seltener auch Lymphödeme. Manche Patienten entwickeln umschriebene aber auch diffuse Talgdrüsen- oder Bindegewebshyperplasien [1]. Wenn die Patienten zum Hautarzt kommen ist die Rosazea meist schon chronisch progredient und bei Anfrage berichten die Betroffenen, dass die Hauterscheinungen oft symptomlos sind, jedoch manchmal unangenehm brennen und stechen können [8]. Gerade Patienten mit einer erythemato-teleangiektatischen Rosazea leiden unter einer überempfindlichen irritablen Gesichtshaut und empfinden viele Kosmetika auf der Haut als unangenehm brennend, was von den Betroffenen als „Allergie gegen alle Cremes" interpretiert wird. Provokationsfaktoren, die bei Verdacht auf Rosazea abgefragt werden sollten jedoch nicht von jedem Patienten berichtet werden, beinhalten eine Verschlechterung nach Genuss von heißen Speisen und Getränken, Alkohol auch in kleinsten Mengen, Temperaturunterschiede, Emotionen und UV-Licht. Klassische Rosazea-Manifestationen (erythemato-teleangiektatische

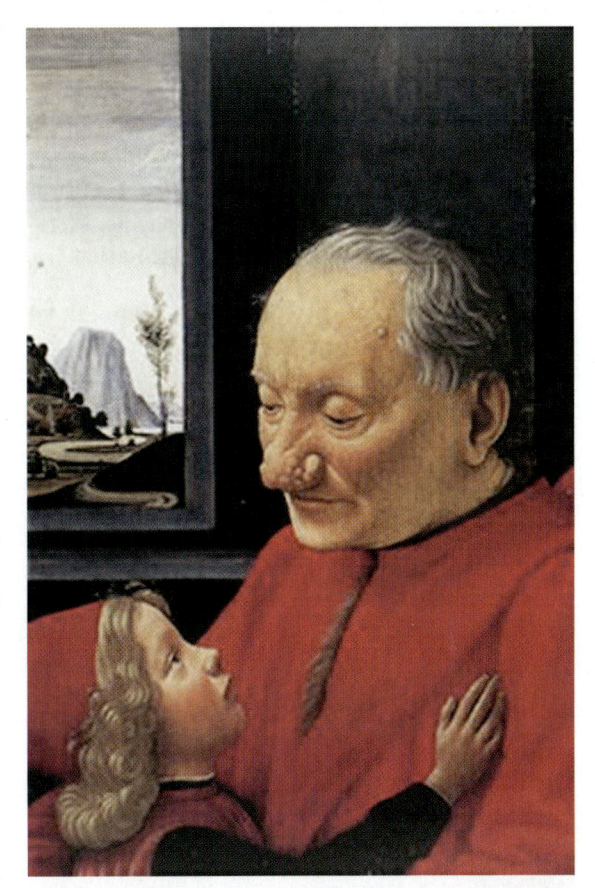

Abb. 1. Realistische Darstellung eines Rhinophyms im Werk „Der Greis und das Kind" des Künstlers Domenico Ghirlandaio (mit Genehmigung [6])

Rosazea, papulo-pustulöse Rosazea, glandulär-hyperplastische Rosazea) verursachen keine diagnostischen Schwierigkeiten und sind in der Regel auch gut behandelbar sind [2]. Andere Variationen der Rosazea können diagnostisch und therapeutisch Probleme verursachen oder erregen Aufmerksamkeit aufgrund ihrer ungewöhnlichen Morphologie.

Phymata

Weniger gilt dies für die Phymata (abgeleitet vom griechischen Wort Phyma für Knolle, Schwellung oder Masse). Es kommt an umschriebener Stelle zu einer Bindegewebsvermehrung mit Talgdrüsenhyperplasie und demzufolge zu einer grobporig verdickten Haut [3]. Je nach Lokalisation der Wulstbildung spricht man an der Nase von einem Rhinophym (Abb. 2), am Kinn von einem Gnatophym, am Ohr vom Otophym oder an der Stirn vom Metophym. Patienten haben ihr Rhinophym meist nicht als isolierte Manifestationsform einer Rosazea sondern weisen häufig auch Charakteristika einer papulo-pustulösen, teils erythemato-teleangiektatischen Rosazea auf (Abb. 2). Bei genauerer Betrachtung kann manchmal auch eine initiale Wulstbildung am Kinn auf ein Gnatophym hindeuten (Abb. 2). Während innerhalb der Phymata die Rhinophyme häufig sind, Gnatophyme seltener vorkommen sind Otophyme, Metophyme und andere Phyme eine wirkliche Rarität.

Morbus Morbihan

Eine ungewöhnliche Manifestation der Rosazea ist der Morbus Morbihan [4]. Hier kommt es erst transient, dann persistierend an den oberen Gesichtsanteilen und an der Stirn zu Erythemen, Ödemen und schließlich zu einer fibrotischen Umwandlung (Abb. 3). Die Ödeme sind typischerweise nicht eindrückbar und oft diffus verteilt. Andere Patienten zeigen einen mehr lokalisierten Befall des Morbus Morbihan. Benannt wurde dieses Krankheitsbild nach einem gleichnamigen Distrikt im Westen der Bretagne aus dem der erste Patient stammte, der 1957 von Robert Degos beschrieben wurde [4]. Noch nicht ganz abgeschlossen ist die Diskussion ob dieses Krankheitsbild wirklich als Form einer Rosazea aufgefasst werden kann, insbesondere auch deshalb, weil eine klassische Rosazeatherapie mit Metronidazol topisch und Tetrazyklinen systemisch oft nicht erfolgreich sind. Empfohlen wird in der Literatur eine systemische Kombination von Isotretinonoin und Mast-

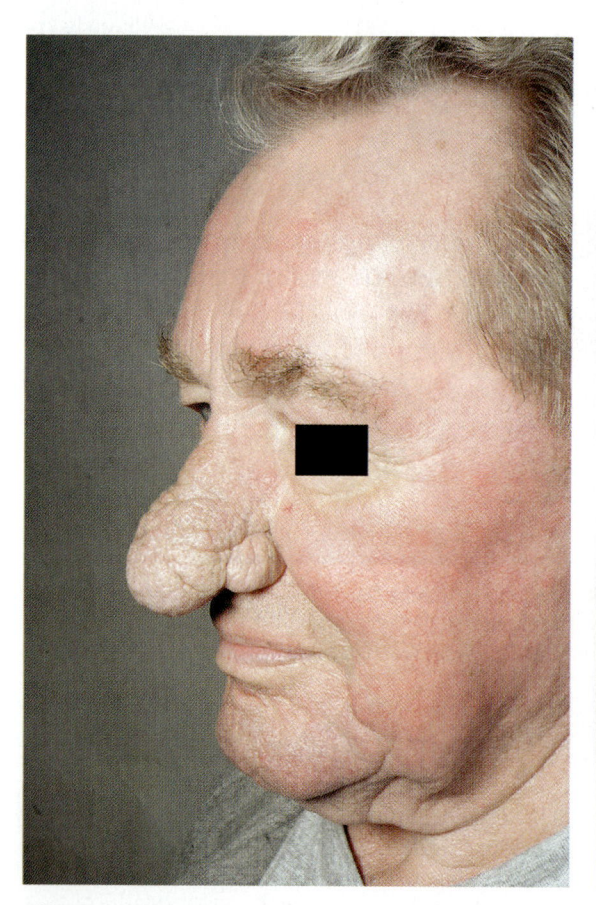

Abb. 2. Deutliches Rhinophym mit Talgdrüsen- und Bindegewebshyperplasien sowie diskreter am Kinn ein Gnatophym

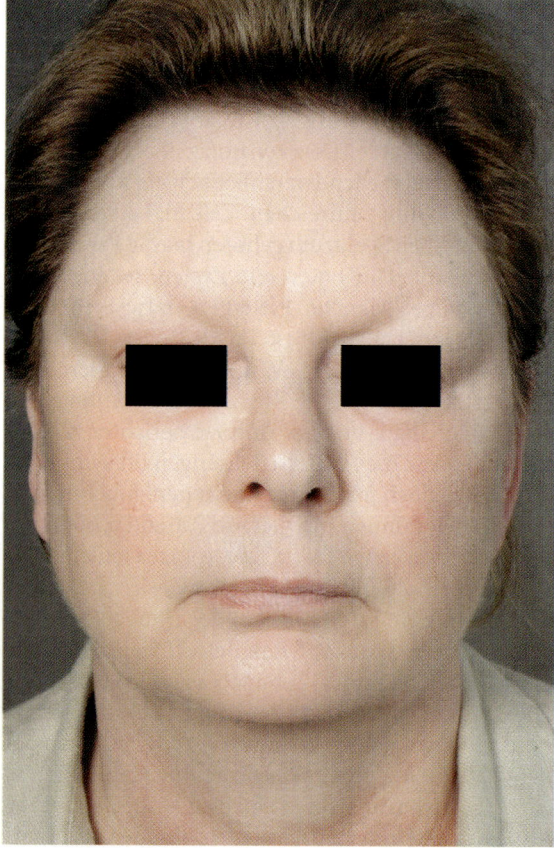

Abb. 3. Patientin mit Morbus Morbihan. Diffuses Ödem der oberen Gesichtshälfte

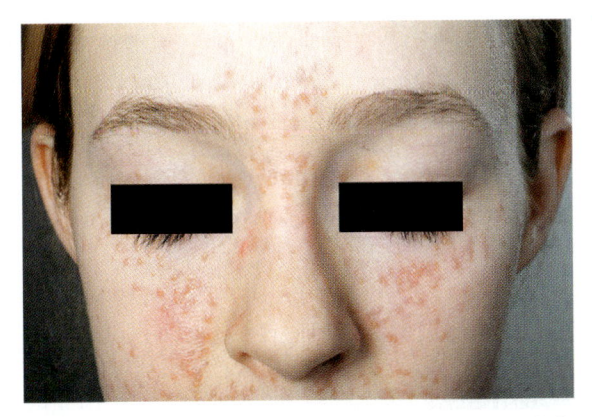

Abb. 4. Lupoide Rosazea mit zahlreichen zentrofazial lokalisierten teils konfluierenden bräunlichen Knötchen

zellstabilisatoren, da histologisch im ödematösen Gewebe zahlreiche Mastzellen nachweisbar sind [5]. Die Ansprechraten auf diese Behandlung sind kritisch gesehen und ist nicht sehr überzeugend. Vor dem Hintergrund dieser therapeutischen Schwierigkeiten ist eine Publikation einer Arbeitsgruppe aus Halle sehr interessant, die zeigen konnten, dass bei Patienten mit Morbus Morbihan eine Kontakturtikaria, verursacht durch unterschiedliche Kosmetikainhaltsstoffe zugrunde liegen kann. Das Meiden diese Kosmetika hat bei allen Patienten mit einem Morbus Morbihan zu einer deutlichen Besserung der Beschwerden geführt [9]. Sollte sich diese Beobachtung bestätigen so ist wohl zumindestens für eine Untergruppe der Patienten mit Morbus Morbihan die Einordnung zur Rosazea nicht gegeben.

Lupoide Rosazea

Ohne Zweifel dem Krankheitsbild der Rosazea zugehörig ist die lupoide Verlaufsform. Typisch die zentrofaziale Lokalisation von meist multiplen, scharf begrenzten bräunlichen Knötchen die auf Glasspateldruck ein lupoides Infiltrat zeigen (Abb. 4). Das histologische Korrelat zu diesem lupoiden Infiltrat ist ein epitheloides Granulom mit massivem lymphohistozytären Infiltrat um den Haarfollikel. Natürlich muss bei solchen Patienten ein Ausschluss anderer granulomatöser Erkrankungen, insbesondere der Sarkoidose erfolgen. Die Therapie ist sehr langwierig und verlangt eine mehrmonatige Gabe von Tetrazyklinen oder Isotretinoin [2, 3, 5].

Ophthalmo-Rosazea

Noch zu wenig erkannt und therapiert wird die Ophthalmo-Rosazea. Schauen Sie ihren Rosazea-Patienten in die Augen und fragen sie nach Brennen, Fremdkörpergefühl, Lichtempfindlichkeit oder Stechen [7]. Ungefähr 27% aller Ihrer Patienten die einen Hautarzt wegen einer Rosazea an der Haut aufsuchen haben auch eine Rosazea am Auge. Die Behandlung dieser Patienten sollte in Kooperation mit einem Augenarzt erfolgen, der die verschiedenen Manifestationen der Ophthalmo-Rosazea wie Blepharitis, Konjunktivitis, Iritis, Skleritis aber auch Keratitis mit der Gefahr einer Erblindung adequat mitbehandelt. Etwa 20% aller Rosazeapatienten haben als initiale Manifestation Augensymptome. Diese Patienten haben wegen eines trockenen Auges einen jahrelangen Leidensweg hinter sich und werden oft nur symptomatisch mit Tränenersatzmittel behandelt. Ein Behandlungsversuch mit Doxyzyklin oder Minozyklin jeweils 2×50 mg/ täglich über acht Wochen kann zu einer deutlichen Besserung der Rosazea wenn nicht zur Abheilung führen. Hat der Patient typische Zeichen einer Rosazea an der Haut, so ist es häufig nicht schwer die Assoziation zur Ophthalmo-Rosazea herzustellen. Andere Patienten haben jedoch relativ geringe Manifestationen einer Rosazea an der Haut, aber eine ganz ausgeprägte Konjunktivitis und Blepharitis. Schwierig ist eine Ophthalmo-Rosazea zu diagnostizieren wenn sie völlig isoliert auftritt (Abb. 5a). Diese Patienten suchen primär den Augenarzt auf. Ist dieser durch die Kooperation mit dem Dermatologen für die Diagnose Ophthalmo-Rosazea aufgeschlossen kann der Patient interdisziplinär oft erfolgreich behandelt werden (Abb. 5b).

Rosazea bei Kindern

Rosazea kommt selten auch schon bei Kindern vor und wird auch in Literatur nur kasuistisch abgehandelt. Das klinische Bild von Erythemen mit Pusteln an der Nase sollte an die Diagnose einer Rosazea denken lassen. Oft unterstützt eine begleitende Seborrhö die Diagnose. Da eine Tetrazyklinbehandlung in dieser Altersstufe kontraindiziert ist können Erythromycinderivate oral oder eine niedrig dosierte Isotretinoin-Therapie erwogen werden.

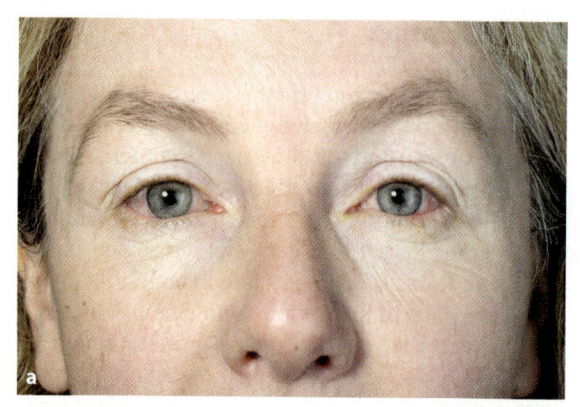

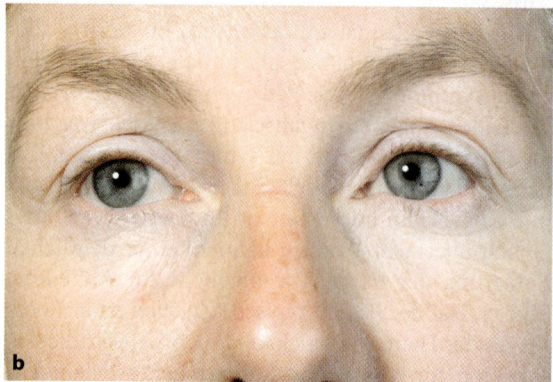

Abb. 5. a = Ophthalmo-Rosazea mit ausgeprägter Konjunktivitis. **b** = Deutliche Besserung unter Minozyklintherapie

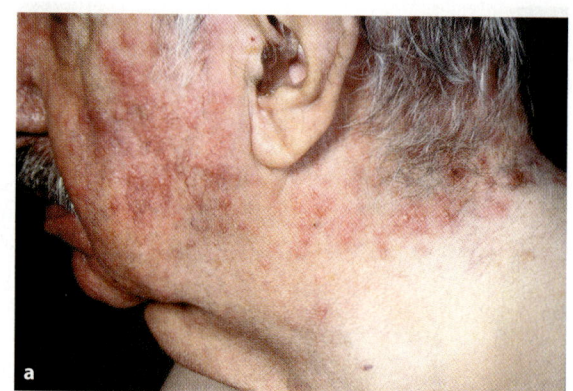

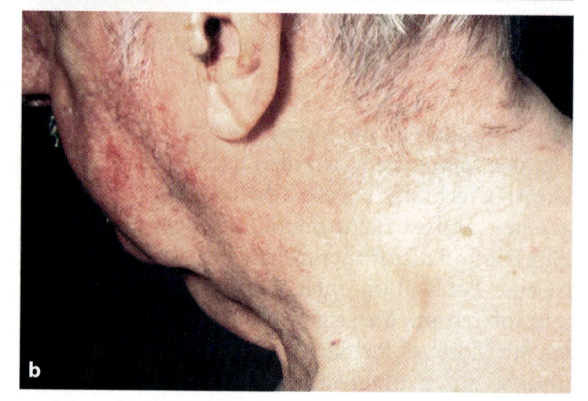

Abb. 6. a = Extrafaziale Rosazea mit multiplen erythematösen Papeln und Knoten an Nacken und Hals. **b** = Fast vollständige Abheilung nach oraler Isotretinoinbehandlung

Extrafaziale Rosazea

Klassischerweise ist die Rosazea zentrofazial lokalisiert, aber auch extrafaziale Manifestationen können vorkommen und manchmal zu diagnostischen Schwierigkeiten führen. Die Morphologie ist bei beiden Befallsmustern sehr ähnlich und umfasst meist erythematöse Papeln und Pusteln, aber auch Knoten. Typische extrafaziale Lokalisation der Rosazea sind Nacken, Hals, obere Bereiche am Stamm und die Kopfhaut nach Haarverlust. Ganz überwiegend sind Männer betroffen, bei denen die Rosazea auf aktinisch geschädigte Haut begrenzt ist. Sie ist nicht immer mit einer Rosazea des Gesichts assoziiert, was dann diagnostisch häufig ein Problem sein kann. Einfacher ist es, wenn es die klassische zentrofazial lokalisierte Rosazea aufgrund des ähnlichen morphologischen Erscheinungsbildes ermöglicht, auch den extrafazialen Befall als Rosazea einzuordnen. So finden sich bei unseren Ppatienten zahlreiche erythematöse Papeln und Pusteln zentrofazial, die sich aber auch extrafazial über die Wange auf den Hals und in den Nacken ausbreiten (Abb. 6a). Oft ist die extrafaziale Rosazea auch prästernal lokalisiert, dort auch mit erythematösen Papeln und Knoten. Bei der Rosazea des Kapillitiums steht die pustulöse Komponente deutlich im Vordergrund. Unserer Erfahrung nach spricht eine extrafaziale Rosazea deutlich besser auf Isotretinoin als auf Minozyklin an (Abb. 6b). Schwieriger wird die richtige Diagnose, wenn der Patient zentrofazial eine nur sehr diskrete Rosazea zeigt und der Schwerpunkt der Erkrankung extrafazial liegt, mit zahlreichen erythematösen Knoten am Stamm. Andere Spielarten der extrafazialen Rosazea zeigen ausschließlich einen Befall des Kapillitiums mit zahlreichen Pusteln, Krusten bei deutlicher Seborrhö.

Da die extrafaziale Rosazea viel seltener vorkommt als ihre zentrofaziale Variante wird sie häufig übersehen oder fehldiagnostiziert. Das gezielte Suchen und Erkennen einer extrafazialen Beteiligung bei klassischen Rosazeapatienten ermöglicht es auch die ungewöhnliche Rosazea diagnostisch richtig einzuordnen und zu behandeln.

Literatur

1. Crawford GH, Pelle MT, James WD (2004) Rosacea: I. Etiology, pathogenesis, and subtype classification. J Am Acad Dermatol 51: 327–341
2. Heymann WR (2004) Rosacea subtype-directed therapy J Am Acad Dermatol 51: 90–92
3. Jansen T, Plewig G (1997) Die chronisch-progrediente Gesichtsdermatose Rosazea. Dt Ärztebl 94: A-97–103
4. Jansen T, Regele D, Schirren CG, et al. (1998) Persistierendes Erythem und Ödem des Gesichts bei Rosazea und Lymphgefäßdysplasie. Hautarzt 49: 932–935
5. Pelle MT, Crawford GH, James WD (2004) Rosacea: II. Therapy J Am Acad Dermatol 51: 499–512
6. Schindera N, Deutsch J, Quinkenstein E, Schindera I (2003) Das restaurierte Meisterwerk. Der Alte, sein Rhinophym und das Kind. Hautarzt 54: 548–549
7. Stonea DU, Chodosha J (2004) Ocular rosacea: an update on pathogenesis and therapy. Curr Opin Ophthalmol 15: 499–502
8. Wilkin J, Dahl M, Detmar M, et al. (2004) Standard grading system for rosacea: Report of the National Rosacea Society Expert Committee on the Classification and Staging of Rosacea. J Am Acad Dermatol 50: 907–912
9. Wohlrab J, Lueftl M, Marsch WC (2003) Persistent erythema and edema of the midthird and upper aspect of the face (morbus morbihan): Evidence of hidden immunologic contact urticaria and impaired lymphatic drainage. J Am Acad Dermatol 52: 595–602

Glukokortikosteroide, Antibiotika, Isotretinoin, DADPS und Biologics: Systemische Medikamente für besondere Situationen bei Akne und Rosazea

Gerd Plewig

Die fünf systemischen Medikamente haben entweder bereits einen berechtigten Platz im Therapieplan besonders schwerer Akne (Abb. 1–6) und Rosazea (Abb. 7, 8), oder werden ihn in der Zukunft einnehmen. Es gibt Situationen, in denen sie alleine, miteinander oder nacheinander eingesetzt werden können [3, 5].

Für Antibiotika und Isotretinoin gibt es seit Jahrzehnten zahlreiche offene, vergleichende oder Plazebo-kontrollierte Studien, die die Wirksamkeit beider Medikamente bestätigen. Derartige Studien gibt es nicht für Glukokortikosteroide, DADPS oder Biologics, wohl aber kasuistische Mitteilungen oder Hinweise in Übersichtsarbeiten und Buchkapiteln. Mit diesem Beitrag bekenne ich mich zu den über einen langen Zeitraum gesammelten Erfahrungen (ausgenommen sind die Biologics). Es ist meine persönliche Erfahrung, die im Zeitalter der Evidenz-basierten

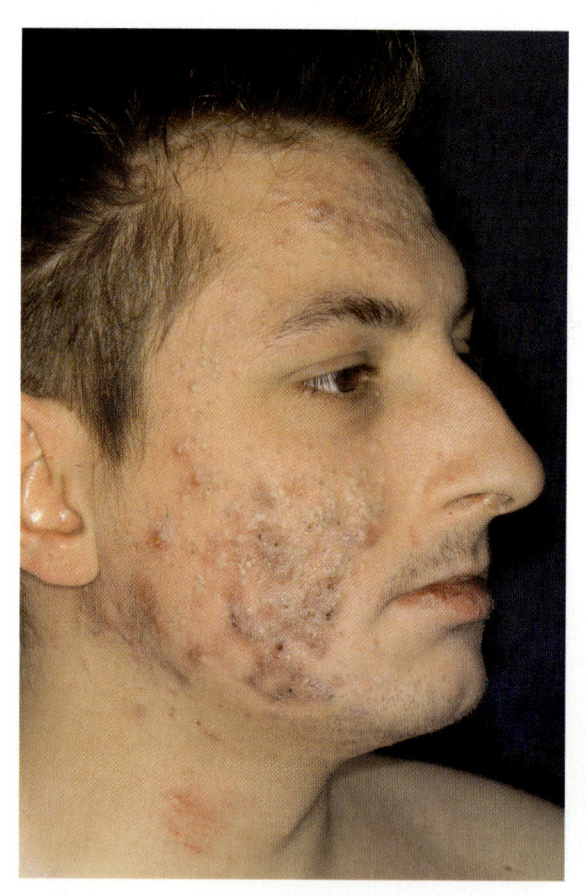

Abb. 1. Schwere entzündliche Akne mit zahlreichen geschlossenen Komedonen

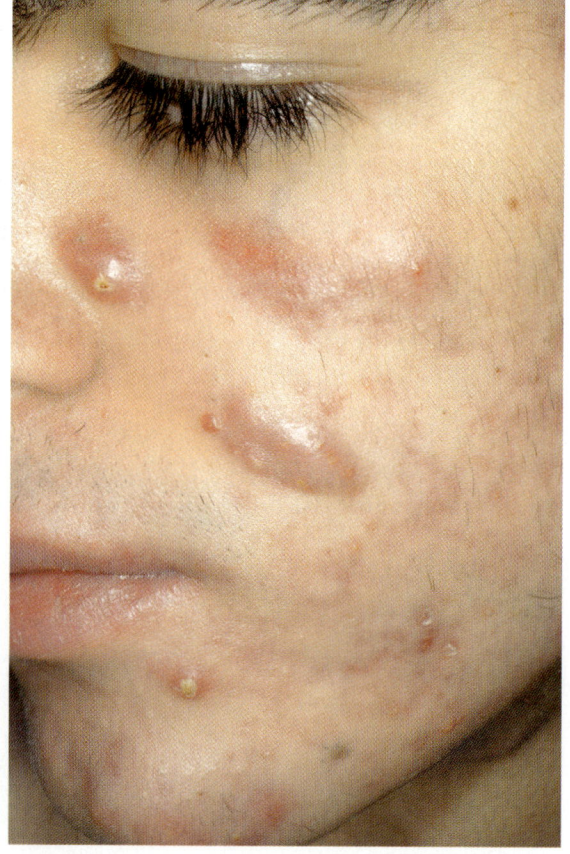

Abb. 2. Entzündliche Akne mit mehreren abszedierenden Fistelgängen

Glukokortikosteroide, Antibiotika, Isotretinoin, DADPS und Biologics

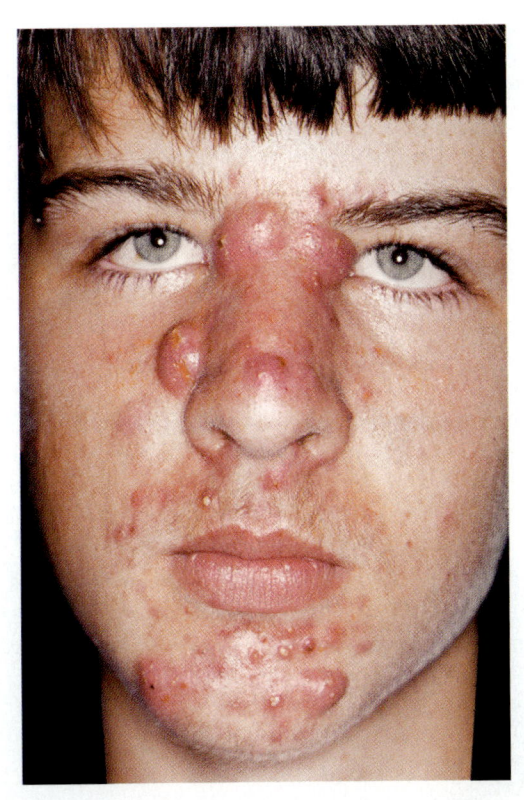

Abb. 3. Acne conglobata mit abszedierenden Fistelgängen

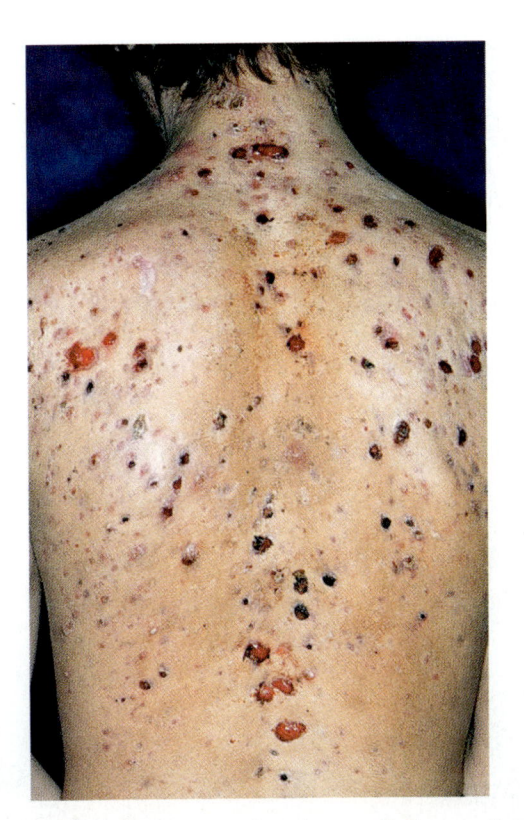

Abb. 4. Acne fulminans mit Granuloma-pediculatum-artigen Vegetationen

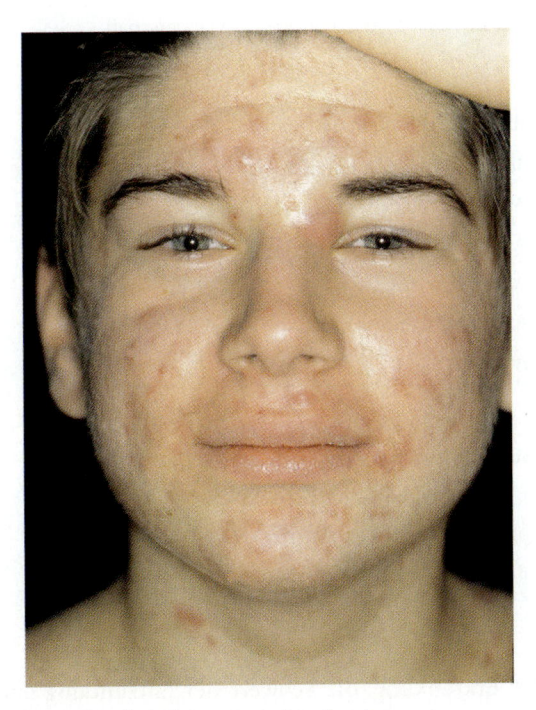

Abb. 5. Akne bei adreno-genitalem Syndrom

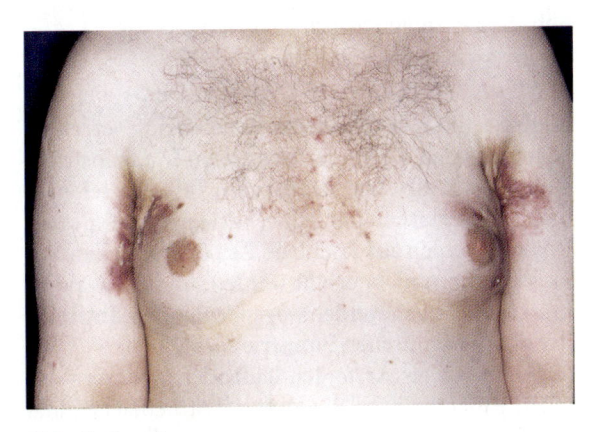

Abb. 6. Acne inversa

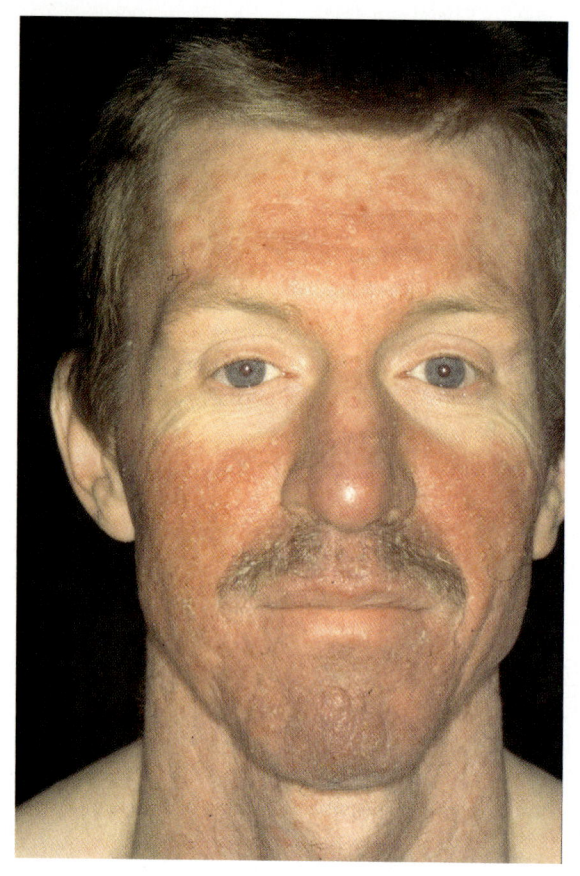

Abb. 7. Schwere Rosazea mit Ophthalmo-Rosazea

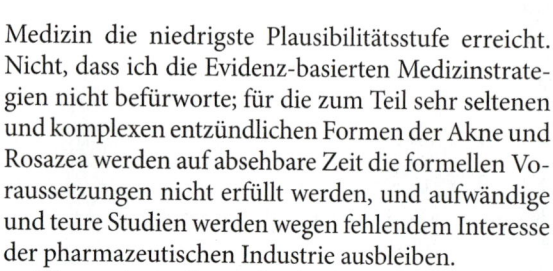

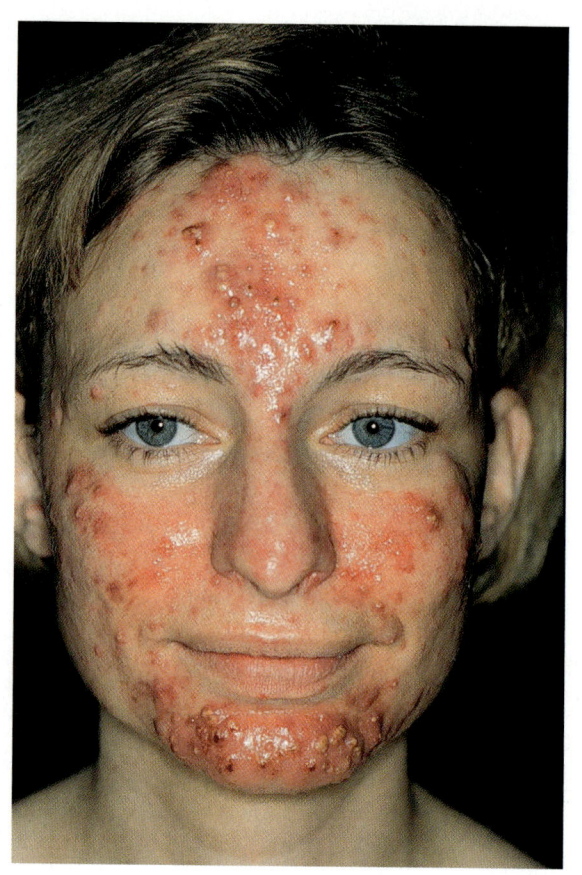

Abb. 8. Rosacea fulminans bei Schwangerschaft

Medizin die niedrigste Plausibilitätsstufe erreicht. Nicht, dass ich die Evidenz-basierten Medizinstrategien nicht befürworte; für die zum Teil sehr seltenen und komplexen entzündlichen Formen der Akne und Rosazea werden auf absehbare Zeit die formellen Voraussetzungen nicht erfüllt werden, und aufwändige und teure Studien werden wegen fehlendem Interesse der pharmazeutischen Industrie ausbleiben.

Wenn wir als Ärzte den leidenden und verzweifelten Patienten in relativ kurzer Zeit Lebensqualität und Gesundheit geben können, müssen Therapieentscheidungen mit unserem Herzen und unserem Gewissen getroffen werden. Aus diesem Blickwinkel unseres ärztlichen Handelns ist folgender Beitrag entstanden.

Indikationen

Aus der Gruppe der Akne oder Akne-ähnlichen Erkrankungen sind die in Tabelle 1 gelisteten Indikationen zu nennen. Allen gemeinsam ist die Schwere der Erkrankung, die Schwere der Entzündung und der besondere Leidensdruck der Patienten.

Für die Gruppe der Rosazea gelten die in Tabelle 2 genannten Indikationen.

Tabelle 1. Indikationen

Schwere Acne papulo-pustulosa
Abszedierende Fistelgänge im Gesicht
Acne conglobata
Acne fulminans
Akne bei adreno-genitalem Syndrom
Acne inversa

Tabelle 2. Indikationen

Rosacea conglobata
Rosacea fulminans
Rosazea mit Ödemen und Phymen

Therapieplan

Bevor eines der fünf Medikamente erwogen wird, muss ein umfassender Therapieplan aufgestellt werden. Die Indikation muss stimmen. Veranlassen Sie eine gute Photodokumentation und bereiten Sie sich auf eines oder mehrere große Therapiegespräche vor, die stets individuell gestaltet sein sollen (Tabelle 3). Zeichnen Sie, nicht nur skizzenhaft, Ihr ärztliches Gespräch auf, wann mit wem und über welche Zeit die Beratung und Diskussion erfolgte.

Erläutern Sie, warum aus Ihrer ärztlichen Sicht die Indikation zum besonderen therapeutischen Vorgehen besteht. Was sind die angestrebten Wirkungen und was sind unerwünschte Wirkungen der einzelnen Medikamente?

Praktisch alle Patienten haben verständliche Ängste und Befürchtungen. Gehen Sie ruhig in das Gespräch. Widersprechen Sie nicht den von den Patienten geäußerten Vorstellungen, sondern greifen Sie sie behutsam auf. Es werden viele unbegründete und aus ärztlicher Sicht falsche Vorstellungen von den Patienten und ihren Angehörigen vorgetragen. Überzeugen Sie durch die ganze Kraft Ihrer ärztlichen Persönlichkeit. Besonderheiten bei Jugendlichen sowie Frauen im gebärfähigen Alter sind zu beachten (Tabelle 4).

Glukokortikosteroide

Die starke und sehr rasch einsetzende anti-inflammatorische Wirkung der Glukokortikosteroide wird im ersten Schritt ausgenutzt.

Tabelle 3. Therapieplan

Richtige Indikation stellen
Photodokumentation
Großes Therapiegespräch
Individuell gestalten

Tabelle 4. Therapieplan

Ärztliches Beratungsgespräch aufzeichnen
Indikation, erwünschte Wirkungen, unerwünschte (Neben)Wirkungen der Medikamente erläutern
Auf Ängste, Befürchtungen, falsche Vorstellungen eingehen
Besonderheiten bei Jugendlichen sowie Frauen im gebärfähigen Alter beachten

Es wird mit 0,5–1,0 mg pro kg Körpergewicht und Tag begonnen. Meine erste Wahl ist Methylprednisolon. Es sind bei durchschnittlichem Körpergewicht etwa 32–60 mg als Tagesdosis.

Das Glukokortikosteroid wird für mehrere Tage gegeben; schon nach kurzer Zeit spürt der Patient eine deutliche Besserung. Je nach Krankheitsbild wird das Medikament langsam reduziert. In besonderen Situationen kann es mit 4–8 mg pro Tag über viele Wochen fortgesetzt werden (Tabelle 5).

Antibiotika

Weder Akne noch Rosazea sind infektiöse Erkrankungen. Antibiotika werden zur Reduktion der Keimzahlen von *Propionibacterium acnes* und *Staphylococcus epidermidis* benutzt, was einen experimentell gut belegten Nutzen hat. Zudem hemmen Antibiotika verschiedene Funktionen der Bakterien sowie das Migrationsverhalten von Entzündungszellen. Es wird also ein kombinierter Vorgang angestrebt, die Antibiose und die anti-entzündliche Wirkung. Die antiinflammatorische Wirkung ist seit Jahrzehnten durch *In-vivo-* und *In-vitro*-Modelle belegt [4, 8]; eine zusammenfassende Arbeit ist kürzlich erschienen [7]. Bevorzugt werden Makrolide eingesetzt wegen der guten Verträglichkeit und der eventuellen Kombination mit Isotretinoin (weshalb Tetrazykline nicht gegeben werden sollen). Wann wird das Antibiotikum eingesetzt? Sie haben die Möglichkeit, es zeitgleich

Tabelle 5. Mit Glukokortikosteroid beginnen

0,5–1,0 mg/kg Körpergewicht/Tag
Etwa 32–60 mg Prednisolon/Tag
Prednisolon je nach Befund langsam reduzieren
Manchmal ist eine niedrig dosierte Behandlung mit 4–8 mg Prednisolon für viele Wochen erforderlich

Tabelle 6. Antibiotika hinzugeben

Antibiose und antientzündliche Wirkung ausnützen
Bevorzugt Makrolide Roxithromycin 150 mg 2×/Tag Clarithromycin 300 mg 2×/Tag
Tetrazykline nicht in Kombination mit Isotretinoin wegen Pseudotumor cerebri
Makrolide gleichzeitig oder 2–5 Tage nach Beginn des Glukokortikosteroids einsetzen
Antibiotikum 4 Wochen oder länger

mit dem Glukokortikosteroid oder um wenige Tage versetzt zu geben (Tabelle 6). Das Antibiotikum wird je nach Krankheitsbild etwa vier Wochen lang gegeben, in Sonderfällen auch länger. Wird kein Isotretinoin benutzt, können Minozyklin oder Doxyzyklin genommen werden.

Isotretinoin

Isotretinoin wird nicht initial gegeben, sondern erst nach deutlicher Besserung der Entzündung, etwa eine Woche später. Steht der Patient bei der Erstkonsultation bereits unter Isotretinoin und liegt eine den Patienten quälende, schwere Entzündung vor, sollte es zunächst abgesetzt und erst nach deutlicher Besserung des Hautbefundes einige Wochen später wieder eingesetzt werden. Die Isotretinoindosis ist niedrig zu wählen, 10–20 mg als Tagesdosis. Im Laufe der Zeit kann es langsam erhöht werden. Dosen über 0,5 mg pro kg Körpergewicht und Tag sind selten erforderlich. Es wird mit fettreicher Mahlzeit eingenommen (Tabelle 7).

Alle behördlich vorgeschriebenen Vorsichtsmaßnahmen bei Frauen im gebärfähigen Alter sind zu beachten. Die zur Zeit auf nationaler und europäischer Ebene [6] erstellten Umgangsregeln mit Isotretinoin sind von Arzt und Patient kritisch zu würdigen, eine nicht leichte Aufgabe für beide Seiten.

DADPS

Vor der Einführung von Isotretinoin wurde das Diaminodiphenylsulfon Dapson (Dapson-Fatol) relativ häufig eingesetzt. Es hat seinen festen Platz bei verschiedenen granulozytären und nicht infektiös bedingten Erkrankungen gefunden. Gelegentlich greife ich auf DADPS zurück. Es sind besondere Situationen, wie Rosacea fulminans mit protrahiertem Verlauf, spezielle Situationen bei Acne inversa sowie Acne conglobata mit abszedierenden Fistelgängen (Tabelle 8). Es wird dann zumeist in Kombination mit niedrig dosiertem Isotretinoin oder dem Glukokortikosteroid gegeben.

Ausnahmslos wird vorher die Glukose-6-Phosphat-Dehydrogenase bestimmt, um unerwünschte toxische Effekte aufgrund einer genetisch bedingten langsamen Azetylierung zu vermeiden. Es wirkt anti-inflammatorisch (Tabelle 9).

Die initiale Dosis ist etwa 50 mg pro Tag. Bei guter Verträglichkeit kann es auf 75 oder selten 100 mg pro Tag erhöht werden. Methämoglobin wird vorher und innerhalb der nächsten zwei Wochen kontrolliert. Bleibt das Hämoglobin im unteren Normbereich, sind weitere Methämoglobinkontrollen nicht mehr erforderlich. Patienten sind gut über die dem Medikament zugesprochenen unerwünschten Wirkungen aufzuklären. Die Sauerstoffversorgung beeinträchtigende körperliche Tätigkeiten, insbesondere Leistungssport sowie Rauchen, das die Sauerstoffbindung zusätzlich reduziert, sollten gemieden werden (Tabelle 10).

Tabelle 7. Isotretinoin hinzugeben

Isotretinoin (13-cis-Retinsäure) erst nach deutlicher Besserung der Entzündung durch Glukokortikosteroid und Antibiotikum etwa 1 Woche später beginnen
Dosis niedrig wählen und niedrig lassen
10–20 mg Tagesdosis
Mit der Hauptmahlzeit einnehmen (fettlöslich, besser resorbiert)
Vorsichtsmaßnahmen beachten

Tabelle 8. DADPS hinzugeben

Dapson, Diaminodiphenylsulfon (Dapson-Fatol) spielte vor der Isotretinoin-Ära eine besondere Rolle in der Aknetherapie
Erneuerter Einsatz bei besonderen Formen der Akne und Rosacea

Tabelle 9. DADPS

Glukose-6-Phosphat-Dehydrogenase vorher bestimmen
Genetischer Defekt (langsame Azeytlierung) häufig bei einzelnen Bevölkerungsgruppen
Wird als anti-entzündliches Medikament eingesetzt
Ähnliche Wirkung wie bei Morbus Duhring und granulozytären entzündlichen Erkrankungen
Kann mit Glukokortikosteroid oder Isotretinoin kombiniert werden

Tabelle 10. DADPS

50 mg/Tag, langsam steigern auf 75 mg/Tag, später 100 mg/Tag
Langzeittherapie über viele Wochen und Monate
Laborkontrolle: Methämoglobin, Hämoglobin
Kein Belastungssport, nicht rauchen

Tabelle 11. Biologics

Etanercept (Enbrel®) 25 mg subkutan 2×/Woche
Antirheumatikum, selektives Immunsuppressivum
Einzelberichte über Acne inversa bei sonstigem Therapieversagen
Sehr hohe Kosten, frühe Rezidive
Richtiger therapeutischer Weg?

Tabelle 12. Topische Therapie

Kortikoide: Nur kurzfristig 5–10 Tage
Benzoylperoxid
Retinoide: Adapalen, Isotretinoin, Tretinoin
Antibiotika
Als Einzelsubstanz oder Kombinationsprodukt

Biologics

Die Biologics scheinen rheumatoide Arthritis, Morbus Crohn, schwere Psoriasis und viele andere Erkrankungen teilweise eindrucksvoll zu bessern. Im vorliegenden Kongressband finden sich mehrere Arbeiten zu diesem Thema.

Es verwundert deshalb nicht, dass auch bereits die ersten Kasuistiken erschienen sind [1], in denen Patienten mit Therapieversagen einer Acne inversa mit Etanercept behandelt wurden (Tabelle 11), ebenso bei einem Patienten mit PAPA-Syndrom [2]. Die Zukunft wird zeigen, ob unsere Patienten von einem solchen komplexen Medikament profitieren können. Persönliche Erfahrungen liegen nicht vor.

Topische Therapie

Wo bleibt sie in diesem Konzept? Es gibt unterschiedliche Konstellationen, wo eine topische Therapie gleich zu Beginn (Glukokortikosteroide oder Benzylperoxid) oder im Laufe der Therapie eingesetzt werden kann. Liegen sehr zahlreiche geschlossene Komedonen bei schwerer entzündlicher Akne vor, kommen auch Retinoide zum Einsatz. Bei systemischer Antibiotikagabe werden topische Antibiotika nicht eingesetzt (Tabelle 12). Die topische Therapie steht nicht am Anfang der Therapie, sondern kommt eher im weiteren Verlauf sowie in der Nachbehandlung schwerer Formen von Akne und Rosazea hinzu.

Literatur

1. Campione E, Mazzotta AM, Bianchi L, Chimenti S (2006). Severe acne successfully treated with etanercept. Acta Derm Venereol 86: 256–257
2. Cortis E, De Benedetti F, Insalaco A, et al. (2004) Abnormal production of tumor necrosis factor (TNF)-alpha and clinical efficacy of TNF inhibitor etanercept in a patient with PAPA syndrome. J Pediatr 145: 851–855. Erratum in: J Pediatr (2005) 146: 193
3. Plewig G, Kligman AM (2000) Acne and rosacea. 3rd completely revised and enlarged edition with contributions by Jansen T. Springer, Berlin
4. Plewig G, Schöpf E (1975) Anti-inflammatory effects of antimicrobial agents: an in-vivo study. J Invest Dermatol 65: 532–536
5. Plewig G (2005) Akne und Rosazea. In: Braun-Falco O, Plewig G, Wolff HH, Burgdorf WHC, Landthaler M (Hrsg) Dermatologie und Venerologie, 5. Aufl.. Springer, Heidelberg S 885–909
6. Layton AM, Dreno B, Gollnick HPM, Zouboulis CC (2006) A review of the European Directive for prescribing systemic isotretinoin for acne vulgaris. JEADV 20: 773–776
7. Sapadin AN, Fleischmajer R (2006) Tetracyclines: nonantibiotic properties and their clinical implications. J Am Acad Dermatol 54: 258–265
8. Schöpf E, Plewig G (1979) Effects of antimicrobial agents on leukocyte locomotion and chemotaxis. In: Thivolet J (ed) Progress in cutaneous immunopathology. Inserm, Paris, pp 437–452

7 Haut und …

Sportbedingte Hauterkrankungen

Klaus Degitz

Die Haut ist beim Sport zahlreichen Belastungen ausgesetzt. Hierzu zählen physikalische Einwirkungen wie mechanische Traumata, thermische Schädigungen oder UV-Strahlung, aber auch Krankheitserreger und Kontaktallergene (Tabelle 1). Die diagnostische Einordnung und angemessene Behandlung von Dermatosen ist durch den Breitensport für jeden Arzt wichtig. Im Folgenden sollen ausgewählte sportbedingte Dermatosen besprochen und Hinweise zur adäquaten Versorgung gegeben werden.

Traumatisch bedingte Sportdermatosen

Blasen und Schwielen

Die wohl häufigsten akuten mechanischen Sporttraumatisierungen sind Blasen an den Füßen [4]. Sie sind außer beim Laufen bei vielen Sportarten wie Tennis oder Mannschaftssportarten zu beobachten. Scherkräfte infolge exzessiver Reibung erzeugen Spalten in der Epidermis oder an der dermoepidermalen Junktionszone. Prädisponierend sind schlecht sitzende Schuhe, Sockenfalten und das feuchtwarme Milieu im Sportschuh. Erodierte Blasen werden mit antimikrobiellen Externa und Polsterverbänden erfolgreich behandelt. Pralle Blasen (Abb. 1a) werden angestochen, drainiert und dann das Blasendach als natürlicher Verband belassen. Vorbeugend gegen Blasen wirkt das Tragen von gut sitzenden, gepolsterten Schuhen. Socken sollten frei von auftragenden Nähten sein, zum Beispiel spezielle Laufsocken.

Tabelle 1. Sportbedingte Dermatosen

Physikalisch	Mechanische Traumen
	Thermische Einwirkungen (Hitze, Kälte)
	UV-Strahlung
Allergisch	Kontaktallergien
	Rhinoconjunctivitis allergica
Infektiös	Tinea pedum
	Pityriasis versiclolor
	Impetigo contagiosa
	Keratoma sulcatum
	Herpes-simplex (labialis oder gladiatorum)
	Verruca vulgaris

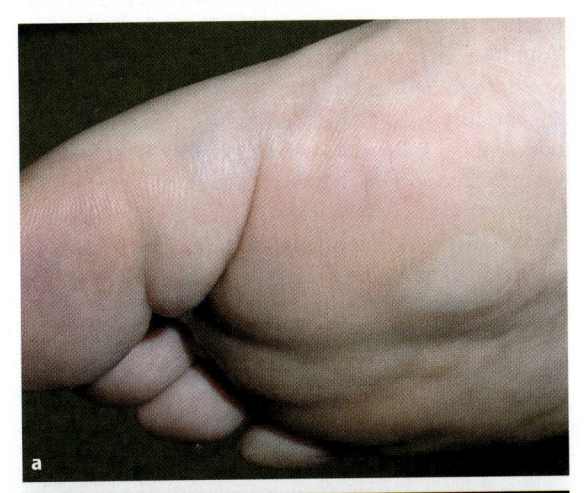

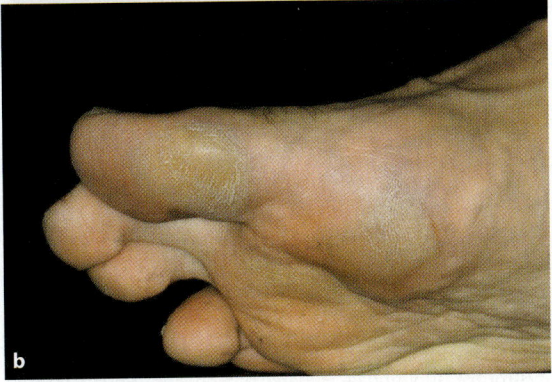

Abb. 1. a Blase; b Schwiele

Während akute mechanische Überlastung zu Nekrosen (Blasen) führt, erzeugen regelmäßige und weniger intensive mechanische Reize adaptive Veränderungen: Durch reaktive Keratinozytenproliferation und resultierender Verdickung der Hornschicht entstehen Schwielen (Abb. 1b). Eine Therapie ist lediglich bei Druckbeschwerden erforderlich, wird aber auch aus ästhetischen Gründen oft gewünscht. Zur Behandlung eignet sich die Abtragung mit einem Bimsstein oder einem Hornhauthobel. Eine Sonderform der Schwiele sind die schmerzhaften Clavi. Sie entstehen über Knochenvorsprüngen, meist an den Zehen und im Bereich der Zehballen. Die Hyperkeratosen dehnen sich punktuell in die Tiefe aus (Hühnerauge). Fördernd wirken Fußfehlstellungen und zu enges Schuhwerk. Die Entfernung erfolgt mit denselben Methoden wie bei Schwielen. Prädisponierende Fußfehlstellungen sollten einer orthopädischen Behandlung zugeführt werden.

Syndrom des traumatisierten Zehennagels

Zehennägel sind bei vielen Sportarten starken mechanischen Belastungen ausgesetzt. Dies gilt für Laufen, Wandern, Bergsteigen und Skifahren, aber auch für Sportarten, bei denen schnell beschleunigt und jäh abgebremst wird (zum Beispiel Tennis, Basketball oder Fußball). Repetitive Traumen der Zehennägeln verursachen einen charakteristischen Symptomenkomplex [4] aus Onychodystrophie, subungualen Hyperkeratosen und subungualen Hämatomen (Abb. 2). Onychomykosen, die sich in den mechanisch vorgeschädigten Nägeln entwickeln können, verstärken noch die Zerstörung. Bei Läufern sind häufig die lateralen Zehen (III–V) betroffen, bei Tennis- und Fußballspielern oder Skifahrern bevorzugt Großzehe und II. Zehe (Abb. 3). Prädisponierend sind zu enge, aber insbesondere zu kurze Schuhe, in denen die Zehen bei jedem Schritt vorne anprallen. Zu lang gewachsene Nägel erhöhen dabei noch die mechanische Angriffsfläche. Die schwärzlich-rötlichen subungualen Hämatome können schütter und in Längsstreifen sichtbar sein, aber auch ausgedehnt fleckförmig imponieren. Die differenzialdiagnostische Abgrenzung vom subungualen Melanom erfolgt durch die anamnestische Zuordnung zu Sportaktivitäten, durch die klinische Inspektion sowie mittels Auflichtmikroskopie, welche eine traumatisierende Exzisionsbiopsie des Nagels oft verhindern kann. Zur Vorbeugung sollen für die jeweilige Sportart optimierte gepolsterter Schuhe getragen werden. Sie dürfen nicht zu eng sein und sollten deshalb nachmittags oder abends gekauft werden. Insbesondere Langläufer sollten Schuhe mit ausreichend langem Vorderschuh tragen. Die Zehennägel sollten kurz gehalten und mit einem schonenden Nagelknipser gekürzt werden. Eine Rückbildung der Symptomatik ist nur allmählich zu erwarten entsprechend der Regenerationszeit des Zehennagels von 12 bis 18 Monaten.

Hämorrhagien

Nicht nur im Bereich der Zehennägel sondern auch an den Zehenspitzen und an der Ferse sind dermale Blutgefäße bei zahlreichen Sportarten beim Beschleu-

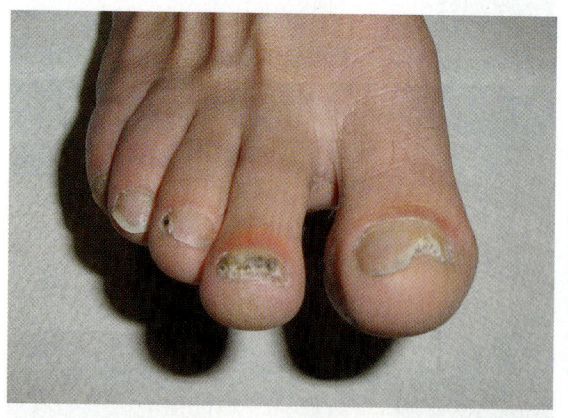

Abb. 2. Syndrom des traumatisierten Zehennagels: Onychodystrophie, subunguale Hyperkeratosen, subunguale Hämorrhagien

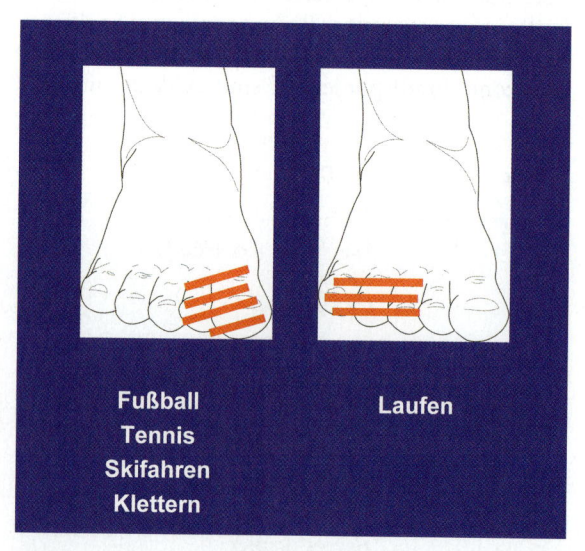

Abb. 3. Zehennagelschädigung durch individuelle Sportarten

nigen und Abbremsen erheblichen Druck- und Scherkräften ausgesetzt. Fußball, Tennis oder Basketball sind typische Sportarten. Traumabedingt kommt es zu Einblutungen in die Hornschicht, die als schwarze Flecken imponieren, zum Beispiel als *Black heel* (*Talon noir*). Das klinische Bild kann zu Melanomverdacht führen, wenn durch die Anamnese kein Bezug zur sportlichen Aktivität hergestellt wird. Das Management besteht in der Aufklärung des Patienten über die Harmlosigkeit sowie der Empfehlung gut gepolsterter Sportschuhe und nahtfreier Sportsocken. Analoge Einblutungen an der Handkante entstehen durch die traumatisierende Einwirkung von Skistöcken, insbesondere auf buckeligen Pisten (*Mogul skier's palm*; Mogul = englisch: Pistenbuckel). Bei Läufern können sich Petechien oder Ekchymosen im kranialen Anteil der Rima ani bilden (*Runner's rump*; rump = englisch: Hinterteil). Sie werden auf die Reibung der Gesäßhälften aneinander zurückgeführt. Sportbedingte Hämorrhagien bedürfen keiner Behandlung. Sie erfordern aber den Hinweis an den Patienten, dass die Problematik solange bestehen kann, wie die verantwortliche Sportaktivität betrieben wird.

Acne mechanica

Acne mechanica entsteht durch chronische Reibung vorzugweise bei Menschen, die unter Acne vulgaris leiden oder litten. Das klinische Bild ist geprägt von offenen und geschlossenen Komedonen sowie Papulopusteln am Einwirkungsort [7]. Sportarttypische Manifestationen entstehen durch Schutzhelmriemen am Kinn (Reiter, Eishockeyspieler, Radfahrer) oder auch bei Golfern an der Schulter durch die Riemen von Golftaschen. Kofaktoren der mechanischen Stimulation sind vermutlich Schweiß und Wärme. Durch androgen wirksame Anabolika bei Kraftsport (Body building, Gewichtheben, Kugelstoßen) kann es zu schwer therapierbarer generalisierter Acne conglobata kommen [5].

Allergisch bedingte Sportdermatosen

Sportler kommen mit vielen unterschiedlichen Substanzen in Sportgerät und Sportkleidung in Kontakt. Beim Schwimm- und Tauchsport beobachtet man Kontaktallergien auf Gummichemikalien in Schwimm- und Taucherbrillen oder Taucheranzügen, weiterhin auch Kontaktallergien auf Gerätedesinfektionsmittel [2]. Gelegentlich werden Kontaktderma-

Tabelle 2. Sportassoziierte Kontaktallergene (Auswahl aus [3])

Substanzgruppe	Vorkommen
Gummichemikalien	Schienbeinschoner (Stutzen)
	Kniestützen
	Griffe am Sportgerät
	Schwimmasken
	Taucheranzüge
Formaldehyd	Schienbeinschoner (Stutzen)
	Kniestützen
Arzneistoffe	Therapie von Sportblessuren
Desinfektionsmittel	Reinigung von Sportgeräten (zum Beispiel Taucheranzug)

titiden auf Bestandteile von Schutzkleidung gesehen, zum Beispiel auf Formaldehydharze in Kniestützen beim Basketball [10] oder in Schienbeinschonern beim Fußball [8]. Am Schienbein des Fußballers scheint allerdings eine irritative Dermatitis wesentlich häufiger als eine allergische Kontaktdermatitis vorzukommen [11]. Gummibestandteile in Schuhen oder Griffen von Sportgeräten können ebenfalls für eine allergische Kontaktdermatitis verantwortlich sein [1]. Ein weiterer Bereich sind Kontaktallergien auf Grundlagen und Inhaltsstoffe externer Therapeutika, die bei Sportblessuren eingesetzt werden, wie zum Beispiel Lanolin oder Arnika [3]. Nach Identifizierung der verantwortlichen Allergene besteht die Therapie in der kurzfristigen Gabe externer Glukokortikoide sowie der Meidung der Allergene.

Infektionen

Zahlreiche Hautinfektionen können durch Sport begünstigt werden (Tabelle 1). Hierzu zählen mykotische, bakterielle oder virale Infektionen. Bei Sportarten mit intensivem Körperkontakt wie Ringen, Handball oder Rugby kommt es, auch gefördert durch Hautverletzungen, zur direkten Inokulation von Erregern von einem Sportler zum anderen: Tinea gladiatorum, Impetigo gladiatorum oder Herpes gladiatorum sind die Folgen [6]. Massenhaftes Auftreten dieser Erkrankungen wurde bei Ringerturnieren beobachtet. Tinea pedum, im angelsächsischen Sprachraum bezeichnenderweise *Athlete's foot* genannt, ist vermutlich die häufigste Infektionserkrankung von Sportlern. Sport fördert Fußpilz durch das okkludierende, feuchtwarme Milieu der Sportschuhe und durch Kontakt mit Pilzelementen beim Barfußgehen in öffentlichen Badeanstalten sowie Umkleidekabinen und Duschanlagen von Sporthallen. Beim schmerzhaften Keratoma sulcatum führen vermehrte Schweißbildung und das feuchtwarme Milieu in Sport- oder Wanderschuhen zu Mazerationen und grübchenförmigen Einsenkungen der Hornschicht. Die Zersetzung des Hornmaterials durch Enzyme von Korynebakterien trägt vermutlich wesentlich zur Pathologie bei [9]. Schwimmsport ist mit Infektionen durch *Pseudomonas spp.* behaftet, unter anderem mit einer als *Swimmer's ear* bezeichneten Otitis externa und Follikulitiden unter eng sitzender Schwimmkleidung (Bikini bottom) [2].

Literatur

1. Adams BB (2001) Sports dermatology. Adolesc Med 12: 305–322
2. Basler RS, Basler GC, Palmer AH, Garcia MA (2000) Special skin symptoms seen in swimmers. J Am Acad Dermatol 43: 299–305
3. Brooks C, Kujawska A, Patel D (2003) Cutaneous allergic reactions induced by sporting activities. Sports Med 33: 699–708
4. Degitz K (2005) Sportbedingte Hauterkrankungen. Deutsches Ärzteblatt 102: A2869–2874
5. Degitz K, Placzek M, Arnold B, Plewig G (2001) Endokrinologische Aspekte bei Akne. In: Plewig G, Degitz K (Hrsg) Fortschritte der praktischen Dermatologie und Venerologie 2000. Springer, Berlin, Band 17, S 172–179
6. Johnson R (2004) Herpes gladiatorum and other skin diseases. Clin Sports Med 23: 473–484
7. Plewig G, Kligman AM (2000) Acne and rosacea 3rd ed. Springer, Berlin
8. Sommer S, Wilkinson SM, Dodman B (1999) Contact dermatitis due to urea-formaldehyde resin in shin-pads. Contact Dermatitis 40: 159–160
9. Tilgen W (2001) Bromhidrose und Keratoma sulcatum. In: Plewig G, Degitz K (Hrsg) Fortschritte der praktischen Dermatologie und Venerologie 2000. Springer, Berlin, Band 17, S 180–188
10. Vincenzi C, Guerra L, Peluso AM, Zucchelli V (1992) Allergic contact dermatitis due to phenol-formaldehyde resins in a knee-guard. Contact Dermatitis 27: 54
11. Weston WL, Morelli JG (2006) Dermatitis under soccer shin guards: allergy or contact irritant reaction? Pediatr Dermatol 23: 19–20

Haut und Sucht

Ulrich R. Hengge

Bei initialer Betrachtung bezieht sich das Thema *Haut und Sucht* auf Hautveränderungen als Folge von Suchterkrankungen. Hier sind primär die Hautveränderungen bei Alkoholkrankheit als häufigste nutritive Noxe zu nennen. Aber auch die aus der Lebensführung des Alkoholikers resultierenden Hauterkrankungen (Tabelle 1) stellen eine Konsequenz der Suchterkrankung dar. Dazu kommen Komplikationen bei Drogenabusus wie Kokainulkus der nasalen Mucosa mit Infektionen wie Spritzenabszess bis hin zur nekrotisierenden Fasziitis und der Purpura fulminans [1, 2].

Die Körperveränderungen durch Anabolika beim Bodybuilding sowie die Folgen der Lifestyle-Medikamente zur Potenzsteigerung können unter dem Bild des Viagra-Flush beziehungsweise des Priapismus bei regelmäßigem ausgeprägten Missbrauch ebenfalls als Suchtfolgen gelten (Tabelle 2).

Bei näherer Beschäftigung mit dem Thema eröffnet sich jedoch eine weitere Dimension: suchtartiges Herbeiführen von Hautveränderungen. Hierzu gehören Veränderungen des Hautorgans aus freiem Entschluss, mit dem Ziel der Selbstverwirklichung beziehungsweise Attraktivitätssteigerung (Tabelle 3). Hiervon abzugrenzen sind rituelle/kulturelle Veränderungen des Hautorgans, zum Beispiel Bindi bei Indern, Kriegsbemalung bei den Massai, Henna-Täto-

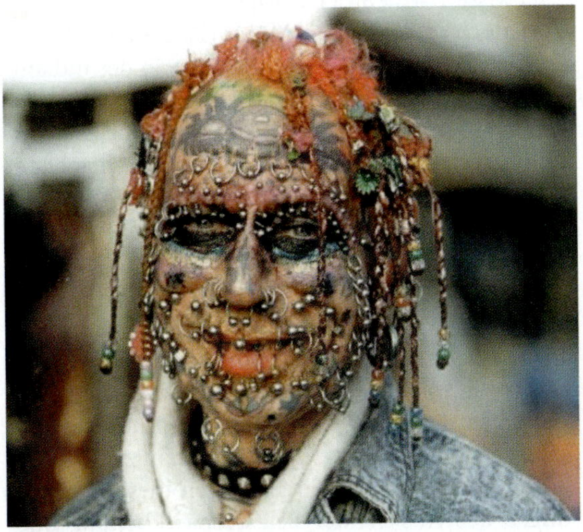

Abb. 1. Verunstaltung der Haut durch zahlreiche Piercings und Tattoos

Tabelle 1. Hautveränderungen bei Suchterkrankungen

Alkohol
 Flush
 Spider Nävi
 Ikterus
 Pruritus
 Gynäkomastie
 Red liver palms
 Leukonychie
 Glossitis
 Bauchglatze
 Caput medusae
 Purpura und Aszites durch Lebersynthesestörung
 Getriggerte Dermatosen (Psoriasis, Porphyria cutanea tarda, Pellagra)

Drogen
 Kokainulkus
 Spritzenabszess
 Purpura-fulminans (Drogen, zum Beispiel Crack, LSD, Strychnin-enthaltendes Heroin)
 Nekrotisierende Fasziitis
 Schweißdrüsennekrosen durch Barbiturate

Tabelle 2. Haut und Lifestyledrogen

Anabolikamissbrauch (sekundäre Hodenatrophie, Infertilität, Striae distensae)
Potenzsteigernde Medikamente (Viagra®, Cialis®, Levitra®) mit Flush, Priapismus, irritativer Dermatitis
Penismanipulationen durch Injektion von Mineralöl, Paraffin oder Vaseline

Tabelle 3. Haut- und Körpergestaltung (Body-Styling)

Körperpflege, Kosmetik, Schmuck und Frisur, Bräunung
Fasten, Bodybuilding, ästhetische Dermatologie, plastische Chirurgie
Körperkunst (Body art)
Tatoos, Bodypainting
Piercing
Körpermodifikation (Body modification, *Bodmod*)
Beschneidung und Schmiss
Stretching
Scarification
Splitting
Branding
Cutting
Implants

wierung, Ohrschmuck bei den Aborigines oder die äthiopischen *Teller-Frauen* der Surma. Aber auch die Kosmetik, das Bräunen sowie die Haargestaltung zählen im engeren Sinne hierzu. Bei der Körperbemalung findet sich ein Übergang zur Kunst des sogenannten Bodypaintings.

Die *Tätowiertradition* war bereits bei den Naturvölkern (Inkas, Azteken und Mayas) sowie in Indien, Indonesien, Japan und der Südsee (zum Beispiel Polynesien) und in Afrika ausgeprägt. Schmucktätowierungen finden sich bei etwa 4 Millionen Erwachsenen in Deutschland und bergen das Risiko der Infektion (Hepatitis), Kontaktsensibilisierung sowie der Granulombildung. Bei den Tätowierungen findet sich ein fließender Übergang zu psychopathologischem Verhalten und zur Sucht (Ganzkörpertätowierungen). Den Dermatologen kommt in diesem Zusammenhang immer häufiger die Aufgabe zu, nicht mehr erwünschte Tätowierungen zu entfernen. Auch sind Schmucktätowierungen nach deutlicher Gewichtszunahme oder Gewichtsabnahme oft nicht mehr ansehnlich.

Während Abnehmen und Bodybuilding der Körperformung dienen, sind plastisch-chirurgische Maßnahmen (zum Beispiel Beschneidung und Brustaugmentation) einschneidende Veränderungen in die Integrität des menschlichen Körpers, die mit den bekannten Risiken wie Kapselfibrose und Fremdkörperreaktion einhergehen.

Das *Piercing* (engl.: to pierce = durchstechen) bezeichnet die Penetration von Schmuckornamenten durch Körperfalten oder -öffnungen (Abb. 1). Durch die Stelle des Piercings beziehungsweise die Wahl der Materialien (Elfenbein, Gold, Jade, Diamanten oder Smaragde) wurden der soziale Status oder die Gesundheit symbolisiert. In Europa hielt das Piercing zunächst bei Homosexuellen als Zeichen des experimentierfreudigen Sexes und der Sado-Masochisten beziehungsweise später der Fetisch-Szene Einzug. Durch das Club-Leben der 90er Jahre wurde das Piercing gesellschaftsfähig. Mittlerweile ist kaum eine Stelle des menschlichen Körpers vom Piercing ausgenommen geblieben. Bekannte Komplikationen stellen die Infektionen, die mechanische Traumatisierung (Ausreißen und Verletzung des darunterliegenden Knorpels oder Fettgewebes), Kontaktallergien und Fremdkörpergranulome dar.

Die *Body modifications* (im Jargon *Bodmod*) bezeichnen Maßnahmen, die dauerhafte Veränderungen im Bereich der Haut oder einzelner Körperteile vornehmen. Während einige dieser Eingriffe aus religiösen und rituellen Gründen praktiziert werden, sind bestimmte Eingriffe sicher psychopathologisch und werden von den meisten Menschen als sehr abstoßend empfunden (Tabelle 3). Im einzelnen gehören das *Stretching* (Dehnung bestimmter Körperteile, zum Beispiel Lippen, Ohrläppchen, Penis), die *Scarification* (willentliche Herbeiführung hypertropher Narben), das *Splitting* (Spalten der Zungenspitze), das *Branding* beziehungsweise *Cutting* (Einbrennen von Mustern mit glühenden Brandeisen beziehungsweise Laser) sowie die *Implantation* von Metallobjekten (zum Beispiel Pyramiden oder Kegeln am Kopf) zu diesen verstümmelnden Eingriffen. Die Psychodynamik der *Bodmods* wird von vielen Experten als exzessive Selbsthinwendung, Autoaggression und exzessive Individualität (Borderline-Persönlichkeiten) charakterisiert.

Gewisse Formen der Körpermodifikation fanden sich jedoch schon bei den Mayas (Perforation des Penis oder der Zunge) beziehungsweise in der indianischen Kulturgeschichte, zum Beispiel *O-Kee-Pa-*Sonnentanzzeremonie der Mandan. Auch die Verstümmelungstradition bei Mitgliedern schlagender Verbindungen (Mensur und Schmiss) als Symbol für Mut und Studium ist in den Graubereich zwischen Körperkunst und pathologischer Selbstverstümmelung einzuordnen.

Während Veränderungen am Hautorgan in kultureller, ritueller und religiöser Hinsicht eine lange Tradition besitzen, findet sich in den letzten Jahrzehnten eine zahlen- und flächenmäßige Zunahme der Manipulationen am Hautorgan, die oft schon zur Zeit der Pubertät beginnt. Häufig geschehen diese Veränderungen aus Absicht der Selbstverwirklichung oder aufgrund gruppendynamischer Prozesse. Jedoch sind die Übergänge zu psychopathologischem Verhalten und zur Sucht, zum Beispiel im Zusammenhang mit der Schmerzerfahrung fließend. Aus dem geschilderten Verhalten ergeben sich nicht nur zahlreiche medizinische Komplikationen mit Folgekosten für die Versichertengemeinschaft, sondern gegebenenfalls auch soziale Probleme.

Literatur

1. Hengge UR, Jochum C, Maschke J, et al. (2001) Purpura fulminans als fatale Folge einer alltäglichen Therapie? Hautarzt 53: 483–487
2. Hengge UR, Beiderlinden M, Otterbach F, et al. (2003) 31-year-old injection drug user with massive skin necrosis and shock. Dermatology 206: 169–171

Hautveränderungen bei Essstörungen

Peter Itin, Basel

Ernährungsstörungen können durch eine qualitative oder quantitative Fehlernährung entstehen oder aber auch ein Spiegel für Malabsorptionssyndrome sein. Eine länger dauernde Ernährungsstörung wird sich auf den gesamten Organismus auswirken und führt somit auch zu Hautveränderungen [4].

Bei normalem Essverhalten wird die Nahrungsaufnahme vorwiegend durch den Hunger und den Sättigungsmechanismus geregelt. Die regelmässige und vielfältige Ernährung ist notwendig für die Erhaltung von Gesundheit, Lebensenergie und Lebensfreude. Das „gesunde" Essen ist rhythmisch in den Tagesablauf eingebaut und gehorcht physiologischen und sozialpsychologischen Anforderungen.

Ein gesunder Mensch, der sich normal ernährt, weist ein Körpergewicht auf, welches in einem klaren Verhältnis zur Körpergröße steht. Als Referenzwert für das Normalgewicht gibt die WHO unabhängig von Geschlecht und Alter einen *Body Mass Index* (Körpermasse in kg geteilt durch das Quadrat der Körpergröße in Meter) von 20–25 an [3].

Unter dem Begriff Essstörungen verstehen wir insbesondere die anfallsweise auftretende Esssucht ohne anschliessendes selbst-induziertes Erbrechen (*Binge-Eating*-Störung) sowie die selteneren Anorexia-nervosa-Zustände und die Bulimia nervosa. Es gibt zahlreiche Hautveränderungen, welche hinweisend sind für eine vorliegende Essstörung. Essstörungen sind stets ein Spiegel schwerer psychischer Probleme, welche zu einem veränderten Essverhalten führen. Essstörungen sind so alt wie die Menschheit, doch sie haben in den letzten Jahrzehnten in der industrialisierten Welt stark zugenommen und sind besonders bei jungen Frauen in den westlichen Industrienationen zu finden. Hinter den Essstörungen stehen nicht selten Angstzustände, Zwangsgedanken, Minderwertigkeitsgefühle, gestörte Mutter-Tochter-Beziehung und Suizidalität. In der Regel braucht es eine genetische Prädisposition, dass überhaupt Essstörungen auftreten können. Zusätzlich sind aber gesellschaftliche Einflüsse und Schönheitsideale mit verursachend, welche im Zusammenhang mit oft familiären Konfliktsituationen eine Veränderung des Körperschemas verursachen und damit zu einer Störung der Körperempfindung führen. Dieses Zusammentreffen resultiert schlussendlich in einem veränderten Essverhalten, welches bei der Anorexie zu Gewichtsverlust führt und bei dem *Binge-Eating*-Phänomen in Fettleibigkeit enden wird. Die körperlichen Folgezustände haben ihrerseits wieder Rückwirkungen auf das Essverhalten [3].

Eine quantitative Essstörung führt einerseits zum Marasmus, das heisst zu einer Reduktion des Körpergewichtes auf unter 60% der Norm oder andererseits zu Adipositas, welche definiert ist durch einen *Body Mass Index* von mehr als 30. Daneben unterscheiden wir qualitative Essstörung, welche zum Beispiel zu Kwashiorkor durch Hypoproteinämie führt oder induziert wird durch besondere Diäten, welche zu Vitamin- und Spurenelementmangel führen können.

Binge-Eating-Syndrom

Beim *Binge-Eating*-Syndrom besteht ein zeitweiser Kontrollverlust des Essverhaltens, welcher zu regelmäßigen Fressattacken ohne Bedürfnis nach selbst induziertem Erbrechen führt. Meist sind komplexe seelische Konflikte auslösend. Das Lebensrisiko in der westlichen Bevölkerung beträgt 3,5%. Eine solche Essattacke ist definiert dadurch, dass innerhalb von Minuten bis zu zwei Stunden ungewöhnlich große Mengen an Nahrungsmitteln konsumiert werden, wobei meist Nahrungsmittel verschlungen werden, die viele Kohlenhydrate und Fette enthalten, jedoch arm an Vitaminen und Mineralstoffen sind. Aus diesem Grund können langfristig dennoch Mangelerscheinungen auftreten. Die betroffenen Menschen sind nicht in der Lage zu kontrollieren, wie viel sie essen oder wann sie mit dem Essen aufhören müssen. Die meisten der Betroffenen sind deshalb übergewichtig. Das *Binge-Eating*-Syndrom wurde erstmals 1959 als solches geprägt und die eigenständige Diagnose in den USA erst seit 1994 akzeptiert.

Anorexia nervosa

Die Anorexia nervosa ist eine verbreitete Essstörung bei weiblichen Jugendlichen und jungen Frauen. Die Diagnose wird erstaunlich spät erst erkannt und behandelt. Die Anorexia nervosa ist meist Ausdruck erheblicher psychischer Konflikte. Die Betroffenen glauben, dass sie mit einem Körper, der dem heutigen Schönheitsideal entspreche, mehr von ihrer Umwelt geliebt würden. Sie sind seelisch am verhungern und leben dies auf der Körperseite aus. Die Anorexia nervosa ist charakterisiert durch bewusste Verweigerung genügender Kalorienaufnahme, was zur Kachexie und metabolischen sowie endokrinologischen Veränderungen führt, die lebensbedrohlich sein können. Im Jahre 2000 untersuchten wir 21 magersüchtige Patientinnen im Alter von 9–24 Jahren in einem retrospektiven und einem prospektiven Studienanteil. Sieben von ihnen wiesen eine zusätzliche Bulimie auf. Dabei hatten 71% der Anorektikerinnen eine deutliche Xerodermie, und in der Kontrollgruppe lag dieses Phänomen in lediglich 29% vor. 76% der Patientinnen wiesen eine Cheilitis auf, 62% eine allgemein verstärkte Körperbehaarung. 67% der Anorexie/Bulimie-Patientinnen zeigten ein Russel-Zeichen mit Hyperkeratose über den Fingergrundgelenken infolge von selbstinduziertem Erbrechen. Je 48% hatten trockenes Kopfhaar und Periungualerytheme. Kalte Akren fanden sich in 38% und eine Akrozyanose in 33%. Zahnfleischveränderungen wiesen die Patientinnen in 37% auf und Nagelveränderungen in 29% (Tabelle 1, Abb 1–4). Unsere Studie zeigte zum ersten Mal, dass ein *Body Mass Index* von < 16 als kritischer Wert zu betrachten ist, bei welchem dermatologische Markerveränderungen auftreten.

Die geschilderten Hautbefunde sollten dem Dermatologen bekannt sein, damit er möglichst früh den Verdacht auf das Vorliegen einer Essstörung schöpfen kann und somit rasch eine gezielte Behandlung in die Wege leiten kann.

Etwa 35% der durch Magersucht erkrankten Patienten sind heute Männer und die Zahl der männlichen Patienten nimmt stetig zu. Die Chance, im Laufe des Lebens eine Anorexie zu entwickeln, beträgt für die westliche Gesamtpopulation 0,9%.

Tabelle 1. Hautveränderungen bei Patientinnen mit Anorexia nervosa/Bulimie in absteigender Häufigkeit

Trockene Haut
Faziale Purpura nach Erbrechen
Cheilitis
Hypertrichose
Diffuses Effluvium/Alopezie
Akrozyanose
Russel-Zeichen
Gingivitis/Aphthen
Nagelveränderungen
Hungerödeme
Trichotillomanie
Artefakte
Parotisschwellung
Aurantiasis (Hyperkarotenemie)

Adaptiert nach [3]

Patienten mit einer Anorexia nervosa weisen häufig auch Artefakterkrankungen auf und zeigen eine Trichotillomanie. 30% der Patienten mit Trichotillomanie weisen eine Trichophagie auf und 1% haben eine persistierende Trichophagie, so dass die Gefahr eines Trichobezoar mit abdominaler Raumforderung besteht. Hier spricht man auch vom Rapunzel-Syndrom. Im Rahmen einer ungewöhnlichen Essstörung haben Grimalt und Happle die Trichorizophagie beschrieben, bei der eine betroffene Patientin lediglich die Haarwurzeln kontinuierlich gegessen hat [2]. In unserer Studie hatten 3 von 21 Patienten eine Trichotillomanie. Ein Teil der Patientinnen mit Anorexia nervosa weist eine ausgeprägte Hyperkarotinämie auf, bedingt durch die Einnahme von karotinreichen Gemüsesorten, welche kalorienarm sind und dennoch ein Völlegefühl vermitteln können. Nicht nur orange-rote Gemüse haben einen hohen Karotingehalt sondern auch zahlreiche grüne Gemüsesorten.

Bulimia nervosa

Bei der Bulimia nervosa handelt es sich um eine Essstörung mit attackenweiser, übermässiger Nahrungsaufnahme, gefolgt von selbst induziertem Erbrechen. 1,5% der Bevölkerung wird eine Bulimie erleiden. Manchmal ist die Bulimia nervosa kombiniert mit einer Anorexia nervosa. Sichtbare Markerveränderungen bei der Bulimie sind eine ausgeprägte Speicheldrüsenvergrösserung, Zahnschmelzdefekte durch die Magensäure wegen des rezidivierenden Erbrechens, eine anguläre Stomatitis, Gingivitis, Per-

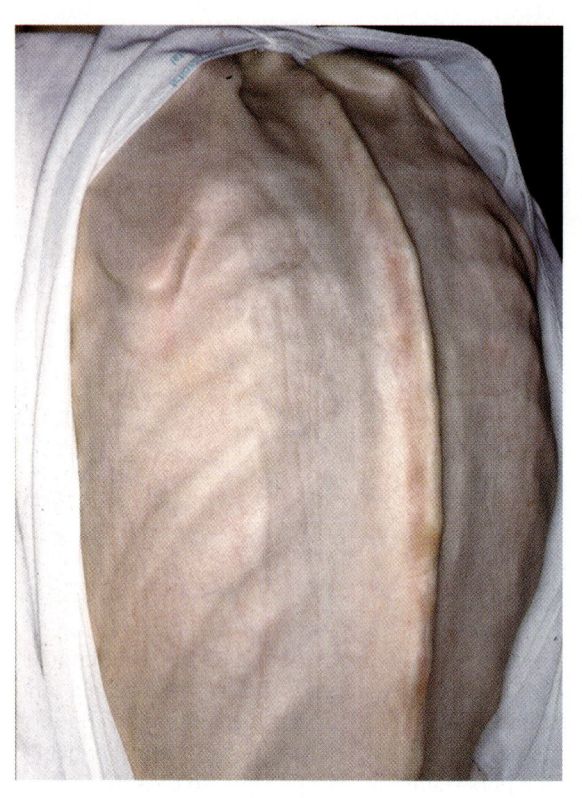

Abb. 1. Anorexie mit Kachexie

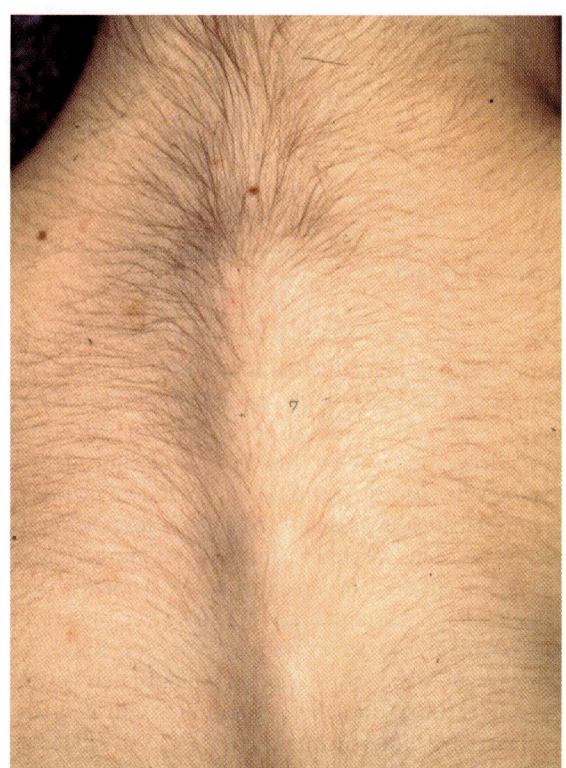

Abb. 2. Anorexie mit generalisierter Hypertrichose

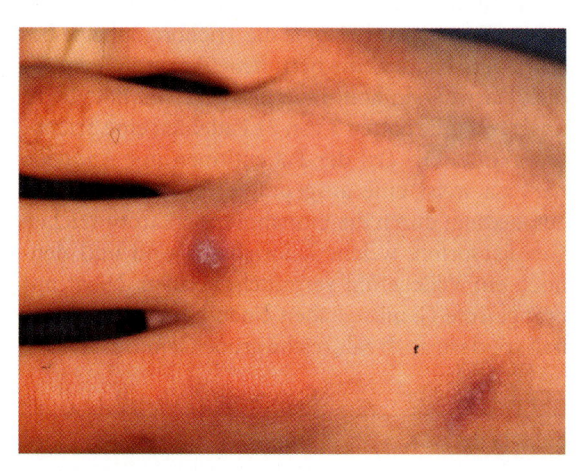

Abb. 3. Russel-Zeichen bei Bulimie

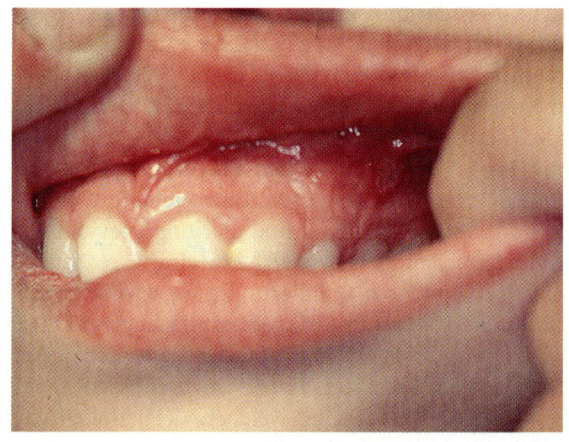

Abb. 4. Zahnschmelzerosionen bei Bulimie

lèche und das Russel-Zeichen. Manchmal können auch pharyngeale Würghämatome hinweisend für das Phänomen von wiederholtem selbst induziertem Erbrechen sein. Patienten mit einer Anorexie weisen häufiger als ein Kontrollkollektiv eine Thrombopenie auf und auch einen Vitamin-K-Mangel, der ebenfalls mit einer erhöhten Blutungstendenz assoziiert ist.

Ein Spiegel der aktuellen Zeit stellen auch die Folgeerscheinungen von Fastfood-Ernährung dar. So wurde über eine rezidivierende Violettverfärbung der Wäsche berichtet, bedingt durch eine Chromhidrose, welche durch geröstete und eingefärbte Snacks verursacht wurde [1].

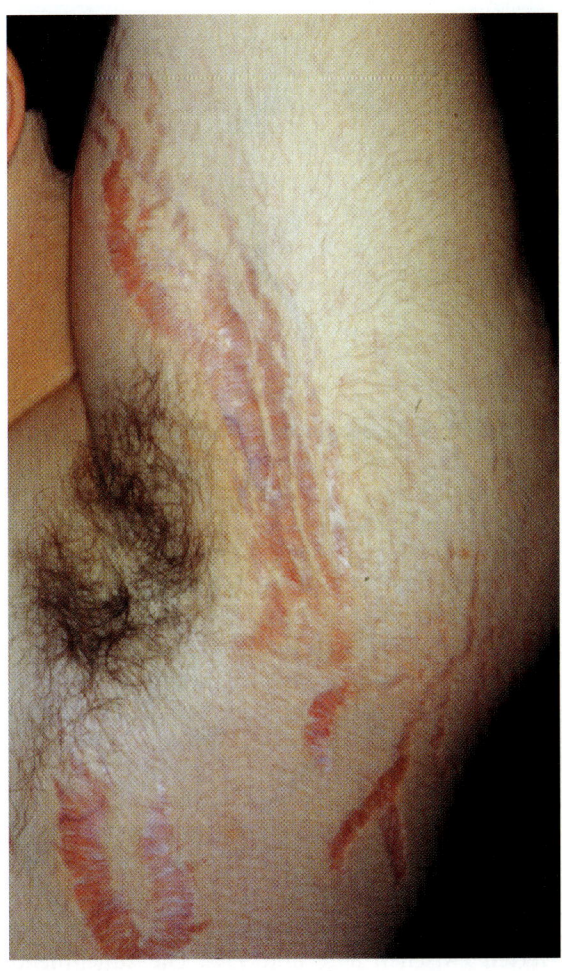

Abb. 5. Striae distensae

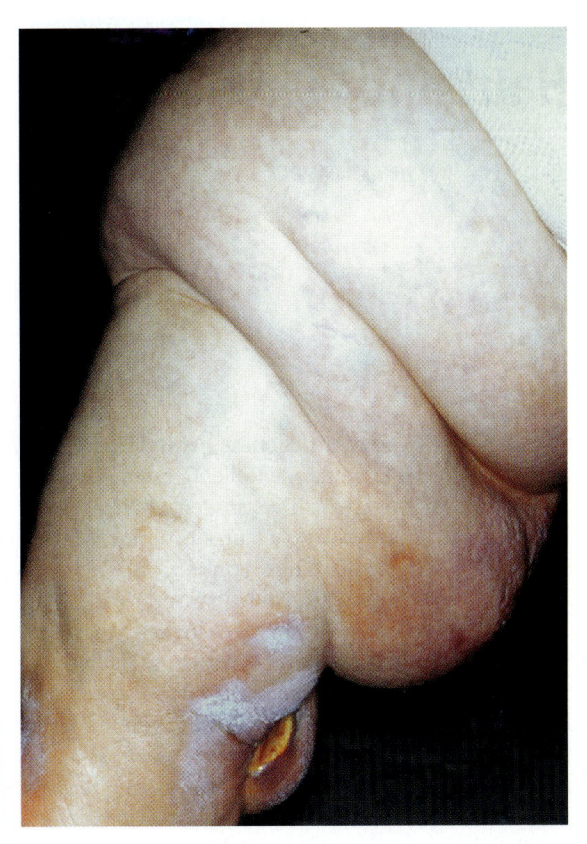

Abb. 6. Ulcus cruris bei Adipositas

Adipositas

Während sich Übergewicht mit einem *Body Mass Index* von > 25 definiert, wird Fettleibigkeit (Adipositas) durch einen *Body Mass Index* von > 30 bestimmt. 30% der Amerikaner, 32% der Brasilianer, 7% der Franzosen und 4,3–17% der Chinesen leiden an einer Adipositas. Die übermässige Gewichtszunahme führt an der Haut zu zahlreichen Folgeerscheinungen wie Striae distensae, Intertrigo, plantare Hyperkeratosen, Pseudoacanthosis nigricans, filiformen Fibromen, Hyperhidrose und im Extremfall zu Ulcus cruris und Lipodermatosklerose (Abb. 5, 6) [5].

Zusammenfassend lässt sich sagen, dass Essstörungen eine Zeiterscheinung darstellen und besonders in der industrialisierten Welt prävalent sind. Sie spiegeln größere psychische Konfliktsituationen wider und müssen ernst genommen werden. Es gibt zahlreiche Hautveränderungen, welche hinweisend sind auf das Vorliegen von Essstörungen [6].

Literatur

1. Cilliers J, de Beer C (1999) The case of red lingerie – chromhidrosis revisited. Dermatology 199: 149–152
2. Grimalt R, Happle R (2004) Trichorhizophagia. Eur J Dermatol 14: 266–267
3. Hediger C, Rost B, Itin P (2000) Cutaneous manifestations in anorexia nervosa. Schweiz Med Wochenschr 130: 565–575
4. MacDonald A, Forsyth A (2005) Nutritional deficiencies and the skin. Clin Exp Dermatol 30: 388–390
5. Scheinfeld NS (2004) Obesity and dermatology. Clin Dermatol 22: 303–309
6. Strumia R (2005) Dermatologic signs in patients with eating disorders. Am J Clin Dermatol 6: 165–167

Haut und Tiere

Bodo Melnik und Heinz Mehlhorn

Tiere spielen in der Pathogenese zahlreicher Hautkrankheiten eine bedeutende Rolle. Für den Hautarzt sind klinische Angaben zu vorausgegangenem Tierkontakt von großer klinischer und differenzialdiagnostischer Bedeutung. Tiere können als Vektoren gefährlicher pathogener Krankheitserreger wie Viren, Bakterien, Protozoen, Pilze und Würmer fungieren, Ektoparasiten auf die Haut übertragen, selbst auf beziehungsweise in der Haut parasitieren, aber auch durch Tierallergene und Toxine lokale kutane Intoleranzreaktionen, systemische toxische sowie anaphylaktische Reaktionen mit tödlichem Ausgang herbeiführen [9, 43, 111, 114]

Globalisierung, Tourismus und Klimaveränderungen beeinflussen die Epidemiologie der insgesamt 250 bekannten Zoonosen. Bei der Übertragung pathogener Erreger, Auslösung kutaner allergischer und toxischer Intoleranzreaktionen haben Arthropoden für die Dermatologie eine herausragende Bedeutung [42, 43, 163]. Arthropoden sind Invertebraten mit chitinhaltigem Exoskelett, von denen zwei Gruppen, die Arachnida, (unter anderem mit Zecken, Milben, Spinnen, Skorpionen) und Insecta (unter anderem Läuse, Flöhe, Wanzen, Fliegen, Hymenoptera) die Mehrzahl der dermatologisch relevanten, durch Tiere induzierten Krankheiten verursachen [113]. Neue Erkenntnisse in Diagnostik, Therapie, Epidemiologie und Prävention dermatologisch relevanter Arthropoden-vermittelter Erkrankungen im europäischen Raum und Erkrankungen durch gewöhnliche und exotische Haustiere sind Schwerpunkt dieses Beitrags.

Wandel der Zeckenpopulationen durch Klimaveränderungen

Zecken (*Ixodidae*) zählen zu den parasitisch lebenden Milben (*Acari*). Als Vektoren pathogener Krankheitserreger haben Zecken eine große human- und veterinärmedizinische Bedeutung. Zecken zählen wie die Insekten zu den wechselwarmen Tieren, deren Entwicklung und Aktivität maßgeblich von den Außentemperaturen abhängig ist. So reicht die Aktivitätsperiode der dreiwirtigen *Ixodes-ricinus*-Zecke von Temperaturen ab 7°C aufwärts von Januar bis November. In Deutschland ist *Ixodes ricinus* von den Küstenregionen bis zu den Alpen vertreten. Das Vorkommen von *Ixodes ricinus* in Höhen über 2000 m ist bisher nicht beobachtet worden. Während der Sommermonate ist die Aktivität am höchsten, da dann das Temperaturoptimun zwischen 17 und 20°C liegt. Den ersten saisonalen Aktivitätshöhepunkt erreicht *Ixodes ricinus* im Mai/Juni, gefolgt von einem Herbstgipfel Mitte September bis Anfang November. Ein zweiter wichtiger Faktor für *Ixodes ricinus* ist die relative Luftfeuchtigkeit, möglichst über 75% mit optimalen Werten zwischen 80% und 95%. Die zunehmend feuchteren Sommer und milderen Winter der letzten Jahre waren bei der Ausbreitung und Zunahme der Populationsdichte der Zecken förderlich [133, 187].

Klimaveränderungen der letzten Jahre mit einem Anstieg der Jahresdurchschnittstemperatur, mildere Winter mit vermehrten Niederschlägen mit hoher Luftfeuchtigkeit im mittel- und nordeuropäischen Raum, ein Überbestand an Wild sowie das Vordringen von Füchsen und Nagern in städtische Bereiche haben insgesamt zu einer Vergrößerung der Zeckenpopulation und Ausbreitung der Zecken in nördliche Bereiche Europas geführt. Der zwischenstaatliche Ausschuß für Klimafragen (*Intergovernmental Panel on Climate Change*) der Vereinten Nationen und die Weltorganisation für Meteorologie akzeptiert einen mittleren Oberflächentemperaturanstieg der Erde seit 1860 um 0,6°C. Niederschläge sind im Mittel von 1990 bis 1999 über den Kontinenten außerhalb der Tropen gestiegen und nahmen in den Wüstenregionen von Afrika und Südamerika ab [88]. Unter Beachtung von Rückkopplungseffekten im Kohlenstoffkreislauf wird eine dramatische, weitere Erwärmungsbeschleunigung von den Klimaforschern prognostiziert, die schlimmstenfalls bis Ende dieses Jahrhunderts bis zu 7,7 °C betragen könnte. So konnte bereits die nördliche Expansion und Zunahme der Zeckendichte von *Ixodes ricinus* in Schweden von 1980 bis Mitte 1990 vornehmlich auf mildere Wintertemperaturen zurückgeführt werden [100]. Wärme Temperaturen begünstigen die schnellere Entwicklung und Ausbreitung von Zecken und damit auch von Krankheitserregern [12]. Auch die Durchseuchungsrate von Zecken mit pathogenen Erregern hat in Deutschland zugenommen. Klimaveränderungen haben zudem einen Einfluß auf die Verteilung der verschiedenen Zeckenarten. Durch Zecken übertragene Erkrankungen zählen zu den wichtigen neu auftauchenden Infektionskrankheiten in Europa [109]. Verschiedene Indizien unterstützen die Vorstellung, dass sich die geographische und räumliche Verteilung europäischer Zeckenvektoren in den letzten Jahrzehnten signifikant verändert hat [101, 138, 139].

Dermacentor reticulatus auf dem Vormarsch

Dermacentor reticulatus zählt wie *Ixodes ricinus* (Abb. 1a) zu den Schildzecken (*Ixodidae*), ist etwas größer und bewegt sich schneller als der gemeine Holzbock. Vollgesogene Weibchen werden 10 mm lang. Diese Buntzecke (engl. *ornate cow tick*) besitzt ein weißlich emailleähnliches Scutum, das vielfarbig ornamentiert ist (Abb. 1b). Ihr Wirtsspektrum umfasst Rind, Pferd, Hund, Schaf, Ziege, Wildwiederkäuer, Fuchs, Dachs, Igel und andere Tiere [133]. In Frankreich zählt *Dermacentor reticulatus* zum wichtigsten Vektor der Babesiosis canis (Hundemalaria), der 2004 mehrere tausend Hunde zum Opfer fielen. Kürzlich ließen sich bei 222 Hunden aus Berlin und Brandenburg *Ixodes ricinus* in 60,8%, *Dermacentor reticulatus* in 11,2% und Ixodes hexagonus (Igelzecke) in 4,1% nachweisen [33]. Obwohl *Ixodes ricinus* zu der häufigsten Schildzecke in Mitteleuropa und Deutschland zählt, ist der vorwiegend im Mittelmeerraum beheimatete *Dermacentor reticulatus* auf dem Vormarsch in nördliche Gebiete. Eine Infestation mit *Dermacentor reticulatus* wurde in einer bundesweiten Studie der Jagdsaison 2004 bei 3,2% des erlegten Rotwildes festgestellt [33]. Bei 23% der vom Rotwild isolierten *Dermacentor-reticulatus*-Zecken wurde mittels PCR die Rickettsienspezies RpA4 identifiziert, die zuerst bei Rhipicephalus-Zecken in Rußland nachgewiesen wurde. *Dermacentor reticulatus* ist durch Übertragung des Q-Fiebers durch *Coxsiella burnetti* für den Menschen und durch Übertragung der Babe-

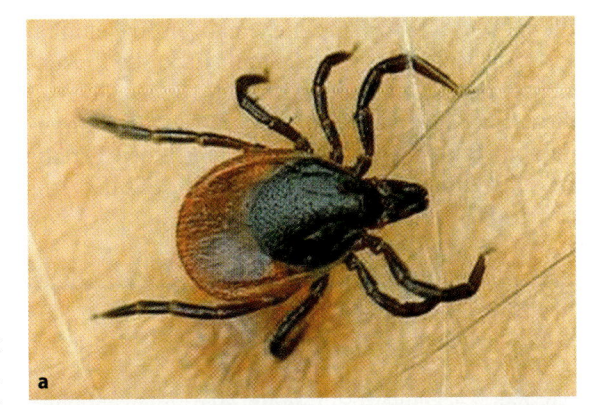

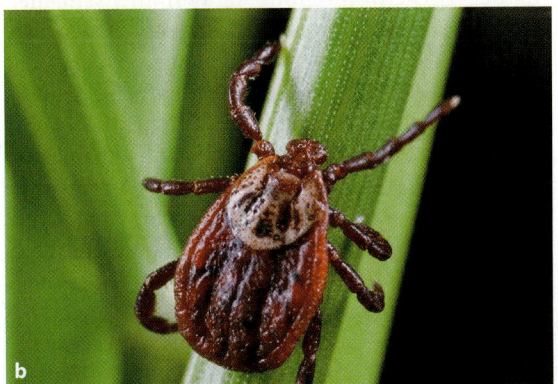

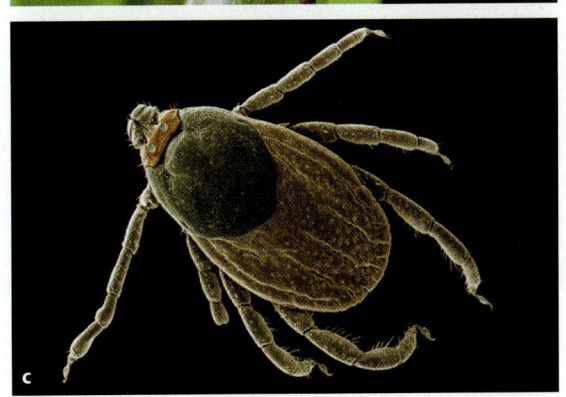

Abb. 1. Morphologische Unterschiede von *Ixodes ricinus* (gemeiner Holzbock) (**a**), Dermacentor reticulatus (große Buntzecke) (**b**) und Rhipicephalus sanguineus (braune Hundezecke) (**c**)

siose (*Babesiosis canis canis*) für Hunde gefährlich [82, 107, 128]. Auch in Polen wird das vermehrte Vorkommen von *Dermacentor reticulatus* beobachtet. Hier konnte im Zeitraum 2003 bis 2004 in 285 untersuchten *Dermacentor-reticulatus*-Zecken bei 40,7% Rickettsien-DNA nachgewiesen werden, wobei bei 3,5% der Zecken Rickettsien der Fleckfiebergruppe beobachtet wurden [162]. Die Rickettsien wiesen eine 98%ige Homologie zur Rickettsienspezies RpA4 auf, die auf dem Territorium der ehemaligen Sowjetunion erstmals beobachtet wurde. Somit rückt die Rickettsienspezies RpA4 der Fleckfiebergruppe näher an Deutschland heran. *Dermacentor reticulatus* kann zudem auch Borrelien, *Rickettsia conorii*, den Erreger des Mittelmeerfleckfiebers und das FSME-Virus übertragen [133].

Häufigste Zeckenarten bei Hund und Katze in Mitteleuropa

An der Zeckenverbreitung in den menschlichen Wohnbereich sind vor allem Haustiere beteiligt. Die Veterinärmediziner stellen heutzutage vermehrt Zeckenbefall bei Hunden als auch zunehmend bei Katzen fest [133]. In Mitteleuropa ist *Ixodes ricinus* bei Hunden und Freigängerkatzen die häufigste Zeckenart. Bei Hunden wird in Deutschland *Dermacentor reticulatus* als zweithäufigste Zeckenart beobachtet [33]. Darüber hinaus finden sich bei Hunden je nach Gebiet *Rhipicephalus sanguineus* (braune Hundezecke) (Abb. 1c), *Ixodes hexagonus* (Igelzecke), *Ixodes canisuga* (Hunde- beziehungsweise Fuchszecke) sowie gelegentlich *Dermacentor marginatus*, *Haemaphysalis concinna* und *Haemaphysalis inermis* [133].

Durch Zecken übertragbare Krankheiten

Die Borreliose hat von den durch Zecken übertragenen Erkrankungen in Mitteleuropa die größte Bedeutung für die Dermatologie [119], wohingegen in den USA neben der Lyme-Borreliose das Rocky Mountains-Fleckfieber durch Übertragung von *Rickettsia rickettsii* die häufigste in den USA vorkommende Rickettsiose ist [107, 163]. Im deutschen und europäischen Raum sind Zecken Überträger des FSME-Virus (Frühsommermeningoenzephalitis), von Babesien (Babesiose), Ehrlichien (Ehrlichiose), verschiedener Rickettsienarten wie *Rickettsia conorii* (Boutonneuse-Fieber), *Rickettsia monacensis* (klinisches Bild noch unbekannt), *Rickettsia slovaca* (TIBOLA), *Coxiella burnetti* (Q-Fieber), von *Franciscella tularensis* (Tularämie), dem Eyach-Virus, von Mykoplasmen und Bartonellen wie *Bartonella henselae* (Katzenkratzkrankheit). Die Übertragung von Hepatitis-C-Virus (HCV) durch Zeckenstich legen zudem zwei Kasuistiken nahe [196].

Borreliose

Aktuelle Daten zur Epidemiologie

Etwa 5–35% aller *Ixodes ricinus* sind mit Borrelien befallen, wobei Adulte bis zu 20%, Nymphen zu etwa 10% und Larven bis zu 1% durchseucht sind [187]. Entsprechend der Datenlage des Robert-Koch-Instituts ist in Deutschland nach einem Zeckenstich in 3–6% der Betroffenen mit einer Serokonversion und in 0,3–1,4% mit einer manifesten Erkrankung zu rechnen. Der Stich einer Borrelien-infizierten Zecke führt bei 20–30% der Gestochenen zur Serokonversion. Nach Schätzungen des Robert-Koch-Instituts treten in Deutschland 60 000 Neuerkrankungen von Borreliose auf [187], der Bundesverband Zeckenkrankheiten (BZK) geht gar von einer bundesweiten Inzidenz bis 100 000 Neuerkrankungen pro Jahr aus [14]. Das Institut für Medizinische Parasitologie der Universität Bonn untersuchte von März bis Oktober 2003 insgesamt 2518 *Ixodes-ricinus*-Zecken im Stadtgebiet und in der Umgebung von Bonn [105]. *Borrelia burgdorferi sensu lato* fanden sich in 17,9% der untersuchten Zecken, wobei die Infektionsprävalenz von weiblichen Adulten 26,6%, von männlichen Adulten 12,5% und von Nymphen 17,3% betrug [105]. Genospezifischen Untersuchungen zeigten, dass im Raum Bonn an erster Stelle mit 39,5% *Borrelia afzelii*, gefolgt von *Borrelia garinii* (27,9%), *Borrelia burgdorferi sensu stricto* (15,6%) und *Borrelia valaisiana* (8,6%) und Doppelinfektionen (4,3%) angetroffen wurden [105] (Abb. 2). Bemerkenswerter Weise fand sich kein signifikanter Unterschied in der Borreliendurchseuchung der Zecken im Vergleich zwischen Stadt- und Stadtrandlage. *Ixodes ricinus* parasitieren auch auf heimischen Singvögeln und werden von diesen verbreitet. In Reifenstein (Thüringen) wurden von März bis Oktober 2004 von 322 Vögeln (35 Vogelspezies) 141 *Ixodes-ricinus*-Zecken von 53 Vögeln eingesammelt. Mit *Borrelia burgdorferi sensu lato* waren 25% der *Ixodes ricinus* vorrangig von der Amsel (*Turdus merula*), der Singdrossel (*Turdus philomelos*) und vom Dompfaff (*Pyrrhula pyrrhula*) infiziert [83]. Bei der genotypischen Analyse der Borrelienspezies bei Vögeln isolierter *Ixodes ricinus* stand *Borrelia garinii* mit 53% an erster Stelle, gefolgt von *Borrelia valaisiana* mit 28% [83]. Dagegen waren in der Region gesammelte *Ixodes ricinus* nur zu 15,2% mit *Borrelia burgdorferi sensu lato* infiziert. Mit 45% war *Borrelia valaisiana* die häufigste Genospezies. Diese Befunde machen deutlich, dass den heimischen Singvögeln eine Bedeutung in der Vermehrung und im Lebenszyklus der Zecken zukommt [83].

Genotypen Borrelia burgdorferi-infizierter Ixodes ricinus, Bonn 2003

- Borrelia afzelii: 39,5
- Borrelia garinii: 27,9
- Borrelia burgdorferi sensu stricto: 15,6
- Borrelia valaisiana: 8,6
- 4,3
- 4,3

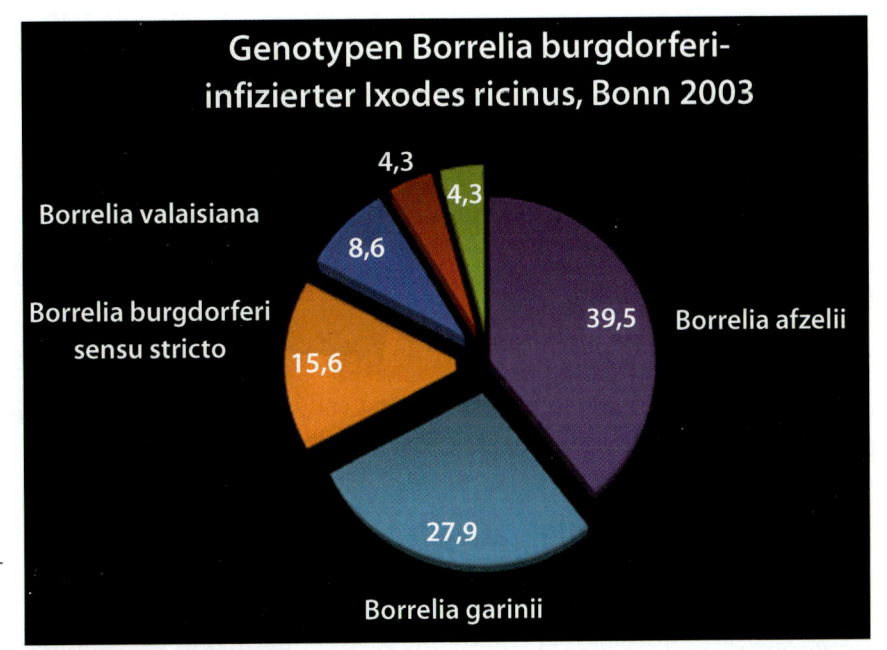

Abb. 2. Verteilung der Borrelia burgdorferi Genospezies von *Ixodes ricinus* im Raum Bonn 2003

Borrelia-burgdorferi-Koinfektionen mit anderen Zeckenerregern

Die unterschiedlichen klinischen Verläufe einer Dermatoborreliose sind nicht nur auf die unterschiedlichen Genotypen der Borrelien zurückzuführen, sondern sind vermutlich Ausdruck von Koinfektionen mit anderen durch Zeckenstich übertragenen Erregern. Eine Koinfektion von Ixodes-Zecken mit dem gram-negative Leukozyten infizierenden Erreger der humanen granulozytären Ehrlichiose, *Anaplasma phagocytophilum*, wurde bei bis zu 4% beobachtet [10]. Im Sommer 2004 wurde in einem bewaldeten Endemiegebiet in Österreich bei 3% der 131 untersuchten *Ixodes-ricinus*-Zecken *Anaplasma phagocytophilum* nachgewiesen [57]. 21% der Zecken waren positiv auf Borrelia burgdorferi sensu lato. Bei 67% der Borrelien-positiven Zecken fand sich *Borrelia afzelii*, bei 19% *Borrelia burgdorferi sensu stricto*, bei 11% *Borrelia garinii* und bei 3% *Borrelia valaisiana*, 0,8% der Zecken waren mit *Borrelia afzelii* und *Anaplasma phagocytophilum* koinfiziert [57].

Eine Koinfektion der Zecken mit Babesien, intraerythrozytär lebenden Protozoen, sollte ebenfalls berücksichtigt werden [119]. Im Nordosten der USA fanden sich bei 2% der Patienten mit Erythema migrans Koinfektionen mit *Babesia microti*, einer Nagerbabesie [164]. Die Datenlage zum Vorkommen von Babesien ist in Deutschland nur unzureichend charakterisiert. Hunfeld et al. [72] fanden im Rhein-Main-Gebiet eine Seroprävalenz von zumindest einem Babesia-Antigen bei 11,5% zeckenexponierter Individuen, einschließlich von Patienten mit positiver Borrelienserologie und/oder Erythema migrans im Vergleich zu 1,7% gesunder Blutspender. Da die Ehrlichiose wie auch die Babesiose eine eigene klinische Symptomatik hervorrufen können, ist bei einer Koinfektion der Zecken mit diesen Erregern mit einer Modulation des klinischen Bildes einer Dermatoborreliose zu rechnen [119]. Die Übertragung einer Borreliose scheint ferner durch eine erworbene Hypersensitivität auf Zeckenspeichelantigene reduziert zu werden [142, 193]. Burke und Kollegen [15] der *Tickborne Infection Study Group* der Harvard-Universität konnten jüngst zeigen, dass mehr als drei mit Juckreiz assoziierte Zeckenstiche vor der Übertragung der Lyme-Borreliose schützen. Dieser positive immunologische Effekt einer erworbenen Hypersensitivität gegen Zeckenspeichelantigene eröffnet die Möglichkeit einer Schutzimpfung, die möglicher Weise auch die Transmission eines breiten Spektrums von Zeckenerregern erschwert [15].

Fortschritte in der Borrelienserologie: C6-ELISA

Die bisher verfügbaren serodiagnostischen Tests der Borreliose erlaubten nicht den Nachweis der drei in Europa relevanten Borreliengenospezies (*B. afzelii, B. burgdorferi sensu strictu, B. garinii*) mit gleicher Spezifität und Sensitivität. Ein kürzlich näher charakterisiertes Borrelien-Oberflächenlipoprotein, das variable major-protein-like sequence, expressed (VlsE) weist sechs konstante, invariable Domänen auf, die bei allen Borrelienstämmen und Genospezies von

Borrelia burgdorferi sensu lato gleichermaßen konserviert sind [97–99]. Diese Erkenntnis ermöglichte die Verwendung eines synthetischen C6-Peptids der immunogenen konstanten Domäne des VlsE-Oberflächenproteins und die Entwicklung eines C6-Peptid-ELISA, der die pathogenen europäischen Genospezies von *Borrelia burgdorferi* mit gleicher Sensitivität erkennt [4]. Für den Immunetics®C6 Lyme ELISA™ wird eine Spezifität von 98% und eine Sensitivität von 97% bei Tests an US-amerikanischen Patienten mit Lyme Disease angegeben. Der C6-ELISA eignet sich als Universaltest zur Erfassung von Früh- und Spätstadien europäischer Borreliengenospezies und erspart in Zukunft möglicherweise Western-Blot-Bestätigungsreaktionen.

Prävention von Zeckenstichen

Zur Prävention von Zeckenstichen und Übertragung einer zeckenbedingten Infektion zählt vor allem das Meiden zeckenkontaminierter Haus- und Wildtiere, das Beseitigen von Laub- und Blattabfällen in Gärten und die Exposition zu Zeckenendemiegebieten, insbesondere Wiesen und Feuchtbiotopen [42, 119, 187]. Weisshaar et al. [191] konnten kürzlich bei einer Untersuchung von 506 Kindern von 25 Waldkindergärten im Vergleich zu 1201 Kindern konventioneller Kindergärten in Baden-Württemberg zeigen, dass die Gruppe der Kinder aus Waldkindergärten gegenüber der nicht primär im Freien spielenden Kinder ein 2,8fach erhöhtes Zeckenstichrisiko und ein 4,6fach erhöhtes Borrelioserisiko aufwiesen. Bei Gartenarbeit oder bei Freizeitaktivitäten wie beim Golfen oder Joggen sollten Zeckenrepellentien verwendet werden wie mosquito® Zeckenspray, Viticks cool® oder Autan®[187]. In jedem Fall müssen aber die Schuhe, Hose, Socken und freie Hautpartien an den Unterschenkeln komplett besprüht oder eingecremt werden. Es empfiehlt sich geschlossene Beinkleidung. Permethrin-Zeckenspray, welches in Deutschland nicht zum Aufbringen auf die Haut zugelassen ist, bleibt nach Applikation auf die Kleidung sogar nach mehreren Waschgängen noch aktiv [42] und bietet insbesondere in Kombination mit 30%igem DEET (N, N-Diethyl-3-methylbenzamid), das auf die exponierte Haut aufgebracht wird, derzeit den besten Schutz zur chemischen Zeckenprophylaxe in Europa [187, 198]. Da die im Mitteldarm der Zecken vorkommenden Borrelien meist erst nach 24- bis 36stündigem Anhaften der Zecken übertragen werden [8], wird eine sofortige Zeckenentfernung ohne Quetschen des Zeckenabdomens angestrebt [187]. Empfohlen wird das vorsichtige Herausziehen der Zecke unterhalb des Zeckenkopfes unter Zuhilfenahme einer Splitterpinzette oder einer neu im Handel befindlichen Zeckenkarte (Wepa Apothekenbedarf) [187]. Diese im Kreditkartenformat angebotene Karte enthält zwei unterschiedlich große Einkerbungen zum parallelen Fassen der Zecke tangential zwischen menschlicher Haut und Zeckenkörper. Mit einer leicht schaukelnden Ziehbewegung wird die Zecke nach ober gezogen und dabei entfernt (Abb. 3).

Als Standardtherapie des Erythema migrans gilt bei Erwachsenen die tägliche Gabe von 2 × 100 mg Doxyzyklin über zwei bis drei Wochen [42, 107, 119]. Weitere Therapieoptionen sind den aktuellen Standardwerken der Dermatologie zu entnehmen.

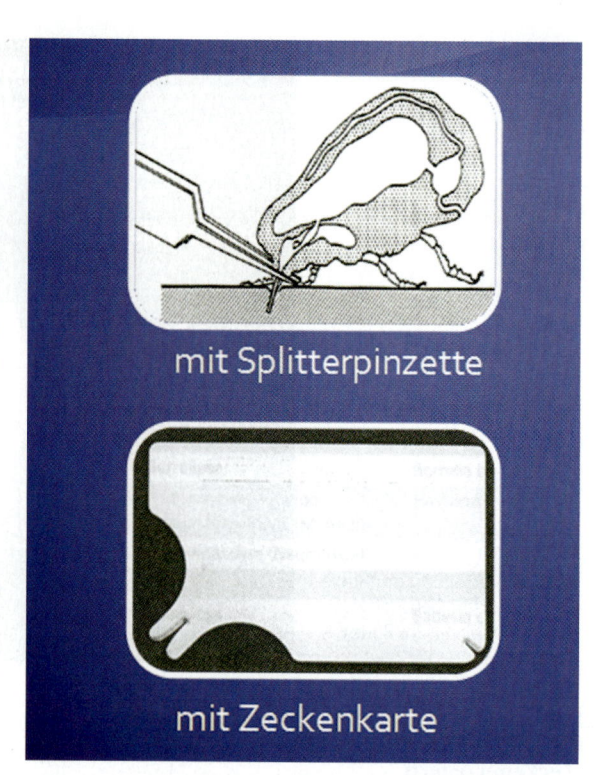

Abb. 3. Zeckenentfernung mittels Splitterpinzette oder Zeckenkarte. Eine Manipulation des Zeckenabdomens läßt sich durch beide Techniken vermeiden

Ehrlichiose

Anaplasma phagocytophilum sind intrazellulär lebende, gram-negative, Leukozyten infizierende Bakterien, die in Phagosomen neutrophiler Granulozyten lokalisiert sind. Sie führen zur humanen granulozytären Ehrlichiose (HGE) [10, 131, 182, 188]. Ein bis vier Wochen nach dem Zeckenstich tritt die HGE mit unspezifischen grippeartigen Symptomen wie Fieber, Rigor, Myalgien, Arthralgien, Kopfschmerzen, Abgeschlagenheit und Lymphadenopathie auf [131, 182]. Eine klinische Abgrenzung von einer Borrelieninfektion ist schwierig. Die Verläufe der HGE in Europa scheinen milder und komplikationsärmer zu sein als in den USA, wo auch letale Verläufe, vor allem bei Immunsupprimierten beobachtet wurden [5]. Unspezifische Exantheme wurden bei 1–16% amerikanischer Patienten beobachtet [5]. Im Routinelabor fallen meist eine Leukopenie, Thrombozytopenie und erhöhte Transaminasen auf. In Wright- oder Giemsagefärbten Blutausstrichen können *Anaplasma phagocytophila* als Morulae (intragranulozytäre Aggregationen von *Anaplasma phagocytophila*) nachgewiesen werden [5]. Zur Diagnostik werden meist Immunfluoreszenzantikörpertests eingesetzt [124]. Bei Patienten in verschiedenen Borreliosestadien und zeckenexponierten Individuen in Endemiegebieten fanden sich erhöhte Antikörpertiter gegen *Anaplasma phagocytophilum* in 4 bis 21% im Vergleich zu maximal 4% bei gesunden Blutspendern [49, 119]. Mittel der Wahl zur Behandlung der HGE ist Doxyzyklin, welches in einer täglichen Dosis von 200 mg mindestens eine Woche eingenommen werden sollte. Glücklicherweise werden Ehrlichien bei der Standardtherapie der Borreliose mit Doxyzyklin miterfasst.

Babesiose

Die Babesiose ist eine akute fieberhafte Protozoenerkrankung nach Zeckenstich, die durch bisher vier bekannte Spezies (*Babesia divergens*, *Babesia microti*, WA1 und MO1) hervorgerufen werden kann. Die Babesien sind intraerythrozytäre Parasiten und führen zu einer Malaria-artigen Erkrankung, allerdings ohne Pigmentbildung. Bei Hunden verläuft die unerkannte Erkrankung häufig tödlich [133]. In Europa ist *Babesia divergens* der häufigste Erreger, in den USA *Babesia microti*. Alle Babesienspezies werden durch Ixodes-Arten übertragen. Je nach geographischem Gebiet beträgt die Rate der Koinfektion einer Borreliose mit Babesia zwischen 11 und 23%. Bei einer Koinfektion muss mit einem schweren Verlauf und längeren Dauer der Borreliose gerechnet werden. Die Babesiose verläuft als ein- bis zweiwöchige grippeartige Erkrankung. Gefährdet sind vor allem Splenektomierte, ältere Patienten und Immunsupprimierte [89, 90]. Unspezifische Exantheme wurden in bis zu 11,7% hospitalisierter amerikanischer Patienten mit Babesiose gefunden [192]. Auf das vermehrte Vorkommen von Petechien und Ekchymosen bei einer Babesiose wird hingewiesen.

Während Krause et al. [90] bei 88% der Patienten mit Borreliose ein Erythema migrans beobachteten, fanden sich in der Gruppe von Babesia-koinfizierten Borreliosepatienten nur in 62% ein Erythema migrans. Ein immunmodulierender Effekt einer Babesienkoinfektion auf den Verlauf einer Dermatoborreliose scheint somit möglich. Zur bisher noch nicht standardisierten Labordiagnostik der Babesiose werden Blutausstrich, PCR und Antikörpertests eingesetzt [89, 90, 190]. Im Rhein-Main-Gebiet wurde eine Seroprävalenz in der allgemeinen Bevölkerung von 5,4% für Babesia microti und 3,6% für Babesia divergens gefunden [72]. Die Hauptwirte sind allerdings Nager beziehungsweise Rinder.

Die Babesiose des Hundes wird durch *Babesia canis canis*, die großen Babesien des Hundes, meist durch *Dermacentor reticulatus* und *Rhipicephalus sanguineus* übertragen [133]. Ein vermehrtes Vorkommen von Babesiosen des Hundes wurde in letzter Zeit im Saarland, Baden-Württemberg und Sachsen beobachtet. Die Erkrankung führt bei unbehandelten Hunden durch Hämolyse und disseminierte intravasale Gerinnung oft zum Tode. Die sich in Deutschland ausdehnende Babesiose des Hundes ist ein Indikator für die weitere Ausbreitung von *Demacentor reticulatus*.

Zur Babesiosebehandlung des Menschen wird bei stärkerer Symptomatik oral Chinin in Salzform täglich 3 × 650 mg für 7 Tage und Clindamyzin täglich 3 × 600 mg über 7 Tage eingesetzt. Gleiche Wirksamkeit und geringere Nebenwirkungen hat die orale Kombinationstherapie von Atovaquon täglich 2 × 750 mg 7 bis 10 Tage und Azithromyzin täglich 600 mg 7 bis 10 Tage [89, 90]. Ein gleichzeitiger Blutaustausch unterstützt nach Erfahrungen des französischen Militärs die leider ungenügende Chemotherapie.

Q-Fieber

Q-Fieber wird durch den obligat intrazellulären, pleomorphen, gram-negativen Coccobacillus *Coxiella burnetii* hervorgerufen, der eine beträchtliche Homologie zu Legionella pneumophila aufweist [185]. Die Vermehrung der Bakterien erfolgt in Phagolysosomen [185]. Obwohl verschiedene Zeckenarten als Reservoir von *Coxiella burnetii* gelten [195], wird der Erreger meist nicht durch Zeckenstich übertragen [108], wohl aber durch Inhalation oder Einreiben von Zeckenfäzes, in denen der Erreger konzentriert ist. Durch beruflichen Kontakt zu zeckenkontaminierten Fellen oder Wolle ist eine Infektion des Menschen möglich. Rinder, Schafe und Ziegen sind die häufigsten Infektionsquellen des Menschen, meist jedoch durch Inhalation infektiöser Aerosole durch kontaminierte Tiere, deren Ausscheidungen und vor allem durch Kontakt mit hochinfektiösen Geburtsrückständen. In Deutschland kam es zu Ausbrüchen von Q-Fieber in Hessen in der Nähe infizierter Schafsherden sowie bei Besuch eines Bauernmarktes in Westfalen durch Kontakt mit einem infizierten Lamm. In Deutschland spielt die Schafszecke (*Dermacentor maginatus*) als Überträger von *Coxiella burnetii* von Tier zu Tier eine bedeutende Rolle [132].

Die akute Phase des Q-Fiebers weist eine grippeartige Symptomatik mit unterschiedlich schwerer Pneumonie und Hepatitis auf [82, 128]. Hepatomegalie und erhöhte Transaminasen finden sich häufig. Exantheme (makulopapulös oder purpurisch) werden in 5–20% der Fälle beobachtet [1, 175]. Kürzlich wurde über ein unter dem klinischen Bild eines systemischen Lupus erythematodes verlaufendes Q-Fieber mit Fieber, Exanthem, Perikarditis und hohen Titern von ANA, anti-Sm und anti-RNP und hohen Antikörpertitern von Coxiella burnetii berichtet, das nach Verabreichung von Minozyklin schnell abheilte [126]. Eine Endokarditis tritt als Komplikation bei chronischer Q-Fieber-Infektion auf. In Marseille konnte bei 15% der Patienten mit Endokarditis *Coxiella burnetii* nachgewiesen werden [106]. Endokarditis gefährdet sind vor allem Patienten mit vorbestehenden Vitien und Immunsupprimierte. Eine Langzeitfolge des Q-Fiebers scheint auch das chronische Müdigkeitssyndrom zu sein [128]. *Coxiella burnetii* gefährdet ferner die Schwangerschaft. Es wurden vermehrt Aborte und Frühgeburten verzeichnet [128].

Als diagnostische Standardmethode gilt derzeit die indirekte Immunfluoreszenz [53]. Als Mittel der Wahl zur Behandlung der akuten Erkrankungsphase wird Doxyzyklin 2 × 100 mg über 14 Tage empfohlen [40]. In Deutschland sind Q-Fieber-Infektionen bei Mensch und Tier meldepflichtig.

Durch Zecken übertragene Rickettsiosen im europäischen Raum

Zahlreiche Rickettsienspezies werden weltweit in Zecken gefunden. Pathogene Rickettsien werden in drei Gruppen eingeteilt: Typhusgruppe, Fleckfiebergruppe und *Rickettsia tsutsugamushi*. In den USA ist das Rocky Mountains Spotted Fever (Erreger *Rickettsia rickettsii*, Vektoren: *Dermacentor andersoni* und *Dermacentor variabilis*) von größter epidemiologischer und klinischer Bedeutung [25]. In Europa stehen Rickettsieninfektionen der Fleckfiebergruppe im Vordergrund.

Europäische Rickettsiosen der Fleckfiebergruppe
Rickettsien sind pleomorphe, obligat intrazelluläre gram-negative Bakterien, die sich dem Leben im Darmepithel von Arthopoden (Zecken, Milben, Läusen, Flöhen) gut angepasst haben und sich im Zytoplasma infizierter Zellen vermehren. Die Erreger werden durch Zeckenstich oder Zeckenfäzes auf den Menschen übertragen. Viele Rickettsien haben toxische und hämolytische Eigenschaften einschließlich der Bildung endotoxischer Polysaccharide. Bevorzugt werden Endothelzellen befallen, was zu purpurischen Exanthemen, Thrombozytopenie und Gerinnungsstörungen führt [189]. Die Inkubationszeit der europäischen Rickettsien der Fleckfiebergruppe beträgt im Mittel 5 bis 7 Tage. Das klinische Bild ist gekennzeichnet von Fieber, Schüttelfrost, Kopfschmerzen, allgemeinem Krankheitsgefühl, Benommenheit, Entwicklung eines meist nach 4 bis 7 Fiebertagen auftretenden makulopapulösen Exanthems, das später in eine purpurische Komponente übergeht. An der Stichstelle besteht häufig ein bis 1 cm großes hämorrhagisch-nekrotisches Ulkus mit schwärzlichem Schorf (franz. *tâche noire*). Bis in die 90iger Jahre ging man in Europa davon aus, dass das mediterrane Zeckenstichfieber, hervorgerufen durch *Rickettsia conorii* und übertragen von der in Südeuropa verbreiteten Art, *Rhipicephalus sanguineus* (braune Hundezecke), die einzige in Europa auftretende Erkrankung der Fleckfiebergruppe sei. In den letzten Jahren wurden in Europa jedoch zunehmend weitere humanpathogene Rickettsienspezies der Fleckfiebergruppe identifiziert (Tabelle 1) [24, 54, 92, 93, 102, 161]. Drei der neu endeckten Rickettsien sind auch in Deutschland nachgewiesen worden: *Rickettsia helvetica* (Vektoren: *Ixodes ricinus, Ixodes persulcatus*), die im englischen Garten von München entdeckte *Rickettsia monacensis* (Vektor: *Ixodes ricinus*) und *Rickettsia slovaca* (Vektoren: *Dermacentor marginatus* und *Dermacentor reticulatus*), den Erreger der Tibola (**ti**ck-**bo**rne **l**ymph**a**denopathy) [92, 93]. Bei einer kürzlich durchgeführten Untersuchung zur Rickettsiendurchseuchung der drei anthropophilen Zecken in Ungarn fanden sich Rickettsien der Fleckfiebergruppe in 1,0% bei *Haemaphysalis concinna*, in 2,7% bei *Ixodes ricinus* und in 26,8% bei *Dermacentor reticulatus* [161]. Diese Befunde verdeutlichen, dass *Dermacentor reticulatus* auch bei der Transmission von Rickettsien eine bedeutende Rolle spielt. Es wurde auch ein neuer Rickettsiengenotyp der Fleckfiebergruppe identifiziert

Tabelle 1. Geographische Verteilung von Rickettsien der Fleckfiebergruppe und Vektoren in Europa*

Rickettsien-Spezies	Häufigster Zeckenvektor	Geographische Verteilung des Vektors	Infektion des Vektors (%)	Länder
Rickettsia helvetica	Ixodes ricinus, I. persulcatus	Gesamteuropa	1–16	B, Dä, F, D, U, I, P, Sl, S, Sw, Sch
Rickettsia monacensis	Ixodes ricinus	Gesamteuropa	1	B, D, U, I, Sl, S
Rickettsia slovaca	Dermacentor marginatus, D. reticulatus	Gesamteuropa	1–100	Ö, B, K, F, D, U, P, R, Sl, S, Sch, Uk
R. sp. DnS14/RpA4	Dermacentor	Gesamteuropa	1–100	F, U, R, S
Candidatus Rickettsia kotlanii	Haemaphysalis concinna	Zentral- und Osteuropa	1	U
Rickettsia sibirica subsp. mongolotimonae	Hyalomma truncatum	Südeuropa	unbekannt	F, G
Rickettsia aeschlimannii	Hyalomma marginatum	Südeuropa	2–65	K, F, G, I, P, S
Rickettsia conorii (subspp. conorii caspia und israelensis)	Rhipicephalus sanguineus	Südeuropa	5–12	Al, B, K, F, G, I, P, S, Sch, T, Uk
Rickettsia rhipicephali	Rhipicephalus sanguineus	Südeuropa	1–6	F, K, G, P, S
Rickettsia massiliae	Rhipicephalus	Südeuropa	1–11	F, G, I, P, S, Sch

* Modifiziert nach [161]. B = Bulgarien, Dä = Dänemark, F = Frankreich, D = Deutschland, U= Ungarn, I = Italien, P = Portugal, Sl = Slowenien, S = Spanien; Sw = Schweden, Sch = Schweiz, Ö = Österreich, K = Kroatien, R = Russland, Uk = Ukraine, G = Griechenland, Al = Albanien, T = Türkei.

mit der vorläufigen Bezeichnung *Candidatus Rickettsia kotlanii* [161]. Das klinische Bild der Infektion mit *Rickettsia helvetica* ist noch nicht endgültig charakterisiert. Bekannt ist der Tod zweier Patienten an einer Perimyokarditis als auch Verläufe mit prolongiertem Fieber, Kopfschmerzen, Myalgien und Schwäche [55, 125, 161]. Zudem wurde auch über lymphangitisassoziierte Rickettsiosen durch *Rickettsia sibirica mongolotimonae* berichtet [56].

Serologische Untersuchungen mittels Immunfluoreszenztests, Immunoblot und PCR-Methoden zur Erregerbestimmung sind in mikrobiologischen Speziallabors möglich [94].

Die Therapie der Rickettsiosen erfolgt frühzeitig, schon bei klinischem Verdacht, durch Gabe von Doxyzyklin in einer täglichen Dosierung von 2 × 100 mg über mindestens 7–10 Tage und drei Tage über die Entfieberung hinaus. Bei schweren Verläufen mit ZNS-Beteiligung ist Chloramphenicol bei Beachtung der Nebenwirkungen einsetzbar [25].

TIBOLA

Lakos in Ungarn [92] und Raoult et al. in Frankreich [140] gelang es *Rickettsia slovaca* als Erreger von TIBOLA (tick-borne lymphadenopathy) zu identifizieren. TIBOLA ist charakterisiert durch vergrößerte, manchmal schmerzhafte Lymphknotenschwellungen meist okzipital oder hinter dem Musculus sternocleidomastoideus [93]. In 96% der Fälle fand sich die Zeckenstichstelle am Kapillitium. Diese entwickelt sich von einer entzündlichen Papel oder Vesikel in eine charakteristische nekrotische Papel (Eschar) mit gerötetem Randsaum (82%). An Allgemeinsymptomen wurden insbesondere leichtes Fieber, Müdigkeit, Abgeschlagenheit, Schwitzen, Myalgien, Arthralgien und Appetitverlust beobachtet [93]. Betroffen sind vorwiegend Kinder im Alter unter 10 Jahren (63% der Patienten). Als Vektor wurden Dermacentor-Zecken beschrieben, in zwei Fällen insbesondere *Dermacentor marginatus* identifiziert. Die ersten Symptome traten 9 Tage nach dem Zeckenstich auf. Gewöhnlich fanden sich drei große Lymphnoten von 1 cm bis 5 cm im Durchmesser. Bei 15% der Patienten trat einige Tage nach dem Zeckenstich im Bereich der geröteten und geschwollenen 3 bis 5 cm großen Lokalreaktion an der Stichstelle eine honigartige Sekretion auf [93]. Noch Monate nach dem Zeckenstich fanden sich bei 39,5% der Patienten umschriebene, rundliche Alopezieherde, die einer Alopecia areata ähnelten [93]. Der Nachweis von *Rickettsia slovaca* gelang am besten (77%) durch PCR von Lymphknoten- und Hautbiopsaten. Die Behandlung mit Doxyzyklin hatte den besten therapeutischen Effekt und verkürzte signifikant den Verlauf des Krankheitsbildes [73, 74, 93]. Aufgrund des zunehmenden Ferntourismus sollte auch das Afrikanische Zeckenstichfieber (Erreger: *Rickettsia africae*; Vektor: Amblyomma-Spezies), der Queensland-Zeckentyphus (*Rickettsia australis*) und der sibirische Zeckentyphus (*Rickettsia sibirica*) erwähnt werden.

Um die weitere Charakterisierung neuer zeckenbedingter Erkrankungen in Europa voranzutreiben, ist es wünschenswert, wenn Hautärzte in der Lage wären, mitgebachte Zecken zu identifizieren, in flüssigem Stickstoff aufzubewahren, eine Serum- und Plasmaprobe sowie eine Biopsie aus der nekrotischen Zeckenstichstelle zu entnehmen. Das eingefrorene Material sollte dann an ein Speziallabor zur weiteren serologischen und molekularbiologischen Diagnostik weitergeleitet werden.

Katzenkratzkrankheit

Von den 20 verschiedenen Bartonellaspezies gelten acht als humanpathogen. Bekannt ist vor allem die Übertragung von Bartonellen durch Flöhe. In den USA, Italien und den Niederlanden wurde Bartonella henselae, ein gramnegatives, pleomorphes Stäbchen, der Erreger der Katzenkratzkrankheit, jetzt auch in *Ixodes-ricini*-Zecken nachgewiesen [150]. Zecken haben somit wie auch Flöhe das Potential zur Übertragung der Katzenkratzkrankheit. An der Inokulationsstelle entwickelt sich eine Papel, auf die eine regionale Lymphknotenschwellung folgt. Die Behandlung erfolgt symptomatisch, bei stärkerer Symptomatik durch Gabe von Azithromycin.

Tularämie

Die Tularämie (Hasenpest) wird durch den aeroben, gram-negativen Coccobazillus *Francisella tularensis* hervorgerufen. Der Erreger wird als potentielle Biowaffe angesehen. Die Übertragung erfolgt durch Kontakt zu erkrankten Tieren, kann aber auch durch Zecken, insbesondere durch Zeckenfäzes auf den Menschen übertragen werden [47]. In Europa gilt *Dermacentor marginatus* als wichtigster Vektor [129]. Die zeckeninduzierte Tularämie tritt meist zwischen Mai und September auf, während die durch Tiere übertragene Form vor allem im Winter beobachtet wird. Der virulentere Stamm Typ A hat unbehandelt eine Mortalität von 5% bis 7%. Eine Infektion mit Typ B kann milder und symptomarm verlaufen. Der klinische Typ der zeckenassoziieren Tularämie ist meist die ulzeroglanduläre Form und repräsentiert 45–88% der Fälle [23, 78, 79]. Klinische Symptome sind ein schmerzhaftes Ulkus, regionale Lymphadenopathie, Lymphadenitis oder noduläre Lymphangitis. Die Lymphknoten können fluktuieren und einschmelzen.

Die Primärläsion entsteht meist nach einer zwei- bis fünftägigen Inkubationszeit. Die primär erythematöse, schmerzhafte Papel vergrößert sich auf 0,25 cm bis 4,0 cm und ulzeriert unter dem Bild eines ausgestanzten Ulkus mit einer grau-rötlichen bis fleischroten, nekrotischen Basis. Durch systemische Ausbreitung der Erreger treten sekundäre Eruptionen (meist papulöse Tularämide) in 8–20% der Fälle auf. Zweithäufigste Hautmanifestation ist das Erythema nodosum in 1–13% der Fälle. Auch Erythema multiforme wurde in 2% der Fälle beobachtet [2].

Die Diagnose erfolgt primär aufgrund des klinischen Befundes und der Anamnese (Tierkontakt, Zeckenbefall) [13, 47]. Der kulturelle Erregernachweis wird aus Ulkus-, Lymphknoten- und Blutproben veranlasst. Als serologische Bestätigung können Immunfluoreszenzmarkierung und Agglutinationstests mit einem Titer > 1 : 160 herangezogen werden.

Die Behandlung erfolgt mit Streptomyzin i.m. in einer täglichen Dosierung von 15–20 mg/Kg KG abhängig vom Schweregrad der Symptome über 7 bis 14 Tage [47]. Alternativ können Gentamicin (3–5 mg/kg KG täglich parenteral für 10–14 Tage) oder Doxycyklin (2 × 100 mg täglich für 14 bis 21 Tage) oder Ciprofloxacin (2 × 500 mg/Tag über 10 bis 14 Tage) eingesetzt werden [2, 44, 47].

Durch Zecken übertragene Viruserkrankungen in Europa

Verschiedene virusbedingte Erkrankungen, die durch Zecken übertragen werden, sind auch für den Hautarzt von Bedeutung. Diese Viren gehören den Genera Flavivirus, Nairovirus und Coltivirus an und führen zu mehr oder weniger schweren neurologischen Erkrankungen, hämorrhagischen Hautveränderungen und Fieber [29](Tabelle 2).

Zeckenbedingte Enzephalitis: Frühsommermeningoenzephalitis

Die zeckenbedingte virale Enzephalitis wird durch drei Subtypen des TBE-Virus (**T**ick-**b**orne **e**ncephalitis virus) übertragen. Der bei uns im Vordergrund stehende europäische Subtyp – in der deutschsprachigen Literatur als FSME-Virus besser bekannt – wird durch *Ixodes ricinus* übertragen und verursacht die Frühsommermeningoenzephalitis. Die Prävalenz des Virusbefalls von Zecken wird in Europa mit 0,5–5% angegeben [167, 168]. Die Virusübertragung

Tabelle 2. Durch Zecken übertragene Viruserkrankungen in Europa

Genus	Virus	Häufigster Zeckenvektor	Geographisches Vorkommen
Flavivirus	**Tick-borne encephalitis virus TBEV**		
	Zentraleuropäische Variante FSME	*Ixodes ricinus*	Zentraleuropa
	Sibirische Variante RSSE	*Ixodes persulcatus* *Haemaphysalis concinna*	Russland
	Fernöstliche Variante	*Ixodes persulcatus*	Sibirien, Ural
	Omsk hämorrhagisches Fieber-Virus	*Dermacentor reticulatus* *Dermacentor marginatus*	Omsk, Westsibirien
	Powassan-Virus	*Ixodes persulcatus* *Haemaphysalis sp.*	Russland
	Louping ill-Virus	*Ixodes ricinus*	England, Spanien, Türkei, Griechenland
Nairovirus	**Krim-Kongo-hämorrhagisches Fieber-Virus**	*Hyalomma-sp.*	Afrika, mittlerer Osten, Zentral- und SW-Asien, Südrussland, Bulgarien, Griechenland, Kosovo, Albanien, Türkei
Coltivirus	**Eyach-Virus**	*Ixodes ricinus* *Ixodes ventalloi*	Eyach (Neckar) Deutschland, Frankreich, Tschechien, Slowakei

kann bereits unmittelbar nach dem Zeckenstich erfolgen, da das Virus in der Speicheldrüse der Zecke lokalisiert ist. Eine deutliche Zunahme der Verbreitung von FSME-Erkrankungen ist in Deutschland zu beobachten. In 2005 ist die Inzidenz mit 427 neuen FSME-Fällen auf ein bisher nicht erreichtes Niveau gestiegen [187]. Eine weitere Ausbreitung der Endemiegebiete ist zu beobachten. Neben den altbekannten Endemiegebieten in Bayern und Baden-Württemberg sind neue FSME-Erkrankungen in Hessen, Rheinland-Pfalz und Thüringen hinzugekommen. Informationen über die aktuelle epidemiologische Lage liefert das Robert-Koch-Institut (www.rki.de). In den letzten 5 Jahren hat sich FSME in Deutschland um 65% ausgebreitet. In Westeuropa treten jährlich etwa 3000 neue Erkrankungen auf. Die allgemeine Inzidenz wird mit < 4 Fälle pro 100 000 Einwohner angegeben. Eine Verbindung zwischen Klimaveränderung, Änderungen der Vektorpopulation und der Enzephalitis-Inzidenz wird vermutet [100, 101].

Nach einer Inkubationszeit von 7 bis 14 Tagen beginnt die Erkrankung mit fieberhafter, grippeähnlicher Symptomatik und verläuft nach einem meist achttägigen symptomfreien Intervall bei 74–87% der Patienten biphasisch mit Auftreten erneuter Symptome und Entwicklung einer Meningoenzephalitis bei 20–30% der Infizierten [62]. Bei weniger als 1% der Erkrankten in Europa verläuft die Erkrankung tödlich. Zur serologischen Diagnostik stehen Antikörpernachweisverfahren mittels ELISA aus Serum oder Liquor zur Verfügung [71]. Die Therapie erfolgt symptomatisch. Seit 2001 besteht in Deutschland Meldepflicht.

Zur Immunprophylaxe wird für Bewohner und Reisende in Endemiegebiete eine Impfung empfohlen. Zwei hochwirksame Impfstoffe mit formaldehydinaktivierten europäischen TBEV-Subtypen (FSME-IMMUN®, Baxter Vaccine AG, Wien) sowie Encepur® (Novartis, Marburg) stehen auch in einer halbierten Kinderdosierung (FSME-IMMUN junior® und Encepur® K) zur Verfügung [6, 29, 187]. Die Immunisierung schützt auch vor dem sibirischen und fernöstlichen Subtyp des TBEV [66].

Der sibirische Subtyp des TBEV führt häufiger zu chronischen Verläufen, der mit einer Mortalitätsrate von 5–35% gefürchtete Fernost-Subtyp ruft stärkere enzephalitische Symptome hervor [29]. Der fernöstliche und sibirische Subtyp des TBEV wurde kürzlich in Europa (Lettland) isoliert [104, 168]. Infizierte *Ixodes persulcatus* wurden in Finnland nachgewiesen und werden vermutlich durch Zugvögel verbreitet [187].

Hämorrhagisches Omsk-Fieber

Die Endemiegebiete des **H**ämorrhagischen **O**msk-**F**iebers (OHF), hervorgerufen durch das OHF-Virus, ein Flavivirus der Familie der *Flaviviridae*, befinden sich in Westsibirien. OHF wird durch Zeckenstich von *Dermacentor reticulatus* und *Der-*

macentor marginatus übertragen. Die fieberhafte Erkrankung verläuft meist biphasisch und führt an der Haut zu Petechien und Ekchymosen. Gastrointestinale Blutungen und Hämorrhagien komplizieren den Verlauf. Die Mortalitätsrate liegt zwischen 0,5–3% [29].

Powassan-Virus-Infektion
Das Powassan-Virus gehört ebenfalls zum Genus Flavivirus. Bei Infektionen in Rußland erfolgte die Virusübertragung durch *Ixodes persulcatus* und Haemaphysalis-Zecken. Die Erkrankung führt zu Fieber, Kopfschmerzen, retrobulbären Schmerzen und neurologischen Störungen [29].

Louping-Ill-Virus
Dieses Flavivirus ist der Hauptverursacher der viralen Enzephalitis bei Schafen. Das Louping-Ill-Virus kann durch *Ixodes ricinus* übertragen werden. Menschen erkranken meist bei beruflichem Kontakt zu befallenen Tieren. Die Erkrankung verläuft meist biphasisch mit einer enzephalitischen Beteiligung in 50% der Infizierten. Es können petechiale Hautveränderungen auftreten [29].

Hämorrhagisches Krim-Kongo-Fieber
Das hämorrhagische Krim-Kongo-Fieber-Virus zählt zum Genus Nairovirus der Familie der *Bunyaviridae*. Es wird durch Hyalomma-Zecken übertragen. Seine Verbreitung erstreckt sich über weite Teile Afrikas, des Mittleren Ostens, Zentral- und Südwestasiens, südliche Provinzen Rußlands, Bulgarien, Griechenland, Kosovo, und Albanien [29]. Letztlich wurde auch über einen Ausbruch mit mindestens 12 Toten in Zentralanatolien (Provinz Yozgat), an der türkischen Schwarzmeerküste und aus dem südtürkischen Mersin berichtet. Im Rahmen der Infektion kann sich eine disseminierte intravasale Gerinnung entwickeln. Meist gehen Petechien ausgedehnteren Hämorrhagien voraus. Großflächige Ekchymosen können in den Intertrigines auftreten. Die durchschnittliche Mortalitätsrate wird mit 30% angegeben [29].

Eyach-Virus
Ein dem Colorado-Zeckenfieber-Virus verwandtes Coltivirus aus der Familie der *Reoviridae* wurde 1976 erstmals im schwäbischen Ort Eyach entdeckt [64]. Es wird durch *Ixodes ricinus* übertragen. Das Virus wurde in Baden-Württemberg wiederentdeckt und auch in Frankreich und Tschechien isoliert. Bei Patienten mit serologischem Nachweis des Eyach-Virus in Tschechien fanden sich klinisch Fälle mit Enzephalitis und Polyradikuloneuritis [29]. Das Virus wurde 2003 in Baden-Würtemberg erneut isoliert [29]. Serologische Untersuchungen des Hauptwirtes des Eyach-Virus (europäischer Hase, *Lepus europaeus*) waren in Schleswig-Holstein und Nordrhein-Westfalen negativ [36]. Das Eyach-Virus ist somit nicht über ganz Deutschland verteilt.

Allergische Lokalreaktionen und Anaphylaxie durch Stich der Taubenzecke

Die europäische Taubenzecke, *Argas reflexus*, (Abb. 4) ist ein typischer Vertreter der Lederzecken. Bevorzugte Wirte sind Tauben, Hühner oder Enten. Der Mensch wird als Fehlwirt befallen. Der Stich der Taubenzecke kann lokale und schwere systemische anaphylaktische Reaktionen auslösen. Durch die Zunahme domestizierter Tauben in Süd- und Mitteleuropa ist die Sensibilisierungsgefahr für den Menschen gestiegen. Atopiker scheinen bevorzugt sensibilisiert zu werden. Schwere allergische Reaktionen nach Stichen von *Argas reflexus* wurden in Deutschland und im europäischen Ausland beobachtet [26, 32, 84, 117, 137, 177]. Da *Argas reflexus* nachtaktiv ist, können Sensibilisierte durch anaphylaktische Reaktionen im Schlaf überrascht werden. Das Hauptallergen von *Argas reflexus* (Arg r 1) ist ein im Speichel der Zecke enthaltenes Protein [70, 158]. Kleine-Tebbe et al. [84] untersuchten 148 Personen, die von Taubenzecken gestochen worden sind. Von diesen hatten 99% allergische Lokalreaktionen, 8% jedoch anaphylaktische Reaktionen. In 82% untersuchter Seren fand sich im Immunoblot ein IgE-bindendes Protein mit einem Molekulargewicht von 22 kD, bei dem es sich vermutlich um das Majorallergen von *Argas reflexus* handelt [84].

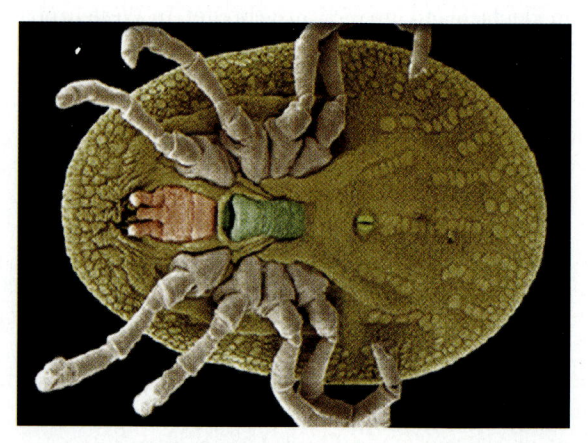

Abb. 4. *Argas reflexus* (Taubenzecke), entnommen mit freundlicher Genehmigung aus [114]

Ektoparasitosen und Vektor-übertragene Infektionen bei Obdachlosen

Obdachlose sind Ektoparasiten und arthropodenbedingten Erkrankungen in einem hohen Maße ausgesetzt und stellen eine epidemiologisch bedeutsame Risikogruppe für die Verbreitung von Zoonosen dar. In einer vierjährigen Studie an 930 Obdachlosen in Marseille fanden sich bei 22% Lausinfestationen mit Hypereosinophilie, bei 3% Skabies und bei 5,3% positive Blutkulturen von *Bartonella quintana*, dem Erreger des Fünftagefiebers, Auslöser bakterieller Endokarditis, bazillärer Angiomatose und Verursacher unklaren Fiebers bei HIV-Infizierten [13, 87]. Darüber hinaus wurden bei Obdachlosen erhöhte Seroprävalenzen von *Borrelia recurrentis* (Rückfallfieber), *Rickettsia conorii* (mediterranes Fleckfieber) und *Rickettsia prowazekii* (endemischer Typhus) beobachtet [13]. Die hohen Prävalenzen der Lausinfestationen und Zeckenexpositionen bei Obdachlosen bergen die Gefahr des Wiederauftretens ernster arthropodenvermittelter Zoonosen [13, 129, 165]. Obdachlose werden häufig auch von Larven (Maden) von Schmeißfliegen (Gattungen *Sarcophaga*, *Calliphora*, *Lucilia*) zum Beispiel an Ohren oder Nase befallen, die mechanisch entfernt werden müssen.

Pedikulosen

Pediculosis capitis

Die Infestation des Menschen mit der Kopflaus, Pediculus humanus capitis, nimmt in den letzten Jahren weiter zu und betrifft alle sozioökonomischen Schichten der Gesellschaft [85, 143]. Ein sprunghafter Anstieg des Bedarfs an Läusemitteln nach den Sommerferien spricht für einen Zusammenhang mit internationaler Reiseaktivität. Die Kopflausinfektion betrifft häufig Kindergarten-und Schulkinder, vor allem Mädchen mit langen Haaren. Der Hauptübertragungsmechanismus der Kopflausinfestation ist der Kopf-zu-Kopf-Kontakt. Eine Übertragung durch kontaminierte Gegenstände spielt im Vergleich nur eine geringe Rolle [169]. Optimale Bedingungen für den Laustransfer bestehen, wenn nicht infizierte lange Haare parallel zum infestierten Haar liegen und sich langsam an diesem vorbeibewegen [21]. Die Prävalenz der Pediculosis capitis in Industrieländern wird auf 1–3% geschätzt. Im Gegensatz zu bekannten Vektoreigenschaften der Kleiderlaus, galt die Kopflaus bisher nicht als Überträger von Erregern. Bei nepalesischen Kindern gelang jedoch kürzlich erstmals der DNA-Nachweis von Bartonella quintana, dem Erreger des Wolhyn-Fiebers, in *Pediculus humanus capitis* [148]. Eine Übertragung des Wolhyn-Fiebers durch die Kopflaus scheint somit möglich zu sein, wohl aber nur bei hoher Durchseuchung der Bevölkerung [148]. Die Pediculosis capitis kann symptomlos verlaufen, führt jedoch nach mehreren Wochen oft zu Juckreiz, Exkoriationen mit bakterieller Sekundärinfektion, zervikaler Lymphadenopathie und Konjunktivitis. Auch Exantheme im Sinne eines Pedikulids, die einem Virusexanthem ähneln können, sind beschrieben [85]. Das feuchte Durchkämmen der Kopfhaut ist der bloßen Inspektion bei der diagnostischen Erregersuche überlegen [35, 120]. Für eine bestehende Infektiosität einer Kopflausinfestation spricht der Nachweis von Nissen mit 0,5 cm Abstand vom Haarboden [194]. Der Abstand der Nissen von der Kopfhaut erlaubt eine Datierung der Erstinfektion. Da die Kopfhaare etwa 1 cm pro Monat wachsen und die Larven innerhalb von 10 Tagen aus den Nissen geschlüpft sind, stellen Nissen, die weiter als 1 cm von der Kopfhaut entfernt sind, in unseren Breitengraden kein Infektionsrisiko mehr dar [143]. In wärmen Klimazonen können lebende Nissen noch bis zu 20 cm entfernt von der Kopfhaut beobachtet werden [115].

Permethrin, ein synthetisches Pyrethroid-Derivat (InfectoPedicul, 0,5% Permethrin) wird topisch auf das feuchte Haar für 30 Minuten appliziert und gilt gegenüber natürlichen Pyrethroidextrakten (Goldgeist forte) als besser verträglich. Permethrin wie auch natürliche Pyrethroide interferieren mit dem neuronalen Natriumtransport und bedingen eine Depolarisation der Neuronenmembranen der Arthropoden, was schließlich zur respiratorischen Paralyse führt [85, 116]. Das mittlerweile in Deutschland verbotene Organochlorid Lindan hat neurotoxisches Potential und führt ebenfalls zur respiratorischen Paralyse der Arthropoden. Aufgrund der bekannten Neurotoxizität beim Menschen nach unsachgemäßer Anwendung wird Lindan in den USA und auch in der Europäischen Union mit zunehmender Zurückhaltung betrachtet [85, 143]. Aus Sicherheitsgründen sollte die Anwendung topischer Pedikulizide nach Erstapplikation wiederholt werden, um überlebende Nissen abzutöten [85]. Der optimale Zeitraum einer Reapplikation von Pedikuliziden wurde mit 10 Tagen nach der Erstbehandlung bestimmt, da Larven nach 5 bis 11 Tagen schlüpfen. Die Wirksamkeit einer Nachbehandlung mit einem kürzeren Intervall von nur 6 bis 8 Tagen war der Effizienz einer Nachbehandlung nach 10 Tagen mit mehr als 90% unterlegen [121]. Ein zunehmendes Problem in Deutschland und international sind Pedikulizidresistenzen [85, 143]. Bekannte Mechanismen der Pyrethroidresistenz ist die Glutathion-S-Transferase-abhängige Resistenz sowie die Monooxygenase-abhängige Resistenz, die zu einem verstärkten Wirkstoffmetabolismus wie von Piperonylbutoxyd führt [7]. In den USA und im europäischen Ausland wird der Organophosphatcholinesteraseinhibitor Malathion propagiert [19, 116]. In den USA wird Malathion in einer Konzentration von 0,5% als schnell und hoch wirksames Pedikulizid empfohlen, das nach 10minütiger Applikation zu einer 88%igen Abtötung von Läusen und nach 20minütiger Verweildauer zu 100%iger Abtötung der Parasiten führt [19]. Malathion ist in Deutschland nicht zugelassen und kann auch zu stärkeren Nebenwirkungen führen. Zunehmende Resistenzen gegen Malathion und Permethrin werden bereits in England beobachtet [37]. Vielversprechend könnte der Einsatz von Ivermectin sein, das sowohl topisch in 1%iger Konzentration als auch oral in der üblichen Dosis von 200 µg/kg Körpergewicht Läuse effektiv abtötet [19, 58, 199]. Bei oraler Gabe ist eine Nachbehandlung nach 8 Tagen erforderlich [19], da Ivermectin nicht ovizid ist und über die Blutmahlzeit vom Parasiten aufgenommen werden muss. Eine Zulassung von Ivermectin für die Indikation Pedikulose liegt in Deutschland nicht vor. Tabelle 3 informiert über die derzeit in Deutschland zur Behandlung der Pediculosis capitis zugelassenen antiparasitäten Mittel. Daneben gibt es im Handel noch eine Reihe von Shampoos (Wash Away, Paranix), die wirksam und verträglich sind. Neue therapeutische Strategien in der Entwicklung von Pedikuliziden könnten Interferenzen mit dem proteinbiochemischen Mechanismus der Nissenablage und des Sauerstofftransfers zu den Nissen und schlüpfenden Larven nutzen [18].

Bettlaken, Felle und Mützen sollten im Falle von Massenbefall bei einer Temperatur über 50°C in der Waschmaschine gewaschen werden, um Läuse effektiv zu eradizieren [76]. Nicht waschbare Gegenstände wir Kämme und Bürsten können im Gefrierfach bei –10°C über zwei Tage dekontaminiert werden [143]. In den meisten Fällen bleibt die Kopflaus aber auf der Kopfhaut, so dass Dekontaminationen von Gegenständen meist keinen großen Effekt haben und nicht generell empfohlen werden.

Pediculosis corporis

Lausinfektionen begleiten die Evolution des Menschen möglicherweise seit seiner Entwicklung. Molekulargenetische Untersuchungen haben gezeigt, dass die Kleiderlaus sich vor 70 000 bis 30 000 Jahren von der Kopflaus differenziert hat, in einem Zeitraum, als der Homo sapiens sein Fell reduziert hat [143]. Bei Obdachlosen, Flüchtlingen und Betroffenen von Naturkatastrophen ist die Kleiderlaus als Vektor ernster Infektionskrankheiten gefürchtet, insbesondere von *Rickettsia prowazekii* (Flecktyphus) *und Bartonella quintana*, dem Erreger des Wolhyn-Fiebers und Verursacher einer bakteriellen Endokarditis [39, 77, 159]. Bei 57 Obdachlosen in Paris fand sich bei mehr als der Hälfte der Untersuchten eine Seropositivität für *Bartonella quintana*, die zur Anzahl der Jahre in Obdachlosigkeit und Episoden von Pedicu-

Tabelle 3. In Deutschland als Medikamente zugelassene Pedikulizide

Substanz	Konzentration	Handelsname	Kontraindikationen	Erstanwendung
Permethrin	0,5%	InfectoPedicul-lösung	Säuglinge in den ersten 2 Lebensmonaten	In feuchtes Haar einreiben, nach 30–45 min auswaschen
Pyrethrumextrakt Piperonylbutoxid Chlorokresol	0,3% 0,7% 0,9%	Goldgeist forte Lösung	Schleimhautkontakt und Augenkontakt	Haar durchtränken und nach 30–45 min auswaschen
Allethrin und 5-[2-(-(2-Butoxy-ethoxy)-ethoxy- methyl]-6-propyl-1,3-benzodioxol	0,66% 2,64%	Jacutin N pray	Säuglinge, Augen und Schleimhäute, Asthmatiker, bronchopulm. Erkr.	Haarsträhnen einsprühen, nach 30 min auswaschen
Lindan*	0,3%	Jacutin Gel	Anfallsleiden, Augen- und Schleimhautkontakt	15 g in feuchtes Haar einreiben, nach 3 Tagen auswaschen

* Der Wirkstoff Lindan ist ab 2007 in Deutschland verboten.

losis corporis korrelierte [60]. *Bartonella-quintana*-Seropositivität wurde auch bei 16,7% der Obdachlosen in Tokyo gefunden [147]. Es gibt Anzeichen dafür, dass der Vektor von Bartonellen die Erkrankungsmanifestation mitbestimmt. So wird bei Übertragung der Bartonellen durch den Floh (meist Katzenfloh) die Katzenkratzkrankheit oder bazilläre Angiomatose hervorgerufen, wohingegen die Kleiderlaus vermehrt zur Endokarditis führt [86]. Kleiderläuse sind bedeutsame Vektoren des Rückfallfiebers, des Wolhyn-Fiebers als auch des epidemischen Typhus, der durch *Rickettsia prowazekii* hervorgerufen wird [85, 146]. Die Erregerübertragung erfolgt durch Einatmen oder Einreiben von kontaminiertem Läusekot.

Patienten mit Kleiderlausinfestationen weisen häufig eine stark ekzematisierte und exkoriierte Haut unter dem Bild einer Cutis vagantium auf. Kleiderläuse und Nissen finden sich an den Kleidersäumen im Bereich der Hüften. Die Behandlung besteht in der Entfernung oder Entwesung der kontaminierten Kleidung. Foucault et al. [52] berichteten über einen dramatischen Therapieerfolg bei Obdachlosen mit Pediculosis corporis in Marseille durch dreimalige orale Gabe von je 12 mg Ivermectin in einem siebentägigen Intervall. Die Zahl der Läuse fiel durch diese Therapie von 1898 auf 6, die Prävalenz der Infestierten sank von 84,9% auf 18,5%. Kleiderwechsel und Entwesung bleibt aber unumgänglich.

Pediculosis pubis

Die Filzlausinfestation durch *Phthirus pubis* zählt zu den STD-Erkrankungen. Typisch sind die am unteren Teil des Abdomen anzutreffenden Maculae ceruleae. Bei Nachweis einer Pediculosis pubis sollte stets bedacht werden, dass 30% der Infestierten zudem an einer anderen sexuell übertragbaren Erkrankung leiden, weshalb ein STD-Screening erfolgen sollte [85]. Entsprechend einer retrospektiven Studie von 62 Erwachsenen mit Filzlausinfestation zeigte sich eine zweifach gesteigerte Prävalenz von Chlamydien- und Gonokokkeninfektionen [134].

Bei der topischen Behandlung mit 5% Permethrin sollte an die gründliche Mitbehandlung rektaler Haare gedacht werden, deren Aussparung ein Therapieversagen bedingen kann [17]. Filzläuse sind auch für die forensische Medizin von Bedeutung, da menschliche mitochondriale DNA aus ihnen extrahiert und sequenziert werden konnte [103]. Vor kurzem wurde erstmals über Pyrethrinresistenz von Filzläusen berichtet [160]. Die amerikanischen Kollegen Burkhart und Burkhart [17] empfehlen bei Filzlausbefall die zweimalige orale Verabreichung von Ivermectin in einer Dosierung von 250 µg/kg Körpergewicht im Abstand von einer Woche als Mittel der Wahl. Eine Mitbehandlung der Sexualpartner sollte bedacht werden. Eine Phthiriasis palpebrarum konnte durch orale Gabe von Ivermectin zur Abheilung gebracht werden [16]. Ein radikales Abrasieren der Haare wirkt 100%ig. Es ist zu berücksichtigen, dass Ivermectin in Deutschland für die Behandlung von Pedikulosen nicht zugelassen ist.

Skabies

Skabies stellt eine häufige, weltweit verbreitete Epizoonose dar, die nach einer Epidemie zwischen 1944 und 1946 seit den 70er Jahren erneut ansteigt und besonders intensiv HIV-Infizierte befällt [50, 163]. Die Erkrankung wird durch die Skabiesmilbe *Sarcoptes scabiei var. hominis* hervorgerufen.

Permethrin zur topischen Skabiesbehandlung

Als Mittel der Wahl bei Skabies gilt derzeit das synthetische Pyrethroid Permethrin mit der chemischen Bezeichnung 3-Phenoxybenzyl ($\pm$)-cis-trans-3-(2,2-dichlorovinyl)-2,2dimethyl-cyclopropankarboxylat. Die akarizide Wirkung von Permethrin beruht auf seiner neurotoxischen Wirkung durch Verlängerung des Natrium-Einwärtsstroms an den Nervenmembranen [50]. Die gute und sichere therapeutische Wirkung von Permethrin bei Skabies wurde schon 1986 von Taplin et al. [171] in den USA und von Haustein [65] im Jahr 1991 in Leipzig herausgestellt. Es dauerte 14 Jahre, bis der topischen Permethrintherapie bei Skabies in Deutschland durch die Ergebnisse einer multizentrischen Studie zum Durchbruch verholfen wurde [63]. Die Heilungsquote der 106 Patienten von 13 Zentren betrug nach vier Wochen 95,1%. Die Studie belegte die Wirksamkeit und Sicherheit von 5%iger Permethrin-Creme (InfectoScab® 5% Creme) bei Skabies im Erwachsenen-, Kindes- und Säuglingsalter [63]. In der Regel reicht eine einmalige Behandlung mit 5%iger Permethrin Creme über Nacht (8–12 Stunden) mit anschließendem Duschbad und optionaler Wiederholungsbehandlung nach 10 bis 14 Tagen bei Nachweis persistierender aktiver Läsionen aus. Ausreichende Erfahrungen bei Kindern bis zwei Jahre liegen nicht vor. Daher sollte die Behandlung in dieser Altersgruppe nur unter engmaschiger ärztlicher Aufsicht erfolgen. Im Tierversuch ergaben sich keine Hinweise auf eine embryo- oder fetotoxische Wirkung von Permethrin. Da bislang keine ausreichenden Erfahrungen über die Anwendung während der Schwangerschaft und Stillzeit vorliegen, sollte Permethrin nur nach sorgfältiger Indikationsstellung angewendet werden. Stillende Mütter sollten aus Sicherheitsgründen nach der Anwendung eine Stillpause von drei Tagen einhalten (Fachinformation InfectoScab®). Im Vergleich zu anderen zugelassenen Antiskabiosa wie 0,3% Lindan, 10% und 25% Benzylbenzoat sowie 10% Crotamiton zeichnet sich Permethrin 5% aufgrund seiner Wirksamkeit und relativ geringen Nebenwirkungen aus und wird zur Behandlung der Skabies in der frühkindlichen Phase, Schwangerschaft und Stillzeit und für Patienten mit neurologischen Erkrankungen und Lindanresistenzen empfohlen [50, 135, 136]. Lindan wurde bereits vom britischen Markt zurückgezogen und darf in Deutschland aufgrund einer EU-Verordnung nur noch bis 2007 in den Handel gebracht werden. Mit Permethrin steht eine wirksame Alternative zur Verfügung, die als Mittel der Wahl bei der Skabiestherapie empfohlen wird [63]. Permethrin 5% Creme (InfectoScab 5%®) ist seit Oktober 2004 zur Skabiesbehandlung in Deutschland zugelassen.

Ivermectin

Ivermectin (22,23-Dihydroavermectin B1) ist ein synthetisches Derivat von Avermectin, einem antiparasitär wirksamen makrozyklischen Lacton aus *Streptomyces avermitilis* [38, 178]. Ivermectin blockiert den Transmittertransport an Synapsen, die glutaminerge Anionenkanäle und GABAerge Chloridkanäle betreffen. Ivermectin führt zur vermehrten präsynaptischen Freisetzung von GABA (γ-Aminobuttersäure) und zur vermehrten Bindung von GABA an dem postsynaptischen Rezeptor [38]. Hierdurch kommt es zur Unterbrechung der neuronalen Impulsweiterleitung, zur Paralyse und schließlich zum Tod des Parasiten. Unerwünschte Nebenwirkungen sind selten, da die Substanz keinen Einfluss auf das GABAerge System beim Menschen hat, weil sie nicht in das zentrale Nervensystem aufgenommen wird. Ivermectin ist Mittel der Wahl zur Behandlung vieler Darmnematoden und auch der Onchozerkose, bei der aber nur eine Sterilisierung der Wurmweibchen eintritt, nicht deren Abtötung. Für die Skabiesbehandlung liegt in Deutschland keine Zulassung vor. Bewährt hat sich Ivermectin bei der oralen Behandlung der Scabies crustosa (norvegica) (200 μg/kg KG) sowie bei Heimepidemien, da durch die orale Gabe eine effektive und synchrone Behandlung aller Befallenen und Kontaktpersonen erfolgen kann. Die topische Applikation von Ivermectin 1%ig in Propylenglykol in einer Dosis von 400 μg/kg mit Wiederholungsbehandlung nach einer Woche führte bei 12 Erwachsenen und 20 Kindern zur vollständigen Abheilung der Skabies [184]. Die topische Behandlung war sicher, wirksam, kostengünstig und nebenwirkungsarm. Ivermectin ist in Deutschland aber weder für die orale noch für die topische Behandlung der Skabies zugelassen, erfordert daher die persönliche Aufklärung und Zustimmung des Patienten im Sinne eines Heilversuchs.

Ivermectin interagiert mit dem ABC Multidrug Transporter P-Glycoprotein, das den transmembranösen Transfer von Ivermectin vermittelt. Ivermectinresistenzen werden durch Expression von MDR (Multiple drug resistance)-Proteinhomolgen induziert [95]. Bisher wurden bei *Sarcoptes scabiei* neun ABC-Transporter der Unterfamilien A, B, C, E, F und H identifiziert. Als möglicher Mechanismus von Ivermectinresistenzen in zwei Fällen von Scabies crustosa wurde eine Beteiligung des ABC-B-Transporters P-Glycopotein vermutet [118].

Infestation durch Flöhe

Flohbefall des Menschen ist in unseren Breiten in erster Linie auf den Kontakt zu Hunden und Katzen zurückzuführen. Mit steigender Tendenz werden in Deutschland 5 Millionen Hunde und 6,5 Millionen Katzen gehalten [186]. Der Katzenfloh (*Ctenocephalides felis*) (Abb. 5) ist derzeit der häufigste Floh, der den Menschen befällt, da er aufgrund seiner geringen Wirtsspezifität gleichermaßen Hund und Katze heimsucht und als Nebenwirt den Menschen akzeptiert. In einer Studie von 299 Hunden fanden Tierärzte in 71,2% den Katzenfloh, in 14,7% den Igelfloh (*Achaeopsylla erinacei*) und in nur 3,4% den Hundefloh (*Ctenocephalides canis*). Der Rest bestand aus Mischinfestationen oder anderen Floharten. Bei den 344 untersuchten Katzen meldeten die Tierärzte den Katzenfloh mit 83,4%, den Igelfloh mit 5,0% und den Rest mit Mischinfestationen oder anderen Floharten. Mehr als 80% der Flohprobleme werden durch den Katzenfloh verursacht. Der Menschenfloh (*Pulex irritans*) ist in Nord- und Mitteleuropa extrem selten geworden. Vogelflöhe (*Ceratophyllus gallinae*) halten sich in den Nestern ihrer Wirte auf. 95% aller Floharten bevorzugen dagegen Säugetiere, insbesondere Kleinnager. Gefährlich für den Menschen ist der tropische Rattenfloh (*Xenopsylla cheopis*), der als Über-

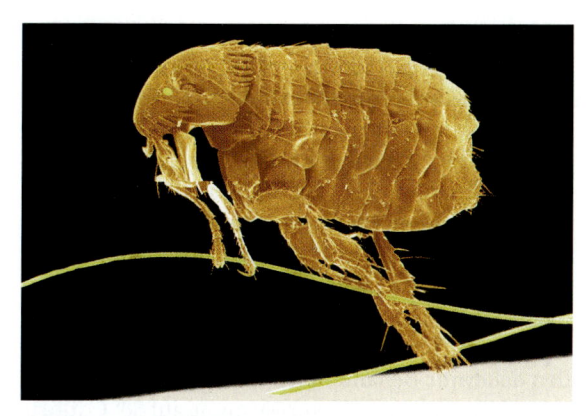

Abb. 5. Katzenfloh (Ctenocephalides felis), entnommen mit freundlicher Genehmigung aus [114]

träger der Bubonen- und Lungenpest vornehmlich im Mittelalter zu Epidemien führte. Flohbefall kommt bei 73% der Hunde in Einzeltierhaltung vor. Jedoch nur bei 50,2% der Katzen mit Flohbefall stammen aus Einzeltierhaltungen. Der Befall des Menschen durch den Katzenfloh ist aufgrund seiner extremen Sprungkraft mit 140facher Erdbeschleunigung beim Absprung bis in eine Höhe von 30 cm und bis zu einer Weite von 50 cm möglich. Für die zoologische Bestimmung der Floharten sind die Kämme (Ctenidien) am Kopf beziehungsweise im Nacken von Bedeutung. Durch Klauen und Borsten an den Beinen können sich die Flöhe nach dem Absprung am Wirt festklammern. Der Katzen- und Rattenfloh können in tropischen Ländern die Erreger der Pest, Schweinepest, Tularämie und Poliomyelitis übertragen. Der Rattenfloh (Xenopsylla cheopis) gilt in urbanen Stadtgebieten mit großen Rattenpopulationen als Überträger von Rickettsia mooseri, dem Erreger des murinen Fleckfiebers. Der Katzenfloh wirkt als wichtiger Überträger von Bartonella henselae, Bartonella clarridgeiae und Bartonella koehlerae [31]. Einige Bandwürmer benutzen auch den Katzen-, Hunde- und Rattenfloh als Zwischenwirt, was bei oraler Aufnahme durch Kleinkinder im Krabbelalter von Bedeutung ist [111]. In seltenen Fällen wurden nach Flohstichen auch Pilzinfektionen beobachtet.

Bei der Flohprophylaxe und -bekämpfung ist zu beachten, dass die Flohpopulation nur zu 5% aus Adulten, 10% aus Puppen, 35% aus Larven und 50% aus Eiern besteht, was eine Bekämpfung der Infestation am Tier und vor allem dessen Umfeld erfordert [186]. Neben Insektizid-imprägnierten Hunde- und Katzenhalsbändern stehen flüssige Insektizide zur Spot-on-Applikation beim Tier zu Verfügung, die beim Tierarzt erhältlich sind. Zur prophylaktischen Flohbekämpfung im Lebensraum des Wirtstieres kommen im Wesentlichen zwei Substanzgruppen in Betracht, die Juvenilhormone und Chitinsynthesehemmer.

Cimicosis

Die gewöhnliche Bettwanze, Cimex lectularius, gehört zur Familie der Cimicidae. Sie ist für die meisten Wanzenstiche beim Menschen verantwortlich und kommt weltweit vor. Innerhalb der letzten Jahre wird eine Zunahme im Vereinigten Königreich und den USA registriert [173]. Das vermehrte Vorkommen der Bettwanze innerhalb der letzen Jahre wird auf die Zunahme des internationalen Reiseverkehrs und der Migration zurückgeführt [130]. Stiche der nachtaktiven Wanzen führen an der Haut zu linear angeordneten erythematösen Knoten, nicht selten zu Bullae. Kürzlich berichteten Leverkus et al. [96] über einen Patienten mit rezidivierenden bullösen Wanzenstichen, bei dem eine spezifische IgE-vermittelte Hypersensitivität gegen das 32 kDa Speichelprotein Nitrophorin nachgewiesen werden konnte. Obwohl die Mehrzahl der Stichreaktionen von Arthropoden durch eine Vielzahl bisher weitgehend unbekannter Mediatoren bedingt ist [9], konnte im Fall des Patienten mit bullöser Cimicosis eine IgE-vermittelte Reaktion gegen das Speichelprotein Nitrophorin nachgewiesen werden. Während des Blutsaugens bedient sich Cimex lectularius der vasodilatierenden Wirkung von Stickstoffoxid, das gebunden an das Hämprotein Nitrophorin im Speichel des Parasiten zum Wirtsgewebe transportiert wird [180]. Zur Bekämpfung sollte der Schädlingsbekämpfer herangezogen werden, da die nachtaktiven Tiere im Schutz von Spalten und Ritzen den Tag verbringen.

Kutaner Loxoscelismus

Die braune Einsiedlerspinne, Loxosceles reclusa, ist in den USA weit verbreitet, Loxoceles rufescens im Mittelmeergebiet. Diese Spinnen leben vorwiegend im Haus. Ihr Gift enthält eine Sphingomyelinase D, die schwere Dermatonekrosen und Ulzerationen hervorrufen kann. Strukturelle Untersuchungen des katalytischen Mechansimus der Sphingomyelinase D zeigen eine evolutionäre Beziehung zu Glyzerophosphodiester-Phosphodiesterasen [122]. Kürzlich konnte gezeigt werden, dass das Loxoscelesvenom zu einer komplementabhängigen (C5a und Membranattackkomplex) Dermatonekrose, Neutrophileninfiltration und Expression der endogenen Gelatinase (MMP-9) führt [170]. Die Aktivierung der Matrixmetalloproteinasen 2 und 9 (MMP2 und -9) sind die Hauptursache der Keratinozytenapoptose und nachfolgender proteolytischer Gewebsdestruktionen. Da Tetrazykline Metalloproteinasen inhibieren, besteht die Möglichkeit gewebedestruierende Prozesse nach Giftübertragung durch rechtzeitige Tetrazyklingabe zu verhindern [127]. In Deutschland führen Stiche der nur 14 mm froßen Dornfingerspinne (*Cheiracanthium punctorium*) zu tagelang anhaltenden Schmerzen.

Leishmaniosen

Leishmaniosen kommen auf allen Kontinenten mit Ausnahme Australiens vor. Die Verbreitung erfolgt durch tag- und nachtaktive weibliche Schmetterlingsmücken (Phlebotomen), die während ihrer Blutmahlzeit die Protozoen übertragen. Der vordere Mitteldarm von leishmanieninfizierten Schmetterlingsmücken wird durch ein sekretorisches Gel parasitären Ursprungs blockiert. Die Transmission der Erreger der kutanen Leishmaniasis wird durch Regurgitation von filamentösem **P**roteo**p**hospho**g**lycan (fPPG), einer Komponente des sekretorischen Gels der Promastigoten, gefördert [144]. Die intrazelluläre Infektion von Gewebsmakrophagen persistiert innerhalb von Phagolysosomen wahrscheinlich trotz Behandlung lebenslang [123]. Die Erreger sind im gesamten Mittelmeerraum relativ häufig anzutreffen. Gegenwärtig wird eine Epidemie kutaner Leishmaniose in Afghanistan und Pakistan und eine Epidemie viszeraler Leishmaniose in Indien und im Sudan beobachtet [123]. Das Auftreten in Flüchtlingslagern wie in Palästina ist relativ häufig. Die Inzidenz der kutanen Leishmaniose erreicht weltweit zwei Millionen neue Fälle pro Jahr, davon 90% in der Alten Welt und 10% in der Neuen Welt [45]. Kürzlich wurde über einen neuen Focus kutaner Leishmaniose im Norden Israels berichtet, der nicht wie gewöhnlich durch *Leishmania major*, sondern durch *Leishmania tropica* verursacht wird [154]. In Indien werden zunehmend Antimonresistente viszerale Leishmaniosen registriert [123]. Dies führte zu erfolgreichen klinischen Studien mit Pentamidin und Amphothericin B. Zu Verminderung der Nephrotoxizität von Amphothericin B wurden kolloidale Zubereitungen und Lipidformulierungen entwickelt. Sehr wirksam ist das Alkylphosphocholin Miltefosin, das in klinischen Studien eine Wirksamkeit von 94–97% zeigte [156]. Hunde sind ein wichtiges Erregerreservoir für die viszerale Leishmaniose des Menschen [181]. Es konnte in Endemiegebieten gezeigt werden, dass Deltamethrinimprägnierte Hundehalsbänder Haushunde vor der Infektion mit Leishmania infantum schützen. Sie tragen zur Eindämmung der viszeralen Leishmaniose bei [110]. Eine interessante neue Alternative zur intraläsionalen Natriumstibogluconatbehandlung oder photodynamische Therapie der kutanen Leishmanisiose [46] zeichnet sich durch die lokale Thermotherapie mit Radiofrequenzwellen ab. Eine 30 Sekunden dauernde Behandlung mit Radiofrequenzen von 6,78 mHz mit einer Hauterwärmung auf 50° C führte bei Nachuntersuchungen nach 100 Tagen zu einer Heilungsrate von 69,4% im Vergleich zu einer Heilungsrate von 75,3% der mit Antimon intraläsional behandelten Patienten [141]. Eine weitere Option zur Behandlung kutaner Leishmaniose könnte die lokale Photochemotherapie (PUVA) darstellen. Mit metazyklischen Promastigoten von *Leishmania mexicana* und mit Amastigoten von *Leishmania major* kontaminierte Thrombozytenkonzentrate wiesen nach Applikation von 150 µmol/l des Psoralens Amotosalen und nachfolgender UV-A-Bestrahlung mit 3 J/cm^2 eine mehr als 10000-fachen Reduktion der Lebensfähigkeit der Leishmanien auf [41]. Die photochemische Behandlung von kontaminierten Thrombozytenkonzentraten inaktivierte gleichermaßen promastigote als auch amastigote Stadien, wobei letztere sich intrazellulär im Menschen vermehren.

Onkogene Wirkung von Moskitostichen

Die vor allem in Japan beobachtete Hypersensitivität auf Mückenstiche (HMB) ist durch starke lokale Intoleranzreaktionen mit Erythem, Ödem, Blasen und sogar Ulzeration mit Narben gekennzeichnet. Ferner treten systemische Reaktionen mit hohem Fieber, Lymphadenopathie und Hepatosplenomegalie auf [149, 197]. Viele Patienten mit Hypersensitivität auf Mückenstiche sterben an lymphoproliferativen Erkrankungen [68]. Die Lymphoproliferation sowie die NK-Zell-Leukämie/NK-Zell-Lymphom sind auf transformierte Ebstein-Barr-Virus (EBV)-DNA-positive natürliche Killerzellen (NK-Zellen) zurückzuführen [75, 176]. Latentes Membranprotein 1 (LMP1) ist das wichtigste virale EBV-Transformationsprotein, dessen Gen in EBV-infizierten NK-Zellen exprimiert wird [30]. LMP1 aktiviert verschiedene Signaltransduktionswege während der onkogenen Transformation [22]. Asada et al. [3] konnten kürzlich zeigen, dass Speicheldrüsenextrakte der Tigermücke (*Aedes albopictus*) zu einer Proliferation von CD4+-T-Zellen, nicht aber von NK-Zellen führte. Die Kokultivierung dieser mit *Aedes albopictus* Speichelextrakten stimulierten CD4+-T-Zellen mit NK-Zellen führten jedoch zur vermehrten Expression des viralen Onkogens LMP1 in EBV-infizierten NK-Zellen. Diese Befunde verdeutlichen, dass Moskitoantigene an der Onkogenese EBV-infizierter NK-Zellen beteiligt sind, indem sie durch sensibilisierte CD4+-T-Zellen die Expression des viralen Onkogens LMP1 induzieren [3].

Die Katze als Erregerüberträger

Katzen und Hunde sind die in Deutschland am häufigsten gehaltenen Haustiere. Mit steigender Tendenz werden in Deutschland 6,5 Millionen Katzen gehalten [186]. Sie transportieren den Katzenfloh in den Wohnraum des Menschen. Da der Katzenfloh gegenwärtig die häufigste Flohspezies ist, die den Menschen befällt, besteht durch Katzenhaltung die Gefahr der Übertragung von Batonellaspezies [31]. Die Inokulation von *Bartonella henselae* erfolgt primär durch Kratzverletzung der Haut durch erregerkontaminierte Kratzenkrallen. *Bartonella henselae* reproduziert sich im Verdauungstrakt des Flohs und überlebt mehrere Tage in den Flohfäzes [11]. Nur Katzen, die mit Flohfäzes kontaminiert wurden, entwickelten eine Bakteriämie [51]. Die experimentellen Befunde unterstützen die Vermutung, dass nur Katzen, die zuvor mit *Bartonella henselae* infizierten Katzenflöhen infestiert waren, durch Kontamination ihrer Krallen mit Flohfäzes *Bartonella henselae* auf den Menschen übertragen [31].

Katzen gelten als wichtigster Überträger von *Microsporum canis*. In einer bundesweiten Umfrage in Deutschland im Jahr 1998 wurden zoophile Dermatophytenarten in 81,2% und anthropophile Spezies in 18,8% der Tinea capitis identifiziert [174]. *Microsporum canis* wurde bei 54,8%, *Trichophyton mentagrophytes* in 14,7%, *Trichophyton verruosum* in 8,1%, *Trichophyton violaceum* in 6,1% und *Trichophyton tonsurans* in 3,8% der 394 bundesweit untersuchten Fälle von Tinea capitis festgestellt [174]. Das Erregerspektrum hat sich in den letzten Jahren nicht wesentlich geändert (Prof. Dr. Tietz, persönliche Mitteilung 2006). Auch *Sporothrix schenckii*, der Erreger der Sporotrichose, der meist im Erdreich, Pflanzen oder organischem Material vorkommt, kann durch Kratzen oder Biss einer Katze übertragen werden. In Rio de Janeiro wurde im Zeitraum 1998 bis 2001 eine Epidemie der Sporothrichosis beobachtet. Von 178 Infizierten hatten 156 Kontakt zu Katzen, 97 Patienten erinnerten sich an Kratzeffekte oder Katzenbisse als mögliche Inokulation mit dem Pilz [34]. Bei der Mehrzahl der Patienten entwickelte sich die lymphokutane Form der Sporothrichosis [152]. Bei infizierten Katzen konnte *Sporothrix schenckii* zu 100% aus Hautläsionen, zu 66,2% aus der Nasenhöhle, zu 41,8% aus der Mundhöhle und zu 39,5% von den Katzenkrallen isoliert werden [151, 166].

Bei Haus- und Wildkatzen kommen latente Darminfektionen mit dem Einzeller *Toxoplasma gondii* weltweit mit hoher Prävalenz vor [172]. In Deutschland liegt die Seroprävalenz zwischen 36 und 46% bei Hauskatzen sowie zwischen 56 und 66% bei streunenden Katzen und Wildkatzen [67]. *Toxoplasma gondii* ist ein intrazellulär lebendes Protozoon mit einem zweiwirtigen Entwicklungszyklus, bei dem Katzen Endwirt sind und Oozysten im Kot ausscheiden, die im Freien nach drei bis fünf Tagen zur Infektionsfähigkeit heranreifen. Nur die Erstinfektion in der Schwangerschaft kann in 50% zu einer pränatalen Infektion des Feten führen, in deren Folge es zu schweren fetalen Schädigungen oder auch zu Spätschäden beim Kind (Auge, Gehör, Gehirn) kommen kann [59]. Schwangere, Immunsupprimierte und vor allem AIDS-Patienten sollten rohes und unvollständig gegartes Fleisch als auch Katzenkontakt meiden und Gemüse und Obst gut waschen. Bei AIDS-Patienten mit einer CD4-Zellzahl < 100–200/µl erfolgt eine Primärprophylaxe mit Cotrimoxazol.

Katzen können auch das Kuhpockenvirus, ein Orthopoxvirus, übertragen, das in europäischen Ländern vorkommt. Die Virusinfektion ist durch das Auftreten genabelter Vesikel mit umgebendem induriertem erythematösem Ödem innerhalb der Kratzverletzungen einer Katze gekennzeichnet [61]. Meist treten eine regionale Lymphadenopathie, Fieber als auch grippeartige Symptome auf. Differenzialdiagnostisch ist an Anthrax, Katzenkratzkrankheit und bullöse Impetigo zu denken. Eine lokale antiseptische Behandlung ist meist ausreichend. Die Läsionen heilen mit varioliformen Narben ab.

Die Fel d1-allergen-freie Katze

Fel d1, das Hauptallergen der Hauskatze (*Felis domesticus*), verantwortlich für allergische Rhinokonjunktivitis und allergisches Asthma bronchiale bei Sensibilisierten, ist auf molekularer Ebene charakterisiert

[81, 153]. Fel d1 wird hauptsächlich von Talgdrüsen produziert, zu einem geringen Teil von Basalzellen der Katzenepidermis und Speicheldrüsen und wird an der Hautoberfläche und im Fell deponiert [27]. Die Synthese von Fel d1 erfolgt primär durch Sebozyten, da eine Kastration zum Abfall der Sebum- und Fel d1-Synthese führt und eine Testosteronsubstitution wieder zum Anstieg der Fel d1-Synthese [28, 200]. Das Fel d1-Gen normaler Katzen ist verantwortlich für die Synthese des Feld1-Glykoproteins. Der Firma Allerca Inc. ist es gelungen, Katzen mit modifizierten Fel d1-Genen zu züchten, deren veränderte Fel d1-Proteine nicht mehr allergen wirken (Internet-Information www.allerca.com). Die angewandte clonierungsfreie GD-Methode hat keine gesundheitlichen Risiken für die hypoallergenen Katzen und stellt einen allergologischen Meilenstein in der Prävention eines wichtigen Innenraumallergens dar.

Der Hund als Erregerüberträger

In Deutschland werden 5 Millionen Hunde gehalten. Die häufigsten bei Hunden vorkommenden Zecken sind *Ixodes ricinus*, *Dermacentor reticulatus* und *Rhipicephalus sanguineus* (Abb. 1a–c). Die, durch Zecken übertragenen Erkrankungen wurden bereits dargestellt. Mit 71,2% ist der Katzenfloh auch der am häufigsten beim Hund vorkommende Floh, gefolgt vom Igelfloh mit 14,7%. Der Hundefloh spielt mit 3,4% nur eine untergeordnete Rolle [186]. Hunde sind das Hauptreservoir von *Bartonella vinsonii subsp. berkhoffii*, *Bartonella henselae*, *Bartonella clarridgeiae*, *Bartonella washoensis*, *Bartonella elisabethae* und *Bartonella quintana* [31]. Die Übertragung von Bartonellaspezies durch Hunde steht nicht im Vordergrund, vielmehr ihre Bedeutung als „sentinels" einer Bartonellainfektion des Menschen [31]. Hunde sind auch wichtiges Reservoir der viszeralen Leishmaniose [181] und Überträger von *Microsporum canis*. An dermatologisch relevante Helminthosen durch Hunde sollte ebenfalls gedacht werden, wie Larva migrans cutanea durch eingedrungene Larven des Hundehakenwurms.

Erregerübertragung durch exotische Haustiere

In den USA werden in Haushalten etwa 40 000 Igel der Spezies *Atelerix albiventris* (afrikanischer Igel) gehalten. Sie gelten als Überträger von Samonellen und Dermatophyten, insbesondere *Trichophyton mentagrophytes var. erinacei* [145]. Über einen ungewöhnlichen Fall von Kerion durch *Trichophyton erinacei* wurde berichtet [80]. Durch Hypersensitivität auf Speichelantigene des Igels, die sich auf den Stacheln befinden, kann auch eine Kontakturtikaria auftreten [48]. Der europäische Igel (*Erinaceus europaeus*) wurde als Überträger von Mykobakterien (*Mycobacterium marinum* und *Mycobacterium avium intracellulare*) erkannt [145].

In Mode gekommen ist bei der Reptilienhaltung der Leguan (*Iguana iguana*) (Abb. 6). Allein in den USA werden 700 000 als Haustiere gehalten [145]. Auch der Leguan ist Überträger von Salmonellen. Durch Leguanbisse kann eine Infektion mit *Serratia marcescens* auftreten, die zu phlegmonösen Hautveränderungen und systemischer Toxizität führen kann.

Ein weiteres Haustier mit Erregerübertragungspotential ist der Chinchilla. In den USA werden 80 000 als Haustiere gehalten. Im Fell von Chinchillas wurden *Trichophyton mentagrophytes* und *Microsporum gypseum* nachgewiesen [20]. Chinchillas neigen auch zur Besiedlung von *Klebsiella pneumonia* und *Pseudomonas aeruginosa*.

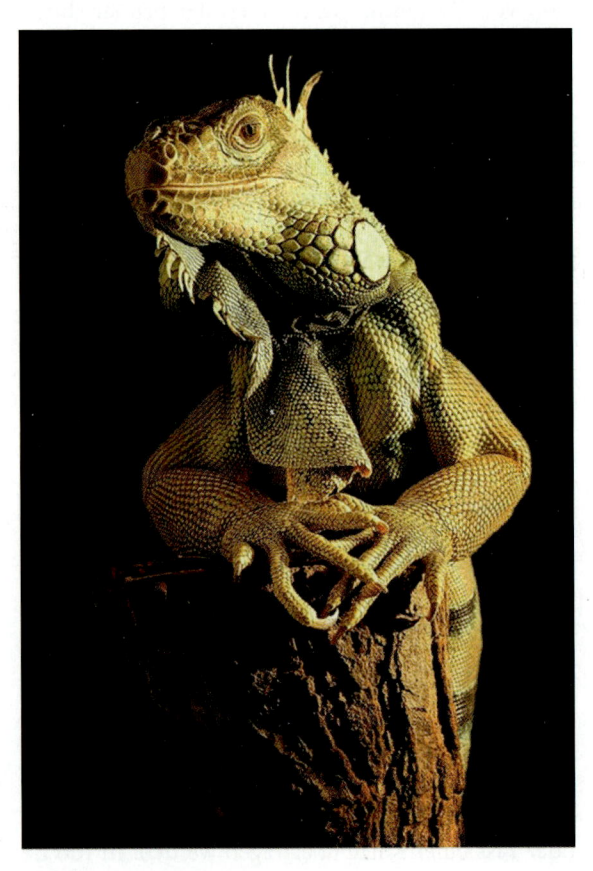

Abb. 6. Leguan (*Iguana iguana*)

Der Kakadu, ein Verwandter des Papageien, ist wie die Taube eine Infektionsquelle von *Cryptcoccus neoformans*. Der Pilz wird über Fäzes ausgeschieden und kontaminiert die Käfige und die Umgebungsluft. Vögel können darüber hinaus Vogelmilben wie *Ornithonyssus sylvarium* und *Dermanyssus gallinae* verbreiten, deren Stiche zu stark juckenden papulovesikulären Arthropodenreaktionen führen.

Immunsupprimierte und HIV-Patienten sollten exotische Haustiere aus prophylaktischen Gründen meiden.

Orf

Orf, Ecthyma contagiosum, ist eine seltene virale Dermatose, die durch ein dermatotropes DNA Parapoxvirus aus der Familie der Poxviridae hervorgerufen wird. Diese Zoonose wird meist durch berufsbedingten Kontakt von Landwirten, Tierärzten und Metzgern mit erkrankten Schafen oder Ziegen erworben. Kürzlich wurde auch über das vermehrte Auftreten von Orf bei türkischen Hausfrauen berichtet, die sich beim traditionellen Opferfest mit erkrankten Schafen und Ziegen an den Händen infiziert hatten [179]. Seltene Überträger von Orf sind Rinder, Kamele und Rotwild [91].

Zusammenfassung

Innerhalb der letzten Jahre sind zahlreiche neue Erkenntnisse über dermatologisch relevante Zoonosen mitgeteilt worden. Durch Ferntourismus, Globalisierung, Migration, Klimawandel, Änderungen der Tierhaltung, Haltung exotischer Haustiere unter anderem sind Veränderungen im Erregerspektrum, in der Verteilung der Vektoren als auch im klinischen Bild von Zoonosen aufgetreten [43]. Neue Erkrankungen wie BSE, SARS und die aviäre Influenza H5N1 weisen auf die schnelle Änderung epidemiologischer Verhältnisse hin. Von den Zoonosen spielen die durch Arthropoden übertragenen Erkrankungen für die Dermatologie die größte Rolle [163]. Arthropoden von dermatologischer Bedeutung sind Arachnida (Zecken, Milben, Spinnen und Skorpione) sowie Insecta (Läuse, Flöhe, Wanzen, Hymenoptera, Fliegen, Mücken, Bremsen und Ameisen). Für den Hautarzt sind aktuelle Kenntnisse der Diagnostik, Behandlung, Prävention, Epidemiologie und biologischen Kontrolle arthropoden-vermittelter Erkrankungen und durch Haustiere übertragene Zoonose-Erreger von praktischer Bedeutung [42, 111].

Literatur

1. Alarcon A, Villanueva JL, Viciana P, et al. (2003) Q fever: epidemiology, clinical features and prognosis. A study from 1983 to 1999 in the South of Spain. J Infect 47: 110–116
2. Anonymous (2002) Tularemia – United States, 1990–2000. MMWR Morb Mortal Wkly Rep 51: 181–184
3. Asada H, Saito-Katsuragi M, Niizeki H, et al. (2005) Mosquito salivary gland extracts induce EBV-infected NK cell oncogenesis via CD4+ T cells in patients with hypersensitivity to mosquito bites. J Invest Dermatol 125: 956–961
4. Bacon RM, Biggerstaff BJ, Schriefer ME, et al. (2003) Serodiagnosis of Lyme disease by kinetic enzyme-linked immunosorbent assay using recombinant VlsE1 or peptide antigens of Borrelia burgdorferi compared with 2-tiered testing using whole-cell lysates. J Infect Dis 187: 1187–1199
5. Bakken JS, Krueth J, Wilson-Nordskog C, et al. (1996) Clinical and laboratory characteristics of human granulocytic ehrlichiosis. JAMA 275: 199–205
6. Barrett PN, Schober-Bendixen S, Ehrlich HJ (2003) History of TBE vaccines. Vaccine 21: S41–S49
7. Bartels CL, Peterson KE, Taylor KE (2001) Head lice resistance: itching that just won't stop. Ann Pharmacother 35: 109–112
8. Berger BW, Johnson RC, Kodner C, Coleman L (1995) Cultivation of Borrelia burgdorferi from human tick bite sites: a guide to the risk of infection. J Am Acad Dermatol 32: 184–187
9. Bircher AJ (2005) Systemic immediate allergic reactions to arthropod stings and bites. Dermatology 210: 119–127
10. Blanco JR, Oteo JA (2002) Human granulocytic ehrlichiosis in Europe. Clin Microbiol Infect 8: 763–772
11. Boulouis HJ, Chang CC, Henn JB, et al. (2005) Factors associated with the rapid emergence of zoonotic Bartonella infections. Vet Res 36: 383–410
12. Bradley M, Kutz SJ, Jenkins E, O'Hara TM (2005) The potential impact of climate change on infectious diseases of Arctic fauna. Int J Cicumpolar Health 64: 468–477
13. Brouqui P, Stein A, Dupont HT, et al. (2005) Ectoparasitism and vector-borne diseases in 930 homeless people from Marseille. Medicine 84: 61–68
14. Bundesverband Zeckenkankheiten (2006) http://www.bzk-online.de/
15. Burke GS, Wikel SK, Spielman A, et al. and the Tick-borne Infection Study Group (2005) Hypersensitivity to ticks and Lyme disease risks. Emerg Infec Dis 11: 36–41
16. Burkhart CN, Burkhart CG (2000) Oral ivermectin therapy for phthiriasis palpebrarum. Arch Ophthalmol 118: 134–135
17. Burkhart CG, Burkhart CN (2004) Oral ivermectin for Phthirus pubis. J Am Acad Dermatol 51: 1037–1038
18. Burkhart CN, Burkhart CG (2005) Head lice: Scientific assessment of the nit sheath with clinical ramifications and therapeutic options. J Am Acad Dermatol 53: 129–133
19. Burkhart CG, Burkhart CN (2006) Safety and efficacy of pediculicides for head lice. Expert Opin Drug Saf 5: 169–179
20. Cabanas FJ, Abarca ML, Bragulat MR (1997) Dermatophytes from domestic animals in Barcelona, Spain. Mycopathologica 137: 107–113
21. Canyon DV, Speare R, Muller R (2002) Spatial and kinetic factors for the transfer of head lice (Pediculus capitis) between hairs. J Invest Dermatol 119: 629–631
22. Cerimele F, Battle T, Lynch R, et al. (2005) Reactive oxygen signaling and MAPK activation distinguish Epstein-Barr Virus (EBV)-positive versus EBV-negative Burkitt's lymphoma. Proc Natl Acad Sci USA 102: 175–179

23. Cerny Z (1994) Skin manifestations of tularemia. Int J Dermatol 33: 468
24. Cinco M, Luzzati R, Mascioli M, et al. (2006) Serological evidence of Rickettsia infections in forestry rangers in North-Eastern Italy. Clin Microbiol Infect 12: 493–495
25. Chapman AS, Bakken Folk SM, Paddock CD, et al. and Tickborne Rickettsial Diseases Working Group; CDC (2006) Diagnosis and management of tickborne rickettsial diseases: Rocky Mountains spotted fever, ehrlichioses, and anaplasmosis – United States: a pratical guide for physicians and other health-care and public health professionals. MMWR Reomm Rep 31: 1–27
26. Chappard C, Sainte-Laudy J, Emonot A (1996) Anaphylactic reactions caused by a pigeon's parasite (Argas reflexus). Biomed Res 7: 11–14
27. Charpin C, Mata P, Charpin D, et al. (1991) Fel d I allergen distribution in cat fur and skin. J Allergy Clin Immunol 88: 77–82
28. Charpin C, Zielonka TM, Charpin D, et al. (1994) Effects of castration and testosterone on Fel d I production by sebaceous glands of male cats: II—Morphometric assessment. Clin Exp Allergy 24: 1174–1178
29. Charrel RN, Attoui H, Butenko AM, et al. (2004) Tick-borne virus diseases of human interest in Europe. Clin Microbiol Infect: 10: 1040–1055
30. Chiang AK, Tao Q, Srivastava G, Ho FC (1996) Nasal NK- and T-cell-lymphomas share the same type of Ebstein-Barr virus latency as nasopharyngeal carcinoma and Hodgkin's disease. Int J Cancer 68: 285–290
31. Chomel BB, Boulouis H-J, Maruyama S, Breitschwerdt EB (2006) Bartonella spp. In pets and effect on human health. Emerg Infect Dis 12: 389–394
32. Dautel H, Kahl O, Knülle W (1991) The soft tick Argas reflexus (F.) (Acari, Argasidae) in urban environments and its medical significance in Berlin (West). J Appl Entomol 111: 380–390
33. Dautel H, Dippel C, Oehme R, et al. (2006) Evidence for an increased geographical distribution of *Dermacentor reticulatus* in Germany and detection of Rickettsia sp. RpA4. Int J Med Microbiol 296: S1, 149–156
34. de Lima Barros MB, de Oliveira Schubach A, Francesconi do Valle AC, et al. (2004) Cat-transmitted sporotrichosis epidemic in Rio de Janeiro, Brazil: description od a series of cases. CID 38: 529–535
35. De Maeseneer J, Blokland I, Willems S, et al. (2000) Wet combing versus traditional scalp inspection to detect head lice in schoolchildren: observational study. BMJ 321: 1187–1188
36. Dobler G, Wolfel R, Schmuser H, et al. (2006) Seroprevalence of tick-borne and mosquito-borne arboviruses in European brown hares in Northern and Western Germany. Int J Med Microbiol 296: Suppl 1: 80–83
37. Downs AM, Stafford KA, Harvey I, Coles GC (1999) Evidence for double resistance to permethrin and malathion in head lice. Br J Dermatol 141: 508–511
38. Dourmishev AL, Dourmishev LA, Schwartz RA (2005) Ivermectin: pharmacology and application in dermatology. Int J Dermatol 44: 981–988
39. Drancourt M, Mainardi JL, Brouqui, Vandenesch F, et al. (1995) Bartonella (Rochalimaea) quintana endocarditis in three homeless men. N Engl J Med 332: 419–423
40. Dumler SJ (2002) Q fever. Curr Treat Options Infect Dis 4: 437–445
41. Eastman RT, Barrett LK, Dupuis K, et al. (2005) Leishmania inactivation in human pheresis platelets by a psoralen (amotosalen HCl) and long-wavelength ultraviolet irradiation. Transfusion 45: 1459–1463
42. Elston DM (2004) Prevention of arthropod-related disease. J Am Acad Dermatol 51: 947–954
43. Elston DM (2005) New and emerging infectious diseases. J Am Acad Dermatol 52: 1062–1068
44. Enderlin G, Morales L, Jacos RF, Cross JT (1994) Streptomycin and alternative agents for the treatment of tularemia: review of the literature. Clin Infect Dis 19:42–47
45. Enk CD, Gardlo K, Hochberg M, et al. (2003) Kutane Leishmaniose. Hautarzt 54: 506–512
46. Enk CD, Fritsch C, Jonas F, et al. (2003) Treatment of cutaneous leishmaniosis with photodynamic therapy. Arch Dermatol 139: 432–434
47. Evans ME, Gregory DW, Schaffner W, McGee ZA (1985) Tularemia: a 30-year experience with 88 cases. Medicine (Baltimore) 64: 251–269
48. Fairley JA, Suchnaik J, Paller AS (1999) Hedgehog hives. Arch Dermatol 135: 561–563
49. Fingerle V, Goodman JL, Johnson RA, et al. (1997) Human granulocytic ehrlichiosis in Southern Germany: increased seroprevalence in high-risk goups. J Clin Microbiol 35: 3244–3247
50. Fölster-Holst R, Rufli T, Christophers E (2000) Die Skabiestherapie unter besonderer Berücksichtigung des früher Kindesalters, der Schwangerschaft und Stillzeit. Hautarzt 51: 7–13
51. Foil L, Andress E, Freeland RL, et al. (1998) Experimental infection of domestic cats with Bartonella henselae by inoculation of Ctenocephalides felis (Siphonaptera: Pulicidae) feces. J Med Entomol 35: 625–628
52. Foucault C, Ranque S, Badiaga S, et al. (2006) Oral ivermectin in the treatment of body lice. J Infect Dis 193: 474–476
53. Fournier P, Marrie TJ, Raoult D (1998) Diagnosis of Q fever. J Clin Microbiol 36: 1823–1834
54. Fournier PE, Grunnenberger F, Jaulhac B, et al. (2000) Evidence of Rickettsia helvetica infection in humans, Eastern France. Emerg Infect Dis 6: 389–392
55. Fournier PE, Allombert C, Supputamongkol Y, et al. (2004) An eruptive fever associated with antibodies to Rickettsia helvetica in Europe and Thailand. J Clin Microbiol 42: 816–818
56. Fournier PE, Gouriet F, Brouqui P et al. (2005) Lymphangitis associated rickettsiosis caused by Rickettsia sibirica mongolotimonae: seven new cases and review of the literature. Clin Infec Dis 40: 1435–1444
57. Glatz M, Helmut K, Muellegger RR (2005) Molecular detection of Anaplasma phagocytophilum and Borrelia burgdorferi in *Ixodes ricinus* ticks from Austria. J Invest Dermatol 124 : A126, Abstract 752
58. Glaziou P, Nyguyen LN, Moulia-Pelat JP, et al. (1994) Efficacy of ivermectin for the treatment of head lice (Pediculosis capitis). Trop Med Parasitol 45: 253–254
59. Groß U, Roos T, Friese K (2001) Toxoplasmose in der Schwangerschaft. Deutsch Ärztebl 98: A3293–A3300
60. Guibal F, de La Salmoniere P, Rybojad M, et al. (2001) High seroprevalence to Bartonella quintana in homeless patients with cutaneous parasitic infections in downtown Paris. J Am Acad Dermatol 44: 219–223
61. Haenssle HA, Kiessling J, Kempf VAJ, et al. (2006) Orthopoxvirus infection transmitted by a domestic cat. J Am Acad Dermatol 54: S1–S4

62. Haglund M, Günther G (2003) Tick-borne encephalitis – pathogenesis, clinical course and long-term follow-up. Vaccine 21: S11–S18
63. Hamm H, Beiteke U, Höger PH, et al. (2005) Therapie der Skabies mit 5%iger Permethrin-Creme: Ergebnisse einer deutschen multizentrischen Studie. JDDG 4: 407–413
64. Hassler D, Oehme R, Kimmig P, Dobler G (2003) Eyach-Virus: Verwandter des Colorado-Zeckenfieber-Virus in Baden-Würtemberg wiederentdeckt. Dtsch Med Wochenschr 128: 1874
65. Haustein U-F (1991) Pyrethrine und Pyrethroide (Permethrin) bei der Behandlung von Skabies und Pediculosis. Hautarzt 42: 9–15
66. Hayasaka D, Goto A, Yoshii K, et al. (2001) Evaluation of European tick-borne encephalitis virus vaccine against recent Siberian and far-eastern subtype strains. Vaccine 19: 4774–4779
67. Hecking-Veltman J, Tenter AM, Daugschies A (2001) Studien zur Parasitenfauna bei Katzen im Raum Mönchengladbach. Prakt Tierarzt 82: 563–569
68. Hidano A, Kawakami M, Yago A (1982) Hypersensitivity to mosquito bite and malignant histiocytosis. Jpn J Exp Med 52: 303–306
69. Hildebrandt A, Schmidt KH, Wilske B, et al. (2003) Prevalence of four species of Borrelia burgdorferi sensu lato and coinfection with Anaplasma phagocytophila in Ixodes ricinus ticks in central Germany. Eur J Clin Microbiol Infect Dis 22: 364–367
70. Hilger C, Bessot JC, Hutt N, et al. (2005) IgE-mediated anaphylaxis caused by bites of the pigeon tick Argas reflexus: cloning and expression of the major allergen Arg r 1. J Allergy Clin Immunol 115: 617–622
71. Hofmann H, Kunz C, Heinz FX, Dippe H (1983) Detectability of IgM antibodies against TBE virus after natural infection and after vaccination. Infection 11: 164–166
72. Hunfeld KP, Lambert A, Kampen H, et al. (2002) Seroprevalence of Babesia infections in humans exposed to ticks in Midwestern Germany. J Clin Microbiol 40: 2431–2436
73. Ibarra V, Blanco JR, Portillo A, et al. (2005) Effect of antibiotic treatment in patients with DEBONEL/TIBOLA. Ann N Y Acad Sci 1063: 257–258
74. Ibarra V, Portillo A, Santibanez S, et al. (2005) DEBONEL/TIBOLA: is Rickettsia slovaca the only etiological agent? Ann N Y Acad Sci 1063: 346–348
75. Ishihara S, Ohshima K, Tokura Y, et al. (1997) Hypersensitivity to mosquito bites conceals clonal lymphoproliferation of Epstein-Barr viral DNA-positive natural killer cells. Jpn J Cancer Res 88: 82–87
76. Izri A, Chosidow O (2006) Efficacy of machine laundering to eradicate head lice: recommendations to decontaminate washable clothes, linens, and fomites. Clin Infect Dis 42: e9–10
77. Jackson LA, Spach DH, Kippen DA, et al. (1996) Seroprevalence to Bartonella quintana among patients at a community clinic in downtown Seattle. J Infect Dis 173: 1023–1026
78. Jacobs RF, Condrey YM, Yamauchi T (1985) Tularemia in adults and children: a changing presentation. Pediatrics 76: 818–822
79. Jacobs RF (1996) Tularemia. Adv Pediatr Infect Dis 12: 55–69
80. Jury CS, Lucke TW, Bilsland D (1999) Trichophyton erinacei: an unusual cause of Kerion. Br J Dermatol 141: 606–607
81. Kaiser L, Gronlund H, van Hag-Hamsten M, Achour A (2005) Crystallization and preliminary crystallographic data of a Fel d1 (1+2) construct corresponding to the major allergen from cat. Acta Crystallograph Sect F Struct Biol Cryt Commun 61(pt2) 232–234
82. Kazar J (2005) Coxiella burnetii infection. Ann NY Acad Sci 1063: 105–114
83. Kipp S, Goedecke A, Dorn W, et al. (2006) Role of birds in Thuringia, Germany, in the natural cycle of Borrelia burgdorferi sensu lato, the Lyme disease spirochaete. Int J Med Microbiol 296 Suppl 1: 125–128
84. Kleine-Tebbe J, Heinatz A, Gräser I, et al. (2006) Bites of the European pigeon tick (Argas reflexus): Risk of IgE-mediated sensitizations and anaphylactic reactions. J Allergy Clin Immunol 117: 190–195
85. Ko CJ, Elston DM (2004) Pediculosis. J Am Acad Dermatol 50: 1–12
86. Koehler JE, Sanchez MA, Garrido CS (1997) Molecular epidemiology of Bartonella infections in patients with bacillary angiomatosis-peliosis. N Engl J Med 337: 1876–1883
87. Koehler JE, Sanchez MA, Tye S, et al. (2003) Prevalence of Batonella infection among human immunodeficiency virus-infected patients with fever. Clin Infect Dis 37: 559–566
88. Kohl H, Kühr H (2005) Klimawandel auf der Erde – die planetare Krankheit. Spektrum der Wissenschaft, Dossier 2/05: 24–31
89. Krause PJ, Telford SR III, Spielman A, et al. (1996) Concurrent Lyme disease and babesiosis: evidence for increased severity and duration of illness. JAMA 275: 1657–1660
90. Krause PJ, McKay K, Thompson CA, et al. and Deer-Associated Infection Study Group (2002) Disease specific diagnosis of co-infecting tick-borne zoonoses: babesiosis, human granulocytic ehrlichiosis, and Lyme disease. Clin Infect Dis 34: 1184–1191
91. Kuhl JT, Huerter CJ, Hashish H (2003) A case of human Orf contracted from a deer. Cutis 71: 288–290
92. Lakos A (1997) Tick-borne lymphadenopathy – a new rickettsial disease? Lancet 4: 1006
93. Lakos A (2002) Tick-borne lymphadenopathy (TIBOLA). Wien Klin Wochenschr 114: 648–654
94. La Scola B, Raoult D (1997) Laboratory diagnosis of rickettsioses: current approaches to diagnosis of old and new rickettsial diseases. J Clin Microbiol 35: 2715–2727
95. Lespine A, Dupuy J, Orlowski S, et al. (2006) Interaction of with multidrug resistance proteins (MRP1, 2 and 3). Chemico-Biological Interactions 159: 169–179
96. Leverkus M, Jochim RC, Schäd S, et al. (2006) Bullous allergic hypersensitivity to bed bug bites mediated by IgE againt salivary nitrophorin. J Invest Dermatol 126: 91–96
97. Liang FT, Philipp MT (1999) Analysis of antibody response to invariable regions of VLsE, the variable surface antigen of Borrelia burgdorferi. Infect Immun 67: 6702–6706
98. Liang FT, Steere AC, Marques AR, et al. (1999) Sensitive and specific serodiagnosis of Lyme disease by enzyme-linked immunosorbent assay with a peptide based on an immunodominant conserved region of Borrelia burgdorferi VlsE. J Clin Microbiol 37:3990–3996
99. Liang FT, Aberer E, Cinco M, et al. (2000) Antigenic conservation of an immunodominant invariable region of the VlsE lipoprotein among European pathogenic genospecies of Borrelia burgdorferi sl. J Infect Dis 182: 1455–1462
100. Lindgren E, Talleklint L, Polfeldt T (2000) Impact of climatic change on the northern latitude limit and population density of the disease-transmitting European tick Ixodes ricinus. Environ Health Perspect 108: 119–123

101. Lindgren E, Gustafson R (2001) Tick-borne encephalitis in Sweden and climate change. Lancet 358: 16–18
102. Lledo L, Gegundez MI, Fernandes N, et al. (2006) The seroprevalence of human infection with Rickettsia slovaca, in an area of Northern Spain. Ann Trop Med Parasitol 100: 337–343
103. Lord WD, DiZinno JA, Wilson MR, et al. (1998) Isolation, amplification and sequencing of human mitochondrial DNA obtained from human crab louse, Phthirus pubis, blood meals. J Forensic Sci 43: 1097–1100
104. Lundkvist K, Vene S, Golovljova I, et al. (2001) Charaterization of tick-borne encephalitis virus from Latvia: evidence for co-circulation of three distinct subtypes. J Med Virol 65: 770–735
105. Maetzel D, Maier WA, Kampen H (2005) Borrelia burgdorferi infection prevalences in questing *Ixodes ricinus* ticks (Acari: Ixodidae) in urban and suburban Bonn, western Germany. Parasitol Res 95: 5–12
106. Marrie TJ, Raoult D (1997) Q fever – a review and issues for the next century. Int J Antimicrob Agents 8: 145–161
107. Martinod S, Gilot B (1991) Epidemiology of canine babesiosis in relation to the activity of *Dermacentor reticulatus* in southern Jura (France). Exp Appl Acarol 11: 215–222
108. Maurin M, Raoult D (1999) Q-fever. Clin Microbiol Rev 12: 518–553
109. Mavris M, Halos L (2005) Third Congress for the European Society for Emerging Infections (conference summary) Emerging Infectious Diseases 11, April
110. Mazloumi Gavgani AS, Hodjati MH, et al. (2002) Effect of insecticide-impregnated dog collars on incidence of zoonotic visceral leishmaniasis in Iranian children: a matched cluster randomized trial. Lancet 360: 374–379
111. Mehlhorn H (2001) (ed) Encyclopedic reference of parasitology, 2nd ed., Vol 1, 2, Springer, Heidelberg
112. Mehlhorn B, Mehlhorn H (Hrsg) Zecken, Milben, Fliegen, Schaben, Schach dem Ungeziefer. Springer, Heidelberg, 3. Aufl., 2001
113. Mehlhorn H, Piekarski G (Hrsg) Grundriss der Parasitenkunde. 6. Aufl., Spektrum, Elsevier, Heidelberg, 2003
114. Mehlhorn H, Köhler S (Hrsg) CD: Reiseerkrankungen, Schädlinge und Parasiten. Ungeliebte Begleiter auf Reisen und zu Hause. Alpha-Biocare Medienservice Düssldorf, 2004
115. Meinking T, Burkhart CN, Burkhart CN (2002) Head lice (letter). New Engl J Med 347: 1381–1382
116. Meinking TL, Clineschmidt CM, Chen C, et al. (2002) An observer-blinded study of 1% permethrin creme rinse with and without adjunctive combing in patience with head lice. J Pediatr 141: 665–670
117. Miadonna A, Tedeschi A, Leggieri A, et al. (1982) Anaphylactic shock caused by allergy to the venom of Argas reflexus. Ann Allergy 49: 293–294
118. Mounsey KE, Holt DC, McCathy J, Walton SF (2006) Identification of ABC transporters in Sacoptes scabiei. Parasitology 3: 1–10
119. Müllegger RR (2004) Dermatological manifestations of Lyme borreliosis. Eur J Dermatol 14: 296–30
120. Mumcuoglu KY, Friger M, Ioffe-Uspensky I, et al. (2001) Louse comb versus direct visual examination for the diagnosis of head louse infestations. Pediatr Dermatol 18: 9–12
121. Mumcuoglu KY (2006) Effective treatment of head louse with pediculocides. J Drugs Dermatol 5: 451–452
122. Murakami MT, Freitas Fernandes-Pedrosa M, de Andrale SA, et al. (2006) Structural insights into the catalytic mechanism of sphingomyelinase D and evolutionary relationship to glycerophosphodiester phoshodiesterases. Biochem Biophys Res Commun 342: 323–329
123. Murray HW, Berman JD, Davies CR, Saravia NG (2005) Advances in leishmanisasis. Lancet 366: 1561–157
124. Nicholson WL, Comer JA, Sumner JW, et al. (1997) An indirect immunofluorescence assay using cell culture-derived antigen for detection of the agent of human granulocytic ehrlichiosis. J Clin Micobiol 35: 1510–1516
125. Nilsson K, Lukinius A, Pahlson C, et al. (2005) Evidence of Rickettsia spp. infection in Sweden: a clinical ultrastructural and serological study. Acta Pathol Microbiol Immunol Scand 113: 126–134
126. Ohguchi H, Hirabayashi Y, Kodera T, et al. (2006) Q fever with clinical features resembling systemic lupus erythematodes. Intern Med. 45: 323–326
127. Paixao-Cavalcante D, Van den Berg CW, Fernandes-Pedrosa M de F, et al. (2006) Role of matrix metalloproteinases in Ha-CaT keratinocytes apoptosis induced by Loxoseles venom sphingomyelinase D. J Invest Dermatol 126: 61–68
128. Parker NR, Barralet JH, Bell AM (2006) Q fever. Lancet 367: 679–688
129. Parola P, Raoult D (2001) Ticks and tick-borne bacterial diseases in humans: an emerging infectious threat. Clin Infect Dis 32: 897–928
130. Paul J, Bates J (2000) Is infestation with the common bedbug increasing? BMJ 320:1141
131. Petrovc M, Lotric FS, Zupanc TA, et al. (1997) Human disease in Europe caused by a granulocytic Ehrlichia species. J Clin Microbiol 35: 1556–1559
132. Pfister K (2006) Arthropodenbefall bei Wiederkäuern. In: Schnieder T (Hrsg) Veterinärmedizinische Parasitologie, Parey, Stuttgart, S 235–258
133. Pfister K (2006) In: Schnieder T (Hrsg) Arthropodenbefall bei Hund und Katze. Veterinärmedizinische Parasitologie, Parey, Stuttgart, S 521–560
134. Pierzchalski JL, Bretl DA, Matson SC (2002) Phthirus pubis as a predictor for chlamydia infections in adolescents. Sex Transm Dis 29: 331–334
135. Purvis RS, Tyring SK (1991) An outbrake on lindane-resistant scabies treated successfully with permethrin 5% cream. J Am Acad Dermatol 25: 1015–1016
136. Quaterman MJ, Lesher JL (1994) Neonatal scabies treated with Permethrin 5% cream. Pediatr Dermatol 11: 264–266
137. Quercia O, Emiliani F, Foschi FG, Stefanini GF (2005) Anaphylactic shock to Argbite. Allerg Immunol (Paris) 37: 66–68
138. Randolph SE (2001) The shifting landscape of tick-borne zoonoses: tick-borne encephalitis and Lyme borreliosis in Europe. Phil Trans Roy Soc (London), Series B, 356: 1045–1056
139. Randolph SE (2004) Evidence of climate change has caused „emergence" of tick-borne diseases in Europe? Int J Med Microbiol 293: S5–S15
140. Raoult D, Lakos A, Fennolar F, et al. (2002) Spotless rickettsiosis caused by Rickettsia slovaca and associated with Dermacentor ticks. Clin Infec Dis 34: 1331–1336
141. Reithinger R, Mohsen M, Wahid M, et al. (2005) Efficacy of thermotherapy to treat cutaneous leishmaniasis caused by Leishmania tropica in Kabul, Afghanistan: a randomized, controlled trial. CID 40: 1148–1155
142. Ribeiro JM, Francisschetti MB (2003) Role of arthropod saliva in blood feeding: sialome and post-sialome perspectives. Annu Rev Entomol 48: 73–88

143. Richter J, Stöver IM, Walter S, et al. (2005) Kopfläuse – Umgang mit einer wieder auflebenden Parasitose. Dtsch Ärztebl 102: A2395–A2398
144. Rogers ME, Ilg T, Nikolaev AV, et al. (2004) Transmission of cutaneous leishmaniasis by sand flies is enhanced by regurgitation of fPPG. Nature 430: 463–467
145. Rosen T, Jablon J (2003) Infectious threats from exotic pets: dermatological implications. Dermatol Clin 21: 229–236
146. Roux V, Raoult D (1999) Body lice as tools for diagnosis and surveillance of reemerging diseases. J Clin Microbiol 37: 596–599
147. Sasaki T, Kobayashi M, Agui N (2002) Detection of Bartonella quintana from body lice (Anoplura: Pediculidae) infesting homeless people in Tokyo by molecular technique. J Med Entomol 39: 427–429
148. Sasaki T, Poudel SK, Isawa H, et al. (2006) First molecular evidence of Bartonella quintana in pediculus humanus capitis (Phthiraptera: Pediculidae), collected from Nepalese children. J Med. Entomol 43: 110–112
149. Satoh M, Oyama N, Akiba H, et al. (2002) A case of hypersensitivity to mosquito bites with natural-killer cell lymphocytosis: the possible implication of Epstein-Barr virus reactivation. Eur J Dermatol 12: 381–384
150. Schouls LM, Van de Pol I, Rijpkema SG, Schot CS (1999) Detection and identification of Ehrlichia, Borrelia burgdorferi sensu lato and Bartonella species in Dutch *Ixodes ricinus* ticks. J Clin Microbiol 37: 2215–2222
151. Schubach TM, Valle AC, Gtierez-Galhardo MC, et al. (2001) Isolation of Sporothrix schenckii from the nails of domestiv cats (Felis catus). Med Mycol 39: 147–149
152. Schubach AO, Schubach TM, Barros MB (2005) Epidemic cat-transmitted sporotrichosis. N Engl J Med 353: 1185–1186
153. Seppala U, Hagglund P, Wurtzen PA, et al. (2005) Molecular characterization of the major cat allergen Fel d1: expression of heterodimer by use of a baculovirus expression system. J Biol Chem 280: 3208–3216
154. Shani-Adir A, KamilS, Rozenma D, et al. (2005) Leishmania tropica in Northern Israel: a clinical overview of an emerging focus. J Am Acad Dermatol 53: 810–815
155. Simser JA, Palmer AT, Fingerle V, et al. (2002) Rickettsia monacensis sp. nov., a spotted fever goup Rickettsia, from ticks (*Ixodes ricinus*) collected in a European city park. Appl Environ Microbiol 68: 4559–4566
156. Singh S, Sivakumar R (2004) Challenges and new discoveries in the treatment of leishmaniasis. J Infect Chemother 10: 307–315
157. Singh-Behl D, La Rosa SP, Tomecki KJ (2003) Tick-borne infections. Dermatol Clin 21: 237–244
158. Sirianni MC, Mattiacci G, Barbone B, et al. (2000) Anaphylaxis after Argas reflexus bite. Allergy 55: 303
159. Spach DH, Kanter AS, Dougherty MJ, et al. (1995) Bartonella (Rochalimaea) quintana bacteremia in inner-city patients with chronic alcoholism. N Engl J Med 332: 424–428
160. Speare R, Koehler JM (2001) A case of pubic lice resistant to pyrethrins. Austral Fam Phys 30: 572–574
161. Sréter-Lancz Z, Széll Z, Kovács G, et al. (2006) Rickettsiae of the spotted-fever group in ixodid ticks from Hungary: identification of a new genotype („Candidatus Rickettsia kotlanii"). Ann Trop Med Parasitol 100: 229–236
162. Stanczak J (2006) Detection of spotted fever group (SFG) rickettsiae in Dermacentor reticulatus (Acari: Ixodidae) in Poland. Int J Med Micobiol 296 Suppl 1: 144–148
163. Steen CJ, Carbonaro PA, Schwartz RA (2004) Arthropods in dermatology. J Am Acad Dermatol 50: 819–842
164. Steere AC, McHugh G, Suarez C et al. (2003) Prospective study of coinfection in patients with erythma migrans. Clin Infect Dis 36: 1078–1081
165. Stein A, Raoult D (1995) Return of trench fever. Lancet 345: 450–451
166. Schubach TM, de Oliveia Schubach A, dos Reis RS, et al. (2002) Sporothrix schenckii isolated from domestic cats with and without sporothrichosis in Rio de Janeiro, Brazil. Myopathologica 153: 83–86
167. Süss J, Schrader C, Abel U, et al. (1999) Annual and seasonal variation of tick-borne encephalitis virus (TBEV) prevalence in ticks in selected hot spot areas in Germany using RT-PCR: results from 1997 and 1998. Zentralbl Bakteriol 289: 564–578
168. Süss J, Schrader C, Abel U, et al. (2002) Charaterization of tickborne encephalitis (TBE) foci in Germany and Latvia (1997–2000). Int J Med Microbiol 291 (suppl 33) 34–42
169. Takano-Lee M, Edman JD, Mullens BA, Clark JM (2005) Transmission potential of human head louse, Pediculus capitis (Anoplura: Pediculidae). Int J Dermatol 44: 811–816
170. Tambourgi DV, Paixao-Cavalcante D, Goncalves de Andrade RM, et al. (2005) Loxosceles sphingomyelinase induces complement-dependent dermonecrosis, neutrophil infiltration, and endogenous gelatinase expression. J Invest Dermatol 124: 725–731
171. Taplin D, Meinking TL, Porcelain SL, et al. (1986) Permethrin 5% dermal cream: a new treatment for scabies. J Am Acad Dermatol 15: 995–1001
172. Tenter AM, Heckeroth AR, Weis LM (2000) Toxoplasma gondii: from animals to humans. Int J Parasitol 30: 1217–1258
173. Ter Poorten MC, Prose NS (2005) The return of the common bedbug. Pediatr Dermatol 22: 183–187
174. Tietz H-J, Czaika V, Ulbricht HM, Sterry W (1999) Tinea capitis in Germany. A survey in 1998. Myoses 42 (suppl 2) 73–76
175. Tissot Dupont H, Raoult D, Brouqui P, et al. (1992) Epidemiologic features and clinical presentation of acute Q fever in hospitalized patients: 323 French cases. Am J Med 93: 427–434
176. Tokura Y, Tamura Y, Takigawa M, et al. (1990) Severe hypersensitivity to mosquito bites associated with natural killer cell lymphocytosis. Arch Dermatol 126: 362–368
177. Trautmann A, Amschler A, Schultz KD, et al. (1995) Anaphylaktische Reaktionen durch Taubenzecken. Dermatosen 42: 215–218
178. Tzenow I, Wehmeier M, Melnik B (1997) Orale Behandlung der Skabies mit Ivermectin. Hautarzt 48: 2–4
179. Uzel M, Sasmaz S, Bakaris S, et al. (2005) A viral infection of the hand commonly seen after the feast of sacrifice: human orf (orf of the hands). Epidemiol Infect 133: 653–657
180. Valenzuela JG, Ribeiro JM (1998) Purification and cloning of the salivary nitrophorin from the hemipteran Cimex lectularius. J Exp Biol 201 (part 18) 2659–2664
181. Vanloubbeeck Y, Jones DE (2004) The immunology of Leishmania infection and the implications for vaccine development. Ann N Y Acad Sci 1026: 267–272
182. Van Dobbenburgh A, Van Dam AP, Fikrig E (1999) Human granulocytic ehrlichiosis in Western Europe. N Engl J Med 340: 1214–1216
183. Veraldi S, Scarabelli G, Grimalt R (1996) Acute urticaria caused by pigeon ticks (Argas reflexus). Int J Dermatol 35: 34

184. Victoria J, Trujillo R (2001) Topical ivermectin: a new successful treatment for scabies. Pediatr Dermatol 18: 63–65
185. Vogel JP (2004) Turning a tiger into a house cat: using Legionella pneumophila to study Coxiella burnettii. Trends Micobiol 12: 103–105
186. Voigt T (2005) Flöhe – Gesundheitsrisiko für Mensch, Katze und Hund. Monatsschr Pharm 28: 427–434
187. Voigt TF (2006) *Ixodes ricinus*. Gesundheitsrisiken und Maßnahmen zur Prophylaxe. Med Monatsschr Pharm 29: 162–170
188. Von Loewenich FD, Baumgarten BV, Schroppel K, et al. (2003) High diversity of ankA sequences of Anaplasma phagocytophilum among Ixodes ricinus ticks in Germany. J Clin Microbiol 41: 5033–5040
189. Walker DH, Valbuena GA, Olano JP (2003) Pathogenic mechanisms of diseases caused by Rickettsia. Ann N Y Acad Sci 990: 1–11
190. Weinberg GA (2001) Laboratoy diagnosis of ehrlichiosis and babesiosis. Pediatr Infect Dis 20: 435–437
191. Weisshaar E, Schaefer A, Scheidt RR, et al. (2006) Epidemiology of tick bites and borreliosis in children attending kindergarten or so-called „forest kindergarten" in Southwest Germany. J Invest Dermatol 126: 584–590
192. White DJ, Talarico J, Chang HG, et al. (1998) Human babesiosis in New York State: Review of 139 hospitalized cases and analysis of prognostic factors. Arch Intern Med 158: 2149–2154
193. Wikel SK (1996) Host immunity to ticks. Annu Rev Entomol 41: 1–22
194. Williams LK, Reichert A, MacKenzie WR, et al. (2001) Lice, nits, and school policy. Pediatrics 107: 1011–1015
195. Woldehiwet Z (2004) Q fever (coxiellosis): epidemiology and pathogenesis. Res Vet Sci 77: 93–100
196. Wurzel LG, Cable RG, Leiby DA (2002) Can ticks spread hepatitis C virus? N Engl J Med 347: 1724–1725
197. Yamamoto T, Fujii K, Tsuji K, et al. (2005) Characterization of Epstein-Barr virus-infected natural killer lymphocytes in a patient with hypersensitivity to mosquito bites. J Am Acad Dermatol 53: 912–914
198. Young GD, Evans S (1998) Safety and efficacy of DEET and permethrin in the prevention of arthropod attack. Mil Med 163: 324–330
199. Youssef MY, Sadaka HA, Eissa MM, El-Ariny AF (1995) Topical application of ivermectin for human ectoparasites. Am J Trop Med Hyg 53: 652–653
200. Zielonka TM, Charpin D, Berbis P, et al. (1994) Effects of castration and testosterone on Fel d I production by sebaceous glands and male cats: I – Immunological assessment. Clin Exp Allergy 24: 1169–1173

Haut und Hobby

Alexander Enk

Einleitung

Die Haut ist auch bei der Ausübung von diversen Hobbys ungewöhnlichen Belastungen, die mit Krankheitssymptomatik einhergehen können, ausgesetzt. In diesem Übersichtsreferat sollen Ihnen einige Beispiele für pathologische Reaktionsweisen der Haut aus den Themenbereichen Schönheitspflege, Musik, Freizeitbeschäftigung im Freien und schließlich Verschiedenes besprechen.

Haut und Schönheit

Permanent Makeups der Lippen erfreuen sich zunehmender Beliebtheit. Bei der hier vorgestellten Patientin handelt es sich um eine 52jährige Frau, die drei Tage nach Injektion eines permanenten Makeups Ödeme und eine lineare Vesikulation entwickelte. Der von ihr verwendete Farbstoff war Kupfer Mabea®, der bei einer Epikutantestung als Mischsubstanz eine positive Testreaktion ergab. Die Testung des Farbstoffes 2-Chlor-4-Nitro-Anilin als Reinsubstanz ergab jedoch keine Sensibilisierung gegen den Farbstoff, vielmehr wurde als Ursache für das Ekzem eine positive Sensibilisierung gegenüber Nickel-II-Sulfat festgestellt. Diese Verunreinigung wurde auch mittels Massenspektrometrie nachgewiesen. Es konnte somit die Diagnose eines allergischen Kontaktekzems auf Nickel gestellt werden. Da die Patientin wegen einer Meningeomoperation einer systemischen Steroidtherapie unterzogen wurde, heilten die Veränderungen unter dieser hochdosierten systemischen Steroidtherapie folgenlos ab.

Das zweite Beispiel aus dem Gebiet Haut- und Schönheitspflege berichtet über zwei Schwestern, die sich im Urlaub in Ägypten Henna-Tattoos auftragen ließen. Bereits eine Woche nach Auftragen kam es jeweils zu juckenden Hautveränderungen mit Papeln und Vesikeln in den Tattoo-Arealen. Eines der beiden Mädchen entwickelte zusätzlich Streureaktionen außerhalb der Tattoo-Areale in Form eines papulovesikulösen Ekzems. In beiden Fällen ergab die allergologische Diagnostik mittels Epikutantestung eine epikutane Sensibilisierung auf Paraphenylendiamin, welches häufig in Henna-Tattoos enthalten ist. Die Therapie bestand in der Applikation von externen Steroiden.

Beide Fälle aus dem Bereich Schönheit zeigen somit, dass auch auf dem Gebiet der Schönheitspflege ungeahnte Risiken für die Haut entstehen können.

Haut und Musik

Das erste Beispiel aus diesem Bereich berichtet über eine 24jährige Geigerin, die seit 3 Monaten zunehmende Ekzeme im Bereich des Halses an der Auflagestelle der Geige bemerkte. Vorher bestanden keine Hautprobleme. Seit 2 Wochen entwickelte sie zusätzlich Handekzeme. Epikutantestungen ergaben jeweils positive Reaktionen auf Geigenlackspäne, die Kinnlagerung der Geige sowie Kolophonium. Als Auslöser konnte Kolophonium identifiziert werden, welches als ein eher seltenes Allergen bei Geigern gilt. Das Hauptallergen in Kolophonium ist dabei die Abietinsäure, die wiederum als Ausgangsprodukt für Terpetinöle, Holzteere und Naturlacke wie den Geigenlack selber dient. Die Therapie bestand hier in einer Allergenvermeidung unter topischer Anwendung von Steroidexterna.

Das zweite Beispiel aus dem Bereich Musik berichtet über einen 40jährigen Büroangestellten, der seit einigen Monaten ein schmerzhaftes Knötchen an der Ohrhelix bemerkt hatte. Es wurde die Diagnose einer Chondrodermatitis nodularis helicis getragen, die zunächst nicht im Zusammenhang mit dem Beruf zu sehen war (Abb. 1). Bei genauerer Anamnese ergab sich, dass der Patient als Hobby einer Tätigkeit als Discjockey mit häufigem Tragen eng anliegender

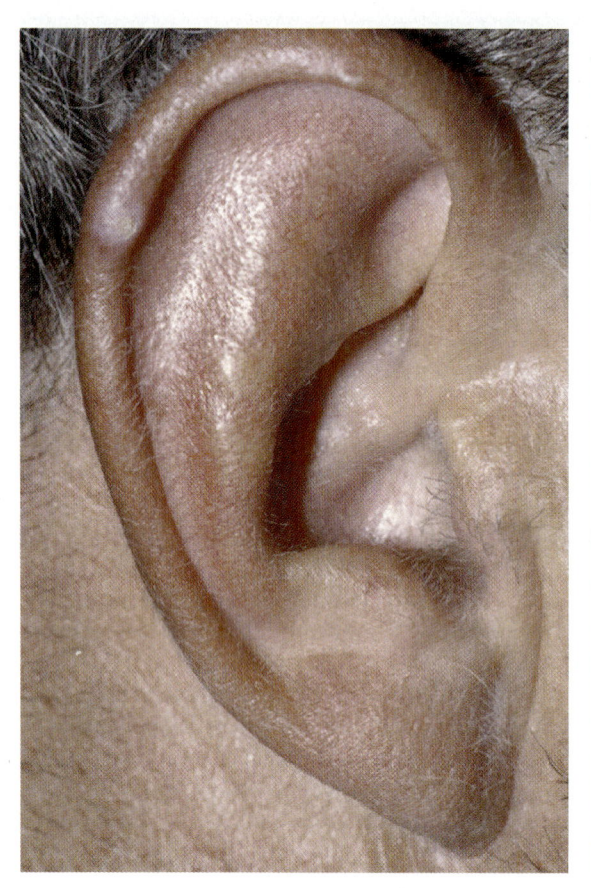

Abb. 1. Chrondrodermatitis nodularis helicis

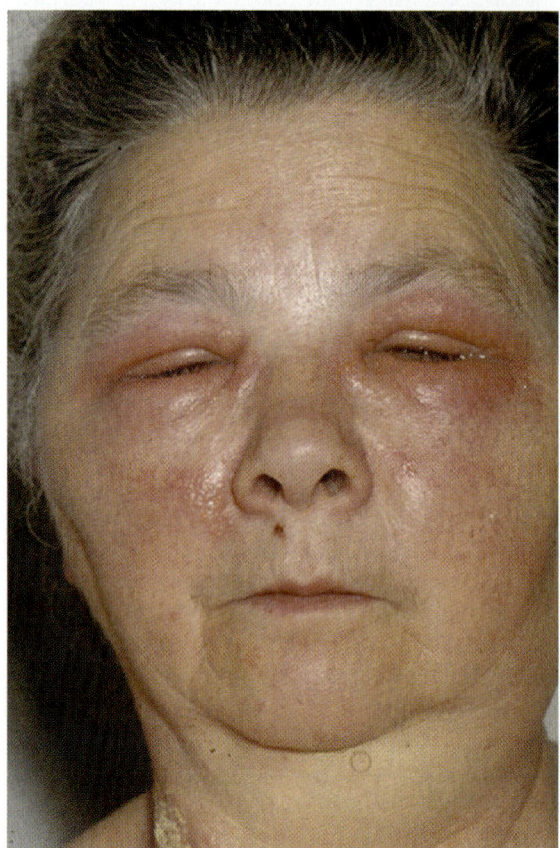

Abb. 2. Aerogene Kontaktdermatitis

Kopfhörer nachging. Dies erklärte das Auftreten der Chondrodermatitis, die therapeutisch mit Hilfe einer Exzision angegangen wurde.

Haut und Aufenthalt im Freien

Das Patientenbeispiel aus diesem Bereich berichtete über eine 60jährige Patientin, die bislang keinerlei Hautprobleme aufwies, aber 72 Stunden nach Gartenarbeit über brennende und juckende Ekzeme im Gesichtsbereich berichtete. Bereits im ersten Kontaktgespräch mit der Patientin wurde der Verdacht auf eine aerogene Kontaktdermatitis gestellt (Abb. 2). Die Epikutantestung ergab positive Testreaktionen auf Kompositenmix, so dass hier die Diagnose einer aerogenen Kontaktdermatitis bestätigt werden konnte. Die Therapie bestand in einer Vermeidung des Allergens sowie der Applikation externer Steroide.

Haut und übrige Hobbys

Ein 42jähriger Mann war beruflich als Koch in einem italienischen Restaurant tätig. Bislang bestand völlige Hautgesundheit, kein Hinweis auf Atopie. Vor 2 Monaten bemerkte der Patient selber ein Fingerspitzenekzem an der linken, nicht-dominanten Hand. Es konnte die Diagnose eines hyperkeratotisch-rhagadiformen Ekzems gestellt werden. Bei genauerem Nachfragen stellte sich heraus, dass es die Hand betraf, mit der der Patient Knoblauchzehen hielt, die beruflich zu zerkleinern waren. Die Epikutantestung ergab einen positiven Epikutantest auf Knoblauch nativ und Diallyldisulfit. Diallyl-disulfit ist das Hauptallergen im Knoblauch, welches besonders bei Köchen in ausländischen Restaurants bei der nicht dominanten Hand zum Ekzem führen kann. Die Diagnose führte hier zu einem Arbeitsplatzwechsel, da Knoblauch im vom Patienten ausgeübten Handwerk kaum zu vermeiden ist.

Die abschließend vorgestellte Kasuistik berichtete über eine 19jährige Patientin, die bereits seit zwei Jahren über ein postkoitales lokales Brennen und Juckreiz nach intravaginaler Spermaapplikation des jetzigen und vorherigen festen Partner berichtete. Die Beschwerden traten dabei 30 Sekungen bis etwa 1,5 Stunden postkoital auf. Keine Symptomatik entwickelte die Patientin am übrigen Integument oder bei Verwendung eines Kondoms. Der gynäkologische Status und die STD-Diagnostik waren unauffällig. Die Patientin hatte jedoch eine positive atopische Eigen- und Familienanamnese. Es wurde der Verdacht einer Spermaallergie gestellt und Epikutan- und Reibetestung mit Vollsperma, Seminalplasma und gewaschenen Spermien durchgeführt. Es zeigten sich hierbei weder Spät- noch Soforttypreaktionen. Erst die Pricktestung erwies sich als aussagekräftig, da hier Vollsperma und Seminalplasma positive Soforttypreaktionen aufwiesen. Die gewaschenen Spermien hingegen zeigten keinen positiven Testbefund. Es wurde die Diagnose einer lokalisierten Allergie vom Soforttyp gegen Seminalplasma gestellt. Therapeutisch wurde Kondomgebrauch und Mitführen einer Notfallapotheke empfohlen. Systemisch helfen ferner oral Antihistaminika und Kortikosteroide. Eine lokale vaginale systemische Hyposensibilisierungsbehandlung kann in Einzelfällen versucht werden.

Die hier gezeigten Beispiele belegen, dass die Ausführung von Hobbys mit zahlreichen Hautnebenwirkungen assoziiert sein kann. Sorgfältige Anamnese und Erhebung des klinischen Befundes sind zur Diagnose unabdingbar.

Literatur

1. Fisher AA (1998) Dermatitis in a musician. Part I: Allergic contact dermatitis. Cutis 62: 167–168
2. Ramirez MA, Eller JJ, et al. (1930) The patch test in contact dermatitis in a violinist (dermatitis venenata). J Allergy 1: 489
3. Murphy J, Clark C, Kenicer K, Green C (1999) Allergic contact dermatitis from colophony and compositae in a violinist. Contact Dermatitis 40: 334
4. Angelini G, Vena GA (1986) Allergic contact dermatitis to colophony in a violoncellist. Contact Dermatitis 15: 108
5. Kuner N, Jappe U (2004) Allergic contact dermatitis from colophonium, turpentine and ebony in a violinist presenting as „fiddler's neck". Contact Dermatitis 50: 258–259
6. Fisher AA (1981) Allergic contact dermatitis in a violinist. The role of abietic acid-a sensitizer in rosin (colophony)-as the causative agent. Cutis 27: 466, 468, 473

Haut und Pflanzen

Christoph Schempp

Zusammenfassung

In der vorliegenden Übersicht wird ein kurzer Überblick über die verschiedenen Formen der Phytodermatitis gegeben. Neben hautreizenden (irritativen) und phototoxischen Reaktionen werden photoallergische Reaktionen, Allergien vom Soforttyp (Kontakturtikaria) und Allergien vom verzögerten Typ beobachtet. Dies ist deshalb von Bedeutung, weil Pflanzenextrakte auch zunehmend bei der Herstellung von Kosmetika, Pflegeprodukten und anderen dermatologischen Externa verwendet werden. In Kosmetika enthaltene Pflanzenextrakte wie Teebaumöl oder Extrakte von Korbblütlern (zum Beispiel Arnika, Kamille, Schafgarbe) können eine Kontaktallergie auslösen. Die einzelnen Pflanzen weisen dabei allerdings ein unterschiedliches Sensibilisierungspotential auf. In neuesten Untersuchungen konnte gezeigt werden, dass die bisher als stark sensibilisierend geltende *Arnica montana* als schwaches Kontaktallergen einzustufen ist. Andererseits besitzen viele pflanzliche Inhaltsstoffe interessante Eigenschaften, deren gezielte Nutzung für dermatologische Produkte bisher kaum untersucht wurde. Hier eröffnen insbesondere moderne Spezialextrakte, die bestimmte Pflanzenstoffe selektiv anreichern, interessante Perspektiven für Forschung und klinische Studien. Beispiele für solche neuen Entwicklungen sind Spezialextrakte aus Johanniskraut oder Birkenkork.

Einleitung

Die Verwendung von Heilpflanzen zur Behandlung von Hautkrankheiten hat eine lange Tradition in der europäischen Volksmedizin. Aber auch die Zahl frei verkäuflicher pflanzlicher Externa in Apotheken nimmt ständig zu. Einige dieser Präparate haben sich zu regelrechten Modeprodukten entwickelt, zum Beispiel das Teebaumöl. Da einige Pflanzen Unverträglichkeitsreaktionen der Haut bewirken können, wird hier eine Übersicht über die Formen der Phytodermatitis gegeben (Tabelle 1).

Tabelle 1. Beispiele verschiedener Formen der Phytodermatitis

Nicht immunologisch bedingte Formen der Phytodermatitis	
Irritative Dermatitis	Physikalisch-mechanisch (Opuntien-Glochidien)
	Chemisch-toxisch (Brennessel, Giftsumach)
Phototoxische Dermatitis	Psoralene (Berloque-Dermatitis)
	Furochinoline (Rutaceae, Weinraute)
	Naphtodianthrone (Hypericin, Fagopyrin)
Immunologisch bedingte Formen der Phytodermatitis	
Allergie vom Soforttyp	Kontakturtikaria, Nahrungsmittelallergie
Allergisches Kontaktekzem	Kompositendermatitis
Photoallergische Dermatitis	Soforttyp oder verzögerter Typ, selten
Aeroallergene Kontaktdermatitis	
Allergisches Kontaktekzem	Ausgelöst durch Sesquiterpenlaktone
gelegentlich kombiniert mit phototoxischer Dermatitis	Ausgelöst durch Polyacetylene

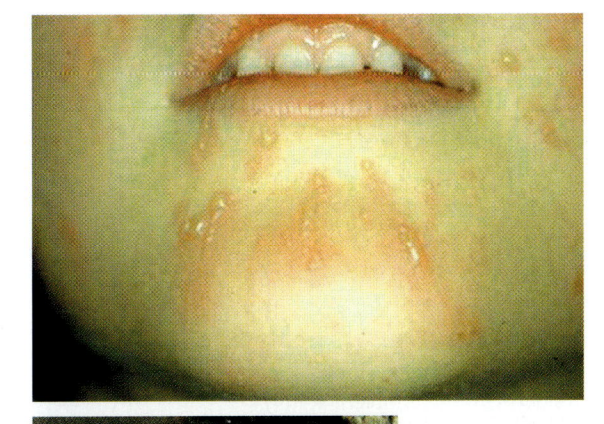

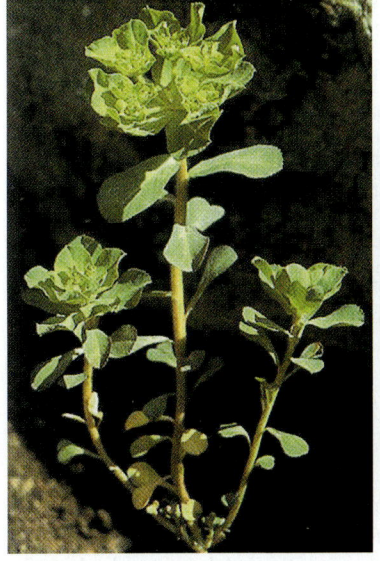

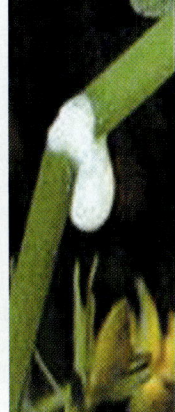

Abb. 1. Kontaktdermatitis durch Wolfsmilchgewächse

Irritative Kontaktdermatitis durch Pflanzen

Viele Pflanzen beziehungsweise deren Inhaltsstoffe wirken bei direktem Hautkontakt irritativ (hautreizend). Sie rufen auf der Haut Entzündungsreaktionen im Sinne einer irritativen Kontaktdermatitis hervor, ohne daß ein immunologischer Mechanismus zu Grunde liegt. Bekannt ist die hautreizende Wirkung der Brennessel (*Urtica dioica*), die Histamin, Acetylcholin und Serotonin enthält, was bei Kontakt zu einer nicht-immunologischen urtikariellen Sofortreaktion führt. Die Familie der Wolfsmilchgewächse (*Euphorbiaceae*) enthält Milchsäfte mit Histaminliberierender oder Acetylcholin-freisetzender Wirkung. Treten die Inhaltsstoffe (Phorbolester) mit dem Saft aus, kommt es bei Kontakt mit der Haut zu Juckreiz, Rötung, Bläschen und Ödem (Abb. 1). Weitere hautreizende Inhaltsstoffe von Pflanzen sind Oxalsäure und deren Salze, Lauchöle (Sulfide), Alkaloide, Glykoside (zum Beispiel Podophyllotoxin), Scharfstoffe, Lectine und Capsaicin. Viele irritative Verbindungen von Pflanzen sind bis heute unbekannt.

Phototoxische Kontaktdermatitis durch Pflanzen

Nach Kontakt mit der photosensibilisierenden Pflanze und Einwirkung von Licht kommt es zunächst zu einer akuten phototoxischen Reaktion (brennendes Erythem) und dann, mit einer Verzögerung von 48 bis 72 Stunden, zu einer auf das belichtete Areal beschränkten Entzündung mit Juckreiz und Rötung. Die Hautveränderungen heilen langsam ab und hinterlassen meistens langanhaltende, postinflammatorische Hyperpigmentierungen. Die wichtigsten pflanzlichen Photosensibilisatoren sind die Psoralene. Diese sind vorwiegend vertreten in der Familie der Doldenblütler (Tabelle 2). Psoralene sind aber auch in der Familie der Zitronengewächse (*Rutaceae*) weit verbreitet (Berloque-Dermatitis, ausgelöst durch Bergamotte-Öl). Neben Zitrusarten im engeren Sinne können auch die als Gewürz verwendete Weinraute (*Ruta graveolens* L.) und der Brennende Busch oder Diptam (*Dictamnus albus* L.) Auslöser einer phototoxischen Reaktion sein. Die *Rutaceae* enthalten als Besonderheit neben den Psoralenen die ebenfalls phototoxisch wirkenden, stickstoffhaltigen Furochinolin-Alkaloide. Klinische Formen der durch Psoralene ausgelösten phototoxischen Dermatitis sind Berloque-Dermatitis (Abrinnspuren, Hyperpigmentierung steht im Vordergrund), Wiesengräserdermatitis (streifenförmige Anordnung) und bullöse phototoxische Dermatitis (Abb. 2). Phototoxische Dermatitiden können nicht nur durch direkten Kontakt mit den Pflanzen ausgelöst werden, sondern auch durch Produkte, die Extrakte entsprechender Pflanzen enthalten, zum Beispiel Parfümöle (Bergamotte-Öl). Eine weitere wichtige Gruppe photosensibilisierender Pflanzeninhaltsstoffe sind die Naphtodianthrone, zu denen die Fagopyrine des Buchweizens und die Hypericine des Johanniskrautes gehören.

Allergische Kontaktdermatitis durch Pflanzen

Pflanzliche Allergene mit einem hohen Sensibilisierungsvermögen rufen schon nach wenigen Expositionen bei der Mehrzahl der Exponierten eine Sensibilisierung hervor (Beispiel Primin aus der Becherprimel, Resorcinole aus dem Giftsumach). Mittelstarke

Tabelle 2. Phototoxische Pflanzen (Auswahl)

Stoffklasse	Pflanzenfamilie	Artname
Psoralene	Apiaceae	*Ammi majus* L. (Knorpelmöhre)
		Heracleum-Arten (Bärenklau)
		Angelica archangelica L. (Engelwurz)
		Peucedanum ostruthium L. (Meisterwurz)
		Pastinaca sativa L. (Pastinak)
		Apium graveolens L. (Sellerie)*
		Daucus carota L. (Karotte)
	Rutaceae	*Citrus bergamia* RISSO & POIT (Bergamotte)[#]
		Citrus aurantium L. (Pomeranze)[#]
		Citrus sinensis (L.) OSB. (Apfelsine)[#]
		Citrus limon (L.) BURM. FIL. (Zitrone)[#]
		Ruta graveolens L. (Weinraute)
		Dictamnus alba L. (Diptam)
	Moraceae	*Ficus carica* L. (Feigenbaum)
Furochinoline	Rutaceae	*Ruta graveolens* L. (Weinraute)
		Dictamnus alba L. (Diptam)
Naphtodianthrone	Hypericacae	*Hypericum perforatum* L. (Johanniskraut)[#]
	Polygonacae	*Fagopyrum esculentum* MOENCH (Buchweizen)

* nur mit dem Pilz *Sclerotina* infizierte Selleriepflanzen produzieren grössere Mengen an Psoralenen.
[#] Pflanzen werden auch in der Phytotherapie und Kosmetik verwendet.

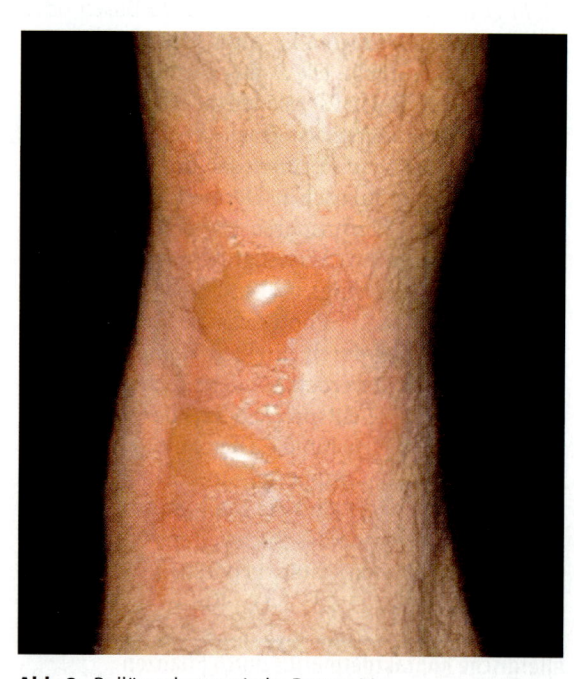

Abb. 2. Bullöse phototoxische Dermatitis

oder schwache Allergene können hingegen über lange Zeiträume mit dem Organismus in Kontakt treten, ohne daß es zu einer Sensibilisierung kommt. Deshalb bestimmen Intensität und Dauer der Einwirkung eines Allergens entscheidend das Risiko für die Entwicklung einer Allergie. Dies spielt neben der berufsbedingten Allergie auch eine besondere Rolle bei Verwendung von pflanzenhaltigen Kosmetika oder der Verordnung von dermatologischen Phytotherapeutika. Die wichtigsten Gruppen pflanzlicher Kontaktallergene medizinisch relevanter Pflanzen sind Monoterpene aus ätherischen Ölen und Sesquiterpenlaktone (Tabelle 3). In Mitteleuropa stehen an der Spitze der sensibilisierenden Pflanzen Vertreter aus der Familie der Korbblütler (*Asteraceae*), gefolgt von Vertretern der Primelgewächse (*Primulaceae*), Liliengewächse (*Liliaceae*), Doldenblütler (*Apiaceae*), *Amaryllidaceae*, *Orchidaceae* und *Gesneriaceae*. Neuere immunologische Untersuchungen zeigen, dass die Bedeutung der *Arnica montana* als Kontaktallergen wahrscheinlich überschätzt wurde. In die Liste der Kontaktallergene ist auch das Teebaumöl einzureihen. Durch Photooxidation entstehen Abbauprodukte des Teebaumöls wie Peroxide, Epoxide und Endoperoxide, von denen dem Ascaridol und dem 1,2,4-Trihydroxy-Menthan die grösste Bedeutung als Kontaktallergen zukommt.

Tabelle 3. Pflanzliche Kontaktallergene (Auswahl)

Stoffklasse	Pflanzenfamilie	Artname
Sesquiterpenlaktone	Asteraceae	*Tanacetum vulgare* L. (Rainfarn)
		Tanacetum parthenium (L.) SCH. BIP. (Mutterkraut)
		Tanacetum cinerariifolium (TREVIR.) SCH. BIP.
		Arnica montana L. (Arnika)** #
		Arnica chamissonis LESS. (Arnika)#
		Anthemis cotula L. (Hundskamille)
		Chamaemelum nobilis (L.) ALL. (Römische Kamille)
		Achillea millefolium L. (Schafgarbe)** #
		Silybium marianum (L.) GAERTN. (Mariendistel)** #
		Tussilago farfara L. (Huflattich)** #
		Petasites albus (L.) GAERTN. (Pestwurz)** #
		Matricaria recutita L. (Echte Kamille)* #
		Ambrosia artemisifolia L. (Ragweed)***
		Artemisia vulgaris L. (Beifuß)*** #
		Inula helenium L. (Alant)#
	Lauraceae	*Laurus nobilis* L. (Lorbeer)#
Ätherische Öle	Melaleucacae	*Melaleuca alternifolium* CHEEL. (Teebaum)#
Terpene	Myrtaceae	*Syzygium arom.* (L.) MERR. & PER. (Gewürznelken)
	Fabaceae	*Myroxolon balsamum* (L.) HARMS (Perubalsam)#
Kaffeate	Salicaceae	*Populus*-Harze (Hauptbestandteil von Propolis)#
Langkettige Phenole	Anacardiaceae	*Toxicodendron*-Arten (Sumach)
		Mangifera indica L. (Mango)
		Anacardium occidentale L. (Cashew-Baum)
	Ginkgoaceae	*Ginkgo biloba* L.
	Araceae	*Philodendron*-Arten
Polyacetylene	Hederaceae	*Hedera helix* L. (Efeu)#
	Asteraceae	*Tagetes*-Hybriden
Disulfide	Liliaceae	*Allium sativum* L. (Knoblauch)
		Allium cepa L. (Zwiebel)** #

* es existieren allergenfreie Rassen
** geringes Sensibilisierungspotential
*** ausser Kontaktallergie auch Allergie vom Soforttyp (gegen Pollen)
\# Pflanzen werden auch in der Phytotherapie und Kosmetik verwendet

Neue therapeutische Entwicklungen

Durch Hochdruckextraktion mit flüssigem Kohlendioxid kann aus Johanniskraut ein Extrakt gewonnen werden, der nur die lipophilen Komponenten der Pflanze enthält. Das hierbei angereicherte Hyperforin zeichnet sich durch antibakterielle und entzündungshemmende Eigenschaften aus, das photosensibilisierende Hypericin ist nicht enthalten. Eine weitere dermatologisch interessante Substanzgruppe sind die Triterpenoide. Im Gegensatz zu Monoterpenen sind diese nicht allergen. Sie weisen vielfältige pharmakologische Wirkungen auf, von denen vor allem antiinflammatorische Effekte interessant sind. Eine natürliche Quelle für Triterpenoide ist Birkenkork, der Substanzen wie Betulin, Betulinsäure, Oleanolsäure und Lupeol enthält. Durch ein neuartiges Extraktionsverfahren können diese entzündungshemmenden und differenzierungsfördernden Wirkstoffe in konzentrierter Form verfügbar gemacht werden. Besonders interessant ist, dass dieser Birkenkorkextrakt ein Oleogel-Bildner ist, was die Herstellung einer Creme ohne Emulgatoren und Konservierungsstoffe ermöglicht.

8 Onkologie

Kongenitale melanozytäre Nävi: Aktuelle Behandlungsempfehlungen

Henning Hamm

Einleitung

Die Indikation zur Behandlung kongenitaler melanozytärer Nävi (KMN) gründet sich vorrangig auf ihr malignes Potenzial, vor allem die Möglichkeit der Entwicklung von kutanen Melanomen, und die mit ihnen verbundene Stigmatisierung des Trägers, die durchaus auch bei weniger großen KMN gegeben sein kann. Dagegen bleibt die Gefahr der Entstehung extrakutaner Melanome und der möglichen Assoziation mit einer leptomeningealen Melanozytose (neurokutane Melanose), besonders bei Lokalisation des Nävus an der Kopfhaut oder über der Wirbelsäule und bei Vorhandensein zahlreicher Satellitennävi, durch die Behandlung des kutanen Nävus unberührt. Prinzipiell ist eine operative Entfernung vor allem bei großen und riesigen KMN anzuraten, was aber schwierig oder sogar unmöglich sein kann. Wenn erreichbar, ist der Exzision immer der Vorzug vor Methoden der oberflächlichen Abtragung (Dermabrasion, Kürettage, Lasertherapie) zu geben, deren primäres Ziel lediglich eine kosmetische Verbesserung darstellt. Frühzeitige Intervention ist nicht nur in prophylaktischer Hinsicht sinnvoll, sondern bietet auch operationstechnische Vorteile und führt in der Regel zu besseren kosmetischen Endergebnissen.

Warum behandeln?

Für die Behandlung von KMN sprechen im Wesentlichen zwei Gründe: ihr malignes Potenzial und die mit ihnen verbundene Stigmatisierung.

Das maligne Potenzial betrifft in erster Linie die mögliche Entwicklung von Melanomen. Sehr viel seltener wurden aber auch andere maligne Tumoren auf KMN beobachtet, nämlich neurogene Sarkome, Fibrosarkome, Leiomyosarkome, Liposarkome, Rhabdomyosarkome und maligne periphere Nervenscheidentumoren [2]. Aufgrund der Interessantheitsauslese retrospektiver Studien wurde das Melanomrisiko von KMN früher erheblich überschätzt [13]. Krengel et al. [17] nahmen kürzlich eine systematische Auswertung der aussagekräftigsten Studien mit einer Mindestzahl von 20 Patienten und einer Nachbeobachtungszeit von mindestens 3 Jahren zur Frage des Melanomrisikos von KMN vor. Die Melanomhäufigkeit in den 14 ausgewerteten Studien lag zwischen 0,05 und 10,7%, die höchsten Werte fanden sich in Studien mit kleineren Patientenzahlen. Zusammengefasst traten Melanome bei 46 (0,7%) von 6571 Patienten mit KMN auf, die zwischen 3,4 und 23,7 Jahre (Median 5,8 Jahre) lang nachbeobachtet wurden. Zwei Drittel (67%) der Melanome entwickelten sich auf dem kutanen Nävus, in 14% wurde ein metastasierendes Melanom bei unbekanntem Primärtumor, bei 11% ein kutanes Melanom außerhalb des KMN und in 8% der Fälle ein Melanom in extrakutaner Lokalisation festgestellt. Der Altersmedian bei Melanomdiagnose betrug nur 7 Jahre und bestätigte, dass bei großen KMN das höchste Melanomrisiko im ersten Lebensjahrzehnt besteht. Die Autoren errechneten ein etwa 465-fach erhöhtes Risiko für Patienten mit KMN, in der Kindheit und Jugend an einem Melanom zu erkranken. Allerdings betrifft dieses Risiko fast ausschließlich Träger von großen KMN (Durchmesser ≥ 20 cm, Tabelle 1) beziehungsweise Riesennävi: Melanomrisiko und Mortalität waren bei weitem am höchsten, wenn der KMN einen Durchmesser von 40 cm oder mehr hatte. Die Melanomgefahr hängt somit entscheidend von der Nävusgröße ab und ist besonders hoch, wenn der kongenitale melanozytäre Nävus am Rumpf lokalisiert ist (Badeanzugnävus). Ferner ist eine hohe Anzahl von Satellitennävi als Marker eines erhöhten Melanomrisikos bekannt [7].

Gerade die großen KMN zu beseitigen, ist auch deswegen wünschenswert, weil sich bei ihnen die kutanen Melanome in etwa 2 Drittel der Fälle nicht in der Epidermis, sondern im Korium oder in noch tie-

Tabelle 1. Gängige Klassifikation kongenitaler melanozytärer Nävi, basierend auf Kopf et al. 1979 [16]

	Größe (beim Erwachsenen)	Häufigkeit
Klein	<1,5 cm	Etwa 1:100
Mittelgroß	1,5–19,9 cm	
Groß	≥20 cm*	Etwa 1:20.000
Riesig	Kein Konsens	Etwa 1:500.000

* Ein Nävusdurchmesser von mindestens 20 cm im Erwachsenenalter wird erreicht, wenn er beim Neugeborenen am Kopf mindestens 12 cm, an Rumpf und Armen mindestens 7 cm und am Bein mindestens 6 cm beträgt [22].

feren Schichten entwickeln. Sie können daher klinisch meist erst spät erkannt werden, entsprechend schlecht ist ihre Prognose. Maligne Entartung kann sich in raschem Wachstum eines scharf begrenzten, eher amelanotischen, dermalen oder subkutanen Knotens, in verstärkter oder unregelmäßiger Pigmentierung, Ulzeration, Blutung, Juckreiz, Schmerz und Vergrößerung regionaler Lymphknoten äußern [6].

Dagegen entstehen Melanome in kleinen (Durchmesser <1,5 cm, Tabelle 1) und mittelgroßen (Durchmesser 1,5–19,9 cm, Tab. 1) KMN in der Epidermis und sind damit einer Früherkennung zugänglich. Maligne Transformation kann sich in Änderung, vor allem Zunahme der Pigmentierung, Veränderung der Oberflächenstruktur, Veränderung der Begrenzung, Entzündungszeichen, Größen- und Dickenzunahme, Blutung, Ulzeration sowie subjektiven Symptomen wie Juckreiz bemerkbar machen [12]. Das Melanomrisiko kleiner und mittelgroßer KMN lässt sich nicht genau quantifizieren; nach aktueller Einschätzung lässt es sich allerdings als gering bis sehr gering, wahrscheinlich unter 1% einstufen. Bedeutsam ist ferner, dass eine maligne Transformation dieser KMN so gut wie nie vor der Pubertät vorkommt [12].

Über die psychischen Auswirkungen von KMN auf die Patienten und ihre Eltern ist wenig bekannt. In der bisher einzigen Untersuchung hierzu fanden niederländische Autoren soziale Probleme bei 30% und Verhaltensauffälligkeiten oder emotionale Probleme bei 26% der Kinder mit großen KMN [15]. Ferner stellten sie eine hohe psychosoziale Belastung der Mütter fest. Aus ihren Ergebnissen leiteten die Autoren die Empfehlung einer frühzeitiger Behandlung des Nävus und einer präventiven psychologischen Behandlung ab. Untersuchungen an Kindern mit Lippen-Kiefer-Gaumen-Spalten und Verbrennungsnarben deckten große individuelle Unterschiede des Coping auf: Jugendliche und Mädchen hatten größere Bewältigungsprobleme als Kinder und Knaben. Der wichtigste Prädiktor der psychosozialen Entwicklung war die Qualität der Familienbeziehungen, das heißt die familiäre Akzeptanz und Unterstützung, die dem Kind zuteil wird. Größe und Lokalisation der Fehlbildung waren dagegen von untergeordneter Bedeutung [18].

Welche behandeln?

Aus den bisherigen Ausführungen ergibt sich, dass nicht alle KMN entfernt werden müssen, am wenigsten die vielen kleinen KMN, die eine gleichmäßige Textur aufweisen, nicht sehr dunkel pigmentiert und an gut kontrollierbarer Stelle lokalisiert sind. Durchaus sinnvoll erscheint es aber, kleine KMN von dunkler Farbe, mit unregelmäßiger Textur und knotigen Anteilen ebenso wie solche an lichtexponierter und versteckter Lokalisation bis zur Pubertät zu exzidieren [9]. Dieselben Kriterien können auch bei mittelgroßen KMN zur therapeutischen Entscheidung herangezogen werden. Aufgrund des geringen Melanomrisikos ist auch bei ihnen keine zwingende Indikation zur prophylaktischen Entfernung gegeben, allerdings kommt hier dem Faktor einer möglichen Stigmatisierung eine wesentlich größere Bedeutung zu.

Am dringlichsten ist die Behandlungsindikation bei großen KMN, vor allem bei kongenitalen Riesennävi [19]. Anders formuliert, ist eine prophylaktische Entfernung von KMN umso sinnvoller, je größer sie sind. Leider ist dieses Postulat aber auch mit zunehmender Nävusgröße und zunehmendem Alter des Patienten immer schwieriger zu erfüllen. In Abhängigkeit von der Lokalisation kann eine vollständige Entfernung selbst bei mittelgroßen KMN nicht mehr erreichbar sein, ohne dass ein inakzeptables kosmetisches Ergebnis oder funktionelle Einschränkungen befürchtet werden müssen.

Da die Behandlungsindikation, abgesehen von Fällen, in denen eine maligne Transformation vermutet wird oder nicht ausgeschlossen werden kann, bei allen KMN relativ ist, muss vor allem vor schwierigen Eingriffen ein ausführliches Gespräch zwischen Operateur und dem Patienten beziehungsweise seinen Eltern erfolgen, in dem die Behandlungsoptionen erörtert und mit dem Verzicht auf eine operative Therapie und Beschränkung auf regelmäßige Nävuskontrollen verglichen werden. Dem Patienten oder den Eltern muss eine realistische Vorstellung vom erreichbaren Ergebnis vermittelt werden. Sachliche Informationen in deutscher Sprache stehen den Betroffenen seit kurzem auf der Website des Nävusnetzwerks (www.naevus-netzwerk.de) zur Verfügung. Hier besteht für sie auch die Möglichkeit, KMN ab einer Größe von 3 cm selbst zu registrieren und jährliche Angaben zum weiteren Verlauf zu machen.

Wie behandeln?

Die zweifelsfrei beste Behandlung von KMN besteht in deren Exzision. Bei kleinen KMN ist dies bis auf wenige Ausnahmen, etwa geteilte kongenitale Nävi an Ober- und Unterlid oder Nävi in akraler Lokalisation, unschwer zu erreichen. Auch die meisten mittelgroßen KMN, zum Teil auch größere KMN lassen sich vollständig exzidieren, wobei sich hierbei die Methode der mehrzeitigen Exzision bewährt hat. In mehreren Sitzungen in Abständen von etwa 3–6 Monaten wird der jeweils zentrale Nävusanteil zusammen mit der Narbe der Voroperation entfernt, bis schließlich der Nävus komplett exzidiert ist und lediglich die schmale Narbe des letzten Eingriffs verbleibt. Gerade bei frühzeitigem Beginn können erstaunlich große Flächen ohne entstellende narbige Residuen beseitigt werden.

Gewebeexpander ermöglichen die Deckung großer Hautdefekte mit Nahlappen unter Vermeidung unschöner Spenderdefekte [20, 27]. Eine besondere Rolle kommt ihnen an der behaarten Kopfhaut zu, da die Entstehung haarloser Flächen vermieden werden kann. Mit Spalthauttransplantaten, vorzugsweise von der behaarten Kopfhaut entnommen, sowie mit kultivierter autologer Haut können noch größere Defekte versorgt werden; die unvorteilhaften kosmetischen Langzeitergebnisse und die im Vergleich zu normaler und auch Nävushaut geringere Beanspruchbarkeit limitieren jedoch ihren Einsatz. Eindrucksvoll sind die Ergebnisse, die von den Kinderchirurgen am Kinderspital Zürich mit einem zweischichtigen Verfahren erreicht werden [25]. Nach Exzision des Nävus wird eine künstliche dermale Matrix (Integra™) in den Defekt eingelegt und mittels eines Vakuumsystems fixiert. Die nach 3 Wochen entstandene Neodermis wird dann mit dünner Spalthaut vom Kapillitium gedeckt. Die in einem Operationszyklus maximal behandelbare Größe ist durch die 300–350 cm² Spalthaut vorgegeben, die von der Kopfhaut gewonnen werden können. Allerdings ist eine Spalthautentnahme in dieser Lokalisation wiederholt möglich. Nachteile der Methode bestehen vor allem in den sehr hohen Kosten und mehrwöchigen, nicht selten wiederholt erforderlichen stationären Aufenthalten, die eine hohe Mitarbeit der Kinder und ihrer Eltern voraussetzen.

Bei nicht vollständig exzidierbaren KMN sollte angestrebt werden, zumindest die besonders auffälligen, wulstigen oder schwer kontrollierbaren Areale zu entfernen [9]. Nur wenn eine Exzision aufgrund der Größe oder der ungünstigen Lokalisation des Nävus nicht möglich ist, sollten Verfahren der oberflächlichen Gewebsabtragung, vor allem die Dermabrasion, in Betracht gezogen werden. Diese sollte bereits in den ersten 2–3 Lebensmonaten erfolgen, weil dann die besten kosmetischen Resultate erzielt werden [24]. Ähnliches gilt für die neonatale Kürettage, die an einigen Zentren in Belgien und Frankreich favorisiert wird und sich die in den ersten Lebenswochen noch geringere Verhaftung des oberflächlichen und tiefen Nävusanteils zu Nutze macht [5]. Nachteile dieser Verfahren bestehen in einer möglichen Superinfektion der großen Wundflächen, schmerzhaften Verbandwechseln und dem im Einzelfall nicht vorhersehbaren kosmetischen Ergebnis. Auch das höhere Anästhesierisiko in den ersten Lebensmonaten muss bei der Entscheidung eines so frühzeitigen Eingriffs bedacht werden. Da nur die oberflächlich gelegenen Nävuszellen des oberen Koriumdrittels entfernt werden, die tieferen Anteile des Nävus jedoch unbehandelt bleiben, ist nach wie vor unklar, ob durch eine Dermabrasion oder neonatale Kürettage auch das Melanomrisiko verringert werden kann.

Auch mittels Lasertherapie kann ein KMN und das mit ihm verbundene Risiko nicht beseitigt werden. Ähnlich wie die Dermabrasion kann eine sehr frühzeitige Dermablation mittels Er:YAG-Laser, auch mit gepulsten und Flashscanner-CO_2-Lasern, eine kosmetische Verbesserung bewirken und auch in kritischen Lokalisationen wie Lidern, Ohren, Lippen, Händen und Genitale eingesetzt werden [23]. Pigmentselektive Lasergeräte haben dagegen aufgrund einer nur mäßigen oder erst nach vielen Sitzungen erzielbaren Aufhellung enttäuscht [10]. Am günstigsten scheint die Kombination verschiedener Lasertypen zu sein, die zum einen auf eine Destruktion der Melanozyten und zum anderen auf eine Aufhellung der Pigmentierung abzielen. Ungeklärt ist aber, ob die Laserenergie mutagen auf die Melanozyten wirken kann, weswegen man die Indikation zur Lasertherapie bei KMN sehr zurückhaltend stellen und auf absolute Problemlokalisationen beschränken sollte. Ferner sollte eine Langzeitkontrolle gewährleistet sein [11].

Wann behandeln?

Ablative Verfahren wie die Dermabrasion sollten möglichst frühzeitig, in den ersten 2–3 Lebensmonaten durchgeführt werden, um bestmögliche kosmetische Ergebnisse zu erzielen [24]. Eine Kürettage ist nur beim Neugeborenen sinnvoll. Wenn bei großen KMN eine serielle Exzision möglich erscheint, sollte der Zeitraum des höheren Narkoserisikos im ersten Lebenshalbjahr abgewartet werden und der erste Eingriff im Alter von 6 bis 9 Lebensmonaten erfolgen [19, 26]. Frühzeitige Operationen großer KMN sind in Anbetracht des gerade im ersten Lebensjahrzehnt höheren Melanomrisikos nicht nur aus prophylaktischen Gründen ratsam, sondern bieten auch operative Vorteile, weil der Nävus noch kleiner, die Elastizität und Verschieblichkeit der Haut noch größer und die Narbenbildung günstig ist [8]. Zu einem frühen Zeitpunkt kann meist ein erheblich größerer Nävusanteil in einer Sitzung entfernt werden als später. Dies trifft genauso für mittelgroße KMN zu. Auch wenn die Melanomgefahr hier deutlich geringer und praktisch erst ab der Pubertät gegeben ist, so ist dennoch eine frühzeitige Intervention oft vorteilhaft, selbst wenn sie in Allgemeinanästhesie vorgenommen werden muss. Hierdurch lassen sich bei KMN an leicht sichtbaren Stellen auch mögliche Hänselungen im Kindergarten und in der Grundschule umgehen. Kleine KMN werden am günstigsten im Alter von 8–12 Jahren in Lokalanästhesie entfernt, wenn dies sinnvoll erscheint oder gewünscht wird.

Der genaue Zeitpunkt des Eingriffs ist immer eine individuelle Entscheidung, die der Operateur in Absprache mit dem Patienten und seinen Eltern festzulegen hat. Um ihm die Möglichkeit zu geben, den seinem Ermessen nach besten Zeitpunkt frei zu wählen, sollten Kinder mit mittelgroßen und großen KMN direkt nach der Geburt und nicht erst Monate oder Jahre später dem operativen Dermatologen oder einem anderen in der Behandlung von KMN erfahrenen Kollegen vorgestellt werden [8]. Diese Empfehlung richtet sich insbesondere an die Neonatologen und Pädiater.

Welche nicht behandeln?

Nicht bei allen KMN besteht eine Indikation zur Entfernung. Auf die Unnötigkeit der Exzision kleiner, unauffällig erscheinender KMN wurde bereits hingewiesen. Im Übrigen lässt sich bei kleinen Nävi in Ermangelung einer eindeutigen Anamnese oder besser noch neonatalen Fotodokumentation ein kongenitaler nicht sicher von einem erworbenen melanozytären Nävus unterscheiden. Bei der Indikation zur Entfernung sollte daher unabhängig von der ohnehin selten gegebenen Unterscheidungsmöglichkeit vorgegangen werden.

Längst nicht alle Eltern von Kindern mit großen KMN können sich nach Abwägung der Vor- und Nachteile zu einer operativen Behandlung entschließen. Auch wenn ärztlicherseits zu einem aktiven Vorgehen geraten werden sollte, wenn eine gute Aussicht auf vollständige oder subtotale Entfernung und/oder kosmetische Verbesserung besteht [19], so sollten wir uns dennoch davor hüten, die Eltern hierzu zu drängen. Zwar scheint logisch, dass durch eine operative Behandlung das mit KMN verbundene Risiko vermindert wird, diese Annahme wurde jedoch bislang durch keine einzige Studie bewiesen [14]. Eine ergebnisoffene Beratung erscheint insbesondere in solchen Fällen angebracht, in denen keine vollständige Entfernung des Nävus erreicht werden kann. In ausgedehnten Fällen können operative Maßnahmen zu solch schlechten kosmetischen Ergebnissen und funktionellen Beeinträchtigungen führen, dass sie besser unterblieben wären; systematische Untersuchungen über Langzeitergebnisse liegen leider nicht vor [4]. Bei einem Lebenszeitrisiko für Melanome von maximal 3–10% ist jedenfalls nicht jedes operative Resultat bei Trägern von Riesennävi zu rechtfertigen, zumal durch eine Operation lediglich das Risiko eines kutanen Melanoms beeinflusst werden kann [3].

Eine besondere Situation liegt vor, wenn der Nävus groß ist, am behaarten Kopf oder über der Wirbelsäule lokalisiert ist und/oder wenn multiple Satellitennävi vorhanden sind. Dies sind bekannte Risikofaktoren für eine neurokutane Melanose, der Assoziation eines großen oder mehrerer mittelgroßer KMN mit einer Melanozytose des Zentralnervensystems [1, 21]. Neurologische Symptome beginnen meist schon in den ersten beiden Lebensjahren, vor allem in Form von Krämpfen, Hydrozephalus und verzögerter motorischer Entwicklung [7], treten aber längst nicht in jedem Fall auf. Bei den genannten Konstellationen wird zu einer Kernspintomographie geraten, die wegen der höheren Aussagekraft möglichst in den ersten 4 Lebensmonaten durchgeführt werden sollte [9]. Bei positivem Ergebnis sollten die ersten 2–3 Lebensjahre abgewartet werden, ob die neurokutane Melanose symptomatisch wird, bevor eine Operation des kutanen Nävus erwogen wird. Im Falle einer symptomatischen neurokutanen Melanose ist die Prognose so schlecht, dass sich alle operativen Maßnahmen erübrigen [26].

Literatur

1. Agero ALC, Benvenuto-Andrade C, Dusza SW, et al. (2005) Asymptomatic neurocutaneous melanocytosis in patients with large congenital melanocytic nevi: a study of cases from an internet-based registry. J Am Acad Dermatol 53: 959–965
2. Barnhill RL, Llewellyn K (2003) Benign melanocytic neoplasms. In: Bolognia JL, Jorizzo JL, Rapini RP (eds) Dermatology. Mosby, Edinburgh, pp 1757–1787
3. Bett BJ (2005) Large or multiple congenital melanocytic nevi: occurrence of cutaneous melanoma in 1008 persons. J Am Acad Dermatol 52: 793–797
4. Bett BJ (2006) Reply. J Am Acad Dermatol 54: 871–873
5. De Raeve LE, Roseeuw DI (2002) Curettage of giant congenital melanocytic nevi in neonates: a decade later. Arch Dermatol 138: 943–947
6. Gari LM, Rivers JK, Kopf AW (1988) Melanomas arising in large congenital nevocytic nevi: a prospective study. Pediatr Dermatol 5: 151–158
7. Hale EK, Stein J, Ben-Porat L, et al. (2005) Association of melanoma and neurocutaneous melanocytosis with large congenital melanocytic naevi – results from the NYU-LCMN registry. Br J Dermatol 152: 512–517
8. Hamm H (2007) Kongenitale melanozytäre Nävi früh exzidieren oder abwarten? Münch Med Wochenschr 147: 33–35
9. Hauschild A, Garbe C, Bauer J, et al. (2005) Leitlinie Melanozytäre Nävi. http://www.awmf-online.de
10. Helsing P, Mork G, Sveen B (2006) Ruby laser treatment of congenital melanocytic naevi–a pessimistic view. Acta Dermato Venereol 86: 235–237
11. Hohenleutner U (2006) Lasertherapie von Nävuszellnävi. Kongress Denkmal Muttermal, Zürich, 18.–19.05.2006. www.denkmal-muttermal.ch/hohenleutner.pdf
12. Illig L, Weidner F, Hundeiker M, et al. (1985) Congenital nevi less than or equal to 10 cm as precursors to melanoma. 52 cases, a review, and a new conception. Arch Dermatol 121: 1274–1281
13. Ka VS, Dusza SW, Halpern AC, Marghoob AA (2005) The association between large congenital melanocytic naevi and cutaneous melanoma: preliminary findings from an Internet-based registry of 379 patients. Melanoma Res 15: 61–67
14. Kanzler MH (2006) Management of large congenital melanocytic nevi: art versus science. J Am Acad Dermatol 54: 874–876
15. Koot HM, de Waard-van der Spek F, Peer CD, et al. (2000) Psychosocial sequelae in 29 children with giant congenital melanocytic naevi. Clin Exp Dermatol 25: 589–593
16. Kopf AW, Bart RS, Hennessey P (1979) Congenital nevocytic nevi and malignant melanomas. J Am Acad Dermatol 1: 123–130
17. Krengel S, Hauschild A, Schäfer T (2006) Melanoma risk in congenital melanocytic naevi: a systematic review. Br J Dermatol 155: 1–8
18. Landolt MA, Grubenmann S, Meuli M (2002) Family impact greatest: predictors of quality of life and psychological adjustment in pediatric burn survivors. J Trauma 53: 1146–1151
19. Marghoob AA, Agero AL, Benvenuto-Andrade C, Dusza SW (2006) Large congenital melanocytic nevi, risk of cutaneous melanoma, and prophylactic surgery. J Am Acad Dermatol 54: 868–870
20. Marghoob AA, Borrego JP, Halpern AC (2003) Congenital melanocytic nevi: treatment modalities and management options. Semin Cutan Med Surg 22: 21–32
21. Marghoob AA, Dusza S, Oliveria S, Halpern AC (2004) Number of satellite nevi as a correlate for neuro-cutaneous melanocytosis in patients with large congenital melanocytic nevi. Arch Dermatol 140: 171–175
22. Marghoob AA, Schoenbach SP, Kopf AW, et al. (1996) Large congenital melanocytic nevi and the risk for the development of malignant melanoma. A prospective study. Arch Dermatol 132: 170–175
23. Ostertag JU, Quaedvlieg PJ, Kerckhoffs FE, et al. (2006) Congenital naevi treated with erbium:YAG laser (Derma K) resurfacing in neonates: clinical results and review of the literature. Br J Dermatol 154: 889–895
24. Rompel R, Möser M, Petres J (1997) Dermabrasion of congenital nevocellular nevi: experience in 215 patients. Dermatology 194: 261–267
25. Schiestl C (2006) The challenge of two layers. Das Zürcher Behandlungsmodell. Kongress Denkmal Muttermal, Zürich, 18.–19.05.2006. www.denkmal-muttermal.ch
26. Tromberg J, Bauer B, Benvenuto-Andrade C, Marghoob AA (2005) Congenital melanocytic nevi needing treatment. Dermatol Ther 18: 136–150
27. Vergnes P, Taïeb A, Maleville J, et al. (1993) Repeated skin expansion for excision of congenital giant nevi in infancy and childhood. Plast Reconstr Surg 91: 450–455

In-situ-Karzinome und Lentigo maligna: PDT, Immunmodulatoren oder OP?

Rudolf Stadler

Zusammenfassung

In der vorliegenden Arbeit wird eine Übersicht über Standards und alternative Therapieansätze in der Behandlung von In-situ Karzinomen gegeben. Zu den neueren Therapieprinzipien zählt der Einsatz der photodynamischen Therapie wie die Anwendung von lokal wirksamen Immunmodulatoren und Prostaglandininhibitoren. Der Einsatz der Alternativen muss sich jedoch immer am möglichst kurativen Therapieziel und am Standard orientieren.

Einleitung

Zu den In-situ-Karzinomen werden sehr unterschiedliche Neoplasien gezählt (Abb. 1) [12, 31]. Die Therapie von In-situ-Karzinomen und der Lentigo maligna kann auf verschiedenen Behandlungsansätzen beruhen. Das anerkannteste Therapieprinzip für die Lentigo maligna, den extramammären Morbus Paget sowie den Morbus Bowen ist die vollständige operative Entfernung. Daneben stehen für epitheliale In-situ-Karzinome bewährte und eine Reihe neuer Alternativen zur Verfügung mit dem Ziel der lokalen Zerstörung maligner Zellen. Hierzu zählen ionisierende Strahlung, Vereisung, Elektrodissektion mit oder ohne Kürettage, Lasertherapie als auch photodynamische Therapie wie der Einsatz von lokal applizierten Chemotherapeutika. Die Aktivierung des körpereigenen Immunsystems durch Anwendung von Immunmodulatoren stellt eine neue Alternative dar. Auch die Induktion des programmierten Zelltodes, Apoptoseinduktion, ist ein gangbarer Weg wie auch die Zukunftsvision der Reparatur von angeborenen beziehungsweise erworbenen Gendefekten als Prinzip einer kausalen Tumortherapie.

Von den Behandlungsprinzipien hat die operative Therapie offensichtlich entscheidende Vorteile. Der entstehende maligne Prozess wird sowohl für den Patienten als auch für den Therapeuten augenscheinlich restlos entfernt. Nach heutigem Kenntnisstand bietet dieser Ansatz den größten Schutz vor Lokalrezidiven. Die Diagnose kann histologisch abgesichert werden und die komplette Entfernung ist durch Schnittrandkontrollen dokumentierbar. Die diagnostischen und therapeutischen Schritte bedeuten für den Patienten die größtmögliche Sicherheit und wirken beruhigend.

Wenn die operative Therapie demnach so entscheidende Vorteile bietet, warum die Suche nach Alternativen? Auch hierfür gibt es unterschiedliche Gründe, die in Operabilität, Praktikabilität, durch Alter oder reduzierten Allgemeinzustand zu sehen sind, oder durch unangemessene Belastung durch den vorzunehmenden Eingriff als auch bei Feldkanzerisierung des gesamten Integumentes, zum Beispiel bei Immunsuppression. Darüber hinaus ist unzweifelhaft die Alternative gegeben, bei gleichem Therapieerfolg mit geringen Belastungen für den Patienten,

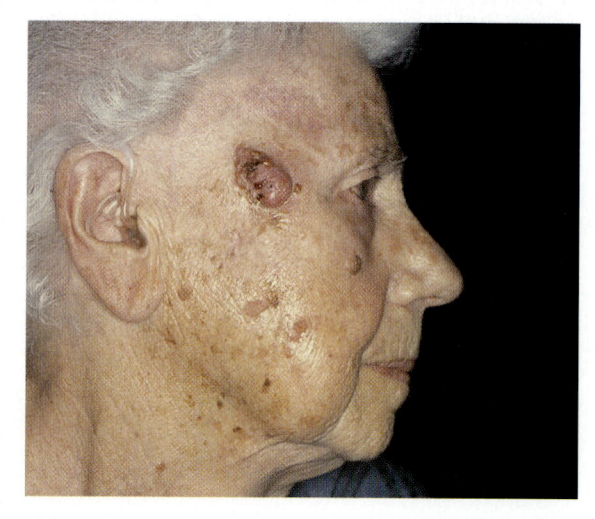

Abb. 1. In-situ-Karzinome

Sonnenlicht-Exposition

↓

Genetische Veränderungen
~50 % Suppressorgen p53 Mutationen

↓

Atypische Keratinozyten

↓

Aktinische Keratose
(Carcinoma in situ)

↙   ↓   ↘

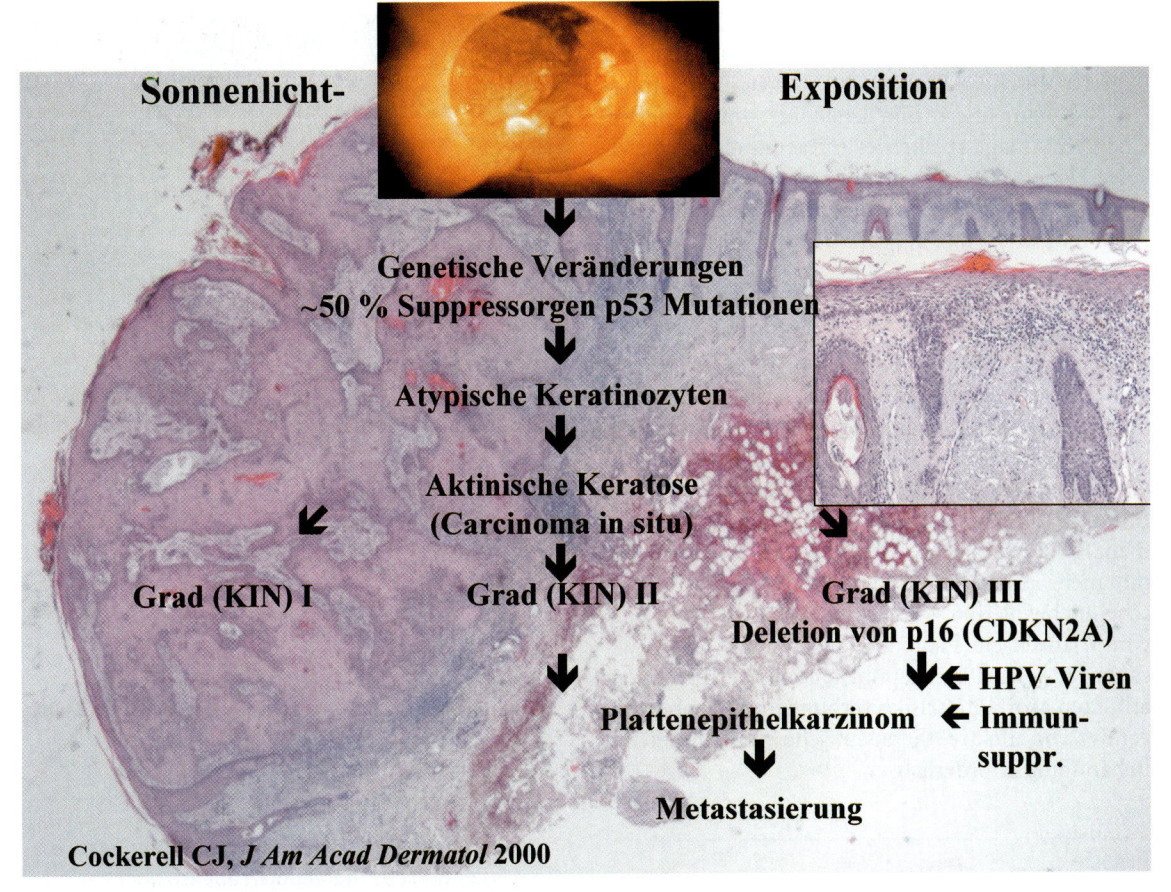

Grad (KIN) I   Grad (KIN) II   Grad (KIN) III
                                 Deletion von p16 (CDKN2A)
                                 ↓ ← HPV-Viren
                Plattenepithelkarzinom ← Immun-
                                          suppr.
                ↓
                Metastasierung

Cockerell CJ, *J Am Acad Dermatol* 2000

Abb. 2. Entwicklungsschritte vom Carcinoma in situ zum Plattenepithelkarzinom: Histologische Illustration

---

bei weniger Nebenwirkungen, bei besserem kosmetischen Ergebnis oder auch, wenn ein geringerer Ressourcenverbrauch ermöglicht wird. Insgesamt ist es natürlich immer legitim und wünschenswert, nach Innovationen zu suchen und nicht am Althergebrachten zu verweilen.

Neben der grundsätzlichen Frage, weshalb Alternativen, ist entscheidend, was primär eine Alternative zu operativen Therapie qualitativ bieten muss. Die gute Alternative muss sich bezüglich des wichtigsten Zieles am Standard messen können, der sicheren und vollständigen Entfernung malignen Gewebes. Als nachgeordnete Vorteile sind anzusehen: raschere Abheilung, geringere Belastung des Gesamtorganismus, weniger Schmerzen, günstigeres kosmetisches Ergebnis sowie ein möglicherweise geringerer Ressourcenverbrauch.

Aktinische Keratosen (Carcinoma in situ)

Die aktinische Keratose wird als ein In-situ-Plattenepithelkarzinom der Epidermis angesehen Mutationen der Tumorsuppressorgene p53, p16 und des Telomerasegens sind die molekulare Basis für die Proliferation transformierter Keratinozyten. Chronische UV-Exposition zusammen mit HP-Viren, insbesondere vom Epidermodysplasia-verruciformis-Typ, stellen die Hauptkanzerogene heutiger Zeit dar [12]. Bei gleichzeitig bestehender Immunsuppression insbesondere bei Organtransplantierten ist nach 5 Jahren mit über 50% Hautkrebsentwicklung zu rechnen [14]. Die Chemokanzerogenese wie auch die ionisierende Strahlung sind heutzutage als auslösende Faktoren in den Hintergrund getreten.

Aktinische Keratosen werden bei über 40–60% der über 40jährigen und bei über 80% der über 70jährigen beobachtete. Die Lokalisation betrifft vor allem die lichtexponierten Körperzonen wie Gesicht, Ohr,

Kopfhaut, Handrücken, Unterarme und laterale Nackenpartien. Histopathologisch werden 6 Typen, der hypertrophische, akanthotische, bowenoide, akantholytische, pigmentierte und lichenoide, unterschieden. Cockrell schlägt analog der intraepithelialen zervikalen Neoplasie eine dreistufige histologische Stadieneinteilung vor (Keratinocyte intraepithelial neoplasia (KIN I–III) (Abb. 2) [12].

Prognosefaktoren

Unbehandelte aktinische Keratosen entwickeln sich in 8–20% in invasive Plattenepithelkarzinome. Aktinische Keratosen sind darüber hinaus Indikatoren für ein zusätzlich bestehendes Hautkrebsrisiko wie die Entwicklung von Basalzellkarzinomen und Melanomen. Epidemiologische Daten zeigen, dass Patienten mit mehr als 10 aktinischen Keratosen ein wahrscheinliches Risiko von etwa 14% haben, innerhalb von 5 Jahren ein Plattenepithelkarzinom zu entwickeln [12]. Da Plattenepithelkarzinome mit einem erhöhten Mortalitätsrisiko verbunden sind, sind präventive und effektive therapeutische Maßnahmen zur Behandlung erforderlich.

Therapie

Für die aktinischen Keratosen stehen eine Vielzahl von Therapieoptionen zur Verfügung (Abb. 3). Mehrere gleichwertige Therapieverfahren können zum Einsatz kommen, die unterteilt werden können, in operativ, physikalische Verfahren und in pharmakologische Behandlungsansätze. Der Therapieeinsatz richtet sich im wesentlichen nach der Verfügbarkeit der Technik und der Erfahrung des Therapeuten, dem zu erzielenden Ergebnis und orientiert sich am kosmetischen Erfolg und dem Komfort für den Patienten. Bei der Therapieentscheidung stellen insbesondere folgende Faktoren eine Rolle: Bestandsdauer und Verlauf der Erkrankung, Lokalisation und Ausdehnung, Alter und Komorbilität, Leidensdruck und Compliance des Patienten, vorbestehender Hautkrebs sowie weitere Risikofaktoren (vor allem Immunsuppression) [Leitlinie aktinische Keratose DDG]. Bei organtransplantierten Patienten ist auch bei den blinden Therapieverfahren, zum Beispiel Kryotherapie, eine histologische Sicherung empfehlenswert, da in dieser Patientengruppe schon frühzeitig mit einem aggressiven biologischen Verhalten des In-situ-Karzinoms gerechnet werden muss. Darüber hinaus ist die Inzidenz von Plattenepithelkarzinomen der Lippe im transplantierten Kollektiv um das 20-fache im Vergleich zur Allgemeinbevölkerung erhöht. Entsprechend sorgfältig sollten die Therapieindikationen in diesem besonders nachzusorgenden Patientenkollektiv gewählt werden [4].

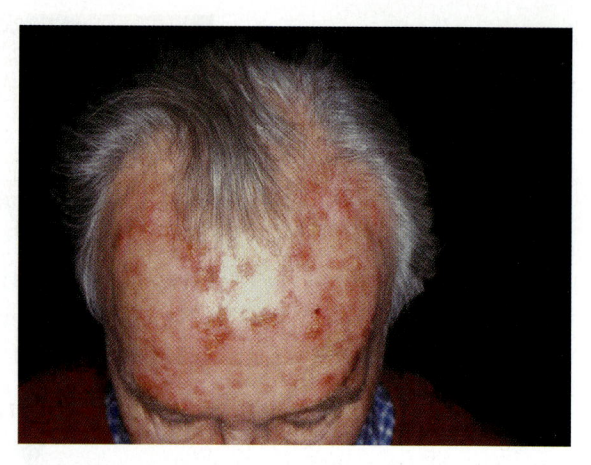

Abb. 3. Aktinische Keratosen

- Mehrere annähernd gleichwertige Therapieverfahren: Evidenz
  - Exzisionstherapie: 3a
  - Kryotherapie: 2b
  - Kürettage +/− Elektrodesikkartion: 3a/3b
  - Lasertherapie: 3b
  - Röntgen-/Weichteilstrahltherapie: 3b
  - Chemisches Peeling: 2c
  - Pharmakotherapie: 2b
    (Diclofenac-Hyaluronsäure, 5-FU: 2b, 2c–3b, Imiquimod, Retinoide: 2b, 2b–3b)
- Therapie kann sich an der Verfügbarkeit der Technik und Erfahrung des Therapeuten ebenso orientieren wie am ästhetischen Erfolg und dem Komfort für den Patienten

Exzisionstherapie

Die Exzision ist vor allem dann indiziert, wenn eine histopathologische Aufarbeitung des Präparates zum Ausschluss invasiven Wachstums erfolgen soll. Dies betrifft vor allem Hochrisikopatienten wie Transplantierte, bei denen frühinvasive Plattenepithelkarzinome klinisch kaum von einem Carcinoma in situ abzugrenzen sind. Hier ist bei klinisch zweifelhaftem Befund die Exzision zu empfehlen. Bei multiplen Läsionen und reduziertem Allgemeinzustand kann die oberflächliche Shave-Exzision erwogen werden. Das Präparat kann auch bei der Shave-Exzision histopathologisch befundet werden und die Vollständigkeit der Exzision dokumentiert werden.

Kryo-, Lasertherapie, Kürettage mit oder ohne Elektrodissektion

Diese operativ physikalischen Methoden zählen zu den blinden Verfahren. Jedoch sollte auch bei diesen Verfahren durchaus eine histologische Sicherung mittels Stanzbiopsie angestrebt werden, insbesondere bei multiplen Läsion, zur Einschätzung der biologischen Wertigkeit. Für die genannten Verfahren existieren keine kontrollierten Studien.

Die Kryotherapie ist bezüglich Häufigkeit, Dauer, Intensität und definitiver Spezifizierung der Temperatur im Behandlungsgebiet nicht eindeutig standardisiert. Das Therapieergebnis hängt von der Erfahrung des Therapeuten ab. Nachteile dieser Therapie bestehen in Form von Schmerz, Rötung, Ödem und Blasen, die als therapeutischer Effekt gewünscht sind. Als Nebenwirkungen werden Hypo- und Hyperpigmentierung sowie seltener Narben beschrieben. Die Ansprechraten der Kryotherapie reichen von 75–98% [6]. Die Rezidivraten liegen zwischen 1,2–12% innerhalb eines Einjahresnachbeobachtungszeitraums [Leitlinie aktinische Keratose DDG].

Die Kürettage mit oder ohne Elektrodissektion stellt eine weitere Alternative dar, insbesondere bei ausgeprägt hyperkeratotischen Varianten, des weiteren nach Biopsie und bei Versagen anderer Behandlungsmodalitäten.

Die ablativen Lasersysteme wie CO_2 (Ultrapuls) oder Erbium-YAG sind indiziert sowohl bei Einzelläsionen als auch bei Feldkanzerisierung. Mit der Lasertechnik können in 90–100% der Fälle aktinische Keratosen vollständig entfernt werden. Die Rezidivrate wird mit etwa 10–15% angegeben.

Eine weitere destruierende Methode stellt das chemische Peeling mit Agenzien wie Trichloressigsäure, hochprozentigen Alpha-Hydroxysäuren, Phenol und Zinkchlorid dar. Das chemische Peeling mit Peeling-Lösungen sollte jedoch erfahrenen Therapeuten überlassen werden und stellt eine therapeutische Alternative, vor allem bei ausgedehnten aktinischen Keratosen im Gesichtsbereich dar. Die Ansprechraten liegen bei 75%; die Rezidivraten liegen zwischen 25–30%. Die Nebenwirkungen umfassen Schmerzen, Entzündung und in selten Fällen Narben [6].

Röntgenweichstrahltherapie

Die Röntgenweichstrahltherapie stellt in seltensten Fällen eine Behandlungsoption dar, insbesondere vor dem Hintergrund, dass auch ionisierende Strahlen ein kanzerogenes Potential besitzen. Bei alten Patienten mit großen aktinischen Keratosen kann eine Röntgenweichstrahltherapie als Option gesehen werden.

Photodynamische Therapie

Das Grundprinzip der photodynamischen Therapie ist mehr als 100 Jahre bekannt. Jesionek und Kollegen beschrieben bereits 1905 von 6 Patienten mit Hauttumoren im Gesicht, die täglich topisch mit Farbstoff über mehrere Wochen behandelt wurden und nachfolgend mittels Sonnenlicht und Kohlenbogenlampen bestrahlt wurden. Vier von 6 Patienten waren mehr als ein Jahr rezidivfrei abgeheilt [28]. Die heutige photodynamische Behandlung als eine Krebstherapie beruht auf dem Einsatz von 5-Aminolävulinsäure, die eine erhöhte endogene Synthese von Protoporphyrin 9 induziert [2]. Das Ausmaß der Aminolävulinsäure-induzierten Photosensibilisierung hängt mit der Syntheserate und dem Metabolismus von Protoporphyrin 9 zusammen. Der Photosensibilisator selbst gerät nach Lichtabsorption in angeregten, höher energetischen Zustand (Singulett-Zustand). Bei Energieübertragung erfolgt durch starke Oxidationswirkung die Bildung von Singulett-Sauerstoff mit zellschädigender Wirkung, Zerstörung von Organellen, Gefäßmembranen, Ödem und DNS-Schäden durch Strangbrüche und Crosslinking [8, 9, 15, 21, 25, 36]. Die Selektivität für neoplastisches gegenüber gesundem Gewebe beträgt 10:1 [47]. Es können prinzipiell verschiedene Lichtquellen eingesetzt werden, rot, grün oder auch blau [11]. Mit der photodynamischen Therapie wurden sowohl aktinische Keratosen, Morbus Bowen und intiale Plattenepithelkarzinome behandelt als auch superfizielle Basalzellkarzinome wie noduläre Basalzellkarzinome [23]. In den USA ist eine 20%ige 5-Aminolävulinsäure in Cremezubereitung (Levulan®) mit Blaulichtbestrahlung zur Behandlung der aktinischen Keratosen zugelassen. Eine deutliche Penetrationsverbesserung stellt die Esterifizierung der freien Aminolävulinsäure dar. Seit 2003 ist der Methylester von delta-Aminolävulinsäure als 16% Creme unter dem Handelsnamen Metvix® zur Behandlung von aktinischen Keratosen und oberflächlichen und/oder nodulären Basalzellkarzinomen, wegen behandlungsassoziierter Morbidität oder kosmetischer Ergebnisse ungeeignet für andere verfügbare Therapien zugelassen [3]. Durch Methylierung wird eine stärkere Penetration und selektivere Anreicherung in transformierten Zellen erreicht als mit 5-delta-Aminulävulinsäure [16, 49]. Die Bestrahlung erfolgt mit Rotlicht (633 nm) mit einer maximalen Eindringtiefe des Lichtes von 3 mm. Mit diesem Therapieprinzip wurden systematisch kontrollierte Studien durchgeführt, die von Gardlo und Ruzicka in einem Übersichtsreferat zusammengefasst wurden [24]. Die Ansprechraten für aktinische Keratosen liegen bei 90% (Abb. 4). In einer kontrollierten Studie von Freeman et al. zeigte sich eine deutliche Überlegenheit gegenüber der klassischen Kryotherapie (Tabelle 1) [20]. Bei nur einem Bestrahlungszyklus konnte hingegen keine Überlegenheit im Vergleich zur Kryotherapie nachgewiesen werden [46]. Die Vorteile der photodynamischen Therapie mit dem Methylester liegen in der eleganten, relativ unkomplizierten Therapie. Bei korrekter Patientenselektion zeigen sich gute Remissionsraten bei exzellentem kosmetischen Ergebnis mit meist nur mäßigen Missempfindungen unter der Behandlung [37]. Pigmentierte aktinische Keratosen stellen keine Indikation dar. Der Nachteil dieser Methode liegt in dem kostenintensiveren Präparat, in der Bereitstellung des entsprechenden Rotlichtstrahlers sowie bei allen destruktiven Therapien in der fehlenden histologischen Sicherung der Entfernung.

Negative Effekte der photodynamischen Therapie sind lokaler Schmerz bei der Bestrahlung, das Risiko der Photosensitivität sowie die Zeitverzögerung zwischen Auftragen der Creme und Behandlung. Im Vergleich zur Kryotherapie wurde die photodynamische Therapie bezüglich des kosmetischen Ergebnisses sowohl durch den Patienten als auch den behandelnden Ärzten als signifikant besser gewertet.

Pharmakotherapie

Behandlung von aktinischen Keratosen mit Diclofenac 3,0% – Hyaluronsäure 2,5%.

Die Akkumulation von Prostaglandin E 2 über den Cyclooxygenasestoffwechsel führt im Tumorgewebe zur Hemmung von Wachstum und Differenzierung von Lymphozyten und Makrophagen mit reduzierter Killerzellaktivität und Antitumortoxizität, wohingegen die Angiogenese eher stimuliert wird. In experimentellen Studien konnte nachgewiesen werden, dass unter dem Einsatz von Cyclooxygenasehemmern wie

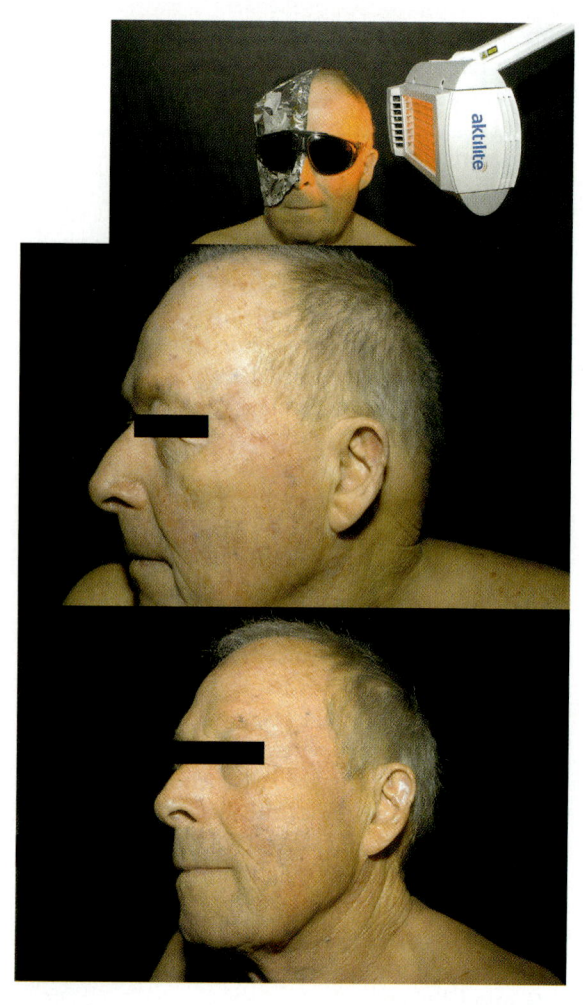

Sensibilisator:	5-Aminolävulinsäure Methyl-5-amino-4-oxopentanoat
Konzentration:	16%
Applikation:	3 Stunden okklusiv
Gesamtdosis:	75 J/cm^2
Sitzungen:	1–2
Ansprechrate:	70–78% (1×) 90% (2×)
Vorteile:	Kosmetisches Ergebnis
Nachteile:	Schmerzen bei Bestrahlung Risiko der Photosensitivität Zeit, Kosten
Evidenzebene:	2b

Abb. 4. Photodynamische Therapie beim Carcinoma in situ

Diclofenac die Funktion von Prostaglandin E2 antagonisiert wird. Darüber hinaus hemmt Diclofenac in Kombination mit Hyaluronsäure signifikant die Angiogenese in vitro. Hyaluronsäure verzögert die Verteilung und Diffusion von Diclofenac in die Epidermis, so dass nach den vorliegenden Untersuchungen

Tabelle 1. PDT-Therapiestudien bei aktinischer Keratose

Autor	Anzahl Patienten	Behandlung	Parameter	Verlauf	Ergebnis
Szeimies et al. (2002)	193	MAL-PDT versus cryotherapy	Rotlicht: 75 J/cm²	3 Monate	69% versus 75%
Freeman et al. (2003)	204	MAL-PDT versus cryotherapy versus placebo	Rotlicht: 75 J/cm²	3 Monate	91% versus 68% versus 30%
Pariser et al. (2003)	80	MAL-PDT versus placebo	Rotlicht: 75 J/cm²	33 Monate	89% versus 38%
Dragieva et al. (2004)	17	MAL-PDT	Rotlicht: 75 J/cm²	16 Wochen	76% versus 0%
Piacquadio et al. (2004)	243	ALA-PDT versus placebo	Blaues Licht	12 Wochen	89% versus 13%

ein Wirkstoffreservoir in der Epidermis gebildet wird [27]. Das Kombinationspräparat Diclofenac 3,0% – Hyaluronsäure 2,5% ist für die Therapie von aktinischen Keratosen zugelassen. Aus den Zulassungsstudien wird über komplette Remissionsraten von 33 beziehungsweise 50% nach 60 beziehungsweise 90 Tagen bei zweimal täglicher Behandlung berichtet [38, 50]. Die Vorteile dieses Kombinationspräparates liegen in der unproblematischen Anwendung. Die Nebenwirkungen sind als gering bis moderat zu bezeichnen, begleitet von diskretem Juckreiz, Kontaktekzem, Trockenheit, Schuppung. Die Nachteile bestehen in den sehr geringen Heilungserfolgen. Es ist eine langfristige Behandlung erforderlich. Der Therapieerfolg kann frühestens drei Monate nach Behandlungsende erwartet werden. Als Kontraindikation wird eine Intoleranzreaktion gegen nicht-steroidale Antiphlogistika angegeben. Die von der Firma ausgegebene Schlagzeige „Diclofenac 3% – Hyaluronsäure 2,5% – Solaraze, first-line treatment bei multiplen aktinischen Keratosen" ist sicherlich stark überzeichnet und mit den anderen alternativen Möglichkeiten, die bereits erwähnt wurden, abzuwägen.

Behandlung von aktinischen Keratosen mit 5-Fluorouracil

5-Fluorouracil ist ein Hemmer der Methylierung von Desoxiuridinsäure zu Thymidinsäure und seit Jahren in der Behandlung aktinischer Keratosen bekannt. Es ist die älteste medikamentöse Therapie der aktinischen Keratosen. In der USA ist eine 0,5%ige 5-Fluorouracil-Zubereitung (Carac®) zugelassen. In den Studien wird in 53% über komplette Remissionen berichtet, bei einmal täglicher Anwendung über 4 Wochen. Die Nebenwirkungen sind deutlich geringer in der 0,5%igen Fluorouracil-Zubereitung als in der klassischen, in Europa im Einsatz befindlichen 5%igen 5-Fluorouracil-Formulierung [39]. Eine zweimal tägliche Applikation von 5%iger Creme führte zu einer vollständigen Beseitigung von aktinischen Keratosen in 43% der Fälle. Die Abheilungsrate liegt bei etwa 50% und Rezidive treten in bis zu 55% nach der Anwendung bei aktinischen Keratosen auf. Durch Kombination mit Isotretinoin können die Ansprechraten deutlich verbessert werden. Sander et al. behandelten 27 Patienten mit multiplen disseminierten aktinischen Keratosen mit zweimal täglich 5-Fluorouracil parallel mit systemisch 20 mg Isotretinoin (unabhängig vom Körpergewicht) über im Mittel 21 Tage. Bei allen Patienten kam es zur Reduktion der aktinischen Keratosen, eine komplette Abheilung zeigte sich bei fast 82% [41]. Als lokale Nebenwirkungen wurden ausgeprägte Erytheme, Erosionen sowie Brennen und Schmerzen dokumentiert.

Behandlung von aktinischen Keratosen mit Imiquimod

Die Imidazoquinolineverbindung Imiquimod und Resiquimod (R-848) sind eine völlig neue Substanzklasse der Immune Response Modifier (IRM) mit kleinem Molekulargewicht, die die Synthese von Interferon alpha und anderer Zytokine in unterschiedlichen Zelltypen induzieren. Diese Verbindungen haben eine potente, antivirale und antitumorale Eigenschaft. Der Mechanismus, bei diese bedeutenden biologischen Eigenschaften ausgelöst werden, ist noch nicht vollständig aufgeklärt. In jedem Fall stellt er keinen direkten sondern einen indirekten Weg in der Aktivierung von Lymphozyten, Monozyten und dendritischen Zellen dar, wobei in erster Linie die zellvermittelte spezifische Immunantwort TH1 moduliert wird. Durch Imiquimod wird ein Toll-like Rezeptor-7-abhängiger Signaltransduktionsweg eingeschaltet, der über das Adapterprotein Mmyd88 den Transkriptionsfaktor NF-kappa B aktiviert. Dieser induziert in der zellulären DNA die Synthese von MRNA, die für eine Reihe von Zytokinen (Interferon alpha, Interleukin-1, Interleukin-6, Interleukin-12 und TNF alpha) in unterschiedlichsten Zellsystemen kodiert. Darüber hinaus stimuliert Imiquimod auch die Aktivität natürlicher Killerzellen, induziert in Makrophagen die Sekretion von Zytokinen beziehungsweise Stickstoffmonooxyd und bewirkt die Proliferation und Differenzierung von B-Lymphozyten. Allerdings führt Imiquimod nicht zu einer erhöhten Interferon-alpha-Sekretion in Keratinozyten, so dass die antivirale und antitumorale Wirkungen auf anderen Zytokinen beruhen muss. In erster Linie werden heute Interleukin-8, TNF alpha wie auch Interleukin-12 als wesentliche Zytokine für die biologische Aktivität diskutiert, neben der Stimulation der zellulären Immunabwehr.

Imiquimod wurde 1997 in den USA und 1998 in Europa zur Therapie lokale Condylomata acuminata sowie in 2005 zur Therapie des oberflächlichen Basalzellkarzinoms zugelassen. Aufgrund der antitumoralen Wirkungen wurden zahlreiche kontrollierte Studien bei epithelialen Tumoren und Präkanzerosen initiiert und zum größten Teil abgeschlossen [26, 42, 43, 48].

Imiquimod wurde in einer doppelblind, vehikelkontrollierten Studie in einer 5%igen Cremezubereitung in der Therapie multipler aktinischer Keratosen bei 25 Patienten eingesetzt. Eine komplette Remission konnte klinisch und histologisch bei 84% der behandelten Patienten bei dreimal wöchentlicher Behandlung über 12 Wochen beobachtet werden [44]. Nur 10% der behandelten Patienten zeigten innerhalb einer einjährigen Nachbeobachtungszeit ein Rezidiv [45]. Insgesamt wurde die Therapie mit Imiquimod gut toleriert, sämtliche behandelte Patienten komplettierten die 12-wöchige Therapieperiode. Die Anwendung von Imiquimod-Creme stellte sich als effektiv dar und wurde von exzellenten kosmetischen Ergebnissen begleitet. Salasche et al. untersuchten ein modifiziertes Anwendungsregime bei Patienten mit aktinischen Keratosen im Gesicht und am Kapillitium. Es wurden 25 Patienten dreimal pro Woche mit Imiquimod für zunächst 4 Wochen und anschließender Beobachtungszeit von nochmals 4 Wochen behandelt. Dieser 8-wöchige Zyklus wurde bei weiter bestehenden aktinischen Keratosen maximal zweimal wiederholt, somit höchstens 24 Wochen. Unter dieser Therapie heilten 27 der insgesamt 33 untersuchten aktinischen Keratosen bei den Patienten ab (82%). Etwa die Hälfte 15/33 der Läsionen waren bereits nach dem ersten 8 Wochen dauernden Zyklus abgeheilt [40]. Lebwohl et al. zeigten bei der bisher größten randomisierten, doppelblinden, Plazebo-kontrollierten Studie bei 436 Patienten mit aktinischen Keratosen unter der Anwendung von Imiquimod zweimal pro Woche über insgesamt 16 Wochen in 45,1% eine vollständige Abheilung versus 2,3% in der Plazebogruppe [32]. In 59,1% kam es zu einem partiellen Abheilen der einzeln betrachteten aktinischen Keratosen versus 11,8% in der Plazebogruppe. Diese war Grundlage für die Zulassung in den USA durch die FDA (Food and Drug Administration).

Für die praktische Anwendung kann mit einem Sachet (250 mg Creme) gemäß Hersteller eine Fläche von bis zu 20 cm² behandelt werden [5]. Die Zulassung von Imiquimod für den Einsatz bei aktinischen Keratosen steht zur Zeit noch aus.

Die Nebenwirkungen dieser Therapie besteht in zum Teil stärkerer lokaler Irritation, selten in systemischen interferonartigen Nebenwirkungen. Darüber hinaus scheint bei der Anwendung des Immunmodulators Imiquimod auch die Möglichkeit der Induktion von Autoantikörpern zu bestehen. So wird über eine Induktion eines vulvären Pemphigus unter Imiquimodtherapie bei einer intraepithelialen Neoplasie im Vulvabereich berichtet [7]. Wir konnten eine ähnliche Beobachtung bei einem 80jährigen Patienten machen, der wegen aktinischer Keratosen mit Imiquimod behandelt wurde und bei dem es zum Auftreten eines klassischen Pemphigus vulgaris kam. Ob es sich hierbei um eine zufällige Assoziation oder eine spezifische Autoantikörperinduktion handelt, kann nicht mit Sicherheit gefolgert werden. Es ist jedoch bekannt, dass Interferon alpha in der Lage ist, Autoantikörper gegen die Epidermis zu induzieren.

Die Pharmakotherapie der aktinischen Keratosen wird in Tabelle 2 zusammengefasst.

Morbus Bowen

Der Morbus Bowen zählt ähnlich wie die aktinische Keratose zu den In-situ-Plattenepithelkarzinomen, wird jedoch als gesonderte klinikopathologische Entität der Haut und als Erythroplasie Queyrat des mukokutanen Epithels aufgefasst. Das durchschnittliche Manifestationsalter der Erkrankung liegt in der 5.–6. Lebensdekade und das Geschlechtsverhältnis liegt 5/1 Frauen zu Männern. Ähnlich den aktinischen Keratosen ist auf für den Morbus Bowen die chronische

Tabelle 2. Vergleich der zur Verfügung stehenden Substanzen zur Pharmakotherapie

	Diclofenac/Hyaluronsäure	5-Fluorouracil	Imiquimod
Komplette Remission	50%	43%	45,1%
Anwendung	2 × täglich bis zu 90 Tage	2 × täglich über 2–4 Wochen	2 × pro Woche über 16 Wochen
Nebenwirkungen	Pruritus, Rötung, Hyper- und Paraesthesie, Typ-IV-Sensibilisierung	Erythem, Erosionen, Ulzeration, Brennen und Schmerzen, Dihydropyrimiden-Dehydrogenase-Mangel, 5–10% CAVE	Rötung, Juckreiz, Erosion, Krustenbildung, IFN-ähnliche Nebenwirkungen
Fläche	0,5 g Gel (erbsgroß) 25 cm²	1 g Creme 25 cm²	1 Sachet 19,65 cm²
Kosten	25 g € 37,20	20 g € 39,88	12 Beutel zu 250 mg € 99,78

Lichtexposition ein entscheidender Faktor. Zudem wurden in Einzelläsionen humane Papillomviren 16, 18, 31, 54, 58, 61, 62 und 73 identifiziert [31].

Das typische klinische Bild ist charakterisiert durch eine scharf begrenzte, flach papulöse oder auch im Hautniveau liegende, erythematöse, leicht schuppende Effloreszenz. Die Einzelläsionen variieren in der Größe von 1–5 cm. Im intertriginösen Bereich zeigt sich der Morbus Bowen als ein nässender Plaque. Anogenital reichen die Veränderungen bis hin zu verrukösem Erscheinungsbild und im Bereich der Schleimhäute imponieren sie als Erythroplasie Queyrat als rötlich glänzender, nässender Plaque. Das Wachstum erstreckt sich über Jahre, unbehandelt entwickeln 5–8% der Patient invasive Karzinome, im Schleimhautbereich mit höherer Aggressivität.

Als Behandlungsoptionen beim Morbus Bowen stehen die Exzision, Kryotherapie, Elektrodissektion mit Kürettage, Laservaporisation, photodynamische Therapie, topisch 5-Fluorouracil als auch experimentell Imiquimod zur Verfügung [13]. Die Rezidivraten liegen bei diesen Therapien in einer Größenordnung von 5–10%. Keiner der Behandlungsansätze erscheint so dominant, dass er für alle klinischen Situationen als Therapie der Wahl zu empfehlen wäre. Für den Morbus Bowen in anogenitalen Läsionen ist eine möglichst Schnittrand-kontrollierte Exzision empfehlenswert, da mit den blinden Verfahren wie Laservaporisation oder 5-Fluorouracil höhere Rezidivraten verbunden sind.

Von Mackanzie-Wood et al. wird über den Einsatz von Imiquimod in einer offenen Studie an 16 Patienten berichtet. Die 5%ige Imiquimod-Creme wurde einmal täglich über 16 Wochen angewandt. In den Kontrollbiopsien 6 Wochen nach Abschluss der Therapie zeigten 93% der Patienten eine Normalisierung des Epithels [33]. Imiquimod steht somit als experimentelle Therapiealternative auch zur Behandlung des Morbus Bowen im Bereich nicht-genitaler Lokalisationen zur Verfügung. Größere kontrollierte Studien wurden bisher jedoch nicht durchgeführt. Kasuistisch wird über den erfolgreichen Einsatz von Imiquimod bei Erythroplasie Queyrat berichtet [30, 35].

Als weitere Alternative steht die photodynamische Therapie zur Verfügung. Hierzu existieren eine Reihe von publizierten Fallberichten. In einer kontrollierten Studie von Morton et al. mit Vergleich von 5 ALA mit nachfolgender Grün- versus Rotlichtbestrahlung konnte an 61 Patienten eine Überlegenheit der Rotlichtbestrahlung bei Morbus Bowen gezeigt werden [34]. Insofern ist als photodynamische Therapie der Kombination von 5-ALA mit nachfolgender Rotlichtbestrahlung (633 nm) der Vorzug zu geben.

Extramammärer Morbus Paget

Der extramammäre Morbus Paget ist ein intraepidermal wachsendes Adenokarzinom, charakterisiert durch atypische, blass sich färbende Tumorzellen, die die Epidermis pagetoid durchsetzen und die Region apokriner Drüsen erfassen. In etwa 15–33% ist das In-situ-Adenokarzinom mit internen Malignomen assoziiert. Die Rezidivrate nach kompletter operativer Exzision liegt bei 30%. Etwa 10% der Patienten entwickeln ein invasives Adenokarzinom mit nachfolgender Metastasierung. Als weitere Therapiealternativen stehen die lokale Strahlentherapie sowie die destruierenden Verfahren wie Lasertherapie in Einzelfällen zur Verfügung. Kasuistisch wurde auch über den erfolgreichen Einsatz von Imiquimod und photodynamischer Therapie berichtet [51, 52]. Bei diesen

Therapien ist jedoch zu beachten, dass tiefere Proliferationen in den Adnexstrukturen aufgrund der begrenzten Penetration bis maximal 3 mm nicht erfasst werden. Es handelt sich somit um experimentelle Verfahren.

Lentigo maligna/Melanoma in situ

Nach den Leitlinien der Deutschen Dermatologischen Gesellschaft ist und bleibt die Standardtherapie der Lentigo maligna oder des Melanoma in situ die Operation [22].

Für die Lentigo maligna gilt nach wie vor der Standard, die vollständige Exzision mit 0,5 cm Sicherheitsabstand und Schnittrandkontrolle. Die Heilungsraten liegen bei über 91%. Als Alternative bei Inoperabilität hat sich die Radiatio mit 40–60 Gy bewährt [18]. Die Kryotherapie stellt ebenfalls eine Alternative dar mit jedoch höheren Rezidivraten, die bei bis zu 50% liegen.

Die CO_2-Lasertherapie stellt primär keine Alternative dar, ist nur mit großer Vorsicht einzusetzen. Die malignen Melanozyten liegen im Follikelepithel und können von dort das angrenzende Gewebe invadieren, das bei oberflächlicher Lasertherapie nicht erfasst wird.

Als experimentell anzusehen, ist die Therapie mit dem Immunmodulator Imiquimod [1]. Inzwischen liegen hierzu Einzelfallbeobachtungen über die erfolgreiche Lokaltherapie von einer Lentigo maligna mit 5% Imiquimod-Creme vor [10, 17]. Bei dieser Diagnose wurde Imiquimod täglich eingesetzt und eine Rückbildung des In-situ-Melanoms konnte in der Regel nach 12-wöchiger Therapie beobachtet werden. In einem Fall eines 70jährigen Patienten mit ausgeprägt rezidivierter Lentigo maligna wurde 5% Imiquimod-Ceme fünfmal pro Woche über einen Zeitraum von 9 Monaten angewandt mit nachfolgender klinisch und histologisch belegter Abheilung. Ein 88jähriger Mann zeigte 9 Monate nach kompletter Remission kein Rezidiv. Demgegenüber berichten Fischer und Lang über einen Fall einer kompletten Remission mit nachfolgender Entwicklung eines Lentigo-maligna-Melanoms [19]. Insofern ist zur Zeit der Einsatz von Imiquimod bei In-situ-Melanomen als experimentell anzusehen. Zukünftige Studien müssen zeigen, ob Imiquimod in der Behandlung von In-situ-Melanomen in gesonderten Einzelfällen eine Alternative darstellen kann.

Abschlussbetrachtung

Grundsätzlich hat sich die Therapie von In-situ-Karzinomen immer am Standard zu orientieren. Die Verfügbarkeit neuer Techniken sollte in jedem Fall kritisch hinterfragt werden. Zu Beginn steht oft ein euphorischer Einsatz, gefolgt von einem schleichenden Verschieben des Standards ohne sichere Evidenz für Überlegenheit einer neuen Methode. Nicht zu unterschätzen ist die Verharmlosung von malignen Erkrankungen. Insofern sind spezielle Anforderungen an die dermatoonkologische Therapie zu richten. Dies beinhaltet die Beachtung der primären therapeutischen Zielsetzung, eine Orientierung an einer evidenzbasierten Therapie ohne Übernahme von Automatismen. Alternativen stellen daher immer eine gute, abgewogene Individualentscheidung dar.

Literatur

1. Ahmed I, Berth-Jones J (2000) Imiquimod: a novel treatment for lentigo maligna. Br J Dermatol 143: 843–845
2. Babilas P, Karrer S, Sidoroff A, Landthaler M, Szeimies R-M (2005) Photodynamic therapy in dermatology–an update. Photodermatol Photoimmunol Photomed 21: 142–149
3. Basset-Seguin N (2002) Clinical experience with photodynamic therapy using methyl aminolevulinate in BCC and AK. Ann Dermatol Venerol 129: S167
4. Berg D, Otley CC (2002) Skin cancer in organ transplant recipients: epidemiology, pathogenesis, and management. J Am Acad Dermatol 47: 1–17
5. Berman B, Ricotti CA, Cazzaniga A Davis SC (2004) Determination of the area of skin capable of being covered by the application of 250 mg of 5% imiquimod cream. Dermatol Surg 30: 7846
6. Braathen LR, Cerio R, Cribier B, et al. (2004/2005) Guidelines for the management of actinic keratoses. Developed by the guideline Subcommittee of the European Dermatology Forum
7. Campagne G, Roca M, Martinez A (2003) Successful treatment of a high-grade intraepithelial neoplasia with imiquimod, with vulvar pemphigus as a side effect. Eur J Obstet Gynecol Reprod Biol 109: 224–227
8. Casas A, Battle AM del C, Butler AR, et al. (1999) Comparative effect of ALA derivatives on protoporphyrin IX production in human and rat skin organ cultures. Br J Cancer 80: 1525–1532
9. Casas A, Fukuda H, Di Venosa G, Battlle A (2001) Photosensitization and mechanism of cytotoxicity induced by the use of ALA derivates in photodynamic therapy. Br J Cancer 85: 279–284
10. Chapman MS, Spencer SK, Brennick JB (2003) Histologic resolution of melanoma in situ (lentigo maligna) with 5% imiquimod cream. Arch Dermatol 139: 943–944
11. Clark C, Bryden A, Dawe RE, et al. (2003) Topical 5-aminolaevulinic acid photodynamic therapy for cutaneous lesions: outcome and comparison of light sources. Photodermatol Photoimmunol Photomed 19: 134–141
12. Cockerell CJ (2000) Histopathology of incipient intraepidermal squamous cell carcinoma („actinic keratotis"). J Am Acad Dermatol 42: S11–17

13. Cox NH, Eedy DJ, Morton CA (1999) Guidelines for management of Bowen's disease. British Association of Dermatologists. Br J Dermatol 141: 633–641
14. Dragieva G, Hafner J, Dummer R, et al. (2004) Topical photodynamic therapy in the treatment of actinic keratoses and Bowen's disease in transplant recipients. Transplantation 77: 115–121
15. Eléouet S, Rousset N, Carré J, et al. (2000) In vitro fluorescence, toxicity and phototoxicity induced by δ-aminolevulinic acid (ALA) or ALA-ester. Photochem Photobiol 71: 447–454
16. Endlicher E, Rümmmele P, Hausmann F, et al. (2001) Protoporphyrin IX distribution following local applications of 5-aminolevulinic acid and ist esterified derivates in the tissue layers of the normal rat colon. Br J Cancer 85: 1572–1576
17. Epstein E (2003) Extensive lentigo maligna clearing with topical imiquimod. Arch Dermatol 139: 944–945
18. Farshad A, Burg G, Panizzon R, Dummer R (2002) A retrospective study of 150 patients with lentigo maligna and lentigo maligna melanoma and the efficacy of radiotherapy using grenz or soft X rays. Br J Dermatol 146: 1042–1046
19. Fischer GH, Lang PG (2003) Treatment of melanoma in situ on sun-damaged skin with topical 5% imiquimod cream complicated by the development of invasive disease. Arch Dermatol 139: 945–947
20. Freeman M, Vinciullo C, Francis D, et al. (2003) A comparison of photodynamic therapy using topical methyl aminolevulinate (Metvix) with single cycle crytherapy in patients with actinic keratosis: a prospective randomised study. J Dermatol Treat 14: 99–106
21. Fritsch C, Homey B, Stahl W, et al. (1998) Preferential relative porphyrin enrichment in solar keratoses upon topical application of δ-aminolevulinic acid methylester. Photochem Photobiol 68: 218–222
22. Garbe C (2005) (Hrsg) Interdisziplinäre Leitlinie zur Diagnostik und Behandlung von Hauttumoren. Thieme, Stuttgart
23. Garcia-Zuazaga J, Cooper KD, Baron ED (2005) Photodynamic therapy in dermatology: current concepts in the treatment of skin cancer. Expert Rev Anticancer Ther 5: 791–800
24. Gardlo K, Ruzicka T (2003) Metvix (PhotoCure). Curr Opin Investig Drugs 3: 1672–1678
25. Gaullier J-M, Berg K, Peng Q, et al. (1997) Use of 5-aminolevulinic acid esters to improve photodynamic therapy on cells in culture. Cancer Res 57: 1481–1486
26. Hauschild A, Lischner S, Stockfleth E (2003) Imiquimod: Wirkmechanismus und Therapieindikation. Akt Dermatol 29: 335–340
27. Jarvis B, Figgitt DP (2003) Topical 3% diclofenac in 2.5% hyaluronic acid gel. Am J Clin Dermatol 4: 203–213
28. Jesionek A, Tappeiner H (1905) Zur Behandlung der Hautkarzinome mit fluoreszierenden Stoffen. Dtsch Arch Klin Med 85: 223–229
29. Kamin A, Eigentler TK, Radny P, et al. (2005) Imiquimod in the treatment of extensive recurrent lentigo maligna. J Am Acad Dermatol 52: 851–852
30. Kaspari M, Gutzmer R, Kiehl P, et al. (2002) Imiquimod 5% cream in the treatment of human papillomavirus-16-positive Erythroplasia of Queyrat. Dermatology 205: 67–69
31. LeBoit PE, Burg G, Weedon D, Sarasin A (2006) (eds) Pathology and genetics of skin tumours. IARC, Lyon
32. Lebwohl M, Dinehart S, Whiting D, et al. (2004) Imiquimod 5% cream for the treatment of actinic keratotis: results from two phase III, randomized, double-blind, parallel group, vehicle-controlled trials. J Am Acad Dermatol 50: 714–721
33. Mackenzie-Wood A, Kossard S, de Launey J, et al. (2001) Imiquimod 5% cream in the treatment of Bowens's disease. J Am Acad Dermatol 44: 462–470
34. Morton CA, Whitehurst C, Moore JV, MacKie RM (2000) Comparison of red and green light in the treatment of Bowen's disease by photodynamic therapy. Br J Dermatol 143: 767–772
35. Orengo I, Rosen T, Guill CK (2002) Treatment of squamous cell carcinoma in situ if the penis with 5% imiquimod cream: A case report. J Am Acad Dermatol 47: S225–228
36. Ormrod D, Jarvis B (2000) Topical aminolevulinic acid HCl photodynamic therapy. Am J Clin Dermatol 1: 133–139
37. Pariser DM, Lowe NJ, Stewart DM, et al. (2003) Photodynamic therapy with topical methyl aminolevulinate for actinic keratosis: results of a prospective randomized multicenter trial. J Am Acad Dermatol 48: 227–232
38. Rivers JK, Arlette J, Shear N, et al. (2002) Topical treatment of actinic keratoses with 3.0% diclofenac in 2.5% hyaluronan gel. Br J Dermatol 146: 94–100
39. Robins P (2002) Pulse therapy with 5-FU in eradicating actinic keratoses with less than recommended dosage. J Drugs Dermatol 1: 25–30
40. Salasche SJ, Levine N, Morrison L (2002) Cycle therapy of actinic keratoses of the face and skalp with 5% topical imiquimod cream: an opel-label trial. J Am Acad Dermatol 47: 571–577
41. Sander CA, Pfeiffer C, Kligmann AM, Plewig G (1997) Chemotherapy for disseminated actinic keratoses with 5-fluorouracil and isotretinoin. J Am Acad Dermatol 36: 236–238
42. Smith K, Germain M, Yeager J, Skelton H (2002) Topical 5% imiquimod for the therapy of actinic cheilitis. J Am Acad Dermatol 47: 497–501
43. Stadler R (2002) Aktinische Keratosen–erfolgreicher Einsatz von Imiquimod. Akt Dermatol 28: 380–382
44. Stockfleth E, Meyer T, Benninghoff B, et al. (2002) A randomized, double-blind, vehicle-controlled study to access 5% imiquimod cream for the treatment of multiple actinic keratoses. Arch Dermatol 138: 1498–1502
45. Stockfelth E, Christophers E, Benninghoff B, Sterry W (2004) Low incidence of new actinic keratoses after topical 5% imiquimod cream treatment: a long-term follow-up study. Arch Dermatol 140: 1542
46. Szeimies RM, Karrer S, Radkovic-Fijan S, et al. (2002) Photodynamic therapy using topical methyl 5-aminolevulinate compared with cryotherapy for actinic keratosis: A prospective, randomized study. J Am Acad Dermatol 47: 258–262
47. Uelinger P, Zellweger M, Wagnièrs G, et al. (2000) 5-aminolevulinic acid and its derivatives: physical chemical properties and protoporphyrin IX formation in cultured cells. J Photochem Photobiol B 54: 72–80
48. Vender RB, Goldberg O (2005) Innovative uses of imiquimod. J Drug Dermatol 4: 58–63
49. Washbrook R, Riley PA (1997) Comparison of δ-aminolaevulinic acid and its methyl ester as an inducer of porphyrin synthesis in cultured cells. Br J Cancer 75: 1417–1420
50. Wolf JE Jr, Taylor JR, Tschen E, Kang S (2001) Topical 3.0% diclofenac in 2.5% hyaluronan gel in the treatment of actinic keratoses. Int J Dermatol 40: 709–713
51. Zampogna JC, Flowers FP, Roth WI, Hassenein AM (2002) Treatment of primary limited cutaneous extramammary Paget's disease with topical imiquimod monotherapy: two case reports. J Am Acad Dermatol 47: S229–232
52. Zeitouni NC, Oseroff AR, Shieh S (2003) Photodynamic therapy for nonmelanoma skin cancers. Current review and update. Mol Immunol 39: 1133–1136

Hautkrebsrisiko durch topische Immunmodulatoren: Ende der Debatte?

Eva-B. Bröcker, Jürgen C. Becker und Cornelia S. Seitz

Einleitung

Abgeleitet von Cyclosporin, einem seit Jahrzehnten in der allogenen Organtransplantation eingesetzten, systemisch verabreichbaren Immunsuppressivum, wurden topisch applizierbare Calcineurin-Inhibitoren (TCI) vor einigen Jahren in die Dermatologie, insbesondere für die Behandlung des atopischen Ekzems, eingeführt [6, 7, 41].

Tacrolimus (FK 506), 1984 aus einem japanischen Mikroorganismus isoliert, kann systemisch – vor allem in der Transplantationsmedizin – und topisch eingesetzt werden. Tacrolimus ist für die topische Anwendung in den USA seit Dezember 2000 und in Deutschland seit Frühjahr 2002 in Form einer 0,03% Salbe und einer 0,1% Salbe (Protopic®) im Handel. Die Zulassung in Deutschland besteht für mittelschweres bis schweres atopisches Ekzem, das auf Standardtherapien nicht ausreichend anspricht.

Pimecrolimus wurde ein Jahr später, in den USA im Dezember 2001 und in Deutschland im Herbst 2002 als 1%ige Creme (Elidel®, Douglan®) für die Kurzzeitbehandlung und intermittierende Langzeitbehandlung des leichten bis mittelschweren atopischen Ekzems bei Kindern > 2 Jahren und Erwachsenen zugelassen.

Die gute Wirksamkeit der TCI beim atopischen Ekzem bei fehlenden Kortisonnebenwirkungen hat die Verordnung durch Dermatologen und Kinderärzte bereits kurz nach der Zulassung in die Höhe schnellen lassen. Dazu beigetragen haben nach Auffassung der amerikanischen *Food and Drug Administration* (FDA) auch intensive Werbekampagnen. So gab es in den USA für Pimecrolimus-Creme bereits 2002 1.5 Millionen Verschreibungen und ein Jahr später 3.5 Millionen Verordnungen. Es ist hier festzuhalten, dass 13% der Verordnungen als *off-label* Anwendungen an Kinder unter zwei Jahren erfolgten (*Office of Drug Safety*, USA, Oktober 2004).

Wirkmechanismus der topischen Calcineurin-Inhibitoren

Calcineurin ist eine Phosphatase, die in allen Zellen des Organismus, wenn auch in unterschiedlicher Menge, vorhanden ist. Nach Aktivierung durch meist extrinsische Signale kommt es zum Einstrom von Kalzium, welches an intrazelluläres Calmodulin bindet. Der entstehende Calmodulin-Kalzium-Komplex bindet an das Enzym Calcineurin und aktiviert dieses, was wiederum *downstream* zur Phosphorylierung von Transkriptionsfaktoren führt, die nach einer Translokation in den Zellkern die entsprechenden Zielgene aktivieren (Abb.1). Calcineurin hat eine relativ schmale Substratspezifität. Aktiviertes Calcineurin dephosphoryliert nur einige wenige Proteine, unter anderem den Transkriptionsfaktor Elk-l und – für die gewünschte therapeutische Wirkung der Inhibitoren entscheidend – *nuclear factor of activated T cells* (NFAT). Dieser Transkriptionsfaktor ist für die Proliferation von T-Zellen und für die Aktivierung verschiedener Zytokingene verantwortlich [39]. Die Konzentration von Calcineurin ist in T-Lymphozyten kritisch gering, sodass eine Hemmung zu einem vollständigen Funktionsverlust Antigen-stimulierter T-Zellen und zu deren Apoptose führen kann [16, 45] Außer der Antigen-abhängigen Stimulation von T-Lymphozyten werden durch TCI auch andere Zellen des Immunsystems in ihrer Funktion gehemmt wie Mastzellen [12, 44], sowie basophile [11, 12] und eosinophile [18, 21] Granulozyten. Bezüglich der Wirkung auf epidermale Langerhanszellen scheinen sich Tacrolimus und Pimecrolimus zu unterscheiden [17, 29, 35, 50]. Da Calcineurin und NFAT in Zellen, die nicht zum Immunsystem gehören, ebenfalls vorhanden und funktionell von Bedeutung sind, führt der therapeutische Einsatz von Calcineurin-Inhibitoren zu „Nebenwirkungen", die entweder erwünscht oder unerwünscht sein können. Bezüglich möglicher unerwünschter Wirkungen topischer Calcineurin-Inhibitoren an der Haut sollten vor allem dessen Wir-

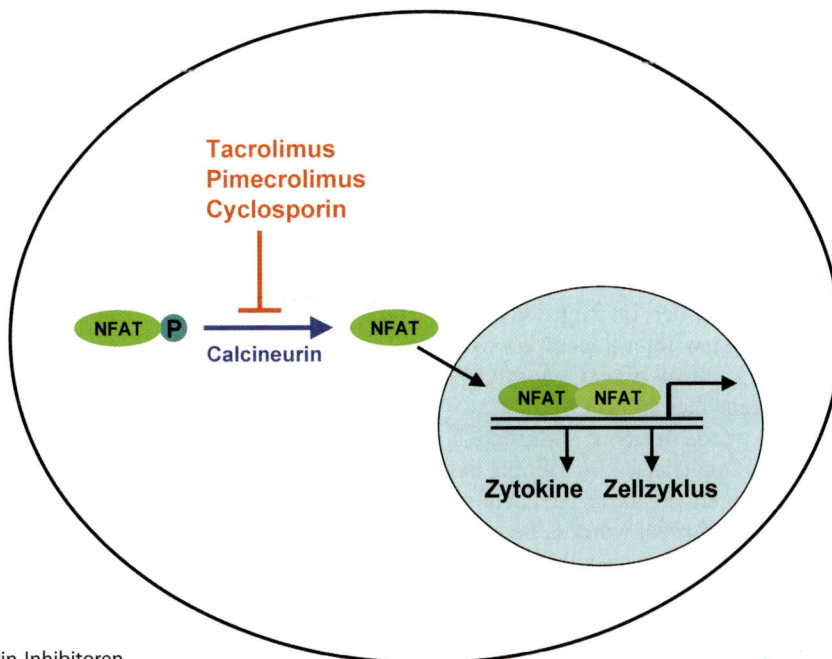

Abb. 1. Wirkweise von Calcineurin-Inhibitoren

kungen auf epidermale Keratinozyten beachtet werden. Keratinozyten exprimieren alle vier bekannten Familienmitglieder von NFAT [1]. Es wurde gezeigt, dass die p21-abhängige Initiierung der Differenzierung von Keratinozyten über den Calcineurin/NFAT-Weg abläuft [28, 43]. Dies bedeutet, dass eine Inhibition von Calcineurin diesen Differenzierungsweg in Keratinozyten hemmen kann, was unter Umständen für die Progression eines bereits induzierten epithelialen Tumors bedeutsam sein könnte. Auch wurde gezeigt, dass Tacrolimus in nicht-lymphoiden Zellen die Apoptose hemmen kann [2, 15, 19, 46, 52].

Krebsrisiko durch topische Calcineurin-Inhibitoren: Beginn der Debatte

Vor Einführung der topischen Calcineurin-Inhibitoren in die Klinik erfolgten umfangreiche präklinische Untersuchungen, auch mit Bezug auf eine mögliche Kanzerogenität. Diese Untersuchungen demonstrierten ein relativ sicheres Wirkungs-Nebenwirkungs-Profil [37]. Vor und nach Einführung topischer Zubereitungen von Tacrolimus und Pimecrolimus wurden sorgfältige Datensammlungen angelegt, vor allem durch die FDA und die beteiligten Firmen. Die Zahl der gemeldeten Tumorfälle, die Art der Tumoren und die Zahl der Verschreibungen sind bekannt [49]. Obwohl beispielsweise die Zahl gemeldeter Lymphomfälle bei Patienten mit atopischem Ekzem – altersadjustiert – unter der TCI-Behandlung geringer als die altersentsprechende Lymphominzidenz der Normalbevölkerung war [14, 33, 38, 51] hat die FDA im Januar 2005 eine Warnung – eine sogenannte *Black Box Warning*, wie man sie von Zigarettenschachteln kennt – ausgesprochen, die besagt, dass, obwohl ein Kausalzusammenhang nicht bewiesen sei, die Anwendung von TCI mit einem erhöhten Risiko der Entwicklung eines malignen Tumors (beispielsweise Lymphome oder Hautkrebs) einhergehen könne [49]. Diese Warnung basiert auf Tierversuchen und Einzelfallberichten bei denen Lymphome unter systemischer Gabe von Calcineurin-Inhibitoren (in sehr hoher Dosierung) aufgetreten waren [47]. Im Januar 2006 bekräftigte die FDA die Warnung. Diese Warnung führte bei Ärzten und Patienten zu einer Verunsicherung, weshalb die Deutsche Dermatologische Gesellschaft und andere europäische Dermatologische Gesellschaften entsprechende Stellungnahmen veröffentlichten. Darüber hinaus wurde die durch die FDA-Warnung ausgelöste Verunsicherung von Patienten, Angehörigen und Ärzten deutlich kritisiert [27, 40].

Krebsrisiko durch topische Calicneurin-Inhibitoren: Debatte

Es ist bekannt, dass organtransplantierte, jahrzehntelang unter systemischer Immunsuppression stehende

Patienten signifikant gehäuft maligne Lymphome und Kaposi-Sarkome, und sehr häufig (> 50% nach 20 Jahren) Virus- und vor allem UV- induzierte Hauttumoren entwickeln [5, 10, 23, 32, 34, 36]. Dies wurde bisher einzig der Immunsuppression per se, also einer mangelnden *Immune-Surveillance,* zugeschrieben. Diese Hypothese wurde durch die Einführung des Immunsuppressivum Rapamycin, einem mTOR-Inhibitor, in die Transplantationsmedizin in Frage gestellt [25]. In der Tat zeigte sich, dass Transplantationspatienten unter Rapamycin weniger Hauttumoren entwickeln als unter Cyclosporin oder systemisch gegebenem Tacrolimus [9, 20].

2003 wurde in einem Mausmodell gefunden, dass epikutan appliziertes Tacrolimus das Auftreten von Hauttumoren, die durch ein chemisches Karzinogen (DMBA) induziert wurden, beschleunigte [31]. Die Autoren schrieben dies der Immunsuppression zu und zeigten später, dass die Tacrolimus-Konzentration in den hautdrainierenden Lymphknoten ebenso hoch war wie nach oraler Gabe, obwohl der Serumspiegel 50–100 mal niedriger lag [30]. In den oben zitierten Gegendarstellungen der Deutschen Dermatologischen Gesellschaft zur Warnung der Food and Drug Administration, wird ausschließlich auf die niedrigen Serumspiegel nach topischer Calcineurininhibitor-Applikation hingewiesen [27].

Zur Frage, ob topische Calcineurin-Inhibitoren die Entstehung UV- induzierter Hauttumoren begünstigen oder nicht, gibt es einige tierexperimentelle Daten und auch experimentelle Daten an humaner Haut: *In vitro* wurde gezeigt, dass die Calcineurin-Inhibition (mit Cyclosporin und Ascomycin) die DNA-Reparatur und die Apoptose nach UVB-Bestrahlung menschlicher Keratinozyten hemmt und gefolgert, dass dies zum UV-induzierten Hautkrebs bei organtransplantierten Patienten beitragen könne und auch bei topischer Calcineurin-Inhibition in lichtexponierter Haut bedacht werden solle [52]. Eine Studie an menschlicher Haut *in vivo* mit Pimecrolimus zeigt, dass dieser topische Calcineurin-Inhibitor keinen Einfluss auf die Entstehung und den Abbau von Dipyrimidin-Dimeren nach UV-Bestrahlung hat [13]. In dieser Studie handelte es sich um jüngere Atopiker mit zumeist Hauttyp III. Die bisherigen klinischen Daten an mehreren Millionen mit topischen Calcineurin-Inhibitoren behandelten Patienten mit atopischem Ekzem haben glücklicherweise keinen Hinweis auf die Förderung UV-induzierter Hauttumoren erbracht. Die derzeitige Empfehlung der Deutschen Dermatologischen Gesellschaft, topische Calcineurin-Inhibitoren nicht mit UV-Therapien zu kombinieren, ist dennoch richtig [26]; auch sollten Postmarketing-Studien über Jahrzehnte angelegt sein, um das Risiko abschließend beurteilen zu können.

Off-label-Anwendung und Krebsrisiko

Die Beschreitung neuer Wege mit Hilfe neuer wirksamer Medikamente ist für Patienten und Ärzte nicht nur reizvoll, sondern kann unter Umständen helfen, für bislang nur unbefriedigend behandelbare Dermatosen wirksame Therapien zu entwickeln. Gerade die Dermatologie mit vielen seltenen Krankheiten lebt sozusagen von der *Off-label*-Anwendung von Medikamenten, wie beispielsweise den Anti-Malaria-Mitteln. Für die topischen Calcineurin-Inhibitoren gibt es eine Fülle von teilweise enthusiastischen Berichten der *Off-label*-Anwendung [2, 24, 42, 48]. Aber es gibt leider auch einige Fallberichte über die mögliche Tumorpromotion bei der Anwendung von topischen Calcineurin-Inhibitoren bei potenziell präkanzerösen entzündlichen Dermatosen [22], wie dem genitalen Lichen sclerosus et atrophicus [8] und dem oralen Lichen planus. In einem eigenen Fallbericht über die Entwicklung eines Zungenkarzinoms unter mehrjähriger *Off-label*-Anwendung einer 0,1% igen Tacrolimus-Salbe bei nicht-erosivem Lichen ruber der Mundschleimhaut konnte histologisch gezeigt werden, dass es unter der Therapie, bereits vor der Manifestierung des Karzinoms, zu einer p53-Akkumulation und zu einer signifikanten Reduktion des proapoptotischen Proteins BAX in den Keratinozyten kam [4]. Daher möchten wir die Debatte mit folgender Stellungnahme vorläufig beenden:

- Vorsicht bei *Off-label*-Anwendung von topischen Calcineurin-Inhibitoren bei potenziellen Präkanzerosen
- Vorsicht bei Anwendung in UV- geschädigter Haut

Die *Off-label*-Anwendung von topischen Calcineurin-Inhibitoren sollte niemals im Alleingang eines Arztes oder eines Patienten erfolgen, sondern ausschließlich in sorgfältig kontrollierten Studien. Nur dieses Vorgehen gewährleistet eine langjährige Kontrolle der Patienten und einen entsprechenden Erkenntnisgewinn zu Nutzen und Risiko von vielversprechenden und potenten Medikamenten.

Danksagung

Wir danken Herrn Prof. Dr. Edgar Serfling, Würzburg, für wertvolle Literaturhinweise.

Literatur

1. Al-Daraji WI, Grant KR, Ryan K, et al. (2002) Localization of calcineurin/NFAT in human skin and psoriasis and inhibition of calcineurin/NFAT activation in human keratinocytes by cyclosporin A. J Invest Dermatol 118: 779–788
2. Almeida S, Domingues A, Rodrigues L, et al. (2004) FK506 prevents mitochondiral-dependent apoptotic cell death induced by 3-nitrolpropionic acid in rat primary cortical cultures. Neurobiol Dis 17: 435–444
3. Assmann T, Becker-Wegerich P, Grewe M, et al. (2003) Tacrolimus ointment for the treatment of vulvar lichen sclerosus. J Am Acad Dermatol 48: 935–937
4. Becker JC, Houben R, Vetter CS, Bröcker EB (2006) The carcinogenic potential of tacrolimus ointment beyond immune suppression: a hypothesis creating case report. BMC Cancer 6: 7
5. Berg C, Otley CC (2002) Skin cancer in organ tranplant recipients: Epidemiology, pathogenesis, and management. J Am Acad Dermatol 47:1–17
6. Berth-Jones J, Finlay AY, Zaki I et al. (1996) Cyclosporine in severe childhood atopic dermatitis: a multicenter study. J Am Acad Dermatol 34: 1016–1021
7. Berth-Jones J, Graham-Brown RAC, Marks R et al.(1997) Long-term efficacy and safety of cyclosporin in severe adult atopic dermatitis. Br J Dermatol 136: 76–81
8. Bunker CB, Neill S, Staughton RC (2004) Topical tacrolimus, genital lichen sclerosus, and risk of squamous cell carcinoma. Arch Dermatol 140: 1169
9. Campistol JM, Gutierrez-Dalmau A, Torregrosa JV (2004) Conversion to sirolimus: a successful treatment for posttransplantation Kaposi's sarcoma. Transplantation 77: 760–762
10. Capello D, Rossi D, Gaidano G (2005) Post-transplant lymphoproliferative disorders: molecular basis of disease histogenesis and pathogenesis. Hematol Oncol 23: 61-67
11. Cirillo R, Triggiani M, Siri L et al. (1990) Cyclosporin A rapidly inhibits mediator release from human basophils presumably by interacting with cyclophilin. J Immunol 144: 3891–3897
12. de Paulis A, Stellato C, Cirillo R et al. (1992) Anti-inflammatory effect of FK-506 on human skin mast cells. J Invest Dermatol 99: 723–728
13. Doelker L, Tran C, Gkomouzas A, et al. (2006) Production and clearance of cyclobutane dipyrimidine dimers in UV-irradiated skin pretreated with 1% pimecrolimus or 0.1% triamcinolone acetonide creams innormal and atopic patients. Exp Dermatol 15: 342–346
14. Food and Drug Administration Pediatric Advisory Committee. February 15, 2005 briefing information: FDA. Available at: http://www.fda.gov/ohrms/dockets/ac/05/briefing/2005-4089b2.htm.
15. Gomez-Lechon MJ, Serralta A, Donato MT, et al. (2004) The immunosuppressant drug FK506 prevents Fas-induced apoptosis in human hepatocytes. Biochem Pharmacol 68: 2427–2433
16. Hoetzenecker W, Ecker R, Kopp T, et al. (2005) Pimecrolimus leads to an apoptosis-induced depletion of T cells but not Langerhans cells in patients with atopic dermatitis. J Allergy Clin Immunol 115: 1276–1283
17. Hoetzenecker W, Meingassner JG, Ecker R et al. (2004) Corticosteroids but not pimecrolimus affect viability, maturation and immune function of murine epidermal Langerhans cells. J Invest Dermatol 122: 673–684
18. Hom JT, Estridge T (1993) FK506 and rapamycin modulate the functional activities of human peripheral blood eosinophils. Clin Immunol Immunopathol 68: 293–300
19. Hortelano S, Lopez-Collaza E, Bosca L (1999) Portective effect of cyclosporine A and FK506 from nitric oxide-dependent apoptosis in activated macrophages. Br J Pharmacol 126: 1139–1146
20. Kauffman HM, Cherikh WS, Cheng Y, et al. (2005) Maintenance immunosuppression with target-of-rapamycin inhibitors is associated with a reduced incidence of de novo malignancies. Transplantation 80: 883–889
21. Kohyama T, Takizawa H, Kawasaki S et al. (1999) A potent immunosuppressant FK506 inhibits IL-8 expression in human eosinophils. Mol Cell Biol Res Commun 1: 72–7722.
    Langeland T, Engh V (2005) Topical use of tacrolimus and squamous cell carcinoma on the penis. Br J Dermatol 152: 183–185
23. Lok C, Viseux V, Denoeux JP, Bagot M (2005) Post-transplant T-cell lymphomas. Crit Rev Oncol Hematol 56: 137–145
24. Lonsdale-Eccles AA, Velangi S (2005) Topical pimecrolimus in the treatment of genital lichen planus: a prospective case series. Br J Dermatol 153: 390–394
25. Luan FL, Hojo M, Maluccio M et al. (2002) Rapamycin blocks tumor progression: unlinking immunosuppression from antitumor efficacy. Transplantation 73: 1565–1572
26. Luger TA, Bieber T, Meurer M et al. (2005) Therapy of atopic eczema with calcineurin inhibitors. J Dtsch Dermatol Ges 3: 385–391
27. Luger TA, Gollnick H (2005) Stellungnahme der Deutschen Dermatologischen Gesellschaft (DDG) zur Entscheidung der amerikanischen Arzneimittelbehörde (FDA) über die Verwendung von Pimecrolimus-Creme und Tacrolimus-Salbe zur Behandlung der Atopischen Dermatitis (Neurodermitis). JDDG 3: 415–416
28. Mammucari C, Tommasi di Vignano A, Sharov AA et al. (2005) Integration of Notch 1 and calcineurin/NFAT signaling pathways in keratinocyte growth and differentiation control. Dev Cell 8: 665–676
29. Meingassner JG, Kowalsky E, Schwendinger H, et al. (2003) Pimecrolimus does not affect Langerhans cells in murine epidermis. Br J Dermatol 149: 853–857
30. Niwa Y, Nasr I (2005) Are we starting to induce skin cancer in order to avoid topical steroids? J Eur Acad Dermatol Venereol 19: 387–389
31. Niwa Y, Terashima T, Sumi H (2003) Topical application of the immunosuppressant tacrolimus accelerates carcinogenesis in mouse skin. Br J Dermatol 149: 960–967
32. O'Donovan P, Perret CM, Zhang X et al. (2005) Azathioprine and UVA light generate mutagenic oxidative DNA damage. Science 309: 1871–1874
33. Ormerod AD (2005) Topical tacrolimus and pimecrolimus and the risk of cancer: how much cause for concern? Br J Dermatol 153: 701–705
34. Otley CC, Berg D, Ulrich C et al. (2006) Reduction of immunosuppression for transplant-associated skin cancer: expert consensus survey. Br J Dermatol 154: 395–400
35. Panhans-Gross A, Novak N, Kraft S et al. (2001) Human epidermal Langerhans cells are targets for the immunosuppressive macrolide tacrolimus (FK506). J Allergy Clin Immunol 107: 345–352
36. Parrish JA (2005) Immunosuppression, skin cancer, and ultraviolet A radiation. N Engl J Med 353: 2712–2713
37. Produktinformation Protopic® Salbe und Elidel® Creme

38. Qureshi AA, Fischer MA (2006) Topical calcineurin inhibitors for atopic dermatitis. Balancing clinical benefit and possible risks. Arch Dermatol 142: 633–637
39. Rao A, Luo C, Hogan PG (1997) Transcription factors of the NFAT family: Regulation and function. Annu Rev Immunol 15: 707–747
40. Ring J, Barker J, Behrendt H et al. (2005) Review of the potential photo-cocarcinogenicity of topical calcineurin inhibitors: position statement of the European Dermatology Forum. J Eur Acad Dermatol Venereol 19:663–671
41. Salek MS, Finlay AY, Luscombe DK et al. (1993) Cyclosporin greatly improves the quality of life of adults with severe atopic dermatitis. A randomized, double-blind, placebo-controlled trial. Br J Dermatol 129: 422–430
42. Sand C, Thomsen HK (2003) Topical tacrolimus ointment is an effective therapy for Hailey–Hailey disease. Arch Dermatol 139: 1401–1402
43. Santini MP, Talora C, Seki T, et al. (2001) Cross talk among calcineurin, Sp1/Sp3, and NFAT in control of p21(WAF1/CIP1)expression in keratinocyte differentiation. Proc Natl Acad Sci USA 98: 9575–9580
44. Sengoku T, Kishi S, Sakuma S et al. (2000) FK506 inhibition of histamine release and cytokine production by mast cells and basophils. Int J Immunopharmacol 22: 189–201
45. Serfling E, Berberich-Siebelt F, Chuvpilo S, et al. (2000) The role of NF-AT transcription factors in T cell activation and differentiation. Biochim Biophys Acta 1498: 1–18
46. Sirane M, Nakayama Kl (2003) Inherent calcineurin inhibitor FKBP38 targets Bcl-2 to mitochondria and inhibits apoptosis. Nat Cell Biol 5: 28–37
47. Temeck J (2005) Protopic and Elidel presentation for regulatory briefing on January 14. Available at: http://www.fda.gov/ohrms/dockets/ac/05/briefing/2005-4089b2_01_02_DPDD%20Consult.pdf.
48. Tjioe M, Vissers WH, Gerritsen MJ (2006) Topical macrolide immunomodulators: a role in the treatment of vitiligo? Am J Clin Dermatol 7: 7–12
49. US Food and Drug Administration (2005). FDA Public Health Advisory: Elidel (pimecrolimus) cream and Protopic (tacrolimus) ointment. http://www.fda.gov/medwatch/SAFETY/2005/safety05.htm#Elidel 3-10-2005
50. Wollenberg A, Sharma S, von Bubnoff D et al. (2001) Topical tacrolimus (FK506) leads to profound phenotypic and functional alterations of epidermal antigen-presenting dendritic cells in atopic dermatitis. J Allergy Clin Immunol 107: 519–525
51. Wooltorton E (2005) Eczema drugs tacrolimus (Protopic) and pimecrolimus (Elidel): cancer concerns. CMAJ 172: 1179–1180
52. Yarosh DB, Pena AV, Nay SL, et al. (2005) Calcineurin inhibitors decrease DNA repair and apoptosis in human keratinocytes following ultraviolet B irradiation. J Invest Dermatol 125: 1020–1025

Stadiengerechte Therapie des malignen Melanoms

Matthias Volkenandt

Während das individuelle Lebenszeitrisiko, an einem malignen Melanom zu erkranken weiterhin kontinuierlich zunimmt (mehr als jeder 100. Bürger in westlichen Ländern wird im Laufe seines Lebens an einem malignen Melanom erkranken), hat sich die mediane Tumordicke im Zeittrend der vergangenen zwei Jahrzehnte nahezu halbiert und liegt derzeit bei etwa 0,75 mm. Auch wenn die primäre Prävention somit kaum zu wesentlichen Erfolgen führte, haben die Anstrengungen der sekundären Prävention (Früherkennung bereits entstandener Tumore) den bislang größten Fortschritt in der Behandlung von Patienten mit malignen Melanomen erbracht. Patienten mit dünnen Tumoren haben eine extrem gute und häufig viel zu pessimistisch eingeschätzte Gesamtprognose. Die beobachtete 5-Jahresüberlebensrate von Patienten mit Melanomen bis zu einer Tumordicke von etwa 1 mm unterscheidet sich kaum nennenswert von jener einer in Alter und Geschlecht vergleichbaren gesunden Allgemeinbevölkerung [16].

Im Folgenden sollen die wichtigsten Strategien einer stadiengerechten und leitlinienorientierten Therapie des malignen Melanoms angesprochen werden. Nähere Details finden sich in der aktuellen Fassung der derzeit gültigen interdisziplinären Leitlinien zur Diagnostik und Therapie der malignen Melanoms der Arbeitsgemeinschaft Dermatologische Onkologie (ADO) der Deutschen Krebsgesellschaft und der Deutschen Dermatologischen Gesellschaft (www.ado-homepage.de).

Ausbreitungsdiagnostik bei Primärdiagnose

Eine präoperative Tumordickenmessung kann mittels hochfrequenter Ultraschalluntersuchung erfolgen. Diese ist hilfreich bei der Wahl des Sicherheitsabstandes sowie zur Frage der Indikation der Durchführung der Wächterlymphknotenbiopsie. So kann bei einer sonographisch bestimmten Tumordicke von >2 mm einzeitig eine Exzision des Tumors mit 2 cm Sicherheitsabstand und eine Wächterlymphknotenbiopsie durchgeführt werden. Der Wert einer weiteren Ausbreitungsdiagnostik ist umstritten. Für Melanome mit einer Tumordicke >1 mm sollte, für dünnere Melanome kann eine zusätzliche Ausbreitungsdiagnostik durchgeführt werden. Diese umfasst eine sonographische Untersuchung der regionären Lymphknoten sowie des Abdomens und eine Röntgen-Thorax-Untersuchung.

Operative Entfernung primärer maligner Melanome

Aufgrund neuerer Daten können im Vergleich zu bisher gültigen Empfehlungen konservativere Sicherheitsabstände empfohlen werden [7]. Diese Sicherheitsabstände stimmen mit den amerikanischen und britischen Empfehlungen überein und ermöglichen, dass in den meisten Fällen Spalthaut- oder Vollhauttransplantate vermieden werden können [14]. Entsprechend dieser aktuellen Empfehlungen sollte ein Melanom in situ mit 0,5 cm Sicherheitsabstand, Melanome mit einer Tumordicke < 2 mm mit 1 cm sowie Melanome mit einer Tumordicke >2 mm mit einem Sicherheitsabstand von 2 cm exzidiert werden. Bei Melanomen in besonderen Lokalisationen (unter anderem im Gesicht, akral, anogenital) kann gegebenenfalls eine histologisch kontrollierte chirurgische Exzision mit Sicherstellung der vollständigen Exzision des gesamten Tumors als ausreichend erachtet werden. In seltenen Fällen, zum Beispiel bei Patienten mit hohen operativen Risiken, kann auch eine Strahlentherapie erwogen werden.

Elektive Lymphknotenbiopsie und Wächterlymphknotenbiopsie

Eine elektive, prophylaktische Dissektion der regionären Lymphknoten wurde über lange Zeit bei Patienten mit Melanomen höherer Risikostufen empfohlen. Mehrere prospektiv randomisierte Studien konnten jedoch keinen Vorteil für die Behandelten zeigen. Sie führte lediglich zu einer erhöhten Morbidität für die Betroffenen.

Große Bedeutung hat heute jedoch die Möglichkeit der Darstellung und Exzision des Wächterlymphknotens (Sentinel-Lymphknoten) erlangt [2, 6, 12, 13, 15]. Es handelt sich hierbei um jenen einzelnen Lymphknoten, der das vom Melanom befallene Hautareal drainiert. Dieser Lymphknoten kann mittels einer radioaktiven Substanz (Technetium 99), die in das das Melanom umgebende Hautareal injiziert wird, selektiv dargestellt werden. Dieser markierte Lymphknoten wird anschließend durch einen kleinen Hautschnitt selektiv entfernt und sorgfältig histopathologisch begutachtet. Bei etwa 20% der Patienten mit einer Tumordicke > 1 mm finden sich Mikrometastasen in diesem Knoten. Nur bei diesen Patienten erfolgt dann in einer zweiten Operation eine vollständige Dissektion der entsprechenden gesamten Lymphknotenregion. Das Ergebnis der histologischen Untersuchung des Wächterlymphknotens hat eine wichtige prognostische Bedeutung und kann neben der Tumordicke als der derzeit wichtigste prognostische Parameter bei Patienten mit malignen Melanomen angesehen werden. Bisher konnte nicht sicher nachgewiesen werden, ob die Entfernung des Wächterlymphknotens auch therapeutische Bedeutung hat. Empfohlen wird die Entfernung des Knotens ab einer Tumordicke > 1 mm, vorzugsweise innerhalb klinischer Studien. Da die therapeutische Bedeutung jedoch noch nicht sicher gezeigt wurde, ist die prophylaktische Entfernung des Wächterlymphknotens zur Behandlung des Patienten jedoch derzeit noch nicht sicher erforderlich.

Im Unterschied zur prophylaktische Lymphknotenentfernung ist bei Patienten mit klinisch manifester regionärer Lymphknotenmetastasierung (Tastbefund, pathologischer Befund durch bildgebende Verfahren) eine vollständige Dissektion der gesamtem Lymphknotenregion angezeigt. Die gelegentlich ausschließliche Entfernung nur des pathologisch vergrößerten Lymphknotens wird übereinstimmend nicht als ausreichend angesehen.

Adjuvante Chemo- und Immuntherapie

Bei Patienten mit erhöhtem Metastasierungsrisiko ist eine vorbeugende, adjuvante medikamentöse Therapie von großem klinischen Interesse. Zahlreiche chemotherapeutische Substanzen sind evaluiert worden, in nahezu allen Kombinationen und Dosierungen [8]. Prospektiv randomisierte Studien haben jedoch übereinstimmend keinen Prognosevorteil für die Behandelten erbracht, in einzelnen Studien sogar zu einer Prognoseverschlechterung geführt (Selektion chemoresistenter Tumorklone?). Auch unspezifische Immuntherapien, beispielsweise mit BCG, *Corynebacterium parvum* oder Onkolysate haben in kontrollierten Studien keine Prognoseverbesserung erbracht [8, 10]. Adjuvante Chemotherapien und unspezifische Immuntherapie sollten daher außerhalb von Studien bei Patienten mit malignen Melanomen nicht mehr durchgeführt werden. Auch Therapien mit Mistelpräparaten (Iscador^R) haben zu keinem signifikanten Vorteil für die Behandelten geführt und sollten daher nicht mehr angewendet werden [11].

Interferon-alpha ist die erste Substanz, die in der adjuvanten Therapiesituation in prospektiv randomisierten Studien zu einem signifikanten Vorteil bei Patienten mit malignen Melanomen geführt hat [5, 8]. Eine adjuvante Therapie mit Interferon-alpha sollte daher allen Patienten mit erhöhtem Metastasierungsrisiko (Tumordicke > 1,5 mm) angeboten werden, soweit keine Kontraindikationen bestehen. Die optimale Dosis und Dauer der Therapie ist jedoch derzeit noch nicht sicher bekannt. Bei Patienten nach Exzision von Melanomen mit einer Tumordicke ≥ 1,5 mm führte eine Behandlung mit 3 × 3 Mill E / Woche über 18 Monate zu einer Verbesserung der rezidivfreien Überlebenszeit. Möglicherweise könnte eine längere Therapie vorteilhaft sein. Dies wird in einer derzeit laufenden Studie der Arbeitsgemeinschaft Dermatologische Onkologie (ADO) evaluiert.

Bei Patienten nach Resektion von regionären Lymphknotenmetastasen liegen derzeit zur Hochdosis-Interferon-Therapie die klarsten Ergebnisse vor. Drei prospektiv randomisierte Therapiestudien zeigten übereinstimmend eine verbesserte rezidivfreie Überlebenszeit. In einer ersten von Kirkwood et al. durchgeführten Studie zur Hochdosistherapie konnte zusätzlich ein günstiger Effekt auf die Verlängerung der Gesamtüberlebenszeit erzielt werden, der jedoch in einer Nachfolgestudie nicht mehr nachvollzogen werden konnte [9]. Während in den USA die Hochdosis-Interferon-Therapie im Stadium der lokoregionären Metastasierung als Standard akzeptiert ist, werden europaweit aufgrund der relativ hohen

Toxizität der Hochdosistherapie und aufgrund des Therapievorteils lediglich für eine begrenzte Subpopulation auch niedrigere Interferondosierungen alternativ erwogen. Derzeit laufende und zukünftige Studien werden hier zu klareren Empfehlungen führen.

Pegylierte Zubereitungsformen von Interferon-alfa haben den Vorteil, dass über längere Zeit höhere Serumspiegel erreicht werden können. Diese Substanzen werden nur einmal wöchentlich appliziert und sind bei einigen Patienten mit einem verbesserten Nebenwirkungsprofil verbunden. Ob eine gleichwertige oder sogar verbesserte klinische Wirksamkeit gegeben ist, wird derzeit innerhalb von Studien evaluiert. Bei klinischer Unverträglichkeit klassischer Zubereitungsformen von Interferon-alfa kann jedoch der Einsatz von pegyliertem Interferon-alfa erwogen werden.

Fernmetastasen

Bei Patienten mit Fernmetastasen (Organbefall, Lymphknotenmetastasen jenseits der regionären Lymphknoten) kann weiterhin nur in sehr seltenen Einzelfällen ein Langzeitüberleben erzielt werden. Innerhalb dieser Gruppe haben vermutlich Patienten mit Lungenmetastasen die günstigste Prognose. Bei Fernmetastasierung sollte zunächst die Möglichkeit einer chirurgischen Entfernung der Metastasen geprüft werden. Diese ist jedoch in der Regel nur sinnvoll, falls die Möglichkeit einer vollständigen Entfernung der Metastasen (R0 – Option) besteht. Bei nicht operablen Metastasen kann eine Chemotherapie oder Chemo-Immuntherapie durchgeführt werden. Die wichtigste Substanz ist weiterhin DTIC (Dacarbazin) (850 mg/m^2 alle 3–4 Wochen), die zu temporären Remissionen bei 15–20% der Patienten führen kann. Alternativ kommen verschiedene Polychemotherapie- oder Chemo-Immuntherapie-Protokolle in Betracht. Mehrere prospektiv-randomisierte Studien zeigten jedoch, dass durch diese Protokolle kein Gesamtüberlebensvorteil für die Behandelten im Vergleich zu einer alleinigen Therapie mit DTIC erzielt werden kann. Eines der intensivsten Protokolle mit DTIC, BCNU, Cisplatin und Tamoxifen (DBCT) führte zunächst in einer monozentrischen Studie zu hohen Ansprechraten > 40%, zeigte dann jedoch in einer prospektiv randomisierten Studie keinen signifikanten Vorteil in Bezug auf die Dauer des Gesamtüberlebens der Behandelten im Vergleich zu DTIC. Zusammenfassend konnte mit Mono- und Polychemotherapien bisher keine sichere Verbesserung der Gesamtüberlebensraten erzielt werden. Sie sind daher weiterhin ausschließlich unter palliativen Gesichtspunkten indiziert.

Innerhalb von Studien wird derzeit untersucht, ob verschiedene Vakzinationstherapien, zum Beispiel mit autologen oder allogenen gentechnisch veränderten Melanomzellen, zu einer Erhöhung der Immunantwort gegen das Melanom und zu einer Verbesserung der Überlebenszeiten von Patienten mit metastasierten Melanomen führen können.

Große Hoffnungen werden auch in neue Substanzen gesetzt, wie insbesondere Sorafenib. Sorafenib ist ein Rezeptor-Tyrosinkinase-Inhibitor, der eine duale Hemmung des Tumorwachstums bewirken kann durch Hemmung der Tumorzellproliferation und der Tumorangiogenese. Beim malignen Melanom wird diese Substanz in Kombination mit Chemotherapeutika evaluiert, wie Carboplatin und Paclitaxel. Diese gerade für die Behandlung des Nierenzellkarzinoms zugelassene neue Substanz wird auch in ihrer Wirksamkeit in der Behandlung des metastasierten Melanoms intensiv untersucht werden.

Nachsorge

Nach der Exzision eines malignen Melanoms sollten regelmäßig Nachsorgeuntersuchungen durchgeführt werden. Die Häufigkeit der klinischen Nachsorgeuntersuchungen und der Umfang der apparativen Untersuchungen richtet sich nach dem Risiko einer Metastasierung (risikoadaptiertes Nachsorgeprogramm). Im Vergleich zu früheren Empfehlungen werden in den aktuellen Leitlinien apparative Nachsorgeuntersuchungen nur noch in deutlich reduzierter Weise empfohlen [4]. Die klinische Untersuchung des Primärortes und der regionären Lymphabflussregion durch Arzt und Patient ist die wichtigste diagnostische Nachsorgeuntersuchung. Die sonographische Untersuchung der regionären Lymphknoten ist die wichtigste apparative diagnostische Maßnahme [3]. Bei Patienten mit einer Tumordicke < 1 mm werden keine apparativen oder laborchemischen Untersuchungen empfohlen, lediglich klinische Untersuchungen alle 6 Monate (Jahr 1–5) sowie später alle 12 Monate (Jahr 6–10). Bei Patienten mit einer Tumordicke > 1 mm wird in den ersten 5 Jahren nach Diagnose eine sonographische Untersuchung der regionären Lymphknoten alle 6 Monate empfohlen sowie eine Bestimmung des Tumormarkers S-100 [1] alle 3–6 Monate. In höheren Stadien (lokoregionäre oder viszerale Metastasierung) erfolgt ein individuelles Vorgehen.

Die Therapie von Patienten mit malignen Melanomen stellt weiterhin eine der zentralen Herausforderungen der klinischen Dermatologie dar. Aktuelle Studien und Leitlinien (www.ado-homepage.de) sind eine wesentliche Hilfe bei der Betreuung der Patienten, die an diesem Tumor erkrankt sind.

Literatur

1. Abraham AD, Fuller LC, Du Vivier AWP et al. (1997) Serum S-100 protein: a potentially useful marker in cutaneous melanoma. Br J Dermatol 137: 381–385
2. Balch CM, Cascinelli N (2006) Sentinel-node biopsy in melanoma. N Engl J Med 355: 1370–1371
3. Blum A, Schlagenhauff B, Stroebel W et al. (2000) Ultrasound examination of regional lymph nodes significantly improves early detection of locoreginal metastases during follow-up of patients with cutaneous melanoma. Cancer 88: 2534–2539
4. Dicker TJ, Kavanagh GM, Herd RM et al. (1999) A rational approach to melanoma follow-up in patients with primary cutaneous melanoma. Br J Dermatol 140: 249–254
5. Garbe C (Hrsg) (2006) Management des Melanoms. Diagnosestellung, Therapie, Nachsorge. Springer, Heidelberg
6. Hauschild A, Christophers E (2001) Sentinel node biopsy in melanoma. Virchows Arch 438: 99–106
7. Hauschild A, Eiling S, Lischner S et al. (2001) Sicherheitsabstände bei der Exzision des primären malignen Melanoms. Hautarzt 52: 1003–1010
8. Hauschild A, Volkenandt M, Garbe C (2006) Adjuvante medikamentöse Therapie des Melanoms. In Garbe C (Hrsg) Management des Melanoms. Diagnosestellung, Therapie, Nachsorge. Springer, Heidelberg, S 275–284
9. Kirkwood JM, Strawderman MH, Ernstoff MS et al. (1996) Interferon alfa-2b adjuvant therapy of high risk resected cutaneous melanoma. The Eastern Cooperative Oncology Group Trial EST 1684. J Clin Oncol 14: 7–17
10. Kleeberg UR (1997) Wishful thinking, unicentric empiricism and the everyday world of the medical melanomologist. Melanoma Res 7 Suppl 2: 143–149
11. Kleeberg UR, Sucia S, Brocker EB et al. (2004) Final results of the EORTC 18871/DKG 80-1 randomised phase III trial. rIFN-alpha2b versus rIFN-gamma versus ISCADOR M versus observation after surgery in melanoma patients with either high-risk primary (thickness >3 mm) or regional lymph node metastasis. Eur J Cancer 40: 390–402
12. McMasters KM, Reintgen DS, Ross MI et al. (2001) Sentinel lymph node biopsy for melanoma: controversy despite widespread agreement. J Clin Oncol 19: 2851–2855
13. Morton DL, Thompson JF, Cochran AJ et al. (2006) Sentinel-node biopsy or nodal observation in melanoma. N Engl J Med 355: 1307–1317
14. Sober AJ, Chuang TY, Duvic M et al. (2001) Guidelines of care for primary cutaneous melanoma. J Am Acad Dermatol 45: 579–586
15. Stadler R, Schlag PM (2006) Wächterlymphknotenbiopsie. In Garbe C (Hrsg) Management des Melanoms. Diagnosestellung, Therapie, Nachsorge. Springer, Heidelberg, S 233–244
16. Volkenandt M, Schmidt M, Konz B, et al. (1999) Klinisch-epidemiologische Daten von Patienten mit malignen Melanomen aus dem Bereich des Tumorzentrums München von 1977–1997. Hautarzt 50: 470–478

Kutane Lymphome: Diagnostik und Therapie

Mirjam Beyeler und Reinhard Dummer

Einleitung

Kutane Lymphome (CL) stellen eine Akkumulation klonaler Lymphozyten in der Haut dar. Zytomorphologisch entsprechen kutane Lymphome denjenigen anderer Lokalisationen, weisen in der Regel jedoch eine bessere Prognose auf. Die Inzidenz wird auf eine Neuerkrankung pro Jahr und 100.000 Einwohner geschätzt [4]. Wichtig ist es, primär kutane Lymphome von Hautmanifestationen extrakutaner Lymphome oder Leukämien abzugrenzen. Primäre CL entstehen definitionsgemäss in der Haut und bleiben in der Regel über längere Zeit (mindestens 6 Monate) auf das Hautorgan beschränkt, während sekundäre CL kutane Manifestationen von disseminierten, primär nodalen oder extranodalen Lymphomen darstellen [6]. 65% der primären CL können den kutanen T-Zell-Lymphomen (CTCL), 25% den kutanen B-Zell-Lymphomen (CBCL) und 10% weiteren, seltenen Formen von CL zugeordnet werden.

Diagnostik

Bei einem klinischen Verdacht auf ein Hautlymphom sind histologische, immunhistologische und molekularbiologische Untersuchungen unerlässlich (Tabelle 1).

Tabelle 1. Diagnostik bei kutanen Lymphomen

	Untersuchungen	Bemerkungen
Anamnese	Dauer, Art und Ausdehnung und Evolution der Hautmanifestationen.	
Klinische Untersuchung	Genauer Hautbefund (eventuell Erhebungsbogen oder Fotodokumentation, Lymphknotenstatus) Palpation von Leber und Milz	
Apparative Diagnostik	Abdomen- und Lymphknoten-Sonographie Röntgenthorax in 2 Ebenen gegebenenfalls CT	Bei MF (Stadium I) und lymphomatoider Papulose nicht notwendig
Laboruntersuchungen	Komplettes Routinelabor (BSG, Blutbild, Differenzialblutbild, Leberenzyme, Nierenwerte, LDH, Elektrolyte), eventuell bei aus dem Ausland zugewanderte Patienten: HTLV-Serologie	**Bei B-Zell-Lymphomen** Knochenmarksbiopsie Immunelektrophorese aus Serum und Urin **Bei erythrodermischen T-Zell-Lymphomen** Blutausstrich auf Sézary-Zellen CD4/CD8 Ratio, Bestimmung der CD4+CD7- Zellen Klonalitätsnachweis im Blut (Southern blot oder PCR) Knochenmarksbiopsie ist in der Regel nicht indiziert
Biopsie	Routinehistologie Immunhistologie Zusätzlich Biopsien von vergrösserten Lymphknoten und Organen	Molekularbiologische Untersuchungen: **Bei B-Zell-Lymphomen** Bevorzugt Southern blot **Bei T-Zell-Lymphomen** PCR für die T-Zellrezeptor-γ-Kette

Tabelle 2. WHO-EORTC Klassifikation der kutanen Lymphome

Kutane T-Zell- und NK-Zell-Lymphome	Kutane B-Zell-Lymphome
Mycosis fungoides (MF)	Primäre kutane Marginalzonen B-Zell-Lymphome
Mycosis fungoides-Varianten und Subtypen	Primäre kutane Keimzentrumslymphome Primär kutanes diffus-grosszelliges B-Zell-Lymphom (leg type) Primär kutanes diffus-grosszelliges B-Zell-Lymphom, andere Typen
• Follikulotrope MF • Pagetoide Retikulose • Granulomatous slack skin	Primär kutanes intravaskuläres grosszelliges B-Zell-Lymphom
Sézary-Syndrom	(Precursor hematologic neoplasm) Hämatologische Vorläuferneoplasien CD4+, CD56+ hematodermische Neoplasien (früher blastäre NK-Zell-Lymphome)
Adult T-cell leukemia/lymphoma (HTLV+)	
Primär kutanes CD30+ lymphoproliferative Erkrankungen • Primär kutanes anaplastisches grosszelliges Lymphom • Lymphomatoide Papulose	
Subkutanes Pannikulitis-artiges T-Zell-Lymphom	
Extranodales NK/T-Zell-Lymphom, nasaler Typ	
Primär kutanes peripheres T-Zell-Lymphom, nicht spezifiziert • Primär kutanes aggressives epidermotropes CD8+ T-Zell-Lymphom (provisorisch) • Kutanes γ/δ T-Zell-Lymphom (provisorisch) • Primär kutanes klein- und mittelgrosszelliges pleomorphes T-Zell- (provisorisch)	

Klassifikation

2005 entstand nach mehreren Konsensus-Treffen von Vertretern der WHO- und der EORTC-Klassifikation eine neue, die WHO-EORTC-Klassifikation. Es wurden dabei vor allem die unterschiedliche Klassifikation von CTCL, welche nicht Mycosis fungoides oder dem Sézary-Syndrom zuzuordnen waren, die Klassifikation der CD30+ Lymphome sowie die Terminologie und Klassifikation der CBCL vereinheitlicht (Tabelle 2) [3, 5]. Die neue Klassifikation berücksichtigt neben Morphologie auch das klinische Verhalten. Etwa 95% der CL lassen sich damit erfassen.

Stadieneinteilung

Zur Stadieneinteilung der kutanen T-Zell-Lymphome wird die TNM-Klassifikation verwendet, die auch gewisse prognostische Bedeutung hat (Tabelle 3). Insbesondere für die MF gilt, dass die frühen Stadien (IA–IIA) in der Regel eine sehr gute Prognose aufweisen mit mittleren Überlebenszeiten von etwa zehn bis 20 Jahren. Für andere Lymphomtypen ist diese T Klassifikation schlecht geeignet. Die N Kategorie ist ebenfalls klinisch nicht optimal (zum Beispiel N2: Klinisch unauffällige Lymphknoten werden nicht biopsiert).

Therapie

Aufgrund der Heterogenität der kutanen Lymphome müssen Behandlungsstrategien exakte Diagnose, Vorbehandlungen und Tumorstadium berücksichtigen. Es liegen nur wenige kontrollierte Studien vor, welche diese wesentlichen Informationen beinhalten.

Auf jeden Fall muss die Therapie der CTCL abgegrenzt werden von der Therapie der CBCL. Für CTCL wird eine stadiengerechte, eher zurückhaltende Therapie empfohlen, wobei in frühen Stadien hauptsächlich lokale Therapieverfahren wie topische Steroide, PUVA (Psoralen plus UVA), lokale Zytostatika wie BCNU oder eine Radiotherapie mit schnellen Elektronen oder eine Röntgenweichstrahltherapie im Vor-

Tabelle 3. TNM Stadieneinteilung für Mycosis fungoides und Sézary Syndrom

Kategorie	Definition
T: Haut	
T1	Ekzematöse (Patch) Herde, Plaques: < 10% Körperoberfläche
T2	Ekzematöse (Patch) Herde, Plaques: > 10% Körperoberfläche
T3	Tumoren (mehr als einer)
T4	Erythrodermie
N: Lymphknoten	
N0	Klinisch keine Lymphknoten palpabel
N1	Palpable Lymphknoten; histologisch kein Anhalt für CTCL
N2	Klinisch keine vergrösserten Lymphknoten; histologisch Infiltrate eines T-Zell Lymphom
N3	Palpable Lymphknoten; histologisch Infiltrate eines T-Zell Lymphoms
B: Peripheres Blut	
B0	Keine atypischen Lymphozyten im peripheren Blut (< 5%)
B1	Atypische Lymphozyten im peripheren Blut (> 5%)
M: Viszerale Organe	
M0	Keine Beteiligung viszeraler Organe
M1	Histologisch gesicherte viszerale Beteiligung

Stadium	T	N	M
IA	1	0	0
IB	2	0	0
IIA	1/2	1	0
IIB	3	0/1	0
III	4	0/1	0
IVA	1–4	2/3	0
IVB	1–4	0–3	1

oder eine Radiotherapie (Röntgenweichstrahltherapie 6–10 × 2 Gy; 30–50 kV, 2 ×/Woche, schnelle Elektronen 40 Gy). In einzelnen Fällen kann eine Interferontherapie zur kompletten Remission führen. Nur bei symptomtischer extrakutaner Manifestation ist primär eine Polychemotherapie indiziert.

Für die Therapie von hematodermischen (CD56+) Erkrankungen wird lokal eine Radiotherapie und systemisch eine aggressive Polychemotherapie empfohlen oder Knochenmarkstransplantation, obwohl keine randomisierten Studien oder vergleichende Untersuchungen zum therapeutischen Vorgehen vorliegen

dergrund stehen. In fortgeschrittenen Stadien bieten sich systemische Therapien an, beispielsweise eine Kombination aus PUVA mit Retinoiden oder rekombinantem Interferon-alpha (Tabelle 4) [1].

Beim Sézary-Syndrom ist die nebenwirkungsarme extrakorporale Photopherese in Kombination mit Interferon-alpha wirksam. In Spätstadien kann auch eine palliative Chemotherapie versucht werden (Tabelle 5). Dabei ist allerdings immer zu bedenken, dass sichere Effekte auf die Überlebenszeit nicht nachgewiesen sind und diese Behandlungsverfahren zu einer weiteren Immunsuppression führen und damit infektiöse Komplikation gehäuft auftreten.

Primär kutane B-Zell-Lymphome ohne sonstige Manifestation weisen eine wesentlich günstigere Prognose auf als die nodalen B-Zell-Lymphome, auch wenn sie histologisch als hochmaligne klassifiziert werden. Deshalb reicht in vielen Fällen eine Lokaltherapie aus. Möglich ist eine operative Entfernung

Zukünftige Behandlungsoptionen

Schon seit langem kennen wir immunhistologisch B-Zell-typische Strukturen wie das Oberflächenmolekül CD20. Es lag deshalb auf der Hand, dass im Rahmen der Fortschritte der rekombinierenden Gentechnologie chimäre und humanisierte Antikörper gegen B-Zellen hergestellt werden, die über Stimulation der Antikörper-abhängigen Zytolyse und über Komplementaktivierung die Lymphozyten selektiv abtöten können. Der in diesem Zusammenhang entwickelte anti-CD20-Antikörper Rituximab ist heute sicher eines der erfolgreichsten Moleküle der modernen Onkologie. Seine zusätzliche Anwendung in Kombination mit einer Polychemotherapie führt bei vielen B-Zell-Lymphomen zu einer erhöhten Heilungsrate und einem verlängerten Überleben. Dabei fiel auf, dass die Anwendung von Rituximab offensichtlich

Tabelle 4. Therapieempfehlungen bei MF und MF-Sonderformen

Stadien	Empfohlene Therapie Erste Wahl	Empfohlene Therapie Zweite Wahl	Kommentar
I A	Beobachten PUVA Steroide Klasse III-IVHN2/ BCNU lokal UVB/UVB Schmalband	Bexarotene gel Hexadecyphosphocholine Lösung	PUVA in Europa bevorzugt
Uniläsionale MF Pagetoide Retikulose	Radiotherapie (Röntgenweich-strahltherapie oder schnelle Elektronen, Gesamtdosis 20–40 Gy)	PUVA lokal IFN intraläsional Steroide Klasse III-IV	Diese Krankheitsbilder sind als besondere Präsentationsformen der MF im Stadium IA zu werten.
I B – II A	PUVA HN2 / BCNU lokal	PUVA + IFN-α	
II B	PUVA + IFN und RT für Tumoren HN2 / BCNU lokal	Methotrexat niedrig dosiert Orales Bexarotene Liposomales Doxorubicin. Ganzhaut -schnelle Elektronen Denileukin diftitox	
III *	PUVA Photophorese Eventuell kombiniert mit IFN oder MTX	Methotrexat niedrig dosiert Orales Bexarotene Cladribine Ganzhaut-schnelle Elektronen Chlorambucil/Steroid Röntgenfernbestrahlung	
IV A	PUVA + IFN	Methotrexat niedrig dosiert Orales Bexarotene Ganzhaut-schnelle Elektronen Chlorambucil /Steroid Röntgenfernbestrahlung	
IV B	PUVA + IFN Chlorambucil /Steroid Liposomales Doxorubicin RT für Tumoren	Orales Bexarotene Gemcitabine, Cladribine CHOP-Polychemotherapie Denileukin diftitox Alemtuzumab	Eventuell Erhaltungstherapie mit PUVA+IFN bei Erreichen einer Remission

* erythrodermatische MF. RT: Röntgenweichstrahlen oder schnelle Elektronen.

Therapie der ersten Wahl	Therapie der zweiten Wahl
PUVA Extrakorporale Photopherese (ECP) PUVA+ IFN, ECP+IFN HN2	Bexarotene Chlorambucil/Steroid (Winkelmann) Methotrexat niedrig dosiert CHOP-Polychemotherapie Denileukin-diftitox Ganzhaut-schnelle Elektronen Alemtuzumab (anti-CD52)

Tabelle 5. Therapieempfehlung beim Sézary-Syndrom

auch das Ansprechen von B-Zell-Lymphomen gegenüber einer Chemotherapie verbesserte. Eine ganze Reihe von molekularbiologischen Untersuchungen von extrakutanen Lymphomen haben inzwischen die molekularen Mechanismen aufgeklärt, die diesen Befund erklären können. Wir wissen heute, dass das CD20-Molekül ein konstitutiv phosphoryliertes Molekül ist, das wahrscheinlich durch eine Proteinkinase reguliert wird. Die Bindung von Rituximab an CD20 führt zu einer verstärkten Phosphorylierung. Wir gehen auch davon aus, dass CD20 selbst in der Lage ist, andere Moleküle zu phosphorylieren und damit zu aktivieren. Neben zytotoxischen Defekten über Antikörper und Antikörper-abhängige Zytolyse ist Rituxi-

Tabelle 6. Therapieempfehlungen bei der CD 30 + Erkrankungen

Ausdehnung	Therapie der ersten Wahl	Therapie der zweiten Wahl
Solitäre oder lokalisierte Läsionen	Exzision +/− Radiotherapie (ALCL) Beobachtung (LyP)	
Multifokale Läsionen rezidivierend eventuell mit spontaner Remission	Beobachtung (LyP) Methotrexat bis 20 mg/Woche PUVA	IFN IFN + Retinoid Bexarotene

Tabelle 7. Therapieempfehlung bei niedrig malignen primär kutanen B-Zell Lymphomen (Keimzentrumslymphom, Marginalzonenlymphom)

Ausdehnung	Therapie der ersten Wahl	Therapie der zweiten Wahl
Solitäre Läsionen	Totalexzision Antibiotika Radiotherapie	Intraläsional Rituximab Intraläsional IFN-α Intraläsional Steroid
Multiple Läsionen	Antibiotika Radiotherapie	Intraläsional IFN-α Intraläsional Rituximab i.v. Rituximab

Tabelle 8. Therapie des grosszelligen CBCL

Ausdehnung	Therapie der ersten Wahl	Therapie der zweiten Wahl
Isolierte Herde oder gruppierte Herde	Radiotherapie Exzision	
Multiple Herde	Monochemotherapie zum Beispiel liposomales Doxorubicin Polychemotherapie zum Beispiel CHOP	Polychemotherapie + Rituximab

mab in der Lage, Apoptose in B-Zellen zu induzieren beziehungsweise die Resistenz gegenüber Chemotherapeutika herabzusetzen. Die Bindung von Rituximab an CD20 induziert eine starke Phosphorylierung von mitogenaktivierten Kinasen, die in einer Aktivierung von pro-apoptotischen Molekülen wie Bax oder direkt in die Aktivierung von Apoptose-induzierenden Kaskaden führen. Daneben beeinflusst Rituximab wahrscheinlich über eine Inaktivierung von NF-Kappa-B Interleukin-10 und BCL-2. Damit werden wichtige parakrine Wachstumskaskaden blockiert [2].

Nachsorge

Die Nachsorgeintervalle sowie die durchzuführenden diagnostischen Massnahmen bei Patienten mit kutanen Lymphomen sind dem klinischen Bild anzupassen. Während in früheren Stadien (IA, IB) Nachsorgeintervalle von 6–12 Monaten sinnvoll sind, werden in fortgeschrittenen Stadien (III–IV) die Vorstellungsintervalle in Abhängigkeit von den jeweiligen Therapieschemata gewählt.

Literatur

1. Dummer R, Stadler R, Sterry W (2005) Deutsche Leitlinie: Kutane Lymphome. In Garbe C (Hrsg): Interdisziplinäre Leitlinien zur Diagnostik und Behandlung von Hauttumoren. Thieme, New York, S 83–95
2. Jazirehi AR, Bonavida B (2005) Cellular and molecular signal transduction pathways modulated by rituximab (rituxan, anti-CD20 mAb) in non-Hodgkin's lymphoma: implications in chemosensitization and therapeutic intervention. Oncogene 24: 2121–2143
3. Slater DN (2005) The new World Health Organization-European Organization for Research and Treatment of Cancer classification for cutaneous lymphomas: a practical marriage of two giants. Br J Dermatol 153: 874–880
4. Weinstock MA (1994) Epidemiology of mycosis fungoides. Semin Dermatol 13: 154–159
5. Willemze R, Jaffe ES, Burg G, et al. (2005) WHO-EORTC classification for cutaneous lymphomas. Blood 105: 3768–3785
6. Willemze R, Kerl H, Sterry W, et al. (1997) EORTC classification for primary cutaneous lymphomas: a proposal from the Cutaneous Lymphoma Study Group of the European Organization for Research and Treatment of Cancer. Blood 90: 354–371

9 Eine schwierige Situation

Differenzialdiagnose und Therapie der Gynäkomastie

Gerhard Schreiber

Definition und Häufigkeiten

An der Brustdrüse des Mannes sind qualitative und quantitative Veränderungen zu beobachten, die als Symptome Monitorfunktion für eine Reihe von Erkrankungen besitzen können. Der Organkomplex umfasst die pigmentierte Brustwarze mit freien Talgdrüsen, den pigmentierten und behaarten Warzenhof mit apokrinen Drüsen sowie den Drüsenkörper, der in den verschiedenen Altersabschnitten hormonell gesteuert Wachstums- und Ruhephasen unterliegt.

Die Vergrößerung wird als Gynäkomastie bezeichnet und in eine echte (ein- oder beidseitige, teils dolente Vermehrung des Drüsengewebes) und eine unechte (Pseudogynäkomastie durch Vermehrung des Fettanteils = Lipomastie oder einen benignen Tumor) unterteilt. Häufigkeitsangaben differieren stark, möglicherweise vor dem Hintergrund methodischer Probleme in der Erfassung und Klassifikation (Tabelle 1).

Seibel et al. [26] legen zur Objektivierung einer Gynäkomastie folgende Maße zugrunde: horizontale Hautfalte unter Einschluss der Brustwarze von 2 (bei adipösen Männern 3 cm) oder Durchmesser des Brustwarzenhofes über 3 cm; diese Werte sind allerdings nicht altersdifferenziert. Im Neugeborenenalter findet man in bis zu 90% eine Gynäkomastie [12]. In der Pubertät wird sie mit 40–70% veranschlagt. In der erwachsenen Normalpopulation wird das Vorkommen von 30–40% eher geringer Befunde und im Senium von etwa 50% überwiegend Pseudogynäkomastien mitgeteilt. Überzählige Mamillen und Drüsenkörper werden als Polythelie oder Polymastie bezeichnet. Liegen sie auf der Milchleiste, dem embronalen Entstehungsort, werden sie als akzessorisches dem versprengten aberrierenden Brustgewebe gegenübergestellt. Diese Fehlbildungen bestehen in 1–2% bei beiden Geschlechtern [4].

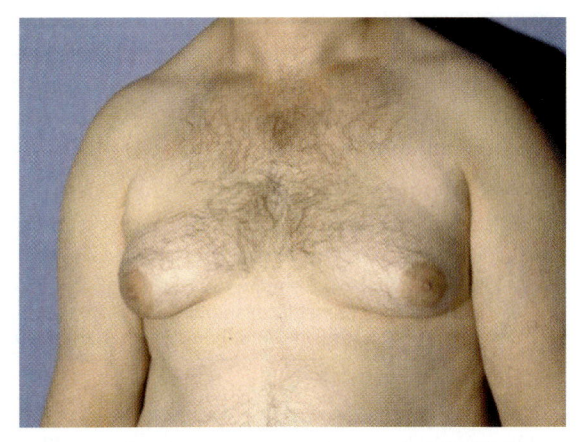

Abb. 1. Beidseitige Gynäkomastie bei 28 jährigem gesunden Mann (idiopathische Form)

Tabelle 1. Klassifikation der Gynäkomastie (Modifiziert nach 12)

Hall 1959	
Grad I	Klinisch nur palpatorisch feststellbare Vergrößerung des Drüsenkörpers
Grad II	Bereits inspektorisch feststellbare Vergrößerung
Grad III	Entspricht weiblicher Mamma
Tanner 1986	
B1	Kein Drüsenkörper tastbar
B2	Warzenhof vergrößert, Drüse vorgewölbt
B3	Drüsenkörper größer als Warzenhof
B4	Solider Drüsenkörper
B5	Entspricht weiblicher Brust

Ursachen

Die Gynäkomastie ist in bestimmten Lebensabschnitten physiologisch. Pathologische Formen haben vordergründig endokrine Ursachen, wobei hormonelle Imbalancen mit einem Östrogenüberschuss differen-

Tabelle 2. Pathophysiologie der Gynäkomastie (Modifiziert nach 6)

Physiologisch
- Neugeborene
- Pubertät
- Senium

Pathologisch

Vermehrte Östrogenwirkung
- Aromatisierung von Praekursoren (zum Beispiel bei Übergewicht)
- Verdrängung aus SHBG-Bindung (zum Beispiel unter Ketokonazol)
- Vermehrte Synthese (testikuläre oder adrenale Tumoren)
- Vermehrte Aufnahme (fetoplazentar, äußerliche Anwendung, berufliche Exposition)

Verminderte Androgenwirkung
- Erniedrigte freie Androgene (Leydigzellinsuffizienz, erhöhter Metabolismus, SHBG-Bindung)
- Verminderte Bindung an/Verdrängung vom Androgenrezeptor (zum Beispiel durch Sprironolakton)
- Angeborener Androgenrezeptordefekt

Hypersensitives Brustgewebe

Weitere Ursachen
- Allgemeinerkrankungen (Niereninsuffizienz, Leberzirrhose, Fehlernährung, AIDS)
- Endokrinologische Erkrankungen (Hyperprolaktinämie, Hyperthyreose)
- Medikamente Antibiotika/Antimykotika (Ketokonazol), Chemotherapeutika (Alkylantien, Methotrexat, Vinca-Alkaloide), Histamin-2-Blocker (Cimetidin, Ranitidin), Kardiaka/Aldosteron-Antagonisten (Digitoxin, Spironolacton), Psychopharmaka (Haloperidol, Phenothiazine, Antidepressiva), sonstige (Phenytoin, Anabolika, Antiandrogene)

zialdiagnostisch berücksichtigt werden müssen (Tabelle 2, Abb. 2, 3). Darüber hinaus können lokale Faktoren (hypersensitives Brustgewebe) angenommen werden. Als weitere Ursachen kommen eine Reihe von Allgemeinerkrankungen und endokrinologische Erkrankungen in Betracht. Zahlreiche Medikamente werden mit einer Gynäkomastie in Verbindung gebracht. Zu den relevanten Drogen werden Alkohol, Heroin, Marihuana gezählt.

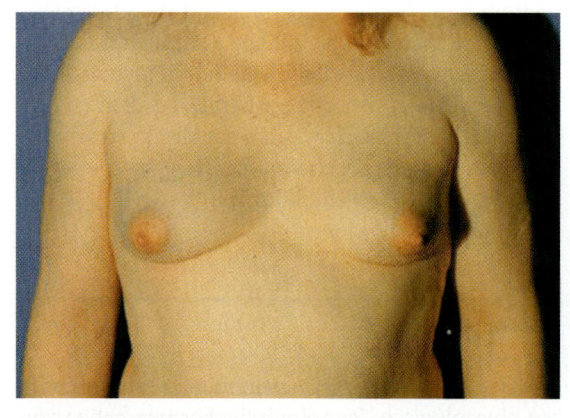

Abb. 2. Gynäkomastie/Mammaaufbau bei 34 jährigem Patienten mit Mann-zu Frau-Transsexualismus unter Estrogene/Antiandrogentherapie (Ethinylestradiol und Cyproteron)

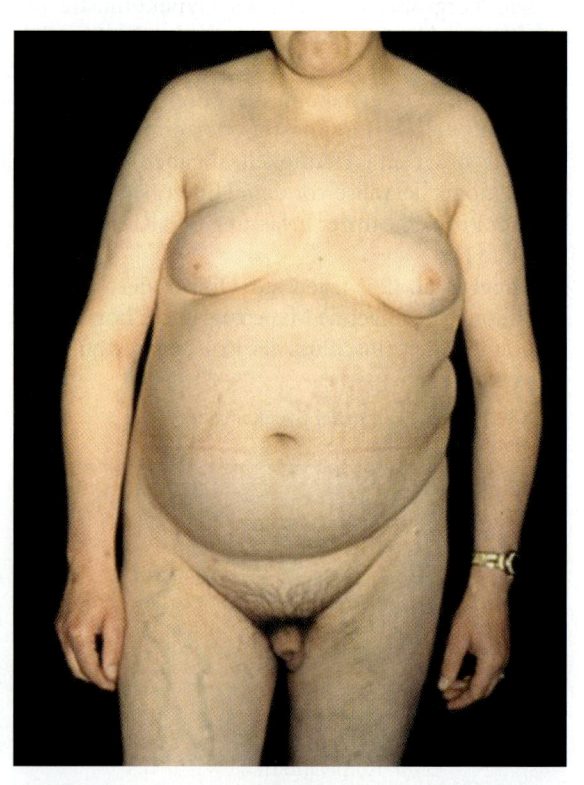

Abb. 3. Ausgeprägte Gynäkomastie bei 32 jährigem Patienten mit Klinefelter-Syndrom (Androgenmangelsyndrom)

Differenzialdiagnosen

Klinisch imponiert die *Gynäkomastie* als meist beidseitige Vergrößerung der Brustwarze und des Warzenhofes einschließlich eines in Strängen tastbaren zum Teil dolenten Drüsenkörpers (Abb. 1). Abzugrenzen sind hiervon Fibrosen, Zysten, Entzündungsreaktionen, Traumen mit Haematom sowie venöse oder lymphatische Abflussstörungen zum Beispiel bei Bronchial-, Ösophagus-, Schilddrüsen-Karzinomen, retrosternaler Struma und malignen Lymphomen [4, 25].

Die wichtigste Differenzialdiagnose einer Gynäkomastie, insbesondere bei der einseitigen Lokalisation, ist das Mammakarzinom. Der oft erst im fortgeschrittenen Stadium festgestellte Tumor geht mit einem derben meist schmerzlosen subareolären Infiltrat einher. Einbeziehung der Haut führt zu Retraktionen und dem Apfelsinenschalenphänomen, später treten ulzerierende Knoten auf. Eine häufige serosanguinöse Sekretion aus der Mamille muss an eine maligne Neoplasie denken lassen. Zum Zeitpunkt der Diagnose ist oft bereits eine axilläre Lymphknotenschwellung nachweisbar (Abb. 5).

Diagnostisches Vorgehen

Das diagnostische Vorgehen bei *Gynäkomastie* sollte individuell nach der speziellen Anamnese und richtungsweisenden Befunden abgestimmt werden [23] (Tabelle 3). Eine schmerzfreie, länger bestehende, eher als Zufallsbefund entdeckte Gynäkomastie, eventuell im typischen Altersabschnitt, macht eine intensive Diagnostik nicht zwingend erforderlich. Etwa 50% der Fälle bleiben ursächlich ungeklärt (idiopathische Gynäkomastie).

Die Anamnese ist auf Beginn und Verlauf des Beschwerdebildes einschließlich der Symptome eines

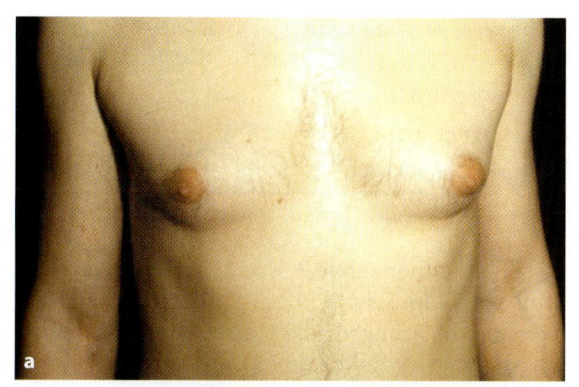

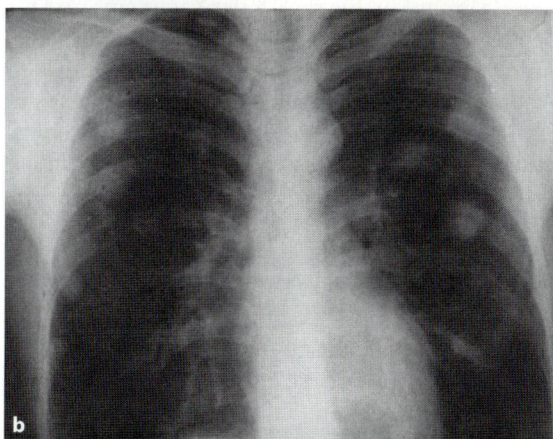

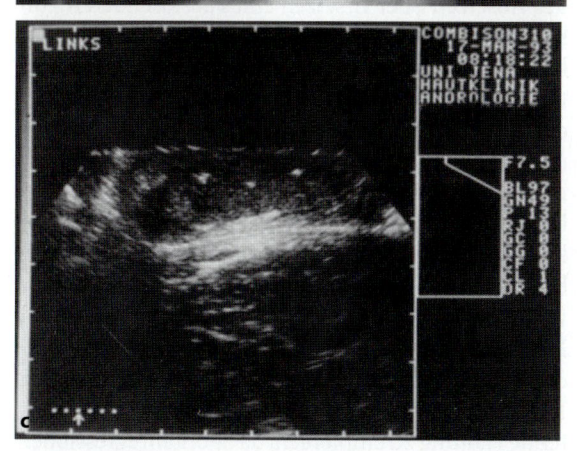

Abb. 4. Paraneoplastische symptomatische Gynäkomastie. **a)** Beidseitige Gynäkomastie bei metastasiertem HCG-produzierendem Chorionkarzinom des Hodens. 38 jähriger Patient. **b)** Multiple pulmonale Metastasen, **c)** Sonographie des linken völlig atrophischen Hodens mit Kalkeinlagerungen („Sternenhimmel")

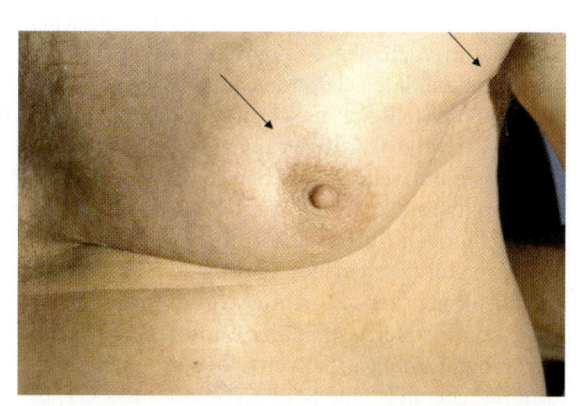

Abb. 5. Mammakarzinom. 43 jähriger Patient mit einseitigem, 4 cm großem, indolentem, derben Knoten im Drüsenkörper links, mammiläre Retraktionen, axilläre Lymphknotenschwellung. Histologie: Mittelgradig differenziertes duktales Karzinom

Tabelle 3. Diagnostik bei Brustdrüsenvergrößerung des Mannes

Anamnese	Beginn, Verlauf, Beschwerdebild, andere Krankheiten, Medikamente, Alkohol, Drogen
	Bei Verdacht auf Mammakarzinom: Familiäre Krebsfälle
Klinik	Allgemeinstatus, Lokalbefund, akzessorisches/aberrierendes Brustgewebe, andrologischer Genitalbefund, Lymphknotenstatus
Labordiagnostik	T, E2, LH, FSH, Prolaktin
	Optional: SHBG, Schilddrüsen- und Nebennierenhormone, Leber- und Nierenwerte HCG, AFP, Chromosomenanalyse, HIV-Serologie
Bildgebende Diagnostik	Mammasonografie, Hodensonografie, Röntgen-Thorax
	Optional: Mammografie, MRT Hypophyse, Sonografie/CT Nebennieren
Spezielle Diagnostik	Bei Neoplasieverdacht histologische Klärung, Tumorstaging

Androgenmangels sowie Abhängigkeiten von anderen Krankkheitsbildern (zum Beispiel externe Anwendung von östrogenhaltigen Haarwässern) gerichtet. Rasches Auftreten spricht für, langes Bestehen gegen einen Tumor. Die klinische Untersuchung schließt neben dem Allgemeinstatus den exakten Lokalbefund ein. Die Größenklassifizierung des Drüsenkörpers ist einer Verlaufsbeurteilung dienlich. Die Genitaluntersuchung soll einen (hormonaktiven) Hodentumor ausschließen (Abb. 4). Die Labordiagnostik umfasst endokrinologische Befunde, zusätzlich Leberwerte und bei Verdacht Tumormarker, Chromosomenanalyse beziehungsweise HIV-Serologie.

In der bildgebenden Diagnostik hat die sonografische Darstellung der Gynäkomastie Priorität: Es finden sich weitgehend uncharakteristische Befunde, allerdings lassen sich der Drüsenkörper vom Fettgewebe abgrenzen und eventuell Zysten oder Verkalkungen erfassen. Aussagen zur Dignität sind nicht immer möglich. Eine Mammografie ist im Verdachtsfall auf einen malignen Tumor oder bei sonstigen sonografisch unklaren Befunden angezeigt: Das Mammakarzinom stellt sich als scharf begrenzte Raumforderung dar, Mikrokalzifizierungen sind grobkörniger und insgesamt seltener als bei der Frau. Die MR-Mammographie kann bei speziellen onkologischen Fragestellungen zusätzliche Informationen liefern [15]. Ein Röntgenbild des Thorax sollte zur Basisdiagnostik gehören. Zum Ausschluss ursächlich in Frage kommender testikulärer Tumoren ist die Hodensonografie obligat, bei Verdacht auf Nebennierentumoren ebenfalls eine Sonografie oder das CT, bei Hinweisen auf ein Hypophysenadenom das MRT.

Im Verdachtsfall auf das Mammakarzinom (Abb. 5) kann die gezielte Anamnese vorab eine genetische Belastung ergeben: Familiärer Brust- und Eierstockskrebs, Androgenresistenzsyndrome, erbliches kolorektales Karzinom ohne Polyposis und Cowden-Syndrom. Der klinische Verdacht erfordert eine histologische Abklärung. 65–80% der Mammakarzinome wachsen invasiv-duktal, in 17% liegt ein Carcinoma ductale in situ vor. Bis zu 90% der Karzinome sind für den Östrogen- und Progesteronrezeptor immunhistochemisch positiv, weniger häufig auch für den Androgenrezeptor [2]. Die Ausbreitungsdiagnostik (Lymphknotenstatus, Absiedelung in Pleura, Lunge und Skelett) ist die Basis für die Stadieneinteilung nach dem TNM-System.

Therapeutische Möglichkeiten

Nicht jede Gynäkomastie muss therapiert werden. Naheliegend ist jedoch die Ausschaltung und Behandlung kausaler Faktoren (Tabelle 2), wie zum Beispiel das Absetzen oder Ersetzen eines auslösenden Medikamentes oder die Substitutionstherapie eines (endokrinen) Hypogonadismus. Im Fall einer paraneoplastischen Gynäkomastie bei Hodentumor (Abb. 4) muss die onkologische Therapie erfolgen. Eine Behandlung der idiopathischen Gynäkomastie kann darüber hinaus erforderlich werden, wenn über Schmerzhaftigkeit geklagt wird oder ein Leidensdruck aufgrund der kosmetisch-psychologischen Situation vorliegt. Zu berücksichtigen sind dabei das den Mann belastende weibliche Erscheinungsbild, eine mögliche (Selbst-)Isolierung und Kontaktvermeidung. Eine entsprechende Patientenführung kann bereits hilfreich sein. Im Falle der Pubertätsgynäkomastie ist eine abwartende Haltung zu empfehlen, da Spontanregressionen häufig sind.

Medikamentöse Einflussnahmen (Tabelle 4) sind in der proliferativen, noch nicht fibrosierenden Phase (bis zu 6 Monate) theoretisch über Antiöstrogene möglich, wobei das Tamoxifen in Tagesdosen von

Tabelle 4. Medikamentöse Therapie der Gynäkomastie [24]

Wirkstoff	Studiendesign	Ergebnisse
Tamoxifen	Randomisierte, doppelblinde, Plazebo-kontrollierte Studie an 10 Pat. [20]. Randomisierte, doppelblinde, Plazebo-kontrollierte Studie an 6 Patienten [18]. Mehrere nichtkontrollierte Studien [1, 10, 13, 14, 29]	7 partielle Remissionen unter Tamoxifen, keine unter Plazebo Kein signifikanter Therapieerfolg Hinweise auf Wirksamkeit und Sicherheit
Clomiphen	Prospektive, nichtkontrollierte Studie, 19 Patienten [27] Prospektive, nichtkontrollierte Studie, 28 Patienten [17] Prospektve, nichtkontrollierte Studie, 12 Patienten [21]	Deutliche Rückbildung bei 8, mäßige bei 5 Patienten Rückbildung bei 14 von 22 auswertbaren Patienten Rückbildung um > 20% bei 5 Patienten
Danazol	Randomisierte, doppelblinde, Plazebo-kontrollierte Studie an 55 Patienten [11] Mehrere nichtkontrollierte Studien [3, 7, 29]	Signifikant effektiver als Plazebo, Effekte aber gering Hinweise auf Wirksamkeit und Sicherheit
Dihydrotestosteron (lokal)	Prospektive, nichtkontrollierte Studie, 40 Patienten [16] Prospektive, nichtkontrollierte Studie, 4 Patienten [9]	Komplette Rückbildung bei 10, partielle bei 19 und keine bei 11 Patienten Partielle Rückbildung bei allen Patienten
Testolacton	Prospektive, nichtkontrollierte Studie, 22 Patienten [30] Prospektive, nichtkontrollierte Studie, 4 Patienten [6]	Signifikante Rückbildung Signifikante Rückbildung, in einem Fall komplett
Anastrazol	Einzelbericht bei 2 Patienten mit Testosteronsubstitutionstherapie [22]	Rückbildung nach Pausierung der Substitution und kein Wiederauftreten nach Fortsetzung unter Anastrazol-Begleittherapie

20 mg Erfolg versprechend war. In neueren Arbeiten werden auch Aromatasehemmer, zum Beispiel Testolacton 450 mg/die empfohlen; weitere siehe Tabelle 4. Spontanremissionen machen jedoch die Aussagen zur Effizienz der Pharmakotherapie unsicher.

Länger bestehende fibrosierte Gynäkomastien (6–12 Monate) sollten einer chirurgischen Korrektur zugeführt werden. Mögliche Narben, Dellungen und Asymmetrien können das kosmetische Ergebnis allerdings beeinträchtigen, so dass der erfahrene Chirurg gefordert ist. Techniken: Semizirkulärer Schnitt, intraareoläre Inzision, Entfernung des Drüsenkörpers und des Fettgewebes, eventuell in Kombination mit einer Liposuktion; dabei sollte der subdermale Gefäßplexus geschont werden, um Nekrosen der Brustwarze zu vermeiden.

Für die Prognose des Mammakarzinoms des Mannes ist die Früherkennung entscheidend. Schlechtere Prognosen im Vergleich zur Frau ergeben sich aus dem höheren Erkrankungsalter und dem meist fortgeschritteneren Stadium bei der Erfassung, während klinische und histopathologische Charakteristika ähnlich sind.

Literatur

1. Alagaratnam TT (1987) Idiopathic gynecomastia treated with tamoxifen; a preliminary report. Clin Ther 9: 483–487
2. Backe J (2002) Brustkrebs des Mannes Dt Ärzteblatt 99: B970–B974
3. Beck W, Stubbe P (1982) Endocrological studies on the hypothalamo-pituitary gonadal axis during danazol treatment in puberal boys with marked gynecomastia. Horm Metab Res 14: 653–657
4. Bork K (1995) Haut und Brust. Dermatologische Aspekte der Brustkrankheiten. Fischer, Stuttgart
5. Braunstein GD, Glassman HA. (1997) Gynecomastia. Curr Ther Endocrinol Metab 6: 401–404
6. Bullmann C, Jockenhövel F (1998) Gynäkomastie beim Mann. Fortschr Med 116: 18–22
7. Buckle R (1979) Danazol therapy in gynecomastia; recent experience and indications for therapy. Postgrad Med J 55 (Supp5): 71–78
8. DePerrot M, Deleaval J, Robert J et al. (2000) Thirty-year experience of surgery for breast carcinomain men. Eur J Surg 166: 929–931
9. Eberle AJ, Sparrow JT, Keenan BS (1986) Treatment of persitent pubertal gynecomastia with dihydrotestosterone hepanoate. J Pediatr 109: 144–149
10. Eversmann T, Moito J, von Werder K (1984) Testosteron- und Östradiolspiegel bei der Gynäkomastie des Mannes Dtsch Med Wochenschr 109: 1678–1682
11. Jones DJ, Holt SD, Surtees P et al. (1990) A comparison of danazol and placebo in the treatment of adult idiopathic gynecomastia: results of a prospective study in 55 patients. Ann R Coll Surg Engl 72: 296–298

12. Kauf E. (1998) Gynäkomastie im Kindesalter. Fortschr Med 116: 23–26
13. Khan HN, Rampaul R Blamey RW (2004) Management of physiological gynecomastia with tamoxifen. Breast 13: 61–65
14. König R, Schönberger W, Neumann P et al. (1987) Behandlung der ausgeprägten Pubertätsgynäkomastie mit Tamoxifen. Klin Pädiatr 199: 389–391
15. Kuhl C, Schild H (1999) MR-Mammografie. Dt Ärztebl 96: 1897–1904
16. Kuhn JM, Roca R, Laudat MH et al. (1983) Studies on the treatment of idiopathic gynecomastia with percutaneous dihydrotestosterone. Clin Endocrinol 19: 513–520
17. LeRoith D, Sobel R, Glick SM (1980) The effect of clomiphene citrate on pubertal gynecomastia. Acta Endocrinol (Copenh) 95: 177–180
18. McDermott MT, Hofeldt FD, Kidd GS (1990) Tamoxifen therapy for painful idiopathic gynecomastia. South Med J 83: 1283–1285
19. Neumann JF (1997) Evaluation and treatment of gynecmastia. Am Fam Physicia 55: 1835–1844, 1849–1850
20. Parker LN, Gray DR, Lai MK, Levin ER (1986) Treatment of gynecomastia with tamoxifen: a double-blind crossover study. Metabolism 35: 705–708
21. Plourde PV, Kulin HE, Santner SJ ((1983) Clomiphene in the treatment of adolescent gynecomastia. Clinical and endocrine studies. Am J Dis Child 137: 1080–1082
22. Rhoden EL, Morgenthaler A (2004) Treatment of testosterone-induced gynecomastia with the aromatase inhibitor anastrazole. Int J Impot Res 16: 95–97
23. Schreiber G (1999) Diagnostik der Gynäkomastie. Dtsch Med Wochenschr 124: 1438–1439
24. Schreiber G, Schanz S, Köhn F-M (2005) Leitlinie –Gynäkomastie. JDDG 3: 561–565
25. Schürmeyer TH, Füchsel K, Nittritz N (1997) Seltene Ursache einer Gynäkomastie eines 70jährigen Mannes. Fortschr Med 115: 40–43
26. Seibel V, Müller H-H, Krause W (1998) Die Inzidenz der Gynäkomastie bei dermatologischen Patienten. Hautarzt 49: 382–387
27. Stepanas AV, Burnet RB, Harding PE, Wise PH (1977) Clomiphene in the treatment of pubertal-adolescent gynecomastia: a preliminary report. J Pediatr 90: 651–653
28. Stierer M (1998) Therapiestrategien beim Mammakarzinom des Mannes. Onkologie 21: 160–166
29. Ting AC, Chow LW, Leung YF (2000) Comparison of tamoxifen with danazol in the management of idiopathic gynecomastia. Am Surg 66: 38–40
30. Zachmann M, Eiholzer U, Muritano M et al. (1986) treatment of pubertal gynecomastia with testolactone. Acta Endocrinol (Copenh) 279 (Suppl): 218–226

Management chronischer Wunden: Wohin geht die konservative Therapie?

Thomas Krieg, Hans Smola und Sabine A. Eming

Einleitung

Chronische Wunden und ihre Therapie sind ein wichtiges medizinisches Problem, das nicht nur die Dermatologie, sondern viele andere Fachdisziplinen betrifft. Chronische Wunden stellen auch ein großes Problem für die Gesellschaft dar, sie führen zu einer sozialen Isolierung der Patienten, zu lang andauernder Arbeitsunfähigkeit und beeinträchtigen die Lebensqualität nachhaltig. Abhilfe kann nicht allein die dermatologische Versorgung dieser Patienten schaffen, sondern es müssen zahlreiche Schritte der ambulanten und stationären Behandlung miteinander vernetzt werden. Häufig wird die medizinische Behandlung der Wunden durch allgemeine Umstände maßgeblich erschwert.

Physiologie und Pathogenese der Wundheilung

Die normale Wundheilung ist ein hervorragend kontrollierter, für jeden Organismus essentieller Vorgang [3]. Initial kommt es zu einer ausgeprägten entzündlichen Reaktion, zur Eliminierung von defektem Gewebe und von Keimen. Es folgen die Induktion der zweiten Phase mit der Bildung neuer Gefäße sowie eine Aktivierung der Keratinozyten. Schließlich wird neues Gewebe in der Dermis gebildet und die Wunde epithelialisiert. Nach dem Wundschluss stehen der narbige Umbau und die Anpassung des Ersatzgewebes an die biomechanischen Erfordernisse. Weiterhin ungeklärt ist die Frage, warum beim Menschen keine Regeneration stattfindet, sondern es in unterschiedlicher Ausprägung stets zu Narben kommt. Das Verständnis dieser Vorgänge würde zu einer Revolutionierung der Wundtherapie führen.

Es ist davon auszugehen, dass die Antwort in Erkenntnissen zu den Steuerungsmechanismen liegt. Hierzu gab es in den letzten Jahren bereits große Fortschritte. Es wurde klar, dass eine Vielzahl von Wechselwirkungen zwischen den unterschiedlichen Zellen über biologisch aktive Substanzen gesteuert wird. Hierzu gehören zum Beispiel der Keratinozyten-Wachstumsfaktor (KGF), der vaskuläre Endothelzellfaktor (VEGF) und die verschieden Formen des transforming growth Faktors beta (TGF-β) [6]. Das Zusammenspiel zwischen den Zytokinen, den Zellen und dem sie umgebenden Bindegewebe garantiert den kontrollierten Ablauf der einzelnen Phasen der normalen Wundheilung.

Komplizierte Netzwerke sind störanfällig. Es resultiert daraus keine normale Wundheilung, sondern eine chronische Wunde. In den meisten Fällen liegt chronischen Wundheilungsstörungen eine Grunderkrankung zugrunde, so der gestörte venöse Abfluss beim Ulcus cruris venosum, eine erhöhte mechanische Belastung beim Dekubitus oder die vaskuläre und nervöse Schädigung beim diabetischen Fuß [5]. Dieses sind nur die häufigsten Grunderkrankungen. Es ist jedoch wichtig darauf zu achten, dass eine Reihe von differentialdiagnostischen Erkrankungen als Ursache für das Symptom *schlecht heilende Wunde* in Betracht gezogen werden müssen, so zum Beispiel das Pyoderma gangraenosum, die Calciphylaxie oder hämatologische Grunderkrankungen.

Lokaltherapie chronischer Wunden: Neue Ansatzpunkte

Zeitgleich zu der Behandlung der Grunderkrankung erfolgt die lokale Therapie der Wunde. Das therapeutische Ziel ist dabei die Überführung des *feindlichen Mikromilieus* der chronischen Wunde in ein heilendes, die Wundheilung förderndes Mikromilieu. Klassischerweise gehört hierzu das Debridement, die Wundgrundkonditionierung und die Förderung der Epithelialisierung.

Wodurch ist ein *feindliches Mikromilieus* der nicht heilenden Wunde definiert? Dazu gehören sicher das Ödem, eine bakterielle Besiedlung, erhöhte Sauer-

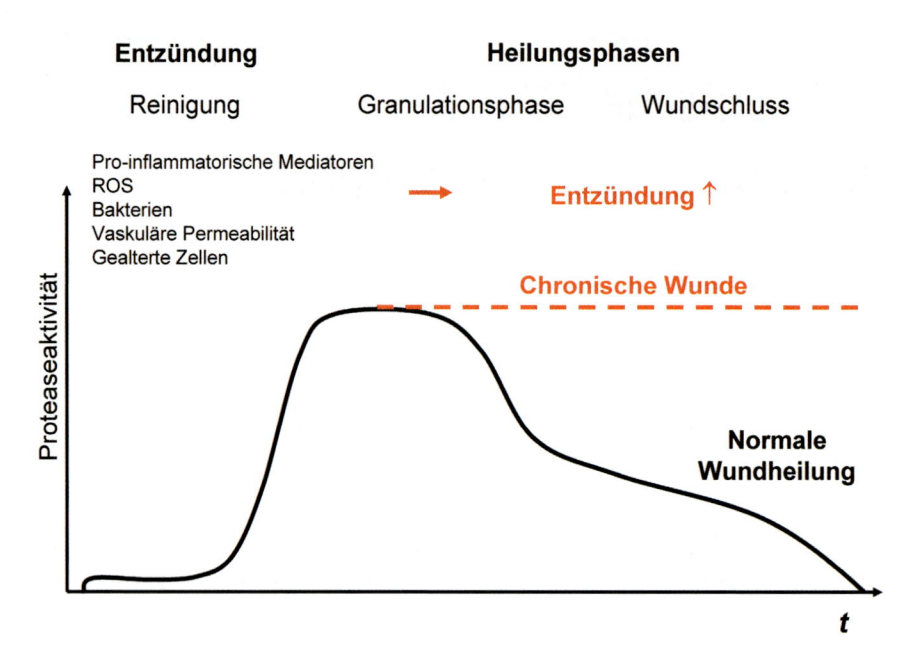

Abb. 1. Das Mikromilieu der chronischen Wunde. Kennzeichen für die normale Wundheilung ist der passagere Anstieg der Proteaseaktivität in der Entzündungsphase und ihr Absinken in der Heilungsphase. In der chronischen Wunde führen ein Überschuss an pro-inflammatorischen Mediatoren, reaktiven Sauerstoffspezies (ROS), bakteriellen Produkten, Ödem und gealterten Zellen zu einer verlängerten Entzündungsreaktion und erhöhten Proteasenaktivität, die eine Abheilung der Wunde verhindern

stoffradikale, Entzündungsmediatoren und Proteasen, möglicherweise auch spezifische inhibitorische Mediatoren [4] (Abb. 1). Im Besonderen die erhöhte Proteasenaktivität scheint eine wesentliche Rolle in der Pathophysiologie der chronischen Wunde einzunehmen. Im Vergleich zu heilenden Wunden, konnte im Sekret chronischer Wunden signifikant erhöhte Aktivitäten unterschiedlicher Proteasen nachgewiesen werden. Zu diesen gehören im wesentlichen Matrixmetalloproteinasen (MMP-2, MMP-9) und Serinproteasen (Elastase, Plasmin, Cathepsin, Plasminaktivatoren) [2]. Aber auch von Bakterien freigesetzte Proteasen sind möglicherweise von pathogenetischer Relevanz. Die erhöhte Aktivität der Proteasen führt zur unkontrollierten Degradation von Mediatoren und Strukturproteinen, die somit für den Wundheilungsprozess nicht mehr zur Verfügung stehen. Eine Hemmung der überschüssigen proteolytischen Aktivität stellt einen der wesentlichen therapeutischen Angriffspunkte chronischer Wunden dar. Aktuelle Untersuchungen aus unserer Gruppe geben einen Hinweis darauf, dass derzeit erfolgreich eingesetzte Produkte in der Wundversorgung, durch eine Hemmung der Proteasen wirken (Smola H, Manuskript in Vorbereitung). Es konnte gezeigt werden, dass spezielle Wundauflagen in den Aktivierungsmechanismus unterschiedlicher Proteasen eingreifen.

Ein weiterer therapeutischer Ansatzpunkt ist die Modulation der Entzündungsmediatoren im Wundmilieu. Hierzu gehören zum Beispiel Interleukin-1, Tumor necrosis factor-α (TNF-α) und Interleukin-6. Das Ungleichgewicht der proteolytischen Aktivität und ihrer Inhibitoren ist eine Folge einer gestörten und verlängerten Entzündungsphase. Der Wirkmechanismus einiger, der derzeit erfolgreich angewendeten Methoden im Behandlungskonzept der chronischen Wunde, so zum Beispiel die Vakuumbehandlung, liegt möglicherweise in der partiellen Beseitigung überschüssiger Entzündungsmediatoren. Klinische Studien zum Wirkmechanismus dieser bereits in der Wundheilung etablierten Methode liegen allerdings bisher nicht vor.

Die Beseitigung des Wundsekrets stellt nur eine Möglichkeit dar, um in den veränderten Entzündungsprozess einzugreifen. Unbeachtet bleibt in diesem Ansatz die Tatsache, dass das Wundsekret neben schädlichen Faktoren eine Reihe von Faktoren enthält, die sehr wohl gewünscht sind und den Heilungsprozess fördern. Daher liegt die Zukunft in der Therapie chronischer Wunden möglicherweise eher in einer gezielten Beeinflussung schädigender Mediatoren von außen, zum Beispiel durch die Inaktivierung von Proteasen, von Sauerstoffspezies oder durch Zugabe von neuen biologisch aktiven Substanzen. Durch entsprechende diagnostische Analysen des Wundsekrets ließe sich so ein Vorgehen auch spezifisch an die individuellen Verhältnisse einer Wunde anpassen und phasengerecht gestalten.

Biologisch aktiven Substanzen für die Behandlung chronischer Wunden

Die überwiegende Zahl der Produkte, die derzeit für die Behandlung chronischer Wunden eingesetzt werden greifen nicht aktiv in den Wundheilungsprozess ein. Nur einige wenige der derzeit im Handel erhältlichen Produkte sind biologisch aktiv. Zu diesen zählen zum einen rekombinante Wachstumsfaktoren, zum anderen Lysate von Zellen. Schließlich stehen komplexere Therapieformen mit lebenden Zellen zur Verfügung. Die Therapie mit lebenden Zellen existiert seit mehr als 20 Jahren. Hierzu züchtet man Keratinozyten in der Kulturschale an, nimmt sie mit einer Gaze auf und kommt so zu einem zellulären Wundverband. Diese alte Technik hat nun durch die Entwicklung der Stammzellforschung eine neue Richtung bekommen. Es ist denkbar, dass mesenchymale, endotheliale oder auch multipotente Zellen zum Beispiel aus dem Knochenmark entnommen oder mobilisiert werden. Diese könnten dann zur Behandlung von Wunden verwendet werden. Attraktiv ist dabei natürlich vor allem, dass diese Zellen größere regenerative Fähigkeiten haben und somit vielleicht nicht nur ein Ersatzgewebe bilden, sondern zu einer Regeneration des Gewebes führen. Offene Fragen gibt es jedoch noch viele: Überleben die Stammzellen im Mikromilieu der chronischen Wunde? Erfordert eine Stammzelltherapie zunächst eine Veränderung des Mikromilieus der Wunde? Können die Zellen tatsächlich regenerieren und kontrolliert differenzieren? Gibt es Nebenwirkungen? Trotz zahlreicher offener Fragen sehen wir in der (Stamm-)Zelltherapie chronischer Wunden eine außerordentlich interessante Perspektive. Bereits vor drei Jahren berichteten Badiavas und Falanga, über die verbesserte Abheilung und reduzierte Narbenbildung chronischer Wunden nach der Therapie mit Stammzellen aus dem Knochenmark [1].

Zusammenfassend können wir festhalten: Viel versprechende Ansatzpunkte für die Entwicklung neuer Therapien chronischer Wunden sehen wir in der Kontrolle von Proteasen, Blockierung von Entzündungsmediatoren und reaktiven Sauerstoffspezies. Auch in der Weiterentwicklung der Zelltherapie mit dem Ziel, nicht nur die Wunde zu verschließen, sondern die Qualität der Narbenbildung zu verbessern. Diese Therapieansätze sollten von einer spezifischen Diagnostik der Wundflüssigkeit begleitet sein, die eine phasengerechte Adaptation der therapeutischen Ansätze und ein aktives Wundmanagement erlaubt.

Bis zur Entwicklung effizienterer Behandlungsmöglichkeiten müssen wir mit den klassischen Therapien auskommen. In den letzten zehn Jahren gab es eine Vielzahl von Substanzen und Verbänden, die dazu beigetragen haben, die Heilung chronischer Wunden wesentlich zu erleichtern und vor allem, die subjektiven Beschwerden der Patienten einschließlich Schmerzen und Exsudat deutlich zu reduzieren. Die Wundbehandlung nach aktuellen Standards hat somit bereits heute einen wesentlichen Beitrag bei der sozialen Integration der Patienten mit chronischen Wunden geleistet.

Literatur

1. Badiavas EV, Falanga V (2003) Treatment of chronic wounds with bone marrow-derived cells. Arch Dermatol 139: 510–516
2. Barrick B, Campbell EJ, Owen A (1999) Leukocyte proteinases in wound healing: roles in physiologic and pathologic processes. Wound Rep Reg 7: 410–422
3. Martin P (1997) Wound healing – aiming for perfect skin regeneration. Science 276: 75–81
4. Scharffetter-Kochanek K, Schüller J, Meewes C et al. (2003) Das chronisch venöse Ulcus cruris - Pathogenese und Bedeutung des „aggresiven Mikromilieus". JDDG 1: 58–67
5. Smola H, Eming SA, Hess S et al. (2001) Wundheilung und Wundheilungsstörungen – Moderne Konzepte zur pathophysiologische und Therapie. Dt Ärztebl 98: 2400–2406
6. Werner S, Grose R (2003) Regulation of wound healing by growth factors and cytokines. Physiol Rev 83: 835–870

Ichthyosetherapie: Es geht mehr als man glaubt

Wolfgang Küster[1†]

Ichthyosen sind eine Gruppe meist seltener Erkrankungen, die sich durch eine erhebliche klinische und genetische Heterogenität auszeichnen. Für den betroffenen Patienten bedeutet die Diagnose Ichthyose zum Beispiel bei den kongenitalen Formen, eine lebenslange, intensive Hautpflege und erhebliche Einschränkungen in der Lebensqualität. Von Seiten der Ärzte erleben die Betroffenen häufig einen therapeutischen Nihilismus, der nicht berechtigt ist. Es gibt inzwischen zahlreiche Behandlungsmöglichkeiten für diese Erkrankungen, die aber häufig nicht bekannt sind. Zwar kann keine Therapie die Erkrankung heilen, aber der Hautzustand lässt sich doch erheblich verbessern.

Zum Verständnis ist es zunächst wichtig, dass die Hornschicht bei Ichthyose eine reduzierte Fähigkeit der Wasserbindung hat, das heißt es gehen vermehrt Flüssigkeit und Wärme verloren; die Betroffenen dehydrieren und unterkühlen schnell. Andererseits sind die Schweißdrüsenausführungsgänge verlegt, so dass die Schwitzfähigkeit in der Regel völlig fehlt. Dadurch entstehen bereits bei geringer körperlicher Belastung ein Wärmestau, eine Gesichtsrötung und ansteigende Körpertemperaturen bis zum Fieber.

Regelmäßiges Baden ist ein wesentlicher Bestandteil der Therapie. Es dient der Hautreinigung, der Hydratisierung und dem Aufweichen der Schuppen, um diese dann mit mechanischen Mitteln wie dem Mikrofaserhaushaltstuch, dem Bimsstein, speziellen Seidenlappen aus China oder den Badehandschuhen aus dem arabischen Hamam zu entfernen

Als Badezusatz haben sich einfache aber wirksame Mittel wie Natriumhydrogenkarbonat, Weizenstärke, Maisstärke oder Reisstärke bewährt, um eine verbesserte Schuppenlösung zu erreichen. Sehr effektiv zum Schuppenaufweichen ist ein Dampfbad. Mazerationen der Haut mit teils massiven, sozial ausgrenzenden Geruchsproblemen entstehen weniger bei Ichthyosen, aber typischerweise bei Keratosen wie zum Beispiel bei der kongenitalen bullösen ichthyosiformen Erythrodermie vom Typ Brocq. Hier können antiseptische Badezusätze den Fötor zum Verschwinden bringen und damit die Lebensqualität der Patienten erheblich verbessern.

Bei der Rückpflege der Haut ist bei Neugeborenen und Kleinkindern mit Ichthyose wesentlich, wirkstofffreie Pflegepräparaten zu verwenden. Wegen der höheren Resorption und Irritabilität der Kinderhaut werden keratolytisch wirksame Präparate nicht vertragen oder wirken wie Salizylsäure sogar toxisch.

Urea pura (Harnstoff) ist der wichtigste Wirkstoff zur äußeren Behandlung bei Ichthyose und etwa ab dem zweiten Lebensjahr einsetzbar. Harnstoff wirkt wasserbindend, hilft die Hautschutzbarrierere wieder aufzubauen und unterstützt die Schuppenlösung. Harnstoff ist ab 5% gemäß den Arzneimittelrichtlinien nach §34, Abs.1, Satz 2, Nr. 16.4.46 SGB V bei Ichthyosen zu Lasten der Kostenträger verordnungsfähig. Andere Wirkstoffe mit teils hornablösender, teils auch wasserbindender Wirkung sind zum Beispiel Milchsäure, Kochsalz, Macrogol, Glyzerin, Dexpanthenol oder Vitamin A-Säure. Wichtig ist, dass die Hautempfindlichkeit bei Patienten mit Ichthyose sehr variabel ist. Die Behandlung mit Externa muss daher immer individuell eingestellt werden und ändert sich im Laufe des Lebens. Mit Hilfe der Okklusivtherapie lässt sich der Effekt dieser Substanzen zwar verstärken, die Gefahr erhöhter Irritabilität muss aber bedacht werden.

Die systemische Acitretin-Therapie ist eine bei Verhornungsstörungen sehr effektive Behandlung. Zu beachten ist allerdings, dass die hautempfindlichen erythematösen und bullösen Ichthyoseformen bezüglich dieser Therapie problematisch sind.

[1†] Völlig unerwartet verstarb unser Kollege und Freund Professor Küster während der Fortbildungswoche. Sein Manuskript hatte er als Erster eingereicht. Mit diesem Beitrag wollen wir ein ehrendes Angedenken bewahren. Die Herausgeber

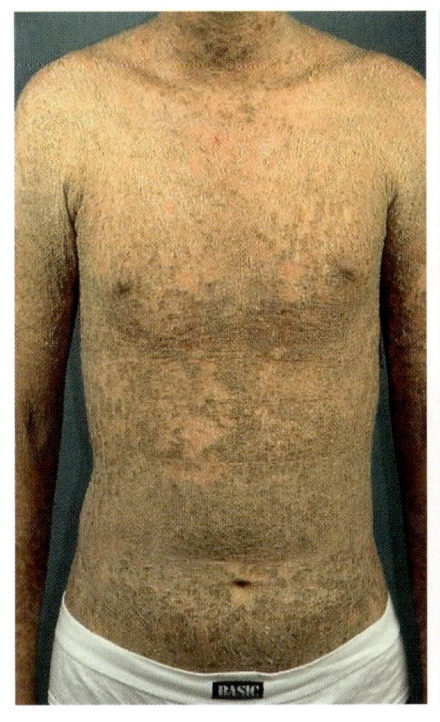

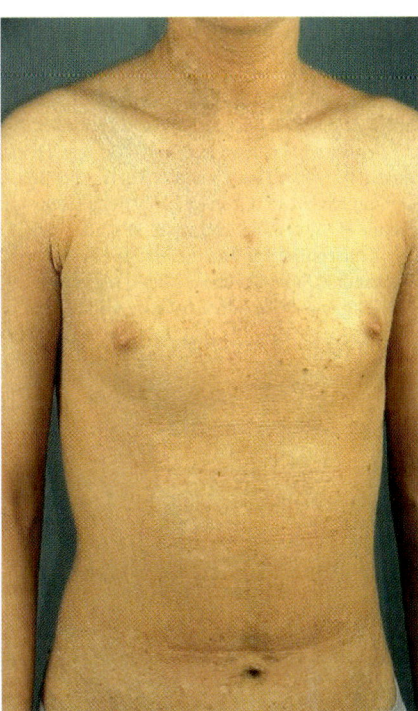

Abb. 1a,b. Kongenitale lamelläre Ichthyose vor und nach Therapieneueinstellung

Kurz zusammengefasst sind die Grundprinzipien der Hautbehandlung bei den meisten Ichthyosetypen: Zweimal tägliches Baden, mechanisches Abrubbeln der verstärkten Verhornung und Eincremen mit einer 5–10% Harnstoffsalbe.

Außer der verstärkten Verhornung der Haut bestehen aber noch eine Reihe weiterer Gesundheitsstörungen bei Ichthyosen. Die äußeren Gehörgänge bilden eine vermehrte Schuppung mit der Folge einer teils so langsam zunehmenden Schwerhörigkeit, dass sie den Betroffenen gar nicht so schnell bewusst wird. Ferner tritt häufig ein Ektropium mit Epiphora und einer Austrocknung der Hornhaut auf. Auch dermatogene Beugekontrakturen kommen vor, die zum Beispiel durch Keratosen der Handflächen und Fußsohlen entstehen, wodurch einerseits die Fingerbeugung behindert wird, andererseits eine Fingerstreckung nicht möglich ist, weil durch die Hautspannung schmerzhafte Rhagaden auftreten. Nicht vergessen darf die Klärung der Vererbung der Erkrankung, sodass den Betroffenen eine individuelle genetische Beratung angeboten werden sollte.

Nicht unterschätzt werden dürfen die psychologischen und psychosozialen Folgen einer lebenslang verlaufenden Hauterkrankung wie einer Ichthyose. Durch die Sichtbarkeit der Verhornungen entsteht eine Stigmatisierung mit sozialer Ausgrenzung, die Kinder wie Erwachsene sehr belastet.

Bei Therapieproblemen können die Möglichkeiten der stationären Rehabilitation und Vorsorgeleistung genutzt werden, wobei allerdings dermatologische Rehabilitationskliniken mit Erfahrung in der Ichthyosetherapie ausgewählt werden sollten, die spezielle Schulungsprogramme anbieten.

Für die notwendige Diagnostik durch biochemische, histologische, ultrastrukturelle und molekulare Methoden können die Möglichkeiten des vom Bundesministerium für Bildung und Forschung, Berlin geförderten Netzwerkes für Ichthyose und verwandte Verhornungsstörungen genutzt werden: www.netzwerk-ichthyose.de.

Rat und Unterstützung geben auch das Info-Büro der Selbsthilfegruppe: Selbsthilfe Ichthyose e.V., Neue Kastanienallee 2, D-15749 Mittenwalde, Telefon: 033764-20457, e-mail: selbsthilfe-ichthyose@t-online.de, Internet: www.ichthyose.de.

Literatur

Küster W (2005) Verhornungsstörungen. In: Braun-Falco O, Plewig G, Wolff HH, Burgdorf WHC, Landthaler M (Hrsg) Dermatologie und Venerologie. 5.Aufl, Springer, Heidelberg, S 738–762

Küster W (2006) Handbuch für Eltern und Betreuer von Kindern mit Ichthyose. 3.Auflage, Selbsthilfe Ichthyose, Mittenwalde

Traupe H (1989) The ichthyoses. A guide to clinical diagnosis, genetic counseling, and therapy. Springer, Berlin

Wiegandt S, Süße-Krause U (2003) Menschen mit Ichthyose – ein Bildband. Selbsthilfe Ichthyose, Lauterbach

Danksagung
Gefördert durch die Selbsthilfe Ichthyose e.V. und das Kompetenznetzwerk für Ichthyose und verwandte Verhornungsstörungen (NIRK), (GFGM01143901).

Tätowiert, gepierct und dann?

Michael Landthaler

Schmücken der Haut durch Tätowierungen und Piercings ist weit verbreitet. Nach einer Allensbach-Umfrage im Jahr 2003 tragen 22% der Männer und 24% der Frauen zwischen 16 und 29 Jahren eine Tätowierung, 17% der Männer und 35% der Frauen sind gepierct. Mit zunehmenden Alter nehmen die Zahlen jedoch deutlich ab (Tabelle 1).

Tätowierungen

Besonders das Einbringen des Farbstoffes in die Haut ist nicht ohne Risiko, wie Berichte über Infektionen mit Hepatitis B- und C Viren, HIV, Lepra und atypische Mykobakterien belegen [7, 9, 14, 28]. Nach Monaten und Jahren sind lokale Reaktionen auf die Farbstoffe dokumentiert. Zu nennen sind allergische Typ-IV-Reaktionen, Pseudolymphome, Granulome und phototoxische Reaktionen [14]. Auch morpheaartige Reaktionen wurden beschrieben [19]. Bei zwölf Patienten traten maligne Melanome in Schmucktätowierungen oder Tätowierungen im Rahmen einer Strahlentherapie auf [21]. Da nach dem Tätowieren Pigment in die Lymphknoten abtransportiert wird, können auch Lymphknotenmetastasen vorgetäuscht werden [8, 12].

Wegen der lokalen Nebenwirkungen und dem unterschiedlichen Ansprechen von gleichfarbigen Tätowierungen auf die Lasertherapie ist die chemische Zusammensetzung der Farben von großem Interesse.

In eigenen Untersuchungen von 41 käuflich erwerblichen Tätowierungfarben fanden wir 16 gut definierte organische Pigmente, die ausschließlich für den industriellen Gebrauch produziert werden (Tabelle 2). Im Gegensatz zu Substanzen, die für diagnostische oder therapeutische Anwendungen bei Patienten zugelassen sind, handelt es sich bei den Farben nicht um Reinsubstanzen. Sie enthalten Verunreinigungen, die durchaus gesundheitlich bedenklich sein können [1]. Ross et al fanden, dass die Anwesenheit von Titandioxyd zu einem schlechten Ansprechen auf die Lasertherapie führt [23]. Timko et al untersuchten die Zusammensetzung von 30 Tätowierungsfarben. 87% enthielten Aluminium, 73% Sauerstoff, 67% Titan und 67% Kohlenstoff. Die Zusammensetzung der Tätowierungslösungen war sehr variabel [25]. Auch Schmitz und Müller fanden in Tätowierungsfarbstoffen zahlreiche Metallkomponenten, die als Auslöser persistierender Fremdkörperreaktionen bekannt sind. Silizium, Aluminium, Titan und Kupfer fanden sich insbesondere im gelben, grünen und roten Farbstoff. Die Zusammensetzung von Farben mit gleichen Tönen war in verschiedenen Chargen oft sehr unterschiedlich. Die Autoren schlossen daraus, dass die heute verwendeten Farbstoffe nicht als inert zu werten sind und potentielle Auslöser von Fremdkörperreaktionen sein können [24].

Obwohl gesetzliche Bestimmungen die Zulassung von Medikamenten und auch Kosmetika streng regeln, fehlen bislang entsprechende Vorschriften für

	Tätowierungen		Piercings	
	Männer	**Frauen**	**Männer**	**Frauen**
16–29 Jahre	22%	24%	17%	35%
30–44 Jahre	10%	9%	3%	7%
45–59 Jahre	8%	5%	0%	1%
Ab 60 Jahren	3%	1%	unter 0,5%	unter 0,5%

Tabelle 1. Häufigkeit von Tätowierungen und Piercings   Quelle: Allensbacher Archiv, IfD-Umfrage 7046

Tabelle 2. Chemische Analyse von Farbstoffen [nach Bäumler et al., 2000]

Nr.	Handelsname	Ergebnis	Chemische Struktur
1	Canary Yellow	P.Y. 14	Disazo Diarylid
2	17	P.Y. 55	Disazo Diarylid
3	Dunkelgelb, Golden Luv	P.Y. 83	Disazo Diarylid
4	Zitronengelb	P.Y. 74	Monoazo Pigment
5	Sunset Yellow	P.Y. 87	Disazo Diarylid
6	Orange, Navel Orange, Melon, I3, P7	P.O. 13	Disazo Pyrazolore
7	Dunkelrot	P.R. 5	NaphtholAS
8	I8	P.R. 9	NaphtholAS
9	Cardinal Red, Dragon Red, Spanish Red, P8	P.R. 22	NaphtholAS
10	Ruby Red, Red Velvet	P.R. 112	NaphtholAS
11	P1	P.R. 170	NaphtholAS
12	Burgandy, I5, Magenta	P.R. 122	Quinacridore
13	I6, Pur Purple, True Purple, P3	P.V. 23	Dioxazine
14	Permanent Blue, Navy Blue	P.B. 15	Cu-Phthalocyanin
15	Permanentgrün, Waldgrün, Forest Green, I4, Fazan Blue Green, Permanent Green, P2	P.G. 7	Cu-Phthalocyanin
16	Avocado Green	PG	Cu/Al-Phthalocyanin

Tätowierungsfarben, die immerhin in die Haut eingebracht werden. Aufgrund der zitierten chemischen Untersuchungen wurden aber in der Europäischen Union und von der amerikanischen Food and Drug Administration (FDA) erste Versuche unternommen, auch Regeln für Tätowierungsfarben zu erlassen.

Für die Entfernung von Tätowierungen stehen mehrere güteschaltete Laser zur Verfügung. Die besten Resultate werden bei Tusche- und Laientätowierungen erzielt. Schwieriger zu entfernen sind professionelle, vielfarbene und großflächige Tätowierungen. In der Regel sind multiple Sitzungen (10 und mehr) notwendig, und Nebenwirkungen sind selten. Unklar sind allerdings die chemischen und physikochemischen Effekte der hochenergetischen Laserimpulse auf die Zusammensetzung der Tätowierungsfarbstoffe in der Haut. In einer ersten *In-vitro*-Untersuchung konnten wir zeigen, dass Azopigmente bei den Temperaturen bis 800°C gespalten werden und dass Spaltprodukte wie 4-Nitrotoluol und 2-Methyl-5-Nitroanilin entstehen, die toxisch und karzinogen sind [27]. Die biologischen Wirkungen dieser Spaltprodukte und das Risiko durch die Spaltprodukte können derzeit allerdings nicht beurteilt werden. Für weitere Untersuchungen ist es nötig, die chemischen und physikochemischen Vorgänge in der Haut zu analysieren. Dazu ist es allerdings erforderlich, Techniken zu entwickeln, die es ermöglichen, Tätowierungsfarbstoffe und ihre Spaltprodukte in der Haut nachzuweisen [6].

Ein bisher nicht beachteter Aspekt der Schmucktätowierungen im Lumbalbereich wird in neuester Zeit in der anästhesiologischen Literatur diskutiert, nämlich ob Lumbalanästhesien durch Schmucktätowierungen durchgeführt werden sollen, da durch die Punktion Pigmentpartikel in den Spinalkanal gelangen und neurologische Komplikationen auslösen könnten [3, 13, 22].

Piercings

Nach eigenen Untersuchungen an über 4500 Patienten waren 310 von 2588 Frauen (12,9%) und 79 von 1917 Männern (4,1%) gepierct, in der Altersgruppe

Tabelle 3. Abheildauer für Piercings [nach Meltzer 2005]

Lokalisation	Zeitdauer
Clitoris	2–6 Wochen
Augenbrauen	6–8 Wochen
Labia majora	2–4 Monate
Labia minora	2–6 Wochen
Nabel	Bis 9 Monate
Brustwarze	2–4 Monate
Skrotum	2–3 Monate
Zunge	3–6 Wochen
Urethra (Prinz Albert)	2–4 Wochen

Tabelle 4. Lokale Piercing Komplikationen [nach Meltzer 2005]

Ohren	Allergische Reaktionen, Perichondritis, Einwachsen des Schmuckstückes, Infektionen, Keloide, Abszesse
Genitale – Frauen	Allergische Reaktionen, Infektionen, Keloide, Beeinträchtigung lokaler Antikonzeptiva
Genitale – Männer	Irritationen durch Reibung, Infektionen, Paraphimose, Gefäßstauung, Priapismus, rezidivierende Condylomata acuminata, Urethralfisteln- und Strikturen, Störung des Harnflusses
Mundschleimhaut	Beeinträchtigung der Atmung, Änderung der Essgewohnheiten, Verletzung von Gingiva und Speicheldrüsen, Hämatome, erhöhter Speichelfluss, Infektionen, Geschmacksverlust, Angina Ludovici, permanente Taubheit, Sprachstörungen, Zahnfrakturen und Zahnkanten, Gingivaregression
Nabel	Bakterielle Endokarditis, Leberabszess, Irritation durch Reibung, Abstoßung und Migration des Schmuckstückes
Brustwarzen	Infektionen, Abszesse, bakterielle Endokarditis, Störung beim Stillen
Nase	Infektionen, Verschlucken oder Aspiration des Schmuckstückes, Perichondritis, Nekrose des Nasenseptums, Hämatom

von 15 bis 30 Jahren waren es 27,2% der untersuchten Patienten. Dies ist in guter Übereinstimmung mit der Untersuchung von Laumann et al., die bei 24% der Frauen und 8% der Männer ein Piercing fanden [15]. Bei fast der Hälfte unserer Patienten erfolgt das Piercing vor dem 18. Lebensjahr, das heißt vor der Volljährigkeit. Über die juristischen Aspekte dieser Art der Körperverletzung wurde bisher allerdings wenig diskutiert.

Bei unserer Untersuchung wurden die Ohrläppchen ausgenommen, weil Piercings in dieser Lokalisation bei Frauen sehr häufig sind. Die meisten Piercings fanden sich bei unserer Untersuchung an den Ohrmuscheln (45,8% der Frauen und 36,7% der Männer). Der Nabel war bei 36,8% der Frauen gepierct, dagegen nur bei 3,8% der Männer. Weitere häufige Piercing-Lokalisationen waren Nase, Augenbrauen und Zunge. Bei 11,4% der Männer waren die Brustwarzen gepierct, dagegen nur bei 1% der Frauen. Auch im Genitalbereich fanden sich deutliche Unterschiede, hier zeigten 1,3% der Frauen ein Piercing, dagegen 3,8% der Männer. Seltenere Lokalisationen für das Piercing waren die Lippen, der Nasenrücken, das Kinn, der Tragus am Ohr und der Hals.

Die Lokalisation des Piercings hat auch deutlichen Einfluss auf die Abheildauer, die zwischen zwei Wochen bis zu neun Monaten dauern kann (Tabelle 3). Lokale Piercing-Komplikationen sind häufig (Tabelle 4) [20].

Systemische und schwere lokale Infektionen wurden in den letzten Jahren ebenfalls mehrmals beschrieben, so Infektion mit *Mycobacterium fortuitum* der Brust nach Brustwarzen-Piercing [18] und Fournier-Gangrän und nekrotisierende Fasziitis nach Genitalpiercing [4, 5], Ausbildung eines Leberabszesses nach Nabelpiercing [26] und Staphylokokkenendokarditis [17].

Besonders erwähnenswert ist die Übertragung einer Hepatitis C bei einer jungen Patientin, die das Schmuckstück eines Nabelpiercings mit einer Freundin austauschte, die Risikofaktoren für eine Hepatitis C hatte [2].

Wie die Erfahrungen der letzten Jahre zeigen, ist es für den Dermatologen wichtig, sich mit den Komplikationen von Tätowierungen und Piercings auseinander zu setzen. Wegen der Patienten, die unseren ärztlichen Rat suchen, aber auch wegen gutachterlicher Fragen. So registrieren wir in Regensburg eine deutliche Zunahme von Gerichtsgutachten, die Fragen einer unsachgemäßen Tätowierung oder einer unsachgemäßen Entfernung von Tätowierung zum Inhalt hatten.

Literatur

1. Bäumler W, Eibler ET, Hohenleutner U et al. (2000) Q-Switch laser and tattoo pigments: First results of the chemical and photophysical analysis of 41 compounds. Laser Surg med 26: 13–21
2. Daniel RA, Sheha T (2005) Transmission of hepatitis C through swapping body jewelry. Pediatrics 116: 1264–1265
3. Douglas JM, Swenerton JE (2002) Epidural anesthesia in three parturients with lumbar tattos: a review of possible implications. Can J Anesth 49: 1057–1060
4. Ekelius L, Bjorkman H, Kalin M, Fohlman J (2004) Fournier's gangrene after genital piercing. Scand J Infect Dis 36: 610–612
5. Ekelius L, Fohlman J, Kalin M (2005) The risk of severe complications of body piercing should not be underestimated. Lakartidningen 102: 2560–2562
6. Engel E, Santarelli F, Vasold R et al. (2006) Establishment of an extraction method for the recovery of tattoo pigments from human skin using HPLC diode array detector technology. Analytical Chemistry 78: 6440–6447

7. Entz AT, Ruffolo VP, Chinveschakitvanich V et al. (2000) HIV-1 prevalence, HIV-1 subtypes and risk factors among fishermen in the Gulf of Thailand and the Andaman Sea. AIDS 14: 1027–1034
8. Friedman T, Westreich M, Mozes SN et al. (2003) Tattoo pigment in lymph nodes mimicking metastatic malignant melanoma. Plast Reconst Surg 111: 2120–2122
9. Ghorpade A (2002) Inoculation (tattoo) leprosy: a report of 31 cases. JEADV 16: 494–499
10. Haley RW, Fischer RP (2001) Commercial tattooing as a potentially important source of Hepatitis C infection. Medicine 80: 134–151
11. Hohenleutner U, Landthaler M (2006) Tätowierungen und andere exogene Pigmentierungen. In: Landthaler M, Hohenleutner U (Hrsg) Lasertherapie in der Dermatologie. 2. Auflage, Springer, Berlin, S 109–117
12. Jack CM, Adwani A, Krishnan H (2005) Tattoo pigment in an axillary lymph node simulation metastatic malignant melanoma. Int Seminars Surg Oncol 2: 28–30
13. Kuczkowski KM (2005) Controversies in labor: lumbar tattoo and labor analgesia. Arch Gynecol Obstet 271: 187
14. Landthaler M, Wimmershoff MB, Szeimies RM (2001) Piercing, Temptoo, Tätowierung: dermatologische Aspekte. In: Plewig G, Degitz K (Hrsg) Fortschritte der praktischen Dermatologie und Venerologie, Bd 17, Springer, Berlin, S 153–156
15. Laumann AE, Derick AJ (2006) Tattoos and body piercings in the United States: A national data set. J Am Acad Dermatol 55: 413–421
16. Anderson RR (2006) Commentary: Tattoos and body piercing. J Am Acad Dermatol 55: 422
17. Lee SH, Chung MH, Lee JS et al. (2005) A case of staphyloccous aureus endocarditis after ear piercing in a patient with normal cardiac valve and a questionnaire survey on adverse events of body piercing in college students of Korea. Scand J Infect Dis 38: 130–132
18. Lewis CG, Wells MK, Jennings WC (2004) Mycobacterium fortuitum breast infection following nipple-piercing, mimicking carcinoma. Breast J 10: 363–365
19. Mahalingam M, Kim E, Bhawan J (2002) Morphea-like tattoo reaction. Am J Dermatopathol 24: 392–395
20. Meltzer D (2005) Complications of body piercing. Am Family Physician 72: 2029–2034
21. Paradisi A, Capizzi R, De Simone C et al. (2006) Malignant melanoma in a tattoo: case report and review of the literature. Melanoma Research 16: 375–376
22. Raynaud L, Mercier FJ, Auroy Y et al. (2006) Epidural anaesthesia and lumbar tattoo: what to do? Ann Fr Anesth Reanim 25: 71–73
23. Ross EV, Yashar S, Michaud N et al. (2001) Tattoo darkening and nonresponse after laser treatment: A possible role for titanium dioxide. Arch Dermatol 137: 33–37
24. Schmitz I, Müller KM (2004) Elementanalytische Untersuchungen von Tätowierungsfarbstoffen Besteht eine potentielle Gefährdung durch Tätowierungsfarbstoffe? JDDG 2: 350–353
25. Timko AL, Miller CH, Johnson FB, Ross V (2001) In vitro quantitative chemical analysis of tattoo pigments. Arch Dermatol 137: 143–147
26. Van Vugt ST, Gerritsen DJ (2005) Liver abscess following navel piercing. Ned Tijdschr Geneeskd 149: 1588–1589
27. Vasold R, Naarmann N, Ulrich H, Fischer D, König B, Landthaler M, Bäumler W (2004) Tattoo pigments are cleaved by laser light – The chemical analysis in vitro provide evidence for hazardous compounds. Photochem Photobiol 80: 185–190
28. Wolf R, Wolf D (2003) A tattooed butterfly as a vector of atypical mycobacteria. J Am Acad Dermatol 48: S73–S74

Legionellose:
Ein Problem auch für den Dermatologen

Peter Fritsch und Klaus Eisendle

Legionellen: Legionellen [2, 5, 10] sind ubiquitäre aquatische Bakterien, die in geringen Mengen natürlicher Bestandteil der Flora sowohl von fließenden als auch von stehenden Gewässern sind. Mehr als 50 Spezies und mehr als 60 Serogruppen sind bekannt, wovon lediglich 18 Spezies menschenpathogen sind. Legionellen sind gramnegative Stäbchen, vermehren sich intrazellulär (im natürlichen Habitat in Amöben, im Menschen in Makrophagen) und leben in der Natur vorwiegend in Biofilmen. Ihr Wachstumsoptimum liegt bei 25–42 °C; die Kultur gelingt nur auf Spezialnährböden (buffered charcoal agar). Sie siedeln sich mit Vorliebe in menschengeschaffenen Nischen an, wo warmes Wasser stagniert und die Bildung von Biofilmen ermöglicht: Wasserleitungen, Wasserbehälter, Klimaanlagen, Armaturen oder Duschköpfe. Sie sind nur schwer ausrottbare Gäste in den Leitungssystemen vorwiegend alter Gebäude; Kontaminationsquellen sind insbesondere stillgelegte (tote) oder wenig benutzte Leitungen und mangelhaft von Warmwasserleitungen isolierte Kaltwasserleitungen. Zentrale Warmwasseranlagen großer Gebäude (Krankenhäuser, Hotels, Bäderbetriebe) sind anfälliger für die Besiedelung mit Legionellen als kleine Anlagen (zum Beispiel Wohnungen oder Einfamilienhäuser wegen der kürzeren Verweilzeiten des Wassers). Manche für Armaturen verwendete Materialien geben Nährstoffe ab (Kunststoffe, Weichmacher).

Legionellose: Die Legionellose hatte ihren in der Öffentlichkeit viel beachteten Erstauftritt im Jahr 1976 [6]: bei einer Tagung der *American Legion* in einem Großhotel in Philadelphia erkrankten nicht weniger als 192 Teilnehmer an einer explosiv auftretenden Pneumonie durch einen bislang unbekannten Erreger; 29 der Erkrankten verstarben daran. Die Analyse der Epidemie führte 3 Jahre später zur Erstbeschreibung des genus *Legionella* und zur Aufdeckung der Zusammenhänge von Infektion und Kontamination von Klimaanlagen und Warmwassersystemen durch diesen Keim [2].

Die wesentlichen (aber nicht ausschließlichen) Pathogene sind *Legionella pneumophila*, Serogruppen 1, 4 und 6; diese sind für etwa 80–90% der Krankheitsfälle verantwortlich. Infektionen laufen unter zwei Bildern ab: dem milden, selbst-limitierten, als grippaler Infekt imponierenden und wahrscheinlich recht häufigen Pontiac-Fieber, und der lebensbedrohlichen Legionellen-Pneumonie (Legionellose). Die Inkubationszeit des Pontiac-Fiebers ist kurz (1–2 Tage), die der Legionellose länger (2–12 Tage). Die Legionellose ist eine durchaus bedeutende Ursache der ambulant erworbenen Pneumonien (2–9%); noch bedeutsamer ist sie jedoch als nosokomiale Infektion, wobei deren Anteil an der Zahl der Gesamtinfektionen von der Kontamination der Installationen in den betreffenden Einrichtungen abhängig ist (12–70%). Etwa 20% der Fälle von Legionellose gehen auf Infektionen in Hotels zurück (Reise-Legionellose).

Pathomechanismen der Legionellen-Infektion: Die Infektion erfolgt vorwiegend durch Inhalation kontaminierter Aerosole, eine Infektion von Mensch zu Mensch kommt nicht vor.

Legionellen produzieren Exo- und Endotoxine, die für die klinische Symptomatik verantwortlich sind. Besiedelt wird die Lunge; sekundäre Dissemination durch Bakteriämie ist selten, aber möglich. Als intrazelluläre Parasiten werden sie in Makrophagen aufgenommen und vermehren sich in diesen; sie entgehen der Abtötung im Makrophagen durch eine spezifische Enzym-vermittelte Blockade der Verschmelzung von Phagosomen und Lysosomen. Aktivierte Makrophagen vermögen Legionellen durch einen TNF-α-abhängigen Mechanismus zu eliminieren [8]; die Blockierung von TNF-α führt daher zur Erleichterung der Infektion [9].

Klinisches Kurzprofil der Legionellose: Es handelt sich um eine akut (bei Immunsupprimierten oft foudroyant) verlaufende Infektion der Lunge mit schweren Systemzeichen, die zunächst mit Fieber (>39°C), gastrointestinalen (Erbrechen, Diarrhoen) und neuropsychiatrischen Zeichen (zum Beispiel Verwirrtheit), sowie Kopfschmerz und Myalgien und Arthralgien in Erscheinung tritt, anschließend stellen sich respiratorische Symptome ein (Husten, Dyspnoe) [5, 10]. Die Pneumonie wird erst nach 2–3 Tagen manifest und ist radiologisch wenig charakteristisch (fleckige, konfluierende Infiltrate der Oberlappen). Die Krankheit ist rasch progredient und kann innerhalb weniger Tage zum Tod durch respiratorische Insuffizienz oder Multiorganversagen führen. Extrapulmonale Dissemination durch Bakteriämie ist selten, aber möglich (Herz, Niere, Gelenke, Haut, bei letzterer als phlegmonenähnliches Infiltrat). Die Letalität (ohne oder bei unzureichender Behandlung) ist bei der ambulant erworbenen Legionellose mit ungefähr 20% deutlich geringer als bei der nosokomialen (bis 50%).

Risikopersonen sind einerseits Patienten mit chronischen Lungenkrankheiten (Raucher), andererseits typischerweise Immunsupprimierte, zum Beispiel Transplantationspatienten. Insbesondere prädisponiert hochdosierte systemische Kortikosteroidtherapie zur Infektion [5, 10]. Als neue Risikogruppe scheinen sich Patienten unter Therapie mit Tumornekrosefaktor-Blockern zu etablieren [1, 4, 11].

Diagnose: Die Symptomatik ist zwar vielfältig, aber nicht spezifisch genug, um die Legionellose klinisch von anderen Infekten mit Lungenbeteiligung abzuheben. Die Diagnose beruht daher auf dem bakteriologischen Nachweis, wobei dem intelligenten klinischen Verdacht eine tragende Rolle zukommt. Standard ist die Sputumkultur; allerdings kommen deren Ergebnisse wegen der relativ langen Dauer (3 Tage) nicht selten zu spät. Dies trifft noch mehr auf die serologischen Tests zu (Dauer 1–2 Wochen). Der praktisch wichtigste Test ist daher der Nachweis von löslichem Legionella-Antigen im Harn; dieser Test ist schnell (30 Minuten), hoch spezifisch (90%) und hoch sensitiv (80%); allerdings weist er nur L. pneumophila der Serogruppe 1 nach. Mehrere solche Tests vergleichbarer Qualität sind erhältlich [7], zum Beispiel der Legionella NOW Immunochromatographic Test (Binax, Portland, Maine). DNA- und PCR-Tests werden vom Center for Disease Control zu Routinezwecken nicht empfohlen (sind nicht sensibler als Kultur).

Therapie: Ein schneller Therapiebeginn ist von entscheidender Bedeutung: Azithromyzin (500 mg/Tag, durch 7–10 Tage), Levofloxacin (750 mg/Tag, für 10–14 Tage), anfänglich stets intravenös. Typischerweise kein Ansprechen auf Betalaktame oder Aminoglykoside.

Prophylaxe: Sachgerecht errichtete und betriebene Warmwasseranlagen ergeben kein Legionellenproblem. Erhöhte Legionellenkonzentrationen (>1000 CFU/Liter Wasserprobe) deuten immer auf technisch-hygienische Fehler hin, die in Zusammenarbeit von Technikern, Krankenhaushygienikern, Fachfirmen und Nutzern gelöst werden müssen, was oft schwierig ist [3]. In diesem Fall wichtige technische Untersuchungen umfassen die Inspektion der Anlagen, Erhebung der Wassertemperaturen (Heißwasser >55°C, Kaltwasser <20°C), Entnahme von Proben an mehreren repräsentativen Stellen (Warmwasserspeicher, deren Zu- und Abflüsse, Waschbecken, Duschen); auf dem Befund basierend erfolgen bauliche Maßnahmen (Abmontage oder Ersatz von Leitungen oder Geräten). Erforderlich ist die regelmäßige etwa vierteljährliche Wartung und Reinigung von Warmwasserspeichern sowie regelmäßige Pflege von Auslässen (Armaturen, Duschschläuchen und Duschköpfen) zur Entfernung des Biofilms. Vor Gebrauch müssen Duschen und Armaturen *thermisch desinfiziert* werden (mindestens 3 Minuten Heißwasser >70°C laufen lassen). Legionellen-Filter für Auslässe sind erwerbbar. Bei Hochrisikopatienten gilt generelles Duschverbot, für Mundpflege steriles Wasser, Trinken nur von Mineralwasser statt Leitungswasser.

Warum ist die Legionellose für die Dermatologie/den Dermatologen wichtig? Dermatologische Kliniken/Abteilungen pflegen in oft viele Jahrzehnte alten Häusern untergebracht zu sein, deren Warmwasserinstallationen häufig den Standard der Zeit der Erbauung widerspiegeln. Häufig finden sich durch verschiedene Baumassnahmen stillgelegte tote Wasserarme, die Isolierung von Warm- und Kaltwasserleitungen ist oft mangelhaft, Armaturen, Brauseköpfe veraltet. Andererseits besteht die Klientel der Dermatologie immer mehr aus bejahrten, oft multimorbiden Patienten mit herabgesetzter Immunkompetenz. Schließlich wird ein nicht geringer Teil der stationären dermatologischen Patienten mit systemischen Kortikosteroiden, teils in Kombination mit Immunsuppressiva behandelt. In letzter Zeit haben auch Tumornekrosefaktor-Blocker Einzug in die Dermatologie gehalten.

Zusammenfassung. Die Legionellose ist keine exotische Krankheit sondern eine auch in unseren Breiten nicht seltene Ursache der Pneumonie. Ihre gefährlichste Ausprägung nimmt sie als nosokomiale

Infektion, bei der sie unbehandelt (oder ungeeignet behandelt) eine Letalität von bis zu 50% hat. Risikopatienten sind vor allem Immundefiziente, zum Beispiel Patienten unter hohen Kortikosteroiddosen, möglicherweise auch Tumornekrosefaktor-Blockern. Die klinische Symptomatik entwickelt sich (vor allem bei Immunsupprimierten) schnell und dramatisch und kann innerhalb weniger Tage zum Tod führen, besitzt aber keine pathognomonischen Zeichen. Es ist daher von höchster Bedeutung, dass fieberhafte Zustände bei Risikopatienten den Verdacht auf die Legionellose lenken und unverzüglich die geeignete Diagnostik eingeleitet wird (neben der Sputumkultur der Urintest auf Legionellenantigen – der einzige Test, der zeitgerecht und verlässlich Resultate liefert, aber nur etwa 80% der pathogenen Spezies abdeckt). Der sofortige Beginn einer geeigneten antibiotischen Therapie (Azithromycin, Levofloxacin) ist für den weiteren Verlauf entscheidend. Vorbeugend sind Risikopatienten vor Exposition mit kontaminierten Aerosolen zu schützen (Duschverbot, kein Trinken von Leitungswasser) und die von Legionellen besiedelten Installationen zu sanieren. Die Legionellose ist auch für die Dermatologie bedeutsam, weil an Hautabteilungen auch Risikopatienten stationiert sind (Behandlung mit systemischen Kortikosteroiden, eventuell auch Tumornekrosefaktor-Blockern), und weil Hautkliniken häufig in alten Gebäuden mit dementsprechend alten sanitären Anlagen untergebracht sind.

Literatur

1. Albert C, Vandenbos F, Brocq O et al. (2004): Legionellosis in a patient treated with infliximab. Rev Med Interne 25: 167–168
2. Brenner DJ, Steigerwalt AG, McDade JE (1979): Classification of the legionnaire's disease bacterium: *Legionella pneumophila*, genus novum, species nova, of the family Legionellaceae, familia nova. Ann Int Med 90: 656–658
3. Centers for Disease Control (1997): Guidelines for prevention of nosocomial pneumonia. MMWR Recomm Rep 46: 1–79
4. Eisendle K, Fritsch P (2005): Fatal fulminant legionnaires' disease in a patient with severe erythrodermic psoriasis treated with infliximab after long-term steroid therapy. Br J Dermatol 152: 585–586
5. Fields B, Benson RF, Besser RE (2002): *Legionella* and Legionnaires' disease: 25 years of investigation. Clin Microbiol Rev 15: 506–526
6. Fraser DW, Tsai TR, Orenstein W et al. (1977): Legionnaires' disease: description of an epidemic of pneumonia. N Engl J Med 297: 1189–1197
7. Guerrero C, Toldos CM, Yagüe G et al. (2004): Comparison of diagnostic sensitivities of three assays (Bartels enzyme immunoassay [EIA], Biotest EIA, and Binax NOW immunochromatographic test) for detection of *Legionella pneumophila* serogroup 1 antigen in urine. J Clin Microbiol 42: 467–468
8. Nara Ch, Tateda K, Matsumoto T et al. (2004): Legionella-induced acute lung injury in the setting of hypoxia: protective role of tumour necrosis factor-α. J Med Microbiol 53: 727–733
9. Skerret SJ, Bagby GJ, Schmidt RA, Nelson S (1997): Antibody-mediated depletion of tumor necrosis factor-alpha impairs pulmonary host defenses to *Legionella pneumophila*. J Infect Dis 176: 1019–1028
10. Stout JE, Yu VL (1997): Legionellosis. N Engl J Med 337: 682–687
11. Wondergem MJ, Voskuyl AE, van Agtmael MA (2004): A case of legionellosis during treatment with a TNF-alpha antgonist. Scand J Infect Dis 36: 310-311

10 Reise- und Tropendermatologie

Erkrankungen bei Tropenrückkehrern: Dermatosen und Hautveränderungen bei systemischen Erkrankungen

Thomas Löscher

Internationale Migration und Reisetätigkeit sind in den letzten Jahrzehnten kontinuierlich angestiegen. Derzeit reisen pro Jahr mehr als 4 Millionen Deutsche in tropische und subtropische Entwicklungsländer, in denen einerseits ein deutlich erhöhtes Risiko für Gesundheitsstörungen vor allem infektiöser Genese besteht und in denen andererseits zahlreiche Infektionskrankheiten endemisch sind, die in Europa nicht oder nicht mehr vorkommen. Zudem ist der Arzt in Deutschland immer häufiger mit ausländischen Patienten und Immigranten konfrontiert, von denen ein zunehmender Anteil aus tropischen Entwicklungsländern stammt.

Hautveränderungen als Leitsymptom bei importierten Erkrankungen

Erkrankungen und Veränderungen der Haut sind ein häufiger Befund während und nach Tropenaufenthalten. Nicht nur banale Hautveränderungen wie die Dermatitis solaris acuta oder unkomplizierte Insektenstichreaktionen sind in den Tropen naturgemäss wesentlich häufiger sondern auch Dermatosen mit signifikantem Krankheitswert. Während kurzfristiger Urlaubsreisen in tropische Länder lagen diese in einer Studie bei schweizerischen und deutschen Urlaubern mit einer Häufigkeit von 5,7% an sechster Stelle der beobachteten Gesundheitsstörungen [1], in einer Studie bei US-amerikanischen Reisenden in Entwicklungsländer, die auch berufliche und längerfristige Aufenthalte umfasste mit 8% an dritter Stelle [5]. Bei Tropenreisenden, die sich wegen einer Erkrankung nach Rückkehr in Behandlung begaben, stellten Hautveränderungen nach Durchfällen und Fieber in verschiedenen Studien das dritthäufigste Leitsymptom dar (Tabelle 1) [3,4,10].

Ursächlich kommen zahlreiche *infektiöse und nicht-infektiöse Dermatosen* in Frage. Auch an Hautmanifestationen im Rahmen *generalisierter Infektionskrankheiten* und anderer Erkrankungen ist stets zu denken. Wichtig ist zudem immer eine genaue *Arzneimittelanamnese*, da Medikamente nicht selten Auslöser von Hautveränderungen sind (zum Beispiel Malaria-Chemoprophylaxe, Antibiotika). Grundsätzlich kommt bei Reisenden wie bei ausländischen Patienten das gesamte Spektrum dermatologischer Erkrankungen und anderer Erkrankungen mit Hautmanifestationen in Frage.

Management von importierten Dermatosen

Bei Reisenden steht meist eine begrenzte Palette typischer Dermatosen im Vordergrund, die in erster Linie von Aufenthaltsort, Reisestil und besonderen Expositionen bestimmt wird. Tabelle 2 zeigt das Spektrum Reise-assoziierter Dermatosen bei 2947 Tro-

Tabelle 1. Leitsymptome bei erkrankten Tropenrückkehrern, die zur weiteren Abklärung an tropen- und reisemedizinische Einrichtungen überwiesen wurden

Leitsymptom	München, 1987–1992 n = 21.332 [10]	Berlin, 2000 n = 2.024 [4]	GeoSentinel* 1996–2004 n = 17.353 [3]
Diarrhoe	58 %	33 %	34 %
Fieber	20 %	17 %	23 %
Hautveränderungen	9 %	14 %	17 %

* Internationales Netzwerk von 30 tropen- und reisemedizinischen Einrichtungen

Tabelle 2. Häufigkeit verschiedener Diagnosen bei 2947 Tropenrückkehrern mit dermatologischen Erkrankungen [3]

Diagnose	Prozent
Insektenstich, mit und ohne Superinfektion	18,7
Kutane Larva migrans	12,9
Allergische Reaktion	11,3
Hautabszesse	9,7
Exanthem unklarer Genese	6,6
Oberflächliche Mykosen	5,6
Tierbiss (mit Tollwut-PEP*)	4,7
Leishmaniosen	3,8
Myiasis	3,5
Zerkariendermatitis	2,8
Impetigo, Erysipel	2,7
Milbenbefall (Skabies und andere)	2,2

* mit Indikation zur Tollwut – Postexpositionsprophylaxe

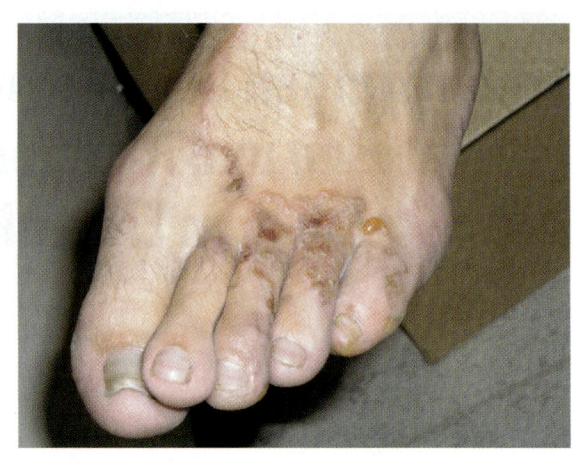

Abb. 1. Kutane Larva migrans am Fuß

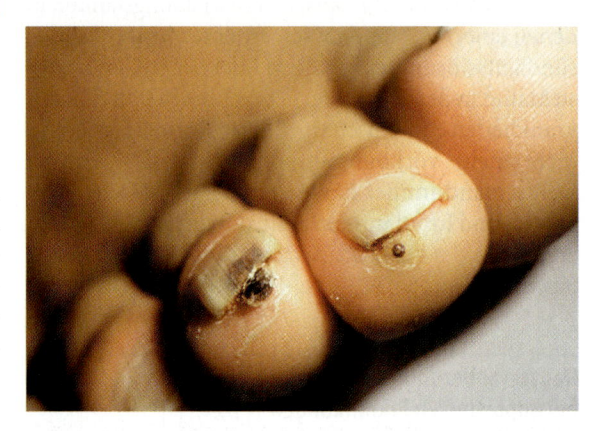

Abb. 2. Tungiasis (Befall mit Sandflöhen, Tunga penetrans) an den Zehen

penrückkehrern, die zur weiteren Abklärung an tropen- und reisemedizinische Einrichtungen überwiesen wurden [3]. Bei ausländischen Patienten und Immigranten muss zusätzlich mit Hauterkrankungen gerechnet werden, die bei Reisenden nur selten auftreten, aber in vielen tropischen Entwicklungsländern immer noch häufig sind wie Lepra, Hauttuberkulose, venerische Infektionen, Filariosen oder Buruli-Ulkus.

Das diagnostische Vorgehen richtet sich nach

- Anamnese
- Morphologie der Hautveränderungen
- Vorliegen weiterer Symptome und Befunde

Bei ausländischen Patienten ist zu berücksichtigen, dass sich Hautveränderungen auf farbiger Haut anders darstellen und diagnostische Schwierigkeiten bereiten können. Erytheme und makulöse Exantheme sind auf stark pigmentierter Haut kaum sichtbar, während Schuppungen und Pigmentstörungen deutlicher zu sehen sind.

Bei zahlreichen importierten Dermatosen kann die Diagnose bereits klinisch gestellt werden, zum Beispiel aufgrund

- der typischen Morphologie, zum Beispiel bei unkomplizierten Pyodermien und kutaner Larva migrans (Abb. 1)
- der Anamnese (zum Beispiel Insektenstichreaktionen, Gifttierverletzungen)
- der therapeutischen Versorgung, zum Beispiel Inzision beziehungsweise Exzision bei Tungiasis (Abb. 2) oder subkutaner Myiasis (Abb. 3)

Ansonsten erfordert die definitive Diagnose *gezielte mikrobiologische Untersuchungen* zum Erregernachweis. Sollten Basisdiagnostik und Zusatzuntersuchungen bei importierten Erkrankungen nicht zu einer Diagnose führen, ist in der Regel eine *Hautbiopsie* mit histologischer und mikrobiologischer Aufarbeitung erforderlich sowie eine weitere dermatologische und tropenmedizinische Abklärung entsprechend den differenzialdiagnostisch und geoepidemiologisch in Frage kommenden Krankheitsbildern.

Hautveränderungen bei systemischen Importerkrankungen

Hautveränderungen finden sich nicht nur bei importierten Dermatosen sondern sind zudem ein wichtiges Begleitsymptom bei zahlreichen *systemischen Importerkrankungen*. Sie können wesentliche diffe-

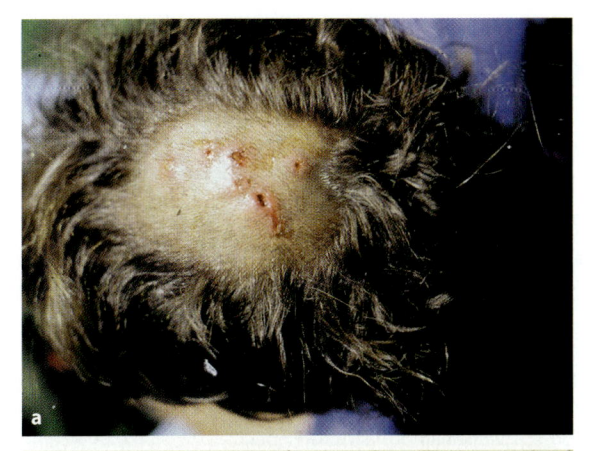

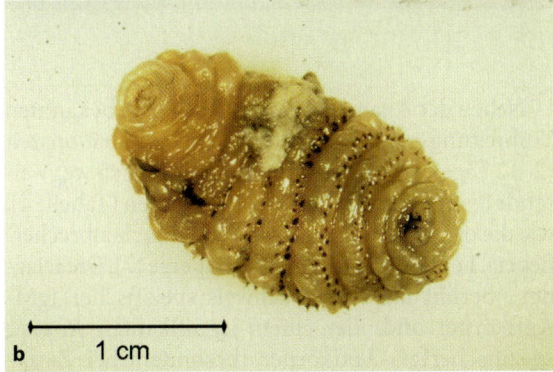

Abb. 3. a = Multiple Myiasis (Fliegenmadenbefall) am Kopf
b = entfernte Larve von *Dermatobia hominis*

renzialdiagnostische Hinweise geben. Einige Hautveränderungen sind derart typisch, dass sie bereits die Stellung einer klinischen Diagnose beziehungsweise Verdachtsdiagnose erlauben (zum Beispiel Denguefieber, Zeckenstichfieber-Rickettsiosen).

Meist lassen sich exanthematische Hautveränderungen mehr oder weniger generalisierter Art von lokalisierten Hautveränderungen unterscheiden. Letztere treten zum Beispiel bei einigen Tropenerkrankungen als typischer Primäraffekt an der Inokulationsstelle von perkutan (direkt oder über Arthropoden) übertragenen Infektionserregern wie zum Beispiel Rickettsien oder Trypanosomen auf.

Importinfektionen mit generalisierten und exanthematischen Hautveränderungen

Bei Reiserückkehrern finden sich hier nicht nur tropenspezifische oder tropentypische Infektionen, sondern es werden nicht selten auch ubiquitäre exanthematische Infektionskrankheiten wie Masern, Windpocken oder Röteln importiert, da die Infektionswahrscheinlichkeit in vielen Entwicklungsländern aufgrund mangelnder Durchimpfung, schlechter Hygiene und hoher Populationsdichte erhöht ist. Auch die infektiöse Mononukleose ist eine bei jüngeren Rückkehrern gehäuft auftretende Erkrankung [3], die neben variablen, meist makulopapulösen Exanthemen (in 0–15% der Fälle) und einem Enanthem am Gaumen (zum Teil petechial) eine sehr unterschiedliche Klinik mit Fieber, Pharyngitis, Lymphadenopathie, Hepatitis, atypischen Lymphozyten und anderen Manifestationen zeigen kann.

Akute HIV-Infektion und Lues II sind bei entsprechender Exposition ebenfalls gehäuft bei Rückkehrern auftretende Infektionen, die mit Fieber, Allgemeinsymptomen und generalisierten Exanthemen einhergehen können. Die Hautveränderungen sind sehr variabel (zum Beispiel makulös, papulös, squamös, urtikariell, erythematös, muköse Beteiligung), so dass eine rein klinische Diagnose nicht möglich ist.

Generalisierte beziehungsweise multiple Hautläsionen und Fieber finden sich auch bei Pyodermien (Impetigo, Erysipel), bei septischen Erkrankungen durch ubiquitäre Keime und bei Endokarditis. Insbesondere invasive Meningokokkenerkrankungen (Sepsis, Meningitis) gehen nicht selten mit septischen Hautmetastasen, Petechien und/oder einer Purpura einher.

Bei den tropenspezifischen Infektionskrankheiten stehen Denguefieber und andere Arboviren sowie Rickettsiosen im Vordergrund. Exantheme können zudem bei zahlreichen weiteren Tropenkrankheiten auftreten (Tabelle 3).

Denguefieber

Diese in vielen Regionen von Asien und Lateinamerika (zum Teil auch von Afrika und Australien) zunehmend endemisch verbreitete und zum Teil epidemisch auftretende fieberhafte Akuterkrankung wird durch vier verschiedene Serotypen des Denguevirus (Flaviviridae) verursacht und durch Stechmücken der Gattung *Aedes* (*Aedes aegypti*, *Ae. albopictus*) übertragen. Da eine dauerhafte Immunität nur gegen den homologen Serotyp entsteht, sind Zweit- beziehungsweise Mehrfachinfektionen möglich. Diese sind vor allem bei Kindern und Jugendlichen in den Endemiegebieten mit dem gehäuften Auftreten eines lebensbedrohlichen **D**engue **h**ämorrhagischen **F**iebers (DHF) und/oder **D**engue-**S**chock-**S**yndroms (DSS) assoziiert, welche mit schweren inneren und äusseren Blutungen beziehungsweise hypovolämischem Schock (generalisierte Vaskulitis mit Plasmaabstrom ins Gewebe) einhergehen können.

Tabelle 3. Fieber und Hautveränderungen bei Tropenrückkehrern

Häufig	Gelegentlich	Selten (Beispiele)
Dengue und andere Arbovirosen*	Akute HIV-Infektion	Brucellose
Erysipel, Pyodermien	Akute Schistosomiasis*	Chagaskrankheit*
Infektiöse Mononukleose	Filariosen*	Erythema nodosum bei Tbc, Lepra und anderen Erkrankungen
Masern	Leishmaniosen*	Fleckfieber*
Röteln	Meningokokken-Sepsis	Leptospirose
Scharlach	Lyme-Borreliose	Milzbrand
Varizellen	Sepsis	Rückfallfieber*
Zeckenstichfieber*	Tsutsugamushi-Fieber*	Schlafkrankheit*
Arzneimittelreaktionen	Typhus abdominalis	Systemmykosen
	Zytomegalie	Trichinose
		Virale hämorrhagische Fieber*

* tropenspezifische und tropentypische Erkrankungen

Hautveränderungen sind in verschiedenen Fallserien bei 20–90% der Patienten beschrieben. Initial können blasse Exantheme auftreten, die oft übersehen werden. Am häufigsten kommt es am 3.–6. Krankheitstag, zum Teil nach vorübergehendem Fieberrückgang (sattelförmiger Verlauf) zum Auftreten eines scarlatiniformen bis makulopapulösen Exanthems am gesamten Körper außer dem Gesicht (Abb. 4). Bei einem Teil der Patienten tritt ein Erythem auf, das oft besonders an den Beinen auffällt und typischerweise fleckförmige Aussparungen aufweist (Abb. 5). Relativ häufig treten auch Petechien auf und beim DHF sind flächenhafte Hämorrhagien in Haut (Purpura) und Schleimhäute möglich.

Neben der Anamnese mit Aufenthalt in bekannten Verbreitungsgebieten und typischer Inkubationszeit (2–12 Tage) sind häufig weitere diagnostisch wegweisende Symptome und Befunde vorhanden (Tabelle 4), wie die oft ausgeprägten Myalgien (Knochenbrecherfieber), Leukopenie und Thrombopenie [7]. Die Diagnose beruht auf dem Nachweis spezifischer IgM-Antikörper und/oder einem signifikanten Anstieg spezifischer IgG-Antikörper (besonders bei Zweit- beziehungsweise Mehrfachinfektion). Da die Serologie in der ersten Krankheitswoche noch negativ sein kann, sollte sie unter Umständen wiederholt werden. In den ersten Tagen besteht häufig eine Virämie, so dass ein kutureller Virusnachweis möglich ist und in diesem Stadium zunehmend PCR-Methoden für den Nachweis im Blut eingesetzt werden.

Die Therapie ist symptomatisch. Thrombozytenaggregationshemmer wie ASS sollten wegen der Blutungsneigung (Thrombopenie, Vaskulitis) vermieden werden. DHF und DSS erfordern vor allem initial eine

Abb. 4. Makulopapulöses Exanthem bei Denguefieber

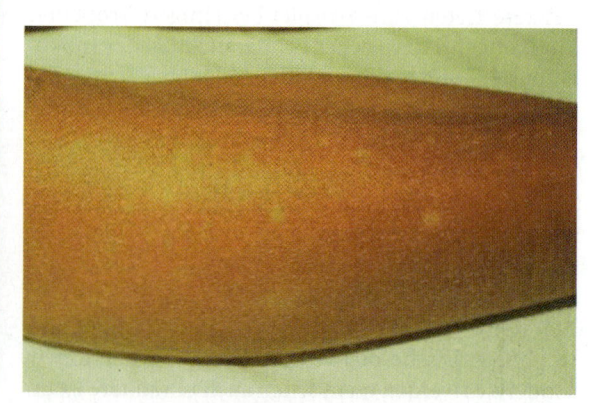

Abb. 5. Petechiales Erythem bei Denguefieber mit einzelnen ausgesparten Flecken (*white islands in a red sea*)

Erkrankungen bei Tropenrückkehrern: Dermatosen und Hautveränderungen

Tabelle 4. Symptome und Befunde bei nach Europa importiertem Denguefieber (n = 250, TropNetEurop) [7]

Symptom*	Häufigkeit	Prozent
Fieber	215	86,0
Kopfschmerzen	148	59,0
Müdigkeit	108	43,0
Myalgien/Arthralgien	106	42,0
Exanthem	73	29,0
Durchfälle	51	20,0
Erbrechen	20	8,0
Husten	15	6,0
DHF/DSS	7	2,8
Neurologische Symptome	6	2,4
Intensivmedizinische Therapie	4	1,6

* zum Zeitpunkt der Erstvorstellung/Aufnahme

aggressive Volumentherapie mit Kolloiden und Kristalloiden unter entsprechendem Monitoring (Cave: Hyperhydratation) sowie eventuell Transfusionen. Ein tetravalenter Impfstoff ist in Entwicklung.

Andere importierte Virusinfektionen

Neben dem Denguefieber können bei zahlreichen weiteren Arbovirosen (durch Arthropoden übertragene Virusinfektionen) Exantheme auftreten (Tabelle 5). Diese sind allerdings so variabel und unspezifisch, dass sich die entscheidenden differenzialdiagnostischen Hinweise eher aufgrund anderer Leitsymptome und Befunde ergeben. So liegen beispielsweise beim Chikungunya-Fieber und einigen anderen Alphavirus-Infektionen häufig ausgeprägte Arthralgien vor, die über Wochen bis Monate persistieren können. Bei anderen Arbovirosen können enzephalitische oder hämorrhagische Verläufe im Vordergrund stehen.

Auch wenn das Importrisiko gering ist, so können auch Einschleppungen von besonders gefährlichen von Mensch-zu-Mensch übertragbaren virusbedingten hämorrhagischen Fiebern vorkommen (Tabelle 6). Diese erfordern besondere Schutzmassnahmen zur Verhinderung der Ansteckung anderer Personen sowie eine Verlegung und Behandlung in einem der 5 deutschen Behandlungszentren mit Sonderisolierstation [2].

Rickettsiosen

Während klassisches Fleckfieber und Felsengebirgsfieber (*Rocky Mountain Spotted Fever*, RMSF) meist mit einem sehr auffälligen, kleinfleckigen und oft petechialen Exanthem am Rumpf und den Oberarmen (beim RMSF auch an Handflächen und Fußsohlen) einhergehen, sind Exantheme bei den wesentlich häufiger importierten Rickettsiosen wie Zeckenstichfieber und Tsutsugamushi-Fieber meist weit weniger prominent. Dafür findet sich bei letzteren häufig ein diagnostisch oft wegweisender Primäraffekt an der

Tabelle 5. Arbovirosen mit möglichen Hautmanifestationen (Exanthem)

Virus	Vorkommen	Überträger	Klinik
Alphaviren			
Barmah Forest	Australien	Moskitos (Aedes u.a.)	A
Chikungunya	Afrika, Indien, Südostasien	Moskitos (Aedes u.a.)	A, H
Mayaro	Südamerika	Moskitos (Haemagogus)	A
O'nyong-nyong	Afrika	Moskitos (Anopheles)	A
Ross River	Australien, Ozeanien	Moskitos (Aedes, Culex)	A
Sindbis	Afrika, Asien, Europa	Moskitos (Culex u.a.)	A
Ockelbo	Europa	Moskitos (Culex u.a)	A
Flaviviren			
Dengue	Asien, Amerika, Afrika	Moskitos (Aedes sp)	H
West Nil	Afrika, Europa, Amerika	Moskitos (Culex sp)	E
Kyasanur Forest	Indien	Zecken	H, E
Omsk HF*	Russland	Zecken	H
Bunyaviren			
Krim-Kongo HF#	Europa, Afrika, Nahost	Zecken	H
Orbiviren			
Colorado Zeckenfieber	Nordamerika	Zecken	E, H

HF: hämorrhagisches Fieber, * A: Arthritis, H: Hämorrhagien, E: Enzephalitis

Tabelle 6. Lebensbedrohende hochkontagiöse Infektionskrankheiten, die eine spezielle Behandlung und Isolierung von Erkrankten und Krankheitsverdächtigen erfordern

Virale hämorrhagische Fieber (VHF), die Krankheitsausbrüche verursachen können
• Ebola-Fieber
• Marburg-Virus-Krankheit
• Lassa-Fieber
• Krim-Kongo-hämorrhagisches Fieber
Pocken, humane Affenpocken
Lungenpest

Tabelle 7. Häufigkeit klinischer Manifestationen beim Mittelmeer-Zeckenstichfieber (MSF) und beim afrikanischen Zeckenbissfieber (ATBF) [8]

Symptom/Befund	MSF (R. conorii) in %	ATBF (R. africae) in %
Zechenstich-Anamnese	37	44
Eschar	72	95
Multiple Eschars	0	54
Hohes Fieber	100	88
Regionale Lymphadenopathie	KA*	51
Exanthem	97	46
• Maculopapulär	90	51
• Urtikatriell/Prurigo	10	4
• Vesiculär	0	45
Komplikationen	5	1
Letalität	2	0

*KA: keine Angabe

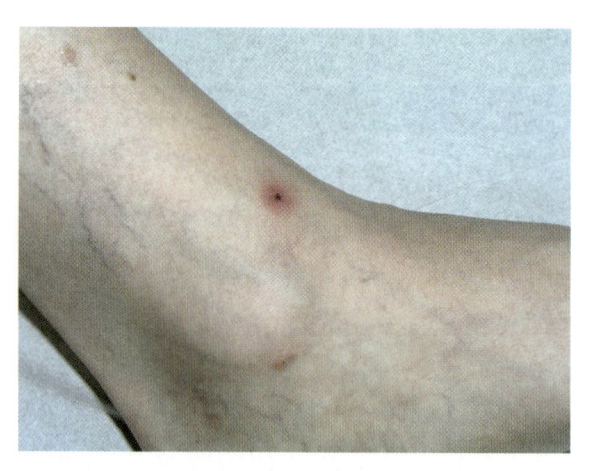

Abb. 6. Primäraffekt (Eschar) beim afrikanischen Zeckenstichfieber

Stich- beziehungsweise Bissstelle der übertragenden Arthropoden. Dieser fehlt beim durch Läuse beziehungsweise Flöhe übertragenen klassischen und murinen Fleckfieber.

Bei den Zeckenstichfieber-Rickettsiosen ist zum Zeitpunkt der akuten Erkrankung mit Fieber, Cephalgien und weiteren Symptomen (Tabelle 7) in den meisten Fällen an der Stichstelle der Überträgerzecke ein typischer Primäraffekt (Eschar) zu sehen. Die etwa 0,5–2 cm große, wenig dolente und von einer geröteten Induration umgebene Läsion ist typischerweise mit einem festhaftenden schwärzlichen Schorf belegt (Abb. 6) und wird daher auch als *tache noir* (schwarzer Fleck) bezeichnet. Der vorwiegend an den Beinen lokalisierte Eschar wird vom Patient häufig nicht bemerkt und sollte gezielt gesucht werden [6]. Die Zecken (*Rhipicephalus*- und *Amblyomma*-Arten) parasitieren nur kurz und werden selten in situ gefunden. Beim durch *Rickettsia conorii* verursachten Mittelmeer-Zeckenstichfieber (Mediterranean spotted fever = MSF) ist in der Regel nur ein einzelner Eschar vorhanden, beim eng verwandten afrikanischen Zeckenstichfieber (*African tick-bite fever* = ATBF; Erreger: *R. africae*) häufig mehrere [8]. Am 4.–5. Krankheitstag tritt ein generalisiertes makulopapulöses Exanthem hinzu, wobei Gesicht, Hand- und Fußflächen oft mit betroffen sind. Während sich das Exanthem beim MSF sehr häufig entwickelt (>90%) ist es beim ATBF in weniger als der Hälfte der Fälle zu beobachten. Aufgrund der regionalen Begrenzung der verschiedenen Rickettsiosen ist die geographische Anamnese von grosser Bedeutung. So ist das ATBF eine häufige Erkrankung im südlichen Afrika und wird vor allem von Safari-Touristen erworben, zum Beispiel im Krüger-Park.

Das in Süd- und Ostasien verbreitete Tsutsugamushi-Fieber (Erreger: *Orienta tsutsugamushi*) wird durch Larven von Pflanzenmilben übertragen. An der meist an den Beinen oder im Beckenbereich gelegenen Milbenbissstelle entwickelt sich ebenfalls häufig ein Primäraffekt (in 50–80% der Fälle), der dem Eschar des Zeckenstichfiebers gleicht. Ab dem 5. Krankheitstag kann ein dunkelrotes, kleinfleckiges Exanthem am Rumpf und den Oberarmen auftreten, dessen Häufigkeit in verschiedenen Fallserien erheblich variiert (20–90%) und das bei Patienten in Endemiegebieten und Kindern meist fehlt. Neben hohem Fieber, trockenem Husten, schmerzhafter Lymphadenopathie und Hepatosplenomegalie sind oft eine Konkjunktivitis und ein Erythem der Handflächen zu sehen. Komplikationen sind Meningoencephalitis, Pneumonie, Myokarditis und septischer Schock.

Das Exanthem beim murinen Fleckfieber entspricht dem beim klassischen Fleckfieber, ist jedoch

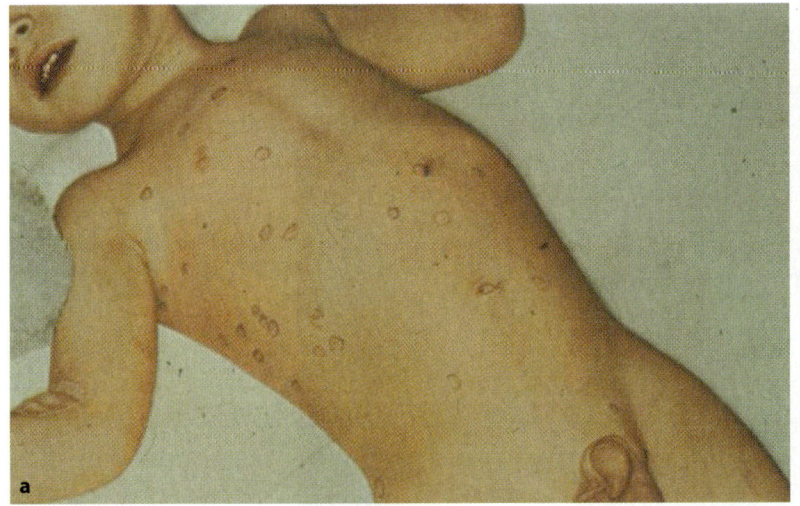

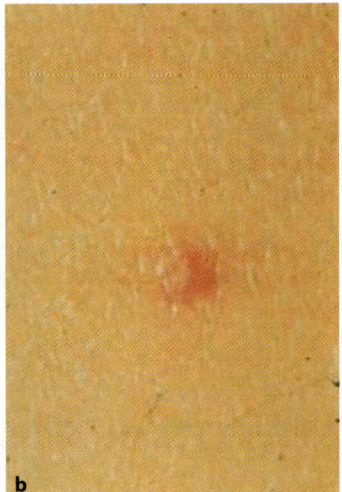

Abb. 7. Roseolen beim Typhus abdominalis; **a** = Verteilung, **b** = einzelne Papel

diskreter und selten petechial. Das in Nord- und Südamerika vorkommende Felsengebirgsfieber wird nur selten importiert. Es wird ebenfalls durch Zecken übertragenen, ein Eschar ist jedoch nur selten vorhanden.

Die Therapie der Wahl erfolgt bei allen Rickettsiosen mit Doxyzyklin (Reservemittel Ciprofloxacin) und sollte bereits bei begründetem klinischem Verdacht begonnen werden, da die serologische Diagnose in der Regel dauert und der Nachweis spezifischer Antikörper in der ersten Krankheitswoche noch negativ ausfallen kann (gegebenenfalls Wiederholung). Standard sind serologische Tests (zum Beispiel IFT) mit Verwendung artspezifischer Rickettsien-Antigene; die Weil-Felix-Heteroagglutination ist obsolet. Ein rascher Rickettsien-Nachweis ist heute auch mittels PCR möglich. Dabei ist vor allem beim Zeckenstichfieber der Nachweis aus dem Primäraffekt wesentlich sensiver als aus dem Blut, da eine Rickettsiämie nur initial und inkonstant vorhanden ist.

Die Prävention beruht auf Vermeidung der Stiche beziehungsweise Bisse der übertragenden Arthropoden (Expositionsprophylaxe, Repellents, Insektizide).

Andere bakterielle Importinfektionen

Die beim Typhus abdominalis in einem Teil der Fälle (etwa 30%) auftretenden Roseolen sind oft sehr diskret und sollten gezielt gesucht werden. Prädelektionsstellen der einzeln stehenden Papeln finden sich lateral am Thorax und am Abdomen (Abb. 7). Seltenere bakterielle Importerkrankungen bei denen Hautveränderungen auftreten können sind Leptospirosen, Brucellosen, Bartonellosen und Rückfallfieber.

Protozoeninfektionen

Mit Ausnahme von Trypanosomeninfektionen sind Hautveränderungen bei systemischen Protozoen-Infektionen relativ selten.

Bei der durch Tsetse-Fliegen übertragenen *afrikanischen Trypanosomiasis* (Schlafkrankheit) kann sich nach 2–5 Tagen an der Stichstelle eine Primärläsion in Form einer erythematösen, schmerzhaften Schwellung von 0,5–15 cm Grösse entwickeln (Abb. 8). Dieser Trypanosomenschanker ist bei der ostafrikanischen Form (*Trypanosoma brucei rhodesiense*) und bei Europäern häufig (etwa 50%), bei der westafrikanischen *T. b. gambiense*-Infektion und bei Einheimischen seltener (etwa 5%). Wenige Tage bis mehrere Wochen später folgt das akute hämolymphatische Generalisationsstadium zum Teil mit girlandenförmigen Erythemen (*Trypanide*), die bevorzugt am Rumpf auftreten und auf dunkler Haut schwer erkennbar sind. Neben wellenförmigem Fieber und einer generalisierten Lymphadenopathie sind in diesem Stadium Ödeme im Gesicht und an den Unterschenkeln häufig. Während des meningoenzephalitischen Stadiums fehlen Hauterscheinungen.

Die amerikanische Typanosomiasis (Chagas-Krankheit) wird durch den Kot von blutsaugenden Raubwanzen übertragen, der den Erreger *Trypanosoma cruzi* enthält. Am häufigsten wird dieser ins Auge inokuliert und führt zu einer meist einseitigen Konjunktivitis (Abb. 9). Bei der Inokulation an der Wanzenstichstelle oder anderen Hautläsionen kann ein entzündlicher Primäraffekt (*Chagom*) mit ödematöser subkutaner Schwellung entstehen (Abb. 10). Dieser ist bevorzugt an unbedeckten Hautarealen

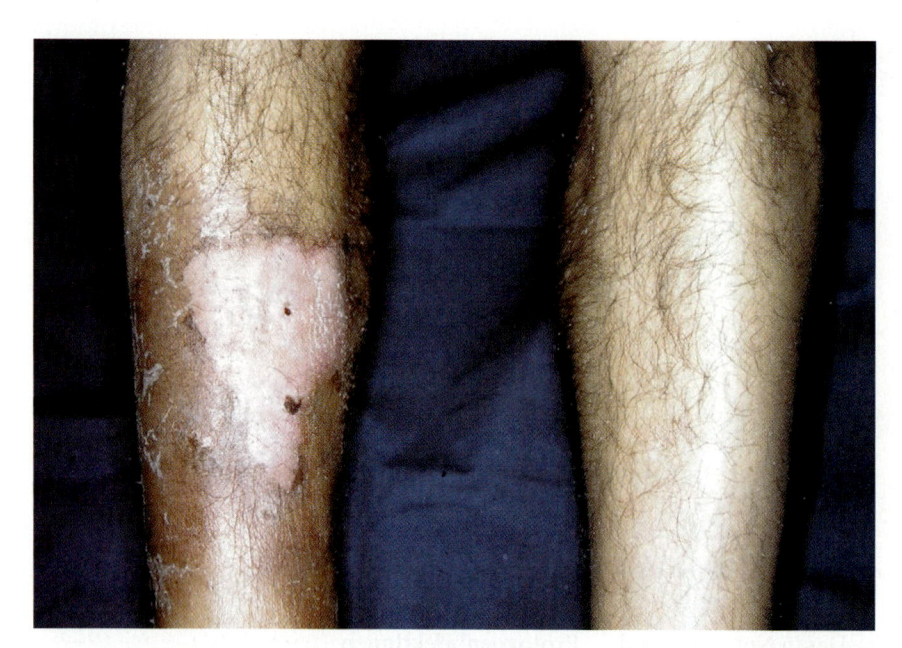

Abb. 8. Trypanosomenschanker bei ostafrikanischer Trypanosomiasis

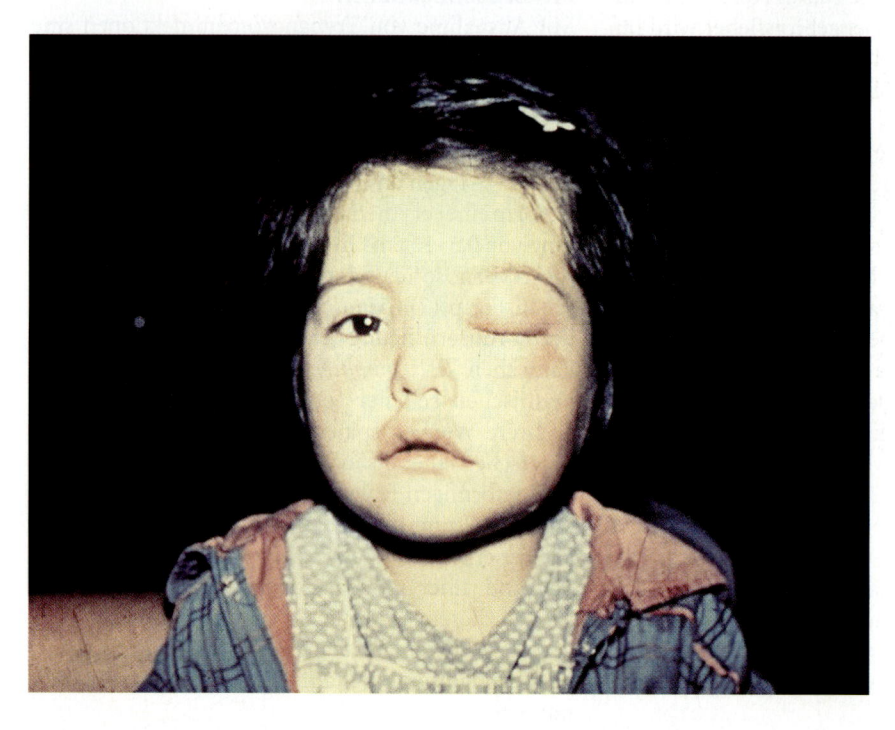

Abb. 9. Einseitige Augenbeteiligung mit Konjunktivitis als Primäraffekt bei amerikanischer Trypanosomiasis

(Gesicht, Extremitäten) lokalisiert. Während der nach 2–4 Wochen einsetzenden Generalisationsphase erkranken vor allem Kleinkinder. Neben Fieber und verschiedenen Organmanifestationen können in diesem Stadium Gesichtsödeme auftreten.

Im Gegensatz zur kutanen und mukokutanen Leishmaniose stehen dermatologische Symptome bei der viszeralen Leishmaniose (Kala Azar) nicht im Vordergrund. Mögliche Hautmanifestationen bei fortgeschrittener Erkrankung sind graufahles Hautkolorit aufgrund von Anämie und Kachexie, Hyperpigmentierung (Kala Azar = hindi: schwarze Krankheit), Gingivitis, Stomatitis und Cancrum oris bei fortgeschrittener Immunsuppression. Bei HIV-Koinfizierten können Erreger-haltige, noduläre und ulzerative Läsionen an Haut und Schleimhäuten auftreten. In Indien, China und Afrika manifestiert sich nach erfolgreich behandelter Kala Azar nicht selten

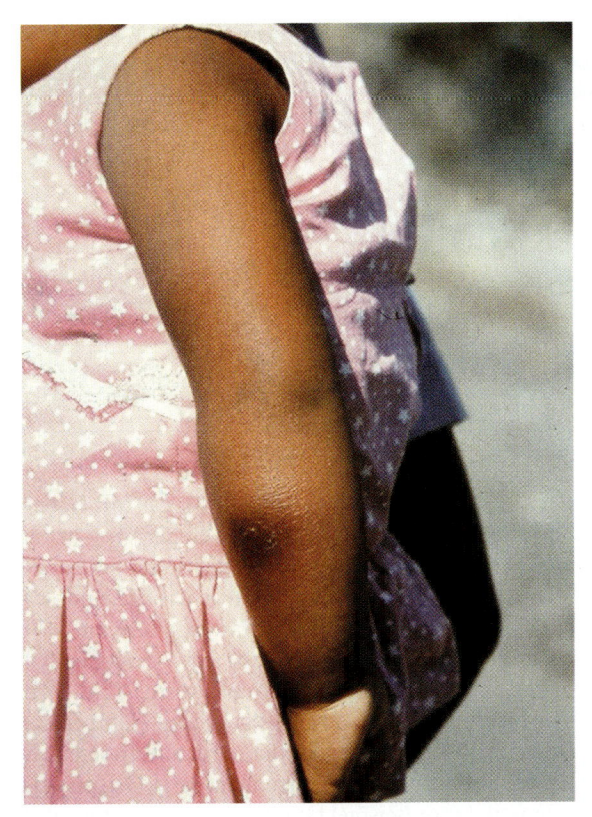

Abb. 10. Primäraffekt bei amerikanischer Trypanosomiasis an der Haut (Chagom)

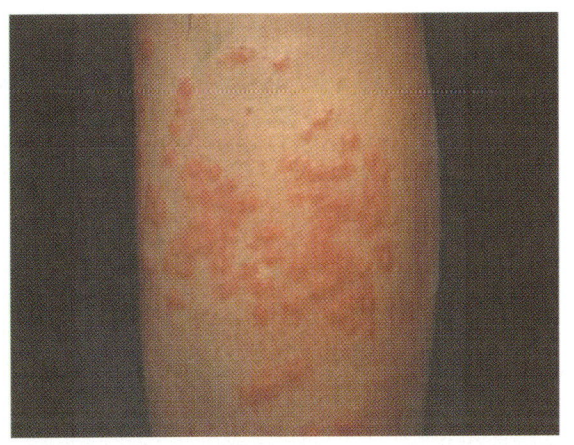

Abb. 11. Zerkariendermatitis bei Schistosomiasis

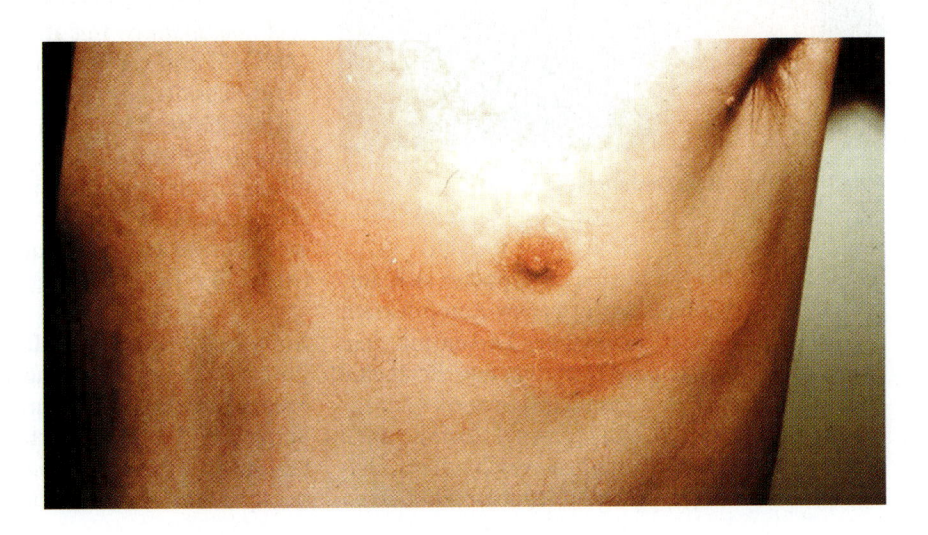

Abb. 12. Larva currens bei Strongyloidiasis

ein Post-Kala-Azar dermales Leishmanoid mit Erreger-haltigen tumorösen Knoten im Gesicht, die einer lepromatösen Lepra gleichen.

Bei der Malaria sind Hautmanifestationen ungewöhnlich; gelegentlich treten äusserlich sichtbare Hämorrhagien (Petechien, Purpura) bei komplizierter Malaria tropica auf.

Helminthiasen

Lokalisierte Hautläsionen finden sich vor allem bei perkutan übertragenen Helminthiasen. So können sich bei der *Schistosomiasis* am Ort der perkutanen Invasion der im Süsswasser schwimmenden Infektionslarven (Zerkarien) juckende Papeln bilden (Abb. 11), die gelegentlich noch während das akuten fieberhaften Stadiums der Schistosomiasis zu sehen oder anamnestisch eruierbar sind. Eine *Zerkariendermatitis* findet sich jedoch wesentlich häufiger und ausgeprägter als Folge des Eindringens der Larven der ubiquitär verbreiteten Trichobilharzia-Arten, die sich nur in Wasservögeln weiterentwickeln können und im Fehlwirt Mensch rasch absterben. An der Eindringstelle der Infektionslarven von *Hakenwürmern* und von *Strongyloides stercoralis* (Zwergfadenwurm) kann sich ein stark juckendes Erythem entwickeln. Dieses ist bei der meist durch Barfusslaufen erworbenen Infektion häufig an den Füssen lokalisiert

Tabelle 8. Mögliche Ursachen und Differenzialdiagnosen bei kutanem und subkutanem Larva-migrans-Syndrom

Kutanes Larva-migrans-Syndrom	Subkutanes (tiefes) Larva-migrans-Syndrom
Kutane Larva migrans durch tierische Hakenwurmlarven (*Ancylostoma brasiliense* und andere)	Dirofilariose
Gnathostomiasis	Dracunculiasis
Hakenwurminfektion (ground itch)	Fascioliasis
Scabies	Gnathostomiasis
Strongyloidiasis (Larva currens)	Myiasis (Hypodermose, Gastrophilus-Infektion)
Zerkariendermatitis	Lagochilascaris-Infektion
	Loiasis
	Paragonimiasis
	Sparganose

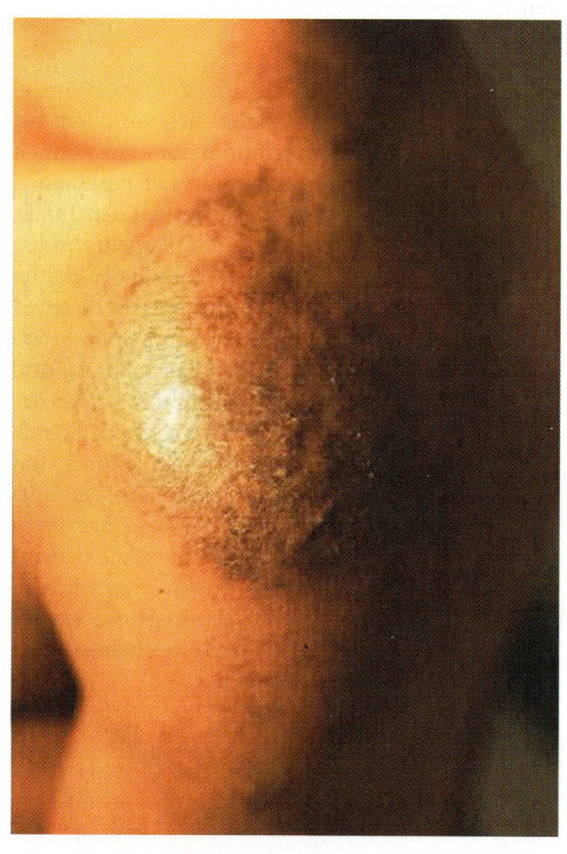

Abb. 13. Dermatitis bei Onchozerkose

(*ground itch*). Bei Strongyloidiasis finden sich aufgrund der hier möglichen externen Autoinfektion (Ausscheidung infektionstüchtiger Larven mit dem Stuhl) auch strich- oder gangförmige Erytheme (Abb. 12) in der Perineal- und Gesässregion oder anderen Hautarealen (Larva currens). Wandernde Adultwurm- und Larvenstadien verschiedener Helminthen sind mögliche Ursache eines subkutanen Larva-migrans-Syndroms (Tabelle 8), das mit Fieber und anderen Allgemeinsymptomen einhergehen kann.

Generalisierte Hautveränderungen sind bei nahezu allen Wurminfektionen beschrieben. Sie sind vor allem während der akuten Invasionsphase zu beobachten als Folge der Freisetzung von Antigenen bei der Gewebemigration einer grösseren Zahl von Wurmlarven. Bei akuter *Schistosomiasis* (*Katayama*-Syndrom) und akuter *Trichinose* manifestieren sich neben Fieber, variabler Allgemein- und Organsymptomatik (zum Beispiel Durchfälle, Husten, neurologische Symptome) häufig eine Urtikaria und allergische Ödeme (besonders im Gesicht). Diagnostisch wegweisend sind meist eine ausgeprägte Bluteosinophilie und die Expositionsanamnese. Rezidivierende urtikarielle und uncharakteristische Exantheme sind auch bei intestinalen Wurminfektionen (zum Beispiel *Ascariasis*, *Hakenwurminfektionen*, *Strongyloidiasis*) möglich und treten am ehesten während der initialen Gewebewanderung auf. Bei der Onchozerkose (Flussblindheit) entwickelt sich abhängig von der Infektionsstärke eine generalisierte chronische Dermatitis (*Onchodermatitis*) mit atrophischen Veränderungen (Abb. 13) und quälendem Pruritus, der auch bei anderen Filariosen häufig ist. Generalisierte Hautveränderungen entwickeln sich bei den lymphatischen Filariosen als Folge des chronisch progredienten Lymphödems an den Extremitäten und am Skrotum (Elefantiasis). Typisch für die Loiasis sind rezidivierende Schwellungen vor allem an den Extremitäten (Abb. 14) zum Teil mit wechselndem Fieber.

Importinfektionen mit Hämorrhagien

Innere und äussere Blutungen (Petechien, hämorrhagische Exantheme, Purpura, Epistaxis, Zahnfleischblutungen) bei importierten Infektionskrankheiten lassen neben *Meningokkenmeningitis* beziehungsweise *-sepsis* und anderen *ubiquitären Infektionen* (Lep-

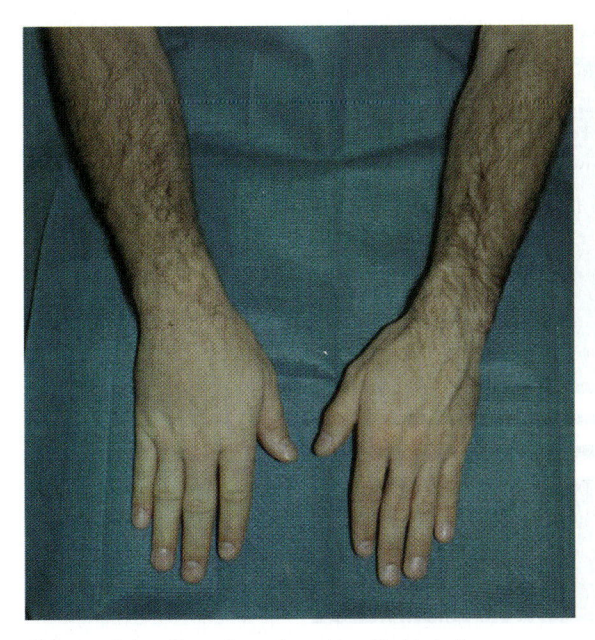

Abb. 14. Schwellung der rechten Hand bei Loiasis

Tabelle 9. Erreger viraler hämorrhagischer Fieber (VHF)

Hochkontagiöse VHF	Nicht beziehungsweise niedrig kontagiöse VHF
Lassa-Virus	Dengue-Virus
Ebola-Virus	Gelbfieber-Virus
Marburg-Virus	Hanta-Viren
Krim-Kongo-Fieber-Virus	Rifttal-Fieber-Virus
	Junin-Virus
	Machupo-Virus
	Guanarito-Virus
	Sabia-Virus
	Chikungunya-Virus
	Omsk-HF-Virus
	Kyasanur-Wald-HF-Virus

tospirose, hämolytisch-urämisches Syndrom, Sepsis, Toxin-Schock-Syndrom, Hantavirus-Infektionen) vor allem an *Malaria tropica* und *virale hämorrhagische Fieber* (Tabelle 9) denken. Weitere seltenere Ursachen sind Typhus abdominalis, Rickettsiosen, Intoxikationen oder septikämische Pest; bei immundefizienten Patienten sind auch disseminierte Herpessimplex- und Varizella-Zoster-Infektionen in Betracht zu ziehen.

Management fieberhafter Importerkrankungen mit Hautveränderungen

Bei der erheblichen geographischen Variabilität und Vielzahl von differenzialdiagnostisch in Frage kommenden Erkrankungen kann kein einfaches und allgemeingültiges Schema für das diagnostische Vorgehen gegeben werden. Abstufung und Dringlichkeit des Vorgehens richten sich nach Anamnese, Aktualität und Schweregrad der Erkrankung, und den Ergebnissen einfacher Basisuntersuchungen. Auch das Lebensalter und eventuelle Grunderkrankungen des Patienten sind zu berücksichtigen.

Die nutzen- und kosteneffektive Abklärung bei Verdacht auf importierte Infektionskrankheit erfolgt schrittweise (Stufendiagnostik). Sie beginnt mit einer Basisuntersuchung. Diese wird gegebenenfalls erweitert durch ergänzende Untersuchungen entsprechend dem vorliegenden Krankheitsbild und schließlich durch die gezielte Diagnostik hinsichtlich des zu erwartenden Krankheitsspektrums. Die Indikation zu diesen Zusatzuntersuchungen wird aufgrund von Anamnese, Symptomatik und Untersuchungsbefunden gestellt [9].

Anamnese

Bei der heutigen Fernreiseaktivität und internationalen Migration sollte routinemäßig nach Auslandsaufenthalten gefragt werden. Die entscheidenden Fragen sind:

- Wo kommst Du her? („Unde venis?")
- Wann warst Du dort?
- Was hast Du dort gemacht?

Exakte Angaben zu Auslandsaufenthalten beziehungsweise Auslandsreisen (Ort, Route, Dauer) und dazu in Bezug stehendem Krankheitsbeginn und Krankheitsverlauf sind erforderlich. Dabei ist zu beachten, dass innerhalb des Reiselandes beziehungsweise Herkunftslandes oft erhebliche regionale und saisonale Unterschiede hinsichtlich der Verbreitung von Infektionskrankheiten bestehen. Durch Kenntnis der Inkubationszeiten (Abb. 15) und der Krankheitsverbreitung können die möglichen Differenzialdiagnosen eingeschränkt werden. Hilfreich hierbei sind geomedizinische Kenntnisse beziehungsweise aktuelle epidemiologische Informationsquellen. Internet-Adressen finden Sie am Ende des Beitrags. Wichtig sind zudem Fragen über frühere Aufenthalte, um Spätmanifestationen von Erkrankungen mit langen oder variablen Inkubationszeiten nicht zu übersehen.

Von besonderer Bedeutung ist das gezielte Erfragen spezieller Expositionsrisiken (Tabelle 10) und der

Inkubationszeiten wichtiger importierter Erkrankungen (Auswahl)

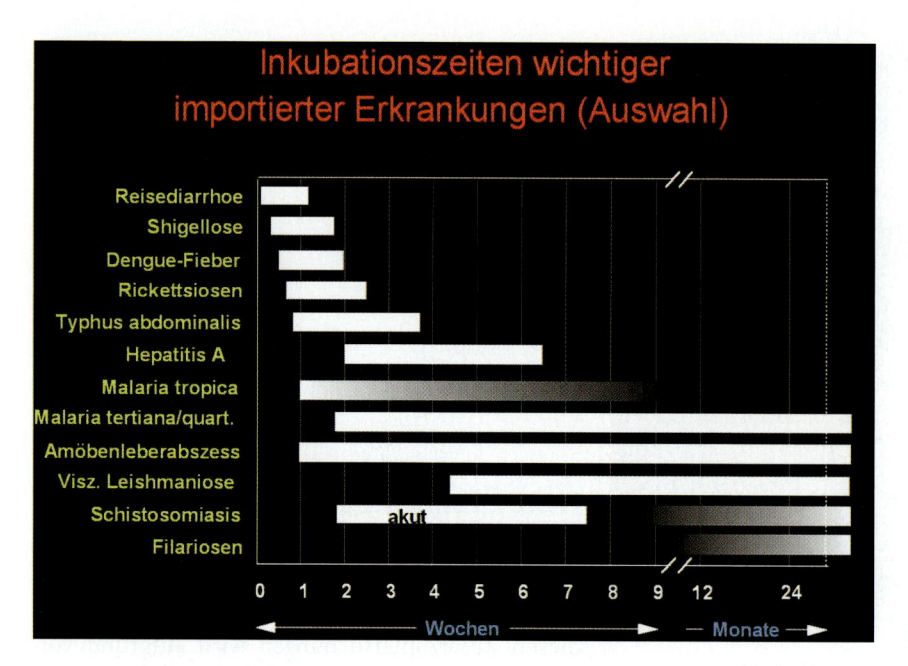

Abb. 15. Inkubationszeiten wichtiger importierter Erkrankungen (Auswahl)

Tabelle 10. Expositionsrisiken und importierte Infektionen (Auswahl)

Expositionsrisiko	Importierte Infektionen (Beispiele)
Unsicheres Trinkwasser/Nahrungsmittel (roh, ungenügend erhitzt, nicht frisch)	Infektiöse Enteritis, Giardiasis, Amöbiasis, Typhus/Paratyphus, Hepatitis A/E, Askariasis, Trichuriasis, Leber/Lungenegel
Insektenstiche	Malaria, Denguefieber, Rickettsiosen, Leishmaniosen
Süsswasserkontakt	Schistosomiasis, Leptospirose, Melioidose
Tierkontakte, Tierprodukte	Zoonosen (Brucellose, Q-Fieber, Ornithose, Bartonellose, Tularämie, Tollwut, Pest und andere)
Barfusslaufen	Hakenwurminfektion, kutane Larva migrans, Strongyloidiasis
Sexualkontakte	HIV, Hepatitis B, Lues, Gonorrhö und andere

Art der durchgeführten Reise (zum Beispiel Pauschal/Individualreise, Rucksackreise, beruflicher Aufenthalt). Bei vielen Erkrankungen können sich hieraus bereits entscheidende Hinweise ergeben. Andererseits lassen sich bestimmte Infektionen bei fehlender Exposition mit hoher Wahrscheinlichkeit ausschließen (zum Beispiel Schistosomiasis bei fehlendem Süsswasserkontakt).

Ebenfalls bedeutsam ist die genaue Erfassung durchgeführter prophylaktischer Maßnahmen zur Vermeidung beziehungsweise Reduktion von Risiken, insbesondere:

- Art und Konsequenz einer Malariaprophylaxe
- Umfang und Aktualität durchgeführter Impfungen

Dabei ist zu berücksichtigen, dass keine absolut sichere Malariaprophylaxe zur Verfügung steht und dass nicht alle Impfungen einen zuverlässigen Schutz bieten (zum Beispiel Impfungen gegen Typhus, Hepatitis B oder Cholera; passive Immunisierung durch Immunglobulingabe).

Die Basisdiagnostik (Tabelle 11) umfasst neben der Anamnese die

- Klinische Untersuchung
- Orientierende Laboruntersuchungen
- Einfache technische Untersuchungen

Klinische Untersuchung

Diese darf sich nicht nur auf vorliegende Leitsymptome und Leitbefunde beschränken, sondern ist stets als vollständige körperliche Untersuchung aller Organsysteme einschließlich einer genauen Inspektion

Erkrankungen bei Tropenrückkehrern: Dermatosen und Hautveränderungen

Tabelle 11. Basisuntersuchungsprogramm bei Verdacht auf importierte Infektionskrankheit [9]

Basisuntersuchung	Ergänzende Untersuchungen
Vollständige klinische Untersuchung	Abdominelle Sonographie
Gegebenenfalls gynäkologische Untersuchung	Röntgenaufnahme des Thorax
Vollständiges Blutbild incl. Differenzierung	EKG
Ausstrich und Dicker Tropfen*	Blutkultur(en)
CRP und/oder BSG	Urinkultur
Leberenzyme, LDH, Blutzucker, Creatinin	Haemoccult-Test
Urinstatus	Harnsäure, Blutfette, CK, weitere klinisch-chemische Tests
Parasitologische Stuhluntersuchung	IgE, Elektrophorese, weitere immunologische Untersuchungen
Bakteriologische Stuhluntersuchung	Immundiagnostik hinsichtlich Tropenkrankheiten
HIV-Test (mit Einverständnis)*	Weitere mikrobiologische Untersuchungen
Anti-HBc-Test (oder HBsAg)**	Weitere Bildgebung und Funktionsdiagnostik
Lues-Serologie*	Endoskopische Untersuchungen

* bei möglicher Exposition ** abhängig vom Impfstatus

des gesamten Integuments durchzuführen. Besonders zu achten ist zudem auf das Aussehen von Schleimhäuten und Konjunktiven, Lymphknotenschwellungen, Resistenzen und Druckschmerzhaftigkeit im Abdomen, Größe und Konsistenz von Leber und Milz, pathologische Auskultations und Perkussionsbefunde der Lungen, Herzgeräusche und Meningismus.

Labordiagnostik

In Anbetracht der Häufigkeit und Gefährlichkeit der Malaria sollte bei Fieber nach Aufenthalt in Malariagebieten stets eine unverzügliche *Malariadiagnostik* mittels mikroskopischer Blutuntersuchung (Blutausstrich, dicker Tropfen) durchgeführt werden. Dies gilt auch für Fieber mit Hauterscheinungen, selbst wenn diese bei der Malaria ungewöhnlich sind. Auch eine konsequent durchgeführte Chemoprophylaxe schliesst eine Malaria keineswegs aus.

Merke: Jedes Fieber nach Tropenaufenthalt ist Malaria-verdächtig (bis zum Beweis des Gegenteils).

Zum Blutbild gehören vollständige Differenzierung der Leukozyten, Thrombozytenzählung und *mikroskopische* Begutachtung eines einwandfrei gefärbten Blutausstrichs (Erythrozytenmorphologie, Reizformen, unreife Formen etc.). Blutbildveränderungen (Tabelle 12) können wesentliche differenzialdiagnostische Hinweise geben. Neben der bakteriologischen sollte routinemässig eine parasitologische Stuhluntersuchung mit effizienter Methodik (Anreicherungen, Spezialfärbungen) und in einem kompetenten Labor durchgeführt werden. Die Sensitivität kann durch wiederholte Untersuchungen deutlich ge-

Tabelle 12. Blutbildveränderungen bei ubiquitären und importierten Infektionen

Veränderung	Häufiges Auftreten bei
Leukozytose	Enteroinvasive bakterielle Enteritis (Shigellose, Salmonellose, Campylobacter-Enteritis), Amöbenleberabszess, pyogene Infektionen, Sepsis, bakterielle Infektionen (Pyelonephritis, Bronchopneumonie, Endokarditis, Cholezystitis, Erysipel und andere), Miliartuberkulose, rheumatisches Fieber, Rückfallfieber, Trichinose
Leukopenie	Viruskrankheiten, Malaria, Typhus, Tuberkulose, viszerale Leishmaniose, Brucellose, Rickettsiosen, Trypanosomiasen
Lympho-, Monozytose	EBV-Infektion, Zytomegalie, andere Virusinfektionen, Brucellose, Lues, Tuberkulose, Toxoplasmose
Eosinophilie	Helminthiasen, Kokzidioidomykose, allergische pulmonale Aspergillose
Eosinopenie	Typhus abdominalis
Thrombopenie	Malaria tropica, Viruskrankheiten (zum Beispiel Denguefieber), viszerale Leishmaniose, Trypanosomiasis, Borreliosen, Rickettsiosen, Leptospirosen, Sepsis

steigert werden. Bei entsprechendem Verdacht sind daher mindestens 3 Stuhlproben von verschiedenen Tagen zu untersuchen.

Zusatzuntersuchungen

Notwendigkeit und Indikation zu weitergehenden Untersuchungen beruhen auf den bei der Basisuntersuchung festgestellten Leitsymptomen und Leitbefunden. Die rationelle Diagnostik sollte sich dabei zunächst auf die nach Anamnese und Befunden wahrscheinlichsten und dringlichsten Verdachtsdiagnosen konzentrieren und nicht ungezielt auf sämtliche geoepidemiologisch in Frage kommenden Infektionskrankheiten ausgedehnt werden. Gerade in der Tropenmedizin kann die Differenzialdiagnose sehr umfangreich sein, wenn alle denkbaren Möglichkeiten berücksichtigt werden.

Die abdominelle Sonographie gehört bei allen wesentlichen Erkrankungen nach Auslandsaufenthalt zur Basisuntersuchung und kann rasch wichtige Informationen liefern (Milz- und Lebergröße, Organabszesse). Die Indikation zu weiterer bildgebender Diagnostik (CT, NMR, Röntgenuntersuchungen) erfordert gezielte Fragestellungen aufgrund von Krankheitsbild und Untersuchungsbefunden.

Auch die weiterführenden, zum Teil sehr kostenintensiven mikrobiologischen, serologischen und molekularbiologischen Untersuchungen sollten gezielt durchgeführt werden, gegebenenfalls nach Rücksprache mit dem Mikrobiologen und Tropenmediziner.

Bei allen wesentlichen nach Auslandsaufenthalt oder bei Immigranten auftretenden Erkrankungen, die Probleme bei der Diagnostik oder Behandlung bereiten, empfiehlt sich die frühzeitige konsiliarische Beratung mit dem Tropenmediziner, klinischen Infektiologen und Mikrobiologen, sowie gegebenenfalls die Mit- oder Weiterbehandlung durch eine Einrichtung mit spezieller tropenmedizinischer Ausrichtung. Nicht-infektiöse Krankheitsursachen sind bei den differenzialdiagnostischen Überlegungen und der weiteren Abklärung selbstverständlich ebenso zu berücksichtigen. Es darf weder die Möglichkeit einer importierten Infektionskrankheit unbeachtet bleiben oder voreilig ausgeschlossen werden, noch darf eine einseitige Fixierung in dieser Richtung erfolgen.

Literatur

1. Amsler L, Steffen R (1999) Fernreisen und Gesundheitsrisiken. Internist 40: 1127–1131
2. Fock R, Koch U, Finke EJ et al. (2000) Schutz vor lebensbedrohenden importierten Infektionskrankheiten Strukturelle Erfordernisse bei der Behandlung von Patienten und anti-epidemische Maßnahmen. *Bundesgesundheitsblatt 43: 891–899*
3. Freedman DO, Weld LH, Kozarsky PE et al. GeoSentinel Surveillance Network (2006) Spectrum of disease and relation to place of exposure among ill returned travelers. N Engl J Med 354: 119–130
4. Harms G, Dorner F, Bienzle U, Stark K (2002) *Infektionen und Erkrankungen nach Fernreisen.* Dtsch Med Wochenschr 127: 1748–1753
5. Hill DR (2000) Health problems in a large cohort of Americans traveling to developing countries. J Travel Med 7: 259–266
6. Jelinek T, Löscher T (2001) Clinical features and epidemiology of tick typhus in travelers. J Travel Med 8: 57–59.
7. Jelinek T, Mühlberger N, Harms G et al. (2002) Epidemiology and clinical features of imported dengue fever in Europe: sentinel surveillance data from TropNetEurop. Clin Infect Dis 35: 1047–1052
8. Jensenius M, Fournier PE, Kelly P et al. (2003) African tick bite fever. Lancet Infect Dis 3: 557–564
9. Löscher T (2005) Importierte Infektionen. In: Madler C, Jauch KW, Werdan K, Siegrist J, Pajonk FG (Hrsg) Das NAW-Buch. Urban und Fischer, München
10. Nothdurft HD, von Sonnenburg F, Löscher T (1992) Importierte Infektionen bei Tropenreisenden. Mitt Österr Ges Tropenmed Parasitol 14: 223–230

Wichtige Internet-Adressen

www.dtg.org	Deutsche Gesellschaft für Tropenmedizin und Internationale Gesundheit (DTG) – Verzeichnis der Tropeninstitute – Leitlinien für die Diagnostik und Therapie importierter Erkrankungen (Malaria, Amöbiasis, viszerale Leishmaniose, Schistosomiasis)
www.rki.de	Robert-Koch Institut (RKI) – Aktuelle epidemiologische Informationen – Infektionsschutz – Fachgruppe Seuchenschutz am RKI
www.eurosurveillance.org	Aktuelle Seuchenlage in Europa

www.cdc.gov	Centers for Disease Control & Prevention – Empfehlungen und Standards in der Infektionskontrolle und Diagnostik – Aktuelle epidemiologische Informationen
www.who.org	Aktuelle Informationen über Infektionskrankheiten, WHO-Empfehlungen
www.promedmail.org	ProMed: Globales elektronisches Meldesystem für Ausbrüche
www.gideononline.com	Gideon: Differenzialdiagnostisches Expertensystem (kommerzieller Anbieter)

Gefahren im Badeurlaub

Nanna Y. Schürer

Der Badeurlaub in sonnigen warmen Ländern steht an der Spitze der Reisewünsche der Deutschen. Ein Badeurlaub ist jedoch nicht ungefährlich: Ertrinken ist weltweit Todesursache Nr. 2 nach Verkehrsunfällen. Weltweit machen jeden Sommer etwa 150 Millionen Badegäste schmerzhafte Bekanntschaft mit vergifteten Pfeilen von Feuerquallen, Seeläusen, Korallen oder Seeanemonen. Dabei können nicht nur Hautausschläge und Verbrennungen entstehen.

Gefahren beim Baden im Meer

Aktiv Giftige Meerestiere

Verletzungen geschehen fast immer durch Knochenstrahlen, die mit einer Giftdrüse in Verbindung stehen oder mit giftproduzierendem Epithel bedeckt sind. Bei Verletzung kann das Gift über die Wunde in das Opfer eindringen. Die Gifte der Meerestiere sind allesamt Toxingemische von Proteinnatur.

Petermännchen

Petermännchen (Weberfische, Drachenfische aus der Familie der *Trachinidae*) kommen an der Atlantikküste (von Senegal bis Norwegen), im Mittelmeer und schwarzen Meer vor. Zur Laichzeit (Frühjahr, Sommer) suchen sie flache Gewässer auf und graben sich in Strandnähe in Sand oder Schlamm ein. Ihre Färbung ist dem Bodengrund angepasst, der Körper ist lang gestreckt und seitlich abgeflacht, die vordere Rückenflosse ist kurz und mit 4–8 Knochenstrahlen und Giftdrüsen versehen. Das Gift besteht aus hitzeempfindlichen Proteinen, Serotonin, Histamin und Trachinin (340 kD). Durch ihre giftigen Flossenstacheln stellen einige Arten eine Gefahr für Badegäste im flachen Wasser ohne Schuhe dar. Eine Vergiftung verläuft zwar meist nicht tödlich, verursacht aber heftigste Schmerzen und lokale Gewebsnekrosen. Meist entwickelt sich eine starke Gewebeschwellung, eventuell bilden sich flüssigkeitsgefüllte Blasen. Petermännchen zählen zu den giftigsten Fischen Europas [4].

Ber Verletzung ist die Wunde zu reinigen, Stachel oder Gewebereste zu entfernen, an die Tetanusprophylaxe muss gedacht werden. Präventiv sollten zu entsprechenden Jahreszeiten Badende Strandschuhe tragen. Da Petermännchen insbesondere in Frankreich als Speisefisch sehr geschätzt sind, sollte beim Kauf darauf geachtet werden, dass sämtliche Dornen und Stacheln entfernt wurden.

Steinfisch

Der Steinfisch (Teufelsfisch aus der Familie der *Scorpaenidae*) kommt im indischen und stillen Ozean, aber auch auf Mauritius vor. Die in flachen Küstengewässern lebenden Steinfische lauern stets einzeln zwischen Steinen auf Beutetiere [20]. Die warzige Haut und die schwarzbraun melierte Farbe mit helleren und dunkleren undeutlichen Flecken und Streifen machen sie fast unsichtbar (Abb. 1). Das in Drüsen am Grunde der Rückenflossenstacheln produzierte Gift ist dem Schlangengift der Kobras sehr ähnlich [5, 18]. Es bewirkt Nervenlähmungen mit Wasserbildung unter der Haut, Absterben des Gewebes an der Stichwunde, Atemnot und Herzstillstand. Eine aktive Hyaluronidase dient als Spreizfaktor, erweitert die Zellzwischenräume und erleichtert die Ausbreitung des Gifts (Stonustoxin) [17]. Badende können auf die gut getarnten Fische treten. Die Stacheln penetrieren sogar Badeschuhe. Der Schmerz setzt sofort ein und kann 1–2 Tage anhalten. Meist entwickelt sich ein Ödem, das auf die gesamte Extremität übergeht, eventuell bilden sich Blasen und Nekrosen. Nach 24 Stunden erscheint die Wunde oft taub und gefühllos. Erste-Hilfe-Maßnahmen umfassen Desinfektion

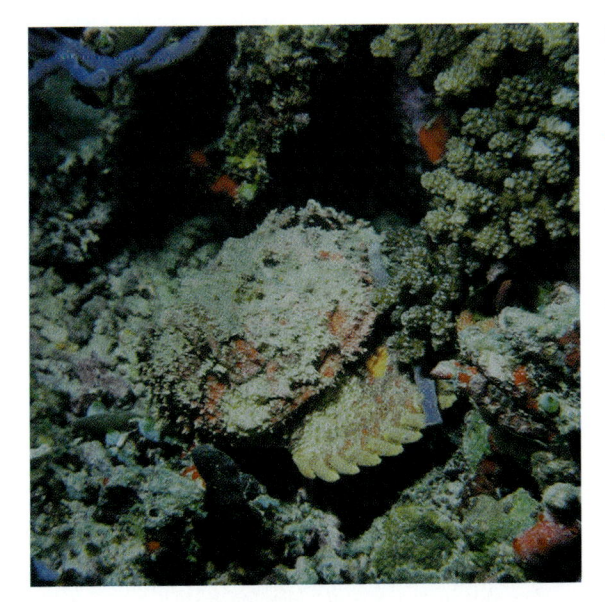

Abb. 1. Steinfisch (Teufelsfisch)

der Wunde, Entfernung von Stachel und Geweberesten sowie Tetanusprophylaxe.

Das Gift ist hitzelabil. Deshalb wird bei Verletzung die Heißwassermethode empfohlen: Dabei wird die betroffene Gliedmaße in tolerierbar heißes Wasser (Temperatur etwa 45 °C) gehalten. In Australien wurde ein Gegengift (Commonwealth Serum Laboratories, Parkville, www.csl.com.au) entwickelt, das bei rechtzeitiger Einspritzung lebensrettend sein kann.

Seeigel

Seeigel kommen in allen Weltmeeren vor. Sie leben verborgen in den Spalten der Riffe oder Felsen. Die meisten Seeigelarten verursachen durch ihre Stacheln Verletzungen, nur wenige Arten sind im Besitz von Greifzangen und Gift. Diademseeigel tropischer Meere können üble Verletzungen verursachen. Darüber hinaus beinhalten sie eine blaue Flüssigkeit, die wie eine Tätowierung das Gewebe anfärbt. Über die Zusammensetzung der Gifte der Seeigel gibt es kaum Informationen. Ungeklärt ist, ob die Flüssigkeit toxische Komponenten enthält, die Symptomatik der Betroffenen spricht aber dafür.

Verletzungen an Seeigeln sind häufig, insbesondere bei Baden, Schwimmen, Tauchen, barfuß im seichten Wasser laufen, Verlassen eines Bootes im flachen Wasser. Therapiert wird ausschließlich symptomatisch. Sollte es zur Verletzung kommen, so sind die Stachel am leichtesten aus entsprechend weicher,

leicht mazerierter Hornhaut zu entfernen. Das kann mittels Okklusivverbänden erreicht werden,

Nesseltiere

Nesseltiere sind Tierarten, die bei Kontakt nesseln. Dies bewirken sie mit Nesselkapseln. Die Gifte sind Proteine: Cytolysin. Angriffspunkt ist die Zellmembran. Neurotoxin wirkt auf die Natriumkanäle. Die zwei wichtigsten Formentypen sind Polyp und Qualle. Quallen haben ein hut- oder glockenförmiges Aussehen und schwimmen meist passiv in den Meeresströmungen mit. Ihre Tentakel hängen frei nach unten. Durch koordinierte Muskelkontraktionen gegen das im Gastralraum enthaltene Wasser können sie sich mit einer Geschwindigkeit von bis zu 8 km/h auch aktiv fortbewegen, sie nutzen dabei das Rückstoßprinzip. Polypen sind dagegen durch eine Basalscheibe fest auf einem Substrat verankert, obwohl einige Arten sich auch in kuriosen Zeitlupen-Salti fortbewegen können. Naturgemäß zeigen ihre Tentakel nach oben, vom Substrat weg. Polypen treten oft in großen Kolonien auf.

Portugiesische Galeere

Die Physalia (Portugiesische Galeere) kommt vor allem im tropischen Atlantik und in der Karibik vor (Tabelle 1). Die Polypenkolonie schwimmt mit Hilfe einer CO_2- und N_2-gefüllten Gasblase (Pneumatophore) an der Wasseroberfläche (Abb. 2). Bis zu 10 m lange Fangarme (Tentakel) zieht sie nach sich, um kleinere Krustentiere zu erbeuten. Die Tentakel sind mit Nesselkapseln (Nematocysten, bis zu 1.000 /cm^2) versehen. Die Nematocysten enthalten ein komplexes Gemisch toxischer Proteine: Elastasen, Endonuklea-

Tabelle 1. Nesseltiere, die für den Badenden gefährlich sein können

Nesseltiere	Vorkommen
Portugiesische Galeere	tropische und subtropische Meere, Mittelmeer
Leuchtqualle	tropischer und subtropischer Atlantik, Mittelmeer
Kompassqualle	tropischer und subtropischer Atlantik, Pazifik
Feuerqualle	kühlerer Atlantik und Pazifik, Nordsee, Ostsee
Würfelqualle (Cubozoa)	Meere um Australien

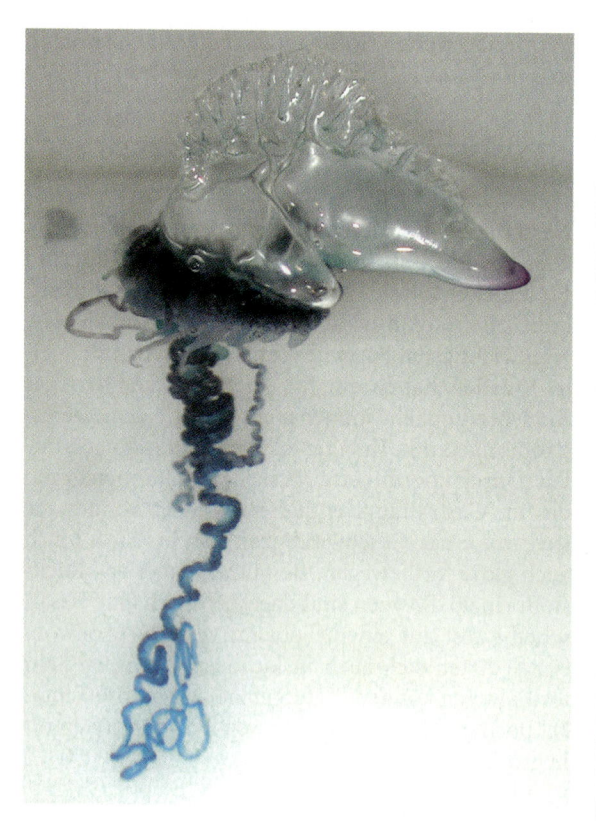

Abb. 2. Portugiesische Galeere

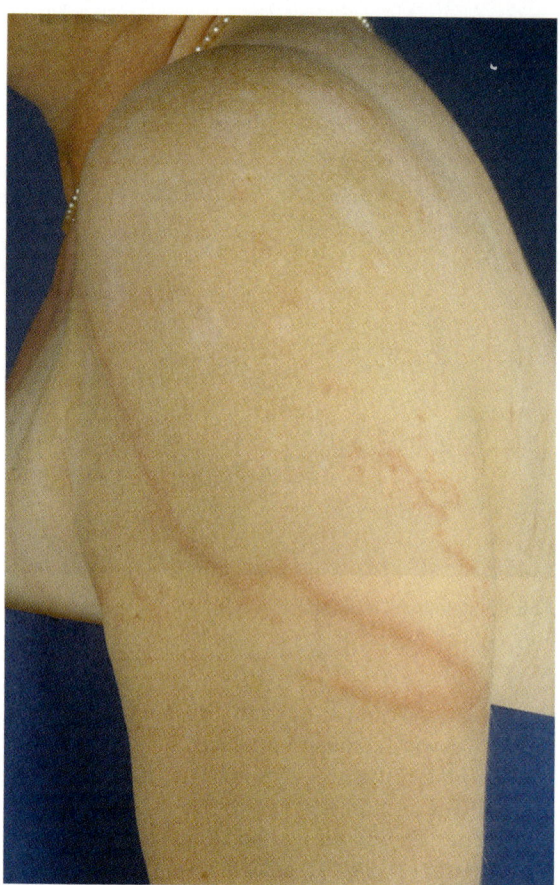

Abb. 3. Hautverletzungen nach Kontakt mit Nesseltieren

sen, eine Kollagenase und das zytolytisch wirksame Physialiatoxin [11].

Bei Berührung zeigt sich auf der Haut ein an Striemen erinnerndes Verletzungsmuster (Abb. 3). Der starke Schmerz setzt sofort ein. Bei intensiver Vernesselung kann es zur Blasen kommen. Lokale Hautveränderungen stehen im Vordergrund, systemische Wirkungen (intravaskuläre Hämolyse, Herz-Kreislauf-Versagen) können, abhängig vom Ausmaß der Verletzung, auftreten. Auch mit lokalen Durchblutungsstörungen muss gerechnet werden.

Erste Hilfe Maßnahmen umfassen die Entfernung der Tentakel. Der Empfehlung diese mit 5% Essigwasser zu neutralisieren sollte nicht gefolgt werden, da hierdurch eine Entladung der Nematocyten provoziert wird. Eine spezifische Therapie gibt es nicht, die Behandlung erfolgt symptomatisch [12]. Die beste Therapie ist die Prävention: in Australien werden immer wieder Strände gesperrt, da es von Oktober bis Mai zu einem massenhaften Auftreten kommen kann.

Kompassqualle

Die Kompassqualle (*Chrysaora quinquecirrha*) kommt im Pazifik und tropischen Atlantik vor (Tabelle 1). Unter dem im Durchmesser etwa 20 cm großen Schirm hängen die Mundarme und kaum sichtbare, fadenförmige Tentakel. Die Nematozysten finden sich an den Mundarmen und den Tentakeln. Die Nematocysten beinhalten Enzyme (Esterasen, Proteasen, Hyaluronidasen) und kardio- sowie neurotoxisch wirksame Proteine (MG: 100–190 kDa). Bewirkt wird ein erhöhter Natriumeinstrom in die Zelle und damit eine unspezifische Depolarisation. Der bei Berührung eintretende Schmerz kann Stunden anhalten [16]. Sensibilisierungen sind möglich, anaphylaktische Reaktionen bei vorausgegangenem Kontakt müssen bedacht werden. Erste Hilfe Maßnahmen umfassen die Entfernung der Tentakel und die Neutralisation mit einer Ammoniumbikarbonat (Backpulver).

Leuchtqualle

Die Leuchtqualle (Pelagia „im Wasser treibend" notiluca „nachtleuchtend") kommt in den Gewässern der britischen Inseln, im Mittelmeer und im tropischen Atlantik vor. Leuchtquallen treten in Schwärmen auf [22]. Die Fortbewegung wird durch die rhythmische Kontraktion des Schirms bewirkt. Unter dem im Durchmesser etwa 12 cm großen Schirm hängen die Mundarme und kaum sichtbare, fadenförmige Tentakel. Die Nematozysten finden sich an den Mundarmen und den Tentakeln. Die Nematocysten beinhalten ein Gemisch von Proteintoxinen mit einem Molekulargewicht von 50–150 kDa [3]. Bei Berührung kommt es zur Kontakturtikaria, die unangenehm, aber nicht lebensgefährlich ist. Jedoch kann es auch zur Systematisierung (Übelkeit, Erbrechen, Kopfschmerzen) kommen. Erste-Hilfe-Maßnahmen umfassen die Entfernung der Tentakel und die Neutralisation mit einer Magnesiumsulfatlösung.

Würfelqualle

Die Würfelqualle (*Chironex fleckeri*) ist im ganzen westlichen tropischen Pazifik sowie an der Nord- und Ostküste Australiens verbreitet (Tabelle 1). Von den Ecken dieser Würfelförmigen Qualle erstrecken sich vier Arme (Pedalien) und Bündel mit bis zu 15 Tentakeln. Diese Qualle verfügt über komplexe Linsenaugen, die es ihr ermöglichen Hindernissen auszuweichen. Die Würfelqualle ist das gefährlichste Nesseltier, zumal sie sich in Küstennähe, häufig im seichten Wasser aufhält. In jedem Tentakel befinden sich Millionen von Nesselzellen, die aufgerollte Pfeile beinhalten [6]. Bei Berührung bildet sich in den Nesselzellen ein Druck von >150 Atmosphären. Einem Hochgeschwindigkeitsgeschoss gleich durchdringen die Pfeile die Hornschicht der Haut. Das in die Blutbahn gelangte Gift bewirkt Lähmungen der Herz-, Atem- und Skelettmuskulatur und kann tödlich für den Menschen wirken. Das Gift besteht aus zytotoxisch wirkenden, die Zellmembran schädigende Proteine. Isoliert wurde ein hämolytisch wirkendes Protein (70 kDa) und kardiotoxisch wirkende Protein (20–150 kDa). Weitergehende biochemische Untersuchungen sind dadurch erschwert, dass das Toxin instabil ist.

Der Kontakt mit den Tentakeln der Würfelqualle ist sofort schmerzhaft. Erythem, Vesikulation und Nekrosen folgen. Die Abheilung erfolgt unter Narben. Allgemeinsymptome wie Übelkeit, Erbrechen, Bewußtlosigkeit, Herzrhythmusstörung und Atemstillstand sind beschrieben. Insbesondere Kinder sind gefährdet. Die Seewespe gilt als das giftigste Meerestier der Welt: Jedes Jahr sterben mehr Menschen an dem Gift dieser Qualle als an Angriffen durch Haie.

Erste Hilfe Maßnahmen beinhaltet die Inaktivierung mit Haushaltsweinessig. Wenn kein Weinessig griffbereit ist, die entsprechenden Hautareale mit trockenem Sand bedecken und vorsichtig mit einem Spatel (Messerrücken, Kreditkarte) abstreichen um Tentakelreste zu entfernen. Zur Beruhigung der oft überreagierenden Betroffenen können Benzodiazepine verabreicht werden. Pethidin oder Morphin ist bei starken Schmerzen indiziert. Ein spezifisches Antiserum steht in Australien zur Verfügung (Commonwealth Serum Laboratories, CSL, Parkville, VIC, Australia), das durch Immunisierung von Schafen gewonnen wurde. Das Antiserum ist nur im Notfall indiziert. Anweisungen zur Soforthilfe sind der Internetseite www.medscape.com/viewarticle/512590_2 zu entnehmen. Die beste Therapie ist jedoch die Prävention: Nie bei erwiesener Quallengefahr zum Baden ins Meer gehen, gegebenenfalls in Neoprenanzügen ins Meer zum Schwimmen gehen. In der Würfelquallensaison in Australien am besten nicht einmal den kleinen Zeh ins Wasser stecken.

Kegelschnecken

Schön gemusterte Kegelschnecken (Abb. 4; Familie: *Conidae*) erfreuen sich bei Sammlern großer Beliebtheit – der Griff nach den besonders schönen Exemplaren aus den tropische und subtropischen Gewässern des Indopazifiks musste aber schon oft mit dem

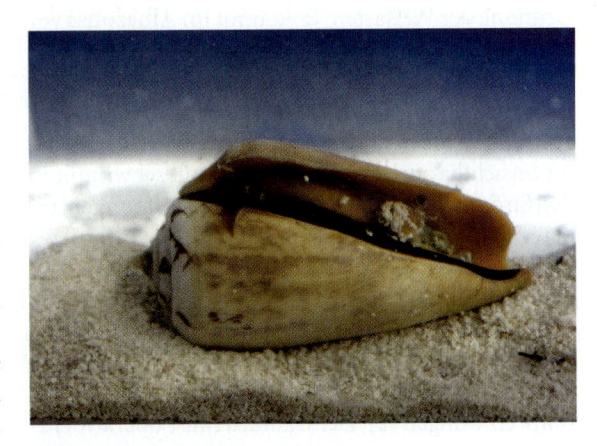

Abb. 4. Kegelschnecke

Leben bezahlt werden. In ihrem Gehäuse sitzen Pfeile, die die Schnecke wie Harpunen auf ihre Opfer – Fische und Würmer – abfeuert. Das aus mehr als 50 Einzelstoffen bestehende Gift dieser Geschosse ist auch für Menschen tödlich. Zu den isolierten neurotoxischen Substanzen gehören die α-, ω-, μ-, δ-Conotoxine [26, 28]. Das α-Conotoxin weißt Curare-ähnliche Wirkungen auf, ω-Conotoxin ist ein Kalziumkanalantagonist und δ- sowie μ-Conotoxin greifen die Natriumkanäle der Muskelzellmembran an. Besonders gefährlich ist das Gift des bis zu 15 cm großen Conus geographus. Bei Verletzung sind Lokalreaktionen minimal, die Einstichstelle wird gefühllos, mit der Zeit stellt sich eine Muskellähmung und in der Folge die Atemlähmung ein. Sofortmaßnahmen beinhalten Erste-Hilfe-Maßnahmen.

Passiv Giftige Meerestiere

Die Vergiftung erfolgt durch Verzehr gifthaltiger Fische und ist eine besondere Form der Lebensmittelvergiftung.

Gefahren beim Baden im Süßwasser

Bestandteile in Schwimmbädern: Harnstoff (Bestandteil des Urins), Ammonium (Abbauprodukt), Gesamtkeimzahl (Anzahl der Bakterien), coliforme Keime (Bakterien aus Fäkalien), *Escherichia-coli*-Bakterien (Untergruppe der obigen Bakterien).

Canero

Der Canero (Candirú, Brasilianischer Vampirfisch, *Vandellia cirrhosa*) ist ein Süßwasserfisch aus der Ordnung der Welsarten. Er kommt im Amazonas vor und hat unter den Eingeborenen den Ruf des meistgefürchteten Fisches in seinen Gewässern. Die Art wächst auf eine Länge von maximal 2,5 cm, hat eine aalähnliche Form und ist transluzent, was sie im Wasser unsichtbar macht. Er ist ein Parasit, schwimmt in den Strömungen folgend in die Kiemenöffnungen anderer Fische, stellt einen Stachel auf, um sich festzuhalten und ernährt sich von dem Blut der Gefäße in den Kiemen.

Angelockt wird er durch das Blut oder den Urin (durch Spuren von Harnstoff) Badender. Lässt man Urin ins Wasser, so kann der Minifisch in die Harnröhre eindringen [2]. Der Candirú muss operativ entfernt werden.

Myiasis

Die Myiasis verursacht 0,7 Prozent der infektiösen Hautveränderungen bei Tropenrückkehrern [23]. Ektoparasiten (Fliegen) transportieren die Larven auf die Haut unbedeckter Körperteile. Hauptaktivitätszeiten sind der frühe Morgen und späte Nachmittag. Zahlreiche Eier legen die Weibchen bevorzugt auf sandigen und mit Urin oder Kot verschmutzen Böden, teilweise aber auch auf Wäsche, insbesondere wenn sie auf dem Boden und im Schatten getrocknet wird. Die geschlüpften Larven dringen bei direktem Kontakt oder über zum Trocknen ausgelegte Wäsche in die Haut ein. Nach 6–12 Wochen entsteht eine schmerzhafte furunkelartige Schwellung mit ebenfalls zentraler Atemöffnung [19]. Aus dieser schlüpft die fertige Drittlarve der Fliege. Die Larven lassen sich nach chirurgischer Exzision mit einer Pinzette herausziehen. Als Vorbeugung sollte man sich nicht unbedeckt auf schattigen, sandigen Boden legen [7, 8, 14]. Verlauf und Inkubationszeiten unterscheiden sich von der Fliegenart und ihrem Vorkommen (Tabelle 2).

Larva migrans cutanea

Die Hakenwurm (*Ancylostoma brasiliense*)-Larven treten weltweit (Afrika, Asien, Südeuropa, Zentral- und Südamerika, Süden der USA) auf. Übertragen werden die Larven vor allem beim Barfußlaufen an Stränden, auf denen Hunde und Katzen ihren Kot absetzen (obligat warmen Erdboden [15]). Nur unterhalb der Flutmarke ist der Sand sicher. Weibliche Hakenwürmer geben täglich etwa 20.000 Eier ab. Larven können im feuchtwarmen Milieu etwa 1 Monat überdauern [27].

Tabelle 2. Vorkommen der Myiasis übertragenden Fliegenart

Spezies	Vorkommen	Inkubationszeit
Tumbufliege		
Cordylobia anthropophaga	Zentral- und tropisches Afrika	10–12 Tage
Cordylobia rodhaini	Zentral- und tropisches Afrika	10–12 Tage
Dasselfliege		
Dermatobia hominis	Zentral- und Südamerika	5–12 Wochen
Cochliomyia hominivorax	Zentral- und Südamerika	4–8 Tage

Gefahren im Badeurlaub

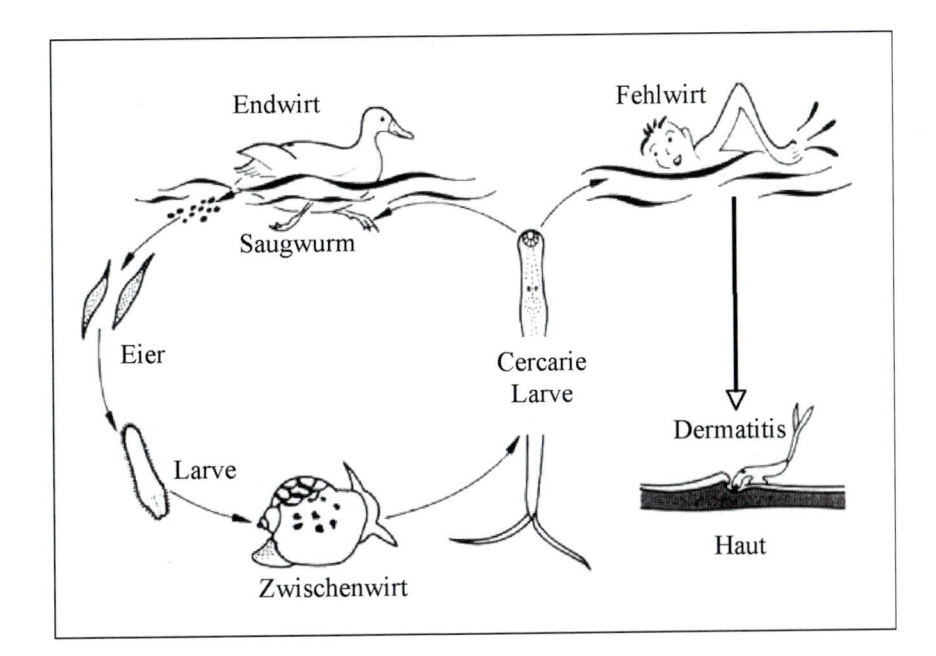

Abb. 5. Lebenszyklus der Larven von Saugwürmern (Trichobilharzia)

Die Larven dringen dem Fremdwirt meist an Händen und Füßen in die Haut. Bei ihrer Wanderung in die Dermis – wenige Millimeter bis einige Zentimeter täglich sind möglich – entstehen juckende, gewundene, entzündete Gänge (Hautmaulwurf-Befall, Larva migrans cutanea, *creeping eruption*). Im Menschen kann es nicht zur Ausreifung dieser Larven kommen, auch ohne Therapie sterben diese nach etwa 3 Wochen ab. Die Behandlung erfolgt durch das Auftragen einer Thiabendazol-Salbe, die die Larve abtötet [1]. Präventiv ist das Tragen von Schuhwerk auch an Stränden empfehlenswert. Die Larga migrans unterliegt nicht der Meldepflicht nach IfSG.

Badedermatitis

Die Badedermatitis (*swimmer's itch*) wird durch die Larven von Saugwürmern (Trichobilharzia) hervorgerufen, die irrtümlicherweise in die Haut des Menschen eindringen [21, 29]. Der Endwirt (Wasservogel) infiziert sich durch den Kontakt mit Wasser, welches infektiöse Larven enthält. Die Larven dringen aktiv in die Haut der Vögel ein und gelangen über das Blutgefäßsystem in die Mesenterialvenen des Darmes. Dort entwickeln sie sich zu Adultwürmern, deren Eier mit den Faeces ins Wasser abgegeben werden. Aus den Eiern schlüpft jeweils eine Larve, die aktiv eine Süßwasserschnecke aufsucht und penetriert. Über Vermehrungsstadien in diesem Zwischenwirt werden dann in großer Zahl Larven erzeugt, die aus der Schnecke ins Wasser ausschwärmen. Der Lebenszyklus schließt sich, indem wiederum der Endwirt von diesen infektiösen Larven befallen wird. Versehentlich können die Cercarien auch in die menschliche Haut eindringen. Dort gehen sie jedoch kurz nach ihrer Invasion zugrunde und verursachen schließlich eine mit starkem Juckreiz verbundene Hautreaktion, die Badedermatitis (Abb. 5).

An den Stellen, an denen Zerkarien in die Haut eingedrungen sind, erscheinen gerötete Flecken (Durchmesser: etwa 2 mm). Diese Primärsymptome treten auch bei Erstbefall auf. Bei sensibilisierten Personen zeigt sich nach 10–25 Stunden die eigentliche Dermatitits: begleitet von einem sehr heftigen Juckreiz (sehr viel stärker als zum Beispiel bei einem Mückenstich), haben sich an den Invasionsstellen erythematöse, ödematöse Quaddeln (Durchmesser: 3–8 mm) gebildet. Diese Quaddeln gehen nach Abklingen des Juckreizes in kleine, derbe Papeln über und heilen im Verlauf von 10–20 Tagen ohne Folgen ab.

Bilharziose

Die Bilharziose wurde nach ihrem Entdecker Theodor Bilharz benannt und ist eine in den Tropen und Subtropen weit verbreitete Erkrankung. Die Bilharziose wird beim Mensch und Tier, die durch verschiedene Arten der Gattung Schistosoma (Pärchenegel; schizein „spalten", soma „Körper") hervorgerufen.

Schistosomen sind 1–2 cm lange Saugwürmer. Differenziert wird zwischen S. *haematobium* (Mittlerer Osten, Afrika; Blasenbilharziose), *S. japonicum* (Ostasien) und *mansoni* (Afrika, Südamerika, Naher Osten, Darmbilharziose) *S. mekongi* (Laos).

Gelangen die Eier der Schistosomen mit menschlichen Ausscheidungen in Oberflächengewässer, so werden aus ihnen Larven frei, die nur 48 Stunden lebensfähig sind. In dieser Zeit suchen sie den entsprechenden Zwischenwirt und dringen in ihn ein. Zwischenwirt ist eine spezifische Schneckenart, die teils nur im Wasser, teils an der Wasseroberfläche lebt. In den Schnecken kommt es zu einer starken Vermehrung und weiteren Reifung der Larven. Nach etwa 4–6 Wochen haben sich aus den Larven Hunderte von Zerkarien entwickelt, die jetzt frei gesetzt werden. Diese Zerkarien sind etwa 0,3–0,6 mm lang. In der Regel sind sie zwei Tagen lebensfähig. Finden sie in dieser Zeit ihren Endwirt (Mensch), dringen sie mit Hilfe eines gewebeauflösenden Enzyms durch die Haut ein. Über das Lymphsystem erreichen sie den Kreislauf und gelangen dann in die verschiedenen Organe (Blasen- und Harnröhrenschleimhaut, Darmtrakt, Leber und Milz). Nach einiger Zeit legt Weibchen Eier ab, die mit Stuhl oder Urin ausgeschieden werden. Gelangen diese Ausscheidungen in Oberflächengewässer, schlüpfen aus den Eiern wieder Larven und der Kreislauf beginnt von Neuem.

Über die Zahl der infizierten Menschen gibt es Schätzungen der WHO: 200 Millionen Menschen. Jedes Jahr sollen 200000 an den Folgen der Krankheit sterben [13].

An der Penetrationsstelle bilden sich juckende Quaddeln und Petechien. Vier bis acht Wochen nach der Infektion entwickeln Patienten Fieber, Schüttelfrost, Kopfschmerzen und Husten (*Katayama*-Fieber). Bei Chronifizierung kommt es zu abdominellen Schmerzen, Durchfall, Pfortaderhypertonie, Hepatomegalie, pulmonaler Hypertonie oder chronischer Urogenitalinfektion. Es kommt zu einem Anstieg von IgM, IgG, IgA und über Immunkomplexe zur Glomerulopathie. Bei der Blasenschistosomose (Blasenbilharziose) stehen Hämaturie, Miktionsbeschwerden, Hyperämie, Nekrosen und Geschwüre in der Darmwand, Striktion der Urethra, Veränderung der Geschlechtsorgane, Blasenkrebs im Vordergrund. Darmschistosomose (Darmbilharziose): Dickdarmveränderungen, Hyperämie, granulomatöse Knötchen, Papillome (Bilharziome), Ulzerationen, Blutungen, Bauchschmerzen, blutige Diarrhö. Hepatolienale-, Lungen-, Zerebrale-Schistosomose. Therapeutisch kommt Praziquantel (Biltricide®) zum Einsatz. Präventiv sollte der Reisende prinzipiell stehende Süßgewässer in tropischen oder subtropischen Länder von Afrika, Asien und Südamerika meiden. Auch in Ägypten ist die Gefahr der Bilharziose ist sehr groß. Niemals im Nil und anderen Binnengewässern baden (auch kein Fussbad). Weiterführende, stets aktualisierte Informationen sind www.cdc.gov/travel zu entnehmen.

Filariose

Die Flussblindheit ist eine durch Fadenwürmer (Filarien) ausgelöste chronische Erkrankung. Die Übertragung erfolgt durch Simulium-Mücken (Kriebelmücken), die in Afrika (Nordsenegal und Nordmadagaskar, Ägypten), Asien (Vietnam, Indonesien, Malaisia), Amerika (Trinidad, Nordbrasilien, Neuguinea, Domenikanische Republik) vorkommen (Abb. 6) und in der Nähe von Flüssen leben [10]. Daher kommt der landläufige Name „Flussblindheit".

Die lymphatische Filariose wird durch *W. bancrofti* sowie *B. malayi* verursacht, die in den Tropen weit verbreitet sind. Die WHO schätzt die Zahl der Erkrankten auf über 18 Millionen. Das Vorkommen von *B. malayi* ist auf Südostasien beschränkt. Im Mittelmeerraum gibt es die Dirofilariose, die selten als reisemedizinische Erkrankung beobachtet wird.

Die Inkubationszeit ist Wochen bis Monate. An der Eintrittsstelle entsteht zunächst eine juckende und gerötete Papel. In Folge der Wanderung der Nematoden kommt es zur Ausbildung von derben sowie schmerzlosen Bindegewebsknoten (Onchozerkome), in denen sich adulte Würmer bis zu 70 cm Länge befinden. Die Onchocerca-Weibchen produzieren Mikrofilarien, die in Lymphspalten oder über Lymphbahnen und das Gefäßsystem in andere Hautpartien (Augen) und in den Urin, ins Sputum und in den Liquor auswandern können. Die geschlechtsreifen Würmer können über viele Jahre hinweg unbemerkt Mikrofilarien freisetzen [9, 24].

Beim Befall der Augen kommt es zur Keratitis, Fibrose der Kornea, Katarakt, Iridozyklitis und Glaukom. Oftmals resultiert die Blindheit. Hierbei spielt die sekundäre Superinfektionen eine Rolle. Bisher wurde angenommen, dass die Mikrofilarien selbst die Erblindung verursachen. Ein Forscherteam des Hamburger Bernhard-Nocht-Instituts für Tropenmedizin veröffentlichte, dass nicht die Larven selbst die verhängnisvolle Reaktion hervorrufen, sondern die Wolbachia-Bakterien, die der Fadenwurm in den Körper seines Opfers einschleust [25]. Bei chronischen Erkrankungen kommt es zum Lymphödem und Elephantiasis an den Gliedmaßen sowie Genitalien.

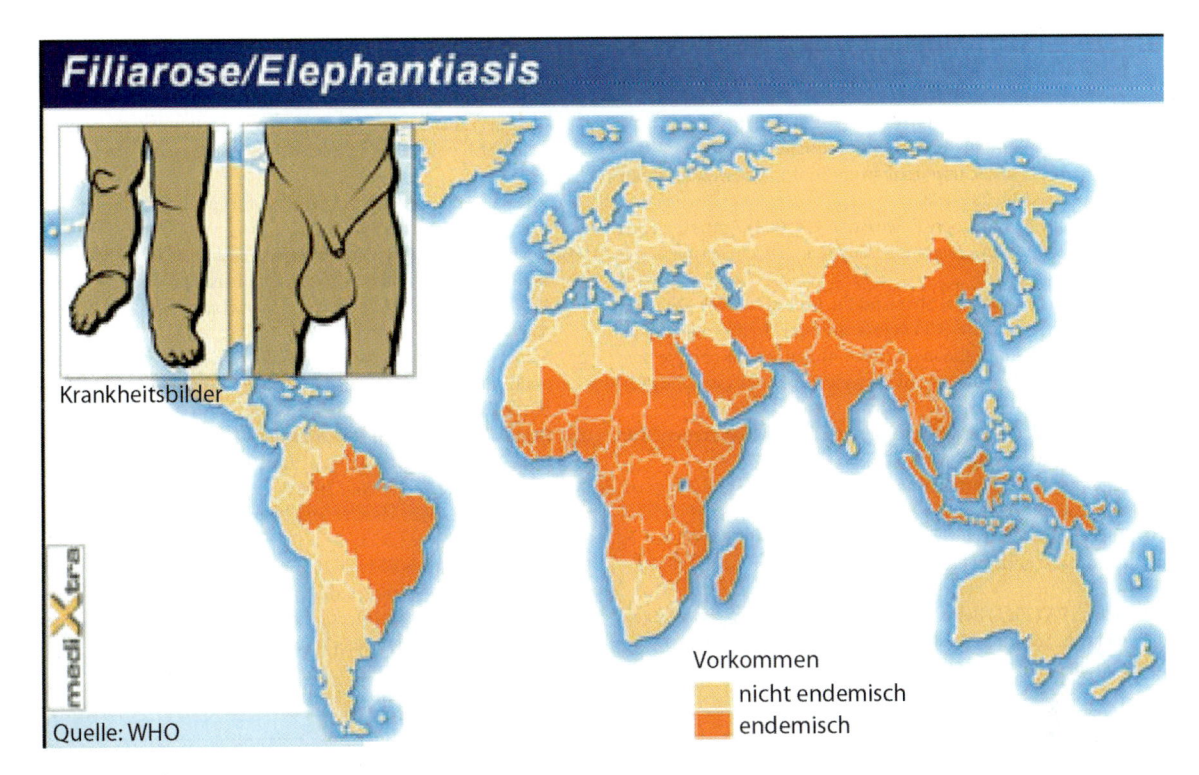

Abb. 6. Vorkommen der Filiarose

Im Blut fällt eine ausgeprägte Eosinophilie sowie eine Erhöhung des IgE auf. Bei *W. bancrofti, B. malayi* sowie Loa Loa lassen sich die Erreger im Blutausstrich mikroskopisch nachweisen, wobei dies von der Tageszeit abhängig ist. *O. volvulus* lässt sich bei der augenärztlichen Untersuchung nachweisen. Für die verschiedenen Filariosen stehen serologische Methoden zum Nachweis von spezifischen Antikörpern zur Verfügung. In einigen Laboratorien wurde zudem der Nachweis von Genomen mittels PCR etabliert.

Für die Therapie erfolgt mit Ivermectin oder Diethylcarbamazin. Wolbachia-Bakterien lassen sich mit Doxyzyklin erfolgreich bekämpfen. Als Prophylaxe sollte in endemischen Gebieten auf konsequenten Schutz vor Mückenstichen geachtet werden. Hierzu sollte tropentaugliche Kleidung getragen werden.

Literatur

1. Albanese G, Venturi C, Galbiati G (2001) Treatment of larva migrans cutanea (creeping eruption): a comparison between albendazole and traditional therapy. Int J Dermatol 40: 67–71
2. Arango Toro OJ, Arbelaez Arango S, Franco Miranda E (2001) [Vandellia cirrhosa, poorly known urologic parasite]. Actas Urol Esp 25: 325–326
3. Burnett JW, Calton GJ (1987) Venomous pelagic coelenterates: chemistry, toxicology, immunology and treatment of their stings. Toxicon 25: 581–602
4. Caputo V, Colomba M, Nisi Cerioni P et al. (2003) Chromosome banding and molecular cytogenetic study of two Mediterranean trachinoid fish species (Teleostei: Trachinidae, Uranoscopidae). Cytogenet Genome Res 103: 139–143
5. Church JE, Moldrich RX, Beart PM, Hodqson WC (2003) Modulation of intracellular Ca^{2+} levels by Scorpaenidae venoms. Toxicon 41: 679–689
6. Currie BJ, Jacups SP (2005) Prospective study of Chironex fleckeri and other box jellyfish stings in the „Top End" of Australia's Northern Territory. Med J Aust 183: 631–636
7. de Azeredo-Espin AM, Lessinger AC (2006) Genetic approaches for studying myiasis-causing flies: molecular markers and mitochondrial genomics. Genetica 126: 111–131
8. Dourmishev AL, Dourmishev LA, Schwartz RA (2005) Ivermectin: pharmacology and application in dermatology. Int J Dermatol 44: 981–988
9. Dreyer G, Addiss D, Roberts J, Noroes J (2002) Progression of lymphatic vessel dilatation in the presence of living adult Wuchereria bancrofti. Trans R Soc Trop Med Hyg 96: 157–161
10. Dreyer G, Noroes J, Figueredo-Silva J (2000) New insights into the natural history and pathology of bancroftian filariasis: implications for clinical management and filariasis control programmes. Trans R Soc Trop Med Hyg 94: 594–596
11. Edwards LP, Whitter E, Hessinger DA (2002) Apparent membrane pore-formation by Portuguese Man-of-war (Physalia physalis) venom in intact cultured cells. Toxicon 40: 1299–1305
12. Exton DR (1988) Treatment of Physalia physalis envenomation. Med J Aust 149: 54

13. Garba A, Toure S, Dembele R et al. (2006) Implementation of national schistosomiasis control programmes in West Africa. Trends Parasitol 22: 322–326
14. Haruki K, Hayashi T, Kobayashi M et al. (2005) Myiasis with Dermatobia hominis in a traveler returning from Costa Rica: review of 33 cases imported from South America to Japan. J Travel Med 12: 285–288
15. Herrmann A, Christoph T, Sebastian G (2004) Auftreten einer Infektion mit Larva migrans in Sachsen. J Dtsch Dermatol Ges 2: 46–48
16. Ishikawa T, Vucenik I, Shamsuddin A et al. (2004) Two new actions of sea nettle (Chrysaora quinquecirrha) nematocyst venom: studies on the mechanism of actions on complement activation and on the central nervous system. Toxicon 44: 895–899
17. Khoo HE (2002) Bioactive proteins from stonefish venom. Clin Exp Pharmacol Physiol 29: 802–806
18. Lalwani K (1995) Animal toxins: Scorpaenidae and stingrays. Br J Anaesth 75: 247
19. Logar J, Soba B, Parac Z (2006) Cutaneous myiasis caused by Cordylobia anthropophaga. Wien Klin Wochenschr 118: 180–182
20. Nelson PA (2001) Behavioral ecology of young-of-the-year kelp rockfish, Sebastes atrovirens Jordan and Gilbert (Pisces: Scorpaenidae). J Exp Mar Biol Ecol 256: 33–50
21. Picard D, Jousson O (2001) Genetic variability among cercariae of the Schistosomatidae (Trematoda: Digenea) causing swimmer's itch in Europe. Parasite 8: 237–242
22. Queruel P, Bernard P, Groy J Danther E (2000) [Pelagia noctiluca jellyfish poisoning on the Mediterranean coast]. Presse Med 29: 188
23. Robert L, Yelton J (2002) Imported furuncular myiasis in Germany. Mil Med 167: 990–993
24. Rocha A, et al. (2004) Circulating filarial antigen in the hydrocele fluid from individuals living in a bancroftian filariasis area – Recife, Brazil: detected by the monoclonal antibody Og4C3-assay. Mem Inst Oswaldo Cruz 99: 101–105
25. Saint Andre A, Blackwell NM, Hall LR et al. (2002) The role of endosymbiotic Wolbachia bacteria in the pathogenesis of river blindness. Science 295: 1892–1895
26. Santos AD, McIntosh JM, Hillyard DR et al. (2004) The A-superfamily of conotoxins: structural and functional divergence. J Biol Chem 279: 17596–17606
27. Sugathan P (2002) Massive infestation of cutanea larva migrans. Dermatol Online J 8:21
28. Terlau H, Olivera BM (2004) Conus venoms: a rich source of novel ion channel-targeted peptides. Physiol Rev 84: 41–68
29. Zbikowska E (2004) Infection of snails with bird schistosomes and the threat of swimmer's itch in selected Polish lakes. Parasitol Res 92: 30–35

Medizin im Aufbau: Dermatologie in Kambodscha nach 30 Jahren Bürgerkrieg

Christoph Bendick

Mit Kambodscha werden im allgemeinen zwei historische Perioden besonders assoziiert: das Khmer-Reich vom 9. bis zum 14. Jahrhundert und das Demokratische Kampuchea von 1975–1979, besser bekannt unter dem Begriff Pol Pot-Regime.

Sichtbarstes Zeugnis der frühen Khmer-Hochkultur ist die Tempelanlage von Angkor, Weltkulturerbe und größtes religiöses Bauwerk der Welt. Die fünf Türme des bekanntesten Tempels Angkor Wat (Abb. 1) sind in die Staatsflagge eingegangen; seine Bedeutung für die nationale Psyche und das Identitätsgefühl der Kambodschaner kann gar nicht hoch genug eingeschätzt werden.

Die knapp vier Jahre Schreckensherrschaft der Roten Khmer gehören dagegen zu den großen politischen und menschlichen Katastrophen des 20. Jahrhunderts. Die „Schweiz Südostasiens", wie Kambodscha aufgrund seiner relativen Stabilität und Prosperität vor allem in den Jahren zwischen der Unabhängigkeit von Frankreich 1953 und dem Auftakt des Vietnam-Krieg 1965 genannt wurde, geriet Ender der 60er/Anfang der 70er Jahre sowohl innen- wie auch außenpolitisch in zunehmend schwieriges Fahrwasser. Der sich ausweitende Krieg Amerikas gegen die kommunistischen Vietcong und ihre (vermeintlichen) Unterstützer richtete in Kambodscha schwere Verwüstungen an und vernichtete nicht nur Hunderttausende von Menschenleben, sondern auch einen Großteil des Ackerlandes. Die hieraus resultierende Verzweiflung und Radikalisierung vor allem der Landbevölkerung begünstigte den Aufstieg und schließlich die Machtübernahme der ultra-maoistischen Roten

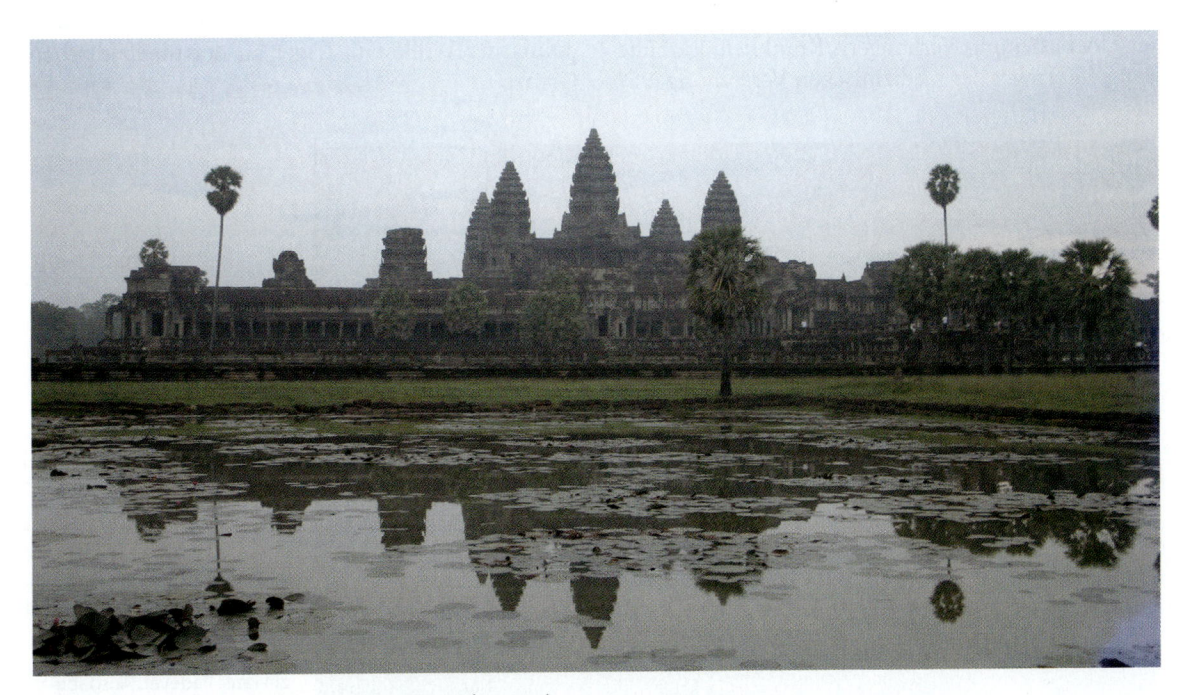

Abb. 1. Angkor Wat (Aufnahme: www.new7wonders.com)

Khmer unter ihrem Führer Saloth Sar alias Pol Pot (1925–1998) im April 1975.

Zur angestrebten Verwirklichung eines Bauernstaates steinzeitkommunistischer Prägung gehörten in der wirklichkeitsfernen Ideologie der Parteispitze nicht nur

- eine weitestgehende Isolierung des Landes
- die gewaltsame Umsiedlung sämtlicher Stadtbewohner in ländliche Gebiete
- die Negierung traditioneller Familienstrukturen
- die Abschaffung von Geld, Märkten und jeglichem persönlichem Eigentum
- die Ermordung von Intellektuellen und Andersdenkenden
- die konsequente Verfolgung politischer, religiöser und ethnischer Minderheiten

sondern auch die Schließung von Krankenhäusern und Arztpraxen. Medizinisches Gerät und Medikamente, welche nicht bereits durch die Kriegshandlungen in den Jahren zuvor vernichtet worden waren, wurden sich selbst überlassen und verdarben im tropischen Klima innerhalb weniger Monate [9]. Das Regime setzte auf strikte Autarkie und propagierte die ausschließliche Anwendung von Maßnahmen der traditionellen Medizin und der Naturheilkunde (Abb. 2). Dass die Nomenklatura selbstverständlich Zugang zu medizinischer Versorgung westlichen Standards hatte, sei hier nur am Rande erwähnt.

Die völlige Umgestaltung des Medizinwesens beinhaltete die direkte (Ermordung) oder indirekte (Folter, Überarbeitung, Verhungern, Krankheit) Liquidierung der Träger der medizinischen Versorgung: 95% aller kambodschanischen Ärzte haben das Demokratische Kampuchea nicht überlebt [5]. An ihrer Statt wurden in Krankenstationen primitivsten Zuschnitts analphabetische Bauern und Kindersoldaten eingesetzt, denen selbst minimale Kenntnisse moderner diagnostischer und therapeutischer Verfahren fehlten. Wer weniger ernsthaft erkrankt war, vermied es unter allen Umständen, sich hier vorzustellen. Patienten mit bedrohlichen Krankheiten überlebten die Behandlung in den seltensten Fällen. Abwesenheit medizinischen Grundwissens, Sadismus, Gleichgültigkeit gegenüber menschlichen Schicksalen und Angst vor der politischen Führung ließen Krankenstationen der Roten Khmer zu Stätten medizinischer Perversion mutieren [1].

1979 marschierte die vietnamesische Armee – provoziert durch wiederholte Angriffe Roter Khmer auf grenznahe vietnamesische Dörfer – nach Kambodscha ein, wo sie ein völlig ausgeblutetes Land mit einer nicht mehr vorhandenen Infrastruktur vorfand. 1,7 Millionen Kambodschaner beziehungsweise ein Drittel der Bevölkerung waren zu Tode gekommen, die Überlebenden unterernährt, krank und geschwächt [5].

Bis 1989 besetzten die Vietnamesen Kambodscha und installierten eine Marionettenregierung in Phnom Penh. Die wesentlichen gesellschaftlichen, administrativen, wirtschaftlichen und medizinischen Strukturen wurden während dieser Zeit wieder aufgebaut. Dennoch flohen mehr als 300.000 Kambodschaner vor Arbeitslosigkeit, Nahrungsmittelknappheit und politischer Willkür in Lager an der thailändischen Grenze.

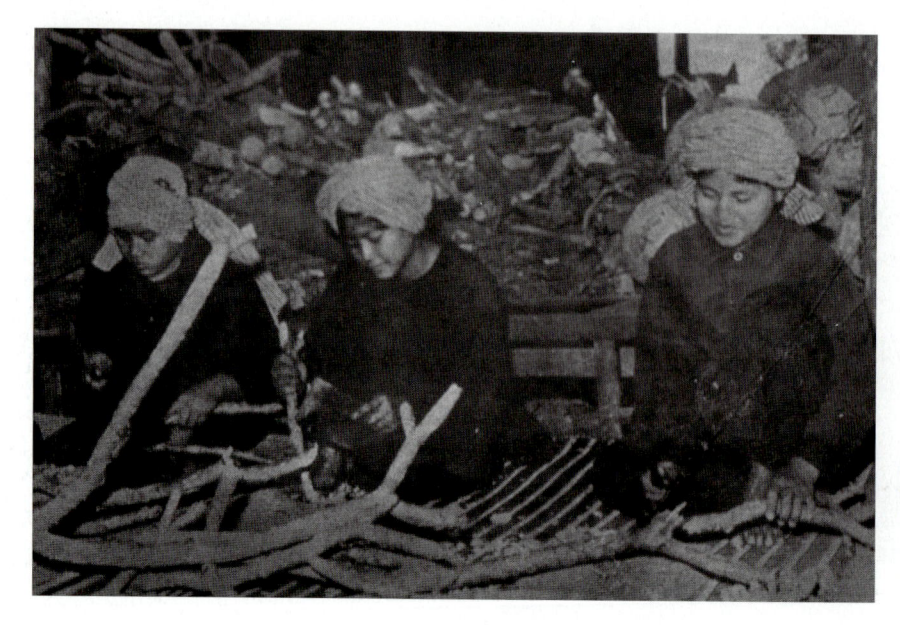

Abb. 2. Gesundheitsarbeiterinnen im Demokratischen Kampuchea bei der Herstellung traditioneller Medizin (aus: Padevat, Ausgabe 3-1977, Phnom Penh)

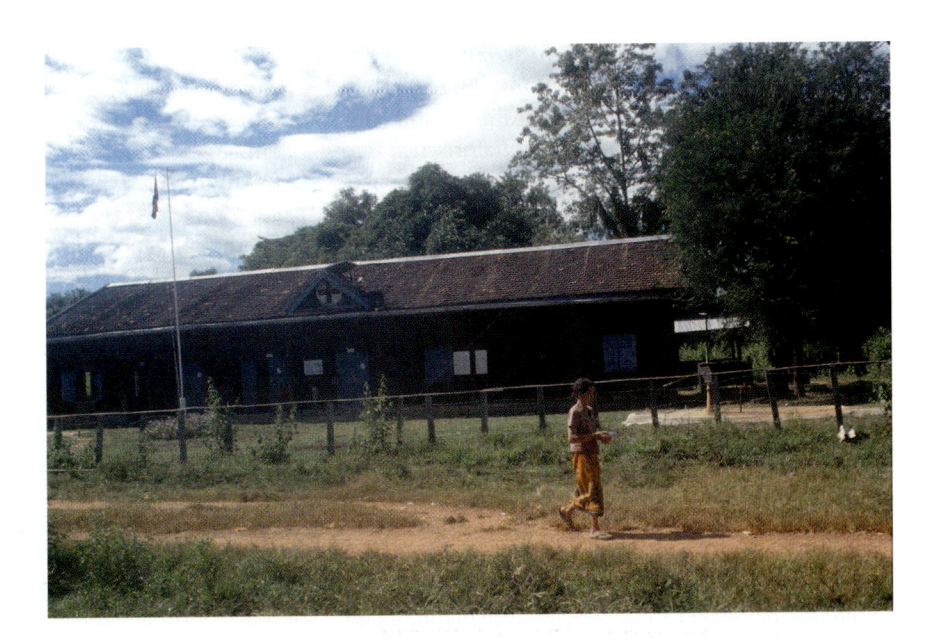

Abb. 3. Gesundheitszentrum im ländlichen Kambodscha

Trotz der bespiellosen Verwüstung Kambodschas auf jeglichem Gebiet unter der Herrschaft der Roten Khmer waren diese weder als politische Ideologie noch als Guerilla-Bewegung am Ende: Die UNO erkannte die neue kambodschanische Regierung nicht an, vergab den kambodschanischen UNO-Sitz an die Roten Khmer und forderte den sofortigen Abzug aller vietnamesischen Truppen aus Kambodscha. Die Besetzung Kambodschas durch Vietnam wurde seitens der UNO bis 1988 offiziell als einziges Problem Kambodschas betrachtet, während die Bedrohung des kambodschanischen Volkes durch die Roten Khmer nicht in das Konzept des Kalten Krieges passte und daher aus politischen Gründen ignoriert wurde [3, 6].

Die Universität für Medizin, Zahnmedizin und Pharmazie nahm bereits 1980 wieder ihren Betrieb auf: Neben dem universitären Unterricht wurden Austauschprogramme für Studenten und Postgraduierte, vor allem mit den „sozialistischen Bruderländern" Vietnam, Russland, Kuba und der DDR, etabliert. Gleichwohl blieb die medizinische Versorgung der Bevölkerung, vor allem auf dem Lande (Abb. 3), erheblich unterqualifiziert. Fachärzte auf allen Gebieten waren Mangelware, Dermatologen und Venerologen nicht vorhanden. Wer es sich leisten konnte, ging für medizinische Behandlung ins benachbarte Ausland oder nach Frankreich, die große Mehrzahl der Bevölkerung jedoch blieb unter- beziehungsweise unversorgt.

Am 23. Oktober 1991 wurde im *Paris Peace Agreement* festgelegt, die Souveränität Kambodscha zu reinstallieren. Teil der Vereinbarungen war die zeitweise Unterstellung des Landes unter UNO-Hoheit zwecks Vorbereitung und Durchführung freier Wahlen. Die *United Nations Transitory Authority in Cambodia* (UNTAC) von 1992 bis 1993 war die bislang umfangreichste Mission der UNO. Deutsche Soldaten beteiligten sich zum ersten Mal seit dem Zweiten Weltkrieg wieder an einer Auslandsmission in Form eines seinerzeit außerordentlich populären Feldhospitals, welches übrigens auch eine Abteilung für Dermatologie beinhaltete [2].

Mitte der neunziger Jahre kam es zu einem massiven Eindringen Internationaler und Nicht-Regierungs-Hilfsorganisationen nach Kambodscha, von denen nicht wenige die Verbesserung der medizinischen Versorgung der Bevölkerung zum Ziel hatten. Die deutsche Beteiligung bestand unter anderem in der Entsendung zweier Universitätsdozenten für Zahnmedizin und Dermato-Venerologie, deren Tätigkeit vom Deutschen Akademischen Austauschdienst (DAAD) in Bonn gefördert wurde.

Die zunehmende Auflösung und schließlich Implosion der Roten Khmer Ende der neunziger Jahre beendete einen fast dreißigjährigen Bürgerkrieg und eröffnete die Möglichkeit einer landesweiten Bestandsaufnahme medizinischer Einrichtungen, der die gezielte Planung beziehungsweise Durchführung von Gesundheitsprogrammen und strukturellen Hilfsmaßnahmen folgte.

Heute im Jahre 2006 hat sich die medizinische Versorgung in Kambodscha, vor allem im urbanen Bereich, auf einem Niveau konsolidiert, welches die Ausgangsbasis für eine generelle Revision des Gesundheitswesens bietet. Neben medizinischen Problemen wie hoher Morbidität und Mortalität an Malaria, Tuberkulose und AIDS, hoher Mütter- und Kindersterblichkeit und verbreiteten respiratorischen und gastrointestinalen Erkrankungen bestehen die wesentlichen Hindernisse auf administrativer Ebene in:

- Unterqualifiziertem und unterbezahltem medizinischem Personal
- Unzureichend ausgestatteten Krankenhäusern und Praxen
- Einem nurmehr in Ansätzen vorhandenen Krankenversicherungswesen
- Von Korruption und Nepotismus geplagten Verwaltungsstrukturen

Die Eckpunkte gegenwärtiger und künftiger Reformbemühungen im Gesundheitswesen sind im *Health Sector Reform Programme* des kambodschanischen Gesundheitsministeriums festgelegt. An Planung und Umsetzung der hier genannten Maßnahmen ist die deutsche GTZ (Gesellschaft für Technische Zusammenarbeit) mit einem umfangreichen Gesundheitsprogramm nicht unerheblich beteiligt.

Die Situation der Dermato-Venerologie gleicht der einer Reihe von anderen kleinen Fächern: Während in der Hauptstadt zumindest eine Reihe von Medizinern mit rudimentären fachspezifischen Kenntnissen praktizieren, ist für die übergroße Mehrheit der Bevölkerung auf dem Lande ein Hautarzt nicht oder nur mit großem zeitlichem und finanziellem Aufwand erreichbar. Der einzige voll qualifizierte (übrigens in Münster ausgebildete) einheimische Dermatologe ist in Phnom Penh ansässig.

Um die Situation grundlegend zu verbessern, ist es weniger hilfreich, ausländische Hautärzte nach Kambodscha zu entsenden, welche in den Krankenhäusern die Patientenversorgung übernehmen, auch wenn dies im Rahmen definierter Programme und umschriebener Vorhaben sehr nützlich sein kann. Grundsätzlich verbessern lässt sich die Situation nur durch die konsequente Qualifizierung einheimischen Personals. Die Universität für Gesundheitswissenschaften hat daher in Zusammenarbeit mit deutschen und französischen Experten 2005 einen „Diplomkurs Dermatologie" ins Leben gerufen. Der Kurs dauert 18 Monate und beinhaltet die Unterrichtseinheiten:

- Normale und pathologische Struktur der Haut, Funktionen der Haut
- Durch Pilze verursachte Erkrankungen der Haut
- Durch Bakterien verursachte Erkrankungen der Haut
- Phakomatosen, konstitutionelle Erkrankungen, Autoimmunerkrankungen, Photodermatosen
- Durch Viren und Parasiten verursachte Erkrankungen der Haut
- Entzündliche Erkrankungen der Haut, Allergologie
- Erkrankungen der Haut bei Säuglingen, Kindern und alten Menschen
- Tumoren der Haut
- Regionale Dermatologie: Gesicht, Hände, Füße, Anogenitalregion
- Sexuell übertragbare Erkrankungen

Der Diplomkurs wurde erstmals 2005–2006 abgehalten, aus ihm ist mit 8 Diplomanden die erste in Kambodscha ausgebildete Generation von Ärzten mit speziellen dermato-venerologischen Kenntnissen hervorgegangen. 2006–2007 findet der zweite „Diplomkurs Dermatologie" mit 10 Teilnehmern statt. Die jeweiligen theoretischen Module werden von deutschen und französischen Dozenten unterrichtet, zusätzlich finden (zum Teil unter Leitung des in Deutschland ausgebildeten Hautarztes) Praktika in Phnom Penher Krankenhäusern und Laboratorien statt. Es ist geplant, den Unterricht zunehmend südostasiatischen Dozenten zu übereignen, deren Kenntnis regionaler Morbidität und des sozio-kulturellen Umfeldes sie in besonderer Weise zur Lehre befähigt. Erst am Horizont lässt sich absehen, den Kurs vollständig in kambodschanische Hände zu übergeben.

Der deutsche Beitrag besteht in der Entsendung und Finanzierung eines integrierten (das heißt direkt der Universität für Gesundheitswissenschaften in Phnom Penh unterstellten) Experten, welcher über die Koordination des Kurses hinaus von den kambodschanischen Behörden mit

- Unterstützung und Beratung der Universität für Gesundheitswissenschaften in allen Angelegenheiten, welche dermato-venerologischen Belangen betreffen
- Errichtung einer Abteilung für Dermatologie im Preah Kossamak-Hospital, einem der großen staatlichen Krankenhäuser in Phnom Penh
- Ausbau dieser Abteilung zum Exzellenz-Zentrum für Haut- und Geschlechtskrankheiten unter Einbeziehung adäquater Kriterien des Qualitätsmanagements
- Erstellung eines *Masterplan Dermatology*, welcher – in enger Abstimmung mit den zuständigen nationalen Behörden – vor allem die qualifizierte dermatologische Versorgung in den Provinzen definiert

Zur Verwirklichung des letzteren Ziels wird man ganz wesentlich auf die Absolventen des „Diplomkurs Dermatologie" zurückgreifen können. Im Gegensatz zur Situation in anderen Entwicklungsländern (siehe etwa die Ausführungen von Schmeller im Hinblick auf Kenia [7]) mangelt es in Kambodscha durchaus nicht an Ärzten. Der wesentliche limitierende Faktor sind vielmehr unterqualifizierte, überforderte und unterbezahlte Ärzte.

Die dermatologische Morbidität in Kambodscha ist erheblich. Wie in anderen tropischen Entwicklungsländern machen Erkrankungen der Haut und ihrer Anhangsgebilde einen wesentlichen Teil des Patientengutes in der Praxis jeden Mediziners aus [8]. Bedingt durch die klimatischen Bedingungen, durch enges Zusammenleben und mangelhafte hygienische Verhältnisse spielen dabei Mykosen (Tinea corporis, Tinea capitis, Pityriasis versicolor), bakterielle Infektionen (Impetigo contagiosa, Follikulitiden, Abszesse) und Infestationen (Skabies, Larva migrans, Pediculosis capitis) eine gewichtige Rolle. Aber auch konstitutionelle Erkrankungen wie atopisches Ekzem, Psoriasis vulgaris und Ichthyosen sind häufig. Die HIV-Prävalenz von fast 3% der erwachsenen Bevölkerung zeitigt zahlreiche kutane Manifestationen, welche in Zeiten routinemäßig angewandter HAART in entwickelten Ländern weitgehend in den Hintergrund getreten sind: Mollusca contagiosa, kutane Kryptokokkose, kutane Histoplasmose, ausgedehnte Furunkulosen und Skrofuloderme können gelegentlich diagnostische, vor allem jedoch therapeutische Probleme aufwerfen.

Auch die klassischen Tropendermatosen wie Lepra, tiefe Mykosen oder Filariosen kommen vor, epidemiologisch spielen sie jedoch eine eher untergeordnete Rolle. Kambodscha gehört übrigens zu den Ländern, in denen die Lepra nach WHO-Kriterien eliminiert ist (das heißt, die Prävalenz konnte auf unter einen Patienten pro 10.000 Einwohner abgesenkt werden). Gegenwärtig liegt die Lepra-Prävalenz in Kambodscha bei einem Fall auf 30.000 Einwohner [4].

Der beherrschende Eindruck dermatologischer Morbidität in Kambodscha sind kutane Arzneimittelnebenwirkungen jeglicher Ausprägung. Dies ist bedingt durch eine Reihe von Faktoren:

- Freie Verkäuflichkeit sämtlicher Präparate
- Beratung von Patienten durch unterqualifizierte Ärzte oder ungeschultes Apothekenpersonal (ein in Kambodscha nur in Ansätzen vorhandenes Krankenversicherungswesen und die relativ hohen Kosten medizinischer Leistungen veranlassen viele Patienten, sich unter Umgehung des Arztes direkt in der Apotheke vorstellen)

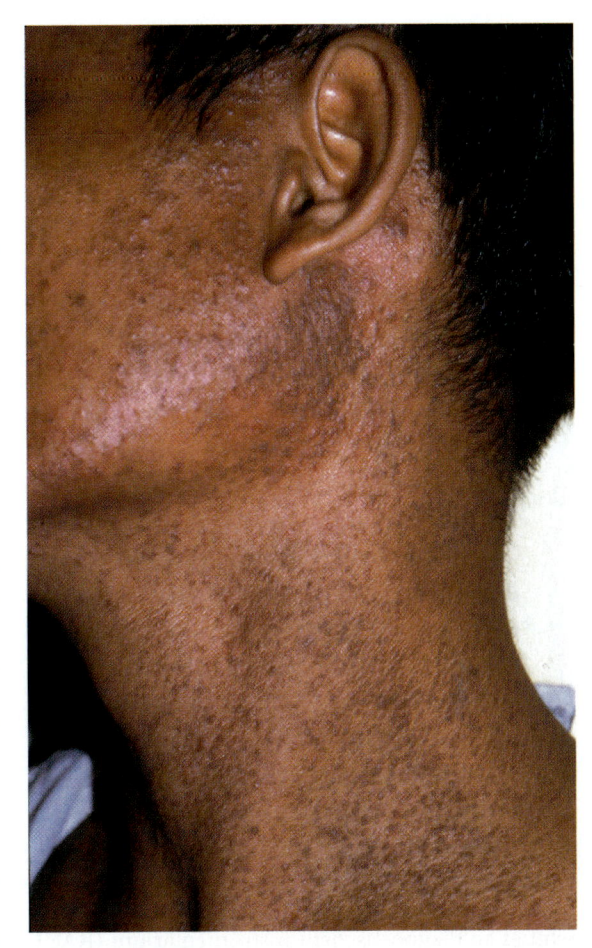

Abb. 4. Kortikoidakne (Steroidakne)

- Ausgeprägte Reparaturmentalität auf seiten der Patienten mit kritikloser Einnahme auch nebenwirkungsreicher Präparate
- Systemische Gabe von Antibiotika und Kortikoiden als Allheilmittel
- Von kulturellen Standards geprägter Wunsch, weiße Haut zu erlangen und eine damit verbundene maßlose Applikation vor allem topischer Kortikoide zur Bleichung der Haut

Insbesondere die Palette der Kortisonnebenwirkungen stellen Arzt und Patienten immer wieder vor therapeutische Probleme: alle Variationen der Rosazea und der Akne (Abb. 4) bis hin zu Acne conglobata-artigen Bildern, Atrophien und Striae jeglichen Schweregrades, Blutungsneigung, Hypertrichosen, Cushing-Syndrom und Osteoporosen werden sehr häufig gesehen.

Die Auslöser fixer und generalisierter Arzneiexantheme sind bei der Vielzahl der eingenommenen Prä-

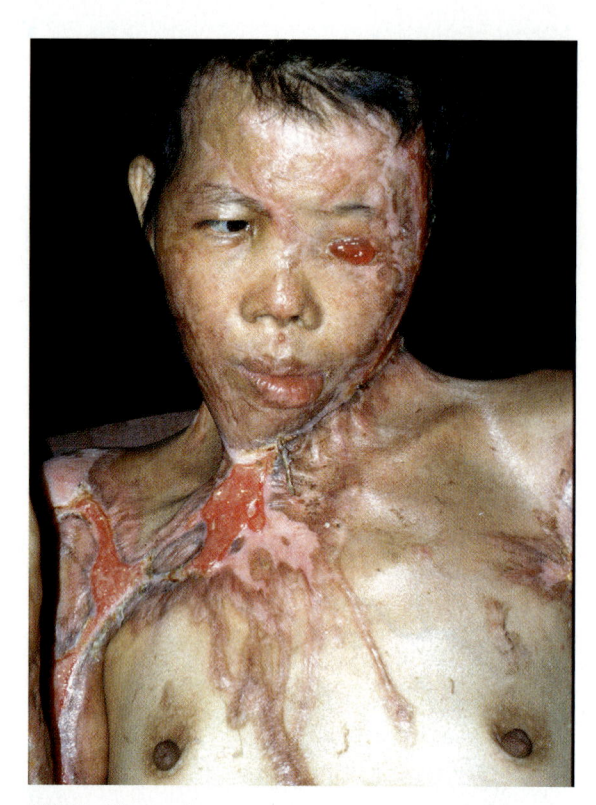

Abb. 5. Säureverätzung

Immobilienbesitz, häufiger jedoch sind es Frauen, die derart die Geliebte ihres Ehemannes auszuschalten trachten. Die Säure führt innerhalb von Minuten zu tiefgreifenden Gewebszerstörungen einschließlich der Arrosion von Muskeln, Sehnen und Knochen. Mitbeteiligung der Augen bis hin zur Blindheit ist die Regel. Medizinisch primär ein Problem der qualifizierten plastischen Chirurgie und Ophthalmologie, haben Opfer von Säureattacken in Kambodscha kaum eine Chance der adäquaten Therapie, zudem der Täter nicht selten seinen gesamten Einfluss geltend macht, um Behandlungsmaßnahmen zu verzögern oder völlig zu verhindern. Die überlebenden Opfer fristen ihr Dasein meist als mit massiven medizinischen, legalen, sozialen und menschlichen Problemen belastete Außenseiter der Gesellschaft (Abb. 5).

parate und der medizinischen Unbedarftheit der meisten Patienten oft nur schwer zu eruieren. Zudem fehlt es an diagnostischem Instrumentarium (RAST, Prick-, Patch-Teste), um die Ursache der Reaktion zu verifizieren. So kommt es immer wieder zu schweren Arzneimittelreaktionen bis hin zur toxisch epidermalen Nekrolyse, einem in der Regel fatal ausgehenden Krankheitsbild.

Abschließend sei das in Kambodscha, wie auch in anderen asiatischen Ländern, verbreitete Problem von Attacken mit hochprozentiger Säure erwähnt. Hier handelt es sich um das Übergießen eines Widersachers mit Batteriesäure, um vor allem das Gesicht inklusive der Augen zu zerstören. Hintergrund solcher Verbrechen sind nicht selten Streitigkeiten um

Literatur

1. Chandler D (1999) Voices from S-21. Terror and history in Pol Pot's secret prison. University of California Press, Berkeley
2. Gerngroß H (1994) Sanitätsdienstliche Unterstützung der UNO. Einsatz in Kambodscha; Berichte, Erfahrungen, Probleme, Aussichten; Referate anläßlich des Symposiums im Bundeswehrkrankenhaus Ulm vom 4.–6. März 1993 und Beiträge über den weiteren Einsatz. Beta, Bonn
3. Geschichte Kambodschas. de.wikipedia.org/wiki/Geschichte_Kambodschas
4. Dr. Khuon Nguon Heng, Direktor des Leprosy Rehabilitation Center Khien Kleang, Phnom Penh, Mündliche Mitteilung
5. Kiernan B (1996) The Pol Pot Regime: Race, Power, and Genocide in Cambodia under the Khmer Rouge, 1975–79. Yale University Press, New Haven
6. Kiernan B (2004) Recovering history and justice in Cambodia. www.yale.edu/cgp/KiernanComparativ2004.doc
7. Schmeller W (2003) Dermatologie in den tropischen Entwicklungsländern. Aufbau von Basisgesundheitsdiensten als Herausforderung im 21. Jahrhundert. In: Plewig G, Prinz J (Hrsg) Fortschritte der praktischen Dermatologie und Venerologie: Vorträge und Dia-Klinik der 18. Fortbildungswoche 2002. Springer, Berlin
8. Schmeller W, Bendick C, Stingl P (2004) Dermatosen aus drei Kontinenten. Bildatlas der vergleichenden Dermatologie. Schattauer, Stuttgart
9. Vickery M (2000) Cambodia 1975–1982. Silkworm, Chiang Mai

11 Allergologie

Aktuelle Epidemiologie der Kontaktallergie

Axel Schnuch

Die Epidemiologie untersucht die Verteilung und die Determinanten von gesundheitsbezogenen Zuständen oder Ereignissen in definierten Populationen. Bezogen auf die Kontaktallergie wäre unter *Zustand* die (bleibende) Sensibilisierung, mit *Ereignis* die klinische Manifestation des allergischen Kontaktekzems (AKE) zu verstehen. Seltener wurden epidemiologische Studien in der Allgemeinbevölkerung durchgeführt [7]. Die umfangreicheren Erkenntnisse zur Bedeutung der Kontaktallergien wurden hingegen in klinischen Kollektiven gewonnen, also ausschließlich bei Patienten, die sich wegen des Verdachts auf eine Kontaktallergie in ärztliche Behandlung begeben haben [7]. Wegen der Vorselektion des klinischen Untersuchungskollektivs, bei dem *a priori* schon eine hohe Wahrscheinlichkeit besteht, dass im Gegensatz zur Allgemeinbevölkerung *Zustand* beziehungsweise *Ereignis* tatsächlich vorliegen, weichen die Ergebnisse klinisch epidemiologischer Studien von denen der traditionellen (bevölkerungsbezogenen) Epidemiologie deutlich voneinander ab.

Zur Beschreibung der Häufigkeit einer Krankheit dienen im wesentlichen Prävalenz und Inzidenz. Unter Prävalenz wird die Anzahl von Krankheitsfällen oder Zuständen verstanden, die in einer bestimmten Population (Gesamtbevölkerung oder definierter Untergruppe) zu einem bestimmten Untersuchungs-*Zeitpunkt* oder *Zeitraum* ermittelt wird (Punktprävalenz oder Jahresprävalenz). Gegenüber diesen statischen Maßen ist die Inzidenz ein dynamisches Maß, das ausschließlich die neu auftretenden Erkrankungsfälle in einem definierten Zeitraum beschreibt.

Bevölkerungsbezogene Epidemiologie

Manifestes allergisches Kontaktekzem

Prävalenz

In einer großen Studie aus Deutschland, dem *Gesundheitssurvey 2000*, wurden unausgewählte Patienten vom Hausarzt gefragt, ob irgendwann einmal beziehungsweise im letzten Jahr von einem Arzt die Diagnose allergisches Kontaktekzem gestellt worden sei. Danach war die Lebenszeitprävalenz etwa 15% und die Jahresprävalenz etwa 7%.

In einem **C**linical **e**pidemiology – **d**rug **u**tilization **r**esearch (CE-DUR) genannten Modell haben wir die klinisch gestellten Diagnosen sowie die kumulierten Sensibilisierungsquoten 1992–2000 (n = 78.067) und die Gesamtzahl der in Deutschland verkauften Patchtestpräparate (damals etwa 600.000) zur Grundlage einer populationsbezogenen Schätzung der Prävalenz, und der Inzidenz des allergischen Kontaktekzems (AKE) und von einzelnen Sensibilisierungen verwandt [8]. Dabei wurden Korrekturfaktoren, zum Beispiel eine Arztkonsultationsrate von 15–30%, mit in die Schätzung einbezogen. Bei einem mittleren Szenario mit zwischen den möglichen Extremen liegenden Annahmen läge die 1-Jahresprävalenz des AKE bei 7%, eine Schätzung, die sich durchaus in Übereinstimmung mit früheren Studien aus Skandinavien befindet [4].

Es ist also davon auszugehen, dass in mitteleuropäischen Gesellschaften die 1-Jahres-Prävalenz des AKE seit Jahrzehnten stabil um die 7% liegt. Damit ist diese Krankheit von der Häufigkeit her vergleichbar mit anderen wichtigen Volkskrankheiten wie zum Beispiel der des Diabetes mellitus.

Inzidenz

Studien zur Inzidenz des allergischen Kontaktekzems in der Allgemeinbevölkerung wurden bisher nicht durchgeführt. Immerhin bietet eine Studie von Latinga et al aus den Niederlanden Anhaltspunkte zur Größenordnung. Für das ätiologisch allerdings nicht weiter definierte Kontaktekzem, also irritativer oder allergischer Genese, wurde eine Inzidenz von 7,9 pro 1000 Personenjahre beobachtet [vergleiche 7].

Die nach dem erwähnten CE-DUR Modell von uns geschätzte Inzidenz des AKE beträgt etwa 3 pro 1000 pro Jahr [8]. Da die Schätzungen anderer Endgrößen (Prävalenz des AKE sowie die Prävalenz einzelner Sensibilisierungen) durch andere Studien bestätigt wurden, können die Ergebnisse nach dem CE-DUR Modell insgesamt als belastbar und realistisch eingestuft werden.

Sensibilisierungsprävalenz in der Bevölkerung

Es ist zu erwarten, dass sich bei der Verteilung der Sensibilisierungen in der Bevölkerung andere Prävalenzen ergeben, als bei der Verteilung manifester Ekzeme. In den Jahren 1990/1991 testeten Nielsen et al. ein repräsentativ zusammengesetztes Kollektiv von gesunden Individuen (n=567), die im Rahmen der *Glostrup Allergy Study* in Dänemark rekrutiert worden waren. 15,2% der Population waren gegen mindestens eines der Standardallergene sensibilisiert. Die Studie wurde 1998 mit den gleichen Methoden wiederholt, und man fand eine Prävalenz von 18,6% [5]. Zwei weitere Studien aus Dänemark kommen auf 16,2% und 20,3%, wenn die Ergebnisse nach der Geschlechtsverteilung des IVDK-Kollektivs adjustiert werden (vergleiche [8]). Nach dem CE-DUR Modell auf der Basis einer Gesamtuntersuchungspopulation von 78.067 betragen die Sensibilisierungsprävalenzen (mindestens eines der Allergene *positiv*) 16,6% (*worst case scenario/Modell I*), 4,3% (*best case scenario/Modell II*) und 7,0% (*medium scenario/Modell III*). Da aber bei den dänischen Studien auch klinisch latent bleibende Sensibilisierungen erfasst werden und ein sehr großer Anteil auf die Nickelsensibilisierungen zurück zu führen ist, für die alleine eine eher seltene Arztkonsultation wahrscheinlich ist, kommt das Modell I (mit einer angenommenen Konsultation von 15%) dem Gesamt-Sensibilisierungsstatus der Bevölkerung eher nahe als Modell III.

Es spricht also viel dafür, dass die Gesamtsensibilisierungsprävalenz in einer mitteleuropäischen Population zwischen 15–20% liegt.

Sensibilisierungen gegen einzelne Allergene

Wenn nun diese Zahlen belegen, dass die Kontaktallergie eine wichtige Erkrankung in der Bevölkerung ist, so lassen sich doch erst mit der Erfassung einzelner Sensibilisierungen die bedeutsamen Allergene identifizieren, aus denen sich dann notwendig präventive Konsequenzen ableiten und begründen lassen. Hierfür bietet der CE-DUR-Ansatz eine durchaus realistische Grundlage. Die Prävalenzschätzungen zu wichtigen Allergenen gibt Tabelle 1 wieder.

Tabelle 1. Häufigkeit der Sensibilisierungen gegen ausgewählte Allergene der Standardreihe, die zwischen 1992 und 2000 im IVDK getestet worden waren (n=78067). Die Häufigkeit der Sensibilisierungen in der Allgemeinbevölkerung wurden auf Grundlage zweier Modelle (I und III, worst case und medium Szenarien), geschätzt und auf die Bevölkerung Deutschlands (82.000.000) bezogen [8]

	Modell I			Modell III	
	Patienten (%)	Bevölkerung (%)	Bevölkerung (n)	Bevölkerung (%)	Bevölkerung (n)
Nickelsulfat	15,5	5,5	4.519800	2.3	1.899990
Duftstoffmix (DM)	11,7	4.2	3.411720	1.8	1.434186
p-Phenylendiamin	4,6	1,6	1.341360	0.7	563868
Kaliumdichromat	4,2	1,5	1.224720	0.6	514836
„Lanolin" (Alkohole)	3,8	1,4	1.108080	0.6	465804
MDBGN/PE 1)	2,0	0,4	868320	0.2	365016
	4,2	0,7		0.3	
Thiuram-Mix	2,7	1,0	787320	0.4	330966
MCI/MI 2)	2,5	0,9	729000	0.4	306450
Formaldehyd	2,0	0,7	583200	0.3	245160
Paraben-Mix	1,5	0,5	437400	0.2	183870
Epoxidharz	1,2	0,4	349920	0.2	147096

1) Methyldibromoglutaronitril/Phenoxyethanol (im Auswertezeitraum mit unterschiedlichen Konzentrationen getestet)
2) Methylchlorisothiazolinon/Methylisothiazolinon

Liegen für die Nickelallergie die Schätzungen nach dem Modell III erheblich unter denen der dänischen Studien, so findet sich die von uns ermittelte Quote der Duftstoffsensibilisierungen (1,8%) in guter Übereinstimmung mit verschiedenen dänischen Ergebnissen (1,1%, 1,8% und 2,9%) (siehe [8]). Gleichwohl gibt es Hinweise dafür, dass die Duftstoffallergie eher noch unterschätzt wird, wenn man sich auf Befragungen in Dänemark (siehe [8] oder auf die in Deutschland durchgeführte KORA-Allergiestudie bezieht [13].

Klinische Epidemiologie

Beim Vergleich der populationsbezogenen und der klinischen Epidemiologie läßt sich feststellen, dass letztere nicht nur zeitnah und ökonomisch realisierbarer die Bedeutung einzelner Sensibilisierungen erkennt, sondern dass sie Problemschwerpunkte in Subpopulationen identifiziert [1, 3] und Trendentwicklungen aufzuzeigen vermag [9]. Die kontinuierliche Erfassung und Auswertung von klinischen Daten im Sinne eines Monitoring oder einer Überwachung hat letztlich zum Ziel, der Politik, dem Verbraucherschutz und den Herstellern und Anwendern von Gebrauchsgütern und Arbeitsstoffen die nötigen Informationen für eine noxenbezogene, präventive Intervention zur Verfügung zu stellen.

Im Falle des AKE ist diese noxenbezogene Prävention, zum Beispiel Konzentrationsabsenkung eines Stoffes, das Mittel der Wahl zur Krankheitsbekämpfung, da eine ursächliche Therapie,(wie die Desensibilisierungen von Typ-I-Allergien, noch nicht entwickelt wurde.

Obwohl die Feststellung von Trends als die wesentliche Aufgabe von Überwachungssystemen betrachtet wird, werden noch eine Reihe anderer Aufgaben abgedeckt:

- Nachweis der Persistenz eines Problems
- Relativierung eines vermuteten Problems
- Identifizierung neuer Probleme
- Erkennung von Trends
- Nachweis des Erfolgs von Interventionen

Bei einem Problem kann es sich um Allergene handeln, die von allgemeiner Bedeutung sind, oder nur spezifische Untergruppen betreffen, definiert zum Beispiel durch einen Beruf oder durch eine besondere Exposition (zum Beispiel Farben, Textilien oder Kosmetika).

Tabelle 2. Aktuelle Sensibilisierungsquoten bei wichtigen Allergenen in den Jahren 2004 und 2005. Die Quoten sind nach Alter und Geschlecht standardisiert (Daten des IVDK)

Allergen	2004	2005
Nickelsulfat	17,2%	17,0%
Duftstoff-Mix (Fragrance Mix I)	7,2%	6,8%
Kaliumdichromat	5,4%	5,0%
Duftstoff-Mix II (Fragrance Mix II)	NT*	4,4%
p-Phenylendiamin	4,1%	NT*
MDBGN / PE (Euxyl K 400)	3,4%	NT*
Propolis	2,0%	2,5%
Lyral	2,5%	2,6%
Thiuram-Mix	2,3%	2,3%
MCI / MI (Kathon CG)	2,1%	2,2%

* NT = nicht getestet

Persistierende Probleme: Allergene

Die Standardreihe führt Allergene, die bei routinemäßiger Testung an einem unselektierten Kollektiv von Patienten, für die die Indikation zur Testung gestellt wurde, eine Reaktionsquote von >1% erreichen. So lange dies der Fall ist, zeigen sie die Persistenz eines Problems an (Tabelle 2), ab etwa 2% bestehe Grund zur Besorgnis, bei über 3% ein veritables Problem [16]. Die Statistiken wurden von Zeit zu Zeit veröffentlicht [www.ivdk.org; siehe Publikationsliste], und zeigen, abgesehen von einigen Ausnahmen, ein durchweg unverändertes Bild. Wenn festgestellt wird, dass ein Problem persistiert, dann ist zu folgern, dass entweder präventive Maßnahmen ausblieben, oder dass diese erfolglos oder nicht ausreichend erfolgreich waren.

So ist die Hitliste der Standardallergene an sich schon eine permanente Aufforderung zur Intervention. Jedes der dort aufgeführten Allergene hat mit großer Wahrscheinlichkeit nach der CE-DUR Berechnung mindestens 100.000 Menschen sensibilisiert [8]. Bei den häufiger diagnostizierten, zum Beispiel Duftstoffe, sind es > 1.000.000.

Relativierung eines vermuteten Problems

Manche Allergene werden in ihrer allgemeinen Bedeutung wahrscheinlich überschätzt, obwohl es sich zum Teil sogar um Standardallergene handelt, wie zum Beispiel die Parabene. Trotz ihrer weiten Verbreitung sind die Reaktionsquoten relativ niedrig. Sie bedürfen des Co-Faktors einer prädisponierenden Erkrankung (zum Beispiel Stauungsdermatitis), um nennenswert als Allergene wirken zu können. Bei anderen Substanzen beruhen anscheinend hohe Sensibilisierungsquoten auf einem hohen Anteil falsch positiver Reaktionen (zum Beispiel Phenylquecksilberacetat, Propylenglykol, Cocamidopropylbetain), und bei einer großen dritten Gruppe handelt es sich um Stoffe, die tatsächlich geringe Reaktionsquoten aufweisen, sei es, weil ihre allergene Potenz niedrig ist, oder sei es, weil ihre Verbreitung gering ist.

Substanzen von nur eingeschränkter Bedeutung bedürfen nicht der präventiven Intervention. Substanzen, die im Epikutantest häufiger zu falsch positiven Reaktionen führen, sollten mit großer Zurückhaltung (nur bei Nachweis der klinischen Relevanz) im Allergiepass des Patienten eingetragen werden.

Tabelle 3. Anstieg der Sensibilisierungsraten (%) von Allergenen bei Patienten mit Verdacht auf AKE und Zeitraum der Trendbeobachtung

Allergen	Trend (Anstieg (%))		Jahre
Duftstoff Mix	10.1	13.1	4
Terpentin	0.4	4.3	4
Methyldibromoglutaronitril/PE	1.1	4.4	8
Haarfarben bei Kunden	8.7	18.1	8
Textile dye Disperse Blue 106/124	1.1	6.7	5
MCI/MI (junge Frauen)	<1…	>2	6
Bronopol	0.8	1.7	2

Identifizierung neuer Probleme

Es ist für ein Überwachungssystem von essentieller Bedeutung, neue Probleme zu identifizieren, hier also zum Beispiel Allergene oder Expositionen zu erkennen, die der ständigen Überwachung bedürfen, um eine solide Datenbasis für spätere Präventionsempfehlungen zu erhalten. Ein Beispiel sind die durch Dispersionsfarben hervorgerufenen Kontaktallergien. Die über die Anamnesedaten identifizierte Subgruppe der Farbenexponierten zeigte überraschenderweise Methyl(Chlor)isothiazolinone (MCI/MI) als das häufigste Allergen [12]. Dieser Befund ist aber plausibel, da wassermischbare Dispersionsfarben mit MCI/MI in hohen Konzentrationen konserviert wurden. Als weiteres Beispiel seien die Duftstoffe in Kühlschmierstoffen (KSS) genannt. Beim Vergleich der Duftstoffallergien zwischen Metallarbeitern, die KSS ausgesetzt beziehungsweise nicht ausgesetzt waren, wiesen die KSS-Exponierten eine signifikant höhere Sensibilisierungsrate gegen Duftstoffe auf. Diese werden zur Geruchsüberdeckung eingesetzt, da KSS ranzig werden und dann übel riechen.

Ohne dieses Ergebnis der klinischen Epidemiologie würde wahrscheinlich jede Duftstoffallergie als nicht-beruflich bedingt eingestuft werden. Dem Arbeitnehmer bliebe Rehabilitation und Entschädigung versagt.

Erkennung von Trends

Die Erkennung von Trends ist das herausragende Ziel eines Überwachungssystems (*monitoring trends is the cornerstone objective of most surveillance systems* [2]). Obwohl sich die Kontaktallergie im Vergleich zu anderen Krankheiten durch eine eher träge Dynamik auszeichnet, sind Trends über die Jahre durchaus erkannt worden. Ein ansteigender Trend in den Sensibilisierungsraten eines Allergens ist ein wichtiger Warnhinweis (*sentinel event*) und muss Anlass für weitere Untersuchungen und Analysen sein. Bei ausreichender Kenntnis der ursächlichen Bedingungen und Begleitumstände (besondere Expositionen, spezifische Subgruppen) sind präventive Interventionen angezeigt. Eine Trendanalyse der wichtigsten Sensibilisierungen wurde von uns für die Jahre 1995 bis 2001 durchgeführt [9]. Beispiele für ansteigende Sensibilisierungen führt Tabelle 3 auf.

Nachweis des Erfolgs einer Intervention

Die epidemiologische Überwachung der Kontaktallergie identifiziert nicht nur ansteigende, sondern durchaus auch abfallende Trends von Sensibilisierungen. Ein Rückgang ist sicherlich am besten zu erklären mit einer Veränderung der Allergenexposition [15] Diese kann in einer verminderten oder ganz eingestellten Verwendung eines allergenen Stoffes bestehen. Beispiele wären ätherische Öle und Duftstoffe [10] oder die saure Dauerwelle GMTG [14]. Die verminderte Allergenexposition kann aber auch durch die Reduktion der Anwendungskonzentration erreicht werden (zum Beispiel Nickel in Modeschmuck [11], MCI/MI in Farben [12] oder Isoeugenol in Duftstoffkompositionen [6], und zum belegbaren Erfolg, einem Rückgang der Allergien, führen. Ein eindrucksvolles Beispiel ist der Rückgang der Nickelallergien bei jungen Frauen nach Einführung der Nickelver-

Trend der Nickelsensibilisierung bei Frauen unterschiedlicher Altersgruppen (1992–2001)

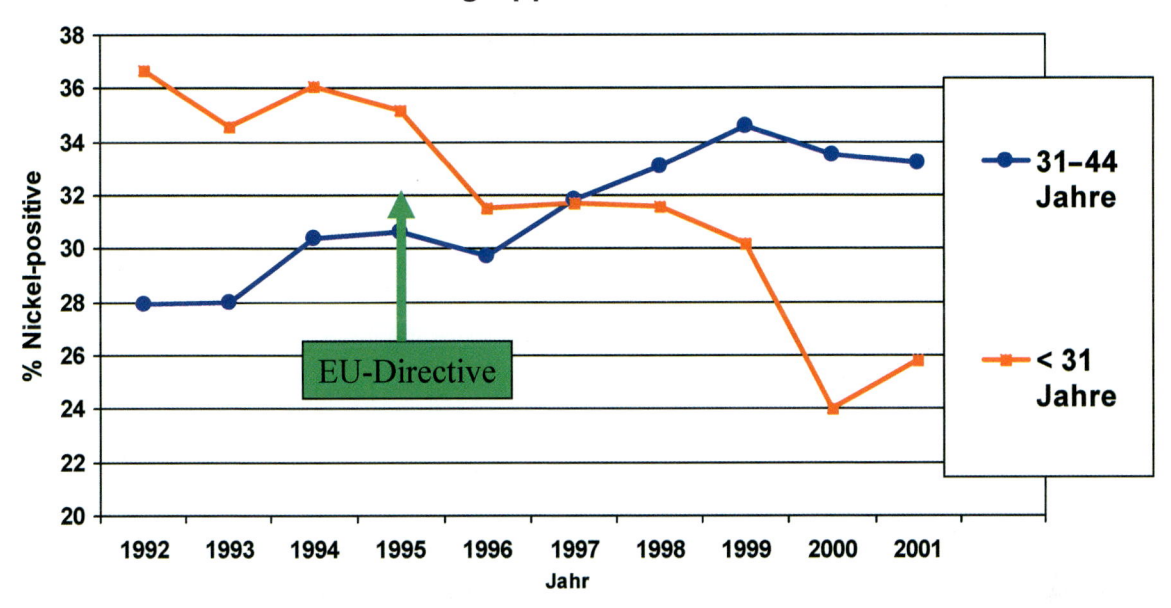

Abb. 1. Trend der Nickelsensibilisierung bei Frauen der Altersgruppe bis 30 Jahre (n = 13.809) und der Altersgruppe 31–44 Jahre (n = 11.965). In der jüngeren Altersgruppe ist ein signifikanter Rückgang, in der älteren Altersgruppe ein signifikanter Anstieg in den Sensibilisierungsraten festzustellen. Der gegenläufige Trend ist erklärbar durch den wahrscheinlich anzunehmenden Zeitpunkt der Sensibilisierung der zweiten Altersgruppe in den 70-er und 80-er Jahren, als noch keine Beschränkung der Nickelexposition in Kraft war, so dass dieser Trend den Anstieg der Sensibilisierungen in der damals jungen Altersgruppe widerspiegelt

ordnung, mit der die Freigaben von Nickelionen aus Modeschmuck begrenzt wurde (Abb. 1) [11].

Der Nachweis des Erfolges ist von großer Bedeutung, denn zum einen sind entsprechende Interventionen mit hohen Kosten verbunden, und zum anderen bestätigt der Erfolg von Interventionen auch das von uns favorisierte Präventivkonzept (noxenbezogene Primärprävention), das damit Allgemeingültigkeit für weitere zu treffende Massnahmen erlangt. Der Erfolg einer Präventivintervention bedeutet ja nichts weniger als einen drastischen Rückgang der Morbidität.

Literatur

1. Brasch J, Schnuch A, Uter W (2003) Patch test reaction patterns in patients with a predisposition to atopic dermatitis. Contact Dermatitis 49: 197–201
2. Buehler JW (1998) Surveillance. In: KJ Rothman, S Greenland (eds) Modern epidemiology. Second Edition, Lippincott-Raven, Philadelphia, pp 435–457
3. Geier J, Lessmann H, Schnuch A, Uter W (2004) Contact sensitization in metalworkers with occupational dermatitis exposed to water-based metalworking fluids. Results of the research project "FaSt". Int Arch Occup Environ Health 77: 543–551
4. Meding B (1990) Epidemiology of hand eczema in an industrial city. Acta Dermato Venereol (Stockh) Suppl 153: 2–43
5. Nielsen NH, Linneberg A, Menne T et al. (2001) Allergic contact sensitization in an adult Danish population: two cross-sectional surveys eight years apart (The Copenhagen Allergy Study). Acta Dermato Venereol (Stockh) 81: 31–34
6. Rastogi SC, Menne T, Johansen JD (2003) The composition of fine fragrances is changing. Contact Dermatitis 48: 130–132
7. Schnuch A, Uter W (2004) Die Verbreitung des Kontaktekzems in der Allgemeinbevölkerung und in verschiedenen Berufen. In: Schultze-Werninghaus G, Fuchs Th, Bachert C, Wahn U (Hrsg) Manuale allergologicum. Dustri, München, S 297–345
8. Schnuch A, Uter W, Geier J, Gefeller O (2002) Epidemiology of contact allergy: an estimation of morbidity employing the clinical epidemiology and drug utilisation research (CE-DUR) approach. Contact Dermatitis 47:3239
9. Schnuch A, Geier J, Lessmann H et al. (2004) Kontaktallergene im aktuellen Zeitverlauf. Geschlechts- und altersspezifische Auswertungen der Daten des IVDK der Jahre 1995–2001. Allergo J 13: 57–69
10. Schnuch A, Lessmann H, Geier J et al. (2004) Contact allergy to fragrances: frequencies of sensitization from 1996 to 2002. Results of the IVDK. Contact Dermatitis 50: 65–76
11. Schnuch A, Geier J, Lessmann H, Uter W (2003) Rückgang der Nickel-Kontaktallergie in den letzten Jahren – eine Folge der „Nickel-Verordnung"? Auswertungen der Daten des IVDK der Jahre 19922001.Hautarzt 54: 626–632

12. Schnuch A, Uter W, Geier J et al. (2002) Kontaktallergien gegen Dispersionsfarben. Epidemiologische Überwachung durch den IVDK, Intervention des Umweltbundesamtes und erfolgreiche Primärprävention. Allergo J 11: 39–47
13. Uter W, Ludwig A, Balda B-R et al. (2001) Prävalenz von Kontaktsensibilisierungen gegen Allergene der „Standardreihe" – Vergleich von KORA-Studiendaten mit dem IVDK-Register. Allergo J 10: 326–328
14. Uter W, Geier J, Schnuch A for-the-IVDK-study-group (2000) Downward trend of sensitization to glyceryl monothioglycolate in German hairdressers. Dermatology 200: 132–133
15. Wesley NO, Maibach HI (2003) Decreasing allergic contact dermatitis frequency through dermatotoxicologic and epidemiologic based intervention?. Food Chem Toxicol 41: 857–860
16. Wilkinson JD, Shaw S, Andersen KE et al. (2002) Monitoring levels of preservative sensitivity in Europe. Contact Dermatitis 46: 207–210

Hyposensibilisierung: Für wen was?
Zum Stellenwert der allergen-spezifischen Immuntherapie (ASIT) im Gesamtkonzept antiallergischer Therapieverfahren

Johannes Ring, Martin Mempel, Jan Gutermuth und Markus Ollert

Kurzfassung

Im Gesamtkonzept des Managements von allergiekranken Patienten ist neben der Allergenkarenz die spezifische Hyposensibilisierung (allergen-spezifische Immuntherapie ASIT) die einzige kausale Behandlung. Man versteht darunter die wiederholte Applikation von zunehmenden Mengen des relevanten Allergens „bis zum Erreichen einer sogenannten Erhaltungsdosis beziehungsweise bis zur Symptomfreiheit". Die Wirksamkeit dieses Verfahrens ist in zahlreichen Plazebo-kontrollierten Doppelblindstudien für viele Allergene und für viele allergische Krankheitsbilder eindeutig bewiesen. Die Nebenwirkungen bestehen vor allem im geringen Risiko einer anaphylaktischen Reaktion, da ja das Allergen, wogegen der Patient reagiert, verabreicht wird. Deshalb ist eine strikte Beachtung der Regeln und Nachbeobachtung bis zu 30 Minuten nach Injektion unabdingbar.

Große Fortschritte sind in der Herstellung der Allergenextrakte bis hin zu rekombinanten Allergenen erzielt worden. Leider verwenden die Hersteller immer noch unterschiedliche Einheitssysteme zur Standardisierung der Allergenextrakte. Auch in der Auswahl von Adjuvantien, die die Wirksamkeit steigern und die Verträglichkeit verbessern sollen, gibt es über das, seit langem eingesetzte, Depotagens Aluminiumhydroxid hinaus Fortschritte. Neue Forschungsansätze beschreiben den direkten Einsatz von dendritischen Zellen sowie die Verwendung von bakteriellen Nukleotiden als Adjuvans. Zur Erklärung des Wirkungsmechanismus wird neben dem Anstieg spezifischer IgG-Antikörper heute eine Verschiebung von Th2- nach Th1-Reaktivität über die Rolle regulatorischer T-Zellen gesehen.

Die Therapie kann über verschiedene Applikationswege durchgeführt werden: Der klassische Weg ist die subkutane Injektion, aber auch die sublinguale Applikation hat in den letzten Jahren in zahlreichen Studien ihre Wirksamkeit bewiesen. Neben Lösungen (Tropfen) werden auch lyophilisierte Präparate als Tabletten eingesetzt. Es besteht noch erheblicher Bedarf sowohl in der Forschung als auch in der Klinik; es fehlen überzeugende Möglichkeiten der Hyposensibilisierung bei Nahrungsmittelallergie, bei atopischem Ekzem, bei Arzneimittelreaktionen sowie bei nicht IgE-vermittelten Krankheitsbildern.

Einführung

Im Gesamtkonzept der Allergiebehandlung ist die wirksamste kausale Methode die Meidung des auslösenden Allergens, die Allergenkarenz, welche jedoch bei zahlreichen ubiquitären Allergenen nicht möglich ist. Neben der Allergenkarenz stellt die spezifische Hyposensibilisierung, auch **A**llergen-**s**pezifische **Im**mun**t**herapie (ASIT) eine weitere kausale Möglichkeit dar. Mit ihr gelingt es, die „fehlgeleitete" Immunreaktion erfolgreich „umzustimmen".

Unter Hyposensibilisierung versteht man die „wiederholte Applikation von zunehmenden Mengen des relevanten Allergens bis zum Erreichen einer sogenannten Erhaltungsdosis beziehungsweise bis zur Symptomfreiheit" [33]. Da dieses Vorgehen in gewisser Weise dem einer Immunisierung (=Impfung) ähnelt, wird vereinzelt auch von Allergieimpfung gesprochen, eigentlich nicht ganz korrekt, da man unter der Impfung die prophylaktische Erzielung einer Schutzwirkung vor Ausbruch der Krankheit, meist durch Infektionserreger, versteht.

Die Hyposensibilisierung wurde erstmals 1911 von Noon and Freeman als prophylaktische Inokulation eingesetzt und hat in ihrer Geschichte insbesondere in den letzten 30 Jahren zu erstaunlichen Fortschritten geführt [13, 28]. In vielen Plazebo-kontrollierten und randomisierten Studien ist die Wirksamkeit der

Behandlung für zahlreiche Allergene, verschiedene IgE-vermittelte Erkrankungen und Patientengruppen eindeutig bewiesen [7, 18, 33, 37].

Die besten Ergebnisse werden mit Insektengiften, Pollen und Hausstaubmilben erzielt, es gibt auch überzeugende Studien zu Tierepithelien und Schimmelpilzen. Aus allen kontrollierten Studien ist ein hoher Plazeboeffekt bekannt, der nicht nur in der psychischen Situation des Patienten, sondern auch in der allgemeinen besseren allergologischen Betreuung des Patienten in der Studiensituation begründet sein kann.

Durch die ASIT lässt sich nicht nur ein therapeutischer Effekt auf die aktuelle behandelte allergische Erkrankung (zum Beispiel Rhinoconjunctivitis allergica) erzielen. Vielmehr kann auch ein signifikanter präventiver Effekt im Hinblick auf die Entwicklung eines Asthma bronchiale auf dem Boden eines Heuschnupfens (Etagenwechsel) in kontrollierten prospektiven Studien beobachtet werden (**P**reventive **A**llergy **T**reatment (PAT)-Studie) [25].

Wirkungsmechanismus der Hyposensibilisierung

Der genaue Wirkungsmechanismus dieser spezifischen Immuntherapie ist noch nicht geklärt. Verschiedene mögliche Mechanismen werden diskutiert (Tabelle 1). Heute kommt dem Konzept der Th2-Th1-Verschiebung mit der Bildung von spezifischem IgG4 sowie den regulatorischen T-Zellen die bevorzugte Rolle zu [4, 20, 34]. Solche regulatorische T-Zellen (Treg) wurden früher auch Suppressor-Zellen genannt und wirken wahrscheinlich über die Bildung der Zytokine Interleukin 10 und TGFβ (Transforming Growth Factor) [1, 3, 21].

Die Hyposensibilisierung wirkt bislang nur bei IgE-vermittelten Erkrankungen; bei Typ-III-Reaktionen (Immunkomplexerkrankungen) ist sie kontraindiziert. Bei Typ-IV-Reaktionen (zum Beispiel allergische Kontaktdermatitis) gibt es wenig überzeugende klinische Erfahrungen.

Allergenextrakte

Essentiell und für den therapeutischen Effekt sowie für die Spezifität und Wirksamkeit entscheidend ist die Herstellung der Allergenextrakte, die aus spezifisch angereichertem Ausgangsmaterial (zum Beispiel Pollenkörner) mit unterschiedlichen Extraktionsflüssigkeiten erfolgt und über verschiedene Reinigungsschritte und Standardisierungsvorgänge zum Endprodukt führt (Tabelle 2) [2].

Wässrige Extrakte müssen häufiger injiziert werden, insbesondere in der Dosis-Steigerungs-Phase. Sie werden vorwiegend bei der „rush"-Hyposensibilisierung bei Insektengift-Allergie eingesetzt.

Neben festen Allergengemischen als Fertigpräparaten können bei gleicher Güte der Allergenextrakte auch individuelle Allergenformulierungen vom Arzt rezeptiert werden (individuelle Formulierungen) [24].

Durch Zugabe von Depotvermittlern wird eine längere Verweildauer und verzögerte Freisetzung des applizierten Allergens erreicht, klassisch durch Adsorption an Aluminiumhydroxid [31], noch besser durch Adsorption an die Aminosäure L-Tyrosin, welche als natürliches Produkt normal verstoffwechselt wirkt [5].

Tabelle 1. Mechanismen der Hyposensibilisierung (vorgeschlagene Hypothesen)

Induktion von Suppressor-(»Regulator«)-T-Zellen, (Interleukin-10, TGF)
Umwandlung von TH2- zu TH1-Reaktivität
Induktion von B-Zell-Toleranz
Induktion von T-Zell-Anergie (nur ein Signal)
IgG-Antikörper (Subklasse IgG4?)
• Blockierend, Ag-spezifisch
• IgE-Synthese-hemmend
• IgE-Rezeptor-hemmend
Sekretorische Antikörper (IgA, eventuell IgG)
Hapten-Hemmung
Antiidiotypische Antikörper
Tachyphylaxie
Autakoide (Histamin, Prostaglandin E)
Abnahme der »Releasability«

Tabelle 2. Herstellung von Allergenextrakten

Zucht (zum Beispiel Pflanzen, Milben)
Sammlung (zum Beispiel Pollensammlung auf Filterpapier)
Reinigung
Extraktion (Puffer, Lösungsmittel)
Dialyse
Weitere Reinigungsschritte (zum Beispiel Depigmentierung)
Standardisierung (in vitro, zum Beispiel RAST-Inhibition, Histaminfreisetzung aus basophilen Leukozyten, oder in vivo mit Hauttests an allergischen Probanden)
Stabilisierung (zum Beispiel Lyophylisierung, Zusatz von Konservierungsstoffen)
Verpackung (Beschriftung)
Information

Neuere Adjuvantien umfassen Monophosphoryl-Lipid A (MPL) als Ligand von Toll-like-Rezeptoren sowie die in Erprobung befindlichen Oligonukleotide aus bakterieller DNA mit CpG-Sequenzen [19, 32].

Unter Allergoiden versteht man Allergenderivate mit verminderter Allergenaktivität bei gleichzeitig erhaltener immunogener oder verstärkter immunogener Wirkung. Größere Erfahrungen liegen mit Formaldehyd- oder Glutaraldehyd-modifizierten Allergoiden vor [6, 26].

Indikation

Die Indikation zur spezifischen Hyposensibilisierung besteht ausschließlich bei Immunglobulin E-vermittelten Erkrankungen (Rhinoconjunctivitis allergica, allergisches Asthma bronchiale, IgE-vermittelte Anaphylaxie) [18, 33].

Es besteht keine einheitliche Meinung zur Wirkung der Hyposensibilisierung bei atopischem Ekzem, auch wenn – nicht zuletzt durch den Einsatz des Atopie-Patch-Tests – klar gezeigt werden konnte, dass in einem bestimmten Prozentsatz dieser Patienten IgE-induzierende Allergene eine entscheidende und krankheitsauslösende Rolle spielen [8, 10].

Neueste Doppelblindstudien haben einen dosisabhängigen eindeutigen Effekt einer spezifischen Hyposensibilisierung auf das atopische Ekzem zeigen können [35].

Applikationswege

Es gibt verschiedene Arten der Hyposensibilisierung, klassischerweise die über den Applikationsweg der subkutanen Injektion, neuerdings auch vermehrt als sublinguale Immuntherapie (SLIT) mit Lösungen (Tropfen) oder lyophylisierten Allergenextrakten in Form von Tabletten [23].

Im Experimentalstadium befinden sich Versuche, durch Applikation von allergenspezifisch aktivierten dendritischen Zellen (DC) auf Schleimhautoberflächen Toleranz zu induzieren. So führte in einem Mausmodell die intranasale Instillation Ovalbumin (OVA)-beladener DCs zu einer raschen und lang anhaltenden Produktion von OVA-spezifischen Antikörpern. CpG-Voraktivierung plasmazytoider DCs führte zu einer Zunahme des Titers OVA-spezifischer IgG2a-Antikörper die als Surrogatparameter der Th1-Sensibilisierung der Maus gewertet werden. Tolerogene und immunmodulatorische Signale dendritischer Zellen sowie ihr Potential zur Therapie allergischer Erkrankungen sind Gegenstand aktueller Untersuchungen [11, 16, 29].

In vergleichenden klinischen Studien hat sich die subkutane Immuntherapie (SCIT) der sublingualen Form (SLIT) als überlegen erwiesen. Bei der SLIT werden bis zu hundertfach höhere Allergenmengen eingesetzt, zum Beispiel bei der jüngst zugelassenen Gras-Tablette (GRAZAX) mit 75.000 SQ-T, entsprechend 15 µg Hauptallergen Phleum p 5, dies entspricht etwa der dreißigfachen Dosis an Graspollenallergen, der ein durchschnittlicher Mitteleuropäer während einer Saison exponiert ist.

Der Stellenwert der unterschiedlichen Applikationsformen im Gesamtkonzept der Allergiebehandlung wird sich in den kommenden Jahren erweisen.

Nebenwirkungen der Hyposensibilisierung

Toxische Effekte von Allergenextrakten sind in den verwendeten Dosen der zugelassenen Therapeutika ausgeschlossen; früher wurden eine mögliche direkte Toxizität von Allergenen, Gehalt an Mykotoxinen oder Endotoxinen sowie möglicherweise ein Aluminiumeffekt hypothetisch als Risikofaktoren diskutiert [2, 33].

Die bedeutsamste Nebenwirkung ist die Auslösung einer akuten anaphylaktischen Reaktion, da der Patient mit dem Allergen exponiert wird, gegen das er allergisch reagiert. Lebensbedrohliche anaphylaktische Reaktionen treten bei sachgemäßer Durchführung der Therapie sehr selten auf (etwa 0,004 %), schwerwiegende Reaktionen treten besonders bei Patienten mit schlecht eingestelltem Asthma bronchiale, gleichzeitiger Gabe von Beta-Blockern, gleichzeitigem Einwirken unterschiedlicher Allergene zusammen mit anderen Augmentationsfaktoren (Infekt, Stress, starke körperliche Anstrengung) auf [22].

Deshalb ist es unabdingbar, dass diese Therapie von allergologisch erfahrenen Ärzten durchgeführt wird, welche die bekannten Regeln beachten, die auch

Tabelle 3. Biochemische Eigenschaften von Allergenen

Molekulargewicht (5–70 kD)
Isoelektrischer Punkt meist im sauren ph
Gute Löslichkeit
Stabilität (Hitze, Proteinverdauung)
Mehr als zwei IgE-bindende Epitope
Funktionelle Eigenschaften (zum Beispiel Protease, Enzyminhibitor, Transportprotein, regulatorisches Protein, Speicherprotein, Stressprotein)

Tabelle 4. Zukünftige Entwicklungen der allergiespezifischen Immuntherapie (ASIT)

Bessere Extrakte
Bessere Standardisierung
Rekombinante Allergene, komponentenbezogene Therapie
Neue Adjuvantien (zum Beispiel CpG-Motive, MPL)
Nackte DNS
Kombination mit Biologika (zum Beispiel anti-IgE)
Neue Indikationen (zum Beispiel atopisches Ekzem, Nahrungsmittelallergie)
Neue Allergene (zum Beispiel Hauptallergene Pollen-assoziierter Nahrungsmittelallergien in rekombinanter Form)
Kombination mit dendritischen Zellen
Neue Applikationswege (sublingual, andere mukosale Oberflächen, intranodal)

eine Beobachtung des Patienten über mindestens 30 Minuten nach der Injektion in den Praxisräumen vorsehen [7, 18, 33].

Allgemeinreaktionen im Zusammenhang mit spezifischer Hyposensibilisierung manifestieren sich meist als Anaphylaxie und werden entsprechend den hierzu geltenden Leitlinien behandelt [33].

Gelegentlich werden bei der Hyposensibilisierung auch Typ-III-Reaktionen beobachtet mit Symptomen von Serumkrankheit beziehungsweise Vaskulitis [15]. Hier sollte auch an eine Manifestation einer latent vorliegenden Autoimmunerkrankung gedacht werden.

Vereinzelt können an der Injektionsstelle lang anhaltende Granulombildungen, inbesondere bei Aluminium-adsorbierten Extrakten, entstehen.

Zukünftige Entwicklung

Zukünftige Entwicklungen dieser sehr wirksamen und hoch spezifischen Behandlungsform beinhalten noch besser standardisierte Extrakte, die Verwendung rekombinanter Allergene, die Auswahl spezifischer, noch besserer Adjuvantien sowie neue Applikationswege über die bisher bekannten hinaus (zum Beispiel intranodale Injektion in Lymphknoten), die Entwicklung von hypoallergenen Mutanten bekannter Proteinallergene (Iso-Allergene) oder Peptiden [12, 14, 27, 36].

Eine echte kausale Methode der Primärprävention wäre die prophylaktische Gabe von häufigen Allergenen bei Hochrisikokindern im frühen Lebensalter im Sinne einer echten Allergieimpfung [17, 20].

Literatur

1. Akdis M, Verhagen J, Taylor A et al. (2004) Immune responses in healthy and allergic individuals are characterized by a fine balance between allergen-specific T regulatory 1 and T helper 2 cells. J Exp Med 199: 1567–1575
2. Becker W-M, Vogel L, Vieths S (2006) Standardization of allergen extracts for immunotherapy: where do we stand? Curr Opin Allergy Clin Immunol 6: 470–475
3. Bellinghausen I, Knop J, Saloga J (2001) The role of interleukin 10 in the regulation of allergic immune responses. Int Arch Allergy Immunol 126: 97–101
4. Bellinghausen I, Metz G, Enk AH, Christmann S, et al. (1997) Insect venom immunotherapy induces interleukin-10 production and a Th2-to-Th1 shift, and changes surface marker expression in venom-allergic subjects. Eur J Immunol 27: 1131–1139
5. Blainey AD, Phillips MJ, Ollier S, Davies RJ (1984) Hyposensitization with a tyrosine adsorbed extract of Dermatophagoides pteronyssinus in adults with perennial rhinitis. A controlled clinical trial. Allergy 39: 521–528
6. Bousquet J, Frank E, Soussana M et al. (1987) Double-blind, placebo-controlled immunotherapy with a high-molecular-weight, formalinized allergoid in grass pollen allergy. Int Arch Allergy Appl Immunol 82: 550–552
7. Bucur J, Dreborg S, Einarsson R. (1998) Immunotherapy with dog and cat allergen preparations in dog-sensitive and cat-sensitive asthmatices. Ann Allergy 62: 355–361
8. Darsow U, Behrendt H, Ring J (1997) Gramineae pollen as trigger factors of atopic eczema: evaluation of diagnostic measures using the atopy patch test. Br J Dermatol 137: 201–207
9. Darsow U, Forer L, Ring J (2005) Spezifische Hyposensibilisierung bei atopischem Ekzem. Allergologie 28: 53–61
10. Darsow U, Laifaoui J, Kerschenlohr K et al. (2004) The prevalence of positive reactions in the atopy patch test with aeroallergens and food allergens in subjects with atopic eczema: a European multicenter study. Allergy 59: 1318–1325
11. Enk AH (2005) Dendritic cells in tolerance induction. Immunol Lett 99: 8–11
12. Francis JN, Larché M (2005) Peptide-based vaccination: where do we stand? Curr Opin Allergy Clin Immunol 5: 537–543
13. Fuchs E, Schadewaldt H (1966) Die Einführung der Hyposensibilisierung in die Heufiebertherapie durch Leonhard Noon (1878–1911) und John Freeman (1877–1962) im Jahre 1911. Allergo J 5: 198–300
14. Gafvelin G, Thunberg S, Kronqvist M et al. (2005) Cytokine and antibody responses in birch-pollen-allergic patients treated with genetically modified derivatives of the major birch pollen allergen Bet v 1. Int Arch Allergy Immunol 138: 59–66
15. Gutermuth J, Haug S, Ollert M et al. (2006) Recurrent skin rash in a 61 year old housewife. 10.1594/eaacinet2006/CR/0-110706
16. Gutermuth J, O`Keeffe M, Alessandrini F et al. (2007) Rapid and lasting antigen specific immune response and non responsiveness to aerosol challenge induced by intranasal instillation of antigen loaded DC (in preparation)
17. Hiroi T, Takaiwa F (2006) Peptide immunotherapy for allergic diseases using a rice-based edible vaccine. Curr Opin Allergy Clin Immunol 6: 455–460
18. Kleine-Tebbe J, Bergmann KC, Friedrichs F et al. (2006) Leitlinie DGAKI: Die spezifische Immuntherapie (Hyposensibilisierung) bei IgE-vermittelten allergischen Erkrankungen Allergo J 15: 56–74

19. Krieg AM (2006) Therapeutic potential of Toll-like receptor 9 activation. Nat Rev Drug Discov 5: 471–484
20. Larché M, Akdis CA, Valenta R (2006) Immunological mechanisms of allergen-specific immunotherapy. Nat Rev Immunol 6: 761–771
21. Li MO, Sanjabi S, Flavell RA (2006) Transforming growth factor-beta controls development, homeostasis, and tolerance of T cells by regulatory T cell-dependent and -independent mechanisms. Immunity 25: 455–471
22. Lüderitz-Püchel U, Keller-Stanislawski B, Haustein D (2001) Neubewertung von Test- und Therapieallergenen. Eine Analyse der UAW-Meldungen von 1991–2000 Bundesgesundheitsbl Gesundheitsforsch Gesundheitsschutz 44: 709–718
23. Marogna M, Bruno M, Massolo A, Falagiani P (2006) Long-lasting effects of sublingual immunotherapy for house dust mites in allergic rhinitis with bronchial hyperreactivity: A long-term (13-year) retrospective study in real life. Int Arch Allergy Immunol 142: 70–78
24. May S, Haustein D (2001) Die individuelle Rezeptur in der spezifischen Immuntherapie. Notwendigkeit und Fehlerquellen. Bundesgesundheitsbl Gesundheitsforsch Gesundheitsschutz 44: 719–723
25. Möller C, Dreborg S, Ferdousi HA, Halken S, et al. (2002) Pollen immunotherapy reduces the development of asthma in children with seasonal rhinoconjunctivitis (the PAT-study). J Allergy Clin Immunol 109: 251–256
26. Negro JM, Wheeler AW, Hernandez J et al. (1999) Comparison of the efficacy and safety of two preseasonal regimens of glutaraldehyde modified, tyrosine-adsorbed parietaria pollen extract over a period of three years in monosensitive patients. Allergol Immunopathol (Madr) 27: 153–164
27. Niederberger V, Valenta R (2006) Molecular approaches for new vaccines against allergy. Expert Rev Vaccines 5: 103–110
28. Noon L (1911) Prophylactic inoculation of hay fever. Lancet 1: 572–573
29. Novak N (2006) Targeting dendritic cells in allergen immunotherapy. Immunol Allergy Clin North Am 26: 307–319, viii.
30. Passalacqua G, Canonica GW (2006) Sublingual immunotherapy: update 2006. Curr Opin Allergy Clin Immunol 6: 449–454
31. Pastorello EA, Pravettoni V, Incorvaia C et al. (1992) Clinical and immunological effects of immunotherapy with alum-absorbed grass allergoid in grass-pollen-induced hay fever. Allergy 47: 281–290
32. Puggioni F, Durham SR, Francis JN (2005) Monophosphoryl lipid A (MPL) promotes allergen-induced immune deviation in favour of Th1 responses. Allergy 60: 678–684
33. Ring J (2004) Angewandte Allergologie. 3. Auflage, Urban und Vogel, München
34. Romagnani S. (2006) Regulatory T cells: which role in the pathogenesis and treatment of allergic disorders? Allergy 61: 3–14
35. Werfel T, Breuer K, Rueff F et al. (2006) Usefulness of specific immunotherapy in patients with atopic dermatitis and allergic sensitization to house dust mites: a multi-centre, randomized, dose-response study. Allergy 61: 202–205
36. Wiedermann U (2005) Prophylaxis and therapy of allergy by mucosal tolerance induction with recombinant allergens or allergen constructs. Curr Drug Targets Inflamm Allergy 4: 577–583
37. Zenner HP, Baumgarten C, Rasp G et al. (1997) Short-term immunotherapy: a prospective, randomized, double-blind, placebo-controlled multicenter study of molecular standardized grass and rye allergens in patients with grass pollen-induced allergic rhinitis. J Allergy Clin Immunol 100: 23–29

Atopische Dermatitis: Eine oder mehrere Krankheiten?

Thomas Bieber

Die atopische Dermatitis gehört mittlerweile zu den sozio-ökonomisch wichtigsten Erkrankungen der Gegenwart und stellt nach wie vor ein wissenschaftliches Rätsel dar. Eine der grundsätzlichen Fragen, die die Forschung und die Klinik seit über 30 Jahre beschäftigt, besteht in der Klärung des *primum movens* in der chronischen Entzündungsreaktion bei der atopischen Dermatitis (AD). Hier stehen sich seit Jahren zwei offensichtlich widersprechende Theorien gegenüber: Die dermatologische Doktrine, bei der das ursächliche Problem dieser Erkrankungen in einem intrinschen Defekt der epidermalen Barriere besteht während im Gegensatz hierzu die immunologische Doktrine primär einen Defekt im Immunsystem postuliert. Interessanterweise findet die erste Theorie überwiegend Unterstützung bei unseren amerikanischen Kollegen, während in den meisten europäischen dermatologischen Schulen, die immunologische/allergologische Hypothese im Vordergrund steht.

Bereits in den siebziger Jahren, hatte Wüthrich im Zuge der Neuentwicklungen der IgE-basierten Diagnostik, die AD in zwei großen Formen eingeteilt [37]: die *extrinsische Form*, bei der erhöhtes Serum-IgE, positive Prick-Tests sowie positive RAST gefunden werden und eine *intrinsische Form*, bei der keinerlei Anzeichen für eine IgE-vermittelte Sensibilisierung vorliegen. Diese Beobachtungen wurden über 30 Jahre lang vor dem Hintergrund der oben genannten Theorien immer wieder kontrovers diskutiert.

Im Folgenden sollen nun anhand der neuesten Erkenntnisse in der Erforschung der Pathogenese der AD ein einheitliches Konzept zum Verständnis des natürlichen Verlaufes dieser Krankheit sowie dessen klinische Relevanz dargestellt werden.

Eine neue Definition der atopischen Dermatitis

Es gibt kaum eine Erkrankung, die im Laufe der letzten 100 Jahre so viele unterschiedliche Bezeichnungen bekam wie die AD. Sowohl unterschiedliche pathophysiologische Betrachtungsweisen als auch die mögliche Zuordnung dieses Krankheitsbildes zu anderen Entitäten haben dazu geführt, dass der atopischen Dermatitis eine derartige Vielfalt an Bezeichnungen und Definitionen verliehen wurde. Erst 1980 konnten mit den Kriterien von Hanifin und Rajka erstmals klinische Merkmale für die Definition dieser Erkrankungen vorgeschlagen werden [11]. Im Laufe der Zeit, wurden die AD-Kriterien durch weitere Arbeiten von anderen Autoren wie Diepgen oder Williams erheblich verbessert [8, 35]. Im Zuge der Globalisierung und der Notwendigkeit einheitlicher Kriterien, die weltweit für große genetische, epidemiologische und klinische Studien notwendig sind, hat die Word Allergy Organization (WAO) eine Konsensuskonferenz unter der Mitarbeit aller großen nationalen allergologischen Gesellschaften herausgegeben [14]. Diese neue Definition der Atopie und der atopischen Erkrankungen schließt ebenfalls eine neue Betrachtungsweise der AD, bei der nun der Nachweis einer IgE-vermittelten Sensibilisierung im Vordergrund steht und als *conditio sine qua none* für die Bezeichnungen atopisch voraussetzt. In der Praxis bedeutet dies, dass die chronisch rezidivierende Dermatitis, die zwar klinisch wie eine AD aussieht jedoch keinerlei Zeichen einer IgE-Sensibilisierung aufweist in Zukunft als nicht atopische Dermatitis oder nicht atopisches Ekzem bezeichnet wird. Diese neue Definition stellt also die immunologische Doktrine in der Pathophysiologie der AD *stricto sensu* in den Vordergrund und schließt *de facto* die intrinsische Form aus dem atopischen Formenkreis aus.

Epidemiologie

Neuere epidemiologische Studien haben eine deutliche Zunahme der Inzidenz der atopischen Dermatitis weltweit eindeutig belegt [5]. Während sich im Bereich der epidemiologischen Forschung beim Asthma ein

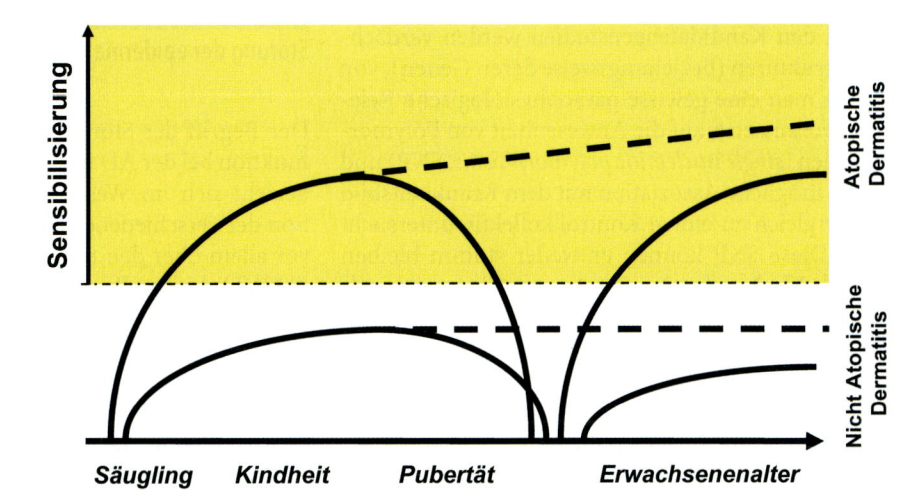

Abb. 1. Die wichtigsten Verlaufsformen mit Übergang der nicht atopischen Dermatitis in die atopische Dermatitis

starker Trend in Bezug auf die Bedeutung von Umwelt Signale aufzeichnet [2], wie zum Beispiel den positiven Effekt von Lipopolysacchariden bei Kindern, die in Bauernhöfen aufgewachsen sind, liegen eindeutige Daten für die AD noch nicht vor. Interessant ist jedoch vor allem die Fragestellung der Verlaufsformen der AD von Geburt bis zum Erwachsenenalter. Hier werden zahlreiche unterschiedliche Varianten beschrieben [13, 36, 38], von denen die wichtigsten in Abbildung 1 zusammengefasst werden. Dabei ist zu erkennen, dass ein Übergang von einer nicht atopischen Dermatitis in eine AD kein seltenes Ereignis zu sein scheint. Noch wichtiger erscheint mittlerweile der Beweis aus einer größeren Studie, die belegen konnte, dass in über der Hälfte der Kinder mit dem klinischen Phänotyp einer AD im zweiten Lebensjahr noch keinerlei Sensibilisierung vorliegt [13]. Erst später tritt die Sensibilisierung ein und deutet daraufhin, dass dieser Übergang von der nicht atopischen Dermatitis in die AD, möglicherweise von großer klinischer und pathophysiologischer Relevanz ist und somit ganz erheblich zu unserem Verständnis des natürlichen Verlaufes dieser Krankheit beitragen kann. Interessant scheint in diesem Zusammenhang auch die Beobachtung, dass die Patienten mit einer AD im Erwachsenenalter und sehr hohem IgE häufiger einen frühen Beginn der Erkrankungen erfahren haben, in der Regel vor dem zweiten Lebensjahr (*early onset*), während die nicht atopische Form beim Erwachsenen häufiger mit einem späteren Beginn (*late onset*) einhergeht.

Genetik der atopischen Dermatitis

Die Genetik der genetisch-komplexen Erkrankungen, wie die Psoriasis oder die AD hat enorme methodische Fortschritte gemacht. Prinzipiell, kann die Jagd nach den verantwortlichen Genen einer Erkrankung über zwei Wege geführt werden [15].

Der Kopplungsansatz (*Linkage analysis*), bei dem Familien mit mindestens zwei betroffenen Individuen sowie deren Eltern rekrutiert (**a**ffected **s**ib **p**airs, ASP), klinisch phänotypisiert und deren DNS genomweit mit komplexen Verfahren untersucht werden. Diese sehr aufwendige und kostenspielige Methode dient zum Aufdecken von chromosomalen Regionen, die mit einer genetisch komplexen Krankheit assoziiert sein können, geben jedoch nicht direkt Aufschluss auf das oder die verantwortlichen Gene. Dieser Ansatz, der der Methodik bei monogenen Erkrankungen abgeleitet wird, setzt eine genaue Definition der Erkrankung (Phänotyp) voraus, ohne dass man jedoch besondere Kenntnisse über die Pathophysiologie benötigt. Die vier bisher publizierten genomweite Kopplungsanalysen, haben zwei unerwartete Aspekte zu Tage gelegt: zum einen scheinen Genregionen, die für die AD kodieren (Chr. 1q21 und 3q21) nicht mit denen des allergischen Asthma überein zu stimmen [17]. In Anbetracht des angenommenen gemeinsamen genetischen Hintergrunds für die atopische Diathese ist dies ein sehr überraschender Befund. Zum anderen jedoch, haben diese Untersuchung gezeigt, dass bei der AD ähnliche Regionen wie die der Psoriasisgene gefunden wurden [4, 6, 9]. Die in der Regel sowohl klinisch als auch pathophysiologisch fehlenden Gemeinsamkeiten dieser beiden Erkrankungen geben nur wenig Raum für Interpretationen dieser Befunde. Aufgrund der geringen Zahl an Patienten mit nicht atopischer Dermatitis und den noch unklaren Zusammenhang zwischen dieser Form und mögliche Vererbungsmechanismen konnte der Kopplungsansatz hierfür noch nicht eingesetzt werden.

Bei den Kandidatengenstudien werden verdächtige Strukturen (beziehungsweise deren Genen), von denen man eine gewisse pathophysiologische Relevanz voraussetzt, auf die Anwesenheit von Polymorphismen (*single nucleotide polymorphisms*, SNP) und deren mögliche Assoziation mit dem Krankheitsbild im Vergleich zu einem Kontrollkollektiv untersucht [10]. Diese SNP können entweder stumm bleiben und als Marker für eine übertragene Genregion gelten (Haplotyp) oder zu funktionellen Konsequenzen für die Expression eines Genproduktes führen. Das humane Genom beinhaltet etwa 11 Millionen solcher SNP, die nur zum Teil von funktioneller Relevanz sind, die meisten bleiben ohne bisher bekannte Auswirkung. Eine Vielzahl von potentiellen Kandidatgenen wurde in den letzten Jahren über diesen Weg identifiziert. Es handelt sich hier im Wesentlichen um immunologisch relevante Strukturen, wie zum Beispiel das Zytokin Interleukin-4 und dessen Rezeptor [12] oder Chemokine wie RANTES [19]. Zwei unabhängige *loss of function* Mutationen (R510X und 2282del4) im Filaggrin-Gen konnten unlängst für Patienten mit AD in Kombination mit Asthma identifiziert werden und somit erstmals eine wichtige genetische Grundlage für das Verständnis der bekannten gestörten epidermalen Barrierefunktion und der teilweise Überlappung der AD mit der Ichthyosis vulgaris liefern [22, 27]. Darüber hinaus bieten sich die Assoziationsanalysen ebenfalls für die Untersuchung möglicher Kandidatgene bei Patienten mit der nicht atopischen Dermatitis. Dabei stellte sich heraus, dass es auf genetischer Ebene Unterschiede zwischen der nicht atopischen Dermatitis und der AD gibt, wie zum Beispiel bei SNPs in den Genen von Interleukin-4 und dessen Rezeptor [21].

Zusammenfassend geben die neuesten Untersuchungen einen klaren Hinweis auf einen genetischen Hintergrund sowohl für einen oder mehrere mögliche intrinsische Defekte in der Epidermis als auch für immunologisch relevante Strukturen, die für die hohe Neigung zur Sensibilisierung und IgE-Produktion eine Rolle spielen. Ob dies auch für die Darmschleimhaut eine Rolle bleibt noch unklar. Interessant ist jedoch auch die Beobachtung, dass bei anderen Erkrankungen wie etwa das Netherton Syndrom oder die ektodermale Dysplasie, bei denen eine Störung der epidermalen Barriere nachgewiesen wurde, eine ausgeprägte Neigung zur IgE-vermittelten Sensibilisierung vorliegt. Die gestörte epidermale Barriere scheint also allgemein eine begünstigende Rolle bei den Sensibilisierungsmechanismen zu spielen.

Störung der epidermalen Barrierefunktion

Der Begriff der Störung der epidermalen Barrierefunktion bei der AD ist seit vielen Jahren geprägt und bezieht sich im Wesentlichen auf die Schutzfunktion der verschiedenen Schichten der Epidermis, die vor allem über den transepidermalen Wasserverlust (TEWL) dargestellt oder gemessen wird [34]. In der Epidermis besteht das Stratum corneum aus proteinreichen Zellen, eingebettet in einer interzellulären Matrix mit nicht polaren Lipiden, die in Schichten organisiert sind. Darüber hinaus spielt die Zusammensetzung der Lipide, insbesondere des Cholesterols, der freien Fettsäuren und der Ceramide eine entscheidende Rolle im sensiblen Gleichgewicht der physikalischen und chemischen Barrierefunktion [16, 25]. Auch die ständige Differenzierung der Keratinozyten stellt ein wichtiges Element in dem Aufbau der Barrierefunktion dar. Dabei scheint die Zusammensetzung der Keratine und ihre Anordnung in den Zellen insbesondere über das Filaggrin reguliert zu werden. Neuere genetische Untersuchungen haben gezeigt, dass Mutationen oder Varianten des Filaggringens offensichtlich nicht nur mit besonderen Formen der Ichthyosis assoziiert sind, sondern ebenfalls mit Störungen der epidermalen Barrierefunktion, die man bei Patienten mit einer atopischen Diathese oder einer AD finden kann, hervorruft [22, 33]. Da die Keratinozyten neben ihrer physikalischen und biochemischen Barrierefunktion ebenfalls in der Lage sind, größere Mengen zahlreicher Zytokine zu produzieren überrascht es nicht, dass Störungen der physikalischen und biochemischen Barrierefunktion, seien sie durch exogene Noxen wie durch Detergenzien bedingt, oder intrinsisch, das heißt genetisch verursacht, zum Einschalten einer Reihe von Zytokinen führen können. Dabei spielen insbesondere Interleukin-1, TNF-α und Interleukin-6 eine wichtige Rolle, nicht nur als potente Mitogene für die Keratinozyten und die Lipidsynthese, sondern auch sehr wahrscheinlich in der Initiierung von nicht allergischen entzündlichen lokalen Reaktionen. Da diese proinflammatorischen Zytokine ebenfalls bei zahlreichen Immunmechanismen eine entscheidende Rolle spielen, lässt sich der entzündungsfördernde Charakter einer künstlich erzeugten Irritation oder eines genetisch bedingten Defektes der Barrierefunktion neuerdings zumindest ansatzweise erklären. Das Einschalten derartiger Zytokine und deren Produktion über Keratinozyten deutet bereits auf eine enge Verflechtung mit dem kutanen Immunsystem hin [24].

Immunologie

Obwohl die nicht atopische Dermatitis und die AD sich klinisch nicht unterscheiden lassen, können sie auf immunologischer Ebene unterschieden werden [1, 20, 23]. Neben dem Nachweis einer IgE-vermittelten Sensibilisierung (einschließlich Prick und RAST) können weitere biologische Marker zur Unterscheidung der beiden Formen herangezogen werden, die auch wichtige Hinweise auf mögliche unterschiedliche immunologische Mechanismen bei beiden Formen geben. Die Expression des hochaffinen IgE Rezeptors (FcεRI) auf epidermalen dendritischen Zellen wie Langerhans Zellen gilt als wichtigstes Merkmal der AD. Auch zirkulierende Monozyten als Vorläuferzellen der dendritischen Zellen weisen in beiden Formen phänotypische und funktionelle Unterschiede auf. Die gestörte Barrierefunktion der Epidermis ist jedoch ein gemeinsames Merkmal beider Formen. Diese Störung, die durch die bereits erwähnten Gen-Varianten des Filaggrins erklärt wird, kann sowohl für die Xerosis als auch für die erhöhte Permeabilität der Epidermis und somit Gefahr der Sensibilisierung gegenüber Umweltallergene über die Haut verantwortlich sein. Ein besonders wichtiger Befund in diesem Zusammenhang liegt in der Beobachtung, dass Pollen besondere Phytoprostane (sogenannte PALMs) produzieren, die wiederum die Immunantwort verstärkt in Richtung Th2 steuern können [29, 30]. Darüber hinaus wird vermutet, dass eine ausgeprägte Entzündungsreaktion in der Haut, ähnlich wie für die Nasenschleimhaut nachgewiesen wurde [7], einen signifikanten Einfluss auf die Aktivität im Knochenmark haben könnte. Somit würde sich die kutane Entzündung, wie zum Beispiel beim Säuglingsekzem, auf systemische immunologische Ereignisse wie die Sensibilisierung auswirken können. Schließlich gibt es zunehmend Hinweise, dass bei Patienten mit einer AD, im Gegensatz zu der nicht atopischen Form, im Verlauf der Erkrankung spezifisches IgE gegen Körpereigene Strukturen bilden (Autoallergene) [31, 32]. Die meisten Proteine, zum Beispiel Hom s 1-4, die bislang identifiziert wurden und gegen die das Immunsystem IgE bildet, sind normale intrazelluläre Bestandteile der Keratinozyten. Der wahrscheinlichste Mechanismus, der dieser Autosensibilisierung zugrunde liegt, besteht zunächst in einer Sensibilisierung gegenüber Allergenen von Bakterien oder Pilzen wie *M. sympodialis* (hier die Mangan-Superoxid-Dismutase, MnSOD) und anschließend eine Umlenkung dieser IgE-Antwort gegen die homologe und körpereigene MnSOD [26]. Man spricht von einer *molecular mimmicry*. Die Zellschädigung und Freisetzung dieser Strukturen, die für die Sensibilisierungsphase beziehungsweise später für die Effektorphase notwendig sind, erfolgen sehr wahrscheinlich beim Kratzen. Überraschend war der Befund, dass diese Vorgänge bereits sehr früh in der Kindheit und bei einem hohen Anteil der Kinder stattfinden [18]. Die Hinweise verdichten sich also, dass Patienten mit AD eine Autoimmunität bilden, die für die Chronizität der Läsionen verantwortlich sein könnte. Dies würde auch erklären, warum Erwachsene mit AD kaum noch auf Präventionsmaßnahmen wie Allergenmeidung, zum Beispiel encasing, mit einer klinischen Besserung antworten.

Eine neue Betrachtungsweise des natürlichen Verlaufes der AD und ihre Bedeutung für die Praxis

Vor dem Hintergrund dieser neueren Entwicklungen in der Epidemiologie, Genetik und Immunologie der AD bietet sich eine völlig neue Betrachtungsweise des natürlichen Verlaufes dieser Krankheit an, die in drei Phasen ablaufen würde (Abb. 2). Die nicht atopische Dermatitis im frühen Kindesalter wäre häufig nur eine Übergangsform zur AD.

Die Krankheit würde auf der genetischen Grundlage einer intrinsischen epidermalen Störung (organbezogene Gene) in der frühen Kindheit als nicht atopische Form beginnen. Ob in dieser ersten Phase weitere noch unbekannte und nicht IgE-vermittelte allergische Reaktionen, zum Beispiel auf Nahrungsmittel, eine Rolle spielen bleibt noch zu klären. Bei mangelnder Kontrolle des Krankheitsbildes, zum Beispiel durch nicht ausreichender anti-entzündlicher Therapie, könnte die persistierende Entzündungsreaktion vor dem Hintergrund einer genetisch bedingten Grundlage (immunologisch relevanten Gene) systemisch mit einer Sensibilisierung einhergehen. Somit würde der Übergang der nicht atopischen Dermatitis in die AD stattfinden. Im weiteren Verlauf, und hervorgerufen durch die Kratz-bedingten Zellschädigung der Keratinozyten sowie das *molecular mimmicry*, erweitert sich die IgE-Sensibilisierung auf epidermale Strukturproteine. In diesen beiden Phasen nehmen die FcεRI-exprimierenden epidermalen dendritischen Zellen eine wichtige Rolle ein, da sie für die IgE-vermittelte Aufnahme und anschließenden Präsentation der Umwelt- und der Autoallergene an T Zellen zuständig sind. Welche Rolle nun diese Mechanismen bei dem atopischen Marsch, das heißt den Übergang von der AD in atopischen Erkrankungen der Atemwege (Rhinitis oder/und Asthma) spielen, ist noch unklar.

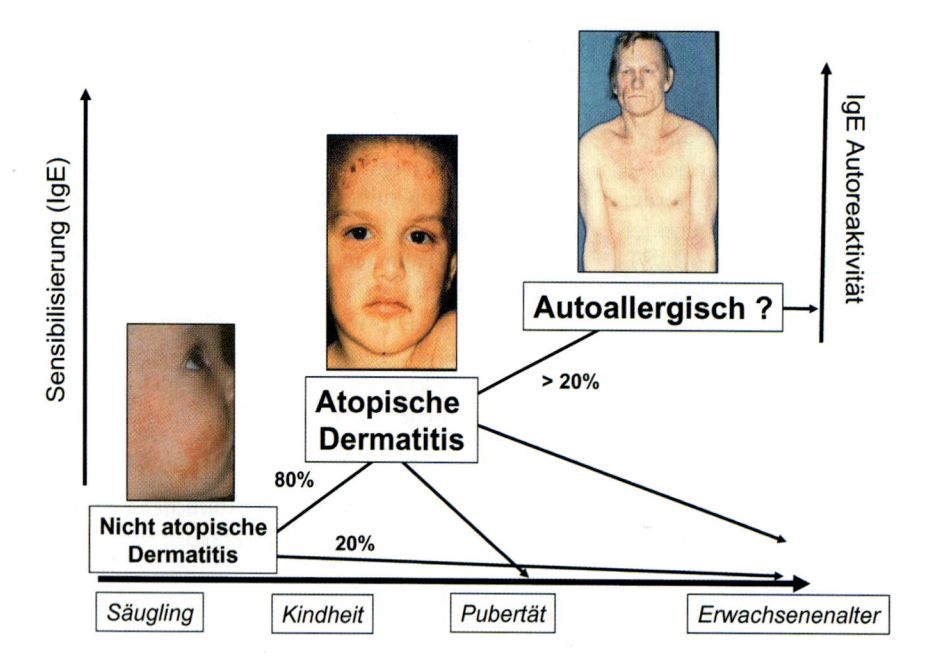

Abb. 2. Ein potenzielles Szenario des natürlichen Verlaufes: Die drei Phasen der atopischen Dermatitis

Falls sich dieses Konzept weiter bestätigen lässt, würde es weit reichende klinische und wissenschaftliche Konsequenzen mit sich tragen. Eine Identifizierung der für die Sensibilisierung verantwortlichen Gene würde die Möglichkeit einer frühen Prognose über die potentielle Entstehung einer Sensibilisierung in der frühen (nicht atopischen) Phase der Erkrankung ermöglichen. Auch die Notwendigkeit von Präventionsmaßnahmen könnte besser überprüft werden. Darüber hinaus bekommt die Sinnhaftigkeit einer geeigneten Hautpflege einen wichtigen wissenschaftlichen Beleg und könnte die Diskussion um eine Erstattung von Pflegepräparaten für die AD in ein neues Licht bringen. In jedem Fall scheint eine effiziente Kontrolle der kutanen Entzündung durch eine konsequente und langzeitige anti-entzündliche Therapie von besonderer Bedeutung zu sein. Dies könnte zum Beispiel durch den intermittierenden Einsatz (1 bis 2×/Woche) von topischen Steroiden oder Calcineurininhibitoren erfolgen. Diese Strategie hat bereits bewiesen [3], dass sie zumindest die Häufigkeit der Rezidive vermindert und mittelfristig zu einer besseren Kontrolle des Krankheitsbildes führen kann. Es bleibt noch zu beweisen, dass sie auch im Falle eines sehr frühen Einsatzes, eine spätere Sensibilisierung gegenüber Umwelt- oder Autoallergene verhindern kann. Schließlich, könnte diese konsequente Vorgehensweise auch den weiteren Verlauf einer atopischen Karriere verhindern. Eine erste klinische Studie, die bereits in den USA mit dem Calcineurininhibitor Pimecrolimus läuft, soll nun den möglichen Einfluss einer derartigen frühen Intervention bei der AD auch auf den atopischen Marsch prüfen.

Literatur

1. Akdis CA, Akdis M (2003) Immunological differences between intrinsic and extrinsic types of atopic dermatitis. Clin Exp Allergy 33: 1618–1621
2. Alfven T, Braun-Fahrlander C, Brunekreef B et al. (2006) Allergic diseases and atopic sensitization in children related to farming and anthroposophic lifestyle – the PARSIFAL study. Allergy 61: 414–421
3. Berth-Jones J, Damstra RJ, Golsch S et al. (2003) Twice weekly fluticasone propionate added to emollient maintenance treatment to reduce risk of relapse in atopic dermatitis: randomised, double blind, parallel group study. Brit Med J 326: 1367
4. Bowcock AM, Cookson WO (2004) The genetics of psoriasis, psoriatic arthritis and atopic dermatitis. Hum Mol Genet 13 Spec No 1: R43–55
5. ISAAC Committee (1998) Worldwide variation in prevalence of symptoms of asthma, allergic rhinoconjunctivitis, and atopic eczema: ISAAC. The International Study of Asthma and Allergies in Childhood (ISAAC) Steering Committee. Lancet 351: 1225–1232
6. Cookson WO, Ubhi B, Lawrence R et al. (2001) Genetic linkage of childhood atopic dermatitis to psoriasis susceptibility loci. Nat Genet 27: 372–373
7. Denburg JA, van Eeden SF (2006) Bone marrow progenitors in inflammation and repair: new vistas in respiratory biology and pathophysiology. Eur Respir J 27: 441–445
8. Diepgen TL, Fartasch M, Hornstein OP (1989) Evaluation and relevance of atopic basic and minor features in patients with atopic dermatitis and in the general population. Acta Dermato Venereol Suppl (Stockh) 144: 50–54

9. Giardina E, Sinibaldi C, Chini L et al. (2006) Co-localization of susceptibility loci for psoriasis (PSORS4) and atopic dermatitis (ATOD2) on human chromosome 1q21. Hum Hered 61: 229–236
10. Hakonarson H, Halapi E (2002) Genetic analyses in asthma: current concepts and future directions. Am J Pharmacogenomics 2: 155–166
11. Hanifin JM, Rajka G (1980) Diagnostic features in atopic dermatitis. Acta Dermato Venereol (Stockh) Suppl 92: 44–47
12. Hershey GK, Friedrich MF, Esswein LA et al. (1997) The association of atopy with a gain-of-function mutation in the alpha subunit of the interleukin-4 receptor. N Engl J Med 337: 1720–1725
13. Illi S, von Mutius E, Lau S, Nickel R, Gruber C, Niggemann B, Wahn U (2004) The natural course of atopic dermatitis from birth to age 7 years and the association with asthma. J Allergy Clin Immunol 113: 925–931
14. Johansson SG, Bieber T, Dahl R et al. (2004) Revised nomenclature for allergy for global use: Report of the Nomenclature Review Committee of the World Allergy Organization, October 2003. J Allergy Clin Immunol 113: 832–836
15. Kluken H, Wienker T, Bieber T (2003) Atopic eczema/dermatitis syndrome – a genetically complex disease. New advances in discovering the genetic contribution. Allergy 58: 5–12
16. Madison KC (2003) Barrier function of the skin: „la raison d'etre" of the epidermis. J Invest Dermatol 121: 231–241
17. Morar N, Willis-Owen SA, Moffatt MF, Cookson WO (2006) The genetics of atopic dermatitis. J Allergy Clin Immunol 118: 24–34; quiz 35–36
18. Mothes N, Niggemann B, Jenneck C et al. (2005) The cradle of IgE autoreactivity in atopic eczema lies in early infancy. J Allergy Clin Immunol 116: 706–709
19. Nickel RG, Casolaro V, Wahn U et al. (2000) Atopic dermatitis is associated with a functional mutation in the promoter of the C-C chemokine RANTES. J Immunol 164: 1612–1616
20. Novak N, Bieber T (2003) Allergic and nonallergic forms of atopic diseases. J Allergy Clin Immunol 112: 252–262
21. Novak N, Kruse S, Kraft S et al. (2002) Dichotomic nature of atopic dermatitis reflected by combined analysis of monocyte immunophenotyping and single nucleotide polymorphisms of the interleukin-4/interleukin-13 receptor gene: the dichotomy of extrinsic and intrinsic atopic dermatitis. J Invest Dermatol 119: 870–875
22. Palmer CN, Irvine AD, Terron-Kwiatkowski A et al. (2006) Common loss-of-function variants of the epidermal barrier protein filaggrin are a major predisposing factor for atopic dermatitis. Nat Genet 38: 441–446
23. Park JH, Choi YL, Namkung JH et al. (2006) Characteristics of extrinsic vs. intrinsic atopic dermatitis in infancy: correlations with laboratory variables. Br J Dermatol 155: 778–783
24. Pastore S, Mascia F, Girolomoni G (2006) The contribution of keratinocytes to the pathogenesis of atopic dermatitis. Eur J Dermatol 16: 125–131
25. Proksch E, Folster-Holst R, Jensen JM (2006) Skin barrier function, epidermal proliferation and differentiation in eczema. J Dermatol Sci 43: 159–169
26. Schmid-Grendelmeier P, Fluckiger S, Disch R et al. (2005) IgE-mediated and T cell-mediated autoimmunity against manganese superoxide dismutase in atopic dermatitis. J Allergy Clin Immunol 115: 1068–1075
27. Stemmler S, Parwez Q, Petrasch-Parwez E et al. (2006) Two Common Loss-of-Function Mutations within the Filaggrin Gene Predispose for Early Onset of Atopic Dermatitis. J Invest Dermatol 127: 722–724
28. Taieb A, Till SJ (2005) Atopic dermatitis: definition, epidemiology, natural history, severity and scores. Ann Dermatol Venereol 132: 35–43
29. Traidl-Hoffmann C, Kasche A, Menzel A, Jakob T, Thiel M, Ring J, Behrendt H (2003) Impact of pollen on human health: more than allergen carriers? Int Arch Allergy Immunol 131: 1–13
30. Traidl-Hoffmann C, Mariani V, Hochrein H et al. (2005) Pollen-associated phytoprostanes inhibit dendritic cell interleukin-12 production and augment T helper type 2 cell polarization. J Exp Med 201: 627–636
31. Valenta R, Maurer D, Steiner R et al. (1996) Immunoglobulin E response to human proteins in atopic patients. J Invest Dermatol 107: 203–208
32. Valenta R, Seiberler S, Natter S et al. (2000) Autoallergy: a pathogenetic factor in atopic dermatitis? J Allergy Clin Immunol 105: 432–437
33. Weidinger S, Illig T, Baurecht H et al. (2006) Loss-of-function variations within the filaggrin gene predispose for atopic dermatitis with allergic sensitizations. J Allergy Clin Immunol 118: 214–219
34. Werner Y, Lindberg M (1985) Transepidermal water loss in dry and clinically normal skin in patients with atopic dermatitis. Acta Derm Venereol 65: 102–105
35. Williams HC, Burney PG, Pembroke AC, Hay RJ (1996) Validation of the U.K. diagnostic criteria for atopic dermatitis in a population setting. U.K. Diagnostic Criteria for Atopic Dermatitis Working Party. Br J Dermatol 135: 12–17
36. Wolkerstorfer A, Wahn U, Kjellman NI et al. (2002) Natural course of sensitization to cow's milk and hen's egg in childhood atopic dermatitis: ETAC study group. Clin Exp Allergy 32: 70–73
37. Wüthrich B (1978) Serum IgE in atopic dermatitis: relationship to severity of cutaneous involvement and course of disease as well as coexistence of atopic respiratory diseases. Clin Allergy 8: 241–248
38. Wüthrich B, Schmid-Grendelmeier P (2003) The atopic eczema/dermatitis syndrome. Epidemiology, natural course, and immunology of the IgE-associated („extrinsic") and the nonallergic („intrinsic") AEDS. J Investig Allergol Clin Immunol 13: 1–5

Lebensbedrohende Anaphylaxie

Bernhard Przybilla und Franziska Ruëff

Der Begriff Anaphylaxie wurde 1902 von P. Portier und Charles R. Richet geprägt. In einem Tierexperiment, in dem durch Injektion von Seeanemonengift eine Immunisierung gegen die Giftwirkung erzielt werden sollte, kam es überraschend nach der dritten Gabe zum akuten Tod des Tieres. Der Mechanismus – Sensibilisierung durch frühere Expositionen, Auslösung einer systemischen Soforttypreaktion durch Reexposition – erscheint aus heutiger Sicht klar.

Anaphylaxie kann definiert werden als eine rasch einsetzende Unverträglichkeitsreaktion mit den Symptomen der Soforttypallergie, die über den Ort des Kontaktes mit dem Auslöser hinausgeht, also systemisch verläuft und bis zum kardiovaskulären und/oder respiratorischen Versagen fortschreiten kann. Der zentrale initiale Mechanismus der Anaphylaxieauslösung ist die Aktivierung von Mastzellen und basophilen Granulozyten. Im Rahmen dieses Beitrags wird auf die Pathophysiologie der Anaphylaxie nicht weiter eingegangen.

Epidemiologie

Anaphylaxie ist nicht selten. Bis zu 5% der Bevölkerung sind von Bienen- oder Wespenallergie betroffen [19], allergische, meist anaphylaktische Reaktionen auf Nahrungsmittel treten bei etwa 2–5% auf [8, 35]. Die häufigsten zu Anaphylaxie führenden Arzneistoffe sind Antibiotika und nicht steroidale Antirheumatika, beispielsweise wurde die Häufigkeit von Reaktionen auf Azetylsalzylsäure mit bis zu 0,9% angegeben [13]. Die genaue Inzidenz anaphylaktischer Reaktionen in der Allgemeinbevölkerung ist jedoch unbekannt, da sie sehr häufig nicht erkannt werden. So wurde Anaphylaxie in einer Notfallambulanz in 76,5% [9], in Nebenwirkungsmeldesystemen in 50,8% [26] oder sogar 96,3% [32] nicht erfasst. Auf der Grundlage der verfügbaren Daten wurde die Anaphylaxiehäufigkeit in der US-Bevölkerung mit 1,21–15,04% angegeben [20].

Klinisches Bild und Diagnose

Es ist nicht erstaunlich, dass Anaphylaxie oft übersehen wird. Denn die Symptome (Tabelle 1) sind variabel, keines ist obligat (selbst Hauterscheinungen können bei etwa 10% fehlen) und alle können andere Ursachen haben. Es gibt weit mehr als 30 Differenzialdiagnosen [15; Auswahl in Tabelle 2]. Diese Erkrankungen sind dadurch gekennzeichnet, dass ihre Symptome rasch einsetzen und/oder Anaphylaxie-ähnlich sind und sie zu meist eindrucksvollen, oft lebensbedrohlichen oder als lebensbedrohlich empfundenen Zuständen führen. Der Zusammenhang zwischen der Exposition gegenüber einem Auslöser und dem Auftreten der Symptome ist der wichtigste anamnestische Hinweis, der an eine Anaphylaxie denken lässt.

Tabelle 1. Häufigkeit von Symptomen bei Anaphylaxie (Angaben in Prozent)

Symptome	Häufigkeit in Prozent
Urtikaria, Angioödem	85–90
Flush	45–55
Pruritus ohne Exanthem	2–5
Dyspnoe, Giemen	45–50
Schwellung der oberen Atemwege	50–60
Rhinitis	15–20
Schwindel, Synkope, niedriger Blutdruck	30–35
Nausea, Erbrechen, Diarrhoe, Bauchkrämpfe	25–30
Kopfschmerzen	5–8
Substernale Schmerzen	4–6
Krampfanfall	1–2
*Bewusstlosigkeit	21,7

1865 Fälle aus 14 Publikationen [14]
*865 eigene Patienten mit Insektengiftanaphylaxie

Tabelle 2. Differenzialdiagnosen der Anaphylaxie (Auswahl) [1]

Kardiovaskuläre Erkrankungen

Vasovagale Synkope

Schock ohne Zusammenhang mit Anaphylaxie
(zum Beispiel hämorrhagisch, kardiogen)

Herzrhythmusstörungen

Hypertensive Krise

Lungenembolie

Neuropsychiatrische Erkrankungen

Hyperventilationstetanie

Panikattacke

Globus hystericus

Hoigné-Syndrom

Epilepsie

Apoplex

Koma ohne Zusammenhang mit Anaphylaxie
(zum Beispiel metabolisch, traumatisch)

Atemwegserkrankungen

Stimmbanddysfunktionssyndrom (vocal cord dysfunction)

Tracheale/bronchiale Obstruktion
(zum Beispiel Fremdkörper, Tumor)

Asthma ohne Zusammenhang mit Anaphylaxie

Intoxikationen

Scombroidfischvergiftung

Pharmaka (zum Beispiel Lokalanästhetika)

Alkoholische Getränke bei Zufuhr von Stoffen
mit Disulfiramwirkung (zum Beispiel Griseofulvin,
Sulfonylharnstoffe, bestimmte Speisepilze)

Pathologische Mediatorproduktion

Karzinoidsyndrom

Phäochromozytom

Urtikariaerkrankungen

**Hereditäres/erworbenes angioneurotisches Ödem
bei C1-Esterase-Inhibitor-Mangel**

Wird der Patient in der akuten Phase der Anaphylaxie medizinisch versorgt, so können Messwerte von Organfunktionen (vor allem Blutdruck, Herzfrequenz) die Diagnose stützen. Die Dokumentation der Symptome erlaubt es, den Schweregrad der Reaktion zu bewerten [27]. Zweckmäßig ist die Bestimmung der Serumtryptasekonzentration, die bei Anaphylaxie häufig über den individuellen Basiswert ansteigt. In der klinischen Situation praktikabel sind Blutentnahmen etwa zwei Stunden nach Reaktionsbeginn zur Erfassung eines Anstiegs der Tryptasekonzentration sowie nach etwa einem Tag, wenn der Basiswert im Allgemeinen wieder erreicht ist. Im Gegensatz zur Bestimmung von Histamin ist die Probenaufbereitung einfach, das Material kann bis zu einer Woche bei Kühlschranktemperatur gelagert werden.

Meist bilden sich die Symptome einer Anaphylaxie innerhalb weniger Stunden zurück. Protrahierte, therapeutisch schlecht beherrschbare Verläufe sind jedoch möglich. Weiter kann es nach Abklingen der Symptome zum Rezidiv kommen (biphasische Anaphylaxie), das meist nach einigen Stunden einsetzt; bei Kindern wurde ein solcher Verlauf in 6% beobachtet [11]. In 0,5–1,3% der Fälle endet Anaphylaxie tödlich [16]. Todesursachen sind vor allem bronchiale Obstruktion oder kardiovaskulärer Kollaps, weiter auch disseminierte intravaskuläre Gerinnung sowie Adrenalinüberdosierung [25]. Bei Überlebenden einer Anaphylaxie sind dauerhafte Folgen selten. Persistierende Organschäden sind vor allem Myokardinfarkt oder hypoxischer Hirnschaden sowie arterielle oder venöse Thrombosen [17]. Anaphylaxie während einer Schwangerschaft kann zum Tod [7] oder bleibender zentralnervöser Schädigung [6] des Ungeborenen führen.

Als Risikofaktoren für das Auftreten einer Anaphylaxie oder für sehr schwere Reaktionen gelten frühere (schwere) Anaphylaxie, höheres Patientenalter, Asthma, kardiovaskuläre Erkrankungen, die Anwendung bestimmter Medikamente (insbesondere β-Blocker, ACE-Hemmer, Azetylsalizylsäure oder andere nicht steroidale Antirheumatika), Alkoholgenuss und körperliche Anstrengung. Die Relevanz dieser Faktoren beim individuellen Patienten ist jedoch nicht immer klar. Eindeutig aber sind eine konstitutionell erhöhte basale Serumtryptasekonzentration und/oder Mastozytose Risikofaktoren für besonders schwere Anaphylaxie auf Insektengift [28] – und wahrscheinlich auch auf andere Auslöser. Bei der Behandlung von Insektengift-allergischen Patienten muss diese Assoziation berücksichtigt werden [23], über sie wird in Kapitel Urticaria pimentosa: Die übersehene Systemerkrankung dieses Bandes (Beitrag Rueff) ausführlicher berichtet.

Notfalltherapie

Zum Vorgehen bei der Akuttherapie der Anaphylaxie sei hier auf die ausführlich publizierten Ergebnisse einer interdisziplinären Konsensuskonferenz verwiesen [30]. Derzeit wird dieses Papier überarbeitet, eine aktuelle Leitlinie zur Therapie der Anaphylaxie wird demnächst publiziert werden. Auf Einzelheiten der Akuttherapie soll hier nicht eingegangen werden: Es sei nur darauf hingewiesen, dass nach neueren Untersuchungen jegliches aktives oder passives Aufrichten des liegenden Patienten mit Anaphylaxie zum Tode führen kann. Dauerhaft liegende Lagerung mit angehobenen Beinen (auch bei Transportmaßnahmen) ist erforderlich [25].

Bei der klinischen Tätigkeit des Allergologen können Hauttests oder Hyposensibilisierung Anaphylaxie auslösen. Solche Maßnahmen dürfen daher nur erfolgen, wenn eine Notfallausrüstung vorhanden ist [10] sowie Arzt und Mitarbeiter mit der Akuttherapie der Anaphylaxie vertraut sind. Da auch bei anderer Patientenversorgung Anaphylaxie auftreten kann, sind Notfallausrüstung und Notfallschulung für Klinik und Praxis allgemein zu empfehlen.

Langfristige Therapie

Wer eine Anaphylaxie erlitten hat, ist auch in Zukunft davon bedroht. Daher müssen nach einem solchen Ereignis möglichst rasch eine profunde allergologische Diagnostik erfolgen und eine adäquate Therapie begonnen werden [34]. Zur allergologischen Diagnostik sind dabei häufig Provokationstests angezeigt. Auf sie darf nur in begründeten Fällen verzichtet werden, so vor allem bei Kontraindikationen auf Seiten des Patienten (zum Beispiel schwere kardiovaskuläre Erkrankung) oder Fehlen einer geeigneten Testmethode (zum Beispiel keine Insektenstichprovokation bei nicht hyposensibilisierten Patienten). Bei Reaktionen auf manche Pharmaka ist es zweckmäßig, die Verträglichkeit geeigneter Ausweichstoffe durch Provokationstests zu belegen. Deutschsprachige Leitlinien (www.dgaki.de) wurden unter anderem für die Versorgung von Patienten mit Reaktion auf Nahrungsmittel [12], Arzneistoffe [22], Insektengift [24] und Naturlatex [29] publiziert.

Die grundlegende Maßnahme der langfristigen Therapie ist die Meidung des Anaphylaxieauslösers. Eine Ausnahme hiervon sind Reaktionen auf Hyposensibilisierung, bei denen nach temporärer Dosisreduktion die Behandlung meist fortgeführt werden kann. Allergenkarenz ist aber oft nicht ausreichend möglich, da manche Auslöser versteckt vorkommen (zum Beispiel Nüsse, Sulfit, Sellerie in Nahrungsmitteln) oder Kontakte auch bei größter Vorsicht nicht zu vermeiden sind (zum Beispiel Bienen- oder Wespenstiche). Aus diesem Grunde erhält der Patient Notfallmedikamente zur Selbstbehandlung verordnet: Ein schnell wirkendes oral anzuwendendes H1-blockierendes Antihistaminikum, ein Glukokortikoid zur oralen Einnahme (bei Kindern gegebenenfalls Suppositorium) sowie ein Adrenalinpräparat zur Inhalation beziehungsweise bei Risiko sehr schwerer Anaphylaxie – sofern Kontraindikationen der Adrenalinanwendung ausgeschlossen sind – zur Selbstinjektion. Eine Patientenschulung betreffend Meidung des Auslösers, Verhalten im Notfall und Anwendung der Notfallmedikation ist nötig. Bestimmte Arzneistoffe gelten als Risikofaktoren für besonders schwere Anaphylaxie. Werden sie vom Patienten angewandt, so ist – soweit möglich – die Therapie auf andere Präparate umzustellen. Jedoch können beispielsweise β-Blocker nicht immer ersetzt werden. Eine gerechtfertigte Fortführung der β-Blockertherapie unter entsprechenden Vorsichtsmaßnahmen stellt offensichtlich kein wesentliches Risiko dar [18].

Patienten mit systemischen Soforttypreaktionen auf Bienen- oder Wespengift werden durch Hyposensibilisierung (spezifische Immuntherapie) kausal behandelt. Ein vollständiger Schutz vor weiteren systemischen Reaktionen wird fast immer erreicht, manchmal allerdings erst nach Erhöhung der Erhaltungsdosis auf mehr als die üblichen 100 µg [30]. Um während der Hyposensibilisierung ein Therapieversagen und die Notwendigkeit einer Dosiserhöhung zu erkennen, ist der Stichprovokationstest mit einem lebenden Insekt erforderlich. Besteht bei Patienten mit Insektengiftanaphylaxie eine Mastozytose oder ein erhöhter basaler Serumtryptasespiegel, so ist ein besonderes Vorgehen erforderlich, das in einer Leitlinie dargelegt wurde [23].

Durch Toleranzinduktion – mit sehr kleinen Mengen beginnende, schrittweise Dosissteigerung – gelingt es oft, Verträglichkeit gegenüber einem Anaphylaxieauslöser für die Dauer fortgesetzter Zufuhr zu erreichen. Wird die Gabe unterbrochen, so ist mit einem raschen Wiederauftreten der Überempfindlichkeit zu rechnen. Toleranzinduktion ist vor allem bei Notwendigkeit der Behandlung mit einem nicht vertragenen Arzneistoff zu empfehlen. In ausgewählten Fällen, vor allem bei schweren Reaktionen auf einen versteckt und verbreitet vorkommenden Auslöser kann Toleranzinduktion auch mit Nahrungsmitteln versucht werden.

In Risikosituationen, in denen für den Patienten Kontakt mit einem potentiellen Anaphlaxieauslöser zu befürchten ist (beispielsweise Kontrastmittelgabe, Allgemeinnarkose), ist Pharmakoprophylaxe mit Antiallergika zu empfehlen. Bewährt hat sich die intravenöse Gabe einer Kombination von H1- und H2-blockierenden Antihistaminika unmittelbar vor dem Eingriff. Gegebenenfalls kann zusätzlich 13, 7 und 1

Stunde vorher Glukokortikoid (zum Beispiel je 50 mg Prednisolon) gegeben werden. Eine sichere Verhinderung anaphylaktischer Reaktionen ist durch solche Maßnahmen allerdings nicht möglich.

Die Wirklichkeit

Obwohl die Vorgehensweisen zur langfristigen Therapie der Anaphylaxie gut bekannt sind und für die häufigeren Krankheitsbilder Leitlinien publiziert wurden, befindet sich die tatsächliche Versorgung der Patienten mit diesem lebensbedrohenden Krankheitsbild auf einem beklagenswerten Niveau. Meist endet die Therapie mit der notfallmedizinischen Versorgung. In einer 1995 publizierten Studie wurde aus Deutschland berichtet, dass nach der Notfallbehandlung nur 22% der Patienten weitere allergologische Versorgung empfohlen wurde und nur 7% ein Notfallset verordnet bekamen [2]. In 10 Jahre später aus den USA publizierten Untersuchungen war die Situation nicht besser, Patienten mit akuter Nahrungsmittelanaphylaxie wurde die Vorstellung beim Allergologen in 12%, solchen mit Insektenstichanaphylaxie in 20% empfohlen; die Verordnungshäufigkeit eines Notfallsets betrug 16% beziehungsweise 27% [4,5]. Anhand der Verkaufszahlen für Hyposensibilisierungszubereitungen kann errechnet werden, dass bei optimistischer Schätzung höchstens 10% der Patienten mit Insektengiftanaphylaxie in Deutschland korrekt behandelt werden.

Folgerung

Die Unterversorgung der Patienten mit lebensbedrohender Anaphylaxie ist erschreckend. Durch korrekte allergologische Diagnostik und Therapie wäre nicht nur das Risiko des Auftretens erneuter Reaktionen zu reduzieren, sondern auch die Lebensqualität der in vielen Fällen erheblich belasteten Patienten entscheidend zu verbessern [21]. In den USA war beim 62. Kongress der American Academy of Allergy, Asthma and Immunology im März 2006 eine Kampagne zur Verbesserung der Versorgung von Patienten mit Anaphylaxie ein zentrales Thema [3]. Insbesondere die Notwendigkeit einer langfristigen Therapie dieser Patienten wurde herausgearbeitet [31]. Gründe für die unzureichende Versorgung der Patienten mit Anaphylaxie ist vor allem, dass die Gefährlichkeit dieser Reaktion häufig unterschätzt wird sowie Möglichkeiten und Nutzen der langfristigen Therapie meist unbekannt sind. Dies ist Folge des bei vielen Ärzten anzutreffenden Mangels an allergologischen Kenntnissen. Laienöffentlichkeit und Ärzteschaft müssen über das Krankheitsbild der Anaphylaxie und seine Therapie besser informiert werden.

Literatur

1. Bauer C, Ruëff F, Przybilla B (2004) Notfälle in der Allergologie. Hautarzt 55: 525–532
2. Bresser H, Sandner C, Rakoski J (1995) Insektenstichnotfälle in München 1992. Allergo J 4: 373–376
3. Brockow K (2006) Kampf der Anaphylaxie! Allergo J 15: 188
4. Clark S, Bock SA, Gaeta TJ et al. (2004) Multicenter study of emergency department visits for food allergies. J Allergy Clin Immunol 113: 347–352
5. Clark S, Long AA, Gaeta TJ, Camargo CA (2005) Multicenter study of emergency department visits for insect sting allergies. J Allergy Clin Immunol 116: 643–649
6. Erasmus C, Blackwood W, Wilson J (1982) Infantile multicystic encephalomalacia after maternal bee sting anaphylaxis during pregnancy. Arch Dis Child 57: 785–787
7. Jensen-Jarolim E, Reider N, Fritsch R, Breiteneder H (1998) Fatal outcome of anaphylaxis to camomile-containing enema during labor: a case study. J Allergy Clin Immunol 102: 1041–1042
8. Kanny G, Moneret-Vautrin DA, Flabbee J et al. (2001) Population study of food allergy in France. J Allergy Clin Immunol 108: 133–140
9. Klein JS, Yocum MW (1995) Underreporting of anaphylaxis in a community emergency room. J Allergy Clin Immunol 95: 637–638
10. Kleine-Tebbe J, Fuchs T, Klimek L et al. (2000) Die spezifische Immuntherapie (Hyposensibilisierung) mit Allergenen. Positionspapier der Deutschen Gesellschaft für Allergologie und klinische Immunologie. Allergo J 9: 317–324
11. Lee JM, Greenes DS (2000) Biphasic anaphylactic reactions in pediatrics. Pediatrics 106: 762–766
12. Lepp US, Ehlers I, Erdmann S, Fuchs T, Henzgen M, Kleine-Tebbe J, Niggemann B, Saloga J, Vielufl, Vieths S, Zuberbier T, Werfel T (2002) Therapiemöglichkeiten bei der IgE-vermittelten Nahrungsmittel-Allergie. Positionspapier der Arbeitsgruppe Nahrungsmittel-Allergie der Deutschen Gesellschaft für Allergologie und klinische Immunologie (DGAI) und des Ärzteverbandes Deutscher Allergologen (ÄDA). Allergo J 11: 156–162
13. Liebermann P (1998) Anaphylaxis and anaphylactoid reactions. In: Middleton E, Ellis EF, Yunginger JW, Reed CE, Adkinson NF, Busse WW (eds). Allergy. Principles and Practice, 5th edition. Mosby, St. Louis, p 1079–1092
14. Liebermann P, Kemp SF, Oppenheimer J et al. (2005) The diagnosis and management of anaphylaxis: An updated practice parameter. J Allergy Clin Immunol 115: S483–S523
15. Ludolph-Hauser D, Ruëff F, Przybilla B (2004) Diagnose und Differentialdiagnose der Anaphylaxie. In: Schultze-Werninghaus G, Fuchs T, Bachert C, Wahn U (Hrsg). Manuale allergologicum. Dustri, München, S 661–675
16. Moneret-Vautrin DA, Morisset M, Flabbee J et al. (2005) Epidemiology of life-threatening and lethal anaphylaxis: a review. Allergy 60: 443–451
17. Müller UR (2001) Spätkomplikationen bei Anaphylaxie. In: Ring J, Darsow U (Hrsg) Allergie 2000: Probleme, Strategien und praktische Konsequenzen. Dustri, München-Deisenhofen, S 249–252

18. Müller UR, Haeberli G (2005) Use of β-blockers during immunotherapy for Hymenoptera venom allergy. J Allergy Clin Immunol 115: 606–610
19. Müller U, Mosbech H (1993) Position paper: Immunotherapy with Hymenoptera venom venoms. Allergy 48 (Suppl 14): 37–46
20. Neugut AI, Ghatak AT, Miller RL (2001) Anaphylaxis in the United States: an investigation into its epidemiology. Arch Intern Med 161: 15–21
21. Oude Elberink JN, Dubois AE (2003) Quality of life in insect venom allergic patients. Curr Opin Allergy Clin Immuno 3: 287–293
22. Przybilla B, Fuchs T, Ippen H et al. (1991) Empfehlungen für die Aufklärung von Überempfindlichkeitsreaktionen auf Arzneimittel. Allergologie 14: 58–60
23. Przybilla B, Müller U, Jarisch R, Ruëff F (2004) Erhöhte basale Serumtryptasekonzentration oder Mastozytose als Risikofaktor der Hympenopterengiftallergie. Leitlinie der Deutschen Gesellschaft für Allergologie und klinische Immunologie (DGAI). Allergo J 13: 440–442
24. Przybilla B, Ruëff F, Fuchs T et al. (2004) Insektengiftallergie. Leitlinie der Deutschen Gesellschaft für Allergologie und klinische Immunologie (DGAI). Allergo J 13: 186–190
25. Pumphrey RS (2003) Fatal posture in anaphylactic shock. J Allergy Clin Immunol 112: 451–452
26. Pumphrey RSH, Davis S (1999) Under-reporting of antibiotic anaphylaxis may put patients at risk. Lancet 353: 1157–1158
27. Ring J, Messmer K (1977) Incidence and severity of anaphylactic reactions to colloid volume substitutes. Lancet I: 466–469
28. Ruëff F, Ludolph-Hauser D, Przybilla B (2003) Erhöhte basale Serumtryptase als Risikofaktor der Insektengiftallergie. Allergo J 12: 532–538
29. Ruëff F, Przybilla B (1999) Soforttypallergie gegen Naturlatex. Gemeinsame Leitlinie von DGAI und ÄDA. Allergo J 8: 181–182
30. Ruëff F, Wenderoth A, Przybilla B (2001) Patients still reacting to a sting challenge while receiving conventional Hymenoptera venom immunotherapy are protected by increased venom doses. J Allergy Clin Immunol 108: 1027–1032
31. Simons FER (2006) Anaphylaxis, killer allergy: Long-term management in the community. J Allergy Clin Immunol 117: 367–377
32. Stricker BH, de Groot RR, Wilson JH (1991) Glafenine-associated anaphylaxis as a cause of hospital admission in The Netherlands. Eur J Clin Pharmacol 40: 367–371
33. Tryba M, Ahnefeld FW, Barth J et al. (1994) Akuttherapie anaphylaktoider Reaktionen. Allerg J 3: 211–224
34. Walker S, Sheikh A (2003) Managing anaphylaxis: effective emergency and long-term care are necessary. Clin Exp Allergy 33:1015–1018
35. Young E, Stoneham MD, Petruckevitch A, Barton J, Rona R (1994) A population study of food intolerance. Lancet 343: 1127–1130

Kann man Allergien verhüten?

Torsten Schäfer

Es ist gut belegt, dass in den letzten Jahrzehnten in den westlichen Industrienationen die wichtigsten atopischen Erkrankungen (atopisches Ekzem, Heuschnupfen, Asthma) signifikant zugenommen haben. Seit der Jahrtausendwende scheint eine gewisse Plateaubildung eingesetzt zu haben, diese aber auf einem sehr hohen Niveau.

Da die kausalen Therapiemöglichkeiten nach wie vor relativ eingeschränkt sind, kommt der Primär- und Sekundärprävention besondere Bedeutung zu, wenn man dem ansteigenden Trend beziehungsweise dieser hohen Prävalenz wirkungsvoll begegnen will.

Bislang lagen in Deutschland als allgemein anerkannte Empfehlungen die Frankfurter Thesen zur Prävention von Allergien bei Kindern und Jugendlichen aus dem Jahre 1995 und in revidierter Fassung aus dem Jahre 2002 vor. Diese stellen ein Expertenkonsens dar, wobei allerdings unklar blieb, wie die Studien, das heißt die Evidenzgrundlagen für die einzelnen Empfehlungen aussahen und ob es für die verschiedenen Empfehlungen in gleichem Maße eindeutige und gute Belege gab.

Im Rahmen des vom Bundesministerium für Gesundheit geförderten Aktionsbündnisses Allergieprävention wurde eine Evidenz-basierte und konsentierte S3-Leitlinie zur Allergieprävention entwickelt. Dafür wurde auf verschiedene Weise zunächst systematisch die zur Verfügung stehende Literatur gesichtet und bewertet. Die Evidenzbasis der Empfehlungen bestand letztendlich aus 323 Einzelstudien. Auf dieser Grundlage wurden Empfehlungen formuliert, die dann in einem standardisierten Verfahren mit Vertretern verschiedener Fachgesellschaften sowie Betroffenenverbänden konsentiert wurden. Die wesentlichen dort abgehandelten Themen werden im Folgenden kurz angesprochen.

Tabakrauchexposition

Die Evidenzgrundlage bezüglich der Tabakrauchexposition ist qualitativ und quantitativ sehr gut. Es liegen zahlreiche Studien und auch Metaanalysen, insbesondere zu Asthma, vor, die eine deutliche und signifikante Risikoerhöhung für Kinder zeigen, die Passivrauch ausgesetzt sind.

Dies gilt auch schon für die Zeit der Schwangerschaft. Im Rahmen der MIRIAM (**M**ulticentric **I**nternational Study on **R**isk Assessment of **I**ndoor and Outdoor **A**ir Pollution and Eczema **M**orbidity) -Studie konnte gezeigt werden, dass die Passivrauchexposition auch mit einem erhöhten Ekzemrisiko einhergeht. Als Biomarker für die Passivrauchexposition wurde das Abbauprodukt Kotinin im Urin der Kinder bestimmt. Kinder mit einem erhöhten Kotinin-Kreatinin-Verhältnis wiesen ein nahezu um das doppelte erhöhtes Ekzemrisiko auf (OR 1,97; 1,23-3,16).

Ernährung

Die meisten und weitgehend eindeutigen Studien gibt es zum Stillverhalten. Ausschließliches Stillen schützt offensichtlich vor Allergien, wobei die meisten Studien relativ kurze Nachbeobachtungszeiten aufwiesen, so dass eine gesicherte Empfehlung zum ausschließlichen Stillen für die Primär- und Sekundärprävention für vier Monate ausgesprochen werden konnte.

In einer weißrussischen Studie konnte gezeigt werden, dass auch bei Nichtrisikokindern ein intensiveres Stillverhalten die Ekzemprävalenz günstig beeinflussen kann. In die Studie wurden über 16.000 Kinder eingeschlossen und Geburtskliniken im Hinblick auf ein Interventionsprogramm zur Stillempfehlung randomisiert. Im Ergebnis war nach einem Jahr die Ekzemprävalenz in der Interventionsgruppe mit gut 3 % nur halb so groß wie in der Kontrollgruppe.

```
                    Ja                        Nein
                    ┌── Familiäre Vorbelastung ──┐
                    ▼                             ▼
                 Risikokind                  Kein Risikokind
                    ▼                             ▼
              Sekundärprävention            Primärprävention
```

– Ausschließliches Stillen von mindestens 4 Monaten

  Nicht möglich
  → Hypoallergene Säuglingsnahrung (wenn möglich extensiv hydrolysiert)

– Vermeidung potenter Nahrungsmittelallergene in mütterlicher Diät während der Stillzeit (Effekt auf atopisches Ekzem möglich) nur nach Abwägung der Gefahren der Mangelernährung vertretbar

– Keine Beikost vor Vollendung des 4. Lebensmonats

– Keine allgemeine Diät zur Allergieprävention

– Keine Anschaffung von felltragenden Tieren

– Vermeidung der Katzenhaltung

– Reduktion der Hausstaubmilbenallergenbelastung (zum Beispiel Encasing)

– Vermeidung eines schimmelpilzfördernden Klimas (Leitfaden Umweltbundesamt)

– Vermeidung der Aktiv- und Passivtabakrauchexposition (auch in der Schwangerschaft)

– Impfen nach STIKO-Empfehlungen

Primärprävention:

– Ausschließliches Stillen von mindestens 4 Monaten

– Keine Beikost vor Vollendung des 4. Lebensmonats

– Keine allgemeine Diät zur Allergieprävention

– Keine Einschränkungen bei der Haustierhaltung

– Vermeidung eines schimmelpilzfördernden Klimas (Leitfaden Umweltbundesamt)

– Vermeidung der Aktiv- und Passivtabakrauchexposition (auch in der Schwangerschaft)

– Impfen nach STIKO-Empfehlungen

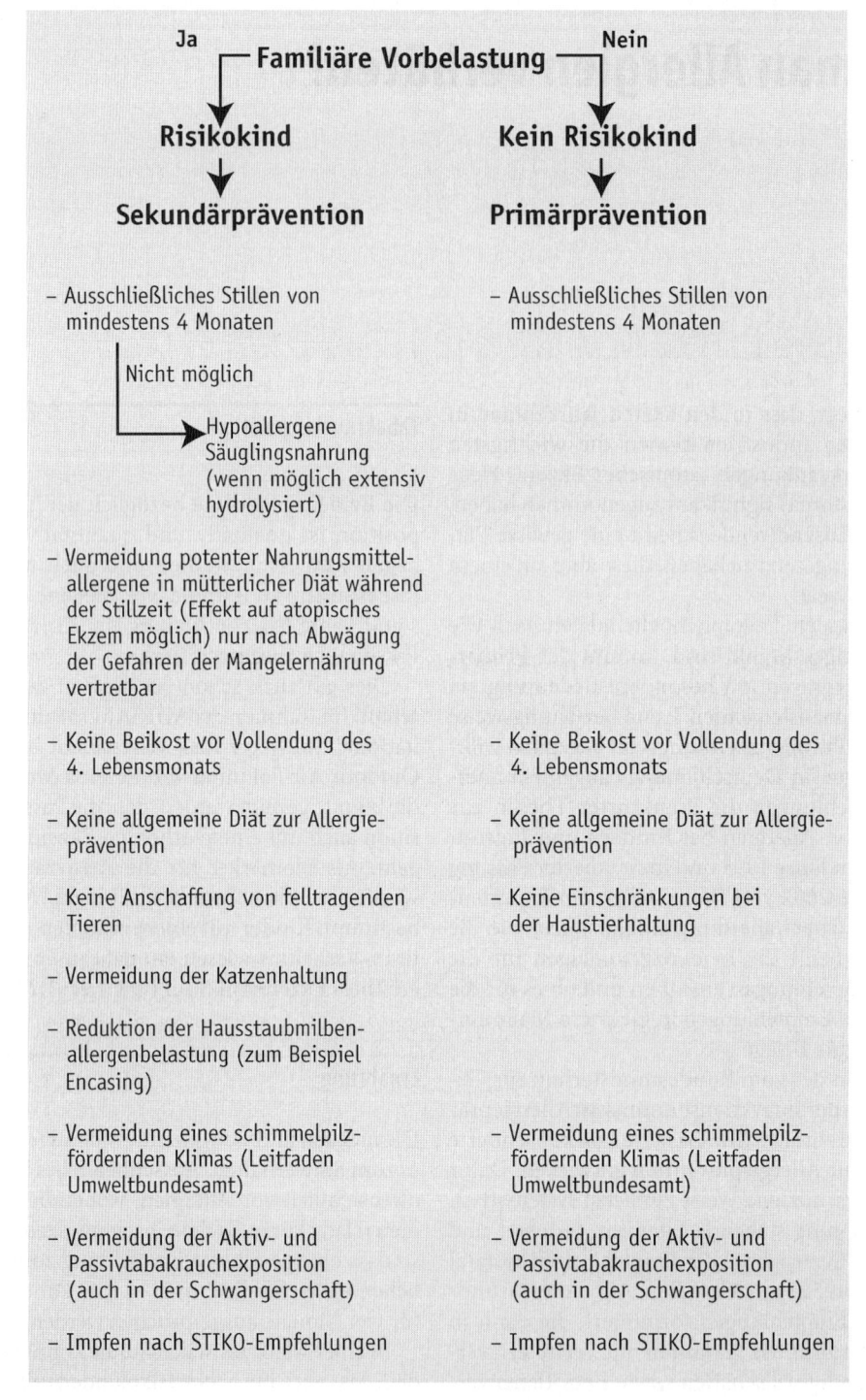

Abb. 1. Algorithmus zur Primär- und Sekundärprävention allergischer Erkrankungen
(Aus: Schäfer T, Borowski C, Diepgen TL, Hellermann M, I Piechotowski, I Reese, T Roos, S Schmidt, H Sitter, T Werfel, U Gieler und die Konsensusgruppe des Aktionsbündnisses Allergieprävention (2004) Evidenz-basierte und konsentierte Leitlinie „Allergieprävention". Allergo J 13:252-260)

Neuere Studien zeigen, dass bei genetischer Vorbelastung der Mutter Stillen nicht mit einem präventiven, möglicherweise sogar mit einem allergiefördernden Effekt verbunden ist.

Sollte Stillen nicht möglich sein, ist für Risikokinder eine hypoallergene Säuglingsnahrung zu empfehlen. Beikost sollte entsprechend erst ab dem 4. Lebensmonat und schrittweise eingeführt werden. Für präventive Effekte durch Einschränkungen der mütterlichen Ernährung in der Schwangerschaft gibt es keine gesicherten Belege. In Einzelfällen, und dies gilt insbesondere bei einem erhöhten Risiko für ein atopisches Ekzem, kann der Verzicht auf potente Nahrungsmittelallergene in der mütterlichen Diät während der Stillperiode sinnvoll sein. Dies sollte aber immer im Zusammenhang mit möglichen Folgen einer Mangel- und Fehlernährung diskutiert und nur nach entsprechender Beratung erwogen werden. Etwaige Diätempfehlungen zur Allergieprävention sind im Einzelfall und nach entsprechender allergologischer Anamnese und Diagnostik zu stellen. Allgemeine Diätempfehlungen zur Allergieprävention existieren nicht.

Daten der Deutschen GINI (**G**erman **I**nfant **N**utrition **I**ntervention Study) -Studie zeigen, dass für Kinder ohne genetische Vorbelastung für ein atopisches Ekzem alle Hydrolisatnahrungen in der Lage waren, die Ekzemprävalenz nach einem Jahr deutlich zu reduzieren, während bei Kindern mit entsprechender genetischer Vorbelastung nur das stark hydrolisierte Kasein-basierte Präparat einen solchen Effekt zeigte.

Haustierhaltung

Das Thema der Haustierhaltung wird kontrovers diskutiert. Zwei Eckpunkte sind klar formuliert:

- Personen mit einer manifesten Allergie auf ein Haustier müssen Allergenkarenz halten und entsprechend auf ihr Haustier verzichten.
- Auf der anderen Seite wird das Anschaffen von Haustieren aus Präventionsgründen nicht empfohlen.

Dazwischen sind die Empfehlungen etwas differenzierter geworden. Es wurde konsentiert, dass für Risikokinder die Anschaffung von Katzen oder Nagetieren, dies gilt insbesondere bei Vorbelastung bezüglich eines atopischen Ekzems, nicht zu empfehlen ist. Eine Zusammenschau von Studien zur Katzenhaltung zeigt, dass etwaige präventive Effekte häufig in der Gruppe der genetisch Vorbelasteten auftreten, während bei den nicht genetisch Vorbelasteten kein Effekt zu sehen war. Dies kann darauf hindeuten, dass methodische Probleme im Sinne der reverse causality eine Rolle spielen, was die Interpretation dieser Ergebnisse erschwert.

Die Haltung von Hunden scheint dagegen nicht mit einem erhöhten Allergierisiko verbunden zu sein. Eine Metaanalyse aus dem ECRHS (**E**uropean **C**ommunity **R**espiratory **H**ealth **S**urvey) konnte sogar einen präventiven Effekt auf die Heuschnupfenprävalenz durch Hundehaltung zeigen. Der Wirkmechanismus mag hier in dem durch die Hundehaltung verbundenen Endoxineintrag liegen. Entsprechend wird in der Leitlinie nicht von einer Hundehaltung abgeraten.

Immunstimulation

Unser westlicher Lebensstil ist nicht nur dadurch gekennzeichnet, dass wir zu viel gegenüber Stoffen exponiert sind, die im Verdacht stehen, Allergien zu fördern, sondern auch dadurch, dass uns Dinge fehlen, die eine frühkindliche Immunstimulation hervorrufen, die ihrerseits Toleranz induzieren kann. Letzteres wird durch Studien belegt, die sich mit einem Aufwachsen auf einem Bauernhof, der Endotoxinbelastung, Laktobazillen, Wurminfektionen, der Geschwisterzahl oder dem Hortbesuch beschäftigen.

Interessanterweise ist das Aufwachsen auf einem Bauernhof mit einem geringeren Risiko für respiratorische Allergien und allergische Sensibilisierung, nicht aber mit einem günstigen Effekt auf das atopische Ekzem verbunden. Neben der Endotoxinbelastung wird hier auch der Konsum nicht pasteurisierter Milch als präventiv wirksam diskutiert.

Die perinatale Gabe von probiotischen Laktobazillen hat nach der Studie von Kalliomäki et al. nach zwei und vier Jahren zu einer signifikanten Halbierung der Ekzemprävalenz geführt [2]. Weitere Studien müssen folgen, um diesen günstigen präventiven Effekt von Laktobazillen, die möglicherweise auch therapeutisch wirksam sind, abzusichern.

Eine Reihe von Studien konnte einen präventiven Effekt einer Wurminfektion auf die nachfolgende Entwicklung atopischer Erkrankungen einschließlich des atopischen Ekzems zeigen. Erste klinische Studien in Deutschland sollen den präventiven Effekt apathogener Würmer überprüfen.

Innenraumklima

Als neue Empfehlung wurde sowohl für die Primär- als auch Sekundärprävention die Vermeidung eines schimmelpilzfördernden Innenraumklimas aufgenommen, da zahlreiche Studien zeigen konnten, dass ein derartig ungünstiges Klima das Risiko für allergische Sensibilisierungen und nachfolgende Erkrankungen erhöht.

Bezüglich der Hausstaubmilbenallergenbelastung gibt es kaum Studien, die diese als Einzelmaßnahme der Primär- oder Sekundärprävention untersucht haben. Dennoch scheint es angezeigt, dass Risikokinder auch in einem Umfeld aufwachsen, in dem sie möglichst wenig gegenüber Hausstaubmilbenallergenen exponiert sind.

Impfen

Die Leitlinie zur Allergieprävention stellt ausdrücklich fest, dass alle Kinder, das heißt auch allergiegefährdete nach den STIKO-Empfehlungen geimpft werden sollen [1].

Für die Annahme, dass Impfungen zu Allergien führen würden, gibt es keine gesicherten Belege, eher schon für einen präventiven Effekt. Liegt eine Hühnereiweißallergie vor, kann auf allergenfreie Impfstoffe zurückgegriffen werden.

Die Leitlinie Allergieprävention ist auf der Internetseite der AWMF (www.leitlinien.net) einzusehen. Die Langfassung ist in Buchform erschienen und kann von Mitgliedern der DGAI, DDG und des ÄDA kostenfrei und solange der Vorrat reicht, bezogen werden. (Telefon 0451/79925 32, E-Mail: Kristina.Berger@sozmed.uni-luebeck.de).

Literatur

1. Borowski C, Schäfer T (2005) Evidenz-basierte und konsentierte Leitlinie Allergieprävention. Urban&Vogel, München
2. Kalliomäki M, Salminen S, Poussa T, Arvilommi H, Isolauri E (2003) Probiotics and prevention of atopic disease: 4-year follow-up of a randomised placebo-controlled trial. Lancet 361: 1869–1871

Systembeteiligung bei Urticaria pigmentosa

Franziska Ruëff und Bernhard Przybilla

Einleitung

Die kutane Mastozytose gilt als eine sehr seltene Erkrankung, geschätzt wird eine Inzidenz von bis zu 7 Neuerkrankungen auf 1 Million Personen in der Allgemeinbevölkerung pro Jahr [25]. Die Mehrzahl der Betroffenen sind Kinder, etwa ein Drittel sind Erwachsene [17]. Bei pädiatrischen dermatologischen Patienten wurde eine Häufigkeit von 0,5 Fällen auf 1000 Erstvorstellungen gesehen [12], bei erwachsenen dermatologischen Patienten wurde die Häufigkeit mit einem Fall auf bis zu 8000 Patienten angegeben [28].

Die bei der Mehrzahl der Patienten bestehende Hautbeteiligung kann klinisch äußerst variabel sein: Es finden sich zartbraune Maculae im Hautniveau (Abb. 1), die bei Reibung erektil sind und zu der Bezeichnung Urticaria pigmentosa geführt haben. Da-

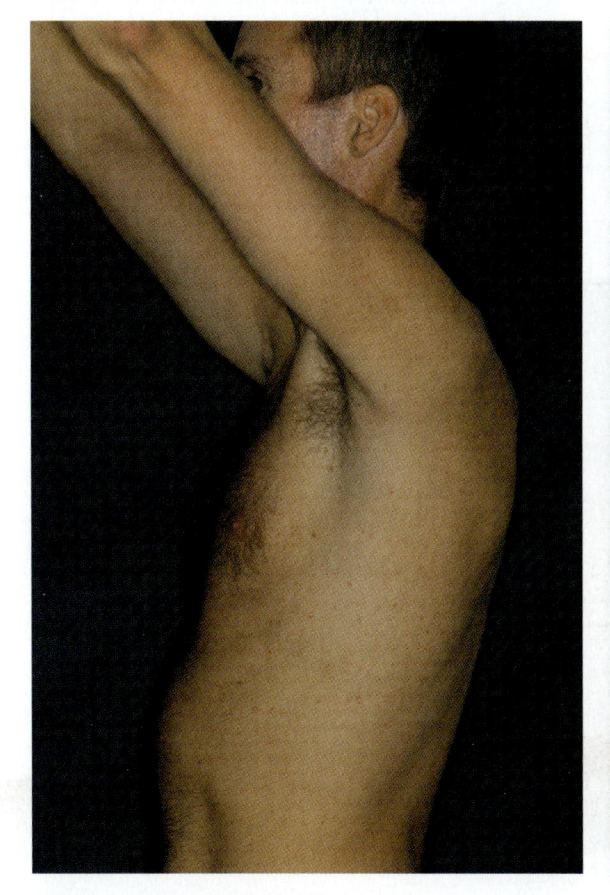

Abb. 1. Urticaria pigmentosa: Zartbraune, bis etwa 5 mm durchmessende Maculae

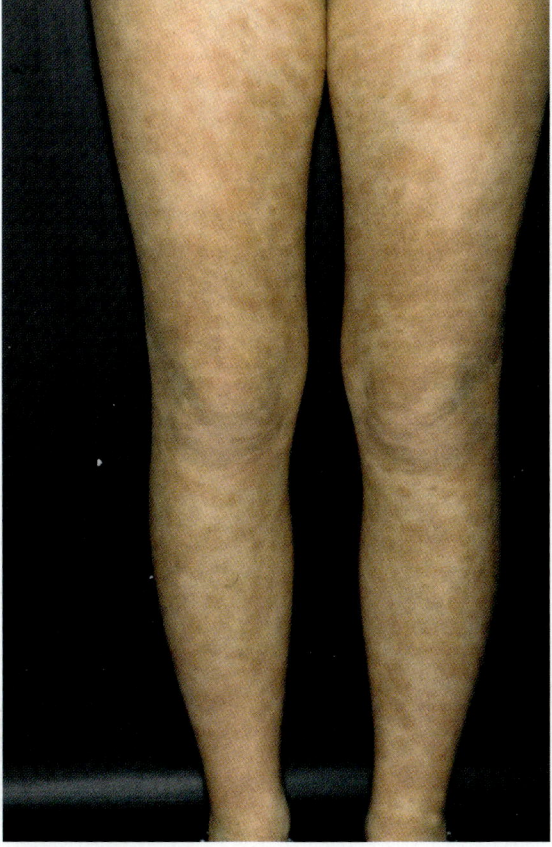

Abb. 2. Plaque-Typ der kutanen Mastozytose: Bräunliche Plaques

neben gibt es bräunliche Plaques (Abb. 2), eine erythematöse Form (Teleangiectasia macularis eruptiva perstans) (Abb. 3), flache Tumoren (Abb. 4) oder einer diffuse Infiltration der Haut. Im Erwachsenenalter findet sich am häufigsten die kleinfleckige Urticaria pigmentosa, bei Kindern am häufigsten der Plaque-Typ [4]. Es gibt allerdings auch sehr diskrete Formen der kutanen Mastozytose, die auch vom Geschulten nur schwer zu erkennen sind und als okkulte kutane Mastozytose bezeichnet werden [15].

Sofern die von einer Hauterkrankung betroffenen Patienten deswegen einen Arzt aufsuchen, ist davon auszugehen, dass früher oder später ein Dermatologe konsultiert wird. Der Dermatologe muss dann auch beachten, dass die kutane Mastozytose häufig keine ausschließliche Hauterkrankung ist, sondern dass es sich um eine Systemerkrankung handelt und häufig eine Organbeteiligung besteht.

Definition

Der Begriff Mastozytose fasst eine heterogene Gruppe von Erkrankungen zusammen. Mastozytosen sind charakterisiert durch eine Vermehrung von zum Teil morphologisch veränderten Mastzellen in einem oder mehreren Organsystemen. Die Mastzellvermehrung findet sich am häufigsten in der Haut (kutane Mastozytose), bei systemischer Mastozytose sind zusätzlich

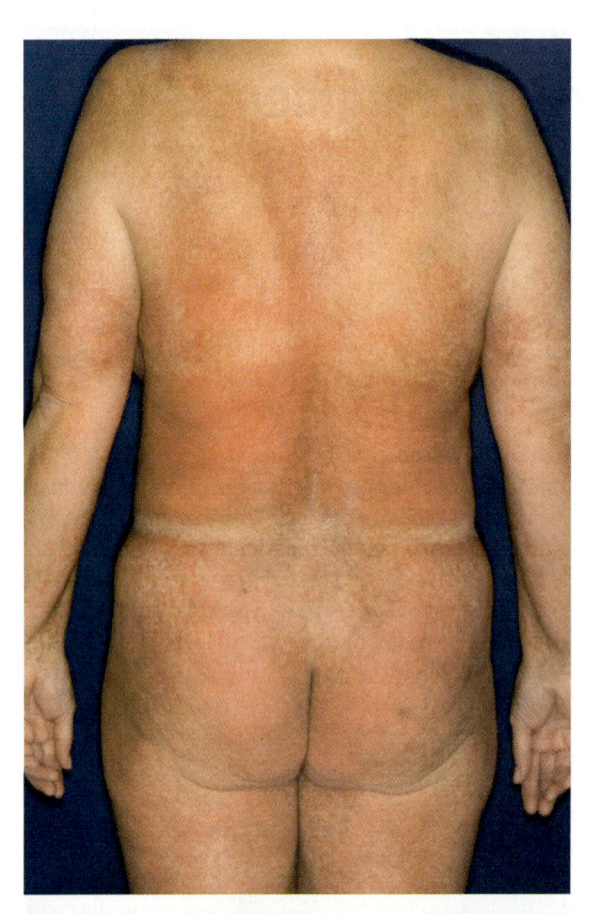

Abb. 3. Teleangiectasia macularis eruptiva perstans

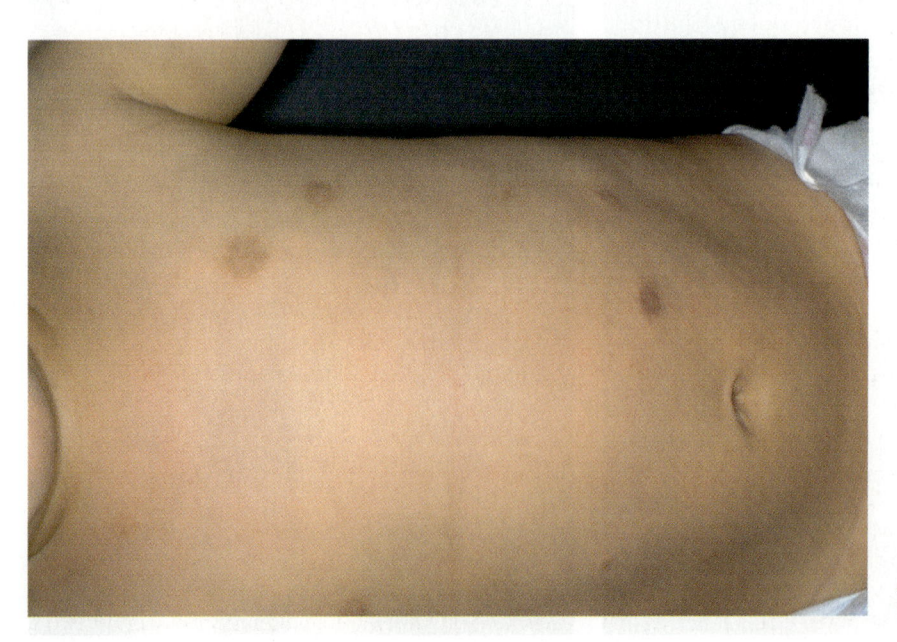

Abb. 4. Mastozytome: Flache Tumoren

oder ausschließlich innere Organe betroffen, am häufigsten Knochenmark, lymphatische Organe (Lymphknoten, Milz), Intestinaltrakt, Leber oder Lunge [10].

Pathogenese

Mastzellen entstehen im Knochenmark aus pluripotenten CD34-positiven Stammzellen unter Einfluss des Stammzellfaktors (SCF), der über einen Tyrosinkinase-Rezeptor (KIT-Rezeptor) die Zellen zu Wachstum und Differenzierung stimuliert. Mastzellen differenzieren organspezifisch aus, sie unterscheiden sich durch ihren Gehalt an Mediatoren, insbesondere Tryptase und Chymase. Weiter reagieren beispielsweise Mastzellen der Haut und der Lunge unterschiedlich auf pharmakologische Stimuli [9].

Für die Mastozytose im Erwachsenenalter ist eine Mutation von *c-kit,* dem Gen für KIT, ätiopathogenetisch von großer Bedeutung. Die Mutation des Rezeptors führt zu seiner Aktivierung unabhängig von der Anwesenheit eines Liganden. Folge sind Vermehrung und verlängerte Überlebenszeit der Mastzellen. Bislang sind mehr als 10 verschiedene Mutationen nachgewiesen. Die häufigste Mutation betrifft Kodon 816 mit Austausch von Asparaginsäure durch Valin (D816V). Eine weitere Besonderheit der Mastzellen bei Mastozytose ist die Expression von Oberflächenantigenen (CD2, CD25), die auf gesunden Mastzellen nicht zu finden sind [19, 30].

Die *c-kit*-Mutation ist notwendig, aber vermutlich alleine nicht hinreichend für die Entstehung einer Mastozytose [31]. Denn eine *c-kit*-Mutation ist auch bei anderen hämatologischen Erkrankungen nachweisbar, die ohne Mastozytose einhergehen. Auch bei gesunden Kontrollen ohne Hinweis auf eine hämatologische Erkrankung wurden *c-kit*-Mutationen nachgewiesen [13]. Worin das Zweitsignal besteht, das zusätzlich zur *c-kit*-Mutation für die Mastozytoseentwicklung nötig ist, ist bislang unklar. Auch ist unbekannt, warum bei einem Teil der Patienten mit systemischer Mastozytose diese weitgehend symptomlos (indolent) bleibt, bei anderen aber zu schwerwiegenden klinischen Krankheitserscheinungen (aggressiv) führt.

Bei Kindern ist häufig ausschließlich die Haut von der Mastozytose betroffen, die Krankheitserscheinungen bilden sich bei einem Teil der Kinder um die Pubertät herum völlig oder zumindest teilweise zurück. Man hat früher vermutet, dass es sich dabei um reaktive Mastzellvermehrungen handeln könnte. Aber es liegen nunmehr Daten vor, nach denen es sich auch bei der kindlichen Form um eine klonale Erkrankung handeln kann [11].

Tabelle 1. WHO-Klassifikation der Mastozytosen (nach 31).

Kutane Mastozytose
- Urticaria pigmentosa (makulopapulöse kutane Mastozytose)
- Diffuse kutane Mastozytose
- Mastozytom der Haut

Indolente systemische Mastozytose

Varianten
- *Smoldering* Mastozytose
- Isolierter Befall des Knochenmarks

Systemische Mastozytose assoziiert mit einer klonalen, nicht Mastzell-bezogenen hämatologischen Erkrankung

Aggressive systemische Mastozytose

| Variante | mit Eosinophilie |

Mastzellleukämie

| Variante | leukämische Mastzellleukämie |

Mastzellsarkom

Extrakutanes Mastozytom

Klassifikation der Erkrankung

Eine WHO-Klassifikation der Mastozytosen wurde kürzlich vorgelegt (Tabelle 1), es wird nach dem Organbefall und dem Vorliegen zusätzlicher Erkrankungen unterteilt. Bei Kindern soll eine systemische Beteiligung bei Mastozytose sehr selten sein. Vermutlich werden aber Kinder meist nur unzureichend untersucht. Einzelne Formen der Mastozytose sind sehr selten, wie Mastzellsarkom, extrakutanes Mastozytom und Mastzellleukämie.

Die Kriterien zur Diagnose einer systemischen Mastozytose finden sich in Tabelle 2. Wesentliche Maßnahme zur Feststellung einer systemischen Mastozytose ist eine Knochenmarksbiopsie mit immunhistochemischen und molekulargenetischen Untersuchungen sowie die Bestimmung der Mastzelltryptasekonzentration im Serum.

Systemische Manifestation bei kutaner Mastozytose

Werden erwachsene Patienten mit kutaner Mastozytose auf das Vorliegen einer systemischen Mastozytose untersucht, so lässt sich eine Systembeteiligung bei etwa 40–90% der Untersuchten nachweisen [6, 8, 24, Tabelle 3). Auch bei etwa 20% der Kinder mit kutaner Mastozytose kann eine systemische Beteiligung ge-

Tabelle 2. WHO-Kriterien zur Diagnose einerr systemischen Mastozytose* (nach 31)

Hauptkriterium
Multifokale dichte Mastzellinfiltrate in Knochenmark oder anderen extrakutanen Organen
Nebenkriterien
• Abnormale Morphologie der Mastzellen (25% spindelförmige Zellen) in den Mastzellinfiltraten
• c-kit-Mutation an Codon 816 in extrakutanem Organ
• Expression von CD2 und/oder CD25 auf Knochenmarksmastzellen
• Serumtryptase > 20 µg/l (nicht bei assoziierter klonaler hämatopoetischer Erkrankung)

* **Systemische Mastozytose:** Ein Haupt- und ein Nebenkriterium oder drei Nebenkriterien erfüllt

funden werden [24]. Einschränkend ist zu sagen, dass in früheren Arbeiten immunhistochemische oder molekulargenetische Untersuchungsmethoden sowie die Bestimmung der Mastzelltryptase noch nicht zur Verfügung standen und eine Systembeteiligung wesentlich anhand einer morphologischen Untersuchung des Knochenmarks festgestellt wurde. Bei eigenen 192 Patienten mit kutaner Mastozytose konnten weiterreichende Untersuchungen, dabei bei 115 (59,9%) auch eine Knochenmarksbiopsie, vorgenommen werden. Unter Berücksichtigung aller Befunde wurde bei 59 (30,7 %) der Patienten eine systemische Mastozytose diagnostiziert, bei weiteren 61 (31,8 %) lagen ein oder zwei Nebenkriterien für eine systemische Mastozytose vor.

Allgemeinsymptome bei Mastozytose

Im wesentlichen werden Symptome durch Mediatorfreisetzung und/oder die Mastzellinfiltration ausgelöst. Durch akute Mediatorfreisetzung kommt es zu Reaktionen mit den Symptomen einer Soforttypallergie bis hin zur Anaphylaxie mit lebensbedrohlichem Verlauf. Die Aktivierung von Mastzellen kann dabei IgE-vermittelt oder nicht IgE-vermittelt (zum Beispiel pharmakologisch oder physikalisch induziert) erfolgen.

Physikalisch induzierte Mediatorfreisetzung

Am häufigsten sind physikalische Faktoren wie Wärme, Kälte, Druck oder Reibung Auslöser einer Mastzellaktivierung. Werden Symptome physikalisch ausgelöst und manifestieren sie sich nur im Bereich der Haut mit Rötung und Juckreiz, so kann man von funktionellen Störungen der Haut sprechen. Die Symptomatik ähnelt dann einer Urticaria factitia. Im eigenen Patientengut löste am häufigsten Wärme (42,3%), dann Druck (18,1%) oder Kälte (13,8%) auf die Haut beschränkte Symptome aus. Allerdings kann ein stärkerer Reiz manchmal zu systemischen Symptomen führen und dabei kann es auch zu lebensbedrohlichen Reaktionen kommen. Im eigenen Patientengut war dies nur bei plötzlicher Kälteexposition durch Sprung in kaltes Wasser bei weniger als einem Prozent der Patienten der Fall.

Arzneimittelunverträglichkeit

Bestimmte Arzneistoffe, wie beispielsweise Opioide, Kontrastmittel oder Muskelrelaxantien, sind pharmakologische Mastzell-Liberatoren [3, 9, 16]. Andere Substanzen, insbesondere Azetylsalizylsäure (ASS), können als Augmentationsfaktor bei IgE-vermittelten anaphylaktischen Reaktionen wirken [18]. Unabhängig davon sind ASS und andere nicht-steroidale Anti-

Tabelle 3. Häufigkeit einer Systembeteiligung bei kutaner Mastozytose

Erstautor, Jahr	Patienten	n/n	%
Rodermund, et al. 1980	Kinder/Erwachsene	3/17	17,6
Kettelhut, 1989	Kinder	0/17	0
Azana, 1994	Kinder	0/67	0
Czarnetzki, et al. 1988	Erwachsene	12/35	34,3
Fearfield, et al. 2001	Erwachsene	1/13	7,7
Eigene Patienten	Erwachsene		
	Systemische Mastozytose	59/192	30,7
	> 1 Nebenkriterium der WHO-Kriterien	61/192	31,7

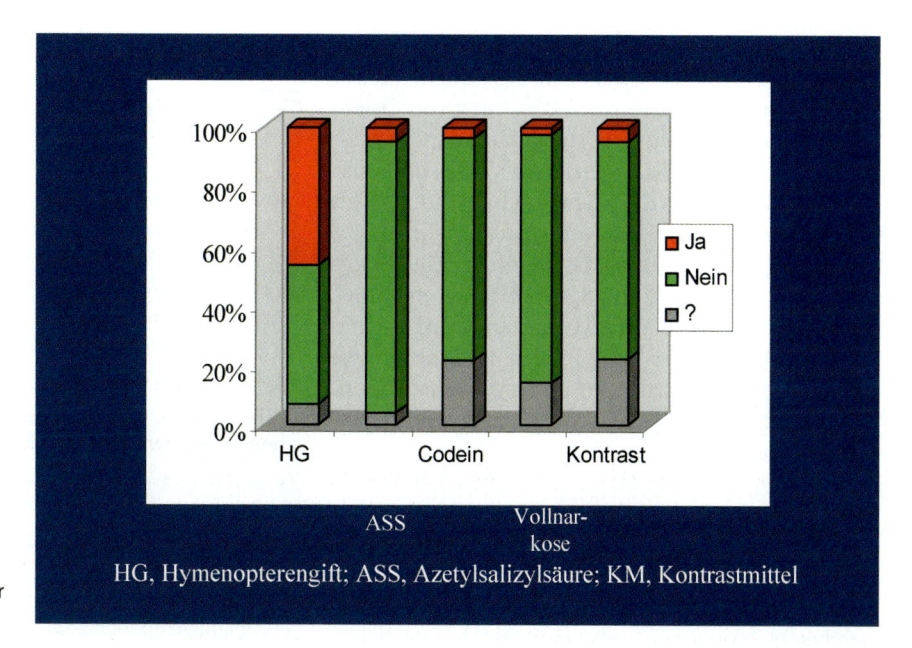

Abb. 5. Anaphylaxieauslöser bei Patienten mit kutaner Mastozytose

HG, Hymenopterengift; ASS, Azetylsalizylsäure; KM, Kontrastmittel

phlogistika auch häufige Auslöser pseudo-allergischer Arzneimittelunverträglichkeit mit Symptomen einer Soforttypallergie.

Es wurde von einzelnen Patienten mit Mastozytose berichtet, die nach Anwendung von ASS zum Teil sehr schwere anaphylaktoide Reaktionen entwickelt hatten [29]. Daher wird Patienten mit Mastozytose oft pauschal vor der Anwendung zahlreicher Arzneimittel abgeraten. Aber nur bei einem kleinen Teil dieser Patienten besteht tatsächlich eine Arzneimittelüberempfindlichkeit. Systematische Untersuchungen zu der Frage, welche Arzneistoffe bei Mastozytose tatsächlich gehäuft Unverträglichkeitsreaktionen auslösen, gibt es bisher nicht. Im eigenen Patientengut war nach anamnestischen Angaben für einzelne Arzneistoffe in jeweils weniger als fünf Prozent eine Unverträglichkeitsreaktion zu ermitteln (Abb. 5). Vermutlich ist Mastozytose nur dann einen Risikofaktor für Anaphylaxie, wenn eine individuelle Überempfindlichkeit besteht, wie sie auch bei Patienten ohne Mastozytose vorkommt. Bei Mastozytose allerdings verlaufen anaphylaktische Reaktionen oft besonders schwer, eine Diagnostik ist daher bei diesen Patienten besonders wichtig.

Insektengiftallergie

Bei etwa einem Drittel der eigenen Patienten mit kutaner Mastozytose wurde diese Diagnose nebenbefundlich gestellt; sie hatten sich ursprünglich wegen Insektenstichanaphylaxie vorgestellt. Doch auch bei etwa 20% derjenigen Patienten, die sich primär wegen der Hautveränderungen vorgestellt hatten, bestand zusätzlich auch eine Insektengiftallergie. Somit haben Patienten mit Mastozytose offensichtlich ein erhöhtes Risiko, an Insektengiftallergie zu erkranken.

Dabei haben insektengiftallergische Patienten mit Mastozytose ein hohes Risiko für besonders schwere anaphylaktische Stichreaktionen [14, 26]. Bei einer aktuellen Auswertung eigener Patienten zeigte sich, dass bei etwa Dreiviertel der Patienten mit Mastozytose schwere Stichreaktionen (anaphylaktischer Schock, Bewusstlosigkeit, Erfordernis einer Reanimation) in der Vorgeschichte erfolgt waren, während dies bei weniger als einem Fünftel der Patienten ohne Mastozytose der Fall war. Aufgrund der besonderen Gefährdung ist bei insektengiftallergischen Patienten mit Mastozytose die Hyposensibilisierung besonders wichtig und wird lebenslang fortgeführt [22].

Symptome durch Mastzellinfiltration in extrakutanen Organen

Merkmale der aggressiven systemischen Mastozytose sind Zytopenie, Malabsorption, Spontanfrakturen und Leberfunktionsstörung. Bei intestinaler Mastozytose bestehen unspezifische Symptome, wie Bauchschmerzen, Völlegefühl, Durchfall oder Übelkeit. Bei Splenomegalie liegt eine Mastzellvermehrung in der Milz vor, auch Lymphknoten können betroffen sein. Bei vier unserer 192 Patienten (2,1%) liegt eine aggressive Mastozytose vor.

Einige Mastzellmediatoren beeinflussen den Knochenmetabolismus [23]. Bei Befall des Knochenmarks kommt es offensichtlich zur Aktivierung von Osteoklasten und konsekutiver Osteopenie und Osteoporose. Gemäß WHO-Kriterien ist ein Verlust des Kalksalzgehalts um 1 bis 2,5 Standardabweichungen als Osteopenie definiert, ein Verlust um mehr als 2,5 Standardabweichungen als Osteoporose. Eine manifeste Osteoporose geht mit Spontanfrakturen einher. Zu beachten ist, dass auch Männer und Patienten in jüngerem Lebensalter [5, 7] infolge der Mastozytose eine Osteoporose entwickeln können, die durch Spontanfrakturen dramatische Konsequenzen für den Betroffenen hat.

Bei 56 eigenen Patienten mit systemischer Mastozytose oder Vorliegen von Nebenkriterien für diese Diagnose wurde eine Knochendichtemessung mittels Doppelröntgen-Absorptiometrie (dual energy X-ray absorptiometry, DXA) vorgenommen. Dabei zeigte sich bei 28 Patienten (51,9%) eine Osteopenie, bei 11 Patienten (20,4%) eine Osteoporose und ein weiterer Patient (1,9%) hatte bereits eine manifeste Osteoporose.

Assoziierte hämatologische Erkrankungen

Unterschiedliche hämatologische Erkrankungen können mit einer systemischen Mastozytose assoziiert sein. Wohl ist dies im dermatologischen Patientengut selten, aber nicht ausgeschlossen. Wir selbst betreuen zwei Patienten mit assoziierten hämatologischen Erkrankungen. Bei einem Patienten mit systemischer Mastozytose mit Hypereosinophiliesyndrom besteht eine besondere Mutation (FIP1L1-PDGFRA), die bereits früher bei einem Teil der Patienten mit Hypereosinophiliesyndrom identifiziert werden konnte [20]. Ein anderer Patient leidet zusätzlich zur systemischen Mastozytose an einem myeloproliferativen Syndrom mit Thrombozytose. Auch bei ihm fand sich eine besondere Mutation (V617F-Mutation im JAK2-Gen), die bei der Mehrzahl der Patienten mit myeloproliferativem Syndrom nachweisbar war [2].

Konsequenzen für die Patientenbetreuung

Bei allen Patienten mit kutaner Mastozytose sind Untersuchungen zur Erfassung einer Systembeteiligung angezeigt. Lediglich bei Kindern ohne Hinweise für eine symptomatische Systemmanifestation verzichten wir auf invasive Diagnostik. Eine Übersicht der Untersuchungen ist in Tabelle 4 aufgeführt.

Tabelle 4. Diagnostische Maßnahmen bei Verdacht auf Mastozytose

Basisuntersuchungen
- Anamnese: Hautveränderungen, seit wann? Pruritus? Flush? Gastrointestinale Beschwerden? Knochenschmerzen? Frakturen ohne adäquates Trauma? Abgeschlagenheit? Anaphylaktische Reaktionen (auf Insektenstiche, andere Auslöser)?
- Inspektion des gesamten Integuments
- Bei Verdacht auf kutane Mastozytose histologische Untersuchung einer Probebiopsie
- Mastzelltryptasekonzentration im Serum

Erfassung der systemischen Mastozytose und möglicher Komplikationen
- Klinische Untersuchungen: Lymphknotenstatus, Palpation von Milz und Leber
- Routinelabor, Differenzialblutbild, Gerinnungsparameter
- Röntgen-Thorax
- Oberbauchsonographie
- Knochenmarksbiopsie mit immunhistochemischen Färbungen und molekulargenetischer Untersuchung der c-kit-Mutation
- Knochendichtemessung (falls Knochenmarksbeteiligung und/oder hohe Mastzelltryptasekonzentration)
- Gastro-/Koloskopie (bei Anamnese von Magen-/Darmbeschwerden)
- Weitere Untersuchungen in Abhängigkeit von Befunden und/oder Symptomen

Die bedeutsamste Untersuchung zur Feststellung einer systemischen Beteiligung ist eine Knochenmarksbiopsie mit histologischer Untersuchung, immunhistochemischen Färbungen und Analyse der c-kit-Mutation. Die Analyse der c-kit-Mutation ist auch in Hinblick auf eine medikamentöse Therapie wichtig, da die im Erwachsenenalter häufigste Form (D816V) eine Resistenz gegenüber dem Tyrosinkinaseinhibitor Imatinib vermittelt [1].

Auf die Therapie der Mastozytose ist hier nicht näher einzugehen, es sei dazu auf aktuelle Publikationen verwiesen [21, 27, 31]. Grundsätzlich erfolgt die Behandlung, soweit nötig, symptom- oder befundbezogen; insbesondere eine Osteoporose darf nicht übersehen werden. Wichtig ist die Information der Patienten oder der Sorgeberechtigten über das Krankheitsbild, dabei sind auch Notwendigkeit sowie Möglichkeiten einer Therapie zu besprechen.

Patienten mit Mastozytose sollten abhängig von Befunden und Symptomen, mindestens einmal jährlich nachuntersucht werden. Wir empfehlen hier die Betreuung durch Zentren, in denen Spezialsprechstunden für Mastozytosepatienten angeboten werden.

Es erfolgen dabei Anamnese, Inspektion der Haut, Messung der Serumtryptasekonzentration sowie Bestimmung des Differentialblutbildes und der Serumchemie, weitere Untersuchungen werden in Abhängigkeit von Befunden und Symptomen vorgenommen. Wesentlich geht es dabei um die Frage, ob es möglicherweise zu einem Fortschreiten der Erkrankung mit Ausweitung der Organbeteiligung oder sogar zu Komplikationen gekommen ist.

Literatur

1. Akin C, Fumo G, Yavuz AS et al. (2004) A novel form of mastocytosis associated with a transmembrane c-kit mutation and response to imatinib. Blood 103: 3222–3225
2. Bellanne-Chantelot C, Chaumarel I, Labopin M et al. (2006) Genetic and clinical implications of the Val617Phe JAK2 mutation in 72 families with myeloproliferative disorders. Blood 108: 346–352
3. Blunk JA, Schmelz M, Zeck S et al. (2004) Opioid-induced mast cell activation and vascular responses is not mediated by mu-opioid receptors: an in vivo microdialysis study in human skin. Anesth Analg 98: 364–370
4. Brockow K, Akin C, Huber M, Metcalfe DD (2003) Assessment of the extent of cutaneous involvement in children and adults with mastocytosis: relationship to symptomatology, tryptase levels, and bone marrow pathology. J Am Acad Dermatol 48: 508–516
5. Brumsen C, Papapoulos SE, Lentjes EG et al. (2002) A potential role for the mast cell in the pathogenesis of idiopathic osteoporosis in men. Bone 31: 556–561
6. Czarnetzki BM, Kolde G, Schoemann A et al. (1988) Bone marrow findings in adult patients with urticaria pigmentosa. J Am Acad Dermatol 18: 45–51
7. Delling G, Ritzel H, Werner M (2001) Histologische Charakteristika und Häufigkeit der sekundären Osteoporose bei systemischer Mastozytose. Eine retrospektive Analyse an 158 Fällen. Pathologe 22: 132–140
8. Fearfield LA, Francis N, Henry K et al. (2001) Bone marrow involvement in cutaneous mastocytosis. Br J Dermatol 144: 561–566
9. Genovese A, Stellato C, Patella V et al. (1996) Contrast media are incomplete secretagogues acting on human basophils and mast cells isolated from heart and lung, but not skin tissue. Int J Clin Lab Res 26: 192–198
10. Golkar L, Bernhard JD (1997) Mastocytosis. Lancet 349: 1379–1385
11. Hartmann K, Metcalfe DD (2000) Pediatric mastocytosis. Hematol Oncol Clin North Am 14: 625–640
12. Kiszewski AE, Duran-Mckinster C, Orozco-Covarrubias L et al. (2004) Cutaneous mastocytosis in children: a clinical analysis of 71 cases. J Eur Acad Dermatol Venereol 18: 285–290
13. Lawley W, Hird H, Mallinder P et al. (2005) Detection of an activating c-kit mutation by real-time PCR in patients with anaphylaxis. Mutat Res May 572: 1–13
14. Ludolph-Hauser D, Ruëff F, Fries C et al. (2001) Constitutionally raised serum concentrations of mast-cell tryptase and severe anaphylactic reactions to Hymenoptera stings. Lancet 357: 361–362
15. Ludolph-Hauser D, Schöpf P, Ruëff F, Przybilla B (2001) Okkulte kutane Mastozytose. Hautarzt 52: 390–393
16. Marone G, Stellato C, Mastronardi P, Mazzarella B (1993) Mechanisms of activation of human mast cells and basophils by general anesthetic drugs. Ann Fr Anesth Reanim 12: 116–125
17. Middelkamp Hup MA, Heide R, Tank B et al. (2002) Comparison of mastocytosis with onset in children and adults. J Eur Acad Dermatol Venereol 16: 115–120
18. Möller R, Paul E (1996) Acetylsalicylsäure als Augmentationsfaftor einer Nahrungsmittel-Allergie. Hautarzt 47: 281–283
19. Pardanani A, Kimlinger TK, Reeder TL et al. (2003) Differential expression of CD2 on neoplastic mast cells in patients with systemic mast cell disease with and without an associated clonal haematological disorder. Br J Haematol 120: 691–694
20. Pardanani A, Ketterling RP, Brockman SR et al. (2003) CHIC2 deletion, a surrogate for FIP1L1-PDGFRA fusion, occurs in systemic mastocytosis associated with eosinophilia and predicts response to imatinib mesylate therapy. Blood 102: 3093–3096
21. Pardanani A (2005) Systemic mastocytosis: bone marrow pathology, classification, and current therapies. Acta Haematol 114: 41–51
22. Przybilla B, Müller U, Jarisch R, Ruëff F (2004) Erhöhte basale Serumtryptasekonzentration oder Mastozytose als Risikofaktor der Hymenopterengiftallergie. Leitlinie der Deutschen Gesellschaft für Allergologie und klinische Immunologie. Allergo J 3: 440–442
23. Raisz L (2005) Pathogenesis of osteoporosis: concepts, conflicts, and prospects. J Clin Invest 115: 3318–2225
24. Rodermund OE, Klingmüller G, Rohner H-G (1980) Interne Befunde bei Mastozytose. Hautarzt 31: 175–178
25. Rosbotham JL, Malik NM, Syrris P et al. (1999) Lack of c-kit mutation in familial urticaria pigmentosa. Br J Dermatol 140: 849–852
26. Ruëff F, Dugas-Breit S, Bauer C et al. (2005) Diagnose und Therapie der Insektengiftallergie bei Mastozytose. Allergo J 14: 514–515
27. Ruëff F, Bauer C, Placzek M et al. (2006) Therapie der Mastozytose. Allergologie (zur Publikation angenommen)
28. Sagher F, Even-Paz Z (1967) Mastocytosis and the mast cell. Chicago: Year Book Medical Publishers (zitiert nach Golkar L, Bernhard JD (1997) Mastocytosis. Lancet 349: 1379–1385)
29. Schwartz LB, Metcalfe DD, Miller JS et al. (1987) Tryptase levels as an indicator of mast-cell activation in systemic anaphylaxis and mastocytosis. N Engl J Med 316: 1622–1626
30. Sotlar K, Horny HP, Simonitsch I et al. (2004) CD25 indicates the neoplastic phenotype of mast cells: a novel immunohistochemical marker for the diagnosis of systemic mastocytosis (SM) in routinely processed bone marrow biopsy specimens. Am J Surg Pathol 28: 1319–1325
31. Valent P, Akin C, Sperr WR et al. (2005) Mastocytosis: pathology, genetics, and current options for therapy. Leuk Lymphoma 46: 35–48

Immuntherapie der atopischen Dermatitis

Annice Heratizadeh und Alexander Kapp

Die atopische Dermatitis ist eine chronisch-rezidivierende Hauterkrankung, die häufig eine regelmäßige Therapiekontrolle und -optimierung erforderlich macht. Bei langjährigem Verlauf sind insbesondere im Erwachsenenalter nicht selten topische Therapiemaßnahmen ausgeschöpft und folglich systemische medikamentöse Interventionen indiziert [1].

In den vergangenen Jahren konnten durch Studien und Kasuistiken weitere Daten über die Wirkung einiger immunsuppressiver und -modulierender Substanzen ergänzt werden, wobei die jüngsten Entwicklungen viel versprechende neue therapeutische Möglichkeiten aufzeigen (Tabelle 1).

Tabelle 1. Effektivität von bisher untersuchten Medikamenten bei atopischer Dermatitis

Systemische Therapie	Effektivität	PRACTALL [1]
Kortikosteroide	+	+
Cyclosporin A	+	+
Azathioprin	+	+
Mycophenolatmofetil	(+)	
Leflunomid	+/?	
Interferon gamma	–	
SIT	+	+
Anti-IL 5	?	
Etanercept	–	
Infliximab	(+)	
Efalizumab	–/?	
Omalizumab	+/?	

Systemische Kortikosteroide

Obwohl die Therapie zahlreicher dermatologischer Erkrankungen auch die Gabe von Kortikosteroiden umfasst, stehen nur wenige Daten aus randomisierten klinischen Studien zum Einsatz bei Patienten mit atopischer Dermatitis zur Verfügung [2]. Aufgrund ihrer antiinflammatorischen Wirkung kann durch die orale Gabe von Kortikosteroiden im Falle einer akuten Exazerbation der atopischen Dermatitis eine rasche Linderung erzielt werden. Diese akute Intervention kann sowohl in Form einer kurzzeitigen Pulstherapie über wenige Tage als auch ausschleichend über mehrere Wochen erfolgen. Allerdings ist bei starker Krankheitsaktivität häufig ein Rezidiv nach Absetzen der Therapie zu beobachten.

Das Nebenwirkungsspektrum einer Langzeittherapie mit oralen Kortikosteroiden betrifft viele Organsysteme und hormonelle Regelkreise, sodass eine längerfristige Gabe im Falle der atopischen Dermatitis nicht angestrebt werden sollte. Bei Kindern ist außerdem wegen der Gefahr von Wachstumsstörungen von dieser Behandlungsform abzuraten.

Insgesamt ist der Einsatz von oralen Kortikosteroiden in Phasen akuter Krankheitsschübe sinnvoll, während eine dauerhafte Behandlung bei erwachsenen Patienten und insbesondere bei Kindern vermieden werden sollte.

Ciclosporin A

Seit 1997 ist Ciclosporin A (CyA) für die immunsuppressive Behandlung bei schwerem therapieresistentem Verlauf der atopischen Dermatitis zugelassen. In Analogie zu den topischen Calcineurin-Inhibitoren hemmt die orale Gabe von CyA Calcineurin-abhängige Entzündungsprozesse mit nachfolgender Reduktion proinflammatorischer Zytokine wie IL-2 und IFN-γ [15].

In zahlreichen klinischen Studien konnte ein Wirkeintritt innerhalb weniger Wochen, allerdings häufig auch eine Wiederverschlechterung nach Absetzen von CyA beobachtet werden. Eine Langzeittherapie bei erwachsenen Patienten führte in mehr als 50%

der Fälle zu einer signifikanten Besserung des Hautzustandes, wobei die meisten eine Symptomverschlechterung nach Behandlungsende zeigten. Die Krankheitsaktivität war dann aber vergleichsweise weniger ausgeprägt als vor Therapiebeginn [3]. Ähnliche Resultate konnten im Rahmen einer Kurzzeittherapie beobachtet werden [21].

In einer vergleichenden randomisierten Studie war eine topische Behandlung mit Tacrolimus 0,1% Salbe effektiver als die orale Gabe von CyA (3 mg/kgKG) [20]. Hervorzuheben ist hierbei allerdings, dass im Gegensatz zur systemischen Gabe von CyA, dessen unerwünschte (Langzeit)Nebenwirkungen aufgrund der langjährigen Erfahrungen bei Transplantationspatienten gut bekannt sind, zur topischen Anwendung von Calcineurin-Inhibitoren bisher keine besonders langen Beobachtungen vorliegen.

Czech et al. führten eine dosisabhängige Studie mit einer CyA-Microemulsion durch [8]. Erwachsene Patienten mit atopischer Dermatitis erhielten für zwei Wochen entweder 150 mg/d oder 300 mg/d CyA mit einer anschließenden Dosisreduktion auf die Hälfte und einer Nachbeobachtungsphase von acht Wochen. Da die initiale Dosis von 300 mg/d zwar effektiver, allerdings auch häufiger mit einem Anstieg des Serumkreatinins assoziiert war, wird bei Einleitung der Therapie die Dosis von 150 mg/d empfohlen [7].

Da vornehmlich Kinder von dieser chronisch entzündlichen Hauterkrankung betroffen sind, wurde CyA als Therapieoption auch für diese Altersgruppe untersucht. Eine Vergleichsstudie ergab keinen signifikanten Unterschied hinsichtlich der Wirkung und Verträglichkeit bei Kurzzeitgabe im Vergleich zu einer Therapiedauer bis zu einem Jahr. Allerdings konnten im Rahmen einer Kurzzeittherapie niedrigere kumulative Dosen von CyA beobachtet werden, während unter einer Langzeittherapie wiederum eine längerfristige Stabilisierung des Hautzustandes erreicht werden konnte [10].

Eine weitere Studie hebt die Bedeutung der bakteriellen Besiedlung für den Therapieerfolg von CyA hervor. Die Reduktion sowohl der Krankheitssymptome als auch der bakteriellen Besiedlung war bei Kindern mit kolonisiertem Integument durch die Gabe von CyA effektiver im Vergleich zu Kindern mit klinischer Superinfektion. Daher wird vor Beginn einer immunsuppressiven Behandlung eine antibiotische Therapie angeraten [6].

CyA stellt sowohl für Kinder als auch für Erwachsene mit schwerer therapieresistenter atopischer Dermatitis eine Therapieoption dar. Es kann sowohl eine Kurzzeittherapie mit höheren Dosen (3–5 mg/kg/d) als auch eine Langzeittherapie mit niedriger Dosis (2,5 mg/kg/d) in Abhängigkeit vom individuellen Krankheitsverlauf und möglichen Begleitmedikationen erfolgen. Grundsätzlich sollten vor Therapieeinleitung Kontraindikationen – wie insbesondere bei Kindern unter anderem Fehlbildungen des harnableitenden Organsystems – ausgeschlossen werden. Während der Behandlung sind neben der stetigen Therapieüberwachung und -optimierung regelmäßige Blutdruck- und Laborwertkontrollen indiziert. Bei Kindern sollte außerdem bedacht werden, dass Impfungen bei gleichzeitiger Immunsuppression möglicherweise nicht wirksam sind [7, 11].

Azathioprin

Bisher liegen nur wenige Daten zur immunsuppressiven Therapie mit Azathioprin bei atopischer Dermatitis vor. In Großbritannien wird dieses Immunsuppressivum allerdings in mehr als 50% der Fälle von Dermatologen bei schwerer, therapierefraktärer atopischer Dermatitis eingesetzt [26].

Daten aus wenigen, nicht verblindeten Studien zeigen, dass durch Azathioprin eine signifikante Verbesserung und Stabilisierung des Hautzustandes bei atopischer Dermatitis erreicht werden kann [16]. In einer randomisierten, doppelblinden, plazebokontrollierten Studie mit Cross-over-Konzept wurde die Wirkung dieser Substanz bei Erwachsenen weiter untersucht. Über drei Monate wurde eine tägliche Dosis von 2,5 mg/kg KG verabreicht. Im Vergleich zur Plazebogruppe hatte die Gabe von Azathioprin einen signifikanten Effekt auf Arbeitsleben, Tagesaktivitäten, Juckreiz und Schlafqualität der behandelten Patienten [4]. Die häufigsten unerwünschten Nebenwirkungen waren gastrointestinale Symptome sowie eine Leukopenie, was letztlich häufig zu einem Studienabbruch führte.

In einer kürzlich publizierten doppelblinden, plazebokontrollierten Studie mit 63 erwachsenen Patienten, die an einer mittelschweren oder schweren atopischen Dermatitis litten, erhielten diejenigen mit einer heterozygoten Thiopurin-Methyltransferase (TPMT) Aktivität 1mg/kg KG Azathioprin täglich als Monotherapie [17]. Patienten mit einer normalen TPMT Aktivität wurden hingegen mit einer täglichen Dosis von 2,5 mg/kg KG therapiert. Alle Studienteilnehmer erhielten während der ersten vier Wochen zunächst 0,5 oder 1 mg/kg KG, um das Risiko gastrointestinaler Nebenwirkungen gering zu halten.

Es konnte eine signifikante Verbesserung des Hautzustandes und der Krankheitssymptome beobachtet werden. Studienabbrüche standen nicht in Zusammenhang mit einer reduzierten TPMT Aktivität. Patienten mit einer reduzierten Aktivität dieses Enzyms zeigten nach Einnahme von Azathioprin zudem auch keine myelotoxischen Nebenwirkungen. Es sollte allerdings hervorgehoben werden, dass die Therapiedosen in dieser Studie verhältnismäßig gering waren. Die häufigsten unerwünschten Wirkungen waren Übelkeit, Kopfschmerzen und Fieber sowie Myalgien.

Azathioprin stellt eine weitere effektive Therapieoption in Fällen schwerer atopischer Dermatitis dar. Da Azathioprin über das Enzym TPMT metabolisiert wird, sollte vor Therapiebeginn eine diesbezügliche Defizienz ausgeschlossen werden. Zudem kann Azathioprin hepato- und myelotoxische Nebenwirkungen haben, so dass engmaschige begleitende regelmäßige Laborwertkontrollen dringend indiziert sind. Das Ausmaß von möglichen Langzeitnebenwirkungen dieses Wirkstoffes zum Beispiel auf das Karzinogeneserisiko ist bisher unbekannt.

Wünschenswert wären weitere kontrollierte Studien, um die Indikationsstellung zu erleichtern.

Mycophenolatmofetil

Mycophenolatmofetil (MMF) ist durch eine selektive antiproliferative Wirkung auf B- und T-Lymphozyten mit Inhibierung der IgE-Antikörperentwicklung charakterisiert.

In einer offenen klinischen Studie erhielten 10 erwachsene Patienten mit schwerer atopischer Dermatitis zunächst täglich 1g MMF über eine Woche gefolgt von einer Dosiserhöhung auf 2 g/d über 11 Wochen [18]. Die Substanz wurde insgesamt gut vertragen, ohne dass wegen Nebenwirkungen ein Studienabbruch erfolgen musste. Es konnte eine signifikante Verbesserung des Hautzustandes auch nach Ende der Behandlung beobachtet werden.

In einer weiteren offenen Studie wurden täglich 2 g MMF über vier Wochen verabreicht mit nachfolgender Dosishalbierung über weitere vier Wochen. Innerhalb von vier Wochen zeigte sich auch hier eine signifikante Symptomreduktion. Zudem konnte eine nachhaltige Stabilisierung bei 6 von 10 Patienten während einer 20-wöchigen Nachbeobachtungsphase erreicht werden [9].

Satchell und Barnetson publizierten eine Kasuistik über eine 50jährige Patientin mit atopischer Dermatiis, die eine *Staphylococcus-aureus*-assoziierte Sepsis mit Endokarditis fünf Monate nach einer Behandlung mit MMF erlitt und heben hiermit das Risiko der Exazerbation von mikrobiellen Superinfektionen unter einer immunsuppressiven Behandlung hervor, welches während und auch nach der Behandlung mit diesem Wirkstoff bedacht werden sollte [22].

MMF stellt eine weitere Alternative einer immunsuppressiven Behandlung für die Patienten mit schwerer atopischer Dermatitis dar, die Kontraindikationen für eine Behandlung mit CyA aufweisen. Allerdings muss betont werden, dass MMF bisher nur in Kasuistiken und offenen Studien für die Indikation der atopischen Dermatitis untersucht wurde. Folglich sind für eine bessere Kenntnis des Nutzen-Risiko-Profils weitere randomisierte, plazebokontrollierte Studien erforderlich, damit dieser Wirkstoffs für die Indikation der atopischen Dermatitis in das Therapieschema aufgenommen werden kann.

Leflunomide

Leflunomide inhibiert die *De-novo*-Synthese von Pyrimidin und damit auch T-Zell abhängige Prozesse.

Bei zwei Patienten mit schwerer atopischer Dermatitis, die für 20 Monate mit Leflunomide behandelt wurden, konnte eine Verbesserung des Hautzustandes beobachtet werden, ohne dass Nebenwirkungen auftraten [23]. Um diese möglicherweise neue Therapieoption weiter untersuchen zu können, sind auch hier weiterführende kontrollierte Studien unabdingbar.

Interferon gamma

Interferon gamma (IFN-γ) als ein TH1-Zyotkin zeigt TH2-antagonisierende Eigenschaften und ist demzufolge auch für die Therapie der atopischen Dermatitis von Interesse.

In wenigen kontrollierten Studien erhielten Patienten mittels subkutaner Injektion IFN-γ. Die Gabe dieses Zytokins schien die Symptomatik zwar zu lindern, war aber auch mit Nebenwirkungen wie Kopfschmerzen, Muskelschmerzen und Fieber assoziiert [13]. Aufgrund von unerwünschten Wirkungen sind auch für diese Behandlung zunächst weitere Studien erforderlich, um möglicherweise Methoden zur Reduktion dieser Nebenwirkungen entwickeln zu können, damit IFN-γ als eine weitere Therapieoption zur Behandlung der atopischen Dermatitis diskutiert werden kann [25, 24].

Spezifische Immuntherapie

Die spezifische Immuntherapie ist bisher noch kein etablierter Bestandteil im Therapieschema der atopischen Dermatitis.

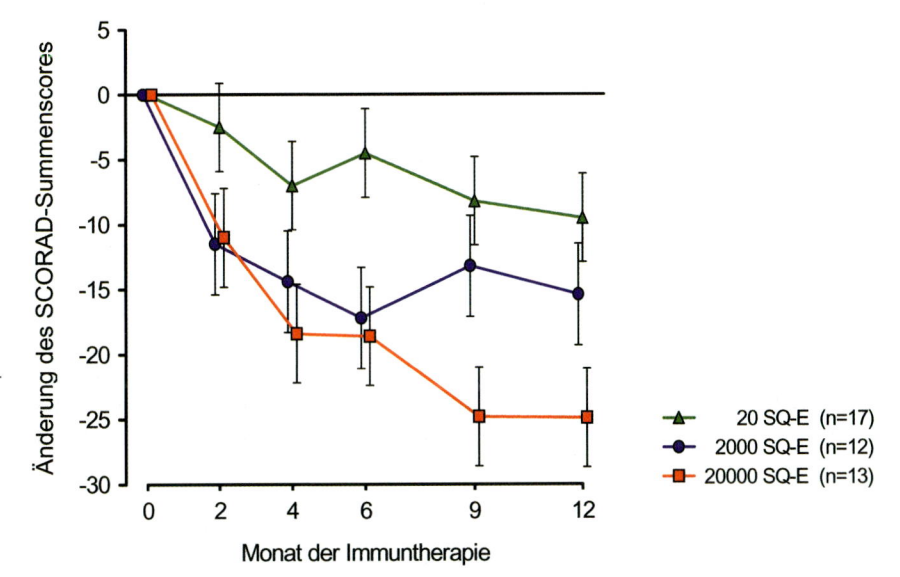

Abb. 1. Dosisabhängiger Effekt mit Verbesserung des Hautzustandes und reduziertem Medikamentenbedarf unter spezifischer Immuntherapie mit Hausstaubmilbenextrakt [29]

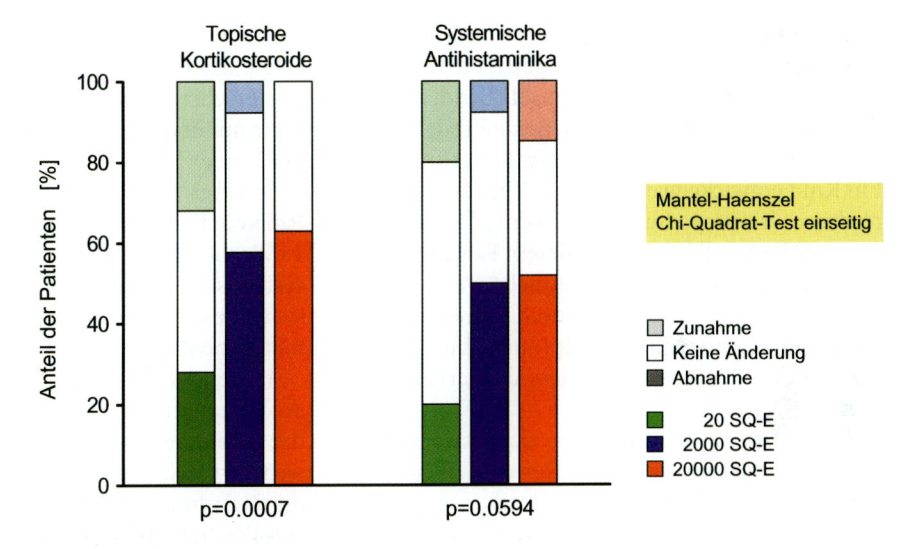

Abb. 2. Dosisabhängiger Effekt mit Einsparung von topischen Kortikosteroiden und oralen Antihistaminika unter spezifischer Immuntherapie mit Hausstaubmilbenextrakt [29]

Es liegen allerdings erste viel versprechende Daten vor, die die Effektivität dieser Behandlungsform aufzeigen: In einer randomisierten Dosisfindungsstudie erhielten 89 Patienten mit chronisch-rezidivierender atopischer Dermatitis und Sensibilisierung vom Soforttyp gegenüber Hausstaubmilben für ein Jahr wöchentlich subkutane Injektionen eines Hausstaubmilbenextrakts [29].

Es zeigte sich ein dosisabhängiger Effekt mit Verbesserung des Hautzustandes (Abb. 1). Außerdem war die Anwendung von topischen Kortikosteroiden während der spezifischen Immuntherapie seltener indiziert (Abb. 2).

Diese Ergebnisse sprechen dafür, dass die spezifische Immuntherapie nach Durchführung weiterer klinischer Studien in Zukunft eine zusätzliche Therapieoption für sensibilisierte Patienten mit atopischer Dermatitis darstellen könnte.

Anti-IL-5

Da eosinophile Leukozyten in der Pathogenese der atopischen Dermatitis eine wichtige Rolle spielen, wurde der Effekt eines humanen Antikörpers (Mepolizumab), der sich gegen IL-5 richtet, bei 18 Patienten mit atopischer Dermatitis untersucht [19].

Nach zweimaliger intravenöser Injektion (750 mg) im Abstand von einer Woche konnte zwar einerseits eine Abnahme von eosinophilen Leukozyten im peripheren Blut beobachtet werden, allerdings ging damit nur eine geringe Verbesserung der klinischen Symptomatik einher.

Um den Effekt von Anti-IL-5 besser beurteilen zu können, sind auch hier weitere klinische Studien notwendig, damit genauer definiert werden kann, welche Untergruppe von Patienten mit atopischer Dermatitis von dieser Behandlung profitieren könnte.

Etanercept

Etanercept ist zur Behandlung der Psoriasis und der Psoriasiarthropathie zugelassen. Etanercept bindet kompetitiv an TNF-α und antagonisiert so dessen proinflammatorische Wirkung.

Zur Wirkung dieser Substanz bei Patienten mit atopischer Dermatitis liegen bisher nur Daten zweier Kasuistiken vor [5]: Etanercept wurde bei zwei Kindern mit atopischer Dermatitis über 8 beziehungsweise 12 Wochen (12,5 mg oder 25 mg 2×/Woche) appliziert. Die ursprünglich angestrebte Therapiedauer wurde allerdings wegen ausbleibenden Therapieerfolges schließlich verkürzt. Beide Kinder erlitten zudem während der Behandlung Komplikationen. Ein Kind entwickelte eine Methicillin-resistente *Staphylococcus-aureus*-Superinfektion (MRSA). Zwar waren MRSA-Infektionen in diesem Fall auch schon zuvor aufgetreten, aber der aktuelle Verlauf möglicherweise jetzt beeinflusst durch Etanercept. Das zweite Kind entwickelte Symptome ähnlich einer Virusinfektion, gefolgt von einem urtikariellen Exanthem.

Diese Daten weisen daraufhin, dass Etanercept für die Behandlung der atopischen Dermatitis keine Wirkung zu haben scheint.

Infliximab

Infliximab ist ein monoklonaler Antikörper mit Spezifität für den humanen TNF-α und hemmt analog zu Etanercept folglich proinflammatorische Prozesse.

In Rahmen einer offenen, prospektiven Pilotstudie erhielten neun erwachsene Patienten mit mittelschwerer und schwerer atopischer Dermatitis 5 mg/kgKG Infliximab *per infusionem* (Woche 0, 2, 6, 14, 22, 30, 38 mit 46-wöchiger Nachbeobachtungsphase) [12].

Ein Patient musste die Studie wegen Flush-Symptomatik und Dyspnoe abbrechen. Insgesamt konnte ein signifikanter Effekt mit Verbesserung der Krankheitssymptome erzielt werden, dieser hielt allerdings nur bei zwei Studienpatienten bis zu 46 Wochen an.

Folglich sind weitere kontrollierte Studien erforderlich, um die Wirkung von Infliximab für diese Indikation genauer zu untersuchen.

Efalizumab

Efalizumab aus der Gruppe der humanen monoklonalen Antikörper ist gegen das CD11a-Molekül gerichtet und hemmt bei der Psoriasis die Migration von T-Zellen in die Haut.

Zur Wirkung dieser Substanz bei der atopischen Dermatitis liegen ebenfalls nur wenige Daten aus Kasuistiken vor [28]: Bei einem achtjährigen Kind mit schwerer atopischer Dermatitis wurden 25 mg Efalizumab 2×/Woche subkutan appliziert. Nach drei Monaten kam es zu einer Exazerbation der atopischen Dermatitis. Es folgten daraufhin verschiedene andere Therapieinterventionen wie zum Beispiel die Gabe von IFN-γ. Im Verlauf war daraufhin eine Alopecia areata totalis zu beobachten. Nach dreizehn Monaten zeigte das Kind hinsichtlich der atopischen Dermatitis Erscheinungsfreiheit und nach 19 Monaten Therapie mit Efalizumab kam es auch zum Nachwachsen der Haare.

In einer zweiten Kasuistik erhielt eine 48-jährige Patientin Efalizumab (0,7 beziehungsweise 1 mg/kgKG 1×Woche) und zudem noch weitere topische und systemische Medikationen. Nach acht Monaten ließ sich eine deutliche Verbesserung der atopischen Dermatitis beobachten.

Insgesamt sind aus diesen wenigen Daten keine positiven Effekte von Efalizumab auf den Verlauf der atopischen Dermatitis abzuleiten. Die Gabe von weiteren Medikamenten in beiden Fällen erschweren die Zuordnung von Wirkung und Nebenwirkungen von Efalizumab. Die Notwendigkeit für die Gabe zusätzlicher Medikationen in beiden Fällen macht allerdings deutlich, dass Efalizumab für die Behandlung der atopischen Dermatitis nicht effektiv zu sein scheint.

Anti-IgE

Zur Behandlung von Asthma bronchiale bei Erwachsenen und Jugendlichen ist Omalizumab, ein humaner monoklonaler Anti-IgE-Antikörper, in den USA bereits zugelassen. Die Effektivität von Anti-IgE zur Behandlung der atopischen Dermatitis wurde bisher in zwei offenen klinischen Studien untersucht.

Krathen et al. behandelten drei erwachsene Patienten mit schwerer chronischer atopischer Dermatitis über vier Monate jede zweite Woche mit 450 mg Omalizumab s.c. [14]. Zwar ließ sich bei einem Patienten eine Verbesserung asthmatischer Beschwerden verzeichnen, bei keinem Patienten war allerdings eine Linderung der ekzematösen Symptome beobachten. Als ursächlich hierfür wird die Auswahl der Studienpatienten, die im Vergleich zu den vorhergehenden Asthmastudien deutlich höhere Gesamt-IgE-Titer aufwiesen, diskutiert. Folglich könnte auch die Dosis von Omalizumab in dieser Studie zu gering gewesen sein.

In einer weiteren Studie waren die Patienten durch vergleichsweise deutlich niedrigere Gesamt-IgE-Titer charakterisiert [27]. Sieben Patienten im Alter von 7–58 Jahren mit atopischer Dermatitis, Asthma bronchiale und allergischer Rhinokonjunktivitis erhielten jede zweite Woche maximal 375 mg dieses Antikörpers. Nach 8–12 Wochen zeigte sich eine Verbesserung des Hautzustandes, und im dritten Behandlungsmonat konnten nur noch leichte Krankheitssymptome beobachtet werden.

Demzufolge wären weiterführende kontrollierte Studien mit Anti-IgE bei atopischer Dermatitis interessant, wobei bereits jetzt deutlich ist, dass die Auswahl des Studienkollektivs von entscheidender Bedeutung für den Therapieerfolg ist.

Fazit

In den letzten Jahren wurden zahlreiche neue Therapieansätze bezüglich der Immuntherapie der atopischen Dermatitis eingeleitet sowie kritisch überprüft. Besonders umfassend und damit für die tägliche Praxis von Relevanz ist die Datenlage allerdings weiterhin nur bei den seit vielen Jahren bekannten immunsuppressiven Medikamenten wie zum Beispiel Ciclosporin A, mit Indikation auch für nicht-dermatologische Erkrankungen.

Im PRACTALL-Konsensus-Report ist der bisherige Kenntnisstand zur Therapie der atopischen Dermatitis bei Kindern und Erwachsenen auf internationaler Ebene zusammengefasst [1]. Von den neueren Therapiekonzepten scheint derzeit weniger der Wirkmechanismus der für die Psoriasis erfolgreich einsetzbaren Biologics als vielmehr der der spezifischen Immuntherapie am vielversprechendsten zu sein. Die evidenzbasierte Datenlage zur Immuntherapie der atopischen Dermatitis muss in den nächsten Jahren durch weiterführende kontrollierte Studien ergänzt werden, damit das Spektrum der Behandlungsmöglichkeiten bei dieser chronisch-entzündlichen Hauterkrankung erweitert werden kann.

Literatur

1. Akdis CA, Akdis M, Bieber T et al. (2006) Diagnosis and treatment of atopic dermatitis in children and adults: European Acadamy of Allergology and Clinical Immunology/American Acadamy of Allergy, Asthma and Immunology/PRACTALL Consensus Report. J Allergy Clin Immunol 118: 152–169
2. Aylett SE, Atherton DJ, Preece MA (1992) The treatment of difficult atopic dermatitis in childhood with oral beclomethasone dipropionate. Acta Dermato Venereol Suppl 176: 123–125
3. Berth-Jones J, Graham-Brown RAC, Marks R et al. (1997) Long-term efficacy and safety of cyclosporine in severe adult atopic dermatitis. Br J Dermatol 136: 76–81
4. Berth-Jones J, Takwale A, Barclay G et al. (2002) Azathioprine in severe adult atopic dermatitis: a double-blind, placebo-controlled, crossover trial. Br J Dermatol 147: 324–330
5. Buka RL, Resh B, Roberts B et al. (2005) Etanercept is minimally effective in 2 children with atopic dermatitis. J Am Acad Dermatol 53: 358–359
6. Bunikowski R, Mielke M, Braeutigam M et al. (2003) Effect of oral cyclosporine A in children with Staphylococcus aureus-colonized vs. S. aureus-infected severe atopic dermatitis. Pediatr Allergy Immunol 14: 55–59
7. Bunikowski R, Staab D, Kussebi F et al. (2001) Low-dose cyclosporine A microemulsion in children with severe atopic dermatitis: Clinical and immunological effects. Pediatr Allergy Immunol 12: 216–223
8. Czech W, Brautigam M, Weidinger G, Schöpf E (2000) A body-weight-independent dosing regimen of cyclosporine microemulsion is effective in severe atopic dermatitis and improves the quality of life. J Am Acad Dermatol 42: 653–659
9. Grundmann-Kollmann M, Podda M, Ochsendorf F et al. (2001) Mycophenolate mofetil is effective in the treatment of atopic dermatitis. Arch Dermatol 137: 299–307
10. Harper JI, Ahmed I, Barclay GB et al. (2000) Cyclosporine for severe childhood atopic dermatitis: short course versus continuous therapy. Br J Dermatol 142: 52–58
11. Harper JI, Berth-Jones J, Camp RD et al. (2001) Cyclosporine for atopic dermatitis in children. Dermatology 203: 3–6
12. Jacobi A, Antoni C, Manger B et al. (2005) Infliximab in the treatment of moderate to severe atopic dermatitis. J Am Acad Dermatol 52: 522–526
13. Jang IG, Yang JK, Lee HJ et al. (2000) Clinical improvement and immunohistochemical findings in severe atopic dermatitis treated with interferon gamma. J Am Acad Dermatol 42: 1033–1040
14. Krathen R, Hsu S (2005) Failure of omalizumab for treatment of severe adult atopic dermatitis. J Am Acad Dermatol 53: 338–340
15. Liu J (1993) FK506 and cyclosporine, molecular probes for studying intracellular signal transduction. Immunol Today 14, 290–295
16. Meggitt SJ, Reynolds NJ (2001) Azathioprine for atopic dermatitis. Clin Exp Dermatol 26: 369–375
17. Megitt SJ, Gray JC, Reynolds NJ (2006) Azathioprine dosed by thiopurine methyltransferase activity for moderate-to-severe atopic eczema: a double-blind randomised controlled trial. Lancet 367: 839–846
18. Neuber K, Schwartz I, Itschert G, Dieck T (2000) Treatment of atopic eczema with oral mycophenolate mofetil. Br J Dermatol 143: 385–391

19. Oldhoff JM, Darsow U, Werfel T et al. (2005) Anti-IL-5 recombinant humanized monoclonal antibody (Mepolizumab) for the treatment of atopic dermatitis. Allergy 60: 693–696
20. Pacor ML, Di Lorenzo G, Martinelli N et al. (2004) Comparing tacrolimus ointment and oral cyclosporine in adult patients affected by atopic dermatitis: a randomized study. Clin Exp Allergy 34: 639–645
21. Salek MS, Finlay AY, Luscombe DK et al. (1993) Cyclosporine greatly improves the quality of life of adults with severe atopic dermatitis. A randomized, double-blind, placebo-controlled trial. Br J Dermatol 129: 422–430
22. Satchell AC, Barnetson RS (2000) Staphylococcal septicaemia complicating treatment of atopic dermatitis with mycophenolate. Br J Dermatol 143: 202–203
23. Schmitt J, Wozel G, Pfeiffer C (2004) Leflunomide as a novel treatment option in severe atopic dermatitis. Br J Dermatol 150: 1182–1185
24. Schneider LC, Baz Z, Zarcone C, Zurakowski D (1998) Long-term therapy with recombinant interferon gamma (rIFN-g) for atopic dermatitis. Ann Allergy Asthma Immunol 80: 263–268
25. Stevens SR, Hanifin JM, Hamilton T et al. (1998) Long-term effectiveness and safety of recombinant human interferon gamma therapy for atopic dermatitis despite unchanged serum IgE levels. Arch Dermatol 134: 799–804
26. Tan BB, Lear JT, Gwakrdger DJ, English JSC (1997) Azathioprine in dermatology: a survey of current practice in the U.K. Br J Dermatol 136: 351–355
27. Vigo PG, Girgis KR, Pfuetze BL et al. (2006) Efficacy of anti-IgE therapy in patients with atopic dermatitis. J Am Acad Dermatol 55: 168–170
28. Weinberg JM, Siegfried EC (2006) Successful treatment of severe atopic dermatitis in a child and an adult with the T-cell modulator Efalizumab. Arch Dermatol 142: 555–558
29. Werfel T, Breuer K, Ruéff F et al. (2006) Usefulness of specific immunotherapy in patients with atopic dermatitis and allergic sensitization to house dust mites: a multi-centre, randomized, dose-response study. Allergy 61: 202–205

Aloe vera, Teufelskralle, Teebaumöl und Company: Die neuen Renner?

Werner Aberer

Einleitung

Naturkosmetika und pflanzliche Arzneimittel sind „in"; „weg von der Chemie" ist die Parole, „zurück zur Natur!" Was Hersteller und Verkäufer solcher Produkte entweder nicht wissen oder wissentlich unterschlagen ist die Tatsache, dass viele Zier-, Heil- und Arzneipflanzen sowohl gefährliche Gifte als auch potente Allergene enthalten (können). Und was dem Konsumenten nicht bewusst ist beziehungsweise gemacht wird ist die Information, dass die postulierte Wirkung für die jeweilige Indikation in den meisten Fällen nicht bewiesen ist. So stieg die Verwendung unkonventioneller Behandlungsmethoden in der Bevölkerung der USA in den Jahren 1990 bis 1997 von 33% auf 42%; der Umsatz pflanzlicher Heilmittel stieg um 380%, und 8,6% davon wurden für die Behandlung dermatologischer Probleme eingesetzt [4].

Die Wirkung von Pflanzen und pflanzlichen Produkten auf die Haut ist unterschiedlicher Natur [10]. Sie kann

- Mechanisch (Stacheln, Dornen, Haare und Härchen)
- Hautreizend – irritativ (verschiedene Gifte wie Podophyllotoxin, Phorbolester, Histamin und viele andere)
- Phototoxisch (Bergapten, Psoralene, und andere)
- Photoallergisch (selten, zum Beispiel für 8-Methoxypsoralen beschrieben) und
- Allergisch sein; Letzteres wird den Schwerpunkt dieser Übersicht darstellen.

Von vielen aus Pflanzen zubereiteten Produkten (Kosmetika wie Heilmittel) geht somit ein erhebliches kutanes Risiko aus; neben den lokalen unerwünschten Wirkungen an Haut und Schleimhaut ist aber auch eine systemische Schädigung möglich. Das Vorhandensein von gefährlichen Verunreinigungen oder Zugaben ist vielfach dokumentiert. So hatten in Belgien chinesische Teemischungen, denen *Aristolochia Fangchi*, eine karzinogene Pflanze, beigemischt war, Dutzende von Nierenbeckenkarzinomen zur Folge. In Teegemischen, die angeblich bei Prostatakrebs wirken sollten, wurde unter anderem der Tranquilizer Alpazolan gefunden. In den USA wies jedes fünfte untersuchte Ayurveda-Pflanzenpräparat schädliche Mengen an Schwermetallen wie Blei, Quecksilber und Arsen auf. Und ein als „Pflanzen-Wundersalbe" in Österreich vermarktetes ukrainisches Produkt („garantiert natürliche Pflanzensalbe zur Behandlung der Neurodermitis") wies hohe Konzentrationen von Steroiden und Antihistaminika auf, bei einem Preis von € 65 für ein Döschen.

Pflanzenallergene

Die Kontaktallergene aus der Natur lassen sich in folgende chemische Stoffklassen unterteilen [10]

Allylsulfide	Kaffeesäureester
Allylisothiocyanate	Laktone
Alkaloide Phenole	Polyacetylene
Chinone	Sesquiterpenlaktone
Catechole	Stilbene
Cumarine/Isocumarine	Schwefelverbindungen (zyklische)
Flavonoide	Tropolone
Glucosinolate	Terpene, Terpenhydroxide
Isoferulasäureester	Zimtsäureester

Jede Pflanze enthält neben dem Wachstum dienenden Inhaltsstoffen Sekundärstoffe, die als Abwehrstoffe gegen Tierfraß, Angriffe von Insekten, Pilzen, Bakterien und Viren oder als Antwort auf bestimmte Umwelteinflüsse gebildet werden. Dass einige dieser Verbindungen eine Allergie-induzierende und damit primär gegen den Menschen gerichtete Wirkung aufweisen, ist als zufällig oder als Laune der Natur anzusehen.

Die Frage nach dem Sitz der allergenen Substanzen in der Pflanze ist schon früh beantwortet worden. Es konnte bereits im Jahre 1900 nachgewiesen werden, dass die damals noch als „Hautgift" bezeichnete allergene Verbindung der Becherprimel in feinen Härchen auf der Unterseite des Primelblattes und der Stängel lokalisiert ist. Dieses Primin wird bei der leichtesten Berührung, Verletzung oder Zerstörung des Härchens freigesetzt und kristallisiert aus der Härchenflüssigkeit aus. In wesentlich geringeren Mengen kommt Primin auch in den farbigen Blütenblättern vor, weil diese ebenfalls feine Härchen auf der Ober- und Unterseite besitzen.

Allergiepflanzen

Mitchell und Rook führen mehr als 10.000 Arten in 1.405 Genera und 248 Familien an, die als Ursache einer irritativen oder allergischen Kontaktdermatitis beschrieben wurden [15]. Nicht eingerechnet sind dabei die Giftpflanzen, deren Vorkommen auf der ganzen Welt auf mehr als 189,000 geschätzt wird. Dabei zählt die Familie der Kompositen (Korbblütler) zu derjenigen mit den wenigsten Giftpflanzen. Eine Aufstellung der im europäischen Raum als Allergie-induzierend hervorgetretenen Arten weist demgegenüber diese Familie als die wichtigste Pflanzenfamilie mit sensibilisierenden Spezies aus [10]:

Familie	Sensibilisierende Arten
Compositae (= Asteraceae)	> 200
Primulaceae	30
Alliaceae	15
Alstromeriaceae	3
Amaryllidaceae	12
Apiaceae (= Umbelliferae)	12
Orchidaceae	6
Gesneriaceae	3

Geographische Unterschiede und lokale Gegebenheiten können ein sehr unterschiedliches Bild von der Häufigkeit und Bedeutung bestimmter Phytodermatosen geben. So ist zum Beispiel in Holland die Tulpenallergie die am weitesten verbreitete Hautkrankheit bei den Gärtnern und Züchtern. Das klinische Bild der charakteristischen Veränderungen an den Händen ist in die Medizingeschichte unter dem Namen Tulpenfinger eingegangen [20]. In England und Dänemark steht die Primelallergie an erster Stelle [12], wobei weniger Gärtner und Floristen betroffen sind, denen das Risiko einer Primelallergie seit Jahrzehnten bekannt ist und die deshalb entsprechende Vorsichtsmaßnahmen einhalten, als vielmehr Hausfrauen und Hobbyzüchter. In den USA sind 60 bis 80% der Bevölkerung allergisch auf poison ivy (Giftefeu, *Rhus toxicodendron L.*) und verwandte Arten [10]. In Ungarn überwiegt die Sonnenblumenallergie, während in Frankreich allergische Kontaktdermatitiden bei Artischockenpflückerinnen im Vordergrund stehen [10]. Der Automatisierung ist der Rückgang der früher sehr häufigen Kontaktallergie bei Spargelschälern und Hopfenpflückern zu verdanken [10]. Im Alpenbereich kommt der Arnika aufgrund ihrer weiten Verbreitung in der Volksmedizin breite Bedeutung zu [18]. Eine spanische Studie weist als häufigstes Kontaktallergen das Knoblauchallergen Diallyldisulfid aus, das insbesondere bei Hausfrauen und Köchen äußerst verbreitet Probleme macht, wenn man nur danach sucht [3].

Eine kleine Liste von Medizinpflanzen mit ganz unterschiedlicher allergener Potenz sei hier angeführt [10]:

Allergene Potenz	Auswahl an Medizin-, Nutz- und Zierpflanzen
Stark	Alant, Arnika, Benediktenkraut, Ginko, Hortensie, Hundskamille
Stark bis mittelstark	Frauenschuh, Ratanhia, Schafgarbe, Silbermoos
Mittelstark	Artischocke, Baumwolle, Efeu, Knoblauch, Sonnenblume, Zimtbaum, Zwiebel
Schwach	Beifuß, Jasmin, Klette, Knoblauch, Kornblume, Orange, Ringelblume, Spargel, Wassernabel, Zichorie
Sehr gering	Echte Kamille
Fehlend	Aloe vera (?)

Krankheitsbilder durch pflanzliche Kontaktallergene

Allergische Kontaktdermatitis

Das Ekzem entwickelt sich gewöhnlich an jenen Hautpartien, an denen der Kontaktstoff direkt mit der Haut in Berührung kommt. Bei Floristen, Gärtnern und Planzenzüchtern treten die ekzematischen Veränderungen am häufigsten an den Fingern, Händen, Unterarmen, im Gesicht, V-Ausschnitt und Nacken auf. Gelegentlich wird das Allergen auch mit den Händen auf andere Körperteile ungewollt übertragen, zum Beispiel in den Genitalbereich. Innerliche Zufuhr bewirkt bei hochgradig Sensibilisierten gelegentlich eine generalisierte Reaktion in Form eines Exanthems. Das akute Zustandsbild ist durch Rötung, Bläschen, Schwellung und anschließende Abschuppung gekennzeichnet; sich ständig wiederholender oder Dauerkontakt kann zu Hautverdickung, Verhornung und Lichenifikation führen.

Aerogene Kontaktdermatitis

Der Kontakt mit frei in der Luft herumfliegenden welken, vertrockneten oder abgefallenen Pflanzenteilen sensibilisierender Arten führt an den unbekleideten und somit lichtexponierten Hautpartien zum typischen Ekzembild. Die Abgrenzung zu den Lichtdermatosen kann schwierig sein. Die Verstärkung einer aerogenen Kontaktdermatitis durch Lichtexposition ist auf die Tatsache zurückzuführen, dass noch eine zweite Gruppe von Inhaltsstoffen in den gleichen Familien, besonders in den Kompositen, vorkommt (Polyacetylene und acetylenische Thiophenpräparate), die gemeinsam mit den Sesquiterpenlaktonen durch die mit der Luft übertragenen Pflanzenpartikel auf die Haut gelangen [8]. Eine aerogene Kontaktdermatitis durch Pflanzenbestandteile wird in unseren Breiten aber selten diagnostiziert [11].

Ernst [5] beschrieb in seiner Übersichtsarbeit zu den unerwünschten Effekten durch pflanzliche Arzneimittel in der Dermatologie neben den oben erwähnten Krankheitsbildern Einzelberichte von Stevens-Johnson-Syndrom, Sweet-Syndrom, Pellagra, aber auch Urtikaria, Angioödem und Anaphylaxis, Lupuslike Syndrom und Erythema exsudativum multiforme, Arsenkeratosen, Erythrodermie und Nekrosen durch Quecksilber, und andere.

Aloe vera, Teufelskralle und Teebaumöl

Aloe vera Burm. fil.

Der Saft dieser Pflanze (Abb. 1) enthält zahlreiche Inhaltsstoffe mit potentieller biologischer und toxikologischer Aktivität. Verwendung findet Aloe in der (Para-) Medizin als Laxans, Wundheilmittel, gegen Insektenstiche, Schnittverletzungen und Juckreiz, als Anästhetikum, Antipsoriatikum, in der Krebstherapie und letztlich für alle erdenklichen Krankheitsbilder. Daneben wird es in Kosmetika wie Duschgels, Seifen und vielen anderen, aber auch in Nahrungsmitteln wie Yoghurt sowie in Textilien eingesetzt.

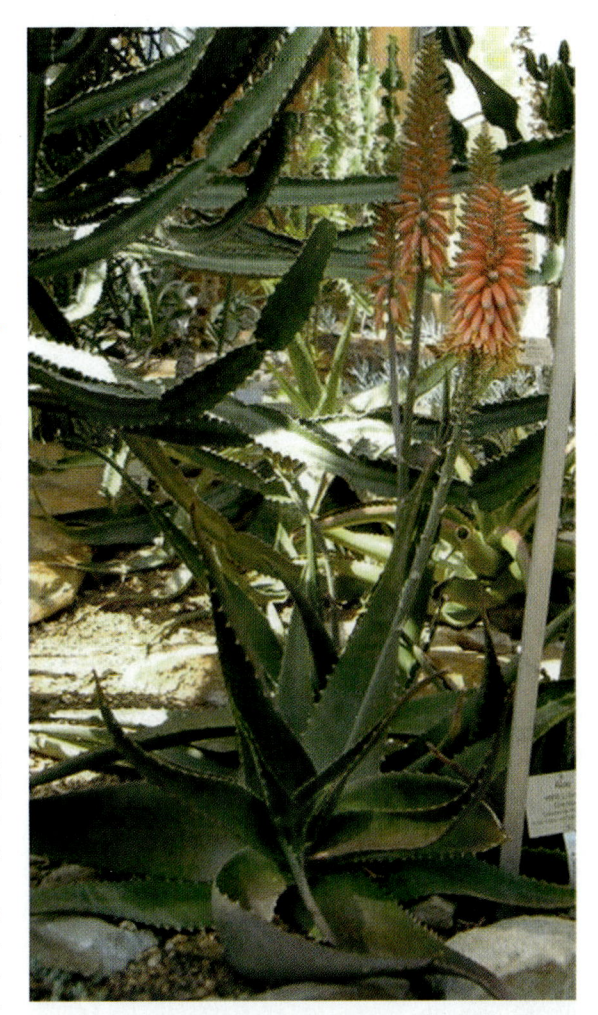

Abb. 1. *Aloe vera (L.) Burm.fil.*: Echte Aloe, Habitus und Blütenstand mit roten Blüten. Aus www.wikipedia.org

Die Literatur zum therapeutischen Einsatz ist umfangreich, meist handelt es sich um unkontrollierte Studien [13]. In einer doppelblinden, Plazebo-kontrollierten Studie an Patienten mit leichter bis mittelschwerer Psoriasis zeigte die Aloe-haltige Creme einen mäßigen Effekt, der sich nicht stärker als der Plazebo-Effekt erwies [16]. In einer systematischen Übersicht wurden Studien zur Behandlung von Herpes genitalis und Psoriasis zurückhaltend positiv gewertet. In der Zusammenschau der Befunde wurden aber positive Effekte durch die orale oder topische Verwendung von Aloe vera als nicht ausreichend erwiesen eingestuft [21].

Allergologische Fallbeschreibungen sind vorhanden, die Allergene sind aber nicht definiert; Sensibilisierungsversuche mit Emodin verliefen negativ [10]. Die Epikutantestung mit einem definierten Extrakt erbrachte keine Sensibilisierungen [19].

Teufelskralle (Harpagophytum procumbens)

Die im südlichen Afrika beheimatete Pflanze (Abb. 2) wird schon lange von den einheimischen Völkern als Heilmittel gegen Fieber, Magen-Darm-Leiden und Schmerzen verwendet. Auszüge aus den Speicherwurzeln sollen entzündungshemmende und schmerzlindernde Eigenschaften aufweisen. Angepriesen werden aber auch Salben zur Behandlung von Ekzemen, Psoriasis, Gicht und Vergiftungen. Während dazu keine wissenschaftliche Literatur existiert, weist ein Cochrane Review zur Behandlung von Rückenschmerzen auf die „generell schlechte Datenqualität aller Studien" hin [7].

Literatur zur sensibilisierenden Potenz der Teufelskralle ist nicht verfügbar.

Teebaum (Melaleuca alternifolia Cheel.)

Teebaumöl (Abb. 3) wird für die dermatologischen Indikationen offene Wunden und Dekubitus, Hautentzündungen aller Art, Akne, Psoriasis und Neurodermitis, Mykose der Nägel, Haut und am Genitale, Zoster, Herpes labialis und Herpes genitalis, Warzen, Paradontose, Mundgeruch und Mundfäule, Pedikulose, Windelekzem und Sonnenbrand, Frostbeulen und Krampfadern, Clavi, Furunkel, Insektenstiche, und viele andere angepriesen. Am Markt erhältlich ist es in Cremes, Salben, Lotionen, Milch, Öl, Shampoo, Lippenstift, Zahncreme, Mundwasser, Pickeltupfer und Pickelstiften, Badeöl sowie zur Aromatherapie.

Das australische Teebaumöl enthält zwischen 50 und 80 Verbindungen aus der Klasse der Mono- und Sesquiterpene. Neben den sensibilisierenden Verbindungen α-Terpinen und Terpinolen reichern sich während des Alterungsprozesses innerhalb weniger Wochen und Monate neu entstehende Oxidationsprodukte (Ascaridol, 1,2,4-Trihydroxymenthan und α-Phellandren) an, welche die Sensibilisierungspotenz des Öls drastisch erhöhen [9]. Die Zahl der Fallbeobachtungen nimmt seit 1991 kontinuierlich zu, die Sensibilisierungsraten weisen eine große geographische Variation auf, von 0% in Berlin und Wien bis zu 2,3% in Dortmund [17]. Das *Scientific Committee on Consumer Products* bei der Europäischen Kommission bewertet die Verwendung von Teebaumöl als unsicher; das Sicherheitsdossier wird aus toxikologischer Sicht als überaus lückenhaft eingestuft. Ein Verbot der kommerziellen Nutzung steht im Raum.

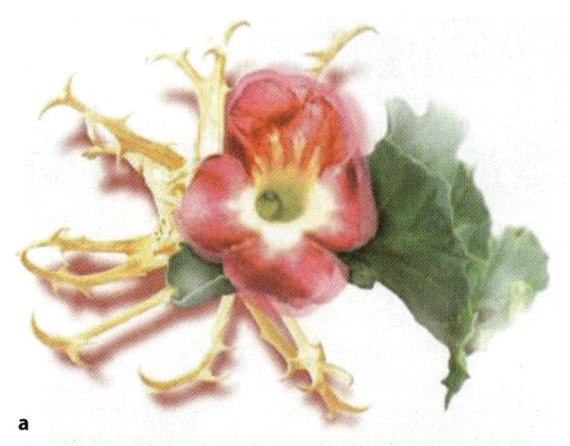

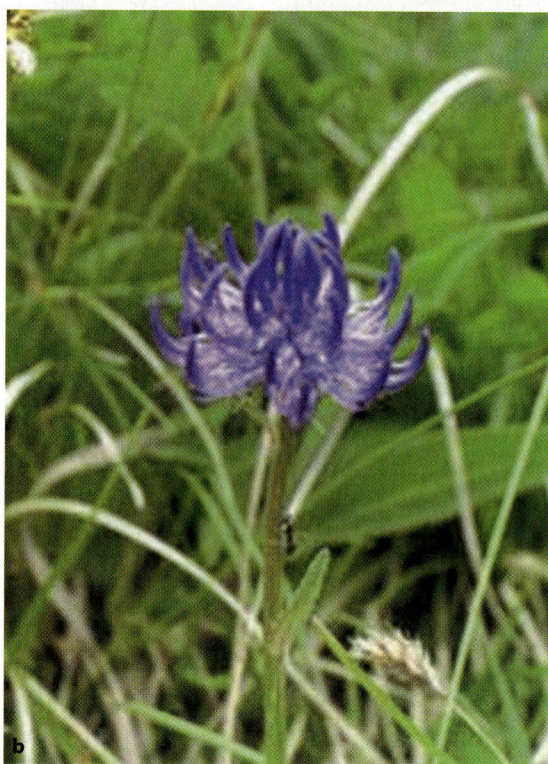

Abb. 2a, b. Teufelskralle (*Harpagophytum procumbens*). Aus www.heilpflanzen-suchmaschine.de. **b** Kugelige Teufelskralle (*Phyteuma orbiculare*): gehört zur Gattung der Teufelskrallen (Phyteuma) in der Familie der Glockenblumengewächse (Campanulaceae), wächst in Europa von den Pyrenäen bis zum Balkan; in Österreich weitverbreitet, bis in Höhen von 2400m; hat mit der Heilpflanze (Abb. 2a.) nichts gemeinsam außer dem Namen. Aus www.wikipedia.org

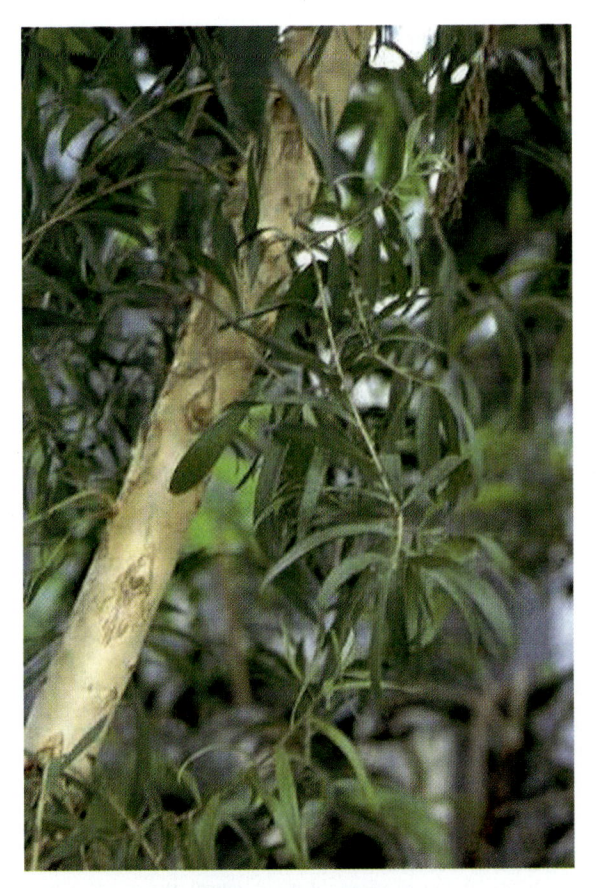

Abb. 3. Teebaum (*Melaleuca alternifolia Cheel.*).
Aus www.heilpflanzen-suchmaschine.de

Diagnostik von Pflanzenkontaktallergien

Anamnese (Kontakt, Beruf, Lokalisation) und klinisches Bild sind oft hinweisend; allerdings müssen Betroffene häufig, insbesondere wenn es um pflanzliche Heilmittel geht, gezielt danach gefragt werden [5].

Für die Testung mit kommerziellen Testprodukten steht derzeit ein limitiertes Spektrum an Testsubstanzen zur Verfügung (Hermal):

- Dipenten (d-Limonen; 2% in Vaseline): Naturstoff in Zitrusfrüchten, Bergamotte, in Dill und in Kümmel; in kosmetischen Präparaten und Haushaltsreinigern als Duftstoff eingesetzt, in der Nahrungsmittelindustrie als Geschmackszusatz
- Kompositen-Mix (6% in Vaseline): die Extrakte werden aus den Blüten von Arnika, Kamille, Mutterkraut und aus dem Kraut von Rainfarn und Schafgarbe hergestellt
- Primin (0,01% in Vaseline)
- Sesquiterpenlactone-Mix (0,1% in Vaseline): Sesquiterpenlactone aus der Familie der Kompositen
- Usninsäure (0,1% in Vaseline): Naturstoff in Flechten, insbesondere Silbermoos; zur Herstellung von Blumengestecken, Friedhofskränzen und Wandschmuck; in der Naturmedizin viel verwendet
- Sensibilisierungen auf Kolophonium, Perubalsam, Duftstoff-Mix und Terpentin können auf eine Pflanzenkontaktallergie als Ursache für das Ekzem hindeuten.

Bei der Testung mit Patienten-eigenen Produkten wie Kosmetika und Arzneimittel ist Vorsicht geboten [6]; irritative sowie falsch-positive und falsch-negative Ergebnisse sind möglich. Größte Vorsicht ist geboten bei der Testung mit Pflanzenteilen. Die direkte Testung mit Blüte, Blatt, Stängel und Knolle vieler Pflanzen führt häufig zu irritativen Reaktionen und birgt große Sensibilisierungsgefahr [1]. Eine Epikutantestung mit Pflanzenteilen von Alstromerien, Becherprimel, Tulpe, Lilie, Zwiebel, Knoblauch, Iris, Hyazinthe, Narzisse, Weihnachtsstern und „Croton" (Milchsaft) ist zu unterlassen [10].

Die Herstellung von Pflanzenextrakten ist delikat und Spezialeinrichtungen vorbehalten [10]. Die Testung der Irritationsschwelle solcher Extrakte an Freiwilligen stößt zunehmend auf (ethische) Bedenken.

Zusammenfassung

Naturstoffe werden heute weit verbreitet in Kosmetika und für therapeutische Zwecke eingesetzt. Während Sinn und Nutzen oft wissenschaftlich nicht gesichert sind, sind die potentiellen Gefahren, insbesondere auch allergologischer Natur, beträchtlich. Es ist zu fordern, dass bei der Verwendung von Naturprodukten in Kosmetika und noch viel mehr in Medikamenten dieselben strengen Maßstäbe angelegt werden, wie dies für konventionelle Medikamente und andere Kosmetika-Inhaltsstoffe gilt; eine Zulassung aufgrund von „well established use" ist abzulehnen. Das Nutzen-Risiko-Verhältnis muss für die jeweilige Indikation stimmen. Dieses ist bisher bei vielen Naturprodukten aufgrund der unzureichenden Datenlage nicht bekannt und gelegentlich sogar eindeutig negativ. Natur und „bio" dürfen nicht mit gesund und ungefährlich gleichgesetzt werden. Viele Naturprodukte sind allergologisch hoch interessant. Der Hautarzt sollte bei der Abklärung von Ekzempatienten immer auch nach der Verwendung von Naturheilmitteln und Pflanzenkontakten fragen; die Trefferquote ist hoch. Die allergologische Diagnostik muss aber mit großer Vorsicht und Fachkenntnis betrieben werden. Aktive Sensibilisierung ebenso wie irritative Effekte bis hin zu Vergiftungen sind bei der Testung möglich. Eine unkritische Ablehnung der Naturstoffe ist nicht zielführend, eine kritisch-offene Sichtweise aber erforderlich. Die Frage „how natural are natural herbal remedies" ist aber nicht nur in Saudi-Arabien relevant [2].

Eine hervorragende Zusammenfassung zum Einsatz von Phytopharmaka in der Dermatologie erschien 2005 im Hautarzt [14]; Indikationen und Therapiehinweise stellen den Schwerpunkt dar, Nebenwirkungen werden angeführt.

Literatur

1. Aberer W, Hausen BM (1990) Active sensitization to elecampane by patch testing with a crude plant extract. Cont Derm 22: 53–55
2. Bogusz MJ, al Tufail M, Hassan H (2002) How natural are „natural herbal remedies"? A Saudi perspective. Adverse Drug React Toxicol Rev 21: 219–229
3. Cabanillas M, Fernandez-Redondo V, Toribio J (2006) Allergic contact dermatitis to plants in a Spanish dermatology department: a 7-year review. Cont Derm 55: 84–91
4. Eisenberg D, David RB, Ettner SL, et al. (1998) Trends in alternative medicine use in the United States, 1990-1997. JAMA 280: 1569–1575
5. Ernst E (2000) Adverse effects of herbal drugs in dermatology. Brit J Dermatol 143: 923–929
6. Frosch PJ, Pilz B, Peiler D et al. (1997) Die Epikutantestung mit patienteneigenen Produkten. In: Plewig G, Przybilla B (Hrsg) Fortschritte der praktischen Dermatologie und Venerologie 1996, Band 15, Springer, Heidelberg, S 166–181
7. Gagnier JJ, van Tulder M, Berman B, Bombardier C (2006) Herbal medicine for low back pain. Cochrane Database Syst Rev 19: CD004504
8. Hausen BM (1982) Allergic contact dermatitis caused by tulip bulbs. J Am Acad Dermatol 7: 500–503
9. Hausen BM (1999) Degradation products of monoterpenes are the sensitizing agents of tea tree oil. Am J Cont Derm 10: 68–77
10. Hausen BM, Vieluf IK (2001) Allergiepflanzen, Pflanzenallergene, 3. Auflage. Ecomed, Landsberg
11. Komericki P, Aberer W, Kränke B (2004) An 8-year experience in airborne contact dermatitis. Wien Klin Wochenschr 116: 322–325
12. Logan RA, White IR (1988) Primula dermatitis: prevalence, detection and outcome. Cont Derm 19: 68–69
13. Mantle D, Gok MA, Lennard TW (2001) Adverse and beneficial effects of plant extracts on skin and skin disorders. Adverse Drug React Toxicol Rev 20: 89–103
14. Meyer S, Vogt T, Landthaler M, Karrer S (2005) Einsatz von Phytopharmaka in der Dermatologie. Hautarzt 56: 483–502
15. Mitchell JC, Rook A (1979) Botanical dermatology. Greengrass, Vancouver
16. Paulsen E, Korsholm L, Brandrup F (2005) A double-blind, placebo-controlled study of a commercial Aloe vera gel in the treatment of slight to moderate psoriasis vulgaris. J Eur Acad Dermatol Venereol 19: 326–331
17. Pirker C, Hausen BM, Uter W et al. (2003) Sensitization to tea tree oil in Germany and Austria. A multicenter study of the German Contact Dermatitis Group. JDDG 1: 629–634
18. Reider N, Komericki P, Hausen BM et al. (2001) The seamy side of natural medicines: contact sensitization to arnica (Arnica montana L.) and marigold (Calendula officinalis L.). Cont Derm 45: 269–272
19. Reider N, Issa A, Hawranek T et al. (2005) Absence of contact sensitization to Aloe vera (L.) Burm. f.. Cont Derm 53: 332–334
20. Verspyk-Mijnssen GAW (1969) Pathogenesis and causative agent of "tulip finger". Brit J Dermatol 81: 737–745
21. Vogler BK, Ernst E (1999) Aloe vera: a systematic review of its clinical effectiveness. Br J Gen Pract 49: 823–828

Rund um die Therapie: Handekzeme

Thomas L. Diepgen

Einleitung

Die 1-Jahresprävalenz von Handekzemen (Anteil der Bevölkerung, die innerhalb eines Jahres an einem Handekzem leidet) wird bei Erwachsenen (20 bis 65 Jahre) in Schweden auf etwa 10% [30] und die Inzidenz (jährliche Neuerkrankungsrate) auf etwa 5 pro 1000 Personen [29] geschätzt. Bei 12 bis 16 Jahre alten Jugendlichen in Dänemark wurde eine 1-Jahresprävalenz von 7,3% [33] ermittelt und zum Zeitpunkt der Untersuchung wurde bei 3,2% dieser Jugendlichen ein Handekzem festgestellt. Somit zählen Handekzeme zu den häufigsten Hauterkrankungen. Sie stellen jedoch keine homogene Krankheitsentität dar, können sich bezüglich Ätiologie, Morphe und Schweregrad sehr stark unterscheiden und erfordern dann unterschiedliche Therapieansätze. Die jeweilige Ursache, das klinische und morphologische Erscheinungsbild sowie die Schwere der Erkrankung müssen bei der Therapie berücksichtigt werden. Der Schweregrad des Handekzems kann von sehr leichten Ausprägungen, die häufig sogar nicht fachärztlich behandelt werden müssen, bis zu schweren chronischen Fälle reichen, die eine langandauernde Krankschreibung erforderlich machen und teilweise sogar trotz stationärer Behandlung kaum befriedigend therapiert werden können.

Handekzeme haben eine hohe gesundheitsökonomische und sozialmedizinische Bedeutung. So stehen berufsbedingten Hauterkrankungen seit vielen Jahren an der Spitze der angezeigten Berufskrankheiten, wobei es sich dabei in über 90% um Kontaktekzeme handelt, die fast alle an den Händen auftreten. Besonders gefährdete Berufsgruppen sind Friseure, Bäcker, Floristen, Fliesenleger, Galvanikarbeiter, Zahntechniker, Maschinisten, Metalloberflächenbearbeiter, Beschäftigte in Gesundheitsberufen [10]. Die jährliche Neuerkrankungsrate angezeigter Berufsdermatosen liegt in Deutschland bei etwa 0,7 Neuerkrankungen pro 1000 Beschäftigte [9], wobei die Dunkelziffer um ein Vielfaches höher liegt [13]. In einer prospektiven, epidemiologischen Untersuchungen bei Auszubildenden in der Metallindustrie lag die 1-Jahresprävalenz bei 9% und die 3-Jahresprävalenz sogar bei 15% [18].

Handekzeme können mit einem erheblichen Verlust an Lebensqualität verbunden sein [6, 49]. Die Hand ist ein wichtiges Funktions-, Kommunikations- und Ausdrucksorgan. Daher ergeben sich aus jeder Erkrankung, die sich an den Händen manifestiert, nicht nur Funktionseinschränkungen, sondern auch gravierende psychologische Belastungen, wie zum Beispiel Scham, geringes Selbstvertrauen, Zurückgezogenheit, soziale Ängste und Phobien. Handekzeme sind häufig mit Juckreiz assoziiert. Dieser kann nicht nur bei dem Patienten zu Schlaflosigkeit und Stress führen, sondern belastet auch die Familienangehörigen. Der Juckreiz-Kratzen-Zirkel führt dazu, dass sich die Befunde und Beschwerden des Patienten weiter verschlechtern. Schmerzvolle Rhagaden, Fissuren und offene Bläschen können manuelle Tätigkeiten stark einschränken und damit zu einer starken Behinderung nicht nur im Berufsleben führen, sondern auch bei Alltagsverrichtungen und im sozialen Umgang. Zusätzlich können durch Handekzeme erhebliche ökonomische Konsequenzen für den Betroffenen selber, seinen Arbeitgeber und den zuständigen Versicherungsträger resultieren.

Obwohl verschiedenste therapeutische Optionen zur Verfügung stehen, kann die Behandlung eines Handekzms sehr schwierig sein und eine besondere therapeutische, aber auch schon diagnostische Herausforderung darstellen.

Da die Diagnose vor der Therapie steht, wird nachfolgend zunächst kurz die Klassifikation von Handekzemen angesprochen, dann allgemeine Therapieprinzipien vorgestellt und therapeutische Optionen unter Berücksichtigung der bisher zur Therapie des Handekzems durchgeführte randomisierten klinisch kontrollierten dargestellt.

Klassifikation von Handekzemen

Die Systematik beziehungsweise Klassifikation der Handekzeme ist ebenso wie die Ekzemkrankheiten schwierig und wird in der Literatur sehr unterschiedlich dargestellt. Die klinische Erfahrung lehrt, dass es nicht „das Handekzem" gibt, sondern stets verschiedenen Verursachungsmechanismen (exogene und endogene), morphologische Erscheinungsformen (zum Beispiel dyshidrosiform, hyperkeratotisch rhagadiform, nummulär) und unterschiedliche Manifestationslokalisationen (zum Beispiel dorsal, plamar, interdigital) unterschieden werden müssen (Tabelle 1).

Generell handelt es sich bei Handekzemen um entzündliche, nicht-infektiöse Hautveränderungen, die nach Kontakt mit externen Faktoren entstehen, wobei je nach Ätiologie subtoxisch-kumulative (irritative) und allergische Kontaktekzeme unterschieden werden können. Aber auch durch konstitutionelle Faktoren, können Handekzeme ausgelöst und unterhalten werden. Sehr häufig handelt es sich bei Handekzemen um Mischformen, wobei pathogenetisch konstitutionelle Faktoren gemeinsam mit exogenen Faktoren bedeutsam sind. Das bedeutet, es liegt häufig ein multifaktorielles Geschehen vor, das eine monokausale ätiologische Klassifikation unmöglich macht. Es können also mehrere Ursachen gleichzeitig oder zeitlich versetzt von ätiologischer beziehungsweise pathogenetischer Bedeutung sein.

Tabelle 1. Klassifikation von Handekzemen (HE), überlappende Krankheitsentitäten sowie multifaktorielle Ätiologie und Mischformen sind häufig

Ätiologie (Handekzemtypen)
- Irritatives (subtoxisch kumulatives Handekzem)
- Allergisches Handekzem
- Atopisches Handekzem
- Dysregulativ mikrobielles Handekzem

Lokalisation
- Handrücken
- Handflächen
- Fingerseitenkanten
- Fingerkuppen
- Schwimmhäute
- Handgelenke

Morphe
- Dyshidrosiform (Bläschen)
- Rötung, Schuppung
- Hyperkeratotisch rhagadiform (tylotisch)
- Nummulär

In einer Klassifikation von Handekzemen sollte weiterhin die klinische Beobachtung Berücksichtigung finden, dass Handekzeme mit unterschiedlichem morphologischem Erscheinungsbild und an unterschiedlichen Lokalisationen der Hand auftreten können.

Auch die Entstehung eines Kontaktekzems wird häufig erst durch eine Kombination von beruflichen Expositionsfaktoren und individueller Erkrankungsbereitschaft aufgrund konstitutioneller Faktoren (zum Beispiel atopische Hautdiathese) hervorgerufen. Umweltfaktoren wie niedrige Luftfeuchtigkeit, hohe Temperaturen, Okklusion oder Schwitzen können sich sehr ungünstig auf die epidermale Barriere auswirken und bei gleicher Exposition die Wirkung von Irritantien und/oder Allergenen verstärken.

Charakteristika der vier häufigsten Handekzemtypen

Zur nosologischen Klärung eines Handekzems ist eine gezielte Diagnostik notwendig. Dies gliedert sich in drei Teile: Anamnese, klinische Untersuchung, Labor und Testung. Durch Erhebung der Berufs-, Sozial- und Umweltanamnese werden exogene Faktoren erfasst. Durch die Familien- und Eigenanamnese sowie die klinische Untersuchung werden speziell endogene Faktoren, wie die atopische Hautdiathese oder begünstigende vegetative Vorfaktoren diagnostiziert. Die klinische Diagnostik einer atopischen Hautdiathese [11] ist wichtig. Ebenso sollte bei jedem Handekzem durch Epikutantestung eine klinisch relevante Typ-IV-Allergie ausgeschlossen werden. Grundsätzlich müssen der morphologische Ekzemtyp und die Lokalisation beziehungsweise Verteilung der Hautveränderungen berücksichtigt werden, da gerade an den Händen das klinische Erscheinungsbild wertvolle Hinweise auf die Ekzemgenese liefern kann. Im Folgenden wird kurz auf die klinischen Charakteristika der einzelnen Handekzemtypen eingegangen (Tabelle 2).

Das subtoxisch-kumulative (irritative) Handekzem
Subtoxisch-kumulative Handekzeme sind häufig bereits durch ihr besonderes Erscheinungsbild an typischer Lokalisation zu diagnostizieren (Tabelle 2). Durch längere oder wiederholte Exposition mit primär irritierenden Schadstoffen wird die Haut zunächst rau, trocken, leicht schuppend, zunehmend gerötet und infiltriert. Dann treten Rhagaden auf, schließlich entwickeln sich bei fortbestehender Irritation hyperkeratotische, von Rhagaden durchsetzte Plaques. Der Juckreiz ist im allgemeinen nicht so stark

Tabelle 2. Merkmale irritativer, allergischer und atopischer Handekzeme

Subtoxisch-kumulatives (irritatives) Handekzem

Ätiopathogenese
- Folge einer wiederholten Einwirkung irritierenden Schadstoffe über einen längeren Zeitraum in unterschwelliger Konzentration auf die Haut
- Bei beruflicher Auslösung: langsame Entstehung bei Berufsausübung, kaum Besserung am Wochenende, Abheilung nur bei längerer Arbeitskarenz
- Konstitutionelle Faktoren begünstigen die Entstehung: atopische Hautdiathese, Sebostase, Hyperhidrosis

Lokalisation
- Betroffen sind vor allem Hand- und Fingerrücken sowie exponierte Unterarmpartien, erst im weiteren Verlauf auch die Handinnenflächen
- Die Hauterscheinungen sind auf die Hände begrenzt, Streuphänomene fehlen, relativ scharfe Begrenzung

Morphe
- Zunächst rauhe, trockene, schuppende Haut
- Später Rötung, Infiltration und Rhagaden
- Schließlich hyperkeratotisch-rhagadiforme Erscheinungen
- Juckreiz im allgemeinen nicht so ausgeprägt wie beim allergischen Kontaktekzem
- Jedoch schmerzhafte Rhagaden (häufig)

Allergisches Handekzem

Ätiopathogenese
- Folge einer Typ-IV-Sensibilisierung (Epikutantestung)
- Selten auch sekundäre Ekzematisierung bei Typ-I-Allergie (Proteinkontaktdermatitis)
- Enger zeitlicher Zusammenhang zwischen Erkrankung und Exposition
- Bei beruflicher Auslösung: Entstehung und Verschlechterung bei Berufsausübung, Besserung am Wochenende, Abheilung im Urlaub, Rezidiv bei Rückkehr an den Arbeitsplatz innerhalb weniger Tage

Lokalisation
- Örtliche Übereinstimmung zwischen Allergenexposition und Auftreten der Hauterscheinungen
- Betroffen sind Expositionsstellen (auch aerogen möglich)
- Streureaktionen in der Umgebung (Abgrenzung zum irritativen Handekzem)
- Unscharfe Begrenzung im Bereich der Expositionsstellen

Morphe
- Im akuten Stadium: Rötung, Bläschen, starker Juckreiz
- Im chronischen Stadium: Hyperkeratosen, Rhagaden

Atopische Handekzeme

Ätiopathogenese
- Folge eines atopischen Ekzems oder einer atopischen Hautdiathese
- Selten auch sekundäre Ekzematisierung bei Typ-I-Allergie (Proteinkontaktdermatitis)
- Häufig berufsunabhängiger Verlauf
- Vorübergehende oder richtungsweisende Verschlimmerung durch berufliche Noxen möglich

Lokalisation
- Häufig Befall des Handrückens wie beim irritativen Ekzem
- Häufige Nagelbeteiligung, gelegentlich Fingerkuppenekzem (pulpite séche)
- Häufig Befall der Handgelenksbeugen, Lichenifikation
- Befall der Tabatière durch unscharf begrenzte lichenifizierte Läsionen
- Befall anderer Körperregionen (Hals, Gelenkbeugen, Fußrücken)

Morphe
- Häufig Bläschenbildung (dyshidrosiforme Morphe) palmar und interdigital
- Lichenifikation (Handrücken, Handgelenksbeugen)
- Schuppung, Rhagaden (Fingerkuppen)
- Nummuläre Herde (Handrücken, meist unscharf begrenzt) möglich

wie beim allergischen Kontaktekzem ausgeprägt. Betroffen sind vor allem Hand- und Fingerrücken sowie exponierte Unterarmpartien, zum Beispiel Auflageflächen. Im weiteren Krankheitsverlauf können die Handinnenflächen einbezogen werden. Die Ekzemherde bleiben auf die Expositionsstellen begrenzt, Streuphänomene fehlen. Subtoxisch-kumulative Kontaktekzeme entstehen häufig in Feuchtberufen, eine atopische Hautdiathese stellt einen wichtigen endogenen Kofaktor dar. Die Entstehung ist sehr stark von der Dauer und Stärke der Exposition abhängig. Im Sinne eines sogenannten 2-Phasenekzems kann auf dem Boden eines subtoxisch-kumulativen Kontaktekzems ein allergisches Kontaktekzem entstehen.

Das allergische Handekzem

Bei allergischen Ekzemen liegt eine Allergie vom verzögerten Typ als immunologische Antwort auf den Kontakt mit einem Allergen bei einem sensibilisierten Individuum (Typ-IV-Sensibilisierung) vor (Tabelle 2). Das klinische Erscheinungsbild kann sehr variabel sein, so dass ein allergisches von einem subtoxisch-kumulativen Handekzem weder klinisch noch histologisch zu unterscheiden sein kann. Allergische Kontaktekzeme laufen in der Regel jedoch akuter ab. Morphologische Zeichen können Rötung, Schuppung, Bläschen, Papeln, Pusteln, Exsudation und Exkorationen sein. In chronischen Fällen kann es zu Rhagaden, Lichenifikation und Hyperkeratosen kommen. Meist bestehen Juckreiz und Brennen. Die ersten Erscheinungen treten im Bereich der Kontaktstellen auf, wobei die Begrenzung im Gegensatz zu toxischen Kontaktekzemen unscharf ist. Bei allergischen Kontaktekzemen können dann weitere Hauterscheinungen an anderen Körperstellen auftreten, die nicht mit dem Allergen in Kontakt gekommen waren (Streuung).

Ein allergisches (Typ-IV-) Kontaktekzem muss insbesondere bei entsprechender Berufsanamnese (Entstehung und Verschlechterung bei Berufsausübung, Besserung am Wochenende, Abheilung im Urlaub, Rezidiv bei Wiederaufnahme der Arbeit) sowie bei örtlicher Übereinstimmung von Einwirkungsort der Berufsnoxe und Sitz der Hauterscheinungen vermutet werden. Im Gegensatz zum subtoxisch-kumulativen Handekzem findet man unscharfe Begrenzungen im Bereich der Expositionsstellen sowie nahezu pathognomonisch Streureaktionen außerhalb der Kontaktareale.

Das atopische Handekzem

Die typischen klinischen Merkmale atopischer Handekzeme sind in Tabelle 2 dargestellt. In über 50% der von uns untersuchten Patienten, bei denen wir die Diagnose atopisches Handekzem stellten, zeigte sich eine dyshidrotische Morphe. Ein charakteristisches klinisches Zeichen stellt zusätzlich das sogenannte Schürzenphänomen dar. Dabei dehnt sich das Ekzem direkt von der Volarseite der proximalen Finger auf die angrenzenden distalen Anteile der Palmae aus, um dort eine Art Halbkreis oder Schürzenmuster zu bilden. Dies wird besonders häufig bei Frauen beobachtet. Häufig sind dabei die Nägel und distalen Endphalangen mitbefallen. Geradezu typisch ist die Manifestation im Bereich der Handgelenksbeugen. In ungefähr 20% manifestieren sich atopische Handekzeme an den Fingerkuppen (pulpite sèche), in etwa 35% ist die Tabatière von unscharf begrenzten, lichenifizierten Läsionen befallen. Am Handrücken fallen häufig nummuläre, juckende, jedoch unscharf begrenzte Herde auf. Häufig findet man beim atopischen Handekzem gleichzeitig teilweise diskrete Ekzemherde (patchy eczema) an anderen Körperstellen (Hals, Fußrücken, Gelenkbeugen). Diese Manifestationen können allerdings auch erst im weiteren Krankheitsverlauf auftreten.

Neben Lokalisation und Morphe sind zur Diagnostik atopischer Handekzeme eine genaue Anamnese (besonders atopische Eigen- und Familienanamnese, Frage nach Persistenz der Hauterscheinungen bei Arbeitskarenz), und die genaue Erhebung der Kriterien einer atopischen Hautdiathese notwendig [11, 12].

Zum Ausschluss einer sekundär erworbenen Typ-IV-Allergie (Pfropfallergie) sollten bei Verdacht zusätzlich Epikutantestungen durchgeführt werden.

Andere Handekzemformen

Läßt sich ein irritatives, allergische oder atopisches Handekzem nicht diagnostizieren so erfolgt die Einteilung in eine vierte Handekzemgruppe, die wir auch als dysregulativ-mikrobielle Ekzeme bezeichnen und die an den Händen sowohl unter dyshidrotischer als auch hyperkeratotisch-raghadiformer oder nummulärer Morphen auftreten können (Tabelle 3). Dem dyshidrotischen, hyperkeratotisch-rhaghadiformen und nummulären Ekzemtyp kann allerdings auch ein allergisches Kontaktekzem oder ein atopisches Handekzem zugrunde liegen. Dysregulativ-mikrobielle Handekzeme sind im Allgemeinen nicht beruflich bedingt, häufig sind dann auch die Füße betroffen.

Besondere Ekzemmanifestationen an den Händen

Die Palmoplantarregion weist aufgrund der speziellen funktionellen Belastung, der diese Zone ausgesetzt

Tabelle 3. Ätiologie und Diagnose bei Handekzemen mit dyshidrotischer und hyperkeratotisch-rhagadiformer Morphe

Morphe	Ätiologie und Diagnose
Dyshidrosiform	Atopisches Handekzem
	Akutes allergisches Handekzem
	Dysregulativ mikrobielles) Ekzem vom dyshidrotischen Typ (Pompholyx)
	Mitreaktion (Streuung)
Hyperkeratotisch – rhagadiform	Chronisches atopisches Ekzem
	Chronisches allergisches Kontaktekzem, zum Beispiel Dichromat
	Konstitutionelles, tylotisches Handekzem (dysregulativ mikrobielles Ekzem vom hyperkeratotisch-rhagadiformen Typ)

ist, besondere anatomische Merkmale auf. Unter der mächtigen Hornschicht mit kammartiger Verzahnung der Epidermis und Kutis finden sich keine Follikel und Talgdrüsen, jedoch zahlreiche nervale Rezeptoren, Gefäße und ekkrine Schweißdrüsen. Das palmoplantare Reaktionsmuster auf unterschiedliche Dermatosen ist aufgrund dieser Beschaffenheit auf wenige Morphen beschränkt und beinhaltet im wesentlichen Pustulosen, erythematokeratotische und hyperkeratotisch-rhagadiforme sowie dyshidrosiforme Eruptionen (Tabelle 3).

Dyshidrotischer Ekzemtyp

Per definitionem wird unter einem dyshidrotischen Ekzemtyp die Manifestation isolierter Bläschen verstanden, die palmar und/oder plantar, häufig auch an den Finger- oder Zehenzwischenräumen auftreten. Begleitend sind eine unterschiedlich stark ausgeprägte, entzündliche Rötung und starker Juckreiz. Histologische und elektronenmikroskopische Untersuchungen haben ergeben, dass die alte Vorstellung einer Schweißdrüsenbeteiligung nicht zutrifft, sondern es sich um eine lokalisationsbedingte Variante des akuten und subakuten Ekzems handelt (Spongiose). Eine gleichzeitig bestehende atopische Hautdiathese oder atopische Vorerkrankungen sind häufig.

Andere Handdermatosen müssen abgegrenzt werden. Im akuten Stadium ist differenzialdiagnostisch an eine Tinea manuum oder ein Mykid zu denken. Die Diagnostik erfolgt dann durch zusätzliche mykologische Untersuchungen der Hände oder des streuenden Primärherdes. Auch an eine Dyshidrosis lamellosa sicca ist zu denken. Die Abgrenzung von einer lokalisierten Psoriasis pustulosa ist im impetiginisierten pustulösem Stadium eines Handekzems oft schwierig.

Hyperkeratotisch-rhagadiformer Ekzemtyp

Diagnostische Schwierigkeiten können Handekzeme mit hyperkeratotisch-rhagadiformer Morphe bereiten, da es Phänokopien von chronischen Handekzemen gibt. Klinisch zeigen sich meist unscharf begrenzte, symmetrische, etwa münzgroße Einzelherde im Zentrum der Handflächen.

Die wichtigste Differenzialdiagnose ist die Psoriasis palmoplantaris. Daher ist die genaue Inspektion der Nägel und der Handrücken notwendig, da sich hier im Rahmen der Psoriasis scharf begrenzte Plaques beziehungsweise charakteristische Nagelveränderungen manifestieren können. Atopische Ekzeme mit hyperkeratotisch-rhagadiformer Morphe sind eher ungewöhnlich, eine palmo-plantare Kontaktallergie als Ursache kommt nur selten in Frage. Kontaktallergische Handekzeme mit Hyperkeratosen im Fingerbereich sind dagegen häufiger, zum Beispiel bei Chromatallergie.

Bei der überwiegenden Mehrzahl der hyperkeratotisch-rhagadiformen Handekzeme sind die ursächlichen Faktoren noch nicht einwandfrei geklärt, so dass sich die Klassifizierung als eigenständige Entität anbietet. Es handelt sich jedenfalls um ein besonders chronisches, äußerst therapieresistentes Hautleiden mit großer Rezidivneigung in gleicher Lokalisation. Hinweise auf eine atopische Hautdiathese fehlen meistens. Häufig sind Männer über 40 Jahre betroffen. Charakteristisch ist, dass kaum Juckreiz besteht und vesikuläre Eruptionen in der Regel fehlen. Histologisch kann man jedoch Ekzemmorphen (Hyperkeratose, fokale Parakeratose, Akanthose und Spongiose) nachweisen.

Differenzialdiagnosen bei Ekzemmanifestation an den Händen

Nicht ekzematöse Erkrankungen, die sich ebenfalls an den Händen manifestieren können, werden als Handdermatosen von den Handekzemen abgegrenzt. Nach unseren Erfahrungen treten diese relativ selten auf (unter 20% in unserem Patientengut). Die wichtigsten Differenzialdiagnosen sind in Tabelle 4 dargestellt. Insbesondere eine Psoriasis oder ein Lichen ruber, aber auch eine Tinea manuum können schwer zu diagnostizieren sein, so dass diese manchmal fälschlicherweise als Ekzem behandelt werden. Eine pustulöse palmoplantare Psoriasis kann schwer von einem impegenisierten, dyshidrotischen Ekzem zu unterscheiden sein. Wir empfehlen daher bei allen un-

Tabelle 4. Wichtige Differenzialdiagnosen zum Handekzem bei Auftreten von Hauterkrankungen im Bereich der Hände

Psoriasis vulgaris
Psoriasis pustulosa
Lichen planus
Dermatitis pratensis
Porphyria cutanea tarda
Keratoma palmare et plantare
Prämaligne Konditionen/Morbus Bowen, Radiodermitis
Tinea manuum
Skabies
Erythema exsudativum multiforme
Fixes Arzneimittelexanthem
Granuloma anulare
Artefakte
Herpes simplex digitalis

klaren Handdermatosen eine zusätzliche weiterreichende, vor allem histologische Diagnostik.

Allgemeine Therapieprinzipien

Die klinische Erfahrung lehrt, dass ein chronisches Handekzem schwierig zu therapieren ist und eine schlechte Prognose hat. Daher müssen bereits leichte Handekzeme schnell, effektiv und konsequent therapiert werden. Bei der Therapie des Handekzems sind dabei die allgemeinen Therapieprinzipien der stadiengerechten Ekzemtherapie zu beachten sowie die Ätiologie (atopisch, allergisch, irritativ), die Akuität (akutes versus chronisches Ekzem), die Morphe (Rötung, Schuppung, Lichenifikation, Bläschen, Hyperkeratosen, Rhagaden) und die Lokalisation (Handrücken, Fingerzwischenräume, Handflächen) der Hauterscheinungen.

Zunächst ist die konsequente Rückfettung wichtig, wobei möglichst konservierungs- und duftstofffrei Präparate eingesetzt werden sollten. Da meistens die epidermale Barriere gestört ist, werden fettere Grundlagen eingesetzt. Je nässer die Läsion ist, umso mehr muss die flüssige Phase einer Salbenmischung überwiegen, je trockener, umso mehr muss die fette Phase überwiegen. Im akuten Stadium wird mit Umschlägen, Lotionen oder Cremes behandelt, im subakuten Stadium mit Salben und im chronischen mit Fettsalben.

Zusätzlich können nicht steroidale Wirkstoffe eingesetzt werden. Als Keratolytika werden Salizylsäure bei chronischen, insbesondere hyperkeratotisch rhagadiformen Handekzemen in Konzentrationen von 3–10% eingesetzt wegen ihrer Hornschicht-lösenden Wirkung und Harnstoff in Konzentrationen von 5–10% wegen seiner Hornschicht-erweichenden, glättenden, penetrationsfördernden und wasserbindenden Wirkung. Bei zu hoher oder falscher Dosierung kann es zu Hautreizungen, Rötung und Brennen kommen. Der Zusatz von teerhaltigen Präparaten (zum Beispiel Liquor carbonis detergens 5–10%, Ichthyol oder Tumenol 5–10%) kann bei subakuten bis chronischen Ekzemen angewandt werden und hat eine entzündungshemmende, juckreizstillende und antiproliverative Wirkung. Bei superinfizierten Ekzemen sollten antimikrobielle Substanzen eingesetzt werden, zum Beispiel Clioquinol (Vioform®), Chlorhexidin.

Bei zusätzlich bestehender Hyperhidrose und bei dyshidrotischen Handekzemen hat sich die Behandlung mit Leitungswasserionthophorese klinisch bewährt.

Der Hauptpfeiler der topischen Therapie ist nach wie vor der gezielte und richtige Einsatz von Kortikosteroiden, zum Beispiel Hydrocortisonbutyrat (Alfason®), Methylprednisolonaceptonat (Advantan®), Prednikarbat (Dermatop®), Mometasonfuroat (Ecural®) oder Triamcinolonacetonid (Volon®). Die Potenz des eingesetzten Präparates und die Therapiedauer hängen von der Schwere des Handekzems und der Lokalisation ab. Es wird auf die Leitlinie „Topische Dermatotherapie mit Kortikosteroiden – therapeutischer Index" der Deutschen Dermatologischen Gesellschaft verwiesen (http://www.uni-duesseldorf.de/AWMF/ll/013-034.htm). Die Präparate stehen in verschiedenen Grundlagen zur Verfügung, zum Beispiel als Lösung, Fettcreme, Salbe. Die Wahl der Grundlage richtet sich nach der Morphe und dem Stadium des Ekzems. Für Wirksamkeit und Nebenwirkungsrisiko sind nicht nur die Wirkstoffe selbst verantwortlich, sondern auch die Grundlage und der Applikationsmodus.

Kortikosteroide sollten immer mit einer rückfettenden steroidfreien Lokaltherapie kombiniert werden. Systemische Kortikosteroide sollten zur Therapie des Handekzems nicht eingesetzt werden, da dies meistens nicht notwendig ist und Nebenwirkungen sehr viel schneller als bei topischer Anwendung auftreten. Ebenso sollte es vermieden werden, topische Kortikosteroide über einen längeren Zeitraum einzusetzen. Besser ist es im akuten Schub ausreichend starke Kortikosteroide über einen kurzen Zeitraum zu verwenden und diese dann wieder entsprechend schnell auszuschleichen. Die unerwünschten Nebenwirkungen der Kortikosteroide sind gut bekannt. Beim Handekzem ist eine Hautatrophie und die damit verbundenen Barriereschädigung besonders gefürchtet und macht eine langandauernde medizinische Rehabilitation besonders schwierig oder sogar unmöglich. Zur Einsparung von topischen Kortikosteroiden hat sich die Intervall- oder Stufentherapie bewährt. Im allgemeinen ist die epidermale Barriere beim Absetzen/Ausschleichen der Kortikosteroide noch nicht wieder aufgebaut, so dass eine konsequente kortikosteroidfreie Lokaltherapie notwendig ist, beispielsweise kombiniert mit einer Phototherapie.

Die Phototherapie hat sich bei chronischen Handekzemen sehr bewährt, wobei heute überwiegend Creme- oder Bade-PUVA-Therapie eingesetzt wird.

Immunsuppresiva, wie Cyclosporin und Methotrexat sollten nur bei sehr schweren, therapeutisch nicht beherrschbaren Handekzemen eingesetzt werden. Retinoide eignen sich für die Behandlung chronischer hyperkeratotischer Handekzeme. Azathioprin kann ebenfalls bei schweren chronischen Handekzemen eingesetzt werden.

Neben der gezielten dermatologischen Therapie des Handekzems hat die Prävention eine besonders hohe Bedeutung, insbesondere bei beruflich verursachten Handekzemen. Häufig kann durch Optimierung der Hautschutzmaßnahmen am Arbeitsplatz eine langfristige Besserung und Abheilung erzielt werden [14]. Ferner hat sich die Durchführung von Seminaren zur sekundären Individualprävention bei berufsbedingten Handekzemen sehr bewährt [40, 50, 51]. In diesen Seminaren werden die Patienten über Entstehungsmechanismen von Handekzemen und mögliche Schutzmaßnahmen aufgeklärt und angeleitet beziehungsweise geschult diese in ihre täglichen Arbeitsabläufe zu integrieren.

Evidenz-basierte Therapie und randomisierte kontrollierte Studien

Wie ist es aber um die externe Evidenz der Therapie des Handekzems bestellt? Um diese Frage zu beantworten muß die Aussagekraft klinisch kontrollierter Studien (RCTs) zur Therapie des Handekzems beurteilt werden. Wie ist die methodische Qualität dieser Studien zu beurteilen und welche Schlussfolgerungen lassen sich daraus für die Therapie eines individuellen Patienten ableiten? Hierzu wurde ein systematischer Cochrane Review durchgeführt, der in Kürze abgeschlossen und publiziert werden wird [8]. Die nachfolgenden Ausführungen basieren auf den bisher publizierten vorläufigen Ergebnissen [7, 15, 45]. Insgesamt wurden dazu die folgenden Datenbanken systematisch durchsucht:

- Cochrane Central Register of Controlled Trials (Central) und Cochrane Skin Group Specialised Register
- MEDLINE (ab 1966)
- EMBASE (ab 1974)
- PASCAL (ab 1984)
- JICST-EPLUS (ab 1985)
- AMED (ab 1985)

Zusätzlich wurden die führenden 15 englischsprachigen, sowie ein deutschsprachiges, italienisches, französisches und niederländisches Journal ab 1977 per Hand durchsucht [45]. Von zwei unabhängigen Reviewern wurde entschieden, welche Studien die Einschlusskriterien erfüllten. Aus pragmatischen Gründen wurden unabhängig von der genaueren Ätiologie alle Studien akzeptiert, in denen von einem Arzt die Diagnose Handekzem gestellt wurde. Alle Studien wurden hinsichtlich ihrer methodischen Qualität entsprechend den Empfehlungen der Cochrane Skin Group (Tabelle 5) überprüft.

Es konnten ab 1977 nur 55 klinische Studien identifiziert werden, von denen 10 Studien für die Auswertung aus methodischen Gründen ausgeschlossen werden, da in diesen Studien überwiegend nicht nur Handekzeme, sondern auch andere Dermatosen behandelt worden waren. Von den so verbliebenen 45 Studien mussten weitere 12 Studien ausgeschlossen werden, da es sich nicht um randomisierte klinische Studien handelte [8, 15]. So blieben nur 33 randomisierte klinische Studien (RCTs) übrig, in die 1943 Patienten eingeschlossen wurden und unterschiedliche Therapiemodalitäten bei insgesamt 1715 Patienten evaluiert worden waren. In den meisten Studien wurden relativ wenige Patienten eingeschlossen, wobei die Fallzahlen zwischen 15 und 116 Patienten variierten und von den 1943 Patienten in den zwei größten Studien jeweils 294 [2] und 319 [38] eingeschlossen worden sind.

In diesen 33 randomisierten klinisch kontrollierten Studien wurden 5 RCTs zu topischen Kortikosteroide [3, 22, 32, 44, 48], 7 zu UV-Licht Therapie [1, 21, 36, 37, 41, 42, 46], 5 zur Strahlentherapie [5, 16, 17, 26, 28], 1 zur Strahlentherapie im Vergleich zu topischer PUVA Therapie [41], 2 zur oralen Gabe von Cyclosporin [19, 20], 2 zur oralen Gabe von Retinoiden [38, 43], 2 zu Immunmodulatoren (Tacrolimus [39]; Pimecrolimus [2], 2 über Mittel zur Chelatbildung bei Metallen (Triethylenenetetramin [4]; Disulfiram[25] sowie je ein RCT zur Therapie mit einem topischen Retinoid (Bexarotene) ([23], topischen Antibiotika

Tabelle 5. Qualitätskriterien zur Beurteilung randomisierter klinischer Studien (RCTs) (nach Cochrane Skin Group)

- Sind die Einschlusskriterien klar und eindeutig dargestellt?
- Sind Methode und Durchführung der Randomisierung und die darauf basierende Zuordnung der Patienten zu den Behandlungsarmen methodisch sauber?
- Werden klinisch wichtige Parameter, wie zum Beispiel der Schweregrad der Erkrankung vor Beginn der Studie, beschrieben?
- Wird die Verblindung klar dargelegt?
- Ist die Dauer der Studie einschließlich Nachbeobachtung erkennbar?
- Mit welchen Zielgrößen wurde das Ansprechen der Therapie bewertet und wurden dabei validierte Instrumente eingesetzt?
- Was ist die primäre Zielgröße?
- Liegt der rekrutierten Patientenzahl eine Fallzahlschätzung zugrunde?
- Falls wiederholte Messungen durchgeführt wurden, werden diese in einer Zeitreihenanalyse berücksichtigt?
- Falls es Studienabbrecher gibt: Wurde eine „Intention to treat" Analyse durchgeführt? (Das heißt: Wurden alle ursprünglich rekrutierten Patienten in einer zusätzlichen Auswertung berücksichtigt?)
- Werden die hauptsächlichen Ergebnisse mit Angabe von Konfidenzbereichen dargestellt?

[Hill 1998], Iontophorese [34], Disodiumcromoglykat [35], Ranitidin [47], Emollients [27], Primrose oil [52] geprüft.

Die methodische Qualität der Studien war häufig schlecht: So war die Randomisierung beziehungsweise Zuordnung zu den verschiedenen Behandlungsarmen meistens unklar, die Verblindung bei der Evaluierung der Studienzielgröße unzureichend, oder es wurden häufig keine klaren Ein- und Ausschlusskriterien definiert. In wenigen Studien wurde angegeben, auf welcher Grundlage die Zahl der eingeschlossenen Patienten beruht (Fallzahlschätzung um zu bestimmen wie viele Patienten benötigt würden, um einen klinisch bedeutsamen Unterschied auch statistisch als signifikant belegen zu können). Die Studiendauer war meistens relativ kurz und wurde sogar in 3 Studien nicht erwähnt beziehungsweise blieb unklar.

Nur in 11 Studien wurde eine primäre Zielgröße definiert, ansonsten wurden ganz unterschiedliche Zielgrößen verwendet, die teilweise auf Angaben der Patienten oder auf durch den Untersucher erhobenen Befunden oder auf beidem beruhten. Die unterschiedlichen Zielgrößen führen dann auch teilweise zu unterschiedlichen Ergebnissen und erschweren die Interpretation der Studienergebnisse und deren Umsetzung in die klinische Praxis. Bei keinem der eingesetzten Scores handelt es sich um validierte Instrumente. So wurde die Ausdehnung des Handekzems gemessen und eine ordinale Bewertung des Schweregrades in beispielsweise kein Handekzem, leicht, mittel, schwer aufgrund morphologischer Charakteristika vorgenommen. Hierbei wurden ganz unterschiedliche Scores zur graduellen Erfassung des Schweregrades eingesetzt. In anderen Studien wurden visuellen Analogskala zwischen 0 und 10 eingesetzt, mit denen beispielsweise Juckreiz, Einschränkungen im Alltagsleben oder Schweregrad gemessen wurden. Ein weiteres Instrument ist das **I**nvestigator **G**lobal **A**ssessment (IGA) auf einer 5-Punkteskala (kein bis schwer). Oder es wurde einfach die Verbesserung des Krankheitsbildes mit ja oder nein aufgrund des subjektiven Eindrucks des Patienten oder Arztes erfasst. Nur in einer einzigen Studie wurde die Lebensqualität untersucht.

Der Einsatz topischer Kortikosteroide sowie die Phototherapie sind in der Therapie des Handekzems besonders wichtig. Wie oben erwähnt wurden bisher jedoch nur 5 RCTs zur topischen Therapie mit Kortikosteroiden und nur 7 RCTs zur Anwendung der Phototherapie durchgeführt. In Tabelle 6 sind die Charakteristika dieser Studien kurz dargestellt.

Eine abschließende Bewertung der unterschiedlichen Therapien lässt sich aufgrund der vorliegenden Arbeiten nicht vornehmen. Insbesondere fehlt der Vergleich unterschiedlicher Therapieoptionen, wie zum Beispiel systemische Immuntherapie, Phototherapie oder topische Therapie. Eine Ausnahme ist die Studie von Granlund et al [20], in der in einer Parallelgruppenstudie die orale Gabe von Cyclosporin A (3 mg/kg/Tag über 6 Wochen) verglichen wurde mit der topischen Therapie mit Betamethason Dipropronat 0,05%.

Aufgrund der eingeschränkten methodischen Qualität der meisten RCTs und der unterschiedlich erhobenen und wenig vergleichbaren Parameter ist eine Metaanalyse oder eine gemeinsame Auswertung vorhandenen Daten zur Zeit nicht sinnvoll.

Häufig wurden keine Angaben zu den wichtigen Qualitätskriterien randomisierter kinisch kontrol-

Tabelle 6. Charakteristika randomisierter klinischer Studien zur Therapie des Handekzems mit topischen Kortikosteroiden und Phototherapie

Autor/Jahr	Design	Therapiearme	Behandlungs- beziehungsweise Beobachtungsdauer	Fallzahl
Topische Kortikosteroide				
Bleeker et al. 1989	Parallelgruppen	Flupredniden versus Betamethason	3 Wochen	2 × 38 Patienten
Gupta et al. 1993	Parallelgruppen	Betamethason in zwei unterschiedlichen Formulierungen	7 Tage	2 × 29 Patienten
Moller et al. 1983	Rechts – links Vergleich	Clobetasolpropionat versus Fluprednidenacetat	Unklar, Erhaltungstherapie	55 Patienten
Uggeldahl et al. 1986	Rechts – links Vergleich	Desonid 0,1% versus Desonid 0,05%	2 Wochen	46 Patienten
Veien et al. 1999	Parallelgruppen	Mometason 3 wöchentlich versus 2 wöchentlich versus Grundlage	30 Wochen	35 versus 37 versus 34 Patienten
Phototherapie				
Bayerl et al. 1999	Parallelgruppen	UVB 5× wöchentlich versus keine UVB Therapie	8 Wochen	19 von 24 versus 17 von 24 Patienten
Grattan et al. 1991	Rechts – links Vergleich	Topische PUVA 3x wöchentlich versus UVA	8 Wochen	15 Patienten
Polderman 2003	Parallelgruppen	UVA-1 5× wöchentlich versus Plazebobestrahlung	3 Wochen	15 versus 10 Patienten
Rosen et al. 1987	Parallelgruppen und rechts-links Vergleich	Therapiearm 1: Orale PUVA versus Plazebo Therapiearm 2: UVB versus Plazebo	Zeitdauer bis Abheilung (maximal 12 Wochen)	14 versus 16 Patienten
Sheehan-Dare et al. 1989	Rechts – links Vergleich	Topische PUVA versus Strahlentherapie (90 Rad 50 Kv 3×)	Maximal 18 Wochen	21 Patienten
Sjovall et al. 1987	Parallelgruppen (3 Arme)	UVB (Hände) versus Plazebobestrahlung (Hände) versus UVB (Hände) plus UVB + UVA (Körper)	8 Wochen	5 versus 5 versus 5 Patienten
Van Coevorden et al 2004	Parallelgruppen	Orale PUVA versus Bade PUVA	10 Wochen	63 versus 62 Patienten

lierter Studien gemacht und es bleibt für den Leser unklar, ob diese Kriterien nicht erfüllt oder eben nur nicht dargestellt wurden. Es ist jedoch bekannt, dass eine schlechte Qualität bei der Darstellung mit einer schlechten Qualität der Studien selbst korreliert ist [24]. Die unzureichende und schlechte Darstellung klinischer Studien bei Hauterkrankungen würde vermutlich sehr schnell beendet sein, wenn die führenden dermatologischen Zeitschriften, die CONSORT Standards für die Annahme eines Manuskriptes verlangen würden [31]. Eine gute Darstellung der Charakteristika einer klinischen Studie ist aber auch dann besonders wichtig, wenn man als anwendender Arzt sich überlegt, ob man die Ergebnisse dieser Studie bei der Therapie eines bestimmten Patienten einsetzen kann [53].

Was sollte bei zukünftigen Studien berücksichtigt werden?

Bei der Zielgröße sollte darauf geachtet werden, dass ein für den Patienten wichtiges Therapieergebnis gemessen wird und dazu validierte Instrumente eingesetzt werden, die bei möglichst allen Patienten anwendbar sind. Die häufig eingesetzten und nicht validierten Scores zur Messung des Schweregrades sind vermutlich wenig aussagekräftig bezüglich der tatsächlichen Krankheitsbelastung für den Patienten. Es sollten auch andere wichtige Eigenschaften einer Therapie wie der mit der Durchführung der Therapie verbundene Aufwand, mögliche und tatsächliche Nebenwirkungen, und die Dauer der zu erreichenden

Remission berücksichtigt werden. Aufgrund der bei Handekzemen häufig eingeschränkten Lebensqualität [6, 49] sollten daher auch Instrumente zur Messung der Lebensqualität eingesetzt werden. Dies erfolgte bisher nur in zwei klinischen Studie zur Therapie des Handekzems [19, 38].

Da das Handekzem eine häufig langwierige, chronisch rezidivierende Erkrankung ist, werden kontrollierte Studien mit entsprechend langen Beobachtungszeiträumen benötigt. Da zu den von uns am häufigsten eingesetzten Therapieformen wie topische Kortikosteroide und Lichttherapie, methodisch gute, große RCTs fehlen, ist es trotz langjähriger klinischer Erfahrung notwendig, entsprechende Studien zu diesen „etablierten" Therapieoptionen durchzuführen, um die externe Evidenz zu belegen. Dabei sollten Zielgrößen benutzt werden, die Parameter messen, die für Patienten als auch Arzt von klinischer Bedeutung sind.

Ein Handekzem kann durch mehrere Ursachen gleichzeitig oder zeitlich versetzt verursacht sein und in sehr unterschiedlicher klinischer Ausprägung auftreten. Dies ist bei der Therapie zu berücksichtigen. Es ist offensichtlich, dass ein atopisches, allergisches oder irritatives Handekzem eine andere Therapie erforderlich machen kann. Ebenso sind morphologische Eigenschaften wie zum Beispiel eine hyperkeratotisch-rhagadiforme oder dyshidrosiforme Ausprägung stets bei der Therapie zu berücksichtigen. Daher sollte man immer auch nicht nur von Handekzem sprechen, sondern die ekzematöse Erkrankung mit ausschließlicher oder zusätzlicher Manifestation an den Händen genauer beschreiben und diagnostisch einordnen. Hierbei ist nicht nur die morphologische Beschreibung notwendig, sondern auch die ätiologische und pathogenetische Einordnung der Hauterkrankung. In den meisten der publizierten 33 RCTs wurde nur allgemein von Handekzem gesprochen, und es unterblieb eine Beschreibung und genauere Diagnose. Zukünftige Studien müssen die verschiedenen Subtypen des Handekzems berücksichtigen. Es wäre wünschenswert, wenn eigene RCTs für diese ganz unterschiedlichen Subtypen durchgeführt würden. Vermutlich sind bewährte Therapieoptionen, zum Beispiel Lichttherapie, als auch neuere Behandlungsmöglichkeiten, zum Beispiel topische Immunmodulatoren oder Retinoide, nicht in gleicher Weise für die unterschiedlichen Handekzemtypen geeignet. Daher muss diese bei der Planung zukünftiger randomisierter klinischer Studien Berücksichtigung finden.

Literatur

1. Bayerl C, Garbea A, Peiler D et al. (1999) Pilotstudie zur Therapie des beruflich bedingten Handekzems mit einerneuen tragbaren UVB-Bestrahlungseinheit. Akt Dermatol 25: 302–305
2. Belsito DV, Fowler JF, Marks JG et al. (2004) Pimecrolimus cream 1%: a potential new treatment for chronic hand dermatitis. Cutis 73: 31–38
3. Bleeker J, Anagrius C, Iversen N et al. (1989) Double-blind comparative study of Corticoderm cream + unguentum Merck and Betnovate cream + unguentum Merck in hand dermatitis. J Dermatol Treat 1: 87–90
4. Burrows D, Rogers S, Beck M et al. (1986) Treatment of nickel dermatitis with trientine. Contact Dermatitis 15: 55–57
5. Cartwright PH, Rowell NR (1987) Comparison of Grenz rays versus placebo in the treatment of chronic hand eczema. Br J Dermatol 117: 73–76
6. Coenraads PJ, Bouma J, Diepgen TL (2004) Zur Einschätzung der Lebensqualität bei Patienten mit berufsbedingten Handekzemen. Hautarzt 55: 28–30
7. Coenraads PJ, van Coevorden AM, Diepgen TL (2003) Hand Eczema. In: Williams HC, Bigby M, Diepgen TL, Herxheimer A, Naldi L, Rzany B (eds) Evidence-based dermatology. BMJ Books, London, pp 132–143
8. Coenraads PJ, van Coevorden AM, Williams HC et al. (2007) Interventions for hand eczema (Cochrane Review). In: The Cochrane Library (in press), Oxford
9. Dickel H, Bruckner T, Berhard-Klimt C et al. (2002) Surveillance scheme for occupational skin disease in the Saarland, FRG: first report from BKH-S. Contact Dermatitis 46: 197–206
10. Diepgen TL (2003) Occupational skin-disease data in Europe. Int Arch Occup Environ Health 76: 331–338
11. Diepgen TL, Fartasch M, Hornstein OP (1991) Kriterien zur Beurteilung der atopischen Hautdiathese. Dermatosen 39: 79–83
12. Diepgen TL, Sauerbrei W, Fartasch M (1996) Development and validation of diagnostic scores for atopic dermatitis incorporating criteria of data quality and practical usefulness. J Clin Epidemiology 49: 1031–1038
13. Diepgen TL, Schmidt A (2002) Werden Inzidenz und Prävalenz berufsbedingter Hauterkrankungen unterschätzt? Arbeitsmed Sozialmed Umweltmed 37: 477–480
14. Diepgen TL, Schmidt A, Kresken J (2004) Prävention berufsbedingter Handekzeme durch Hautschutzmaßnahmen – Ergebnisse einer betrieblichen Interventionsstudie. Arbeitsmed Sozialmed Umweltmed 39: 307–314
15. Diepgen TL, Svensson A, Coenraads PJ (2005) Therapie von Handekzemen. Was können wir von publizierten klinischen Studien lernen? Hautarzt 56: 224–231
16. Fairris GM, Jones DH, Mack DP, Rowell NR (1985) Conventional superficial X-ray versus Grenz ray therapy in the treatment ofconstitutional eczema of the hands. Br J Dermatol 112: 339–341
17. Fairris GM, Mack DP, Rowell NR (1984) Superficial X-ray therapy in the treatment of constitutional eczema of the hands. Br J Dermatol 111: 445–449
18. Funke U, Fartasch M, Diepgen TL (2001) Incidence of work-related hand eczema during apprenticeship: first results of a prospective cohort study in the car industry. Contact Dermatitis 44: 166–172
19. Granlund H, Erkko P, Eriksson E, Reitamo S (1996) Comparison of the influence of cyclosporine and topical betamethasone-

17,21-dipropionate treatment of severe chronic hand eczema. Acta Dermato Venereol 76: 371–376
20. Granlund H, Erkko P, Reitamo S (1997) Comparison of the influence of cyclosporin and topical betamethasone-17,21-dipropionate treatment on quality of life in chronic hand eczema. Acta Dermato Venereol 77: 54–58
21. Grattan CEH, Carmichael AJ, Shuttleworth GJ, Foulds IS (1991) Comparison of topical PUVA with UVA for chronic vesicular hand eczema. Acta Dermato Venereol 71: 118–122
22. Gupta AK, Shear NH, Lester RS et al. (1993) Betamethasone dipropionate polyacrylic film-forming lotion in the treatment of hand-dermatitis. Int J Dermatol 32: 828–829
23. Hanifin JM, Stevens V, Sheth P, Breneman D (2004) Novel treatment of chronic severe hand dermatitis with bexarotene gel. Br J Dermatol 150: 545–553
24. Juni P, Altman DG, Egger M (2001) Assessing the quality of controlled clinical trials. BMJ 323: 699–700
25. Kaaber K, Menne T, Veien N, Hougaard P (1983) Treatment of nickel dermatitis with Antabuse; a double blind study. Contact Dermatitis 9: 297–299
26. King CM, Chalmers RJG (1984) A double-blind study of superficial radiotherapy in chronic palmar eczema. Br J Dermatol 111: 451–454
27. Kucharekova M, van de Kerkhof PCM, van der Valk PGM (2003) A randomized comparison of an emollient containing skin-related lipids with a petrolatum-based emollient as adjunct in the treatment of chronic hand dermatitis. Contact Dermatitis 48: 293–299
28. Lindelof B, Wrangsjo K, Liden S (1987) A double-blind study of Grenz ray therapy in chronic eczema of the hands. Br J Dermatol 117: 77–80
29. Meding B, Jarvholm B (2004) Incidence of hand eczema – a population-based retrospective study. J Invest Dermatol 122: 873–877
30. Meding B, Jarvholm B (2002) Hand eczema in Swedish adults – changes in prevalence between 1983 and 1996 J Invest Dermatol 118: 719–723
31. Moher D, Schultz KF, Altmann G (2001) The CONSORT statement: revised recommendations for improving the quality of reports of parallel-group randomised trials. Lancet 357: 1191–1194
32. Moller H, Svartholm H, Dahl G (1983) Intermittent maintenance therapy in chronic hand eczema with clobetasol propionate and flupredniden acetate. Curr Med Res Opin 8: 640–644
33. Mortz CG, Lauritsen JM, Bindslev-Jensen C, Andersen KE (2001) Prevalence of atopic dermatitis, asthma, allergic rhinitis, and hand and contact dermatitis in adolescents. The Odense Adolescence Cohort Study on Atopic Diseases and Dermatitis. Br J Dermatol 144: 523–532
34. Odia S, Vocks E, Rakoski J, Ring J (1996) Successful treatment of dyshidrotic hand eczema using tap water iontophoresis with pulsed direct current. Acta Dermato Venereol 76: 472–472
35. Pigatto PD, Gibelli E, Fumagalli M et al. (1990) Disodiumcromglycate versus diet in the treatment and prevention of nickel-positive pompholyx. Contact Dermatitis 22: 27–31
36. Polderman MCA, Govaert JCM, le Cessie S, Pavel S (2003) A double blind placebo-controlled trial of UVA-1 in the treatment of dyshidrotic eczema. Clin Exp Dermatol 28: 548–587
37. Rosen K, Mobacken H, Swanbeck G (1987) Chronic eczematous dermatitis of the hands: a comparison of PUVA and UVB treatment. Acta Dermato Venereol 67: 48–54
38. Ruzicka T, Larsen FG, Galewicz D et al. (2004) Oral alitretinoin (9-cis-retinoic acid) therapy for chronic hand dermatitis in patients refractory to standard therapy. Results of a randomized, double-blind placebo-controlled, multicenter trial. Arch Dermatol 140: 1453–1459
39. Schnopp C, Remling R, Mohrenschlager M et al. (2002) Topical tacrolimus (FK506) and mometasone furoate in treatment of dyshidrotic palmar eczema: a randomized, observer-blinded trial. J Am Acad Dermatol 46: 73–76
40. Schwanitz HJ, Riehl U, Schlesinger T et al. (2003) Skin care management: educational aspects. Int Arch Occup Environ Health 76: 374–381
41. Sheehan-Dare RA, Goodfield MJ, Rowell NR (1989) Topical psoralen photochemotherapy (PUVA) and superficial radiotherapy in the treatment of chronic hand eczema. Br J Dermatol 121: 65–69
42. Sjovall P, Christensen OB (1987) Local and systemic effect of UVB irradiation in patients with chronic hand eczema. Acta Dermato Venereol 67: 538–541
43. Thestrup-Pedersen K, Andersen KE, Menne T, Veien N (2001) Treatment of hyperkeratotic dermatitis of the palms (eczema keratoticum) with oral acitretin. A single-blind placebo controlled study. Acta Dermato Venereol 81: 353–355
44. Uggeldahl PE, Kero M, Ulshagen K, Solberg VM (1986) Comparative effects of desonide cream 0.1% and 0.05% in patients with hand eczema. Curr Therap Res 40: 969–973
45. Van Coevorden AM, Coenraads PJ, Svensson A et al. (2004) Overview of studies of treatments for hand eczema – the EDEN hand eczema survey. Br J Dermatol 151: 446–451
46. Van Coevorden AM, Kamphof WG, Sonderen E van et al. (2004) Comparison of oral psoralen-UV-A with a portable tanning unit at home vs hospital administered bath psoralen-UV-A in patients with chronic hand eczema. Arch Dermatol 140: 1463–1466
47. Veien NK, Kaaber K, Larsen PO et al. (1995) Ranitidine treatment of hand eczema in patients with atopic dermatitis: a double blind, placebo-cotrolled trial. J Am Acad Dermatol 32: 1056–1057
48. Veien NK, Larsen PO, Thestrup-Pedersen K, Schou G (1999) Long-term, intermittent treatment of chronic hand eczema with mometasone furoate. Br J Dermatol 140: 882–886
49. Wallenhammar LM, Nyfjall M, Lindberg M, Meding B (2004) Health-related quality of life and hand eczema – a comparison of two instruments, including factor analysis. J Invest Dermatol. 122: 1381–1389
50. Weisshaar E, Radulescu M, Bock M et al. (2006) Educational and dermatological aspects of secondary individual prevention in healthcare workers. Contact Dermatitis 54: 254–260
51. Weisshaar E, Radulescu M, Bock M et al. (2005) Hautschutzseminare zur sekundären Individualprävention bei Beschäftigten in Gesundheitsberufen: Erste Ergebnisse nach über 2jähriger Durchführung. JDDG 3: 33–38
52. Whitaker DK, Cilliers J, De Beer C (1996) Evening primrose oil (Epogam) in the treatment of chronic hand dermatitis: disappointing therapeutic results. Dermatology 193: 115–120
53. Williams HC (2003) Applying trial evidence back to the patient. Arch Dermatol 139: 1195–1200
54. Williams HC, Adetugbo K, Alain Li Wan Po et al. (1998) The Cochrane Skin Group: Preparing, maintaining and disseminating systematic reviews of clinical interventions in dermatology. Arch Dermatol 134: 1620–1626
55. Williams HC, Seed P (1993) Inadequate size of "negative" clinical trials in dermatology. Br J Dermatol 128: 317–326

12 Blutgefäße

Schaum-Sklerotherapie der Varikose

Franz Xaver Breu

Die Schaum-Sklerotherapie geht zurück auf Egmont James Orbach, der bereits 1944 die Airblock-Technik bei der Sklerotherapie der Varikose vorstellte. Auch Karl Sigg beschrieb bereits 1949 ein Schaumblock-Verfahren. Von 1939 bis 2003 wurden etwa 20 verschiedene Methoden zur Präparation von Sklerosierungsschaum beschrieben.

Technik

Bevorzugte Anwendung finden heute drei verschiedene Techniken zur Schaumherstellung, einmal die Monfreux-Technik [8], die einen eher flüssigen und grobblasigen Schaum erzeugt, die Tessari-Technik [11] und die DSS-Technik (double-syringe-system, [13]). Bei den letzten beiden Herstellungsmethoden wird durch Hin-und-herpumpen des Verödungsmittels in zwei Plastikspritzen über einen Adapter oder Drei-Wege-Hahn ein sehr visköser, homogener und feinblasiger Schaum erzeugt.

Wirkung

Erste Untersuchungen am Endothelzell-Monolayer sowie im Tierversuch konnten zeigen, dass Sklerosierungsschaum eine höhere effektive Konzentration am Endothel hat als flüssiges Verödungsmittel. Die stärker sklerosierende Wirkung des Schaums beruht auf seiner geringeren Verdünnung und damit schwächeren Inaktivierung durch die Eiweisbindung an Blutbestandteile, seiner längeren Verweilzeit an der Gefäßwand und dem stärkeren Vasospasmus, der durch ihn hervorgerufen wird.

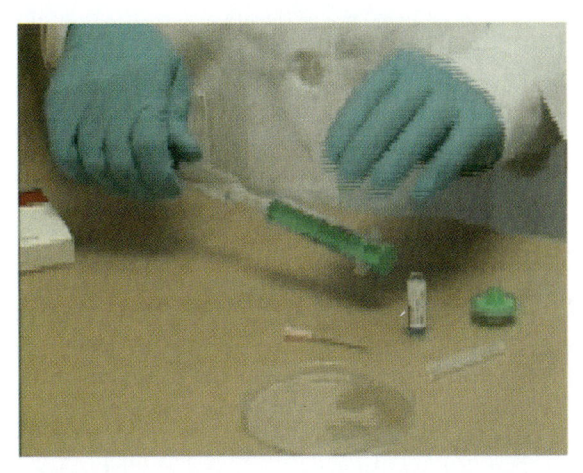

Abb. 1. Schaumherstellung aktuell III: DSS-Technik (2001) Prinzip: 2 Plastikspritzen, Adapter, Filter, Druck, 3%, Turbulenz; Schaum: viskös, feine Blasen, homogen

Konsensuskonferenz

Bereits bei der ersten Europäischen Konsensuskonferenz am Tegernsee 2003 konnten Anwendungskriterien für die Schaum-Sklerotherapie erarbeitet werden:

Zunächst musste die Definition eines optimalen Sklerosierungsschaums erfolgen, der unter anderem durch das Verhältnis Flüssigkeit zu Gas (1 zu 5 = 1 + 4) charakterisiert wird.

Auf der Basis der Erfahrung der Mehrheit der Teilnehmer und auch der Literatur ergibt die Anwendung von Schaum ein besseres Ergebnis für Venen größeren Kalibers und für Varizenrezidive. Es wurde darauf hingewiesen, dass bei viskösen Schäumen eine untere Kalibergrenze der zu verödenden Varikose besteht. Unterhalb dieser Grenze verursachen visköse Schäume möglicherweise mehr Gewebeschäden (Besenreiservarikose, Teleangiektasien). Je kleiner der Durchmesser der Vene, desto

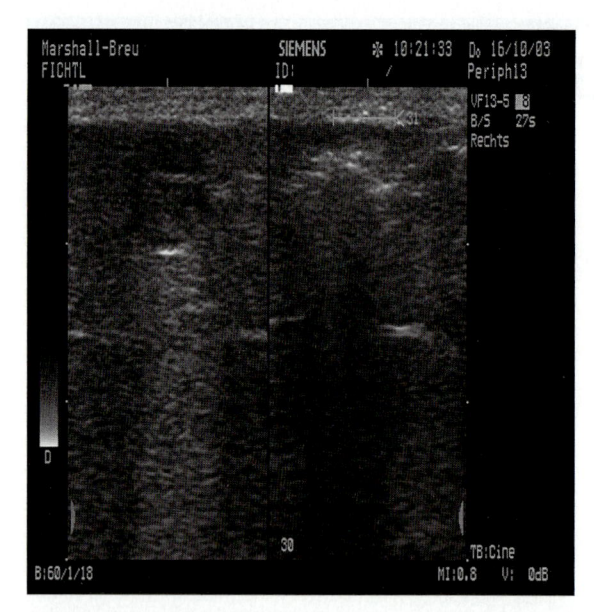

Abb. 2. Links: Variköse Vena saphena accessoria anterior mit dorsaler Schallverstärkung. Rechts: Vasospasmus der Varize unmittelbar nach Injektion von echoreichem Sklerosierungsschaum mit dorsaler Schallauslöschung

Tabelle 1. Mögliche und besondere Indikationen der Schaum-Sklerotherapie

Isolierte Astvarikose, schmalkalibrige Astvarikose, retikuläre Varizen, therapieresistente und/oder großkalibrige Besenreiser, Teleangiektasien, Zentralvenen von Besenreisern
Rezidivvarikose
Adipositas
Periulzeröse Varikose (alter Patient)
Patient, der OP oder andere Verfahren ablehnt
Lymphödem
Relative Kontraindikation für eine Operation (OAK)
Venöse Malformationen
Teilstreckeninsuffizienz der Vena saphena magna und Vena saphena parva vom Seitenast- oder Perforanstyp
Magnainsuffizienz vom Mündungstyp mit funktionstüchtiger Klappe in der äußeren Beckenetage beziehungsweise in der Vena femoralis communis
Varizenkonvolute und stark geschlängelte Varikose (ungeeignet für Laser und VNUS)

flüssiger sollte der Schaum sein, um die Injektion zu erleichtern und um mögliche Gewebeschäden zu vermeiden.

Indikationen

Bezüglich der Indikationen war man sich bei der Konsensuskonferenz einig, dass sich alle Venenkaliber für die Schaum-Sklerotherapie eignen.

Mögliche und besondere Indikationen der Schaum-Sklerotherapie sind in Tabelle 1 angegeben.

Während der Konsensuskonferenz wurden auch neue relative Kontraindikationen für die Schaum-Sklerotherapie diskutiert. Dazu zählen ein offenes Foramen ovale und eine Migräne mit Aura. Vorübergehende Sehstörungen und Migräne treten bei der Schaum-Sklerotherapie offensichtlich häufiger auf. Dies scheint bei Patienten mit Migräne in der Anamnese häufiger der Fall zu sein.

Bezüglich der präsklerotherapeutischen Diagnostik wird im Allgemeinen eine Doppler-duplex-sonographische Diagnostik mit graphischer Dokumentation der Varikose und der Refluxsituation empfohlen (Varizenmapping).

Applikation

Verschiedene Applikationsformen werden verwendet:

Direktpunktion der Varize, Katheterapplikation (vor allem bei der Sklerotherapie der Stammvenen, [12]) sowie die Technik der offenen Nadel als Modifikation der Technik nach Sigg. Eine weitere Applikationsform ist die Verwendung eines Butterfly® mit kurzem Schlauch oder der Einsatz einer Braunüle®.

Gemäß den Ergebnissen der Europäischen Konsensuskonferenz sollte der Abstand des Punktionsortes zur Krosse der Vena saphena magna mindestens 10 cm betragen. Normalerweise reichen eine oder zwei Injektionen für die Verödung großer Venen aus. Manchmal genügt es, eine einzige Schaumdosis zu injizieren.

Bei der ultraschallkontrollierten Sklerotherapie sollte man die in Tabelle 2 angegebenen praktischen Tipps beachten [11].

Die Vorteile der Duplexsteuerung sind in Tabelle 3 angegeben.

Die Europäische Konsensuskonferenz empfahl die ultraschallgesteuerte Sklerosierung für Stammvenen, Perforansvenen, Venen in oder nahe der Leiste/Kniekehle sowie Rezidivvarizen. Bei der Ultraschallsteuerung wird neben einer sicheren Punktion der initiale

Tabelle 2. Empfehlungen zur duplexgeführten Schaum-Sklerotherapie. Praktische Tipps [11]

Messen des Abstands zwischen Haut und dem tiefsten Punkt der Vene. Die Nadel sollte etwa 5 mm länger sein
Eine dünne Nadel zerstört den Schaum. Der ideale Durchmesser sollte zwischen 19G und 23G liegen
Platzieren des Schallkopfs so, dass die Vene in der Mitte des Bildschirms erscheint. Die Punktion erfolgt dann über der Mitte des aufgesetzten Schallkopfes
Eine Braunüle® zur Punktion und Injektion erhöht die Sicherheit

Tabelle 3. Duplex-gesteuerte Schaum-Sklerotherapie

Ortung nicht sichtbarer insuffizienter Venen, zum Beispiel Vena saphena magna am Oberschenkel
Bestimmung der besten Punktionsstelle
Differenzierung benachbarter Arterien
Tiefenbestimmung der Vene für die Auswahl der richtigen Länge der Kanüle oder der Braunüle®
Visualisierung der Kanülenspitze oder des Katheters
Visualisierung der intavenösen Ausbreitung des Schaums
Verschiebung der Schaumsäule in zu verödende Areale
Visualisierung des Vasospasmus
Dokumentation der Sklerosierung

Tabelle 4. Schaum-Volumen: Volumen für C1 (Besenreiser, retikuläre Varizen) [5]

Es sollte nicht mehr als 0,5 ml Schaum nach der Tessari- oder Monfreux-Methode pro Injektion verwendet werden.
Die Mehrzahl der Teilnehmer gab an, dass 6–8 ml Schaum (Tessari-Methode) oder 4 ml Schaum (Monfreux-Methode) pro Sitzung injiziert werden können.

Tabelle 5. Schaum-Volumen: Volumen für C2 Varizen [5]

Maximales Volumen pro Sitzung: • Mit der Tessari-/DSS-Technik 6 - 8 ml pro Sitzung • Mit der Monfreux-Technik 4 ml pro Sitzung Im Allgemeinen nicht mehr als 3 ml für die Vena saphena parva

Vasospasmus der Vene und die Ausbreitung des Schaums in zu verödende Areale sichtbar gemacht.

Eine besondere Bedeutung hat dabei die Darstellung benachbarter Arterien, um arterielle Fehlpunktionen mit der Gefahr ausgedehnter Nekrosen, bis hin zur Amputation, zu vermeiden.

Einer der zentralsten Punkte der Konsensuskonferenz war das zu applizierende Volumen des Schaums. Aus Sicherheitsgründen einigte man sich auf die in Tabellen 4 und 5 angegebenen Volumina.

Bezüglich der Konzentrationen des Sklerosierungsmittels zur Schaumherstellung konnte keine Einigkeit erzielt werden. Für großkalibrige Varizen werden Schäume aus 1% bis 3%-igem Polidocanol als gleich oder ähnlich wirksam beschrieben. Für Besenreiser und retikuläre Varizen werden dünnflüssige Schäume aus 0,25 bis 0,5%-igem Polidocanol empfohlen.

Auch bezüglich der Kommpression nach Sklerotherapie bestand keine Einigkeit. Die Mehrzahl der Teilnehmer empfahl eine Kompression mit einem Kompressionsverband (lokal exzentrisch) oder einem Kompressionsstrumpf, um den lokalen Sklerothrombus so klein wie möglich zu halten. Es wurde empfohlen, nach der Schauminjektion einige Minuten zu warten, bevor der Patient aufstehen darf und bevor die Kompression angelegt wird, um zu vermeiden, dass sich die Schaumsäule bewegt.

Ergebnisse

In einer randomisierten Kontrollstudie wurde Polidocanolschaum versus flüssigem Polidocanol in einer Konzentration von 3% bei 88 Patienten mit einer Stammvarikose der Vena saphena magna verglichen. Nach einer einzigen Therapiesitzung wurden die Refluxe in 84% der Schaum-behandelten Gruppe eliminiert, im Vergleich zu 40% in der mit flüssigem Polidocanol behandelten. Nach einem Jahr kam es zu Rekanalisationen in zwei Fällen in der Schaumgruppe und in 6 Fällen in der mit Flüssigkeit behandelten [5].

Eine retrospektive Studie über die Therapie von Stammvarizen mit Schaum-Sklerotherapie an 415 Patienten ergab eine Erfolgsrate von 80% nach 5 Jahren Nachbeobachtung [3]. In einer neueren prospektiven Studie konnten erfolgreiche Behandlungen der Vena saphena magna und parva in 97% der Fälle nach 3 Monaten gefunden werden [1]. Die Behandlung von Ulkuspatienten mit Sklerotherapie der Stammvenen sowie von periulzerösen Varizen erbrachten signifikant bessere Ergebnisse für die Schaumgruppe [10].

Nach unserer Erfahrung können Misserfolge auf folgende Gründe zurückgeführt werden (Tabelle 6).

In den meisten Studien konnte eine direkte Beziehung von applizierten Schaumvolumina und Auftreten von Phlebitiden und Thrombosen festgestellt wer-

Tabelle 6. Mögliche Gründe für Misserfolg

Zu geringe Menge des Schaums in von der Injektionsstelle weit entfernten Regionen (zum Beispiel Magnakrosse und rückstauende Seitenästen)
Zu großes Kaliber der Varize (>2cm) mit zu großem Verödungsthrombus
Hoher orthostatischer Druck in der Varize
Großkalibrige Perforansvenen mit hohem orthostatischen Druck bei Leitveneninsuffizienz
Methodische Mängel, wie mangelnde Kompression
Fehlender Vasospasmus während der Therapie

den. Die Thrombosehäufigkeit lag jeweils zwischen 0 und 0,93%, nach Applikation sehr großer Volumina (bis 52 ml pro Sitzung) zwischen 4–6%.

In einer eigenen prospektiven Untersuchung lag die Häufigkeit von Thrombosen bei 0,58%, die von Phlebitiden bei 5,3%. Initiale Hyperpigmentierungen sahen wir in 17% der Patienten, wobei nur wenige länger als ein Jahr persistierten. Auch bei uns traten kurzdauernde Sehstörungen in 0,58% der Fälle auf (Breu 2004).

Das Auftreten von Sehstörungen konnte inzwischen als Migraine ophthalmique identifiziert werden [7]. Einzelfälle von passageren neurologischen Defiziten wurden für Schaum und Flüssigkeit gleichermaßen beschrieben [4].

Zusammenfassung

- Die Schaum-Sklerotherapie ist ein minimal invasives, technisch einfaches und ambulantes Verfahren
- Es ist keine Lokalanästhesie oder Narkose nötig
- Sie ist sehr wirksam
- Es gibt kaum postinterventionelle Beschwerden und keine oder nur kurze Arbeitsunfähigkeitszeiten
- Aus Sicherheitsgründen sollten bestimmte Schaumvolumina pro Sitzung und pro Injektion nicht überschritten werden
- Bei Mengenlimitierung des applizierten Schaums ist die Komplikationsrate sehr gering
- Die Methode hat eine hohe Akzeptanz beim Patienten bei minimalen Kosten
- Bei Rezidiven ist sie jederzeit wiederholbar oder ergänzbar
- Sie ist gut kombinierbar mit anderen Varizen-ausschaltenden Maßnahmen
- Der Patient sollte über die Möglichkeiten und Grenzen der Schaum-Sklerotherapie aufgeklärt werden
- Komplikationen und unerwünschte Wirkungen werden weniger durch das Verödungsmittel als durch eine falsche Technik verursacht, weshalb die Sklerotherapie einer spezifischen Schulung bedarf

Literatur

1. Barret JM, Allen B, Ockelford A, Goldman MP (2004) Microfoam ultrasound-guided sclerotherapy of varicose veins in 100 legs. Dermatol Surg 20: 6–12
2. Breu FX (2004) Konsensus und eigene Erfahrungen zur Schaumverödung. 10. Bonner Venentage 2004, 13.–14. Februar. Vasomed 16: 25
3. Cabrera J, Cabrera J Jr, Garcia-Olmedo (2001) A Treatment of varicose long saphenous veins with sclerosant in microfoam form: long-term outcomes. Scope Phlebol Lymphol Phlebology 8: 293–298
4. Forlee MV, Grouden M, Moore DJ, Shanik G (2006) Stroke after varicose vein foam injection sclerotherapy. J Vasc Surg 43: 162–164
5. Hamel-Desnos C, Desnos P, Wollmann JC et al. (2003) Evaluation of the efficacy of Polidocanol in the form of foam compared with liquid form in sclerotherapy of the long saphenous vein: Initial results. Dermatol Surg 29: 1170–1175
6. Hanisch F, Müller T, Krivokuca M, Winterholler JC (2004) Stroke following variceal sclerotherapy. Eur J M ed Res 9: 282–284
7. Künzelberger B, Pieck C, Altmeyer P, Stücker M (2006) Migraine Ophthalmique with Reversible Scotomas after Sclerotherapy with Liquid 1% Polidocanol. Dermatol Surg 32: 1410–1413
8. Monfreux A (1997) Traitement sclérosant des troncs sapheniens et leurs collatérales de gros calibre par la méthode mus. Phlébologie 50: 351–353
9. Partsch B (2004) Die Schaumverödung – eine Renaissance der Sklerotherapie. Phlebologie 33: 30–36
10. Pascarella L, Bergan JJ, Mekenas LV (2006) Severe chronic venous insufficiency treated by foamed sclerosant. Ann Vasc Surg 20: 83–91
11. Tessari L (2000) Nouvelle technique d'Obtention de la Scléro-Mousse. Phlébologie 53: 129
12. Wildenhues B (2003) Endovenöse Schaumsklerosierung, ein minimal-invasives Katheterverfahren zur Behandlung der Stammvarikosis der Vena saphena magna und parva. Phlebologie 32: A11–12
13. Wollmann JC (2002) Schaum – zwischen Vergangenheit und Zukunft. 8. Bonner Venentage 15.–16. Feb. 2002. Vasomed 14: 34–35

Behandlung von Venenleiden: Operativ oder konservativ?

Anke Strölin

Einleitung

Die hohe Prävalenz chronischer Venenerkrankungen konnte durch die Ergebnisse der Bonner Venenstudie eindrucksvoll bestätigt werden, wobei erfreulicherweise eine deutlich niedrigere Prävalenz für die fortgeschrittenen Stadien der chronischen venösen Insuffizienz C4-C6 mit 3,6% im Vergleich zur Tübinger Studie mit 13% nachgewiesen wurde. Dies mag einerseits an der unterschiedlichen Methodik der Studien liegen, andererseits aber auch an der zunehmenden Aufmerksamkeit, die der Erkrankung entgegengebracht wird. Therapeutische Maßnahmen wurden bei dem Kollektiv der Bonner Venenstudie mit 6,9% für die Venenoperation, 5,5% für die Sklerosierung, 6,9% für medikamentöse Therapien und 20,5% für die Kompressionstherapie in Form medizinischer Kompressionsstrümpfe (14,6%) oder Kompressionsverbänden (5,9%) angegeben [33].

Die Belastung des Gesundheitssystems durch Folgeerkrankungen der Varikose ist erheblich und resultiert neben den Kosten für ambulante und stationäre Behandlungen aus temporärer Arbeitsunfähigkeit und Frühberentung. Durch ein frühzeitiges therapeutisches Eingreifen zur Sanierung insuffizienter Venen können die hämodynamischen Veränderungen verbessert oder normalisiert und Folgeerkrankungen wie das Ulcus cruris vermieden werden. Einer Schädigung des tiefen Venensystems im Sinne einer sekundären Leitveneninsuffizienz kann entgegengewirkt werden. Unbehandelt führt die hämodynamisch relevante Varikose zur ambulatorisch venösen Hypertonie [27]. Bei Kontraktion der Beinmuskulatur werden die in den benachbarten Venen entstehenden Druckwellen nach distal bis in die Endstrombahn der Haut gelenkt, so dass simultan zur ambulatorischen venösen Hypertonie eine kapilläre Hypertonie entsteht [15]. Dies führt letztendlich zu einer Zerstörung der nutritiven Kapillaren. Zum Phlebödem trägt neben der kapillären Hypertonie die erhöhte Kapillarwandpermeabilität bei. Das Lymphkapillarnetz kann aufgrund der vermehrten lymphpflichtigen Last so geschädigt werden, dass zusätzlich ein sekundäres Lymphödem entsteht [4, 8, 9]. Kombinationsformen von Phleb- und Lymphödem sind daher bei dem fortgeschrittenen Krankheitsbild der chronischen venösen Insuffizienz nicht selten. In den fortgeschrittenen Stadien venöser Hypertension betreffen die pathologischen Veränderungen nicht nur die Haut, sondern auch tieferliegende subkutane Gewebe, Gelenkkapsel, Achillessehne und gegebenenfalls auch knöcherne Strukturen. Eine zunächst entzündlich fixierte Spitzfußstellung kann durch die Beteiligung von Strukturen des oberen Sprunggelenkes sowie der Achillessehne letztendlich zu einer kontrakten Spitzfußstellung mit nahezu völlig aufgehobener Funktion der Wadenmuskelsprunggelenkpumpe, dem arthrogenen Stauungssyndrom, führen [35].

Die Therapie der Varikose richtet sich nach morphologischen und hämodynamischen Gegebenheiten sowie dem klinischen Beschwerdebild. Für die Erarbeitung eines individuellen Therapiekonzeptes ist die Kenntnis der morphologischen und hämodynamischen Veränderungen entscheidend.

Neben Anamnese und klinischer Untersuchung kommt der nichtinvasiven apparativen Diagnostik eine hohe Bedeutung zu. Die Ultraschalldopplersonographie und die dynamischen Venenfunktionstests (Photoplethysmographie, Lichtreflexionsrheographie, Phlebodynamometrie) stellen die orientierenden Basisuntersuchungen dar. Die Duplexsonographie erlaubt durch die Kombination von B-Bild und Dopplerultraschalltechnik gegebenenfalls mit Farbkodierung eine Aussage über Morphologie und Hämodynamik des oberflächlichen und tiefen Venensystems und ist mittlerweile Standardmethode in der Gefäßdiagnostik [29, 39, 40]. Durch die Kombination mit dem dynamischen Venenfunktionstest wird ein hohes Maß an diagnostischer Treffsicherheit erreicht. Der Einsatz von Tourniquets zur Ausschaltung der epifaszialen Venen erlaubt bereits präoperativ eine prognostische Aussage über das postoperativ zu erwartende Ergebnis.

Ziel der Behandlung ist die Normalisierung beziehungsweise Besserung der venösen Hämodynamik und damit der klinischen Beschwerdesymptomatik. Durch die Beseitigung hämodynamischer Veränderungen sollen Stauungsbeschwerden verbessert, die Rezidivrate venöser Ulzerationen gesenkt und weitere Komplikationen vermieden werden. Eine frühzeitige Behandlung erscheint daher sinnvoll.

Als Standard in der Therapie der Stammvarikose gilt vielfach bis heute die exakte Crossektomie und Stripping-Operation der Vena saphena magna oder Vena saphena parva. Die Langzeitergebnisse operativer Techniken zeigen Rezidivraten von bis zu 60% und mehr, von denen fast die Hälfte erneut behandlungsbedürftig ist [7]. Seit Ende des letzten Jahrhunderts wurden aufgrund dieser hohen Rezidivquoten neue minimal invasive Methoden wie die Radiowellenobliteration und die endovenöse Lasertherapie etabliert. Ziel beider Verfahren ist eine dauerhafte Obliteration des therapierten Venenabschnittes. Da sowohl bei der Radiowellenobliteration als auch bei der endovenösen Lasertherapie keine Crossektomie erfolgt, verlassen beide Verfahren die bisherigen Prinzipien zur Ausschaltung der Stammveneninsuffizienz. Die Einführung der duplexkontrollierten Schaumsklerosierung als Modifikation der Flüssigsklerosierung stellt eine weitere viel versprechende Alternative dar.

Operative Therapie

Das Ziel der operativen Behandlung besteht in einer Unterbrechung des Refluxes, der selektiven Entfernung der insuffizienten Abschnitte des epifaszialen Venensystems und damit Verbesserung oder Normalisierung der venösen Hämodynamik und des klinischen Beschwerdebildes [3, 11]. Zu den operativen Verfahren, die in der Regel kombiniert oder in mehreren Schritten angewandt werden, zählen die

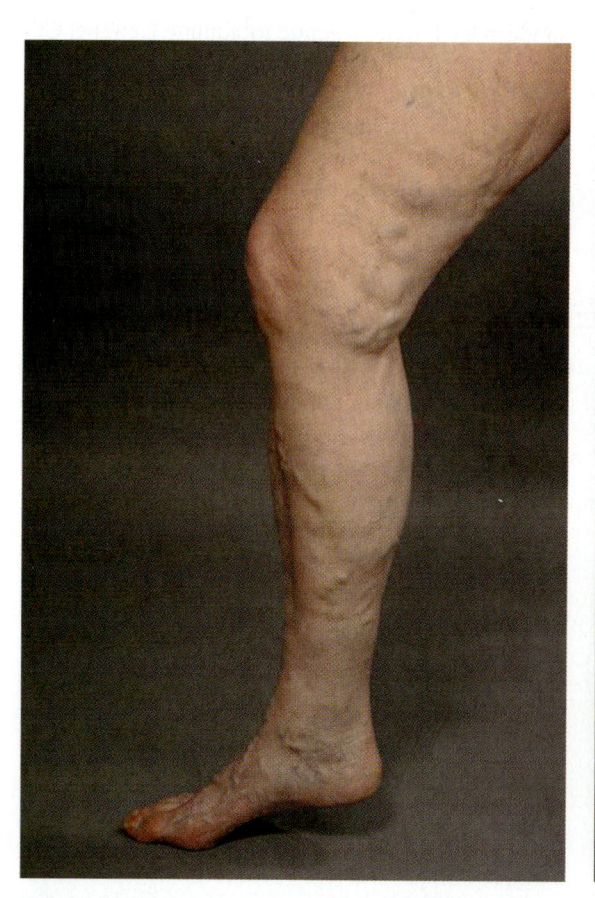

Abb. 1. Stammvarikose der Vena saphena magna

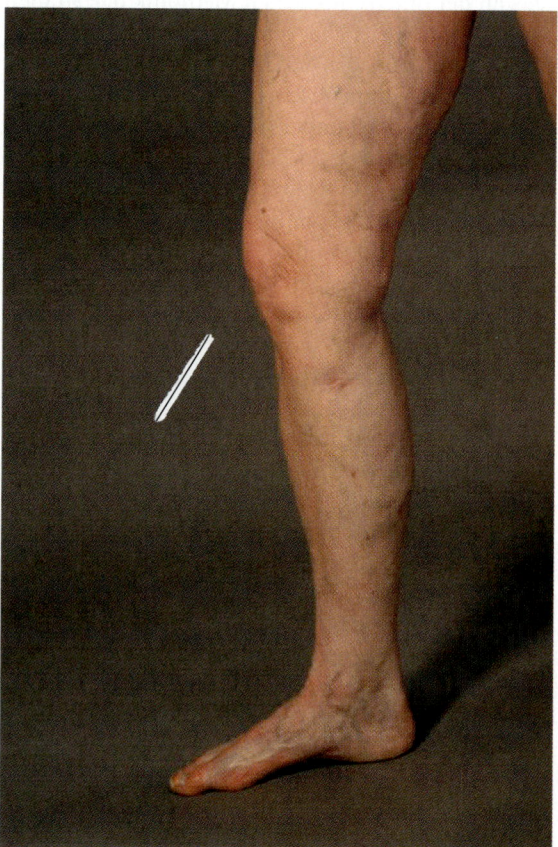

Abb. 2. Zustand nach Crossektomie präoperativ und Stripping der Vena saphena magna 6 Wochen postoperativ

Crossektomie der Vena saphena magna [17, 18], die mündungsnahe Ligatur der Vena saphena parva [6, 23] und die Ausschaltung von Perforansveneninsuffizienzen. Die Ausschaltung von Perforansvenen hat vor allem bei trophischen Hautveränderungen einen hohen Stellenwert [10, 13, 19].

Endoluminale Verfahren

Radiowellenobliteration

Das Prinzip der Radiowellenobliteration (*venous closure*) besteht in einer Denaturierung der Venenwand durch eine kontrollierte Erhitzung bei einer Sondentemperatur von 85–90 °C [21, 22]. Die Schädigung der Venenwand führt durch den Schrumpfungsprozess zu einem Verschluss des Gefäßes [28]. Verfahrenstypische Komplikationen sind Verbrennungen und Hypästhesien [16, 37, 38]. Der Vorteil der Radiowellenobliteration ist die im Vergleich zum konventionellen Stripping und der endovenösen Lasertherapie minimale Invasivität und Schmerzbelastung sowie die rasche Rekonvaleszenz mit einer Arbeitsfähigkeit bereits nach 24 Stunden. Als Nachteile sind Zeitaufwand und hohe Kosten zu sehen.

Endovenöse Lasertherapie

Bei der endovenösen Lasertherapie werden Diodenlaser unterschiedlicher Wellenlängen (810, 940, 980 und 1230 nm) eingesetzt. Durch die hohe Hitzeeinwirkung von bis zu 1200 °C entstehen Dampfblasen, die durch eine thermische Wandschädigung einen thrombotischen Verschluss des Gefäßes herbeiführen [16, 30–32]. Postoperativ sind Kompressionstherapie und Antikoagulation obligat. Häufig wird aufgrund der Schmerzsymptomatik der Einsatz nichtsteroidaler Antiphlogistika nötig.

Da bei den endoluminalen Verfahren kein Leistenschnitt erfolgt, entfallen postoperative Wundinfektionen, Hämatome und Serome im Leistenbereich, die bei den konventionellen Stripping-Operationen die Rekonvaleszenz der betroffenen Patienten deutlich verlängern.

Radiowellenobliteration und endovenöse Lasertherapie können in Tumeszenzanästhesie, Regionalanästhesie oder Narkose durchgeführt werden. Bei Regionalanästhesie oder Vollnarkose muss lokal zusätzlich entweder eine Tumeszenzlösung oder physiologische Kochsalzlösung zum Schutz des umgebenden Gewebes injiziert werden.

Die Radiofrequenzobliteration ist unbestritten die Methode mit der geringsten Nebenwirkungsrate. Die in den früheren Phasen hohen Verbrennungs- und Parästhesieraten konnten durch die Flüssigkeitsinfiltration zum Gewebeschutz minimiert werden [16, 22]. Häufiger werden Minorkomplikationen bei der endovenösen Lasertherapie beschrieben [25]. Vorwiegend kommen Hämatome, Phlebitiden und Indurationen vor. Die Anzahl an Parästhesien im Versorgungsgebiet des Nervus saphenus ist nach der derzeitigen Datenlage als gering einzuschätzen. Für die Beurteilung des Thromboserisikos bei endoluminalen Verfahren ist die Datenlage zu gering, um eine genaue Bewertung abzugeben [20, 21, 30]. Auch beim konventionellen Stripping ist die Datenlage unzureichend. Eine 2004 erschienene Arbeit von van Rij et al. an 377 Patienten zeigte eine entgegen der bisherigen Literatur hohe Rate an tiefen Beinvenenthrombosen mit 5,3 % nach Varizenoperationen [36].

Duplexkontrollierte Schaumsklerosierung

Eine Renaissance erlebt die Verödungstherapie durch die Einführung der duplexkontrollierten Schaumsklerosierung. Der Schaum hat im Vergleich zur Flüssigkeit eine längere Kontaktzeit mit der Venenwand, wodurch ein größerer therapeutischer Effekt erreicht wird [24]. Das Verödungsmittel Polidocanol (Äthoxysklerol®) bewirkt eine Endothelzellschädigung, die zur Obliteration und Fibrosierung führt. Die intermittierende Kompression mit dem Schallkopf erzeugt zusätzlich einen Vasospasmus. Die Effektivität der Schaumsklerosierung bei retikulären und Seitenastvarizen wurde in mehreren Studien belegt [1, 34]. Auch bei der Stammveneninsuffizienz stellt diese Methode eine effektive Therapieoption dar [2, 12]. Einen ebenfalls hohen Stellenwert hat die Schaumsklerosierung bei venösen Ulzera in Form der periulzerösen Sklerosierung.

Konservative Therapie

Die konservative Therapie umfasst folgende Maßnahmen

- Phlebologische Kompressionsverbände
- Medizinische Kompressionsstrümpfe
- Sonstige physikalische Entstauungsmaßnahmen (manuelle Lymphdrainage, apparative intermittierende Kompression, Balneotherapie)
- Gefäßsport
- Medikamente als adjuvante Therapie

und ist prinzipiell in allen Stadien der Varikose möglich. Konservative Maßnahmen sind nicht dazu geeignet, Varizen zu beseitigen. Belegt ist, dass durch eine konsequente Kompressionstherapie Beschwerden gelindert und die Komplikationen der Varikose vermieden beziehungsweise gebessert werden können [5, 26]. Eine Kombination der aufgeführten operativen und konservativen Methoden ist in der Regel sinnvoll.

Zusammenfassung

Ziel der Behandlung von Venenleiden ist die möglichst dauerhafte Refluxsanierung insuffizienter Venenabschnitte. Welches der vier konkurrierenden invasiven Methoden (Operation, endoluminale Verfahren, Radiowellenobliteration, duplexkontrollierte Schaumverödung) eingesetzt wird, ist eine individuelle Entscheidung, die sich nach klinischem Befund, morphologischen und hämodynamischen Kriterien, Begleiterkrankungen und auch den persönlichen Lebensumständen richtet. Gegebenenfalls kann auch eine Kombination der Verfahren angewandt werden, um den gewünschten therapeutischen Erfolg zu sichern.

Die konservative Therapie, die in der Regel aus medizinischen Kompressionsstrümpfen oder phlebologischen Kompressionsverbänden besteht, stellt kein konkurrierendes Verfahren dar.

Als additive Therapie sollte die Kompressionsbehandlung bei allen oben erwähnten Methoden zumindest periinterventionell durchgeführt werden.

Sofern keine Kontraindikationen für die vier erwähnten invasiven Methoden besteht, sollte eine Refluxsanierung möglichst frühzeitig vor dem Auftreten stauungsbedingter Veränderungen erfolgen. Bei Patienten mit einem venösen Ulcus cruris kommt es häufig erst nach operativer Ausschaltung der insuffizienten Venenabschnitte zu einer Abheilung beziehungsweise langfristigen Rezidivprophylaxe.

Die Überlegenheit der operativen gegenüber einer rein konservativen Therapie konnte belegt werden [14, 41].

Die Kompressionsbehandlung ohne einen Eingriff am Venensystem stellt eine wirksame Alternative bei den Patienten dar, bei denen Kontraindikationen gegen die invasive Therapie bestehen beziehungsweise der Patient einen Eingriff nicht wünscht.

Bei der fortgeschrittenen CVI oder bei Patienten mit einer sekundären Leitveneninsuffizienz muss die Kompressionstherapie in der Regel auch nach einer Refluxsanierung des epifaszialen Venensystems fortgeführt werden.

Eine Spalthauttransplantation bei Patienten mit einem venösen Ulcus cruris ohne Sanierung klappeninsuffizienter Venenabschnitte ist wenig erfolgversprechend.

Begleitende physikalische Maßnahmen wie manuelle Lymphdrainage, apparativ intermittierende Kompressionstherapie, ambulantes Gefäßsporttraining und physiotherapeutische Einzelbehandlungen tragen langfristig zum Therapieerfolg bei Patienten mit einer fortgeschrittenen CVI bei.

Durch den frühzeitigen Einsatz operativer oder endoluminaler Verfahren können subjektive Beschwerden verbessert oder beseitigt und invalidisierende Stauungserkrankungen vermieden werden.

Literatur

1. Alos J, Carreno P, Lopez JA et al. (2006) Efficacy and safety of sclerotherapy using polidocanol foam: a controlled clinical trial. Eur J Vasc Endovasc Surg 31: 101–107
2. Barrett JM, Allen B, Ockelford A, Goldman MP (2004) Microfoam ultrasound-guided sclerotherapy of varicose veins in 100 legs. Dermatol Surg 30: 6–12
3. Bergan JJ (2001) Surgical management of primary and recurrent varicose veins. In: Gloviczki P, Yao JST (eds) Handbook of venous disorders. Arnold, London, pp 289–302
4. Bollinger A, Isenring G, Franzeck UK (1982) Lymphatic microangiopathy: A complication of severe chronic venous incompetence (CVI). Lymphology 15: 60–65
5. Cullum N, Nelson EA, Fletcher AW, Sheldon TA (2004) Compression for venous leg ulcers (Cochrane review). Cochrane Library
6. Dodd H (1965) The varicose tributaries of the popliteal vein. Br J Surg 52: 350–354
7. Fischer R, Chandler JG, De Maeseneer MG et al. (2002) The unresolved problem of recurrent saphenofemoral reflux. J Am Coll Surg 195: 80–94
8. Földi E, Földi M (1983) Das Lymphödem. Fischer, Stuttgart
9. Földi M (1990) Lymphödem, Lipödem, chronisch venöse Insuffizienz und Kombinationsformen. Vasa 19: 1–9
10. Hach W, Vanderpoye R (1985) Operationstechnik der paratibialen Fasziotomie. Medwelt 36: 1616–1618
11. Hach-Wunderle V, Hach W (2000) Das Stripping und die Konkurrenzverfahren zur chirurgischen Behandlung der Stammvarikose. Gefäßchirurgie 5: 56–61
12. Hamel-Desnos C, Desnos P, Wollmann JC et al. (2003) Evaluation of the efficacy of polidocanol in the form of foam compared with liquid form in sclerotherapy of the greater saphenous vein: initial results. Dermatol Surg 29: 1170–1175
13. Hobbs JT (1988) The enigma of the gastrocnemius vein. Phlebology 3: 19–30
14. Iafrati MD, Pare GJ, O'Donnell TF, Estes J (2002) Is the nihilistic approach to surgical reduction of superficial and perforator vein incompetence for venous ulcer justified? J Vasc Surg 36: 1167–1174
15. Jünger M, Hahn M, Klyscz T, Steins A (1999) Role of microangiopathy in the development of venous leg ulcers. Prog Appl Microcirc 23: 180–183

16. Kabnick LS, Merchant RF (2001) Twelve and twenty-four month follow-up after endovascular obliteration of saphenous vein reflux – a report from the multi-center registry. J Phleb 1: 17–24
17. Lemasle P, Uhl, JF, Lefebvre-Vilarbedo M, Baud JM, Gillot C (1999) Veines lympho ganglionnaires inguinales – Aspectes anatomiques et échographique – conséquences sur la définition de la négènese – conséque thérapeutics. Phlebologie 52: 63–269
18. Leu HJ (1979) Postoperative Rezidivvarikose: Überbrückung der unterbrochenen Vena saphena magna durch multiple, kleinkalibrige, neugebildete Venen. In: Brunner U (Hrsg) Die Leiste. Diagnostische und therapeutische Aspekte der Arteriologie, Phlebologie und Lymphologie. Aktuelle Probleme in der Angiologie. Huber, Bern, S 167–171
19. Loeprecht H (1997) Varikose-chirurgische Therapie. Chirurg 68: 1048–1052
20. Manfrini S, Gasbarro V, Danielsson G et al. (2000) Endovenous management of saphenous vein reflux. Endovenous Reflux Management Study Group. J Vasc Surg 32: 330–342
21. Merchant RF, DePalma RG, Kabnick LS (2002) Endovascular obliteration of saphenous reflux: a multicenter study. J Vasc Surg 35: 1190–1196
22. Merchant RF, Pichot O (2005) Long-term outcomes of endovenous radiofrequency obliteration of saphenous reflux as a treatment for superficial venous insufficiency. J Vasc Surg 42: 502–509
23. Mercier R (1973) Quelques points a'anatomie de la veine saphene externe. Phlébologie 26: 191–196
24. Min RJ, Navarro L (2000) Transcatheter duplex ultrasound-guided sclerotherapy for treatment of greater saphenous vein reflux: preliminary report. Dermatol Surg 26: 410–414
25. Mundy L, Merlin TL, Fitridge RA, Hiller JE (2005) Systematic review of endovenous laser treatment for varicose veins. Br J Surg 92: 1189–1194
26. Nelson EA, Bell-Syer SE, Cullum NA (2004) Compression for preventing recurrence of venous ulcers (Cochrane review)
27. Partsch H (1986) Hyperämische Hypoxie beim venösen Ulkus. Z Ärztl Fortbild 80: 135–137
28. Pichot O, Kabnick LS, Creton D et al. (2004) Duplex ultrasound scan findings two years after great saphenous vein radiofrequency endovenous obliteration. J Vasc Surg 39: 189–195
29. Pichot O, Sessa C, Bosson JL (2002) Duplex imaging analysis of the long saphenous vein reflux: basis for strategy of endovenous obliteration treatment. Int Angiol 21: 333–336
30. Proebstle TM, Gul D, Kargl A, Knop J (2003) Endovenous laser treatment of the lesser saphenous vein with a 940-nm diode laser: early results. Dermatol Surg 29: 357–361
31. Proebstle TM, Lehr HA, Kargl A et al. (2002) Endovenous treatment of the greater saphenous vein with a 940-nm diode laser: thrombotic occlusion after endoluminal thermal damage by laser-generated steam bubbles. J Vasc Surg 35: 729–736
32. Proebstle TM, Sandhofer M, Kargl A et al. (2002) Thermal damage of the inner vein wall during endovenous laser treatment: key role of energy absorption by intravascular blood. Dermatol Surg 28: 596–600
33. Rabe E, Pannier-Fischer F, Bromen K et al. (2003) Epidemiologische Untersuchung zur Frage der Häufigkeit und Ausprägung von chronischen Venenkrankheiten in der städtischen und ländlichen Wohnbevölkerung. Phlebologie 32: 1–14
34. Rao J, Wildemore JK, Goldman MP (2005) Double-blind prospective comparative trial between foamed and liquid polidocanol and sodium tetradecyl sulfate in the treatment of varicose and telangiectatic leg veins. Dermatol Surg 31: 631–635
35. Schmeller W (1990) Das arthrogene Stauungssyndrom. Sprunggelenksveränderungen bei chronischer Veneninsuffizienz. Diesbach, Berlin
36. van Rij AM, Chai J, Hill G, Christie RA (2004) Incidence of deep vein thrombosis after varicose vein surgery. Br J Surg 91: 1582–1585
37. Weiss RA (2002) Comparison of endovenous radiofrequency versus 810 nm diode laser occlusion of large vein an animal model. Dermatol Surg 28: 56–61
38. Weiss RA, Weiss MA (2002) Controlled radiofrequency endovenous occlusion using a unique radio-frequency catheter under duplex guidance to eliminate saphenous varicose vein reflux: A 2-year folluw-up. Dermatol Surg 28: 38–42
39. Wong JK, Duncan JL, Nichols DM (2003) Whole-leg duplex mapping for varicose veins: observations on patterns of reflux in recurrent and primary legs, with clinical correlation. Eur J Vasc Endovasc Surg 25: 267–275
40. Wuppermann T, Dittrich O (2001) Ultrasound study before surgery of varicose veins. Vasa 30: 3–8
41. Zamboni P, Cisno C, Marchetti F et al. (2003) Minimally invasive surgical management of primary venous ulcers vs. compression treatment: a randomized clinical trial. Eur J Vasc Endovasc Surg 25: 313–318

Differenzialdiagnose bei Hauteinblutungen

Christian A. Sander, Christian Mensing und Walter H.C. Burgdorf

„Blut ist ein ganz besondrer Saft", spricht Mephisto in Goethes Faust. Dies trifft insbesondere auch für die Dermatologie zu, denn mit Hauteinblutungen werden wir fast alltäglich in der Praxis konfrontiert. Die Differenzialdiagnose von Hauteinblutungen ist um mit Fontane zu sprechen ein „weites Feld". Wegweisend für die Diagnose ist die Unterscheidung der Effloreszenzen.

Generell unterscheidet man Petechien, Purpura, Sugillationen und Ekchymosen oder Suffusionen.

Petechien sind kleinste flohstichartige bis linsengroße auch konfluierende Hämorrhagien an Haut und Schleimhaut. Prädilektionsstellen sind die untere Extremität sowie Druckstellen. Petechien sind mit einem Glasspatel nicht wegdrückbar.

Die *Purpura* stellt ein Exanthem aus Petechien dar.

Sugillationen sind mehrere Zentimeter große Einblutungen.

Unter *Ekchymosen* oder *Suffusionen* werden flächenhafte Hauteinblutungen oft bei einer Koagulopathie subsummiert.

Hauteinblutungen sind immer pathologisch, da Erythrozyten normalerweise nicht die Blutgefäße verlassen.

Aufgrund des aufrechten Ganges des Menschen und des dadurch resultierenden erhöhten physikalischen Drucks im Bereich der unteren Extremität treten Hauteinblutungen sehr oft primär an den Unterschenkeln auf (Stasis). Der Austritt von Erythrozyten aus Blutgefäßen kann vielfältige Ursachen haben. Im Vordergrund steht ein durchlässiges Gefäß. Gründe hierfür können sein; eine erhöhte Viskosität des Blutes, beispielsweise bei der Polycythaemia vera, eine Entzündung der Gefäßwand (Vaskulitis), eine Thromboztopenie sowie ein Defekt im Gerinnungssystem. Im folgenden werden häufige und seltene Entitäten diskutiert.

Thrombozytopenie

Eine Thrombozytopenie äußert sich klinisch mit Petechien in Hautbezirken mit erhöhtem hydrostatischen Druck oder in Regionen mit erhöhter körperlichen Belastung. Ursächlich ist eine Reduktion der Thrombozyten unter Werte < 150.000/µl. Thrombozytopenien sind ein Symptom beim Morbus Werlhof (idiopathische thrombozytopenische Purpura), heparinassoziierte Thrombozytopien und bei HIV-induzierte Thrombozytopien.

Morbus Werlhof (idiopathische thrombozytopenische Purpura)

Der Morbus Werlhof tritt vorwiegend im Kindesalter im Anschluss an einen Virusinfekt auf. Ätiopathogenetisch wird angenommen, dass kreuzreagierende Antikörper, die gegen Viren oder Bakterien gerichtet sind, die Thrombozyten zerstören. Klinisch treten Petechien, Ekchymosen und Suggilationen auf. Bei Kindern tritt in 80–90% eine Spontanremission auf. Beim Erwachsenen kommt es in 80–90% nicht zu einer Spontanremission, sondern zu Ausprägung einer chronischen Form.

HIV-induzierte Thrombozytopenien

HIV-induzierte Thrombozytopenien treten bei 3–10% aller Patienten mit einer unbehandelten HIV-Infektion auf. Ätiopathogenetisch wird eine direkte Schädigung der Megakaryozyten durch das Virus vermutet.

Heparin-induziierte Thrombozytopien

Man unterscheidet zwei Typen der Heparin-induzierten Thrombozytopenien (HIT).

Beim Typ I tritt einige Tagen nach Beginn der Heparintherapie ein Abfall der Thrombozyten auf. Da die Thrombozytenzahl selten unter 100.000/μl liegt, kommt es nur in Einzelfällen zu einer Blutung. Relativ schnell tritt eine Normalisierung auf.

Beim Typ II (HIT II) kommt es zwischen dem 5. und 10. Tag durch IgG-Antikörper vermittelt zu einer Aktivierung der Thrombozyten. Die Thrombozyten fallen auf Werte zwischen 40.000 und 60.000/μl. Aufgrund dieser noch ausreichenden Thrombozytenzahlen sind Haut- oder Schleimhautblutungen selten. Interessanterweise können sich bei einem Teil der Patienten mit HIT II thromboembolische Komplikationen entwickeln, sowohl arterielle als auch venöse Thrombosen (tiefe Beinvenenthrombose, Mesenterialvenenthrombose). Insofern bedarf diese Erkrankung aufgrund dieser Gefährlichkeit einer ganz besonderen Beachtung.

Thrombozytosen

Thrombozytosen weisen mehr als 400.000 Thrombozyten pro Mikroliter auf. Eine Thrombozytose ist das Hauptsymptom bei den chronisch myeloproliferativen Erkrankungen, wie Osteomyelofibrose, Polycythaemia vera, chronisch myeloische Leukämie (CML) und essentieller Thrombozythämie.

Klinische Symptome einer Thrombozytose sind Erythromelalgie, Akrozyanose und Livedo.

Traumatische Hauteinblutungen

Hierbei kommt es zu einer Einblutung an Lokalisationen mit einer starken mechanischen Belastung. Betroffen sind hierbei insbesondere die Ferse (black heel) und die Zehen, hier besonders die Nägel. Ursächlich hierfür ist enges Schuhwerk und wie schon erwähnt mechanische Belastung beispielsweise beim Sport. Hierbei kommt es zu einer Ruptur kleiner Gefäße. Therapeutisch sollte die mechanische Beanspruchung unterbunden werden. Insbesondere bei einer älteren Einblutung im Nagelbereich kann die Abgrenzung von einem akrolentiginösen Melanom schwierig sein. Hierbei ist die Dermatoskopie hilfreich.

Vasculitis allergica

Bei der Vasculitis allergica kommt es durch Schädigung der Gefäße zu Petechien, bei schwerem Verlauf zu großflächigen Suffusionen (hämorrhagischer Typ der Vasculitis allergica).

Purpura fulminans

Die Purpura fulminans äußert sich durch eine lebensbedrohliche Blutung.

Ätiopathogenetisch unterscheidet man eine hereditäre Form mit einer homozygoten Protein-C- oder S-Mangel von einer infektiösen Form, der erworbenen infektabhängigen Purpura fulminans. Eine weitere, meist bei Kindern vorkommende, Variante stellt die idiopathische Purpura fulminans bei einem passageren Protein-S-Mangel dar.

Insbesondere Patienten mit der durch Meningokokken ausgelösten Purpura fulminans (Waterhouse-Friderichsen-Syndrom) stellen sich oft primär in der Hautklinik vor. Aufgrund der Infektion mit Neisseria meningitidis kommt es durch Endotoxinschädigung der Gefäße zu großflächigen Sugillationen und Ecchymosen. Unbehandelt liegt die Mortalität bei 80%.

Erythema elevatum et diutinum

Das Erythema elevatum et diutinum ist eine seltene entzündliche Dermatose, die in der Gruppe der neutrophilen Dermatosen abgebildet wird. Sehr selten treten bei dieser Erkrankung hämorrhagische Ulzerationen auf.

Hämorrhagisch–pigmentäre Dermatosen

Bei den hämorrhagisch–pigmentäre Dermatosen (Lichen aureus, Purpura pigmentosa progressiva (Morbus Schamberg)), kommt es in Folge petechialer Blutungen zu Hämosiderinablagerungen im Bereich der oberen Dermis. Ursächlich sind oft Arzneimittel, Nahrungsmittel, venöse Insuffizienz und Kontaktallergene.

Fazit

Die klinische Differenzialdiagnose von Hauteinblutungen stellt ein Spektrum vieler Erkrankungen unterschiedlicher Ätiopathogenese dar.

Oft ist die Wahrnehmung der Effloreszenzen einer Einblutung das wegweisende Zeichen für die Diagnose.

Literatur

1. Levi M, Ten-Cate H (1999) Disseminated intravascular coagulation. N Engl J Med 341: 586–592
2. Marsch WC (2005) Hämorrhagische Diathesen und Hyperkoagulabilität. In: Braun-Falco O, Plewig G, Wolff HH, Burgdorf WHC, Landthaler (Hrsg) Dermatologie und Venerologie, 5. Auflage, Springer, S 835–849
3. Toro JR, Sander CA, LeBoit PE (1997) Persistent pigmented purpuric dermatitis and mycosis fungoides: Simulant, precursor, or both? A study by light microscopy and molecular methods. Am J Dermatopathol 19: 108–118

Genetisch bedingte Koagulopathien

Thomas A. Luger und Cord Sunderkötter

Einleitung

Die Blutgerinnung ist ein komplexes Geschehen, welches durch die Bildung von Thromben den Blutverlust aus verletztem Gewebe, Blutgefässen und Organen verhindern soll. Die für ein einwandfreies Funktionieren der Gerinnungskaskade verantwortlichen Komponenten sind die Gefässwand und das umgebende Bindewebe, sowie das Gerinnungssystem bestehend aus zellulären Elementen (Thrombozyten) und Gerinnungsfaktoren. Unter normalen Umständen wird die Gerinnung 20 Sekunden nach einer Verletzung eingeleitet, wobei es zunächst zu Adhäsion von Thrombozyten an die Gefässwand und damit verbunden zu deren Aktivierung sowie zur Freisetzung von Granula (primäre Hämostase) kommt. Unmittelbar danach folgt die Aktivierung der Gerinnungsfaktoren die zur Bildung von Fibrin führt (sekundäre Hämostase) [23].

Defekte des Gerinnungssystems können sämtliche Komponenten betreffen und sowohl angeboren als auch erworben sein [27]. In der Folge treten bei Unterfunktion Hämorrhagien und bei Überfunktion Thrombosen auf. Beispiele für eine gestörte Funktion der Gefässwand und des umgebenden Bindegewebes, bei denen die Neigung zu Hautblutungen ein frühes Symptom darstellen, sind Pseudoxanthoma elasticum, Morbus Osler, Ehlers-Danlos-Syndrom und Marfan-Syndrom. Die relativ selten vorkommenden Thrombozytenfunktionsstörungen können durch Defekte der Granula, Thrombasthenie (mangelhafte Thrombozytenaggregation und fehlende oder verringerte Gerinnselretraktion) oder fehlerhaften von-Willebrand-Faktor (vWF) bedingt sein. Indirekte Thrombozytopenien und Verbrauchskoagulopathien können im Rahmen von angeborenen Riesenhämangiomen vorkommen (Kasabach-Merrit-Syndrom). Die durch Störung der Gerinnungsfaktoren verursachten Erkrankungen sind zwar relativ selten, können aber zu schweren Schädigungen und im Extremfall auch zum Tode führen [16, 23, 27]. Diese kurze Übersicht ist auf angeborene Defekte des Gerinnungssystems beschränkt, bei denen die Hautsymptomatik eine wichtige Rolle spielen kann.

Das Gerinnungssystem

Die Aktivierung der Gerinnungskaskade im Rahmen der sekundären Hämostase erfolgt über zwei verschiedene Pfade, den Kontakt- (intrinsischen) und den Tissue-Faktor-abhängigen (extrinsischen) Aktivierungsweg, wobei letzterer physiologisch wichtiger ist. Der Gerinnungsvorgang besteht aus einer Reihe von Reaktionen bei der innaktive Vorstufen von Serin-Proteasen (Zymogene) sowie deren aus Glykoproteinen bestehenden Kofaktoren aktiviert werden, um die nächste Reaktion der Kaskade zu katalysieren. Beide Wege führen zur Aktivierung von Faktor X (X->Xa) und bewirken in der Folge mit Hilfe von Faktor Va, Phospholipid und Ca^{++} die Umwandlung von Prothrombin in Thrombin, welches am Ende aus Fibrinogen die löslichen Fibrinpolymere entstehen lässt und unter Mitwirkung von XIIIa und Ca^{++} die quervernetzten Fibrinkoagula (Abb. 1) [23].

Bei der Kontaktaktivierung kommt es in Gegenwart von Phospholipiden durch benetzbare Oberflächen zur Kontaktaktivierung von Faktor XII, welcher mit Prekallikrein und hoch molekularem Kininogen (HMWK) über Faktor-VIIIa und -IXa die Aktivierung von Faktor X bewirkt. Interessanter Weise wird der Kontaktaktivierungsweg für die normal funktionierende Gerinnung nicht benötigt, denn Menschen bei denen einer der drei auslösenden Faktoren (Faktor XII, Prekallikrein, HMWK) fehlt sind hämostatisch völlig unauffällig. Thrombin und Faktor Xa fördern zusätzlich die Aktivierung von verschiedenen Gerinnungsfaktoren (V, VIII, XI, XIII). Auf der Kontaktaktivierung beruht ein häufig verwendeter Gerin-

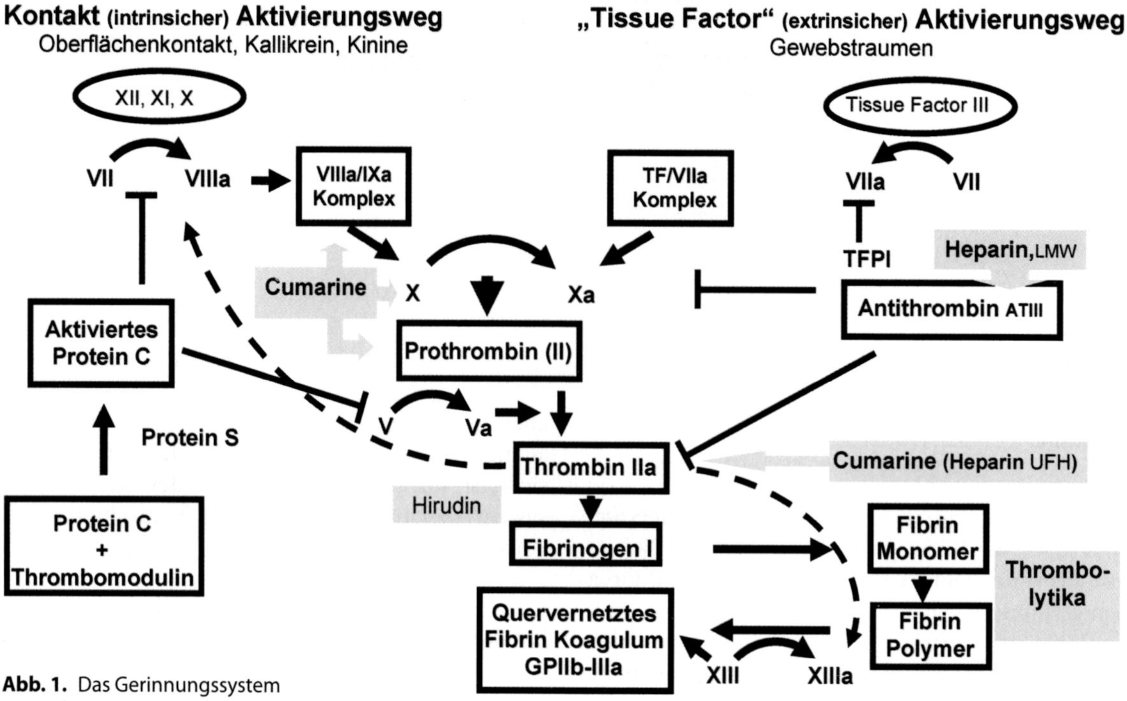

Kontakt (intrinsicher) Aktivierungsweg
Oberflächenkontakt, Kallikrein, Kinine

„Tissue Factor" (extrinsicher) Aktivierungsweg
Gewebstraumen

Abb. 1. Das Gerinnungssystem

nungstest, der Prothrombintest (PTT). Im Gegensatz zum Kontaktaktivierungsweg ist der Tissue-Faktor-abhängige (TF, Thromboplastin, Faktor III) Aktivierungsweg für eine normale Blutgerinnung von essentieller Bedeutung. Thromboplastin ist ein an Endothelzellen exprimiertes Membranprotein, welches bei Verletzungen mit Faktor VII einen Komplex bildet, wodurch die Konversion von Faktor X in Faktor Xa bewirkt wird (Abb. 1) [23].

Zu Vermeidung einer unkontrollierten Gerinnung sind gegenregulatorische Mechanismen von entscheidender Bedeutung. Dafür sind im Wesentlichen zwei Inhibitoren, Antithrombin (AT III) und Tissue Faktor Pathway Inhibitor (TPFI), verantwortlich [23]. AT III hemmt vor allem Faktor Xa und Thrombin. Die Wirkung von AT III wird durch Heparin beschleunigt, wodurch erklärbar ist, dass die Gabe von Heparin bei AT III Mangel wirkungslos ist. TPFI bildet mit Faktor Xa einen Komplex, welcher in der Folge den TF-VIIa Komplex inhibiert [23]. Weitere wichtige Inhibitoren der Gerinnung sind Protein C und dessen Kofaktor Protein S. Durch Thrombomodulin aktiviertes Protein C (APC) bewirkt die Inaktivierung von Faktor Va und VIIIa (Abb. 1) [11].

Angeborene Koagulopathien

Beeinträchtigungen der Hämostase können sowohl angeboren als auch erworben sein. Als Folge einer Störung der Kontaktaktivierungskaskade wie zum Beispiel bei Hämophilie A und B sind häufig innere Blutungen, Gelenkseinblutungen, Hämatome sowie post traumatische und post-operative Blutungen zu beobachten. Beispiele für eine Störung der Tissue Faktor Aktivierung können Mangel an Faktor VII, Faktor X, Fibrinogen oder Prothrombin sein, wodurch häufig Hauteinblutungen ausgelöst werden können [10].

Angeborene Koagulopathien treten als Folge von Mutationen in den Genen für die Gerinnungsfaktoren auf, von denen einige bereits identifiziert werden konnten. Dabei ist auch zu beachten, dass in Abhängigkeit von der jeweiligen Mutation der Funktionsverlust und die daraus resultierende klinische Symptomatik unterschiedlich ausgeprägt sein können. Ausserdem ist bei heterozygotem Auftreten der Defekt oft nur minimal und wird erst im Zusammenwirken mit anderen Ereignissen wie zum Beispiel Infekten manifest [14].

Angeborene Koagulopathien mit Blutungsneigung

Diese Gruppe beinhaltet die beiden Hämophilien, wobei Hämophilie A auf einer durch Punktmutation verursachten Deletion im Faktor VIII Gen (Xq2.8) beruht, und Hämophilie B die Folge einer durch Punktmutation bedingten Deletion im Faktor IX Gen (Xq2.6) ist [22]. Abhängig von der verbleibenden Restaktivität der Faktoren unterscheidet man eine milde, mittelschwere und schwere Verlaufsform. Die milde Form verläuft meist unproblematisch, es werden allenfalls post-traumatische und post-operative Blutungen beobachtet. Bei der mittelschweren Form kommt es zusätzlich auch zu Spontanblutungen auch in die Haut, während die schwere Form durch massive Muskel- und Gelenkseinblutungen gekennzeichnet ist. Diagnostisch sind eine verlängerte aPTT sowie der Nachweis des jeweiligen Faktormangels beweisend [22]. Wesentliches Ziel der Behandlung von Hämophilien ist es, die manchmal lebensbedrohlichen Blutungen und die durch Einblutungen bedingte Gelenksdestruktionen zu verhindern. Dies kann, insbesondere bei den schweren Formen nur mit Faktor VIII oder -IX Konzentraten erreicht werden [22].

Ähnlichkeit mit der Hämophilie hat das von-Willebrand-Syndrom welches aber nicht geschlechtsgebunden vererbt wird und sich unter anderem durch eine verlängerte Blutungszeit unterscheiden lässt. Der vWF (auch Faktor VIII Rezeptor oder Factor VIII-related antigen) ist eingebunden in Blutungszeit und in die Ristocetinaggregation der Thrombozyten. Er bildet als Polymer mit dem Faktor VIII:C (messbar über die Prokoagulant-Aktivität) den Faktor VIII Komplexe.

Beim Von-Willebrand-Syndrom können ebenfalls drei verschiedene Typen unterschieden werden. Der Erbgang ist bei Typ 1 und 2 autosomal dominant und bei Typ 3 autosomal rezessiv. Der zugrunde liegende Defekt ist bei Typ 1 ungeklärt, während bei Typ 2 und 3 Deletionen beziehungsweise Mutationen im vWF Gen (12p2.1) vorliegen [22]. Klinisch sind beim Typ 1 post-traumatische und post-operative Blutungen auffällig, beim Typ 2 treten zusätzlich auch Haut- und Schleimhautblutungen auf, während Typ 3 durch häufige und schwere Schleimhautblutungen sowie Gelenkseinblutungen charakterisiert ist. Diagnostisch ist eine verlängerte aPTT und *In-vitro*-Blutungszeit sowie ein verminderter vWF typisch [22]. Die Behandlung der vWF Erkrankung dient dazu, die defekte Adhäsion der Thrombozyten (fehlende Ristocetinaggregation der Thrombozyten) zu korrigieren. In leichten und mittelschweren Fällen ist meist die Gabe von Desmopressin ausreichend, während bei schweren Formen Faktor-VIII- oder vWF-Konzentrate notwendig sind [22].

Angeborene Koagulopathien mit Thromboseneigung

Koagulopathien die zu einer vermehrten Bildung von Thrombosen führen, werden einerseits durch Mutationen von zentralen Gerinnungsfaktoren wie Prothrombin (Faktor II) oder Faktor V, und andererseits durch Mangel an Inhibitoren wie Protein C und S, oder Antithrombin verursacht [8, 12]. Die Faktor-V-Leiden Mutation ist durch die Punktmutation G1691A im Faktor V Gen charakterisiert. Die Prothrombin Mutation wird durch die Punktmutation G20210A bewirkt [4, 5, 20]. Da in beiden Fällen zentrale Stellen der Gerinnungskaskade betroffen sind, unterscheidet sich ihre klinische Symptomatik kaum voneinander. Typisch ist ein erhöhtes Thromboserisiko schon im jugendlichen Alter welches zu Thrombosen der tiefen Becken- und Beinvenen führt. Zusätzliche Komponenten welche das Thromboserisiko sprunghaft vervielfachen sind orale Kontrazeptiva, Hypertonie, Hyperlipidämie und Rauchen. Diese bewirken insbesondere bei den häufig noch nicht diagnostizierten heterozygoten Formen das erstmalige Auftreten von thrombotischen Ereignissen. Die Therapie besteht in der Verabreichung von Antikoagulantien welche bei den homozygoten Formen oft lebenslang, und bei den heterozygoten bei Hinzutreten eines weiteren Risikofaktors (zum Beispiel Operationen) durchgeführt werden muss [4, 5].

Hereditärer Protein-C-Mangel oder Protein-S-Mangel wird durch verschiedene Mutationen in den beiden Genen verursacht, wodurch entweder ein funktioneller Defekt oder ein Defizit bedingt werden [1, 11]. Auch hier kann man zwischen homozygoten und heterozygoten Formen unterscheiden, wobei allerdings die homozygoten Varianten sich meist schon bei der Geburt durch schwere Thrombosen und Purpura fulminans manifestieren. In diesen Fällen ereignen sich bereits wenige Stunden bis fünf Tage nach der Geburt massive Sugillationen und Ekchymosen mit massiven Einblutungen und in der Folge Nekrosen sowie Gangrän von Akren und Extremitäten. Charakteristisch ist auch die Beteiligung der viszeralen Organe, des ZNS und der Retina mit kongenitaler Blindheit [9]. Die Behandlung dieser schweren Verlaufsform muss mit Frischplasma oder Protein-C-Konzentraten erfolgen [25, 26].

Infolge eines heterozygoten Protein-C-Mangel oder Protein-S-Mangels können Cumarinnekrosen

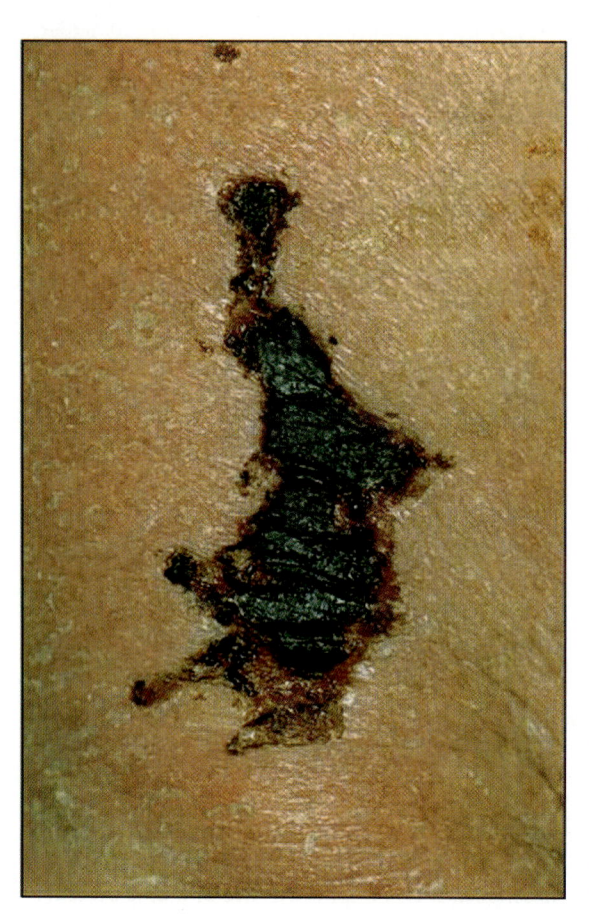

Abb. 2. Cumarinnekrose

hervorgerufen werden. Die antikoagulatorisch wirksamen Proteine C oder S sind, ebenso wie die prokoagulatorischen Faktoren II, VII, IX und X, alle Vitamin K-abhängig und gehen in ihrer Konzentration durch die Gabe von Cumarinen zurück. Da Protein C und S aber im Vergleich zu den prokoagulatorischen Faktoren eine kürzere Halbwertszeit haben, bewirken Cumarine vorübergehend einen hyperkoaglen Zustand. Durch Thrombosebildung in dermalen Gefässen entstehen zwei bis fünf Tage nach Therapiebeginn an Körperarealen mit gut entwickeltem Fettgewebe (Brüste, Hüften, Gesäß, Oberschenkel) zunächst schmerzhafte scharf begrenzte Eritheme sowie eine retiforme Purpura mir Hämorrhagien und Nekrose (Abb. 2). Die Therapie erfolgt mit unfraktioniertem Heparin, Vitamin K und in schweren Fällen mit Protein-C-Konzentraten [24] sowie prophylaktisch während der Einleitung einer Cumarintherapie mit Heparinen.

Heterozygote Formen von Protein-C-Mangel oder Protein-S-Mangel können auch die Ursache von Erkrankungen wie Antiphospholipid-Syndrom (APS), Livedo-Vakulopathie und Sneddon-Syndrom darstellen. Dem Antiphospholipid-Syndrom liegt in erster Linie die Bildung heterogener Antikörper zugrunde denen gemeinsam eine Reaktion mit β2 Glykoprotein (GPI)-Peptiden ist. Der genaue Mechanismus wie es dadurch zu thrombotischen Ereignissen kommt, ist noch nicht gänzlich geklärt. Er hängt mit einer Störung der normalen pro- und anti-koagulatorischen Reaktionen der Phospholipide auf der Zellmembran zusammen und womöglich mit einer Heraufregulation von Tissue Faktor, Hemmung des Protein-C Weges, und/oder Störung der antikoagulatorischen Wirkung von β2 GPI, Antithrombin III oder Annexin V.

Das primäre Antiphospholipid-Syndrom ist selten, während eine Koinzidenz mit einem systemischen Lupus erythematodes (SLE) relativ häufig zu beobachten ist. 50–70% der Patienten mit SLE weisen Antiphospholipid-Antikörper auf [6, 21]. Der klinische Verlauf ist durch rezidivierende arterielle (ZNS, Herz, Niere, Lunge) sowie venöse (Vena cava, Leber, Becken, Beine) Thrombosen, habituelle Aborte und Herzklappenläsionen charakterisiert. Typische Hautläsionen können oberflächliche und tiefe Thrombosen, Raynaud-Symptom, Gangrän, Nekrosen, Livedo racemosa, Nagelfalzblutungen und petechiale Hämorrhagien darstellen [15]. In seltenen Fällen kann ein katastrophales Antiphospholipid-Syndrom auftreten, welches durch einen beschleunigten Verlauf mit Multiorganversagen charakterisiert ist [2]. Auffällige Laborbefunde dabei sind neben dem Nachweis von Antikardiolipin-Antikörpern und Lupus-Antikoagulant, eine Verlängerung der PTT, ein falsch reaktiver VDRL, ANA Nachweis, Mangel an Protein C und Thrombopenie [3]. Nach internationalem Konsens [21] müssen für die Diagnose eines Antiphospholipid-Syndroms wenigstens eines der klinischen Kriterien (Gefäßthrombose, Komplikationen in der Schwangerschaft) und ein Laborkriterium zusammentreffen (Nachweis des Lupus-Antikoagulant durch mindestens zwei Phospholipid-abhängige Koagulations-Assays, und/oder mäßige bis hohe Spiegel an Antikörper gegen Cardiolipin oder β2 GPI an 2 Messungen im Abstand von 6 Wochen).

Die Therapie des Antiphospholipid-Syndroms richtet sich nach der klinischen Symptomatik. Bei asymptomatischen Patienten (keine Thrombose in der Vorgeschichte) mit hohen ACA-Titern sollte prophylaktisch eine Antikoagulation mit niedrig dosierter Azetylsalizylsäure durchgeführt werden. Bei rezidivierenden Thrombosen muss oft lebenslang eine Behandlung mit Cumarinen durchgeführt werden (INR von 2,0–3,0). Bei foudroyantem Verlauf ist initial eine Therapie mit Steroiden, Immunsuppressiva

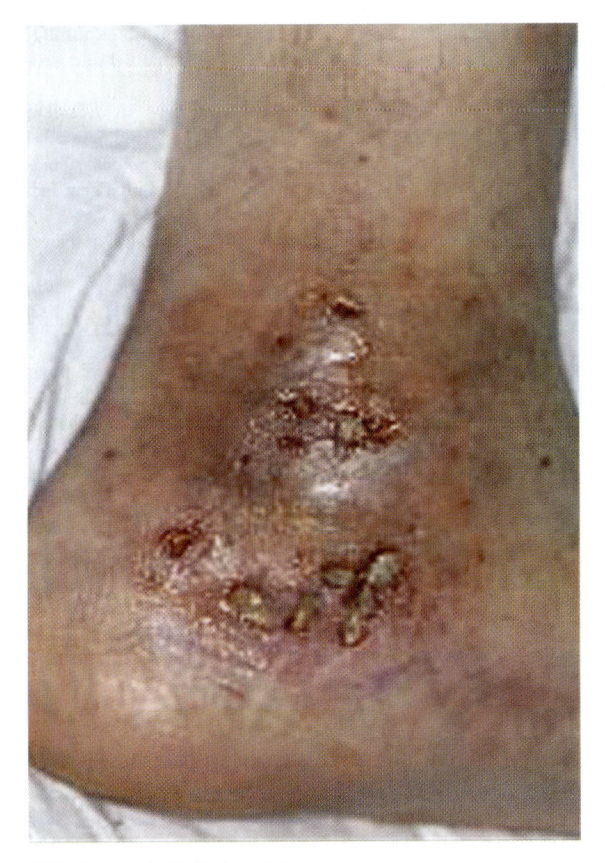

Abb. 3. Livedo-Vaskulopathie

oder Plasmapherese indiziert. Während einer Schwangerschaft sind nur niedrig molekulares Heparin, niedrig dosierte Azetylsalizylsäure (325mg) oder intravenöse Immunglobuline möglich [17]. Für Kontrazeption sollten keine Östrogene benutzt werden.

Bei der Livedo-Vaskulopathie dürfte es sich ebenfalls um ein multifaktorielles Geschehen handeln bei dem neben Antikardiolipin-Antikörpern, vermindertem Plasminogen-Aktivator, erhöhtem Plasminogen-Aktivator Inhibitor, Homocysteinämie und Kryoproteinämie auch heterozygoter Protein-C-Mangel oder Protein-S-Mangel eine wichtige ursächliche Rolle spielen [7]. Relevante Kofaktoren können Stase, Traumen, Hitze oder Kälte sein. Durch die Bildung von Fibrinthromben vor allem in dermalen Venen kommt es zu keilförmigen Nekrosen, wobei primär keine entzündlichen Infiltrate zu beobachten sind. Klinisch besteht vorwiegend an den Beinen oft im Bereich der Knöchel eine Livedo racemosa. In der Folge entwickeln sich schmerzhafte rundliche oder sternförmige Ulzera, Atrophie blanche mit peripheren Teleangiektasien sowie hämorrhagische Areale mit Hämosiderin-Ablagerungen und multiple Ulzera. Die Therapie der Livedo-Vaskulopathie besteht in der Gabe von niedrig dosiertem Heparin, bei ausbleibendem Therpieerfolg Cumarine. Je nach Ursache sind auch intravenöse Immunglobuline und als Prophylaxe Azetylsalizylsäure oder Dipyramidol erfolgreich eingesetzt worden [13 ,19].

Hereditärer Mangel an Antithrombin kann durch einen genetisch bedingte Unterproduktion (Typ I) oder Defekt von ATIII bedingt sein. Die homozygote Form ist letal vor der Geburt. Die heterozygoten Formen sind durch ein angeborenes erhöhtes venöses und arterielles Thromboserisiko charakterisiert. Die Therapie besteht in der Gabe von Antithrombin-Konzentrat. Heparin kann nicht gegeben werden, da es selbst über ATIII wirkt [28].

Die Hyperhomocysteinämie ist durch Mutationen in den Genen verschiedener Enzyme des Homocysteinstoffwechsels bedingt. Daraus resultieren ein erhöhtes Risiko arterieller Gefässerkrankungen sowie ein vermehrtes venöses Thromboserisiko. Die Therapie besteht in der Gabe von Vitamin B12 und Folsäure [18].

Schlussfolgerung

Angeborene Gerinnungsstörungen sind selten vorkommende Krankheitsbilder die oft schon bei der Geburt manifest sind und insbesondere in der homozygoten Konstellation durch schwere lebensbedrohliche Verlaufsformen charakterisiert sind. Die Diagnostik ist meist aufwendig und gelingt manchmal erst durch den Nachweis der entsprechenden Mutationen. Für den Dermatologen ist insbesondere zu beachten, dass den durch sekundäre Faktoren hervorgerufenen Blutungs- oder Thromboseneigungen nicht selten ein heterozygoter Mangel an Gerinnungsfaktoren zugrunde liegen kann. Die Therapie kann insbesondere bei den schweren Formen komplex sein und muss in diesen Fällen in enger Kooperation mit spezialisierten Zentren erfolgen.

Literatur

1. Aiach M, Gandrille S, Emmerich J (1995) A review of mutations causing deficiencies of antithrombin, protein C and protein S. Thromb Haemost 74: 81–89
2. Asherson RA, Cervera R, de Groot PG et al. (2003) Catastrophic antiphospholipid syndrome: international consensus statement on classification criteria and treatment guidelines. Lupus 12: 530–534
3. Asherson RA, Cervera R, Piette JC et al. (1998) Catastrophic antiphospholipid syndrome. Clinical and laboratory features of 50 patients. Medicine (Baltimore) 77: 195–207

4. Atasay B, Arsan S, Gunlemez A et al. (2003) Factor V Leiden and prothrombin gene 20210A variant in neonatal thromboembolism and in healthy neonates and adults: a study in a single center. Pediatr Hematol Oncol 20: 627–634
5. Bick RL (2003) Prothrombin G20210A mutation, antithrombin, heparin cofactor II, protein C, and protein S defects. Hematol Oncol Clin North Am 17: 9–36
6. Black A (2006) Antiphospholipid syndrome: an overview. Clin Lab Sci 19: 144–147
7. Boyvat A, Kundakci N, Babikir MO, Gurgey E (2000) Livedoid vasculopathy associated with heterozygous protein C deficiency. Br J Dermatol 143: 840–842
8. Brigden ML (1997) The hypercoagulable state. Who, how, and when to test and treat. Postgrad Med 101: 249–6, 259
9. De S, V, Leone G, Micalizzi P et al. (1991) Arterial thrombosis as clinical manifestation of congenital protein C deficiency. Ann Hematol 62: 180–183
10. Eilertsen KE, Osterud B (2004) Tissue factor: (patho)physiology and cellular biology. Blood Coagul Fibrinolysis 15: 521–538
11. Espana F, Medina P, Navarro S et al. (2005) The multifunctional protein C system. Curr Med Chem Cardiovasc Hematol Agents 3: 119–131
12. Feero WG (2004) Genetic thrombophilia. Prim Care 31: 685–709
13. Frances C, Barete S (2004) Difficult management of livedoid vasculopathy. Arch Dermatol 140: 1011
14. Franchini M, Veneri D (2005) Inherited thrombophilia: an update. Clin Lab 51: 357–365
15. Gibson GE, Su WP, Pittelkow MR (1997) Antiphospholipid syndrome and the skin. J Am Acad Dermatol 36: 970–982
16. Hambleton J, Leung LL, Levi M (2002) Coagulation: consultative hemostasis. Hematology Am Soc Hematol Educ Program 335–352
17. Hanly JG (2003) Antiphospholipid syndrome: an overview. CMAJ 168: 1675–1682
18. Herrmann W (2001) The importance of hyperhomocysteinemia as a risk factor for diseases: an overview. Clin Chem Lab Med 39: 666–674
19. Jorizzo JL (1998) Livedoid vasculopathy: what is it? Arch Dermatol 134: 491–493
20. Kottke-Marchant K (2002) Genetic polymorphisms associated with venous and arterial thrombosis: an overview. Arch Pathol Lab Med 126: 295–304
21. Levine JS, Branch DW, Rauch J (2002) The antiphospholipid syndrome. N Engl J Med 346: 752–763
22. Liesner R (2006) The management of coagulation disorders in children. Curr Pediatrics 12: 283–289
23. O'Shaughnessy DMMLD (2005) Practical hemostasis and thrombosis. Blackwell, Oxford
24. Parsi K, Younger I, Gallo J (2003) Warfarin-induced skin necrosis associated with acquired protein C deficiency. Australas J Dermatol 44: 57–61
25. Pescatore SL (2001) Clinical management of protein C deficiency. Expert Opin Pharmacother 2: 431–439
26. Reitsma PH (1997) Protein C deficiency: from gene defects to disease. Thromb Haemost 78: 344–350
27. Triplett DA (2000) Coagulation and bleeding disorders: review and update. Clin Chem 46: 1260–1269
28. van Boven HH, Lane DA (1997) Antithrombin and its inherited deficiency states. Semin Hematol 34: 188–204

Vaskuläre Beteiligung bei Kollagenosen: eine therapeutische Herausforderung

Nicolas Hunzelmann

Einleitung

Die Therapie seltener Erkrankungen, wie den Kollagenosen mit Gefäßbeteiligung, befindet sich im Umbruch. Einerseits sind die wachsenden Anforderungen an eine sich an Evidence–based-medicine-Kriterien orientierende Medizin zu nennen. Naturgemäß stößt dieser Gesichtspunkt jedoch auf Grund der Seltenheit dieser Erkrankungen häufig an seine Grenzen, da die notwendigen kontrollierten Studien aus finanziellen oder auch medizinisch-organisatorischen Gründen nicht durchführbar sind. Andererseits stehen einige neue pharmakologische und immunologischer Ansätze zur Therapie der Gefäßbeteiligung bei Kollagenosen an der Schwelle der Einführung in die klinische Praxis. Einige Aspekte dieser aktuellen Entwicklungen sollen ausführlicher dargestellt werden. Aus klinischer Sicht stehen hinsichtlich der Therapie einer Gefäßbeteiligung bei Kollagenosen zwei Aspekte im Vordergrund: die Gefäßmotilität und die Gefäßentzündung, die im folgenden getrennt behandelt werden sollen.

Pathophysiologie und Klinik der Gefäßmotilität

Die Gefäßmotilität wird neben den nervalen Faktoren durch ein komplexes Gleichgewicht gefäßerweiternder und gefäßkonstringierenderMediatoren reguliert. Zu den wichtigsten gefäßerweiternden Mediatoren zählen Prostanoide, Stickstoffmonoxid, Adrenomedullin und zyklisches GMP. Zu den gefäßkonstringierenden Faktoren zählen Cyclooxygenaseprodukte, Thromboxan A2, Zytokine, Serotonin und Endothelin. Endothelin gehört zu den stärksten bekannten Vasokonstriktoren und wurde schon Ende der 80er Jahre des letzten Jahrhunderts im Serum von Sklerodermiepatienten in deutlich erhöhten Konzentrationen nachgewiesen. Darüberhinaus zeigen neuere Untersuchungen, dass Endothelin komplexe Effekte auf die Zellaktivierung und auch auf die Synthese fibroseassoziierter Gene wie Kollagen hat.

Das klassische Syndrom der gestörten Gefäßmotilität ist das Raynaud-Phänomen. Das Raynaud-Phänomen ist gekennzeichnet durch minutenlang anhaltende, vasospastische Attacken ausgelöst durch Kälte, aber auch psychischen Stress. Das Raynaud-Phänomen sollte aus differenzialdiagnostischen und therapeutischen Erwägungen heraus von einer Akrozyanose getrennt werden. Hierbei handelt es sich um andauernd bläulich livide, kühle Akren. Das typische klinische Zeichen dieses Phänomens, ist das Irisblendenphänomen (nach leichtem Druck füllen sich die Gefäße vom Rand und nicht der Basis des durch Finger- oder Spateldruck anämisierten Areals).

Das Raynaud-Phänomen kann Monate oder Jahre der Entwicklung einer Kollagenose vorangehen. Es wird davon ausgegangen, dass etwa 10–15% der Patienten mit einem Raynaud-Phänomen im weiteren Verlauf eine rheumatologische Erkrankung entwickeln. Die entscheidenden Kriterien für die Diagnose eines sekundären Raynaud-Phänomens in Zusammenhang mit einer rheumatologischen Grunderkrankung sind eine asymmetrische Symptomatik, das Auftreten von Ulzera, Nekrosen, eine pathologische Kapillarmikroskopie, sowie Zeichen einer chronischen Entzündung wie eine erhöhte BSG und der Nachweis anti-nukleärer Antikörper. Jede Diagnose eines plötzlich aufgetretenen schweren einseitigen Raynaud-Phänomen sollte darüberhinaus an die Möglichkeit eines akuten Gefäßverschlusses denken lassen und zur Einleitung einer entsprechenden angiologischen Diagnostik führen.

Standards und neue Aspekte in der Therapie einer gestörten Gefäßmotilität

Allgemeine Maßnahmen betreffen den Schutz der Haut vor Kälte und Verletzung, Nikotinverzicht, das Absetzen oder Umsetzen von Medikamenten wie

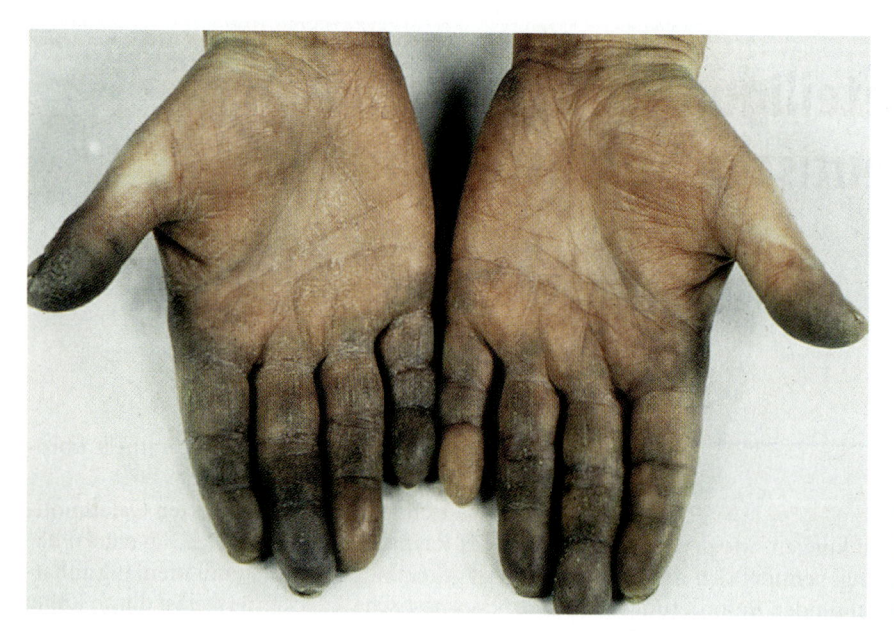

Abb. 1. Schweres Raynaud-Phänomen bei einem Patienten mit einer Mischkollagenose (Mixed connective tissue disease)

β-Blockern (Abb. 1), die Verordnung von Lymphdrainage und Physiotherapie. Kalziumantagonisten wie Nifedipin (bis 40 mg/Tag) [15] sind nachgewiesenermassen wirksam zur Beeinflussung des Raynaud-Syndroms. Auch für Angiotensin-II-Rezeptorantagonisten, wie Losartan bis 50 mg/Tag, liegt eine positive Doppelblindstudie vor [4]. Allerdings stellt die mit dem Einsatz dieser Medikamente assoziierte Blutdrucksenkung häufig einen limitierenden, die Compliance beeinträchtigenden Faktor dar. Die Therapie sollte daher diesen Aspekt berücksichtigen und einschleichend erfolgen. Bei Auftreten von Ulzerationen der Fingerspitzen oder drohender Amputation des Fingers können intravenös angewandte Prostacyclinanaloga, zum Beispiel Iloprost 0.5–2.0 ng/kg/min, von Nutzen sein. Im Gegensatz zu den Ca^{2+}- Antagonisten fehlen hier jedoch entsprechende kontrollierte Studien.

Die erste Doppelblindstudie, die die Abheilung und das Auftreten neuer Ulzerationen unter Therapie untersuchte, ist die Rapids-1 Studie [9]. Hier wurde der oral einsetzbare Endothelinantagonist Bosentan untersucht. Durch den Einsatz des Endothelinantagonisten konnte zwar nicht die Abheilung der Ulzera, jedoch das Auftreten neuer Ulzera signifikant verbessert werden. Eine darauf aufbauende Studie (Rapids-2) an einer deutlich größeren Patientenzahl konnte diesen Befund bestätigen. Bosentan ist bereits für die Therapie der pulmonalen Hypertonie (NYHA Grad III, IV) zugelassen und führte in den entsprechenden Studien, ebenso wie inhalatives Iloprost, zu einer klinisch bedeutsamen Verbesserung der 6-Minuten Gehstrecke. Hinzu kommt, dass die sehr schlechte Prognose der pulmonalen Hypertonie (5 Jahres-Überlebensrate <10%) sich durch den Einsatz neuer Therapieoptionen wesentlich, das heißt über 50%, zu verbessern scheint [13].

Ebenfalls bereits für die Therapie der pulmonalen Hypertonie (NYHA III, IV) zugelassen ist Sildenafil, ein Hemmstoff der Phosphodiesterase-5. Dieses Enzym baut den Gefäßdilatator zyklisches GMP ab und begrenzt damit dessen Wirkung. Zufällig wurde unter der Therapie einer Sklerodermie-assoziierten pulmonalen Hypertonie mit Sildenafil eine deutliche Besserung des Raynaud-Phänomens beobachtet [11]. Erste größere Studien bestätigen diese Beobachtung und sprechen für eine signifikante Wirkung zumindest bei einem Teil der Patienten auf den digitalen Blutfluss und die Raynaud-Symptomatik [3, 6]. Typische Nebenwirkungen sind Kopfschmerzen, Flush-Symptomatik, Dyspepsie, vasomotorische Rhinitis, Blutdrucksenkung und sehr selten Sehstörungen. Eine Kombination mit Nitraten oder NO-Induktoren sollte daher vermieden werden.

Standards und neue Aspekte der Therapie einer Vaskulitis

Abhängig von der Diagnose der Vaskulitis stehen neben dem Absetzen des inkriminierten Medikaments, beispielsweise bei einer allergischen Vaskulitis, abhängig von der Ausprägung und der Grunderkrankung seit vielen Jahren der Einsatz von Kortikosteroiden und eine begleitende immunsuppressive Therapie mit Azathioprin und vergleichbaren Präparaten wie Mycophenolatmofetil, Methotrexat und Cyclophosphamid in schweren Fällen einer Panarteriitis nodosa oder Wegener Granulomatose im Vordergrund. Neben der anti-entzündlichen Therapie sollte immer auch das Vorliegen einer begleitenden Erkrankung des venösen Gefäßsystems bedacht werden, und nach entsprechender Diagnostik, falls notwendig, eine Kompressionstherapie eingeleitet werden.

Aus der Tumortherapie der B-Zell-Non-Hodgkin-Lymphome kommend hat sich in den letzten Jahren eine völlig neue Richtung der Therapie autoimmunologisch bedingter entzündlicher Erkrankungen entwickelt. Durch die Möglichkeit gezielt B-Zellen mit einem Antikörper gegen das nur auf B-Zellen exprimierte Oberflächenantigen CD20 zu eliminieren (Rituximab), ist es möglich geworden antikörpervermittelte Erkrankungen gezielt zu behandeln. Positive Erfahrungen werden inzwischen aus der Therapie einer ganzen Reihe von Erkrankungen, wie den bullösen Autoimmundermatosen, der idiopathisch thrombozytopenischen Purpura, hämolytischen Anämien und der Myasthenia gravis berichtet [1]. Hinzu kommen die rheumatoide Arthritis [5] und mit Auto-Antikörpern assoziierte Vaskulitiden wie die Kryoglobulinämie [2] (Abb. 2), schwere Verläufe des systemischen Lupus erythematodes auch bei Kindern und mit schwerer Hautbeteiligung [7, 10, 14], und die Wegener Granulomatose [8]. Diese Befunde sind zum Teil sehr überraschend, da für einige dieser Erkrankungen, wie der rheumatoiden Arthritis und der Wegener Granulomatose, eine wesentliche pathogenetische Rolle der B-Zellen und nachweisbaren Auto-Antikörper lange bezweifel wurde.

Die in der Regel verwendete Dosis kommt aus der Tumortherapie der Non-Hodgkin-Lymphome (inzwischen über 1 Million behandelte Patienten) und beträgt 375 mg/m^2, die vier Mal in wöchentlichem Abstand gegeben wird. Typische Nebenwirkungen sind ein Zell-Tumorlyse-Syndrom das zu Dyspnoe, Flush-Symptomatik, Urtikaria und Blutdruckabfall führen kann. Um das Ausmaß der möglichen Nebenwirkungen zu begrenzen hat sich ein Vorgehen bewährt, wie bei Schmidt et al. [12] empfohlen. Im Verlauf der Behandlung können Anti-chimäre-Antikörper (der Antikörper enthält noch Maussequenzen) die Wirkung abschwächen und in seltenen Fällen für das Entstehen einer Serumkrankheit mitverantwortlich sein. Eine aktive Hepatitis B sollte ausgeschlossen werden. Schwere Infektionen werden überraschenderweise nur selten, wie auch nur geringfügige Änderungen der Immunglobulinspiegel beobachtet. Dies hängt

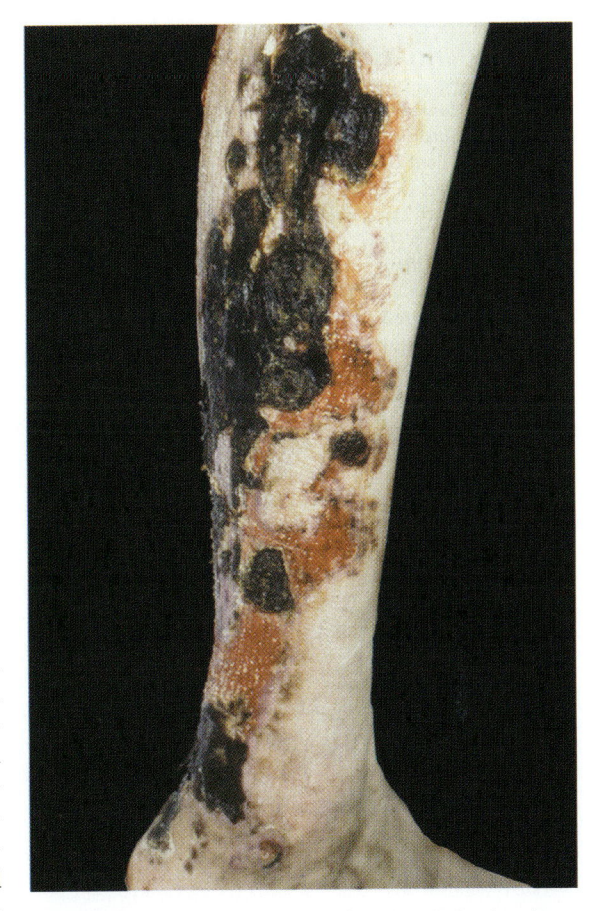

Abb. 2. Ausgeprägte Ulzerationen bei einer Patientin mit gemischter, Hepatitis-C-assoziierter Kryoglobulinämie

wahrscheinlich damit zusammen, dass die humorale Immunität durch langlebige Plasmazellen, die kein CD20 exprimieren und somit von den CD20-Antikörpern nicht beseitigt werden, aufrecht erhalten wird. Die begleitende Immunsuppression sollte erst langsam im Verlauf reduziert werden, da in Einzelfällen erst ein Ansprechen nach 2-3 Monaten beobachtet wurde. Erste Untersuchungen sprechen dafür, dass der therapeutische Effekt sowohl auf einer verminderten Antikörpersynthese, als auch auf einer Hemmung der antigenpräsentierenden Funktion der B-Zellen beruht.

Zusammengefasst zeigen diese klinischen Beobachtungen, dass die gezielte Inaktivierung von B-Zellen einen neuen vielversprechenden Ansatz für die Therapie antikörpervermittelter Vaskulitiden und anderer Erkrankungen darstellt.

Literatur

1. Arin M, Hunzelmann N (2005) Anti-B cell directed immunotherapy (rituximab) in the treatment of refractory pemphigus: an update. Eur J Dermatol 15: 224–230
2. Basse G, Ribes D, Kamar N et al. (2005) Rituximab therapy for de novo mixed cryoglobulinemia in renal transplant patients. Transplantation 80: 1560–1564
3. Caglayan, C, Huntgeburth M, Karasch T et al. (2006) Phosphodiesterase Type 5 inhibition is a novel therapeutic option in raynauds disease. Arch Intern Med 166: 231–233
4. Dziadzio M, Denton CP, Smith R et al. (1999) Losartan therapy for Raynaud's phenomenon and sleroderma: clinical and biochemical findings in a fifteen-week, randomized, parallel-group, controlled trial. Arthritis Rheum 42: 2645–2655
5. Edwards JC, Szczepanski L, Szechinski J et al. (2004) Efficacy of B-cell-targeted therapy with rituximab in patients with rheumatoid arthritis. N Engl J Med 350: 2572–2581
6. Fries R, Shariat K, von Wilmowsky H, Bohm M (2005) Sildenafil in the treatment of Raynaud's phenomenon resistant to vasodilatory therapy. Circulation 112: 2980–2985
7. Huggins JL, Brunner HI (2006) Targeting B cells in the treatment of childhood-onset systemic lupus erythematosus. J Pediatr 148: 571–573
8. Keogh KA, Ytterberg SR, Fervenza FC et al. (2006) Rituximab for refractory Wegener's granulomatosis: report of a prospective, open-label pilot trial. Am J Respir Crit Care Med 173: 180–187
9. Korn JH, Mayes M, Matucci Cerinic M et al. (2004) Digital ulcers in systemic sclerosis: prevention by treatment with bosentan, an oral endothelin receptor antagonist. Arthritis Rheum. 50: 3985–3993
10. Risselada AP, Kallenberg CG (2006) Therapy-resistent lupus skin disease successfully treated with rituximab. Rheumatology (Oxford) 45: 915–916
11. Rosenkranz S, Diet F, Karasch T et al. (2003) Sildenafil improved pulmonary hypertension and peripheral blood flow in a patient with scleroderma-associated lung fibrosis and the raynaud phenomenon. Ann Intern Med 139: 871–873
12. Schmidt E, Hunzelmann N, Zillikens D et al. (2006) Rituximab in refractory autoimmune bullous diseases. Clin Exp Dermatol 31: 503–508
13. Sitbon O, McLaughlin VV, Badesch DB et al. (2005) Survival in patients with class III idiopathic pulmonary arterial hypertension treated with first line oral bosentan compared with an historical cohort of patients started on intravenous epoprostenol. Thorax 60: 1025–1030
14. Smith KG, Jones RB, Burns SM, Jayne DR (2006) Long-term comparison of rituximab treatment for refractory systemic lupus erythematosus and vasculitis: Remission, relapse, and retreatment. Arthritis Rheum 54: 2970–2982
15. Thompson AE, Pope JE (2005) Calcium channel blockers for primary Raynaud's phenomenon: a meta-analysis. Rheumatology (Oxford) 44: 145–150

13 Kinderdermatologie

Dermatophytosen: Was ist erforderlich?

Peter Mayser

Definition und Epidemiologie

Unter dem Begriff Dermatophytosen werden durch Dermatophyten verursachte Infektionen der Haut und der Hautanhangsgebilde (Nägel und Haare) zusammengefasst [7, 13]. Sie zählen zu den häufigsten Infektionskrankheiten der Haut. Unter den Dermatophyten finden sich obligat pathogene Hyphomyzeten, die direkt und indirekt übertragen werden können. Es werden drei anamorphe (asexuelle) Genera (*Trichophyton*, *Microsporum* und *Epidermophyton*) unterschieden mit etwa 40 Arten. Die einzelnen Erreger zeichnen sich ferner durch eine charakteristische geographische Verbreitung, Grad der Anpassung an ihren Wirt und Präferenz für bestimmte Befallslokalisationen aus (Tabelle 1). Hinweise auf einen möglichen Erreger können sich daher aus der Anamnese ergeben (Tabelle 2). Ferner können Kriterien einer Berufskrankheit erfüllt sein (zum Beispiel Tinea barbae durch *T. verrucosum* = Berufskrankheit 3102; Gärtnermikrosporie durch *Microsporum* [*M.*] *gypseum*). Eine Meldepflicht für isoliert auftretende *Microsporum-canis*-Infektionen besteht seit 1980 nicht mehr. Ausbrüche von Dermatophyteninfektionen sind aber gemäß Infektionsschutzgesetz (ISG) anzuzeigen.

Klinik

Dermatomykosen entstehen durch Eindringen und Ausbreitung der Pilze in keratinisierte Gewebe, was durch Mikroläsionen ermöglicht und durch Keratinasen der Erreger erleichtert wird. Aufgrund klinischer, diagnostischer und therapeutischer Besonderheiten erfolgt eine Untergliederung in Epidermomykosen (*Tinea corporis, T. manus, T. pedis*), Onychomykosen und Trichomykosen.

Die im Kindesalter häufige Tinea corporis ist eine entzündliche Dermatophytose der lanugobehaarten Haut einschließlich des Gesichts (Abb. 1). Sie ist gekennzeichnet durch meist scheibenartige, erythematöse, juckende Herde mit randständiger Schuppung. Differenzialdiagnostisch sind häufig insbesondere die Pityriasis alba corporis oder Pityriasis rosea abzugrenzen. Um teure und aufwändige Fehlbehandlungen zu vermeiden, sollte bei klinischem Verdacht die Festlegung einer antimykotischen Therapie zumindest durch ein positives Nativpräparat abgesichert werden. Weitere diagnostische Methoden sind in Tabelle 3 zusammengefasst [1, 2, 5, 20].

Diagnostik

Das klassische Nativ- oder Direktpräparat mit einer 20–30%igen Kaliumhydroxid-Lösung (KOH; Kalilauge) dient dem raschen Nachweis von Pilzelementen. Bei entsprechender Materialentnahme ist die Sensitivität sehr hoch [20]. Gelegentlich sind Rückschlüsse auf den Erreger möglich, wie bei Arthrosporennachweis (Verdacht auf *T. mentagrophytes*). Bei Trichomykosen müssen Haare epiliert werden, ein Abstich ist nicht zielführend (Abb. 2), ferner lässt der mikroskopische Nachweis eines Ektothrix- oder Endothrix-Befalles Rückschlüsse auf den Erreger zu (Tabelle 1). Der Kontrast kann durch Zusatz von Farbstoffen wie Chlorazol-Black verbessert, die Inkubationszeit durch Zugabe von TEAH (Tetraethylammoniumhydroxid) verkürzt werden. Eine Optimierung des Nativpäparates ist die derzeit mit über 5 Euro je Untersuchung vergütete Fluoreszenzmikroskopie. Erforderlich sind eine Fluoreszenzeinrichtung beziehungsweise der Erwerb der Abrechnungsziffer. Sie erlaubt die Erkennung von Pilzen und auch von anderen chitinhaltigen Organismen wie *Sarcoptes scabiei* und *Demodex folliculorum* (Abb. 3). Selten wird bei korrekter Durchführung des Nativpräparates eine histologische Untersuchung erforderlich sein. Eine Indikation können vor allem Verlaufsformen darstel-

Tabelle 1. Bedeutsame, in Mitteleuropa isolierte Dermatophyten (Wirtspezifität, geographische Verteilung und vorrangige klinische Manifestation)

Spezies	Wirt	Geographische Verbreitung	Erkrankung
Epidermophyton floccosum	anthropophil	weltweit	derzeit seltener Erreger von Tinea pedis/cruris, befällt nie Haupthaar
Microsporum audouinii	anthropophil	weltweit	Tinea capitis (Ektothrix-Typ) derzeit selten
Microsporum canis	zoophil (Katze, Hund)	weltweit	Tinea capitis (ektotrich) und Tinea corporis
Microsporum gypseum	geophil	weltweit	sehr selten Tinea capitis (ektotrich) und Tinea corporis
Trichophyton interdigitale*	anthropophil	weltweit	häufiger Dermatophytose-Erreger, Tinea pedis, corporis, cruris, unguium
Trichophyton mentagrophytes*	zoophil (Nagetiere)	weltweit	häufiger Dermatophytose-Erreger, Tinea pedis, corporis, cruris, unguium und seltener T. capitis (ektotrich)
Trichophyton rubrum	anthropophil	weltweit	häufigst isolierter Erreger, Tinea pedis, unguium und corporis, extrem selten Haarbefall (Endo-Ektothrix-Typ)
Trichophyton schoenleinii	anthropophil	Nordafrika, Süd- und Osteuropa	Tinea capitis (Favus) und Tinea corporis
Trichophyton soudanense	anthropophil	Afrika	Tinea capitis (endotrich) et corporis
Trichophyton tonsurans	anthropophil	weltweit	zunehmend häufiger Tinea capitis (Endothrix-Typ) und -corporis-Erreger
Trichophyton verrucosum	zoophil (Kälber)	weltweit	Tinea capitis (ektotrich) und Tinea corporis
Trichophyton violaceum	anthropophil	Osteuropa (Türkei) und Nordafrika	Tinea capitis (endotrich) und Tinea corporis

* Es wurde hier die geläufige Klassifikation beibehalten. Entsprechend aktuellen molekularbiologischen Untersuchungen kennzeichnet die Spezies-Bezeichnung T. mentagrophytes jedoch ausschließlich die zoophile Varietät T. mentagrophytes var. quinckeanum, die jedoch in Westeuropa sehr selten vorkommt. Die anthropophilen Varietäten von T. mentagrophytes, aber auch viele zoophile Stämme, die vormals als var. mentagrophytes oder var. granulosum differenziert wurden, sind molekulargenetisch nicht von T. interdigitale zu unterscheiden und können nach neueren Daten unter dieser Spezies summiert werden.

Tabelle 2. Anamnestische Hinweise auf Erreger/Krankheitsbild

Anamnese	Hinweis
Abstammungsnationalität	Erreger mit geographischer Häufung*
Auslandsaufenthalte	Erreger mit geographischer Häufung*
Immundefizienz/Topische Steroidtherapie	Ungewöhnliche Erscheinungsbilder
Pilzerkrankungen in der Umgebung	Tinea capitis, Tinea gladiatorum
Tierkontakt	Zoophile Erreger*

* siehe Tabelle 1

len, bei denen eine epidermale Komponente fehlt (zum Beispiel Granuloma trichophyticum, Vorbehandlung mit topischen Glukokortikoiden), bei immunsupprimierten Patienten, aber auch Tinea capitis oder der (anbehandelten) Onychomykose. Neben der PAS-Färbung ist insbesondere auch die Fluoreszenzmikroskopie hilfreich. Eine endgültige Artdiagnose des Erregers liefert erst das zum Teil recht langwierige (2–6 Wochen bei 22–25 °C) Kulturverfahren (Tabelle 3).

Gemäß den aktuellen Leitlinien ist eine Differenzierung auf Speziesniveau nur bei wenigen Mykosen,

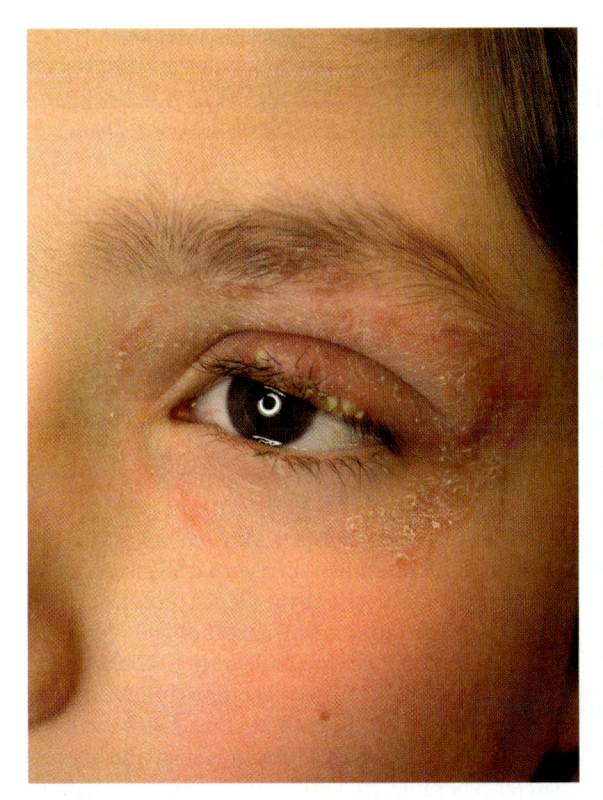

Abb. 1. Tinea faciei. Scheibenförmiger Herd mit randbetonter Schuppung

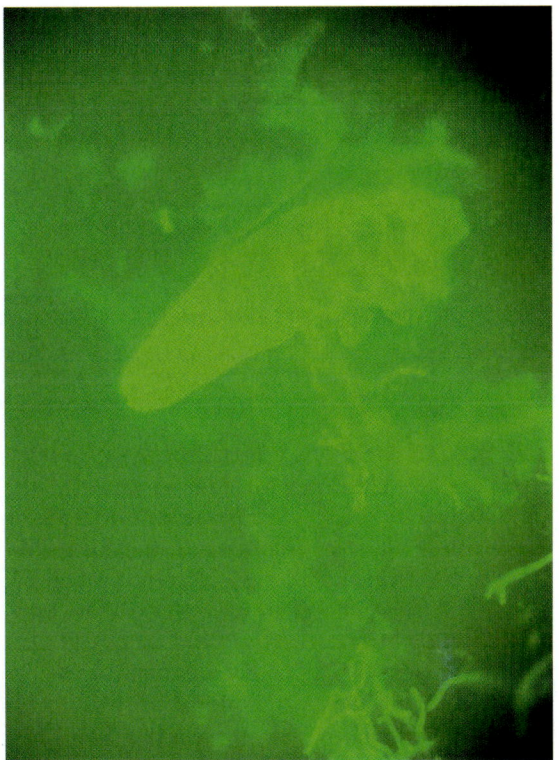

Abb. 3. Positives Nativpräparat unter Verwendung eines optischen Aufhellers. Neben Pilzhyphen auch Darstellung von *Demodex folliculorum*

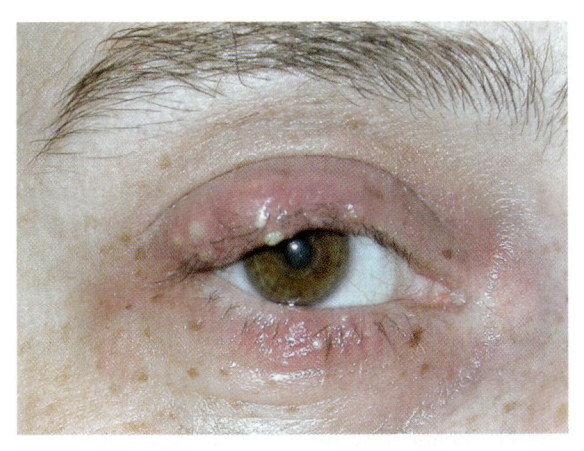

Abb. 2. Trichomykose im Bereich der Wimpern. Abstrich- oder Schuppenpräparat nicht zielführend. Haare müssen epiliert und untersucht werden

nämlich bei der fortgeschrittenen Onychomykose und der Tinea capitis notwendig, da hier eine systemische Therapie indiziert ist [16–18]. Es gibt aber noch weitere, vor allem epidemiologische Gründe für die kulturelle Differenzierung, so der Nachweis der hochkontagiösen Mikrosporum-Arten *M. canis* und *M. audouinii*. Hier besteht beim Ausbruch von Epidemien Meldepflicht gemäß ISG, ferner ist hier auch das Woodlicht einsetzbar, auch zum Nachweis erkrankter Tiere. Die Sensitivität beträgt aber weniger als 40% [10]. Ferner bei dem anthropophilen, in Mitteleuropa zunehmend häufigeren *T. tonsurans* unter anderem als Erreger der Tinea gladiatorum, die bei Sportarten mit engem Körperkontakt wie Ringern und Judoka zunehmend beobachtet wird. Und letztlich bei sogenannten Einwanderungspilzen wie *T. violaceum* und *T. soudanense* (Tabelle 1).

Für eine Differenzierung meist ausreichend sind makroskopische, mikroskopische (Ausbildung und Insertion von Makro- beziehungsweise Mikrokonidien; Laktophenolblau oder Deckglaskultur) und in Sonderfällen physiologische Kriterien (zum Beispiel Farbstoffbildung auf Kartoffel-Glukose-Agar = *T. rubrum*, Positivität des Ureasetests = *T. mentagrophytes/T. interdigitale*; Dermatophytentestmedia) [1, 2, 5, 20]. Für die molekularbiologische Differenzierung der Dermatophyten eignen sich am besten die Sequenzdaten des Internal Transcribed Spacer (ITS) der ribosomalen DNA [12]. Neben der Identifizierung von Kulturisolaten ist auch eine zeitsparende Sequenzie-

Tabelle 3. Bei Dermatophytosen gebräuchliche diagnostische Maßnahmen, Zeiterfordernis und mögliche Aussagen

Maßnahme	Zeiterfordernis	Mögliche Aussage
Nativpräparat (KOH, ggf. + Zusätze, optische Aufheller)	Wenige Minuten (TEAH-Zusatz) bis Stunden	Mykoseverdacht, keine Aussage über Art und Vitalität des Erregers
Woodlicht	Sofort	Nachweis nur ausgewählter Erreger; Sensitivität etwa 40%
Histologie	1–3 Tage	Insbesondere bei tiefen Mykosen, Tinea incognito hilfreich
Kultur	1–6 Wochen	Speziesdiagnose
Biochemische Methoden	1–4 Wochen	Speziesdiagnose
Molekulare Methoden	Gegebenenfalls 48 h	Speziesdiagnose

rung der ITS der rDNA innerhalb von 48 Stunden direkt aus dem klinischen Material (Haut, Haar, Nagel) möglich [8]. Bei Problemen kann das deutsche Konsiliarlabor für Dermatophyten, Institut für Mikrobiologie und Hygiene (Charité), Dorotheenstraße 96, D-10117 Berlin (Frau PD Dr. Y. Gräser) Hilfestellung geben. Eine Charakterisierung der Antimykotikaempfindlichkeit von Dermatophyten im Makro- oder Mikrodilutions- oder Agardilutionstest ist in einigen Speziallabors möglich, jedoch nach den klinischen Daten derzeit nur in seltenen Ausnahmefällen erforderlich. In-vitro-Daten zeigen eine geringe Empfindlichkeit von *T. interdigitale/T.mentagrophytes* gegenüber Fluconazol [3], ein erstes *T. rubrum*-Isolat mit einer Resistenz gegenüber Terbinafin (Mutation der Squalenepoxidase) wurde kürzlich beschrieben [15].

Therapie

Erfordernisse für die Behandlungsplanung zeigt Tabelle 4. Entscheidend für eine suffiziente Therapie und die Aufdeckung von Infektionsketten ist die Korrelation des klinischen Bildes mit dem nachgewiesenen Erreger (klinisch-mykologische Korrelation). Beispielhaft hierfür steht die Tinea capitis, die am häufigsten durch Dermatophyten bedingte Erkrankung des Kindesalters [14]. Prinzipiell sprechen alle systemischen Antimykotika bei Vorliegen einer endotrichen Infektion (zum Beispiel Trichophyton spp.) deutlich besser an als bei Vorliegen eines ektotrichen Befallmusters (zum Beispiel *M. canis*), was die Bedeutung des kulturellen Erregernachweises unterstreicht. Die tiefe Trichophytie (Tinea profunda) wird in entzündliche und nicht-entzündliche Verlaufsformen unterteilt: Die entzündliche tiefe Trichophytie (Kerion Celsi) geht mit eitriger Einschmelzung der Haarwurzel einher, die sich als umschriebene oder ausgedehnte suppurative Follikulitis zeigt und bei verspäteter Therapie zu Vernarbung und dauerhaftem Haarverlust führt. Typische Erreger sind *T. mentagrophytes* und *T. verrucosum*. Die nicht-entzündliche tiefe Trichophytie (Mikrosporie) manifestiert sich in fein schuppenden Alopezieherden mit abgebrochenen Haaren; die Alopezie ist reversibel. Häufigste Erreger sind *M. canis* und seltener *M. audouinii*. Erreger von endotrichen Infektionen sind anthropophile Erreger wie *T. tonsurans* (insbesondere Nordamerika, auch zunehmend Westeuropa; Erreger der Tinea gladiatorum), *T. violaceum* und *T. soudanense*. Im Bereich des behaarten Kopfes sind diese Infektionen insbesondere gekennzeichnet durch im Follikel steckende Haarstümpfe (black dots, Trichomalazie durch endotrichen Befall). Die Erkrankung kann entzündlich, aber auch nahezu asymptomatisch ablaufen (seborrhoischer Typ der Tinea capitis).

Die Tinea capitis muss systemisch und adjuvant topisch behandelt werden [6, 18]. Wegen der Infek-

Tabelle 4. Wichtige Planungsgrößen für eine suffiziente antimykotische Therapie

Planungsgröße	Kriterien
Medikamentöse Therapie	Selektion des Antimykotikums, Dosis, Dauer, Applikationsform [19]
Patientendaten	Alter, Körpergewicht, Begleitmedikation [9]
Erreger	Krankheitsbild, Resistenzen, Epidemiologie [19]
Vektoren	Symptomatische/asymptomatische Überträger (Kontaktpersonen, Tiere); Gegenstände

Tabelle 5. Systemische antimykotische Therapie der Tinea capitis im Kindesalter: Therapieoptionen [18]

Präparat	Dosierung	Behandlungsdauer bei Trichophyton spp	Behandlungsdauer bei Microsporum spp
Griseofulvin	10–20 mg/kg Körpergewicht[3], in ein bis zwei Einzeldosen täglich mit der Hauptmahlzeit	6–8 Wochen oder länger, bis die Pilzkulturen negativ sind	8–12 Wochen oder länger, bis die Pilzkulturen negativ sind
Itraconazol[1]	5 mg/kg KG, einmal täglich zusammen mit der Hauptmahlzeit	4 Wochen, Pilzkontrolle, wenn positiv, erneut 2 Wochen behandeln	6 Wochen, Pilzkontrolle, wenn positiv, erneut 2 Wochen behandeln
Fluconazol[2]	Dosisfindungsuntersuchungen noch nicht abgeschlossen (10) 6 mg/kg KG täglich; alternativ 6–8 mg/kg KG einmal/Woche	3–4 Wochen 4–8 Wochen (19)	6–8 Wochen oder länger
Terbinafin[1]	<20 kg KG 62,5 mg täglich; 21–40 kg KG 125 mg; >40 kg KG 250 mg	4 Wochen	Bedeutung bei der Behandlung von Microsporum-Infektionen ist umstritten (s. Text)

[1] Präparate für Kinder in D nicht zugelassen, [2] für Kinder >1 Jahr bei Fehlen einer Alternative in D zugelassen; bei zoophilen Erregern eher 20 mg/kgKG

tiosität muss in jedem Fall das Behandlungsziel die mykologisch gesicherte Heilung sein (negative Kultur und negatives Nativpräparat). Wiederholte mykologische Kulturen sollten daher am Ende der Standardbehandlungsperiode (4 Wochen) erfolgen und im Falle der erforderlichen Fortführung der Therapie alle zwei Wochen. Tabelle 5 zeigt die Therapiemöglichkeiten bei einer Tinea capitis. Für Kinder besteht in Deutschland derzeit eine Zulassung lediglich für Griseofulvin. Fluconazol ist für Kinder > 1 Jahr, bei Fehlen einer therapeutischen Alternative, zugelassen (In Österreich und der Schweiz ist Terbinafin zur Behandlung im Kindesalter ab dem 2. Lebensjahr zugelassen). Somit erfolgt der Einsatz der neuen Antimykotika Fluconazol, Itraconazol und Terbinafin bei Kindern zurzeit immer im Rahmen eines individuellen Heilversuchs; ein schriftliches Einverständnis der Erziehungsberechtigten sollte vorliegen, eine Leistungspflicht der Kassen besteht grundsätzlich nicht. Die Datenlage für Terbinafin zeigt ein ungünstigeres Ansprechen gegenüber *M. canis*; manche Autoren empfehlen primär eine Verdopplung der für Kinder üblichen, gewichtsangepassten Dosis (Evidenzgrad 1) [11]. Griseofulvin ist wahrscheinlich wirksamer als Terbinafin bei *Microsporum*-Infektionen [4]. Dies ist begründet in der fehlenden Talgproduktion präpubertärer Kinder (keine Anreicherung lipophiler Antimykotika im Sebum) sowie in der fehlenden Ausscheidung von Terbinafin im Gegensatz zu Griseofulvin, Fluconazol und in geringerem Maße auch zu Itraconazol mit dem ekkrinen Schweiß. Die Lokalbehandlung darf sich nicht nur auf den umschriebenen befallenen Herd beschränken, vielmehr sollte das gesamte Kopfhaar in seiner vollen Länge für etwa eine Woche einmal täglich mit dem Antimykotikum behandelt werden. Zweimal pro Woche sollte eine Haarwäsche mit einem antimyzetischen Shampoo erfolgen. Ein Zurückschneiden oder die Rasur der Haare kann die Behandlungsdauer mit einem systemischen Antimykotikum erheblich verkürzen. Diese sollte zu Beginn der systemischen Behandlung und nochmals nach drei bis vier Wochen erfolgen. Eine Befreiung vom Kindergarten/Schulunterricht wird für etwa 2 Wochen nach Einleitung der topischen und systemischen Therapie empfohlen. Eine Sportbefreiung sollte aber bis zum Erlöschen der Infektiosität ausgesprochen werden. Eine Untersuchung der Familienmitglieder mit entsprechender kultureller Abklärung (Bürstenmethode) ist dringend zu empfehlen. Insbesondere Haustiere sollten sehr intensiv durch mykologisch versierte Tierärzte untersucht und bei Vorliegen einer Pilzinfektion auch konsequent behandelt werden. Mit Insol® Dermatophyton steht ein Impfstoff zur aktiven Immunisierung von Pferden, Hunden und Katzen gegen alle relevanten Dermatophytosen (unter anderem Mikrosporie und Trichophytosen) zur Verfügung (Grundimmunisierung erfolgt durch zwei intramuskuläre Injektionen in 14-tägigem Abstand mit Nachimmunisierung alle neun Monate durch jeweils zwei weitere Injektionen). Der Impfstoff kann auch zusätzlich als therapeutische Massnahme zur Beschleunigung der Abheilung der klinisch sichtbaren Hautveränderungen bei an einer Dermatophytose erkrankten Tieren eingesetzt werden, die Tiere können jedoch weiterhin Überträger bleiben.

Eine Dekontamination von Vehikeln umfasst ein Waschen bei 60 °C sowie die Verwendung für die Pilzdesinfektion zugelassene Mittel, um die Infektionskette zu unterbrechen. Sporen bleiben teils mehrere Monate infektiös. Chlorhexidin und quaternäre Ammoniumverbindungen wirken nur fungistatisch und sollten nicht eingesetzt werden. Geeignet sind Glutaraldehyd-haltige Präparate wie zum Beispiel Ewabo Aldekol (zugelassen für Schuhe) und P3 Incidin 01 (zugelassen für Stiefel). Geeignet zur Anwendung gegen Pilze sind auch Per- und Halogen-Verbindungen (Jod, Chlor) und andere Oxidationsmittel, aber nicht für Kleidung und Schuhe, da die Materialien angegriffen werden können.

Bei umschriebenen Dermatophytosen im Kindesalter ist eine topische Therapie zweimal täglich bis zur Abheilung oft ausreichend, aber neuere hochwirksame Antimykotika wie Ciclopiroxolamin und Amorolfin sind zur Therapie von Kindern in Deutschland nicht zugelassen, Terbinafin erst nach dem 5. Lebensjahr [20]. Bei fortgeschrittenen Onychomykosen im Kindesalter ist die sogenannte Dreischlagtherapie gemäß der aktuelle Leitlinie empfehlenswert (topisch + systemisch + atraumatische Entfernung erkrankter Nagelanteile), wobei auch hier die Einschränkungen in der systemischen Therapie bei Kindern beachtet werden sollten [16].

Literatur

1. Beifuß B, Borelli C, Korting HC (2006) Mykologisches Labor. Hautarzt 57: 487–492
2. Brasch J (2004) Bewährte und neue Verfahren zur Differenzierung von Dermatophyten. Hautarzt 55: 136–142
3. da Silva Barros ME, Hamdan JS (2005) Determination of susceptibility/resistance to antifungal drugs of Trichophyton mentagrophytes isolates by a macrodilution method. Can J Microbiol 51: 983–987
4. Fuller LC, Smith CH, Cerio R et al. (2001) A randomized comparison of 4 weeks of terbinafine vs. 8 weeks of griseofulvin for the treatment of tinea capitis. Brit J Dermatol 144: 321–327
5. Haase G, Borg-von Zepelin M, Bernhardt H et al. (2002) Qualitätsstandards in der mikrobiologischen Diagnostik. Pilzinfektionen Teil I Präanalytik, Analytik (MiQ 14), Pilzinfektionen Teil II Spezielle Pilzdiagnostik (MiQ 15). Urban & Fischer, München
6. Higgins EM, Fuller LC, Smith CH (2000) Guidelines for the management of tinea capitis. Brit J Dermatol 143: 53–58
7. Höger P, Abeck D, Mayser P, Nenoff P (2003) Dermatophytosen. In: Deutsche Gesellschaft für Pädiatrische Infektiologie, Hrsg. Handbuch 2003: Infektionen bei Kindern und Jugendlichen. 4. Auflage, Futuramed, München, S 266–273
8. Kardjeva V, Summerbell R, Kantardjiev T et al. (2006) Forty-eight-hour diagnosis of onychomycosis with subtyping of Trichophyton rubrum strains. J Clin Microbiol 44: 1419–1427
9. Katz HI, Gupta AK (2003) Oral antifungal drug interactions: a mechanistic approach to understanding their cause. Dermatol Clin 21: 543–563
10. Kefalidou S, Odia S, Gruseck E et al. (1997) Wood's light in Microsporum canis positive patients. Mycoses 40: 461–463
11. Koumantaki E, Kakourou T, Rallis E et al. (2001) Doubled dose of oral terbinafine is required for Microsporum canis tinea capitis. Pediatr Dermatol 18: 339–342
12. Makimura K, Tamura Y, Mochizuki T et al. (1999) Phylogenetic classification and species identification of dermatophyte strains based on DNA sequences of nuclear ribosomal internal transcribed spacer 1 regions. J Clin Microbiol 37: 920–924
13. Mayser P (2006) Klinik, Diagnostik und Therapie von Dermatophytosen; CME Dermatologie 3: 12–24
14. Möhrenschlager M, Seidl HP, Ring J, Abeck D (2005) Pediatric tinea capitis: recognition and management. Am J Clin Dermatol 6: 203–213
15. Osborne CS, Leitner I, Favre B, Ryder NS (2005) Amino acid substitution in Trichophyton rubrum squalene epoxidase associated with resistance to terbinafine. Antimicrob Agents Chemother 49: 840–2844
16. Seebacher C et al (2003) Leitlinie Onychomykose. 1: 74–76. AWMF Leitlinien Register 013/003. http://www.awmf-online.de
17. Seebacher C et al. Leitlinie Tinea der freien Haut. Leitlinien der Deutschen Dermatologischen Gesellschaft und der Deutschsprachigen Mykologischen Gesellschaft. AWMF Leitlinien Register 013/002; http://www.awmf-online.de
18. Seebacher C, Abeck D, Brasch J et al. (2006) Tinea capitis. JDDG 4: 1085–1091
19. Tietz HJ, Sterry W (2006) Antimykotika von A-Z. Thieme, Stuttgart
20. Tietz HJ (2005) Moderne mykologische Diagnostik. Hautarzt 56: 739–742

Differenzialtherapie von Hämangiomen

Rainer Grantzow

Hämangiome sind im Säuglings- und Kleinkindesalter die häufigsten gutartigen proliferativen Weichteiltumore und betreffen etwa 2% aller normalgewichtigen Säuglinge. Sie müssen von vaskulären Malformationen unterschieden werden, die angeboren sind und weder Wachstums- noch Regressionssphasen [7] aufweisen. Etwa 2/3 sind im Kopfbereich lokalisiert und können damit optisch ein Problem werden. Mit 65%–70% ist das weibliche Geschlecht überproportional häufig betroffen. Hämangiome weisen in der Regel eine typische Entwicklung in drei Phasen auf:

1. Wachstumsphase: 0 – maximal 6 Monate
2. Stagnationsphase: 6 – 12 Monate
3. Remissionsphase: 1 – 10 Jahre (je nach Endgröße)

Funktionelle Probleme können Hämangiome im Augenlidbereich (Amblyopie) und in der Trachea verursachen. Hier sind eventuell schnelle Interventionen erforderlich.

Für die Therapie von Hämangiomen haben sich verschiedene Verfahren etablieren können, deren Wirkungen jedoch stark differieren. In jedem Fall sollte aber stets der alte Grundsatz des *primum nihil nocere* in der Hämangiombehandlung beherzigt werden.

Das Abwarten ist wohl eine der ältesten Therapiemöglichkeiten, sofern dies überhaupt eine Therapie darstellt. Bei kleinen und ausgewachsenen Hämangiomen, die optisch unproblematisch sind, hat dieses Vorgehen durchaus seinen Stellenwert. Es darf aber in Abwägung der Vor- und Nachteile nicht vergessen werden, dass der wichtigste Kritikpunkt die Möglichkeit des Wachstums eines großen Hämangioms sein kann. Voraussetzung für eine derartige Behandlungsform bei Säuglingen ist daher eine exakte Fotodokumentation und kurze Vorstellungsintervalle (anfänglich wöchentlich), da wir bisher keine objektiven Parameter für das Wachstumspotential eines Hämangioms kennen [5]. Es darf durch eine abwartende Haltung nicht zur Ausbildung sehr großer und problematischer Hämangiome insbesondere im Gesichtsbereich kommen. Für an Rumpf und Extremitäten lokalisierten Hämangiomen kann sehr gut eine abwartende Haltung eingenommen werden.

Die Kryotherapie erlebte in den 90er Jahren eine Renaissance bedingt durch eine neue Form der Kälteapplikation mit flüssigem Stickstoff. Ein auf −196 °C abgekühlter Stempel wird für 10 Sekunden auf das Hämangiom gedrückt und damit eine Nekrose der sehr kälteempfindlichen Hämangiomzellen bewirkt [4]. Entsprechend dem Grundsatz „...was wirkt hat Nebenwirkungen„ können in 20–30% dem Stempel entsprechende kreisrunde Pigmentstörungen verbleiben. Ferner sollten folgende Maximalgrößen des Hämangioms beachtet werden: 2 mm Tiefe, da die Kältewirkung nicht weiter reicht und 1 cm Durchmesser, da es sonst zu Exulzerationen kommt, die Narben hinterlassen können. Ferner sollte eine Nachkontrolle 2–3 Wochen nach Applikation erfolgen, da tiefer liegende Hämangiomzellen weiter wachsen können.

Die Farbstofflasertherapie wird nur für plane Hämangiome mit größeren Flächen benutzt, da die Eindringtiefe nur Bruchteile von Millimetern beträgt und daher ähnlich wie bei der Kryotherapie tiefere Anteile nicht erreicht werden [6]. Dieser Laser wirkt selektiv und wird nur von rotem Hämoglobin absorbiert. Sehr hohe und äußerst kurzfristige Energiedichten führen zu einer Photothermolyse intradermaler Gefäße. Für voluminöse (tuberöse) Hämangiome ist dieser Laser daher ungeeignet.

Bei der Verwendung des Nd-YAG Lasers erfolgt hingegen eine Volumenerwärmung, da bedingt durch seine geringe Absorption durch Wasser dieser Laser ein hohes Eindringvermögen bis zu 7mm in biologische Gewebe besitzt. Ein selektives Erwärmen von Hämangiomzellen fehlt. Die Erwärmung führt zu einer Beschleunigung der natürlichen Remission (Abb. 1, 2) beziehungsweisezu einem Wachstumstop während der Proliferationsphase. Die Endresultate sind die gleichen wie nach natürlicher Remission, das

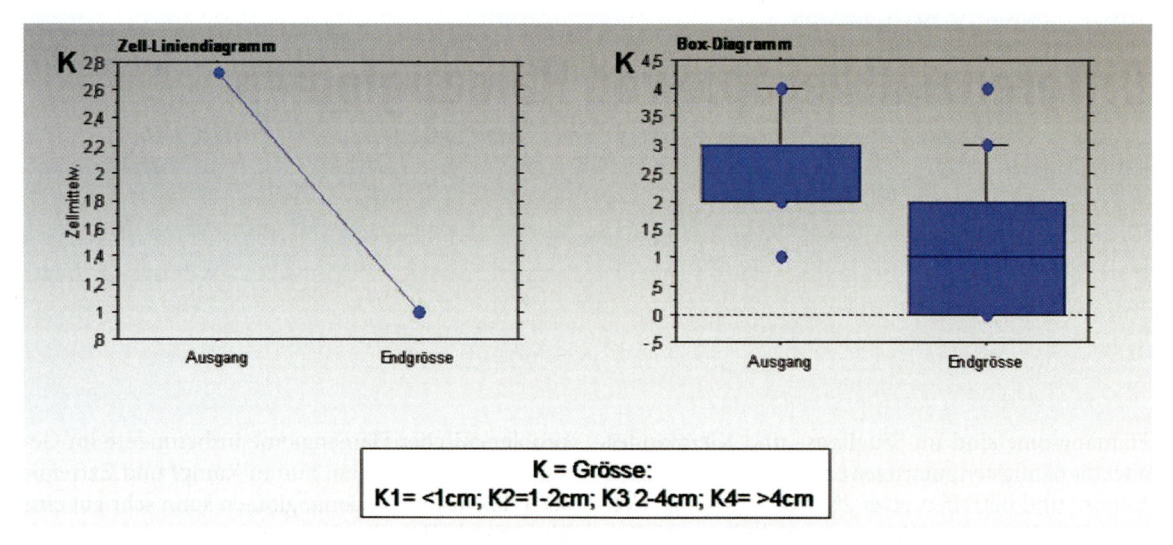

Abb. 1. Regression nach Nd-YAG Lasertherapie: Durchschnittsalter 2,8 Jahre, n=129 Hämangiome

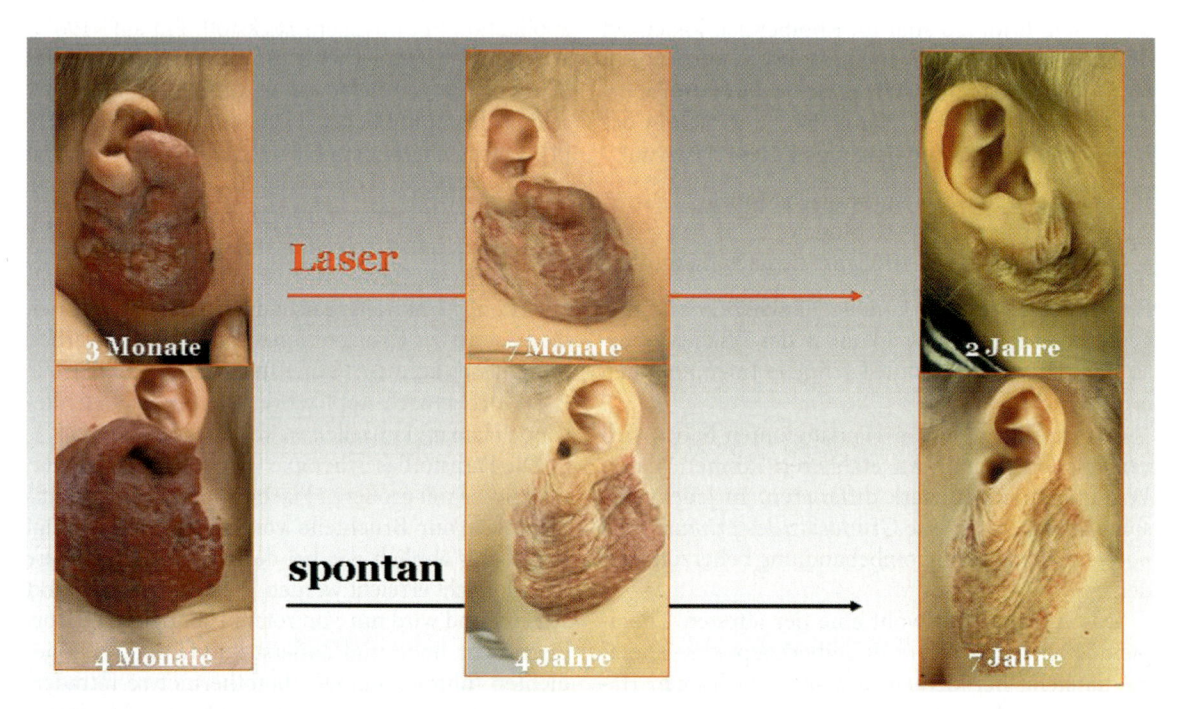

K = Grösse:
K1= <1cm; K2=1-2cm; K3 2-4cm; K4= >4cm

Abb. 2. Regression nach Lasertherapie und spontan

heißt auch hier finden sich überschüssige Haut, degeneratives Fettgewebe und Narben nach stattgefundener Exulzeration. Die Behandlung mit dem Nd-YAG Laser muss in Narkose erfolgen. Die Applikation erfolgt entweder transkutan mit Eiswürfelkühlung der Hautoberfläche [3] oder interstitiell [1] über eine ins Hämangiom eingebrachte Glasfaser.

Die chirurgische Therapie lässt sich in primäre und sekundäre Indikationsbereiche unterscheiden. Eine primäre chirurgische Therapie ist selten erforderlich und sollte nur bei Visus-bedrohenden Hämangiomen des Augenlids (Abb. 3) oder Hämangiomen im Haarbereich erfolgen, deren Entfernung sowieso wegen späterer Allopezie vorgesehen ist. Primäre Eingriffe sind ansonsten die Ausnahme und sollten insbesondere im Gesichtsbereich wegen bleibender Narben nicht vorgenommen werden. Im Rahmen sekundärer Eingriffe werden typische Residuen von Hämangio-

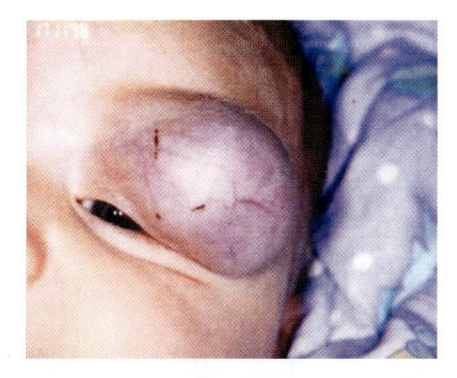

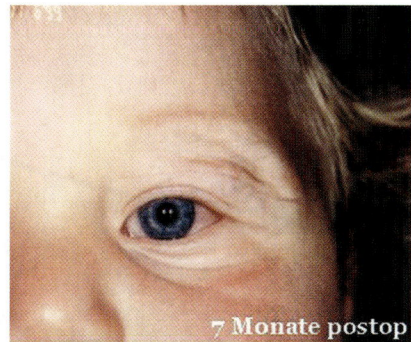

Abb. 3. Operative Therapie von Hämangiomen am Augenlid

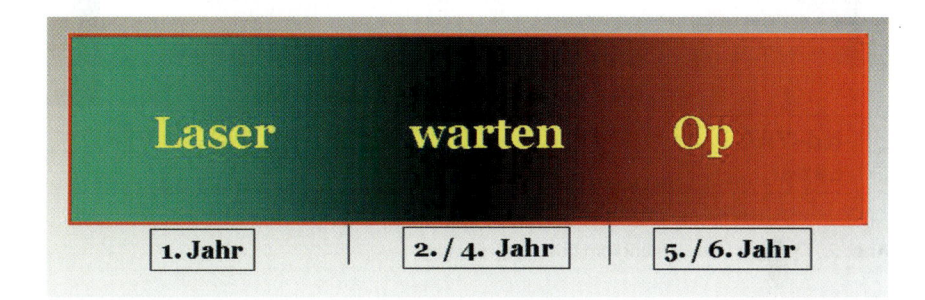

7 Monate postop

Abb. 4. Zeitkonzept bei großen Hämangiomen

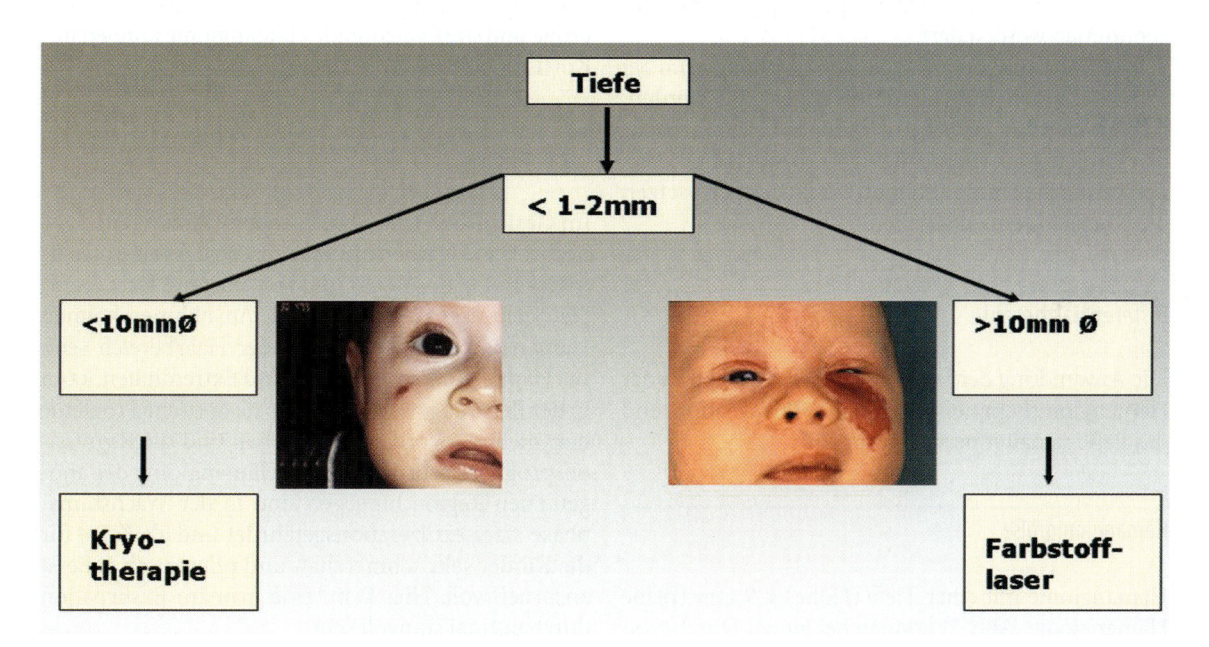

Laser — warten — Op
1. Jahr | 2./4. Jahr | 5./6. Jahr

Abb. 5. Therapie und Hämangiom unter 2 mm Tiefe

Tiefe → < 1-2 mm
- <10 mm Ø → Kryotherapie
- >10 mm Ø → Farbstofflaser

men korrigiert, wie sie nach Remission großer Hämangiome bestehen bleiben. Es handelt sich hier um überschüssige Haut, degeneratives Fettgewebe, Narben nach Exulzerationen und Asymmetrien, insbesondere im Lippen- und Augenlidbereich. Derartige Korrekturoperationen sollten aber erst durchgeführt werden, wenn eine weitere Remission des Hämangioms nicht mehr zu erwarten ist, also erst vor Eintritt in die Schule (Abb. 4). Das Ausmaß der Operation ist dann geringer, die Narben kürzer und die Belastung für den Patienten weniger. Hier sei nochmals betont, dass nicht um einen kleinen Zeitvorteil von wenigen

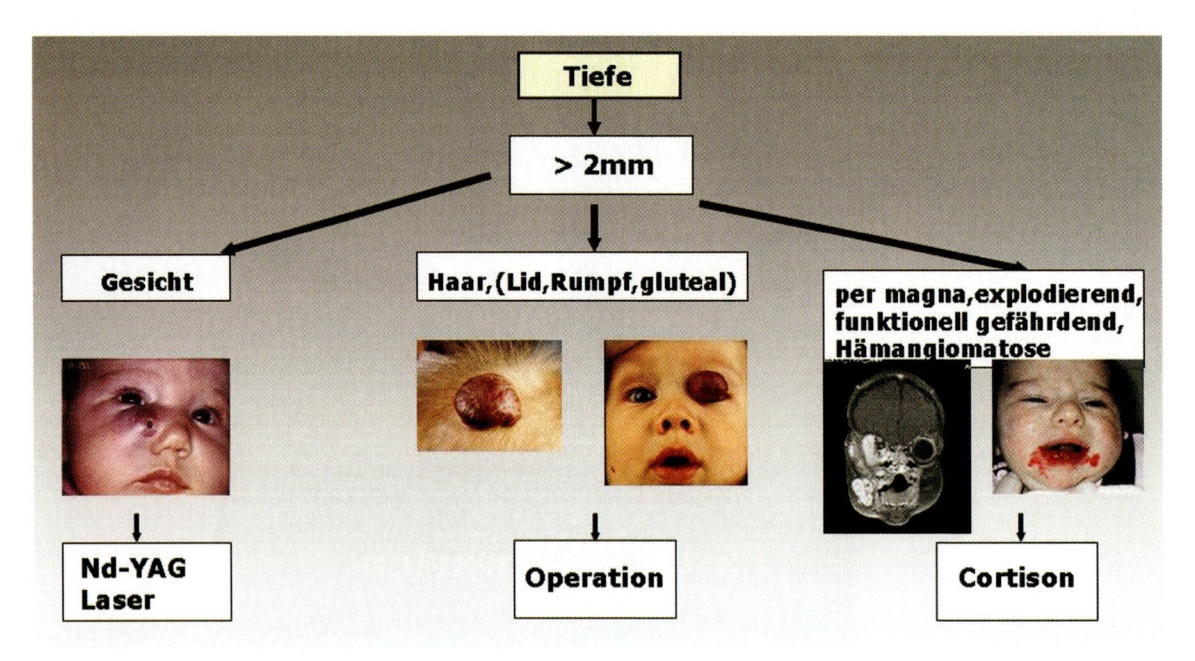

Abb. 6. Therapie und Hämangiom über 2 mm Tiefe

Jahren ein lebenslang schlechteres Ergebnis in Kauf genommen werden darf.

Die Kortisontherapie sollte nur als *ultima ratio* bei explodierenden Hämangiomen angewandt werden, da die systemischen Nebenwirkungen beim wachsenden Organismus eines Säuglings erheblich sind. Ferner ist der bekannte rebound Effekt nach Absetzen des Kortisons einzukalkulieren [2].

Differenzialtherapie

Die Anwendung der verschiedenen Techniken in der Hämangiomtherapie sollte Größe, Lokalisation und das Patientenalter berücksichtigen:

Hämangiomgröße

Hämangiome mit einer Tiefe (Höhe) < 2 mm (plane Hämangiome, Abb. 5) können bei einem Durchmesser unter einem Zentimeter kryotherapeutisch behandelt werden. Plane Hämangiome mit einer Größe von mehr als 1 cm hingegen sollten wegen der Gefahr der Exulzeration nicht kaltebehandelt werden, sondern hier sollte der Farbstofflaser zum Einsatz kommen.

Voluminöse Hämangiome (Tiefe/Höhe >2 mm, Abb. 6) sind primär insbesondere im Gesichtsbereich mit dem Nd-YAG Laser zu therapieren. Ausnahmen sind große Hämangiome im Augenlidbereich und im Haar, die primär operativ versorgt werden. Extrem große und stark wachsende Hämangiome können mit Kortison behandelt werden.

Lokalisation

Im Gesichtsbereich (Abb. 7) sollen Hämangiome zunächst keine Narben hinterlassen, so dass eine primäre Operation obsolet ist und zunächst mit Kryotherapie oder Laser zu beginnen ist. Ausnahmen können Hämangiome im Augenlid- oder Haarbereich sein. Bei Hämangiomen an Rumpf und Extremitäten, kann in der Regel abgewartet werden, da optische Probleme hier nicht im Vordergrund stehen und die Regressionsprognose sehr günstig ist. Hämangiome der anogenitalen Region hingegen sind in der Wachstumsphase stark exulzerationsgefährdet und als Folge für die Kinder sehr schmerzhaft und pflegerisch äußerst anspruchsvoll. Hier kann eine primäre Exstirpation durchaus mal sinnvoll sein.

Lebensalter

Bei Säuglingen bis zu 6 Monaten bestehen bei objektiv nachgewiesenem Wachstum insbesondere im Gesichtsbereich dringliche Indikationen zu aktivem Vorgehen. Da spätestens ab 6 Monaten die proliferative Phase beendet ist, entfallen prophylaktische Maß-

Differenzialtherapie von Hämangiomen

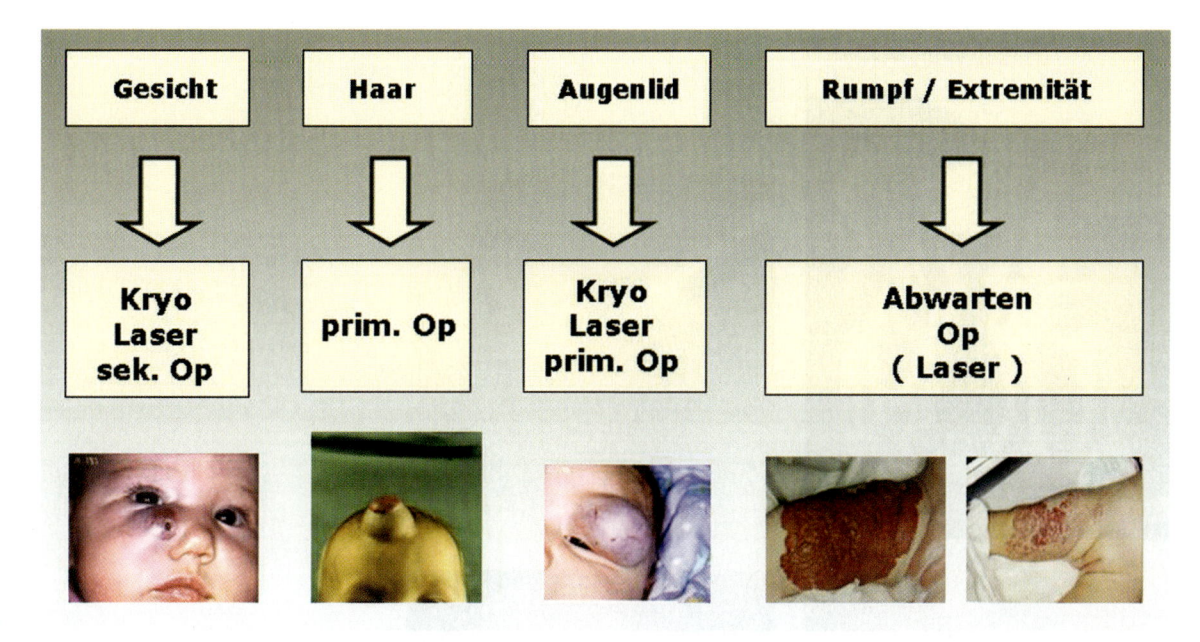

Gesicht	Haar	Augenlid	Rumpf / Extremität
⇩	⇩	⇩	⇩
Kryo Laser sek. Op	prim. Op	Kryo Laser prim. Op	Abwarten Op (Laser)

Abb. 7. Therapie und Lokalisation

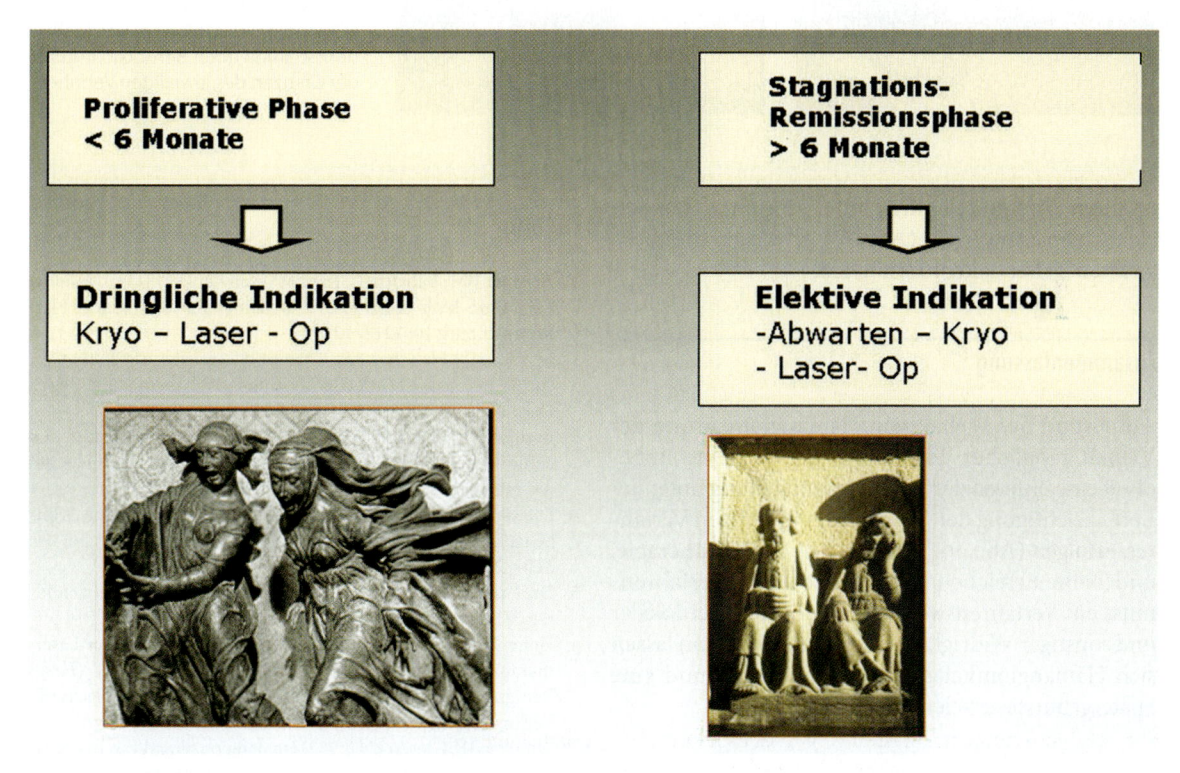

Proliferative Phase < 6 Monate	Stagnations- Remissionsphase > 6 Monate
⇩	⇩
Dringliche Indikation Kryo – Laser - Op	**Elektive Indikation** -Abwarten – Kryo - Laser- Op

Abb. 8. Dringlichkeit der Therapie und Alter des Kindes

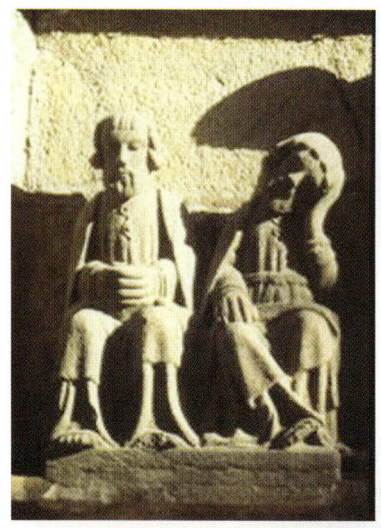

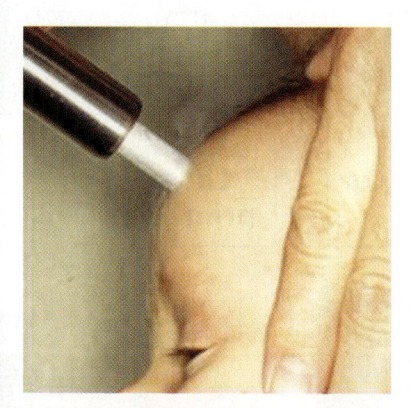

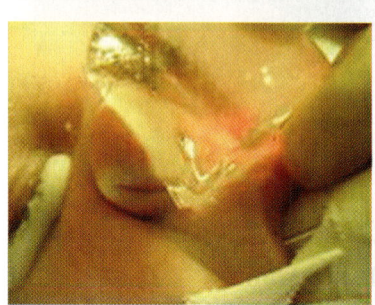

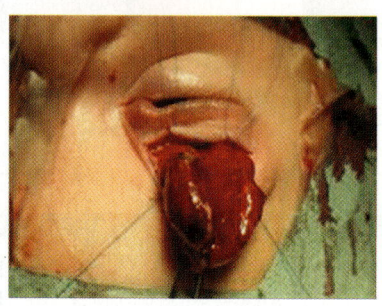

Abb. 9. Differenzialtherapie von Hämangiomen: Differenzierte Indikationsstellung unter Berücksichtigung der Grenzen des jeweiligen Verfahrens

nahmen und notwendige Interventionen können elektiv geplant werden (Abb. 8). Abwarten und beobachten ist bedenkenlos möglich.

Zusammenfassung

Auf Grund der Vielfalt von Hämangiomen und der Vielfalt möglicher Therapieverfahren sollte unbedingt eine differenzierte Indikationsstellung unter der Berücksichtigung der Grenzen der jeweiligen Verfahren erfolgen (Abb. 9). Es gibt keine Einheitstherapie, und beim Erreichen der Grenze eines Verfahrens muss ein Verfahrenswechsel trotz eventueller lokaler und sonstiger Widrigkeiten erfolgen. Nur dann lassen sich Hämangiomkatastrophen vermeiden und gute Späterergebnisse erzielen.

Literatur

1. Achauer BM, Bahattin C, Kam MV van der (1998) Intralesional bare fibre laser treatment of hemangioma of infancy. Plast Reconstr Surg 10: 1212–1213
2. Bennet ML, Fleischer AB, Chamlin SL, Frieden IJ (2001) Oral corticosteroid use is effective for cutaneous hemangiomas. Arch Dermatol 137: 1208–1213
3. Berlien HP, Philipp C, Waldschmidt J (1986) Technique and clinical results of Nd-YAG laser: treatment of hemangiomas and AV-malformazions. Lasers Surg Med 6: 68
4. Djawari D, Cremer HJ (1993) Kontaktkryochirurgische Frühbehandlung des Säuglingshämangiom. Aktuelle Dermatol 19: 317–321
5. Drolet BA, Esterly NB, Frieden IJ (1999) Hemangiomas in children. N Engl J Med 341: 173–181
6. Hohenleutner U (2002) Möglichkeiten und Grenzen der Lasertherapie In: Landthaler M, Hohenleutner U, Vogt T (Hrsg) Benigne Gefäßfehl- und Neubildungen der Haut. Blackwell, Berlin, S 91–98
7. Mulliken JB, Glowacki J (1982) Hemangiomas and vascular malformations in infants and children: a classification based on endothelial characteristics. Plast Reconstr Surg 69: 412–422

Sinn und Unsinn von Diätempfehlungen

Margitta Worm

Nahrungsmittelunverträglichkeitsreaktionen treten häufig in der Bevölkerung auf, wobei die subjektive Häufigkeit durch Betroffene um ein vielfaches über den objektiv nachweisbaren Nahrungsmittelunverträglichkeitsreaktionen liegt. Die Häufigkeit einer Nahrungsmittelunverträglichkeitsreaktion nach Selbsteinschätzung beträgt etwa 20%, während objektiv eine Nahrungsmittelunverträglichkeitsreaktion nur bei 2–3% nachgewiesen werden kann. Dementsprechend sollten Diätempfehlungen auch nur weitergegeben werden, wenn tatsächlich eine klinisch relevante Nahrungsmittelunverträglichkeitsreaktion vorliegt. Im Falle einer IgE-vermittelten aber auch den nicht-IgE-vermittelten Intoleranzreaktionen ist der Standard eine Eliminationsdiät, gefolgt von doppelblind plazebokontrollierten Provokationstestungen. Nur nach einer positiven Provokation sollten diätetische Empfehlungen folgen. Hierbei ist es insbesondere zum Beispiel im Falle einer Milcheiweißallergie dringend erforderlich auf eine ausreichende Kalziumsubstitution zu achten. Es sollte immer die Strategie Ersatz statt Verzicht verfolgt werden, um letztlich negative ernährungsphysiologische Folgen zu vermeiden.

Sollte eine Nahrungsmittelunverträglichkeit nicht mittels einer geeigneten Provokationstestung nachgewiesen worden sein, sind diätetische Maßnahmen nicht zu empfehlen. Eine Ausnahme bilden die durch aktuelle Studien herausgearbeiteten Cut-off-Werte für bestimmte klassische Nahrungsmittelallergene wie Erdnuss, Milcheiweiß und Hühnereiweiß. Werden hier bestimmte spezifische IgE-Werte überschritten, so kann aufgrund der 90%igen Vorhersagekraft der Werte häufiger auf eine Provokationstestung verzichtet werden.

Im Rahmen der nicht-IgE-vermittelten Intoleranzreaktionen stehen keine diagnostisch wegweisenden Haut- oder Bluttestungen zur Verfügung. Auch die immer häufiger angebotene Messung der Diaminooxidase bietet keinen Vorteil für die Vorhersage einer klinisch relevanten Histaminintoleranz. Hier müssen doppelblind plazebokontrollierte Provokationstestungen durchgeführt werden, um eine klinische Relevanz nachweisen zu können. Da insbesondere die Intoleranzreaktionen streng dosisabhängig auftreten, ist ein abgestufter diätetischer Beratungsplan für die meisten Patienten ausreichend, um das Auftreten klinisch relevanter Reaktionen zu vermeiden.

Allen betroffenen Patienten mit einer schweren Nahrungsmittelunverträglichkeit sollte neben der fachgerechten Aufklärung ein Notfallset verordnet werden. Die Schulung im Umgang mit dem Notfallset sollte wesentlicher Bestandteil der Beratung sein und gegebenenfalls auch Angehörige mit einschließen, um das Auftreten schwerer lebensbedrohlicher Reaktionen zu verhindern.

Die Häufigkeit von subjektiv wahrgenommenen Nahrungsmittelunverträglichkeitsreaktionen liegt bei etwa 20% in der Bevölkerung. Dementsprechend werden diätetische Maßnahmen von vielen regelmäßig durchgeführt und sind weit verbreitet. Dies betrifft vor allem Patienten mit atopischer Dermatitis, da hier die allgemeine Meinung herrscht, dass Nahrungsmittel zu einer Verschlechterung des Hautzustandes beitragen können.

Die tatsächliche Prävalenz von Nahrungsmittelunverträglichkeitsreaktionen in Deutschland beträgt 3–4%, wobei die pollenassoziierten Nahrungsmittelallergien den größten Teil ausmachen. Auch Intoleranzreaktionen sind nicht selten und aktuelle Untersuchungen zeigen, dass sie mit zunehmenden Alter ansteigen. Neben einer detaillierten Anamnese sind Hauttestungen und die Bestimmung des spezifischen IgE wesentlichen Säule im Rahmen der Diagnostik. IgG Bestimmungen sind auch heute nicht zu empfehlen und sollten nicht im Rahmen der Diagnostik einer Nahrungsmittelunverträglichkeit durchgeführt werden.

Der Standard für die Diagnostik einer Nahrungsmittelunverträglichkeit ist die doppelblinde plazebo-kontrollierte Provokationstestung, die allerdings zeitaufwändig und beim Vorliegen schwerer Reaktionen nicht ungefährlich ist.

Bei Vorliegen einer positiven Provokationstestung sind diätetische Empfehlungen sinnvoll. Allerdings ist hier zu berücksichtigen, dass zum Beispiel bei pollenassoziierten Nahrungsmittelallergien nicht selten die auslösenden Nahrungsmittel (zum Beispiel Apfel oder Möhre) in verarbeiteter, das heißt gekochter Form gut verträglich sind. Dementsprechend sind die diätetischen Empfehlungen immer auf die entsprechenden Auslöser anzupassen. Da nicht selten zusätzliche Faktoren wie Alkohol oder sportliche Aktivität aggravierende Faktoren darstellen können, sind diese Parameter im Rahmen der diätetischen Beratung zu berücksichtigen.

Eine Nahrungsmittelunverträglichkeitsreaktion und insbesondere Nahrungsmittelallergien sollten in regelmäßigen Abständen durch eine Anamnese und gegebenenfalls erneute allergologische Untersuchung überprüft werden, da insbesondere im Kindesalter Toleranz auftreten kann. Diätempfehlungen sollten niemals aufgrund der alleinigen Anamnese, IgG- oder LTT-Ergebnissen oder anderen Bestimmungsmethoden (Bioresonanz, Pendeln und andere) ausgesprochen werden, da sich um nicht valide diagnostische Verfahren handelt und sie außer einer Einschränkung der Lebensqualität keine Vorteile für die Betroffenen bieten.

Insbesondere Patienten mit schweren Reaktionen auf Nahrungsmittel sollten nach allergologischer Abklärung, neben einer differenzierten diätetischen Beratung, immer mit Notfallmedikamenten ausgestattet werden, so dass im Falle einer unbeabsichtigten Aufnahme zum Beispiel versteckter Lebensmittel eine ausreichende medizinische Versorgung gesichert ist. Hierbei ist zu berücksichtigen, dass Patienten über die Handhabung der Notfallmedikamente und der Notwendigkeit diese regelmäßig bei sich führen, ausreichend aufgeklärt werden.

Prävention des atopischen Ekzems: Erhaltungsbehandlung oder Frühintervention

Dietrich Abeck

Vor dem Hintergrund der hohen Krankheitsprävalenz, den immensen psychischen Belastungen der Erkrankten und ihrer Familienangehörigen sowie den durch die Erkrankung bedingten hohen direkten und indirekten Kosten haben Überlegungen zur Prävention des atopischen Ekzems einen hohen Stellenwert. Im Folgenden wird auf die Bedeutung der Basistherapie und den Einsatz antiinflammatorischer Substanzen unter dem Gesichtspunkt der Prävention eingegangen.

Hautbarrieredefekte und ihre Bedeutung für die atopische Ekzemmanifestation

Dem klinisch tätigen Arzt, der Patienten mit atopischem Ekzem betreut, ist die Bedeutung der Hautpflege durch Verwendung von Emollienten gut vertraut. Die Bedeutung dieser die Hautbarriere stabilisierenden Therapiemaßnahmen wird durch neue molekulargenetische Untersuchungen untermauert, die sich mit den Filaggrinen beschäftigten. Filaggrine stellen Schlüsselproteine der terminalen Differenzierung dar und sind wichtig für die Aggregation und Vernetzung der Keratinfilamente. Zunächst konnten für die Ichthyosis vulgaris Auffälligkeiten bei dem für Profilaggrin/Filaggrin-kodierenden Gen gezeigt werden [7]. In einem weiteren Schritt zeigten sich für die beiden genetischen Varianten R510X und 2282de1a auch hochsignifikante Korrelationen zum atopischen Ekzem [6]. Die Bedeutung der Hautbarriere unterstreichen auch die Ergebnisse bei Untersuchung von Patienten mit einer weiteren atopischen Erkrankung, dem Asthma bronchiale. Lediglich bei den Erkrank-

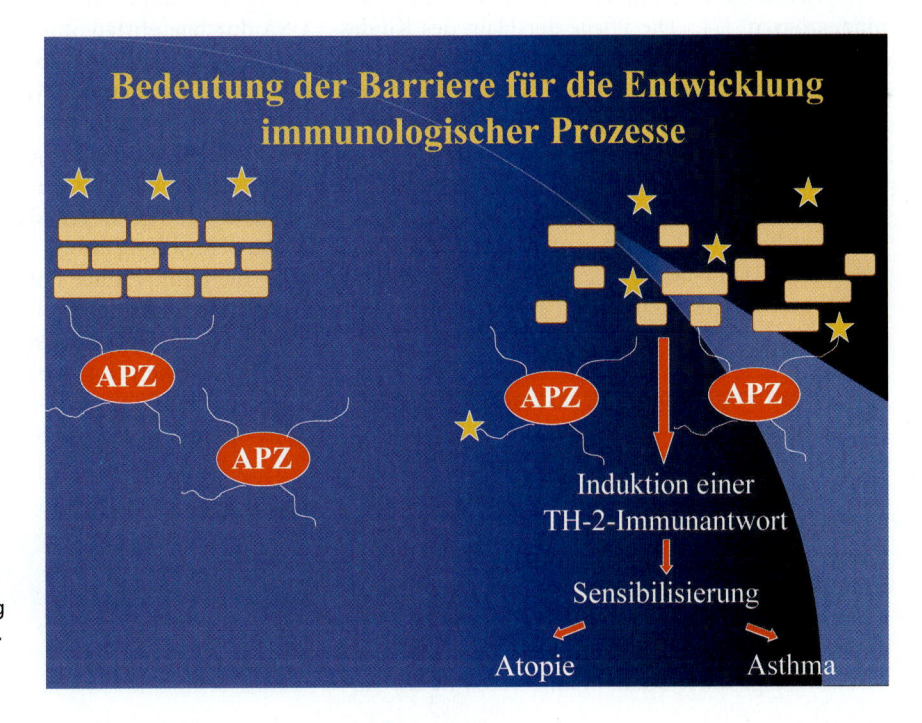

Abb. 1. Bedeutung der Barriere für die Entwicklung immunologischer Prozesse. APZ = Antigen präsentierte Zelle

ten, bei denen ein atopisches Ekzem aktiv oder anamnestisch bestand, konnte die Korrelation mit den genetischen Varianten des Profilaggrin/Filaggrin-Gens erkannt werden. Somit lassen die Ergebnisse der vorliegenden Untersuchung den Schluss zu, dass eine intakte Hautbarriere als Schutzschild für das Eindringen von Irritanien und vor allem Allergenen dient. Letzteren wird dadurch der Kontakt mit immunologisch aktiven Zellen, insbesondere den Langerhanszellen verwehrt und somit eine Sensibilisierung unterbunden (Abb. 1). In Tierexperimenten konnte die Sensibilisierungsmöglichkeit gegenüber Nahrungsmitteln durch epikutane Darreichung des Allergens am Beispiel Erdnuss über Nachweis spezifischer IgE-Antikörper und hoher Il-4-Serumspiegel gezeigt werden [8]. Bislang gibt es jedoch noch keine Studie, die die Bedeutung der Basistherapie als Primärpräventionsstrategie beim atopischen Ekzem belegt. Als geeigneter Kandidat käme für diese Fragestellung eine Ceramid-angereicherte, das physiologische Lipidverhältnis imitierende Zubereitung in Frage, für die eine günstige Beeinflussung des atopischen Ekzems gezeigt wurde [3].

Basistherapie als Sekundärpräventionsstrategie

„Eine regelmässige, am besten morgens und abends durchgeführte Basispflege kann zu einer wesentlichen Stabilisierung der Hautbarriere beitragen und neue Krankheitsschübe verhindern oder doch zumindest hinauszögern" [1]. „Die Pflege der Haut des Kindes mit atopischen Ekzem stellt per se die wichtigste Therapiemaßnahme dar." [5]. Diese Aussagen konnten unlängst durch die ATOPA-Studie belegt werden, in der durch die kontinuierliche Anwendung eines Basistherapeutikums eine signifikante klinische und subjektive (Juckreiz, Schlafqualität, Lebensqualität) Ekzemverbesserung erzielt wurde. Die Ergebnisse dieser Studie sind bislang nur teilweise und auch nur im Internet veröffentlicht [10].

Alternativer Kortikosteroideinsatz zur Sekundärprävention des atopischen Ekzems

Die topischen Kortikosteroide sind auch 2006 die wichtigste Substanzklasse zur Behandlung entzündlicher Hautveränderungen des atopischen Ekzems, wobei für ihre Verwendung im Rahmen der Intervalltherapie klinische und ökonomische Gründe im Vergleich zur Stufentherapie sprechen [4]. Eine mit Fluticason durchgeführte Studie wählte einen neuen Ansatz: Nach Ekzemstabilsierung erfolgte über einen Zeitraum von 16 Wochen 2 mal pro Woche die Anwendung der Steroidzubereitung im Bereich der abgeheilten und der neu aufgetretenen Ekzemareale [2] . Während im Plazebo-Arm nach durchschnittlich 6,1 Wochen ein Ekzemrezidiv auftrat, bestand in der 2 mal pro Woche mit Fluticason behandelten Gruppe über den Beobachtungszeitraum von 16 Wochen Rezidivfreiheit. Dieser neue Therapieansatz führte gemäß einem Kommentar zu dieser Arbeit zu einer Reduktion der Kortikosteroidmenge im Vergleich zur herkömmlichen Exazerbationsstrategie [9]. Das Konzept ist überaus erfolgversprechend und sollte unter Einsatz der modernen 4. Generationskortikosteroide wie Prednicarbat, Methlprednisolon-Aceponat oder Hydrokortison-Aceponat weiter untersucht werden. Ob dieser Ansatz auch mit den Calcineurin-Inhibitoren möglich ist, muss ebenfalls durch Studien geklärt werden.

Beeinflussung der Atopieentwicklung durch konsequente antientzündliche Ekzembehandlung?

Der atopische Marsch ist gekennzeichnet durch das Auftreten des atopischen Ekzems, das häufig durch das allergische Asthma bronchiale und später dann durch die Rhinoconjunctivitis allergica abgelöst wird. Ob letztere durch eine konsequente, frühzeitige Ekzembehandlung verhindert werden können, ist Gegenstand einer aktuellen klinischen Prüfung, der **SAM** (**S**topp the **A**topic **M**arch)-Studie. An dieser in den USA durchgeführten Studie nehmen über 1100 Kinder im Alter von 3 bis 18 Monaten teil. Einschlusskriterium ist neben der Anamnese eines atopischen Ekzems bei einem Eltern- oder Geschwisterteil auch das Vorliegen eines atopischen Ekzems, dessen Erstmanifestation nicht länger als 3 Monate vor Studieneinschluss zurückliegen darf. Die antiinflammatorische Behandlung erfolgt mit Pimecrolimus, das sich vom Tacrolimus unter anderem durch die fehlende Interaktion mit Langerhans-Zellen unterscheidet. Die Studiendauer wird voraussichtlich 6 Jahre betragen, erste Zwischenergebnisse stehen 2007 zur Verfügung.

Zusammenfassend ist ein präventiver Effekt auf das atopische Ekzem im Sinne der Sekundärpräven-

Tabelle 1. Präventionsstrategien beim atopischen Ekzem

	Basistherapie	Antiinflammatorische Behandlung
Primär	?	?
Sekundär	√	√

tion sowohl für die Basistherapie als auch die antientzündliche Behandlung mit topischen Koritkosteroiden gezeigt worden (Tabelle 1). Ob die beiden Ansätze auch das Potenzial für eine primäre Präventionsstrategie besitzen, kann zum jetzigen Zeitpunkt nicht beantwortet werden.

Literatur

1. Abeck D (2005) Diagnose und Therapie der Neurodermitis. Der niedergelassene Arzt 54: 30–34
2. Berth-Jones J, Damstra RJ, Golsch S et al. (2003) Twice weekly fluticasone propionate added to emollient maintenance treatment to reduce risk of relapse in atopic dermatitis: randomised, double blind, parallel group study. Brit Med J 326: 1367
3. Chamlin SL, Kao J, Frieden IJ et al. (2002) Ceramide-dominant barrier repair lipids alleviate childhood atopic dermatitis: changes in barrier function provide a sensitive indicator of disease activity. J Am Acad Dermatol 47: 198–208
4. Heidelberger A, Abeck D (2006) Atopisches Ekzem. In: Abeck D, Cremer H (Hrsg) Häufige Hautkrankheiten im Kindesalter. 3. Auflage, Steinkopff, Darmstadt, S 17–27
5. Höger P (2001) Das atopische Ekzem im Kindesalter. Monatsschr Kinderheil 149: 542–553
6. Palmer CNA, Irvine AD, Terron-Kwiatkowski A et al. (2006) Common loss-of-function variants of the epidermal barrier protein filaggrin are a major predisposing factor for atopic dermatitis. Nat Genet 38: 441–444
7. Smith FJ, Irvine AD, Terron-Kwiatkowski A et al. (2006) Loss-of-function mutations in the gene encoding filaggrin cause ichthyosis vulgaris. Nat Genet 38: 337–342
8. Strid J, Hourihane J, Kimber I et al. (2005) Epicutaneous exposure to peanut proteins prevents oral tolerance and enhances allergic sensitization. Clin Exp Allergy 35: 757–766
9. Williams HC (2004) Twice-weekly topical corticosteroid therapy may reduce atopic dermatitis relapses. Arch Dermatol 140: 1151–1152
10. www.atopa.de

Immunsuppressiva und Biologics bei Kindern

Thomas Schwarz

Das Thema Immunsuppressiva bei Kindern wirft primär zwei Fragen auf: Dürfen Kinder immunsupprimiert werden und wenn ja, muss dies anders als bei Erwachsenen geschehen. Die erste Frage ist mit einem eindeutigen Ja zu beantworten, da es auch im Kindesalter zahlreiche Erkrankungen gibt, die eine absolute Indikation für eine immunsupppressive Therapie darstellen. Die Hauptindikationen im Kindesalter sind Organtransplantationen, Graft-versus-Host-Disease (GvHD) sowie Autoimmunerkrankungen. Da sich das Immunsystem des Kindes beziehungsweise Jugendlichen nicht wesentlich von dem des Erwachsenen unterscheidet, werden Kinder zwar dosisangepasst aber in sonst ähnlicher Weise wie Erwachsene immunsupprimiert. Allerdings spielt der Effekt der Langzeitnebenwirkungen der Immunsuppressiva eine wesentlich größere Rolle als bei Erwachsenen. Dies gilt insbesondere für die systemischen Kortikosteroide. Bei Kindern sind die gleichen Langzeitnebenwirkungen wie bei Erwachsenen zu beobachten, wie Stammfettsucht, Striae, Diabetes mellitus, Hypertonie, erhöhte Infektionsraten und Osteoporose. Ein zusätzlicher bei Kindern sehr ernst zu nehmender Aspekt ist die Verzögerung des Wachstums. Langzeitsteroidapplikation bei Kindern führt nahezu obligat zur Wachstumsretardierung [17]. Auch wenn durch Gabe von humanem Wachstumshormon eine Verbesserung zu erzielen ist, stellt die Wachstumsretardierung eines der größten Problem der Langzeitsteroidtherapie bei Kindern dar [18].

Immunsuppressiva

Um die Langzeitnebenwirkungen der Steroide zu vermeiden, sollte daher mit der kombinierten Anwendung von Immunsuppressiva nicht gezögert werden. Die bei Kindern am häufigsten eingesetzten Immunsuppressiva sind Azathioprin, Cyclosporin A, Methotrexat und Mycofenolatmofetil. Daneben finden vor allem in der Transplantationsmedizin Antikörper, die gegen immunologische Zielstrukturen, wie zum Beispiel gegen die hochaffine Kette des IL-2 Rezeptors (CD25; Basiliximab, Daclizumab) oder gegen das *common leukocyte antigen* (CD52, Campath-1H) oder Antithymozytenglobulin (ATG), Anwendung [7]. Da diese allerdings für dermatologische Indikationen keine beziehungsweise nur eine geringe Bedeutung spielen, wird darauf im Weiteren nicht eingegangen.

Methotrexat

Methotrexat wird bei Kindern gerne eingesetzt [4]. Als älteres Medikament ist Methotrexat auch für Kinder zugelassen. Die Dosierung liegt mit 0,2–0,4 mg/kg Körpergewicht bei der Indikation Autoimmunerkrankungen im Bereich jener von Erwachsenen. Eine Leberpunktion vor beziehungsweise unter Therapie ist bei normalen Laborwerten nicht indiziert, was heutzutage ja auch für Erwachsene zutrifft. Eine äthylische Begleitkomponente, die bei Erwachsenen insbesondere bei Psoriatikern problematisch sein kann, fällt ja bei jugendlichem Klientel weg. Interaktionen mit anderen Arzneimitteln sind bei der Verabreichung von Methotrexat zu berücksichtigen. Dies gilt insbesondere für die nichtsteroidalen Antiphlogistika, wo es durch verminderte Ausscheidung zu massiv erhöhten Methotrexatspiegeln in der Niere mit der Konsequenz von Tubulusnekrosen kommen kann. Die Gabe von Antirheumatika sollte daher am Tage der Verabreichung von Methotrexat in jedem Falle vermieden werden.

Azathioprin

Azathioprin ist ein Purinanalogon, das im Körper in 6-Mercaptopurin umgewandelt und anstelle von regulären Purinen (Guanin, Adenin) in die DNA eingebaut wird. Dies bewirkt einen Abbruch der Ablesung des DNA-Stranges während der Zellteilung und führt somit in den meisten Fällen zum Absterben der Zellen. Der Abbau von 6-Mercaptopurin erfolgt über das Enzym Thiomethylpurintransferase (TMP). Die Aktivität der TMP wird durch genetische Polymporphismen determiniert [10]. Dies bedeutet, dass der Abbau von Azathioprin individuellen Schwankungen unterliegen kann. Aus diesem Grund sollte bei Langzeitanwendung von Azathioprin die TMP-Aktivität beziehungsweise der Genotyp bestimmt werden, um toxische Akkumulation aufgrund eines verzögerten Abbaus durch vorsorgliche Dosisanpassung zu vermeiden. Dies trifft insbesondere für Kinder zu. Toxische Azathioprinspiegel können auch durch die gleichzeitige Gabe von Allopurinol hervorgerufen werden. Allopurinol hemmt die Xanthinoxidase, welche Purine und somit auch das Purinderivat Azathioprin abbaut. Allopurinol stellt daher eine relative Kontraindikation bei der gleichzeitigen Gabe von Azathioprin dar. Als älteres Immunsuppressivum ist Azathioprin auch für Kinder zugelassen [4]. Die Dosierung erfolgt ähnlich bei Erwachsenen mit 1 bis 3 mg/kg Körpergewicht, wobei die oben angegebenen Hinweise zu berücksichtigen sind.

Cyclosporin A

Cyclosporin ist ein für die Dermatologie sehr wichtiges Immunsuppressivum, zumal es explizit die Zulassung für die schwere Psoriasis und atopische Dermatitis hat. Als neueres Immunsuppressivum ist es aber für Kinder nicht zugelassen, da ein Alter unter 18 Jahren eine Gegenanzeige darstellt. Dennoch wird das Medikament bei entsprechender Indikationsstellung selbstverständlich eingesetzt. Die Dosierung entspricht jener bei Erwachsenen. Die Langzeitnebenwirkungen wie Hypertonie, Nierenschädigung und vor allem erhöhtes Karzinogeneserisiko sind aber gerade bei Kindern besonders abzuwägen.

Mycofenolatmofetil

Ein Medikament, das in der Pädiatrie gerne bei Notwendigkeit von Immunsuppression eingesetzt wird, ist Mycofenolatmofetil (MMF) [12]. MMF ist auch für Kinder zugelassen. MMF kann mit Kortikosteroiden sowie Cyclosporin kombiniert werden. MMF wirkt ähnlich wie Azathioprin. Es greift in den Purinstoffwechsel ein, indem es die Purinneosynthese inhibiert. Die meisten Zellen decken ihren Bedarf an Purinen, die wesentliche Bestandteile der DNA sind, entweder durch Neosynthese oder durch Wiederverwertung abgebauter Purine (salvage pathway). Lymphozyten sind nicht in der Lage, den salvage pathway zu nutzen. Wird nun durch MFF die Purinneosynthese gehemmt, werden vorwiegend Lymphozyten getroffen, während andere Zellen sich des salvage pathway bedienen [16]. Dies erklärt den selektiven Effekt von MMF auf Lymphozyten und somit ein geringeres Nebenwirkungsprofil, da die restlichen Leukozyten weniger getroffen werden.

Intravenöse Immunglobuline

Die Wirksamkeit hoch dosierter intravenöser Immunglobuline (IVIG) bei Autoimmunerkrankungen war eine sehr überraschende Beobachtung, zumal für IVIG keine immunsuppressive Wirkung nachgewiesen werden konnte und somit der Wirkmechanismus lange Zeit Thema heftiger Spekulationen war. Auch wenn diese Frage noch immer nicht endgültig beantwortet ist, gibt es zumindest einige Erklärungen. Kürzlich konnte gezeigt werden, dass vermutlich der neonatale Fc-Rezeptor (FcRn) dabei eine wichtige Rolle spielen dürfte [8]. Der FcRn ist für den Transport mütterlicher Immunglobuline durch die Plazenta verantwortlich. Der FcRn wird aber nicht nur stark in der Plazenta, sondern auch in anderen Geweben zum Beispiel Endothelien und Darm exprimiert. Man vermutet, dass die FcRn-Moleküle Immunglobuline vor proteolytischem Abbau und somit vor Degradation schützen. Dies trifft aber nicht nur für physiologische, sonder auch für pathologische Immunglobuline zu. Es ist daher davon auszugehen und experimentell bewiesen, dass bei einer Defizienz von FcRn sowohl Antikörper als auch Autoantikörper verstärkt abgebaut werden. Es ist nun vorstellbar, dass ein Überfluten des Systems durch die Infusion von hoch dosierten IVIG eine Kompetition um den Pool freier FcRn induziert. Nach Verbrauch des Pools stehen keine weiteren FcRn-Moleküle zur Verfügung, sodass neben physiologischen Immunglobulinen auch Autoantikörper verstärkt abgebaut werden. Diese Hypothese könnte zwei klinische Phänomene erklären: Die besondere Effizienz von IVIG bei Autoantikörper-mediierten Autoimmunerkrankungen und die Notwendigkeit der hohen Dosis (1–2 g/kg Körpergewicht) sowie das Ausbleiben des therapeutischen Effektes bei Reduktion der Dosis. Aus ökonomischer Sicht ist diese Erkenntnis ernüchternd, da man sich ursprünglich durch eine Reduktion der Dosis eine nicht unerhebliche Reduktion der beträchtlichen Kosten erhoffte.

Die Hauptindikation für den Einsatz von IVIG ist eindeutig die Dermatomyositis [1]. Seit dem Einsatz von IVIG ist es gelungen, die in der Anfangsphase notwendige Steroidtherapie rasch und nicht unerheblich zu reduzieren. Dieser Aspekt ist natürlich bei der Dermatomyositis bei Jugendlichen von Bedeutung. IVIG haben sich aber auch bei den bullösen Autoimmunerkrankungen als wirksam erwiesen, wobei bei Erwachsenen aus Kostengründen IVIG häufig erst dann eingesetzt werden, wenn die konventionellen und auch billigeren immunsuppressiven Therapien versagen beziehungsweise wegen Nebenwirkungen nicht fortgesetzt werden können [14]. Bei Kindern sind hier sicher andere Kriterien anzulegen, sodass ein frühzeitiger Einsatz von IVIG bei bullösen Autoimmunerkrankungen gerechtfertigt erscheint, vor allem vor dem Hintergrund, dass IVIG keine wesentlichen Nebenwirkungen hervorrufen.

Biologics

Die Erwartungen an die Biologics waren gerade in der Pädiatrie sehr hoch, zumal man sich durch den selektiven Wirkungsmechanismus eine Verringerung der Nebenwirkungen erwartete. Wie bei nahezu allen neuen Medikamenten liegen aber nur wenige Zulassungen für Kinder vor, sodass der Einsatz meist im Off-label-Bereich stattfindet. Dennoch kann dieser im Einzelfall absolut gerechtfertigt sein. Die mit Abstand am häufigsten bei Kindern eingesetzten Biologics sind die Inhibitoren von Tumornekrose-Faktor alpha.

TNF-Inhibitoren

Innerhalb der Gruppe der Biologics haben bisher die Inhibitoren von Tumornekrose-Faktor alpha (TNF) am meisten überzeugt. Derzeit stehen ein löslicher TNF-Rezeptor als Fusionsprotein (Etanercept), ein chimärer TNF-Antikörper (Infliximab) sowie seit ein humaner TNF-Antikörper (Adalimumab) zur Verfügung [15]. Das Hauptindikationsgebiet sind rheumatoide Arthritis, chronisch entzündliche Darmerkrankungen insbesondere der Morbus Crohn sowie die Psoriasis und die Psoriasisarthritis. Im Gegensatz zu vielen anderen Neuentwicklungen auf dem Pharmasektor wurden die TNF-Inhibitoren schon recht früh bei Kindern eingesetzt. Etanercept ist zum Beispiel für die chronische juvenile Arthritis bei Kindern zwischen dem vierten und 17. Lebensjahr zugelassen. Das Hauptindikationsgebiet der TNF-Inhibitoren umfasst neben der juvenilen Arthritis auch die Uveitis und den juvenilen Morbus Crohn. Gerade beim Morbus Crohn werden TNF-Inhibitoren bei Kindern häufig eingesetzt. Da beim Morbus Crohn im Gegensatz zu den anderen Indikationen lediglich die Antikörper nicht aber Etanercept wirksam sind, liegen hier am meisten Erfahrungen mit dem Einsatz bei Kindern für Infliximab vor. Die Dosierung erfolgt gewichtsadaptiert, das Regime unterscheidet sich nicht von jenem, das bei Erwachsenen eingesetzt wird. Voruntersuchungen (Ausschluss einer Tuberkulose beziehungsweise anderer Infekte) sind genauso wie bei Erwachsenen indiziert. Dies gilt auch für die Unterbrechung der Therapie bei akut auftretenden Infektionen. Kommen TNF-Inhibitoren bei psoriatischen Kindern zum Einsatz, wird dies in den meisten Fällen auf eine ausgeprägte Gelenksbeteiligung zurückzuführen sein, zumal der Hautbefall bei Kindern in der Regel eher schwächer ausgeprägt ist und auch bei schwerem Befall genügend andere Therapiemodalitäten inklusive alter Lokaltherapien wie Cignolin („alt aber sicher") zur Verfügung stehen und nicht vergessen werden sollten.

Ein noch ungelöstes Problem der TNF-Inhibitoren stellt das Rezidiv nach Absetzen der Therapie dar. Dies gilt insbesondere für Kinder. In diesem Zusammenhang wurde bereits der Begriff von Infliximab-Abhängigkeit (*infliximab dependency*) geprägt [21]. In dieser Studie wurden 24 Kindern mit Morbus Crohn mit Infliximab behandelt. Bei sechs war kein sofortiges Ansprechen zu beobachten, auch nach längerer Gabe blieb der Erfolg aus. Dies zeigt, dass eine Fortsetzung der Therapie nur bei sofortigem Ansprechen gerechtfertigt erscheint. Von den restlichen 18 Patienten zeigten acht eine komplette Remission und zehn eine partielle. Von beiden Gruppen zeigten aber lediglich sieben einen anhaltenden Effekt nach Absetzen der Therapie. Die restlichen mussten relativ rasch wegen eines Rezidivs mit Infliximab neuerlich behandelt werden. Dies sind immerhin fast zwei Drittel der Responder, was für diese Gruppe das Attribut Infliximab-Abhängigkeit rechtfertigen mag [21].

Anakinra ist ein rekombinanter Inhibitor des Interleukin-1 (IL-1) Rezeptors. Anakinra zeigt auch eine Wirksamkeit bei junveniler rheumatoider Arthritis, allerdings beschränken sich die Erfahrungen bei dieser Indikation auf wenige Kasuistiken [11]. Das Haupteinsatzgebiet von Anakinra sind die neonatalen Entzündungssyndrome. Diese seltenen Krankheitsgruppe umfasst die *neonatal multisystem inflammatory disease* (NOMID), das *familal cold autoinflamma-*

tory syndrome und das Muckle-Wells Syndrom [5]. IL-1 scheint in der Pathogenese dieser Erkrankungen eine wichtige Rolle zu spielen. Bei den meisten Patienten mit diesen Erkrankungen konnten Mutationen im *CIAS1*-Gen nachgewiesen werden [13]. *CIAS1* kodiert für das Protein Kryopyrin, das eine wichtige Rolle bei der Aktivierung des Entzündungsmediators IL-1 durch proteolytische Spaltung spielt. Die Blockade von IL-1 durch Anakinra hat sich daher als äußerst wirksame Therapie dieser zwar seltenen sich aber in früher Kindheit manifestierenden Erkrankungen erwiesen [9].

Efalizumab

Efalizumab ist ein humanisierte Antikörper, der gegen CD11a gerichtet ist. CD11a bildet in Kombination mit CD18 das heterodimere Adhäsionsmolekül LFA-1, das unter anderem auf Leukozyten exprimiert wird und durch Interaktion mit seinem Liganden ICAM-1 eine wichtige Rolle für das Anheften von Leukozyten an Endothelien und somit in weiterer Folge für den Austritt von Leukozyten in das Gewebe spielt. Efalizumab wurde zur Behandlung der mittelschweren bis schweren Plaquepsoriasis zugelassen. Eine Zulassung für Kinder existiert nicht. Efalizumab wurde aber in Einzelfällen bei Kindern eingesetzt, die Dosierung erfolgt gewichtsadaptiert. Ob Efalizumab jemals die Zulassung für Kinder erhalten wird, wird auch von der zukünftigen Erfahrung mit Efalizumab bei der Behandlung der Psoriasis der Erwachsenen abhängen. In letzter Zeit haben sich Berichte über Exazerbationen nach Gabe von Efalizumab gehäuft, wobei derzeit nicht klar ist, ob es sich um Exazerbationen der Psoriasis oder um Atopie-artige Erscheinungen handelt. Letztere werden durch eine Verschiebung der Immunlage in Richtung Th2-Antwort erklärt. Umso überraschender erscheint ein Bericht über den erfolgreichen Einsatz von Efalizumab bei einem Kind mit schwerer atopischer Dermatitis [20].

Omalizumab

Omalizumab ist ein humanisierter monoklonaler IgG Antikörper, der gegen humanes IgE gerichtet ist. Der Antikörper bindet an derselben Stelle der Fc-Region, mit der IgE an den hochaffinen IgE-Rezeptor (FcεRI) bindet. Dadurch ist Omalizumab nicht in der Lage, mit bereits an Mastzellen gebundenem IgE zu reagieren und eine Degranulation der Mastzellen auszulösen. Omalizumab ist daher nicht anaphylaktogen.

Nach Injektion von Omalizumab ist eine Reduktion um 89–99% des zirkulierenden IgEs zu beobachten. Hohe Erwartungen an Omalizumab wurden bei Erkrankungen, die mit erhöhtem IgE einhergehen wie zum Beispiel atopisches Asthma und atopisches Ekzem, gestellt, auch vor dem Hintergrund systemische und topische Immunsupprressiva langfristig vor allem bei Kindern zu vermeiden. Der Erfolg von Omalizumab war jedoch beim atopischen Ekzem nicht so überzeugend [6]. Dies ist wahrscheinlich darauf zurückzuführen, dass die Pathogenese der atopischen Dermatitis sehr komplex und heterogen und nicht alleine auf erhöhte IgE-Spiegel zurückzuführen ist.

Die Ergebnisse beim atopischen Asthma erscheinen überzeugender, allerdings kann sich ein Erfolg erst nach mehreren Wochen einstellen. Eine Studie konnte zeigen, dass in einer Gruppe von Patienten, die alle nach 16 Wochen hervorragend auf Omalizumab ansprachen, sich erste Anzeichen des Erfolges bei 87% erst nach 12 Wochen zeigten [3]. Die bisherigen Studien zeigen ein hervorragendes Ansprechen bei einzelnen Individuen, dem gegenüber steht eine doch recht starke Variabilität innerhalb der jeweiligen Kollektive. In diesem Zusammenhang müsse natürlich die nicht unerheblichen Kosten der Therapie (zwischen 4.000 und 20.000 U$ pro Jahr) berücksichtigt und abgewogen werden. Aus diesem Grunde ist es nachvollziehbar, dass eine retrospektive Analyse von 14 Studien zu dem Schluss kommt, dass Omalizumab signifikant besser als Plazebo war und dadurch die Patienten die Menge von inhalierten Kortikosteroiden deutlich reduzieren beziehungsweise sogar absetzen konnten. Dem gegenüber stehen die Kosten. Es werden daher Vergleichsstudien zwischen Omalizumab und inhalierten Steroiden insbesondere bei Kindern gefordert [19].

Ausblick

Die grundlegende Problematik der Immunsuppressiva stellt sicher nicht ihre Wirksamkeit dar, diese ist bei den meisten Indikationen hervorragend, sondern die Langzeitnebenwirkungen. Dies gilt insbesondere für Kinder. Allerdings sollte man aus übertriebener Angst und Vorsicht Kindern wirksame Therapien nicht vorenthalten. Der Einsatz von Immunsuppressiva ist bei Kindern sicher gerechtfertigt, allerdings immer bei sorgfältiger Nutzen-Risiko-Abwägung. Kombinationstherapien stellen eine Möglichkeit der Reduzierung der Nebenwirkungen dar. Die Erwartungen an die Biologics sind beziehungsweise waren vor allem beim Einsatz bei Kindern sehr hoch, zumal man sich durch den postulierten selektiveren Wirkmechanismus eine Reduktion der Langzeitnebenwirkungen erwartet. Allerdings muss berücksichtigt werden, dass diese Erwartungen vorerst primär auf theoretischen Überlegungen und experimentellen Daten beruhen. Nach den initialen nahezu euphorischen Berichten über die Wirksamkeit der Biologics bei den verschiedensten Indikationen mehren sich die Hinweise, dass auch mit einem Nachlassen des Effektes (Tachyphylaxie) und mit Therapieversagern zu rechnen ist, ein nicht überraschendes Phänomen, das bei nahezu jeder Einführung neuer medikamentöser Substanzklassen zu beobachten ist. Die Langzeitnebenwirkungen sind derzeit noch nicht abzusehen und nur durch kontrollierte Langzeitstudien abzuschätzen. Die jüngsten Berichte, dass sich bei sechs Jugendlichen beziehungsweise jungen Erwachsenen, die wegen eines Morbus Crohn mit Infliximab behandelt wurden, hepatosplenale T-Zelllymphome entwickelten, unterstreicht diese Forderung. Allerdings ist in den vorliegenden Fällen zu berücksichtigen, dass alle Patienten gleichzeitig Azathioprin oder 6-Mercaptopurin über einen längeren Zeitraum erhielten, sodass voreilige Schlüsse über das eventuelle kanzerogene Potential dieser Substanz nicht zulässig sind. Voreilige Schlussfolgerungen und Warnungen, wie dies zum Beispiel im Falle der topischen Calcineurininhibitoren (Pimecrolimus, Tacrolimus) geschehen ist [2], würden nur die Ärzteschaft und Patienten verunsichern und letztere von den Vorteilen innovativer Therapien ausschließen.

Literatur

1. Al-Mayouf SM, Laxer RM, Schneider R et al (2000) Intravenous immunoglobulin therapy for juvenile dermatomyositis: efficacy and safety. J Rheumatol 27: 2498–503
2. Berger TG, Duvic M, Van Voorhees AS, Frieden IJ (2006) The use of topical calcineurin inhibitors in dermatology: Safety concerns. J Am Acad Dermatol 54: 818–823
3. Bosquet J, Wenzel S, Holgate S et al (2004) Predicting response to omalizumab, an anti-IgE antibody, in patients with allergic asthma. Chest 125: 1378–1386
4. Dalani C, Orlow SJ (2005) Treatment of children and adolescents with methotrexate, cyclosporine, and etanercept: Review of the dermatologic and rheumatoloigc literature. J Am Acad Dermatol 52: 316–340
5. Hull KM, Shoham N, Chae JJ et al (2003) The expanding spectrum of systemic autinflammatory disorders and their rheumatic manifestations. Curr Opin Rheumatol 15: 61–69
6. Krathen RA, Hsu S (2005) Failure of omalizumab for treatment of severe adult atopic dermatitis. J Am Acad Dermatol 53: 338–340
7. Krieger NR, Emre S (2004) Novel immunosuppressants. Pediatr Transplantation 8: 594–599
8. Li N, Zhao M, Hilario-Vargas J et al (2006) Complete FcRn dependence for intravenous Ig therapy in autoimmune skin blistering diseases. J Clin Invest 115: 3440–3450
9. Lovell DJ, Bowyer SL, Solinger AM (2005) Interleukin-1 blockade by anakinra improves clinical symptoms in patients with neonatal-onset multisystem inflammatory disease. Arthritis Rheumatol 52: 1283–1286
10. Meggitt SJ, Gray JC, Reynolds NJ (2006) Azathioprine dosed by thiopurine methyltransferase activity for moderate-to-severe atopic eczema: a double-blind, randomised controlled trial. Lancet 367: 839–846
11. Mirkinson LJ, Nagle D, Jones OY, Kadom N (2006) Anakinra therapy in a child with systemic-onset juvenile rheumatoid arthritis after human herpesvirus 6 encephalitis. J Clin Rheumatol 12: 83–86
12. Moudgil A, Bagga A, Jordan SC (2005) Mycophenolate mofetil therapy in frequently relapsing steroid-dependent and steroid-resistant nephritic syndrome of childhood: current status and future directions. Pediatr Nephrol 20: 1376–1381
13. Neven B, Callebaut I, Prieur AM et al (2004) Molecular basis of the spectral expression of CIAS1 mutations associated with phagocytic cell-mediated autoinflamaotry disorders CINCA/NOMID, MWS and FCU. Blood 103: 2809–2815
14. Rütter A, Luger TA (2001) High-dose intravenous immunoglobulins: an approach to treat severe immune-mediated and autoimmune diseases of the skin. J Am Acad Dermatol 44: 1010–1024
15. Saripalli YV, Gaspari AA (2005) Focus on: biologics that affect therapeutic agents in dermatology. J Drugs Dermatol 4: 233–245
16. Silvermann JE, Pomeranz MK, Pak G et al (1997) Rediscovering mycophenolic acid: A review of its mechanism, side effects, and potential uses. J Am Acad Dermatol 37: 445–449
17. Tejani A, Butt KM, Rajpoot D et al (1989) Strategies for optimizing growth in children with kidney transplants. Transplantation 47: 229–233
18. Vidhun JR, Sarwal MM (2005) Corticosteroid avoidance in pediatric renal transplantation. Pediatr Nephrol 20: 418–426
19. Walker S, Monteil M, Phelan K et al (2006) Anti-IgE for chronic asthma in adults and children. Cochrane Database Syst Rev 2006 Apr 19: CD003559
20. Weinberg JM, Siegfried EC (2006) Successful treatment of severe atopic dermatitis in a child and an adult with the T-cell modulator efalizumab. Arch Dermatol 142: 555–558
21. Wewer V, Riis L, Vind I et al (2006) Infliximab dependency in a national cohort of children with Crohn's disease. J Pediatr Gastroenterol Nutr 42: 40–45

Dermatologie bei Kindern: Besonderheiten der Kinderdermatologie

Antonia Kienast und Peter H. Höger

Kinder mit Hauterkrankungen bedürfen einer altersentsprechenden Therapie, die die Besonderheiten des Säuglings- und Kindesalters berücksichtigt. Zwar ist die Haut des reifen Neugeborenen in anatomischer Hinsicht vollständig entwickelt, jedoch gibt es im Vergleich zum Erwachsenen zahlreiche funktionelle Unterschiede. Des weiteren unterliegen verschiedene Stoffwechselleistungen einem Reifungsprozess, der Einfluss nicht nur auf die orale, sondern auch auf die topische Behandlung hat [7]. Bedingt durch die funktionellen Besonderheiten des kindlichen Hautorgans und die partielle Unreife des kindlichen Immunsystems unterscheiden sich auch Art und Symptomatik der häufigsten Hauterkrankungen von Kindern und Erwachsenen deutlich. Die häufigsten Arztkonsultationen von Kindern lassen sich auf Ekzeme, bakterielle und virale Infektionen zurückführen [3].

Die kindliche Haut macht 10–13% des Körpergewichts aus im Vergleich zu 3% beim Erwachsenen; die gewichtsbezogene Körperoberfläche eines jungen Säuglings ist fast dreimal so gross wie die eines Erwachsenen. Die Epidermis und das Stratum corneum sind bei Säuglingen dünner als beim Erwachsenen und die Basalzellschicht läuft noch relativ parallel zur Oberfläche, das heißt die Vernetzung der Epidermis mit der Dermis ist noch nicht ausgereift. So kommt es aufgrund der dünneren Hornschicht bei Säuglingen und Kleinkindern zu dem charakteristischen Befall der Skabiesmilbe im Palmoplantarbereich, der im späteren Leben nicht mehr beobachtet wird. Durch die unvollständige Vernetzung der Hautschichten kann die Epidermis bei Neugeborenen relativ leicht durch Scherkräfte von der Dermis getrennt werden, was dazu führt, dass sehr leicht Ablederungsverletzungen entstehen (z.B. durch unsachgemässes Entfernen von Pflastern) und einige Dermatosen in dieser Periode mit einer Blasenbildung einhergehen können (Skabies, Lues, Mastozytose).

Aspekte wie Thermoregulation, mechanische Belastbarkeit, Barrierefunktion und transkutane Resorption weisen beträchtliche Unterschiede zum Erwachsenen auf. Die transkutane Thermoregulation ist bei Neugeborenen und Säuglingen eingeschränkt, obwohl die Zahl der Schweißdrüsen pro cm² im Vergleich zum Erwachsenen eher erhöht ist. Durch Phototherapie und Einwirkung von Wärmestrahlern kann es zu einer Erhöhung des transepidermalen Wasserverlustes von bis zu 20% kommen. Auch die Fähigkeit, durch Vasokonstriktion Wärmestrahlung zu vermindern, ist bei Neugeborenen noch nicht ausgereift. Ein Abfall der Körpertemperatur kann zu Azidose oder intrazerebralen Hämorrhagien führen. Bei Untersuchung und Pflege des unbekleideten Säuglings sollte die Umgebungstemperatur mindestens 35 °C betragen. Eine zu hohe Umgebungstemperatur ist ebenfalls zu vermeiden, da die Induktionsschwelle zum Schwitzen deutlich höher ist als beim Erwachsenen und es daher leicht zu Hyperthermie und Dehydratation kommen kann.

Die Talgdrüsenaktivität wird bei gestillten Säuglingen durch mütterliche Androgene gesteuert und begünstigt beispielsweise die Enstehung einer Acne neonatorum. Deren Genese ist allerdings im Unterschied zum Erwachsenen auch durch eine Infektion mit der lipophilen Hefe *Pityrosporum ovale* mitbedingt. Ein weiterer Unterschied ist der bei Neugeborenen noch neutrale oder leicht alkalische pH-Wert der Haut, der jedoch innerhalb der ersten 4–6 Lebenswochen auf den physiologischen pH-Wert von 5,2 bis 5,5 abfällt. Die pH-Homoieostase des Säuglings ist trotzdem noch labil und es dauert nach dem Kontakt mit alkalischen Substanzen länger als beim Erwachsenen, bis der physiolosiche pH wieder erreicht wird [7].

Ein besonders wichtiger Fakor in der Therapie von Säuglingen und Kleinkindern ist die transkutane Resorption, die durch verschiedene Faktoren beeinflusst wird. Einerseits vom Wirkstoff selbst, seinem Molekulargewicht sowie dem Applikationsort (insb. Okklusionsfaktoren), andererseits von der Struktur der epidermalen Barriere und von der Appliationsfläche.

So zeigen Frühgeborene der 26. Gestationswoche aufgrund der Unreife ihrer epidermalen Lipidbarriere eine um den Faktor 100–1000 gesteigerte transkutane Resorption [5].

Schäden der Epidermis wie sie bei Ekzemen, Ichthyosis oder Epidermolysis auftreten, fördern die transkutane Penetration [1]; die Resorption ist in talgdrüsenreichen Arealen wie Gesicht, Kopfhaut und Genitalbereich signifikant erhöht. Okklusion, wie sie natürlicherweise im Genitalbereich sowie den Intertrigines vorkommt bzw. artifiziell durch das Tragen von Windeln herbeigeführt wird, erleichtert gleichfalls die transkutane Penetration. Da bei Säuglingen das Verhältnis von Körperoberfläche zu Körpergewicht (cm^2/kg) 2,5 bis 3-mal höher ist als bei Erwachsenen, ist bei gleicher Wirkstoffmenge die Gefahr der systemischen Resorption deutlich erhöht. Wirkstoffzusätze wie Harnstoff- und Salicylsäure können resorptionsfördernd wirken.

Die Wirkung eines topisch applizierten Stoffes hängt außerdem von der Stoffwechselaktivität des Kindes ab. Durch eingeschränkte Enzymaktivität im Säuglingsalter kann es beispielsweise im Falle des Enzyms Methämoglobinreduktase durch Anwendung von Lidocain mit Prilocain (EMLA® Creme) zu einer potenziell lebensbedrohlichen Methämoglobinämie kommen. Bei großflächiger Anwendung besteht diese Gefahr auch jenseits des Säuglingsalters noch [6] und wird durch zusätzliche Gabe anderer Arzneimittel wie Paracetamol, Sulfonamide, Benzocain, Chloroquin, Dapson, Nitrofurantoin, Phenobarbital, Phenytoin, und auch Anilinfarbstoffen weiter gefördert. Verschiedene scheinbar harmlose topische Wirkstoffe sollten bei Säuglingen nicht angewandt werden (u.a. Alkohol, Benzocain, Prilocain, Benzylbenzoat, Lindan, Neomycin, Povidon-Jod, Salizylsäure, Silbersulfadiazin).

Häufig topisch angewandt werden jedoch immer noch Salizylate. Salizylsäure ist aber im Säuglingsalter kontraindiziert und sollte auch im Kleinkindesalter nur kleinflächig (<2% der Körperoberfläche) und niedrigkonzentriert (≤2%) sowie kurzfristigen (5–7 Tage) angewendet werden, da Salizylatintoxikationen zu metabolischer Azidose, Krampfanfällen und Somnolenz führen können [2]. Die Anwendung von Calcipotriol kann zu potenziell lebensbedrohlicher Hyperkalziämie führen und auch Para-Aminobenzoesäure und deren Derivate werden von Kindern vermehrt transkutan resorbiert. Zum Sonnenschutz sollten deshalb im Kindesalter keine Filtersubstanzen, sondern Reflektoren verwendet werden. Auch topische Steroide werden im Säuglings- und Kleinkindesalter vermehrt transkutan resorbiert. Die Resorption von Hydrokortison führt zu Plasmaspiegeln, die sich direkt proportional zur Applikationsfläche und dem Schweregrad des Ekzems und umgekehrt proportional zum Alter des Kindes verhalten. Die Nebennierenfunktion wird unter Hydrokortisonbehandlung bei etwa der Hälfte der Kinder supprimiert [8], deshalb sollten Säuglinge nur mit schwach wirksamen Steroiden (Wirkstoffklasse I) behandelt werden. Um eine Nebenniereninsuffizienz (Addison-Krise) zu vermeiden, sollte die Behandlung immer ausschleichend (Reduktion der Steroiddosis und/oder Verlängerung der Applikationsintervalle) erfolgen.

Auch die systemische Applikation von Arzneimitteln im Kindesalter weist Besonderheiten auf. Aufgrund der verzögerten Magensäuresekretion und Magenentleerung ist die orale Aufnahme von Arzneimitteln im jungen Säuglingsalter vermindert. Durch die geringere Darmmotilität und Gallensäuresekretion ist die Bioverfügbarkeit von oralen Arzneimitteln verringert und schlecht steuerbar. Keiner Altersabhängigkeit unterliegt die rektale Wirkstoffaufnahme [4], sie zeigt jedoch aufgrund der unterschiedlichen Verweildauer starke Schwankungen und ist daher nicht zur Dauertherapie geeignet. Klysmen zeigen eine bessere rektale Resoption als Suppositorien. Weiterhin ist wichtig, dass Substanzen, die wie beispielsweise Sulfonamide das Bilirubin aus der Albuminbindung verdrängen, einen Kernikterus herbeiführen können und in den ersten sechs Lebenswochen streng kontraindiziert sind.

Literatur

1. Aaolto-Korte K, Turpeinen M (1993) Transepidermal water loss and absorption of hydrocortisone in widespread dermatitis. Brit J Dermatol 128: 633–635
2. Chiaretti A, Schembri Wismayer D, Tortorolo L et al. (1997) Salicylate intoxication using a skin ointment. Acta Pediatr 86: 330–331
3. Goh CL, Akarapanth R (1994) Epidemiology of skin disease among children in a referral skin clinic in Singapore. Pediatr Dermatol 11: 125–128
4. Heimann G (2004) Prinzipien der Arzneimitteltherapie beim Kind. In: Koletzko B (Hrsg) Kinderheilkunde und Jugendmedizin. 12. Auflage. Springer, Berlin, S 709–712
5. Kravenchko I, Maibach HI (2003) Percutaneous penetration. In: Hoath SB, Maibach HI (eds), Neonatal skin. Structure and function 2nd ed, Dekker, New York, pp 285–298
6. Nilsson A, Engberg G, Henneberg S et al. (1990) Inverse relationship between age-dependent erythrocyte activity of methaemoglobin reductase and prilocaine-induced methaemoglobinaemia during infancy. Brit J Anaesthesia 64: 72–76
7. Ott H, Höger PH (2005) Besonderheiten der Haut des Neugeborenen und jungen Säuglings. Hautarzt 56: 905–914
8. Turpeinen M (1988) Influence of age and severity of dermatitis on the percutaneous absorption of hydrocortisone in children. Brit J Dermatol 118: 517–522

14 Pflichten in Praxis und Klinik

Aufklärung und Arzthaftung

Klaus Ulsenheimer

Unter besonderer Betonung des Selbstbestimmungsrechts des Patienten hat die höchstrichterliche Judikatur in den vergangenen vier Jahrzehnten die Anforderungen an die ärztliche Eingriffsaufklärung ständig verschärft und dadurch sowohl die zivil- als auch die strafrechtliche Haftung des Arztes erheblich ausgeweitet. Denn angesichts der Unmöglichkeit, alle bekannten Risikofaktoren eines Eingriffs dem Patienten zu erläutern, und der Ungewissheit, welchen Umfang im Einzelfall die Aufklärung des Patienten haben muss, bleibt die Erfüllung der Aufklärungspflicht ein erheblicher Unsicherheitsfaktor. Hinzu kommt, dass im Zivilprozess die Beweislast für die ordnungsgemäße, rechtzeitige Aufklärung ganz auf Seiten des *Arztes* liegt. Denn auch der medizinisch indizierte, lege artis durchgeführte Eingriff stellt ja bekanntlich nach ständiger Rechtsprechung eine Körperverletzung dar, so dass der Arzt die Rechtfertigungsvoraussetzungen, das heißt, die wirksame Einwilligung des Patienten und damit dessen „informed consent", beweisen muss.

Gerade mit dieser *Aufklärungslast* hängt es zusammen, dass der Vorwurf einer Aufklärungspflichtverletzung zum Standardvortrag jedes auch nur einigermaßen versierten anwaltlichen Patientenberaters gehört, indem man zweigleisig vorgeht, also sowohl einen *Behandlungs-* als auch einen *Aufklärungsfehler* rügt beziehungsweise zumindest im Laufe des Verfahrens nachschiebt, wenn sich das Vorgehen des Arztes als sachgerecht erweist.

Die Aufklärungsrüge hat sich dadurch zu einem „regelrechten Auffangtatbestand"[1] entwickelt, mit dem das typischerweise beim *Patienten* liegende Behandlungsrisiko de facto weitgehend auf den Arzt verlagert und auf diese Weise durch die Hintertür eine gewisse Erfolgshaftung eingeführt wird [2]. Dieser von Patientenseite mit dem Aufklärungsfehler betriebene Missbrauch der Beweislast zu haftungsrechtlichen Zwecken ist zwar eine gerichtsbekannte Tatsache, führt aber nur selten zu praktischen Konsequenzen zugunsten der betroffenen Ärzte.

Als Dermatologen sind Sie von dieser Entwicklung zwar bisher weitgehend verschont geblieben, aber dies kann sich jederzeit ändern und deshalb verstehe ich meine Aufgabe in erster Linie als Prävention, damit Sie für die Zukunft gerüstet sind.

Allgemeine Probleme der ärztlichen Risikoaufklärung

Die frühere Skepsis der Judikatur gegenüber der Verwendung von *Formularen* und *Merkblättern* ist in den letzten Jahren nicht nur deutlich gewichen, sondern hat sich positiv zu einem Bekenntnis zu schriftlichen Einverständniserklärungen auf formularmäßigen Vordrucken entwickelt. In der jüngsten Entscheidung zu diesem Problemkreis heißt es wörtlich:

„Derartige schriftliche Hinweise sind heute weitgehend üblich und haben den Vorteil einer präzisen und umfassenden Beschreibung des Aufklärungsgegenstandes sowie der für den Arzt wesentlichen Beweisbarkeit. Sie sind insbesondere bei Routinebehandlungen am Platze.

Freilich vermögen solche Merkblätter nicht das erforderliche Arztgespräch zu ersetzen, in dem sich der Arzt davon überzeugen muss, ob der Patient die schriftlichen Hinweise gelesen und verstanden hat, und das ihm die Möglichkeit gibt, auf die individuellen Belange des Patienten einzugehen und eventuelle Fragen zu beantworten".

Fazit

Stufenaufklärung

Die Stufenaufklärung, die Herr Professor Weissauer begründet hat, ist von der Rechtsprechung inzwischen voll akzeptiert. Das bedeutet: schriftliche Vorabinformationen sind nützlich, aber unverzichtbar ist das individuelle Aufklärungsgespräch Arzt-Patient.

Aufklärungsbögen und Formulare

Die am Markt befindlichen Aufklärungsbögen stellen den Aufklärungsstandard dar, sie sind von medizinischen und juristischen Fachleuten ausgearbeitet, erprobt und bewährt. Wer daher für seine Eingriffe eigene, von ihm selbst formulierte Formulare benutzt, muss sich an diesem Standard messen lassen, wobei die Praxis zeigt, dass nach wie vor viele völlig allgemein gehaltene, deshalb unzureichende und nichtssagende Aufklärungsmerkblätter benutzt werden (zum Beispiel „Ich bin über alle Risiken und Nebenwirkungen aufgeklärt worden" oder: „In den ... Eingriff willige ich nach eingehender Aufklärung ein").

Wirksamkeit der Einwilligung

Da Aufklärung und Einwilligung, von wenigen spezialgesetzlichen Regelungen abgesehen, keiner besonderen Schriftform bedürfen, ist allerdings zur Wirksamkeit der Einwilligung der Austausch von Dokumenten und Unterschriften nicht notwendig.

Deshalb muss auch derjenige Arzt eine faire und reale Chance haben, den Beweis für die Durchführung und den Inhalt des Aufklärungsgesprächs zu führen, der keine Formulare benutzt und für den konkreten Einzelfall auch keine Zeugen zur Verfügung hat [3]. Ausdrücklich betonte der BGH: „Ist einiger Beweis für ein gewissenhaftes Aufklärungsgespräch erbracht, sollte dem Arzt im Zweifel geglaubt werden, dies auch mit Rücksicht darauf, dass aus vielerlei verständlichen Gründen Patienten sich im Nachhinein an den genauen Inhalt solcher Gespräche, die für sie vor allem von therapeutischer Bedeutung waren, nicht mehr erinnern".

Wenn daher die Tatsache eines Gesprächs zwischen Arzt und Patient außer Streit ist, kommt es nicht darauf an, ob der Arzt oder sein Personal noch den Patienten oder den konkreten Inhalt des Gesprächs in Erinnerung haben: „Sofern nicht gewichtige Gründe im Einzelfall dagegen sprechen, reicht es regelmäßig aus, wenn derartige Gespräche nach Art und Inhalt einer ständigen und ausnahmslosen Übung entsprechen" [4].

Rechtzeitigkeit der Aufklärung

Ein aktuelles Problem im Bereich der Patientenaufklärung stellt seit einigen Jahren die Rechtzeitigkeit der Aufklärung dar, nachdem die Judikatur hierzu seit 1992 sehr detaillierte Vorgaben gemacht hat, die von ärztlicher Seite vielfach nicht, jedenfalls nicht exakt beachtet werden. Allgemein heißt es: „Der Patient muss so rechtzeitig vor dem beabsichtigten Eingriff aufgeklärt werden, dass er durch hinreichende Abwägung der für und gegen den Eingriff sprechenden Gründe seine Entscheidungsfreiheit und damit sein Selbstbestimmungsrecht wahren kann".

Bei stationären Eingriffen sollte die Aufklärung bei der Terminabsprache, spätestens aber muss sie am Tag vor der geplanten Maßnahme erfolgen.

Für die ambulanten und diagnostischen Eingriffe gelten andere Zeitvorgaben. Hier „reicht es bei normalen ambulanten und diagnostischen Eingriffen grundsätzlich aus, wenn die Aufklärung erst am Tage des Eingriffs selbst erfolgt".

Ausdrücklich weist der BGH in diesem Zusammenhang jedoch darauf hin, „dass bei größeren ambulanten Eingriffen mit beträchtlichen Risiken" eine Aufklärung erst am Tag des Eingriffs „nicht mehr rechtzeitig sein dürfte, zumal solchen Operationen gewöhnlich Untersuchungen vorangehen, in deren Rahmen die erforderliche Aufklärung bereits erteilt werden kann".

Der nicht rechtzeitig aufgeklärte Patient muss allerdings zur Begründung von Ansprüchen substantiiert darlegen, dass ihn die verspätete Aufklärung in seiner Entscheidungsfreiheit beeinträchtigt hat, und plausibel machen, dass er, wenn ihm rechtzeitig die Risiken des Eingriffs deutlich gemacht worden wären, vor einem echten Entscheidungskonflikt gestanden hätte.

Grundsatz der Therapiefreiheit

Der Grundsatz der Therapiefreiheit gestattet dem Arzt, über die Wahl der Behandlungsmethode primär selbst zu entscheiden und dem Patienten nicht erläutern zu müssen, welches Vorgehen theoretisch in Betracht kommt und was für oder gegen die eine oder andere Verfahrensweise spricht, solange sie dem jeweiligen Standard, hier also dem fachdermatologischen Standard entspricht. Denn der Patient will kein medizinisches Kolleg und keine Information über spezielle medizinische Fragen, sondern vertraut dem ärztlichen Wissen und Können.

Wenn es jedoch unterschiedliche Verfahren mit unterschiedlichen Risiken, verschiedenen Vor- und Nachteilen, besseren Erfolgsaussichten der einen und größeren Belastungen der anderen Methode gibt und diese Unterschiede gewichtig sind, muss der Patient hierüber informiert werden, damit er selbständig entscheiden kann. Auf kleine Unterschiede oder unbedeutende Varianten der Durchführung muss hingegen nicht besonders hingewiesen werden, weil diese auf die Entscheidung eines vernünftigen Durchschnittspatienten im allgemeinen keinen Einfluss haben [5].

Die Rechtsprechung bejaht zum Beispiel eine entsprechende Hinweispflicht, wenn die Möglichkeit der oralen Gabe eines Medikaments und dessen Injektion besteht oder wenn die konservative Behandlungsform gegenüber dem operativen Eingriff eine echte Wahlmöglichkeit darstellt, zum Beispiel etwa bei der Entfernung eines Finger- oder Zehennagels.

Ist eine operative Methode zum Zeitpunkt der Behandlung noch nicht als Standardmethode empfohlen, muss darüber nicht aufgeklärt werden [6]. Denn ein nicht erprobtes Verfahren stellt regelmäßig keine Alternative dar, da mangels gefestigter Daten über den Therapieerfolg und wegen der noch unerforschten Begleitrisiken es gar nicht möglich ist, die Neulandmethode in direkten Vergleich zu der beabsichtigten Standardbehandlung zu setzen und dadurch dem Patienten eine überlegte Entscheidung zu ermöglichen.

Fazit

Ein Patient ist nur über *echte Wahlmöglichkeiten* aufzuklären, nicht dagegen über *alle* in der Medizin vorgeschlagenen, diskutierten, nicht belegten, Erfolg versprechenden, teilweise wieder aufgegebenen oder erst einem kleinen Kreis von Spezialisten *bekannten Verfahren*. Dies würde zu einer Übermaßaufklärung und einer Verunsicherung des Patienten führen, abgesehen von der mangelnden Praktikabilität auf Seiten der Ärzteschaft.

Holschuld oder Bringschuld

Nach ständiger Rechtsprechung ist die Aufklärung eine genuin ärztliche Aufgabe und keine Holschuld des Patienten, sondern eine Bringschuld des Arztes.

Daraus folgt:

Die Aufklärung darf nicht auf das Pflegepersonal delegiert werden. Allerdings muss nicht unbedingt der Arzt aufklären, der den Eingriff vornimmt, vielmehr ist die Aufklärungspflicht innerhalb des Arztbereichs delegierbar. Wer die Aufgabe übernimmt, muss aber den erforderlichen Wissens- und Erfahrungsstand haben, sonst liegt für den einen ein Übernahme-, für den Auftraggeber ein Delegationsverschulden vor. Grenzen der Delegation sind also durch die Fachrichtung und die Qualifikation des beauftragten Arztes gezogen.

Der Arzt muss bei ausländischen Patienten eine sprachkundige Person – nicht unbedingt einen Dolmetscher – hinzuziehen, wenn fraglich ist, ob der Patient die deutsche Sprache so gut beherrscht, dass er die Erläuterungen des Arztes verstehen kann. Besonders wichtig ist in diesem Zusammenhang, dass wegen der Beweislast die ausreichenden Deutschkenntnisse des Patienten im Prozess vom Arzt nachgewiesen werden müssen.

Umfang der ärztlichen Risikoaufklärung

Der Umfang der ärztlichen Risikoaufklärung hängt entscheidend vom Zweck und der Dringlichkeit des Eingriffs sowie der Art der Risiken ab.

Die Aufklärungsanforderungen sind am strengsten bei medizinisch nicht indizierten Eingriffen, also zum Beispiel bei der Entfernung von Tätowierungen oder der Laserbehandlung von Hautfalten.

„Je weniger ein ärztlicher Eingriff medizinisch geboten ist, um so ausführlicher und eindrücklicher ist der Patient, dem dieser Eingriff angeraten wird oder der ihn selbst wünscht, über dessen Erfolgsaussichten und etwaige schädliche Folgen zu informieren. … Der Patient muss in diesen Fällen darüber unterrichtet werden, welche Verbesserungen er günstigstenfalls erwarten kann, und es müssen etwaige Risiken ihm deutlich vor Augen gestellt werden, damit er genau abwägen kann, ob er einen etwaigen Misserfolg des ihn immerhin belastenden Eingriffs und darüber hinaus sogar bleibende Entstellungen oder gesundheitliche Beeinträchtigungen in Kauf nehmen will, selbst wenn dies auch nur entfernt als eine Folge des Eingriffs in Betracht kommt" [7].

Ist eine ärztliche Maßnahme dagegen vital indiziert und sofortiges ärztliches Handeln zur Beseitigung einer lebensbedrohlichen Situation geboten, tendiert der Aufklärungsumfang gegen Null. Bei unaufschiebbaren, vital indizierten Eingriffen kann und muss die Aufklärung unter Umständen völlig entfallen, da der Lebensrettung der Vorrang vor dem Schutz des Selbstbestimmungsrechts gebührt.

Allgemein gilt: Je dringender die ärztliche Maßnahme, desto geringere Anforderungen sind an den Umfang der Aufklärungspflicht zu stellen, wobei in Notfällen jede Aufklärungspflicht erlischt. Umgekehrt gilt: Je weniger dringlich und notwendig der Eingriff, desto höher und strenger sind die Anforderungen, die die Rechtsprechung vom Arzt in Richtung Aufklärung des Patienten verlangt.

Dem Patienten müssen nach der Rechtsprechung „nicht jegliche Risiken in allen denkbaren Erscheinungsformen vorgeführt werden", vielmehr ist ihm nur „im großen und ganzen ein Bild von der Schwere und Richtung des konkreten Risikospektrums" zu vermitteln. Dabei ist allerdings zu differenzieren hinsichtlich der Art der Risiken.

Risiko und Risikofrequenz

Wenn es sich um ein eingriffspezifisches, das heißt typischerweise mit der durchgeführten ärztlichen Maßnahme verbundenes Risiko handelt, ist dieses immer aufklärungspflichtig, völlig unabhängig von der Risikofrequenz (-häufigkeit) [8], wenn zwei Voraussetzungen gegeben sind:

- der Eintritt dieses Risikos berührt die beruflichen und privaten Lebensumstände des Patienten erkennbar in gravierender Weise und
- das Risiko ist für den Patienten überraschend.

Keine Aufklärung ist dagegen erforderlich bei allgemein bekannten Risiken, zum Beispiel Wundheilungsstörungen oder Narbenbrüchen.

Bei den allgemeinen Risiken ist Maßstab für den Aufklärungsumfang dagegen die Häufigkeit beziehungsweise Seltenheit des Risikos. Deshalb ist zum Beispiel bei der Entfernung eines Lipoms nicht über das außerordentlich seltene Risiko einer nekrotisierenden Fasciitis aufzuklären.

Einsichts-, Urteils- und Verständnisfähigkeit

Da die Einwilligung keine rechtsgeschäftliche Willenserklärung ist, kommt es auf die bürgerlich-rechtliche Geschäftsfähigkeit des Patienten nicht an. Entscheidend ist vielmehr, dass er die entsprechende natürliche Einsichts-, Urteils- und Verständnisfähigkeit hat, um die ärztliche Maßnahme, ihre Folgen und das insoweit bestehende Risiko zu ermessen. Eine starre, generelle Altersgrenze lässt sich insoweit nicht angeben, vielmehr hängt das nötige Urteils- und Einsichtsvermögen von den konkreten Umständen des jeweiligen Falles ab. Zum Beispiel kann ein Patient auf der Intensivstation im Zeitpunkt der Aufklärung nicht in der Lage sein, dem Aufklärungsgespräch zu folgen (aktuell mangelnde Einsichtsfähigkeit). Auch ein(e) 16-jährige(r) Patient/in kann bei entsprechendem Reifegrad schon einwilligungsfähig sein, so dass es auf seine/ihre Entscheidung (allein!) und nicht auf die der Eltern ankommt. Ihnen gegenüber besteht die ärztliche Schweigepflicht!

Pflicht zur Information

Da die Aufklärung der Wissensvermittlung dient und einen vertrauensvoll geführten Dialog zwischen Arzt und Patient voraussetzt, entfällt diese Pflicht, wenn der Patient bereits ausreichend informiert ist (zum Beispiel durch eigenes Wissen, persönliche Erfahrung) oder ausdrücklich beziehungsweise konkludent auf die Aufklärung über die bestehenden Risikofaktoren verzichtet hat.

Dennoch ist ein „Blankoverzicht" auf die Aufklärung unwirksam, vielmehr muss der Patient Art und Erforderlichkeit des Eingriffs sowie das schwerste in Betracht kommende Risiko kennen.

Zusammenfassung

Dies ist ein grober Überblick über die wichtigsten allgemeinen Grundsätze und Leitlinien der Judikatur zur Aufklärungspflicht. Dabei bin ich mir darüber im klaren, dass die Ausführungen notwendigerweise unvollkommen sind und viele Detailfragen offen bleiben mussten. Dennoch soll deutlich gemacht werden, welche Sorgfalt, welche juristischen Kenntnisse, welchen Zeitaufwand, wie viel Einfühlungsvermögen, Geschick und Kompetenz der Arzt heutzutage aufbringen muss, um einigermaßen sicher die Fährnisse der Aufklärungsjudikatur und die dadurch ausgelöste Haftungsflut zu umschiffen.

Literatur

1. Knoche, NJW (1989) 758
2. Knoche, a.a.O., 758; Schreiber, Langenbeck's Archiv für klinische Chirurgie, Bd. 352, S. 46
3. BGH MedR (1985) 169
4. OLG Hamm, VersR (1995) 661
5. BGH NJW (1988), 1514, 1516; OLG Dresden, VersR 2002, 440; siehe dazu Schelling/Erlinger, Die Aufklärung über Behandlungsalternativen, MedR 2003, 331
6. MedR (2002) 29
7. BGH MedR (1991) 85 f.; BGH AHRS Nr. 4450
8. BGH NJW (2005) 1717

Juristische Fallstricke bei IGeL

Alexander P.F. Ehlers

Das Recht der kollektiven Vergütungsvereinbarung etabliert ein komplexes Regelungs- und Bewertungsgefüge. Der Normgeber muss einen Interessenausgleich zwischen den beteiligten Gruppen herstellen, hat andererseits jedoch einen weiten Gestaltungsspielraum, um zu typisieren und zu pauschalieren, der rechtlich äußerst eingeschränkt überprüfbar ist. Dieser Befund schmerzt vor allem Gruppierungen, die sich im Zeichen ihrer gruppenspezifischen Merkmale besonders benachteiligt fühlen. Erfolg und Akzeptanz speziell des *EBM 2000 plus* werden zugleich darüber entscheiden, inwieweit das Konzept, mehr privatärztliche *Individuelle Gesundheitsleistungen* (IGeL) anzubieten, weiter vordringt. 16 Millionen Patienten haben nach einer Untersuchung der AOK IGeL in Anspruch genommen, und die Aussicht auf eine Verbesserung der Honorarsituation vermittelt eine besondere Attraktivität. Nachfolgend soll dargestellt werden, welche Aspekte Vertragsärzte bei der Erbringung von IGeL-Leistungen zu beachten haben.

Als IGeL-Leistungen werden solche ärztlichen Leistungen bezeichnet, die nicht zum Leistungsumfang der GKV gehören, dennoch von Patienten nachgefragt werden und ärztlich empfehlenswert oder zumindest ärztlich vertretbar sind. Ausgangspunkt für jede Prüfung, ob ein Arzt eine von ihm erbrachte Leistung im Wege der Privatliquidation gegenüber einem GKV-Versicherten abrechnen kann, ist daher die Frage, ob es sich um eine Leistung handelt, auf die der Patient aufgrund seines Versichertenstatus einen Anspruch hat. Nach den Vorschriften der §§ 2 Absatz 1 in Verbindung mit 12 Absatz 1 Sozialgesetzbuch Fünftes Buch (SGB V) haben GKV-Versicherte einen Anspruch auf eine Behandlung, wenn diese notwendig ist, um eine Krankheit zu erkennen, zu heilen, ihre Verschlimmerung zu verhüten oder die Krankheitsbeschwerden zu lindern. Nach den §§ 27 ff. SGB V beziehen sich diese Ansprüche neben der ärztlichen Behandlung auch auf die Versorgung des Patienten mit Arznei-, Verband-, Heil- und Hilfsmitteln. Allerdings sind nur solche Leistungen zu Lasten der GKV abrechenbar, die ausreichend, zweckmäßig und wirtschaftlich sind. Ob dies bei einer neuen medizinischen Methode der Fall ist, wird vom Gemeinsamen Bundesausschuss im Rahmen seiner Kompetenz zur Bewertung von Behandlungs- und Untersuchungsmethoden festgelegt (vgl. § 135 Abs. 1 SGB V).

Als IGeL-Leistungen kommen folglich nur solche Leistungen in Betracht, die entweder nicht der Krankenbehandlung oder der Früherkennung dienen oder solche, die zwar als Krankenbehandlung oder als Maßnahme der Früherkennung klassifiziert werden können, deren Nutzen aber nicht oder negativ vom Gemeinsamen Bundesausschuss bewertet wurde. Solche Leistungen können grundsätzlich als IGeL-Leistungen erbracht werden. Dabei sollte darauf geachtet werden, dass der Patient den Wunsch nach einer solchen Behandlung ausdrücklich gegenüber dem Arzt äußert und schriftlich bestätigt. Diese Bestätigung sollte insbesondere auch beinhalten, dass die fragliche Behandlung auf eigene Kosten des Patienten durchgeführt werden soll. Im Rahmen seiner berufsrechtlichen Verpflichtungen hat der Vertragsarzt seinerseits zu überprüfen, ob die vom Patienten gewünschte Behandlung ärztlich empfehlenswert und medizinisch vertretbar ist. Im Einzelfall ist es Ärzten auch gestattet, ihre Patienten unaufgefordert mit sachlichen Informationen zu versorgen, wenn dies in zurückhaltender und unaufdringlicher Weise erfolgt und erkennbar wird, dass der allgemeinen Information eine spezielle und individuelle Beratung nachfolgen muss. Dabei ist es selbstverständlich, dass jede unsachliche Beeinflussung der Patienten zu unterbleiben hat. Auch unwahre oder unseriöse Angaben, die etwa den Eindruck vermitteln, die fragliche Behandlung sei in jedem Fall erfolgreich, ungefährlich oder wissenschaftlich erprobt, sind naturgemäß unzulässige und stellen eindeutige Verstöße gegen das ärztliche Berufsrecht dar.

Soweit Vertragsärzte diese grundlegenden Hinweise befolgen, steht einer Abrechnung von IGeL-Leistungen regelmäßig nichts entgegen.

15 TED-Stunde

Teledialog als interaktive Fortbildung

Peter Thomas und Regina Fölster-Holst

Neben der bewährten Struktur der Münchner Fortbildungswoche wurde den Tagungsteilnehmern diesmal als Neuheit die interaktive Mitarbeit an Diagnosestellung und Therapiebeurteilung über ein Teledialogsystem (TED-System) angeboten. Von vier Referenten (Frau Dr. Albrecht, Frau PD Dr. Fölster-Holst, Herrn Prof. Voigtländer und Herrn Prof. Thomas in Vertretung für Herrn Dr. Gamper) wurden Fallkonstellationen vorgestellt. Über einen Handsender konnte jeder Teilnehmer die von ihm favorisierte Antwort innerhalb der auf eine Folie projizierten Lösungsmöglichkeiten auswählen. Die als Quiz vorgestellten Fragen wurden anhand der projizierten Antworten des Auditoriums innerhalb weniger Sekunden sichtbar und von den Fallpräsentatoren kommentiert. Die teilweise durchaus schwierigen klinischen Bilder wurden von den Kolleginnen und Kollegen überwiegend richtig eingeordnet und die dermatologische Kompetenz deutlich gemacht. Die vier vorgestellten Fälle waren: Exanthem nach EGFR-Antagonisten-Gabe (Frau PD Dr. Fölster-Holst), Glukagonomsyndrom (Frau Dr. Albrecht), nephrogene fibrosierende Dermopathie (Prof. Voigtländer) und Kuhpocken (Prof. Thomas in Vertretung von Dr. Gamper). Über eine Präsentation der Ergebnisse hinaus wurde in spannender und kurzweiliger Weise moderiert und anhand der kurz kommentierten Lösungen zu den gestellten Fragen auch ein Lerneffekt möglich.

Da diese interaktive Fortbildung von den Teilnehmern sehr gut angenommen wurde, ist eine Fortsetzung der TED-Stunde für die nächste Fortbildungs-

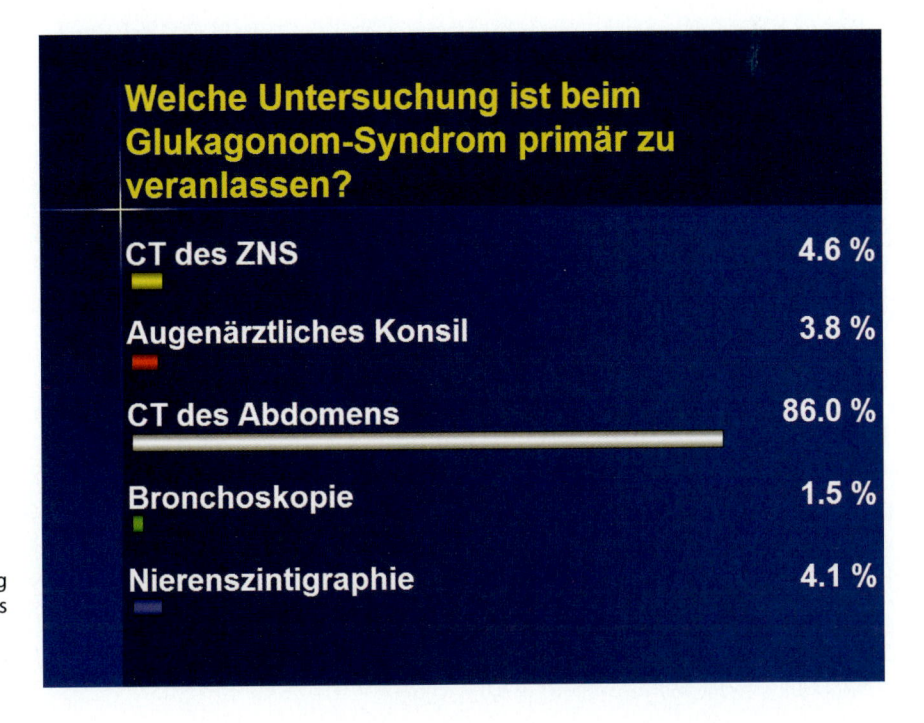

Abb. 1. Große Zustimmung zu der (richtigen) Wahl eines Abdomen-CTs innerhalb der zur Auswahl gestellten Diagnostikschritte

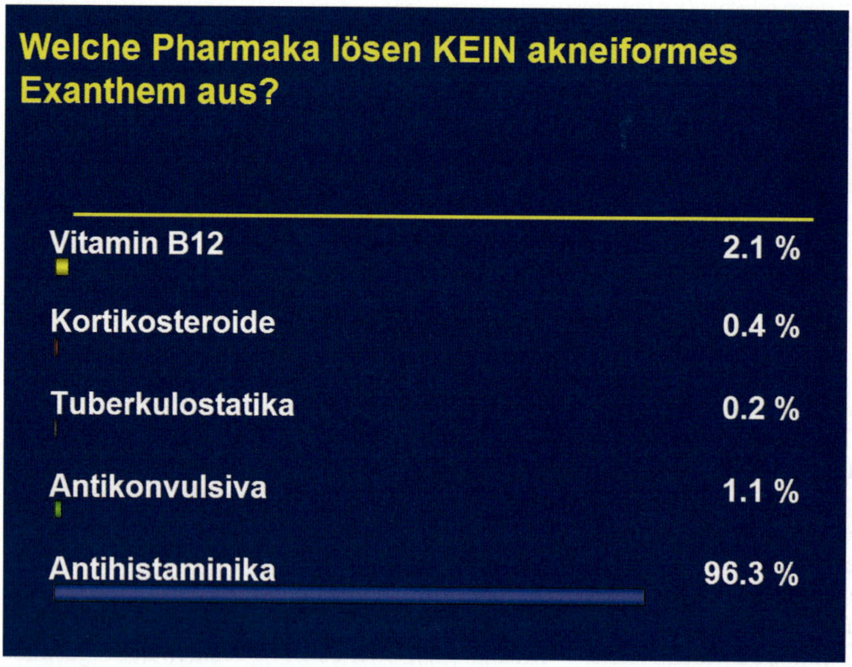

Welche Pharmaka lösen KEIN akneiformes Exanthem aus?	
Vitamin B12	2.1 %
Kortikosteroide	0.4 %
Tuberkulostatika	0.2 %
Antikonvulsiva	1.1 %
Antihistaminika	96.3 %

Abb. 2. Das akneiforme Exanthem unter EGFR-Blockade ist praktisch allen im Auditorium bekannt

woche geplant und es werden dann auch detaillierte Angaben über die Fälle in das Manuskript einfließen. Bei der abschließenden TED-Umfrage zur Struktur der Fortbildungswoche wurde von den im Saal Anwesenden im wesentlichen der aktuelle Aufbau der Fortbildungswoche befürwortet und der aktuelle Tagungsort unterstützt.

16 Kurse

Akne: Pathophysiologie, Endokrinologie (Polyzystisches Ovarsyndrom) sowie Licht-, Laser- und Photodynamische Therapie

Claudia Borelli, Onno E. Janßen, Kathrin Merk und Christos C. Zouboulis

Akne ist weltweit die häufigste dermatologische Erkrankung. Rund 70–87% aller Jugendlichen weisen Akneläsionen auf, 10–30% davon benötigen eine medikamentöse Therapie. Bei der Mehrzahl der Patienten erfolgt nach der Pubertät eine spontane Rückbildung, davon bei 2–7% mit erheblichen Narben. In 10% der Fälle persistiert die Erkrankung über das 25. Lebensjahr hinaus.

Akne ist nach einer amerikanischen Versorgungsstudie im Jahr 1995 die führende dermatologische Diagnose mit 10,2 Millionen Diagnosen (25,4% der dermatologischen Diagnosen aller Ärzte). In den Jahren 1996 bis 1998 wurden niedergelassene Ärzte in den USA mehr als 6 Millionen Mal jährlich aufgrund einer Akne konsultiert. Die Patienten erhielten 6,5 Millionen neue Rezepte mit einer systemischen Antiaknetherapie (Antibiotika oder Isotretinoin) pro Jahr in Wert von über eine Milliarde US-Dollar. Die weltweiten Ausgaben für die topische und systemische Aknetherapie entsprachen 1996 12,6% der gesamten medikamentösen Kosten zur Behandlung von Hautkrankheiten weltweit.

Entstehung der Akne

Um angesichts variierender klinischer Bilder und unterschiedlicher Manifestationsalter eine geeignete Therapie durchzuführen, sind Kenntnisse über Pathogenese sowie Möglichkeiten zur gezielten Therapie Voraussetzungen. Traditionell wird angenommen, dass zur Akneentstehung verschiedene Faktoren beitragen, unter anderem eine erhöhte Talgdrüsenaktivität mit Seborrhoe, gestörte follikuläre Differenzierung und verstärkte Verhornung, weiterhin mikrobielle Hyperkolonisation sowie Entzündungsreaktionen mit den entsprechenden immunologischen Abläufen [43].

Die tatsächlichen ätiologischen Faktoren der Erkrankung sind so vielfältig wie die klinischen Erscheinungsbilder. Genetische Studien erbrachten Hinweise auf erbliche Faktoren. Bei Frauen üben unregelmäßiger Menstruationszyklus und Schwangerschaft einen Einfluss auf den Verlauf der Akne aus. Bei einigen Patienten sollen Ernährungsfaktoren die Erkrankung beeinflussen. Das Klima einschließlich Luftfeuchtigkeit und UV-Strahlung sowie andere Umweltfaktoren können im Einzelfall eine Rolle spielen. Akne kann durch zahlreiche Medikamente ausgelöst oder verschlechtert werden. Der Einfluss psychischer Faktoren wie Stress auf die Pathogenese der Akne konnte bislang nicht bewiesen werden, sie sind jedoch im Verlauf der Krankheit oftmals von Belang [8]. Aktuelle experimentelle Daten weisen auf die Beteiligung von zirkulierenden stressassoziierten Faktoren (Neuropeptide) bei der Entstehung im Talgdrüsenfollikel hin [44]. Allerdings sind falsche Behauptungen über die Pathogenese der Erkrankungen nicht nur bei Laien sondern auch bei fortgeschrittenen Medizinstudenten verbreitet, wie eine Studie aus Australien zeigte [15]. Neue Forschungsergebnisse haben die bisherige Sicht zur Aknepathogenese durch die Identifizierung übergeordneter Mechanismen, die zur Entwicklung von Akneefloreszenzen führen, geändert. Androgene, Hautlipide, regulierende Neuropeptide und Propionibakterien scheinen an diesem multifaktoriellen Prozess beteiligt zu sein [34]. Erbliche Faktoren sollen eine wichtige, aber indirekte Rolle bei der Entstehung der Akne spielen [16].

Genetik

Der positive Zusammenhang von familiärer Häufigkeit und Schweregrad der Akne, obligates Auftreten der Akne bei homozygoten Zwillingen und auffällige Häufung bei heterozygoten Zwillingen sind seit längerem bekannt. Allerdings gibt es auch neue Erkenntnisse über eine direkte genetische Assoziation der Akne mit Androgen- und Lipid-assoziierten Erkran-

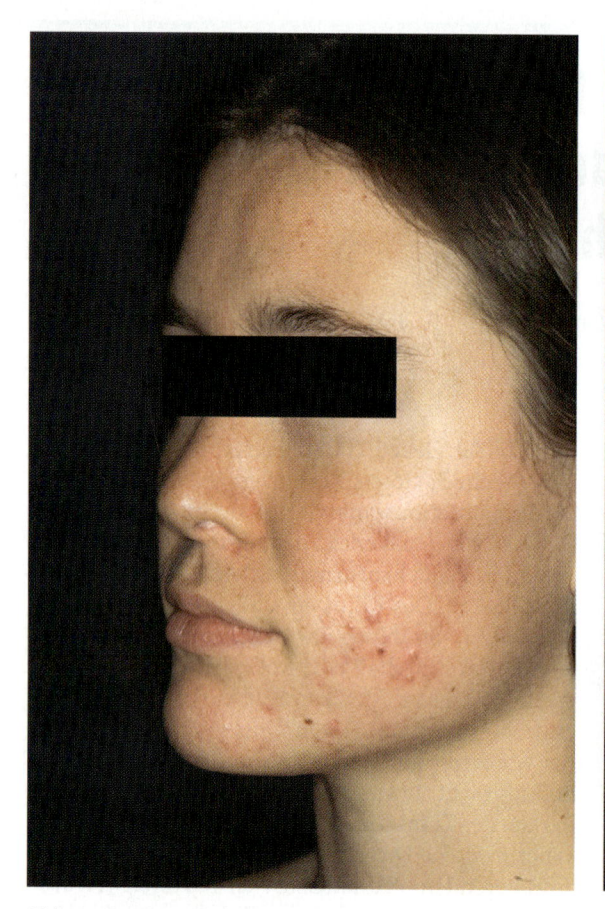

Abb. 1. Patientin mit Acne papulopustulosa und Narben

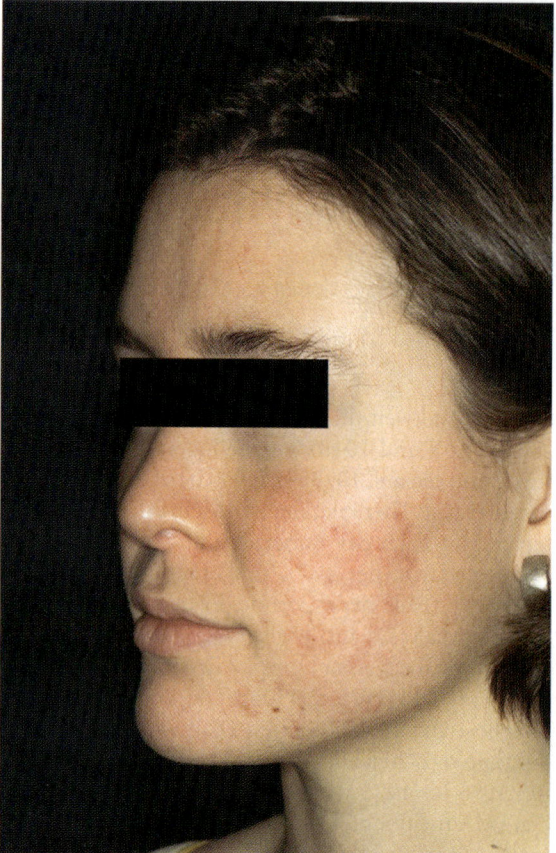

Abb. 2. Patientin nach einem Monat nach 8 Blaulichtbestrahlungen: Besserung des Hautbefundes der Akne und Rückgang der Rötungen der Narben

kungen. Beispiele hierfür sind, dass Neugeborenenakne bei familiärem Hyperandrogenismus auftritt [3]; eine abnormale Aktivität der Steroid-21-Hydroxylase sowie CYP21-Genmutationen Akne-assoziiert sind [28]; identische Talgdrüsensekretionsraten bei homozygoten, aber nicht bei heterozygoten, Zwillingen gemessen wurden; bei Zwillingen mit Akne, aber nicht bei Zwillingen ohne Akne, niedriges Apolipoprotein-A1 im Serum [2], niedriger Gehalt an essentiellen Fettsäuren in den Wachsestern des Talgs und niedrige Werte von epidermalen Acetylceramiden [37] nachgewiesen wurden.

Androgene, Talgsynthese und Akne

Androgene spielen eine wesentliche Rolle in der Aknepathogenese, sowohl bei der Zunahme des Talgdrüsenvolumens als auch bei der Talgproduktion [30]. Geschlechtsdeterminierende Gene sind an der Entwicklung der Akne beteiligt [7]. Darüber hinaus stimulieren sie die Proliferation der Keratinozyten des Ductus seboglandularis und des Akroinfundibulums. Akne entwickelt sich schon während der Adrenarche mit Beginn der Synthesesteigerung von Dehydroepiandrosteronsulfat (DHEA-S), eines Vorstoffes von Testosteron, durch die Nebennierenrinde. Bei Hyperandrogenämie beziehungsweise Hyperandrogenismus kommt es zu gesteigerter Talgproduktion und schwerer Akne [24]. Die befallene Haut besitzt eine höhere Androgenrezeptordichte und höhere 5alpha-Reduktase-Aktivität als die nicht befallene Haut. Antiandrogene reduzieren die Synthese sebozytärer Lipide und verbessern die Akne. Eine Androgen-unempfindliche Haut besitzt keine funktionellen Androgenrezeptoren, produziert keinen Talg und entwickelt keine Akne.

Die Lipidsynthese benötigt Androgene und Peroxisom-Proliferation-aktivierende Rezeptoren (PPAR)

In-vitro-Experimente mit Talgdrüsen-ähnlichen Zellen der Ratte [31] haben gezeigt, dass die sebozytäre Lipidsynthese in Anwesenheit von Androgenen und durch Liganden von PPAR gemeinsam stimuliert wird. Menschliche Talgdrüsen sind sowohl mit Androgenrezeptoren als auch mit PPAR üppig ausgestattet [6]. Unter den verschiedenen PPAR-Subtypen sind besonders PPARalpha und PPARgamma bei der Regulation der Lipidsynthese beteiligt [1]. Einer der stärksten natürlichen PPARalpha-Liganden ist das 5-Lipoxygenase-Produkt Leukotrien-B4. Dessen Vorläufer, die Arachidonsäure, stimuliert die sebozytäre Lipogenese kultivierter menschlicher Sebozyten [1, 41]. Nicht nur die Behandlung mit Antiandrogenen sondern auch die systemische Therapie mit 5-Lipoxygenaseinhibitoren hemmt die Synthese sebozytärer Lipide und verbesssert die Akneeffloreszenzen [45]. Interessanterweise sind synthetische Antidiabetika, die PPAR-Liganden Thiazolidinedione und Fibrate, in der Lage, die Talgsekretionsrate bei Diabetikern zu erhöhen.

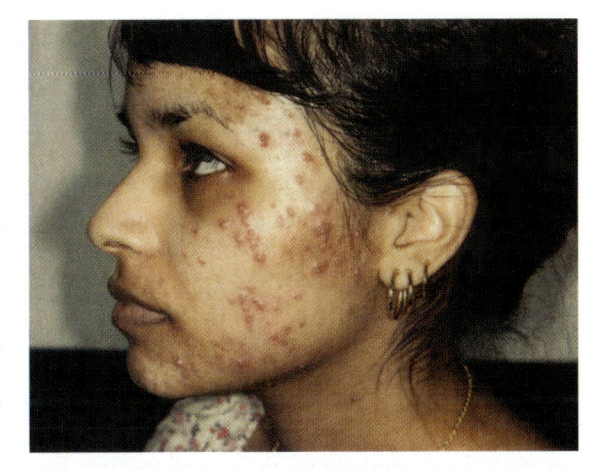

Abb. 3. Patientin mit Acne papulopustulosa (Photo Dr. Torz)

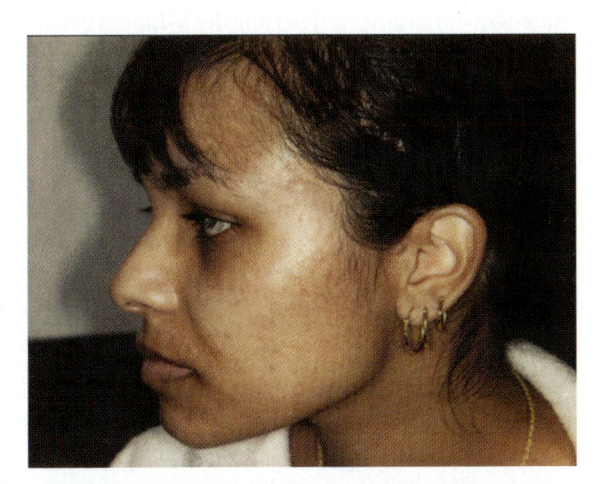

Abb. 4. Patientin nach dreimaliger Lasertherapie mit dem gepulsten Farbstofflaser, Wellenlänge 585 nm (NliteV-Laser) (Photo Dr. Torz)

Molekulare Entzündungskaskade und Startsignal

Eine Hyperproliferation des follikulären Epithels führt zu Mikrokomedonen. Diese stellen die initiale Akneeffloreszenz dar, sie kommen aber auch in normal aussehender Haut vor. Der Talgdrüsenfollikel könnte einem zyklischen Prozess unterliegen, der zu einer natürlichen Resolution der Mikrokomedonen führt. Diese frühe Stufe der Entwicklung von Akneffloreszenzen führt zu einer Aktivierung des vaskulären Endothels und einer Beteiligung der Entzündungskaskade [20]. Die Ergebnisse von Ingham und Mitarbeiter [18] weisen in die gleiche Richtung hin: Sie fanden bioaktives Interleukin (IL)-1 in offenen Aknekomedonen bei unbehandelten Patienten. Darüber hinaus gab es keine Korrelation zwischen dem Zytokinniveau und der Anzahl follikulärer Mikroorganismen.

Neuropeptide und klinisch relevante follikuläre Entzündung

Regulierende Neuropeptide mit hormoneller und nicht-hormoneller Aktivität können die Entwicklung der Entzündung bei Akne kontrollieren [44].

In der Haut von Aknepatienten lassen sich zahlreiche immunreaktive Nervenfasern nachweisen, die Substanz-P exprimieren [40]. Außerdem wird in Talgdrüsenzellen neutrale Endopeptidase exprimiert. *Ex-vivo*-Versuche demonstrieren, dass Substanz-P eine dosis-abhängige Expression der neutralen Endopeptidase in den Talgdrüsen verursacht. Neben der neutralen Endopeptidase exprimieren Talgdrüsenzellen auch andere Ektopeptidasen, wie Dipeptidylpeptidase-IV (CD26) and Aminopeptidase-N (CD13), deren Hemmung Proliferation, Lipidsynthese und Freisetzung proinflammatorischer Zytokine reguliert [39].

Eine Behandlung von Sebozyten mit IL-1beta führte zu signifikanter Zunahme der IL-8-Freisetzung. Eine Co-Inkubation der Zellen mit alpha-Melanozyten-stimulierendem Hormon (alpha-MSH) hemmte dosisabhängig die IL-8-Expression [4].

Lipide und Akne

Die lokale Anwendung von Linolsäure über einen Monat konnte eine fast 25-prozentige Reduktion der Mikrokomedonen erreichen [23]. Andererseits stimulieren Arachidonsäure und andere langkettige proinflammatorische Omega-6-Fettsäuren die IL-8- und IL-6-Synthese [1] sowie die Synthese sebozytärer Lipide [41] in kultivierten menschlichen Sebozyten. Eine Hemmung von Leukotrien B4 in vivo reduziert die proinflammatorischen Talgdrüsenfettsäuren und damit die Zahl entzündlicher Akneeffloreszenzen [45]. Der Arachidonsäuremetabolismus ist bei Aknepatienten durch eine Aktivierung der 5-Lipoxygenase auf der gesamten Haut erhöht, während eine Aktivierung der Ciclooxygenase-2 lediglich bei Akneeffloreszenzen vorliegt [1]. Andererseits ist Ciclooxygenase-2 an der PPARgamma-regulierten Prostaglandin-2-Synthese in humanen Sebozyten beteiligt [42].

Bei Eskimos, den Einwohnern der Okinawa-Insel und Chinesen wird in Zusammenhang mit dem Wechsel ihrer Ernährungsgewohnheiten häufiger Akne beobachtet [6, 32]. Die westliche Ernährung schließt eine niedrige Menge an Omega-3-Fettsäuren und antioxidativen Vitaminen sowie höhere Mengen von proinflammatorischen Omega-6-Fettsäuren ein. Das Verhältnis Omega-6-/Omega-3-Fettsäuren in der westlichen Ernährung beträgt 20:1, im Gegensatz zu einem 1:1-Verhältnis in traditionellen Ernährungsschemata [36].

Insgesamt bleibt die Rolle der Ernährung bei Akne strittig. Auch wenn Cordain und Mitarbeiter [9] berichtet haben, dass es bei den Kitava-Insulanern in Papua-Neuguinea und den Ache-Jägern in Paraguay keine Aknepatienten gibt, lässt sich nicht sagen, ob dies an den Genen oder an der Ernährung liegt [38].

Rauchen und Akne

Zwischen Akneschweregrad und täglicher Zahl an gerauchten Zigaretten wurde eine positive Assoziation nachgewiesen [33]. Allerdings zeigten andere Studien keinen Zusammenhang zwischen Rauchen und Akne [11] oder sogar einen negativen Zusammenhang, wobei Raucher erinnerten, weniger oder leichtere Akne gehabt zu haben [12, 22]. Der Zigarettenrauch enthält hohe Menge an Arachidonsäure und polyzyklischen aromatischen Kohlenwasserstoffen.

Diese initiieren einen Phospholipase-A2-abhängigen Signalweg, der die proentzündliche Wirkung von Arachidonsäure weiter stimulieren kann.

Propionibacterium acnes (P. acnes) und Toll-like-Rezeptoren

Sowohl Toll-like-Rezeptoren-2 und -4 als auch CD14 werden in menschlichen Monozyten und Keratinozyten exprimiert [21, 29]. Die Chemokin-/Zytokin-Synthese wird in Keratinozyten durch Aktivierung des Toll-like-Rezeptors-2 via *P. acnes* stimuliert, wobei diese Aktivierung *P.-acnes*-Subtyp-abhängig ist [19]. Diese Befunde haben die Diskussion um die Beteiligung von *P. acnes* an der Akne-assoziierten Entzündung erneut angefacht. Jedoch erwies sich *P. acnes* außerstande, die Freisetzung von IL-1 aus menschlichen Keratinozyten *in vitro* zu stimulieren [25]. Darüber hinaus werden Toll-like-Rezeptoren-2 und -4 und CD14 auch in Sebozyten exprimiert [26]. Die Erkennung von *P. acnes* oder der unspezifischen bakteriellen Antigene führt zur Induktion der Expression des Enzyms Stearoyl-Coenzym-A-Desaturase in humanen Sebozyten und der Synthese der sebozytären Fettsäuren Palmitoleat (C16:1) und Oleat (C18:1) [13] und des humanen beta-Defensin-2, die eine antibakterielle Aktivität besitzen. Dieser Mechanismus weist auf die Rolle von *P. acnes* als komensales Bakterium hin, das für eine Bereitschaft der endogenen Immunität der Haut gegen pathogene Keime verantwortlich ist.

Deshalb scheint *P. acnes* eher an einem späteren Stadium der Akneentwicklung beteiligt zu sein, wenn es zu Komedonen kommt, und nicht an der Initiation der Akneeffloreszenzen. Der erfolgreiche therapeutische Einsatz von Antibiotika bei Akne ist nicht allein auf eine antibakterielle Aktivität zurückzuführen, sondern kann auch als Ausdruck einer paraantibiotischen antientzündlichen Wirkung betrachtet werden.

Syndrom der polyzystischen Ovarien (PCOS)

Das Syndrom der polyzystischen Ovarien (PCOS) ist durch Zyklusstörung, Hyperandrogenismus und die typischen polyzystischen Ovarien charakterisiert. Die Diagnose erfordert den Ausschluss von Erkrankungen der Hypophyse, des Ovars und der Nebennieren. Mit einer Prävalenz von über 6% ist es eine der häufigsten Erkrankungen geschlechtsreifer Frauen. Die Patientinnen leiden häufig an Hirsutismus, Akne, Alopezie und Adipositas. Die Veränderungen im äußeren Erscheinungsbild haben deutliche Auswirkungen auf psychosozialer Ebene mit Einschränkungen im Bereich von Lebensqualität, Lebenszufriedenheit und Sexualität. Aufgrund der anovulatorischen Zyklen leiden viele Patientinnen außerdem unter einem unerfüllten Kinderwunsch und haben ein erhöhtes Risiko an einem Endometriumkarzinom zu erkranken. Bei fast allen Patientinnen besteht eine Insulinresistenz mit Hyperinsulinämie, die das PCOS mit dem Metabolischen Syndrom (Diabetes mellitus, Arterielle Hypertonie, Fettstoffwechselstörung, Arteriosklerose) verbindet. In Ergänzung zu den bewährten gynäkologischen Therapieoptionen eröffnet der Einsatz des Insulinsensitizers Metformin eine zusätzliche Behandlungsmöglichkeit.

Die bisherigen Therapieansätze des PCOS zielen auf die Verbesserung der kosmetischen Beeinträchtigung durch Hirsutismus, Akne und Alopezie, die Zyklusunregelmäßigkeit mit erhöhtem Endometriumkarzinomrisiko und den unerfüllten Kinderwunsch. Sind Hirsutismus, Akne oder Alopezie die führenden klinischen Merkmale wird eine orale kontrazeptive Therapie insbesondere mit antiandrogener Komponente, gegebenenfalls unter Zugabe weiterer Antiandrogene eingesetzt. Niedrig dosierte Glukokortikoide können in Einzelfällen zur Hemmung der adrenalen Steroidsynthese genutzt werden, führen aber fast immer zu einer unerwünschten Gewichtszunahme. Bei Akne kommen zudem entfettende Waschlotionen, Vitamin-A-Säure, Isotretinoin, Adapalene, Benzylperoxid und Azelainsäure sowie lokal angewandte Antibiotika wie Erythromycin, Tetrazyklin und Clindamyzin zum Einsatz. Bei Adipositas sind eine diätetische Kalorienrestriktion und unterstützende Life-Style-Modifikationen anzustreben, die jedoch häufig nicht zu einer dauerhaften Gewichtsreduktion führen. Ist der unerfüllte Kinderwunsch das Hauptproblem, erfolgt eine Therapie mit Clomiphen, Gonadotropinen oder IVF. Operative Verfahren wie die Keilresektion oder Kauterung der Ovarien werden nur noch selten angewandt.

Diese Therapieoptionen werden durch Metformin ergänzt, aufgrund der fehlenden Zulassung jedoch nur im Rahmen eines individuellen Heilversuchs oder in klinischen Studien. Aktuelle Daten aus dem Essener Kollektiv von über 500 PCOS Patientinnen zeigen eine Gewichtsabnahme von im Mittel 6–10 kg bei adipösen PCOS Patientinnen, eine Verbesserung des Zyklus bei 90% der Patientinnen und einen erfüllten Kinderwunsch bei etwa der Hälfte der Patientinnen, bei gleichzeitig sehr niedriger Abortrate. Demgegenüber ist die Wirkung des Metformin bezüglich des Hirsutismus enttäuschend. Trotz deutlichem Abfall des Testosterons findet sich nach einjähriger Therapie im Mittel nur eine für die Patientinnen unbedeutende Verbesserung des Ferriman/Gallwey-Scores um 1–2 Punkte.

Seit zwei Jahren wird im Rahmen einer PCOS-Studie auch die Akne genauer untersucht, nachdem wiederholt Patientinnen von einer spontanen Besserung ihrer Seborrhoe und Akne berichtet hatten. Von den bisher charakterisierten 524 Patientinnen hatten 224 (43%) eine Akne. Patientinnen mit oder ohne Akne unterschieden sich nicht bezüglich Alter, Körpergewicht, Body Maß Index, Körperfettgehaltes oder verschiedener Insulinresistenzmarker, einschließlich der Häufigkeit einer Acanthosis nigricans. Auch bei der Hyperandrogenämie fanden sich keine Unterschiede, weder im Testosteron, SHBG, freier Androgenindex, Androstendion, DHEA oder DHEAS. Bezüglich des Hyperandrogenismus waren der Ferriman-Gallwey-Score als Maß der Ausprägung und die Häufigkeit des Hirsutismus gleich. PCOS Patientinnen hatten jedoch häufiger eine Alopezie, der Unterschied war aber nach Bonferoni-Korrektur für multiples Testen nicht mehr signifikant. Aknepatientinnen hatten auch häufiger polyzystische Ovarien, aber auch dieser Unterschied war nach Bonferoni-Korrektur nicht mehr signifikant.

Bei weiteren 88 PCOS Patientinnen mit Akne, die sonst keine Akne-spezifische Therapie erhielten, wurde der Verlauf unter sechsmonatiger Behandlung mit Metformin genauer untersucht. Die Klassifikation des Aknegrades erfolgte nach Plewig und Kligman (2000). Initial hatten 50 Patientinnen (56%) Grad I, 34 Patientinnen (39%) Grad II, vier Patientinnen (5%) Grad III und keine Patientin Grad IV. Die Metformintherapie erfolgte gewichtsadaptiert mit 3×500 mg für Patientinnen bis 60 kg, 2×1000 mg bei Patientinnen über 60 aber unter 100 kg und 3×850 mg für Patientinnen über 100 kg Körpergewicht. Nach sechsmonatiger Therapie hatte sich der Aknegrad bei 25 Patientinnen (36%) nicht verändert, 37 Patientinnen (42%) zeigten eine Verbesserung um einen Aknegrad und 5 Patientinnen (6%) sogar um zwei Aknegrade. Bei 2 Patientinnen (3%) zeigte sich eine Verschlechterung um einen Aknegrad. Insgesamt verbesserte sich die Akne damit bei 61% der davon betroffenen PCOS Patientinnen.

Möglicherweise stellt Metformin bei PCOS Patientinnen mit Akne eine zusätzliche Therapieoption dar, die die bewährten topischen und systemischen Behandlungsverfahren ergänzt. Allerdings muss die Wirksamkeit von Metformin in weiteren Studien, möglichst randomisiert gegen Plazebo oder gegen andere Therapeutika, verifiziert werden. (Weitere Infos zum PCOS unter: www.pco-syndrom.de).

Licht-, Laser- und Photodynamische Therapie (PDT) der Akne

Die regelmäßige und konsequente Anwendung von topischen Aknetherapeutika stellt für manche, häufig männliche Patienten ein Compliance-Problem dar. Andere Patienten können aufgrund der möglicherweise auftretenden Nebenwirkungen eine systemische Therapie mit Isotretinoin nicht durchführen. Aus diesen Gründen erscheinen weitere Therapieoptionen für die Behandlung der Akne wünschenswert.

An erster Stelle ist hier der Einsatz von sichtbarem Licht, insbesondere Blaulicht zu nennen, aber auch die photodynamische Therapie (PDT) und der Einsatz von Lasergeräten insbesondere bei entzündlicher Akne.

Einige Studien [10, 14] über Blaulicht bei Akne zeigten eine Verbesserung nach zweimal-wöchentlicher Therapie von zwanzigminütiger Dauer. Nebenwirkungen traten nicht auf. Optimale Häufigkeit der Bestrahlung und Erhaltungsdosis müssen noch herausgearbeitet werden.

Die photodynamische Therapie erbrachte bei der Akne erste Ergebnisse, allerdings kam es im Rahmen einer Studie bei den teilnehmenden Patienten zu einer teilweisen Destruktion der Talgdrüsen [17]. Eine solche Zerstörung der Talgdrüsen könnte möglicherweise im Alter, wenn die Haut der Patienten allgemein sebostatischer wird, zu Problemen führen.

Neuere Studien gibt es zum Einsatz von Lasergeräten (siehe hierzu auch Kapitel: Laser). Unterschiedliche Laser wurden bereits eingesetzt. Günstige Ergebnisse konnte in einer Plazebo-kontrollierten Studie aus Großbritannien [35] mit dem gepulsten Farbstofflaser (NliteV-Laser, Firma: Euphotonics) erzielt werden. Eine andere Arbeitsgruppe konnte mit dem gleichen Laser die positiven Ergebnisse der ersten Studie nicht nachvollziehen [27].

Zusammenfassend lässt sich feststellen, dass der Einsatz von sichtbarem Licht, insbesondere Blaulicht eine neue Therapieoption darstellt [5].

Literatur

1. Alestas T, Ganceviciene R, Fimmel S et al. (2006) Enzymes involved in the biosynthesis of leukotriene B4 and prostaglandin E2 are active in sebaceous glands. J Mol Med 84: 75–87
2. Bataille V, Snieder H, MacGregor A J et al. (2002) The influence of genetics and environmental factors in the pathogenesis of acne: a twin study of acne in women. J Invest Dermatol 119: 1317–1322
3. Bekaert C, Song M, Delvigne A (1998) Acne neonatorum and familial hyperandrogenism. Dermatology 196: 453–454
4. Böhm M, Schiller M, Ständer S et al. (2002) Evidence for expression of melanocortin-1 receptor in human sebocytes in vitro and in situ. J Invest Dermatol 118: 533–539
5. Borelli C, Merk K, Plewig G, Degitz K (2005) Licht-/Laser-/PDT-Therapie bei Akne. Hautarzt 56: 1027–1032
6. Chen W, Yang C-C, Sheu H-M et al. (2003) Expression of peroxisome proliferator-activated receptor and CCAAT/enhancer binding protein transcription factors in cultured human sebocytes. J Invest Dermatol 121: 441–447
7. Chen W, Yang C-C, Sheu H-M et al. Expression of sex-determining genes in human sebaceous glands and their possible roles in pathogenesis of acne. J Eur Acad Dermatol Venereol, im Druck
8. Chiu A, Chon SY, Kimball AB (2003) The response of skin disease to stress: changes in the severity of acne vulgaris as affected by examination stress. Arch Dermatol 139: 897–900
9. Cordain L, Lindeberg S, Hurtado M et al. (2002) Acne vulgaris: a disease of Western civilization. Arch Dermatol 138: 1584–1590
10. Elman M, Slatkine M, Harth Y (2003) The effective treatment of acne vulgaris by a high-intensity, narrow band 405–407 nm light source. J Cosmet Laser Ther 111–117
11. Firooz A, Sarhangnejad R, Davoudi SM, Nassiri-Kashani M (2005) Acne and smoking: is there a relationship? BMC Dermatol 5: 2
12. Galobardes B, Davey Smith G, Jeffreys M et al. (2005) Acne in adolescence and cause-specific mortality: lower coronary heart disease but higher prostate cancer mortality: the Glasgow Alumni Cohort Study. Am J Epidemiol 161: 1094–1101
13. Georgel P, Crozat K, Lauth X et al. (2005) A TLR2-responsive lipid effector pathway protects mammals against Gram-positive bacterial skin infections. Infect Immun 73: 4512–4521
14. Gold MH, Rao J, Goldman MP et al. (2005) A multicenter clinical evaluation of the treatment of mild to moderate inflammatory acne vulgaris of the face with visible blue light in comparison to topical 1% clindamycin antibiotic solution. J Drugs Dermatol 64–70
15. Green J. Sinclair RD (2001) Perceptions of acne vulgaris in final year medical student written examination answers. Australas J Dermatol 42: 98–101
16. Herane M I, Ando I (2003) Acne in infancy and acne genetics. Dermatology 206: 24–28
17. Hongcharu W, Taylor CR, Chang Y et al. (2000) Topical ALA-photodynamic therapy for the treatment of acne vulgaris. J Invest Dermatol 115: 183–192
18. Ingham E, Eady EA, Goodwin CE et al. (1992) Pro-inflammatory levels of interleukin-1 alpha-like bioactivity are present in the majority of open comedones in acne vulgaris. J Invest Dermatol 98: 895–901
19. Ingham E, Walters CE, Eady EA et al. (1998) Inflammation in acne vulgaris: failure of skin micro-organisms to modulate ke-

ratinocyte interleukin 1 alpha production in vitro. Dermatology 196: 86–88
20. Jeremy AHT, Holland DB, Roberts SG et al. (2003) Inflammatory events are involved in acne lesion initiation. J Invest Dermatol 121:20-27
21. Kim J, Ochoa MT, Krutzik SR et al. (2002) Activation of toll-like receptor 2 in acne triggers inflammatory cytokine responses. J Immunol 169: 1535–1541
22. Klaz I, Kochba I, Shohat T et al. Severe acne vulgaris and tobacco smoking in young men. J Invest Dermatol, im Druck
23. Letawe C, Boone M, Pierard GE (1998) Digital image analysis of the effect of topically applied linoleic acid on acne microcomedones. Clin Exp Dermatol 23: 56–58
24. Marynick SP, Chakmajian ZH, McCaffree DL, Herdon JH (1983) Androgen excess in cystic acne. N Engl J Med 308: 981–986
25. Nagy I, Pivarcsi A, Koreck A, et al. (2005) Distinct strains of Propionibacterium acnes induces selective human β-defensin 2 and interleukin-8 expression in human keratinocytes through Toll-like receptors. J Invest Dermatol 124: 931–938
26. Oeff KM, Seltmann H, Hakiy NH et al. (2002) Differential modulation of Toll-like receptor 2 and 4 expression in human sebocytes. J Invest Dermatol 119: 319
27. Orringer JS, Kang S, Hamilton T et al. (2004) Treatment of acne with a pulsed dye laser: a randomized controlled trial. JAMA 291: 2834–2839
28. Ostlere LS, Rumsby G, Holownia P et al. (1998) Carrier status for steroid 21-hydroxylase deficiency is only one factor in the variable phenotype of acne. Clin Endocrinol 48: 209–215
29. Pivarcsi A, Bodai L, Rethi B et al. (2003) Expression and function of Toll-like receptors 2 and 4 in human keratinocytes. Int Immunol 15: 721–730
30. Pochi PE, Strauss JS (1969) Sebaceous gland response in man to the administration of testosterone, Δ4-androstenedione, and dehydroisoandrosterone. J Invest Dermatol 52: 32–36
31. Rosenfield RL, Deplewski D, Kentsis A, Ciletti N (1998) Mechanisms of androgen induction of sebocyte differentiation. Dermatology 196: 43–46
32. Schaefer O (1971) When the Eskimo comes to town. Nutr Today 6:8-16
33. Schäfer T, Nienhaus A, Vieluf D et al. (2001) Epidemiology of acne in the general population: the risk of smoking. Brit J Dermatol 145: 100–104
34. Schaller M, Loewenstein M, Borelli C et al. (2005) Induction of a chemoatractive proinflammatory cytokine response after stimulation of keratinocytes with Propionibacterium acnes and coproporphyrin III. Br J Dermatol 153: 66–71
35. Seaton ED, Charakida A, Mouser PE et al. (2003) Pulsed-dye laser treatment for inflammatory acne vulgaris: a randomised controlled trial. Lancet 362: 1347–1352
36. Simopoulos AP (2001) Evolutionary aspects of diet and essential fatty acids. World Rev Nutr Diet 88: 18–27
37. Stewart ME, Grahek MO, Cambier LS et al. (1986) Dilutional effect of increased sebaceous gland activity on the proportion of linoleic acid in sebaceous wax esters and in epidermal acylceramides. J Invest Dermatol 87:733-736
38. Thiboutot DM, Strauss JS (2002) Diet and acne revisited. Arch Dermatol 138: 1591–1592
39. Thielitz A, Reinhold D, Vetter R et al. (2006) Inhibitors of dipeptidyl peptidase IV (DP IV, CD26) and aminopeptidase N (APN, CD13) target major pathogenetic steps in acne initiation. J Invest Dermatol [E-pub].
40. Toyoda M, Nakamura M, Makino T et al. (2002) Sebaceous glands in acne patients express high levels of neutral endopeptidase. Exp Dermatol 11: 241–247
41. Wróbel A, Seltmann H, Fimmel S et al. (2003) Differentiation and apoptosis in human immortalized sebocytes. J Invest Dermatol 120: 175–181
42. Zhang Q, Seltmann H, Zouboulis CC, Konger RL (2006) Involvement of PPAR-gamma in oxidative stress-mediated prostaglandin E2 production in SZ95 human sebaceous gland cells. J Invest Dermatol 126: 42–48
43. Zouboulis CC (1999) Acne: Current aspects on pathology and treatment. Dermatol Experiences 1: 6–37
44. Zouboulis CC, Böhm M (2004) Neuroendocrine regulation of sebocytes – a pathogenetic link between stress and acne. Exp Dermatol 13(Suppl 4): 31–35
45. Zouboulis CC, Saborowski A, Boschnakow A (2005) Zileuton, an oral 5-lipoxygenase inhibitor, directly reduces sebum production. Dermatology 210: 36–38

Anti-Aging

Michaela Brenner, Thomas Schwarz, Martina Kerscher, Eva Meigel, Christiane Bayerl und Ralph M. Trüeb

Die Lebenserwartung des Menschen hat in Europa in den letzten Jahrzehnten stetig zugenommen (Abb. 1). An der Haut, einem sowohl der non-verbalen Kommunikation dienenden wie auch stark Ich-bezogenen Organ werden klinische Anzeichen für Alterungsprozesse besonders deutlich. Daher kommt der Frage nach Anti-Aging-Konzepten – auch bedingt durch den Rückgang der Geburtenrate sowie der steigenden Lebenserwartung – in der dermatologischen Praxis eine immer größere Bedeutung zu.

Neben Kontrolle von Ernährung und Gewicht, Fitness, mentalem Jungbleiben und einer Kontrolle des Hormonhaushaltes wird das therapeutische Spektrum in der Dermatologie durch spezifische konservative, systemische und minimal-invasive Behandlungsmöglichkeiten deutlich erweitert, die alle mit dem Ziel eingesetzt werden können, Hautalterungserscheinungen zu reduzieren (Abb. 2).

Molekulare Grundlagen der Hautalterung

Wie jedes Organ unterliegt auch die Haut Alterungsprozessen. Bei der Haut unterscheidet man das normale Altern (intrinsisches Altern) und die vorzeitige Hautalterung, die primär durch den ultravioletten Anteil der Sonnenstrahlung verursacht wird (extrinsische Hautalterung, Photoaging). Auch wenn beide Prozesse den Eindruck des Alterns vermitteln, unterscheiden sie sich morphologisch und auch pathophysiologisch. Es wäre viel zu vereinfachend anzunehmen, dass die UV-induzierte Hautalterung lediglich einen Beschleunigungsprozess der normalen Hautalterung darstellt. Dank histologischer, biochemischer und molekularbiologischer Untersuchungen wissen wir heute, dass bei der UV-induzierten Hautalterung andere pathophysiologische Prozesse ablaufen als bei der normalen Alterung [15]. Aus diesem

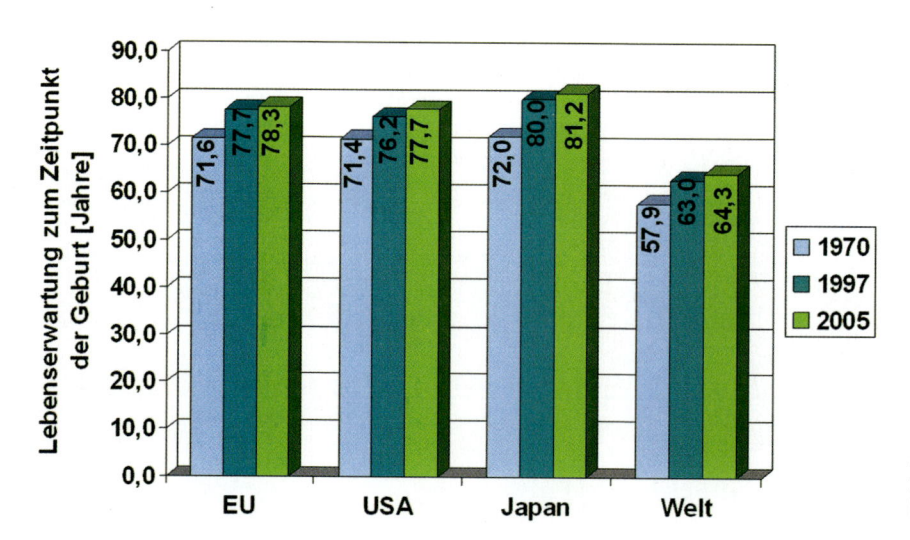

Abb. 1. Lebenserwartung zum Zeitpunkt der Geburt im Ländervergleich

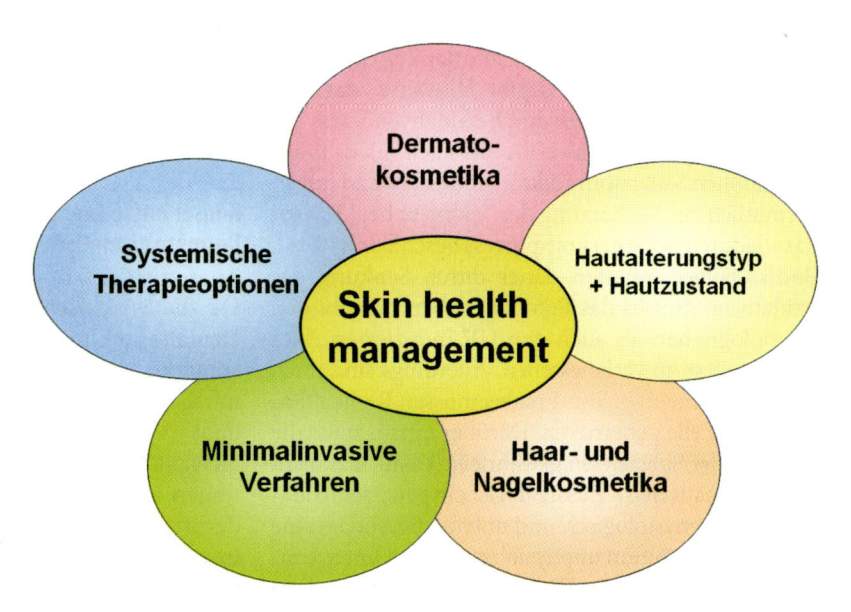

Abb. 2. Mögliches Spektrum einer Anti-Aging-Sprechstunde

Grund wird oft dem Begriff UV- beziehungsweise lichtinduzierte Hautschädigung der Vorzug gegeben. Andererseits ist es de facto unmöglich sich dem Umwelteinfluss Sonnenstrahlung zu entziehen, sodass die UV-induzierte Hautalterung auch als Teilaspekt der normalen Alterung angesehen werden kann.

Ein wesentlicher Vorgang der UV-induzierten Hautalterung ist die Reduktion von kollagenem Bindegewebe. UV-Strahlung ist in der Lage, Matrixmetalloproteinasen (MMP), wie Kollagenase (MMP-1), Stromelysin 1 (MMP-3) und 92-kd Gelatinase (MMP-9) in Fibroblasten zu induzieren. Diese Proteasen sind für den Abbau des Bindegewebes verantwortlich [9]. Zusätzlich hemmte UVB direkt die Produktion von Kollagen in Fibroblasten. Die Expression von Genen wird durch Transkriptionsfaktoren kontrolliert, die die Promotoren der jeweiligen Gene entweder aktivieren oder unterdrücken. AP-1 (*activator protein-1*) ist ein ubiquitärer Transkriptionsfaktor, der aus zwei Untereinheiten c-jun und c-fos besteht. Bindet sich AP-1 an seine spezifischen Bindungs-stellen (AP-1 responsible Elemente) im Kollagenpromoter wird die Transkription des Kollagengens unterdrückt. Bindet sich AP-1 hingegen an sein Element im Promoter des Kollagenasegens, wird die Transkription induziert. Aktivierung von AP-1 hat daher die Unterdrückung der Kollagenproduktion und die Induktion von Kollagenase zur Folge, was letztendlich zur Reduktion des Kollagengehaltes führt [11]. UVB aktiviert AP-1, wodurch einerseits die Unterdrückung Kollagensynthese und andererseits die Proteaseinduktion durch UV-Strahlung erklärt werden kann. Da die Signaltransduktionswege der UVB-induzierten Kollagenschädigung bekannt sind, kann versucht werden, in diese Kaskade selektiv einzugreifen. Retinoide, die die vorzeitige Hautalterung zumindest verzögern können, verursachen eine Degradation von AP-1. Somit wird durch Retinoide der UV-induzierte Abbau von Kollagen unterdrückt [10]. Genistein, ein Phytoöstrogen und Bestandteil von Sojabohnenextrakten, ist ein potenter Inhibitor der Tyrosinkinasen, also jener Enzyme, die Tyrosine phosphorylieren. Genistein blockiert daher die UVB-vermittelte Aktivierung des EGF-Rezeptors, da die Tyrosinphosphorylierung ein initiales Ereignis in dieser Kaskade ist. Genistein verhindert daher in weiterer Folge die Aktivierung der MAP-Kinasen und letztendlich die Induktion von AP-1. Die AP-1 vermittelte Unterdrückung der Kollagensynthese sowie die Induktion der MMPs bleiben somit aus [17].

Ein wesentlicher Vorgang jedes Alterungsprozesses ist der Verlust von Zellen durch apoptotischen Zelltod. Die meisten Zellen verfügen nur über ein begrenztes Teilungspotential. Ein wesentlicher Faktor dabei sind die Telomere [4]. Telomere sind repetitive DNA Sequenzen, die sich an den Enden der Chromosomen befinden. Mit jeder Zellteilung geht ein Teil der Telomere verloren. Haben die Telomere eine bestimmte Länge unterschritten, geht die Zelle in den apoptotischen Zelltod. Telomere werden daher als Uhr des Genoms bezeichnet. Da jede Zelle schon allein durch die physiologischen Stoffwechselvorgänge permanent oxidativem Stress ausgesetzt ist, sorgen Detoxifikationssysteme für den Abbau beziehungsweise die Neutralisierung der Radikale. Mit zunehmendem Alter nimmt die Aktivität dieser Schutzsysteme jedoch ab, sodass im Laufe der Zeit der oxidative Stress steigt [37]. Es gibt Hinweise, dass die Verkürzung der Telomere durch oxidativen Stress beschleunigt wird. Sowohl UVA- als auch UVB-Strahlung können Sauerstoffradikale induzieren und tragen vermutlich zur Verkürzung der Telomere bei [31], sodass dadurch der Alterungsprozess beschleunigt wird. Radikalfänger müssten daher durch Senkung des oxidativen Stresses das Potential haben, sowohl den physiologischen als auch den UV-induzierten Alterungsprozess zu verlangsamen. Allerdings sind noch viele Probleme ungelöst. Erstens müssen Radikalfänger in die Zelle penetrieren. Darüber hinaus muss die Stabilität der Substanzen gewährleistet sind, was nicht unproblematisch ist. Zusätzlich ist ein gewisser oxidativer Stress physiologisch und notwendig, sodass eine komplette Inhibition unphysiologisch und unter Umständen schädlich wäre. Trotz dieser noch offenen Fragen steckt in den Radikalfängern, die sowohl als topische als auch als systemische Wirkstoffe eingesetzt werden können, ein nicht unerhebliches Potential, was die Verhinderung beziehungsweise Verlangsamung von Alterungsprozessen betrifft.

Konservative Therapiemodalitäten: Dermatokosmetische Wirkstoffe

Da die wissenschaftlich etablierte Einteilung der Hautalterung in intrinsische und extrinsische Alterung die Auswahl geeigneter Dermatokosmetika oft nur wenig erleichtert und sich gerade in der Gesichtshaut Alterserscheinungen klinisch manifestieren, bietet sich eine Klassifikation nach klinischen Symptomen in vier Hautalterungstypen an mit dem Ziel, dermatokosmetische Wirkstoffe wie auch minimalinvasive Verfahren möglichst individuell auszuwählen (Abb. 3).

Der Einsatz von auf den Hautalterungstyp abgestimmten dermatokosmetischen Wirkstoffen stellt

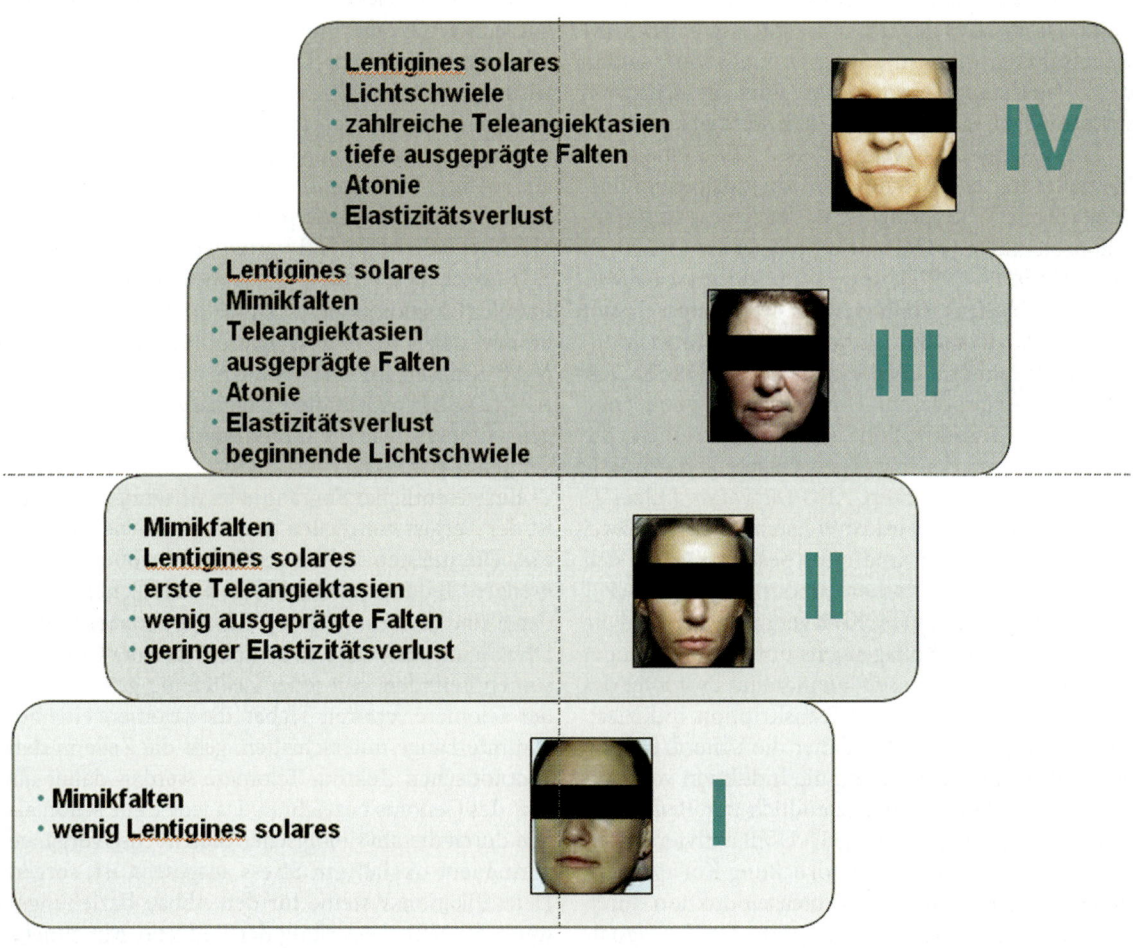

IV
- Lentigines solares
- Lichtschwiele
- zahlreiche Teleangiektasien
- tiefe ausgeprägte Falten
- Atonie
- Elastizitätsverlust

III
- Lentigines solares
- Mimikfalten
- Teleangiektasien
- ausgeprägte Falten
- Atonie
- Elastizitätsverlust
- beginnende Lichtschwiele

II
- Mimikfalten
- Lentigines solares
- erste Teleangiektasien
- wenig ausgeprägte Falten
- geringer Elastizitätsverlust

I
- Mimikfalten
- wenig Lentigines solares

Abb. 3. Hautalterungstypen, klassifiziert nach klinischen Symptomen

Kategorie	Wirkstoff	Beispiele
Erste Generation	• Vitamine A / C / E • Coenzyme (Q_{10}, Liponsäure) • sekundäre Pflanzenstoffe	Reti C® (Vichy), Active C® (La Roche-Posay), Redermic® (La Roche-Posay), Structura CplusE® (Eucerin) Q10 Active® (Eucerin), Anti-Ageing Aufbau-Creme® (Sebamed) Neovadiol® (Vichy)
Zweite Generation	• Cu-GHK • Pal-KTTKS • Wachstumsfaktoren	Retin-Ox® Correction (Roc) Regenerist® (Oil of Olaz) Substiane® (La Roche-Posay)
Dritte Generation	• Polypeptide (z.B. Acetyl-Hexapeptid-3)	Myokine® (Vichy), Exclusive® (Lierac), Lipoderm visage esthetique® (Hans Karrer)

Tabelle 1. Dermatokosmetische Wirkstofe bei Hautalterung

eine zentrale Säule im Bestreben, Hautalterungserscheinungen zu verbessern, dar. Ein optimales Verhältnis aus Verträglichkeit und Wirksamkeit bildet eine wesentliche Voraussetzung bei der Auswahl geeigneter dermatokosmetischer Wirkstoffe aus dem fast unüberschaubar gewordenen Angebot. Neben einer nachgewiesenen Penetration und Stabilität des Wirkstoffes in der gewählten galenischen Grundlage kommt dem Nachweis einer klinischen Wirksamkeit in möglichst evidenzbasierten, doppelblinden, vehikelkontrollierten In-vivo-Studien eine große Bedeutung zu. Derzeit können dermatokosmetische Wirkstoffe, die die oben genannten Kriterien erfüllen, in drei unterschiedliche Kategorien eingeteilt werden: (Tabelle 1) [36]

- Vitamine und Coenzyme, die überwiegend antioxidative Wirkungen entfalten
- Polypeptide, Wachstumsfaktoren und Moleküle, die direkt in den Kollagenstoffwechsel eingreifen und zu einer gesteigerten Neusynthese von Kollagen und Glykosaminoglykanen führen
- Neurotransmitter-inhibierende Peptide, die die Muskelaktivität herabsetzen sollen

Die am meisten untersuchte Wirkstoffgruppe stellen Vitamine und Coenzyme dar. Vitamin A und seine Derivate gehören zu den am längsten eingesetzten Anti-Aging-Substanzen. Vehikelkontrollierte, doppelblinde Studien belegen positive Effekte von Retinol bei intrinsisch und extrinsisch gealterter Haut. Neben einer sichtbaren klinischen Verbesserung des Hautzustandes zeigt sich histologisch eine Zunahme der epidermalen Dicke; molekularbiologische Untersuchungen belegen eine Induktion der Prokollagensynthese sowie eine verminderte Expression von Matrixmetalloproteinase I (MMP I) [6, 46]. Vitamin E, das erst bei Konzentrationen von mehr als 2% antioxidative Effekte und einen Schutz vor Lipidperoxidation zeigt, führt in einer Konzentration von 5% zu einem Anstieg der Stratum-corneum-Hydratation sowie zu einer Reduktion von Faltenlänge und -tiefe [20, 29, 36].

Ein intensiv untersuchter Wirkstoff ist Vitamin C, das in mehreren vehikelkontrollierten, doppelblinden Studien eine deutliche klinische Verbesserung von Hautalterungserscheinungen zeigte. Neben epidermalen Effekten wie einer vermehrten Synthese von Keratin 10 konnte auch eine erhöhte proliferative Aktivität der Fibroblasten nachgewiesen werden [16, 30, 35]. Klinisch führt die regelmäßige Anwendung Vitamin-C-haltiger Cremes zudem zu einer Abblassung von Lentigines solares, histologisch zu einer Zunahme der Papillendichte [16, 20, 35, 36].

Auch Vitamin B 3 (Niacinamid) wird zur Behandlung von Hautalterungserscheinungen eingesetzt. Neben antioxidativen Effekten führt es zu einer erhöhten Synthese von freien Fettsäuren, Cholesterol und Ceramiden [26]. Bei Coenzym Q 10 und alpha-Liponsäure handelt es sich um Coenzyme mit antioxidativer Wirkung. Sowohl Coenzym Q 10 wie alpha-Liponsäure führen zu einer Abnahme von Hautalterungserscheinungen in vivo [26]. Auch zahlreiche *Botanicals* wie etwa Polyphenole, Cumestane, Lignane, Isoflavone, Gingko biloba oder Silymarin zeigen in vitro wie in vivo photoprotektive und antioxidative Effekte und werden zunehmend in Dermatokosmetika eingesetzt [20, 36].

Eine weitere, gut dokumentierte Wirkstoffgruppe stellen die Polypeptide dar, die je nach Wirkmechanismus in Signalpeptide, Carrierpeptide und in die vergleichsweise wenig untersuchten Neurotransmitter-inhibierenden Peptide eingeteilt werden können

[27]. Signalpeptide wie das Palmitoylpentapeptid sollen durch Zufuhr von für Kollagen- oder Prokollagenfragmente typischen Aminosäuresequenzen die Fibroblastenaktivität erhöhen. So zeigen experimentelle Untersuchungen, dass durch Palmitoylpentapeptid ein signifikanter Anstieg der Kollagen-I- und Glycosaminoglykansynthese hervorgerufen wird [18]. Mehrere doppelblinde, vehikelkontrollierte Studien an über 200 Probandinnen erbrachten bei guter Verträglichkeit des Wirkstoffes eine signifikante Verbesserung der Hautglätte, der Faltentiefe sowie eine Zunahme von Hautdicke und -dichte in der 20-MHz-Sonografie [25, 27]. In einer eigenen Untersuchung zeigte sich ebenfalls nach 12-wöchiger Anwendung einer Palmitoylpentapeptid-haltigen Creme eine klinisch sichtbare Verbesserung von periorbitalen und perioralen Fältchen (Abb. 4).

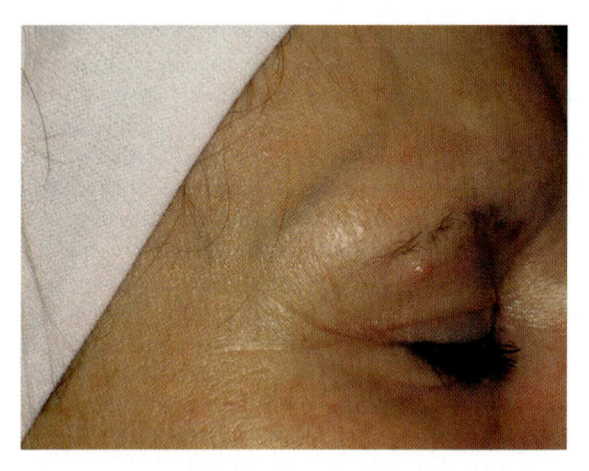

Abb. 4a. Vor Behandlung

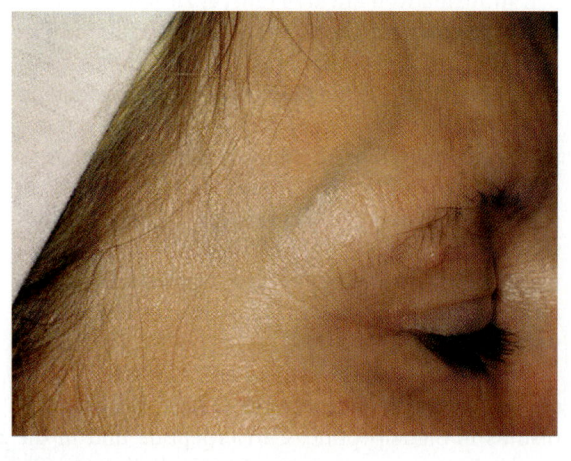

Abb. 4b. 84 Tage nach Behandlung mit einer palmitoylpentapeptidhaltigen Creme

Durch Carrierpeptide können Spurenelemente wie Kupfer besser in die Haut geschleust werden und sollen dort den Kollagenstoffwechsel anregen. Doppelblinde, vehikelkontrollierte Studien zu einem mit Kupfer verbundenen Tripeptidkomplex belegen eine klinische Verbesserung von Hautalterungserscheinungen [20, 23, 27, 36].

Neurotransmitter-inhibierende Peptide hingegen sollen mit der neuromuskulären Synapse interferieren und dadurch die Muskelaktivität herabsetzen. Jedoch wurde die klinische Wirkung dieser Peptide wie Acetyl-Hexapeptid-3 bis jetzt nur in einer nicht vehikelkontrollierten Studie belegt [2].

Konservative Therapiemodalitäten: Systemische Behandlungsoptionen

Viele Vitamine und Antioxidantien können allerdings nicht nur topisch, sondern auch systemisch in der Behandlung extrinsischer und intrinsischer Hautalterung eingesetzt werden. Viele Nahrungsbestandteile sind biologisch unverzichtbar für die optimale Funktion des Organismus, während Defizite in der menschlichen Ernährung zu manifesten Erkrankungen führen, die auch das Hautorgan betreffen. Die Beziehungen zwischen Ernährung und Haut im Hinblick auf Lichtschutz, Immunstimulation und Abmilderung der intrinsischen Hautalterung wird zunehmend erforscht [3]. Studien an Menschen mit unterschiedlichen Kostformen zeigen deutlich einen Einfluss der Ernährung und deren Zusammensetzung auf Photoaging und Faltenbildung [33]. Mikronährstoffe wie Vitamine, sekundäre Pflanzenstoffe und mehrfach ungesättigte Fettsäuren werden unter ernährungsmedizinischen Aspekten eingesetzt und sind Bestandteil der nutrilogischen Kosmetik.

Eine Ursache für das Auftreten von Hautalterung ist die Schädigung der Zelle durch freie Radikale [14]. Der aerobe Organismus des Menschen ist zeitlebens reaktivem Sauerstoff ausgesetzt. Reaktive Sauerstoffverbindungen und andere Oxidantien entstehen auch durch den menschlichen Stoffwechsel und durch äußere Einflüsse auf den Organismus. Die von Natur aus besonders reich mit Fetten und Proteinen ausgestattete Haut ist gegenüber diesen Noxen besonders vulnerabel. Daher hat sich in der Evolution ein komplexes antioxidatives Netz ausgebildet, das Zellen und Hautstrukturen schützt [42]. Unter den Mikronährstoffen in unserer Nahrung finden sich zahlreiche Antioxidantien, die dem oxidativen Stress der Zellen entgegen wirken. Hierzu gehören die kleinmolekularen Vitamine A, C und E sowie zahlreiche Enzyme wie Superoxiddismutase, Glutathionperoxidase und Katalase.

Wirkung systemischer Vitamingaben auf die Haut

Vitamin E ist ein essentielles lipophiles Vitamin. Seine Hauptfunktion ist der Schutz mehrfach ungesättigter Fettsäuren in Membranlipiden, Lipoproteinen und Depotfetten vor Lipidperoxidation. Der Begriff Vitamin E wird als Überbegriff für 4 Tocopherole und 4 Tocotrienole verwendet. Die bedeutendste Verbindung mit der größten Aktivität für den Menschen ist das α-Tocopherol. Oral aufgenommenes Vitamin E wird im Dünndarm resorbiert, in Chylomicronen gebunden und in die Leber transportiert. Leberzellen besitzen ein α-Tocopherol-Transportprotein (α-TTP), das vorwiegend α-Tocopherol bindet. Der Transport zur Zielzelle erfolgt auf enzymatischen Weg oder durch Bindung an VLDL. Der Abbau von Tocopherol erfolgt wahrscheinlich durch Oxidation oder Ausscheidung via Faeces. α-Tocopherol ist zentraler Bestandteil der Netzwerk-Antioxidantien der Haut. Wird α-Tocopherol selbst oxidiert, so kann es durch die Koantioxidantien Vitamin C und Glutathion regeneriert werden. Die höchsten Vitamin-E-Werte werden in den talgdrüsenreichen Arealen des Gesichtes gemessen, was vermuten lässt, dass die Versorgung der Haut mit Vitamin E über die Talgdrüse erfolgt [7]. Studien zeigen einen Anstieg des Tocopherol im Sebum nach oraler Gabe im Gegensatz zum Serumanstieg mit einer Latenzzeit von bis zu 21 Tagen [32]. Durch Abgabe des Vitamins aus dem Sebum kommt es zu einer Anreicherung in Lipiden der Hautoberfläche. Die Anreicherung von Vitamin E an der Hautoberfläche dient der Verhinderung der Bildung von Lipidperoxiden, die durch UV-Einwirkung entstehen.

Vitamin C (L-Ascorbinsäure) ist ein starkes hydrophiles Antioxidans. Der menschliche Organismus kann Vitamin C nicht eigenständig synthetisieren, daher ist die Aufnahme mit der Nahrung essentiell. Eine der wichtigsten Aufgaben des Vitamin C ist die Mitwirkung bei der Kollagenbiosynthese. Vitamin C greift in die posttranlationale Hydroxilierung von Prolin und Lysin ein, darüber hinaus stimuliert Vitamin C die Genexpression in Fibroblasten für Kollagen. Für die Lipidzusammensetzung der Epidermis konnte in vitro und in vivo die Stimulation von Ceramiden in der menschlichen Haut in Anwesenheit von Vitamin C nachgewiesen. Vitamin C selbst ist sehr fragil und kann durch Kontakt mit der Luft, Wärme und Wasser oxidiert werden.

Wenige Studien konnten bisher einen photoprotektiven Effekt systemischer Gaben von Vitamin E und C nachweisen. Vitamin E allein beeinflusst die Lichtempfindlichkeit der Haut nicht signifikant. Erst Untersuchungen mit kombinierter Gabe von Vitamin C und E zeigten einen photoprotektiven Effekt. Dieser Effekt nimmt nach längerer oraler Gabe noch zu [5, 32].

Carotinoide werden von allen photosynthetisch aktiven Pflanzen gebildet und gelangen über die Nahrungskette in den menschlichen Organismus. Sie repräsentieren natürlich vorkommende farbige Substanzen, von leuchtendem Gelb bis zu den roten Farbtönen. Es sind 600 verschiedene Carotinoide bekannt, von denen nur wenige in nennenswerter Menge im menschlichen Organismus vorkommen. Die Bedeutung der Carotinoide liegt zum einen in ihrer Fähigkeit im menschlichen Körper in Vitamin A umgewandelt zu werden, zum anderen handelt es sich um Substanzen mit antioxidativer Potenz. Die wichtigsten Vertreter sind ß-Carotin, α- Carotin, Lycopin, Lutein und Zeaxanthin. Wichtige Quellen der Carotinoide in der Nahrung sind Obst und Gemüse, vor allem Karotten, Tomaten, Grapefruit, Paprika, Mais und Broccoli. Die photoprotektive Wirkung von β-Carotin ist lange bekannt, der Einsatz zur Behandlung der erythropoetischen Protoporphyrie mit hohen Dosen beruht auf der antioxidativen Potenz des Carotin. Die vorliegenden Studien zeigen, dass sich durch eine 10–12 wöchige Einnahme von 15–20 mg/die ein Schutzeffekt erzielen lässt [41]. Photoprotektion durch Verwendung geeigneter Nahrungsmittel kann durch den Genuss von Tomatenpaste in Olivenöl, die reich an Lycopin ist erreicht werden. Der erzielte Lichtschutz kann aber allenfalls einen Grundschutz darstellen. Zusätzliche Lichtschutzmaßnahmen sind notwendig [40].

Wirkung von Polyphenolen auf die Haut

Isoflavone, besonders die Isoflavonabkömmlinge Genistein und Daidzein, haben zahlreiche biologische Wirkungen, die besonders für die Bekämpfung von Hautalterung von Bedeutung sind. Zum einen handelt es sich bei diesen Substanzen um starke Antioxidantien. Sie sind spezifische Inhibitoren der Tyrosinkinase und stellen Phytooestrogene dar. Isoflavone kommen nur in wenigen Pflanzenfamilien vor, hauptsächlich in Linsen, Sojabohnen und Rotklee. Epidemiologische Studien zeigen einen Zusammenhang zwischen isoflavonhaltiger Ernährung im asiatischen Raum und dem verminderten Auftreten von Herz-

Kreislauferkrankungen, Brust- und Prostatakrebs, sowie einer niedrigen Frequenz postmenopausaler Symptome in diesen Ländern. Die nicht-steroidalen Moleküle Genistein und Daidzein weisen strukturell und funktionell eine Homologie mit dem körpereigenen 17-β-Oestradiol auf. Aus diesem Grund werden diese Substanzen auch Phytoöstrogene genannt. Sie haben eine starke Rezeptoraffinität gegenüber den Östrogenrezeptoren, aber eine geringe östrogene Potenz. Ihre Wirkung ist die der selektive Rezeptormodulatoren (SERM). Neben ihrem kollagen- stimulierenden östrogenartigen Effekt, zeigen oral verabreichte Isoflavone einen hemmenden Effekt auf Matrixmetalloproteinase-1 und folglich auf die Kollagendegradation [21, 34]. Ihre zusätzliche Wirkung als 5-α-Reduktase-Inhibitoren trägt zur Festigung des Kollagens bei.

Grün-Tee-Katechinen, dem Wirkbestandteil von grünem Tee, der aus den getrockneten nicht fermentierten Blättern der Pflanze *Camellia sinensis* gewonnen wird, werden antibakterielle, antioxidative und antitumoröse Eigenschaften nachgesagt. Der Wirkungsmechanismus ist nicht genau bekannt, vermutet wird eine Wirkung auf einen hemmenden Transkriptionsfaktor. Sowohl topische als auch systemische Aufnahme des Haupwirkstoffes Epigallokatechin-Gallat zeigt die Hemmung von lichtinduzierten Tumoren in Ausdehnung und Zahl in vitro [19]. Derzeit ist Epigallokatechin als chemoprotektive Substanz sehr interessant, wenngleich Untersuchungen nach oraler Gabe am Menschen nicht ausreichend vorhanden sind [47].

Wirkung essentieller Fettsäuren auf die Haut

Bei den essentiellen Fettsäuren handelt es sich um mehrfach ungesättigte Fettsäuren, die im menschlichen Organismus nicht aufgebaut werden können. Essentiell sind zum einen die ω-6-Säuren, mit der Linolsäure, die in γ-Linolensäure und Arachidonsäure abgebaut werden. Ω-3- Fettsäuren sind die α-Linolensäure, die zu Eicosapentaensäure (EPA) und Docosahexaensäure (DHA) metabolisiert wird. EPA und DHA können direkt über die Nahrungskette in Form von Fischölen aufgenommen werden. In der Epidermis ist das Stoffwechselgeschehen der mehrfach ungesättigten Fettsäuren (PUFA) stark aktiviert. So zeigt sich der Mangel an Linolsäure durch trockene schuppende Haut und transepidermalem Wasserverlust. Nach Resorption im Intestinum werden die Fettsäuren im zirkulierenden Blut zu den Basalzellen transportiert und dort inkorporiert. Auf dem Weg in das Stratum corneum tragen die mehrfach ungesättigten Fettsäuren zur Membranfluidität bei und werden unter anderem in der Ceramidsynthese verwendet oder in die Odland bodies inkorporiert. Ω-3- und ω-6-Fettsäuren werden in der Epidermis in Eicosanoide abgebaut. Eicosanoide sind hormonähnliche Substanzen. Sie umfassen Prostaglandine, Thromboxane und Leukotriene, deren epidermales Gleichgewicht über pro- und antiinflammatorische und antiproliferative Prozesse in der Haut entscheidet. Studien zeigen, dass mehrfach ungesättigte Fettsäuren eine antioxidative Wirkung entfalten, die dermale Zellen vor oxidativem Stress schützt [48]. Diätetische Quellen von ω-6- und ω-3-Fettsäuren rekrutieren sich aus unserer täglichen Ernährung. So finden sich ω-6-Fettsäuren vorwiegend in Pflanzenölen, während sich ω-3 Fette als EPA und DHA in Fischölen wieder finden [38]. Ein sehr wichtiger Aspekt für die empfohlene Menge der Fettaufnahme ist das Verhältnis ω-3- zu ω-6- Fettsäuren, das im optimalen Bereich bei 5:1 liegt. PUFA werden ausschließlich über die Nahrung aufgenommen, die orale Ergänzung ist somit für Hautfunktion, Aufbau und Barrierefunktion der Epidermis von besonderer Bedeutung.

Neben diesen präventiven Maßnahmen zur Beeinflussung von Hautalterung existieren verschiedene wenig invasive, topische Möglichkeiten, das Hautbild beim Aufreten kleiner Fältchen zu verbessern.

Minimal-invasive Therapiemodalitäten

Peeling-Maßnahmen werden unterteilt in mechanisches Peeling, beispielsweise Rubbelpartikel, oder chemisches Peeling (Fruchtsäure-Peeling = AHA-Peelings, Tiefenschälkur mit Kräuterzubereitungen nach Schrammek = Green Peel und andere Verfahren), die ein Abschälen der Haut bewirken. Das chemische Peeling ist eine invasive Maßnahme, mit dem Ziel über den Zwischenschritt einer Zerstörung bestimmter Partien der Epidermis oder Dermis eine Regeneration von Dermis und Epidermis zu erreichen. Die Invasivität der Methoden wird charakterisiert durch das Synonym *Chemische Chirurgie (Chemosurgery)*. Über das Übergangsstadium einer kontrollierten Wundheilung kann folgendes erreicht werden: das Verschwinden von Pigmentstörungen, aktinischen Schädigungen und Keratosen, Falten oder oberflächlichen Narben und im dermato-kosmetischen Bereich ein jüngeres Erscheinungsbild der Haut. Das Peeling hat insbesondere die Behandlung der Komedonenakne und der oberflächlichen Aknenarben bereichert [1].

Neben Ölen, Salzen und Alabasterzubereitungen im alten Ägypten und Mixturen aus Schwefel, Senf und Lehm applizierten die Türken bewusst leichte Verbrennungen der Haut, um eine Schälung zu erzielen. Bereits Anfang dieses Jahrhundert arbeitete Mackee, ein britischer Dermatologe, mit Phenol bei Aknenarben. In den 50er Jahren wurde mit Schwefel-Resorcin/Salizyl-Pasten und Kälteapplikationen gearbeitet. Es wurde bekannt, daß ein Entfetten der Haut notwendig ist, um die Nephrotoxizität von Phenolzubereitungen zu minimieren. In den 60er Jahren folgten Arbeiten zu Trichloressigsäure (TCA) Peelings (10–35%), die eine ausgeprägtere Eiweissfällung zeigten. Mitte der 70ger Jahre wurde der vergleichsweise mild schälende Effekt der Alpha-Hydroxysäuren bekannt, die nach ihrem häufigen Vorkommen in Früchten auch Fruchtsäuren benannt wurden. Alpha-Hydroxy-Acids (AHA) und alpha-Keto-Acids führen bei Konzentrationen bis 20% zu einer Ablösung des Stratum corneum, bei Konzentrationen bis 70% zu einer Epidermolyse. Mit 40–60% TCA wird die untere papilläre Dermis geschädigt, bei der Baker Phenollösung (Phenol, TCE und Krotonöl) auch die mittlere reticuläre Dermis. Bei diesen tieferen Peeling-Verfahren zeigt sich in der Tat nach 3 bis 4 Monaten ein Ersatz des ehemals aktinisch geschädigten Kollagens durch regelrecht parallel angeordnetes Kollagen und elastischen Fasern in der mittleren retikulären Dermis [22]. Diese Effekte hielten nach der immerhin tiefe Verletzungen setzenden Baker Phenol-Behandlung bis zu 20 Jahren an. Das Auftreten neuer epidermaler Neoplasmen war dadurch hinausgezögert [13]. Phenol und Resorcin (beispielsweise in Resorcinpaste 20–30%), ein Phenolabkömmling, sind im Tierversuch krebserzeugend und sollen daher nicht mehr Therapie am Menschen eingesetzt werden. Für die aktinische geschädigte Haut hat sich auch eine Kombinationsbehandlung mit 5-Fluorouracil und Glykolsäure bewährt [28]. Bereits in den 80ger Jahren wurde der Effekt von Peeling und Dermabrasio histologisch kontrolliert [22, 39, 45]. Die Anwendung eines oberflächlichen CO_2-Peelings, der Jessner Lösung (Resorcin, Salizyl- und Milchsäure in Ethanol) oder der von Glykolzubereitungen in Verbindung mit 35%TCA führte zu einem Peeling mittlerer Tiefe. Die 90ger Jahre sind bestimmt durch die weitere Verbreitung oberflächlicher Peeling-Massnahmen zur „Hautverjüngung". Aus dem Bereich der medizinisch induzierten Anwendungen liegen Studien vor zu chemischen Peelings bei aktinischen Keratosen, Xeroderma pigmentosum, neurotischen Exkoriationen, Melasmen und Mollusca contagiosa [1, 12].

Häufigste Indikationen für ein chemisches Peelings in der Dermatologie

- Aktinische Keratosen und Präkanzerosen
- Falten
- Unregelmässige Pigmentierung
- Akne vulgaris
- Oberflächliche Narben

Mit den beschriebenen Peeling-Maßnahmen ist keine Wirkung auf tiefe Narben, stark der Mimik unterlegene Falten und schlaffe Hautpartien zu erzielen. Hier müssen andere Maßnahmen der ästhetisch rekonstruktiven Dermatologie ergriffen werden wie die Gewebeaugmentation mit Kollagen oder Hyaluronsäure, autologe Fetttransplantation oder Botulinumtoxin-Injektionen. Um so wichtiger ist es, mit dem Patienten/Kunden zu beprechen, was er erwarten kann. So ist bei Anwendung eines leichten bis mittleren chemischen Peelings durchaus eine Verbesserung der Hautqualität ohne Störungen der Hautarchitektur und mit erhaltener Bräunung gegeben, bei tieferen Peelings wird die Haut heller und kann bei zu früher Besonnung fleckig pigmentieren. Im Normalfall tritt eine Verbesserung der aktinischen Hautschädigung, ein Abflachen leichter Falten und Krähenfüße, die Beseitigung unregelmäßiger Pigmentierung und der gewünschte Schäleffekt bei Acne comedonica [8, 12].

Relative Kontraindikationen eines chemischen Peelings sind dunkler Hauttyp, Keloidneigung, vorausgegangene Radiatio in der Kopf-Region, Isotretinointherapie, eine schwere Erkrankungen kardialer oder renaler Genese oder eine HIV-Infektion [24].

In der Nachbehandlung chemischer Peelings ist bei oberflächlichen Peelings lediglich die Restriktion intensiver Sonnenbestrahlung von Bedeutung, bei tieferen Peelings kommt der Schutz vor Superinfektionen hinzu, insbesondere vor Herpes-simplex-Infektionen.

Haare und Alter: Therapieoptionen

Der physiologische Alterungsprozess der Haut und ihrer Anhangsgebilden setzt im dritten Dezennium ein und schreitet individuell unterschiedlich fort. Von den Hautanhangsgebilden zeigen die Haare die auffälligsten Veränderungen, die die Pigmentierung (Ergrauen oder Canities) und das Wachstum der Haare (androgenetische Alopezie und senile Involutionsalopezie) betreffen. Wie an der Haut, führen vermutlich sowohl intrinsische als auch extrinsische Faktoren zur Alterung des Haars.

Bei den Maßnahmen, die den Alterungsprozess zu verhindern, verlangsamen oder umzukehren haben, werden unterschieden: Primärpräventionsmaßnahmen, die ergriffen werden, bevor der Alterungsprozess beginnt, Sekundärpräventionsmaßnahmen, wenn die ersten Anzeichen der Alterung sichtbar sind, und Tertiärmaßnahmen bei sichtbar fortgeschrittener Alterung.

Die Primärprävention beginnt mit der frühzeitigen Vermeidung schädigender Einflüsse auf das Haar und die Kopfhaut. Sie betrifft die Exposition gegenüber Umweltnoxen, Tabakrauchen, die Ernährungsgewohnheiten und den Einfluss von Stress. Neben der Haut, an deren Alterungsprozess UV-Strahlen wesentlich beteiligt sind, haben UV-Strahlen vermutlich auch einen nachteiligen Effekt auf die Haare. Abgesehen vom Tragen einer Kopfbedeckung ist der UV-Schutz problematisch, insofern als die Sonnenschutzmittel für die Haut, außer bei einer Vollglatze, zur Anwendung am behaarten Kopf nicht geeignet sind. Haarkolorierung schützt den Haarschaft vor UV-bedingten Schäden, Cinnamidpropyltrimoniumchlorid ist ein quarternäre UV-absorbierende Verbindung, die in Shampoos gleichzeitig einen Konditionierungseffekt aufweist, solide Nanopartikel als Träger von UV-Blockern sind für die Anwendung an Haut und Haaren in Entwicklung, ebenso topisches Melatonin und systemische Antioxidantien, speziell Betacaroten (Pro-Vitamin A), alpha-Tocopherol (Vitamin E) und L-Ascorbat (Vitamin C) [43, 44].

Zu den Sekundärpräventionsmaßnahmen zählen die optimale medizinische Gesundheitsversorgung, spezifischen Anti-Aging-Protokolle, pharmakologischen Maßnahmen gegen die androgenetische Alopezie und die Haarpflege. Unter der optimalen medizinischen Gesundheitsversorgung im Alter zu verstehen sind die Früherkennung und Behandlung im Alter häufiger auftretender medizinischer Probleme, insbesondere des Herzkreislaufs, des Hormonshaushaltes, der Psyche und der Haut (Präkanzerosen). Relevant ist die häufige Multimorbidität im Alter, die auch ein Risiko für den allgemeinen Zustand der Haare darstellt. Die Hormontherapie beim alternden Menschen basiert auf der Hypothese, dass zwischen der Alters-assoziierten Reduktion zirkulierender Hormone und einer Funktionseinbusse ein kausaler Zusammenhang besteht. Neben der Therapie mit Sexualhormonen nimmt in der Anti-Aging-Medizin das Wachstumshormon wegen seiner anabolen Potenz einen besonderen Stellenwert ein, gefolgt von Dehydroepiandrosteron und Melatonin. Die einzigen, in Doppelblindstudien als wirksam erwiesenen Medikamente zur Prävention und Therapie der androgenetischen Alopezie sind jedoch das topische Minoxidil und das orale Finasterid. Finasterid ist der Behandlung von Männern vorbehalten und hat sich auch jenseits des 41. Lebensjahres als wirksam erwiesen. Die Shampoobehandlung ist eine Voraussetzung zum Wohlbefinden und spielt für die Körperpflege und für die Verschönerung des äußeren Erscheinungsbildes eine Rolle. Babyshampoos stellen die äußerste Entwicklung eines milden Shampoos dar, speziell für empfindliche Haut und Schleimhäute. Auch im Alter besteht eine erhöhte Empfindlichkeit der Haut. In der Regel werden zusätzlich Pflegestoffe zur Verbesserung der Verträglichkeit sowie der Pflegeeigenschaften zugefügt, speziell Eiweisshydrolysate, die keine hohe Substantivität für die Haare aufweisen und dadurch dünne Haare nicht beschweren. Anti-Aging-Substanzen in Shampoos stellen eine Marketing-Strategie dar, insofern als aufgrund der Wasserverdünnung und kurzen Kontaktzeit eine biologische Wirkung auf das Haar ausgeschlossen ist [43, 44].

Die Tertiärmaßnahmen umfassen haarkosmetische Maßnahmen, die Alopeziechirurgie und den Haarersatz. Unmittelbar mit dem Wunsch verbunden, das eigene Aussehen selbst zu bestimmen, ist in besonderem Masse auch die Gestaltung des Haarbilds. Zu den Maßnahmen zur Gestaltung des Haarbilds gehören der Einsatz von Frisurfestigungsmitteln, die dauerhafte Haarumformung und die Veränderung der Haarfarbe. Insbesondere die Haarfärbung entspricht ganz besonders dem Bedürfnis, graues Haar als Anzeichen der Alterung zu verdecken. Während sich die pharmakologischen Maßnahmen zur Behandlung der Alopezie auf eine für die Therapiedauer begrenzte Erhaltung der Haare beschränken und bei fortgeschrittenem Haarverlust keinen Nutzen haben, stellt die Haarchirurgie die einzige Behandlungsart, die zu einem definitiven Resultat führt. Das Spektrum der chirurgischen Methoden zur Alopeziekorrektur umfasst Reduktionsplastik, Skalplappenplastik und freie autologe Haartransplantation. Insbesondere bei Frauen stellt Haarmangel einen Verlust an körperlicher Kompetenz dar, der das Selbstwerterleben negativ beeinflusst und zur emotionalen Belastung führen kann. Insofern als durch Haarersatz die nachteiligen psychosozialen Folgen des Haarmangels verringert werden können, ist die Indikation zur medizinischen Verordnung von Haarersatz gegeben. Neben Perücken und Zweithaarteilen, bewähren sich auch Camouflage, Permanent Make-Up, Accessoires oder eine Haarintegration [43, 44].

Dass die Summe dieser Maßnahmen durch Verschönerung des Erscheinungsbildes sich auf die Psyche positiv auswirkt und deshalb auch „verjüngend" wirkt, liegt auf der Hand.

Fazit

Bedingt durch die steigende Lebenserwartung, den Rückgang der Geburtenrate sowie die zunehmende Bedeutung eines attraktiven, gepflegten Aussehens nimmt der Anteil an Patienten, die sich mit dem Wunsch nach einer Verbesserung von Hautalterungserscheinungen an den Dermatologen wenden, stetig zu. Neben einer Kenntnis der molekularen Mechanismen der Hautalterung und dem individuellen Hautalterungstyp stehen dem Dermatologen auch im ambulanten Bereich sehr effiziente, topisch, systemisch und minimalinvasiv durchzuführende Therapiemodalitäten mit guter Verträglichkeit und hoher Wirksamkeit zur Verfügung, die bei fachgerechter Indikationsstellung und korrekter Durchführung das Erscheinungsbild der Haut deutlich verbessern können.

Literatur

1. Bayerl C (2003) Chemisches Peeling. In: Worret W-I, Gehring W (Hrsg) Kosmetische Dermatologie. Springer, Berlin, S 189–195
2. Blanes-Mira C, Clemente J, Jodas G et al. (2002) A synthetic hexapeptide (Argireline) with antiwrinkle activity C. Int J Cosmet Sci 24: 303
3. Boelsma E, Hendriks HF, Roza L (2001) Nutritional skin care: health effects of micronutrients and fatty acids. Am J Clin Nutr 73: 853–864
4. Boukamp P (2001) Ageing mechanisms: the role of telomere loss. Clin Exp Dermatol 26: 562–565
5. Chan AC (1993) Partners in defense, vitamin E and vitamin C. Can Physiol Pharmacol 71: 725–731
6. Creidi P, Vienne MP, Ochonisky S et al. (1998) Profilometric evaluation of photodamaged skin after topical retinaldehyde and retinoic acid treatment. J Am Acad Dermatol 39: 960–965
7. Ekanayake-Mudiyanselage S, Thiele JJ (2006) Die Talgdrüse als Transporter für Vitamin E. Hautarzt 57: 291–296
8. Fartasch M, Teal J, Menon GK (1997) Mode of action of glycolic acid on human stratum corneum: ultrastructural and functional evaluation of the epidermal barrier. Arch Dermatol Res 289: 404–409
9. Fisher GJ, Wang ZQ, Datta SC et al. (1997) Pathophysiology of premature skin aging induced by ultraviolet light. N Engl J Med 337: 1419–1428
10. Fisher GJ, Datta S, Wang Z et al. (2000) c-Jun-dependent inhibition of cutaneous procollagen transcription following ultraviolet irradiation is reversed by all-trans retinoic acid. J Clin Invest 106: 663–670
11. Fisher GJ, Kang S, Varani J et al. (2002) Mechanisms of photoaging and chronological skin aging. Arch Dermatol 138: 1462–1470
12. Fratila A, Uerlich M (1999) Fruchtsäurepeeling. Die dermatologische und ästhetisch-korrektive Anwendung von Alpha-Hydroxysäuren (AHA). Hautarzt 50: 448–460
13. Gilchrest BA (1996) A review of skin ageing and its medical therapy. Br J Dermatol 135: 867–875
14. Harman D (1956) Aging: a theory based on free radical and radiation chemistry. J Gerontol 2: 298–300
15. Hölzle E (2003) Lichtinduzierte Hautalterung. In: Photodermatosen und Lichtreaktionen der Haut. Wissenschaftliche Verlagsgesellschaft, Stuttgart, S 93–106
16. Humbert PG, Haftek M, Creidi P et al. (2003) Topical ascorbic acid on photoaged skin. Clinical, topographical and ultrastructural evaluation: double-blind study vs. placebo. Exp Dermatol 12: 237–244
17. Kang S, Chung JH, Lee JH et al. (2003) Topical N-acetyl cysteine and genistein prevent ultraviolet-light-induced signaling that leads to photoaging in human skin in vivo. J Invest Dermatol 120: 835–841
18. Katayama K, Armendariz-Borunda J, Raghow R et al. (1993) A pentapeptide from type I procollagen promotes extracellular matrix production. J Biol Chem 268: 9941–9944
19. Katiyar SK, Agarwal R, Wang ZY et al. (1992) Epigallocatechin-3-gallate in Camellia sinensis leaves from Himalayan region of Sikkim: inhibitory effects against biochemical events and tumor initiation in Sencar mouse skin. Nutr Cancer 18: 73–83
20. Kerscher M (2004) Dermatokosmetik. Steinkopff, Darmstadt, S 75–107
21. Kim SY, Kim SJ, Lee JY et al. (2004) Protective effects of dietary soy isoflavones against UV-induced skin-aging in hairless mouse model. J Am Coll Nutr 23: 157–162
22. Kligman AM (1997) Topical treatment for photodamaged skin. Separating the reality from the hype. Postgrad Med 102: 115–118, 123–126
23. Krüger N, Fiegert L, Becker D et al. (2003) Zur Behandlung der Hautalterung: Spurenelemente in Form eines Kupfertripeptidkomplexes. Kos Med 24: 31–33
24. Lawrence N, Brody HJ, Alt TH (1997) Chemical peeling. In: Colemann WP, Hanke CW, Alt TH, Asken S (eds) Cosmetic surgery of the skin. Principles and techniques. Mosby-Year Book, Saint-Louis, pp 85–111
25. Lintner K (2002) Promotin production in the extracellular matrix without compromising barrier. Cutis 70: 13-16
26. Lupo MP (2001) Antioxidants and vitamins in cosmetics. Clin Dermatol 19: 467–473
27. Lupo MP (2005) Cosmeceutical peptides. Dermatol Surg 3: 832–836
28. Marrero GM, Katz BE (1998) The new fluor-hydroxy pulse peel. A combination of 5-fluorouracil and glycolic acid. Dermatol Surg 24: 973–978
29. Mayer P, Pittermann W, Wallat S (1993) The effects of vitamin E on the skin. Cosmetics Toiletries 108: 99–109
30. Nusgens BV, Humbert P, Rougier A et al. (2001) Topically applied vitamin C enhances the mRNA level of collagen I and III, their processing enzymes and tissue inhibitors of matrix metalloproteinase I in the human dermis. J Invest Dermatol 116: 853–859
31. Oikawa S, Tada-Oikawa S, Kawanishi S (2001) Site-specific DNA damage at the GGG sequence by UVA involves acceleration of telomere shortening. Biochemistry 40: 4763–4768

32. Placzek M, Gaube S, Kerkmann U et al. (2005) Ultraviolet B-induced DNA damage in human epidermis is modified by the antioxidants ascorbic acid and D-alpha-tocopherol. J Invest Dermatol 124: 304–307
33. Purba MB, Kouris-Blazos A et al. (2001) Skin wrinkling: can food make a difference? Am J Coll Nutr 20: 71–80
34. Rabe JH, Mamelak AJ, McElgunn PJ et al. (2006) Photoaging: mechanisms and repair. J Am Acad Dermatol 55: 1–19
35. Raschke T, Koop U, Dusing HJ et al. (2004) Topical activity of ascorbic acid: from in vitro optimization to in vivo efficacy. Skin Pharmacol Physiol 17: 200-206
36. Reuther T, Kerscher M (2004) Dermatokosmetische Wirkstoffe. Hautarzt 55: 630–636
37. Sastre J, Pallardo FV, Vina J (2003) The role of mitochondrial oxidative stress in aging. Free Radic Biol Med 35: 1–8
38. Simopoulos AP (1991) Omega-3- fatty acids in health and disease and in growth and development. Am J Clin Nutr 54: 438–463
39. Slavin JW (1998) Considerations in alpha hydroxy acid peels. Clin Plast Surg 25: 45–52
40. Stahl W, Heinrich U, Wiseman S et al. (2001) Dietary tomato paste protects against ultraviolet light-induced erythema in humans. J Nutr May 131: 1449–1451
41. Stahl W, Krutmann J (2006) Systemische Photoprotektion durch Karotinoide. Hautarzt 57: 281–285
42. Thiele JJ, Schroeter C, Hsieh SN et al. (2001) The antioxidant network of the stratum corneum. Curr Probl Dermatol. 29: 26–42
43. Trüeb RM (2003) Haare. Praxis der Trichologie. Steinkopff, Darmstadt
44. Trüeb RM (2006) Anti-Aging Medizin. Von der Antike zur Moderne. Steinkopff, Darmstadt
45. Tse Y, Ostad A, Lee HS et al. (1996) A clinical and histologic evaluation of two medium-depth peels. Glycolic acid versus Jessner´s trichloracetic acid. Dermatol Surg 1996: 22: 781–786
46. Varani J, Warner RL, Gharaee-Kermani M et al. (2000) Vitamin A antagonizes decreased cell growth and elevated collagen-degrading matrix-metalloproteinases and stimulates collagen accumulation in naturally aged human skin. J Invest Dermatol 114: 480–486
47. Wright TI, Spencer JM, Flowers FP (2006) Chemoprevention of nonmelanoma skin cancer. J Am Acad Dermatol 54: 933–946
48. Ziboh VA, Miller CC, Cho Y (2000) Metabolism of polyunsaturated fatty acids by skin epidermal enzymes: generation of anti-inflammatory and antiproliferative metabolites. Am J Clin Nutr 71: 361S–366S

Berufsdermatologie

Eva Oppel, Sibylle Schliemann-Willers, Swen M. John, Hans Drexler und Peter Elsner

Berufsdermatosen bilden die größte Gruppe innerhalb der Berufskrankheiten. Mit rund 15.000 Meldungen im Jahr 2004 im Bereich der gewerblichen Berufsgenossenschaften nehmen die Berufskrankheitenanzeigen mit Verdacht auf eine berufsbedingte Hauterkrankung erneut die Spitzenposition unter den Berufskrankheiten ein. Sie stellen somit ein zunehmendes Problem mit hohen sozioökonomischen Kosten dar. Durch gezielte und optimierte Präventionsmaßnahmen sollte ein Rückgang der beruflich bedingten Hauterkrankungen, bei denen es sich hauptsächlich um Kontaktekzeme der Hände handelt, weiterhin bewirkt werden. Präventionsmaßnahmen machen jedoch nur dann Sinn, wenn eine ausreichende Kenntnis und Erfahrung zu den auslösenden Berufsstoffen vorliegt und auch seltenere Ursachen berufsbedingter Hauterkrankungen in Betracht gezogen werden.

Hautkrebs durch UV-Licht – eine Berufskrankheit?

Eine erhöhte Exposition gegenüber natürlicher und künstlicher ultravioletter Strahlung ist an vielen Arbeitsplätzen gegeben. Obwohl bereits 1875 die kausale Bedeutung des Sonnenlichts für die Induktion von Plattenepithelkarzinomen erkannt worden ist, sind UV-induzierte Malignome derzeit keine Berufskrankheiten. Unter Berücksichtigung des geltenden Berufskrankheitenrechts (SGB VII) ist entscheidend, ob wissenschaftlich belegt werden kann, dass bestimmte Personengruppen durch ihre Arbeit ein erheblich höheres Risiko haben, UV-induzierte Tumoren zu entwickeln.

In epidemiologischen Studien konnte nur für Plattenepithelkarzinome konsistent eine Assoziation mit der beruflichen UV-Belastung nachgewiesen werden [3–5, 27]. Die im Tierversuch ermittelte Dosis-Wirkungs-Beziehung spricht für die Plausibilität dieser epidemiologischen Daten.

Die Inzidenz und Mortalitätsraten maligner Melanome sind generell höher bei Innenraumarbeitern als bei Personengruppen, die im Freien arbeiten. Dies zeigt, dass eine einfache Beziehung zwischen UV-Exposition und malignen Melanomen nicht vorzuliegen scheint. Die überwiegende Zahl epidemiologischer Studien fand keine positive Beziehung zwischen beruflicher UV-Belastung und dem Auftreten maligner Melanome [5, 27].

In früheren epidemiologischen Studien wurde zum Teil nicht zwischen Basaliomen und Plattenepithelkarzinomen unterschieden, was die Bewertung dieser Studien sehr schwierig macht. Frühere Studien beschrieben zum Teil auch ein hohes Basaliomrisiko für im Freien arbeitende Menschen. Beruflich bedingte Sonnenlichtexposition ist nach neueren Studien jedoch nicht stark assoziiert mit der Inzidenz von Basaliomen [5, 27].

Da weder UV-Licht als Noxe noch UV-induzierte Erkrankungen in der gültigen Liste der Berufskrankheiten enthalten sind, wäre ein Plattenepithelkarzinom derzeit allenfalls wie eine Berufskrankheit zu entschädigen (§ 9 (2) SGV VII). Auch wenn die im Absatz 2 des § 9 geforderten „Erkenntnisse der medizinischen Wissenschaft", dass UV-Licht Krebs induzieren kann, seit mehr als 100 Jahren weitgehend unbestritten sind, handelt es sich um „neue Erkenntnisse", da dieser Sachverhalt bislang vom Sachverständigenbeirat des Arbeitsministers immer noch nicht abschließend geprüft wurde.

Testung von beruflichen Eigensubstanzen

Bei der allergologischen Testung von Berufssubstanzen sind neben den üblichen Empfehlungen zur Epikutantestung einige zusätzliche Grundregeln zu beachten, um nicht einer Fehlinterpretation von Testreaktionen aufzusitzen. Da es sich nicht um standardisierte Testsubstanzen handelt, ist die Diagnostik immer mit erhöhtem Aufwand seitens des Testarztes wie auch des technischen Personals durch die Aufbereitung verbunden. Andererseits sind Kontaktallergien auf Berufsstoffe vielfach nur durch Testung von Eigensubstanzen nachweisbar.

Grundregeln

Die Testung mitgebrachter Berufssubstanzen sollte dem allergologisch erfahrenen Dermatologen vorbehalten bleiben, denn es bestehen besondere Herausforderungen sowohl hinsichtlich der Vorbereitung der Testsubstanzen, als auch die Interpretation der Testergebnisse betreffend. Irritative, und damit unter Umständen falsch positive Testreaktionen, kommen sehr viel öfter vor, als bei der Testung kommerzieller Substanzen, die in definierter und erprobt nicht-irritativer Konzentration angeboten werden. Dies gilt auch für unklare, weil nur fragliche oder schwach positive Testergebnisse.

Als Grundvoraussetzung sind die Empfehlungen der Deutschen Kontaktallergiegruppe DKG bei der Epikutantestung zu Applikationsmodalitäten und Bewertungskriterien zu beachten [24]. Eine Testung von Berufssubstanzen darf nur bei Vorliegen des Sicherheitsdatenblattes beziehungsweise Vorliegen der genauen Zusammensetzung erfolgen. Die Testung unbekannter Stoffe ist abzulehnen. Für Nachforschungen kann der Hersteller, der Betriebsarzt oder die Berufsgenossenschaft sowie Stoffdatenbanken im Internet (www.gestis.de) und einschlägige Literatur herangezogen werden [6, 20, 26].

Der Patient sollte sowohl mündlich als auch schriftlich über die potentiellen Risiken, die über diejenigen einer Standard-Epikutantestung hinausgehen, aufgeklärt werden (irritative/bullöse Reaktionen, Hyper-/Hypopigmentierungen, iatrogene Sensibilisierung). Sachgemäße Verdünnungen müssen mit geeigneten Vehikeln erfolgen. Ferner ist der pH-Wert mittels Indikatorpapier zu prüfen. Er darf zwischen 4–9,5 liegen, andernfalls ist eine Pufferung oder weitere Verdünnung notwendig.

Allgemein empfiehlt es sich, Testpflaster mit eigenen Berufssubstanzen an separater Lokalisation, zum Beispiel auch Oberarm, aufzulegen und den Patienten darauf hinzuweisen, dass bei Auftreten von Brennen oder übermäßigen Juckreizes gegebenenfalls das Testpflaster selbst zu entfernen ist. Auch sollte bei unklarer irritativer Potenz der Substanzen ein stufenartiges Vorgehen erwogen werden, indem beispielsweise zunächst offen und erst nachfolgend okklusiv mit einer Verdünnungsreihe getestet wird.

Es muss aber auch beachtet werden, dass es bei der Verdünnung von Berufsstoffen, insbesondere Stoffgemischen oder Fertigprodukten zu einer zu starken Verdünnung potentiell allergener Bestandteile kommen kann, sodass eine (kontaktallergische) positive Reaktion nicht mehr ausgelöst wird. Bei fortbestehendem Verdacht und negativem Testergebnis kann daher nachfolgend auch eine Testung einer höheren Konzentrationsstufe indiziert sein, die anfänglich nicht angemessen erschien. Sofern die Herstellung von Verdünnungen erforderlich ist, sollte in der niedergelassenen Praxis berücksichtigt werden, dass die Herstellung derselben nicht zum üblichen Ausbildungsinhalt von Arzthelferinnen gehört. Insofern können einfache standardisierte Verdünnungsanleitungen der Sicherheit dienen. Einige unerlässliche Hilfsmittel sollten vorhanden sein. Hierzu gehören neben Leitungswasser und Aqua destillata die gängigsten Vehikel: physiologische Kochsalzlösung, Vaseline, Olivenöl, und Azeton. Ferner sollte eine Pufferlösung vorhanden sein, die entweder kommerziell erhältlich ist oder über eine Apotheke nach DAB hergestellt werden kann. Weitere Hilfsmittel sind Waage, Spatel, Eppendorf-Pipette (ersatzweise auch Insulin 1 ml-Spritzen), 100 ml Messzylinder und/oder Erlenmeyerkolben, pH-Indikatorstäbchen oder -papier.

Berufssubstanzen oder deren Inhaltstoffe, die als ätzend oder toxisch gekennzeichnet sind, sollten grundsätzlich nicht, auch nicht nach Verdünnung getestet werden.

Nicht getestet werden dürfen: Adstringenzien, Antigefriermittel, Autowachs, Benzin, Dieselkraftstoff, Kerosin, Fußbodenwachs, Spiritus, Lösungsmittel, Toluol, Kalk, Zement, Beton, grobe Metallspäne, Rostentferner, WC-Reiniger/Kalklöser, andere scharfe oder ätzende Reinigungsmittel, Waschmittel für die Waschmaschine, Spülmittel für die Spülmaschine, quarternäre Ammoniumverbindungen.

Interpretation und Auswertung der Ergebnisse

Eine Einordnung, ob es sich um irritative oder wirklich allergische Testreaktionen handelt, muss im Zusammenhang mit den Ergebnissen der mitzutestenden kommerziellen Berufsreihen der DKG (berufsgruppenspezifische Testempfehlungen der Arbeitsgemeinschaft „Gutachtenqualität") [26], durch Korrelation mit den Inhaltsstoffen der Materialien, anhand der Testung gesunder Kontrollpersonen erfolgen. In einzelnen Fällen können auch Testwiederholungen gerechtfertigt sein. Unabdingbar ist anschließend die Relevanzbeurteilung gefundener Reak-

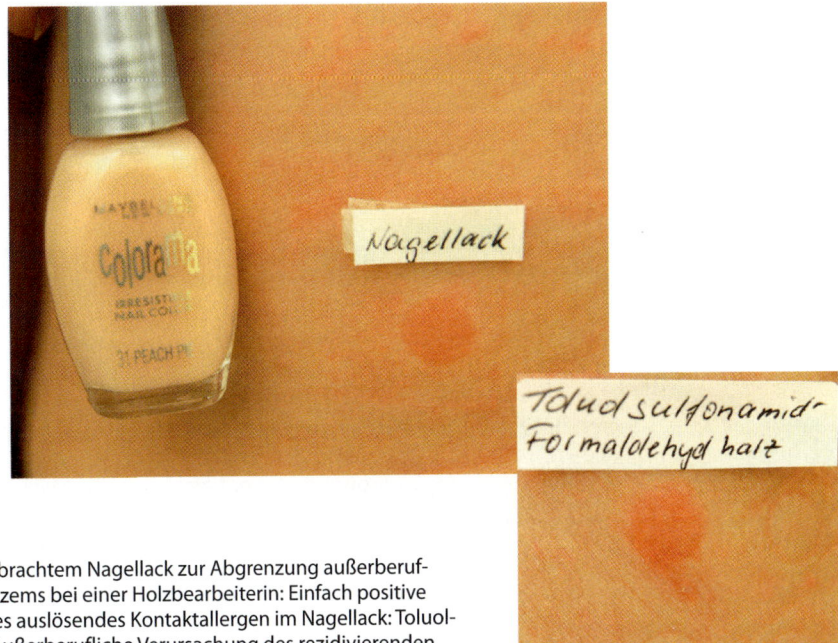

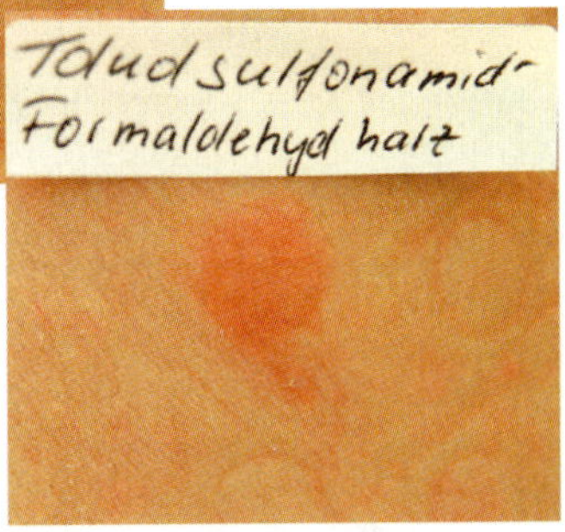

Abb. 1. Epikutantest mit mitgebrachtem Nagellack zur Abgrenzung außerberuflicher Ursachen eines Kontaktekzems bei einer Holzbearbeiterin: Einfach positive Reaktion nach 72h. Identifiziertes auslösendes Kontaktallergen im Nagellack: Toluolsulfonamid-Formaldehydharz. Außerberufliche Verursachung des rezidivierenden Periorbitalekzems

tionen für das infrage stehende Krankheitsgeschehen. Hierbei kann der repetitive offene Applikationstest (ROAT), ein Expositionstest unter arbeitsplatzrealistischen Bedingungen oder in Einzelfällen auch ein Anwendungstest, zum Beispiel Kosmetika, hilfreich sein.

Testempfehlungen für einige ausgewählte und häufige Berufsstoffe

Schutzhandschuhe (Elastomere/Plastik) [21, 23]

- 4×4 cm große Abschnitte mit Leitungswasser angefeuchtet innen sowie außen testen
- Sofern Naturgummilatexhandschuhe getestet werden sollen: Zuvor Latex-Typ-I Sensibilisierung ausschließen, da hierbei keine okklusive Testung erfolgen sollte (Cave Kontakturtikaria-Syndrom)

Textilien/Schuhmaterialien [2, 12, 32]

- Testung wie Schutzhandschuhe
- Allergische Kontaktekzeme auf Textilien treten vermehrt in den intertriginösen Hautarealen auf, stellen aber nach allergologischer Erfahrung eine Rarität dar
- Potentielle Kontaktallergene (Textilfarben, Ausrüstung) können sich herauswaschen
- Eventuell verschiedene Textilbezirke testen (Gummibündchen?)

Kühlschmierstoffe [7]

Wassermischbare („Bohrmilch", „Bohrwasser")
- Wegen irritativer Potenz nur 24h okklusiv, Verdünnungen gegebenenfalls mehrschrittig testen
- Testung des Konzentrates und der gebrauchten Emulsion
- pH-Wert prüfen (erlaubt: 4–9,5 ansonsten puffern)
- Verdünnung: Konzentrat: 5% in Leitungswasser (gegebenenfalls Verdünnungsreihe davon: 1:10; 1:100).
- Verdünnung gebrauchsfertiger Emulsion:
  Wenn Konzentration <8% ist unverdünnte Testung möglich, zunächst 1:10, 1:100 testen
  Wenn Konzentration >8% und <16%: Probe im Verhältnis 1:1 mit Leitungswasser verdünnen (ergibt 4-8%), zunächst 1:10, 1:100 testen
  Wenn Konzentration >16%: Probe mit Leitungswasser einstellen auf 4-8%, zunächst 1:10, 1:100 testen

Nicht-wassermischbare („Schneidöl")
- Verdünnung 1:1 mit Olivenöl (gegebenenfalls davon 1:10 mittesten und gegebenenfalls Olivenöl als Vehikel testen)

Pflanzen [10]

- Testung verschiedener Bestandteile (Blüte, Blatt, Stengel, gegebenenfalls Wurzel)
- Mit Pistill zermörsern und im Verhältnis 1:10 in Vaseline einarbeiten, alternativ Kurzauszug mit

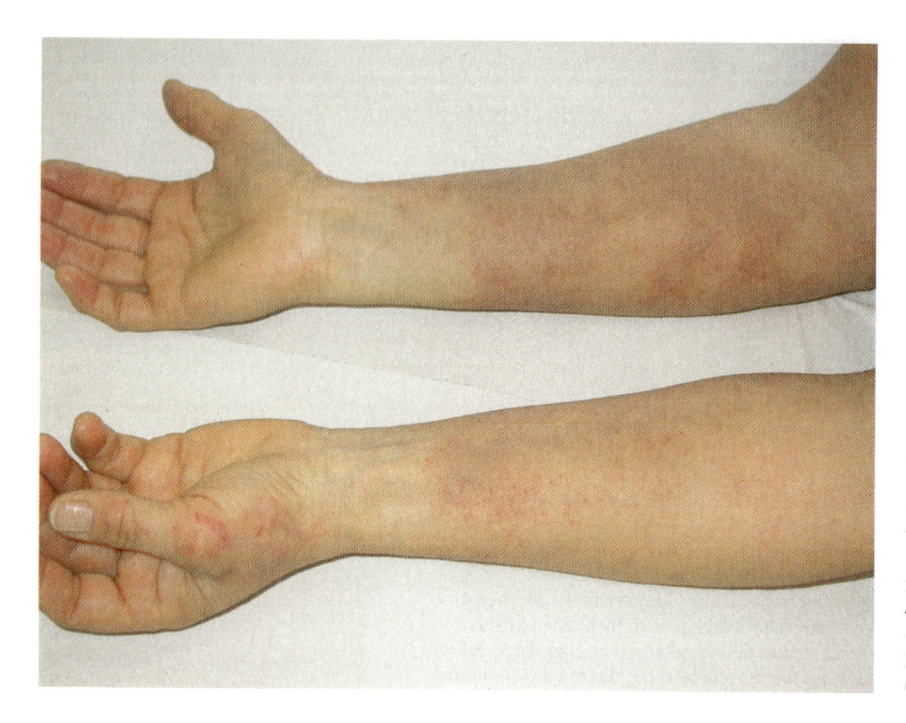

Abb. 2. Allergisches Kontaktekzem bei einer Metallbearbeiterin und Umgang mit wasserlöslichen Kühlschmiermitteln: Im Epikutantest Sensibilisierung gegenüber 4,4-Dimethyloxazolidin (Bioban CS 1135) und mitgebrachtem Kühlschmierstoff (Promera)

Diethylether: Pflanzenteil 60-90 Sekunden in Diethylether tauchen, Lösungsmittel verdunsten lassen, Restextrakt in Vaseline/Pflanzenöl oder Aceton einarbeiten, testen. Vorteil: nach Hausen [10] gehen etwa 90% der Kontaktallergene dabei in Lösung.

- Cave irritatives und/oder phototoxisches Potential einiger Pflanzen
- Nicht getestet werden sollten daher folgende Pflanzen:

Aktive Sensibilisierung	Irritative Reaktion
Alstromeria = Inkalilie	Hyazinthe
Becherprimel	Narzisse
Tulpe	Efeu
Lilie	Küchenzwiebel
Iris	Knoblauch
Chicorée	Weihnachtsstern/Croton

Bärenklau (phototoxisch)

Photoallergische Substanzen: In verschiedenen Pflanzen, aber auch in Duftstoffe in Fertigprodukten (Kosmetika), Arzneimittel. Bei entsprechendem Verdacht belichteten und unbelichteten Epikutantest durchführen (Photopatchtest).

Das optimierte Hautarztverfahren: Königsweg zur sekundären und tertiären Individualprävention

Das 1972 ins Leben gerufene Hautarztverfahren (HAV) verkörpert wie keine andere Einrichtung in der gesetzlichen Unfallversicherung den Präventionsgedanken und die unbürokratische Umsetzung schneller Hilfe im Vorfeld einer Berufskrankheit mit dem Ziel des Arbeitsplatzerhaltes [13, 14, 16]. Es wurde mit Wirkung vom 1.1.2006 modernisiert [31] und damit von seiner ursprünglich deskriptiven Konzeption (*Verfahren zur Früherkennung berufsbedingter Hautkrankheiten*) zu einem universellen Frühinterventionsinstrument erweitert, das das ganze Spektrum berufsdermatologischer Interventionen vom Hautschutz bis zur modernen Therapie berufsbedingter Hautleiden umfasst (Abb. 3, Tabelle 1), Budget-Restriktionen entfallen. Dennoch hat das HAV immer noch nicht die Aufmerksamkeit seitens der Dermatologen in Praxis und Klinik auf sich gezogen, die es verdient hätte.

Voraussetzung für die Erteilung des Behandlungsauftrages ist ein sachgerecht ausgefüllter Hautarztbericht (F6050), der der Verwaltung eine rasche Entscheidung ermöglicht. Während des ambulanten Heilverfahrens sollte in der Regel alle 2 Monate ein Verlaufsbericht (F6052) erstattet werden.

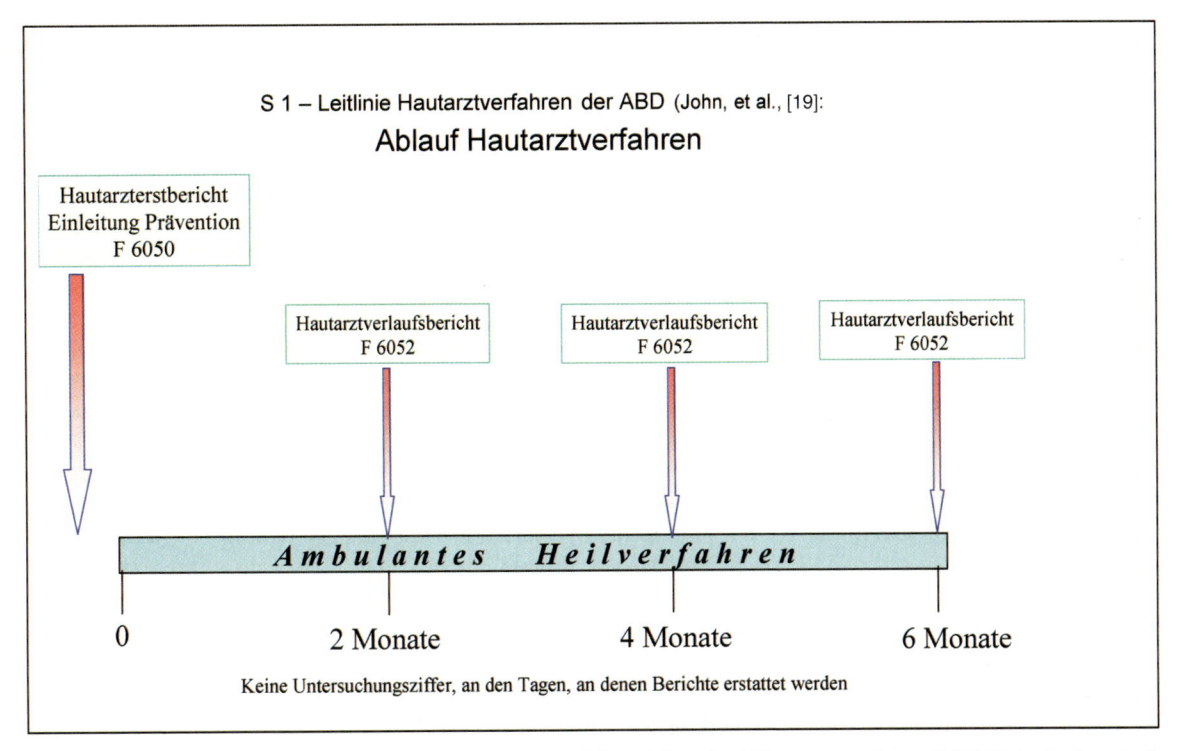

Abb. 3. Ablauf eines ambulanten Heilverfahrens entsprechend der Leitlinie der ABD zum optimierten HAV [19]. In der Regel soll „unverzüglich" ein Behandlungsauftrag an den Hautarzt erteilt werden, wodurch zeitnah die optimale Versorgung von Patienten mit Berufsdermatosen ermöglicht wird

Tabelle 1. Maßnahmen nach § 3 BKV, die im Rahmen des Hautarztverfahrens durchgeführt oder empfohlen werden können

Technische und organisatorische Maßnahmen (Ersatz gefährdender Arbeitsstoffe, Änderung der Arbeitsweise, technische Schutzvorrichtungen); gegebenenfalls Überprüfung durch den Technischen Aufsichtsbeamten anregen
Persönliche Schutzmaßnahmen (Schutzhandschuhe, Schutzkleidung, Hautschutz)
Medizinische Maßnahmen (ambulante oder stationäre Heilbehandlung, modifiziertes stationäres Heilverfahren [HVBG-Multicenter-Studie])
Spezielle erzieherische Maßnahmen (wie Hautschutzseminare, Einübung hautschonender Arbeitsweisen)

Hintergrund

Im Bereich der gewerblichen Berufsgenossenschaften sind in den letzen Jahren etwa 60% aller Empfänger von Maßnahmen der beruflichen Rehabilitation Versicherte mit Berufsdermatosen gewesen, und auch etwa 60% aller Aufwendungen für berufliche Rehabilitation sind hierfür eingesetzt worden [16]. Aufgrund der derzeitigen Wirtschaftslage erreichen diese Aufwendungen für berufliche Rehabilitationsmaßnahmen (2004: 62,5 Mio € bei BK 5101) häufig ihr Ziel nicht, weil es den Betreffenden nicht gelingt, wieder Anschluss an den Arbeitsmarkt zu gewinnen. Dies unterstreicht einerseits die Erfordernis einer gezielten und frühzeitigen Sekundärprävention von Berufsdermatosen, andererseits aber auch die Erfordernis der Schaffung von Angeboten für Menschen mit bereits fortgeschrittenen Dermatosen mit dem Ziel, auch diesen den Berufsverbleib zu ermöglichen (Tertiäre Individualprävention [TIP][30]).

Sekundäre Prävention: Optimiertes Hautarztverfahren

Das HAV ist das bisher einzige institutionalisierte Verfahren zur Sekundärprävention beruflich bedingter Erkrankungen. Die jetzige Konzeption des *optimierten Hautarztberichtes* berücksichtigt moderne Erkenntnisse der Präventionsforschung; sämtliche Informationen für eine rasche und systematische Entscheidungsfindung durch die Verwaltung bezüglich der Frühintervention werden mit den neuen aussagekräftigen zweistufigen Meldeformularen (F 6050 beziehungsweise F 6052) erhoben [31]. Eine Osnabrücker Pilotstudie im Norddeutschen Raum zum Hautarztverfahren (2002–2004; Projektgeber: HVBG) hatte eine signifikante Verbesserung des Informationsflusses durch diese Neukonzeption der Hautarztberichte ergeben [18]. Die Konsequenz, mit der die Studienergebnisse seither seitens der Berufsgenossenschaften umgesetzt wurden, signalisiert einen Paradigmenwechsel bei der gesetzlichen Unfallversicherung im Bezug auf möglichst zeitnahe und effiziente Prävention [9, 11].

Tertiäre Prävention bei schweren Berufsdermatosen: Optimierung des BG-Heilverfahrens

Zum Paradigmenwechsel bei den Berufsgenossenschaften gehört auch, dass in den letzten Jahren die tertiäre Individualprävention (TIP) nach dem Osnabrücker Modell [17, 25–30] für Menschen mit schweren Berufsdermatosen und dem Ziel des Arbeitsplatzerhaltes zunehmend an Bedeutung gewinnt. Zur weiteren Optimierung und Standardisierung dieses innovativen ambulant-stationären vernetzten Heilverfahrens wird jetzt durch den HVBG eine bundesweite Multicenterstudie gefördert, die in der Universität Osnabrück und Heidelberg (Prof. T. L. Diepgen) koordiniert wird. Weitere Studienzentren sind die BG-Kliniken Bad Reichenhall und Falkenstein, letztere in Kooperation mit der Univeristätshautklinik Jena (Prof. P. Elsner). Die Studie kann modellhaft die Optionen einer effizienten integrierten Versorgung der Versicherten (stationäre Phase/poststationäres ambulantes Heilverfahren durch den niedergelassenen Hautarzt) aufzeigen (Abb. 4, Tabelle 2). Sie stellt damit einen wesentlichen Schritt hin zu einem gestuften Disease Management in der Berufsdermatologie dar [15]. Die Erfolgsaussichten erscheinen auch deshalb gut, weil im Rahmen des weit reichenden

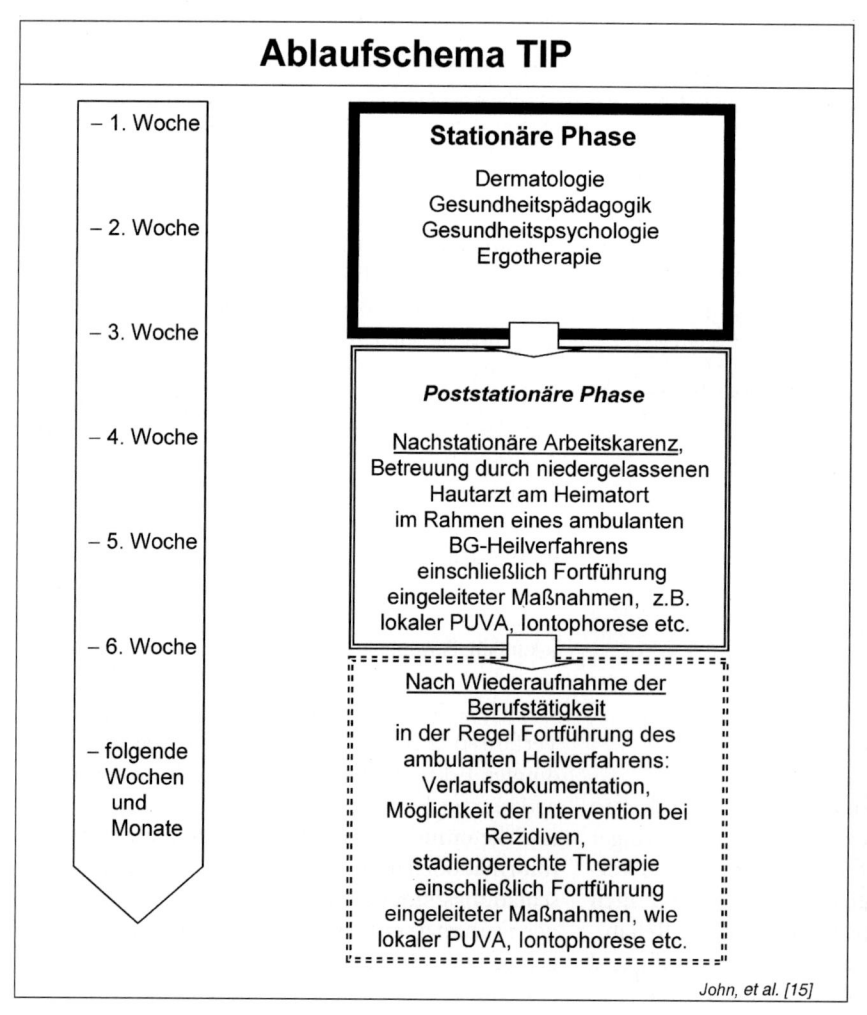

Abb. 4. Ablauf der Tertiären Individualprävention (TIP) nach dem Osnabrücker Modell, das auch Ausgangspunkt der gegenwärtigen Multicenterstudie des HVBG war: Modifiziertes stationäres BG-Heilverfahren mit integrierter poststationärer ambulanter Versorgung durch den behandelnden Hautarzt. Dauer der Arbeitskarenz insgesamt mindestens 6 Wochen, um eine vollständige Regeneration der Hautbarriere nach schwerer Schädigung zu ermöglichen. Gegenüber den Unfallversicherungsträgern kann auf die Indikation für eine TIP-Maßnahme im Hautarztbericht aufmerksam gemacht werden

Tabelle 2. Indikationen, um Versicherten ein vernetztes stationär-ambulantes BG-Heilverfahren zu empfehlen. Auf die Indikation für eine TIP-Maßnahme kann im Hautarztbericht hingewiesen werden.

Tertiäre Individualprävention (TIP): Stationär-ambulant vernetzte Prävention bei schweren Berufsdermatosen im Rahmen der bundesweiten HVBG-Multicenterstudie

Indikationen:
- Ambulant therapieresistente Berufsdermatosen (drohende BK 5101; > 3 Monate Hautveränderungen, längere Arbeitsunfähigkeit, geringe Compliance, Progredienz)
- Minderung der BK-Folgen (bei anerkannter BK mit schlechter Heilungstendenz)
- Wiederholte Heilverfahren („refresher-TIP") bei älteren Versicherten mit häufigeren Rezidiven zur Vermeidung der Tätigkeitsaufgabe (schlechte Umschulungsmöglichkeiten)
- Verlaufsbeobachtung (zur Vervollständigung der Diagnostik, bei fraglichem Ursachenzusammenhang, Abgrenzung einer Eigendynamik)

Präventionsauftrages des §3 BKV die im Interesse der Versicherten erforderliche dermatologische Diagnostik und stadiengerechte Therapie – in Klinik und Praxis – ohne budgetäre Restriktionen erfolgen kann.

Verwaltungsseitige Straffung der Abläufe: Stufenverfahren Haut

Parallel zum neuen Hautarztverfahren ist im Dezember 2005 das *Stufenverfahren Haut* eingeführt worden [1]. Das *Stufenverfahren Haut* hat eine grundsätzlich neue Herangehensweise der Unfallversicherungsträger an berufsbedingte Hauterkrankungen zum Ziel. Systematischer und dadurch auch wesentlich früher als bisher sollen die nach den Erfordernissen des jeweiligen Einzelfalls sinnvoll gestuften präventiven Maßnahmen durch die BG-Verwaltungen veranlasst und damit die rasche Umsetzung des gesetzlichen Anspruchs der Versicherten auf präventive Maßnahmen zur Verhinderung des Arbeitsplatzverlustes in jedem Einzelfall sichergestellt werden [22]. Im Vordergrund wird die dermatologische Betreuung (ambulantes Heilverfahren), ergänzt gegebenenfalls durch Unterrichtsangebote (wie gesundheitspädagogische Schulungen) stehen, ferner die tertiäre Individualprävention (Abb. 4, Tabelle 2).

Der optimierte Hautarztbericht ist in diesem Konzept ein essenzieller Mosaikstein, weil er eine an operationalen Kriterien orientierte, rasche Entscheidung der Verwaltungen ermöglicht. Dies allerdings nur, wenn die Berichte sachgerecht und vollständig ausgefüllt sind. Ein Grund mehr, dies zu tun. Im Übrigen kann die Berufsgenossenschaft andernfalls die Liquidation verweigern; nach § 57 Abs. 2 Ärztevertrag werden unvollständige Berichte nicht vergütet [31]. Umgekehrt haben sich die Berufsgenossenschaften selbst auch vertraglich zu rascher Reaktion verpflichtet: Seit dem 1.1.2006 gilt durch Beschluss der Ständigen Gebührenkommission der § 45 Ärztevertrag erstmals auch für das Hautarztverfahren [31]. Danach muss nun die Berufsgenossenschaft nach Eingang des Hautarztberichtes *unverzüglich* mitteilen, *ob und ab wann Heilbehandlung erforderlich ist* (Selbstbindung der Berufsgenossenschaften).

Perspektiven

Mit einem Ansteigen von Berufsdermatosen mit zunehmender Wochen- und Lebensarbeitszeit sowie steigendem Altersdurchschnitt der Beschäftigten ist zu rechnen. Die qualitätsgesicherte Weiterentwicklung von Präventionsmaßnahmen bei Hautkrankheiten erscheint deshalb als eine der zentralen Herausforderungen für die Berufsdermatologie; dabei gewinnen vorbeugende Ansätze zur Minderung der Krankheitslast zunehmend ebenso an ökonomischer Bedeutung für die Solidargemeinschaft wie an psychosozialer Tragweite für die Betroffenen (Abwendung von persönlichem Leid bei zunehmend unkalkulierbaren Risiken durch Arbeitsplatzverlust). Demnächst wird die *Präventionskampagne Haut 2007–2008* der gesetzlichen Unfall- und Krankenversicherung die Öffentlichkeit auf das Potenzial dermatologischer Prävention aufmerksam machen. Die Berufsdermatologie ist hier durch ein zunehmend breiter werdendes Spektrum moderner Präventionsleistungen gut aufgestellt.

Literatur

1. Breuer J (2005): HVBG BK-Rundschreiben 038/2005 vom 06.12.2005: Stufenverfahren Haut (Stufe 1); Workflow im Berufskrankheiten und Reha-Informationssystem (BIS). (412.0: 376.3–5101 Rg/gb)
2. Van Coevorden AM, Coenraads PJ, Pas HH, van der Valk PG (2002) Contact allergens in shoe leather among patients with foot eczema. Contact Dermatitis 46: 145–148
3. Diepgen TL, Drexler H (2004) Hautkrebs und Berufserkrankung. Hautarzt 55: 22–27
4. Drexler H, Diepgen TL (2000) Lichtinduzierter Hautkrebs als Berufskrankheit? Zbl Arbeitsmed 50: 374–378
5. English, DR, Armstrong, BK, Kreker A, Fleming C (1997) Sunlight and cancer. Cancer Causes Control 8: 271–283
6. Frosch PJ, Pilz R, Teiler D et al. (1997) Die Epikutantestung mit patienteneigenen Produkten, in: Plewig G, Przybilla B (Hrsg)

Fortschritte der praktischen Dermatologie und Venerologie, Bd 15, Springer, Heidelberg, S 166–181
7. Geier J, Lessmann H, Frosch PJ et al. (2003) Patch testing with components of water-based metalworking fluids. Contact Dermatitis 49: 85–90
8. De Groot AC (1994) Patch testing – test concentrations and vehicles for 3700 Chemicals. Elsevier, Amsterdam
9. Hauptverband der gewerblichen Berufsgenossenschaften (2006) Bonner Erklärung: Die Position der Selbstverwaltung zur Prävention der Berufsgenossenschaften Die BG 01/2006: 3–6
10. Hausen BM (1988) Allergiepflanzen – Pflanzenallergene. Ecomed, Landsberg
11. Hinne K, Wolff H (2005) Wir haben keinen Grund, uns zu verstecken. Arbeit und Gesundheit. Zeitschrift für Sicherheit und Gesundheit bei der Arbeit. Januar 05: 16–17
12. Holden CR, Gawkrodger DJ (2005) 10 years' experience of patch testing with a shoe series in 230 patients: which allergens are important? Contact Dermatitis 53: 37–39
13. John SM (2003) Verfahren zur Früherfassung beruflich bedingter Hautkrankheiten (Hautarztverfahren). In: Schwanitz HJ, Wehrmann W, Brandenburg S, John SM (Hrsg) Gutachten Dermatologie. Steinkopff, Darmstadt
14. John SM, Diepgen TL, Elsner P et al. (2004) Vier Jahre Qualitätssicherung im Hautarztverfahren: Bericht aus der Clearingstelle der ABD. JDDG 2: 717–721
15. John SM, Elsner P, Kotschy-Lang N et al. (2005) Integrierte Versorgung und Disease-Management in der Berufsdermatologie? Start einer Multizenterstudie zur Optimierung des Heilverfahrens. Derm Beruf Umwelt 53: 135 (Abstrakt)
16. John SM (2006) Hautarztverfahren: Universelle Plattform für die dermatologische Frühintervention. In: Szliska S, Brandenburg S, John SM (Hrsg) Berufsdermatologie. Dustri Dr. Karl Feistle, Deisenhofen
17. John SM (2006) Chancen und Grenzen der stationären Prävention von Berufsdermatosen. In: Berufsgenossenschaft der keramischen und Glas-Industrie (eds) Berufsbedingte Haut- und obstruktive Atemwegserkrankungen. Arbeitsmedizinisches Kolloquium Bad Reichenhall 15.10.2005. Dr. Curt Haefner, Heidelberg
18. John SM, Axt-Hammermeister A, Blome O et al. (2006) Optimiertes Hautarztverfahren: Ergebnisse einer Pilotstudie im Norddeutschen Raum. Dermatol Beruf Umwelt/Occup Environ Dermatol 54: 90–100
19. John SM, Skudlik C, Römer W et al. (2006) Leitlinie Hautarztverfahren der Arbeitsgemeinschaft für Berufs- und Umweltdermatologie (ABD). Dermatol in Beruf Umwelt / Occup Dermatol Environ 54: 101–103
20. Kanerva L (2000) Handbook of occupational dermatology. Springer, Heidelberg
21. Lerbaek A, Menne T, Knudsen B (2006) Cross-reactivity between thiurams. Contact Dermatitis 54: 165–168
22. Pohrt U (2005) Berufliche Hauterkrankungen und Prävention. In: HVBG (eds) Arbeitsmedizinisches Kolloquium 2005 des HVBG am 7.4.2005 in Bochum. HVBG, St. Augustin
23. Schnuch A (1998) Contact allergies in healthcare workers. Results from the IVDK. Acta Dermato Venereol. 78: 358–363
24. Schnuch A (2002) Durchführung des Epikutantests mit Kontaktallergenen. Empfehlungen der Deutschen Dermatologischen Gesellschaft (DDG) und der Deutschen Gesellschaft für Allergologie und Immunologie (DGAI) Allergo J 11: 242–245
25. Schwanitz HJ (2002) Tertiäre Prävention von Berufsdermatosen. Dermatol Beruf Umwelt / Occup Environ Dermatol 50: 212–217
26. Schwanitz HJ (2003) Gutachten Dermatologie. Steinkopff, Darmstadt
27. Seidler A, Husmann G, Nübling M et al. (2006) UV-exponierte Berufe und Hauttumoren: Berufsbezogene Auswertung von Daten des Krebsregisters Reinland-Pfalz. Zbl Arbeitsmed 56: 78–901
28. Skudlik C, Schwanitz HJ (2004) Tertiäre Prävention von Berufsdermatosen. JDDG 2: 424–434
29. Skudlik C, Schwanitz HJ (2004) Tertiäre Prävention von Berufsdermatosen bei Metallarbeitern im Jahr 2002. Derm Beruf Umwelt 2: 54–61
30. Skudlik C, Wulfhorst B, John SM (2006) Tertiäre Individual-Prävention (TIP): Modifiziertes stationäres Heilverfahren bei Berufsdermatosen. In: Szliska S, Brandenburg S, John SM (eds) Berufsdermatologie Dustri, Dr. Karl Feistle, Deisenhofen, 2. Auflage, S 571–579
31. Ständige Gebührenkommission nach § 52 des Vertrages Ärzte/Unfallversicherungsträger (2005) Mitteilungen und Bekanntmachungen der Kassenärztlichen Bundesvereinigung vom 4.11.2005. Beschluss der Ständigen Gebührenkommission nach § 52 des Vertrages Ärzte/Unfallversicherungsträger zur Optimierung des Verfahrens zur Früherfassung berufsbedingter Hauterkrankungen (Hautarztverfahren). Deutsches Ärzteblatt 102: B2579
32. Strauss RM, Wilkinson SM (2002) Shoe dermatitis due to colophonium used as leather tanning or finishing agent in Portuguese shoes. Contact Dermatitis 47: 59

Botulinumtoxin A in der Dermatologie

Berthold Rzany, Marc Heckmann, Oliver Kreyden, Luitgard Wiest und Petra Becker-Wegerich

Einleitung

Botulinumtoxin A (BNT-A) ist ein fester Bestandteil der ästhetischen Medizin.

Welche Herausforderung stellen sich nach über zehnjähriger Anwendung noch? In diesem Kurs versuchen wir einen Überblick über den heutigen Stand des Wissens zu den wichtigsten Indikationen in der Dermatologie zu geben, der Hyperhidrose und der ästhetischen Medizin.

BOTOX/VISTABEL, Dysport, Xeomin: Wirksamkeit und Sicherheit zu dermatologischen Indikationen

Berthold Rzany

Einleitung

Zurzeit teilen sich drei Botulinumtoxin A-Präparate (BOTOX/VISTABEL, Dysport und Xeomin) und ein Botulinumtoxin B-Präparat (Neurobloc/Myobloc) den deutschen Markt. Im Bereich der ästhetischen Medizin werden jedoch überwiegend nur zwei Präparate verwendet: BOTOX/VISTABEL und Dysport. Beide Präparate sind für mimische Falten zugelassen.

Xeomin, das deutsche Botulinumtoxin A-Präparat, ist bisher nur für neurologische Diagnosen zugelassen. Hier fehlen zurzeit noch Studien aus dem Bereich der ästhetischen Medizin. Neurobloc/Myobloc spielt im Bereich der ästhetischen Medizin keine Rolle. Grund dafür ist auch, dass die vorliegenden Wirksamkeitsdaten im Bereich der ästhetischen Medizin keinen wirklichen Vorteil zeigen.

Im Gegensatz zu anderen in der ästhetischen Medizin eingesetzten Präparaten, wie den injizierbaren Füllmaterialien, liegen für die beiden Botulinumtoxin A-Präparate BOTOX/VISTABEL und Dysport mittlerweile mehrere klinische Studien vor, die es erlauben die Wirksamkeit und Sicherheit der beiden Produkte bei den am häufigsten verwendeten Indikationen im Bereich des oberen Gesichtsdrittels zu beurteilen.

Die soll beispielhaft anhand der Studien zur Glabella aufgezeichnet werden. Die Glabella ist möglicherweise die am häufigsten im Bereich der ästhetischen Medizin behandelte Region. Hier ist eine der entscheidenden Fragen: Welches ist die optimale Dosierung für die Glabella?

Da beide Präparate sich in ihren Einheiten unterscheiden werden beide Präparate getrennt beurteilt werden.

BOTOX/VISTABEL

Zur Wirksamkeit von BOTOX im Bereich der Glabella liegen mehrere klinische Studien vor. Die Standarddosierung ist 20 BOTOX E. In der ersten größeren klinisch-kontrollierten Studie erhielten Patienten mit mittleren bis schweren Glabellafalten bei Anspannung 5 Injektionen mit einer Gesamtdosis von 20 BOTOX E im Bereich des m. procerus und der mm. corrugatores. 264 Patienten wurden in diese Studie eingeschlossen (203 wurden mit BNT-A, 61 mit Plazebo behandelt). Klinisch fand sich eine signifikante Verminderung der Glabellafalten innerhalb des BNT-A-Arms im Vergleich zum Plazebo Arm. Die Wirkung hielt bei vielen Patienten bis zum Ende des Beobachtungszeitraum von 120 Tagen an [3].

Von der Gruppe von Carruthers liegen für den Bereich der Glabella zwei weitere klinisch kontrollierte Studien vor. In beiden Studien wurde ein 7-Punkte-Injektionsschema verwandt, was zwei weitere zusätzliche mehr lateral gelegene Punkte einschloss. Insgesamt wurden in diesen beiden Studien je 80 Frauen und 80 Männern behandelt.

In der ersten dieser klinisch kontrollierten Studien untersuchten Carruthers et al. [4] 80 weibliche Patienten mit mittleren bis schweren Falten bei Anspannung. Die Patienten enthielten entweder 10, 20, 30 oder 40 BOTOX E. Hier zeigte sich, dass die 10 BOTOX® E den anderen Dosierungen klar unterlegen war. Als optimale Dosierung wurden anhand der Studiendaten 20–40 BOTOX E gewählt. In einer weiteren entsprechenden klinischen Studie bei männlichen Patienten erhielt diese Gruppe entweder 20, 40, 60 oder 80 BOTOX E, wiederum auf 7 Injektionspunkte verteilt. Hier fand sich eine höhere Wirksamkeit bei den Patienten, die 40, 60 oder 80 BOTOX E erhielten im Vergleich zu den Patienten, die nur 20 BOTOX erhielten. Die Autoren empfehlen 40 BOTOX E als die optimale Dosierung bei Männern mit Glabellafalten (Carruthers et al. [5]).

Dysport

Zu Dysport liegen drei publizierte Studien vor. In der Dosisfindungsstudie von Ascher et al. [1] erhielten 119 Patienten entweder 25, 50 oder 75 Dysport E, beziehungsweise Plazebo. Die Dosis wurde auf insgesamt 5 Injektionspunkte verteilt. Bei allen Behandlungsgruppen bestand selbst nach 3 Monaten noch ein signifikanter Unterschied zur Plazebogruppe. In einer weiteren Studie von Ascher et al. [2] wurden 100 Patienten mit entweder 50 Dysport E (n = 50) oder Plazebo behandelt (n = 50). In der geblindeten Studienphase (Phase 1) zeigt sich auch hier eine deutliche Überlegenheit von 50 Dysport E. In der deutschen Studie [7] wurde ein 3 beziehungsweise 5 Punkte (mit zwei weiter kranial stehenden Injektionspunkten) Schema im Bereich der Glabella verwendet. Die Patienten erhielten je Injektionspunkt 10 E, das heißt die Gesamtdosis betrug 30 beziehungsweise 50 Dysport E. Hier fand sich kein Unterschied in der Wirksamkeit zwischen den beiden Armen, so dass deutlich wird, dass die zwei zusätzlichen mehr kranial gelegenen Punkte im Bereich der Glabella keinen weiteren Nutzen bringen (Tabelle 1).

Tabelle 1. Übersicht zu klinisch kontrollierten Studien zur Wirksamkeit und Sicherheit von BNT-A in der Therapie mimischer Falten der Glabella. IP=Injektionspunkte

Autor Jahr	Lokalisation Anzahl der Injektionspunkte Anzahl und Geschlecht der Patienten	Präparat	Untersuchte Dosierungen	Empfohlene Dosierung
Carruthers et al. 2002 [3]	Glabella 5 IP n = 264 überwiegend Frauen	BOTOX	20 E versus Plazebo	20 E
Carruthers et al. 2005 [4]	Glabella und laterale Stirn 7 IP n = 80 nur Frauen	BOTOX	10, 20, 30, 40 E	20-40 E
Carruthers et al. 2005 [5]	Glabella und laterale Stirn 5 IP n = 80 nur Männer	BOTOX	20, 40, 60, 80 E	40 E
Ascher et al. 2004 [1]	Glabella 5 IP n = 119 überwiegend Frauen	Dysport	25, 50 und 75 E versus Plazebo	50 E
Ascher et al. 2005 [2]	Glabella 5 IP n = 100 überwiegend Frauen	Dysport	50 E versus Plazebo	50 E
Rzany et al. 2006 [7]	Glabella und mittlere Stirn 3 beziehungsweise 5 IP n = 221 überwiegend Frauen	Dysport	30 E versus Plazebo 50 E versus Plazebo	30 E

Zusammenfassung

Alle Studien demonstrieren eindrucksvoll die Wirksamkeit von BOTOX beziehungsweise Dysport. Je nach Fragestellung werden unterschiedliche Dosierungen empfohlen. Bei einem 5-Punkte-Schema werden im allgemeinen 20 BOTOX beziehungsweise 50 Dysport E empfohlen.

Aus unterschiedlichen Gründen, unter anderem der beträchtlichen Aufwand, den eine klinische Studie von allen Beteiligten erfordert und dem bereits vorhandenen Wissen zu anderen Indikationen im ästhetische Bereich ist davon auszugehen, dass die Anzahl der klinischen Studien zu den Präparaten, die bereits für mimische Falten im Bereich der Glabella zugelassen wird, gering bleiben wird.

Auf welche Grundlagen soll/kann hier ein Anwender die Verteilung der Injektionspunkte und die jeweilige Dosierungen wählen? Wenn keine klinischen Studien vorliegen können zum Beispiel Fallserien hinzugezogen werden. Hilfreich sind auch Behandlungsempfehlungen, die innerhalb eines Patientenkonsenses entstanden sind [6, 8].

Literatur

1. Ascher B, Zakine B, Kestemont P et al. (2004) A multicenter, randomized, double blind, placebo-controlled study of efficacy and safety of three doses of botulinum toxin A in the treatment of glabellar lines. J Am Acad Dermatol 51: 223–233
2. Ascher B, Zakine b, Kestemont P et al. (2005) Botulinum toxin A in the treatment of glabellar lines: scheduling the next injection. Aesthetic Surg J 25: 265–375
3. Carruthers JA, Lowe NJ, Menter MA et al. (2002) A multicenter, double-blind, randomized, placebo-controlled study of the efficacy and safety of botulinum toxin type A in the treatment of glabellar lines. J Am Acad Dermatol 46: 840–849
4. Carruthers J, Klein AW, Carruthers A et al. (2005) Dose-ranging study of botulinum toxin type A in the treatment of glabellar rhytids in females. Dermatol Surg 31: 414–422
5. Carruthers A, Carruthers J (2005) Prospective, double-blind, randomized, parallel-group, dose-ranging study of botulinum toxin type A in men with glabellar rhytids. Dermatol Surg 31: 1297–1303
6. Carruthers J, Fagien S, Matarasso SL, BOTOX Consensus Group (2004) Consensus recommendations on the use of botulinum toxin type a in facial aesthetics. Plast Reconstr Surg 114(6 Suppl):1S–22S
7. Rzany B, Ascher B, Fratila A et al. (2006) Efficacy and safety of 3- and 5-injection patterns (30 and 50 U) of botulinum toxin A (Dysport) for the treatment of wrinkles in the glabella and the central forehead region. Arch Dermatol 142: 320–326
8. Rzany B, Fratila A, Heckmann M (2005) 2. Expertentreffen zur Anwendung von Botulinumtoxin A (Dysport) in der Ästhetischen Dermatologie. Kosmet Med 26:134–141

Hyperhidrose in verschiedenen Körperregionen

Marc Heckmann

Definition

Hyperhidrose bezeichnet einen krankhaften Zustand des übermäßigen Schwitzens, genauer ein zuviel Schwitzen welches über das physiologische Maß dessen hinausgeht was zur Thermoregulation erforderlich ist. Im Gegensatz dazu zählt selbst extremes Schwitzen bei tropischem Klima oder in der Sauna nicht zur Hyperhidrose, da dies ein physiologisch notwendiges Schwitzen ist, welches zur Thermoregulation erforderlich ist.

Je nach Ausbreitung unterscheidet man lokalisierte beziehungsweise fokale Formen (meist palmoplantar oder axillär) von generalisierten Formen mit diffusen Schweißausbrüchen am ganzen Körper. Zudem wird die Hyperhidrose entweder als primär (idiopathisch) oder als sekundär, das heißt als Folge anderer Grunderkrankungen definiert.

Klinik und Diagnostik

Bei den meisten Patienten, die unter zu starkem Schwitzen leiden, findet sich keine körperliche Erkrankung, dennoch sollte eine solche ausgeschlossen werden. Hierzu ist eine genaue Anamnese des Schwitzens erforderlich. Für eine primäre (meist auch fokale) Hyperhidrose sprechen: Beginn der Beschwerden in der Jugend, typisch fokale Regionen (axillär, palmoplantar), positive Familienanamnese und Sistieren des Schwitzens während des Schlafes. Eine sekundäre Hyperhidrose muss dagegen vermutet werden, wenn Symptome diffus und erst im fortgeschrittenen Erwachsenenalter bemerkt wurden und mit Nachtschweiß, Gewichtsabnahme oder allgemeinen psychovegetativen Veränderungen auftreten. Nur bei derartigen anamnestischen Hinweisen sind weitere Laboruntersuchung sowie gegebenenfalls auch bildgebende Verfahren zur Abklärung von Grunderkrankungen angezeigt. Hat der Patient jedoch eine typische Anamnese für die primäre fokale Hyperhidrose, ergeben solche Untersuchungen nichts.

Die Patienten klagen über anfallsartiges, unkontrollierbares Schwitzen an Händen, Füßen oder unter den Achseln, welches bei Stress oder Wärme, häufig aber auch ohne erkennbaren Anlass auftritt. Nicht selten frieren die Patienten so gar während sie schwitzen. Mit Hilfe von elektrischen Ableitungen an den sudomotorischen Fasern konnte eine bis zu 100fach gesteigerte Aktivität nachgewiesen werden.

Therapie mit Botulinumtoxin bei Hyperhidrose

Die Auswahl geeigneter Behandlungsmaßnahmen sollte individuell und stufenweise erfolgen (Tabelle 2).

Mit der Zulassung von Botulinumtoxin-A zur Behandlung der axillären Hyperhidrose als erste dermatologische Indikation hat das einstmals berüchtigte Gift inzwischen einen festen Platz in der Dermatotherapie eingenommen. Wirksamkeit und Sicherheit sind durch umfangreiche kontrollierte Studien auf hohem Niveau Evidenz-basiert und damit Stand der Wissenschaft. In Deutschland und der Schweiz sowie in zahlreichen anderen Ländern ist das Präparat BOTOX als einziges Medikament zur Behandlung der axillären Hyperhidrose zugelassen. In Österreich sind sowohl BOTOX als auch Dysport für diese Indikation gelistet.

Allerdings ist Botulinumtoxin nicht das Mittel der ersten Wahl, sondern beschränkt sich auf „Starke, fortbestehende primäre Hyperhidrosis axillaris, die störende Auswirkungen auf die Aktivitäten des täglichen Lebens hat und mit einer äußerlichen Behandlung nicht ausreichend kontrolliert werden kann." Das heißt die Behandlung leichterer Beschwerden sowie Beschwerden in anderen Lokalisationen (Tabelle 3) ist weiterhin „off-label".

Botulinumtoxin in besonderen Lokalisationen der Hyperhidrose

Die häufigste Lokalisation der primären fokalen Hyperhidrose ist die Axilla, gefolgt von Handflächen und Fußsohlen. Diese Regionen weisen die höchste Dichte an ekkrinen Schweißdrüsen auf, so dass sich eine erhöhte Schweißdrüsenstimulation am ehesten dort bemerkbar macht. Gleichwohl finden sich fokale Hyperhidroseformen isoliert oder kombiniert auch in weiteren Regionen (Tabelle 3).

Bei Hyperhidrose im Kopf-Hals-Bereich kommt es häufig zu Genicksteifigkeit durch Muskelverspannungen (Abb. 1). Weitaus stärker leiden die Patienten jedoch an einer Stigmatisierung im privaten und beruflichen Umfeld, wo Schweißperlen auf der Stirn als Zeichen von Angst, Schwäche oder Krankheit interpretiert wird (Abb. 2).

In den intertriginösen Hautpartien können aufgrund der ständigen Hautdurchfeuchtung sekundäre

Tabelle 2. Therapiestufen bei fokaler Hyperhidrose

Topische Behandlung mit Aluminiumchloridhexahydrat (10-25%)
Intradermale Injektion von Botulinumtoxin-A
Operation (nur in ausgewählten Lokalisationen)

Tabelle 3. Botulinumtoxin bei besonderen Hyperhidroseformen

Stirn/Kopf
Nacken
Submammär
Rima ani/genital/inguinal
Kompensatorisches Schwitzen: Oberschenkel/Rumpf
Amputationsstumpf

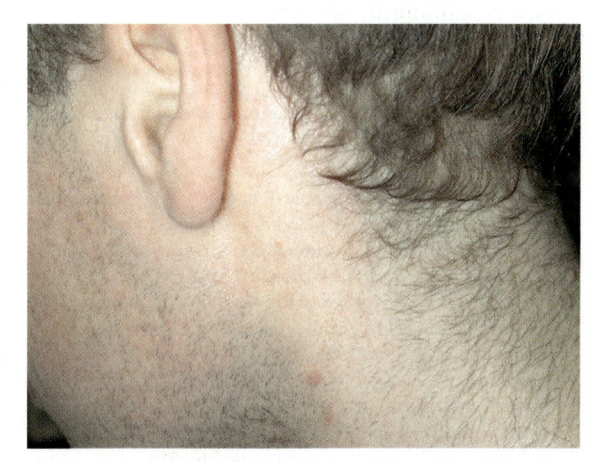

Abb. 1. Hyperhidrose im Nackenbereich

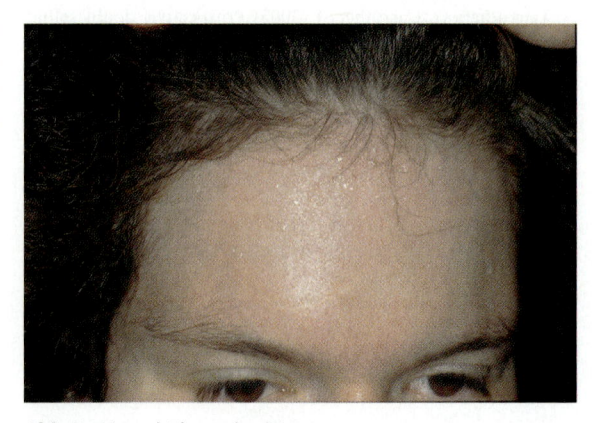

Abb. 2. Hyperhidrose der Stirn

Hautinfektionen auftreten. Insbesondere Candida-Intertrigo, Erythrasma sowie Bromhidrose sind typische und oft hartnäckige Folgeerscheinungen der intertrignösen Hyperhidrose die erfolgreich und langfristig mit Botulinumtoxin-Injektionen bekämpft werden können.

Frey-Syndrom

Das gustatorische Schwitzen wurde bereits 1757 von Duphenix beschrieben ohne dass man sich jedoch erklären konnte wie es zu dieser kuriosen Form des Schwitzens kommt: Wird der Patient mit einer Mahlzeit konfrontiert, bekommt er plötzlich eine tropfnasse Wange. Mitunter schwitzten die Patienten so stark, dass eine vermeintliche Fistel zur Mundhöhle vermutet wurde und man annahm, das Wasser im Munde rinne nach außen..

Im Jahr 1923 beschrieb Lucja Frey einen Patienten mit ebensolchen Schwitzanfällen bei der Nahrungsaufnahme, welche sich nach einer Schussverletzung der Speicheldrüse eingestellt hatten. Lucja Frey hatte zunächst Physik studiert und sich dann der Medizin zugewandt. Nach ihrer Facharztausbildung in Warschau arbeitete sie als Neurologin am Israelitischen Spital, später in der Ghetto-Klinik in Lembach. Ihrer genauen Aufarbeitung des Falles ist zu verdanken, dass das Rätsel der nervalen Fehlschaltung gelöst wurde, das dieser Störung zugrunde liegt: im Rahmen der Wundheilung nach einer Gewebsverletzung kommt es zur Fehleinsprossung von parasympathischen Fasern der Speicheldrüse, die entlang den sympathischen Fasern der Haut neue Wege beschreiten.

Vergleichbar einer Baumaßnahme bei der die Telefonleitung einer Wohnung versehentlich in ein anderes Stockwerk verlegt wird. Die Folge ein unerwünschtes Signal, das bei jedem Speichelfluss auch die Schweißdrüsen stimuliert.

Heute tritt das Frey-Syndrom seltener nach Schussverletzung, aber häufiger nach Tumorexstirpationen im Parotisbereich auf, weshalb sich die Patienten pri-

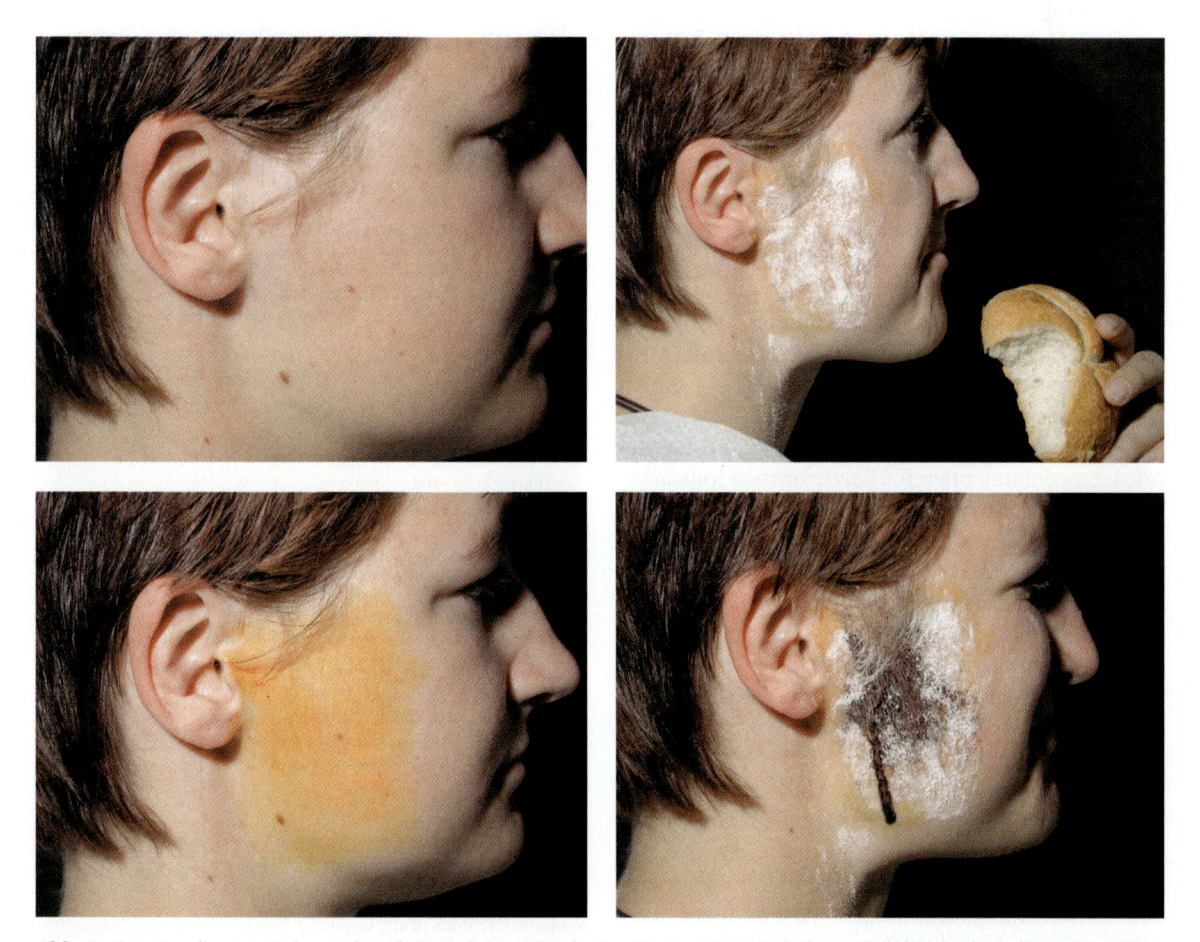

Abb. 3. Frey-Syndrom in Ruhe und nach Provokation durch den Genuss eines Brötchens. Sichtbarmachen des hydrotischen Areals mittels Jod-Stärke-Test

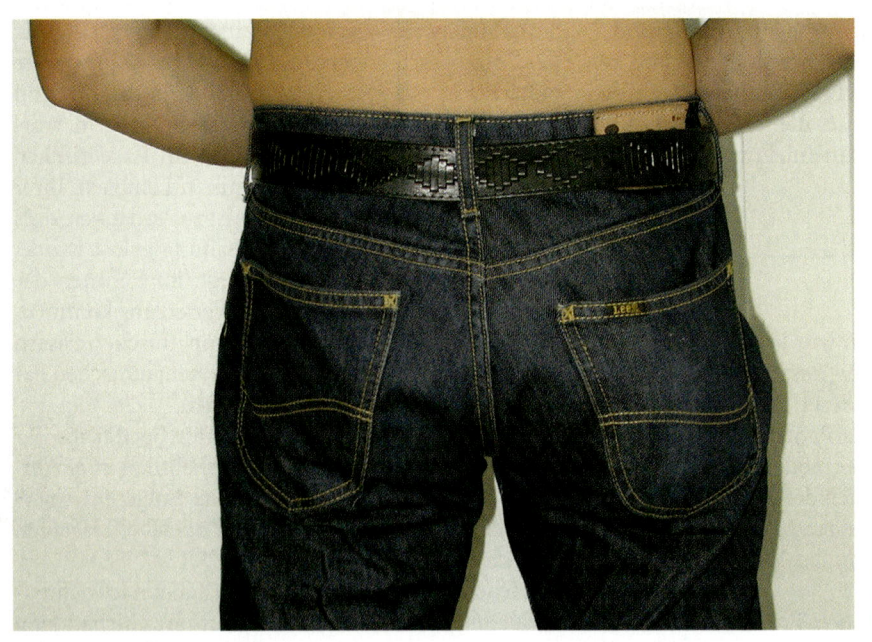

Abb. 4. Hyperhidrose im Gluteal- und Oberschenkelbereich

mär bei Hals-Nasen-Ohren-Ärzten vorstellen. Im Jahr 1995 beschrieb Dobrik und Laskawi erstmals den Einsatz von Botulinumtoxin zur Therapie des Frey-Syndroms.

Praktisches Vorgehen zur Botulinumtoxin-Injektion in besonderen Lokalisationen
Bei nahezu jeder fokalen Hyperhidrose, die auf topische Therapie nicht zufriedenstellend anspricht kann eine Botulinumtoxin-Therapie erwogen werden. Als Faustregel sollte das zu behandelnde Areal pro Sitzung nicht größer als zwei DIN-A4 Seiten (1200 cm^2) sein.

Vor der Behandlung sind Anamnese und Befund präzise zu dokumentieren. Hierzu können Jodstärketest sowie ergänzende Bildaufnahmen hilfreich sein (Abb. 3). Der Patient muss über Art und Inhalt der Behandlung ebenso wie den „off-label-status" der Therapie aufgeklärt werden und danach sein schriftliches Einverständnis geben. Bei Injektionen in die Gesichtshaut muss auf mögliche Beeinträchtigungen der Mimik hingewiesen werden. Auch die Erstattung der Kosten ist im Vorfeld zu klären.

Die folgenden Angaben sind lediglich als Orientierungshilfe zu verstehen, im Einzelfall sind sie auf die individuellen Besonderheiten des Patienten abzustimmen:

Das zu behandelnde Areal wird markiert. Es werden Punkte im gleichmäßigen Abstand von 1,5–2,0 cm gesetzt. An jedem Punkt werden streng intradermal 2 Einheiten BOTOX beziehungsweise 5 Einheiten Dysport in einem Volumen von 0,1 ml appliziert

Zur Verminderung des Injektionsschmerzes kann Chloreythelspray (unmittelbar zuvor) und/oder EMLA-Creme (30–60 Minuten zuvor) eingesetzt werden. Der Jod-Stärke-Test ist nach EMLA-Anwendung nicht mehr durchführbar.

Literatur

Drobik C, Laskawi R, Schwab S (1995) Therapie des Frey-Syndroms mit Botulinum toxin A. Erfahrungen mit einer neuen Behandlungsmethode. HNO 43: 644–648

Frey L (1923) Le syndrome du nerf auriculo-temporal. Rev Neurol (Paris) 2: 98–104

Heckmann M, Ceballos-Baumann A, Schaller M, Plewig G (1997) Botulinum beyond wrinkles. Dermatol Surgery; 23: 1221–1222

Heckmann M, Ceballos-Baumann AO, Plewig G (2001) Botulinum toxin A for axillary hyperhidrosis (excessive sweating). N Engl J Med 344: 488–493

Heckmann M, Plewig G, Pause BM (2002) Botulinum toxin, sweating, and body odor. N Engl J Med [Letter] 347: 621

Heckmann M, Rzany B (2006) Hyperhidrose. In: Heckmann M, Rzany B (Hrsg) Botulinumtoxin in der Dermatologie. 2. Auflage, Urban&Vogel, München

Hornberger J, Grimes K, Naumann M et al. (2004) Recognition, diagnosis, and treatment of primary focal hyperhidrosis. J Am Acad Dermatol 51: 274–286

Sato K, Kang WH, Saga K, Sato KT (1989) Biology of sweat glands and their disorders. II. Disorders of sweat gland function. J Am Acad Dermatol 20: 713–726

Kreyden OP, Böni, Burg G (2002) Hyperhidrosis and botulinum toxin in dermatology. In: Burg G (ed) Current problems in dermatology, Vol 30, Karger, Basel

Das Schönheitsmedikament Botulinumtoxin?!
Ästhetische Dermatologie: Indikationen für BOTOX im oberen Gesichtsdrittel

Oliver Kreyden

*Schönheit beglückt nicht den,
der sie besitzt, sondern den,
der sie lieben und anbeten kann.*

Hermann Hesse (1877–1962),
deutscher Dichter,
1946 Nobelpreis für Literatur

Definition der Schönheit respektive der Ästhetik

Was schön ist, lässt sich nicht einfach definieren, denn das Urteil kommt nicht rational, sondern emotional zustande. Oscar Wilde (1854–1900, irischer Schriftsteller) war der Meinung, dass nur Dinge schön sind, die uns nichts angehen. Thomas von Aquin (italienischer Theologe 1225–1274) glaubte, dass der Urgrund alles Schönen in einem gewissen Einklang der Gegensätze besteht und Franz Grillparzer (1791–1872, österreichischer Dichter) definierte Schönheit als die vollkommene Übereinstimmung des Sinnlichen mit dem Geistigen. Epicharm (griechischer Komödiendichter zwischen 540 und 460 v. Chr.) schließlich brachte es auf den Punkt: Für den Esel ist die Eselin die Schönste! Ästhetik hingegen kennt eine genaue Definition: die Lehre von der Gesetzmässigkeit und Harmonie in Natur und Kunst. In Analogie zu dieser Definition beschäftigt sich die ästhetische Dermatologie mit der Wiederherstellung von Harmonie und verpflichtet sich also fehlende Harmonie oder Unregelmässigkeiten zu korrigieren. Überschreitet man diesen Horizont und versucht mit verschiedensten Techniken (Botulinumtoxin, Hyalorunsäure, Laser, Threads) mangelnde Schönheit zu kompensieren, resultieren die so oft gesehenen unnatürlichen puppenhaften Fratzen, welche nichts mit Ästhetik und erst recht nichts mit ästhetischer Dermatologie zu tun haben.

Ein Gift lernt gehen...

Ähnlich wie bei den Schönheitspflästerchen (franz. Mouche) im französischen Rokkoko, die aufgrund einer Volkskrankheit (Verdeckung von Pockennarben) später den Einzug in die kosmetische Welt der Herrschaften schafften, geht geschichtlich der Ursprung von BOTOX auch auf eine damalige Volkserkrankung dem Botulismus zurück. Nach Verzehr von verdorbenen Würsten kam es zur epidemieartigen Lebensmittelvergiftungen, dessen Symptome damals vom Amtsarzt aus Baden Württemberg Dr. Justinus Christian Kerner akribisch notiert wurden. [3] Obwohl zur damaligen Zeit das Bakterium als Krankheitserreger noch gar nicht entdeckt war, mutmasste Kerner bereits, dass zu einer späteren Zeit, die Wirksubstanz eine „formidable Arzney zur Behandlung von Verkrampfungen und zur Verringerung übermäßigem Drüsenflusses" eingesetzt werden könnte. Anfang der 70-er Jahre des letzten Jahrhunderts wurde dann die Vision von Kerner Wirklichkeit, indem der Ophthalmolge Dr. Allan Scott den ersten Patienten zur Behandlung des Strabismus erfolgreich mit Botulinumtoxin A (BNT-A) behandelte. [4] Jean Carruthers, eine Schülerin von A. Scott, bemerkte das Verstreichen der Gesichtsfalten nach der Behandlung des Blepharospasmus. [1] BNT-A hielt Einzug in die ästhetische Dermatologie.

BNT-A ist derart wirksam, dass seine medikamentöse Dosierung nicht in Gramm oder Milligramm, sondern in Einheiten angegeben werden muss. Dabei entspricht 1 Einheit 10^{-12} Gramm. In dieser Dosierung hat Botulinumtoxin nichts mehr mit dem ursprünglichen Gift zu tun. Im Gegenteil: Es ist eines der sichersten Medikamente überhaupt. Die für den Menschen geschätzte Dosis für Vergiftungserscheinungen liegt bei 3500–5000 Einheiten, sofern das Medikament intraperitoneal appliziert würde. Zur Behandlung von störenden Falten wird im Mittel 50 Einheiten verwendet. Somit könnte man also die notwendige Dosis rund 70–100 Mal injizieren bevor gefährliche Nebenerscheinungen auftreten würden; eine Zahl, bei der so genannt harmlose Medikamente wie Azetylsalizylsäure (zum Beispiel Aspirin®) bereits nicht mehr mit dem Leben vereinbar wären.

BNT-A ist ein zu grosses Molekül, um von der Haut aufgenommen werden zu können, weswegen es injiziert werden muss. Der feine Einstich sowie das Injizieren sind vergleichbar mit einem milden Bienenstich, wobei das Brennen nach erfolgter Injektion ungleich dem Bienenstich sofort vergeht. Somit entfällt zur Behandlung von mimischen Falten eine Anästhesie, da diese selbst ebenfalls schmerzhaft wäre. Hingegen hat sich eine Kühlung des zu injizierenden Areals vor und nach der Behandlung bewährt.

Die verschiedenen Faltentypen und deren Behandlung mit Botulinumtoxin

Es werden mit zunehmendem Alter vier Faltentypen nach Glogau unterschieden [2]

- Typ I   keine Falten
- Typ II   Falten bei mimischer Bewegung
- Typ III   Falten auch ohne Mimik
- Typ IV   Nur Falten

Während der Typ I keiner Behandlung oder höchstens einer kosmetischen Crème-Therapie bedarf, sind die Typen II und III für die BNT-A-Behandlung geeignet. Der Typ IV hingegen ist die Domäne des plastisch-chirurgischen Liftings, des tiefen Peelings oder dem Laser-Resurfacing. Im oberen Gesichtsdrittel werden vor allem die Sorgenfalten der Stirne, die Zornesfalten im Glabellabereich sowie die Falten des lateralen Augenbereichs (Krähenfüsse) mit BNT-A behandelt. BNT-A bewirkt, dass der unter der Haut liegende Muskel geschwächt wird und sich somit die Haut ähnlich einem darüber liegenden Stück Stoff glättet. Die Gefahr von Nebenwirkungen oder Komplikationen wie die Ptose ist bei einer korrekten Anwendung von BOTOX sehr gering. Hier gilt der Merksatz: Nadelspitze weg vom Auge! Ebenfalls ist die Komplikation des *frozen looks* (Mimikstarre) bei korrekter Anwendung von BOTOX unwahrscheinlich. Selbst bei einer gewissen Einschränkung der Mimik durch eine BOTOX-Behandlung ist anzumerken, dass kein Kind unter 12 Jahren in aller Regel die Stirn in Falten wirft und dennoch durchaus sein momentanes missmutiges Befinden mimisch vermitteln kann. Hinzu kommt, dass sämtliche unerwünschten Wirkungen, allerdings ebenso alle erwünschten Wirkungen, reversibel sind. Die klinische Wirkung setzt nach etwa 3–7 Tagen ein und hält je nach individuellem Bedürfnis (nicht jeder stört sich gleichsam an gleichem) 3–6 Monate an, sodass das Medikament nach dieser Zeitspanne erneut injiziert werden muss, um einen anhaltend guten Effekt beizubehalten.

Die Planung des entsprechenden Eingriffs

Bei jedem ästhetischen Eingriff steht das oberste Gebot, dass der Zustand nach dem Eingriff zwingend eine ästhetische Verbesserung bringen muss. Keinesfalls jedoch darf eine Verschlechterung auftreten. Dieser zunächst evident anmutende Anspruch wird nicht überall so angesetzt. In der Tumorchirurgie beispielsweise kann eine weniger ästhetische Narbe durchaus akzeptiert werden, da in dieser Situation die vollständige Entfernung der bösartigen Geschwulst das oberste Ziel ist. Im Gegensatz zur normalen Tätigkeit eines Arztes, wo seine Entscheide in aller Regel durch die entsprechende Krankheit vorgegeben sind, hat die Evaluierung des Patientenwunsches im Bereiche der ästhetischen Medizin einen sehr hohen Stellenwert. Es ist entscheidend, ob die Wünsche des Patienten einerseits machbar und falls ja, auch tatsächlich ästhetisch sind. So sind zum Beispiel entstellende Lippenaufpolsterungen (Kussmund) zwar machbar, haben aber sehr wenig mit Schönheit und Ästhetik zu tun. Eine Korrektur der Zornesfalten bei ansonsten lieblichem Gesichtsausdruck hingegen kann durch wenig Aufwand erneut ein harmonisches ästhetisches Gesamtbild und somit auch eine deutliche Verbesserung der Lebensqualität der Betroffenen bringen. Nach der Evaluation des Patientenwunsches ist es die Aufgabe des Arztes, den Patienten nicht nur über das zu erwartende Ergebnis, sondern auch über Risiken und Nebenwirkungen sowie die alternativen Methoden aufzuklären. Es gilt der Merksatz: „Der Hinweis *vor* dem Eingriff ist eine Erklärung, *danach* eine Entschuldigung. [5] Neben Aufstellung und Unterzeichnung einer Einverständniserklärung sollte zwingend auch eine gute Fotodokumentation vorher und nachher durchgeführt werden. Ebenfalls vor einer Behandlung sollte vom Therapeuten ein genauer Behandlungsplan aufgestellt werden, der definiert, welche Region mit wie viel Einheiten BNT-A behandelt wird. Es ist ferner dringend vor Direktbehandlungen abzuraten, ohne dass dem Patienten eine entsprechende Bedenkfrist eingeräumt wurde. Wenn alle Unklarheiten beseitigt und beide Parteien mit dem Eingriff ohne Einschränkung und im Bewusstsein aller Gefahren einverstanden sind, können mit Botulinumtoxin hervorragende Resultate mit höchster Patientenzufriedenheit erzielt werden (Abb. 5).

Die Technik im oberen Gesichtsdrittel

Je nach Verdünnung des als Trockensubstanz gelieferten BOTOX kann eine unterschiedliche Diffusion erwartet werden. Während in der Behandlung der Hyperhidrose eine möglichst grosse Diffusion erwünscht und somit eine möglichst grosse Verdünnung (5–10 ml NaCl) angestrebt wird, ist zur Behandlung von hyperfunktionalen Falten eine möglichst geringe Auflösungsmenge erwünscht. In der Literatur sind die empfohlenen Verdünnungen allerdings nicht einheitlich. Etabliert hat sich eine Verdünnung von

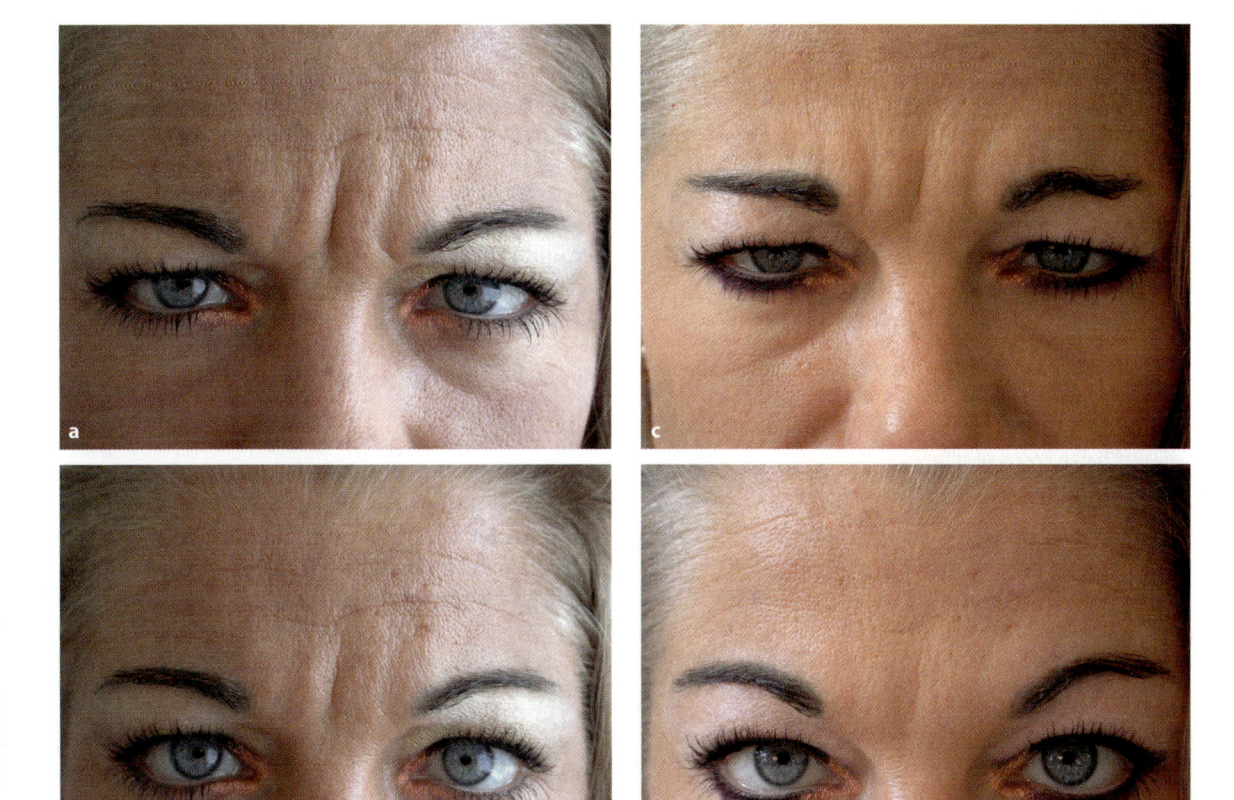

Abb. 5a, b. Zornesfalten vor der Behandlung angespannt (a) und entspannt (b)

Abb. 5c, d. Faltenglättung nach der BNT-A-Therapie angespannt (c) und entspannt (d). Auch nach der Therapie bleibt bei Anstrengung noch eine gewisse muskuläre Restaktivität bestehen

1ml oder 2,5 ml pro Ampulle. 2,5 ml/Ampulle hat den Vorteil, dass die Injektionsmenge pro Injektionspunkt einerseits gut dosierbar bleibt (0,1 ml entspricht somit 4 Einheiten BNT-A, einer idealen Menge pro Injektionspunkt) und andererseits die Gefahr einer Überdosierung gering ist. Zunächst werden die geplanten Injektionspunkte nach Aufforderung des Patienten zur aktiven Kontraktion des behandelnden Areals mittel abwaschbaren Kosmetikstift eingezeichnet (Abb. 6). Danach werden die Injektionen mittels 1ml-Kanülen mit aufsetzbaren Nadeln (32 Gauches) appliziert. Die Injektionsrichtung ist stets vom Auge weg in einer senkrechten Richtung durchzuführen (Abb. 7). Bewährt hat sich, dass die Nadel bis zur knöchernen Struktur vorgeschoben und danach um 1–2 mm zurückgezogen wird. Somit wird sichergestellt, dass die Injektionen streng intramuskulär appliziert werden. Die häufig diskutierte oberflächliche (statt tiefe) Injektionstechnik bei gewissen Injektionspunkten ist insofern akademisch, da Botulinumtoxin eine (je nach Auflösungsverhältnis) Diffusionskapazität von etwa 0,5–1,0 cm aufweist. Die Dosierung pro Injektionspunkt ist nach wie vor umstritten oder sehr individuell: Bei Männern mit kräftiger Muskulatur kann die empfohlene Dosierung pro Injektionspunkt nicht selten die dreifache Menge betragen, währendem bei jugendlichen Damen mit nur geringer mimischer Aktivität eine geringere Dosierung durchaus ausreichen kann. Generell ist anzumerken, dass bei der ersten Sitzung die kleinstmögliche Dosis appliziert werden sollte. Bei der stets zu empfehlenden Nachkontrolle nach etwa zwei Wochen kann im Bedarfsfall ohne weiteres eine Nachinjektion erfolgen.

Der Enthusiasmus für BOTOX aufgrund der hervorragenden ästhetischen Resultate darf aber nicht dazu führen, dass Therapien ohne Selbstkritik durchgeführt werden. Die Auswahl der zu behandelnden Patienten sowie der zu injizierenden Areale müssen

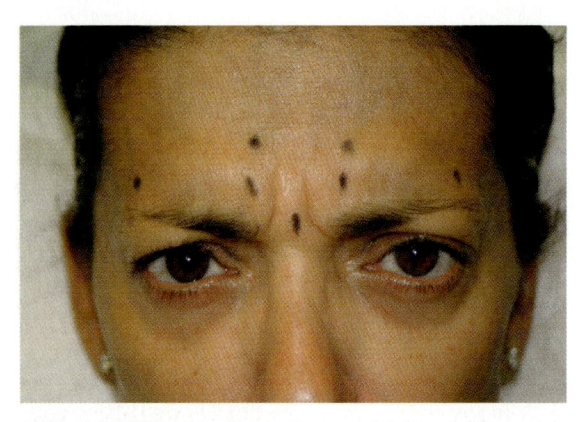

Abb. 6. Einzeichnung der geplanten Injektionsstellen mittels abwaschbaren Kosmetikstiftes

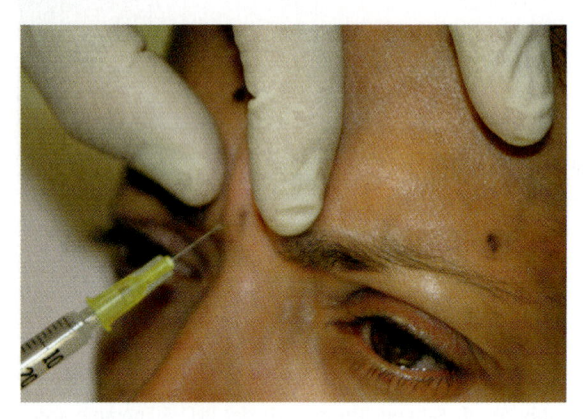

Abb. 7. Korrekte Injektionstechnik. Die Nadelspitze ist stets vom Auge weg zu halten

sorgfältig (also mit Sorgenfalten) evaluiert werden. Die Kenntnis der zu behandelnden Muskeln und deren Wechselwirkung zu anderen mimischen Muskeln sind zwingende Voraussetzung vor jeder Botulinumtoxin-Behandlung. Ebenso wichtig ist die Kenntnis der Wirkungsweise des Medikamentes, der möglichen Nebenwirkungen sowie der Komplikationen und deren Management. Nur der Arzt, der mit Sorgenfalten auf der Stirne die entsprechende Indikation und die Machbarkeit vor einer ästhetischen Behandlung beurteilt, wird langfristig Erfolg in der ästhetisch orientierten Medizin haben.

Anhang 1

„Am 12. Februar 1815 kaufte ein 44-jähriger, übrigens dem Branntweintrinken gewohnter Bauer eine Leberwurst und aß diese um 8 Uhr nachts mit Widerwillen, weil sie voll Schimmel, sauer und stinkend gewesen. Am Morgen des anderen Tages fühlte er Schwindel und sah alles doppelt. Am 2. Tage hatte er einen beengten Atem, konnte nichts mehr hinunterschlucken und es trat eine grosse Heiserkeit ein. Er ließ sich vom Chirurgen eine Ader öffnen. Der Kranke sagte nun, er wisse, er sterbe und daran sei alleine die traurige Wurst Schuld. Am fünften Tag sprach der Kranke bei vollem Bewusstsein nur mit grösster Anstrengung. Zog man die geschlossenen Augenlider auseinander, so erschienen die Pupillen ganz ausgedehnt, unbeweglich und wie stier. Das Gesicht war gerötet, der Körper gleichsam überwärmt und die Haut war trocken. Das Harnlassen war versiegt und der Stuhlgang kam auch auf Klystiere nicht. Die Arme konnte der Kranke bewegen, doch sagte er, sie seien ihm wie gelähmt. Er falle beim Versuche zu gehen um. Am Nachmittag des 7. Tages erbleichte das Gesicht des Kranken. Er gab zu verstehen, dass man beten solle, machte lebhafte, fast konvolutische Bewegungen, wurde ruhiger und – atmete nicht mehr! Sechs Tage und neunzehn Stunden nach Genuss der traurigen Wurst."

Literatur

1. Carruthers JA, Carruthers JDA (1992) Treatment of glabellar frown lines with C. botulinum A exotoxin. J Dermatol Surg Oncol 18: 17-21
2. Glogau RG (1997) Physiologic and structural changes associated with aging skin. Dermatol Clin 15: 555–559
3. Kerner JC (1817) Vergiftung durch verdorbene Würste. Tübinger Blätter für Naturwissenschaften und Arneykunde 3: 1–45
4. Scott AB, Rosenbaum A, Collins CC (1973) Pharmacologic weakening of extraocular muscles. Invest Ophthalmol 12: 924–927
5. Sommer B, Sattler G (2001) Botulinumtoxin in der ästhetischen Medizin. Blackwel, Berlin

Faltenbehandlung mit Botulinumtoxin A

Luitgard Wiest

Anatomie der mimischen Muskulatur mittleres und unteres Gesichtsdrittel

Nasale Muskeln

Der M. nasalis entspringt in der Haut über dem Eckzahn und inseriert im Nasenrücken. Er verursacht die Nasenfältchen (*bunny lines*) und ist für die Verengung des Nasenloches zuständig.

Der M. depressor septi nasi entspringt von der Fossa incisiva der Maxilla, inseriert im Septum nasale und in den hinteren Anteil der Pars posterior alae. Seine Kontraktion im Zusammenspiel mit den Levatoren der Oberlippe verursacht die horizontalen Falten über dem Philtrum.

Perioral- und Kinnregion
Die Muskeln der Perioralregion dienen nicht nur der Mimik, sondern werden auch für die Nahrungsaufnahme und die sprachliche Kommunikation eingesetzt, werden also wesentlich differenzierter gebraucht als die Muskulatur der oberen Gesichtshälfte. Jede Behandlung mit BNT-A in der Perioralregion bedeutet einen Eingriff in das komplexe Zusammenspiel der periroralen Muskulatur mit möglicher Funktionsstörung.

Der M. orbicularis oris umfasst sphinkterartig die Mundöffnung. Er erlaubt den Lippenschluss sowie die Bewegung der Lippen zum Beispiel beim Sprechen oder Pfeifen.

Der trianguläre M. depressor anguli oris entspringt an der Mandibula und inseriert in das Fasergeflecht des Mundwinkels und verbindet sich mit dem M. orbicularis oris. Er zieht die Mundwinkel nach unten und ist auch als *Trauermuskel* bekannt.

Der M. mentalis zieht vom Jugum alveolare des unteren lateralen Schneidezahns zur Kinnhaut. Bei seiner Kontraktion entsteht das typische Pflastersteinmuster in der Haut des Kinns (*popply chin*) bekannt.

Halsregion
Das Platysma zählt mit zur Gesichtsmuskulatur und ist der größte Hautmuskel des Menschen. Die Pars facialis entspringt in der Mund- und Wangenregion und ist dort mit der perioralen Muskulatur verflochten. Die Pars facialis setzt sich in einen epifaszial gelegenen Halsteil fort, der sich bis über die zweite Rippe hinaus auf den Thorax erstrecken kann. Es unterstützt die Mundwinkeldepressoren beim Herunterziehen der Mundwinkel. Dabei entstehen kontraktile Falten, die Platysmabänder. Diese Bänder werden mit zunehmendem Alter prominent. Die Innervation des Platysmas erfolgt durch R. colli des N. facialis.

Korrektur von mimischen Falten im mittleren und unteren Gesichtsdrittel

Das Neurotoxin diffundiert von der Applikationsstelle in das benachbarte Gewebe. Der Umfang der Diffusion hängt ab von den anatomischen Gegebenheiten, vom Injektionsvolumen und von der Dosis. Je höher Dosis und Volumen, desto häufiger kommt es zu Nebenwirkungen. Nach der Evaluierung des Patientenwunsches und der Indikationsstellung müssen die zur Behandlung bestimmten Falten und die verantwortliche Muskulatur vorher genau determiniert

werden. Am besten geschieht dies, indem der Patient aufgefordcrt wird, durch entsprechende Mimik die jeweiligen Muskel zu aktivieren, zum Beispiel im mittleren und unteren Gesichtsdrittel:

- Nasenfalten: Naserümpfen
- Oberlippenfalten: Pfeifen
- Kinnfalten: Mundwinkel nach unten ziehen
- Platysma: Mundwinkel und Unterlippe nach unten ziehen

Bei der Kontraktion kann der entsprechende Muskel, auch enoral, meist zwischen Zeigefinger und Daumen des Untersuchers getastet werden Im Gegensatz zum oberen Gesichtsdrittel werden in der Perioralregion durchschnittlich weitaus geringere Mengen BNT-A-A verwendet.

Nasenfältchen (Bunny Lines)

Die Nasenfältchen werden im oberen Drittel des Nasenrückens durch Kontraktion des M. nasalis hervorgerufen. Sie werden vor allem als störend empfunden, wenn die Glabellaregion mit BNT-A vorbehandelt wurden (*BOTOX sign*). Pro Seite werden 10–15 Dysport E, verteilt auf 2–3 Injektionspunkte injiziert.

Nasolabialfalten

Der M. Levator labii superioris alaeque nasi gehört zur oberen Gruppe der Muskeln, die auf die Oberlippe einwirken. Der mediale Anteil der Muskelfasern inseriert in der Haut über dem Nasenflügel. Sie entspringen vom medialen Anteil der Maxilla. Der M. levator labii superioris alaeque nasi ist unter anderem für das Beben der Nasenflügel verantwortlich. Durch die Injektion von minimalen Dosen Dysport (5 Dysport E) am Nasenabhang kann das paranasale Dreieck der Nasolabialfalten gemildert werden.

Es muss darauf geachtet werden , dass nur in den medialen Anteil des M. levator labii superioris alaeque nasi, also in dem Anteil, der zum Nasenflügel verläuft, injiziert wird. Wird die Injektion zu weit lateral gesetzt, ist die Gefahr einer Oberlippenptosis gegeben.

Periorale Falten

Alle Muskeln, die zur Mundöffnung hinstreben, vereinigen sich in der ringförmigen Bahn des M. orbicularis oris, durch dessen Kontraktion die radiären Lippenfältchen entstehen. Mit den Muskeln der Perioralregion, die nahezu immer gemeinsam aktiviert werden, steht der Mimik, wie auch der Sprache und Nahrungsaufnahme ein vielseitiges Instrument zur Verfügung. Jede Behandlung mit BNT-A in der Perioralregion bedeutet einen Eingriff in dieses komplexe Zusammenspiel der perioralen Muskeln, was in einer möglichen Störung beim Mienenspiel, bei der Sprache oder beim Trinken resultieren kann. Einzelausfälle dieses differenzierten Zusammenspiels werden fast nur vom Patienten selbst wahrgenommen, kaum von der Umgebung. Da sie nur vorübergehender Natur sind (2–3 Wochen) werden sie von den Patienten fast ausnahmslos für den kosmetisch positiven Effekt in Kauf genommen. Bei einer Überdosierung kann sich dies hemmend auf die Sprache bei der Bildung von Vokalen und von bestimmten Konsonanten, vor allem bei B und P auswirken. Wird gleichzeitig die Unterlippe mitbehandelt kann es zu einem insuffizienten Mundschluss kommen. Im Periorallbereich wird keine vollständige Entspannung des M. orbicularis oris angestrebt. Um die Funktion der Lippen beim Trinken, Artikulieren und Pfeifen sicht zu beeinträchtigen sollte mit minimalen Dosen bei der BNT-A-A-Behandlung begonnen werden. Am Lippenrand der Oberlippe werden lateral des Philtrums 5 Dysport E injiziert, ein zweite Injektion mit 5 Dysport E kann am Lippenrand im äußeren Quadranten oder etwa 5 mm versetzt nach cranial gesetzt werden. Wird gleichzeitig die Unterlippe behandelt, sollte die Dosierung von 5 Dysport E je Seite am Unterlippenrand bei der Erstbehandlung nicht überschritten werden.

Hängende Mundwinkel (Marionette lines)

Durch den Zug des M. depressor anguli oris bilden sich im Laufe der Jahre tiefe Furchen, die vom äußeren Mundwinkel nach kaudal ziehen und ein resigniertes, trauriges Aussehen vermitteln. Beim Zug der Mundwinkel nach unten kann der paarige M. depressor anguli oris palpatorisch gefunden werden. Hierbei muss auf vorbestehende Asymmetrien geachtet werden, die sich nach der BNT-A Behandlung verstärken können. Die Injektion sollte möglichst kaudal und lateral gesetzt werden mit einer geringen Anfangsdosis von 10 Dysport E pro Injektionspunkt in den vorher palpatorisch identifizierten Muskelbauch. Da der M. depressor labii inferioris unter dem M. depressor anguli oris liegt sollte die Injektion hier nicht zu tief, eher oberflächlich erfolgen. Bei Überdosierung oder falscher Platzierung kann es zu Asymmetrien, vor allem beim Lächeln und zum Ausfliessen von Speichel kommen.

Kinnfalten (Popply chin)

Bei stark elastotischer Haut verursacht die Aktivierung des M. mentalis die Furche zwischen Kinn und Unterlippe und gibt der Kinnhaut ein pflastersteinartiges Aussehen. Vor der Behandlung muss das Zusammenspiel mit dem M. depressor anguli oris beachtet werden, Mimik und Asymmetrien sollten analysiert werden. Hier wird mit insgesamt zwei Injektionspunkten paramedian je 15 Dysport E möglichst kaudal 0,5 cm oberhalb des Mandibularrandes injiziert. Der M. mentalis liegt direkt über dem Periost, daher sollte hier tief injiziert werden.

Halsfalten

Das Platysma spannt die Haut des Halses und unterstützt die Mundwinkeldepressoren. Mit zunehmendem Alter drängen sich die Innenränder beider Platysmamuskeln unter dem Kinn als störende Längsfalten an der Vorderseite des Halses vor. Diese Platysmabänder ziehen je nach Ausprägung von der Mandibula in Richtung Klavikula. Brandt und Bellmann haben die Altersveränderungen des Halses in die Kategorien I–IV unterteilt [2]. Bei den Kategorien I–III, die mit elastotischen degenerativen Veränderungen, beginnenden horizontalen Halsfalten (Venusringe) einhergehen, kann der Hals optisch mit BNT-A gestrafft werden. Weitere Indikationen für eine Behandlung mit BNT-A sind persistierende oder Rezidive und Asymmetrien der Platysmabänder nach einem Facelift. Zur Behandlung wird der Patient angewiesen durch Gähnen das Platysma zu kontrahieren. In das zwischen Daumen und Zeigefinger tastbare Platysmaband werden je nach Ausprägung und Länge in Abständen von 1–1,5 cm je 10 bis 15 Dysport E injiziert. Hier erfolgt die Injektion subkutan, da ungezielte und zu tief platzierte Injektionen in die Halshebermuskulatur und in die Kehlkopfmuskeln bei Überdosierung zu Dysphagie, Halsheberschwäche und zur Änderung der Stimmlage führen können.

Horizontale Halsfalten (Venusringe) können entlang der horizontalen Falten im Abstand von 1–2 cm mit 5–10 Dysport E subkutan injiziert werden.

Falten des Decolletés

Das Platysma kann sich über die zweite Rippe hinaus auf den Thorax erstrecken und liegt epifaszial. Diagonale Falten des Decolletés können mit BNT-A behandelt werden. Die Injektionen erfolgen V-förmig oder halbmondförmig subkutan in 2 cm Abständen entlang der Faltenverläufe.

Literatur

1. Becker-Wegerich PM, Rauch L, Ruzicka T (2002) Botulinum toxin A: successful décolleté rejuvenation. Dermatol Surg 28: 168–171
2. Brandt FS, Bellman B (1998) Cosmetic use of botulinum A exotoxin for the aging neck. Dermatol Surg 24: 1232–1234
3. Carruthers J, Carruthers A (2003) Aesthetic botulinum A toxin in the mid and lower face and neck. Dermatol Surg 29: 468–476
4. Klein AW (2003) Complications, adverse reactions, and insights with the use of botulinum toxin. Dermatol Surg 29: 549–556
5. Semchysyhyn N, Sengelmann RD (2003) Botulinum toxin A treatment of perioral rhytides. Dermatol Surg 29: 490–495

Mikroinjektionen mit Botulinumtoxin A in Kombination mit injizierbarer Hyaluronsäure (RESTYLANE Vital)

Petra Maria Becker-Wegerich

Einleitung

Die Kombination Botulinumtoxin A (BNT-A) und Hyaluronsäure zeigte in den letzten Jahren in der Behandlung von Falten einen foudroyanten Anstieg. Das BNT-A-Lifting mit intramuskulären (i.m.) Injektionen ermöglicht das kunstvolle Ausbalancieren des agonistischen und antagonistischen Effektes der mimischen Gesichtsmuskelgruppen mit Integration der Platysmabänder unter Erhalt der Funktionen. Eine auf den individuellen Muskeltonus abgewogene Schwächung der depressorisch wirkenden Muskelgruppen führt zur Potenzierung der Aktivität einzelner Muskelgruppen mit Hebefunktion. Somit wird ein Lifting-Effekt induziert. Zur Erzielung natürlicher, effektvoller und ästhetisch zufrieden stellender Resultate ist eine sorgfältige Patientenauswahl essentiell. Dabei müssen die individuellen altersabhängigen dynamischen Veränderungen des Muskeltonus (kinetische – hyperkinetische – hypertonische Falten) berücksichtigt werden. Der Einsatz dieser Lifting-Methode erfordert vorab ein präzises Studium der Muskelinteraktionen. Mit den Kenntnissen der anatomischen Funktionen sowie der Faserverläufe einzelner komplexer Muskeln (M. orbicularis oris, M. depressor anguli oris, Platysma) bieten intradermale (i.d.) Mikroinjektionen von BNT-A dem Anwender zusätzlich zu den i.m. – Injektionspunkten eine Möglichkeit auch in schwierigen Regionen des Gesichtes (zum Beispiel bei solarer Elastose der lateralen mittleren und unteren Wangenregion) eine Glättung mit Funktionserhalt zu erzielen. Eine je nach Elastosegrad (Glogau-Klassifikation) gut zu behandelnde Region sind der Übergang der lateralen Frontotemporal-, Augen- und Wangenregion sowie die mediale Mandibularand- und Hals-Region (Abb. 8).

Möglichkeiten intradermaler Mikroinjektionen

Intradermale Mikroinjektionen 1–3 Dysport E (1 VISTABEL) in 0,5–1 cm Abstand bis zur lateralen oberen und mittleren Wagenregion führen zur Schwächung oberflächlicher Fasern, die schräg zur Schläfen- und lateralen Wangenhaut abbiegen. Die Pars orbitalis des M. orbicularis oculi zieht beim starken Zukneifen der Augen die Haut der Umgebung nach medial, was einen radiären Faltenaufwurf am lateralen Augenwinkel verursacht (Abb. 9a).

Mit dieser intradermalen Injektionsmethode lässt sich die laterale obere und mediale Wangenregion glätten, ohne dass unerwünschte Nebeneffekte, wie zum Beispiel Schwächung der Zygomaticusmuskulatur (Hängewangen) entstehen (Abb. 9a,b).

Zur Optimierung des Resultates und Unterstützung des BNT-A-Effektes kann zwei Wochen nach der i.m. und wiederum zwei Wochen nach erfolgter i.d. BNT-A- Mikroinjektion mit insgesamt drei Sitzungen in drei wöchigen Abständen 1 ml NASHA-Gel (RESTYLANE Vital) in die mittlere Dermis in dieses Gebiet mikroinjiziert werden. Hier wird das gesamte Wangenareal mit Malar- Nasolabial- und Mandibula-Region bearbeitet. So kann mit der Kombination der BNT-A- Mikroinjektionen mit RESTYLANE Vital eine Glättung der gesamten mittleren und unteren Gesichtsregion bis über die Mandibularandkontur und obere Halsregion erzielt werden (Abb. 8a–d, Tabelle 4).

RESTYLANE Vital basiert auf einer Viskoselösung aus weniger als 1%-igem stabilisierten NASHA-(nichtanimalischen stabilisierten Hyaluronsäure) Gel mit einer Hyaluronsäurekonzentration von 20 mg/ml und schwachen Stabilitätsbindungen.

Das Hyaluronsäuregel erzielt mit diesen Eigenschaften und der isovolumetrischen Zerlegung in der Dermis eine Hyaluronsäurereserve anzulegen. Somit kommt es neben einer Hydratation zu einer Verbesserung der Elastizität und Spannkraft. Der revitalisierende Effekt des Gesichtsgewebes bietet eine ergänzende Methode im bisherigen Angebot des Augmentationsspektrums. Der Einsatz ermöglicht eine

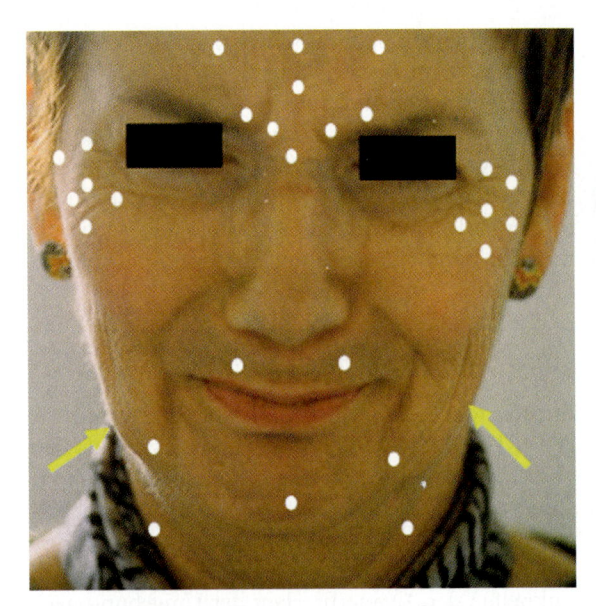

Abb. 8a. Mimik vor i.m. Injektionen Dysport® alle i.m. IP in der erster Behandlungssitzung

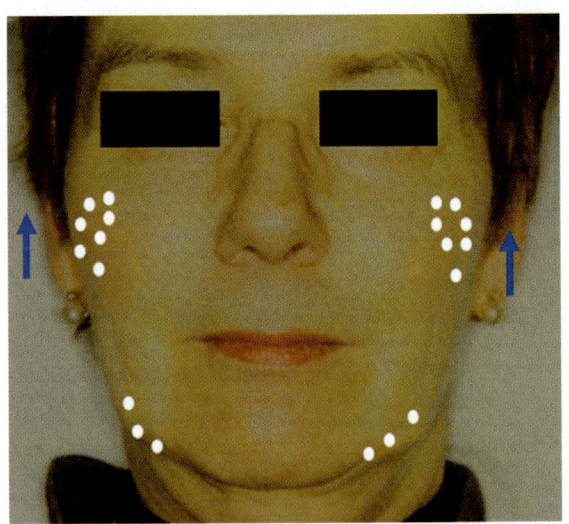

Abb. 8b. In Ruhe nach i.m. und i.d. Dysport®; RESTYLANE® und RESTYLANE® Perlane

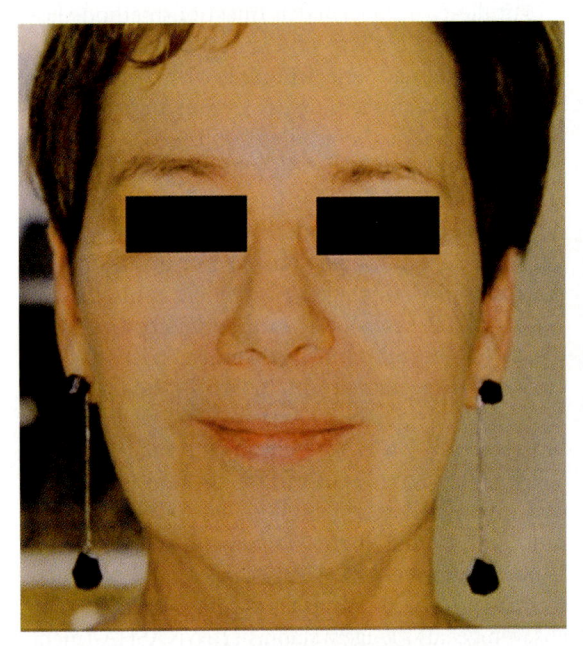

Abb. 8c. Mimik nach i.m. und i.d. Gesicht/Hals

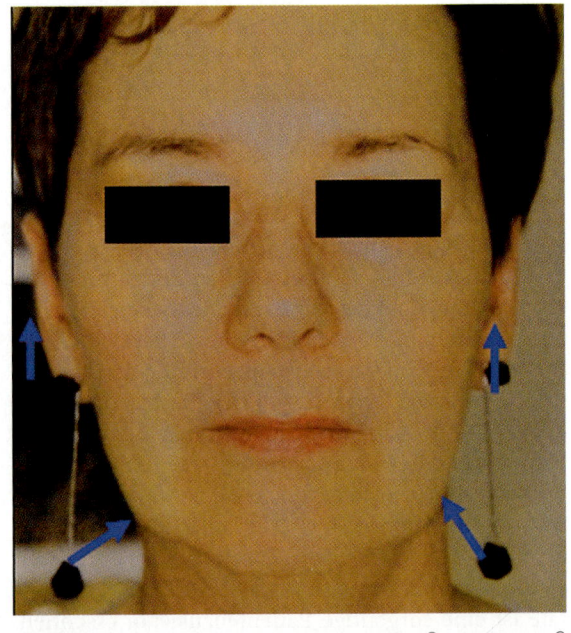

Abb. 8d. In Ruhe nach i.m. und i.d. Dysport®, RESTYLANE® Perlane, RESTYLANE® und RESTYLANE® Vital

Anschlusskombination an ein chirurgisches Facelifting aber auch eine zeitgleiche Kombination in einer BNT-A- Lifting Sitzung. Erfahrungsgemäss ist die erste NASAH-Anwendung 14 Tage nach einem BNT-A-Lifting zur Abschätzung der BNT-A Erfolge zu empfehlen. Kleinste Mengen (stecknadelkopfgroß), so genannte Mikrodepots, werden im Abstand von 1 cm in die mittlere bis tiefe Dermis injiziert. Zu hohe Implantationen bergen die Gefahr von verbleibenden schachbrettartigen Depots, die sich nicht immer ganz abbauen. Um den Abbau zu erzielen sind Hyaluronidase in einer Konzentration von 100 E/1 ml (Hylase®, Dessau) Injektionen (0,025–0,05 ml) direkt in die Knötchen vorzunehmen. Dadurch kommt es innerhalb von 24–72 Stunden zum Verschwinden der Knötchen.

Tabelle 4. Anwendungsgebiete der Mikroinjektionstechnik

Füllmaterialien Mikroinjektion	Klassische Injektion (Linear-Fächer-Gitter-Technik
Rejuvenation: Gesicht, Hals, Dékolleté, Handrücken, Handgelenk, Kniefältchen, Ellenbogenfältchen Aktinische (solare) Elastose: Wangen, Oberlippen, Mandibularand	Augmentation; Modellation: Gesichtsgewebe und Lippen
Material: RESTYLANE Vital Intradermaltherapie: Mittlere und untere Dermis	Material: RESTYLANE Touch: Obere Dermis RESTYLANE: Mittlere Dermis RESTYLANE Perlane:Tiefe Dermis RESTYLANE Lipp: 2-3 mm submukosal (nicht in M. orbicularis oris), mittlere Dermis RESTYLANE SubQ:Tief subkutan oder supraperiostal
Botulinumtoxin A **Mikroinjektion**	
Gesichtregionen, Dékolleté, Hals Schmerzhafte Unfallnarben und Narben mit Strikturen und Texturveränderungen, Asymmetrien	Mimische Falten

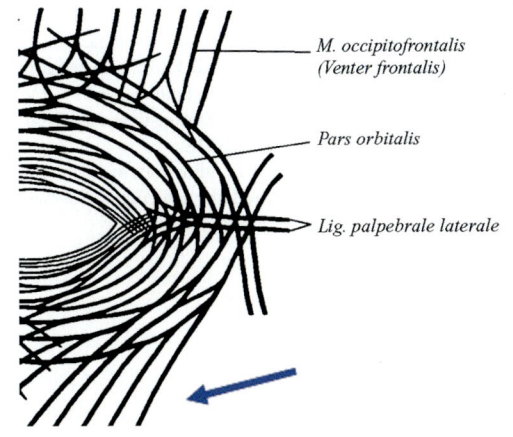

Abb. 9a. Verkleinerung der Muskelfaserwinkel der Pars orbitalis des M. orbicularis oculi beim Zukneifen der Augen (Faserschema des Musculus orbicularis nach Rohen [nach Waldeyer, Anatomie, 15. Auflage, de Gruyter, Berlin, 1986, S 87, Abb. 76])

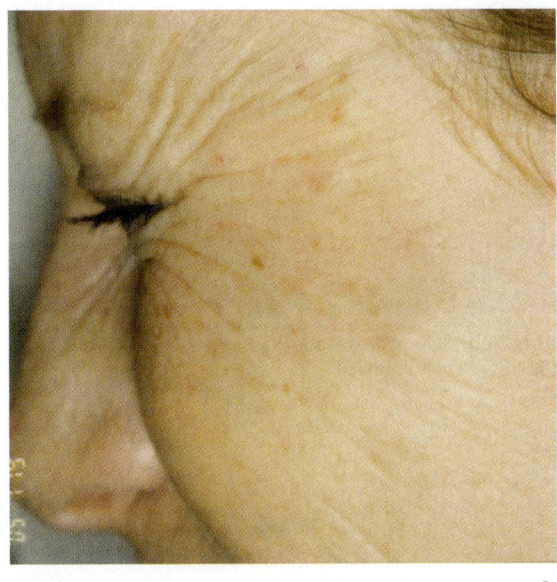

Abb. 9c. Zwei Wochen nach der i.d. Mikroinjektion (Dysport®) beim Zukneifen der Augen. Deutliche Glättung der lateralen Augenwinkelfalten, der laterale oberen und mittleren Wangenfalten bis zum Nasolabialfaltenübergang

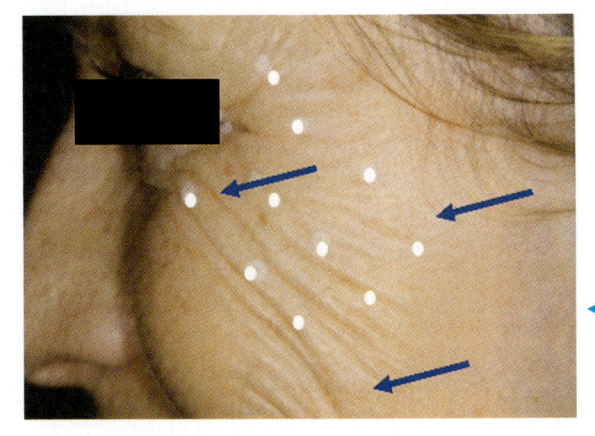

◀ **Abb. 9b.** Vor der i.d. Mikroinjektion (Dysport®), Verkleinerung der Muskelfaserwinkel der Pars orbitalis des M. orbicularis oculi beim Lachen und Zukneifen der Augen. Radiärer Faltenaufwurf am lateralen Augenwinkel, laterale obere und mittlere Wangenfalten bis zum Nasolabialfaltenübergang

Die BNT-A- Mikroinjektionstechnik eröffnet auch eine neue Option der Therapie schmerzhafter entstellender Gesichtsnarben. Durch intradermale Injektionen niedriger BNT-A-Dosen (je Injektionspunkt 3–5 Dysport E oder 1–2 VISTABEL) lässt sich neben der Schmerzfreiheit unter Erhalt der Funktion ebenso eine deutliche Hauttexturverbesserung erzielen (Abb. 10a, b).

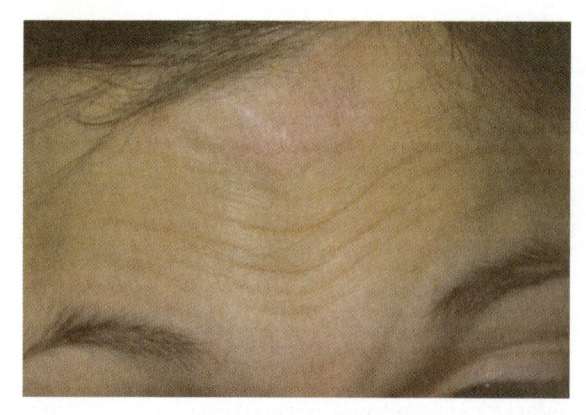

Abb. 10a. Schmerzhafte Narbe in der oberen mittleren Stirnregion

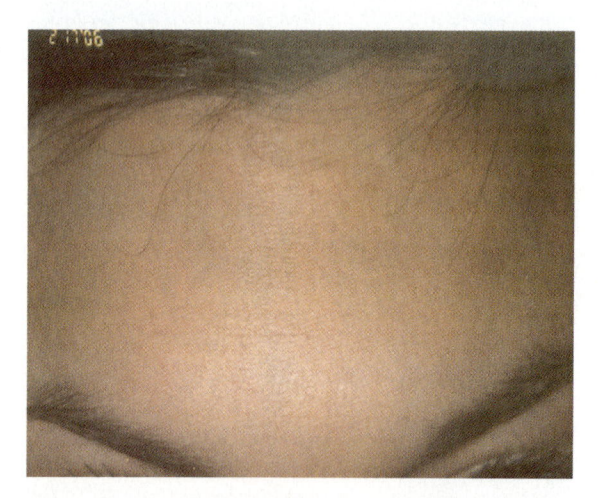

Abb. 10b. Schmerzfreie und kaum mehr sichtbare Narben nach der Behandlung

Literatur

Becker-Wegerich PM, Rauch L, Ruzicka T (2002) Botulinum toxin A: Successfull décolleté rejuvenation. Dermatol Surg 28: 168–171

Becker-Wegerich PM (2006) Hochpotentes Protein lindert Narbenschmerzen. Der Deutsche Dermatologe 4: 253–254

De Maio M, Rzany B (2006) Injectable fillers in aesthetic medicine. Springer, Berlin

Göbel H, Jost WH (2003) Botulinum-Toxin in der speziellen Schmerztherapie. Schmerz 17: 149–165

Smith KC, Alam M (2005) Botulinum toxin for pain relief and treatment of headache. In: Carruthers A, Carruthers J (eds) Botulinum toxin. Elsevier Saunders, Philadelphia, pp 101–111

Smith KC, Pérez-Atamoros F (2006) Other dermatologic uses of botulinum toxin. In: Benedetto AV (ed) Botulinum toxin in clinical dermatology. Taylor and Francis, London, pp 219–236

Sopakar CNS, Patrinely JR, Tschen J (2004) Erasing Restylane. Ophtalmic Plastic Reconstruc Sug 20: 317–318

Wiest L (2006) Faltenbehandlung mit Botulinumtoxin A. In: von Heimburg D, Lemperle G, Ästhetische Chirurgie. Ecomed, Landsberg, Kap. VI – 9, 1 – 10. 15. Erg. Lfg. 4/06

Dermatoskopie

Markus Niewerth, Wilhelm Stolz, Andreas Blum, Rainer Hofmann-Wellenhof, Harald Kittler, Jürgen Kreusch, Elke Sattler und Ulrike Weigert

Geräte, physikalische Grundlagen, diagnostische Kriterien

Die Dermatoskopie hat sich als wichtiges diagnostisches Verfahren bei der Differenzierung von nicht melanozytären und melanozytären Hautveränderungen aber auch bei deren Einschätzung der Dignität längst etabliert. Der Wunsch einen Blick in die Haut werfen zu können – ohne gleich die Hautveränderung herausschneiden zu müssen – ist nicht neu. Schon in den letzten Jahrhunderten wurden diverse Geräte entwickelt, die eine In-vivo-Beurteilung von Hautveränderungen ermöglichen sollten. Obwohl die erforderlichen Bestandteile eines Dermatoskops, eine Lupe und eine Beleuchtungseinheit mit Griff oder Halterung, bereits vorhanden waren, gelang der Durchbruch erst mit Einführung des handlichen Gerätes durch Stolz und Mitarbeiter in Zusammenarbeit mit der Firma Heine 1989.

Heutzutage stehen die Nachfolgergeräte dieses ersten Dermatoskops, des Heine Delta 10, zur Verfügung. Dabei handelt es sich um das Heine Delta 20 der Firma Heine und um das Dermogenius Basic Hand-Dermatoskop der Firma Linus (ehemals Rodenstock). Bei dieser zweiten Generation von modernen Dermatoskopen wurde die Beleuchtungseinheit in Form einer zirkulär angeordneten Diodenbeleuchtung optimiert und auch die Optik weiterentwickelt, um bei zehnfacher Vergrößerung eine Randverzerrung zu vermeiden und eine noch höhere Auflösung zu erzielen. Neben einem Antibeschlagsystem ist eine zusätzliche wichtige Weiterentwicklung die Möglichkeit, eine digitale Kamera anschließen zu können. Dieses bietet den Vorteil, dass neben einer Dokumentation aus forensischen Gründen eine Verlaufskontrolle für Arzt und Patient möglich ist, und stellt in Kombination mit einem geeigneten Rechner mit Speichermedien den fließenden Übergang zur digitalen Dermatoskopie dar.

Bei der Handhabung ist es wichtig, dass vor dem Aufsetzen der Kontaktscheibe auf die Haut eine Kontaktflüssigkeit verwandt wird, um durch ein Angleichen der Brechungsindices eine Reflektion des Lichtes zu verringern und damit eine wesentlich größere Eindringtiefe zu erhalten. Als besonders geeignet gelten Paraffinum liquidum oder Olivenöl, in der Praxis durchgesetzt hat sich die Verwendung von farblosen Desinfektionssprays.

Beim neuen Dermlite-Gerät wird diese Problematik durch zwei vorgeschaltete Polarisationfilter umgangen, so dass kein Aufsetzen auf die Haut und keine Verwendung eines Kontaktmediums mehr erforderlich sind. Nach einer Eingewöhnungsphase zum Auffinden der richtigen Ebene über der Haut eignet sich dieses wesentlich leichtere und kleinere Gerät besonders zum schnellen Betrachten vieler Muttermale in kurzer Zeit und stellt daher eine sinnvolle Ergänzung der bisher genannten Geräte dar.

Wichtige diagnostische Kriterien im dermatoskopischen Bild zur Beurteilung von Hautveränderung sind Farben und Strukturmerkmale. Bei den Farben kommen weiß (definitionsgemäß heller als die umgebende Haut), rot, hellbraun, dunkelbraun, blaugrau und schwarz vor. Anhand der Farbe kann bei Pigmentablagerungen auf die Lage des Melanins in der Haut geschlossen werden, denn je tiefer die Strahlen in die Haut dringen, desto mehr Rotanteile werden absorbiert. So stellt sich epidermal gelegenes Pigment schwarz-braun dar, im mittleren Korium gelegenes dunkelbraun bis hellbraun bis schließlich – wie beim blauen Nävus mit seinem tief im Korium gelegenen Pigment – nur noch blaue Farbanteile sichtbar sind. Dieses Phänomen wird in der Literatur als Tyndall-Effekt bezeichnet. Der eigentlich vom irischen Physiker John Tyndall beschriebene Effekt zeigt die Sichtbarmachung von Lichtstrahlen durch Streuung an kleinen Teilchen in einer kolloidalen Flüssigkeit, wie man es im Alltag bei Scheinwerfelkegeln im Nebel kennt. Da der Effekt mit abnehmender Wellenlänge an Intensität zunimmt, ist das Streulicht bläulicher gefärbt als das hindurch tretende Primärlicht.

Die Farbe weiß ist bei einer Verdickung der Epidermis im Sinne einer Hyperkeratose oder auch in einer Regressionszone zu sehen, rot entspricht Vaskularisation von rötlich-livide bei tiefer gelegenen Gefäßen, wie bei Angiomen oder als Mischton wie rotbraun bei stark vaskularisierten melanozytären Veränderungen.

Einen weiteren wichtigen Hinweis, der auf die dreidimensionale Konfiguration der Hautveränderung in der Haut schließen lässt, geben die Strukturmerkmale. Hierbei unterscheidet man Netz, Streifen, Schollen, Punkte und homogene Anteile. Das regelmäßige Netz, typisch für einen unauffälligen Nävuszellnävus, entsteht durch die Summation des Pigmentes im zweidimensionalen Bild über den Reteleisten. Aufgrund der Anordnung des Pigments entlang der Basalmembranzone entstehen im Auflichtbild Areale mit weniger dicht stehendem Pigment (entsprechend der Basis und Spitzen der Reteleisten) und dichter liegend wirkendem Pigment über den seitlichen Schenkeln der Reteleisten. Die Schollen entsprechen den Nestern der Melanozyten, ebenso wie die Punkte, wobei letztere per definitionem kleiner sind als 0,1 mm im Durchmesser. Außerdem kommen Streifen vor, die oft zunächst durch Verlust der regulären Netzstruktur im Randbereich entstehen. Kommt es zu einem „über die Läsion Hinauswachsen" der Streifen mit einer Verplumpung der Enden – wie sie manchmal bei Melanomen zu sehen sind – spricht man von Pseudopodien.

Grundlagen der Dermatoskopie

Bei der klinischen Diagnostik des malignen Melanoms ist die Anwendung der *klinischen ABCD-Regel* weit verbreitet [7], welche besagt, dass beim Vorliegen der Kriterien **A**symmetrie, unregelmäßige **B**egrenzung, unterschiedliche Farbtöne (**C**olor) und **D**urchmesser über 6 mm ein malignes Melanom in Betracht gezogen werden muss. Eine deutliche Verbesserung in der präoperativen Diagnostik pigmentierter Hautveränderungen ist durch die Dermatoskopie möglich. In einer Metaanalyse von 22 Studien mit 9.004 pigmentierten Hautläsionen erreichten Experten im Vergleich zur klinischen Diagnostik mit der Dermatoskopie einen 35%igen Anstieg der diagnostischen Treffsicherheit und damit eine Sensitivität von 89% und eine Spezifität von 79% [11].

Grundlage einer modernen Diagnostik pigmentierter Hautveränderungen ist zunächst die Entscheidung, ob eine Läsion melanozytären Ursprungs ist oder nicht. Anschließend wird untersucht, ob die melanozytäre Veränderung als benigne, verdächtig oder maligne einzustufen ist.

Für die Unterscheidung von nicht-melanozytären Hautveränderungen einigten sich Experten in einer Konsensus-Internet-Konferenz zur Dermatoskopie, die im Rahmen des Ersten Weltkongreß für Dermatoskopie im Jahre 2000 durchgeführt wurde, auf einen mehrstufigen Algorithmus, der auch die Basis für unseren Ansatz bildet. Ebenso wurden die vier meist verbreiteten Methoden zur Beurteilung melanozytärer Läsionen verglichen. Hierzu zählen:

- Modifizierte Musteranalyse [18, 20]
- ABCD-Regel der Dermatoskopie [22, 23]
- Bewertungsmethode nach Menzies [16]
- 7-Punkte-Checkliste [1]

Bei der modifizierten Musteranalyse werden melanozytäre Läsionen anhand von *globalen Eigenschaften*, den sogenannten *Mustern* und anhand von *lokalen Kriterien* klassifiziert. Es werden acht Muster unterschieden: Das retikuläre, globuläre, Pflastersteinen-, Strahlenkranz-, homogene, parallele, Mehrkomponenten- und das unspezifische Muster. Um zu entscheiden, welches Muster vorliegt ist der Gesamteindruck ausschlaggebend. Zur genaueren Einordnung der melanozytären Läsion werden dann noch lokale Kriterien, wie Pigmentnetzwerk, Pseudopigmentnetzwerk, Punkte, Schollen, Streifen, blau-weiße Schleier, Regressionszonen und Hypopigmentierung herangezogen.

Die Bewertungsmethode nach Menzies et al. stützt sich auf elf Kriterien, die auf ihr Vorhandensein beziehungsweise Nicht-Vorhandensein untersucht werden müssen. Dabei werden zwei *negative Kriterien* (Symmetrie, Vorhandensein einer einzigen Farbe) und neun *positive Kriterien* (blauweißer Schleier, multiple braune Punkte, Pseudopodien, radiale Ausläufer, narbenähnliche Depigmentierung, periphere schwarze Punkte oder Schollen, fünf bis sechs Farben, multiple blaue oder graue Punkte und verbreitertes Netzwerk) unterschieden. Um ein Melanom zu diagnostizieren darf keines der beiden negativen Kriterien vorliegen und es muss mindestens eins der positiven Kriterien vorhanden sein.

Die 7-Punkte-Checkliste nach Argenziano et al. stellt ein quantitatives Bewertungssystem mit *drei Hauptkriterien* (atypisches Pigmentnetzwerk, blauweißer Schleier, atypisches Gefäßmuster) und vier Nebenkriterien (irreguläre Streifen, irreguläre Pigmentierung, irreguläre Punkte oder Schollen, Regressionszonen) dar. Beim Vorliegen eines Hauptkrite-

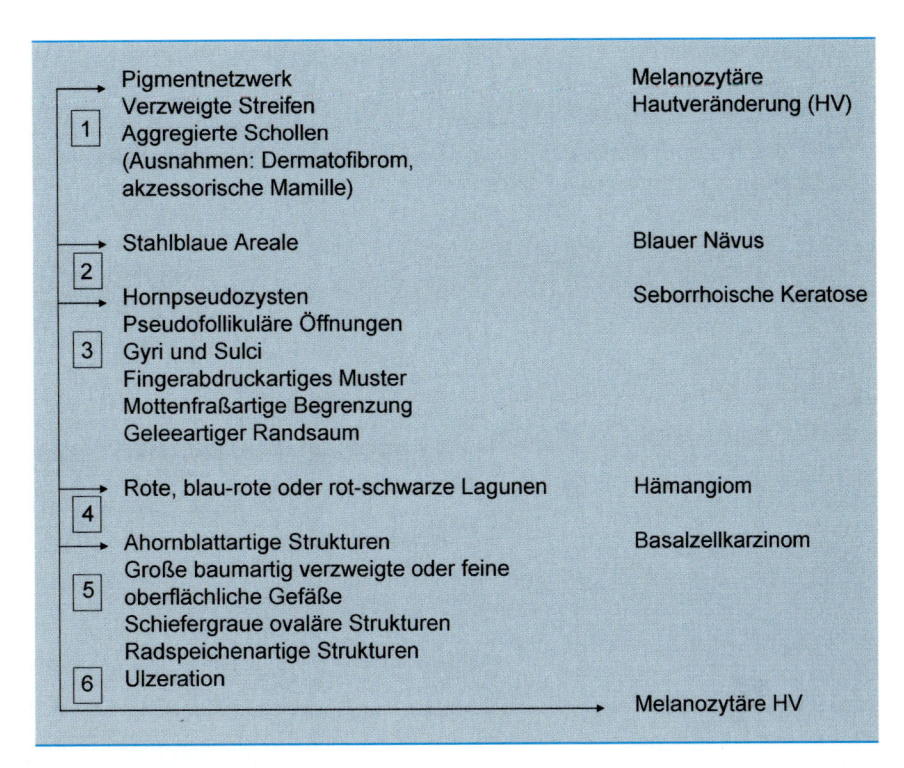

Tabelle 1. Stufendiagramm zur dermatoskopischen Diagnostik

	Merkmale	Diagnose
1	Pigmentnetzwerk Verzweigte Streifen Aggregierte Schollen (Ausnahmen: Dermatofibrom, akzessorische Mamille)	Melanozytäre Hautveränderung (HV)
2	Stahlblaue Areale	Blauer Nävus
3	Hornpseudozysten Pseudofollikuläre Öffnungen Gyri und Sulci Fingerabdruckartiges Muster Mottenfraßartige Begrenzung Geleeartiger Randsaum	Seborrhoische Keratose
4	Rote, blau-rote oder rot-schwarze Lagunen	Hämangiom
5	Ahornblattartige Strukturen Große baumartig verzweigte oder feine oberflächliche Gefäße Schiefergraue oväläre Strukturen Radspeichenartige Strukturen Ulzeration	Basalzellkarzinom
6		Melanozytäre HV

riums werden jeweils zwei Punkte, beim Vorhandensein eines Nebenkriteriums jeweils ein Punkt vergeben. Die Punktwerte der einzelnen Eigenschaften werden dann addiert. Für die Diagnose eines Melanoms ist eine Mindestpunktzahl von drei erforderlich.

Alle vier Kriterienkombinationen erwiesen sich für die Diagnose maligner Melanome als sehr geeignet. Welche Methode der Kliniker letztendlich verwendet, ist abhängig von seiner persönlichen Erfahrung im Umgang mit dem jeweiligen Verfahren.

Im Folgenden möchten wir näher auf den Algorithmus zur Unterscheidung zwischen melanozytären und nicht-melanozytären Hautveränderungen, sowie auf die ABCD-Regel eingehen.

Die Differenzierung zwischen melanozytären und nicht-melanozytären Hautveränderungen gelingt mit dem in Tabelle 1 gezeigten Stufendiagramm, in dem alle wesentlichen Kriterien zur Unterscheidung zusammengefasst sind.

Falls die Diagnose einer melanozytären Hautveränderung gestellt wird kann mit Hilfe der ABCD-Regel der Dermatoskopie und dem daraus resultierenden Dermatoskopie-Punktwert (DPW) eine Unterscheidung in benigne, suspekte oder maligne melanozytäre Hautveränderungen vorgenommen werden (Tabelle 2). Zuvor müssen aber einige benigne melanozytäre Hautveränderungen mit besonderem Muster abgegrenzt werden. Im Einzelnen sind hier melanozytäre Nävi vom Schollentyp, papillomatöse melanozytäre Nävi, pigmentierte Spitz-/Spindelzellnävi, rezidivierende Nävi, kongenitale Nävi, Naevi spili und agminierte melanozytäre Nävi bedeutsam. Obwohl es sich um keine melanozytäre Hautveränderung handelt, ist auch die Sonnenbrand-Lentigo (Ink-spot-Lentigo) dabei zu berücksichtigen.

Die ABCD-Regel beruht auf einer semiquantitativen Bestimmung der vier Merkmale Asymmetrie, Begrenzung, Farbe (Color) und Differenzialstruktur (Tabelle 3). Mit Hilfe einer Formel (Tabelle 4) lässt sich ein endgültiger Dermatoskopie-Punktwert (DPW) berechnen. Liegt er zwischen 1 und 4,75, so handelt es sich in den meisten Fällen um eine unauffällige melanozytäre Hautveränderung. Bei einem Wert über 5,45 muss mit hoher Wahrscheinlichkeit vom Vorliegen eines malignen Melanoms ausgegangen werden und die Hautveränderung rasch exzidiert werden. Pigmentierte Hautveränderungen mit einem DPW zwischen 4,75 und 5,45 werden als verdächtig eingestuft. Sie müssen entweder entfernt oder engmaschig kontrolliert werden. (Tabelle 2)

Selbstverständlich können auch mit der ABCD-Regel nicht immer alle malignen Melanome identifiziert werden. Insbesondere bei zum großen Teil amelanotischen, regressiven oder knotigen malignen Melanomen sind niedrigere Punktwerte als 5,45 möglich.

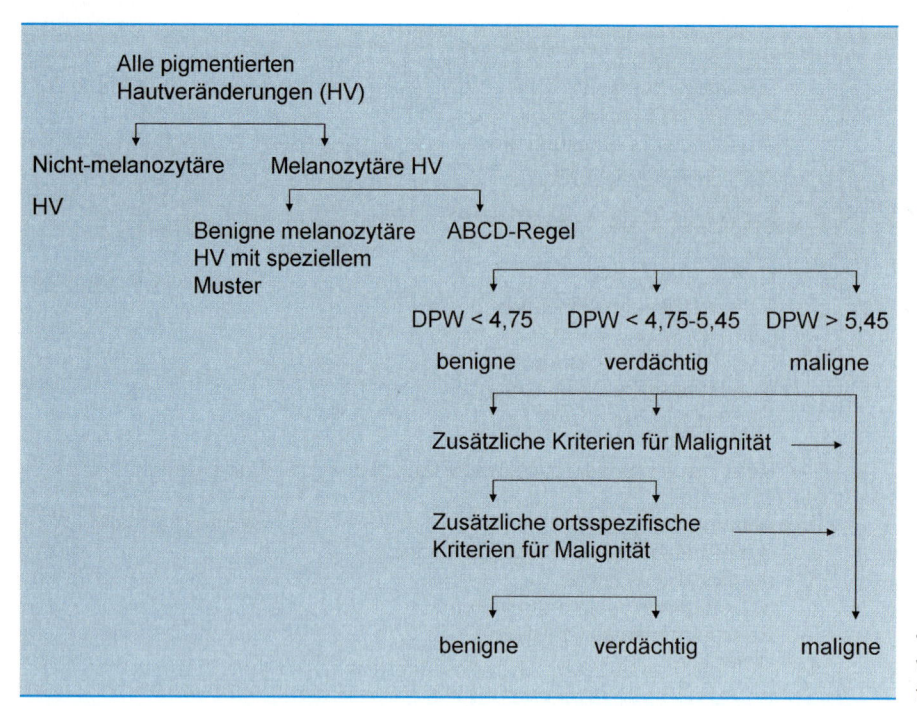

Tabelle 2. Diagnostisches Vorgehen bei pigmentierten Hautveränderungen

```
Alle pigmentierten Hautveränderungen (HV)
    │
    ├─ Nicht-melanozytäre HV
    └─ Melanozytäre HV
         ├─ Benigne melanozytäre HV mit speziellem Muster
         └─ ABCD-Regel
              ├─ DPW < 4,75        benigne
              ├─ DPW < 4,75–5,45   verdächtig
              └─ DPW > 5,45        maligne
                    ↓
              Zusätzliche Kriterien für Malignität
                    ↓
              Zusätzliche ortsspezifische Kriterien für Malignität
                    ↓
              benigne   verdächtig   maligne
```

Tabelle 3. Vergabe von Punktwerten für die vier Kriterien der dermatoskopischen ABCD-Regel

		Punktwert
Asymmetrie	In keiner, einer oder zwei Achsen (Farbe, Struktur, Form)	0–2
Begrenzung	Abrupter Abbruch des Pigmentmusters in 0–8 Segmenten	0–8
Color (Farbe)	Vorkommen von bis zu 6 Farben (hell-, dunkelbraun, weiß, schwarz, blaugrau, rot)	1–6
Dermatoskopische Stukturen	Netzwerk, verzweigte Streifen, Schollen, Punkte, strukturlose Areale	1–5

Tabelle 4. Berechnungsformel für den Dermatoskopischen Punktewert (DPW)

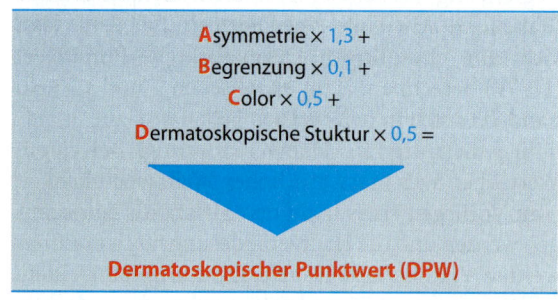

$$\text{Asymmetrie} \times 1{,}3 + \text{Begrenzung} \times 0{,}1 + \text{Color} \times 0{,}5 + \text{Dermatoskopische Struktur} \times 0{,}5 = \text{Dermatoskopischer Punktwert (DPW)}$$

Daher sollten bei unauffällig eingestuften Veränderungen noch zwei Schlüsselkriterien geprüft werden, die insbesondere bei den zuletzt genannten Melanomtypen beobachtet werden können. Falls eines der drei Gefäßmuster (milchig-rote oder blaurote Schollen oder flächige Areale, polymorphes Muster mit Punkten und Linien oder polymorphe haarnadelartige Gefäße) vorkommt, ist auch ein malignes Melanom zu diagnostizieren. Auch regressive Veränderungen, die im Dermatoskop als weißliche narbenartige Areale auffallen, weisen auf ein malignes Melanom hin.

Im Gesicht und an den Hand- und Fußflächen sind zusätzliche Kriterien für die Dignitätsbeurteilung wichtig. Klinisch bedeutsam im Gesicht ist die Unterscheidung zwischen einer Lentigo senilis und einer Lentigo maligna beziehungsweise einem Lentigo-maligna-Melanom. In einer multivariaten Analyse [19] sprachen asymmetrisch pigmentierte Follikelöffnungen, blaugraue Punkte und Schollen sowie dunkelbraune und schwarze anuläre Streifen, im Ergebnis also ein anulär-granuläres Muster, für eine maligne Veränderung (Tabelle 5), Pseudohornzysten und fingerabdruckartige Muster für eine Lentigo senilis.

Wachstumsmodell für Lentigo-maligna-Melanom

- Punkte um die Haarfollikel
- Kurze Streifen
- Asymmetrische follikuläre Öffnungen
- Diskretes anulär-granuläres Muster

⇒

- Anulär-granuläres Muster deutlich sichtbar
- Rautenförmige Strukturen
- Melanomzellen proliferieren innerhalb des Follikels und wachsen in die umgebende Dermis ein

⇒

- Homogene Areale
- Haarfollikel bleiben ausgespart

⇒

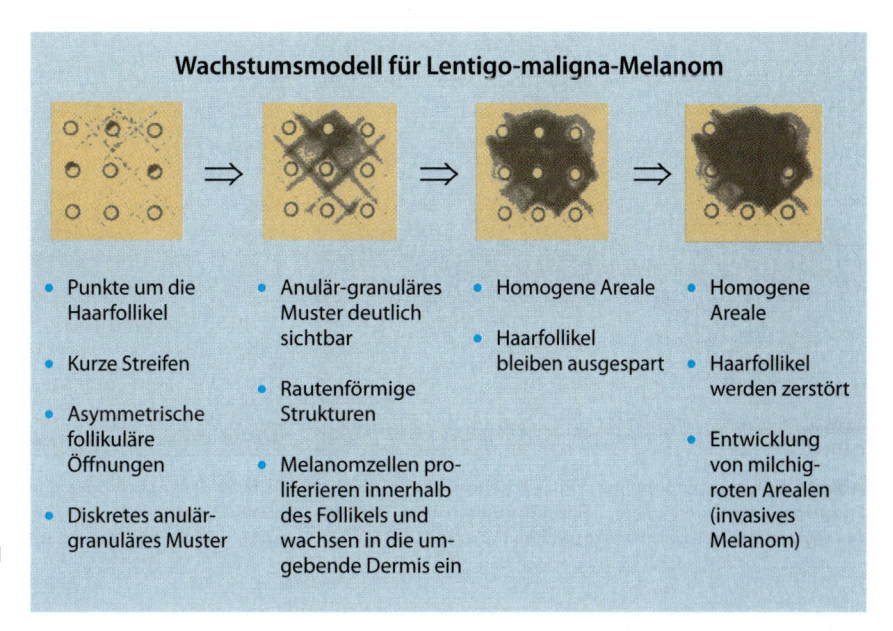

- Homogene Areale
- Haarfollikel werden zerstört
- Entwicklung von milchig-roten Arealen (invasives Melanom)

Tabelle 5. Wachstumsmodell für ein Lentigo maligna-Melanom

An Hand- und Fußflächen sind bei melanozytären Nävi anstatt eines Netzmusters parallel zu den Papillarleisten verlaufende streifenförmige Verdichtungen zu erkennen, die teilweise auch ein quadratisches Gittermuster ausbilden können. Auch ein fibrilläres Muster kann manchmal beobachtet werden. Neben den vaskulären Mustern, die auch in den anderen Lokalisationen eine wichtige Bedeutung haben, und regressiven Phänomenen sind für maligne Melanome hier ein inverses paralleles oder bizarres Muster typisch. Auch irregulär verteilte Punkte, Schollen und Streifen können auf ein malignes Melanom hindeuten. Eine ausführliche illustrierte Darstellung aller relevanten dermatoskopischen Kriterien findet sich in der 3. Auflage des Farbatlasses der Dermatoskopie [23] und in den Dematoskopiebüchern [10, 14, 15].

Dermatoskopische Merkmale nicht melanozytärer Hauttumore

Im ersten Schritt in der dermatoskopischen Beurteilung nicht melanozytärer Hauttumoren müssen melanozytären Hauttumore abgegrenzt werden. Dabei sollte man auf die folgenden Hauptkriterien der melanozytären Hauttumoren achten: Pigmentnetzwerk, globuläre oder schollige Strukturen und homogene Strukturen. Die meist kräftige und reine Farbpalette melanozytärer Hauttumoren reicht von hellbraun bis schwarz und umfasst auch grau-blaue Farbtöne. Findet man bei der dermatoskopischen Betrachtung eines Hauttumors keine der oben genannten Merkmale, soll man nach den Kriterien der nicht-melanozytären Hauttumoren suchen.

Die **Verrucae seborrhoicae** (seborrhoische Keratosen) können sehr verschiedene dermatoskopische Muster aufweisen. Je nach Pigmentierungsgrad können die Farbnuancen von hautfarben, über gelb, allen Braunschattierungen bis zu schwarz reichen. Immer wird das Gesamtbild jedoch von den dumpfen, schmutzigen und opaken Farbtönen bestimmt. Oft finden sich auch mehrere meist asymmetrische verteilte Farbkomponenten, die gelegentlich die Abgrenzung zu Melanomen schwierig macht. In diesen Fällen sind die dermatoskopischen Hauptkriterien der seborrhoischen Keratosen, nämlich follikelartige Öffnungen, Gyri und Sulci und viele Pseudohornzysten, sehr hilfreich. Follikelartige Öffnungen, auch pseudofollikuläre Öffnungen genannt, erscheinen im Dermatoskop als meist runde oder ovale braungelbe bis schwarze Areale, die wie in die Tumoroberfläche eingestanzt wirken (Abb. 1). Histologisch korrelieren die pseudofollikulären Öffnungen mit Hornpfröpfen in follikelinfundibulumartigen Öffnungen oder zwischen exophytischen papillären Strukturen.

Gelegentlich zeigt die Oberfläche seborrhoischer Keratosen im Dermatoskop eng aneinander stehende längliche papillomatöse Strukturen zwischen denen tiefer eingesunken Linen zu sehen sind. Dieses Muster wird Gyri und Sulci genannt, da es an die Oberfläche eines Gehirns erinnert.

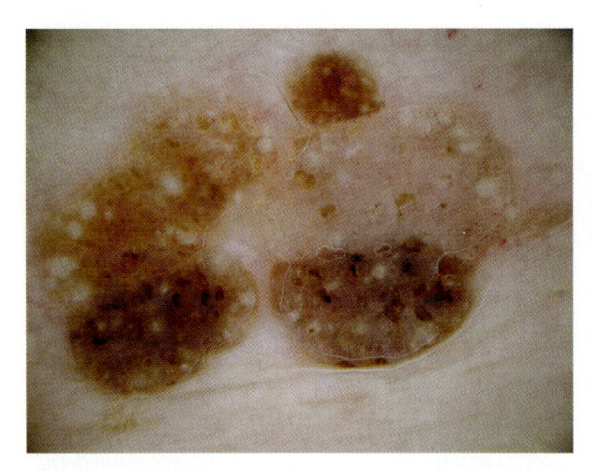

Abb. 1. Dermatoskopie einer Verruca seborrhoica: Unreine Farbtöne, pseudofollikuläre Follikelöffnungen und Pseudohornzysten sind die dermatoskopischen Hauptkriterien

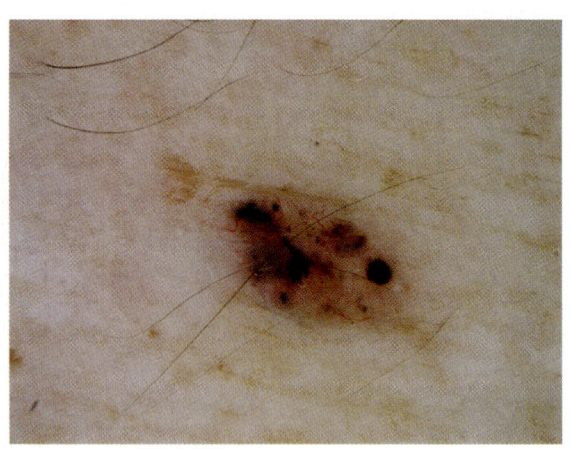

Abb. 2. Dermatoskopie eines pigmentierten Basalzellkarzinoms: Baumgefäße, grau-blaue ovale und blattartige Strukturen sind die typischen dermatoskopische Merkmale

Leuchtend weiße oder gelbliche Punkte, die Pseudohornzysten oder milienartigen Zysten, sind ein weiteres leicht erkennbares Merkmal der Verruca seborrhoica (Abb. 1). In geringerer Anzahl kann man die Pseudohornzysten jedoch gelegentlich auch in melanozytären Hauttumoren beobachten.

Dermatoskopische Nebenkriterien der seborrhoischen Keratose sind ein scharfer oft konkav gewölbter Tumorrand (mottenfraßartige Begrenzung) und Haarnadelgefäße. Diese feinen wie Haarnadel gekrümmten Gefäße kommen besonders bei irritierten Verrucae seborrhoicae vor.

- **Farbtöne:** Opak und schmutzig; gelblich, bräunlich bis schwarz
- **Hauptkriterien:** Viele Pseudohornzysten; follikelartige Öffnungen; Gyri und Sulci
- **Nebenkriterien:** Haarnadelgefäße, scharfe zum Tumor konkave Begrenzung

Basalzellkarzinome zeigen meistens ein bizarres und asymmetrisches Gesamtbild. Rötliche, gelbliche, graubraune und grauschwarze Farben in unregelmäßiger Verteilung herrschen vor. Die Farbtöne sind in der Regel unrein und trübe. Oft verstärkt eine Kruste die Asymmetrie des Gesamtbildes.

Die dermatoskopischen Hauptkriterien des Basalzellkarzinoms sind baumartige Gefäße und ovale oder blattartige homogene blau-graue Strukturen. Unter Baumgefäßen versteht man Gefäße, die über den Tumor ziehen, unmittelbar unter der Epidermis liegen und daher im Dermatoskop gestochen scharf und kräftig rot erscheinen (Abb. 2). Bei der Beurteilung der Gefäße darf nur geringer Druck angewandt werden, da andernfalls das Blut aus den Gefäßen gepresst wird und diese verschwinden. Baumgefäße zeigen oft bizarre Schlängelungen und zweigen sich in Gefäße mit kleineren Durchmessern baumartig auf. Dieses Gefäßmuster kann in nicht pigmentierten Basalzellkarzinomen das einzige dermatoskopische Kriterium sein. Gelegentlich findet man ähnliche Gefäßstrukturen auch bei knotigen Melanomen und blauen Nävi.

Ovale oder blattartige homogene blau-graue Strukturen sind ein weiteres Hauptkriterium der pigmentierten Basalzellkarzinome (Abb. 2). Diese Strukturen liegen meistens an der Peripherie des Tumors und haben immer einen trüben Farbton. Histologisch entsprechen diese Strukturen pigmentierten Tumorzellen oder Ansammlung von Melanophagen. Charakteristisch ist die immer runde Begrenzung der blaugrauen Strukturen, die gelegentlich konfluieren können und so ein (Ahorn-) blattartiges Aussehen erhalten.

Wichtige Nebenkriterien der Basalzellkarzinome sind Ulzeration oder Kruste und radspeichenartige Strukturen. Letztere stellen eine weitere Variante der blau-grauen Strukturen dar, wobei sich radiär von einem meist dunkleren Zentrum strichförmige Ausläufer finden. Die meist schon klinisch sichtbare Kruste eines exulzerierten Basalzellkarzinoms ist durch das Dermatoskop als homogen rötlichschwarzes Areal zu erkennen.

- **Farbtöne:** Trüb und schmutzig; rötlich, gelblich, graubraune, grauschwarze Farben
- **Hauptkriterien:** Baumartige Gefäße; ovale oder blattartige homogene blau-graue Strukturen
- **Nebenkriterien:** Zentrale Kruste, Speichenradartige Strukturen

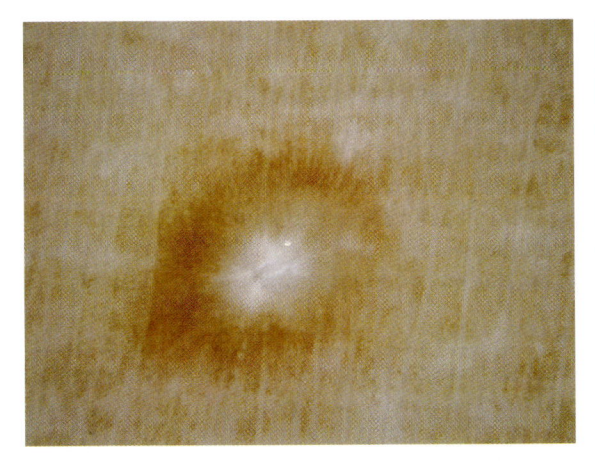

Abb. 3. Dermatoskopie eines Dermatofibroms: Das leuchtende, weiße zentrale Areal und ein feines, regelmäßiges Pigmentnetz bestimmen das dermatoskopische Bild

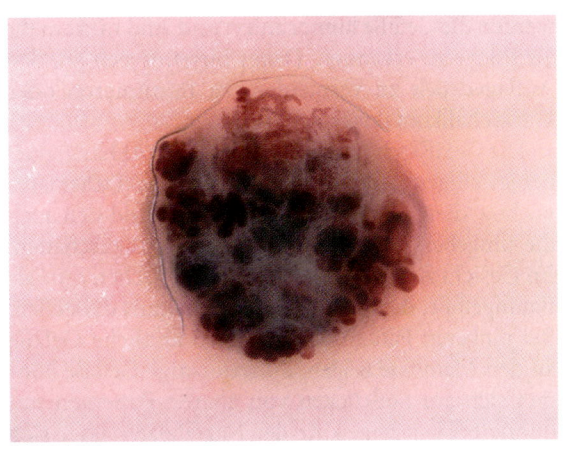

Abb. 4. Dermatoskopie eines Hämangioms: Rote Lakunen und weiße Areale sind deutlich zu sehen

Klinik und Palpationsbefund reichen in den meisten Fällen aus um ein **Dermatofibrom** eindeutig zu diagnostizieren. Gelegentlich kann aber auch der dermatoskopische Befund zur richtigen Diagnose beitragen. Braune Farben bestimmen meistens das Gesamtbild, gelegentlich finden sich auch hautfarbene oder rote Farbtöne. Oft ist schon klinisch eine zentrale Hypopigmentierung zusehen, die dem dermatoskopischen Hauptkriterium, dem zentralen weißen Fleck (central white patch) entspricht (Abb. 3). Dieser erscheint als ein reinweißes Areal, das wesentlich heller als die umgebende Haut ist. Der zentraler weiße Fleck wird in der Regel von einem feinen braunen Pigmentnetz umgeben (Abb. 3). Somit stellt das Dermatofibrom eine Ausnahme der Regel dar, dass ein Pigmentnetz nur bei melanozytären Läsionen vorkommt. Das Pigmentnetz der Dermatofibrome ist jedoch immer regelmäßig. Oft findet man auch nur eine homogene braune Pigmentierung, die den zentralen weißen Fleck des Dermatofibroms umgibt.

- **Farbtöne:** Hautfarben, hellbraun, rötlich
- **Hauptkriterien:** Zentraler weißer Fleck; Tastbefund
- **Nebenkriterium:** Feines Pigmentnetz in der Peripherie

Die Farbtöne sind sicherlich wegweisend für die Diagnose **vaskulärer Tumoren**. Sie reichen von rein rot, rot-violett bis schwarz. Das Gesamtbild kann durch thrombosierte schwarze Anteile und fibrosierte weiße Anteile gelegentlich ein buntes und asymmetrisches Bild ergeben. Dermatoskopische Hauptkriterium der vaskulären Tumoren sind scharf begrenzte, ovale homogene Strukturen, die sogenannten rot-schwarzen Lakunen, die histologisch erweiterten Gefäßen der oberen Dermis entsprechen (Abb. 4). Nebenkriterien der vaskulären Tumoren sind ein gelblicher feiner Halo, der die Läsion umgeben kann und weißliche oft schleierartige Areale, die einer Fibrosierung entsprechen.

Subkorneale Hämorrhagien haben neben den typischen rot bis rot-schwarzen Farben ein weiteres charakteristisches dermatoskopisches Kriterium, die Satellitenherde. Diese entsprechen kleinen Blutstropfen die sich praktisch immer in der Peripherie von größeren subkornealen Hämorrhagien befinden. Dermatoskopisch erscheinen sie als runde, rote, nicht wegdrückbare Punkte gelegentlich auch mit einem gelblichen Randsaum.

- **Farbtöne:** Rein; rot, rot-violett bis schwarz
- **Hauptkriterien:** Scharfbegrenzte Lakunen oder homogen Strukturen
- **Nebenkriterien:**
    - Hämangiome: Gelblicher Rand, weißliche zentrale Areale
    - Hämorrhagien: Satelliten-Herde

Dermatoskopische Gefäßmuster

Pigmentierte sowie nicht-pigmentierte Hauttumoren können eine Vielzahl von Gefäßen aufweisen [2–4, 13]. Die Gefäße können nur dann als solche erkannt werden, wenn kein Druck auf die Tumoren während der Untersuchung ausgeübt wird. Verwendet der Untersucher Desinfektionsmittel oder Öl als Kontaktmedium zwischen der Haut und dem Dermatoskop, werden die Gefäße komprimiert und sind nicht mehr als solche zu erkennen. Daher bietet es sich an, den Auflagedruck zu vermeiden, zu minimieren oder Ultraschallkontaktgel zu verwenden.

Die Gefäßarchitektur der Haut ist in Abhängigkeit der jeweiligen Stelle ganz unterschiedlich. Daher ist es wichtig, diese Unterschiede zu kennen und sich auch die umgebende Haut um den Tumor anzuschauen. Im Gesicht zeigen sich bei älteren Menschen oftmals Baumgefäße, die die Gefäße des Koriums darstellen. Bei jüngeren Patientinnen können ähnliche Gefäße an den Mammae zeigen. Punktförmige Gefäße können sich am Fußrücken von älteren Patienten mit dünnerer Haut zeigen. An den Nagelfalzen lassen sich sehr gut die haarnadelförmige Struktur der Gefäße erkennen. Bei Narben findet man Gefäße, die senkrecht zur Narbenrichtung angeordnet ist.

Die wichtigsten Gefäßmuster lassen sich auf sechs Strukturen zurückführen. Sieht man in einem Tumor mehrere von den genannten Strukturen, spricht man von einer Polymorphie der Gefäße.

Rötlich-schwarze Lakunen, die Bluthohlräumen entsprechen und zumeist oval bis rund sind, finden sich bei Hämangiomen und bei Angiokeratomen. In der Histologie zeigen sich größere Gefäßräume in der oberen Dermis.

Teleangiektasien mit unterschiedlichen Gefäßlumina finden sich bei Basalzellkarzinomen. Diese werden teilweise auch Baumgefäße genannt, da sie wie Bäume oder Äste aussehen. Häufig ziehen auch Teile dieser Gefäße durch das Zentrum dieser Tumoren. In der Histologie zeigen sich erweiterte Gefäße in der oberen Dermis.

Kranzgefäße finden sich bei Talgdrüsenhyperplasien. Sie umfassen den gelblichen Drüsenkörper und ziehen im Gegensatz zu den Teleangiektasien nicht quer durch das Zentrum.

Kommagefäße finden sich häufig bei irritierten seborrhoischen Keratosen, bei dermalen melanozytären Nävi und auch bei Melanomen, insbesondere bei amelanotischen Melanomen.

Punktgefäße zeigen sich als kleine, meist dicht stehende rote Punkte. Diese finden sich bei vielen Tumoren: Nävi, Melanomen, seborrhoischen und solaren Keratosen sowie malignen epithelialen Hauttumoren.

Haarnadelgefäße haben geschlängelte Verläufe und finden sich häufig bei keratinisierenden Tumoren wie seborrhoischen und solaren Keratosen, hier meist mit einem weißen Halo – aber diese sind auch bei Melanomen auffindbar.

Bei manchen Tumoren ist eine Polymorphie der Gefäße sichtbar, meistens sind diese Komma-, Punkt- und Haarnadelgefäße. Diese finden sich häufig bei irritierten seborrhoischen Keratosen, auch mal bei dermalen Nävi oder bei malignen melanozytären oder epithelialen Hauttumoren. Amelanotische Melanome können symmetrisch in ihrer Form sein und die genannten unterschiedliche Gefäßmuster aufzeigen. Die Dignitätsbeurteilung ist dann trotz der Dermatoskopie schwierig [3]. In diesen Fällen sollte eine Exzisionsbiopsie durchgeführt werden.

Untersuchung zur Dermatoskopie und der klinischen Wahrnehmung von Melanomen

Es wird stets angenommen, dass sich Melanome dermatoskopisch früher und sicherer erkennen lassen als bei ausschließlich klinischer Diagnose. Natürlich sind diagnostisch wichtige Details besonders in kleinen Melanomen dermatoskopisch besser erkennbar, solange das Auge nach herkömmlichen Kriterien keine Verdachtsmerkmale wahrnehmen kann. Bemerkenswerterweise hat aber die in 25 Jahren gesammelte Erfahrung mit dermatoskopischer Untersuchung von Hauttumoren kaum erkennbaren Niederschlag in den klinischen Beschreibungen von Melanomen gefunden. Daher wirft sich die Frage auf, ob man nicht auch klinisch Gemeinsamkeiten in frühen Tumoren erkennen kann, die den Zeitpunkt der Erkennung vorverlagern könnten. Das Wissen, wie Melanome in frühen Entwicklungsstadien oder Sonderformen (zum Beispiel amelanotische Melanome) klinisch aussehen und wie häufig sie vorkommen, wird offenbar nicht systematisch zusammengetragen und kaum dazu genutzt, Beschreibungen in Lehrbüchern anzupassen, um die Aufmerksamkeit auf derartige Früh- und Sonderformen zu lenken und den Zeitpunkt der Diagnose vorzuverlagern.

Normalerweise wird unsere Suche nach Hauttumoren von den Bildern und Beschreibungen gesteuert, die wir während unserer Ausbildung aufgenommen haben. Uns hat sich Vorstellung eingeprägt, daß das Melanom mehr als 5 mm groß, asymmetrisch und dunkel pigmentiert ist. Dementsprechend wird das Melanom *schwarzer Hautkrebs* genannt und die ursprünglich für Laien entwickelte ABCD-Regel [17] auch in aktuellen Leitlinien [8, 12] als hilfreich angegeben, oft ohne Nennung sonstiger diagnostischer Regeln. Derartige Beschreibungen sind nicht falsch, aber es ist zu bedenken, dass etwa 70–80% der Melanome de novo entstehen, also aus einer einzigen Zelle heranwachsen [25]. Daher müsste die Mehrzahl der Melanome im frühen Entwicklungsstadium als kleine, homogen und symmetrisch erscheinende Punkte erscheinen, die sich erst im Lauf ihres Wachstums zu den Tumoren entwickeln, deren Beschreibungen uns aus Lehrbüchern geläufig sind. Diese Entwicklung von Asymmetrie und Heterogenität geschieht durch unterschiedlich gerichtete Wachstumsvektoren in der Peripherie, durch Entwicklung neuer Zelllinien anderen Wachstums- oder Pigmentierungsverhaltens, oder durch teilweise regressive Zerstörung des Tumors. Erst als Resultat einer zeitabhängigen Entwicklung entstehen asymmetrische, große, primär oder sekundär knotige oder hypopigmentierte Tumoren. Die aufgezählten Merkmale müssen im Laufe der Zeit immer ausgeprägter erscheinen, bis irgendwann die Vorgaben der oben erwähnten klinischen Regeln erfüllt sind. Nur Melanome, die sich an oder in Nävi entwickeln, dürften von Anfang an asymmetrisch in Form und Farbe sein, da das Melanom sich kaum jemals im Zentrum des Nävus, sondern irgendwo in der Peripherie entwickelt und sich farblich, in der Dicke und in Oberflächenstrukturen vom ursprünglichen Hautmal unterscheidet. Dies wird auch nach klinischen Massstäben schon sehr früh auffallen.

Dies sind an sich triviale, jedoch durchaus nicht allgemein geläufige Feststellungen. Allerdings fehlt der Beleg dazu, nämlich Bildersammlungen früher Melanome.

Das Nichtberücksichtigen des Tumorwachstums aus kleinsten Anfängen hat aber eine Konsequenz: Im dermatologischen Alltag wird die Indikation zur Dermatoskopie von Tumoren fast immer mit dem bloßen Auge gestellt. Nur was uns nach klinischen Maßstäben auffällt, wird auch dermatoskopiert. Auffällig sind aber meist fortgeschrittene Tumoren. Diese Vorauswahl bewirkt einen negativen Rückkoppelungsmechanismus, der auch das zukünftige diagnostische Vorgehen und die Resultate bestimmen und bestätigen wird: Wenn bevorzugt große, dunkel pigmentierte, asymmetrische Tumoren dermatoskopiert werden, wird die Melanomausbeute überwiegend aus dementsprechenden Tumoren bestehen.

Die Ergebnisse derartiger Auswahlstrategien bestätigen – scheinbar – die Richtigkeit der klinischen Regeln. Die histologisch als Melanom befundeten Tumoren werden überwiegend klinisch auffällig ausgesehen haben. Die Dermatoskopie hat dann vor allem dazu gedient, klinisch verdächtige, aber harmlose Tumoren vom Verdacht auszuschließen. Dem Untersucher wird das Ergebnis die Richtigkeit der Auswahlregeln bestätigen. Er wird nicht wahrgenommen haben, dass kleine, nicht den klinischen Regeln entsprechende Befunde sowie pigmentarme Tumoren tendenziell zu selten untersucht wurden und somit gar nicht als etwas Besonderes erkannt werden konnten. Es kommt somit – wegen Verwendung zeitabhängiger Befunde – zu einer Auswahl zugunsten fortgeschrittener Tumoren, die schon die entsprechenden typischen Merkmale entwickelt haben.

Eine analoge Überlegung lässt sich für die Bewertung dermatoskopischer Befunde anstellen: Für Melanome existieren mehrere Regelwerke (Algorithmen) [5, 6, 16, 21, 24], die überwiegend auf zeitabhängigen Befunden basieren: Wie bereits für klinische Befunde ausgeführt, müssen sich auch die dermatoskopisch erkennbaren Details wie Asymmetrie, Vielfalt von Pigmentmustern, von Farben, abrupter Abbruch der Tumorbegrenzung, von Oberflächenstrukturen bei De-novo-Melanomen zeitabhängig erst mit dem Wachstum des Tumors entwickeln. Dieser entsteht zunächst aus einer symmetrischen, homogen pigmentierten und strukturierten Zelle. Auch dermatoskopisch gut erkennbare Phänomene wie Regression, Pseudopodien und sektoral verschiedene, abrupte Randabbrüche können erst in einem späteren Stadium des Tumorwachstums, also ebenfalls zeitabhängig zunehmend deutlicher, auftreten und erkennbar werden.

Für klinische wie dermatoskopische Diagnostik lässt sich somit begründen, daß die Erkennung von De-novo-Tumoren unter Verwendung herkömmlicher, überwiegend zeitabhängiger Melanomkriterien um so schlechter werden muss, je früher das Tumorstadium ist, da sich zu diesen Zeitpunkten die Malignitätskriterien noch nicht entwickelt haben können. Aus demselben Grunde muss auch die Suche nach tumorspezifischen Kriterien oder Merkmalskombinationen für Frühformen ins Leere laufen. Diese an sich entmutigende Feststellung – sie sagt zunehmenden Misserfolg bei der Suche nach Kriterien oder auch nur typischen Merkmalskombinationen früher Tumoren voraus, je früher das Tumorstadium ist – wird durch eine Beobachtung wieder relativiert: Gerade die kleinen, am Patienten häufigsten Nävi sind sich dermatoskopisch meist sehr ähnlich. Kleine, frühe Melanome unterscheiden sich aber deutlich von gleich kleinen Nävi, ohne dass sie schon echte Melanomkriterien aufweisen. Das Auffinden zahlreicher, sich sehr ähnlicher Befunde wird von unserer Wahrnehmung schnell als Normalbefund und damit unverdächtig erkannt. Die Normalität großer Zahlen kleiner Nävi lässt sich mit kurzer Sichtprüfung erfassen. Das frühe Melanom, auch wenn es erst 1 oder 2 mm klein ist, wird sich dermatoskopisch von den normalen Nävi des Patienten unterscheiden [9] und dadurch auffallen, auch wenn ihm einige oder alle melanomtypischen, erst im Verlauf des Wachstums auftretenden Befunde fehlen. Das frühe Melanom sieht somit dermatoskopisch nicht wie ein Melanom aus, unterscheidet sich dennoch von allen anderen Nävi des Patienten.

Der zweite Weg zur Erkennung spezieller Melanomformen in frühen Stadien betrifft die Identifizierung melaninarmer oder melaninfreier Tumoren. Die klinisch nicht erkennbare Pigmentierung entzieht den Tumor der Beachtung, vor allem in frühen Entwicklungsstadien. Wenn es dennoch zu einer Untersuchung kommt, werden klinische Fehldiagnosen wie Warze, Fibrom, Granuloma teleangiectaticum gestellt. Diese haben leider häufig monatelanges Belassen des Tumors zur Folge oder Entfernung mit unangebrachten Methoden wie Kürettage, Laser oder Kryotherapie, die dann oft nicht einmal im Gesunden erfolgt. Wegen der fehlenden Pigmentierung wird meistens gar nicht dermatoskopisch untersucht. Das bedeutet auch hier eine Selektion zugunsten der pigmentierten Tumoren. Nichtpigmentierte Melanome und ganz besonders Basalzellkarzinome lassen sich aber anhand ihrer Gefäßmuster gut identifizieren, sofern man methodisch richtig untersucht [13]. Entscheidend ist allerdings zunächst der Entschluss, beim Antreffen derartiger Tumoren überhaupt ein Dermatoskop zu verwenden.

Die Ausführungen legen die Annahme nahe, dass ein sich selbst bestätigender, negativ rückkoppelnder Selektionsmechanismus unserer klinischen Wahrnehmung zugunsten pigmentierter und fortgeschrittener Tumoren besteht, der auch durch die Dermatoskopie nicht direkt korrigierbar ist: Klinisch kleine, unscheinbare oder pigmentarme Melanome werden als unverdächtig angesehen und daher nicht dermatoskopiert. Die daraus resultierende Auswahl zugunsten größerer, pigmentierter Tumoren liefert bevorzugt Melanome in weiter fortgeschrittenen Stadien mit klassischen Befunden und bestätigt scheinbar die klinischen und dermatoskopischen Regeln, die zu dieser Selektion geführt haben, da die kleinen, unscheinbaren oder melaninarmen Tumoren zu wenig untersucht wurden. Die scheinbare Bestätigung der Auswahlregeln wiederum beeinflusst zukünftige Entscheidungen, welche Tumoren mikroskopiert werden sollen, was erneut zu einer Nichtbeachtung kleiner und heller Melanome führt.

Aufbauend auf diesen Überlegungen wurde während einer Vorbereitungsphase von 3 Jahren die Indikation zur Dermatoskopie erheblich erweitert. Es zeigte sich, dass ein beträchtlicher Anteil der gefundenen Melanome nicht den herkömmlichen Beschreibungen entsprach. Dies gab Anlass zu einer Umkehrung der Suchstrategie, deren Ergebnisse hier vorgestellt werden sollen. Sie besteht heute darin, generell selektionsfrei zu untersuchen. Das bedeutet, dass Tumoren und Hautveränderungen zur Dermatoskopie nicht nach Größe oder Intensität der Pigmentierung ausgewählt werden. Im Routinebetrieb der Praxis werden seit Jahren an den Patienten soviel Hautmale als möglich dermatoskopiert. Dies erfordert eine angepasste, in der Praxis zeiteffizient durchführbare Methodik und eine zeitsparend einsetzbare optische Ausstattung. In Reihenuntersuchungen ließ sich die vollständige Untersuchung von Patienten in durchschnittlich 10 Minuten je Person bewerkstelligen. Derartige Zeiten hängen einerseits von der Erfahrung des Untersuchers, aber auch von dem verwendeten

Tabelle 6. Zusammenstellung einiger klinischer, dermatoskopischer und histologischer Befunde in malignen Melanomen der Praxis 2000-2004 (64 von 67 Fällen)

Gesamtzahl fotodokumentierter Fälle 64 Melanome	Fallzahl	%
Asymmetrie	40	62,5
Begrenzung unregelmäßig	34	53,1
Durchmesser < 5 mm	32	50,0
Erhabenheit	17	26,6
Gefäße erkennbar	14	21,9
Hypomelanotische Anteile	28	43,8
Amelanotische Melanome	4	6,3
Melanom auf Nävus	4	6,3
Durchmesser	6,61 ± 5,21 mm Median 5,25 mm	
Tumordicke nach Breslow (mm)	0,67 ± 0,86 Median 0,37	
Farbvielfalt	2,03 Farben/Tumor	

optischen Instrumentarium ab. Die methodischen Fragen werden anderenorts abgehandelt.

Es wurden Fotografien fast sämtlicher exzidierter Melanome (64 von 67 oder 95,5%) aus einem Zeitraum von 5 Jahren aus einer dermatologischen Praxis ausgewertet. Eine Charakterisierung anhand verschiedener Kriterien zeigt Tabelle 6. Über 40% der Melanome hatten einen Horizontaldurchmesser von weniger als 5 mm, mehr als 20% wiesen zumindest hypopigmentierte Bereiche auf, etwa 6% waren sogar vollständig amelanotisch. Der Anteil solcher atypischen Melanome an der Gesamtzahl der Tumoren blieb über die Jahre bemerkenswert konstant, was gegen zufällige Häufung solcher Fälle in bestimmten Jahren oder gegen Änderung der Suchstrategie spricht. Instruktiver als Zahlen sind Bilder; daher werden exemplarisch in Abbildung 5 sämtliche Melanome des Jahres 2004 gezeigt. Alle Bilder wurden auf denselben Abbildungsmassstab normiert, da die verwendeten Optiken unterschiedliche Vergrösserungen lieferten. Es sei daran erinnert, dass auch die kleinen und pigmentarmen Tumoren fotografiert wurden, weil sie beim Untersuchen der Patienten als nichtnävoid (bei pigmentierten Gebilden) oder wegen ihrer Gefäßstrukturen als melanomverdächtig auffielen.

Betrachtet man das hier gezeigte komplette Spektrum aller Melanomfälle eines Jahres, so erkennt man, dass ein Teil davon durchaus dem herkömmlichen Bild des Melanoms als große und dunkle Tumoren entspricht. Ein nicht unbeträchtlicher Teil der Melanome ist hingegen klein, symmetrisch, farblich homogen, etliche sind wenig oder gar nicht pigmentiert. Dieser Anteil hängt ganz zweifellos von der Suchstrategie ab, die kleine und helle Gebilde nicht von der dermatoskopischen Untersuchung ausschließen darf. Die Vollständigkeit der Erfassung aller Melanome in diesem Zeitraum lässt sich naturgemäß nicht belegen. Man darf aber annehmen, dass ein Übersehen von Melanomen aus dem Bereich der typischen Fälle sehr unwahrscheinlich sein dürfte, wenn schon so viele untypische Tumoren gefunden wurden. Es wäre davon auszugehen, dass allenfalls weitere, ungewöhnliche (kleine oder helle) Melanome übersehen worden wären, was nur zu einer weiteren Verschiebung des Durchschnittsfalls zu den atypischen Melanomen beigetragen hätte.

Die hier gezeigten Ergebnisse fast vollständiger Erfassung aller Melanome der dermatologischen Praxis sind ungewöhnlich, weil demnach viele von ihnen klinisch anders aussehen als wir es gewohnt sind.

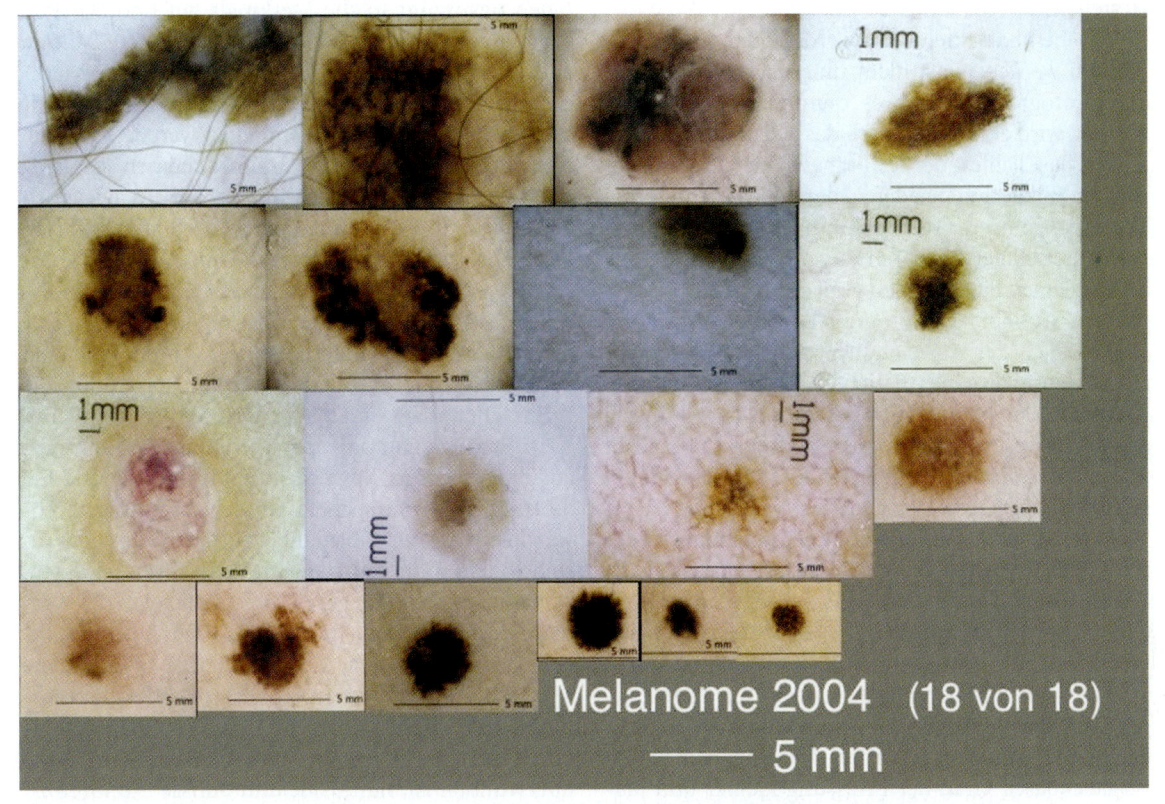

Abb. 5. Zusammenstellung aller Melanome des Jahres 2004 (Mit freundlicher Genehmigung: ©Sur Prise e.K., Lübeck)

Selbstverständlich müssen ABCD-konforme Pigmentmale unbedingt unter Melanomverdacht untersucht werden. Umgekehrt schließen aber klinisch nicht ABCD-konforme Befunde ein Melanom nicht aus. Dies lässt sich mit dem Wachstumsverlauf des De-novo-Melanoms begründen und ist der Schlüssel zu früherer Diagnose. Mehr Information liefert die Dermatoskopie. Dermatoskopisch unterscheiden sich frühe Melanome von den übrigen Nävi des Patienten, ohne dass einige oder alle Elemente der klinischen oder dermatoskopischen ABCD Regel erfüllt sein müssen. Besonders zu beachten ist, dass alle üblichen Regelwerke nicht für melaninarme oder melaninfreie Tumoren gelten. In melaninarmen Melanomen müssen die charakteristischen Gefäßmuster, die sonst nur noch in Spitz-Nävi vorkommen, mittels angepasster Untersuchungstechnik erkannt werden. Dieser Beitrag soll die Aufmerksamkeit neben kleinen auch auf pigmentarme Tumoren lenken, die häufig gar nicht als Indikation zur dermatoskopischen Untersuchung angesehen werden. Ihr Anteil an allen Melanomen ist aber – wie hier gezeigt – beträchtlich. Es erscheint es ratsam, unsere klinische Vorstellung vom Melanom, die Darstellung in didaktischen Materialien für Fachleute, eventuell auch für Laien, zu überdenken und damit die Indikation zur Dermatoskopie großzügiger zu stellen.

Unscheinbare kleine Nävi, rote oder hellbraune Flecken werden meist nicht untersucht, geschweige denn fotografiert. Falls es dennoch zur Exzision kommt, wird erst histologisch das Melanom diagnostiziert. Das Fehlen der klinischen und dermatoskopischen Bilder trägt wieder zu der oben geschilderten Verzerrung unserer Wahrnehmung bei, da bevorzugt Bilder auffälliger Tumoren angefertigt werden. Die hier gezeigten Fälle wurden wegen ihrer dermatoskopischen Auffälligkeit fotografiert, das heißt häufig allein wegen der Abweichung vom Befund der übrigen Hautmale eines Patienten. Aus der Bildserie lässt sich ableiten, wie frühe Melanome auch klinisch aussehen können, sodass unsere Aufmerksamkeit auf frühe, leicht sicher zu entfernende Tumoren gelenkt werden sollte.

Auch wenn Bildserien von Melanomen aus anderen Quellen vorgestellt werden, muss ein Vergleich des gezeigten Tumorspektrums vorgenommen werden. Da es leicht ist, klinisch typische Fälle zu erfassen und vollständig zu dokumentieren, hängt die Aussagekraft solcher Zusammenstellungen vom Anteil ungewöhnlicher Melanome ab. Nur wenn diese in ähnlich hohem Anteil repräsentiert sind, kann von einem vergleichbaren Grad der Erfassung kleiner und pigmentarmer Melanome ausgegangen werden. Bisher ist kaum beachtet worden, dass die diagnostischen Ergebnisse verschiedener Untersucher nur vergleichbar sind, wenn ein ähnlicher mittlerer (und noch zu definierender) Schwierigkeitsgrad der Tumoren gegeben ist.

Die hier dargestellte methodische Problematik hat weiterreichende Auswirkungen: Die Leistungsfähigkeit von Computerprogrammen zur Erkennung von Melanomen basiert auf den Fällen, die als Datenbasis zur Entwicklung und Programmierung dienten. Sind kleine und helle Melanome in den zugrunde liegenden Fallsammlungen unterrepräsentiert, werden ihre Merkmale zu wenig gewichtet, was zukünftige Fehldiagnosen der Systeme und Programme zur Folge hat. Abgesehen davon kann jedes optische oder elektronische System nur dann zur Erkennung eines Melanoms beitragen, wenn die visuelle Auswahl der zu untersuchenden Tumoren nicht im oben geschilderten Sinne eingeschränkt wird, das heißt jedes kleine Melanom, auf das keine Kamera oder Sensor gesetzt wird, kann auch bei Verfügbarkeit ausgefeiltester Regeln und Technologien nicht als solches identifiziert werden.

Auch die histologische Diagnostik ist von diesem Selektionsmechanismus betroffen. Da bevorzugt klinisch auffällige Tumoren exzidiert werden, die asymmetrisch im Aufbau oder der Pigmentierung sind, fallen bevorzugt solche Merkmale auf und erhalten hohe diagnostische Bedeutung. Es ist interessant zu spekulieren, wie die Gewichtung histologischer Merkmale ausfallen würde, wenn im Einsendegut mehr kleine, initiale Melanome enthalten wären.

Einige der gezeigten Melanome scheinen ausserordentlich schwierig diagnostizierbar zu sein. Dies trifft zu, sofern man in ihnen nach Melanomkriterien sucht. Es sei aber darauf verwiesen, dass man nicht nur lernen kann, wie ein Melanom, speziell seine seltenen und ungewöhnlichen Varianten, aussieht. Der einfachere Weg zur Identifizierung der hier gezeigten Fälle ist eigentlich das Lernen von der Normalität. Die zahlreichen Nävi eines Patienten stellen reichliches Anschauungsmaterial dar, wie gutartige Hautmale aussehen müssen. Mit zunehmender Übung und Erfahrung des Untersuchers müssen die wenigen Abweichler von der Normalität auffallen; dieser Umstand allein sollte genügen, um Verdacht zu schöpfen. Mit anderen Worten, gerade das Lernen von der Normalität ist im Alltag einfacher selbst zu bewerkstelligen, als der Versuch, sich schwierige oder seltene Merkmale einprägen zu wollen. Das dermatoskopische Erkennen kleiner und ungewöhnlicher Melanome ist selbst erlernbar, wenn die Barriere im Kopf überwunden ist, nur große und dunkle Tumoren zu mikroskopieren.

Verlaufskontrolle melanozytärer Hautveränderungen: Pro und Kontra

Ein wesentliches Merkmal aller malignen Neoplasien ist uneingeschränktes Wachstum. Dieses Kriterium gilt in jedem Stadium der Tumorerkrankung und somit auch im Frühstadium des Melanoms. In der Regel ist das Wachstum in der Frühphase des Melanoms so langsam, dass sich die subtilen morphologischen Veränderungen einer Beobachtung entziehen. Diese Veränderungen können aber durch eine Verlaufskontrolle mittels digitaler Dermatoskopie sichtbar gemacht werden. Die digitale Dermatoskopie vereinfacht in diesem Fall nur die Speicherung, Zuordnung und Archivierung des Bildmaterials (Abb. 6), und unterscheidet sich ansonsten nicht von der herkömmlichen Dermatoskopie.

Bei der Erstuntersuchung werden sämtliche pigmentierten Läsionen des Patienten entweder klinisch oder dermatoskopisch begutachtet. Pigmentierte Läsionen, die Melanomkriterien erfüllen, werden selbstverständlich bereits bei der Erstuntersuchung exzidiert. Die restlichen Läsionen werden mittels digitaler Dermatoskopie dokumentiert und der Patient wird in 3–6 Monaten zu einer Kontrolluntersuchung wiederbestellt. Bei der Kontrolluntersuchung werden alle dokumentierten Läsionen noch einmal begutachtet, wobei ein direkter Vergleich der dermatoskopischen Bilder am Computerschirm erfolgt. Nur jene Läsionen, bei denen eine wesentliche Änderung nachweisbar ist, werden exzidiert und histologisch untersucht. So können gezielt unscheinbare Melanome entdeckt werden, die bei Nichtanwenden dieser Technik erst wesentlich später im Verlauf erkannt worden wären, nämlich dann, wenn sie dermatoskopische Merkmale des Melanoms entwickeln, oder (noch später) wenn sie die klinischen ABCD Regel erfüllen.

Die digitale dermatoskopische Verlaufskontrolle ist natürlich sehr arbeits- und zeitintensiv. Es bleibt abzuwarten, ob die Anwendung dieser Methode auch kosteneffektiv ist. Ein Nachteil dieser Methode ist es auch, dass der Nutzen wesentlich davon abhängt, ob die Patienten nach der Erstuntersuchung auch zum vereinbarten Kontrolltermin erscheinen.

Die dermatoskopisch festgestellten Änderungen können selbst bei Melanomen sehr subtil sein. In der Regel gilt, je kürzer die Zeit zwischen Erstuntersuchung und Verlaufskontrolle, desto subtiler die beobachtbaren Änderungen.

Natürlich können sich auch melanozytäre Nävi mit der Zeit ändern, besonders bei Kindern und Jugendlichen.

Für wen ist nun diese Technik geeignet? Prinzipiell für jeden, es besteht jedoch eine gewisse Einschränkung im Bezug auf die Durchführbarkeit. Die Zahl der dabei entdeckten Melanome ist im Verhältnis zu der Zahl der dokumentierten Läsionen klein, hängt aber wesentlich von der Inzidenz des Melanoms in der untersuchten Bevölkerungsgruppe ab. Um dieses Verhältnis zu verbessern ist es notwendig diese Untersuchung auf Patienten mit einem erhöhten Melanomrisiko zu beschränken, insbesondere auf Patienten mit multiplen Nävi, die auch aus einem anderen

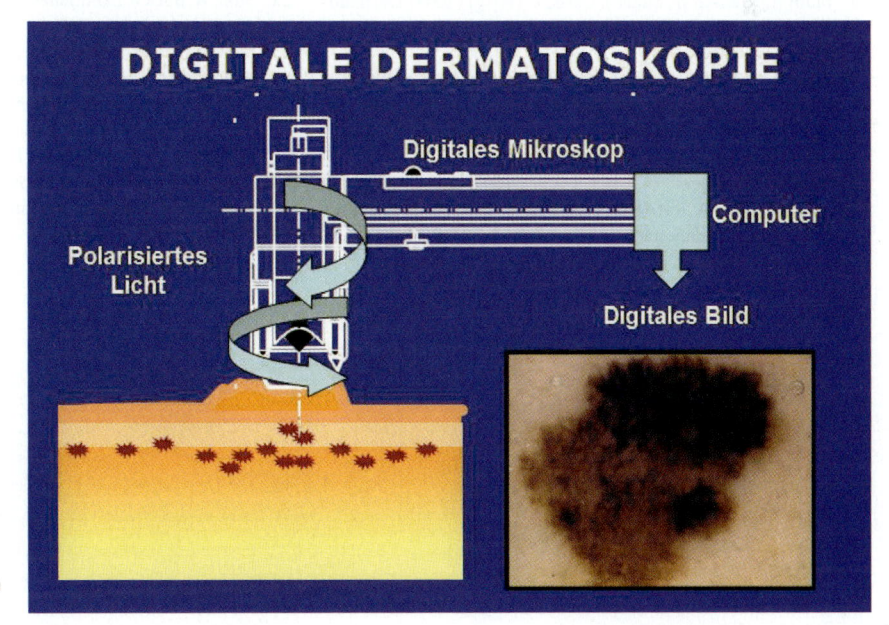

Abb. 6. Prinzip der digitalen Dermatoskopie

Grund von dieser Untersuchungstechnik profitieren. Gerade bei diesen Patienten werden häufig Nävi aus diagnostischen Gründen exzidiert und die dermatoskopische Verlaufskontrolle kann die Anzahl dieser Eingriffe verringern.

Mit der digitalen dermatoskopischen Verlaufskontrolle steht eine Methode zur Verfügung, mit der frühe Melanome erkannt werden können, selbst dann, wenn sie noch keine melanomspezifischen Kriterien erfüllen, bis auf eines, nämlich Veränderung über die Zeit. Diese Untersuchungstechnik ist sehr arbeits- und zeitintensiv und ist möglicherweise nur bei ausgewählten Patienten kosteneffektiv. Bedenkt man aber die eingeschränkten Therapiemöglichkeiten im metastasierten Stadium der Erkrankung, so bleibt die Früherkennung des Melanoms das wichtigste Werkzeug zu Verbesserung der Mortalität. Die digitale dermatoskopische Verlaufskontrolle mag, neben anderen Maßnahmen, zur Verbesserung der Früherkennung beitragen.

Literatur

1. Argenziano G, Fabbrocini G, Carli P et al. (1998) Epiluminescence microscopy for the diagnosis of doubtful melanocytic skin lesions. Comparison of the ABCD rule of dermatoscopy and a new 7-point checklist based on pattern analysis. Arch Dermatol 134: 563–570
2. Argenziano G, Zalaudek I, Corona R et al. (2004) Vascular structures in skin tumors. A dermoscopy study. Arch Dermatol 140: 1485–1489
3. Blum A (2003) Amelanotic/hypomelanotic melanoma – is dermatoscopy useful for diagnosis? J Deut Dermatol Gesell 8: 666–667
4. Blum A, Kreusch JF, Bauer J, Garbe C (Hrsg) (2003) Dermatoskopie von Hauttumoren – mit interaktiver CD-Rom. Steinkopff, Darmstadt
5. Blum A, Rassner G, Garbe C (2003) Modified ABC-point list of dermoscopy: A simplified and highly accurate dermoscopic algorithm for the diagnosis of cutaneous melanocytic lesions. J Am Acad Dermatol 48: 672–678
6. Dal Pozzo V, Benelli C, Roschetti E (1999) The seven features for melanoma: A new dermoscopic algorithm for the diagnosis of malignant melanoma. Eur J Dermatol 9: 303–308
7. Friedman R, Rigel DS, Kopf AW (1985) Early detection of malignant melanoma: the role of physician examination and self-examination of the skin. CA Cancer J Clin 35: 130–151
8. Garbe C (1996) Primäre Diagnostik, Ausbreitungsdiagnostik und Prognoseschätzung des malignen Melanoms. Onkologe 2: 441–448
9. Grob JJ, Bonerandi JJ (1998) The „ugly duckling" sign: Identification of the common characteristics of nevi in an individual as a basis for melanoma screening. Arch Dermatol 134: 103–104
10. Johr R, Soyer HP, Argenziano G et al. (2004) Dermoscopy. Mosby Elsevier, Oxford
11. Kittler H, Pehamberger K, Wolff K, Binder M (2002) Diagnostic accuracy of dermoscopy. Lancet Oncol 3: 159–165
12. Korting HC, Callies R, Reusch M et al. (Hrsg.) (2005) Dermatologische Qualitätssicherung. Leitlinien und Empfehlungen: E3 Malignes Melanom. ABW Wissenschaftsverlag, Berlin, S 206
13. Kreusch J, Koch F (1996) Dermatoskopische Charakterisierung von Gefäßmustern in Hauttumoren. Hautarzt 47: 264–272
14. Marghoob A, Braun R, Kopf AW (2004) Atlas of dermoscopy. Taylor & Francis, London
15. Menzies S, Crotty K, Ingvar C, Mc Carthy W (2003) An atlas of surface microscopy of pigmented skin lesions. McGraw-Hill, Columbus
16. Menzies SW, Ingvar C, McCarthy WH (1996) A sensitivity and specificity analysis of the surface microscopy features of invasive melanoma. Melanoma Res 6: 55–62
17. Mihm MC, Fitzpatrick TB (1976) Early detection of malignant melanoma. Cancer 37: 597–603
18. Pehamberger H, Binder M, Steiner A, Wolff K (1993) In vivo epiluminescence microscopy: improvement of early diagnosis of melanoma. J Invest Dermatol 100: 356S–362S
19. Schiffner R, Schiffner-Rohe J, Vogt T et al. (2000) Improvement of early recognition of lentigo maligna using dermatoscopy. J Am Acad Dermatol 42: 25–32
20. Soyer HP, Argenziano G, Chimenti S, Ruocco V (2001) Dermoscopy of pigmented skin lesions. Eur J Dermatol 11: 270–276
21. Soyer HP, Argenziano G, Zalaudek I et al. (2004) Three point check-list of dermoscopy: A new screening method for early detection of melanoma. Dermatology 208: 27–31
22. Stolz W, Bilek P, Landthaler M et al. (1989) Skin surface microscopy. Lancet 2: 864–865
23. Stolz W, Braun-Falco O, Bilek P et al. (2004) Farbatlas der Dermatoskopie. Thieme, Stuttgart
24. Stolz W, Riemann A, Cognetta AB et al. (1994) ABCD rule of dermatoscopy: A new practical method for early recognition of malignant melanoma. Eur J Dermatol 4: 521–527
25. Stolz W, Schmoeckel C, Landthaler M, Braun-Falco O (1989) Association of early malignant melanoma with nevocytic nevi. Cancer 63: 550–555

Ekzeme

Stefanie Kamann, Vera Mahler, Jörn Elsner, Bodo Melnik, Detlef Becker

Ekzeme gehören zu den häufigsten Dermatosen und umfassen zum Beispiel das Hand- und Fußekzem, das psoriasiforme Ekzem oder das atopische Ekzem. Sie können jedes Lebensalter betreffen. Meist handelt es sich um hochchronische oder chronisch-rezidivierende Hauterkrankungen, durch Juckreiz und Stigmatisierung ist die Lebensqualität der Betroffenen erheblich beeinträchtigt. Die Differenzialdiagnose ist oft schwierig, zumal Ekzeme in verschiedenen Stadien klinisch unterschiedlich imponieren können. Die Therapie ist eine Herausforderung, da sich zusätzlich Allergien und eine Bakterienbesiedelung aufpropfen können. Darüber hinaus sind Handekzeme die am häufigsten angezeigte Berufskrankheit (20%). Bei chronischen, rezidivierenden Verläufen wird eine lang andauernde Behandlung und Rehabilitation erforderlich, die zu entsprechenden betriebs- und volkswirtschaftlichen Ausfallzeiten führen kann.

Differenzialdiagnose der Ekzeme

Wie bei jedem dermatologischen Untersuchungsgang sind insbesondere auch bei Ekzemerkrankungen und deren Differenzialdiagnose neben der klinischen Befunderhebung die anamnestischen Angaben von richtungsweisender Bedeutung, die bei der Zuordnung der quasi als Momentaufnahme präsentierten klinischen Befunde hilfreich sind. Bei der Differenzialdiagnose der Ekzeme nehmen vier Faktoren wesentlichen Einfluss auf das Spektrum der abzuwägenden Differenzialdiagnosen: Morphe (akut versus chronisch), Ekzem-Genese, Lebensalter und Lokalisation, die im Kurs fallbezogen dargestellt wurden [16].

Die Ekzemgenese basiert auf dem Wechselspiel zwischen Konstitution (immunologisch, vegetativ, hormonal, Hornschichtfaktoren) einerseits und Exposition (Irritantien, Kontaktallergene) andererseits. Bei der Ekzemabklärung müssen daher exogene Faktoren, die zu Kontaktekzemen (toxisch/phototoxisch, irritativ/subtoxisch-kumulativ, allergisch/ photoallergisch) führen können, gleichermaßen hinterfragt werden wie endogene Faktoren (Atopiekriterien, atopische Diathese) und dysregulative Faktoren, die zu dysregulativ-mikrobiellen Ekzemen (seborrhoisch, sebostatisch, hypstatisch, nummuär, pruriginös) führen können [16].

Im Individualfall können Ekzemmanifestationen polyätiologischer Ursache sein (Mischformen). Insbesondere bei der berufsdermatologischen Begutachtung ist hier eine Abgrenzung der einzelnen Einflussfaktoren (atopisch, kontaktallergisch, irritativ) erfor-

Tabelle 1. Differenzialdiagnose besonderer Lebensalter

Lebensalter	Differenzialdiagnose
Säugling	atopisches Ekzem, seborrhoisches Ekzem, Candidose, Herpes simplex neonatorum, Virusinfekte, Impetigo contagiosa, Epidermolyis bullosa simplex (palmoplantar), Pemphigus syphiliticus (palmoplantar), Incontinentia pigmenti, transitorische bullöse Dermolyse, Phenylketonurie, Netherton-Syndrom, Immundefektsyndrome (zum Beispiel Wiscott-Aldrich-Syndrom), Lupus erythematodes neonatorum, Erythrokeratodermien, Histiozytosis X
Erwerbstätigkeit	Kontaktekzeme, atopisches Ekzem, Parapsoriasis, Mycosis fugoides, Tinea manum, hyperkeratotisch-rhagadiformes Handekzem, hereditäre Palmoplantarkeratosen, Artefakte
Senium	Exsikkationsekzeme, Parapsoriasis, Mycosis fungoides, Lymphome, Skabies, Porphyria cutanea tarda, paraneoplastische Syndrome (Acanthosis nigricans maligna, Acrokeratosis Bazex), Artefakte

Tabelle 2. Ablesung und Bewertung des Epikutantests

Kürzel	Morphologie	Bewertung
–	negativ	negativ
ir	Seifeneffekt, scharf begrenztes Erythem, Blase, Erosion, Nekrose, Ulkus	irritativ
?	nur Erythem (allergisch oder irritativ)	fraglich
f	wenige follikuläre Papeln, pustulös	fraglich
+	Erythem, Infiltrat, eventuell diskrete Papeln	allergisch
++	Erythem, Infiltrat, Papeln, Vesikel	allergisch
+++	Erythem, Infiltrat, konfluierende Vesikel	allergisch

derlich. Subtoxisch-kumulative Handekzem stellen häufige den Wegbereiter für den Erwerb von Typ IV-Allergien dar und erfordern eine konsequente Behandlung.

Bei therapieresistenten Ekzemen, die über mehrere Wochen nicht auf eine stadienrechte dermatologische Therapie ansprechen, sollte der Ausschluss einer Typ IV-Allergie mittels eines Epikutantests sowie (gegebenenfalls histologischer) Ausschluss des Vorliegens einer Differenzialdiagnose erfolgen.

Epikutantestung

Bei der Diagnose eines chronischen Ekzems wie etwa bei einem Hand- und Fußekzem, psoriasiformen Ekzem oder ein atopisches Ekzem liegt eine klare Indikationsstellung für einen Epikutantest vor. Nach der mündlichen Aufklärung des Patienten werden die Testpflaster mit Kammern aus Aluminium oder Kunststoff entsprechend den Empfehlungen der Hersteller mit den Allergenen beschickt, auf die Rückenhaut geklebt und zur sicheren Identifizierung beschriftet. Eine zusätzliche Fixierung der Pflasterenden mit hautfreundlichen Klebestreifen (Verzicht von Kolophonium) kann besonders bei 48-stündiger Aufklebung notwendig werden. Die Patienten sind gehalten, vor der Testung keine Externa lokal anzuwenden und ein älteres Kleidungsstück zu tragen, da die Beschriftungen der Testfelder oder farbige Allergene abfärben können. Bei männlichen Patienten kann eine Rasur der Körperbehaarung im Testfeld erforderlich sein.

Sportliche Betätigung und schweißtreibende Arbeiten sind bis zum Abnehmen der Pflaster zu untersagen, im Einzelfall kann hierfür eine Arbeitsunfähigkeits-Bescheinigung erforderlich sein. Da sich bei hohen Umgebungstemperaturen durch Schwitzen die Pflaster ablösen können und bei hautempfindlichen Personen durch die Okklusion eine Mazeration und Irritation der Haut gefördert wird, sollte der Epikutantest bei hohen Außentemperaturen von über 25 °C eher nicht durchgeführt werden.

Die Ablesung erfolgt in der Regel nach 48 und 72 Stunden, bei einigen Allergenen auch nach einem längeren Intervall. Bei der Ablesung sollten die Kriterien der Empfehlungen der Deutschen Kontaktallergie-Gruppe berücksichtigt werden, die besonders auf die detaillierte Unterscheidung zwischen toxischen, fraglichen und gesichert allergischen Reaktionen Wert legt (Tabelle 2).

Der ablesende Arzt sollte bei dem Informationsgespräch mit dem Patienten immer über die Anamnese und das klinische Bild informiert sein. Bei der Beurteilung ist die Frage wichtig, ob die positiv getestete Substanz ein potenzieller Auslöser der Hauterkrankung sein kann. Bei der Frage der Beeinträchtigung der Aktivität und Teilhabe durch die Hauterkrankung und der auslösenden Noxe ist das Wissen über die berufliche Tätigkeit mit potentiellen auslösenden Faktoren von großer Bedeutung. Bei Patienten, die sich in einer Rehabilitationseinrichtung befinden, muss daher über die berufliche Tätigkeit eine Aussage gemacht werden. Hierbei sollte auf die bisher ausgeübte berufliche Tätigkeit und die zukünftige Tätigkeit eingegangen werden und mögliche Maßnahmen wie Leistungen zur Förderung der Teilhabe am Arbeitsleben erörtert werden. Bei Handekzemen sollten insbesondere Maßnahmen durchgeführt werden, die den Arbeitsplatz erhalten oder besondere Hautbelastungen wie Tätigkeiten unter Einwirkung von Schmutz, toxischen Substanzen oder Lösungsmitteln sowie Tätigkeiten, die zu Hautirritationen führen, eine häufige Hautreinigung erfordern oder die im feuchten Milieu stattfinden, zu vermeiden beziehungsweise zu minimieren.

Ekzeme

Rehabilitation chronischer

Nach den neue Rehabilitationsrichtlinien besteht eine Rehabilitationsbedürftigkeit, wenn eine nicht nur vorübergehende Beeinträchtigung alltagsrelevanter (beruflich und privater) Aktivitäten infolge von Beeinträchtigungen der Körperstrukturen, Körperfunktionen (physische und psychische Funktionen) und Einflüssen von Kontextfaktoren vorliegen. Darunter fallen auch alle Hauterkrankungen wie Ekzeme oder die Psoriasis, die länger als 6 Monate bestehen und einen ausgeprägten Hautbefall mit Chronifizierungstendenz zeigen. Die Folge dieser Hauterkrankungen geht mit einer bereits bestehenden oder drohenden Beeinträchtigung der Teilhabe einher, die unter der Ausschöpfung kurativer ambulanter oder stationärer Versorgung keinen ausreichenden Erfolg zeigten oder zu häufigen Rezidiven führten.

Der behandelnde Hautarzt sollte mit dem Patienten den Antrag auf Rehabilitation besprechen. Um eine zügige Bearbeitung des Antrags auf Rehabilitation zu gewährleisten, sollte der antragstellende Arzt über das Antragsprozedere informiert sein, insbesondere welcher Kostenträger zuständig ist:

Aus dem ambulanten Bereich sind die Formulare 60 und 61 für Patienten bei Zuständigkeit der Krankenkassen oder unbekanntem Kostenträger erforderlich. Bei Berufstätigen oder Erwerbslosen muss der Arzt das Formular der Deutschen Rentenversicherung wählen, zusätzlich muss der Patient einen Antrag ausfüllen.

Aus dem stationären Bereich muss je nach Zuständigkeit des Kostenträgers (über Sozialdienst im KrHs eruierbar) der Antrag auf Rehabilitation im Sinne einer Anschluss-Rehabilitation oder Früh-Rehabilitation bei der Krankenkasse (in der Regel formlos) oder der Deutschen Rentenversicherung in Form eines Eilantrages gestellt werden. Wichtig hierbei sind ein Begleitbrief des Arztes über die Rehabilitationsbedürftigkeit und der Antrag des Patienten.

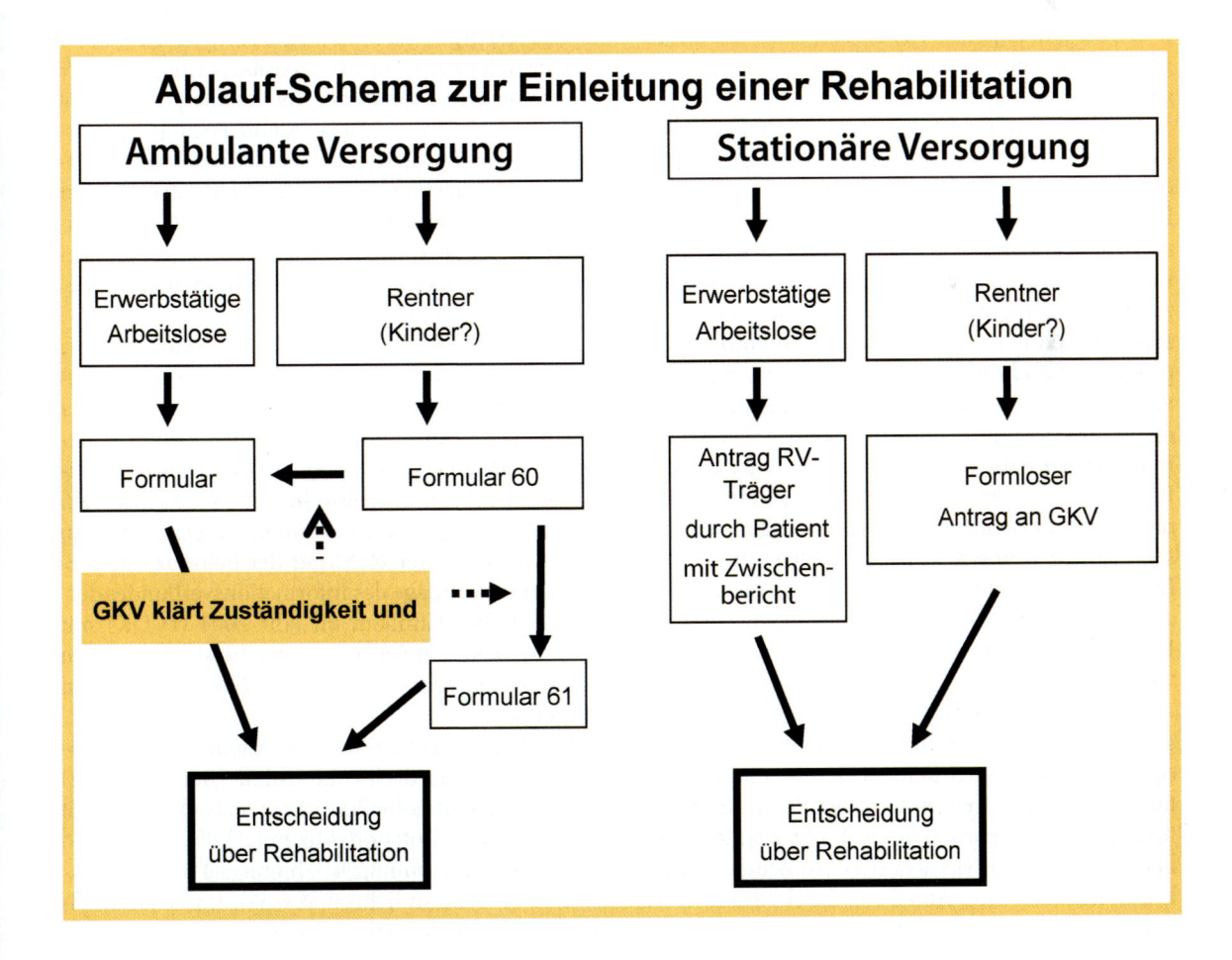

Ablauf-Schema zur Einleitung einer Rehabilitation

Ambulante Versorgung
- Erwerbstätige / Arbeitslose → Formular
- Rentner (Kinder?) → Formular 60
- GKV klärt Zuständigkeit und → Formular 61
- Entscheidung über Rehabilitation

Stationäre Versorgung
- Erwerbstätige / Arbeitslose → Antrag RV-Träger durch Patient mit Zwischenbericht
- Rentner (Kinder?) → Formloser Antrag an GKV
- Entscheidung über Rehabilitation

Kontaktallergie im Zeitalter der Globalisierung

Kontaktallergien sind in Europa und weltweit ein häufiges und epidemiologisch ernst zu nehmendes Problem. In Deutschland ist davon auszugehen, dass 15% bis 20% der Bevölkerung gegen eines der häufigeren Kontaktallergene sensibilisiert sind, wobei 7% mindestens einmal jährlich an einem allergischen Kontaktekzem klinisch manifest erkranken [30]. Die große sozioökonomische Bedeutung der Kontaktallergien in Deutschland spiegelt sich in der Häufigkeit von jährlich über 20 000 Verdachtsmeldungen beruflich bedingter Hautkrankheiten (Berufskrankheit Nr. 5101) wieder, bei denen häufig Kontaktallergene ursächlich beteiligt sind [25].

Auswirkungen der Globalisierung auf die Allergenexposition

Durch die Zunahme des internationalen Warentransports, In- und Exports von Handels- und Gebrauchsgütern, ist mit einer ständigen Änderung epidemiologischer Parameter von Kontaktallergenen zu rechnen. So werden beim Import von Textilien aus Asien Desinfektions- und Konservierungsstoffe zugesetzt. Bei der Produktion von Waren durch Verlagerung von Produktionsstätten in weniger personalkostenintensive Länder ist auch von geringeren Arbeitsschutzstandards und höherem Sensibilisierungsrisiko auszugehen. In kostengünstig produzierten Kunststoffartikeln können zum Beispiel Kontaminationen produktionstechnisch bedingter Verunreinigungen, wie Weichmacher oder Monomere durch unvollständige Polymerisierung enthalten sein. Arbeitnehmer mit globalen Arbeitseinsätzen in der Bauwirtschaft, Petroindustrie oder im Tunnelbau sind in wechselndem Ausmaß auch neuen Kontaktallergenen ausgesetzt [3]. So wurde zum Beispiel 2004 eine erhöhte Inzidenz von Kontaktallergien bei Konstruktionsarbeitern im Tunnelbau in Taipeh beobachtet, die Epoxidharz-Systeme der deutschen Firma Hilti verwandten [5].

Eine weitere, international verbreitete Allergengruppe, die ständig kompositorischen und chemischen Modifikationen unterworfen ist und zu Kontaktsensibilisierungen unterschiedlicher Intensität führt, ist die komplexe Gruppe der Duftstoffe. Kürzlich konnte gezeigt werden, dass die neuen Parfümkreationen mit einem Anteil von durchschnittlich 2,8 Leitallergenen des Duftstoffmixes eine deutlich reduzierte Sensibilisierungspotenz aufwiesen, als die alten immer noch im Umlauf befindlichen klassischen Parfüme, die 5 bis 7 Leitantigene des Duftstoff-Mixes enthielten [23]. Die höchsten Sensibilisierungen gegen Duftstoff-Mix mit 13,1% fanden sich 1999, die geringsten mit 7,8% gegen Ende des Untersuchungszeitraums in 2002 [29]. Von den Duftstoffen des Duftstoff-Mixes wurden insbesondere Isoeugenol und Eichenmoos als besonders problematisch identifiziert [29].

Der neue Duftstoff-Mix II in einer mittleren Konzentration von 14% enthält 0,5% Citronellol, 1,0% Citral, 2,5% Cumarin, 2,5% Lyral® (Hydroxyisohexyl-3-cyclohexencarboxaldehyd), 2,5% Farnesol und 5% α-Hexylzimtaldehyd (AHCA) und ist als Screening-Verfahren zur Aufdeckung weiterer Duftstoffsensibilisierungen gut geeignet [10]. Perubalsam gilt als verlässlicher Marker für eine Duftstoffsensibilisierung. Die positive Korrelation zwischen einer Sensibilisierung auf den herkömmlichen Duftstoff-Mix (I) mit Myroxylon peireirae war beim neuen Duftstoff-Mix (II) deutlich geringer ausgeprägt [10].

Während das European Surveillance System on Contact Allergies für 9 beteiligte europäische Länder eine Prävalenz der Duftstoffsensibilisierung mit 6,4% (Platz drei der Rangliste der Kontaktallergene) angibt [35], fanden sich in China (Raum Peking) bei Verwendung der Europäischen Standardreihe eine Duftstoffsensibilisierung von 15,9% (10,8% der Männer und 18,2% der Frauen) [22]. Viel höher als die Sensibilisierung auf Kosmetika ist in China die Sensibilisierung auf Komponenten der Traditionellen Chinesischen Medizin (TAD) [20].

Auch in den USA zeigt sich eine steigende Tendenz von Duftstoffsensibilisierungen [7]. In den USA stehen die Duftstoffe entsprechend der Datenlage der North American Contact Dermatitis Group (Zeitraum 2001–2002) mit 10,4% an Platz vier nach Nickelsulfat (16,7%), Neomycin (11,6%), Perubalsam (11,6%) der häufigsten Kontaktallergene [22], in Deutschland, Österreich und der Schweiz entsprechend der Datenlage des Informationsverbundes dermatologischer Kliniken im Jahr 2004 (IVDK) mit 7,2% an zweiter Stelle [26], in der Türkei dagegen im Beobachtungszeitraum 1992 bis 2004 mit 2,1% an fünfter Stelle [1].

Untersuchungen mittels einer modifizierten europäischen Standardreihe in China (Raum Peking) zeigten eine sehr hohe Prävalenz von Nickelsulfat mit 30,4% und von Duftstoff-Mix mit 23,9%, gefolgt von Paraphenylendiamin 8,7%, Thiomersal 8,7%, Carba-Mix 8,7%, Kaliumdichromat 6,5%, Imidazolidinylharnstoff 6,5%, Kolophonium 4,3%, und Formaldehyd 4,3% [19].

Parthenium (Tanacetum parthenium) ist nach Nickelsulfat (31,4%) mit 26,4% das zweithäufigste Kontaktallergen in Indien [33]. Der in der Europäischen Standardreihe enthaltene Sesquiterpenlacton-Mix detektierte dagegen nur die Hälfte der Partheniumsensibilisierten (14%) [32], weshalb dieser in der indischen Standardreihe (ISS) durch ethanolische Partheniumextrakte ergänzt wurde [33].

Nickelsulfat ist in Europa, Nordamerika und in den meisten asiatischen und arabischen Ländern das häufigste Kontaktallergen [38, 7]. In einer indischen Studie von Patienten mit Handekzemen fand sich Nickelsulfat auf dem zweiten Platz mit einer Prävalenz von 20%, hinter Sensibilisierungen gegen Pflanzenallergene (21%) und vor Kaliumdichromat mit 18% [34]. Als zweithäufigstes Kontaktallergen wurde Nickelsulfat auch in Hongkong identifiziert [18].

Kaliumdichromat wurde als häufigstes Kontaktallergen in Chandigarh, Indien beobachtet [32], wohingegen es in den meisten asiatischen Ländern mit Ausnahme von Singapur und Hongkong an zweiter Stelle rangierte [33], wo die Chromatsensibilisierung mit 2,7% beziehungsweise 1,6% sehr niedrig war. Kobaltchlorid ist ein potentes Allergen in Saudi-Arabien, Peking und Taiwan [33].

Der Duftstoff-Mix steht an erster Stelle der Häufigkeit der Kontaktallergene in Hongkong [18] und an zweiter Stelle in Taiwan und Singapur [33].

Problematische Kontaktallergene

Ein neues wichtiges Allergen, das als synthetischer Duftstoff in „leave-on"-Kosmetika in zu hoher Konzentration eingesetzt wurde, ist Hydroxyisohexyl-3-cyclohexencarboxaldehyd (Lyral®) [11]. Dieses sollte entsprechend der Empfehlungen des IVDK in seiner Konzentration reduziert werden [26]. Der Duftstoff Farnesol, der insbesondere in Deodoranzien enthalten ist, ist als Allergen seit langem bekannt und erreicht im Monitorblock des IVDK und der Standardreihe problematische Sensibilisierungsquoten über 1% [27]. Das als topisches „Ekzemtherapeutikum" bekannte Bufexamac wird als problematisches Allergen betrachtet und weist Sensibilisierungsquoten über 1% auf [28]. Das häufiger bei Frauen auftretende Fußekzem ist auf chromathaltiges Schuhwerk zurückzuführen, insbesondere wenn dieses ohne Strümpfe getragen wird [15]. Iodpropylbutylcarbamat ist ein neues Konservierungsmittel und kommt in Kosmetika und Kühlschmierstoffen vor. Seine Bedeutung als Allergen ist noch nicht sicher einzuschätzen [4]. Glyoxal ist als Flächendesinfektionsmittel bekannt und wurde als wichtiges Allergen in Berufen des Gesundheitswesens und von Reinigungskräften identifiziert [36]. Diglycolamin, ein Emulgator in wassermischbaren Kühlschmierstoffen, wurde kürzlich als Allergen erkannt [12]. In Epoxidharz-Systemen, die im Bau-, Maler- und Lackiererhandwerk, in der Kunststoff- und Metallverarbeitung Verwendung finden, sind die Harze die häufigsten Allergene. Zusätzlich sind jedoch auch Kontaktallergien gegen Reaktivverdünner

(1,6-Hexandioldiglycidylether, 1,4-Butandioldiglycidylether u.a.) und Aminhärter (m-Xylendiamin, Isophorondiamin u.a.) zu berücksichtigen [13]. Duftstoffe werden neuerdings auch zur Geruchsabdeckung den Kühlschmierstoffen zugesetzt, wodurch sich höhere Duftstoffsensibilisierungen bei Metallarbeitern erklären [14]. Schlussendlich sind die Isothiazolinone zu erwähnen, die zunehmend Dispersionsfarben zugesetzt werden. Farbenexponierte weisen hohe Sensibilisierungsquoten für (Chlor-)Methylisothiazolinon (MCI/MI) und aktuell auch für dessen Ersatzmittel, Benzisothiazolinon, auf [9].

Ekzemtherapie

Therapie akuter Ekzeme

Die Therapie von Ekzemen muss eine rasche Linderung der oft sehr belastenden oder stigmatisierenden Symptome leisten. Sowohl die galenischen Grundlage als auch der Glukokortikoid-Wirkstoff sollten hierbei an das Stadium der Erkrankung und die Lokalisation des Ekzems angepasst sein. Ältere Wirkstoffe wie Clobetasol, Bethamethason und Triamcinolon sind in der Rezeptur beliebt, können jedoch bei Dauertherapie Steroidschäden verursachen. Modernere Präparate mit hinreichender Wirkstärke und gutem Nebenwirkungsprofil wie Mometasonfuroat [9], Hydrocortison-17-butyrat, Prednicarbat und Methylprednisolonaceponat eignen sich besonders für chronisch-rezidivierende Ekzeme, vorgeschädigte Haut und kritische Lokalisationen sowie Kinder und Patienten mit unsicherer Compliance. Die optimale Anwendungsdauer beträgt 1–2 Wochen, danach steigt die Gefahr von Tachyphylaxie, und bei vielen starken/sehr starken Wirkstoffen der Bindegewebsatrophie. Auch die Reparatur der epidermalen Barrierefunktion wird durch kontinuierliche Steroidanwendung behindert. Bei Einhaltung anschließender Pausen über 2–3 Wochen kann jedoch durchaus eine erneute Steroidtherapie, falls erforderlich, beginnen.

Juckreiz ist ein Leitsymptom vieler Ekzeme und verstärkt durch Kratzen die Entzündung sowie Barriereschädigung. Zur Kontrolle des Pruritus können Umschläge und Teilbäder mit synthetischen Gerbstoffen oder Schwarztee-Auszügen sowie topisch Polidocanol eingesetzt werden. Sedierende Antihistaminika wie Clemastinfumarat und Dimetindenmaleat sind effektiv, jedoch nur zur Nacht einsetzbar.

Bakterielle Besiedlung wird durch ein Ekzem begünstigt oder ist sogar Teilursache desselben (Staphylokokken bei atopischem Ekzem). Eine Reduktion der Besiedlung kann durch Wirkstoffe wie Polyhexanid, Triclosan, Methylviolett, Povidon-Jod oder Octenidin/Phenoxyethanol (Octenisept®) erreicht werden. Topische Antibiotika sind hingegen zweite Wahl.

Neben Kortikosteroiden haben noch der Liquor carbonis detergens (LCD) für die zeitlich begrenzte Anwendung nach Absetzen des Steroids einen Platz, soweit die Kontraindikationen für Teerbestandteile beachtet werden. Harnstoff wirkt keratolytisch und juckreizstillend bei sebostatischen Ekzemen durch Rehydrierung des Stratum corneums. Calcineurin-Inhibitoren haben im Gegensatz zu den sehr viel breiter wirksamen Kortikosteroide eine selektive Wirkung auf T-Zellen. Sie erzeugen zwar keine Atrophie bei längerer Anwendung und stören auch weniger die Barrierereparatur und lokale Immunabwehr, sind dafür aber nicht so breit und überzeugend wirksam. Die zugelassene Anwendung beim atopischen Ekzem ist auch tatsächlich in der Praxis oft die einzige sinnvolle Indikation. Vor der Kombination aus Calcineurin-Inhibitoren und UV-Therapie wird wegen der theoretischen Gefahr einer höheren Inzidenz für UV-induzierte Tumoren von offizieller Seite gewarnt.

Bedeutung der Ursachen

Die Therapie kann nur greifen, wenn schon zu Beginn alle wahrscheinlichen Ursachen des Ekzems abgestellt werden, die möglich sind. Ein allergisches Kontaktekzem kann ohne Allergenmeidung therapeutisch nicht einmal kurzfristig beherrscht werden. Bei subtoxisch-kumulativen Ekzemen gilt es die Regeneration der Hautbarriere zu fördern, Steroide sollten daher nicht länger als unbedingt nötig zum Einsatz kommen und müssen mit deutlicher Reduktion der Hautbelastung kombiniert werden. Hierzu gehört Beratung zu milder Hautreinigung und phasengerechter Rückfettung und bei hautbelastender Tätigkeit eventuell auch Krankschreibung.

Beim seborrhoischen Ekzem sollte ein Antimykotikum in die initiale Therapie mit einbezogen werden und auch nach der Abheilung intermittierend zur Reduktion der Besiedlung mit Hefen zum Einsatz kommen. Beim atopischen Ekzem lohnt sich die versuchsweise Umstellung auf Calcineurin-Inhibitoren. Spezifische Sonderformen wie das dyshidrotische Ekzem erfordern die Behandlung der oft vorliegenden Hyperhidrose. Beim mikrobiell-nummulären Ekzem gehört die Reduktion der bakteriellen Besiedlung zur initialen Therapie und auch intermittierend zur Rückfall-Prophylaxe dazu. Gerade die verschiedenen klinischen Formen des atopischen Ekzems erfordern oft die Aufarbeitung der individuellen Faktoren zu denen allgemeine Faktoren der Lebensführung und psychosomatische Aspekte gehören.

Therapie chronischer Ekzeme

Chronische Ekzeme erfordern Strategien zur längerfristigen Entzündungskontrolle, die ernste Therapienebenwirkungen vermeiden. Hierfür kommen LCD im steroidfreien Intervall und UV-Therapien wie SUP (311 nm), UVA-Ganzkörpertherapie, Hochdosis-UVA-1 oder Creme-PUVA Therapie der Hände und Füße in Betracht [21]. Zur Wiederherstellung der Barrierefunktion kommen Harnstoff-haltige Externa und spezielle galenische Grundlagen (sogenannte „repair"-Cremes) zum Einsatz.

Zu den Therapiefehlern gehört der unkritische systemische Einsatz von Immunsuppressiva, die nur ausnahmsweise für schwere Fälle in Betracht kommen. Auch wiederholte systemische Therapie mit Kortikosteroiden und Langzeittherapie mit topischen Kortikosteroiden sind keine Lösung. Lokaltherapeutika sollten ein möglichst geringes Sensibilisierungspotential aufweisen. Obsolet sind daher Inhaltsstoffe wie Bufexamac, Benzocain, Konservierungsmittel wie MCI/MI, MDBGN und Kompositenallergene (Arnika, Kamille, Ringelblume).

Literatur

1. Akyol A, Boyvat A, Peksari Y, Gugey E (2005) Contact sensitivity to standard series in 1038 patients with contact dermatitis in Turkey. Contact Dermatitis 52: 333–33
2. An S, Lee A-Y, Lee CH et al. (2005) Fragrance contact dermatitis in Korea: a joint study. Contact Dermatitis 53: 320–323
3. Belsito DV (2005) Occupational contact dermatitis: Etiology, prevalence, and resultant impairment/disability. J Am Acad Dermatol 53: 303–313
4. Brasch J, Schnuch A, Geier J et al. (2004) Iodopropynylbutyl carbamate 0.2% is suggested for patch testing of patients with eczema possibly related to preservatives. Br J Dermatol 151: 608–615

5. Chu C-Y, Pontén A, Sun C-C, Jee S-H (2006) Concomitant contact allergy to the resins, reactive diluents and hardener of a bisphenol A/F-based epoxy resin in subway construction workers. Contact Dermatitis 54: 131–139
6. Dickel H, John SM, Kuss O, Schwanitz HJ (2004) Das neue Hautarztverfahren: Forschungsvorhaben zur Verbesserung der Sekundärprävention von Berufsdermatosen. Der Hautarzt 55: 10–21
7. Diepgen TL, Dickel H, Becker D et al. (2005) Evidenzbasierte Beurteilung der Auswirkung von Typ-IV-Allergien bei der Minderung der Erwerbsfähigkeit. Hautarzt 56: 207–223
8. Drexler H, Brandenburg S (1998) Berufskrankheiten – Pflichtwissen für jeden Arzt. Deutsches Ärzteblatt 95: A 1295–A 1300
9. Faergemann J, Christensen O, Sjovall P et al. (2000) An open study of efficacy and safety of long-term treatment with mometasone furoate fatty cream in the treatment of adult patients with atopic dermatitis. J Eur Acad Dermatol Venereol 14: 393–396
10. Frosch PJ, Rastogi SC, Pirker C et al. (2005) Patch testing with a new fragrance mix – reactivity to the individual constituents and chemical detection in relevant cosmetic products. Contacts Dermatitis 52: 216–225
11. Geier J, Brasch J, Schnuch A et al. (2002) Lyral® has been included in the patch test standard series in Germany. Contact Dermatitis 46: 295–297
12. Geier J, Lessmann H, Schnuch A, Uter W (2004) Contact sensitization in metalworkers with occupational dermatitis exposed to water-based metalworking fluids. Results of the research project „FaSt". Int Arch Occup Environ Health 77: 543–551
13. Geier J, Lessmann H, Uter W, Schnuch A (2004) Current spectrum of contact allergens in metalworking fluids. Contact Dermatitis 50: 158
14. Geier J, Uter W, Lessmann H et al. (2003) Kontaktallergien gegen Epoxidharze – ein unterdiagnostiziertes Problem. Allergo J 12: 323–328
15. Geier J, Schnuch A, Frosch PJ (2000) Contact allergy to dichromate in women. Dermatosen 48: 4–10
16. Johansson SG, Bieber T (2002) New diagnostic classification of allergic skin disorders. Curr Opin Allergy Clin Immunol 2: 403–406
17. John SM (2003) Verfahren zur Früherfassung beruflich bedingter Hautkrankheiten (Hautarztverfahren). In: Schwanitz H, Wehrmann W, Brandenburg S, John SM (eds) Gutachten Dermatologie. Steinkopff, Darmstadt, S 33 – 59
18. Lee TY, Lam TH (1996) Patch testing of 490 patients in Hong Kong. Contact Dermatitis 35: 23–26
19. Li LF, Guo J, Wang J (2004) Environmental contact factors in eczema and the results of patch testing Chinese patients with a modified European standard series of allergens. Contact Dermatitis 51: 22–25
20. Lu X, Li L-F, Wang W, Wang J (2005) A clinical and patch test study of patients with positive patch test reactions to fragrance mix in China. Contact Dermatitis 52: 188–192
21. Petering H, Breuer C, Herbst R et al. (2004) Comparison of localized high-dose UVA1 irradiation versus topical cream psoralen-UVA for treatment of chronic vesicular dyshidrotic eczema. J Am Acad Dermatol 50: 68–72
22. Pratt MD, Belsito DV, DeLeo VA et al. (2004) North American Contact Dermatitis Group patch-test results, 2001–2002 study period. Dermatitis 15: 176–183
23. Rastogi SC, Menné T, Johansen JD (2003) The composition of fine fragrances is changing. Contact Dermatitis 48: 130–132
24. Schwanitz HJ (2003) Präventionsmaßnahmen. In: Schwanitz HJ, Wehrmann W, Brandenburg S, John SM (eds) Gutachten Dermatologie. Steinkopff, Darmstadt, S 17–31
25. Schnuch A, Butz M (1993) Kosten berufsbedingter Hauterkrankungen für die Berufsgenossenschaften – eine Argumentation zur Verhütung des Kontaktekzems. Dermatosen 41: 10–19
26. Schnuch A, Uter W, Geier J et al. (2005) Überwachung der Kontaktallergie. Zur „Wächterfunktion" des IVDK. Allergo J 14: 618–629
27. Schnuch A, Uter W, Geier J et al. (2004) Contact allergy to farnesol in 2021 consecutively patch tested patients. Results of the IVDK. Contact dermatitis 50: 117–121
28. Schnuch A, Geier J, Gefeller O, Uter W (2005) Eine heimtückische und häufige Nebenwirkung: Das Ekzemtherapeutikum Bufexamac verursacht selbst Kontaktallergien. Ergebnisse des IVDK. Dtsch Med Wochenschr 130: 2881–2886
29. Schnuch A, Lessmann H, Geier J et al. (2004) Contact allergy to fragrances: frequencies of sensitization from 1996 to 2002. Results of the IVDK. Contact Dermatitis 50: 65–76
30. Schnuch A, Uter W, Geier J, Gefeller O (2002) Epidemiology of contact allergy: an estimation of morbidity employing the clinical epidemiology and drug utilisation research (CE-DUR) approach. Contact Dermatitis 47: 32–39
31. Schnuch A, Uter W, Geier J et al. (2002) Kontaktallergien gegen Dispersionsfarben. Epidemiologische Überwachung durch den IVDK, Intervention des Umweltbundesamtes und erfolgreiche Primärprävention. Allergo J 11: 39–47
32. Sharma VK, Chakrabarti A (1998) Common contact sensitizers in Chandigarh, India: a study of 200 patients with the European standard series. Contact Dermatitis 38: 127–131
33. Sharma VK (2004) Patch testing with the Indian standard series in New Delhi. Contact Dermatitis 51: 319–321
34. Suman M, Reddy BS (2003) Pattern of contact sensitivity in Indian patients with hand eczema. J Dermatol 30: 649–654
35. Uter W, Hegewald J, Aberer W et al. (2005) The European standard series in 9 European countries, 2002/2003 – First results of the European Surveillance System on Contact Allergies. Contact Dermatitis 53: 136–145
36. Uter W, Schwanitz HJ, Lessmann H, Schnuch A (2001) Glyoxal is an important allergen for (medical care) cleaning staff. Int J Hyg Environ Health 204: 251–253
37. Wigger-Alberti W, Diepgen TL, Elsner P, Schwanitz HJ (2003) Beruflicher Hautschutz. Gemeinsame Leitlinie der Arbeitsgemeinschaft für Berufs- und Umweltdermatologie (ABD) in der Deutschen Dermatologischen Gesellschaft (DDG) und der Gesellschaft für Dermopharmazie (GD). Dermatologie in Beruf und Umwelt 51: D15–D21
38. Worm M, Brasch J, Geier J et al. (2005) Epikutantestung mit der DKG-Standardreihe 2001–2004. Ergebnisse des IVDK. Hautarzt 56: 1114–1124

Fillersubstanzen

Karin Kerschenlohr, Manuel E. Cornely, Matthias Imhof, Gerhard Sattler, Luitgard G. Wiest und Birgit Wörle

Historische Entwicklung der Weichteilaugmentation

Die Geschichte der modernen Weichteilaugmentation geht zurück ins 19. Jahrhundert als Gersuny im Mai 1899 erstmals Paraffin zur Weichteilaugmentation injizierte [10]. Heidingsfeld berichtete über Paraffinome auf dem 9. Kongress der Deutschen Dermatologischen Gesellschaft in Bern, worauf die Paraffininjektionen seit dem 1. Weltkrieg weitgehend verlassen wurden [11]. Die ersten Injektionen mit Silikonölen wurden wahrscheinlich im Jahre 1961 in Japan von Uchida durchgeführt [31]. Vor allem aber seit Beginn der 80er Jahre des letzten Jahrhunderts sind auf dem Gebiet der Gewebeaugmentation unzählige Substanzen und Methoden entwickelt worden. 1981 begann die Ära der *Bio-Fillers*, die zur Gewebeaugmentation eingesetzt werden. Unterschieden werden resorbierbare, nicht-permanente Filler und nicht-resorbierbare, permanente Füllmaterialien, die seit Anfang der 90er Jahre zur Faltenbehandlung zur Verfügung stehen. Heute sind inzwischen über 100 verschiedene Materialien zur Gewebeaugmentation im Handel.

Das weltweit am häufigsten verwendete Füllmaterial ist hochgereinigtes, bovines Kollagen, das seit den frühen 70er Jahren an der Stanford University, USA entwickelt worden war und 1977 erstmals beim Menschen zur Behandlung von Aknenarben, subkutaner Atrophie und Falten verwendet wurde [16]. Dieses, im Juli 1981 als Zyderm I®, auf den Markt gebrachte Kollagen (35 mg/ml) wird vor allem für die Behandlung von Falten verwendet. 1983 veröffentlichte Klein nach 2½ Jahren klinischer Anwendung seine Erfahrungen mit mehr als 1000 Patienten [14]. Es folgten 1983 Zyderm II® mit 65 mg/ml bovinem Kollagen und das mit Glutaraldehyd vernetzte Zyplast®, das den Abbau des Kollagens im Gewebe verlangsamen sollte [15]. Bis Mitte der 90er Jahre hat Kollagen als Füllmaterial den Markt in Deutschland beherrscht.

Seit 1996 sind quervernetzte Hyaluronsäurepräparate zur Faltenbehandlung für den Vertrieb in Europa zugelassen. Hyaluronsäure ist ein Polysaccharid, das bei allen Spezies und Gewebetypen identisch ist. Hyaluronsäureprodukte haben im Gegensatz zu Kollagenpräparaten den Vorteil, dass wegen fehlender Antigenität kein Test vor der Behandlung durchgeführt werden muss [23, 24, 36]. Derzeit sind etwa 40 verschiedene Produkte auf dem deutschen Markt erhältlich. Die Anzahl hat sich besonders in den letzten zwei Jahren vervielfacht. Die über 10-jährige Anwendungserfahrung hat gezeigt, dass die Wirkungsdauer der Hyaluronsäurepräparate mindestens derjenigen entspricht, die mit Kollagenpräparaten erreicht werden kann.

1999 wurde die kristalline Polymilchsäure eingeführt, ein synthetisch hergestelltes Polymer, das bioresorbierbar und abbaubar ist [1]. Das Produkt wurde zunächst unter dem Handelsnamen NewFill® und seit 2004 weltweit unter dem Namen Sculptra™ vertrieben. Das Lyophilisat bedarf einer speziellen Rekonstitution und exakten Injektionstechnik. Ein Allergietest ist nicht erforderlich. Sculptra™ eignet sich nicht nur zur Korrektur von Falten und Narben, sondern auch zur Volumenauffüllung und Gesichtskonturierung [32, 33, 37].

Seit 2004 befindet sich Radiesse™ (früherer Name: Radiance FN®) ein weiterer resorbierbarer Filler mit langandauernder Wirkung auf dem Markt. Es handelt sich um synthetisch hergestellte Kalziumhydroxylapatit-Partikel, die sich aus Kalzium- und Phosphationen zusammensetzen, in einem Trägergel aus Natrium-Karboxymethylzellulose, Glyzerin und sterilem Wasser. Kalziumhydroxylapatit- sind ebenso wie Polymilchsäurepartikel vollständig bioresorbierbar. Die Indikationen für dieses Produkt entsprechen weitgehend der Polymilchsäure und dem Eigenfetttransfer [21, 30].

Ende der 70er Jahre des letzten Jahrhunderts begann das moderne Zeitalter der Eigenfetttransplantation mit den wegweisenden Arbeiten von Fischer und Fischer, sowie von Illouz. Fournier modifizierte die Technik und führte die Mikrolipoinjektion zur Behandlung von Gewebsdefekten und Falten ein [9]. Als weiterer Vorreiter in der Methode des Lipofillings gelten Coleman und Amar, die multiple Fettgrafts in Muskel und Subkutis propagierten und damit bessere Langzeitergebnisse erzielten [26, 27, 29].

Als weiteres autologes Füllmaterial wird Plasmagel seit Beginn 2000 zunehmend als sichere und billigere Alternative zur Gewebeauffüllung verwendet. Das vom Patienten gewonnene Blutplasma wird durch ein einfaches Erwärmungsverfahren geliert und direkt im Anschluss unter die Falte injiziert. Langzeitresultate stehen derzeit noch aus.

Artecoll® gelangte 1992 als eines der ersten synthetischen, nicht-abbaubaren Füllmaterialien zur Gewebeaugmentation auf den deutschen Markt. Es enthält bovines Kollagen (Trägermaterial) mit 30–40 μm großen Mikrosphären aus Polymethylmethakrylat (PMMA), die nicht phagozytiert werden können und somit ein besseres Langzeitergebnis bei der Faltenbehandlung bringen. Das permanente Fillermaterial muss mit einer speziellen Technik injiziert werden [17, 34].

Seit 1999 ist ein weiterer synthetisch hergestellter, permanenter Filler (Dermalive®, Dermadeep®) im Handel. Es handelt sich um Akrylhydrogelmikrosphären in Hyaluronsäure als Vehikel. Dermalive® hat den Vorteil, dass es durch eine sehr feine, 30 Gauge-Kanüle injiziert werden muss und sich so besser im Gewebe verteilt.

Lässt man die letzten 30 Jahre der kosmetischen Dermatologie Revue passieren, fällt auf, dass in der Dekade der 70er Jahre die Forschung intensiv vorangetrieben wurde, die Umsetzung im Bereich der klinischen Anwendung, als Niederschlag dieser Forschungen, sich aber frühestens zu Beginn der 80er Jahre bei den Füllmaterialien manifestiert. Ab Beginn der 90er Jahre ist die Entwicklung von immer mehr neuen Produkten zur Gewebeaugmentation nicht mehr zu bremsen, mit einer heute nicht mehr überschaubaren Menge an unterschiedlichen Substanzen [6, 12, 28, 35].

Aktuelle Fillersubstanzen und ihre Wirkungsweise im Überblick

Man unterscheidet die resorbierbaren, vom Körper abbaubaren, von den nicht-resorbierbaren, permanent im Gewebe verbleibenden Füllmaterialien. Bei den resorbierbaren Materialien werden die autogenen, allogenen, xenogenen und alloplastischen Substanzen und Mischprodukte, xenogen und alloplastischen Ursprungs differenziert (Tabelle 1). Bei den permanenten Fillern gibt es die rein alloplastischen Materialien und die xenogen-alloplastischen Mischprodukte (Tabelle 2). Aufgeführt sind die jeweiligen Wirksubstanzen und ihre Handelsnamen, teils exemplarisch für eine große Vielzahl von kommerziell erhältlichen Produkten. Die Zusammenstellung der Wirkstoffe und Handelspräparate erhebt keinen Anspruch auf Vollständigkeit, sondern stellt einen Überblick dar [6, 20, 35].

Die resorbierbaren Füllmaterialien können wiederum differenziert werden in die Substanzen mit kurzdauerndem Augmentationseffekt, das heißt einer Wirkung bis zu einem Jahr, und die Substanzen mit

Tabelle 1. Resorbierbare Fillersubstanzen. Wirksubstanz *(Handelsname)*

Autogen	Autologes Kollagen *(Isolagen®)*
	Plasmagel
	Eigenfett
Allogen	Humanes Kollagen *(Cosmoderm®, Dermalogen®)*
Xenogen	Bovines Kollagen *(Zyderm I und II®, Zyplast®)*
	Porcines Kollagen *(Evolence®)*
	Gelatine
	Hyaluronsäure *(Restylane®, Hylaform®, Belotero®* und viele andere)
Alloplastisch	Poly-L-Milchsäure *(Sculptra™)*
	Kalziumhydroxylapatit *(Radiesse™)*
Xenogen-Alloplastisch	Hyaluronsäure + Poly-L-Milchsäure *(Matridur®)*
	Hyaluronsäure + Poly-L-Milchsäure + Dextrane *(Matridex®)*

Tabelle 2. Permanente Fillersubstanzen. Wirksubstanz *(Handelsname)*

Alloplastisch	Polydimethylsiloxan *(PMS 350®, Bioplastique®)*
	Polyakrylamid *(Aquamid®, Evolution®)*
	Polyvinylalkohol *(Bioinblue®)*
	Polyalkylimid *(Bioalkamid®)*
	Metakrylat *(Metacril®)*
Xenogen-Alloplastisch	Kollagen + Akrylat *(Artecoll®)*
	Hyaluronsäure + Akrylat *(Dermalive®, Dermadeep®)*

Tabelle 3. Wirkungsdauer resorbierbarer Filler. Wirksubstanz (Handelsname)

Kurze Wirkdauer ≤ 1 Jahr	Lange Wirkdauer 2–3 Jahre
Kollagen	**Poly-L-Milchsäure**
Bovin (Zyderm I und II®, Zyplast®)	(Sculptra™)
Porcin (Evolence®)	
Human (Cosmoderm®, Dermalogen®)	**Calciumhydroxylapatit** (Radiesse™)
Autolog (Isolagen®)	
Hyaluronsäure (quervernetzt)	**Eigenfett**
Fermentativ (Restylane®, Belotero® und andere)	
Aviär (Hylaform® und andere)	

langanhaltender Wirkung, zwischen zwei und drei Jahren (Tabelle 3).

Die Injektion von Kollagen bewirkt einen sofortigen mechanischen Volumenaufbau in der Dermis. Je nach Tiefe der behandelten Falte und dementsprechend eingesetztem Kollagenpräparat mit unterschiedlicher Konzentration oder Vernetzung erfolgt der Volumenaufbau durch Injektion in der oberflächlichen, mittleren oder tiefen Dermis. Die kultivierten und reinjizierten Fibroblasten des autologen Kollagenpräparats (Isolagen®) produzieren nachweislich neues Kollagen im Empfängerareal.

Die chemisch nicht modifizierte, native, unvernetzte Hyaluronsäure verteilt sich nach der Injektion homogen in der oberflächlichen Dermis. Sie ist ein natürlicher *Spacer* in der extrazellulären Matrix, fördert die Fibroblastenaktivität und damit die Neusynthese von endogener Hyaluronsäure, Kollagen und Elastin. Eine *Biorevitalisierung* der Haut mit nachweislich gesteigertem Hautturgor und erhöhter Hautelastizität kann durch regelmäßige Behandlung mit nativen Hyaluronsäure-Produkten, wie zum Beispiel *Hyal-System®, AcHyal®* oder *Elastance®* erreicht werden [5, 8, 13]. Es handelt sich hierbei jedoch nicht um Fillersubstanzen. Eine Augmentationsbehandlung sollte immer mit chemisch modifizierten, quervernetzten Hyaluronsäureprodukten erfolgen, um einen mechanischen Volumenaufbau zu erreichen. Der Einsatz der vielen unterschiedlich viskösen, konzentrierten und chemisch modifizierten Produkte sorgt durch die hohe Wasserbindungskapazität der Polysaccharidketten zu einer Volumenwirkung über einige Monate bis zu einem Jahr [24, 36].

Bei den resorbierbaren Fillern mit langandauernder Wirkung über maximal zwei bis drei Jahre, handelt es sich um die Poly-L-Milchsäure *(Sculptra™)* und das Kalziumhydroxylapatit *(Radiesse™)*. Beide Substanzen sind vollständig bioresorbierbar und hinterlassen daher keine Rückstände im Gewebe. Die Trägersubstanzen, in erster Linie Natrium-Karboxymethylzellulose und steriles Wasser, werden innerhalb von Wochen von Makrophagen abgebaut. Die synthetisch hergestellten Poly-L-Milchsäure-Partikel beziehungsweise die Kalziumhydroxylapatit-Mikrosphären bewirken in der tiefen Dermis eine Zunahme der Fibroblastenaktivität mit vermehrter Kollagenproduktion, eine Kollagenneogenese. Es entsteht eine kombinierte Matrix aus Partikeln und einem Gerüst aus Bindegewebe. Das gewünschte Augmentationsergebnis kann bei *Radiesse™* meist mit einer einmaligen Behandlung, gegebenenfalls mit einer zusätzlichen Touch-up-Injektion nach mehreren Wochen erreicht werden. Die Augmentation mit *Sculptra™* wird in mehreren Behandlungsschritten, 3–4 Sitzungen, in 6–8 wöchigen Abständen erreicht. Von einem forcierteren Vorgehen, in kürzeren Abständen, wird wegen möglicher Überkorrekturen oder auch dem Risiko von Granulomen bei der Poly-L-Milchsäure dringend abgeraten [21, 32].

Das Eigenfett nimmt eine wichtige Stellung in der Augmentationstherapie ein. Es handelt sich definitionsgemäß nicht um einen Filler, sondern um ein autologes Transplantat. Der Transfer von Adipozyten und von Stammzellen führt ebenso wie die posttraumatische Fibroseinduktion zu einem langanhaltenden Augmentationsergebnis, bei wiederholten Behandlungen, zwei bis drei Sitzungen, in 6–8 wöchigen Abständen [26, 27, 29].

Insbesondere zur Augmentationsbehandlung bei ausgeprägten Volumendefekten im Gesicht oder ausgeprägten, tiefen Falten eignen sich die Präparate Poly-L-Milchsäure, Kalziumhydroxylapatit und der Eigenfetttransfer. Bei feinen und mittleren Falten, insbesondere im periorbitalen und perioralen Bereich, bei Glabellafalten und zur Lippenaugmentation bieten sich die Hyaluronsäure- oder die Kollagenpräparate an [39].

Verschiedene Füllmaterialien und ihre spezifischen Injektionstechniken

Im Rahmen des Kurses wurden die Fillermaterialien Kollagen, Hyaluronsäure, Poly-L-Milchsäure und der Eigenfetttransfer in ihren Besonderheiten beschrieben und die speziellen Injektionstechniken anhand von Video-Sequenzen veranschaulicht. Die wichtigsten Informationen zu den genannten Materialien sind im Folgenden stichpunktartig zusammengefasst dargestellt.

Kollagen

Was ist Kollagen?
Kollagene stellen mit 7% des Körpergewichts den höchsten Anteil der Proteine im menschlichen Körper dar. Es handelt sich um unlösliche, extrazelluläre Glykoproteine, die in Knorpel, Knochen, Faszien, Sehnen und der Haut vorkommen. Die extrazelluläre Matrix der menschlichen Dermis besteht zu etwa 90% aus Kollagen: Kollagen Typ I (etwa 80%) und Typ III (etwa 10%).

Kollagenstruktur: Pro Polypeptid finden sich etwa 1000 Aminosäuren – Glycin (33%), Prolin/Hydroxyprolin (20%), Alanin (10%) – in sich stetig wiederholender Sequenz. Die Kollagen-Superfamilie enthält 20 verschiedene Kollagentypen mit über 38 genetisch verschiedenen Kollagen-alpha-Ketten.

Produkte aus bovinem Kollagen
Gereinigtes Kollagen aus Rinderhaut (abgeschlossene, BSE-freie Rinderherden), dispergiert in phosphatgepufferter NaCl-Lösung mit 0,3% Lidocain. Hauttest unbedingt erforderlich, 4 Wochen vor Behandlung.
Zyderm I® mit 35 mg/ml Kollagengehalt (Zulassung in Deutschland 1982)
Zyderm II® mit 65 mg/ml Kollagengehalt (Zulassung in Deutschland 1985)
Zyplast® mit Glutaraldehyd-vernetztem Kollagen

Produkte aus humanem Kollagen
Kollagenprodukte aus humaner Fibroblastenzellkultur. Zulassung FDA (Food and Drug Administration, USA) seit März 2003. Kein Hauttest erforderlich.
Cosmoderm 1® mit 35 mg/ml Kollagengehalt
Cosmoplast® mit 35 mg/ml glutaraldehyd-vernetztem Kollagen

Kollagenprodukte aus humanen Kadavern
Dermalogen® (Collagenesis Incorporation, Beverly, MA, USA). Rohmaterial wird von der akkreditierten American Association of Tissue Banks (AATBs) bezogen. Intakte Kollagen- und Elastinfasern und Glykosaminoglykane aus der menschlichen Dermis. Konzentration: 3,5%
Cymetra® (lifecell Corp., Branchurg, NJ, USA). Mikronisierte humane Kollagenfasern in Pulverform. Rekonstitution mit Lidocain erforderlich

Autologes Kollagen
Isolagen® (Isolagen Incorporation, Houston, Texas, USA)
Kultivierung aus autologen Fibroblasten (3 mm Punch-Biopsie des Patienten). Ergebnis: 1–1,5 cm^3 Material aus Fibroblasten, mit der Potenz nach Reinjektion in die Dermis des Patienten (Spenders) Kollagen zu produzieren.

Injektionstechnik
Unterschiede je nach Viskosität des Präparats und Injektionsort. Bei Anwendung von *Zyderm I*® und *Zyderm II*® sollte eine Überkorrektur bis 150–200% erfolgen. Injektion mit Tunneltechnik oder mit serieller punktförmiger Injektion, zum Beispiel bei sehr oberflächlicher Anwendung im Perioral- und Periorbitalbereich. *Zyplast*® wird in die tiefe Dermis oder subkutan injiziert, ohne wesentliche Überkorrektur.

Indikationen
Lippe: Lippenrotkonturierung und -augmentation, hängende Mundwinkel, Nasolabial- und Marionettenfalten; Falten jeder Ausprägung, von sehr oberflächlich bis tief

Nebenwirkungen und Komplikationen
Injektionsbedingt: Schmerz, Erythem, Ödem, Hämatom, Entzündung
Materialspezifisch: Selten treten Knötchen, Granulome und allergische Hautreaktionen auf. Weißliche Ablagerungen können bei zu oberflächlicher Injektion vorübergehend erkennbar sein.

Tipps und Tricks
Zyderm I® hat hervorragende Fließeigenschaften und ist für feinste Fältchen an der Oberlippe und in der Periorbitalregion sehr gut geeignet. Für tiefere Falten ist eine Kombinationsbehandlung mit verschiedenen Kollagenprodukten empfehlenswert.

Hyaluronsäure

Vernetzte Hyaluronsäure (Filler)

Entwicklung der Filler (derzeit über 40 verschiedene Handelsprodukte)

1. Generation: *Hylaform*®, Herkunft avin, einfache Vernetzung mit Divinylsulfon, Zustand als Partikel, seit 1990
2. Generation: *Restylane*®, Herkunft streptogen, einfache Vernetzung mit BDDE, Zustand als Partikel, seit 1994

3. Generation: *Puragen®*, Herkunft streptogen, doppelte Vernetzung mit 1,2,7,8 DEO, Zustand als Partikel, seit 2001
4. Generation: Belotero®, Herkunft streptogen, Vernetzter: BDDE mit CPM®-Technologie, Zustand als polydense Matrix, seit 2004.
(BDDE: 1,4 Butandiol-Diglycidylether; DEO: Diepoxyoctan; CPM®: cohesive polydensified Matrix)

Injektionstechnik
Tiefe, mittlere und obere Dermis in Abhängigkeit von der Faltentiefe. Tunneltechnik oder serielle Punkttechnik. Keine Überkorrektur

Indikationen
Augmentation von Nasolabialfalten, Marionettenfalten, perioralen Falten sowie Lippenaugmentation. Feine, mittlere und tiefe Falten

Nebenwirkungen und Komplikationen
Injektionsbedingt: Erythem, Schwellung, Hämatom. Schmerzen in Abhängigkeit von der Lokalisation Materialspezifisch: Allergische Hautreaktionen und Granulombildung sind sehr selten. Bläuliche Verfärbungen (produktspezifisch) bei zu oberflächlicher Injektion

Tipps und Tricks
Auftragen einer lokalanästhesierende Creme, zum Beispiel Emla® und Kühlung im Behandlungsareal, beziehungsweise Setzen einer Leitungs-Lokalanästhesie (Perioralregion). Nach der Behandlung: gleichmäßiges Ausmassieren und Kühlung

---

Unvernetzte Hyaluronsäure (Biorevitalisierung)

Hautidentische, native Hyaluronsäure, 5 Produkte im Handel:

1. *AcHyal®*: 1% Natriumhyaluronat, Molekulargewicht 1 Mio. Dalton; 2,5 ml Volumen in Fertigspritzen
2. *Hyal-System®*: 1,8% Natriumhyaluronat, Molekulargewicht 1 Mio. Dalton; 1,1 ml Volumen in Fertigspritzen
3. *Elastance®*: 3% Natriumhyaluronat, Molekulargewicht 0,6 Mio. Dalton; 0,6 oder 1,1 ml Volumen in Fertigspritzen
4. *Juvelift®, Surgilift Plus®*: 1,35% Natriumhyaluronat, Molekulargewicht 2,5 Mio. Dalton; 1,0 Volumen in Fertigspritzen

Injektionstechnik
Injektionen ausschließlich in die oberste Dermis mittels serieller Punkttechnik (Quaddeln) oder Criss-Cross-Technik (Gitterlinien). Homogene, flächige Verteilung der Substanzen nach der Behandlung aufgrund guter Fließeigenschaften.

Indikationen
Kleine oberflächliche Fältchen, so genannte Knitterfältchen, die durch Minderung der Hautspannung hervorgerufen werden. Keine Fillerwirkung, daher keine Indikation bei tieferen oder mimischen Falten

Nebenwirkungen
Injektionsbedingt: Erythem, Schwellung, Hämatome, Quaddeln (bis zu 48 Stunden), Schmerzen
Materialspezifisch: Allergische Reaktionen (sehr selten)

Tipps und Tricks
Gute Kühlung mit Coldpacks vor, während und nach der Behandlung (anästhesierende Wirkung). Abschließend behutsames Ausmassieren der Quaddeln mit antibiotischer Creme.

Poly-L-Milchsäure

Zulassung für die ästhetische Korrektur von Falten und Narben
1999 in Europa (Handelsname: *New-Fill®*)
2000 in Mexiko
2004 in den USA $\Rightarrow$ neuer Name weltweit: Sculptra™
– Firma Sanofi-Aventis

Fillermaterial: Poly-L-Milchsäure
Grundbaustein: Laktid = synthetisches, chirales Molekül; vorliegend in L-, D-, meso-, racemischen Konfigurationen. Synthese der Poly-L-Milchsäure durch Esterisation und Polymerisation von L-Laktid-Monomeren
Die kristalline Form mit hohem Molekulargewicht (MG >100.000 Dalton) ist verantwortlich für die langsame Resorption im Gewebe durch hydrolytischen Abbau. Verstoffwechslung über Laktat-Pyruvat-Zyklus und Abatmung als CO^2

Zusammensetzung der Substanz im Sculptra™-Fläschchen
Poly-L-Milchsäure   150,0 mg   40,81%
Na-Karboxymethylzellulose   90,0 mg   24,48%
Pyrogenfreies Mannitol   127,5 mg   34,70%

Fillersubstanzen

Rekonstitution des Lyophilisats
4 ml Steriles Wasser langsam zugeben, 2 Stunden ruhen lassen, dann aufschütteln
Poly-L-Milchsäure-Suspension nochmals 36–48 Stunden ruhen lassen
2 ml Lokalanästhetikum (oder 2 ml steriles Wasser) vor Injektion hinzufügen und erneut aufschütteln
⇒ Viskosität ist temperaturabhängig, daher Lagerung bei Raumtemperatur

Injektionstechnik
Nur in die tiefen Schichten von Haut oder Fettgewebe und immer in Tunneltechnik (retrograd), eventuell in Fächertechnik injizieren, mit geringem Stempeldruck.
Massage und Kühlung unmittelbar nach der Injektion
Wiederholte Anwendung in 6–8 wöchigen, besser 3 monatigen Abständen (3–4×), später nach Bedarf; Wirkung über etwa 2 Jahre

Indikationen
Augmentation von Weichteildefekten – Wangen, Oberlippe (Lippenweiß), Mundwinkel, Schläfen, Kinn
Faltentherapie – Nasolabialfalten, Mentolabialfalte, Marionettenfalten

Nebenwirkungen und Komplikationen
Injektionsbedingt: Schmerz, Erythem, Ödem, Hämatom, Entzündung
Materialspezifisch: Fremdkörpergranulome, Verfärbungen

Tipps und Tricks
Hohe Verdünnung der Substanz in der Flasche: Zugabe von 6 ml sterilem Wasser beziehungsweise kombiniert mit Lokalanästhetikum, bei der Rekonstitution der Substanz
Ausschließlich tief intrakutane oder subkutane, retrograde Injektionstechnik
Gute Massage nach der Behandlung zur gleichmäßigen Verteilung der Partikel im Gewebe
Keine Behandlung feiner Fältchen zur Vermeidung von sichtbaren Granulomen

Eigenfett-Transfer

Historie
1985 Pierre Fournier – Eigenfett-Transplantation zur Gewebeaugmentation in *syringe technique*
1994 Sydney Coleman – Lipostructure
1997 Roger Amar – FAMI-Technik (Facial *a*utograft *m*uscle *i*njection)

Gewinnung des Materials
Reduktionsliposuktion oder spezielle Eigenfettgewinnung
Eingriff in Tumeszenzlokalanästhesie mit *Lipo-Sat*®-Infiltrations-/-Absaugeinheit
Vibrationsassistierte Liposuktionstechnik (*MicroAire*®-Gerät oder *VibraSat*®-Gerät)

Aufbereitung des Materials
Unterschiedlichste Verfahren mit oder ohne Zentrifugation
Abfüllung in sterile Einmalspritzen (5–20 ml Spritzen)

Lagerung
Im Gefrierschrank bei –28 Grad Celsius über maximal 4 Jahre (Fettdepot)

Injektionsmaterial
Umfüllung des Materials nach langsamer Erwärmung in sterile 1 ml-Einmalspritzen mit Luer-Lock-Ansatz
Kanülen: 24–20 Gauge Kanülen (scharfe Kanülen)
Coleman-Kanülen (stumpfe, gerade Kanülen mit Seitenöffnung)
Amar-Kanülen (stumpfe Kanülen mit unterschiedlicher anatomischer Kurvatur und Länge sowie seitlicher Öffnung)

Injektionstechnik
Infiltrations- oder Leitungs-Lokalanästhesie beziehungsweise Analgosedierung ist erforderlich
Injektion in die tiefen Schichten von Haut, Fettgewebe und Muskulatur; immer in Tunneltechnik (retrograd)
Massage und Kühlung nach erfolgter Injektion werden empfohlen
Eine wiederholte Anwendung ist für ein langanhaltendes Resultat meist erforderlich; in 6–8-wöchigen Abständen (2–3×), später nach Bedarf

Indikationen
Augmentation von Weichteildefekten – Augenringe, Wangen, Oberlippe (weiß), Mundwinkel, Kinn, Schläfe, Sclerodermie en coup de sabre
Faltentherapie: Nasolabialfalten, Mentolabialfalte, Marionettenfalten, horizontale Halsfalten
Behandlung von Hauteinsenkungen, zum Beispiel schüsselförmige Narben nach Akne

Nebenwirkungen und Komplikationen
Injektionsbedingt: Schmerz, Erythem, Ödem, Hämatom, Entzündung
Materialspezifisch: Lipogranulom, Ölzyste, Fettembolie

Tipps und Tricks
Sorgfältige Mobilisation der Empfängerstelle mit stumpfer Injektionskanüle vor Fettinjektion
Verwendung von weniger Material (maximal 15 ml im Gesicht), dafür häufigere Injektionen in regelmäßigen Abständen von etwa 6–8 Wochen
Vorteil: Am besten verträgliches Augmentationsmaterial, da es sich um körpereigenes, nicht modifiziertes Gewebe handelt
Nachteil: Operative Gewinnung des Materials, das heißt ein gesunder Patient mit Fettreserven ist erforderlich

Komplikationen und ihre Behandlungsmöglichkeiten

Nebenwirkungen und Komplikationen nach Einsatz von Füllmaterialien werden in injektionsbedingte und materialspezifische Reaktionen im Behandlungsareal sowie in systemische Reaktionen eingeteilt [19, 20]. Bei den zu erwartenden, injektionsbedingten Nebenwirkungen handelt es sich um innerhalb von Stunden bis Tagen abklingende Schmerzen, Erytheme, Ödeme und Hämatome. Bei steriler Injektionstechnik treten Infektionen äußerst selten auf. Hautnekrosen entstehen ebenso selten, durch versehentliche intraarterielle Applikation des Fillers. Bei persistierenden Erythemen und Hautverfärbungen sind der Einsatz einer Blitzlampe (IPL) oder eines Farbstofflasers mögliche Therapieoptionen, zudem ist eine Camouflage (zum Beispiel Unifiance® oder Dermablend®) hilfreich, um die betroffenen Hautareale farblich der Umgebung anzugleichen. Geeignete Lichtschutzmaßnahmen helfen zusätzliche Hyperpigmentierungen zu vermeiden. Weitere mögliche materialspezifische Reaktionen im Behandlungsgebiet sind Überempfindlichkeitsreaktion und allergische Hautreaktionen, Fremdkörpergranulome, rezidivierende Abszesse, Konturunregelmäßigkeiten, Asymmetrien und Mimikeinschränkungen.

In Tabelle 4 sind die Therapieoptionen bei Fremdkörpergranulomen zusammengestellt. Ausgenutzt werden sowohl topisch als auch intraläsional die immunmodulatorischen, anti-inflammatorischen und zytostatischen Wirkungen der Substanzen [3, 7, 38, 40]. Eine „Sprengung" des Granuloms kann durch intraläsionale Injektionen mit sterilem Wasser, Kochsalzlösung oder nativer, unvernetzter Hyaluronsäure erreicht werden. Durch intraläsionale Injektionen geringer Mengen Hyaluronidase (Hylase® Dessau) können oberflächliche Konturunregelmäßigkeiten ausgeglichen werden, welche durch zu oberflächliche Injektion mit einem hierfür ungeeigneten Hyaluronsäureprodukt verursacht wurden [4].

Die wiederholte Durchführung und auch die Kombination mit systemischer Therapie [2, 25] können sowohl bei resorbierbaren, als auch bei nicht-resorbierbaren Filler-Präparaten langfristig zum Erfolg führen. Die chirurgische Entfernung persistierender Knoten sollte die letzte Option sein, da hierbei mit ästhetisch störenden Narben gerechnet werden muss.

Entzündungsreaktionen in der Umgebung von Fillermaterial und Fremdkörpergranulome führen zum rezidivierenden Auftreten von Abszessen. Das meist sterile, putride Exsudat entleert sich teilweise spon-

Tabelle 4. Fremdkörpergranulome: Therapieoptionen

Externe Therapie	Glukokortikosteroid
	Imiquimod
	Pimecrolimus/Tacrolimus
Intraläsionale Injektionen	Triamcinolon Kristallsuspension (Triam)
	5-Fluorouracil Lösung (5-FU)
	Mischung 5-FU : Triam (9 : 1) ad 1 ml 5-FU (45 mg/0,9 ml) plus Triam (1 mg/0,1 ml)
	Native Hyaluronsäure
	NaCl-Lösung 0,9%
	Aqua ad injectabilia
	Hyaluronidase
Systemische Therapie	Allopurinol (initial 200 mg, nach 4 Wochen steigern auf 600 mg/d)
	Minozyklin (100 mg/d)
	Glukokortikosteroid (Stoß-/niedrigdosierte Therapie)
Chirurgische Therapie	Exzisionen

Tabelle 5. Rezidivierende Abszesse: Therapieoptionen

Inzision und Drainage
Antiseptische Umschläge/Spülungen (zum Beispiel Octenisept®/Chinosol®)
Einlage antibiotischer Kegel (zum Beispiel Leukase®)
Glukokortikosteroid-Injektionen intraläsional
Glukokortikosteroid systemisch (Stoß-/niedrigdosierte Therapie)
Antibiotika systemisch (entsprechend Erregerspektrum)

tan. In Tabelle 5 aufgeführte Behandlungsmöglichkeiten schaffen zum einen eine Entlastung des Gewebes durch Abfluss des Exsudats, einschließlich der Fillersubstanz und stellen andererseits eine Prophylaxe gegenüber sekundärer bakterieller Besiedlung dar. Glukokortikosteroide intraläsional und systemisch wirken hingegen anti-inflammatorisch.

Die sehr seltenen systemischen Reaktionen umfassen allergische, teils anaphylaktische Reaktionen, Embolie, Migration, Fieber und Lymphknotenschwellung, BSE-Übertragung (bovine Substanzen), rheumatische Erkrankungen (HAD-human adjuvant disease) und Autoimmunerkrankungen (Lupus erythematodes und progressive systemische Sklerodermie). Berichte über Materialmigration und Induktion von rheumatoider Arthritis und Autoimmunerkrankungen liegen insbesondere nach Behandlung mit Polymethylsiloxan PMS (Silikon) vor [20].

Vermeidung von Komplikationen

Die korrekte Auswahl des Fillermaterials entsprechend der jeweiligen Behandlungsindikation und die produktabhängige, richtige Aufbereitung, zum Beispiel die Rekonstitution bei der Poly-L-Milchsäure, sowie die exakte Injektion der Substanz in die entsprechenden Hautschichten sind von entscheidender Bedeutung zur Vermeidung von Komplikationen [19, 22]. Eine genaue Anamnese zum Ausschluss von Kontraindikationen und die Allergietestung bei Kollagenpräparaten bovinen Ursprungs sind obligat. Es sollten prinzipiell nur zugelassene Medizinprodukte mit CE-Zertifizierung, Produktklassen IIb und III, verwendet werden. Wichtig ist der Einsatz von Patienteninjektionspässen zur Dokumentation der verwendeten Materialien. Diese machen die Behandlungen mit verschiedenen Fillersubstanzen für den weiterbehandelnden Arzt auch noch nach Jahren nachvollziehbar. Diese Patientenpässe sind kostenfrei von den Firmen Corneal GmbH, Merz Pharmaceuticals GmbH, Pharm Allergan GmbH und Sanofi-Aventis Deutschland GmbH, direkt oder über die Außendienstmitarbeiter zu beziehen.

Nicht-resorbierbare, permanente Fillermaterialien verursachen zwei Drittel der Komplikationsfälle nach Faltenaugmentation mit injizierbaren, nicht autogenen Materialien. Aufgrund der dauerhaften Beständigkeit der Partikel im Gewebe handelt es sich zudem um langfristige, schwerwiegende medizinische und ästhetische Komplikationen. Die beste Prophylaxe von Komplikationen ist daher die strikte Vermeidung von permanenten Fillermaterialien und der ausschließliche und verantwortungsbewusste Einsatz von resorbierbaren Produkten in der Faltenbehandlung [19].

Substanznachweis bei Komplikationen

Sehr häufig sind Patienten nicht in der Lage, Angaben über das früher verwendete Unterspritzungsmaterial zu machen, das zu den Komplikationen geführt hat. Ein Injektionspass ist allzu oft nicht vorhanden. In diesen Fällen kann der exakte Substanznachweis nicht allein durch eine dermato-histopathologische Untersuchung einer Gewebebiopsie geführt werden [18, 41], sondern nur in Kombination mit physikalisch-chemischen Untersuchungsmethoden: Infrarotspektroskopie, Gaschromatographie und Massenspektroskopie. Diese Spezialuntersuchungen können zum Beispiel im Labor für Toxikologie und Analytik LTA, Dr. Norbert Bertram, Diplomchemiker in Königswinter, veranlasst werden (www.ppai.de) oder in weiteren dafür eingerichteten Laboren. Die Einsendung von formalinfixierten Präparaten (Biopsie mit 2mm Durchmesser) ist für den Substanznachweis erforderlich. Seit einigen Jahren besteht eine Datenbank für lokale Komplikationen nach Faltenunterspritzung, geführt von Dr. Dr. Christoph Lenzen, MKG-Chirurg im St. Josephshospital in Krefeld (www.zentralregister-filler.de).

Meldepflicht bei Komplikationen

Für professionelle Betreiber und Anwender (Ärzte und Zahnärzte) besteht Meldepflicht bei Auftreten unerwünschter Ereignisse nach Einsatz von Fillern. Das Bundesinstitut für Arzneimittel und Medizinprodukte (BfArm) erfasst diese Vorkommnisse entsprechend dem Medizinproduktegesetz (MPG) und der Medizinprodukte-Sicherheitsplanverordnung (MPSV). Formblätter für die Meldung und Hinweise zu den Meldepflichten können beim BfArm angefordert werden (www.bfarm.de).

Literatur

1. Amard P (2001) PLA (NEW FILL®) as management of lipoatrophy of the face. MÄC 1: 28–31
2. Arin MJ, Bäte J, Krieg Th, Hunzelmann N (2005) Silicone granuloma of the face treated with minocycline. J Am Acad Dermatol 52: 53–56
3. Baumann LS, Halem ML (2003) Lip silicone granulomatous foreign body reaction treated with Aldara® (Imiquimod 5%). Dermatol Surg 29: 429–432
4. Brody HJ (2005) Use of hyaluronidase in the treatment of granulomatous hyaluronic acid reactions or unwanted hyaluronic acid misplacement. Dermatol Surg 31: 893–897
5. Di Pietro A, Di Sante G (2001) Recovery of skin elasticity and turgor by intradermal injections of hyaluronic acid (Ial-system™) by cross-linked-technique. G Ital Dermatol Venereol 136: 187–194
6. Feller G, Heppt W, Wiest L (2004) Injizierbare Füllmaterialien zur Unterspritzung von Gesichtsfalten. Ästhetische Dermatologie 6: 12–17
7. Fitzpatrick RE (1999) Treatment of inflamed hypertrophic scars using intralesional 5-FU. Dermatol Surg 25: 224–232
8. Fritz K (2006) Die Biorevitalisierung der Haut mit nativer Hyaluronsäure. Akt Dermatol 32: 86–91
9. Fournier PF (1985) Microlipoextraction et microlipoinjection. Rev Chir Esthet Lang Franc 10: 36–40
10. Gersuny R (1900) Über eine subcutane Prothese. Ztschr Heilkunde 199–204
11. Heidingsfeld ML (1906) Histo-pathology of paraffinprosthesis. J Cutan Dis 24: 513–521
12. Hönig J, Fricke M (2005) Allgemeine Übersicht der gebräuchlichsten injizierbaren Weichgewebsfüller zur initialen Faltenbehandlung des Gesichts. Zentralbl Chir 130: 514–525
13. Imhof M, Kühne U (2005) Injektionen mit nativer Hyaluronsäure. In: Kardorff B (Hrsg.) Selbstzahlerleistungen in der Dermatologie und der ästhetischen Medizin, Springer, Berlin, S 239–250
14. Klein AW (1983) Implantation technics for injectable collagen. J Am Acad Dermatol 9: 224–228
15. Klein AW (1988) Indications and implantation techniques for the various formulations of injectable collagen. J Dermatol Surg Oncol 14 (suppl 1): 27–30
16. Knapp TR, Kaplan EN, Daniels JR (1977) Injectable collagen for soft tissue augmentation. Plast Reconstr Surg 60: 398
17. Lemperle G, Ott H, Charrier U et al. (1991) PMMA microspheres for intradermal implantation, I: animal research. Ann Plast Surg 26: 57–63
18. Lemperle G, Morhenn V, Charrier U (2003) Human histology and persistance of various injectable filler substances for soft tissue augmentation. Aesth Plast Surg 27: 354–366
19. Lenzen Ch (2005) Wo finden sich die Ursachen für Komplikationen nach Faltenunterspritzungen im Gesicht – beim Produkt, beim Anwender oder beim Patienten? MÄC 2: 23–30
20. Lenzen Ch, Wiest L, Cornely M (2005) Leitlinien der GÄCD – Faltenunterspritzung im Gesicht. MÄC 2: 42–45
21. Marmur ES, Phelps R, Goldberg DJ (2004) Clinical, histologic and electron microscopic findings after injection of a calcium hydroxylapatite filler. J Cosmet Laser Therapy 6: 223–226
22. Oppel T, Schaller M, Flaig M, Korting HC (2003) Fremdkörpergranulome nach dermaler Injektion eines auf Polymilchsäure basierenden Implantates zur Behandlung von Falten. JDDG 1: 220–222
23. Piacquadio D, Jarcho M, Goltz R (1997) Evaluation of hylan b gel as a soft-tissue augmentation implant material. J Am Acad Dermatol 36: 544–549
24. Piacquadio D, Larsen NE, Denlinger JL, Balazs EA (1998) Hylan B gel (Hylaform) as a soft tissue augmentation material. In: Klein AW (ed) Tissue augmentation in clinical practice; procedures and techniques. Marcel Dekker, New York, pp 269–291
25. Reisberger EM, Landthaler M, Wiest L et al. (2003) Foreign body granulomas caused by polymethylmethacrylate microspheres. Successful treatment with allopurinol. Arch Dermatol 139: 17–20
26. Sattler G, Sommer B (1997) Liporecycling: immediate and delayed. Am J Cosmet Surg 14: 311–316
27. Sattler G, Sommer B (2000) Liporecycling: A technique for facial rejuvenation and body contouring. Dermatol Surg 26: 1140–1144
28. Sattler G (Hrsg) (2004) Lernmodul Faltentherapie. Aesthetic Tribune, Verlagsgesellschaft für Ästhetische Medizin, Wiesbaden
29. Schmeller W, Meier-Vollrath I (2003) Autologer Fetttransfer. Hautarzt 54: 1185–1189
30. Sklar JA, White SM (2004) Radiance FN: A new soft tissue filler. Dermatol Surg 30: 764–768
31. Uchida J (1961) Clinical application of cross-linked dimethylpolysiloxane; restoration of breasts, cheeks, atrophy of infantile paralysis, funnel-shaped chest, etc. Jpn J Plast Reconstr Surg 4:303
32. Vleggaar D, Bauer U (2004) Facial enhancement and the European experience with poly-L-lactic acid. J Drugs Dermatol 3: 526–530
33. Vleggaar D (2006) Poly-L-lactic acid: consultation on the injection techniques. JEADV 20 (Suppl 1): 17–21
34. Wiest LG, Landthaler M, Stolz W (1998) Hautaugmentation mit Polymethylmethacrylat (Artecoll®). In: Konz B, Wörle B, Sander CA (Hrsg) Ästhetische und korrektive Dermatologie. Blackwell, Berlin, S 196–202
35. Wiest LG (2005) Von der Kosmetik zur ästhetischen Dermatologie. Akt Dermatol 31: 92–98
36. Wörle B (2003) Hyaluronsäure – Einsatz in der ästhetischen Dermatologie. HAUT 6: 237–240
37. Woerle B, Hanke CW, Sattler G (2004) Poly-L-Lactic Acid. A temporary filler for soft tissue augmentation. J Drugs Dermatol 3: 385–389
38. Wörle B (2004) Kapitel 14 – Komplikationen. In: G. Sattler (Hrsg) Lernmodul Faltentherapie. Aesthetic Tribune, Verlagsgesellschaft für Ästhetische Medizin, Wiesbaden, S 14/1–14
39. Wörle B (2005) Weichteilaugmentation 2004. In: Plewig G, Kaudewitz P, Sander CA (Hrsg) Fortschritte der praktischen Dermatologie und Venerologie 2004. Springer, Berlin, Band 19, S 577–584
40. Wörle B (2006) Komplikationsmanagement nach Faltenbehandlung mit Fillern. Möglichkeiten der Schadensbegrenzung. Der Deutsche Dermatologe 8: 549–552
41. Zimmermann US, Clerici TJ (2004) The histological aspects of filler complications. Semin Cutan Med Surg 23: 241–250

Dermatohistopathologie

Michael J. Flaig

Seit der Geburt des Faches Dermatologie hat sich die Dermatohistologie als unverzichtbares und wesentliches Standbein neben der klinischen Morphologie in der dermatologischen Diagnostik etabliert. Wie bei keinem anderen Organ des menschlichen Körpers ist an der Haut die Korrelation zwischen makroskopischer und mikroskopischer Morphologie möglich, woraus dem erfahrenen Dermatologen und insbesondere Dermatohistopathologen ein besonderer Vorteil bei der Beurteilung von Hauterkrankungen erwächst.

In der dermatohistopathologischen Ausbildung kommt dem gemeinsamen Mikroskopieren und der Diskussion am konkreten Fall eine entscheidende Bedeutung zu. Das Format des Histologiekurses der Münchner Fortbildungswoche ermöglicht eine effektive und hochintensive Weiterbildung mit hohem Maß an Interaktionsmöglichkeiten. An drei Nachmittagen stehen 12 Referenten zur Verfügung um in kleinen Gruppen an Multidiskussionsmikroskopen der höchsten Qualitätsstufe eine strukturierte und interaktive Fortbildung zu ermöglichen. Dieses Jahr referierten:

- Peter Kind, Frankfurt, über Vaskulitiden
- Christian Rose, Lübeck, über Pannikulitiden
- Sonja Ständer, Münster, über lichenoide Dermatosen.
- Michael Tronnier, Hildesheim, ging auf die schwierige Differenzialdiagnose des dysplastischen Nävus und des initialen malignen Melanoms ein.
- Bernhard Zelger, Innsbruck, vermittelte eine strukturierte Einführung in die Klassifikation mesenchymaler Neoplasien.
- Wilhelm Meigel, Hamburg, brachte neutrophile und eosinophile Dermatosen und
- Wolfgang Weyers, Freiburg, das Spektrum von Arzneireaktionen näher.
- Werner Kempf, Zürich, diskutierte Differenzialkriterien von Pseudolymphomen und kutanen B-Zell-Lymphomen,
- kutane T-Zell-Lymphome wurden von Chalid Assaf, Berlin, besprochen,
- Haarerkrankungen von Franklin Kiesewetter, Erlangen.
- Wolfgang Christian Marsh aus Halle an der Saale ging auf die Diagnostik genitaler Dermatosen und Neoplasien ein, und
- Laila El Shabrawi-Caelen, Graz, auf die Differenzialdiagnose Spitz-Tumor versus spitzoides malignes Melanom.

Aus Platzgründen wird auf eine, dem Lerninhalt adäquate, folglich aber umfangreiche Darstellung an dieser Stelle verzichtet und auf das Kursmanuskript sowie zum weiteren und vertieftem Studium insbesondere auf das deutschsprachige Lehrbuch der Histopathologie der Haut und die gängige Fachliteratur verwiesen.

Literatur

Kerl H, Garbe C, Cerroni L, Wolff HH (2003) (Hrsg) Histopathologie der Haut. Springer, Heidelberg

Hyposensibilisierung

Pia Schöpf, Sibylle May, Franziska Ruëff, Rudolf M. Huber, Kristine Breuer, Jörg Kleine-Tebbe und Joachim Saloga

In den letzten Jahrzehnten hat die Prävalenz allergischer Erkrankungen zugenommen. Dabei ist eine wirksame Allergenkarenz bei vielen Allergenen nur schwer durchführbar. Die Behandlung allergischer Erkrankungen umfasst Allergenkarenz, symptomatische Therapie und Hyposensibilisierung. Auch modernste Pharmakotherapien sind nicht nebenwirkungsfrei. Deswegen ist die Hyposensibilisierung als einzige kausale Therapie besonders hervorzuheben. Etabliert ist die subkutane Injektion für die Zufuhr von Allergenextrakten. In den vergangenen Jahren wurde vornehmlich in Europa die sublinguale Zufuhr erprobt. An dieser Stelle sollen neue Entwicklungen der Hyposensibilisierung angesprochen werden. Insbesonders die sublinguale Applikationsform, die Therapieerfolge beim atopischen Ekzem und Asthma bronchiale oder Neuerungen bei der Insektengiftallergie sind von besonderem Interesse. Aber auch die Zulassung der Hyposensibilisierungsprodukte sollte nicht außer Acht gelassen werden.

Zulassung von SCIT/SLIT-Produkten durch das Paul-Ehrlich-Institut

Sibylle May, Susanne Kaul und Stefan Vieths

Das Paul-Ehrlich-Institut

Das Paul-Ehrlich-Institut ist eine Bundesoberbehörde mit vielfältigen Amtsaufgaben, die sich grundlegend aus Artikel 1 des Gesetzes über die Errichtung eines Bundesamtes für Sera und Impfstoffe aus dem Jahre 1972 ergeben. Einen großen und ständig wachsenden Raum nimmt die Bearbeitung von Zulassungsverfahren für die Europäische Arzneimittelbehörde EMEA (European Medicines Agency) ein.

Die Amtsaufgaben des Paul-Ehrlich-Instituts liegen in der Zulassung und der staatlichen Chargenprüfung sowie der Überwachung der Pharmakovigilanz, der Genehmigung von klinischen Prüfungen und der Durchführung von Inspektionen bei den Herstellern von immunbiologischen Humanarzneimitteln. Ebenso gehören Aufgaben im Zusammenhang mit Transfusionsarzneimitteln, *In-vitro*-Diagnostika und Mitteln zur Anwendung bei Tieren sowie die Zusammenarbeit mit anderen Behörden zum Aufgabenspektrum des Paul-Ehrlich-Instituts. Die Abteilung Allergologie mit den Fachgebieten *Test-Allergene, Therapie-Allergene, Klinische Allergologie und Toxikologie* sowie *Entwicklung und Standardisierung* befasst sich mit der Zulassung und staatlichen Chargenprüfung von Allergenextrakten sowie der Genehmigung von klinischen Prüfungen entsprechender Präparate. Forschung im Zusammenhang mit rekombinanten Allergenen und zu Fragen der Standardisierung von Allergenen rundet das Aufgabenspektrum der Abteilung ab. Die Pharmakovigilanz von Allergenpräparaten wird durch die Abteilung *Sicherheit von Arzneimitteln und Medizinprodukten* überwacht.

Fertigarzneimittel

Der Umgang mit und die Anforderungen an Arzneimittel, die in Deutschland in Verkehr gebracht werden sollen, sind im deutschen Gesetz über den Verkehr mit Arzneimitteln (AMG) geregelt. Das AMG unterscheidet Fertigarzneimittel und Arzneimittel, die für einen bestimmten Patienten auf Verschreibung eines Arztes hergestellt werden, die individuellen Rezepturen. Letztere unterliegen nicht der Zulassungspflicht.

Zulassungsverfahren

Fertigarzneimittel, die in Deutschland in Verkehr gebracht werden sollen, bedürfen einer Zulassung durch das Paul-Ehrlich-Institut, soweit es sich um immunologisch wirksame Präparate handelt.

Es gibt zurzeit vier Verfahren, ein Fertigarzneimittel zuzulassen:

- Nationales Verfahren
- Verfahren der gegenseitigen Anerkennung (mutual recognition procedure)
- Dezentrales Verfahren
- Zentrales Verfahren

Ein nationales Verfahren dient zur Zulassung eines Präparates in einem Mitgliedstaat der EU, wenn das Arzneimittel bisher noch in keinem anderen Mitgliedstaat zugelassen wurde. Die Anforderungen an Fertigarzneimittel werden in Deutschland durch

- das AMG
- die Monographie *Allergenzubereitungen* der Europäischen Pharmakopöe (Ph. Eur.) [13] und
- die Arzneimittelprüfrichtlinien [2]

reguliert. Da national zugelassene Präparate im Allgemeinen früher oder später in Verfahren der gegenseitigen Anerkennung, die Mutual Recognition Procedures, überführt werden, werden auch die folgenden Regularien bereits bei der Bewertung der nationalen Zulassung herangezogen:

- Notes for Guidance der European Medicines Agency (EMEA)
  - Allergen Products [31],
  - Preclinical Pharmacological and Toxicological Testing of Vaccines [32]
  - General Considerations for Clinical Trials [33] sowie
- Positionspapiere
  - der WHO [5]
  - der European Academy of Allergology and Clinical Immunology (EAACI) [25].

Mit einem Verfahren der gegenseitigen Anerkennung oder MR-Verfahren müssen in der Europäischen Union Präparate zugelassen werden, deren bereits in mindestens einem Mitgliedstaat bestehende(n) Zulassung(en) auf weitere Mitgliedstaaten ausgedehnt werden sollen.

Von dem Verfahren der gegenseitigen Anerkennung unterscheidet sich das dezentrale Verfahren darin, dass das Präparat auch bei dem als RMS fungierenden Staat noch nicht zugelassen ist. RMS und CMS bearbeiten die Zulassung parallel und diskutieren strittige Punkte mit dem Antragsteller. Der weitere Ablauf ähnelt dem für MR-Verfahren beschriebenen Procedere.

Kommen bei der Herstellung eines Arzneimittels biotechnologische Verfahren zum Einsatz, muss bei der Arzneimittelzulassungsbehörde der EU (EMEA) ein Antrag auf Zulassung durch ein zentrales Verfahren gestellt werden.

Das deutsche Arzneimittelgesetz nennt drei übergeordnete Felder, die bei der Zulassung von Fertigarzneimitteln zu prüfen sind:

- Qualität durch eine analytische Prüfung,
- Sicherheit durch präklinische toxikologische und klinische Prüfungen
- Wirksamkeit durch pharmakologische und klinische Prüfungen.

Qualität

Als Fertigarzneimittel zugelassene Therapieallergene unterliegen nach § 32 AMG der staatlichen Chargenprüfung. Diese Kontrolle wird durch praktische Prüfungen und den Vergleich mit den Analysenzertifikaten und Produktionsunterlagen der Hersteller wahrgenommen. Die Haltbarkeitsfrist des Endproduktes darf aus der Sicht des Paul-Ehrlich-Instituts nicht die Laufzeit des Intermediärproduktes übersteigen, aus dem das Endprodukt hergestellt wurde.

Die Vielzahl der Präparate wie der Hersteller verlangt eine differenzierte Probenvorbereitung, so dass sich die praktische Chargenprüfung angesichts der umfangreichen Liste möglicher Prüfungen zum Teil recht aufwendig gestaltet.

Sicherheit und Wirksamkeit

Für die subkutane Immuntherapie wird von der WHO, der EAACI und Allergologenverbänden empfohlen, die Therapie über einen Zeitraum von mindestens 3–5 Jahre durchzuführen. Nach dieser Zeit ist bei den meisten der erfolgreich therapierten Patienten eine anhaltende Wirkung der Therapie ohne weitere Allergengabe zu verzeichnen. Ein solcher Langzeiteffekt ist für die sublinguale Immuntherapie noch nicht belegt. Da ähnliche Wirkmechanismen für die subkutane und die sublinguale Immuntherapie angenommen werden, wird vermutet, dass auch die sublinguale Immuntherapie nach einer entsprechenden Behandlungszeit zu einem anhaltenden Effekt führt. Mittlerweile werden einzelne Studien durchgeführt, die einen solchen Effekt nachweisen sollen.

Insgesamt werden Sicherheit und Wirksamkeit immer gemeinsam in einem Risiko-Nutzen-Verhältnis bewertet. Nur wenn dieses positiv ausfällt, wird ein Präparat zugelassen. Da die sublinguale Immuntherapie ein geringeres Risiko bezüglich der unerwünschten Wirkungen aufweist, könnte hier zum Beispiel auch bei einer etwas geringeren klinischen Wirksamkeit als bei einem vergleichbaren subkutan zu applizierenden Präparat ein positives Risiko-Nutzen-Verhältnis bestehen.

Die Allergene der zugelassenen Arzneimittel zur spezifischen Immuntherapie sind Extrakte aus Pollen oder Hausstaubmilben sowie Insektengifte. Die Pollenextrakte stellen hierbei die weitaus meisten Präparate. Während sich die Anzahl der Einzelallergene mit 8 verschiedenen Allergenen noch recht moderat ausnimmt, steht dem eine doppelt so große Zahl an Allergenmischungen gegenüber.

Bei den Milben handelt es sich um die Hausstaubmilben *Dermatophagoides pteronyssinus* und *D. farinae*. Die Insektengifte sind durch Bienen- oder Wespengift vertreten.

Alle Präparate sind zwei Applikationsformen zuzuordnen: Suspensionen oder Lösungen für die Injektionstherapie oder sublinguale, in Einzelfällen orale, Zubereitungen als Tropfen. Vorwiegend die Allergenextrakte aus Pollen oder Milben, aber in Einzelfällen auch Insektengifte zur subkutanen Injektion liegen als wässrige Suspensionen in Form von Semidepotpräparaten vor. Die Allergene sind hier an Aluminiumhydroxid oder L-Tyrosin adsorbiert. Zusätzlich können die Allergene durch Behandlung mit Formaldehyd oder Glutaraldehyd chemisch modifiziert, das heißt polymerisiert sein. Sie werden dann als Allergoide bezeichnet und zeichnen sich bei erhaltener Immunogenität durch eine stark verminderte Allergenität aus.

Insektengiftpräparate kommen in erster Linie als Zweikomponentenpräparate in den Handel, mit einer gefriergetrockneten Giftkomponente und einem Lösungsmittel zur Rekonstitution. Bei der Anwendung als sublinguale Immuntherapie liegen die Allergene in wässriger, glyzerinisierter Lösung vor. Zubereitungen als orales Lyophilisat und in Tablettenform sind in Vorbereitung bzw. befinden sich in der klinischen Testung.

Individualrezepturen

Die individuellen Rezepturen sind eine weder zulassungspflichtige noch zulassungsfähige Gruppe von Arzneimitteln. Sie sind nicht zulassungspflichtig, da Gegenstand des AMG die Fertigarzneimittel sind Sie sind nicht zulassungsfähig, weil sie die Forderungen des Arzneimittelgesetzes insbesondere im klinischen Bereich nicht zu erfüllen vermögen.

Die Herstellung von Allergenextrakten für individuelle Rezepturen bedarf nach §13 Arzneimittelgesetz einer Herstellungserlaubnis, da es sich fraglos um Arzneimittel im Sinne des §2 des Arzneimittelgesetzes handelt. Die Herstellungserlaubnis wird durch die Landesbehörden erteilt. Ihnen obliegt auch die Überwachung des Inverkehrbringens der Präparate. Die Landesbehörden können jedoch keine praktischen Untersuchungen zur Qualität durchführen oder Sicherheit und Wirksamkeit der Präparate beurteilen. Da Individualrezepturen andererseits auch nicht der Zulassungs- und Chargenprüfungspflicht durch das Paul-Ehrlich-Institut unterliegen, sind sie weder in Bezug auf ihre Qualität noch hinsichtlich ihrer Sicherheit und Wirksamkeit einer behördlichen Kontrolle unterworfen.

Bereits rein äußerlich können zugelassene Fertigarzneimittel und individuelle Rezepturen leicht voneinander unterschieden werden: im Gegensatz zu zugelassenen Fertigarzneimitteln tragen die Verpackungen individueller Rezepturen keine Zulassungsnummern.

Auf den Verpackungen zugelassener Fertigarzneimittel findet sich des Weiteren die gesetzlich vorgeschriebene Angabe der Chargen-Bezeichnung mit der vorgeschriebenen Abkürzung ‚Ch.-B.'. Dieser Begriff darf nur für dem Arzneimittelgesetz unterworfene, in Chargen hergestellte Fertigarzneimittel verwendet werden.

Zusammenfassung

Als Fertigarzneimittel konzipierte Allergenextrakte für die spezifische Immuntherapie – ob subkutan oder sublingual appliziert – sind beim Paul-Ehrlich-Institut zulassungspflichtig und unterliegen der staatlichen Chargenprüfung.

Im Gegensatz zu Individualrezepturen sind zugelassene Präparate hinsichtlich ihrer Qualität, Sicherheit und Wirksamkeit behördlich kontrolliert. Wenn möglich, sollte daher zugelassenen Fertigarzneimitteln bei der Behandlung von Allergien der Vorzug vor Individualrezepturen gegeben werden.

Bisher wurden erst zwei Präparate zur sublingualen Therapie in Deutschland zugelassen, ein Zeichen dafür, dass noch Forschungsbedarf bezüglich des Wirksamkeitsnachweises für diese Präparategruppe besteht. Bibliographische Daten reichen für den Nachweis oft nicht aus.

Zwei Allergenhersteller arbeiten an der Entwicklung von Therapiepräparaten aus rekombinanten Allergenen. Zulassungen wurden bisher jedoch noch nicht beantragt.

Alle Testbefunde können „falsch positiv" oder „falsch negativ" ausfallen. Die endgültige Diagnose erfordert daher eine sorgfältige Interpretation von Anamnese und Testergebnissen.

Aktueller Stand der spezifischen Immuntherapie bei Insektengiftallergie

Franziska Ruëff und Bernhard Przybilla

Allgemeinreaktionen mit den Krankheitserscheinungen einer Allergie vom Soforttyp (Anaphylaxie) auf Hymenopterenstiche treten bei etwa 3% der Bevölkerung auf. Die Symptome reichen von generalisierter Urtikaria über mild ausgeprägte respiratorische, kardiovaskuläre oder gastrointestinale Beschwerden bis hin zu sehr schweren Reaktionen (anaphylaktischem Schock, ausgeprägter Atemwegsobstruktion und Tod des Patienten.

Auslöser systemischer allergischer Stichreaktionen sind ganz überwiegend Hymenopteren (Hautflügler) wie die Honigbiene (*Apis mellifera*) und bestimmte Faltenwespen (*Vespula germanica, V. vulgaris*), manchmal auch Hummeln, Hornissen oder andere Wespenarten. Die systemische Soforttypreaktion auf Bienen- oder Wespenstiche wird durch spezifische IgE-Antikörper ausgelöst, die gegen Bestandteile des Insektengiftes gerichtet sind. Seit etwa 25 Jahren stehen Giftzubereitungen für Diagnostik und spezifische Immuntherapie (SIT; Hyposensibilisierung) der Bienen- oder Wespengiftallergie zur Verfügung.

Diagnose

Die Diagnostik umfasst eine sorgfältige Anamnese sowie Hauttests und die Bestimmung Insektengiftspezifischer IgE-Antikörper im Serum zum Nachweis einer IgE-vermittelten Sensibilisierung [3]. Dabei sind irrelevante „positive" Testbefunde häufig. Größere Probleme in der Diagnostik bereiten jedoch Patienten mit Anamnese schwerer Stichrektionen und ohne Nachweis einer Insektengiftsensibilisierung oder Sensibilisierung gegen das vermutlich nicht krankheitsursächliche Insektengift [15]. Hier sind Zusatzuntersuchungen wie die Messung der Histamin- oder Leukotrien-Freisetzung aus Insektengift-stimulierten basophilen Granulozyten des Patienten oder der Basophilen-Aktivierungstest angezeigt. Diese ergänzenden zellulären Tests sind relativ aufwendig und werden nur in wenigen Zentren vorgenommen.

Therapie

Allen betroffenen Patienten wird eine stets mitzuführende Notfallmedikation zur Selbstbehandlung verordnet: ein H1-Rezeptor-blockierendes Antihistaminikum und ein Glukokortikoid zur oralen Einnahme sowie ein Adrenalinpräparat vorzugsweise zur Inhalation, bei sehr schwerer Anaphylaxie nach Ausschluss von Kontraindikationen gegebenenfalls Adrenalin zur Injektion. Weiter wird der Patient über Maßnahmen zur Vermeidung neuerlicher Stiche informiert [36].

Die Indikation zur Hyposensibilisierung besteht grundsätzlich bei allen Patienten mit systemischer Soforttypreaktion auf einen Stich und Nachweis einer IgE-vermittelten Sensibilisierung [36]. Obligat ist die Hyposensibilisierung bei Vorgeschichte einer schweren Reaktion. Bei leichten, auf die Haut beschränkten systemischen Reaktionen ist die Behandlung nicht dringlich erforderlich, insbesondere nicht bei Kindern unter 14 Jahren. Auch bei leichterer Reaktion wird die Hyposensibilisierung dann durchgeführt, wenn beruflich oder bei Freizeitaktivitäten eine erhöhte Exposition gegenüber Insekten besteht (zum Beispiel Imkern, Landwirten, Hobbygärtnern) oder ein individuell erhöhtes Risiko für besonders schwere Anaphylaxie vorliegt (zum Beispiel höheres Lebensalter, kardiovaskuläre Erkrankung, Asthma, erhöhte basale Serumtryptasekonzentration und/oder Mastozytose [35]).

Es gibt eine Reihe unterschiedlicher Therapieprotokolle, nach denen in der Steigerungsphase die übliche Erhaltungsdosis von 100 µg Insektengift erreicht werden kann. Depotpräparate sind gegenüber wässrigen Präparaten sowohl in Bezug auf verstärkte örtliche Reaktionen wie auch SAR besser verträglich, sie können jedoch nicht zur Schnellhyposensibilisierung verwendet werden [26, 40]. Ist ein rascher Wirkungseintritt der Insektengifthyposensibilisierung nötig, zum Beispiel weil die Insektenflugsaison bereits eingesetzt hat, so ist weiter die stationäre Schnellhyposensibilisierung mit einem wässrigen Präparat die Methode der ersten Wahl. Zu empfehlen ist dazu die stationär über 3 bis 4 Tage durchgeführte Schnellhyposensibilisierung.

In letzter Zeit werden zunehmend noch schnellere Dosissteigerungsprotokolle propagiert: bei einer Ultra-Rush-Behandlung wird die Erhaltungsdosis bereits innerhalb weniger Stunden oder maximal zweier Tage erreicht. Solche Protokolle können bei Wespengiftallergie angewandt werden. Die Behandlung von bienengiftallergischen Patienten nach einem Ultra-Rush-Protokoll erscheint demgegenüber nicht günstig, da ein höheres Risiko systemischer Nebenwirkungen besteht [41].

Eine Begleitbehandlung mit Antihistaminika kann die Häufigkeit von verstärkten örtlichen Reaktionen wie auch von systemischen Reaktionen während der Dosissteigerung vermindern 65, 37]. Allerdings ist nicht davon auszugehen, dass schwerere anaphylaktische Reaktionen dadurch verhindert werden können.

Offensichtlich ist nicht zu befürchten, dass Antihistaminika die Wirkung der Hyposensibilisierung beeinträchtigen könnten, vielmehr scheinen sie die Wirksamkeit eher zu verbessern [30]. Formale Studien, die den positiven Effekt einer Antihistaminika-Begleitmedikation auf die Wirksamkeit einer Hyposensibilisierung eindeutig belegen, liegen allerdings noch nicht vor.

Die Erhaltungstherapie erfolgt ambulant mit schließlich alle 4 (wässrige Zubereitungen) vorgenommenen Injektionen, ab dem zweiten Jahre sind Intervalle von bis zu 8 Wochen (adsorbierte Zubereitungen) möglich. Nebenwirkungen sind vor allem örtliche Reaktionen an der Injektionsstelle sowie bei etwa 10–15% der Patienten systemische anaphylaktische Reaktionen, die in der überwiegenden Mehrzahl leicht verlaufen [27]. Mit systemischen Reaktionen ist vor allem in der Einleitungsphase zu rechnen. Kürzlich wurde gezeigt, dass bei Patienten mit erhöhter Serumtryptase ein erhöhtes Risiko für systemische Reaktionen auch im Rahmen der Erhaltungstherapie besteht.

Bisher existiert kein Haut- oder Labortest, mit dem die Wirksamkeit der Hyposensibilisierung überprüft werden kann. Ein Versagen der Therapie lässt sich nur am Wiederauftreten einer systemischen Reaktion bei erneutem Stich feststellen. Zur Therapiekontrolle ist daher ein in notfallmedizinischer Bereitschaft vorgenommener Stichprovokationstest mit einem lebenden Insekt die Methode der Wahl [38]. Bei solchen Tests zeigt sich, dass mit der üblichen Behandlungsdosis von 100 µg Gift etwa 90–90% [an Autorin: Zahlen überprüfen] der Patienten mit Bienengiftallergie und 95% der Patienten mit Wespengiftallergie geschützt sind [41]. Durch Erhöhung der Dosis auf 200 µg (gegebenenfalls auch höher) kann ein Therapieerfolg in nahezu 100 % erreicht werden [39].

Bei vielen Patienten kann die Hyposensibilisierung nach mindestens 3–5jähriger Dauer beendet werden, sofern sowohl die Erhaltungstherapie als auch ein erneuter Insektenstich ohne systemische anaphylaktische Reaktion vertragen wurden [4, 28]. Es kann davon ausgegangen werden, dass bei Beachtung dieser Empfehlungen die überwiegende Mehrzahl auch nach Beendigung der Therapie vor anaphylaktischen Stichreaktionen geschützt ist. Für eine Minderheit gilt das jedoch nicht und so müssen Patienten mit fortbestehender intensiver Insektenexposition oder mit anderen besonderen Risikofaktoren oft länger, manchmal lebenslang therapiert werden. Insbesondere für Patienten mit Mastozytose oder mit erhöhtem basalen Serumtryptasespiegel und für Patienten mit der Vorgeschichte sehr schwerer Stichreaktionen wird derzeit eine dauerhafte Behandlung empfohlen.

Patienten mit Bienen- oder Wespengiftanaphylaxie können durch Hyposensibilisierung fast immer vor weiteren Reaktionen geschützt werden. Keine andere akut lebensbedrohliche Erkrankung kann so zuverlässig und risikoarm behandelt werden.

Spezifische Immuntherapie (SIT) bei Asthma bronchiale

Rudolf M. Huber und R. Fischer

Die allergenspezifische Immuntherapie ist eine kausale Therapie der allergischen Rhinokonjunktivitis und von bestimmten Formen des allergischen Asthma bronchiale. Trotz Gemeinsamkeiten des immunologischen Entzündungsgeschehens ist der klinische Stellenwert der SIT beim exogen-allergischen Asthma bronchiale in pneumologischen Therapieempfehlungen kaum berücksichtigt.

Die Wirkung der SIT beruht unter anderem auf einer Verschiebung der allergenspezifischen Th2-Antwort in Richtung Th1 und einer Toleranzentwicklung unter Beteiligung regulatorischer T-Lymphozyten. Allerdings ist die Wirkungsweise im Detail noch nicht vollständig geklärt.

Für die allergische Rhinokonjunktivits liegt eine gute Datenlage zugunsten der SIT vor. Für eine positive Beurteilung der SIT beim allergischen Asthma bronchiale wird eine Minderung der Symptomatik und der antiobstruktiven und antiinflammatorischen Medikation um mindestens 30% in der aktiv durch SIT behandelten Gruppe gegenüber der mit Plazeboinjektionen behandelten Kontrollgruppe gefordert. Derartige Studien liegen für saisonale Allergene bei Sensibilisierung gegenüber Gräser-/Roggenpollen-

und Ragweed (Beifußblättriges Traubenkraut) vor. In einer Metaanalyse zeigte sich, dass die SIT bei Hausstaubmilben, Pollen und einigen Schimmelpilzen im Vergleich zu Plazebo signifikant (odds ratio <1 bei 95% Konfidenzintervall) die Asthmasymptome, den Medikamentenverbrauch, die spezifische und unspezifische BHR reduziert [1].

Zudem mehren sich die Hinweise, dass die SIT im Kindesalter der Entwicklung einer bronchialen Hyperreaktivität, der Sensibilisierungsrate und der Asthmainzidenz entgegenwirken kann.

Die allergische Rhinokonjunktivitis und das allergische Asthma gelten als relative Indikation für die SIT. Eine ausreichend hohe Allergendosis und die Qualität der Allergenextrakte sind neben der richtigen Indikationsstellung entscheidend für den Therapieerfolg.

Die subkutane SIT kann präsaisonal oder perennial (ganzjährig, auch während der Pollenflugsaison) durchgeführt werden. Sie darf nur von einem in dieser Therapieform erfahrenen Arzt durchgeführt werden. Nebenwirkungen und Kontraindikationen sind zu beachten.

Die mukosale Immuntherapie (orale oder sublinguale Applikationsform) hat derzeit keinen Stellenwert in der Asthmatherapie. Mit der subkutanen SIT lässt sich mittelfristig eine Kostenersparnis erzielen. Die Patienten-Compliance liegt teilweise deutlich höher als bei der konventionellen inhalativen Asthmatherapie.

Indikation zur spezifischen Immuntherapie

Nachweis einer IgE-vermittelten Sensibilisierung (mit Hauttest und*/oder** In-vitro-Diagnostik) und eindeutiger Zusammenhang mit klinischer Symptomatik (gegebenenfalls Provokationstestung)

Verfügbarkeit von standardisierten oder qualitativ hochwertigen Allergenextrakten

Wirksamkeitsnachweis der geplanten SIT für die jeweilige Indikation

Allergenkarenz nicht oder schwer möglich

* seltene Allergene oder diagnostisch unsichere Ergebnisse
** Diagnostik bei Kindern

Indikationen zur spezifischen Immuntherapie in Abhängigkeit zur vorliegenden Typ-I-Sensibilisierung

Insektengift, Pollen uneingeschränkt

Milben sofern Maßnahmen zur Milbenkarenz nicht ausreichend sind

Tierepithelien (Katze) in Ausnahmefällen, wenn Karenzmaßnahmen nicht ausreichend möglich sind

Schimmelpilze in seltenen Fällen, wenn gut charakterisierte Allergenextrakte (Alternaria, Cladosporium) verfügbar sind

---

Bei der Entscheidung zur SIT sind einige als relativ einzustufende Kontraindikationen zu berücksichtigen und die jeweiligen Fach- und Gebrauchsinformationen für die Präparate zur SIT zu beachten

Unzureichend behandeltes Asthma und/oder irreversible Atemwegsobstruktion, das heißt FEV_1 trotz adäquater Pharmakotherapie unter 70% Sollwert

Schwerwiegende kardiovaskuläre Erkrankung (außer bei Insektengiftallergie)

Behandlung mit Beta-Blockern (lokal, systemisch)

Behandlung mit ACE-Hemmern (bei Insektengiftallergie)

Schwere Erkrankung des Immunsystems (Autoimmunerkrankungen, Immundefizienzen)

Maligne Tumorerkrankung mit aktuellem Krankheitswert

Unzureichende Patienten-Compliance

Schwangerschaft für den Beginn einer SIT

Die Fortsetzung der SCIT bei lebensbedrohlicher Allergie durch Insektengift (Bienen, Wespen) und guter Verträglichkeit ist ratsam und bei Aeroallergenen möglich

Aus Sicherheitsgründen sollte die SCIT nicht während einer Schwangerschaft begonnen werden

Spezifische Immuntherapie bei der atopischen Dermatitis

Kristine Breuer

Die spezifische Immuntherapie (SIT) stellt ein gut etabliertes kausales Therapieprinzip zur Behandlung von Insektengiftallergien und respiratorischen allergischen Erkrankungen dar. Eine manifeste atopische Dermatitis gilt nach dem EAACI Positionspapier zur SIT als relative Kontraindikation für eine SIT [24], in den Fachinformationen für Allergenpräparate verschiedener Hersteller wird als potentielle Nebenwirkung die Exazerbation einer atopischen Dermatitis genannt.

Bislang existiert noch kein kausales Therapieprinzip zur Behandlung der atopischen Dermatitis. Im Rahmen der symptomatischen Therapie kommt insbesondere der Meidung bekannter Schubfaktoren und einer stadienadaptierten Lokaltherapie Bedeutung zu. Bei 60–80% aller Patienten mit atopischer Dermatitis sind Sensibilisierungen gegenüber Aeroallergenen oder Nahrungsmittelallergenen nachweisbar. Eine Sensibilisierung gegenüber Hausstaubmilbenallergenen ist bei Patienten mit dieser extrinsischen Variante der atopischen Dermatitis häufig [42]. Ekzematöse Reaktionen werden bei vielen dieser Patienten durch eine epikutane Applikation von Aeroallergenen (Atopie-Patch-Test) ausgelöst. Aeroallergene können bei der atopischen Dermatitis die gestörte epidermale Barriere penetrieren und werden von spezifischen IgE-Antikörpern auf der Oberfläche von Langerhans-Zellen gebunden, welche das Allergen spezifischen T-Lymphozyten präsentieren. In der Folge kommt es zu einer spezifischen T-Zell-Aktivierung und zu den typischen klinischen Charakteristika des Ekzems.

Bislang konnte nicht bestätigt werden, dass eine SIT die allergeninduzierte zellvermittelte Immunantwort bei der atopischen Dermatitis verstärkt. Die publizierten Untersuchungen zur SIT bei Patienten mit atopischer Dermatitis sind zumeist kleinere offene Studien, Einzelfalldarstellungen oder Studien, welche auf nicht-etablierten Protokollen zur SIT basieren. So wurden in einer doppelblinden Plazebokontrollierten Studie 24 Patienten mit atopischer Dermatitis und einer Sensibilisierung gegenüber Hausstaubmilben über ein Jahr mit Allergen-Antikörper-Komplexen oder Plazebo intradermal behandelt [22]. Hier kam es innerhalb von 4 Monaten im Verumarm zu einer signifikanten Reduktion des klinischen Scores. Eine 2005 publizierte Übersicht fasst mehrere kleinere kontrollierte Untersuchungen zusammen, in denen die Hyposensibilisierung immerhin in sechs von neun Studien das Ekzem positiv beeinflusst hat [10].

Neue Erkenntnisse haben in jüngster Zeit zwei deutsche Studien erbracht. Insgesamt 45 Patienten mit atopischer Dermatitis und einer Sensibilisierung gegenüber Hausstaubmilben erhielten randomisiert und doppelblind ein Jahr lang entweder eine orale Immuntherapie mit einem Milbenextrakt oder Plazebotropfen. Die Wirksamkeit der oralen Immuntherapie lag hier auf Plazeboniveau, immerhin führte die orale Immuntherapie nicht zu einer Exazerbation des Ekzems [11].

In einer doppelblinden Plazebo-kontrollierten, randomisierten Multicenterstudie wurde die dosisabhängige Effektivität einer subkutanen spezifischen Immuntherapie bei erwachsenen Patienten zwischen 18 und 55 Jahren mit schwerer, chronischer atopischer Dermatitis (SCORAD $\geq$ 40 Punkte) und einer Sensibilisierung gegenüber Hausstaubmilbenallergenen (CAP RAST FEIA $\geq$ Klasse 3) untersucht [43]. Die Patienten wurden mit ALK-depot SQ Milbenmischung mit Erhaltungsdosen von 20 (Aktivplazebo), 2000 oder 20000 SQ-E (*Dermatophagoides pteronissinus/farinae*, ALK-SCHERAX, Hamburg) in wöchentlichen Intervallen über ein Jahr behandelt. Der Hautzustand (SCORAD) wurde durch einen verblindeten Beobachter beurteilt, der keine Informationen bezüglich der applizierten Allergendosis hatte. Der SCORAD wurde vor Gabe der ersten Injektion sowie nach 2, 4, 6, 9 und 12 Monaten erhoben. Parallel wurde der Medikamentenverbrauch dokumentiert.

79 Patienten, die über mindestens zwei Monate behandelt worden waren, konnten in die Auswertung der Daten einbezogen werden (intention-to-treat). Der SCORAD fiel in allen drei Gruppen vom Behandlungsbeginn bis zum Ende der Studie (Mittelwert der beiden letzten Kontrollen, in der Regel der Monate 9 und 12) ab. Es wurde hier eine signifikante Dosisabhängigkeit beobachtet. So betrug die Differenz des SCORAD vor und nach Behandlung in den Dosisgruppen 20, 2000 und 20000 SQ-E 10,0, 16,9 und 19,0 Punkte (p = 0,04, Jonckheere-Terpstra-Test). Nach Ende der Therapie war der SCORAD in den beiden höheren Dosisgruppen signifikant niedriger als in der Aktivplazebo-Gruppe (p = 0,04, U-Test). Auch der Kortikosteroidverbrauch war mit steigender Dosis signifikant geringer (p = 0,0007, Mantel-Haenszel-χ^2-Test). Die abschließende Beurteilung des Therapieerfolges durch den Arzt und den Patienten nach Beendigung der Therapie bestätigte den besseren Hautzustand der mit höheren Dosen be-

handelten Patienten. Milde systemische Reaktionen wurden nach weniger als 1% aller Injektionen beobachtet.

Zur Zeit wird in einer Folgestudie mit einem klassischen Injektionsschema untersucht, ob die Ergebnisse mit in der Praxis üblichen Allergenkonzentrationen reproduziert oder optimiert werden können. Die aktuelle Evidenz reicht daher zur Zeit noch nicht aus, um eine klare Empfehlung für die alleinige Indikation atopische Dermatitis abzugeben. Eine Verstärkung des Ekzems durch eine SIT mit Hausstaubmilbenextrakt bei Patienten mit atopischer Dermatitis konnte zumindest nicht nachgewiesen werden. Bei individueller Indikationsstellung kann bei der Symptomkonstellation *allergische Rhinokonjunktivitis plus atopische Dermatitis* ein Einsatz der SIT schon jetzt erfolgen.

Sublinguale Immuntherapie (SLIT): Stellenwert und neue Entwicklungen

Jörg Kleine-Tebbe

Einleitung

Neue Produkte und Applikationsformen erweitern zunehmend die Möglichkeiten zur SIT. Besonderes Interesse besteht an der SLIT, die in einigen europäischen Ländern neben der traditionellen subkutanen Behandlung Einzug in die allergologische Praxis gehalten hat. Zunächst in kleineren, zum Teil methodisch schwachen und vorwiegend südeuropäischen Studien geprüft, existieren mittlerweile zahlreiche und umfangreiche Untersuchungen zur Wirksamkeit und Sicherheit der SLIT, die eine bessere Bewertung der Datenlage [8, 23] und ihres Stellenwertes für die allergologische Praxis gestatten.

Indikationen für die SLIT

Gemäß einer von den drei deutschen allergologischen Fachgesellschaften aktualisierten Leitlinie zur SIT [17] bestehen die in Textkasten 1 aufgeführten Indikationen für eine sublinguale Applikation. Die zentrale Indikation (A) entspricht den Voraussetzungen, die auch für die SCIT gelten: Für beide Applikationsformen werden identische diagnostische Schritte gefordert. Auch die Anforderungen an die Allergenextrakte (B) und ihre Wirksamkeit (C) sind in gleicher Form sowohl von der SLIT wie für die SCIT zu erfüllen. Dabei existieren erhebliche Unterschiede zwischen den Extrakten verschiedener Hersteller (Allergenzusammensetzung, Allergendosis, Dosierungsschemata, Galenik). Die verfügbaren Allergenextrakte sollten daher kritisch anhand der zugehörigen Studien im Hinblick auf ihre Tauglichkeit bewertet werden, da sich die Ergebnisse mit spezifischen Präparaten zur sublingualen Applikation keinesfalls auf sämtliche SLIT-Extrakte übertragen lassen 21. Diese Form der produktspezifischen Bewertung der Allergenpräparate setzt sich sowohl für die Extrakte zur SCIT als auch zur SLIT immer mehr durch und sollte unbedingt bei der individuellen Auswahl der Präparate zur SIT berücksichtigt werden.

Klinische Bedingungen bei der Entscheidung zur SLIT

Gemäß Leitlinienempfehlung [17] kann die SLIT durchaus bei Erwachsenen mit Pollenallergie eingesetzt werden, besonders wenn eine SCIT nicht in Frage kommt (zum Beispiel systemische Reaktion nach SCIT, Ablehnen der Injektionen). Immunologischer Wirkmechanismus, Langzeiteffekte und Vorbeugung von Asthma oder Neusensibilisierungen sind allerdings bei der SLIT bisher weniger gut als bei der SCIT untersucht [16]. Bei Hausstaubmilbenallergie oder beim allergischen Asthma bronchiale stellt die SLIT aufgrund der schwächeren Datenlage keinen Ersatz für eine SCIT dar. Aus dem gleichen Grund sollten Kinder nicht routinemäßig mit einer SLIT behandelt werden (D). Aufgrund einer positiven Studienbewertung [34] wird dies in anderen europäischen Ländern jedoch großzügiger gehandhabt. Mittlerweile beruhen der Hauptumsatz in Frankreich und Italien auf Extrakten zur SLIT, wahrscheinlich ebenfalls das Ergebnis einer positiven Studieninterpretation der vorliegenden Daten zur SLIT [7].

Fertigarzneimittel oder Individualrezeptur

Sofern es das Sensibilisierungsspektrum des Patienten erlaubt, sollten zugelassene Fertigarzneimittel zukünftig nicht nur bei der SCIT sondern auch zur SLIT bevorzugt eingesetzt werden. Allerdings verfügen derzeit nur wenige SLIT-Präparate über eine Zulassung beim Paul-Ehrlich-Institut (komplette Liste unter www.pei.de/nn_433320/DE/arzneimittel/allergene/therapieallergene/therapieallergene-node.html), deren Wirksamkeit und Sicherheit überzeugend demonstriert worden ist (beispielsweise SLIT-Baumpollenextrakte der Firma Stallergénes).

Kontraindikationen für die SLIT

Bei der SLIT sind die in Textkasten 2 dargestellten Kontraindikationen zu berücksichtigen. Schwere Formen eines Asthma (Schwergrad III und IV) werden sowohl bei der SCIT als auch bei der SLIT als Kontraindikation aufgeführt (E). Wahrscheinlich profitieren diese Patienten nicht von einer SLIT, sondern stellen möglicherweise Risikokandidaten für unerwünschte Reaktionen (zum Beispiel Bronchialobstruktion) dar. Obwohl keine Daten dazu vorliegen, werden aus Vorsichtsgründen die Kontraindikationen aufgrund immunologischer (F) oder neoplastischer Erkrankungen (G) bei der SLIT ebenso gehandhabt wie bei der SCIT.

Compliance und Patientenführung

Schließlich ist eine gute Compliance (H) des Patienten eine zentrale Voraussetzung für die Durchführung einer SLIT, da der Arzt die häusliche Anwendung nicht überwachen kann. Es bleibt offen, inwieweit bei einer SLIT eine ähnliche engmaschige Betreuung der allergischen Patienten wie bei SCIT möglich ist, bei der die Patienten mindestens einmal pro Monat zur Injektion erscheinen und der Verlauf der allergischen Erkrankung auf diesem Wege problemlos verfolgt werden kann. Eine enge Anbindung der mit einer SLIT behandelten Patienten und eine regelmäßige Rückkopplung im Verlauf der Therapie, auch in den beschwerdefreien Intervallen, wären wünschenswert. Wahrscheinlich bedarf es dazu ähnlicher Vereinbarungen und ausreichend häufiger Konsultationen wie bei der Betreuung von Patienten mit anderen chronischen Erkrankungen (atopisches Ekzem/Dermatitis-Syndrom, Asthma bronchiale).

Medikamente bei einer geplanten SLIT

ACE-Hemmer gelten nicht prinzipiell und die lokale oder systemische Anwendung von Beta-Blockern nur bei der SCIT als Kontraindikation. Bisher existieren weder Daten aus kontrollierten Studien noch anekdotische Berichte zur Verträglichkeit bei Anwendung dieser Medikamente im Rahmen einer SLIT, sodass aus der Sicht der allergologischen Fachgesellschaften keine Einschränkungen bestehen [17].

In begründeten Fällen kann sowohl eine SLIT wie eine SCIT trotz Kontraindikation(en) durchgeführt werden. Es wird dabei nicht in absolute und relative Kontraindikationen unterschieden. Einerseits ist der verantwortliche Arzt dadurch verpflichtet, Nutzen und Risiken im Einzelfall sorgfältig miteinander abzuwägen, einerseits lässt diese Regelung mehr therapeutische Freiheit zu und gestattet individuelle ärztliche Entscheidungen.

Zukünftige Entwicklungen bei der SLIT

Die sublinguale Applikation von Allergentabletten zeigt neue Wege zur erfolgreichen Behandlung allergischer Patienten auf. Kontrollierte Studien zur Do-

Textkasten 1: Indikationen zur SLIT mit Allergenen (1) mit Beispiel zur praktischen Anwendung

	Indikationen zur SLIT (1)	Beispiel 28jähriger Patient
A	Nachweis einer IgE-vermittelten Sensibilisierung (mit Hauttest und*/oder** In-vitro-Diagnostik) und eindeutiger Zusammenhang mit klinischen Symptomen einer allergischen Rhinokonjunktivitis durch Pollenallergene (gegebenenfalls Provokationstestung), deren Behandlung mit einer SCIT nicht in Frage kommt.	Mit saisonaler Rhinokonjunktivitis im Frühjahr und stark positivem Hauttest auf Birken-, Hasel- und Erlenpollen, der aufgrund einer »erfolglosen SCIT« in der Kindheit erneute Injektionen ablehnt.
B	Verfügbarkeit von standardisierten, qualitativ hochwertigen und hochdosierten Allergenextrakten	zum Beispiel Baum- oder Birkenpollenextrakt
C	Wirksamkeitsnachweis der geplanten SLIT für die jeweilige Indikation	Für Baumpollenallergie gezeigt
D	Alter der Patienten vorzugsweise ≥18 Jahre***	Ja

* und bezieht sich auf seltene Allergene beziehungsweise diagnostisch unsichere Ergebnisse
** oder bezieht sich auf Bedingungen, die keinen Hauttest zulassen
*** bessere Studienlage für Erwachsene als für Kinder und Jugendliche

Textkasten 2: Kontraindikationen[1] zur SLIT mit Allergenen (1) mit Beispielen

	Kontraindikationen* zur SLIT (1)	Beispiel 58jähriger Patient
E	Unzureichend behandeltes Asthma und/oder irreversible Atemwegsobstruktion, das heißt FEV_1 trotz adäquater Pharmakotherapie unter 70% Sollwert	Seit >20 Jahren (gemischtförmiges) Asthma, ursprünglich durch Katzenallergie, mehrmals wöchentlich Symptome trotz Anwendung von ICS[2] + LABA[2]
F	Schwere Autoimmunerkrankungen, Immundefizienzen	Patient mit systemischem Lupus erythematodes unter immunsuppresiver Therapie
G	Maligne neoplastische Erkrankung mit aktuellem Krankheitswert	Patient mit aktuellem Karzinom
H	Unzureichende Compliance	Patient vergisst bei fehlenden Symptomen grundsätzlich Medikamente anzuwenden

[1] in begründeten Einzelfällen ist auch bei Vorliegen der genannten Kontraindikationen eine spezifische Immuntherapie möglich
[2] Abkürzungen: ICS=inhalative Kortikosteroide, LABA=langwirksame $Beta_2$-Mimetika

sisfindung, Sicherheit [18, 19] und Wirksamkeit mit Graspollenallergen-haltigen Tabletten sind mittlerweile abgeschlossen worden. Die Ergebnisse von europäischen Wirksamkeits-Studien mit mehreren Hundert Patienten, von 2 verschiedenen Allergenherstellern (ALK-Abéllo, Dänemark; Stallergenes, Frankreich) vorgelegt [9, 12], belegen bei allergischer Rhinokonjunktivitis durch Gräserpollen eine Reduktion der Symptome und des Medikamentenverbrauchs von >30% gegenüber Plazebo. Sowohl Langzeituntersuchungen, Studien mit Kindern, Präventionsstudien zur Beeinflussung des Etagenwechsels und Reduktion der Neusensibilisierungen sind geplant und werden die ausstehenden Fragen zur SLIT in den nächsten Jahren beanworten helfen. Aufgrund der relativ guten Verträglichkeit (keine schwerwiegenden unerwünschten Reaktionen wie bei der SCIT) und der umfangreichen klinischen Dokumentation erscheint der Ansatz dieser neuen Präparate, die auch für andere Allergenquellen entwickelt werden sollen, durchaus vielversprechend für die zukünftige Therapie mit Allergenen.

Literatur

1. Abramson M, Puy R, Weiner J (1999) Immunotherapy in asthma: an updated systematic review. Allergy 54: 1022–1041
2. Bekanntmachung der Neufassung der Allgemeinen Verwaltungsvorschrift zur Anwendung der Arzneimittelprüfrichtlinie vom 17.10.2004
3. Bilo BM, Ruëff F, Mosbech H et al. (2005) EAACI Interest Group on Insect Venom Hypersensitivity. Diagnosis of Hymenoptera venom allergy. Allergy 60: 1339–1349
4. Bonifazi F, Jutel M, Bilo BM et al. (2005) EAACI Interest Group on Insect Venom Hypersensitivity. Prevention and treatment of hymenoptera venom allergy: guidelines for clinical practice. Allergy 60: 1459–1470
5. Bousquet J, Lockey RF, Malling HJ (1998) WHO position paper. Allergen immunotherapy: therapeutic vaccines for allergic diseases. Allergy 53 (Suppl 44): 1–42
6. Brockow K, Kiehn M, Riethmuller C et al. (1997) Efficacy of antihistamine pretreatment in the prevention of adverse reactions to Hymenoptera immunotherapy: a prospective, randomized, placebo-controlled trial. J Allergy Clin Immunol 100: 458–463
7. Canonica GW, Passalacqua G (2006) Sublingual immunotherapy in the treatment of adult allergic rhinitis patients. Allergy 61 (Suppl 81): 20–23
8. Cox LS, Linnemann DL, Nolte H et al. (2006) Sublingual immunotherapy: a comprehensive review. J Allergy Clin Immunol 117: 1021–1035
9. Dahl R, Kapp A, Colombo G et al. (2006) Efficacy and safety of sublingual immunotherapy with grass allergen tablets for seasonal allergic rhinoconjunctivitis. J Allergy Clin Immunol 118: 434–440
10. Darsow U et al. (2005) Spezifische Hyposensibilisierung bei atopischem Ekzem. Allergologie 28:53–61
11. Darsow U et al. (2004) Spezifische Immuntherapie (Hyposensibilisierung) beim atopischen Ekzem. Allergo J 13: S22–S23
12. Didier A, Melac M, Combebias A, André C (2006) Efficacy and safety of sublingual immunotherapy (SLIT) tablets in patients with grass pollen rhinoconjunctivitis. Abstractbook: XXV Congress of the EAACI Vienna 2006 (ISBN 3-9810999-0-7): 384 (Abstrakt-Nr. 1400)
13. Europäisches Arzneibuch, Deutscher Apotheker Verlag, Stuttgart
14. Gillissen A, Bergmann KC, Kleine-Tebbe J et al. (2003) Specific immunotherapy in allergic asthma. Dtsch Med Wochenschr 128: 204–209
15. Golden DB, Kagey-Sobotka A, Norman PS et al. (2001) Insect sting allergy with negative venom skin test responses. J Allergy Clin Immunol 107: 897–901
16. Kleine-Tebbe J, Bergmann K-C, Bufe A et al. (2004) Aktueller Stellenwert der sublingualen Immuntherapie bei allergischen Krankheiten. Allergo J 13: 430–434
17. Kleine-Tebbe J, Bergmann K-C, Friedrichs F et al. (2006) Die spezifische Immuntherapie (Hyposensibilisierung) bei IgE-vermittelten allergischen Erkrankungen. Allergo J 15: 56–74 und Pädiat Allergol 1: 12–25

18. Kleine-Tebbe J, Ribel M, Herold DA (2006) Safety of a SQ-standardised grass allergen tablet for sublingual immunotherapy: a randomized, placebo-controlled trial. Allergy 61: 181–184
19. Larsen TH, Poulsen LK, Melac M et al. (2006) Safety and tolerability of grass pollen tablets in sublingual immunotherapy – a phase-1 study. Allergy (in press, doi:10.1111/j.1398-9995.2006.01203.x)
20. Kleine-Tebbe J (2006) [Autor: Titel fehlt] Allergo J 15: 56–74 (S2-Leitlinie)
21. Kleine-Tebbe J (2007) Is there a bright future for sublingual SIT? Contra position. In: Löwer J, Vieths S (eds) 11th International Paul-Ehrlich-Seminar 2005. Bad Homburg: Sperlich, Frankfurt (im Druck)
22. Leroy BP, Boden G, Lachapell JM et al. (1993) A novel therapy for atopic dermatitis with allergen-antibody complexes: A double-blind, placebo-controlled study. J Am Acad Dermatol 28:232–239
23. Malling HJ (2006) Sublingual immunotherapy: efficacy–methodology and outcome of clinical trials. Allergy 61 Suppl 81: 24–28
24. Malling HJ, Weeke B (1993) Immunotherapy. Position paper of the European Academy of Allergy and Clinical Immunology. Allergy 48 (Suppl 14): S9–S35
25. Malling HJ, Weeke B (1993) EAACI Immunotherapy position paper, Allergy 48 (Suppl 14): 9–45
26. Mosbech H, Malling H-J, Biering I et al. (1986) Immunotherapy with yellow jacket venom. Allergy; 41: 95–103
27. Mosbech H, Müller U (2000) Side-effects of insect venom immunotherapy: results from an EAACI multicenter study. European Academy of Allergology and Clinical Immunology. Allergy 55:1005–1010
28. Müller U, Mosbech H (1993) Position Paper: Immunotherapy with Hymenoptera venoms. Allergy (Suppl 14) 48: 37–46
29. Müller U, Mosbech H, Aberer W et al. (1995) EAACI Position paper: Adrenaline for emergency kits. Allergy 50: 783–787
30. Müller U, Hari Y, Berchtold E (2001) Premedication with antihistamines may enhance efficacy of specific-allergen immunotherapy. J Allergy Clin Immunol 107: 81–86
31. Note for Guidance on Allergen Products, CPMP/BWP/243/96
32. Note for Guidance on Preclinical Pharmacological and Toxicological Testing of Vaccines, CPMP/SWP/465/95
33. Note for Guidance on General Considerations for Clinical Trials, CPMP/ICH/291/95
34. Pham-Thi N, de Blic J, Scheinmann P (2006) Sublingual immunotherapy in the treatment of children. Allergy 61 (Suppl) 81: 7–10
35. Przybilla B, Müller U, Jarisch R, Ruëff F (2004) Erhöhte basale Serumtryptasekonzentration oder Mastozytose als Risikofaktor der Hymenopterengiftallergie. Leitlinie der Deutschen Gesellschaft für Allergologie und klinische Immunologie. Allergo J 13: 440–442
36. Przybilla B, Ruëff F, Fuchs T et al. (2004) Insektengiftallergie. Leitlinie der Deutschen Gesellschaft für Allergologie und klinische Immunologie. Allergo J 13: 186–190
37. Reimers A, Hari Y, Müller U (2000) Reduction of side-effects from ultrarush immunotherapy with honeybee venom by pretreatment with fexofenadine: a double-blind, placebo-controlled trial. Allergy 55: 484–488
38. Ruëff F, Przybilla B, Müller U, Mosbech H (1996) The sting challenge test in Hymenoptera venom allergy. Allergy 51: 216–225
39. Ruëff F, Wenderoth A, Przybilla B (2001) Patients still reacting to a sting challenge while receiving Hymenoptera venom immunotherapy are protected by increased venom doses. J Allergy Clin Immunol 108: 1027–1032
40. Ruëff F, Wolf H, Schnitker J et al. (2004) Specific immunotherapy in honeybee venom allergy: A comparative study using aqueous and aluminium hydroxide adsorbed preparations. Allergy 59: 589–595
41. Ruëff F, Przybilla B (2005) Nebenwirkungen und Erfolg der Insektengifthyposensibilisierung. Allergo J 14: 560–568
42. Werfel T, Aberer W, Bieber T et al. (2003) Atopische Dermatitis. Leitlinie der Deutschen Dermatologischen Gesellschaft. JDDG 1: 586–592
42. Werfel T, Breuer K, Ruëff F et al. (2006) Usefulness of specific immunotherapy in patients with atopic dermatitis and allergic sensitization to house dust mites: a multi-centre, randomized, dose-response study. Allergy 61: 202–205

Kinderdermatologie

Regina Fölster-Holst, Gerd Wolf, Christina Schnopp, Joachim Poetsch und Wolfgang Pfützner

Die pädiatrische Dermatologie hat sich, ausgewiesen durch Spezialambulanzen, Fachgesellschaften, Fachbücher, Kongresse, Fortbildungsveranstaltungen und der 1992 in Berlin gegründeten Arbeitsgemeinschaft für Pädiatrische Dermatologie in der DDG, als Spezialgebiet etabliert und bewährt. Im Kurs Kinderdermatologie wurden die Besonderheiten der topischen Pharmakotherapie des kindlichen atopischen Ekzems, Off-Label-Verordnungen in der pädiatrischen Dermatologie anhand von Beispielen aus dem Praxisalltag und aus juristischer Sicht sowie das Auftreten knotiger Hautveränderungen am Kopf bei Kindern hinsichtlich Differenzialdiagnosen und therapeutischer Maßnahmen fokussiert.

Geeignete Rezepturen bei Kindern mit atopischem Ekzem

Bei der Verordnung von Individualrezepturen für Kinder sind neben Unterschieden zwischen kindlicher und Erwachsenenhaut in Physiologie und Pathophysiologie auch die Kompatibilitäten der Wirkstoffe untereinander und mit Hilfsstoffen (wie zum Beispiel Konservierungsmitteln) zu beachten, wie Herr Dr. Wolf, Fachapotheker für Offizinpharmazie, ausführte. Ebenso ist der Einsatz von Substanzen irritierender (zum Beispiel Harnstoff > 4% im frühen Kindesalter), toxischer (zum Beispiel > 3% Salizylsäure im frühen Kindesalter) oder sensibilisierender Potenz zu meiden. Aufgabe des Apothekers ist es laut den Richtlinien der Bundesapothekerkammer, die vorgelegte Rezeptur auf ihre Plausibilität hin zu überprüfen. Dabei muss das Konzept in der Verordnung unmissverständlich erkennbar sein.

Die oberen Richtkonzentrationen für Wirkstoffe, so wie sie im NRF (Neues Rezeptur Formularium) in der Tabelle I.6.-1 angegeben sind, dürfen nicht überschritten werden, bedenkliche oder obsolete Vertreter nicht vorhanden sein. Sollten zwei und mehr Wirkstoffe in einer Individual-Rezeptur verordnet werden, so müssen sie miteinander kompatibel sein. Desgleichen dürfen Wirkstoffe nicht mit Hilfsstoffen in Vehikel-Systemen, zum Beispiel auch mit Konservierungsstoffen und Hilfsstoffen untereinander reagieren. Darüber hinaus muss die Stabilität, das heißt die galenische und die mikrobielle Stabilität mindestens für den Zeitraum der Anwendung gewährleistet sein.

Da die Kinderhaut besonders empfindlich und penetrationsfreudig ist, sollte man an die in Individual-Rezepturen eingesetzten Grundlagen besondere, das heißt höhere Anforderungen stellen. Wollwachs und Wollwachsalkohole gelten nach wie vor als Allergene und sind zudem pestizidbelastet. Es empfiehlt sich daher, für Kinder ausschließlich wollwachsfreie, Wasser aufnehmende Salben vom W/O-Typ beziehungsweise W/O-Absorptionssalben und lipophile Cremes oder W/O-Cremes einzusetzen. Offizinelle Vertreter sind sowohl im DAC als auch im NRF vorhanden (Tabelle 1a). Ein weiterer Hilfsstoff wie der Cetylstearylalkohol, allseits beliebter lipophiler Konsistenzgeber in lipophilen und hydrophilen Cremes, hat in den vergangenen Jahren zunehmend zu Sensibilisierungen geführt, so dass inzwischen viele Dermatika-Hersteller auf diesen Umstand in ihren Beipackzetteln hinweisen und gleichzeitig von einer Anwendung des jeweiligen Produkts abraten. Um auch dieses Risiko zu umgehen, sollten bewusst nur solche Grundlagen-Systeme bei Kindern eingesetzt werden, die diesen Hilfsstoff nicht enthalten. Hier bieten sich zum einen die beiden in Tabelle 1a genannten Grundlagen aus dem W/O-Bereich und zum anderen aus dem hydrophilen Creme-Bereich die in Tabelle 1b vorgestellte offizinelle Formulierung an.

Auch im Bereich der hydrophoben Salben sollten nur solche Vertreter zum Einsatz kommen, die besonders hautaffin sind. Hier dürfte den Lipo-Gelen mit pflanzlichen Ölen, in denen keine Kohlenwasserstoffe vorkommen, der Vorzug gegeben werden. Dies gilt in gleicher Weise auch für den Vehikel-Typ der Pasten.

Tabelle 1a. Wollwachsfreie Grundlagen

Emulgierendes hydrophobes Basisgel	DAC
Triglyceroldiisostearat	10,0 g
Isopropylpalmitat	8,0 g
Hydrophobes Basisgel DAC	82,0 g
Fettgehalt	90%
Wassergehalt	0%
Vehikeltyp	Wasser aufnehmende Salbe vom W/O-Typ beziehungsweise W/O-Absorptionssalbe

Hydrophobe Basiscreme	DAC (NRF 11.104.)
Triglyceroldiisostearat	3,0 g
Isopropylpalmitat	2,7 g
Hydrophobes Basisgel DAC	24,6 g
Kaliumsorbat	0,14 g
Wasserfreie Citronensäure	0,07 g
Magnesiumsulfat-Heptahydrat	0,5 g
Glycerol 85%	5,0 g
Gereinigtes Wasser	ad 100,0 g
Fettgehalt	64,3%
Wassergehalt	0%
Vehikeltyp	Lipophile Creme beziehungsweise W/O-Creme

Tabelle 1b. Cetylstearylalkoholfreie Grundlage

Nichtionische Hydrophile Creme SR DAC (NRF S.26.) *	
2-Ethylhexyllauromyristat	10,0 g
Nichtionogene Emulgierende Alkohole	21,0 g
Glycerol 85%	5,0 g
Kaliumsorbat	0,07 g
Wasserfreie Citronensäure	0,14 g
Gereinigtes Wasser	ad 100,0 g

* Fettgehalt 10%; Wassergehalt 63,8%; Vehikeltyp: Nichtionische, hydrophile Creme beziehungsweise O/W-Creme

Es wäre wünschenswert, wenn alsbald in einer gemeinsamen Initiative Dermatologen, Pädiater und Apotheker Leitlinien für die Konzeption von Individual-Rezepturen speziell für hautkranke Kinder erarbeiten würden. Unter den hydrophilen Creme-Zubereitungen sollte dabei auch besondere Aufmerksamkeit neueren Entwicklungen auf dem Gebiet der so genannten Zuckertenside geschenkt werden, weil sie als besonders hautfreundliche Emulgatoren vom O/W-Typ gelten. Diese sind bereits seit einiger Zeit zusammen mit den klassischen polyethylenglykol- oder macrogolhaltigen Emulgatoren in Körperpflege-Produkten bekannter Marken-Hersteller zu finden.

Praktische Beispiele für Off-Label-Verordnungen in der pädiatrischen Dermatologie

Strenge Ethik- und Zulassungsrichtlinien sind damit verbunden, dass viele Pharmaka auf dem Markt nicht an Kindern getestet wurden und somit aufgrund fehlender Erfahrungen nicht zur Behandlung für Kinder zugelassen sind. Ein *Off-Label-Use* von Medikamenten kann bei drei unterschiedlichen Konstellationen in der Kinderdermatologie in Frage kommen:

1. Der Wirkstoff ist für die Erkrankung zugelassen, nicht aber für Altersgruppe (zum Beispiel Terbinafin, Itraconazol für die Behandlung der Tinea capitis, Calcineurininhibitoren zur Behandlung des atopischen Wangenekzems bei Kindern<2 Jahre).
2. Der Wirkstoff ist für die Altersgruppe zugelassen, nicht aber zur Behandlung der Erkrankung (zum Beispiel Fluconazol zur Behandlung von Dermatophyteninfektionen, Tacrolimus zur Behandlung der kindlichen Vitiligo).
3. Der Wirkstoff ist weder für die Altersgruppe noch für die Erkrankung zugelassen (zum Beispiel Imiquimod zur Behandlung therapieresistenter periungualer oder planer juveniler Warzen).

Frau Dr. Schnopp aus der Klinik und Poliklinik für Dermatologie und Allergologie der Technischen Universität München stellte einige typische Beispiele vor, die uns bei der täglichen Betreuung von hautkranken Kindern vor die Probleme einer Off-Label-Verordnung stellen. Der Befall des behaarten Kopfes mit Dermatophyten kommt praktisch nur bei Kindern und Immunsupprimierten vor. Eine sichere Heilung der Tinea capitis ist nur durch eine systemische Therapie möglich, diese sollte jedoch immer mit einer topischen Behandlung (antimykotische Creme plus Shampoo zur Haarwäsche) kombiniert werden, um die Kontagiosität zu reduzieren. Zur systemischen

Tabelle 2. Therapie der Tinea capitis

Systemisch	Griseofulvin	Fluconazol	Itraconazol	Terbinafin
Zulassung	Ab Säuglingsalter	Ab Säuglingsalter	Ab 18. Lebensjahr	Ab 18. Lebensjahr Österreich und Schweiz: Kinder
Indikation	Tinea	Candida-Infektionen	Tinea	Tinea
Dosierung	(10)–20 mg/kg KG/Tag	3–5 mg/kg KG/Tag	5 mg/kg KG/Tag	<20 kg: 62,5 mg/Tag >20 kg: 125 mg/Tag >40 kg: 250 mg/Tag
Dauer	6–12 Wochen		4–8 Wochen	
+ Topisch	Azole	Ciclopiroxolamin, Povidon Iod, Selen		Terbinafin

Tabelle 3. Spezifische Therapie der Psoriasis

Dithranol (lange erscheinungsfreie Intervalle, keine Langzeitnebenwirkungen)
z. B.
- Micanol®-Creme 1% oder 3%
- Dithranol-Macrogolsalbe 0,25/0,5/1 oder 2% (NRF 11.53.)
- Abwaschbares Dithranol-Öl 0,25% mit Salizylsäure 2% (NRF 11.115.)
- Dithranol 0,125 bis 2,0
  Acid. Sal. 2,0
  Excipial Fettcreme ad 100,0

Liquor carbonis detergens ab 12 J.
z. B. LCD-Vaselin 5/10% (NRF 11.87.), Hydrophile LCD-Creme 5/10% (NRF 11.86.)
(Teer Linola® fett, Berniter® Kopfhautgel, Tarmed®)

Viramin D3 Analoga (bis 30% der KO, cave Hyperkalziämie)

Calcipotriol	Daivonex®, Psorcutan®	ab 6 J.	N1(30 g)	31,83 €
Calcitriol	Silkis®	ab 18 J.	N1(30 g)	28,95 €
Tacalcitol	Curatoderm®	ab 12 J.	N1(20 g)	25,24 €

Topische Retinoide (bis 10% der KO)

Tazaroten	Zorac® 0,05% Gel	ab 18 J.	N1(15 g)	21,96 €

Therapie im Kindesalter zugelassen ist ausschließlich Griseofulvin in einer Dosierung von 10–20 mg/kgKG/die, die Therapiedauer beträgt 6–10 Wochen. In mehreren Studien konnten sowohl für Terbinafin als auch für Itraconazol vergleichbare oder bessere klinische und mykologische Heilungsraten bei kürzerer Therapiedauer und geringeren Nebenwirkungen gezeigt werden (Tabelle 2).

Die Indikation zur UV-Therapie der Vitiligo im Kindesalter ist – insbesondere angesichts der höheren Melanominzidenz bei Vitiligo – sehr streng zu stellen. Da zudem operative Verfahren meist nicht in Frage kommen, ist das therapeutische Spektrum zur Behandlung der kindlichen Vitiligo eingeschränkt. Es liegen zahlreiche Einzelberichte zur Therapie der Vitiligo mit Calcineurininhibitoren bei Kindern und Erwachsenen vor. In einer doppelblinden Seitenvergleichsstudie wurde die Überlegenheit von Tacrolimus 0,1% Salbe versus Clobetasolpropionat 0,05% Creme nach 2-monatiger Behandlung insbesondere im Gesicht gezeigt [1], so dass man diese Therapieoption in schwierigen Situationen diskutieren kann. Fraglich bleiben jedoch der Langzeiteffekt sowie das Photokarzinogeneserisiko.

Psoriatische Plaques im Gesicht sind im Gegensatz zu Erwachsenen bei Kindern bis zum Grundschulalter nichts ungewöhnliches, im Kleinkindalter ist zudem der Windelbereich häufig betroffen. Diese beiden Lokalisationen stellen eine besondere therapeutische Herausforderung dar. Betrachtet man die Optionen der spezifischen topischen Psoriasistherapie, die uns für Erwachsene zur Verfügung stehen, ist davon nur das Dithranol zur Therapie im Kindesalter zugelassen, vermutlich weil es aus einer Ära vor den formalen Zulassungsverfahren stammt und überwiegend in Individualrezeptur verwendet wird. Alle anderen Therapeutika haben altersabhängige Anwendungsbeschränkungen (Tabelle 3).

Phototherapeutische Verfahren wie Schmalspektrum-UVB, PUVA oder Photosoletherapie sollten bei Kindern aufgrund des erhöhten Photokarzinogeneserisikos kritisch betrachtet werden. Von den klassischen systemischen Antipsoriatika sind Methotrexat und Neotigason für Kinder zugelassen. In besonders schweren Fällen muss man immer wieder auf eine dieser Optionen zurückgreifen, am besten wohl in Form einer Rotationstherapie und engmaschiger Überwachung, um Nebenwirkungen zu minimieren.

Rechtliche Aspekte bei Off-Label-Verordnung in der pädiatrischen Dermatologie

Wie sich der betreuende Arzt in „Off-Label-Situationen" am besten verhält, wurde von Rechtsanwalt Herrn Poetsch, Medizinrechtler, thematisiert. Allgemein versteht man unter Off-Label-Use die Anwendung eines zugelassenen Arzneimittels außerhalb des genehmigten Zulassungsbereichs. Da auch nicht zugelassene Arzneimittel apothekenpflichtig sind, unterliegen sie grundsätzlich dem Leistungsanspruch gesetzlich Krankenversicherter nach § 31 Abs. 1 Satz 1 SGB V. Das Bundessozialgericht (BSG) hat jedoch in ständiger Rechtsprechung vielfach entschieden, dass grundsätzlich nur der zulassungskonforme Einsatz von Arzneimitteln in der gesetzlichen Krankenversicherung erstattungsfähig ist. In seiner Entscheidung vom 19.03.2002 hat das BSG die Voraussetzungen formuliert, nach denen ausnahmsweise Off-Label verordnete Arzneimittel erstattungsfähig sind. Dies ist der Fall, wenn es sich um die Behandlung einer schwerwiegenden (lebensbedrohlichen oder auf Dauer die Lebensqualität nachhaltig beeinträchtigenden) Erkrankung handelt und keine andere Therapie verfügbar ist und aufgrund der Datenlage begründete Aussicht auf einen Behandlungserfolg gegeben ist. Die letztgenannte Voraussetzung ist gegeben, wenn

- entweder die erwartete Zulassung für das betreffende Arzneimittel bereits beantragt und Ergebnisse einer kontrollierten klinischen Prüfung der Phase III (gegenüber Standart und Placebo) vorliegen und klinisch relevante Wirksamkeit respektive klinisch relevanter Nutzen bei vertretbaren Risiken belegt ist;
- oder außerhalb eines Zulassungsverfahrens gewonnene Erkenntnisse vorliegen, die über Qualität und Wirksamkeit des Arzneimittels in dem neuen Anwendungsgebiet zuverlässige und wissenschaftlich vertretbare Aussagen zulassen und aufgrund derer in der einschlägigen Fachliteratur Konsens über den voraussichtlichen Nutzen besteht.

Die restriktive Haltung des BSG führte zunehmend dazu, dass Off-Label-Verordnungen kaum noch erstattungsfähig waren. Dem hat dann das Bundesverfassungsgericht in seiner Entscheidung vom 06.12.2005 teilweise einen Riegel vorgeschoben, in der es ausführt, dass es mit den Grundrechten nicht vereinbar ist, einen gesetzlich Krankenversicherten, für dessen lebensbedrohliche oder regelmäßig tödlich verlaufende Erkrankung eine allgemein anerkannte, medizinischem Standart entsprechende Behandlung nicht zur Verfügung steht, von der Leistung einer von ihm gewählten ärztlich angewandten Behandlungsmethode auszuschließen, wenn eine nicht ganz entfernt liegende Aussicht auf Heilung oder auf eine spürbar positive Einwirkung auf den Krankheitsverlauf besteht.

Zur Frage der Erstattungsfähigkeit Off-Label verordneter Arzneimittel hat das BSG die drei vorgenannten Bedingungen des Bundesverfassungsgerichts zwar übernommen, jedoch festgelegt, dass gleichwohl die Therapie im Off-Label-Bereich im Einklang mit dem geltenden Arzneimittelrecht stehen müsse. Grundsätzlich dürften daher weiterhin keine zulassungspflichtigen aber nicht zugelassenen Medikamente eingesetzt werden. Im Fall von importierten Arzneimitteln müssten zumindest die Vorrausetzungen des § 73 Abs. 3 AMG erfüllt sein (Zulassung im Herkunftsland, Einzelrezeptanforderung), damit das Arzneimittel in Deutschland in den Verkehr gebracht werden darf. Für die Beurteilung des potentiellen Nutzens einer Off-Label-Verordnung spielen insbesondere die Schwere der Erkrankung und ihr weiterer möglicher Verlauf eine zentrale Bedeutung. Weiter muss die Behandlung selbst den Regeln der ärztlichen Kunst entsprechen und ausreichend dokumentiert werden. Letztlich ist eine umfassende Aufklärung des Patienten erforderlich, an deren Ende eine ausdrückliche Einwilligung des Patienten stehen muss. Hier kann nur eine genaue Dokumentation empfohlen werden.

Auch wenn Off-Label-Verordnungen gerade in der Pädiatrie und insbesondere noch in der pädiatrischen Dermatologie große Bedeutung haben, da für eine Vielzahl von Erkrankungen Arzneimittel auf dem Markt verfügbar sind, die aber gerade für die Behandlung von Kindern nicht zugelassen sind, helfen die Rechtsprechungsentwicklungen den behandelnden Ärzten hier häufig nicht weiter. So liegen im Regelfall häufig bereits Erkrankungen vor, die noch nicht einmal schwerwiegend im Sinne der Rechtsprechung sind. Genauso häufig dürfte aber auch jeweils eine andere Therapie verfügbar sein, auch wenn die insoweit für die Behandlung von Kindern zugelassenen Arzneimittel nach der Kenntnis der behandelnden Ärzte nicht selten besser oder zumindest mit deutlich geringeren Nebenwirkungen für den Heilungsverlauf sind. Ärzten, die gleichwohl ohne Erfüllung der von den Gerichten aufgestellten Tatbestandsvoraussetzung Off-Label verordnen, drohen somit entsprechende Rückforderungen seitens der Krankenkassen. Diesen wird letztendlich nur dann zu entgehen sein, wenn man die Eltern der Patienten über die Problematik umfassend aufklärt und ihnen anbietet, die entsprechenden Medikamente auf Privatrezept zu verordnen.

Daneben ist jedoch gerade im Bereich nebenwirkungsärmerer, aber für Kinder nicht zugelassener Arzneimittel zu beachten, dass der Nichteinsatz des betreffenden Arzneimittels Off-Label zivilrechtlich ein Behandlungsfehler sein kann, der zu einer entsprechenden Schadensersatzverpflichtung gegenüber dem Patienten führen kann.

Noduläre Hautveränderungen am Kopf bei Kindern: Differenzialdiagnosen und therapeutisches Management

Die diagnostische Einordnung nodulärer Hautveränderungen am Kopf kann bei Kindern eine besondere Herausforderung darstellen. Ob der jeweilige Knoten eine intrakranielle Verbindung aufweist oder nicht, ob er progredientes Wachstum mit möglicher Gefährdung wichtiger funktioneller Strukturen zeigt oder aber durch Regression gekennzeichnet ist, sind wichtige Kriterien für die Festlegung der Therapie, wie Dr. Pfützner in seinem Vortrag über Besonderheiten kindlicher Tumoren im Kopfbereich ausführte. Wesentliche Entscheidungshilfen stellen hier anamnestische (beispielsweise, ob der Knoten angeboren ist oder ein Trauma vorausging) und klinische Besonderheiten (anatomische Lokalisation, Farbe, Form und Beschaffenheit) der einzelnen Hautveränderungen dar [2].

Von den vaskulären Tumoren am Kopf sind Hämangiome in der Regel durch ihre rötliche Farbe (erdbeerähnliches Aussehen) leicht zu erkennen, diagnostische Schwierigkeiten können sich bei subkutaner Lokalisation ergeben, die den Einsatz bildgebender Verfahren zur weiteren Abklärung und Bestimmung der Tiefenausdehnung erforderlich macht. Typischerweise treten sie im ersten Lebensjahr auf und zeigen zunächst eine kontinuierliche Wachstumstendenz, ehe sie sich zurückbilden. Entwickeln sie sich im Gesicht, empfiehlt sich jedoch eine frühzeitige therapeutische Intervention, da sie vor allem bei periokkulärer Lokalisation zur Beeinträchtigung des Sehvermögens führen können. Zur Behandlung bietet sich je nach Größe die Kryo- oder Lasertherapie beziehungsweise Exzision an, in seltenen Fällen ist eine systemische Kortikosteroidtherapie indiziert. Ein anderer Gefäßtumor ist das Granuloma pyogenicum, das oft an der Nase auftritt, häufig nach einem Bagatelltrauma, und eine hohe Blutungsneigung zeigt. Auch hier kommen als therapeutische Verfahren die Kryo- oder Lasertherapie sowie die operative Entfernung in Betracht. Das Kephalhämatom tritt typischerweise sagital nach perinatalem Trauma auf, ist hautfarben bis bläulich und kann gelegentlich verkalken.

Unter den soliden Tumoren ist das Pilomatrixom einer der häufigsten Knoten am Kopf bei Kindern. Als meist steinharte Hautveränderung mit höckeriger Oberfläche findet es sich meist an Augenbraue, Kopfhaut oder Nacken. Da es sich nicht zurückbildet und ulzerieren kann, sollte es operativ entfernt werden. Demgegenüber zeigt das juvenile Xanthogranulom üblicherweise eine spontane Regression. Charakteristische Merkmale sind die rötlich-gelbe bis bräunliche Frabe, gelegentlich finden sich Teleangiektasien. Zu beachten ist, dass auch eine Mundschleimhaut- und Augenbeteiligung möglich ist. Ein Gliom, das meist nasal, orbital oder parietookzipital lokalisiert ist und einen blau-rötlichen Schimmer aufweisen kann, stellt extrakranielles Gewebe ohne Verbindung zum Gehirn da, weswegen es auch gut zur Unterlage verschieblich ist.

Knoten mit intrakranieller Verbindung sind zwar eher selten, sie müssen aber stets differenzialdiagnostisch bei nodulären Hautveränderungen am Kopf in Erwägung gezogen werden. Vor allem neonatales oder posttraumatisches Auftreten, neurologische Symptome, Lokalisation in der Mittellinie des Kopfes, (anstrengungsinduzierte) Pulsation, Transluminiszenz, fehlende subkutane Verschieblichkeit und das *hair-collar-sign* können Hinweise hierauf sein. Letzteres bezeichnet einen lokalisierten Haarverlust am Kapillitium mit umgebendem ringförmigen Haarwuchs [3]. Bei Verdacht auf Vorliegen einer Verbindung zum Gehirn sind weiterführende bildgebende Untersuchungen und gegebenenfalls eine Überweisung in die Neurochirurgie indiziert. Beispiele für Knoten mit möglicher intrakranieller Verbindung sind Dermoidzysten, die häufig in der Orbitalregion oder an der Nasenwurzel auftreten, eine derbe bis gummiartige Konsistenz besitzen und gelegentlich eine zentrale Pore aufweisen können, was zur Verwechslung mit einer epidermalen Zyste führen kann. Eine obligate Verbindung zum Gehirn zeigen Meningozelen, angeborene, meist okzipital gelegene, prallelastische, sessile oder gestielte Knoten, und leptomeningeale Zysten, in der Regel 3–4 Monate posttraumatisch parietal oder parietookzipital auftretende, extrakranielle Aussackungen der Leptomeningen.

Literatur

1. Lepe V, Moncada B, Castanedo-Cazares JP et al. (2003) A double-blind randomized trial of 0.1% tacrolimus vs 0.05% clobetasol for the treatment of childhood vitiligo. Arch Dermatol 139: 581–585
2. Baldwin HE, Berck CM, Lynfield YL (1991) Subcutaneous nodules of the scalp: preoperative management. J Am Acad Dermatol 25: 819–830
3. Drolet BA, Clowry L, McTigue K (1995) The hair collar sign: marker for cranial dysraphism. Pediatrics 96: 309–313

Laser

Peter Kaudewitz, Syrus Karsai, Christian Raulin, Joachim W. Fluhr, Claudia Borelli, Sabine Stangl und Wolfgang Kimmig

Das Laserseminar der Fortbildungswoche hat traditionell zwei Ziele: Erstens soll es dem Laserinteressierten die Möglichkeiten der dermatologischen Lasertherapie bei ästhetischen und medizinischen Indikationen praxisnah am Patienten demonstrieren. Hierzu dienen Live-Behandlungen von Gefäßen, Pigmentveränderungen sowie oberfläche Proliferationen unterschiedlicher Histogenese, die mit ablativen Lasern behandelt werden können. Von Mitarbeitern der Klinik und ausgewählten Referenten wurden die jeweiligen diagnosebezogenen und behandlungstechnischen Besonderheiten am Patienten erörtert und umgesetzt. Bei der Vielfalt der möglichen Indikationen und Verfahren musste hierbei eine Auswahl getroffen werden, die schwerpunktmäßig häufige Standardsituationen und wirtschaftlich interessante Indikationen berücksichtigt.

Zweitens sollten in Form von Vorträgen neue Entwicklungen dargestellt oder bereits länger praktizierte Verfahren zusammenfassend bewertet werden. Dies geschah durch anerkannte Experten, die gefordert waren, ein vorgegebenes Thema möglichst in allen wesentlichen Aspekten, jedoch mit der gebotenen Kürze darzustellen.

Im Folgenden sind die wesentlichen, von den jeweiligen Autoren vorgelegten Zusammenfassungen ihrer Beiträge wiedergegeben. Das Spektrum umfasst die detaillierte Darstellung gerätetechnischer Neuerungen bei vaskulären Lasern, neue Indikationen wie die Therapie der Akne mittels Laser, den Stand der ablativen Lasertherapie, deren Stellenwert bei medizinischen Indikationen durch photodynamische Therapie und kosmetischen IGEL-Leistungen in den Hintergrund zu geraten droht. Schließlich sollten die möglichen Komplikationen und deren Vermeidung immer bei einer verantwortungsvollen Lasertherapie bedacht werden.

Neues in der Lasertherapie vaskulärer Hautveränderungen

Syrus Karsai und Christian Raulin

Mitte der 1980er Jahre löste der Farbstofflaser den Argonlaser in der Therapie oberflächlicher vaskulärer Hautveränderungen weitgehend ab, da er aufgrund seiner Wellenlänge (585 nm und 595 nm) und gepulsten Betriebsart gewebeschonender und stärker gefäßselektiv wirkt. Neben dem gepulsten Farbstofflaser (pulsed dye laser, PDL) werden heute auch Nd:YAG- und Diodenlaser sowie die IPL-Technologie zur Behandlung von Hämangiomen, Naevi flammei, Teleangiektasien und venösen Malformationen eingesetzt.

Die Behandlung von Teleangiektasien mit dem gepulsten Farbstofflaser gilt seit langem als einfache und sichere Methode. Da als Begleitreaktion je nach Energiedichte die für den Patienten lästige Purpura auftritt, wird in der Literatur zunehmend die Effektivität der Behandlung unterhalb der Purpuraschwelle diskutiert. Alam et al. behandelten elf Patienten mit 1,0 J/cm² unter und 0,5 J/cm² oberhalb der individuellen Purpuraschwelle (595 nm, 8,5–10 J/cm², 10 ms). Bei beiden Einstellungen konnten die Autoren eine Clearance feststellen [1].

In einigen Studien konnte zudem gezeigt werden, dass sich die Absorptionseigenschaften von Blut im Rahmen der (sub-purpurischen) Photokoagulation durch den gepulsten Farbstofflaser verändern [2, 3, 5, 6]. Dies wird auf die Entstehung von Methämoglobin zurückgeführt, das im Vergleich zum Hämoglobin Wellenlängen im Infrarotbereich 3–5 mal stärker absorbiert [5]. Diese Beobachtung lässt sich auch klinisch anwenden. Durch die Kombination eines gepulsten Farbstoff- und 1064 nm Nd:YAG-Lasers können die Energiedichten und damit auch

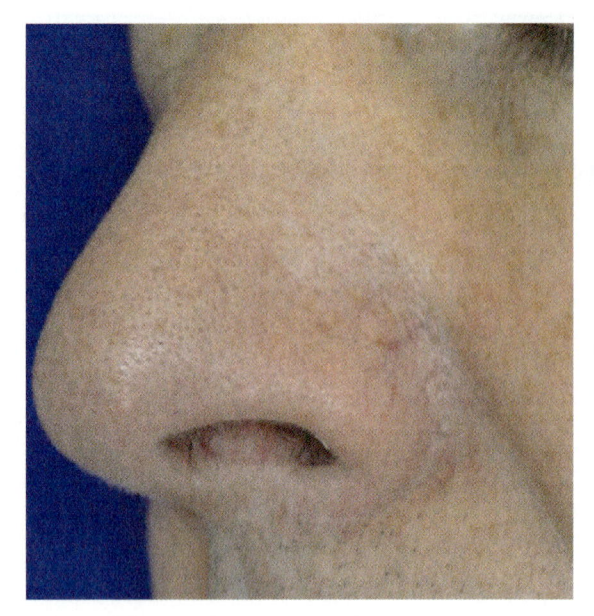

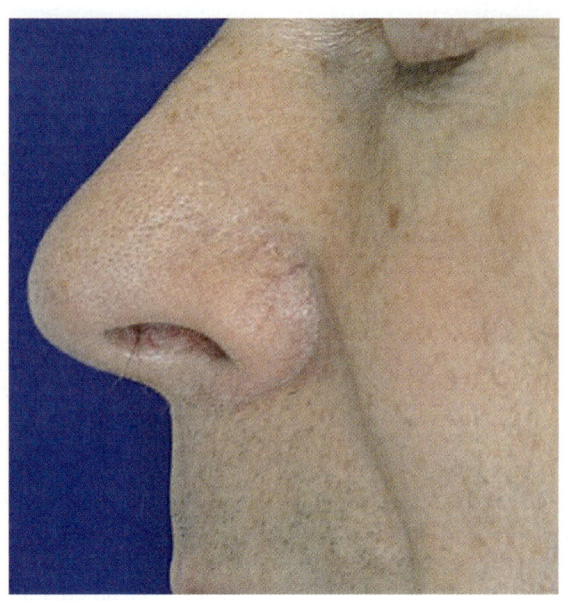

Abb. 1. Linker Nasenflügel vor und nach Behandlung mit dem Nd:YAG-Laser

die potenziellen Risiken (einschließlich Narben) deutlich reduziert werden. Man kann demnach von einem synergistischen Effekt beider Wellenlängen sprechen.

Zur Validierung dieses neuen Konzepts haben wir eine prospektive Vergleichsstudie an 20 Patienten mit nasalen Teleangiektasien durchgeführt. Alle Teilnehmer der Studie wurden mit einem Prototyp der Firma Cynosure (Cynergy Multiplex™) behandelt, der die sequentielle Applikation der Wellenlängen 595 nm und 1064 nm aus einem Handstück mit genau festgelegten Interpulsverzögerungen erlaubt. Es wurden bei jeweils zehn Patienten die Mulitplex™-Technologie auf der einen Nasenseite der konventionellen Therapie mit dem 595 nm PDL beziehungsweise 1064 nm Nd:YAG-Laser auf der anderen Nasenseite gegenübergestellt. Folgende Parameter kamen zum Einsatz: PDL (10 J/cm^2, 10 ms, 7 mm) und Nd:YAG (70 J/cm^2, 15 ms, 7 mm). Als Interpulsverzögerung wählten wir 100 ms, um der hohen Flussrate in Teleangiektasien gerecht zu werden. Dies ermöglicht dem Nd:YAG-Laser mit dem vom PDL modifizierten Blut zu interagieren, bevor es das Behandlungsgebiet verlässt. Der Nachbeobachtungszeitraum der Studie betrug 28 Tage. Während dieses Zeitraums wurden in keinem der behandelten Areale Nebenwirkungen (Purpura, Narben) beobachtet. Die Ergebnisse der Studie werden im Folgenden zusammengefasst:

Insgesamt erreichten wir mit dem Cynergy Multiplex™ in 40% der Fälle eine Clearancerate >90%. Eine derartige Verbesserung konnte weder mit dem gepulsten Farbstofflaser noch mit dem 1064 nm Nd:YAG-Laser allein erreicht werden (Beispiele Abb. 1 und 2).

Eine Aufhellung >50% war in 90% der mit Multiplex™-Technologie behandelten Patienten zu sehen, wohingegen nur jeweils 20% der Nd:YAG- und PDL-Gruppen ein derartiges Ergebnis zeigten.

Es fanden sich keine signifikanten Unterschiede in den Clearanceraten der mit PDL beziehungsweise Nd:YAG-Laser allein behandelten Areale.

Abschließend lässt sich somit sagen, dass die einmalige Behandlung mit der Multiplex™-Technologie zu sehr guten Ergebnissen geführt hat. Die Applikation nur einzelner Wellenlängen führte hingegen zu keinen vergleichbaren Clearanceraten. So erreichten beispielsweise Goldberg und Kollegen erst nach drei Behandlungen mit sub-purpurischen PDL-Parametern eine Verbesserung von 78% [11].

Wie jede neue Technologie bedarf auch dieser konzeptionell neue Ansatz bei der Behandlung vaskulärer Hautveränderungen einer weiteren strengen Validierung. Auch wenn die vorläufigen Ergebnisse viel versprechend sind, werden erst nachfolgende klinische Studien den wahren Wert dieser Technologie ans Tageslicht bringen.

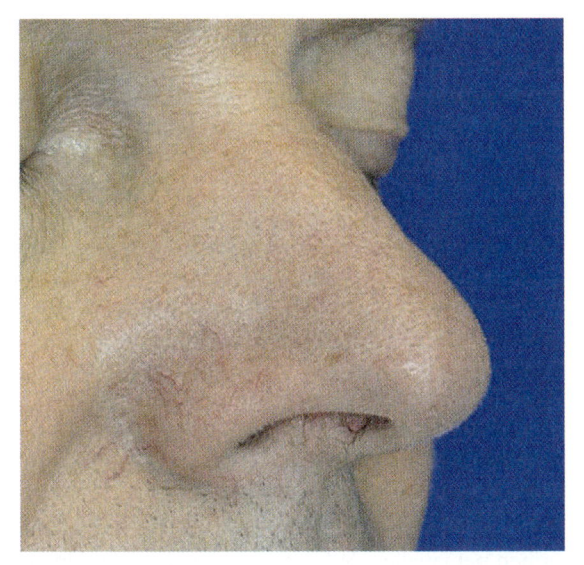

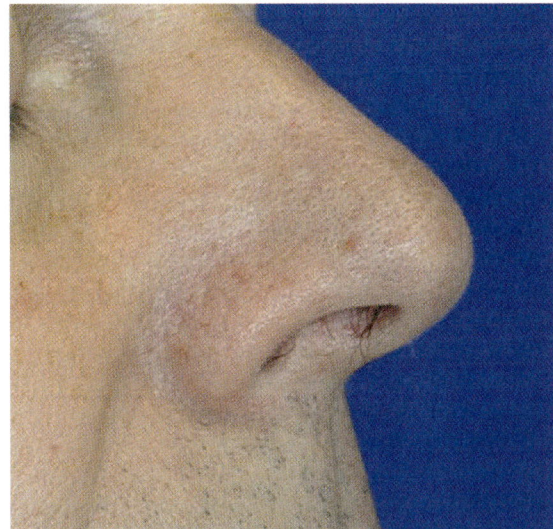

Abb. 2. Rechter Nasenflügel vor und nach Behandlung mit dem Cynergy Multiplex™

Lasertherapie der Akne

Claudia Borelli

Als neue Therapieoption wird die Wirkung von Lasergeräten auf die Akne, insbesondere auf die entzündliche Akne, in den letzten Jahren vermehrt überprüft. Übersichtsartikel wurden zu diesem Thema verfasst [7, 19, 21, 28].

Fast alle unterschiedlichen Lasergeräte wurden bisher bereits für die Behandlung der Akne eingesetzt, allerdings meist nicht in Form Placebo-kontrollierter doppelt verblindeter Fall-Kontroll-Studien. Insofern ist die Einordnung der Lasertherapie der entzündlichen Akne derzeitig in ihrer Wertigkeit noch schwierig.

Eine Studie mit ausgesprochen viel versprechenden Ergebnissen wurde von Seaton et al. 2003 im Lancet veröffentlicht [24]. Er wendete den NliteV-Laser, einen gepulsten Farbstofflaser (Wellenlänge 585 nm; Euphotonics, London), im Rahmen einer randomisierten, doppelt verblindeten Untersuchung einmalig für die Behandlung der Akne an. Er berichtete über die Behandlung von 41 Patienten bei zwei unterschiedlich hohen Energielevels, von 1,5 oder 3,0 J/cm².

Eine zweite Studie einer anderen Arbeitsgruppe, die denselben Laser zur Behandlung der Akne eingesetzt hatte, konnte die positiven Ergebnisse der ersten Untersuchung nicht nachvollziehen [20]. Die Studie war ausgelegt als Halbseitenversuch im Rahmen einer einfach verblindeten Untersuchung. Die Patienten wurden mit einer Energie von 3,0 J/cm² ein- oder zweimalig gelasert. Orringer et al. fanden im Gegensatz zur Untersuchung von Seaton keine Verbesserung des Hautbildes der Patienten [20].

Im Weiteren gibt es Anwendungsbeobachtungen zum Einsatz unterschiedlicher Laser, so zum Beispiel eine Untersuchung zum Einsatz des Diodenlasers von 1450 nm Wellenlänge [10]. Die Patienten wurden bis zu dreimal in vier- bis fünfwöchigen Abständen behandelt. Die Autoren berichten über eine Verbesserung des Hautbefundes, spezifizierten die behandelte Form der Akne allerdings nicht näher. Eine neue Untersuchung von Jih et al. beschreiben die Behandlung von 20 Patienten ebenfalls mit dem 1450 nm Diodenlaser [16] und fand eine Besserung und Langzeitremission der Akne von 12 Monaten.

Auch KTP-Laser, Neodym:YAG-Laser, Erbium:Glass-Laser und verschiedene Blitzlampen wurden mit unterschiedlichem Erfolg als Behandlungsoption für die Akne bereits eingesetzt [4, 19].

Allen oben erwähnten Untersuchungen zur Laserbehandlung der Akne fehlt eine anschließende histologische Beurteilung. Der genaue Wirkmechanismus der unterschiedlichen Lasergeräte bleibt insofern unklar. Diskutiert wird eine Aktivierung der Zytokine und eine Zerstörung der Propionibakterien durch eine photodynamische Reaktion durch Anregung der lichtempfindlichen Porphyrine analog der Therapie mit sichtbarem Licht [23].

An Nebenwirkungen sind die Patienten über mögliche Narben sowie Hypo- und Hyperpigmentierungen aufzuklären. Allerdings ist zum Teil über einen Rückgang der postinflammatorischen Erytheme sowie über eine Verbesserung der vorhandenen Narben berichtet worden.

Die Ergebnisse weiterer Plazebo-kontrollierter doppelt verblindeter Studien bleiben abzuwarten, bis ein abschließendes Urteil über den Einsatz der einzelnen Lasergeräte auf die entzündliche Akne gebildet werden kann. Möglicherweise können Lasergeräte allerdings in der Zukunft zusätzlich zur herkömmlichen Therapie erfolgreich als neue Behandlungsoption den Patienten angeboten werden.

Ablative Laserbehandlung bei dermatologischen Krankheitsbildern

Joachim W. Fluhr

Die Laserindustrie bietet ablative Laser für den Einsatz in der Dermatologie seit mehr als zwei Jahrzehnten in inzwischen breitem Umfang an. Zahlreiche Geräte, basierend auf CO_2- und Erbium:YAG-Technologie, sind im Einsatz und müssen amortisiert werden. Eine Folge davon ist die zunehmende Anwendung im Grenzgebiet zwischen Dermatologie und kosmetischen Indikationen wie für Resurfacing, Skin Refreshing, Entfernung benigner Hauttumoren und Pigmentveränderungen. Die kosmetische Dermatologie sollte mit Sachverstand angewandt und auch Bestandteil der dermatologischen Ausbildung sein. Es sollten jedoch die klassischen dermatologischen Krankheitsbilder, die sich mit Ablativlasern behandeln lassen, nicht in Vergessenheit geraten.

Der große Vorteil der ablativen Laser, und hier wegen der geringer ausgeprägten Koagulations-, Karbonisations- und thermischen Schädigungszone sei an erster Stelle der Erbium:YAG Laser (2396 nm) genannt, ist die unmittelbare Sichtbarkeit des Behandlungserfolges. Bei sorgfältiger schichtweiser Abtragung kommt es dabei zu keiner Schädigung der Basalzellschicht.

Nach der dermatologischen Indikationsstellung und Untersuchung (unter Verwendung eines Dermatoskops) sollte auf eine standardisierte Aufklärung einschließlich schriftlicher Einverständniserklärung, eine standardisierte Fotodokumentation (zur rechtlichen Absicherung, aber auch zur Veranschaulichung des Behandlungsfortschritts für Patient und behandelnden Dermatologen), eine Probelaserung und nach Abschluss der Behandlung eine adäquate Nachsorge einschließlich Kontrolluntersuchung Wert gelegt werden. Ein solches Vorgehen erfordert einen hohen personellen Aufwand, macht aber den Unterschied zu einem Nicht-Fachmann für den Patienten deutlich.

Die Hauptindikatoren für die schichtweise Abtragung mit geringer Blutung sind folgende Hautveränderungen (Tabelle 1).

Einige neue Indikationen wurden in den letzten Jahren publiziert und sollen hier kursorisch erwähnt werden (Tabelle 2).

Wesentlicher Vorteil des Erbium:YAG Lasers ist eine geringe thermale Schädigungstiefe mit geringer Karbonisations- und Koagulationszone. Weiter ist die Wirkung des Lasers unmittelbar sichtbar.

Bei den Verbrennungsnarben ist anzumerken, dass die Autoren leicht prominente Narben, Mesh-Graft-artige Narben, überschüssiges Transplantationsgewebe, Transplantatsränder, feinlinige und filiforme Narben, Pigmentunregelmäßigkeiten sowie traumatische Schmutzpartikeleinsprengungen für behandlungsfähig halten [8]

Bei pigmentierten Läsionen sollte generell große Zurückhaltung geübt werden. In jüngster Zeit häufen sich die Berichte über metastasierende Maligne Melanome nach Laserabtragung von pigmentierten Läsionen [13].

Für die Zukunft sind zur Verbesserung der Behandlungsergebnisse noch weitere Kombinationstherapien mit topischen Therapeutika, insbesondere zu deren Penetrationsverbesserung, zu erwarten.

Tabelle 1. Klassische dermatologische Indikationen für Ablativlaser

Aktinische Keratosen
Morbus Favre-Racouchot
Morbus Darier
Morbus Hailey-Hailey
Adenoma sebaceum
Seborrhoische Keratosen
Xanthelasmen
Aknenarben
Nävus Spilus
Senile Lentigines

Tabelle 2. Neuere dermatologische Indikationen für Ablativlaser

Brooke-Spiegler-Syndrom [22]	Erb:YAG 2 mm, 0,4 J (cm² 4 Pulse pro Min CO_2: 2 mm, 5 W (Blutstillung)
Post-Verbrennungsnarben [8]	Erb:YAG
Rhinophym [12]	Kombination Erb:YAG und CO_2
Erhöhung der ALA-Penetration [9, 27]	Erb:YAG Kombination mit Iontophorese
Becker Nävus [26]	Erb:YAG (überlegen vs. CO_2)
Kongenitaler melanozytärer Riesennävus [29]	Erb:YAG Kombination mit autologer epidermaler Kultur
Piebaldismus [15]	Erb:YAG Kombination mit autologer epidermaler Kultur
Keratoakanthoma recidivans (adjuvante Therapie) [25]	Erb:YAG Kombination mit 5-FU

Risiken und Komplikationen ästhetischer Eingriffe mit Lasern und hochenergetischen Blitzlampen (IPL-Technologie)

Sabine Stangl und Wolfgang Kimmig

Die dermatologische Lasertherapie hat in den vergangenen Jahren durch die Neuentwicklung unterschiedlicher Lasersysteme einen rasanten Aufschwung genommen. Zu jeder medizinischen Indikation, bei der einzelne Lasergeräte eingesetzt werden, gibt es immer auch ästhetisch-kosmetische Indikationen, die mit den gleichen Geräten behandelt werden können. Insofern sind die modernen Laser nicht nur medizinisch einsetzbar, sondern auch in der IGEL-Sprechstunde wirtschaftlich von Interesse für die Dermatologen in Klinik und Praxis. In fünf großen Bereichen können Laser oder hochenergetische Blitzlampen (IPL-Technologie) eingesetzt werden: Bei Gefäßveränderungen der Haut, pigmentierten Hautveränderungen, zur Abtragung/Faltenglättung, Epilation und zur Laserfototherapie.

Auch in der ästhetischen Anwendung aller oben beschriebenen Therapieprinzipien gibt es Kontraindikationen, Nebenwirkungen, Komplikationen und Kunstfehler. So hat jedes Lasersystem und jedes IPL-Gerät sein spezifisches Risikoprofil, das der Anwender genau kennen muss (Tabelle 1).

Typische Komplikationen aller Laser- und IPL-Systeme sind Pigmentstörungen, Hyper- und Hypopigmentierungen, Verbrennungen durch zu starke Erhitzung der Epidermis mit Rötungen, Krusten, Blasen und Erosionen bis hin zu bleibenden Vernarbungen.

Eine eindeutige Kontraindikation ist die Behandlung von melanozytären Nävuszellnävi (siehe auch Leitlinien Melanozytäre Nävi). Das unkritische Wegbrennen melanozytärer Nävi mit Abtragungslasern ist eine obsolete Behandlung, die immer häufiger zu Kunstfehlerprozessen führt.

Wichtig ist auch die Qualifikation der Behandler: Auch im ästhetischen Bereich sollten nur speziell ausgebildete Ärzte beziehungsweise Dermatologen die Lasertherapie an der Haut durchführen. Die Strahlenschutzkommission (SSK) empfiehlt dazu in ihrer Stellungnahme „Gefahren der Laseranwendung an der menschlichen Haut": „... dass auch die kosmetisch begründete Behandlung von Hautveränderungen mit Lasern nur von speziell ausgebildeten Ärzten durchgeführt wird. Bei Laseranwendungen in Haarstudios, Schönheitssalons usw. fehlt in der Regel das erforderliche Fachwissen." (www.ssk.de, Empfehlungen 2000).

Ein großes Problem stellt die unreglementierte Zunahme der Behandlungen mit hochenergetischen Blitzlampen durch Kosmetikerinnen und andere medizinische Laien dar, die immer häufiger zu ähnlichen Komplikationen wie unsachgemäße Anwendung von Lasersystemen führen. Hier sind gesetzliche Regelungen notwendig, um die Bevölkerung von Gesundheitsschäden zu bewahren.

Ein Vorschlag zur Sicherheit bei der IPL-Anwendung wurde von der Schweizerischen Dermatologischen Gesellschaft in speziellen Richtlinien vorgelegt (siehe auch unter www.ddl.de.). Hinzuweisen ist auch auf die Leitlinien Dermatologische Lasertherapie, die neben vielen anderen wichtigen Informationen auf der Webseite der Deutschen Dermatologischen Lasergesellschaft www.ddl.de zu finden sind.

Ein ausgezeichneter Weg, sich als Arzt im Bereich der ästhetischen Laseranwendung zu qualifizieren, ist das Weiterbildungsstudium *Diploma in Aesthetic Laser Medicine*, ein viersemestriges Fernstudium mit Praxismodulen der Universität Greifswald, das nach Abschluss zu dem akademischen Grad D.A.L.M führt (www.laserstudium.de).

Literatur

1. Alam M, Dover JS, Arndt KA (2003) Treatment of facial teleangiectasia with variable-pulse high fluence pulses-dye laser: comparison of efficacy with fluences immediately above and below the purpura threshold. Dermatol Surg 29: 681–685
2. Alves OC, Wainberg E (1993) Heat denaturation of metHb and HbNO: e.p.r. evidence for the existence of a new hemichrome. Int J Biol Macromol 15: 273–279
3. Barton JK, Loui S, Black JF (2002) Optical and magnetic resonance changes in photothermally coagulating blood. Proc SPIE 4609: 10–19
4. Baugh WP, Kucaba WD (2005) Nonablative phototherapy for acne vulgaris using the KTP 532 nm laser. Dermatol Surg 31: 1290–1296
5. Black JF, Barton JK (2001) Time-domain optical and thermal analysis of blood undergoing laser photocoagulation. Proc SPIE 4257: 341–354
6. Black JF, Wade N, Barton JK (2005) Mechanistic comparison of blood undergoing laser photocoagulation at 532 and 1,064 nm. Lasers Surg Med 36: 155–165
7. Borelli C, Merk K, Plewig G, Degitz K (2005) Licht-/Laser-/PDT-Therapie bei Akne. Hautarzt 56: 1027–1032
8. Eberlein A, Schepler H, Spilker G et al. (2005) Erbium:YAG laser treatment of post-burn scars: potientials and limitations. Burns 31: 15–24
9. Fang JY, Lee WR, Shen SC et al. (2004) Enhancement of topical 5-aminolaevulinic acid delivery by erbium:YAG laser and microdermabrasion: a comparison with iontophoresis and electroporation. Br J Dermatol 151: 132–140
10. Friedman PM, Jih MH, Kimyai-Asadi A, Goldberg LH (2004) Treatment of inflammatory facial acne vulgaris with the 1450-nm diode laser: a pilot study. Dermatol Surg 30: 147–151
11. Goldberg DJ, Marmur ES, Amin S, Hussain M (2006) Comparative treatment of small diameter (< or = 400 microm) vascular lesions using extended pulse dye lasers. Lasers Surg Med 38: 106–111
12. Goon PK, Dalal M, Peart FC (2004) The gold standard for decortication of rhinophyma: combined erbium-YAG/CO2 laser. Aesthetic Plast Surg 28: 456–460
13. Gottschaller C, Hohenleutner U, Landthaler M (2006) Metastasis of a malignant melanoma 2 years after carbon dioxide laser treatment of a pigmented lesion: case report and review of the literature. Acta Derm Venereol 86: 44–47
14. Greve B, Raulin C (2002) Professional errors caused by lasers and intense pulsed light technology in dermatology and aesthetic medicine: preventive strategies and case studies. Dermatol Surg 28: 156–161
15. Guerra L, Primavera G, Raskovic D et al. (2004) Permanent repigmentation of piebaldism by erbium:YAG laser and autologus cultured epidermis. Br J Dermatol 150: 715–721
16. Jih MH, Friedman PM, Goldberg LH et al. (2006) The 1450-nm diode laser for facial inflammatory acne vulgaris: dose-response and 12-month follow-up study. J Am Acad Dermatol 55: 80–87
17. Lanigan SW (2003) Incidence of side effects after laser hair removal. J Am Acad Dermatol 49: 882–886
18. Moreno-Arias GA, Castelo-Branco C, Ferrando J (2002) Side-effects after IPL photoepilation. Dermatol Surg 28: 1131–1134
19. Nouri K, Ballard CJ (2006) Laser therapy for acne. Clin Dermatol 24: 26–32
20. Orringer JS, Kang S, Hamilton T et al. (2004) Treatment of acne vulgaris with a pulsed dye laser: a randomized controlled trial. JAMA 291: 2834–2839
21. Ortiz A, Van Vliet M, Lask GP, Yamauchi PS (2005) A review of lasers and light sources in the treatment of acne vulgaris. J Cosmet Laser Ther 7: 69–75
22. Rallan D, Harland CC (2005) Brooke-Spiegler syndrome: treatment with laser ablation. Clin Exp Dermatol 30: 355–257
23. Schaller M, Loewenstein M, Borelli C et al. (2005) Induction of a chemoattractive proinflammatory cytokine response after stimulation of keratinocytes with Propionibacterium acnes and coproporphyrin III. Br J Dermatol 153: 66–71
24. Seaton ED, Charakida A, Mouser PE et al. (2003) Pulsed-dye laser treatment for inflammatory acne vulgaris: randomised controlled trial. Lancet 362:1347-1352
25. Thiele JJ, Ziemer M, Fuchs S, Elsner P (2004) Combined 5-fluorouracil and Er:YAG laser treatment in a case of recurrent giant keratoacanthoma of the lower leg. Dermatol Surg 30: 1556–1560
26. Trelles MA, Allones I, Moreno-Arias GA, Velez M (2005) Becker's naevus: a comparative study between erbium:YAG and Q-switched neodymium:YAG; clinical and histopathological findings. Br J Dermatol 152: 308–313
27. Wang KH, Fang JY, Hu CH, Lee WR (2004) Erbium:YAG laser pre-treatment accelerates the responsse of Bowen's disease treated by topical 5-fluorouracil. Dermatol Surg 30: 441–445
28. Webster GF (2003) Laser treatment of acne. Lancet 362: 1342
29. Whang KK, Kim MJ, Song WK, Cho S (2005) Comparative treatment of giant congenital melanocytic nevi with curettage or Er:YAG laser ablation alone versus with cultured epithelial autografts. Dermatol Surg 31: 1660–1667

Phlebologie

Beata Trautner, René Chatelain, Karin Kerschenlohr und Gottfried Hesse

Im Kurs Phlebologie wurden zunächst kurze Einführungsvorträge von den beteiligten Referenten über die Schaumsklerosierung, die Dopplersonographie und die Duplexsonographie gehalten. Sie vermittelten den Teilnehmern die Grundzüge der Therapie und der Untersuchungsverfahren.

Im Anschluss wurde in kleinen Gruppen die praktische Anwendung am Patienten demonstriert. Der einzelne Teilnehmer erhielt Gelegenheit, mit dem Referenten die Untersuchungsgänge selbst zu erarbeiten und an den Geräten praktisch durchzuführen.

Im Folgenden werden beispielhaft Untersuchungsgänge in der Doppler- und Duplexsonographie aufgezeigt. Anhand von Kasuistiken werden wie im Kurs Krankheitsbilder dargestellt und die diagnostischen Schritte besprochen.

Dopplersonographie

Bei der Dopplersonographie kam ein Gerät mit Kurvenaufzeichnung über Bildschirmkontrolle zum Einsatz. Die Untersuchungen erfolgten mit Stiftsonden von 4 mHz und 8 mHz, letztere für die oberflächlich liegenden Gefäße oder schlanke Patienten. Die Sonde sollte mit Kontaktgel in einem Winkel von etwa 45–70 Grad zur Hautoberfläche in Verlaufsrichtung des Gefäßes aufgesetzt und besonders bei Beschallung der oberflächlichen Venen nicht zu fest auf die Haut aufgedrückt werden, um das Gefäß nicht zu komprimieren. Untersucht werden Leistenregion, Poplitealregion, Vena saphena magna et parva, Perforanslücken und distale Venae tibiales posteriores. Spontanes Strömungsverhalten und Provokationsmanöver durch Valsalva oder Kompressionstests sind zu kontrollieren.

Es sollten beide Extremitäten im Vergleich untersucht werden [3, 4, 5].

Duplexsonographie

Für die Duplexsonographie stand ein farbkodiertes Gerät mit einem Linearschallkopf von 7,5 mHz und einem Sektorschallkopf von 3,75 mHz zur Verfügung. Untersucht wurden Leiste, Oberschenkelregion, Knie und Unterschenkelregion mit Leitvenen und oberflächlichen Venen. Es sollte immer eine Quer- und Längsschnittuntersuchung der Gefäße erfolgen und jeweils ein Valsalva- oder Kompressionstest durchgeführt werden. Es kann hierdurch die Ausdehnung eines Gefäßbefundes, zum Beispiel einer Thrombose, oder durch die genannten Tests die Klappenfunktion, überprüft werden. Die Ableitung des Dopplersignals über den Gefäßen stellt eine weitere Untersuchungsoption dar, um das Strömungsverhalten genau zu bestimmen.

Es sollten auch bei der Duplexsonographie immer beide Extremitäten im Vergleich untersucht werden [3, 4].

Fallbeispiel: Stammvarikose der Vena saphena magna

Anamnese

47-jährige Patientin. Seit etwa 20 Jahren bestünden Krampfadern. Nach den beiden Schwangerschaften hätten die Krampfadern deutlich zugenommen. Vater und Großmutter sind ebenfalls betroffen.

Klinischer Befund

Am rechten Unterschenkel medial zeigt sich eine prominent geschlängelte Varize im Stehen. Die Beinumfänge sind um 1 cm zugunsten des rechten Beins vermehrt. Ausgeprägte Corona phlebectatica paraplantaris. Regelrechter Pulsstatus.

Venendopplerbefund

Vena femoralis communis: Atemabhängiges Strömungsgeräusch. Kein Reflux bei Valsalva-Pressversuch.

Vena poplitea: Atemabhängiges Strömungsgeräusch, kein Reflux bei Valsalva.

Vena saphena magna: Atemabhängiges Strömungsgeräusch. Reflux bei Valsalva mit Nachweis ausgehend von der Krossenregion über den weiteren Verlauf bis zum Abgang einer Seitenastvarize distal des Knies medial (Abb. 1).

Mittlere Cockett Vena perforans: Bei Anlegen eines Tourniquet proximal Reflux bei Fuß- beziehungsweise Wadenkompression durch den Untersucher über der Cockett Vena perforans.

Farbduplexsonographiebefund

Vena femoralis communis und Vena femoralis superficialis: Regelrechte Wandstruktur. Kein Reflux, kein Farbumschlag bei Valsalva-Pressversuch. Reguläre leichte Lumenerweiterung bei Valsalva. Entsprechende Befunde bei Beschallung der Vena poplitea. Regelrechte Wandstrukturen der Unterschenkelleitvenengruppen, kein Reflux, kein Farbumschlag bei peripherer Kompression durch den Untersucher.

Mittlere Cockett' Vena perforans: Deutliche Erweiterung mit rechtwinkliger Einmündung in die Venae tibiales posteriores. Bei Fußsohlenkompression deutlicher Fluss aus der Tiefe zu den oberflächlichen Varizen mit Farbumschlag (sitzende Position des Patienten bei entspannt hängendem Bein).

Krosse und weiterer Verlauf der Vena saphena magna: Erweitertes Lumen im Vergleich zur Gegenseite. Bei Valsalva Farbumschlag der blauen zur roten Kodierung bis zum Abgang einer Astvarize distal des Knies medial und weiter auch in deren Lumen (Abb. 2, 3).

Kommentar

Die Doppler- und Duplexsonographie erlauben die exakte Diagnostik unserer Patientin. Klinisch fällt die prominent hervortretende Seitenastvarize auf. Durch

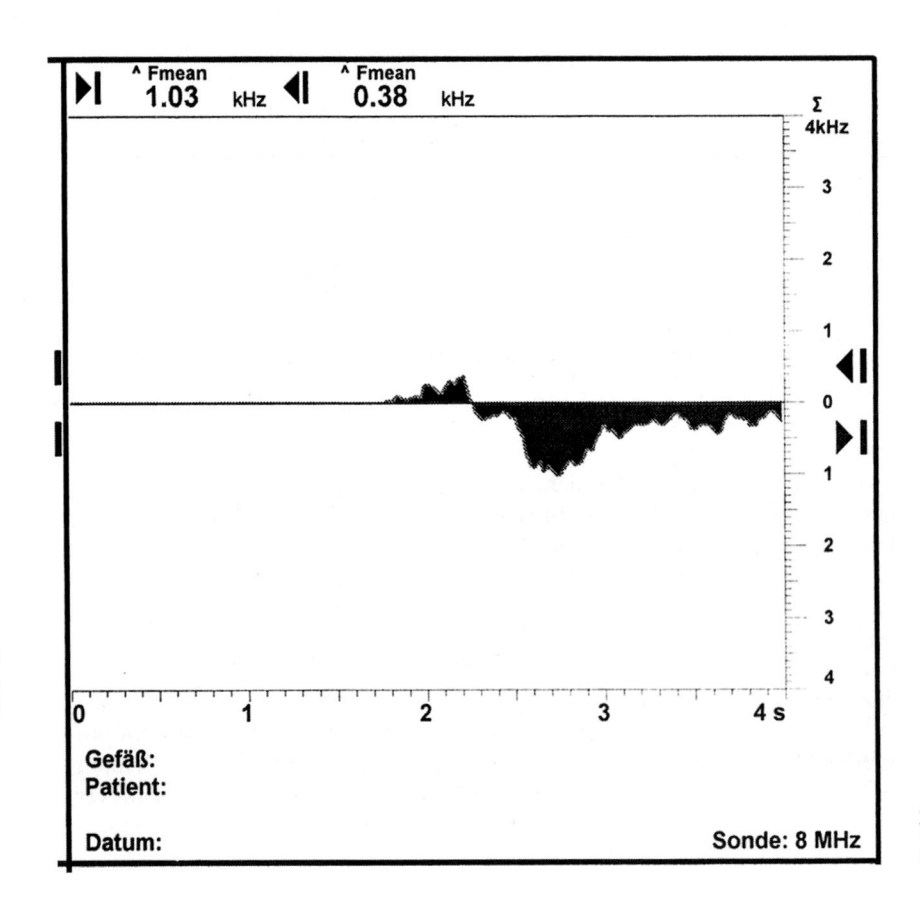

Abb. 1. Dopplersonographie: Vena saphena magna: Reflux bei Valsalva-Pressversuch

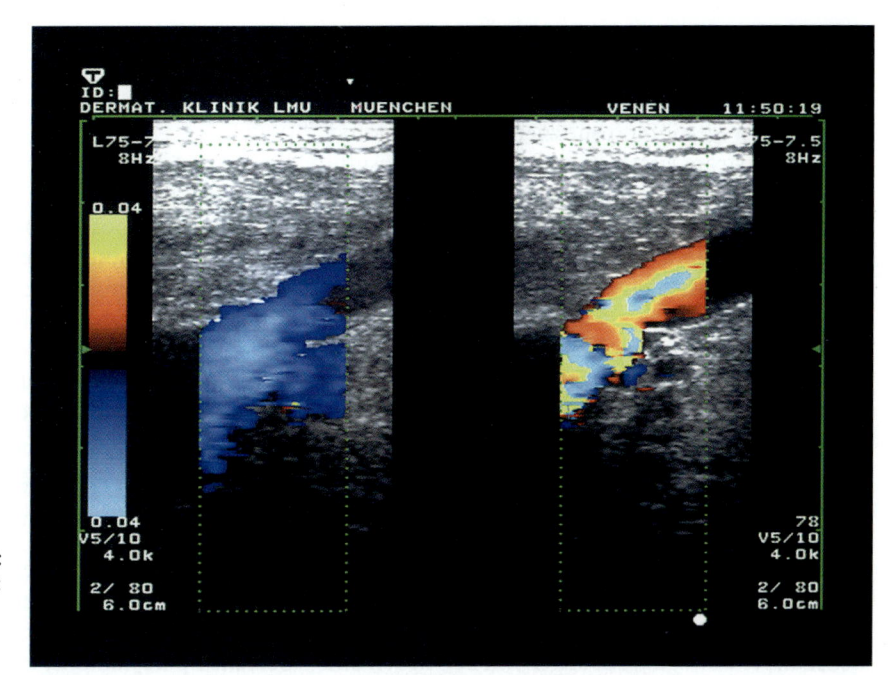

Abb. 2. Duplexsonographie: Krosse Vena saphena magna: links: Orthograder Fluss, rechts: Reflux bei Valsalva-Pressversuch

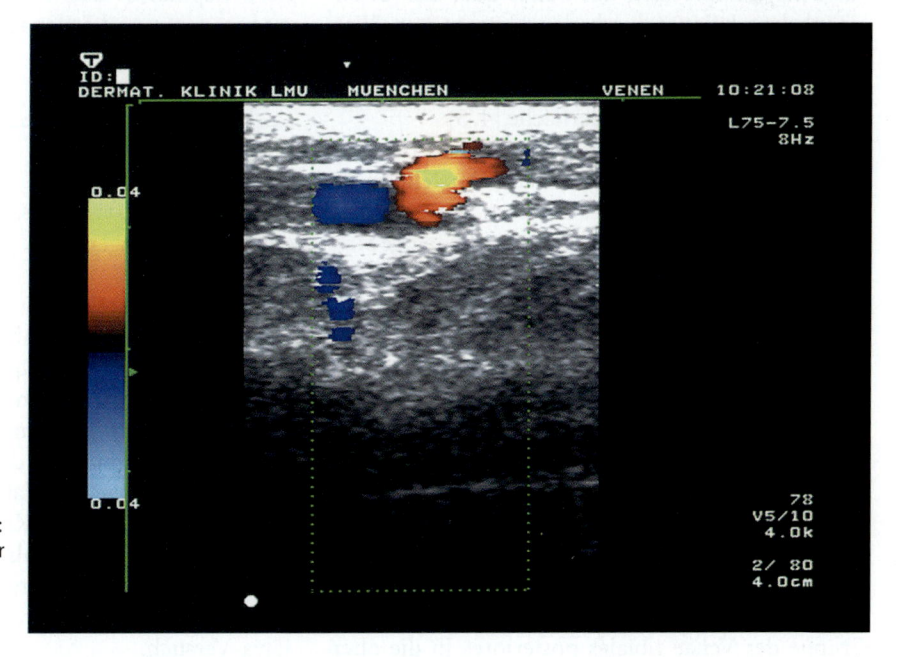

Abb. 3. Duplexsonographie: Distaler Insuffizienzpunkt der Vena saphena magna am Übergang in Seitenastvarize (roter Farbumschlag)

die apparative Untersuchung lässt sich die genaue Ausdehnung des der Venenerkrankung zugrunde liegenden Rezirkulationskreislaufs bestimmen. Die Diagnose lautet somit Stammvarikose der Vena saphena magna im Insuffizienzstadium III nach Hach mit Seitenastvarikose bei intaktem Leitvenensystem und Perforansinsuffizienz im Cockett-Bereich. Dies ist zur Planung invasiver Behandlungskonzepte unabdingbar. Eine Aufzeichnung des duplexsonographischen Befunds muss vor Therapie erfolgen [1].

In der Dopplersonographie sind akustische Signale und Ermittlung von Kurvenbildern hinsichtlich des Strömungsverhaltens über den Gefäßen nachweisbar.

Somit lässt sich in der Krosse der Reflux bei Erhöhung des intraabdominellen Drucks durch das Valsalva-Manöver erkennen, da Mündungs- und Schleusenklappen wegen ihrer Insuffizienz durchlässig sind. Dieser Rückstrom lässt sich bis zum distalen Insuffizienzpunkt am Knie am Abgang einer Seitenastvarize verfolgen. In der Kurvenaufzeichnung zeigt sich der Reflux als Flussumkehr unterhalb der Nulllinie. Es zeigt sich also kein atemabhängiger Strömungsstopp (Abb. 1).

Über der Vena femoralis communis und superficialis sowie der Vena poplitea lässt sich ein atemsynchrones Strömungsgeräusch ermitteln. Bei Valsalva-Tests ergibt sich kein Reflux aufgrund des suffizienten Klappenschlusses. Dies spricht für die normale Klappenfunktion in den Leitvenen.

Die Cockett Vena perforans wird zunächst ausgehend von einer tastbaren Faszienlücke untersucht. Proximal zur Ausschaltung oberflächlicher Varizen wird ein Tourniquet angelegt und danach werden entweder aktive Bewegungsübungen mit Fuß heben und senken durch den Patienten durchgeführt oder eine manuelle Kompression des Fußes oder der Unterschenkelmuskulatur durch den Untersucher. Hierdurch zeigt sich ein retrograder Fluss durch die Faszie hindurch ausgehend von den Leitvenen über die Cockett Perforansvene zur Oberfläche [4, 5].

Die Duplexsonographie ergänzt den Untersuchungsgang durch die unmittelbare Darstellung der beschallten Gefäße. So weisen die tiefen Leitvenen regelmäßige Wandkonturen auf, atemabhängige Strömungsmuster dokumentieren die normale Situation der Gefäßklappen. Bei Valsalva-Pressversuch sistiert der Blutfluss durch die regelrecht schließenden Klappen. Im Gegensatz dazu zeigt die Vena saphena magna eine deutliche Dilatation der Wände, beim Valsalva-Manöver zeigt sich ein Rückstrom von der Krosse bis in die proximale Unterschenkelregion entsprechend dem Insuffizienzstadium III nach Hach, ebenso lässt sich die stark geschlängelte Seitenastvarize bildlich darstellen und der Reflux nachweisen (Abb. 2, 3). Die Cockett Vena perforans ist deutlich erweitert und der Rückstrom fließt von innen aus der Gruppe der Venae tibiales posteriores in die oberflächliche Varize. Der Mündungswinkel beträgt etwa 90 Grad aufgrund der Insuffizienz. Zusammengefasst lautet die Diagnose somit Stammvarikose der Vena saphena magna im Insuffizienzstadium III nach Hach mit Seitenastvarikose und Cockett-Insuffizienz bei intaktem Leitvenensystem [1, 3–5].

Fallbeispiel: Postthrombotisches Syndrom der Beinvenen

Patient 73 Jahre: Seit kurzem kleine Wunde am rechten Innenknöchel.

1976 Thrombose an beiden Beinen, seither wiederholt kleine Geschwüre an beiden Beinen. Früher wiederholt Venenverödungen. Täglich Anlage eines Kompressionsverbandes bis zum Knie. Sonstige Erkrankungen: Vorhofflimmern, Diabetes, Hypertonie, Hyperlipidämie. Medikation: Marcumar, verschiedene internistische Medikamente.

Klinischer Befund

Umfangsvermehrung des rechten Unterschenkels von 2 cm im Vergleich zum linken Bein. Fußpulse beidseits schwach tastbar. Ausgeprägte Corona phlebectatica paraplantaris, Hyperpigmentierung, Atrophie blanche. Rechter medialer Malleolus: Exulzerierte Capillaritis alba. Venektasien der Vena saphena magna, parva und Seitenäste an beiden Unterschenkeln.

Venendopplerbefund

Vena femoralis communis: Unauffälliges atemabhängiges Strömungsgeräusch, geringer Reflux bei Valsalva-Pressversuch
Vena poplitea: Reflux bei Valsalva-Pressversuch, bei Dekompression Reflux (Abb. 5).
Bei Anlage eines Tourniquets über einer tastbaren Faszienlücke am Unterschenkel medial proximal einer Cockett Perforansvene: Reflux bei Fußsohlen- oder Wadenkompression durch den Untersucher.
Vena saphena parva: Relativ kontinuierliches Strömungsgeräusch über der Krosse bis zum distalen Unterschenkel, Reflux bei Valsalva-Pressmanöver.
Vena saphena magna: Verstärktes weitgehend kontinuierliches Strömungsgeräusch, kein Reflux bei Valsalva-Versuch.

Duplexsonographiebefund

Vena femoralis communis: Regelrechtes Gefäßbild
Vena femoralis superficialis: Verdickte, unregelmäßig konfigurierte Wand mit Verdickungen und Septenbildung, Flusssignale, geringer Reflux bei Valsalva (Abb. 4).

Phlebologie

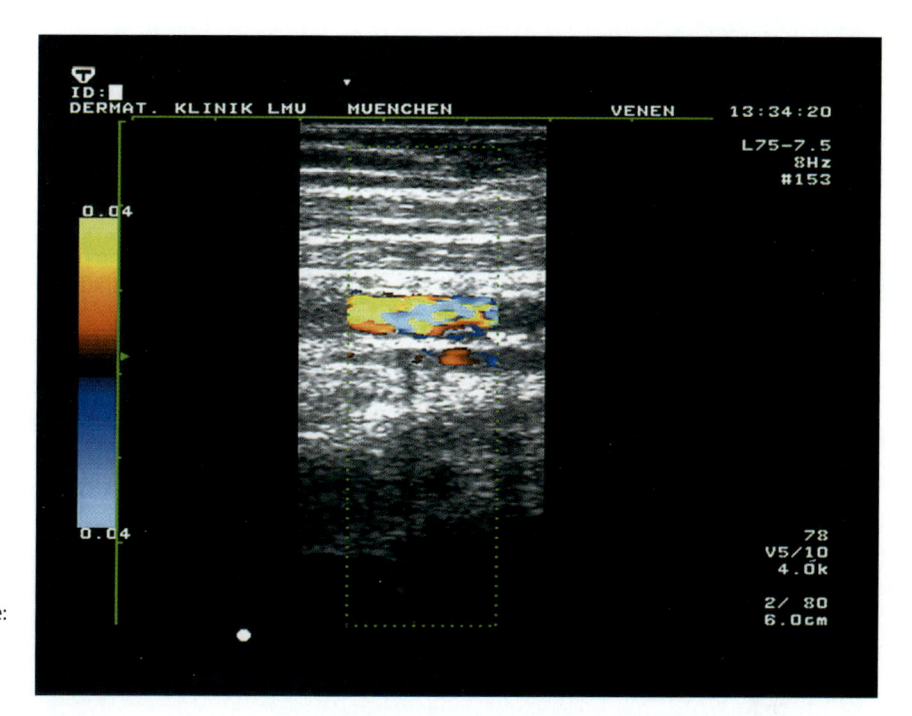

Abb. 4. Duplexsonographie: Vena femoralis superficialis: Teilrekanalisation (unteres Gefäß)

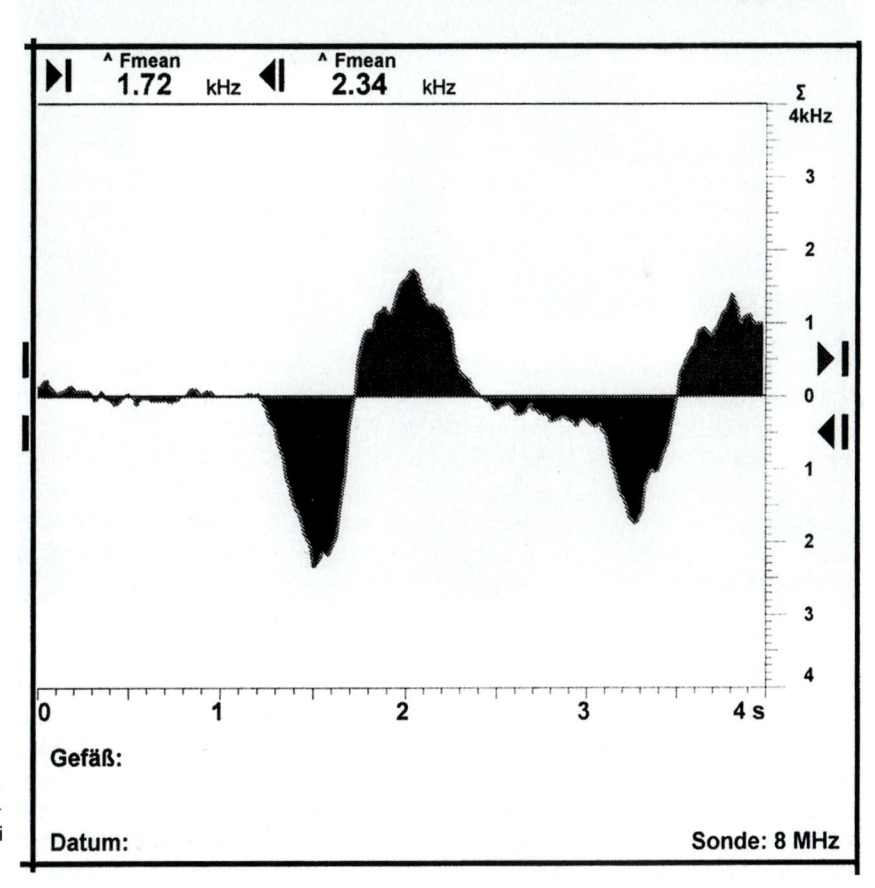

Abb. 5. Dopplersonographie: Vena poplitea: Bei Wadenkompression orthograder Fluss, bei Dekompression Reflux

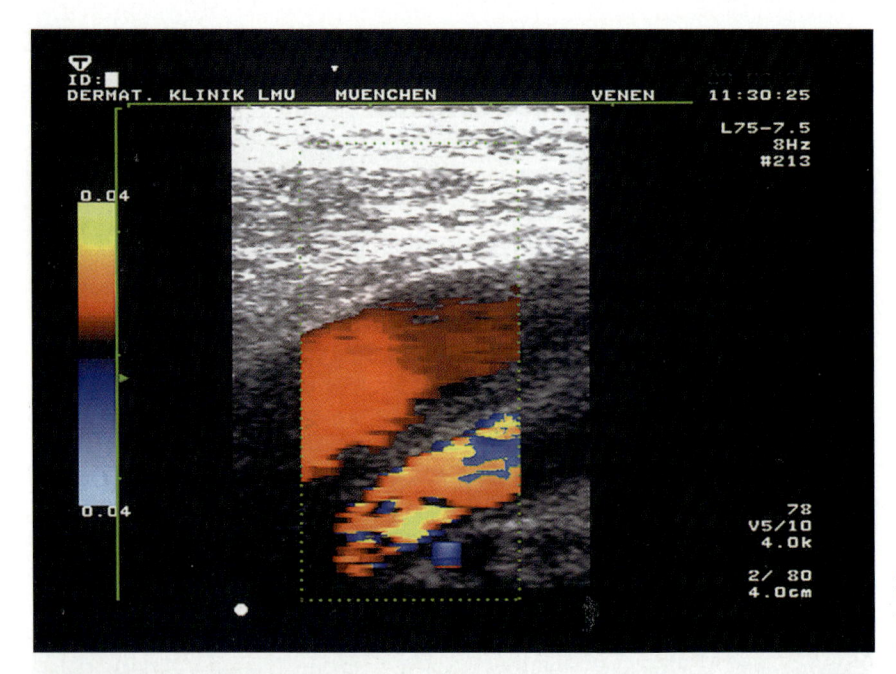

Abb. 6. Duplexsonographie: Vena poplitea: Reflux bei Valsalva-Pressversuch (oberes Gefäß)

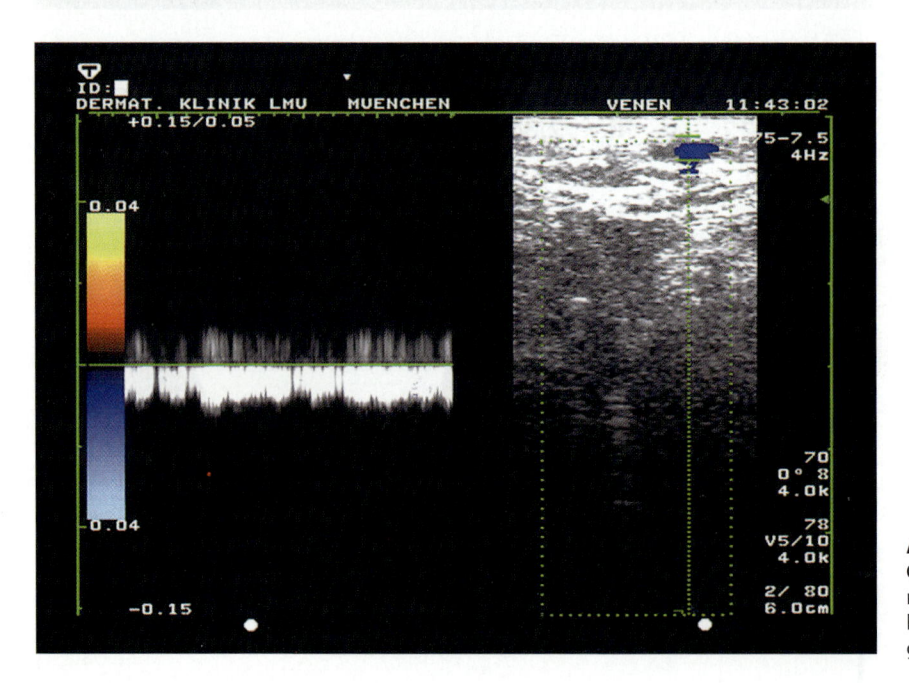

Abb. 7. Duplexsonographie: Querschnitt Vena saphena magna mit Ableitung des kontinuierlichen Strömungsgeräusches (Oberschenkel)

Vena femoralis profunda: Erweitert, Reflux mit Farbumschlag bei Valsalva.
Vena saphena magna: Erweitertes Lumen, kein Reflux bei Valsalva (Abb. 7).
Vena poplitea: Unregelmäßige Wandkontur, Reflux bei Valsalva (Abb. 6). Erweiterte Vena femoropoplitea.
Vena saphena parva: Reflux bei Valsalva mit Farbumschlag von der Krosse bis zum distalen Unterschenkel.

Unterschenkelleitvenen: Gefäßwände verdickt, unregelmäßig konfiguriert, zum Teil verschlossen, zum Teil Reflux mit Farbumschlag durch Fußsohlen- oder Wadenkompression induzierbar.
Deutlich erweiterte Cockett Vena perforans mit aufgerichtetem Mündungswinkel und verstärktem retrograden Fluss bei Kompression der Fußsohle (Abb. 8).

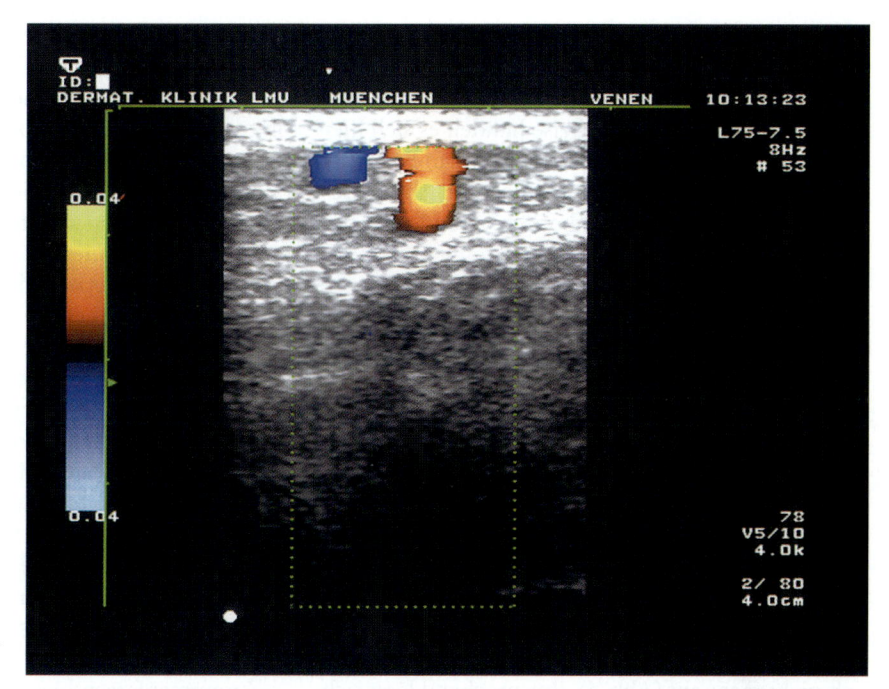

Abb. 8. Duplexsonographie: Cockett Vena perforans: Deutlich erweitert, aufgerichteter Mündungswinkel

Kommentar

Der Patient wies im Grunde verschiedene Krankheitsbilder auf: Im Vordergrund standen die Befunde, die in der Folge einer Thrombose der tiefen Leitvenen entstanden waren, aber auch eine Veränderung der Oberflächenvenen, die sich entweder ebenfalls sekundär ausgebildet hat oder primär entstanden war.

Palpatorisch ließen sich am stehenden Patienten die prominent hervortretende Vena saphena magna und auch parva mit Seitenästen sehen und tasten. In der Dopplersonographie konnte über der Vena saphena magna ein weitgehend kontinuierliches Strömungsgeräusch, das nur eine sehr geringe Atemmodulation aufwies, abgeleitet werden. Beim Valsalva-Pressversuch ließ sich kein Reflux verifizieren. Dieser Befund erklärt sich durch die Kollateralfunktion der Vena saphena magna, die durch den reduzierten Fluss in den Leitvenen einen verstärkten Blutdurchfluss erfährt. Dasselbe Phänomen lässt sich selbstverständlich auch bei frischen Thrombosen nachweisen. Ein solches Flussmuster kann beispielsweise auch bei Entzündungen, wie Erysipelen, gefunden werden, wo eine verstärkte Durchblutung resultiert.

Über der Vena femoralis communis in der Leiste ist ein verstärktes, relativ atemabhängiges Strömungsgeräusch zu hören und durch die Kurvenregistrierung zu erfassen. Es ergibt sich aus dem Fluss der in diesem Bereich mündenden Vena saphena magna und den Profundakollateralen. Die Vena poplitea, die von dorsal her beschallt wird, weist ein kontinuierliches Strömungsgeräusch mit Reflux bei Valsalva auf. Dies lässt die Vermutung zu, dass sie ein höheres Flussvolumen transportieren muss und durch die Thrombose schlussunfähige Klappen besitzt, die dem retrograden Druck bei Pressversuchen nicht standhalten können.

In der sitzenden Position des Patienten bei entspannt herabhängenden Beinen wird über einer tastbaren Faszienlücke ein Tourniquet angelegt, über der Cockett Perforansvene wird die Dopplersonde appliziert und der Fluss aus den tiefen Venen durch die insuffiziente Cockett Perforans in die Oberfläche gelenkt. Dies erfolgt mit Hilfe manueller Kompression der Fußsohle oder des Unterschenkels. Hieraus lässt sich somit die Diagnose insuffiziente Vena perforans ableiten. Sie wurde vermutlich sekundär insuffizient, da der Druck in den Unterschenkelleitvenen durch die stattgehabte Thrombose erhöht ist und das Blut Ausweichmöglichkeiten sucht. Das Tourniquet verhindert einen möglichen Rückfluss von oberflächlichen Venen proximal der Cockett-Verbindung und trägt so zu einer klareren Diagnose bei.

Nach May und Nissl gibt es die Einteilung der Kollateralfunktionen. So wird bei postthrombotischem Syndrom die Vena saphena magna als Kollaterale erster Ordnung und die Vena saphena parva mit der Vena femoropoplitea als Kollaterale zweiter Ordnung bezeichnet. Bei unserem Patienten zeigt sich ebenfalls eine insuffiziente Vena saphena parva mit Nachweis eines Refluxes ausgehend von der Kniekehle bis zum distalen Unterschenkel. Die Untersuchung erfolgt am stehenden Patienten mit entspanntem, leicht angewinkeltem Bein. Möglicherweise handelt es sich hier um eine so genannte sekundäre Varikose in Folge des Überlastungsphänomens bei schlechter Abflussbedingung über die postthrombotisch veränderten tiefen Leitvenen.

Durch die Duplexsonographie wird die Diagnose bestätigt und gleichzeitig die Morphologie der Gefäße sichtbar. Die Vena femoralis communis weist eine regelrechte Wandstruktur und Strömungsverhalten auf, das heißt das Gefäß ist gesund. Distal davon in der Vena femoralis superficialis ist die Wand verdickt, echoreich und unregelmäßig konfiguriert. Innerhalb des Lumens haben sich Septen ausgebildet. Durch den Reflux bei Valsalva-Manöver wird die Dysfunktion des Klappenapparats durch die Entzündungsvorgänge bei der vormaligen Thrombose deutlich. Die Stromrichtung ändert sich, es wird ein Farbumschlag induziert, das veränderte Gefäßlumen weitet sich nicht mehr auf (Abb. 4). Entsprechend lässt sich gleichzeitig die Dopplerkurve ableiten. Die etwas erweiterte Vena profunda femoris wird verstärkt durchströmt im Sinne der Kollateralfunktion, so dass dies durch einen schnelleren, relativ kontinuierlichen Fluss dokumentiert wird. Entsprechend zeigen Farb- und Dopplerbild dies an. Die Vena poplitea hat ebenfalls Wandunregelmäßigkeiten, allerdings keine Septen und deutlichen Reflux mit Farbumkehr bei Valsalva-Pressversuch; ebenso Reflux bei der Dopplersonographie. Die Interpretation lautet hier: Klappenverlust bei guter Rekanalisation (Abb. 5, 6). Die Unterschenkelvenen zeigen in ihrem Verlauf ebenfalls Unregelmäßigkeiten: Sie verlaufen nicht mehr gerade, sondern leicht geschwungen und weisen ebenfalls Wandveränderungen bis hin zu umschriebenen Verschlüssen auf. Flussmuster sind nur bedingt erkennbar, insbesondere nach Waden- und Fußsohlenkompression durch den Untersucher. Die mittlere Cockett Vena perforans ist gekennzeichnet durch eine Dilatation des Lumens und eine rechtwinklige Einmündung durch die Faszie in das tiefe Venensystem. Die Wand ist ebenfalls verdickt (Abb. 8). Diese Befunde kommen durch die Umleitung des Blutstroms und die Behinderung des Flusses in den Leitvenen hin zur Oberfläche in retrograder Richtung zustande. Das Blut wird über das Abstromgebiet der Vena saphena magna weiter abgeleitet, die als Kollaterale erster Ordnung gilt. Sie ist gekennzeichnet durch eine Lumenerweiterung, Klappen sind noch abgrenzbar. Der Fluss ist nahezu kontinuierlich, die Atemmodulation nur noch angedeutet erkennbar. Als Zeichen der Klappensuffizienz bedingt der Valsalva-Pressversuch keine Farbumkehr. Die Dopplersonographie lässt dies auch akustisch und grafisch erkennen (Abb. 7).

Die Vena saphena parva ist dagegen nur gering erweitert und zeigt retrograde Blutströme beim Valsalva-Manöver. Da keine Unregelmäßigkeiten in der Wand mit Dilatationen oder Aneurysmen vorhanden sind, ist hier eher von einer Form der sekundären Varikose in Folge des postthrombotischen Syndroms durch die Abstrombehinderung der tiefen Leitvenen auszugehen als von einer primären Varikose [2, 3, 4, 6].

Zusammenfassend ergibt sich die Diagnose eines postthrombotischen Syndroms der Beinvenen mit insgesamt eingeschränkter Rekanalisation der tiefen Leitvenen. Die Kollateralisation erfolgt über die Profundaäste in der Tiefe und die oberflächlichen Venen, die zum Teil sekundäre Insuffizienzzeichen aufweisen.

Literatur

1. Hach W (2006) Die primäre Varikose. In: Venenchirugie. Schattauer, Stuttgart, S 65-168
2. Kriessmann A (1982) Chronischer Verschluss der Becken- und tiefen Beinvenen, postthrombotisches Syndrom. In: Kriessmann A, Bollinger A, Keller H (Hrsg) Praxis der Dopplersonographie. Thieme, Stuttgart, S 72-87
3. Marshall M (1993) Untersuchung des venösen Systems. In: Praktische Duplexsonographie. Springer, Berlin, S 33-43
4. Neuerburg-Heusler D, Hennerici M (1995) Venen. In: Gefäßdiagnostik mit Ultraschall. Thieme, Stuttgart, S 183-223
5. Partsch H (1982) Primäre Varikose der Vena saphena magna und parva. In: Kriessmann A, Bollinger A, Keller H (Hrsg) Praxis der Dopplersonographie. Thieme, Stuttgart, S 101-111
6. Weber J, May R (1990) Postthrombotisches Syndrom. In: Funktionelle Phlebologie. Thieme, Stuttgart, S 430-452

Photodiagnostik

Thomas Herzinger, Erhard Hölzle, Silvia Schauder, Adrian Tanew, Tino Wetzig und Jan-Christoph Simon

Photodiagnostische Testverfahren ergänzen Anamnese, klinisches Bild und Histopathologie bei der Diagnostik von Lichtdermatosen. Sie spielen eine besondere Rolle, wenn bei Vorstellung des Patienten keine Hautveränderungen vorhanden sind. Aus der Identifizierung bestimmter Wellenlängenbereiche als Auslöser ergeben sich direkte Konsequenzen für die Entwicklung gezielter Meidungsstrategien. Weiterhin haben photodiagnostische Testverfahren Bedeutung für wissenschaftliche Untersuchungen und für die Bewertung der Effektivität von Lichtschutzpräparaten.

Photoprovokationstestung bei Lupus erythematodes, polymorpher Lichtdermatose und Lichturtikaria

Lichttreppen

Voraussetzung für provokative Lichttestungen ist die Durchführung der Lichttreppen mit UV-A und UV-B. Dadurch können in vielen Fällen pathologische Reaktionen ausgeschlossen und eine mögliche Hautschädigung des Patienten durch die provokative Phototestung vermieden werden [7, 10].

Die Testfelder werden differenziert nach dem Hauttyp mit unterschiedlichen Dosen Breitband-UV-B bezeihungsweise UV-A1 bestrahlt (Tabelle 1) Als Testort dient eine nicht lichtexponierte Region, meist der untere Bereich des Rückens oder die Glutaealregion. Zur Eingrenzung der Bestrahlungsfelder werden Schablonen mit Bleigummi von 2 mm Dicke verwendet, wobei die einzelnen Testfelder nicht kleiner als 1,5×1,5 cm sein sollten. Die Testreaktion wird sofort und nach 24 Stunden beurteilt. Als MED-UV-B ist die verabfolgte Dosis an jenem Feld definiert, welches eben eine gut erkennbare, gleichmäßige und scharf begrenzte Rötung 24 Stunden nach der Bestrahlung aufweist.

Die Ablesung der IPD-Schwellendosis (IPD = immediate pigment darkening) erfolgt unmittelbar nach der Bestrahlung, MED-UV-A und MTD (MTD = minimal tanning dose) werden analog der MED-UV-B 24 Stunden nach Bestrahlung bestimmt (Tabelle 1).

Tabelle 1. Durchführung der UV-A- und UV-B-Lichttreppen

Testort	Nicht lichtexponierte Hautregion (Gesäß)	
Testfelder	1,5×1,5 cm	
Strahlenquellen	UV-A1: Metallhalogenidstrahler (340–400 nm)	
	UV-B: Fluoreszenzstrahler (Philips TL 12, 285–350 nm)	
UV-Dosen		
UV-A1	Hauttyp I, II:	5, 10, 15, 20, 25, 30 J/cm^2
	Hauttyp III, IV:	20, 25, 30, 40, 60, 80 J/cm^2
UV-B	Hauttyp I, II:	25, 50, 75, 100, 125, 150 mJ/cm^2
	Hauttyp III, IV:	75, 100, 125, 150, 175, 200 mJ/cm^2
Ablesung	Sofort, 24 h	

Photoprovokation

Die Provokation von Lichtdermatosen in umschriebenen Testfeldern an der Haut erlaubt eine eindeutige Diagnose und gibt Hinweise auf das Aktionsspektrum. Darüber hinaus eröffnen sich Möglichkeiten für kontrollierte Therapiestudien und experimentelle Fragestellungen.

Lichturtikaria

Die Phototestungen werden an nicht sonnenexponierter Haut (Gesäß, Abdomen) vorgenommen, da

Tabelle 2. Photoprovokation der Lichturtikaria

Testort	Nicht lichtexponierte Hautregionen
Testfelder	1,5×1,5 cm
Strahlenquellen	UV-A: Fluoreszenzstrahler (Philips TL 09 N)
	Ergänzend UV-A1: (TL 10 R, Metallhalogenidstrahler)
	UV-B: Fluoreszenzstrahler (Philips TL 12, 285–350 nm)
	Sichtbares Licht: Diaprojektor mit Schott WG 420, PDT-Lampen, Lasersysteme
	Monochromator
Strahlendosen	Meist niedrig, individuell verschieden
Ablesung	Sofort, Beobachtung bis 1 h

chronische Lichteinwirkungen die Urtikariaschwelle erhöht. Das Vorgehen entspricht im wesentlichen der Durchführung der Lichttreppen. Als Suchtest empfehlen sich Breitbandstrahler für UV-A und UV-B. Alternativ oder, besser, zusätzlich können auch UV-A1-Quellen Verwendung finden. Da bei vielen Patienten sichtbares Licht auslösend wirkt, wird neben UV-A und UV-B auch sichtbares Licht (Diaprojektor, PDT-Bestrahlungsgerät, Laser-Systeme) eingesetzt [1, 8]. Eine genaue Ausarbeitung des Aktionsspektrums erfordert die Anwendung eines Monochromators. Weitere Richtlinien zur Durchführung der Phototestung sind in Tabelle 2 niedergelegt.

Die für die Lichttreppen verwendeten Bestrahlungsdosen können individuell sehr unterschiedlich sein, und es empfiehlt sich, mit niedrigen Dosen zu beginnen und sich schrittweise an die Erythem-Schwellendosen von Normalpersonen heranzutasten. So wird eine unnötige Belastung des Patienten durch stark überschwellige urtikarielle Reaktionen vermieden.

Bei vielen Patienten ist das vermutete Photoallergen auch im Serum oder Plasma nachweisbar. Diese Tatsache wurde in der Literatur als Serumfaktor bezeichnet. Zum Nachweis wird frisch gewonnenes Serum oder Plasma des Patienten unter sterilen Bedingungen in vitro mit den Wellenlängen des Aktionsspektrums bestrahlt und unmittelbar anschließend werden 0,1 ml intrakutan injiziert. Eine in wenigen Minuten entstehende gerötete Quaddel mit Reflexerythem zeigt das Vorhandensein des Serumfaktors an.

Polymorphe Lichtdermatose, Lupus erythematodes

Die Protokolle für provokative Lichttestungen bei Verdacht auf Vorliegen dieser beiden Erkrankungen sind weitgehend gleich [5, 6, 9]. Prinzipiell werden wiederholte Bestrahlungen sowohl mit Breitband-UV-B als auch mit Breitband-UV-A an größeren Testfeldern vorgenommen. In der Regel erfolgen Bestrahlungen an drei aufeinanderfolgenden Tagen. Bei negativem Resultat kann eine vierte Bestrahlung angeschlossen werden. Bei polymorpher Lichtdermatose erfolgen Ablesungen bis 72 Stunden nach der letzten Bestrahlung. Da Hautveränderungen des Lupus erythematodes verzögert und manchmal erst nach zwei bis drei Wochen auftreten, muss bei diesen Patienten der Beobachtungszeitraum, falls Hautveränderungen nicht zu einem früheren Zeitpunkt sichtbar werden, auf bis zu 3 Wochen ausgedehnt werden. Das Testprotokoll ist im Detail in Tabelle 3 dargestellt.

Bei der Auswahl des Testareals ist es wichtig, möglichst eine Hautstelle zu bestrahlen, welche für den Patienten eine Prädilektionsstelle darstellt. Allerdings sollten Phototestungen aus kosmetischen Gründen im Gesicht wie auch im Dekollete-Bereich vermieden werden. Aus diesen Gründen haben sich die Streckseiten der Oberarme und, insbesondere bei LE, auch Schulter und oberer Rücken als Testareal bewährt. Da in einem Testareal manchmal nur wenige einzeln stehende und kleine Effloreszenzen provoziert werden, empfiehlt es sich, das Testfeld ausreichend groß (5×8 cm) zu gestalten. Der richtige Testzeitpunkt ist Winter oder Frühling bevor die ersten natürlichen Sonnenexpositionen erfolgen. Zu diesem Zeitpunkt ist die Haut noch nicht vorgebräunt und auch nicht

Tabelle 3. Photoprovokation von polymorpher Lichtdermatose und Lupus erythematodes

Testort	Streckseiten der Oberarme Bei LE auch Schulter- und oberer Rückenbereich
Testfelder	5×8 cm
Strahlenquellen	UV-A1: Metallhalogenidstrahler (340–400 nm) UV-B: Fluoreszenzstrahler (Philips TL 12, 285–350 nm)
UV-Dosen	UV-A1: 3–4×60–100 J/cm^2 UV-B: 3-4×1,5 fache MED
Ablesung	Vor und sofort nach jeder Bestrahlung sowie 24 h nach der letzten Bestrahlung Bei LE Beobachtung bis 3 Wochen

lichtgewöhnt im Hinblick auf die Photodermatose. Dies gilt insbesondere für die polymorphe Lichtdermatose, bei der während der sonnenreichen Jahreszeit ein Gewöhnungseffekt eintritt.

Sind die provozierten Hautveränderungen klinisch-morphologisch nicht klar einzuordnen, so empfiehlt sich eine histopathologische Untersuchung.

Photosensibilisierung der Haut durch systemische Medikamente

Systemische Medikamente können zur Photosensibilisierung der Haut führen. Die Folge der Photosensibilisierung ist die Photosensitivität. Sie äußert sich häufig als Phototoxizität, selten als Photoallergie.

Diagnostisches Vorgehen

Bei Verdacht auf krankhafte Steigerung der Lichtempfindlichkeit durch systemische Medikamente hat sich folgendes diagnostisches Vorgehen bewährt:

Erhebung von Anamnese und Befund
Mithilfe eines diagnostischen Fragebogens und einer detaillierten Medikamentenanamnese unter Berücksichtigung der aktuell in Deutschland zugelassenen 280 photosensibilisierenden Medikamente. Diese Hilfsmittel können bei Frau Prof. Dr. Schauder per E-mail (Schauder@med.uni-goettingen.de) angefordert werden.

Lichttreppen unter Einnahme des verdächtigen Medikaments (Tabelle 1)
Bestimmung der minimalen Erythem-Dosis (MED), der minimalen Pigmentierungs-Dosis (MPD) und der minimalen Dosis, die erforderlich ist, um eine Urtikaria beziehungsweise ein Infiltrat hervorzurufen (MU-ID).

Beurteilung der bestrahlten Felder hinsichtlich petechialer Blutungen, Papeln, Pusteln, Bläschen und Blasen.

Zusätzliche Untersuchungen
Bei Verdacht auf einen durch Medikamente ausgelösten subakut kutanen Lupus erythematodes (SCLE) oder auf einen Lupus erythematodes tumidus (LET) beziehungsweise auf eine Arzneireaktion unter dem Bild eines SCLE oder LET empfiehlt sich folgendes Vorgehen: Ablesung der Testfelder bis zu 3 Wochen nach der Lichttreppe, Histologie und Immunfluoreszenz von floriden, primären Läsionen, gegebenenfalls von auffälligen Testfeldern, Bestimmung von ANAs und ENAs.

Abgesehen davon können bei unklarem klinischen Bild histopathologische Untersuchungen von floriden, primären Läsionen und von auffälligen Testfeldern zur Unterscheidung zwischen phototoxischen und photoallergischen Reaktionen nützlich sein.

Weiteres Vorgehen und Nachuntersuchungen
Bei auffälligen Lichttreppen, sollte das Medikament abgesetzt werden, das aufgrund des zeitlichen Verlaufs, seiner photosensibilisierenden Potenz und des klinischen Bildes am ehesten als Auslöser der Photosensitivität in Frage kommt (Tabelle 4).

Nach 4 Wochen wird der klinische Verlauf der Lichtempfindlichkeit beurteilt. Zur Objektivierung derselben eignen sich erneute Lichttreppen mit dem spektralen Bereich, der bei der ersten Phototestung pathologische Reaktionen ausgelöst hat.

Bei Normalisierung der vom Patienten angegebenen Lichtempfindlichkeit und der Lichttreppen war das abgesetzte Medikament sehr wahrscheinlich die Ursache der pathologischen Reaktion auf UV-Strahlen.

Bei abgeschwächter, aber noch vorhandener Photosensitivität, sind weitere Lichttreppen alle 2 Monate bis zur Normalisierung sinnvoll.

Thiazide, insbesondere Hydrochlorothiazid, sind die häufigsten Auslöser von Photosensibilisierungen und können auch nach Absetzen transiente (≤1 Jahr) und persistierende (>1 Jahr) Lichtreaktionen (zum Beispiel chronisch aktinische Dermatitis) hervorrufen.

Systemische Photoprovokation
Falls das fragliche Medikament zum Zeitpunkt der ersten Untersuchung bereits abgesetzt wurde und nicht auf längere Zeit darauf verzichtet werden kann, empfiehlt sich die erneute Gabe desselben über mehrere Tage bis zu einer Woche in therapeutischer Dosis und dann das Vorgehen, wie unter Punkt 2–4 beschrieben [7].

Der Nachweis desjenigen systemischen Arzneimittels, das eine krankhaft gesteigerte Lichtempfindlichkeit hervorgerufen hat, erfordert einen erheblichen zeitlichen und organisatorischen Aufwand. Häufig sind ältere, multimorbide Patienten davon betroffen, die gleichzeitig diverse potenziell photosensibilisierende Medikamente einnehmen. Zur Diagnostik sind spezielle photodermatologische Kenntnisse und Erfahrung notwendig. Deswegen wurde eine Liste der deutschsprachigen Hautkliniken mit photodiagnos-

Tabelle 4. Aktuell in Deutschland verwendete Medikamente, von denen Berichte über Photosensibilisierung vorliegen[a] [12]

Unterstrichene Medikamente lösen auch photoallergische Reaktionen aus.
Diuretika
Hydrochlorothiazid, Furosemid, Bendroflumethiazid, Amilorid, Etacrynsäure, Triamteren, Spironolacton, Xipamid*
Nichtsteroidale Antiphlogistika
Naproxen, Ketoprofen, Tiaprofensäure, Piroxicam, Diclofenac, Phenylbutazon, Mefenaminsäure, Indomethazin, Ibuprofen
Antimikrobielle Substanzen
Sulfamethoxazol/Trimethoprim, Sulfasalazin, Ciprofloxacin, Enoxacin, Lomefloxacin, Ofloxacin, Norfloxacin, Oxytetrazyklin, Tetrazyklin, Doxyzyklin, Minozyklin, Isoniacid, Gentamycin, Griseofulvin, Nitrofurantoin
Mittel gegen Malaria
Chloroquin, Chinin, Pyramethamin, Mefloquin, Hydroxychloroquin*
Antipsychotische Mittel
Chlorpromazin, Thioridazin, Promethazin, Chloprothixin, Perazin, Fluphenazin, Promazin, Haloperidol
Antidepressiva
Amitryptilin, Trimipramin, Nortryptilin, Desipramin, Imipramin, Doxepin, Clomipramin*
Kardiovaskulär wirksame Mittel
Amiodaron, Nifedipin, Chinidin, Captopril, Enalapril, Fosinopril, Ramipril, Disopyramid, Hydralazin, Simvastatin
Antiepileptika
Carbamazepin, Lamotrigin, Phenobarbital, Phenytoin, Topiramat*, Valproinsäure*
Antihistaminika
Cyproheptadin, Diphenhydramin, Loratadin
Zytotoxische Substanzen
Fluorouracil, Vinblastin, Dacarbacin, Procarbacin, Methotrexat, Azathioprin
Hormone
Kortikosteroide, Östrogene, Progesterone, Spironolakton
Systemische Dermatika
Isotretinoin, 5-Methoxypsoralen*, 8- Methoxypsoralen *
Andere
Goldsalze, Hämatoporphyrin

[a] Gelistet aufgrund der therapeutischen Wirkgruppe und des generischen Namens. Innerhalb einer Wirkgruppe sind die Medikamente entsprechend der Häufigkeit von Berichten angeordnet, wonach sie eine Photosensibilisierung hervorgerufen haben. Medikamente, über die etwa gleich häufig berichtet wurde, finden sich in derselben Zeile.

* Medikamente, die nicht in der Tabelle von Moore [12] vorkommen, den oben genannten Kriterien entsprechen und auf dem deutschen Markt sind [11, 15, 16].

tischem Schwerpunkt sowie der verantwortlichen Ansprechpartner zusammengestellt. Die Leiter aller deutschsprachigen Hautkliniken wurden gefragt, ob bei ihnen die Diagnostik, beispielsweise bei Photosensitivität durch systemische oder topische Medikamente und Chemikalien, schwerpunktmäßig betrieben wird und von wem. Die Zusammenstellung beruht demnach auf einer Selbsteinschätzung.

Photopatch-Test

Der Photopatch-Test (belichteter Epikutantest) ist das photodermatologische Pendant zum Patch-Test (Epikutantest). In Analogie zur Indikationsstellung beim Patch-Test (Nachweis einer Kontaktallergie) wird der Photopatch-Test zum Nachweis einer photokontaktallergischen Reaktion angewandt. Wenngleich mit geringerer Sensitivität kann der Photopatch-Test auch zur Identifikation systemischer Photoallergene (Medikamente) eingesetzt werden.

Die Durchführung dieses diagnostischen Testverfahrens ähnelt in vielerlei Hinsicht dem Patch-Test, weicht jedoch in einigen Details erheblich von diesem ab. Zum Unterschied vom Patch-Test sind die meisten Dermatologen mit der Durchführung und Interpretation des Photopatch-Tests wenig oder gar nicht vertraut. Dies ist im wesentlichen auf zwei Faktoren zurückzuführen: Photokontaktallergien treten viel seltener auf als Kontaktallergien (und werden mögli-

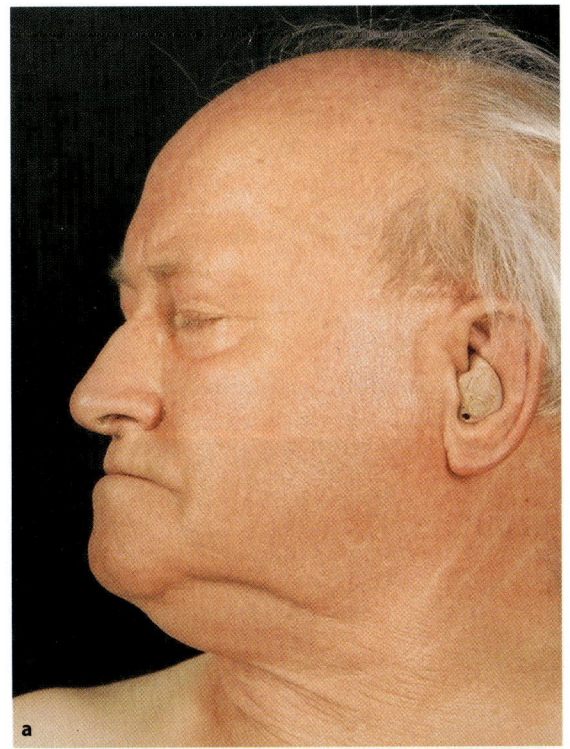

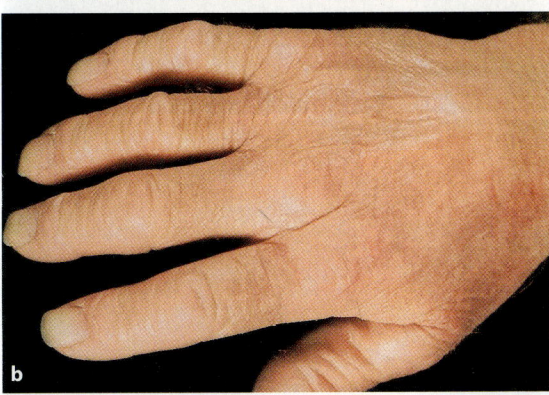

Abb. 1. a, b. Photosensibilisierung eines Rollstuhlfahrers durch Hydrochlorothiazid, das im November 2000 angesetzt wurde, sich aber erst bei den Ausfahrten im Frühjahr an den Handrücken und am Kopf auswirkte. Charakteristisch sind die Aussparungen der Fingerzwischenräume und der Falten am Hals.

cherweise auch seltener erkannt), und die Erfordernis eines geeigneten Bestrahlungsgerätes mit Lichtemission im gesamten UVA Bereich.

Voraussetzungen

Der Photopatch-Test wird normalerweise am Rücken oben an klinisch unauffälliger Haut durchgeführt. Die Patienten sollten über einen Zeitraum von zumindest zwei Wochen keine systemischen Therapien erhalten haben, ebenso sollte dem Test keine Lokalbehandlung oder stärkere Sonnenexposition des Testareals vorangegangen sein.

Materialien

Zur Durchführung des Photopatch-Tests benötigt man Epikutantestpflaster, Testsubstanzen und eine UVA-Bestrahlungsquelle.

Als Testubstanzen werden im deutschsprachigen Raum üblicherweise die Photoallergen-Standardsubstanzen der Firma Hermal (Scholtzstraße 3, D-21465 Reinbek) verwendet. Diese enthalten historische Photoallergene wie halogenierte Kohlenwasserstoffverbindungen, Medikamente, Duftstoffe sowie eine Reihe von organischen Lichtschutzfiltern. Letztere stellen die wesentlichste Gruppe von Photoallergenen dar. Ganz entscheidend ist es bei entsprechender Anamnese auch jene Externa (oder Medikamente) mitzutesten, welche der Patient in der Vergangenheit verwendet hat.

Die optimale Bestrahlungsquelle sind Breitband-UVA Fluoreszenzröhren, zum Beispiel die klassischen PUVA Bestrahlungslampen. Alternativ können auch UVA oder UVA1 Metallhalogenid-Hochdruckstrahler eingesetzt werden. Ob UVA1 Lampen die Sensitivität des Photopatch-Tests beeinträchtigen, da ein Teil der UVA Bande weggefiltert ist, wurde bisher nicht ausreichend untersucht [2, 3, 13, 14].

Testablauf

Der Photopatch-Test erstreckt sich typischerweise über 5 Werktage (Montag – Freitag). Als Kontrolle wird immer ein Patch-Test mit den gleichen Testsubstanzen mitgeführt, um kontaktallergische Reaktionen von photokontaktallergischen Reaktionen unterscheiden zu können.

Tag 1: Doppeltes Auftragen der Photoallergene am Rücken

Tag 2: Entfernung des einen Testpanels, Entfernung der Salbenreste und Ablesung der Reaktion. Anschließende Bestrahlung mit 5 J/cm^2 UVA* Nochmalige Ablesung der Reaktion 10 min nach der Bestrahlung

Tag 3: Entfernung des zweiten, nicht bestrahlten Testpanels
Ablesung der Reaktion (auf die bestrahlten und unbestrahlten Testsubstanzen)

Tag 4: Ablesung der Reaktion
Tag 5: Ablesung der Reaktion

(* Bei Patienten mit abnorm niedriger UVA-Erythemschwelle, zum Beispiel bei chronisch aktinischer Dermatitis, sollte die UVA Bestrahlungsdosis unter der individuellen Erythemdosis liegen)

Ablesung

Die Intensität der Reaktion auf die Testsubstanzen wird folgendermaßen dokumentiert:

-    Keine Reaktion
- +?   Fraglich positive Reaktion (lediglich Erythem)
- +   Schwach positive Reaktion (Erythem, Infiltration)
- ++   Stark positive Reaktion (Erythem, Infiltration, Papeln, Vesikel)
- +++ Sehr stark positive Reaktion (intensives Erythem und Infiltration, koaleszierende Bläschen oder Blasen)

Reaktionsverlauf und Interpretation

- Decrescendo Verlauf: phototoxische Reaktion
- Crescendo Verlauf: photoallergische Reaktion
- Kombinierter Verlauf: phototoxisch-photoallergische Reaktion
- Plateauartiger Verlauf: verzögerte phototoxische Reaktion (?)

Fluoreszenzdiagnostik mit δ-Aminolävulinsäure-induzierten Porphyrinen (FDAP) in der Dermatologie

Die Fluoreszenzdiagnostik mit δ-Aminolävulinsäure (ALA)-induzierten Porphyrinen (FDAP) von Tumoren ist eine Methodik, die sich parallel zur photodynamischen Therapie (PDT) entwickelt hat. In der FDAP werden die ALA-induzierten Porphyrine, die sich im Gewebe angereichert haben, durch Anregung mit blauem Licht (etwa 400 nm) anhand ihrer typischen Rotfluoreszenz sichtbar gemacht [4].

Praktische Durchführung: Abtragen der exophytischen Läsionsareale mittels oberflächlicher Kürettage oder durch Vorbehandlung mit salizylsäure- oder harnstoffhaltigen Externa. Applikation von ALA (20% ALA in Ungt. emulsificans aquosum, medac) oder ALA-ester (Metvix®, Galderma) in einer Salbengrundlage. Applikationszeit: 3–4 h. Anregung mit Wood-Licht im abgedunkelten Raum oder Fluoreszenzdiagnostik-system (Dyaderm, Biocam) bei Tageslicht.

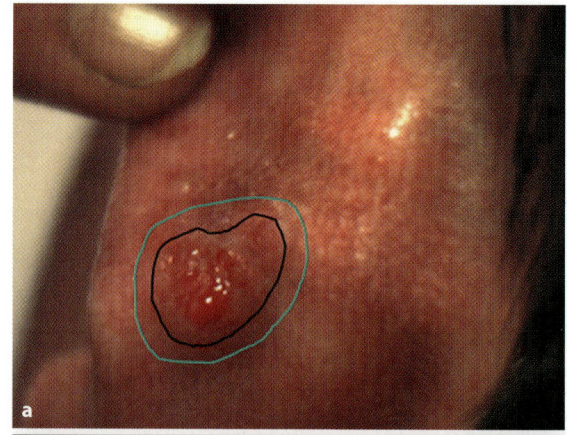

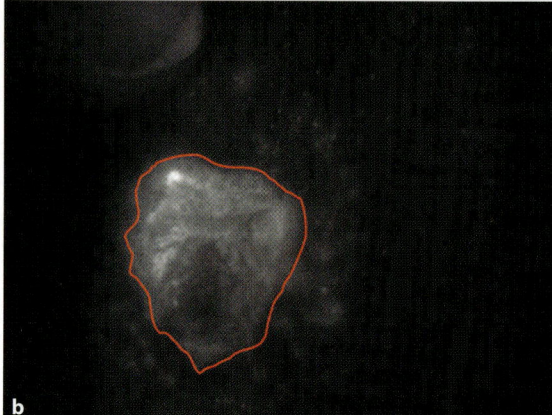

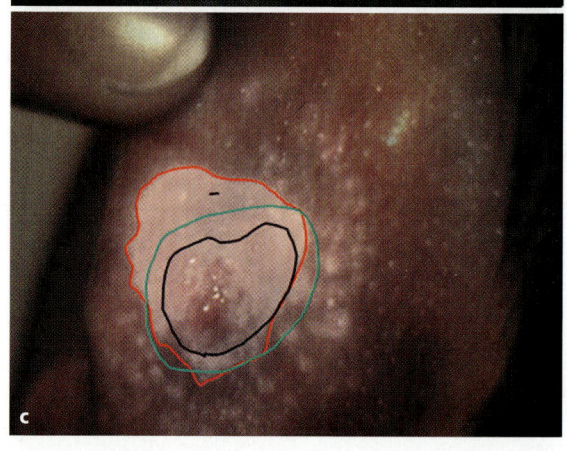

Abb. 2. Fluoreszenzdiagnostik mit δ-Aminolävulinsäure beim Basalzellkarzinom: a = Klinisches Bild; b = Fluoreszenzdiagnostik; c = Überlagerung

Auswertung: Typischerweise zeigen die neoplastischen Areale eine starke ziegelrote Fluoreszenz der intraläsional gebildeten Porphyrine. Diese Fluoreszenz lässt sich nun nutzen, um einen klinisch unscharf begrenzten Tumor präoperativ darzustellen, die Ausdehnung von aktinischen Keratosen zu definieren oder die Effektivität einer jeglichen Tumortherapie zu kontrollieren (Operation, Kryochirurgie, topische Chemotherapie, PDT.) [17, 18]. Beurteilt wird mit dem Auge beziehungsweise mit Kantenfilter oder CCD-Kamera mit der Möglichkeit der digitalen Bildauswertung (Abb. 2).

Abrechnung: Photodynamische Diagnostik (FDAP) von Hautläsionen analog Nr. 5442 GOÄ (600 Punkte). Der Ersatz von Auslagen für die pro Patient verbrauchte photosensibilisierende Substanz wird nach § 10 GOÄ abgegolten.

Kommentar

Photodiagnostische Testverfahren ergänzen Anamnese, klinisches Bild und Histopathologie bei der Diagnostik von Lichtdermatosen. Sie spielen eine besondere Rolle, wenn bei Vorstellung des Patienten keine Hautveränderungen vorhanden sind. Aus der Identifizierung auslösender Wellenlängenbereiche ergeben sich direkte Konsequenzen für die Entwicklung gezielter Meidungsstrategien. Weiterhin haben photodiagnostische Testverfahren Bedeutung für wissenschaftliche Untersuchungen und für die Bewertung der Effektivität von Lichtschutzpräparaten. Aus der wissenschaftlichen Auswertung selektiver, standardisierter Photoprovokationstests haben sich Erkenntnisse über die Ätiopathogenese der verschiedenen Lichtdermatosen sowie über Präventionsstrategien ergeben.

Literatur

1. Alora MB, Taylor CR (1998) Solar urticaria: case report and phototesting with lasers. J Am Acad Dermatol 38: 341–343
2. British Photodermatology Group (1997) Photopatch testing-methods and indications. Br J Dermatol 136: 371–376
3. Bruynzeel DP, Ferguson J, Andersen K et al. (2004) Photopatch testing: a consensus methodology for Europe. J Eur Acad Dermatol Venereol 18: 679–682
4. Fritsch C, Neumann NJ, Ruzicka T, Lehmann P (2000) Photodiagnostische Testverfahren. Teil 3: Fluoreszenzdiagnostik mit δ-Aminolävulinsäure-induzierten Porphyrinen (FDAP) in der Dermatologie. Hautarzt 51: 528–543
5. Hölzle E, Plewig G, Lehmann P (1987) Photodermatoses-diagnostic procedures and their interpretation. Photodermatol 4: 109–114
6. Hölzle E, Plewig G, von Kries R, Lehmann P (1987) Polymorphous light eruption. J Invest Dermatol 88: 32s–38s
7. Hölzle E (2003) Photodermatosen und Lichtreaktionen der Haut. Wissenschaftliche Verlagsgesellschaft, Stuttgart
8. Leenutaphong V, von Kries R, Hölzle E, Plewig G (1988) Solar urticaria induced by visible light and inhibited by UVA. Photodermatol 5: 170–174
9. Lehmann P, Hölzle E, Kind P et al. (1990) Experimental reproduction of skin lesions in lupus erythematosus by UVA and UVB radiation. J Am Acad Dermatol 22: 181–187
10. Lehmann P, Fritsch C, Neumann NJ (2000) Photodiagnostische Testverfahren. Teil 1: Die Lichttreppe und der Photopatch-Test. Hautarzt 51: 449–459
11. Malone PM, Melville M, Staff DE (2003) Drug Photosensitivity. In: Klasco RK (Hrsg) DRUGDEX® System. Thomson MICROMEDIX, Greenwood Village
12. Moore DE (2002) Drug-induced cutaneous photosensitivity: incidence, mechanism, prevention and management. Drug Saf 25: 345–372
13. Neumann NJ, Fritsch C, Lehmann P (2000) Photodiagnostische Testverfahren. Teil 2: Die Lichttreppe und der Photopatch-Test. Hautarzt 51: 113–125
14. Neumann NJ, Hölzle E, Plewig G et al. (2000) Photopatch testing: the 12-year experience of the German, Austrian, and Swiss photopatch test group. J Am Acad Dermatol 42: 183–192
15. Schauder S, Ippen H (1988) Photosensitivität. In: Fuchs E, Schulz KH (Hrsg) Manuale allergologicum. Dustri, Deisenhofen, Bd V,15: 1–30
16. Schauder S (2005) Phototoxische Reaktionen der Haut durch Medikamente. Dtsch Ärztbl 102: A 2314–2319
17. Szeimies RM, Jocham D, Landthaler M (2004) Klinische Fluoreszenzdiagnostik und Photodynamische Therapie. Thieme, Stuttgart
18. Wennberg AM, Gudmundson F, Stenquist B et al. (1999) In vivo detection of basal cell carcinoma using imaging spectroscopy. Acta Dermato Venereol 79: 54–61

Phototherapie und photodynamische Therapie: Theorie und praktische Anwendungen

Carola Berking, Jürgen C. Becker, Stefan Beissert, Mark Berneburg und Norbert J. Neumann

Praktische Durchführung der Standard-Phototherapien

Unter dem Begriff Phototherapie wird die Behandlung der Haut mit elektromagnetischer Strahlung aus dem Spektrum des UV-Lichtes verstanden. Bei der Photochemotherapie tritt noch die topische oder systemische Applikation einer photosensibilisierenden Substanz hinzu.

Eine Reihe von allgemeinen Voraussetzungen sind zu erfüllen, bevor Photo(chemo)therapien lege artis und möglichst komplikationslos durchgeführt werden können. In Tabelle 1 sind wesentliche Punkte zusammengefasst, die in diesem Zusammenhang unbedingt beachtet werden sollten. Darüber hinaus ist ein geschultes und mit den praktischen Aspekten der Photo(chemo)therapie sehr gut vertrautes Fachpersonal unverzichtbar.

Nachfolgend werden die verschiedenen Photo(chemo)therapien unter besonderer Berücksichtigung ihrer praktischen Durchführung und der sich möglicherweise daraus ergebenden Komplikationen oder Fehlerquellen erläutert.

Phototherapie UVB

Bestimmung der minimalen Erythemdosis UVB (MED)

Um eine auf den Patienten abgestimmte Initialdosis festlegen zu können, sollte zuvor die Bestimmung der minimalen Erythemdosis UVB (MED) erfolgen. Zur Ermittlung der MED werden aufsteigende UVB-Dosierungen auf vorher möglichst ungebräunter Haut (Sakralregion, Gesäß) appliziert. Die MED kann dann 24 Stunden nach Bestrahlung abgelesen werden. Die UV-Dosen für diese so genannte Lichttreppe für Breitband UVB oder UVB 311 nm sind in Tabelle 2 zusammengefasst. Alternativ kann die Anfangsdosis auch ausschließlich bezogen auf den Hauttyp des Patienten festgelegt werden (Tabelle 3).

Tabelle 1. Allgemeine Voraussetzungen zur Durchführung einer Photo(chemo)therapie

Beachtung der Indikationen und Kontraindikationen (zum Beispiel Xeroderma pigmentosum)
Strenge Indikationsstellung bei unvermeidbaren photosensibilisierenden Medikamenten, erhöhter Lichtempfindlichkeit, atypischen Nävuszellnävi oder malignen Tumoren
Der Patient muss über Therapieablauf, mögliche Nebenwirkungen und Risiken aufgeklärt werden und sein schriftliches Einverständnis zur Photo(chemo)therapie geben
Vor einer Photo(chemo)therapie sollte jeweils die individuelle Lichtempfindlichkeit festgestellt werden. Dies gilt insbesondere für die Bestimmung der MPD vor einer Photochemotherapie
Die UV-Dosen sind in exakten physikalischen Einheiten (J/cm^2, mJ/cm^2) zu dokumentieren
Ein Augenschutz durch geeignete Brillen während der Bestrahlung ist unbedingt erforderlich
Bei Kindern sollte die Indikation sehr streng gestellt werden: • Kritische Abwägung von Nutzen und Risiken • Die UV-Dosierung sollte im Suberythembereich liegen • Möglichst niedrige kumulative UV-Dosen
Die Photo(chemo)therapie muss von einem erfahrenen Dermatologen überwacht werden.

Einleitung der Therapie und Folgebehandlung

Die UVB-Therapie wird mit 70% der ermittelten MED beziehungsweise mit der Anfangsdosis je nach Hauttyp eingeleitet. Drei- bis fünfmal pro Woche schließen sich die Folgebehandlungen an. Falls nach der Vorbestrahlung kein Erythem ausgelöst wurde, sollte die UV-Dosis um 30%, bei einer minimalen Erythemausbildung um 20% gesteigert werden. Zeigt sich ein deutliches Erythem, sollte die Bestrahlungs-

Tabelle 2. Dosisempfehlungen für die UVB-Lichttreppe (mJ/cm²)

| UVB-Breitband | 20 | 40 | 60 | 80 | 100 | 120 |
| UVB (311 nm) | 200 | 400 | 600 | 800 | 1.000 | 1.200 |

Tabelle 3. UVB-Initialdosis bezogen auf den Hauttyp

Hauttyp	UVB-Breitband mJ/cm²	UVB (311 nm) mJ/cm²
I	20	200
II	30	300
III	50	500
IV	60	600

dosis nicht gesteigert werden. Bei einem schmerzhaften Erythem erfolgt eine Bestrahlungspause. Nach Abklingen der Symptome kann die Therapie mit 50% der letzten UVB-Dosis wieder begonnen werden. Die Anschlusstherapie sollte mit Steigerungsraten von 10% bis zur Erscheinungsfreiheit erfolgen. Eine langfristige Erhaltungstherapie ist normalerweise nicht indiziert. Es gibt aber auch Ausnahmen, wie zum Beispiel die UV-Therapie der Mycosis fungoides.

Insbesondere bei der Umstellung der UV-Therapie zum Beispiel von Schmalspektrum- auf Breitspektrumstrahler sind die sehr unterschiedlichen Dosisbereiche unbedingt zu beachten [11, 14, 21, 25, 27, 36, 48, 50, 57].

Phototherapie Breitband UVA

Bestimmung der minimalen Erythemdosis UVA (MED)

Um eine individuell abgestimmte Anfangsdosis zu ermitteln, sollte zuvor die Bestimmung der minimalen Erythemdosis UVA (MED) erfolgen. Zur Ermittlung der MED werden aufsteigende UVA-Dosen auf vorher möglichst ungebräunter Haut (Sakralregion, Gesäß) appliziert. Die MED kann dann 24 Stunden nach Bestrahlung abgelesen werden. Für die UVA-Lichttreppe werden folgende UVA-Breitband-Dosen empfohlen: 10, 20, 30, 40, 60 und 80 J/cm².

Einleitung der Therapie und Folgebehandlung

Die Anfangsdosis kann in der Regel auf den Hauttyp des Patienten bezogen festgelegt werden: Hauttyp I–II: 5 J/cm²; Hauttyp III–IV: 10 J/cm². Dies gilt allerdings nur dann, wenn die individuelle Lichtempfindlichkeit des Patienten gegenüber UVA (MED-UVA) deutlich über der ausgewählten Initialdosis liegt.

Nach jeder zweiten Bestrahlung kann eine Dosissteigerung um 5 J/cm² erfolgen. Eine Maximaldosis von 30 J/cm² sollte in der Regel nicht überschritten werden.

Kombinationstherapie von Breitband UVA und UVB

Eine Kombination der Breitband-UVA- und UVB-Therapie ist möglich. Hierbei ist der limitierende Faktor das UVB aufgrund seiner kürzerwelligen Strahlung [36].

Phototherapie UVA1

Ausschluss von Photodermatosen

Da durch UVA1-Bestrahlung Photodermatosen, wie zum Beispiel die Lichturtikaria oder die polymorphe Lichtdermatose (siehe unten), artifiziell ausgelöst werden können, müssen derartige Dermatosen sowie die Einnahme oder topische Applikation von photosensibilisierenden Substanzen vor Therapiebeginn sicher ausgeschlossen werden.

Bestimmung der minimalen Erythemdosis UVA1 (MED) und der minimalen tanning dose (MTD)

Zur Ermittlung der individuellen UVA1-Empfindlichkeit wird neben der MED-UVA1 (Tabelle 4) auch die minimal tanning dose (MTD) 24 Stunden nach der UVA1-Bestrahlung bestimmt (Tabelle 5).

Tabelle 4. Dosisempfehlungen für die UVA1-Lichttreppe (J/cm²)

| Hauttyp I–II | 10 | 20 | 40 | 60 | 100 | 130 |
| Hauttyp III–IV | 20 | 40 | 60 | 80 | 100 | 130 |

Tabelle 5. Ablesung der minimalen tanning dose (MTD)

0	Keine Pigmentierung
+	Geringgradige, aber scharf begrenzte Pigmentierung (MTD)
++	Leichte Pigmentierung
+++	Deutliche Pigmentierung
++++	Intensive Pigmentierung

Tabelle 6. Bestimmung der minimalen phototoxischen Dosis (MPD)

Verfahren	Hauttyp	UVA-Dosis (J/cm²)
Systemische PUVA (8-MOP)	I–V	0,5 1 2 3 4 5
PUVA-Bad (1 mg/l 8-MOP)	I, II	0,25 0,5 1,0 1,5 2,0 2,5
	III, IV	0,5 1 2 3 4 5
Lokalisation: Sakralregion, Gesäß; Ablesezeitpunkt: 72–120 Std. nach Bestrahlung		
Anfangsdosis: 30% der MPD		

Durchführung der Therapie

Zur Durchführung der UVA1-Therapie werden derzeit drei verschiedene Therapieschemata eingesetzt:

- Niedrig dosierte UVA1-Phototherapie mit einem Dosisbereich von 10–20 J/cm²
- Mittel dosierte UVA1-Phototherapie in einem Dosisbereich von 30–50 J/cm²
- Hoch dosierte UVA1-Phototherapie mit einem Dosisbereich von 130 J/cm²

Hierbei ist zu beachten, dass insbesondere bei den Hauttypen I und II abhängig von der Bestrahlungsdosis persistierende UVA1-bedingte asymptomatische Antreten können, die auch mit brennenden Missempfindungen einhergehen können. Im letzteren Falle ist die Dosis bis zur Beschwerdefreiheit zu reduzieren [1, 15, 21, 33, 34, 35, 36, 50, 52, 61].

Photochemotherapie

Der am häufigsten verwendete Photosensibilisator ist 8-Methoxypsoralen (Meladinine®). Prinzipiell stehen hierbei drei unterschiedliche Therapieformen zur Verfügung:

Systemische PUVA-Therapie: 8-Methoxypsoralen (8-MOP) Dosis von 0,6 mg/kg KG per os, Einnahme circa 1 Stunde vor der Bestrahlung

PUVA-Bad
- Konzentration: 0,5–1 mg 8-MOP pro Liter Badewasser oder 15 bis 30 ml einer 0,5%igen alkoholischen 8-MOP-Lösung in 150 Liter Wasser
- Badedauer: 20 Minuten bei einer Temperatur von 37 Grad Celsius
- Bestrahlungszeitpunkt: möglichst sofort im Anschluss an das 8-MOP-Bad

Creme-PUVA: 8-Methoxypsoralen (8-MOP) 0,0006–0,005% in Unguentum Cordes mit 30% H_2O (DAB 9) oder Cold Cream Naturel®

Bestrahlung: 1 Stunde nach der topischen Applikation.

Sowohl bei der PUVA-Bad- als auch Creme-PUVA-Therapie ist zu beachten, dass bei großflächiger Anwendung systemische Effekte nicht auszuschließen sind.

Bestimmung der minimalen phototoxischen Dosis (MPD)

Bei der Photochemotherapie muss zunächst analog zur Lichttreppe bei den vorherigen Phototherapien die minimale phototoxische Dosis (MPD) bestimmt werden (Tabelle 6, 7), jedoch wird die MPD nicht nach 24, sondern zum Beispiel nach 96 Stunden abgelesen. Bei der Photochemotherapie kann die Initialdosis UVA aus einem Standardschema bezogen auf den jeweiligen Hauttyp entnommen werden (Tabelle 8, 9).

Tabelle 7. Ablesung der minimalen phototoxischen Dosis (MPD)

0	Kein Erythem
+/−	Gerade noch erkennbares Erythem, aber mit scharfer Begrenzung (MPD)
+	Rosa Erythem
++	Deutliches Erythem, kein Ödem, kein Schmerz
+++	Feuerrotes Erythem, mildes Ödem, milder Schmerz
++++	Livides Erythem, deutliches Ödem, starker Schmerz, teilweise Blasen

Tabelle 8. UVA-Initialdosis bezogen auf den Hauttyp

Hauttyp	Systemische PUVA (8-MOP) J/cm²	PUVA-Bad (1,0 mg/l 8-MOP) J/cm²
I	0,3	0,2
II	0,5	0,3
III	0,8	0,4
IV	1,0	0,6

Tabelle 9. Initialdosen der Photochemotherapie

Verfahren	Systemische PUVA	PUVA-Bad
Bestimmung der MPD	nach 72–96 Stunden	nach 96–120 Stunden
Initiale UVA-Dosis zu Behandlungsbeginn	50–70 % der MPD	30% der MPD oder Standardschema nach Hauttyp

Durchführung der Therapie

Die Behandlung erfolgt viermal pro Woche (Montag, Dienstag, Donnerstag, Freitag). Eine Dosissteigerung darf frühestens bei jeder dritten Behandlung erfolgen und nicht häufiger als zweimal pro Woche (mindestens 72 Stunden nach der letzten Bestrahlung). Falls sich anschließend kein Erythem bildet und die Therapie gut vertragen wurde, kann die UVA-Dosis maximal zweimal wöchentlich um 30% gesteigert werden. Sollte sich ein minimales asymptomatisches Erythem ausbilden, sollte zunächst keine Dosissteigerung erfolgen. Bei einem schmerzhaften Erythem mit oder ohne Ödem oder Blasen muss die Therapie abgebrochen werden. Nachdem die Beschwerden abgeklungen sind, kann die Therapie mit 50% der letzten UV-Dosis und anschließend mit Steigerungsraten um jeweils etwa 10% erneut beginnen. Es ist insbesondere bei der Photochemotherapie von großer Bedeutung, die Dosissteigerung nicht schematisch, sondern abhängig vom klinischen Verlauf vorzunehmen.

Bei klinischer Erscheinungsfreiheit wird die Therapie als Intervallbehandlung zweimal wöchentlich für einen Monat und anschließend einen weiteren Monat einmal pro Woche bei gleich bleibender UV-Dosis fortgesetzt. Sollte darunter die klinische Erscheinungsfreiheit weiterhin bestehen bleiben, ist die Photochemotherapie anschließend zu beenden.

Da die Photosensibilität nach systemischer PUVA-Therapie 8–10 Stunden, nach PUVA-Bad 1–2 Stunden und nach Creme-PUVA 2-3 Stunden anhält, ist bei den Patienten ein konsequenter Lichtschutz indiziert, der bei der systemischen PUVA-Therapie zusätzlich noch eine so genannte PUVA-Brille erfordert [7, 16, 19, 20, 21, 23, 24, 26, 30, 31, 36, 39, 43, 47, 50, 53].

Häufige Fehler bei der Anwendung von Photo(chemo)therapien

Falsche Indikationsstellung

Eine falsche Indikationsstellung kann vorliegen, wenn die Dermatose nur schlecht oder gar nicht (zum Beispiel Pityriasis rubra pilaris) auf die Photo(chemo)therapie anspricht, oder das Krankheitsbild sich sogar unter der Behandlung verschlechtert (zum Beispiel subakut kutaner Lupus erythematodes).

Falls eine Dermatose gleichzeitig systemisch oder topisch mit Immunsuppressiva wie zum Beispiel Cyclosporin A oder Tacrolimus behandelt wird, ist eine Photo(chemo)therapie kontraindiziert.

Unterdosierung

Eine zu niedrig gewählte UV- und/oder Psoralen-Dosierung kann sowohl die Initialdosis als auch die Dosissteigerung im Verlauf der Behandlung betreffen.

Bei der PUVA-Therapie kann ein zugrunde gelegtes zu niedriges Körpergewicht oder eine Resorptionsstörung zu einer Unterdosierung führen. Des Weiteren kann der Patient eigenmächtig die Psoralendosierung zur Vermeidung von Nebenwirkungen (zum Beispiel Übelkeit) reduziert haben. Darüber hinaus kann die Behandlungsfrequenz zu niedrig sein oder die Behandlungen erfolgen zu unregelmäßig.

Bei Kombinationstherapien könnte ein vor der Bestrahlung topisch angewandtes Externum die Wirksamkeit des UV-Lichtes herabsetzen, zum Beispiel Vitamin-D3-Analoga.

Auch Bedienungsfehler und technische Defekte können ursächlich für eine Unterdosierung sein.

Überdosierung

Eine zu hohe UV- und/oder zu hohe Psoralen-Dosierung kann sowohl die Initialdosis als auch die Dosissteigerung im Verlauf der Behandlung betreffen.

Bei der PUVA-Therapie kann ein zugrunde gelegtes zu hohes Körpergewicht zu einer Überdosierung führen oder der Patient kann die Psoralendosierung eigenmächtig zur Beschleunigung des Therapieerfolges erhöht haben.

Des Weiteren kann die Behandlungsfrequenz zu hoch sein, weil parallel noch zusätzliche Bestrahlungen durchgeführt werden, zum Beispiel Solarium.

Darüber hinaus können Bedienungsfehler und technische Defekte ursächlich für eine Überdosierung sein.

Überbehandlung

Eine Photo(chemo)therapie ist zwar wirksam, aber der gewünschte Therapieerfolg wäre auch einfacher oder nebenwirkungsärmer zu erreichen gewesen (kleinflächige lokalisierte Psoriasis vulgaris). Die Photochemotherapie könnte auch durch eine andere Therapie (UVB 311 nm zum Beispiel bei der Vitiligo) ersetzt werden. Auch eine zu lang durchgeführte Erhaltungstherapie, obwohl die Dermatose schon geraume Zeit rezidivfrei abgeheilt ist, kann eine Überbehandlung darstellen (Ausnahme: zum Beispiel Mycosis fungoides).

Therapie von chronischen Lichtdermatosen

Polymorphe Lichtdermatose (PLD)

Die polymorphe Lichtdermatose ist eine verzögerte Lichtreaktion mit juckenden, einzeln stehenden Effloreszenzen an bestimmten sonnenlichtexponierten Prädilektionsstellen. Morphologisch charakteristisch sind Papeln, Plaques und Papulovesikel bis hin zu Bullae. Prädilektionsstellen sind Brustausschnitt, Streckseiten der Arme, Handrücken und Beine, sowie Rumpf und Gesicht in absteigender Häufigkeit. Die polymorphe Lichtdermatose ist die häufigste Photodermatose und umfasst mehr als 90% aller Patienten mit lichtinduzierten Hautveränderungen [22]. Die Angaben über die Prävalenz der Erkrankung liegen zwischen 10–21% der Bevölkerung. Alle unterschiedlichen Hauttypen können von der polymorphen Lichtdermatose betroffen sein. So wurde diese Erkrankung beispielsweise auch bei Afrikanern beschrieben. Jedoch scheint sie bei Kaukasiern bevorzugt aufzutreten, da eine deutliche Beziehung der Inzidenz zum Breitengrad des Wohnortes besteht. Interessanterweise beträgt unter der kaukasischen Bevölkerung Australiens die Inzidenz der polymorphen Lichtdermatose 5%, jedoch in Großbritannien 15%. Das Manifestationsalter, der klinische Verlauf sowie die Histologie der polymorphen Lichtdermatose sind in Tabelle 10 zusammengefasst [22, 44].

Die Ätiologie der polymorphen Lichtdermatose ist unbekannt, die Pathogenese weitgehend Gegenstand von Spekulationen. Viele Hypothesen gründen sich auf die Existenz eines exogenen oder endogenen Photosensibilisators als Auslöser der polymorphen Lichtdermatose, wodurch eine phototoxische oder immunologische Reaktion vom verzögerten Typ induziert werden könnte. Nach neuesten Untersuchungen scheint oxidativer Stress in Keratinozyten ein wesentlicher pathogenetischer Faktor zu sein. Experimentelle Daten deuten darauf hin, dass die Expression des interzellulären Adhäsionsmoleküls (ICAM-1) von Bedeutung ist.

Klinisch werden verschiedene Varianten der polymorphen Lichtdermatose unterschieden (Tabelle 11), wobei der papulöse Typ am häufigsten beschrieben wird. Auch reicht das Spektrum der polymorphen Lichtdermatose von sine eruptione, wobei lediglich Juckreiz ohne erkennbare Hauteffloreszenzen nach Sonnenbestrahlung vorliegt, bis hin zu extremen Formen, die mit Allgemeinsymptomen, wie Schüttelfrost, Fieber, Kopfschmerzen und Übelkeit verbunden sind. Das exakte Aktionsspektrum von ultravioletter Strahlung, welches eine polymorphe Lichtdermatose auslöst, ist in Tabelle 12 zusammengefasst. Hier zeigt

Tabelle 10. Charakteristika der polymorphen Lichtdermatose

Manifestationsalter der PLD	Erwachsene, auch Kinder
Verlauf	1–3 Tage nach UV-Exposition Pruritus, Erythem, dann typische Effloreszenzen; spontane Rückbildung nach Tagen
Klinik	Prädilektionsstellen: Gesicht, Hals, Brust, Unterarme; Erytheme mit Papeln, Plaques, Papulovesikeln, Blasen
Histologie	Perivaskuläre Lymphozyten, Ödem, Vakuolisierung von Basalzellen, fokale Spongiose, Zellnekrosen

Tabelle 11. Hauptvarianten der PLD

Papulöser Typ
Plaque Typ
Papulovesikulöser Typ

Tabelle 12. UV-Empfindlichkeit der PLD

75 % UVA (320-400 nm)
10 % UVB (280-320 nm)
15 % UVA und UVB

sich, dass besonders langwelliges UVA-Licht eine polymorphe Lichtdermatose induzieren kann. Nach UVA-Exposition tritt die polymorphe Lichtdermatose in der Regel wenige Stunden bis wenige Tage später auf und verschwindet bei Vermeidung weiterer Sonnenexposition spontan ohne Hinterlassung von Residuen innerhalb weniger Tage. Charakteristisch ist die Abfolge von Juckreiz, gefolgt von fleckigen Erythemen, die sich von einer diffusen Rötung bei Sonnenbrand unterscheiden lassen. Schließlich treten die charakteristischen Effloreszenzen entsprechend der morphologischen Varianten der polymorphen Lichtdermatose auf: Papeln, Plaques oder Papulovesikel, die schließlich konfluieren können. Aus einer unterschiedlichen UV-Dosisverteilung kann eine vermeintliche Polymorphie der Effloreszenzen resultieren. So können einzeln stehende Papeln zu plaqueartigen Läsionen konfluieren und zusätzlich sich Papeln in Arealen mit höherer UV-Belastung zu Vesikeln entwickeln. Bei bestimmten Patienten oder bei sehr niedrigen UV-Dosen kann eine polymorphe Lichtdermatose sine eruptione (lediglich Pruritus) auftreten.

Das histopathologische Bild der polymorphen Lichtdermatose ist bei voller Ausprägung der Läsionen sehr charakteristisch und umfasst folgende Merkmale: Es befinden sich im gesamten Korium lymphozytäre Infiltrate, besonders manschettenförmig um die Gefäße angelagert, mit Betonung des oberen Gefäßplexus. Außerdem ist ein subepidermales Ödem zu erkennen. Die epidermalen Veränderungen sind gering und es finden sich vereinzelt eine vakuolige Degeneration von Keratinozyten in der Basalschicht. Auch kann eine fokale spongiotische Auflockerung der unteren Epidermislagen und geringe Exozytose erkennbar sein.

Die Differenzialdiagnose der polymorphen Lichtdermatose umfasst chronische aktinische Dermatitis, Lichturtikaria, photosensitive Form des Erythema exsudativum multiforme, Lupus erythematodes vom Tumidus-Typ sowie UV-induziertes Sweet-Syndrom.

Die Therapie der polymorphen Lichtdermatose ist in Tabelle 13 zusammengefasst [37]. Insgesamt ist die Behandlung akuter Hautveränderungen der polymorphen Lichtdermatose nicht schwierig, da Sonnenschutz, unspezifische äußerliche entzündungshemmende Maßnahmen und gegebenenfalls der Einsatz von topischen Kortikosteroiden in der Regel ausreichend sind. Wesentlich schwieriger ist die Prophylaxe der polymorphen Lichtdermatose. Der größte Teil der Patienten kann durch entsprechenden Lichtschutz beziehungsweise durch Lichtgewöhnung im Verlauf des Sommers Erscheinungsfreiheit erreichen. Reicht dies nicht aus, so kann eine Phototherapie oder Photochemotherapie vor der sonnenreichen Jahreszeit oder vor Antritt eines Sonnenurlaubs eine Lichtgewöhnung bewirken [21, 36]. Diese Abhärtung (light hardening) kann sowohl durch UVA als auch durch UVB oder eine Kombination beider Wellenlängenbereiche erfolgen. Auch wurde eine Behandlung mit UVB 311 nm (Schmalspektrum) erfolgreich eingesetzt. In der Literatur finden sich weiterhin verschiedene systemische Medikamente, deren Wirksamkeit jedoch in kontrollierten Studien häufig nicht überzeugend nachgewiesen werden konnte. Beispielsweise wurde die Verwendung von Beta-Carotin in zahlreichen Untersuchungen propagiert, jedoch konnten kontrollierte Untersuchungen keine eindeutige Wirksamkeit nachweisen [22].

Die polymorphe Lichtdermatose ist eine selbst limitierende Krankheit, sobald eine weitere Sonnenexposition vermieden wird. Saisonal treten nach Sonnenexpositionen Krankheitsschübe auf, wobei sich über den Sommer meist ein Gewöhnungseffekt mit Abnahme des Schweregrades der Eruptionen bis zur Erscheinungsfreiheit einstellen kann. Die Prädisposition für die polymorphe Lichtdermatose besteht über viele Jahre, bis im höheren Alter eine Abnahme der Reaktionsbereitschaft eintritt. Wichtig ist, dass ein gewisser Anteil der Patienten mit polymorpher Lichtdermatose im weiteren Verlauf einen Lupus erythematodes entwickeln kann. Daher sollte bei den Patienten mit polymorpher Lichtdermatose sowohl der

Tabelle 13.

Therapie der PLD	Evidenzlevel*
1. Wahl	
Lichtschutz	E
Breitband-Lichtschutzmittel	B
Lichtdichte Kleidung	E
2. Wahl	
Photochemotherapie	C
Schmalband-UVB-Phototherapie (311 nm)	C
Breitband-UVB-Phototherapie	C
3. Wahl	
Prednisolon	A
Hydroxychloroquin	A
Beta-Caroten	C
Nicotinamid	B
Azathioprin	E
Cyclosporin	E

* A: Doppel-blind Studie; B: Klinische Studie ≥ 20 Patienten; C: Klinische Studie ≤ 20 Patienten; D: Fallserie ≥ 5 Patienten; E: Kasuistiken, Expertenmeinung

klinische Verlauf als auch laborchemische Parameter, zum Beispiel Autoantikörpertiter, in entsprechenden Zeitabständen dokumentiert werden.

Chronische aktinische Dermatitis (CAD)

Die chronische aktinische Dermatitis ist eine schwere Erkrankung mit ausgeprägter Lichtempfindlichkeit (Tabelle 14). In lichtexponierter Haut besteht ein stark juckendes, chronisches Ekzem, das durch Lichtexposition ohne Zufuhr eines Photosensibilisators ausgelöst und unterhalten wird. Gelegentlich entstehen Streureaktionen in lichtgeschützter Haut. Die Erkrankung ist insgesamt selten und betrifft vorwiegend Männer im höheren Lebensalter. Die früheren klinischen Hautvarianten der chronischen aktinischen Dermatitis sind in Tabelle 15 zusammengefasst, da sie gemeinsam in dem klinischen Bild der chronischen aktinischen Dermatitis münden. Unabhängig von einer möglichen unterschiedlichen Pathogenese sollte zukünftig gemeinsam der Begriff chronische aktinische Dermatitis Verwendung finden [22]. Die chronische aktinische Dermatitis zeigt histologisch eine spongiotische Dermatitis, fakultativ mit T-Zell-Lymphom-artigen Veränderungen. Es findet sich keine Interface-Dermatitis im Gegensatz beispielsweise zum Lupus erythematodes.

Die chronische aktinische Dermatitis fasst verschiedene ähnliche Krankheitsbilder zusammen. Die klassische Erkrankung ist die persistierende Lichtreaktion. Die mögliche Pathogenese der chronischen aktinischen Dermatitis ist in Tabelle 16 kurz zusammengefasst. Obwohl es noch keinen direkten experimentellen Hinweis gibt, scheint ein mögliches schwaches endogenes Photoallergen eine Immunreaktion vom verzögerten Typ auszulösen. Auf einer Haut mit vorbestehender entzündlicher Erkrankung, zum Beispiel einem photoallergischen, kontaktallergischen oder atopischen Ekzem könnte die Krankheitsentwicklung weiter gefördert werden. Auch könnte eine Schwächung der UV-induzierten Immunsuppression die Entstehung von Autoreaktivität gegenüber endogenen Stoffwechselprodukten begünstigen [4].

Die Diagnose einer chronischen aktinischen Dermatitis geht in der Regel mit der entsprechenden Klinik und die dem Patienten bewusste Lichtempfindlichkeit einher. In der Lichttreppenuntersuchung zeigt sich in der Regel eine erniedrigte minimale Erythemdosis (MED) für UVB-Strahlung. Daher reagieren die Patienten auf UVB-Licht und deutlich weniger auf UVA sowie sichtbarem Licht. Durch Lichtprovokationstestungen kann eine chronische aktinische Dermatitis induziert werden. Die wichtigste Differenzialdiagnose ist eine aerogene Kontaktdermatitis. Die Differenzierung zwischen einer photosensitiven Mycosis fungoides und einem aktinischen Retikuloid kann sehr schwierig sein. Auch ist ein chronisches und generalisiertes atopisches Ekzem, welches durch Typ-1-Aeroallergene verstärkt werden kann, differenzialdiagnostisch in Erwägung zu ziehen. Das Risiko von Patienten mit chronischer aktinischer Dermatitis, ein kutanes T-Zell-Lymphom zu entwickeln, ist entgegen älteren Literaturangaben nicht erhöht.

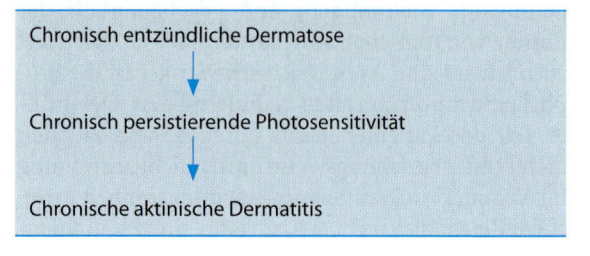

Die Therapie der chronischen aktinischen Dermatitis umfasst symptomatische Sofortmaßnahmen, konsequenten Lichtschutz und äußerliche Anwendung von Kortikosteroiden mit hoher Wirkungsstärke. Bei extremer Lichtempfindlichkeit und breitem Aktionsspektrum sind konventionelle Sonnenschutzmittel kaum ausreichend. Außerdem beinhalten sie die Gefahr einer Kontaktsensibilisierung. Eine Übersicht der Therapien der chronischen aktinischen Der-

Tabelle 14. Charakteristika der chronischen aktinischen Dermatitis

Manifestation der CAD	Höheres Erwachsenenalter, bevorzugt Männer
Verlauf	Hochchronisch
Klinik	Extreme Lichtempfindlichkeit, chronisch-lichenifizierte pruriginöse Dermatitis auf lichtexponierter Haut
Histologie	Spongiotische Dermatitis, Lymphozyten in Epidermis und Korium mit Zellnekrosen

Tabelle 15. Frühere Hauptvarianten der CAD

Persistierende Lichtreaktion
Aktinisches Retikuloid
Photosensitives Ekzem
Chronisch photosensitive Dermatitis
Photoaggravierte atopische Dermatitis

Tabelle 16. Mögliche Pathogenese der CAD

Chronisch entzündliche Dermatose
↓
Chronisch persistierende Photosensitivität
↓
Chronische aktinische Dermatitis

Tabelle 17. Therapie der CAD

	Evidenzlevel*
1. Wahl	
Photoprotektion	C
Allergenkarenz	C
Topische Kortikosteroide	C
Topische Basistherapie	C
2. Wahl	
Azathioprin	A
Cyclosporin A	D
PUVA	C
Breitband-UVB-Phototherapie	C
Topische Tacrolimustherapie	D
3. Wahl	
Hydroxychloroquin	D
Systemische Retinoidtherapie	E
Retinoidtherapie plus PUVA (Re-PUVA)	E
Danazol	E
Mycophenolatemofetil	E

* A: Doppel-blind Studie; B: Klinische Studie ≥ 20 Patienten; C: Klinische Studie ≤ 20 Patienten; D: Fallserie ≥ 5 Patienten; E: Kasuistiken, Expertenmeinung

Tabelle 18. Charakteristika der Lichturtikaria

Manifestationsalter der Lichturtikaria	Junges Erwachsenenalter
Verlauf	Beginn wenige Minuten nach Lichtexposition; Rückbildung nach wenigen Stunden
Klinik	Typische Urtikarialäsionen in exponierten Hautarealen
Histologie	Geringes Infiltrat mit Lymphozyten, Eosinophilen, Neutrophilen sowie Ödem

Tabelle 19. Lichttestung der Lichturtikaria

UVA
UVB
Sichtbares Licht
Spontanablesung!

matitis gibt Tabelle 17 [37]. In der Literatur findet sich eine Vielzahl einzelner Berichte von systemischen Medikamenten, welche zur Behandlung vorgeschlagen wurden. Lediglich für Cyclosporin A, das allerdings nur morbostatisch wirkt, konnte in seltenen Fällen eine dauernde Remission erzielt werden. Der Verlauf der Erkrankung ist chronisch persistierend mit Verstärkung in der lichtreichen Jahreszeit und daher nur durch eingreifende therapeutische Maßnahmen zu durchbrechen. Spontane Remissionen sind sehr selten. Prognostisch ungünstige Parameter sind eine starke Empfindlichkeit gegenüber UVB-Strahlung sowie der Nachweis von zwei oder mehr positiven Photopatch-Test-Reaktionen.

Lichturtikaria

Die Lichturtikaria ist eine seltene durch elektromagnetische Strahlung aus dem Bereich der ultravioletten und optischen Strahlung ausgelöste urtikarielle Reaktion der Haut, die meist wenige Minuten nach Beginn einer Sonnenexposition oder Bestrahlung mit künstlichem Licht auftritt. Die Lichturtikaria ist nicht auf einen bestimmten Hauttyp beschränkt (Tabelle 18). Prädisponierende genetische Faktoren sind nicht bekannt.

Die Ursache der Lichturtikaria ist ebenfalls unbekannt. Vermutet wird ein kutanes Chromophor, das durch Bestrahlung mit Wellenlängen des jeweiligen Aktionsspektrums zu einem sogenannten Photoprodukt oder Photoallergen wird. Gegen dieses Photoprodukt/-allergen bildet der Patient unter anderem spezifisches IgE, welches sich an kutane Mastzellen anlagert [22]. Bei erneuter Entstehung des Photoproduktes/-allergens durch UV-Strahlung wird eine allergische Reaktion durch die Freisetzung von Histamin aus den Mastzellen der Haut ausgelöst. Klinisch entstehen Urticae und Reflexeryheme begleitet von Juckreiz. Entscheidend für die Diagnose Lichturtikaria ist die Lichttestung mit UVA, UVB und sichtbarem Licht (Tabelle 19). Von großer klinischer Relevanz ist die Spontanablesung der Testareale. Innerhalb von wenigen Minuten nach Beginn der Bestrahlung entsteht ein Erythem, Juckreiz und schließlich eine Urtica. Je nach Größe des UV-exponierten Hautareals kann sich ein Kreislaufkollaps mit Bewusstlosigkeit entwickeln. Ebenso wurden bei Lichturtikariapatienten Schwindel, Müdigkeit und Muskelschmerzen beobachtet.

Die Therapie der Lichturtikaria ist in Tabelle 20 zusammengefasst und richtet sich nach der Schwere des klinischen Verlaufes [37]. Bei den meisten Patienten mit Lichturtikaria kann durch wiederholte Exposition mit dem auslösenden Stimulus eine Toleranz erzeugt werden. Der Mechanismus der UV-Toleranzentwicklung ist jedoch nicht vollständig bekannt. Möglicherweise spielt die Entwicklung einer Tachyphylaxie gegenüber Histamin oder eine komplette

Tabelle 20. Therapie der Lichturtikaria

		Evidenzlevel*
Leicht	Lichtschutz	E
	Natürliche Lichtgewöhnung	E
	Antihistaminika	D
Mittel	Phototherapie oder Photochemotherapie	D
Schwer	Plasmapherese	E
	Cyclosporin A	E
	Immunglobuline i.v.	E

* A: Doppel-blind Studie; B: Klinische Studie ≥ 20 Patienten; C: Klinische Studie ≤ 20 Patienten; D: Fallserie ≥ 5 Patienten; E: Kasuistiken, Expertenmeinung

Degranulation von Mastzellen mit einer Erschöpfung der gespeicherten Mediatoren eine Rolle. Diese Arbeitshypothesen konnten allerdings durch experimentelle Daten nicht vollständig bestätigt werden. Es ist ebenfalls möglich, dass ein Photoprodukt die Bindungsstellen des IgE an Mastzellen blockiert und damit eine weitere Degranulation durch Photoprodukte unterbindet. Erst wenn zusätzliche Moleküle an die Mastzelle angelagert werden, kann eine erneute Mediatorfreisetzung stattfinden [4].

Generell hat sich bei der Behandlung von Patienten mit Lichturtikaria das UVA–Rush-Hardening bewährt [3]. Bei dieser Phototherapie werden Patienten mit aufsteigender UVA-Dosis zunächst im suburtikariellen Dosisbereich quadrantenweise, später dann halbseitig in stündlichen Abständen bestrahlt. Diese Bestrahlungen werden dann als Ganzkörper UVA-Expositionen bis zu einer Höchstdosis von 10 J/cm^2 UVA fortgeführt. Anschließend werden die Patienten 1–2-mal pro Woche mit einer Erhaltungsdosis von 10 J/cm^2 UVA bestrahlt, um die etablierte UV-Toleranz weiter aufrechtzuerhalten.

Die meisten Patienten mit Lichturtikaria leiden über viele Jahre an ihrer außerordentlich störenden Lichtempfindlichkeit. Spontanremissionen sind nur sehr selten zu erwarten. Einzelne Untersuchungen zeigen, dass etwa 50% der Patienten nach einem Verlauf von fünf Jahren eine Abheilung zeigten.

Phototherapie von Lymphomen

Primär kutane T-Zell-Lymphome (CTCL) stellen eine heterogene Gruppe lymphoproliferativer Neoplasien dar [32]. Klinik und Prognose der einzelnen Entitäten sind gut charakterisiert, obwohl CTCL mit einer Inzidenz von unter 1/100.000/Jahr eine seltene Erkrankung darstellen. Zu den Formen mit guter Prognose und langsamen Verlauf gehören Mycosis fungoides mit und ohne follikuläre Muzinose, pagetoide Retikulose, lymphomatoide Papulose sowie das großzellige CD30-positive Lymphom. Die Gruppe der Erkrankungen mit aggressivem Verlauf umfassen das Sézary-Syndrom und das großzellige CD30-negative Lymphom. Elastolytisches Lymphom, subkutanes pannikulitisartiges T-Zell-Lymphom sowie klein- und mittelgroßzelliges pleomorphes kutanes T-Zell-Lymphome können nicht so klar bestimmten Verläufen zugeordnet werden [32].

Die Behandlung richtet sich nach Subtyp und Stadium der Erkrankung. Die alleinige Phototherapie oder Photochemotherapie ist insbesondere für frühe Stadien der indolenten CTCL-Entitäten geeignet (Tabelle 21) [60]. Der Wirkmechanismus basiert auf der Induktion einer Apoptose in den die Epidermis und Dermis infiltrierenden Tumorzellen sowie auf einer Änderung des Mikromilieus, die den Tumorzellen wesentliche Überlebenssignale (Integrinexpression, Zytokine) entziehen.

Die 1976 von Gilchrist berichtete Photochemotherapie mit einem Photosensibilisator und Breit-

Tabelle 21. Phototherapeutische Strategien zur Behandlung kutaner T-Zell-Lymphome

Therapie	Indikation	Beispielprotokoll
PUVA	Patch- und Plaques-Stadium, erythroderme MF[1]	0,5 mg 8-MOP/kg KG oral, UVA Bestrahlung nach 60 bis 90 Minuten; initiale UVA Dosis mit 70% MPD, Steigerung um 0–20% je nach Erythem maximal 2 × pro Woche; Frequenz: Optimal und maximal 4 × pro Woche
UVB 311 nm	Patch- und frühes Plaques-Stadium	Initiale UVB 311nm Dosis mit 70% der MED, Steigerung um 0–20% je nach Erythem bei jeder Bestrahlung möglich. Frequenz: Initial mindestens 3 × pro Woche; Erhaltungstherapie nach Ausschleichen 1 × Monat mit Enddosis
UVA1	Patch- und Plaques-Stadium, erythroderme MF	intermediäre Dosis: 60 J/cm^2, hohe Dosis 130 J/cm^2; Frequenz 5 × pro Woche für 3 Wochen

[1] Abkürzungen: MF – Mycosis fungoides, 8-MOP - 8-Methoxypsoralen; MPD – minimale phototoxische Dosis; MED – minimale Erythemdosis.

spektrum UVA stellt die Standardphototherapie für die oben genannten Indikationen dar [62]. Als Photosensibilisator wird im deutschsprachigen Raum in der Regel 8-Methoxypsoralen (8-MOP) eingesetzt. Die Behandlung wird meist viermal wöchentlich durchgeführt, wobei die Dosis von UVA regelmäßig gesteigert wird. Psoralene sind hauptverantwortlich für die meisten Nebenwirkungen: Es können Kopfschmerzen, Schwindel und Übelkeit auftreten. Längerfristig kann die vorzeitige Hautalterung sowie ein erhöhtes Karzinomrisiko ein Problem darstellen. Mit Psoralen plus UVA (PUVA) kann in 65–80% bei frühen Stadien eine komplette Remission erzielt werden. In Kombination mit Interferon-α werden höhere Ansprechraten erzielt, wobei PUVA und Interferon wirksamer erscheinen als Interferon und Acitretin [60]. Die Kombination von PUVA mit Bexaroten wird aktuell in einer prospektiv randomisierten Studie der EORTC überprüft (Protokoll 21011).

Mehrere Studien haben die Wirkung von UVB 311 nm im Vergleich zu PUVA untersucht, wobei die größten Erfahrungen bei der Behandlung der Psoriasis vorliegen. Diese Untersuchungen zeigten auf, dass UVB 311 nm mit wesentlich weniger Nebenwirkungen als PUVA einhergeht. Erste Berichte über einen therapeutischen Effekt von UVB 311 nm bei CTCL stammen aus dem Jahre 1999. Diederen et al. erreichten in frühen Stadien (Stadium Ia und Ib) bei 21 Patienten mit UVB 311nm eine komplette Remission in 81% sowie eine partielle Remission in 19% gegenüber 71% beziehungsweise 29% bei 35 Patienten mit oraler PUVA [12]. Das remissionsfreie Intervall betrug bei der UVB-311nm-Gruppe durchschnittlich 24,5 Monate gegenüber 22,8 Monaten bei PUVA. Während das gute Ansprechen früher Formen der indolenten CTCL auf UVB 311 nm von mehreren Gruppen bestätigt wurde, zeigte sich doch, dass das remissionsfreie Intervall in der Regel sehr kurz ist, so dass von vielen Autoren eine Erhaltungstherapie empfohlen wird [5].

Aktuelle Fallberichte und Fallserien lassen auch eine Wirksamkeit von UVA1 zur Behandlung von CTCL vermuten. Es wurden dabei hohe (130 J/cm^2) oder intermediäre (60 J/cm^2) Dosen UVA1 eingesetzt und ein klinisches Ansprechen wurde bereits nach einer Woche beobachtet. Obwohl in einigen Arbeiten unter dieser Therapie eine ausgeprägte Apoptose der Tumorzellen, aber nicht der Keratinozyten oder Fibroblasten beobachtet wurde, weisen andere Berichte darauf hin, dass klinische Remissionen unter UVA1 zum Teil nicht mit histologischen Remissionen einhergehen.

Phototherapie von sklerodermiformen Hauterkrankungen

Sklerodermiforme Hauterkrankungen umfassen eine heterogene Gruppe chronisch-entzündlicher Erkrankungen des kollagenen Bindegewebes, die mit dem klinischen Merkmal der Hautsklerose einhergehen und mit oder ohne Beteiligung innerer Organe ablaufen können [9]. Wesentliche Vertreter dieser Krankheitsgruppe sind systemische und zirkumskripte Sklerodermie, Lichen sclerosus et atrophicus (LSA) sowie sklerodermoide chronische Graft-versus-Host-Erkrankung (GvHD). Während die dermatologische Symptomatik zur frühzeitigen Diagnose einen entscheidenden Beitrag liefern kann, sind die kutanen Manifestationen der systemischen Varianten für die Prognose quoad vitam von nachgeordneter Relevanz. Bei dieser Feststellung darf aber die hohe subjektive Belastung der Patienten durch die Hautveränderungen nicht außer Acht gelassen werden. Die Behandlung der sklerodermiformen Hauterkrankungen ist insgesamt nicht zufrieden stellend [9]. Sie ist derzeit weder kausal noch standardisiert. Es fehlen in größerem Umfang kontrollierte Studien zur Validierung der in praxi geübten Therapiemaßnahmen.

Neben systemischen und lokalen immunsuppressiven Maßnahmen kommt der Phototherapie eine herausragende Bedeutung zu. Als wesentlicher Wirkmechanismus werden dabei immunmodulatorische Einflüsse und eine direkte Beeinflussung der Kollagenproduktion beziehungsweise des Kollagenabbaus angenommen [13, 51]. Immunsuppressiv wirken neben der Depletion und des Funktionsverlustes der antigenpräsentierenden Langerhanszellen der Epidermis sowie der dendritischen Zellen der Dermis insbesondere die Induktion von regulatorischen T-Zellen, welche spezifisch und hoch effektiv Immunantworten unterdrücken können. Darüber hinaus induziert die Phototherapie eine Apoptose der in die Epidermis und Dermis infiltrierenden Lymphozyten. Diese Effekte gehen mit einer Änderung des Mikromilieus sowie der Expression von proinflammatorischen und pro-/antisklerotischen Zytokinen (TGFβ, IFNγ) der Haut einher.

Die phototherapeutischen Strategien zur Behandlung sklerodermiformer Hauterkrankungen basieren im Wesentlichen auf der Photochemotherapie mit PUVA, der UVA1-Phototherapie, der extrakorporalen Photopherese und insbesondere im angelsächsischen Raum der UVB-311 nm Phototherapie (Tabelle 22). Leider stehen bis heute kaum prospektiv randomisierte Studien zur Verfügung, die die Effekti-

Tabelle 22. Phototherapeutische Strategien zur Behandlung der sklerodermiformen Hauterkrankungen

Erkrankung	Therapie	Art der Prüfung[1]	Ergebnis
Systemische Sklerodermie [13]	PUVA-Bad	III, IV	Stabilisierung der Erkrankung, z.T. objektive und subjektive Befundbesserung
	PUVA oral	III, IV	Stabilisierung der Erkrankung, z.T. objektive und subjektive Befundbesserung
	UVA1	II, IV	Objektive und subjektive Befundbesserung, insbesondere für akrale Lokalisation
	ECP	III, IV	Stabilisierung der Erkrankung [41]
Zirkumskripte Sklerodermie	PUVA-Creme	III, IV	fragliche Wirksamkeit bei heterogenen Ergebnissen
	PUVA-Bad	III, IV	Stabilisierung der Erkrankung, z.T. objektive und subjektive Befundbesserung
	UVA1	I, III, IV	Intermediäre Dosierung von UVA1 ist der niedrigen Dosierung und UVB 311nm überlegen [34]
LSA[2]	PUVA-Bad	III, IV	Objektive und subjektive Befundbesserung
	PUVA-Creme	III, IV	Objektive und subjektive Befundbesserung
	UVA1	III, IV	Objektive und subjektive Befundbesserung, auch in PUVA-refraktären Fällen [2]
Akute GvHD	PUVA oral	III, IV	Objektive und subjektive Befundbesserung
		III, IV	UVB 311nm [17]
Chronische GvHD	PUVA oral	III, IV	Gute Wirksamkeit nur bei lichenoider, nicht aber sklerodermoider Form
	UVA1	III, IV	Objektive und subjektive Befundbesserung, intermediäre Dosierung [8]
	ECP		Objektive und subjektive Befundbesserung [10]

[1] Zuordnung des Evidenzgrades: I – prospektiv, randomisiert; II – prospektiv, nicht randomisiert; III – Fallserie; IV – Fallbericht
[2] Abkürzungen: LSA – Lichen sclerosus et atrophicus; GvHD – Graft-versus-Host-Erkrankung; ECP – extrakorporale Photopherese

vität dieser Verfahren systematisch miteinander vergleichen [6].

Hautkrebsrisiko nach Phototherapie

UV-Phototherapie ist ein wichtiger Bestandteil in der Therapie von Dermatosen. Die Wirkung der Phototherapie beruht auf ihrer immunsupprimierenden Eigenschaft. Zu den häufigen Indikationen der Phototherapie zählen Psoriasis und atopische Dermatitis. Aber auch andere seltenere dermatologische Krankheitsbilder, wie zum Beispiel renaler und hepatischer Pruritus, Parapsoriasis en plaque, Mycosis fungoides oder sklerosierende Hauterkrankungen werden mit gutem Erfolg behandelt. Es gibt unterschiedliche Phototherapiemodalitäten, die nach ihrer Wellenlänge eingeteilt werden in UVA1-, Breitband UVB (BB UVB)- und UVB 311 nm-Phototherapie. Bei der PUVA-Phototherapie (Psoralen plus UVA) wird zusätzlich zu einer UVA-Phototherapie der Photosensibilisator Psoralen angewendet, der unter UVA-Strahlung zu interstrand crosslinks (ICL) führt, mutagen und immunsuppressiv wirkt und so die Haut empfindlich gegen UV-Licht macht. Das Psoralen kann dabei als Bad, als Creme oder in Tablettenform angewendet werden.

Neben den erwünschten Effekten der Phototherapie können unerwünschte akute und chronische Nebenwirkungen auftreten. Zu den akuten Nebenwirkungen zählen bei Überdosierung oder sehr lichtempfindlicher Haut eine Dermatitis solaris beziehungsweise bei gleichzeitiger unbeabsichtigter Zufuhr eines Photosensibilisators eine phototoxische Dermatitis, die wie die Dermatitis solaris mit Blasen einhergehen kann, sowie bei fehlendem Augenschutz eine Konjunktivitis oder Keratitis. Als chronische Nebenwirkungen sind vorzeitige Alterung der Haut (Lichtalterung) und die Entstehung von Hauttumoren (Photokarzinogenese) bekannt. Aus photobiologischer Sicht beruht die Karzinogenität von UV-Phototherapien auf ihrer Eigenschaft, die DNA direkt oder indirekt zu schädigen. Dadurch können Mutationen gesetzt werden, die entweder Tumorsuppressoren inhibieren oder Onkogene aktivieren. Weiter ist seit langem bekannt, dass ultraviolette Strahlung ebenso immunsuppressive Eigenschaften aufweist. Dadurch ist UV-Strahlung ein komplettes Karzinogen, welches allein ausreicht, Tumoren der Haut zu induzieren. Deshalb sollte bei Indikationsstellung Nutzen und Risiko einer Phototherapie genau abgewogen werden. Zu der Frage, ob bestimmte Phototherapiemodalitäten ein erhöhtes Hautkrebsrisiko aufweisen, existiert allerdings immer noch eine unterschiedliche Datenlage. Während für die PUVA-Phototherapie große Multizenterstudien existieren, die mittlerweile eine relativ verlässliche Aussage über das Hautkrebsrisiko bei PUVA-Therapie erlauben, fehlen solche Studien für BB UVB und UVB 311 nm.

Im Folgenden sollen die klinischen Studien zum Hautkrebsrisiko nach PUVA-Phototherapie zusammengefasst und über eigene und weitere bislang publizierte Arbeiten zur Karzinogenität der UVB-Phototherapie berichtet werden.

Hautkrebsrisiko nach PUVA-Phototherapie

Die umfassendsten Studien zum Hautkrebsrisiko nach UV-Phototherapie erfolgten zur PUVA-Phototherapie. In einer Fallkontrollstudie von 1997 wurden 1373 Patienten hinsichtlich der Inzidenz von malignen Melanomen (MM) bis 15 Jahre nach der ersten PUVA-Phototherapie untersucht [54]. Es konnte gezeigt werden, dass das Risiko, ein MM zu entwickeln, insbesondere nach insgesamt 250 oder mehr Bestrahlungseinheiten ansteigt (mit einer Wahrscheinlichkeit von 5,4; 95% Konfidenzintervall bei 2,2 bis 11,1). Im folgenden Jahr erschien eine Metaanalyse zum Krebsrisiko von spinozellulären Karzinomen (SCC) nach PUVA-Phototherapie, bei der insgesamt 9 Studien mit jeweils mehr als 150 Patienten analysiert wurden [55]. Es zeigte sich, dass das Risiko, ein SCC zu entwickeln, bei Patienten mit mehr als 200 PUVA-Bestrahlungseinheiten 14-fach erhöht war gegenüber Patienten, die weniger als 100 PUVA-Bestrahlungseinheiten erhalten hatten (95% Konfidenzintervall bei 8,3–24,1). In einer Nachbeobachtungs-Kohortenstudie aus dem Jahr 2003 wurden dieselben Patienten erneut einer Nachuntersuchung bezüglich der Entstehung von Tumoren bis 25 Jahre nach der ersten PUVA-Bestrahlungseinheit unterzogen. Dabei konnte eine deutliche Korrelation zwischen der Häufigkeit der PUVA-Bestrahlungseinheiten und der Entstehung von SCC und Basalzellkarzinomen (BCC) nachgewiesen werden. So haben nach 25 Jahren mehr als die Hälfte der Patienten, die öfter als 200-mal mit PUVA behandelt wurden, ein SCC entwickelt [45]. Ungefähr ein Drittel der Patienten entwickelte ein BCC.

Insofern ist das Risiko der Entstehung von Hauttumoren nach Langzeittherapie mit PUVA im Vergleich zur Normalbevölkerung signifikant erhöht. Es sollte daher bei jedem Patienten erwogen werden, ob eine systemische PUVA-Therapie indiziert ist, und ob Kombinationstherapien oder häufige therapiefreie Intervalle möglich sind, um das Risiko so weit wie möglich zu minimieren. Weiter sollte einer systemischen PUVA-Therapie eine topische PUVA-Therapie vorgezogen werden, da das Risiko durch die topische Psoralengabe geringer erscheint als bei systemischer Psoralengabe. Große Studien mit Vergleich des Hautkrebsrisikos zwischen systemischer und topischer PUVA-Therapie existieren derzeit jedoch nicht.

Hautkrebsrisiko nach UVB

Umfassende Langzeituntersuchungen zur UVB-Phototherapie (BB UVB und UVB 311 nm) stehen noch aus. In einer retrospektiven Pilotstudie an der Universitätshautklinik Tübingen wurden 195 Psoriasispatienten, die von 1994–2000 in der phototherapeutischen Abteilung mit BB UVB (n = 69) oder UVB 311 nm (n = 126) behandelt wurden, hinsichtlich der Entstehung von Hauttumoren untersucht. Die Beobachtungsdauer betrug bis zu 10 Jahre nach der ersten Phototherapiesitzung. Insgesamt zeigte sich kein signifikant erhöhtes Hautkrebsrisiko nach BB UVB oder UVB 311 nm [63]. Allerdings ist eine Beobachtungsdauer von 10 Jahren für eine abschließende Bewertung nicht ausreichend, so dass weitere Untersuchungen notwendig sind, um diese vorläufigen Ergebnisse zu verifizieren.

Darüber hinaus gibt es eine Vielzahl weiterer kleiner Studien zur Fragestellung, ob UVB-Phototherapie ein erhöhtes Hautkrebsrisiko mit sich bringt. In Tabelle 23 sind die Studien zusammengefasst, die sich mit dem Hautkrebsrisiko nach UVB-Therapie beschäftigten. Bei einer Studie mit 1908 Patienten und einer Nachbeobachtungszeit von durchschnittlich 4 Jahren (0,04–13) nach UVB 311 nm Phototherapie zeigte sich ebenfalls keine Erhöhung des Hautkrebsrisikos hinsichtlich SCC und MM. Allerdings zeigte sich ein zweifach erhöhtes Hautkrebsrisikos von BCC [40]. Eine Studie mit 5867 Patienten zeigte eine leich-

Tabelle 23. Studien zum Hautkrebsrisiko nach BB UVB und UVB 311 nm Phototherapie

Autoren	Studien-design	Therapie	Diagnose	Kontroll-gruppe	Ziel-parameter	Dosis/Sitzungen	Follow up (Jahre)	Inzidenz pro Jahr	Kommentar
Pittelkow, 1981 [49]	Kohorte n=260 (1950–1954)	UVB + Teer	Psoriasis	Allgemein-bevölkerung (Scotto 1974, 4 Regionen)	Kumulative Inzidenz von NMSC	Unbekannt	2–28 Ø 20,1 Personen Jahre gesamt: 5222	–0,6 bis 0,06	Differenz nicht statistisch signifikant
Stern, 1990 [56]	Fallkontroll-Studie	UVB + Teer	Psoriasis + PUVA	Psoriasis + PUVA	Kumulative Inzidenz von genitalen SCC	>300	Ø: 12,3	0,01	>300 Genitale Tumoren 4,6-fach erhöht
Hannuksela-Svahn, 2000 [18]	Kohorte/ Fallkontroll-Studie n=5687	UVB/ Göcker-mann	Verschie-dene Diagnosen	Allgemein-bevölkerung	Relatives Risiko von SCC				UVB: 1,6 95% KI: 0,4–6,4 Göckermann: 1,5 95% KI: 0,3–7,3
Mann, 2004 [40]	n=1908	UVB 311	Verschie-dene Diagnosen	Schottische Bevölkerung		Median: 23x 13J/cm²	Median 4	SCC/MM: Keine Zunahme BCC: Ratio: 213 95% KI: 102–391	Gering erhöhtes Risiko für BCC
Weischer, 2004 [63]	Retrospek-tive Pilot-studie n=195 1994–2000	UVB 311	Psoriasis	Allgemein-bevölkerung		UVB: Median: 2,34 Monate 41 Sitzungen 311: Median: 35,7 Monate 44 Sitzungen	UVB: Median: 93,6 Monate 311: Median: 68,4 Monate		Zu kurzer Beobachtungs-zeitraum
Lim und Stern, 2005 [38]	Kohorte n=1380	UVB	Psoriasis + PUVA	Psoriasis + PUVA	SCC BCC	<300		SCC: IRR: 1,37 95% KI: 1,03–1,83 BCC: IRR: 1,45 95% KI: 1,07–1,96	Gering aber signifikant er-höhtes Risiko für SCC nach hohen Dosen UVB

te Erhöhung des Risikos für die Entstehung von SCC mit RR 1,6 [18]. Bei Patienten, die sowohl mit UVB als auch mit PUVA behandelt worden waren, zeigte sich im Vergleich zu den Patienten, die nur mit PUVA behandelt worden waren, ein erhöhtes Risiko für SCC vor allem in der Genitalregion [38, 56]. Eine andere Studie mit 260 Patienten konnte kein erhöhtes Risiko nach UVB-Photherapie nachweisen [49].

Zusammenfassend stellt die PUVA-Photherapie eine sehr effiziente Behandlungsoption für verschiedene Dermatosen dar. Allerdings scheint die PUVA-Photherapie einen Risikofaktor für die Entstehung eines SCC, eines BCC oder eines MM darzustellen. Deshalb sollte ihr Indikationsspektrum klein gehalten und die Anwendungshäufigkeit und Dosis auf ein notwendiges Maß reduziert werden. Zudem sind Kombinationstherapien mit anderen Modalitäten anzustreben, die die Anwendungshäufigkeit und Dosis einer PUVA-Photherapie reduzieren.

Im Gegensatz dazu deuten die bis heute vorliegenden Studien darauf hin, dass das Hautkrebsrisiko nach UVB (BB UVB oder UVB 311 nm) Phototherapie – wenn überhaupt – nur gering ansteigt. Um diese Frage endgültig zu klären, sind allerdings größere Multizenterstudien wünschenswert und notwendig.

Unabhängig davon, welche Phototherapiemodalität zur Anwendung kommt, sollten Patienten, die über einen längeren Zeitraum mit Phototherapie behandelt wurden, einer engmaschigen dermatologischen Kontrolle zugeführt werden, um frühzeitig Hauttumoren und deren Vorstufen diagnostizieren und einer adäquaten Therapie zuführen zu können.

Photodynamische Therapie

Die photodynamische Therapie (PDT) hat sich in den letzten Jahren fest in der Therapie von aktinischen Keratosen, Morbus Bowen und oberflächlichen Basaliomen in den dermatologischen Kliniken und Praxen etabliert. Angesichts der weiten Verbreitung und anerkannten Therapieerfolge der PDT ist es erstaunlich, dass die erste Beschreibung des photodynamischen Effekts bereits 100 Jahre zurück liegt. Der Medizinstudent Oscar Raab entdeckte 1899 in München zufällig die Inaktivierung von Mikroorganismen durch lichtaktivierte Farbstoffe [59]. Sein Lehrer Professor Herman von Tappeiner, der damalige Direktor des Pharmakologischen Instituts der Universität München, prägte wenige Jahre später den Begriff photodynamische Wirkung und erkannte bereits das therapeutische Potential im onkologischen Bereich [28]. In einem Aufsehen erregenden Selbstversuch demonstrierte Dr. Meyer-Betz 1912, dass die Injektion von Hämatoporphyrin und die nachfolgende Sonnenexposition bei einer Zugfahrt zu schweren einseitigen Hautveränderungen führten.

Im Bereich der Dermatologie wird heute die topische PDT eingesetzt, bei der der Wirkstoff äußerlich aufgetragen wird. Dies wurde erstmals im Jahr 1990 zur Behandlung von Basaliomen beschrieben [29]. Der Wirkstoff ist ein Photosensibilisator, der mit Licht angeregt wird und die aufgenommene Energie auf Sauerstoff übertragen kann. Der Sauerstoff wird dadurch reaktiv und zelltoxisch. Alternativ kann die Energie des Photosensibilisators wieder als Fluoreszenz abgegeben werden, was in der photodynamischen Diagnostik zur Abgrenzung der Tumoren genutzt wird.

Der bis heute am häufigsten verwendete Photosensibilisator ist die 5-Aminolävulinsäure (5-ALA), ein Grundbaustein des roten Blutfarbstoffs, des Häms. Die 5-ALA wird in den Zellen über verschiedene Enzyme zum Aufbau von Porphyrinen genutzt, die sensitiv auf sichtbares Licht reagieren. Das Protoporphyrin IX zum Beispiel hat Absorptionsmaxima bei 405 nm (blau), 540 nm (grün) und 634 nm (rot). Dementsprechend werden auch Lichtquellen im Blau-, Grün- oder Rotbereich verwendet, wobei in Deutschland mehrheitlich Halogenstrahler (600–750 nm) oder Leuchtdioden (etwa 630 nm) mit Rotlicht-Emission verwendet werden, da im längerwelligen Bereich die Eindringtiefe größer ist als im kurzwelligen.

Die 5-ALA wird bei der topischen PDT 5-20%ig in einer Creme-, Salben- oder Gelgrundlage verwendet [42]. Eine Weiterentwicklung der 5-ALA ist ein Methylester derselben, Methyl-5-Amino-4-oxopentanoat (MAOP). MAOP ist als rezeptierfähige Creme unter dem Handelsprodukt Metvix® erhältlich und hat in Deutschland 2002 zusammen mit Rotlicht die Zulassung zur Behandlung von aktinischen Keratosen und oberflächlichen Basaliomen erhalten [46, 58].

Im Folgenden soll auf die praktische Durchführung der PDT mit detaillierter Beschreibung der einzelnen Arbeitsschritte eingegangen werden.

Am Anfang steht die richtige Auswahl der für die PDT geeigneten Patienten. Ideal sind Patienten mit mehreren flachen aktinischen Keratosen im Gesicht, am Kapillitium, an Ohr, Handrücken oder Unterarm. Oberflächliche Basaliome an der Rumpfhaut oder Morbus Bowen an technisch schwierig zu operierenden Lokalisationen sind ebenfalls sehr gute Indikationen. Pigmentierte Veränderungen sprechen wegen der Lichtstreuung nicht oder sehr schlecht auf die Therapie an und sind auszuschließen. Auch sollten keine Tumoren behandelt werden, die tiefer als 2 mm in die Haut eindringen, denn dies ist die Grenze der Wirksamkeit von topischer PDT. Hyperkeratotische Stellen müssen vorbehandelt werden, damit die wirkstoffhaltige Creme oder Salbe tief genug eindringen kann. Es ist möglich, ein paar Tage vor der PDT zunächst keratolytische Substanzen (Harnstoff, Salizylsäure) anzuwenden. Unmittelbar vorher sollte eine Kürettage erfolgen. Auch bei nicht hyperkeratotischen Läsionen empfiehlt man eine Kürettage zum Beispiel mit einer Ringküvette, damit die Oberfläche aufgeraut und für den Wirkstoff besser durchgängig wird. Das Auftragen der Creme erfolgt 1–2 mm dick mit einem Spatel oder Wattestäbchen und sollte mindestens 5 mm über den Rand der Läsion hinaus gehen. Darüber wird ein Okklusivverband angelegt, der die Stelle dicht und lichtgeschützt abschließt. Geeignet sind hierfür ein selbsthaftender Folienverband (zum Beispiel Tegaderm®) oder eine handelsübliche Frischhaltefolie. Darüber wird eine Aluminiumfolie gelegt und am Rand mit einem Klebeband befestigt. Ein zusätzlicher Schlauchverband kann am Kapillitium hilfreich sein.

Die Creme oder Salbe ist unbedingt kühl und lichtgeschützt aufzubewahren und hält sich 1–3 Monate. Die Kühlkette sollte auch beim Transport von der Apotheke in die Praxis zum Beispiel unter Zuhilfenahme einer Kühltasche eingehalten werden.

Während der Einwirkzeit von 3–5 Stunden (je nach verwendetem Präparat) müssen besonders warme und kalte Temperaturen sowie direkte Sonnenexposition (auch durch Fensterglas) gemieden werden, um die Stabilität und Penetration des Wirkstoffes nicht zu gefährden.

Nach dem Ablegen des Verbandes werden die Cremereste mit einem feuchten Tuch vorsichtig entfernt. Zum Blendschutz setzen der Patient und der Therapeut eine Schutzbrille auf. Für den Patienten empfiehlt sich, eine bequeme Position sitzend oder liegend einzunehmen. Dann wird die Lampe über dem zu behandelnden Areal zur optimalen Ausleuchtung eingestellt, wobei der vom Hersteller empfohlene Abstand nachgemessen werden sollte. Während der Bestrahlung ist eine konsequente Kühlung in den meisten Fällen angeraten, um die Schmerzen beziehungsweise das örtliche Hitzegefühl zu lindern. Verwendet werden Kaltluftgeneratoren, flüssiger Stickstoff oder Kühlsprays. Dennoch können abhängig vom Ausmaß des erkrankten Areals, von der Lokalisation und dem individuellen Empfinden die Schmerzen so stark sein, dass eine Unterbrechung der Bestrahlung, die normalerweise zwischen 10 und 20 min dauert, notwendig wird. Nach einer kurzen Pause kann die Behandlung fortgeführt werden, wobei auch mehrere Unterbrechungen möglich sind. Zur Reduzierung der Schmerzen kann außerdem ein Lokalanästhetikum (zum Beispiel Prilocain oder Mepivacain) in die betroffenen Hautareale oder als Leitblockade (2–5 ml) injiziert werden. Möglich ist darüber hinaus die systemische Applikation von Analgetika vor der Bestrahlung, wie zum Beispiel Metamizol, Paracetamol oder kurz wirksame Opioide. Von stark antiphlogistisch wirkenden Analgetika ist jedoch Abstand zu nehmen, da entzündliche Reaktionen nicht gehemmt werden sollen, was den Behandlungserfolg beeinträchtigen könnte. Daher ist auch die topische Applikation von Glukokortikoiden nach der Behandlung kontraindiziert. Ebenso soll keine EMLA® (eutectic mixture of local anesthetics)-Creme aufgetragen werden, da sie die Penetration von MAOP verhindert. Nicht zuletzt kann eine gute psychische Betreuung des Patienten durch den Therapeuten vor und während der Behandlung die Erträglichkeit der Therapie erheblich positiv beeinflussen.

Die Schmerzen klingen direkt nach der Bestrahlung, spätestens aber innerhalb eines Tages vollständig ab. Kühlende Umschläge sind hierbei oft hilfreich und vom Patienten selbst durchführbar. Als weitere Nebenwirkung ist ein scharf begrenztes Erythem an der behandelten Stelle zu erwarten, welches mehrere Tage bis zu zwei Wochen sichtbar bleiben kann. An den erkrankten Stellen treten in der Regel nach 2–3 Tagen Erosionen und Verkrustungen auf. Seltener kommt es im Kopfbereich auch zu sterilen Pusteln, die keiner Intervention bedürfen. Gelegentlich kann ein Ödem, vor allem periorbital auftreten, welches von allein wieder abklingt. Der gesamte Heilungsprozess ist spätestens nach 3–4 Wochen abgeschlossen.

Ganz wichtig ist die mündliche und schriftliche Aufklärung des Patienten vor Behandlungsbeginn. Es sollten das Wirkprinzip der PDT und die Nebenwirkungen angesprochen werden. Besonders sollte auf die zu erwartenden Schmerzen eingegangen werden, um dann die individuellen analgetischen Maßnahmen im Vorfeld abzustecken. Da das Wort Bestrahlung bei Laien oft missverständlich Röntgenstrahlung oder ultraviolettes Licht impliziert, sind wir dazu übergegangen, von Belichtung zu sprechen.

Häufig ist eine einmalige Behandlung ausreichend, jedoch können je nach Ausmaß der Erkrankung weitere Therapiezyklen bis zur vollständigen Abheilung notwendig werden.

Folgende Vorteile machen die PDT zu einem attraktiven Werkzeug im Kampf gegen die steigende Prävalenz von nicht-melanozytärem Hautkrebs und seinen Vorstufen: Die Möglichkeit einer flächigen und blutungsfreien Behandlung von multiplen erkrankten Stellen gleichzeitig, die weitgehende Unabhängigkeit von der Compliance des Patienten sowie die narbenlose Abheilung ohne Pigmentierungsverschiebungen.

Literatur

1. Abeck D, Schmidt T, Fesq H (2000) Long-term efficacy of medium dose UVA-1 phototherapy in atopic dermatitis. J Am Acad Dermatol 42: 254–257
2. Beattie PE, Dawe RS, Ferguson J, Ibbotson SH (2006) UVA1 phototherapy for genital lichen sclerosus. Clin Exp Dermatol 31: 343–347
3. Beissert S, Ständer H, Schwarz T (2000) UVA rush hardening for the treatment of solar urticaria. J Am Acad Dermatol 42: 1030–1032
4. Beissert S, Schwarz T (2002) Role of immunomodulation in diseases responsive to phototherapy. Methods 28: 138–144
5. Boztepe G, Karaduman A, Sahin S et al. (2006) The effect of maintenance narrow-band ultraviolet B therapy on the duration of remission for psoriasis: a prospective randomized clinical trial. Int J Dermatol 45: 245–250
6. Breuckmann F, Gambichler T, Altmeyer P, Kreuter A (2004) UVA/UVA1 phototherapy and PUVA photochemotherapy in connective tissue diseases and related disorders: a research based review. BMC Dermatol 4: 11
7. British Photodermatology Group (1994) British Photodermatology Group guidelines for PUVA. Br J Dermatol 130: 246–255
8. Calzavara PP, Porta F, Izzi T et al. (2003) Prospects for ultraviolet A1 phototherapy as a treatment for chronic cutaneous graft-versus-host disease. Haematologica 88: 1169–1175
9. Charles C, Clements P, Furst DE (2006) Systemic sclerosis: hypothesis-driven treatment strategies. Lancet 367: 1683–1691
10. Coyle TS, Nam TK, Camouse MM et al. (2004) Steroid-sparing effect of extracorporeal photopheresis in the treatment of graft-vs-host disease. Arch Dermatol 140: 763–764
11. Dicken CH (1994) Treatment of classic pityriasis rubra pilaris. J Am Acad Dermatol 31: 997–999
12. Diederen PV, van Weelden H, Sanders CJ et al. (2003) Narrowband UVB and psoralen-UVA in the treatment of early-stage mycosis fungoides: a retrospective study. J Am Acad Dermatol 48: 215–219
13. Fisher GJ, Kang S (2002) Phototherapy for scleroderma: biologic rationale, results, and promise. Curr Opin Rheumatol 14: 723–726
14. Goeckermann WH (1925) The treatment of psoriasis. Northwest Med 24: 229–231
15. Grabbe J, Welker P, Humke S et al. (1996) Highdose UVA-1 therapy, but not UVA/UVB therapy, decreases IgE binding cells in lesional skin of patients with atopic eczema. J Invest Dermatol 107: 419–423
16. Guidelines of care for phototherapy and photochemotherapy (1994) American Academy of Dermatology Committee on Guidelines of Care. J Am Acad Dermatol 31: 643
17. Grundmann-Kollmann M, Martin H, Ludwig R et al. (2002) Narrowband UVB phototherapy in the treatment of cutaneous graft versus host disease. Transplantation 74: 1631–1634
18. Hannuksela-Svahn A, Pukkala E, Laara E et al. (2000) Psoriasis, its treatment, and cancer in a cohort of Finnish patients. J Invest Dermatol 114: 587–590
19. Henseler T, Wolff K, Hönigsmann H, Christopers E (1981) The European PUVA study (EPS) on oral 8-methoxypsoralen photochemotherapy of psoriasis. A cooperative study among 18 European centres. Lancet 1: 853–857
20. Herrmann Jr, Roenigk HH, Hurria A et al (1995) Treatment of mycosis fungoides with photochemotherapy (PUVA): long-term follow-up. J Am Acad Dermatol 33: 234–242
21. Hölzle E, Hönigsmann H, Röcken M et al. (2003) Empfehlungen zur Phototherapie und Photochemotherapie. J Dtsch Dermatol Ges 12: 985–997
22. Hölzle E (2003) Photodermatosen und Lichtreaktionen der Haut. Wissenschaftliche Verlagsgesellschaft, Stuttgart
23. Hönigsmann H, Fritsch P, Jaschke E (1977) UV-Therapie der Psoriasis, Halbseitenvergleich zwischen oraler Photochemotherapie (PUVA) und selektiver UV-Phototherapie (SUP). Z Hautkr 52: 1078–1082
24. Hofmann C, Plewig G, Braun-Falco O (1977) Ungewöhnliche Nebenwirkungen bei oraler Photochemotherapie (PUVA-Therapie) der Psoriasis. Hautarzt: 28: 583–588
25. Hudson-Peacock MJ, Diffey BL, Farr PM (1996) Narrow-band UVB phototherapy for severe atopic dermatitis. Br J Dermatol 135: 332
26. Ibbotson SH, Farr PM (1999) The time-course of psoralen ultraviolet A (PUVA) erythema. J Invest Dermatol 113: 346–349
27. Ingram JT (1953) The approach to psoriasis. Br Med J II: 591–594
28. Jesionek A, Tappeiner H (1905) Zur Behandlung der Hautkarzinome mit fluoreszierenden Stoffen. Dtsch Arch Klin Med 85: 223–229
29. Kennedy JC, Pottier RH, Pross DC (1990) Photodynamic therapy with endogenous protoporphyrin IX: basic principles and present clinical experience. J Photochem Photobiol B 6: 143–148
30. Kerscher M, Lehmann P, Plewig G (1994) Die PUVA-Bad-Therapie: Indikationen und praktische Durchführung. Hautarzt 45: 526–528
31. Kerscher M, Plewig G, Lehmann P (1994) PUVA-Bad Therapie mit 8-Methoxypsoralen zur Behandlung von palmoplantaren Dermatosen. Z Hautkr (H + G) 69: 110–112
32. Klemke CD, Goerdt S, Schrama D, Becker JC (2006) New insights into the molecular biology and targeted therapy of cutaneous T-cell lymphomas. J Dtsch Dermatol Ges 4: 395–406
33. Kobyletzki G, Pieck C, Hoffmann K et al. (1999) Medium-dose UVA-1 cold-light phototherapy in the treatment of severe atopic dermatitis. J Am Acad Dermatol 41: 931–937
34. Kreuter A, Hyun J, Stucker M et al. (2006) A randomized controlled study of low-dose UVA1, medium-dose UVA1, and narrowband UVB phototherapy in the treatment of localized scleroderma. J Am Acad Dermatol 54: 440–447
35. Krutmann J, Diepgen TL, Luger TA et al. (1998) High-dose UVA1 therapy for atopic dermatitis: results of a multicenter trial. J Am Acad Dermatol 38: 589–593
36. Krutmann J, Hönigsmann H, Elmets CA, Bergstresser PR (2001) Dermatological phototherapy and photodiagnostic methods. Springer, Berlin
37. Lebwohl MG, Heymann WR, Berth-Jones J, Coulson I (2006) Treatment of skin disease: Comprehensive therapeutic strategies, 2. Auflage, Mosby Elsevier, Philadelphia
38. Lim JL, Stern RS (2005) High levels of ultraviolet B exposure increase the risk of non-melanoma skin cancer in psoralen and ultraviolet A-treated patients. J Invest Dermatol 124: 505–513
39. Lowe NJ, Weingarten D, Bourget T, Moly LS (1986) PUVA therapy for psoriasis: comparison of oral and bath-water delivery of 8-methoxypsoralen. J Am Acad Dermatol 14: 754–760

40. Man I, Crombie IK, Dawe RS et al. (2005) The photocarcinogenic risk of narrowband UVB (TL-01) phototherapy: early follow-up data. Br J Dermatol 152: 755–757
41. Mayes MD (2000) Photopheresis and autoimmune diseases. Rheum Dis Clin North Am 26: 75–81
42. Morton CA, Brown SB, Collins S et al. (2002) Guidelines for topical photodynamic therapy: report of a workshop of the British Photodermatology Group. Br J Dermatol 146: 552–567
43. Neumann NJ, Ruzicka T, Lehmann P, Kerscher M (1996) Rapid decrease of phototoxicity after PUVA bath therapy with 8-methoxypsoralen. Arch Dermatol 132: 1394
44. Neumann NJ, Hölzle E, Lehmann P (2004) Polymorphe Lichtdermatose-Leitlinie. J Dtsch Dermatol Ges 3: 220–226
45. Nijsten TE, Stern RS (2003) The increased risk of skin cancer is persistent after discontinuation of psoralen+ultraviolet: a cohort study. J Invest Dermatol 121: 252–258
46. Pariser DM, Lowe NJ, Stewart DM et al. (2003) Photodynamic therapy with topical methyl aminolevulinate for actinic keratosis: results of a prospective randomized multicenter trial. J Am Acad Dermatol 48: 227–232
47. Parrish JA, Fitzpatrick TB, Tanenbaum L, Pathak MA (1974) Photochemotherapy of psoriasis with oral methoxsalen and long wave ultraviolet light. N Engl J Med 291: 1207–1211
48. Parrish JA, Jaenicke KF (1981) Action spectrum for phototherapy of psoriasis. J Invest Dermatol 76: 359–362
49. Pittelkow MR, Perry HO, Muller SA et al. (1981) Skin cancer in patients with psoriasis treated with coal tar. A 25-year follow-up study. Arch Dermatol 117: 465–468
50. Schwarz T, Rütter A, Hawk J (2001) Phototherapy and photochemotherapy: less common indications for its use. In: Krutmann J, Hönigsmann H, Elmets CA, Bergstresser PR (Hrsg.) Dermatological phototherapy and photodiagnostic methods. Springer, Berlin, 179–197
51. Schwarz T (2005) UV-induzierte regulatorische T-Zellen. J Dtsch Dermatol Ges 3: 504–510
52. Stege H, Berneburg M, Humke S et al. (1997) High-dose ultraviolet A1 (UVA1) radiation therapy for localized scleroderma. J Am Dermatol 36: 938–943
53. Stege H, Berneburg M, Ruzicka T, Krutmann J (1997) Creme-PUVA-Photochemotherapie. Hautarzt 48: 89–93
54. Stern RS, Nichols KT, Vakeva LH (1997) Malignant melanoma in patients treated for psoriasis with methoxsalen (psoralen) and ultraviolet A radiation (PUVA). The PUVA Follow-Up Study. N Engl J Med 336: 1041–1045
55. Stern RS, Lunder, EJ (1998) Risk of squamous cell carcinoma and methoxsalen (psoralen) and UV-A radiation (PUVA). A meta-analysis. Arch Dermatol 134: 1582–1585
56. Stern RS (1990) Genital tumors among men with psoriasis exposed to psoralens and ultraviolet A radiation (PUVA) and ultraviolet B radiation. The photochemotherapy follow-up study. N Engl J Med 322: 1093–1097
57. Storbeck H, Hölzle E, Schürer N et al. (1993) Narrow-band UVB (311nm) versus conventional broad-band UVB with and without dithranol in phototherapy for psoriasis. J Am Acad Dermatol 28: 227–231
58. Szeimies RM, Karrer S, Radakovic-Fijan S et al. (2002) Photodynamic therapy using topical methyl 5-aminolevulinate compared with cryotherapy for actinic keratosis: A prospective, randomized study. J Am Acad Dermatol 47: 258–262
59. Tappeiner Hv (1900) Über die Wirkung fluoreszierender Stoffe auf Infusorien nach Versuchen von O. Raab (Vortrag gehalten bei der Versammlung Deutscher Naturforscher und Ärzte in München in der Abteilung für Innere Medizin und Pharmakologie, 19. September 1899). Münchener Medizinische Wochenschrift 47: 5
60. Trautinger F, Knobler R, Willemze R et al. (2006) EORTC consensus recommendations for the treatment of mycosis fungoides/Sezary syndrome. Eur J Cancer 42: 1014–1030
61. Tzaneva S, Seeber A, Schwaiger M et al. (2001) High-dose versus medium-dose UVA1 phototherapy for patients with severe generalized atopic dermatitis. J Am Acad Dermatol 45: 503–507
62. Vonderheid EC (2003) Treatment planning in cutaneous T-cell lymphoma. Dermatol Ther 16: 276–282
63. Weischer M, Blum A, Eberhard F et al. (2004) No evidence for increased skin cancer risk in psoriasis patients treated with broadband or narrowband UVB phototherapy: a first retrospective study. Acta Dermato Venereol 84: 370–374

Pig-Face Trainingskurs

Christian Kunte, Wolfgang Pfützner, Birger Konz und Christoph Löser

Zur besseren Veranschaulichung des Kurses wurde dieser in Vorträge über Nahtmaterialien, anatomische Besonderheiten sowie theoretische Durchführung von Operationen und anschliessende praktische Übungen gegliedert. Die Teilnahme an zwei Pig-Face Operationskursen stellt auch die Voraussetzung für das Hospitationsprogramm der Vereinigung Operativer Dermatologen dar. Ziele des Grundkurses sind der Erwerb von Grundkenntnissen zu Nahtmaterialien und Anatomie, zur korrekten Handhabung der Operationsinstrumente, zu Schnitt- und Nahttechniken sowie zu einfachen Lappenplastiken.

Warum ist dies für das Fach Dermatologie von Bedeutung?

Das Fach Dermatologie benötigt den operierenden Dermatologen in Klinik und Praxis zur korrekten Beurteilung der Indikation und operativen Möglichkeiten der Entfernung von Tumoren. Jeder Dermatologe sollte die wesentlichen Operationstechniken zumindest theoretisch beherrschen. Des Weiteren ist es erforderlich, dass jeder Dermatologe Operationswunden adäquat nachversorgen kann.

Vorteile des Pig-Face Trainingskurses sind

- Keine Blutung
- Keine Schmerzen
- Keine Bewegung
- Konzentration auf Schnitt und Naht
- Kein Zeitdruck

Nachteile der Schweinehaut sind, dass Operationsübungen wirklichkeitsferner, nicht unmittelbar übertragbar und die Operationsverhältnisse aufgrund postmortaler Veränderungen des Gewebes schwieriger sind.

Anatomie

Anatomische Kenntnisse sind eine wesentliche Voraussetzung, um ein optimales Ergebnis bei der Durchführung dermatochirurgischer Eingriffe zu erzielen. Dies beginnt schon bei der Planung der Schnittführung. Es empfiehlt sich, ihren Verlauf vor der Exzision auf der Haut aufzuzeichnen. Die Schnittführung sollte den Hautspannungslinien (relaxed skin tension lines) folgen. Eine Hilfestellung stellt hierbei das Fassen der zu exzidierenden Hautveränderung unter Aufwerfen von Hautfalten zwischen Daumen und Zeigefinger dar. Die Verlaufsrichtung, in der dies spannungsfrei möglich ist, entspricht in der Regel den Hautspannungslinien. Bei Operationen im Gesicht ist zudem zu beachten, dass die Grenzen von anatomischen Gesichtseinheiten wie Stirn, Orbitalregion, Wange, Nase und Kinn bei der Schnittführung möglichst nicht überschritten werden.

Üblicherweise finden sich in Kutis und Subkutis keine größeren Leitungsbahnen. Allerdings muss der Operateur lokalisationstypische Besonderheiten im Verlauf von Gefäßen und Nerven (beispielsweise oberflächliche Lage des lateralen Stirnastes des Nervus facialis) kennen, um das Risiko einer Verletzung dieser Strukturen zu minimieren und auch prä-operativ in der Aufklärung zur Sprache zu bringen.

Neben dem Verlauf der Schnittführung stellt die ausgedehnte, sorgfältige Mobilisation der Wundränder eine weitere wichtige Maßnahme dafür dar, einen spannungsarmen Wundverschluss zu erzielen. Der Operateur sollte wissen, wo in Abhängigkeit von der Körperregion die optimale Verschiebeschicht für die Wundrandmobilisation zu finden ist, um die Exzisionstiefe entsprechend anzupassen. An der Kopfhaut findet sich eine Verschiebeschicht an der Grenze von Subkutis und Galea, aber auch subgaleal, an Stamm und Extremitäten über der Muskelfaszie, während im

Gesicht am ehesten im mittleren bis oberen Drittel des subkutanen Fettgewebes mobilisiert wird.

Ist aufgrund der Größe des Wunddefekts ein primärer Wundverschluss durch eine einfache Wundnaht nicht möglich, so kann je nach anatomischer Gegebenheit eine Lappenplastik oder eine Transplantatdeckung das bevorzugte Verfahren für den Wundverschluss darstellen. Um Gewebenekrosen zu vermeiden, ist bei Lappenplastiken zu beachten, ob der Hautlappen durch eine randomisierte Gefäßversorgung aus dem dermal-subdermalen Gefäßplexus oder durch eine axiale Gefäßversorgung aus einem longitudinal verlaufenden Gefäß gespeist wird, da sich hiernach das Verhältnis von Lappenbasis zur Lappenlänge richtet. Generell kann bei axialer Gefäßversorgung das Verhältnis deutlich großzügiger als bei randomisierter Versorgung gewählt werden. Zwar ist in aller Regel ein primärer Wundverschluss anzustreben, aber in Einzelfällen kann in Absprache mit dem Patienten durchaus auch eine sekundäre Wundheilung eine entsprechende Alternative darstellen. Im Gesicht eignen sich hierfür vornehmlich konkave Flächen (beispielsweise Augeninnenwinkel, Übergang vom Nasenflügel auf die Wange), während konvexe Flächen an Wange, Kinn und Nasenspitze ungeeignet sind.

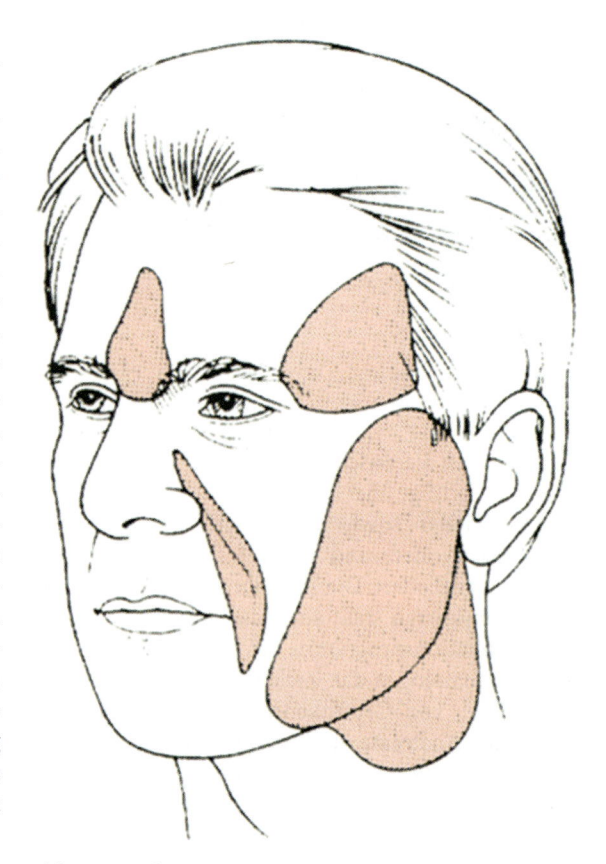

Abb. 1. Gesichtsregionen mit guter Hautverschieblichkeit

Operationsplanung und Operationsdurchführung

Die Basis der operativen Dermatologie sind die spindelförmige Exzision und der primäre Wundverschluss. Des Weiteren stehen Sekundärheilung, Hauttransplantation und Hautlappenplastiken zur Verfügung.

Bei der Planung operativer Eingriffe im Gesichtsbereich sind insbesondere Gesichtsregionen guter Hautverschieblichkeit, wie Glabella, nasolabial, Schläfen und Wangenbereich zu berücksichtigen. In diesen Regionen können größere Exzisionen problemlos durchgeführt werden, beziehungsweise aus diesen Regionen können größere Gewebemengen für Lappenplastiken gewonnen werden.

Bei der spindelförmigen Exzision ist zu beachten, dass die Länge des Exzidates mindestens dreimal der Breite entsprechen sollte und dass die Spindelenden einen Winkel von unter 30 Grad aufweisen sollten, um die Entstehung von Aufwerfungen mit der im Anschluss erforderlichen Korrektur zu verhindern.

Des Weiteren sollten zwei goldene Regeln berücksichtig werden.

- Kein Verschluss um seiner selbst willen
- Je einfacher, desto besser

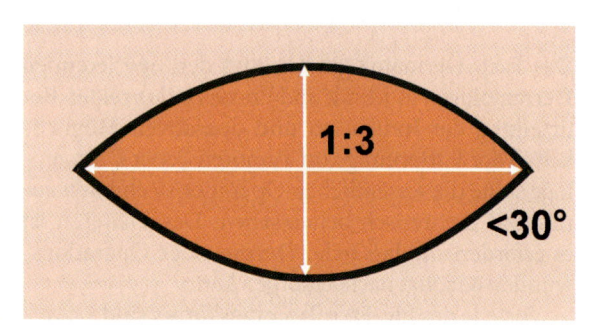

Abb. 2. Grundsätze bei Durchführung einer spindelförmigen Exzision

Bei jedem operativen Eingriff sollte ein standardisiertes Vorgehen gewählt werden. Zunächst exakte Planung des Operationsablaufes mit Anzeichnung des Operationsplans. Applikation der Lokalanästhesie. Auswahl der richtigen Skalpellklinge (15er Skalpell im Gesicht und an den Extremitäten, 10er Skalpell am Rumpf). Bei spindelförmiger Exzision sollte das Skalpell in einem Winkel von 30–45 Grad zur Haut gehalten werden (Abb. 3). Schnitzen und Überschneiden der Ränder sollte dringend vermieden werden

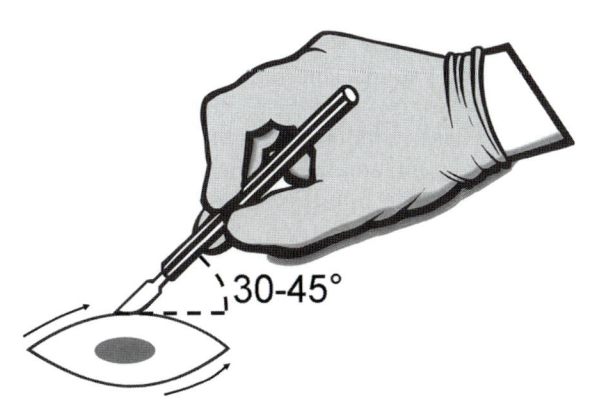

Abb. 3. Durchführung einer spindelförmigen Exzision: Winkel des Skalpells zur Haut in Schnittrichtung

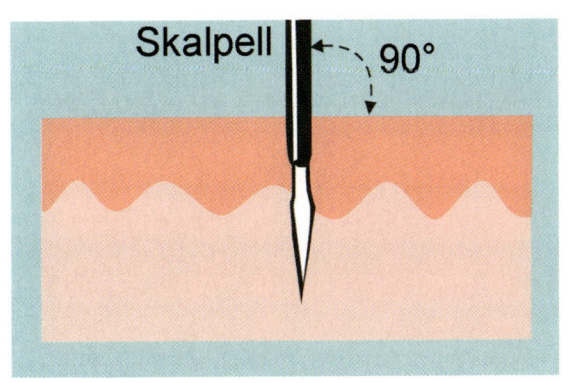

Abb. 5a. Durchführung einer spindelförmigen Exzision: Winkel des Skalpells seitlich zur Haut

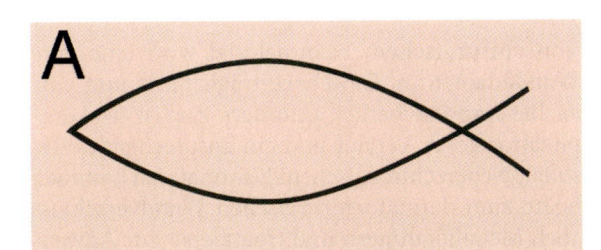

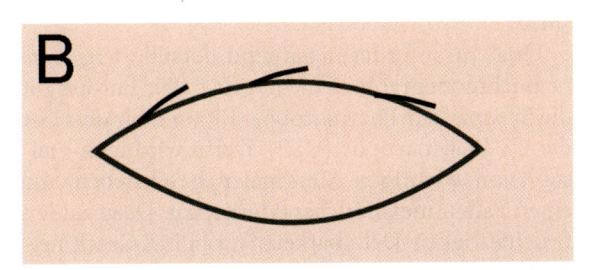

Abb. 4. Durchführung einer spindelförmigen Exzision: Schnitzen und Überschneiden vermeiden

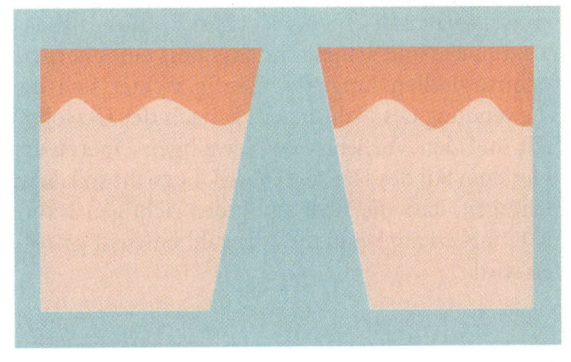

Abb. 5b. Durchführung einer spindelförmigen Exzision: Winkel des Skalpells seitlich zur Haut. Skalpellspitze muss vom Tumor wegzeigen.

(Abb. 4). Das Skalpell sollte in einem 90-Grad-Winkel zum Hauttumor geführt werden. Noch besser ist es, die Skalpellklinge vom Tumor weg nach außen zu führen, um einen Überschuss an Fettgewebe zu vermeiden, welcher zu Schwierigkeiten beim Wundverschluss führen kann (Abb. 5).

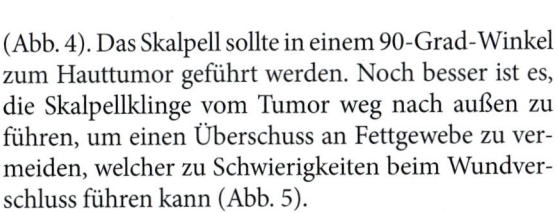

Die Entfernung des Exzidates kann scharf mit dem Skalpell oder stumpf mit der Schere erfolgen. Nach sorgfältiger Blutstillung sollte die Mobilisation der Wundränder bei möglichst geringer Traumatisierung derselben durchgeführt werden.

Im Anschluss folgt nach Auswahl des richtigen Nahtmaterials die Subkutannaht, wobei darauf zu achten ist, dass die Nadel im Nadelhalter im hinteren Drittel eingespannt werden sollte.

Der Begriff Subkutannaht ist eigentlich falsch, da es sich um eine koriale Naht handelt. Zu beachten ist, dass der Knoten in der Tiefe des Fettgewebes versenkt werden sollte. Die koriale Naht sollte so angelegt sein, dass die Wundränder vollständig und spannungsfrei zusammengeführt werden. Die Bil-

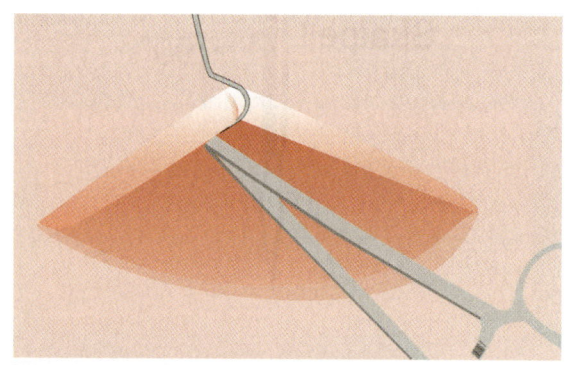

Technik der Mobilisation

Abb. 6. Atraumatische Wundrandmobilisation

dung von Stufen beim Wundverschluss sollte unbedingt vermieden werden. Der Wundverschluss kann im Gesicht bevorzugt mit Einzelknopfnähten, an den übrigen Körperpartien auch mit Intrakutannähten durchgeführt werden. Bei optimaler Positionierung der Subkutannaht kann auch auf die Hautnaht verzichtet werden.

Insgesamt sollte möglichst spannungsarm und atraumatisch gearbeitet werden.

Nahtmaterial

Neben einer korrekten Schnittführung und der richtigen Knotentechnik hat die Wahl des geeigneten Nahtmaterials einen wichtigen Einfluss auf das funktionelle und ästhetische Ergebnis eines dermatochirurgischen Eingriffs. Häufig richtet sich die Verwendung des Nahtmaterials nach der Gewohnheit und den Vorlieben des jeweiligen Operateurs oder dem Stil des Hauses. Diese Übersicht soll dazu beitragen, dass die Bedeutung des richtigen Nahtmaterials erkannt und die Auswahl bewusst getroffen wird.

Geschichte

Bereits aus dem 3. Jahrtausend vor Christus ist die Verwendung von Fasern, Leder, Sehnen, Haaren und Därmen als chirurgisches Nahtmaterial nachgewiesen. Um 1000 nach Christus dominierten Leinenzwirn und Darmsaiten, während um 1800 bevorzugt Metalldrähte verwendet wurden. Letztere wurden aufgrund ihrer Starrheit bald von Seidenfäden verdrängt, die Lister 1867 mit Karbolsäure desinfiziert hatte. Aus Schafs- oder Rinderdärmen hergestelltes Catgut wurde nach 1881 als Chromsalz- oder Joddesinfizierte Variante eingeführt. Nach 1910 erfolgte die Herstellung auf pflanzlicher, tierischer oder metallischer Basis in industriellem Maßstab. 1920 wurde bereits atraumatisches Nahtmaterial eingeführt, bei dem die Nadel mit dem Faden fest und gewebeschonend verbunden ist. Ab 1935 wurden synthetische Fäden hergestellt und seit 1995 gibt es Richtlinien für die CE-Kennzeichnung, in denen die Qualitätsanforderungen festgeschrieben sind. Nach dem gehäuften Auftreten der Rinderseuche BSE im Jahr 2000 wurden Materialen tierischen Ursprungs völlig verdrängt.

Material und Kosten

Von chirurgischem Nahtmaterial wird eine gute Wundadaptation, Gewebeverträglichkeit und eine leichte Handhabbarkeit gefordert. Ziel ist ein komplikationsloser Verlauf und ein ansprechendes Resultat. Neben chirurgischem Nahtmaterial kommen heute zum dermatochirurgischen Wundverschluss auch Metallklammern und Hautkleber zur Anwendung, die aber nicht Gegenstand dieser Übersicht sind.

Qualitätsanforderungen sind detailliert in Arzneibuchmonographien niedergelegt. Für Europa gilt die Europäische Pharmacopöe (EP) und für die USA die US-Pharmacopöe (USP). Darin wird eine Vielzahl von wichtigen Merkmalen beschrieben, die einen Faden messbar charakterisieren. Dazu zählen Bruchfestigkeit, Dehnbarkeit, Flexibilität, Geschmeidigkeit, Knüpfeigenschaften, Knotensitzfestigkeit, Sterilität und besonders bei resorbierbaren Fäden die Funktionsdauer und Gewebedurchzugseigenschaften. Zu den unerwünschten Merkmalen zählen Sägewirkung, Gewebereaktionen und die Kapilarität.

Chrirugisches Nahtmaterial lässt sich nach Herkunft, Herstellungsart und biologischem Verhalten in drei große Gruppen einteilen:

1. Synthetisch – natürlich
2. Monophil – polyphil
3. Resorbierbar – permanent

Das Fadenmaterial ist heute mit Ausnahme von Seide synthetisch. Man unterscheidet monophile Fäden aus einem Stück von polyfilen Fäden, bei denen Einzelfäden geflochten oder gezwirnt wurden. Bei pseudomonophilen Fäden führt durch Beschichtung eine Hülle um Einzelfäden zu einem glatten Eindruck.

Permanente, nicht-resorbierbare Fäden müssen entfernt werden oder verbleiben dauerhaft im Gewebe. Ein vorübergehendes Verbleiben von permanentem Nahtmaterial kann beispielsweise bei den korialen Nähten serieller Naevusexzisionen sinnvoll sein. In der Regel werden diese Fäden aber wieder entfernt. Die Liegedauer richtet sich nach der Lokalisation und der Beanspruchung sowie dem kosmetischen Anspruch. Sie liegt zwischen 5 und 14, selten bis zu 21 Tagen. Beispiele für permanente Fäden und ihr Ausgangsmaterial sind: Polypropylen (Prolene®, Serapen®, Premilene®), Polyester (Mersilene®, Synthofil®, Sulene®), Polyamid (Ethilon®, Seralon®, Dafilon®) und Seide (Perma-Hand-Seide®).

Resorbierbare Fäden werden durch Hydrolyse abgebaut und unterscheiden sich in ihrer Resorptionszeit. Diese bezeichnet die Dauer bis zur Halbierung der Reißfestigkeit. Die Auflösungszeit definiert die Dauer bis zum vollständigen Abbau. Diese Zeiten sind auch von der Fadendicke und dem umgebenden Gewebe abhängig. Beispielhaft aufgeführte Materialien und Produkte mit gemittelter Resorptions- und Auflösungszeit sind: Polyglecapron (Monocryl®) 7/120 Tage, Polyglactin (Vicryl®) 16/70 Tage, Polyglycolsäure (Serafit®, Safil®) 16/60 Tage und Polydoxanon (PDS®, Serasynth®) 35/210 Tage. Diese Angaben können aber lediglich als Anhaltspunkte dienen.

Tabelle 1. Anhaltspunkte für die Liegedauer der Hautfäden in Abhängigkeit von der Lokalisation, gezählt ab dem Tag nach dem Eingriff (postoperativer Tag)

Lokalisation	Fadenentfernung nach Tagen:
Gesicht	6–7
Hals	8
Capillitium	8
Stamm	10–12
Extremitäten	10–14

Die Fadenstärken sind nach europäischen (EP) und US-amerikanischen Richtlinien (USP) genormt. Dabei entspricht die europäische Angabe in metric der Fadendicke in Zehntel-Millimeter. Beispielsweise ist ein Faden der Stärke 1 metric 0,1 mm stark. Dies entspricht einem Faden 5-0 (USP) (Tabelle 1). In der Praxis hat sich auch in Deutschland die Bezeichnung nach der USP durchgesetzt. Auf den Verpackungen sind beide Angaben zu finden, außerdem die Sterilisationsart (Ethylenoxid oder Gammastrahlen), Fadenlänge, Chargennummer und Haltbarkeitsdatum.

In der Dermatochirurgie wird heute ausschließlich atraumatisches Nahtmaterial verwendet, bei dem Na-

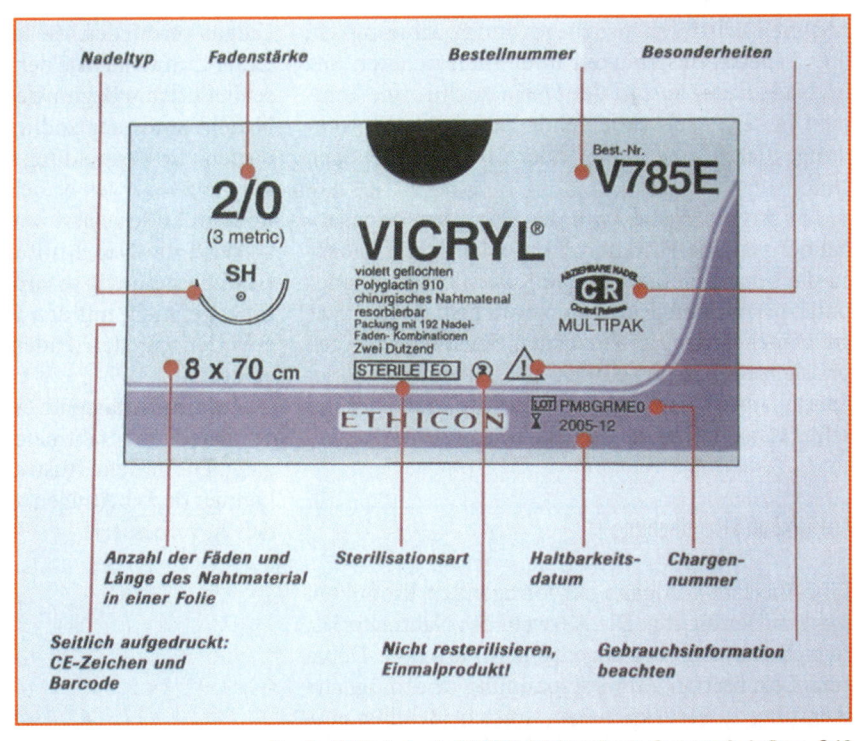

Abb. 7. Verpackung für Nahtmaterial

Quelle: Middelanis et al (2003) OP-Handbuch. Springer 3. Auflage, S 12

Tabelle 2. Beispielhafte Übersicht der Fadenstärken

USP	metric	mm
7-0	0,5	0,05
5-0	1	0,1
3-0	2	0,2
1-0	3	0,3

Tabelle 3. Anhaltspunkte für die Auswahl der Fadenstärke

Lokalisation	Koriale Naht	Hautnaht
Gesicht	4-0 bis 5-0	5-0 bis 7-0
Hals	3-0 bis 4-0	4-0 bis 5-0
Kapillitium	2-0 bis 4-0	3-0 bis 4-0
Stamm	3-0 bis 4-0	3-0 bis 4-0
Extremitäten	3-0 bis 4-0	3-0 bis 4-0

del und Faden bereits fest verbunden sind. Dies ist für den Operateur nerven- und für den Patienten gewebeschonend, und ermöglicht die unkomplizierte Verwendung feinster Fadenstärken. Die Nadeln unterscheiden sich in der Metalllegierung, der Form, der Krümmung und im Querschnitt. Man unterscheidet Rundkörpernadeln von schneidenden Nadeln. Chirurgische Nadeln sind heute rostfrei und zeichnen sich durch ihre Biege- und Bruchfestigkeit, ihre Penetrationsfähigkeit und einen sicheren Sitz im Nadelhalter aus. In der Dermatochirurgie kommen in der Regel schneidende Nadeln zur Anwendung, die zu einem 1/2- oder 3/8-Kreis gebogen sind.

Die Art der Nadel kann den Preis des Fadens erheblich verändern, während Fadenlänge und Fadenstärke keinen Einfluss auf die Kosten haben. Monophile, permanente Fäden sind etwa halb so teuer wie geflochtene, resorbierbare Fäden. Seidenfäden liegen preislich dazwischen. Fäden aus Polydoxanon oder Spezialfäden, beispielsweise mit antimikrobieller Beschichtung, führen die Preisskala an.

Auswahl und Handhabung

Eine Vielzahl von ganz hervorragenden Produkten steht zur Verfügung. Die Auswahl des Nahtmaterials richtet sich nach der zugedachten Funktion. Dabei sind Lokalisation, Gewebespannung und mögliche Belastung zu berücksichtigen. Entscheidend ist eine geeignete Operationstechnik. Nach unserer Erfahrung wird der optimale Wundverschluss in der Regel durch die versenkte koriale Naht mit einem resorbierbaren Faden erzielt. Die Hautnaht wird dann mit einem permanenten, monophilen Faden zur Feinadaptation darüber gesetzt. Das Credo der Dermatochirurgen lautet hier: „Hautnähte sind nur der Schmuck" und „Strickleitermuster gehören der Vergangenheit an" (Birger Konz). Die von Laien häufig hervorgehobene Regelmäßigkeit und die Zahl der Fäden sind dabei völlig belanglos. Was zählt, ist die schonende Adaptation ohne unnötige Spannung zur Vermeidung von Stichkanalnekrosen.

Während sich die Wahl der Art des Fadens nach der gewünschten Eigenschaft richtet, wird die Fadenstärke von der Lokalisation bestimmt. In der Regel wird für die Hautnaht eine geringere Fadenstärke gewählt als für die koriale Naht. Im Gesicht sind deutlich geringere Fadenstärken erforderlich als an Stamm und Extremitäten. Die Auswahl richtet sich immer nach individuellen Gegebenheiten. Beigefügte Übersicht kann als Anhaltspunkt dienen.

Als Standard gilt die instrumentelle Erstellung der Naht unter Verwendung eines Nadelhalters und einer chirurgischen Pinzette. Dabei sollte die Nadel niemals mit den Fingern berührt werden. Der Faden kann aus der sterilen Verpackung bereits mit dem Nadelhalter entnommen werden. Dabei wird der Faden mit jeglichen Instrumenten grundsätzlich nur an der Nadel gefasst. Auf diese Weise werden Beschädigungen des Fadens vermieden, die leicht zu Bruchstellen führen. Unter Zuhilfenahme der Pinzette wird die Nadel ausschließlich am Beginn des letzten Drittes eingespannt. Nadeln sind empfindliche Präzisionsprodukte und dürfen zur Vermeidung von Brüchen und Beschädigungen weder im Nadelspitzenbereich noch am armierten Ende gefasst werden.

Wird die Nadel mit dem Nadelhalter durch das Gewebe geführt, so erfolgt die Annahme mit der Pinzette, nicht mit den Fingern. Diese dürfen, wenn erforderlich, den Faden ergreifen, nicht aber die Nadel.

Zusammenfassend ermöglicht die Kenntnis der verschiedenen Nahtmaterialen einen bewussten Umgang. Die gezielte Auswahl und der richtige Umgang können dazu beitragen, das operative Ergebnis deutlich zu verbessern.

Literatur

Adams B, Levy R, Rademaker AE et al (2006) Frequency of use of suturing and repair techniques preferred by dermatologic surgeons. Dermatologic Surgery 32: 682–689

Breuninger H (2000) Rationelle Schnitt-, Naht- und Klebetechnik bei Hautexzisionen. Z Ästh Op Dermatol 2: 12–17

Firma Catgut GmbH. Nahtmaterialführer. Catgut GmbH, Markneukirchen

Firma Ethicon Products (2005) Schon gewusst… Ethicon products, Norderstedt

Firma Serag-Wiessner KG (2004) Nahtmaterial-Fibel. 4. Auflage. Serag-Wiessner, Naila

Hilty H (1992) Nahtmaterial für die operative Dermatologie. Hautarzt 43: 169–178

Kaufmann R, Podda M, Landes E (2005) Dermatologische Operationen. 3. Auflage, Thieme, Stuttgart

Liehn M et al (2003) Chirurgisches Nahtmaterial. In: Middelanis I et al (Hrsg) OP-Handbuch. Springer, Heidelberg, S 11–17

Nockemann PF (1992) Die chirurgische Naht. 4. Auflage. Thieme, Stuttgart

Petres J, Rompel R (1996) Operative Dermatologie. Lehrbuch und Atlas. Springer, Heidelberg

Erfahrungen aus dem *Self Assessment Center*

Peter Thomas

Für die 20. Fortbildungswoche wurde erstmals ein Seminarraum zur Computer-gestützten Bearbeitung von Fallkasuistiken zur Verfügung gestellt. Hinter dem Begriff *Self Assessment* verbirgt sich die Möglichkeit einer Selbsteinschätzung über ein Fall-basiertes Online-Lernsystem, in dem zu den vorgestellten Fallkasuistiken Fragen zu beantworten sind und anschließend kommentierte Lösungen geboten werden. Da alle personenbezogenen Daten streng vertraulich behandelt werden, wissen sozusagen nur der Computer und der aktuell am Programm Teilnehmende von den falsch beantworteten Fragen. Da man aus Fehlern lernt, war es die didaktische Absicht, über Fehlerkommentare Inhalte und auch Verweise auf entsprechende Leitlinien zu übermitteln. Während der Öffnungszeiten des *Self Assessment Center* hatten sich 73 Teilnehmer mit den fünf zur Verfügung stehenden Fällen beschäftigt. Hier waren zu bearbeiten: Ein etwas anderer Haarausfall; eine Nahrungsmittel-assoziierte Anaphylaxie; eine Tinea capitis bei einem Kind; eine Melanomerkrankung; eine Syphilis bei einem HIV-positiven Patienten.

Abbildung 1 und 2 zeigen die ersten Folien zu dem vorgestellten Fall eines ungewöhnlichen Haarausfalls. Die Lerneinheiten wurden an ein fallbasiertes Online-Lernsystem angepasst, das unter dem Namen CASUS seit etwas über zehn Jahren an der Medizinischen Fakultät der Ludwig-Maximilians-Universität München in das Unterrichtsangebot für Studierende integriert ist.

Von den 71 Teilnehmern hatten 56 alle Fälle durchgearbeitet. Der durchschnittliche Erfolg bei den Fragen lag bei etwa 70%. Das Angebot des *Self Assessment Center* wurde positiv angenommen. Es wurde gewünscht, die Öffnungszeiten nicht parallel zu den Hauptvorträgen zu legen.

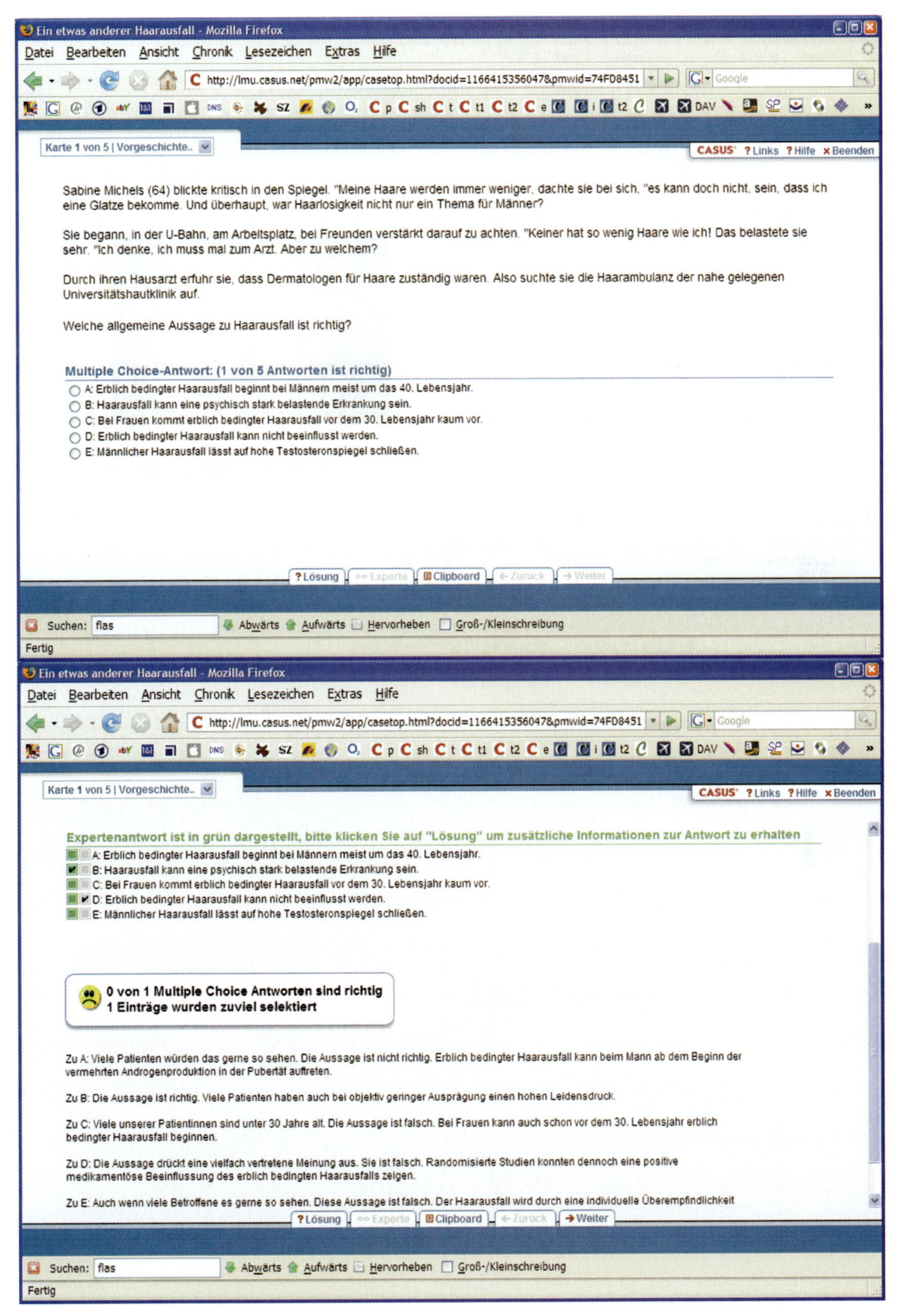

Erfahrungen aus dem *Self Assessment Center*

Abb. 1

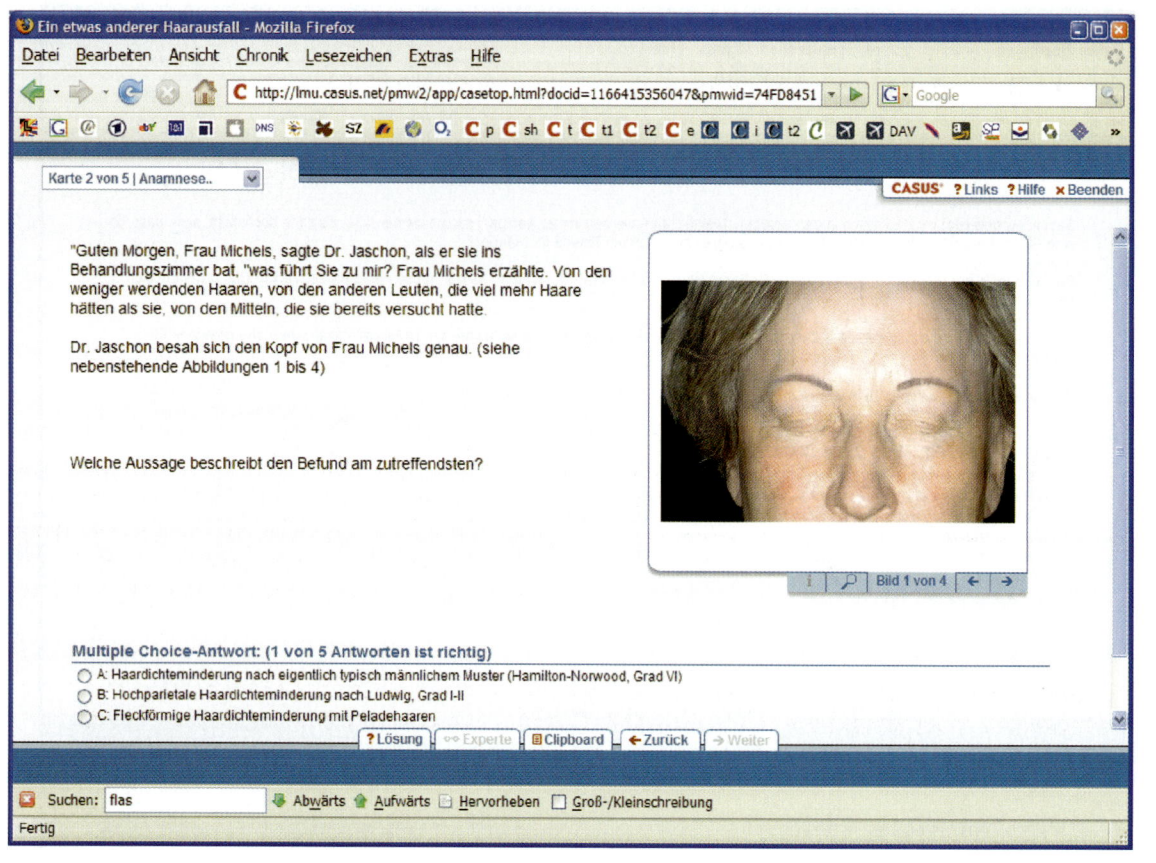

Abb. 2

Sonographie der Haut und Subkutis einschließlich subkutaner Lymphknoten

Elke Sattler, Dorothee Dill-Müller, Andreas Blum, Stefan El Gammal, Marcus Freitag, Petra Gottlöber, Klaus Hoffmann, Harald Schatz, Markus Stücker, Jens Ulrich, Christiane Voit, Julia Welzel und Monika-Hildegard Schmid-Wendtner

Die Sonographie der Haut und der Subkutis hat sich als unverzichtbares diagnostisches Verfahren in der Dermatologie, insbesondere der dermatologischen Onkologie, etabliert [44]. Die sonographische Diagnostik ermöglicht für den Patienten essentielle Entscheidungen zum therapeutischen Vorgehen und zur Abschätzung prognostischer Parameter. Die mittelfrequente Sonographie im Bereich von 7,5–15 MHz hat enorme Bedeutung im Rahmen des Stagings und in der Nachsorge maligner Hauttumore und stellt ein optimales Verfahren zur frühzeitigen Erfassung von regionären Lymphknoten- und subkutanen Intransitmetastasen dar. Darüber hinaus ist eine differenzialdiagnostische Abgrenzung zu anderen subkutanen Raumforderungen, wie Lipomen, Zysten, Hämatomen, anderen Tumoren oder Fremdkörpern möglich. Durch die hochfrequente 20 MHz-Sonographie maligner Melanome kann eine Tumordickenmessung präoperativ erfolgen. Sie entscheidet zusammen mit dem klinischen und dermatoskopischen Befund über den erforderlichen Sicherheitsabstand bei der Exzision und darüber, ob eine Entfernung des Sentinel-Lymphknotens mit angestrebt werden sollte.

Zusätzlich zu den im Rahmen der Weiterbildung erworbenen sonographischen Kenntnissen wird eine weitere Qualifikation durch zertifizierte Ausbildungskurse in der Dermatologie angeboten. Diese gliedern sich in einen Grundkurs, Aufbau- und Abschlusskurs, die gemäß der Ultraschallvereinbarung der KBV (www.kbv.de) und den Richtlinien der Deutschen Gesellschaft für Ultraschall in der Medizin (DEGUM) ausgelegt sind. Weitere Informationen zu diesen Kursen sowie die Leitlinien der Arbeitsgruppe Hochfrequente Sonographie der DEGUM finden sich unter http://www.degum.de.

Im Rahmen des diesjährigen Aufbaukurses Sonographie wurden Grundkenntnisse und Einsatzmöglichkeiten sowohl der 7,5 MHz- als auch der 20 MHz-Sonographie vermittelt und in einem sechsstündigen Teil mit praktischen Übungen am Patienten vertieft.

Neben grundlegenden Themen wie KV-Recht, Bildverarbeitung und Bildanalyse, Untersuchungsablauf, Lymphknotendarstellung und Differenzialdiagnosen in der B-Bildsonographie und Einfluss des Biorhythmus auf die 20 MHz-Sonographie wurden auch experimentelle und invasivere sonographische Verfahren wie die Feinnadel-Aspirations-Zytologie und die signalverstärkte farbkodierte Duplexsonographie ebenso wie die Möglichkeiten der hochfrequenten 50 bis 100 MHz-Sonographie vorgestellt. Erstmalig wurde auch ein methodischer Vergleich von der Sonographie mit der optischen Kohärenztomographie und der konfokalen Lasermikroskopie durchgeführt. Im Folgenden soll schwerpunktmäßig auf diese neueren Verfahren sowie auf für die Klinik und Praxis relevante Fragen zur Anwendung von 7,5 und 20 MHz-Sonographie eingegangen werden.

Physikalisch-technische Grundlagen der Ultraschalldiagnostik

Für den diagnostischen Ultraschall werden longitudinale Wechseldruckwellen mit Frequenzen oberhalb des menschlichen Hörbereiches (≥ 20 kHz) genutzt. Die Ultraschallwellen werden von piezoelektrischen Transducern erzeugt. Hierbei führt das Anlegen einer elektrischen Spannung zu einer Dickenänderung des Transducers und somit zur Erzeugung eines Ultraschallimpulses. Bei Verwendung eines elektrischen Wechselpulses werden Dickenschwingungen des Transducers erzeugt, welche sich im angekoppelten Medium als Schalldruckwellen fortpflanzen. Die aus dem Gewebe kommenden Ultraschallimpulse werden in dem Schalldruck proportionale Spannungen umgewandelt und so messbar gemacht. Die Wellenlänge λ der erzeugten Ultraschallwellen wird nach der Formel $\lambda = c/f$ von der Frequenz f (geräteabhängig) und der Schallgeschwindigkeit c (gewebeabhängig) bestimmt.

Ultraschallwellen treten mit dem Gewebe in Wechselwirkung. An Grenzflächen mit unterschiedlicher akustischer Impedanz Z (Schallwellenwiderstand, abhängig von Schallgeschwindigkeit c und Dichte ρ im betreffenden Gewebe: $Z = c \cdot \rho$) kommt es zur Reflexion, wobei die zum Transducer zurückkehrenden Reflexionen wichtig für den Bildaufbau eines Ultraschallbildes sind. An rauen Oberflächen oder kleinen Strukturen im Bereich der Wellenlänge findet eine ungerichtete, vom Einstrahlwinkel unabhängige Streuung der Ultraschallwellen statt, was einerseits zur Abschwächung der Ultraschallintensität führt, andererseits zum Bildaufbau beitragen kann, sofern eine Rückstreuung zurück zum Transducer stattfindet. An Grenzflächen kommt es wie in der Optik bei schrägem Einfallswinkel zur Brechung der Ultraschallwellen, das heißt Winkeländerung der Ausbreitungsrichtung der Ultraschallwellen. Neben der Streuung trägt vor allem die Absorption, also die Umwandlung in Wärmeenergie, zur Abschwächung der Ultraschallintensität bei. Hierdurch kommt es zu einer exponentiellen Abnahme der Ultraschallintensität in Abhängigkeit von der Gewebetiefe. Die Absorption nimmt ferner mit steigender Frequenz zu. Durch Interferenzen zwischen Ultraschallwellen können Verstärkungen und Auslöschungen auftreten, welche speziell bei hohen Frequenzen zu Artefakten führen können.

Bei bekannter Schallgeschwindigkeit (c) in einem Gewebe (Wasser 1483 m/s, Fett 1470 m/s, Muskel 1568 m/s, Mittelwert für Weichteilgewebe 1540 m/s) kann durch die Messung der Laufzeit (t) eines Ultraschallimpulses (vom Transducer ins Gewebe und zurück) die Tiefe (x) des Echos im Gewebe berechnet werden ($x = \frac{1}{2} c \cdot t$). Aufgrund der großen Impedanz-Unterschiede zwischen Luft und Weichteilgewebe müssen die Ultraschallsignale mittels spezieller Kontaktstoffe an die Haut angekoppelt werden. Bei der hochauflösenden Sonographie wird hierzu (destilliertes) Wasser verwendet, in der Lymphknotensonographie Ultraschallgel. Sofern bei der Hautsonographie keine offene Wasservorlaufstrecke verwendet werden kann (an schwierigen Lokalisationen wie Nase und Ohr), wird die Wasservorlaufstrecke mit einer dünnen Kunststoffmembran abgeschlossen, welche dann mit Ultraschallgel an die Haut angekoppelt werden muss.

Bei der Auflösung eines Ultraschallgerätes wird zwischen der axialen und lateralen Auflösung unterschieden. Hiermit wird der kleinste Abstand von zwei Objekten in Richtung der Schallausbreitung (axial) beziehungsweise senkrecht zur Schallausbreitung (lateral) gemeint, welche im Bild gerade noch voneinander unterschieden werden können. Die axiale Auflösung hängt vor allem von der Länge des Ultraschallimpulses ab, welche von der Frequenz und der Breitbandigkeit des Impulses abhängt. Die laterale Auflösung hängt von der Schallfeldgeometrie ab und ist im Fokusbereich am besten. Optimal können axiale Auflösungen im Bereich der Wellenlänge erreicht werden, laterale Auflösungen im Bereich von 2–3 Wellenlängen. Im Bereich der hochfrequenten Hautsonographie liegen die axialen und lateralen Auflösungen beispielsweise zwischen 72 μm–200 μm bei einer Mittenfrequenz von 22 MHz bis zu 16 μm bei einer Mittenfrequenz von 100 MHz. Die Eindringtiefen liegen bei diesen Geräten zwischen 8–10 mm (20 MHz) bis zu 1–2 mm (100 MHz).

Die Amplitudenhöhe der Ultraschallsignale wird im A(Amplituden)-Bild tiefenabhängig dargestellt. Im B(Brightness)-Bild werden die Amplituden durch Helligkeitspunkte (Grauwerte oder bei einer Falschfarbenkodierung durch Farben) ersetzt. Bei der Aneinanderreihung solcher eindimensionaler B-Bilder erhält man schließlich das bekannte zweidimensionale B-Bild. Beim M(Motion)-Scan erfolgt die Messung ortskonstant an einem Punkt, und es werden die zeitabhängigen Änderungen nebeneinander dargestellt (Beispiel: Echokardiographie).

Auch in der allgemeinen dermatologischen Sonographie – neben der angiologischen Sonographie, auf die hier nicht eingegangen werden soll – bedient man sich des Doppler-Effektes, zum Beispiel bei der Beurteilung der Vaskularisation von Lymphknoten/-metastasen und bei der Darstellung der genauen anatomischen Lage eines Lymphknotens in Bezug zu großen Gefäßen vor einer Schildwächter-Lymphknoten-Biopsie. Beim Doppler-Effekt kommt es zu einer flussgeschwindigkeitsabhängigen Frequenzverschiebung $\left(\Delta f = 2 \cdot \frac{f}{c} \cdot v \cdot \cos\Theta\right)$, Δf: Doppler-Frequenz, f: Sendefrequenz, c: Schallgeschwindigkeit, v: Flussgeschwindigkeit, Θ: Einstrahlwinkel zur Gefäßachse): Bewegen sich die Erythrozyten auf den Transducer zu, erhöht sich die Frequenz, bewegen sich die Erythrozyten vom Transducer weg, so erniedrigt sich die Frequenz – ein Effekt, den man in ähnlicher Weise vom Martinshorn des vorbeifahrenden Feuerwehrwagens kennt. Da nicht alle Erythrozyten die gleiche Geschwindigkeit aufweisen, entsteht ein Doppler-Spektrum aus unterschiedlichen Frequenzen, welches eher in der angiologischen Diagnostik Verwendung findet. In der Lymphknotendiagnostik verwendet man neben dem B-Bild den Farbdoppler oder den Power-Doppler. Beim Farbdoppler wird in einem zu wählenden Messfenster die räumliche Verteilung der mittleren Flussgeschwindigkeit und die Flussrichtung im Gefäß farbkodiert dargestellt. Flüsse in Richtung des Transducers werden rot, Flüsse vom Transducer weg blau dargestellt. Beim Power-Doppler werden die Doppler-Signalintensitäten unabhängig vom Winkel (zum Transducer) dargestellt. Der Power-Doppler eignet sich insbesondere zur Visualisierung auch langsamer Flussgeschwindigkeiten [59].

Untersuchungsablauf, Anatomie und Topographie in der 7,5 MHz-Sonographie

Untersuchungsablauf bei der 7,5 MHz-Sonographie

Der Untersuchungsablauf der 7,5 MHz-Sonographie ist aus mehreren Gründen für den Patienten und Untersucher von Bedeutung: Zunächst sollte sich der Arzt vergegenwärtigen, dass es sich bei den Patienten meistens um Tumorpatienten handelt. Dies erfordert einen entsprechenden Umgang und Atmosphäre. Zudem sollte der Patient vor der Untersuchung über folgendes aufgeklärt werden: Ablauf, Ungefährlichkeit und Schmerzlosigkeit.

Im gut geheizten Raum entkleidet sich der Patient gemäß der zur untersuchenden Region(en) und legt sich mit dem Rücken auf die Untersuchungsliege mit wechselbaren Einmalunterlagen. Ein Mobile an der Decke direkt über dem Patienten hat sich während kurzer Wartezeiten und der Untersuchung bewährt.

Mit mittelgroßen, waschbaren Stofftüchern werden entkleidete Thorax- und/oder Genitalregionen abgedeckt. Das Ultraschallkontaktgel wird auf die Narbe, Intransitstrecke und Lymphknotenregion(en) aufgetragen. In der kalten Jahreszeit kann das Gel mittels eines Baby-Flaschenwärmers auf Raumtemperatur erwärmt werden.

Die geforderten Patientendaten (Geburtstag, Lokalisation) werden eingegeben; die gerätespezifischen Daten (Datum, Untersuchungsort, Untersucher, Schallkopf) sind in der Regel schon gespeichert. Während der Untersuchung kann der Bildschirm so positioniert werden, dass auch der Patient die Untersuchung mit verfolgen kann; entsprechend können die Befunde am Bildschirm demonstriert und erklärt werden. Erhobene Befunde sollten sofort dem Patienten mitgeteilt werden, so dass die Ungewissheit für den Patienten beendet ist.

Im Falle einer Feinnadelaspirationsbiopsie aus einem Lymphknoten oder einer Kontrastmitteldarstellung der Lymphknoten erfolgt die weitere Aufklärung. Mit entsprechender Hilfe vom Pflegepersonal oder ärztlichem Kollegen wird die jeweilige Untersuchung durchgeführt.

Nach Abschluss der Untersuchung kann der Patient das Kontaktgel mit den waschbaren Stofftüchern entfernen und sich wieder anziehen. In der Zwischenzeit wird vom Arzt der Befund geschrieben oder diktiert.

Anatomie und Topographie in der 7,5 MHz-Sonographie

In der Sonographie ist die Grundlage für eine qualitativ gute Untersuchung ein profundes Wissen über Anatomie und Topographie. Die meisten Patienten kommen im Rahmen der Nachsorge des malignen Melanoms und spinozellulären Karzinoms. Sonographisch werden hierbei die Narbenregion des Primarius, die Intransitstrecke(n) sowie die korrespondierenden Lymphknotenregion(en) dargestellt (Tabelle). Alle Regionen sind immer in zwei Ebenen (Längs- und Querachse) zu untersuchen.

Um den Primärtumor oder Narbe wird ein Areal von etwa 10 cm Durchmesser sonographisch dargestellt, anschließend der Verlauf der ableitenden Lymphbahn(en) in Richtung auf die regionäre(n) Lymphknotenstation(en).

Die Untersuchung der Halsweichteile beinhaltet die Darstellung folgender Strukturen:

- Parotis prä- und retroaurikulär
- Vom Kieferwinkel retroaurikulär über den Ansatz des M. sternocleidomastoideus nach kaudal, den Halsgefäßen folgend, bis zur oberen Thoraxapertur die Halsgefäßscheide mit dem umliegenden Gewebe (mittleres und hinteres Halsdreieck)
- Die Karotisbifurkation in allen Ebenen (den Schallkopf hier auf der Stelle kippen)
- Die supraklavikuläre Region bis zum Akromion
- Submandibulären Anteile vom Kieferwinkel bis zur Kinnmitte

Für die Untersuchung der Axilla und der infraklavikulären Region wird der Arm des Patienten in einem Winkel von 120° abduziert und die Hand hinter den Kopf gelegt:

- Aufsuchen von bekannten anatomischen Strukturen (zum Beispiel A. axillaris beziehungsweise M. pectoralis major) und deren Durchmusterung inklusive dem oberen Drittel des Oberarmes
- Darstellung der Region zwischen M. pectoralis major et minor und M. latissimus dorsi
- Darstellung des Verlaufes der A. subclavia bis zur Clavicula sowie der infraklavikulären Muskulatur

Bei der Untersuchung der Leiste dienen folgende Leitstrukturen der sonographischen Untersuchungen, die entsprechend dargestellt werden müssen:

- Vasa inguinales oder Vasa femorales bis zum Adduktorenkanal in der Mitte des Oberschenkels
- Region zwischen der Spina iliaca anterior superior und der Symphyse medial und lateral der Gefäße ober- (etwa 5–10 cm) sowie unterhalb des Leistenbandes bis zur Höhe des Adduktorenkanals

Es hat sich gezeigt, dass durch die großzügige Ausdehnung des Untersuchungsgebietes in der jeweiligen Lymphknotenregion so manche nicht erwartete Metastase entdeckt wurde [15]. Dies lässt sich durch die doch größere Variabilität der Lymphgefäße erklären.

Ort des Primärtumors und das korrespondierende Untersuchungsgebiet der regionären Lymphknotenstation(en)

Sitz des Primärtumors	Zu untersuchende Region mit Sonographie
Kopf + Gesicht	Halsweichteile + supraklavikulär beidseits
Stamm	Axillen, infraklavikulär + Leisten beidseits
Arme oder Hand	Jeweilige Axilla und infra- und supraklavikulär
Beine oder Fuß	Jeweilige Leiste und Oberschenkel

Sonographie der Lymphknoten und ihrer Differenzialdiagnosen mittels B-Bild und Farbduplexmethode

Die B-Bild-Sonographie ist in der Dermato-Onkologie etabliert für das nodale Staging bei allen potenziell lymphogen metastasierenden Hauttumoren: präoperativ in Kombination mit der Tumordickenmessung für die Auswahl der Diagnose- und Therapieverfahren, in der Nachsorge zur Früherkennung von Filialisierung und zur Abgrenzung suspekter Palpationsbefunde, ebenso wie zum Therapiemonitoring [12–14, 29]. Ultraschallgestützte Interventionen, wie zum Beispiel die entlastende Punktion eines postoperativen Seroms, die diagnostische Feinnadelpunktion für zytologische Analysen oder die intranodale Vakzination sind weitere Einsatzbereiche [6, 9, 63–65, 69–75].

Die Untersuchung erfolgt in der Regel mit linearen Sonden der Frequenzen von 7,5–15 MHz. Die Lymphknoten werden beurteilt anhand morphologischer Kriterien wie Form, Größe, Längen-Breiten-Index (nach Solbiati), Begrenzung, Echogenität und Binnensymmetrie. Native Lymphknoten zeigen eine dem umgebenden Fettgewebe vergleichbare Echogenität und können deshalb nicht als differente Struktur im Sonogramm abgegrenzt werden. Erst morphologische Veränderungen im Lymphknotenkortex und in der bindegewebs- und gefäßreicheren Hilusregion infolge physiologischer Prozesse, wie zum Beispiel Infektionsabwehr, Drainage eingeschwemmter Zelltrümmer oder Lipide, führen zur Erkennung im B-Bild. Bei etwa 95% der gesunden Erwachsenen können in der Halsregion kleine, bis 10 mm messende, flachovale Lymphknoten mit geringer Echogenität dargestellt werden. In der Axilla gelingt der Nachweis bei etwa 40%, in der Leiste können nahezu bei allen Personen mehrere Lymphknoten gefunden werden. Ruhende Lymphknoten zeigen dort eine typische ovale Architektur mit echogenem Zentrum (Hilusregion), das von einer schmalen (wenige mm breiten) echogeminderten Rindenzone (Cortex) umgeben ist. Entzündliche Aktivierung führt temporär zu einer Verbreiterung der Rindenzone und rundovaler Form des Lymphknotens. Die pathologische Infiltration mit Tumorzellen führt zu echoarmen Raumforderungen. Frühe intranodale Metastasierung zeigt sich als echoarme, asymmetrische Verbreiterung der Rindenzone, die bei progredientem Wachstum die reguläre Lymphknotenarchitektur sukzessive verdrängt und zerstört. Kapselüberschreitendes Wachstum wird als unregelmäßige Begrenzung der kugelförmig echoarmen bis echofreien Tumormassen erkennbar [48].

Das hohe Auflösungsvermögen heutiger Ultraschallgeräte erlaubt die Früherkennung metastatischer Raumforderungen bereits ab 2–3 mm Durchmesser [56].

Dennoch bleibt die Differenzierung vergrößerter Lymphknoten und subkutaner Tumoren im B-Scan-Modus vielfach unsicher. Die Beurteilung des Blutflusses mit dem Farbduplex-Modus, insbesondere die Darstellung des Vaskularisationsmusters in kleinsten Gefäßen ($\varnothing > 0{,}1$ mm) von Lymphknoten und subkutanen Tumoren liefert wichtige diagnostische Zusatzinformationen [11, 67].

Dabei wird die Blutflussgeschwindigkeit in einem ausgewählten Fenster des B-Bildes analysiert und die räumliche Verteilung der mittleren Geschwindigkeit und die Flussrichtung im Gefäß farbkodiert dargestellt (Color-Mode). Bei der Darstellung im Intensitätsmodus (Power-Mode) wird auf die Wiedergabe der Dopplerfrequenzen verzichtet und die Signale nach ihrer Intensität richtungsunabhängig erfasst. Dadurch werden speziell langsame Strömungen in kleinen Gefäßen erkennbar. Für Kapillarstromgebiete und Tumorgefäße sind die Voreinstellung des slowflow Modus (–6 bis +6 cm/s Strömungsgeschwindigkeit) und ein niedriger Wandfilter sinnvoll.

Die am Lymphknotenhilus ein-/austretenden Blutgefäße verzweigen sich baumartig in das Parenchym der Rindenzone. Bei akut entzündlich veränderten Lymphknoten ist dieses zentrale Vaskularisationsmuster oft mit deutlich gesteigerter Flussintensität erkennbar.

Über afferente Lymphbahnen in den Randsinus eingeschwemmte Tumorzellen werden zunächst per diffusionem versorgt. Zytokininduzierte Angiogenese führt bei weiterem Wachstum zur Kapillareinsprossung in das Tumorzellkonglomerat. Dieses randbetonte Vaskularisationsmuster ist insbesondere bei kleinen (ab ∅ 6 mm) bis mittelgroßen Melanommetastasen (bis ∅ etwa 2 cm) zu finden. Größere Metastasen weisen häufig ein diffuses/gemischtes Vaskularisationsmuster auf. Avaskuläre echoarme Raumforderungen können einer ausgedehnten Nekrosezone in der Metastase entsprechen.

Satelliten- und Intransitmetastasen bleiben bis zu einem Durchmesser von 5–6 mm ohne erkennbaren Blutfluss nur als solitäre, kugelige, echoarme oder aggregiert polyzyklische Raumforderungen abzugrenzen.

Die Auswertung der winkelunabhängigen Strömungsparameter des Spektraldopplers (Triplex-Mode): Pulsatilitäts-Index und Resistance-Index sind in der klinischen Routine bei der Vielzahl kleiner Tumorgefäße sehr aufwendig, fraglich reproduzierbar und scheinen keine signifikante Dignitätsbeurteilung zuzulassen.

Eine Differenzierung zwischen entzündlich reaktiven Lymphknoten und nodaler Infiltration durch Lymphomzellen ist morphologisch und anhand des in beiden Fällen zentral ausgeprägten Vaskularisationsmusters nicht möglich. Bei der diagnostischen Sentinel-Lymphknotenbiopsie wird die präoperative Patientenselektion mit der Sonographie verbessert [56]. Im Falle des sonographischen Verdachtes auf Filialisierung, kann diese noch durch eine Feinnadelpunktionszytologie bestätigt werden und direkt eine therapeutische Lymphknotendissektion erfolgen.

In der Nachsorge gewährleistet die Sonographie für 25–30% der Melanompatienten eine Früherkennung lymphogener Filialisierung im Vergleich zur klinischen Untersuchung [61, 70]. In Abhängigkeit von Anzahl und Größe der Metastasen resultiert daraus ein signifikanter Überlebensvorteil.

Weiterhin liefert der Farbduplex wesentliche Informationen zur Topographie: metastatische Kompression auf Leitgefäße oder Tumoreinbruch in Gefäße können in 3D- oder Panoramaaufnahmen zuverlässig dargestellt und für die OP-Planung genutzt werden [46].

Grundsätzlich sind die beschriebenen morphologischen Kriterien und die Vaskularisationsmuster nicht tumorspezifisch, und so können in wenigen Fällen sonographisch suspekte Befunde in der Histologie als Metastasierung eines bis dahin unbekannten Zweitmalignoms aufgedeckt werden.

Bei suspekten Tastbefunden sind benigne Tumore der Subkutis wie Lipome oder Talgretentionszysten mit ihrer echogeneren Binnenstruktur im B-Bild und wegen der fehlenden Vaskularisation gut von Metastasen abzugrenzen.

Signalverstärkte farbkodierte Duplexsonographie zur Diagnostik regionärer Lymphknoten

Bei Patienten mit malignen Melanomen aber auch bei Patienten mit anderen malignen Hauttumoren, wie zum Beispiel mit spinozellulären Karzinomen, kommt einer exakten Diagnostik der regionären Lymphknotenstationen und der Lymphabstromgebiete eine große Bedeutung zu. Für das maligne Melanom konnte sogar gezeigt werden, dass eine frühzeitige Diagnostik und operative Therapie zu einer deutlichen Prognoseverbesserung im klinischen Stadium IIIb führen [16]. Zur Routinediagnostik gehören heute deshalb regelmäßige Ultraschalluntersuchungen der peripheren Lymphknoten im Lymphabstromgebiet des Tumors. Mittels B-Mode-Sonographie ist eine Beurteilung der Lymphknoten aufgrund morphologischer Kriterien möglich. Diese umfassen Lage, Form, Größe (Solbiati-Index), Begrenzung sowie das Binnenechoverhalten von Lymphknoten. Zur Erhöhung der diagnostischen Treffsicherheit zwischen benignen und malignen Lymphknoten kann der Einsatz der farbkodierten Duplexsonographie (FKDS) zusätzlich hilfreich sein. Damit lässt sich die Verteilung von Lymphknotengefäßen beurteilen, teilweise können sogar bestimmte Vaskularisationsmuster erkannt werden [48, 67]. Bei kleinen Lymphknoten mit einem Durchmesser von weniger als 1 cm kann die Darstellung der Gefäße jedoch oftmals problematisch sein. Auch die Nutzung des Power-Modus mit Darstellung von richtungsunabhängigen langsamen Blutflüssen reicht dann meist zur Beurteilung von sehr kleinen Lymphknotengefäßen mit einem Durchmesser von < 0,3 mm nicht aus.

Hier kann der Einsatz eines Ultraschallsignalverstärkers, zum Beispiel basierend auf D-Galaktose und wasserhaltigen Mikropartikeln (Levovist[R]), zur Diagnostik der Mikrogefäßsituation von Lymphknoten

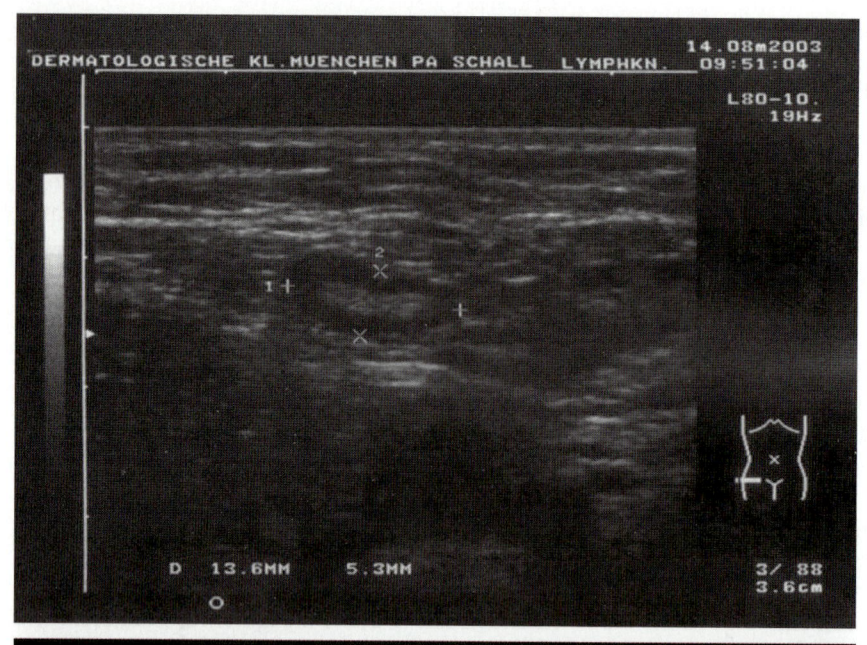

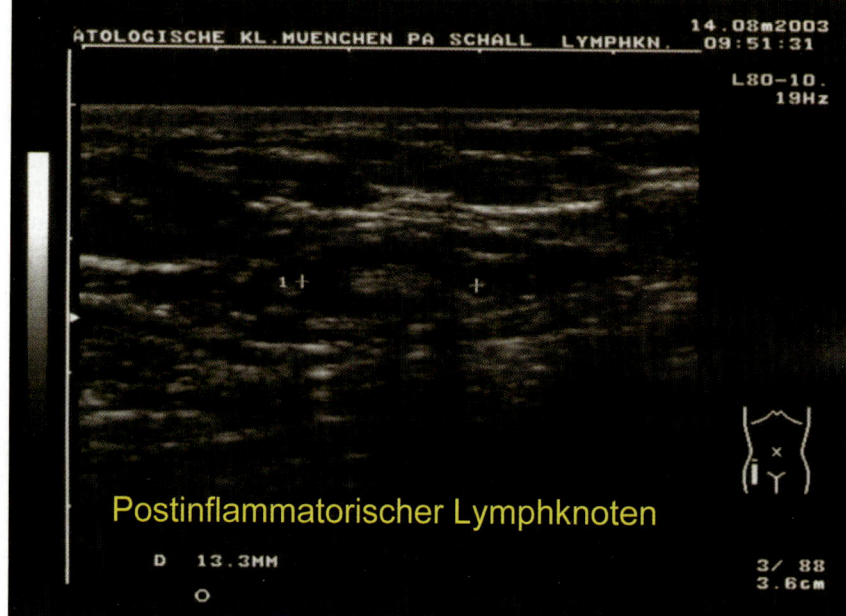

Abb. 1. Benigner postinflammatorischer Lymphknoten

in bestimmten klinischen Situationen nützlich sein [79]. Ursprünglich wurden Signalverstärker zur Diagnostik anderer Gefäßsysteme entwickelt. Inzwischen werden neben neurologischen und kardiologischen Fragestellungen auch zunehmend onkologische Probleme, zum Beispiel die Perfusion von Lebertumoren, mittels signalverstärkter FKDS untersucht. Für die Untersuchung der peripheren Lymphknoten bei Patienten mit malignen Melanomen erfolgt eine intravenöse Applikation des Signalverstärkers als Bolus (zum Beispiel 8 ml Levovist[R], Konzentration 300 mg/ml) und parallel dazu wird die suspekte Struktur mittels Farbduplex-Methode sonographisch untersucht. Durch die Ausbildung von kleinsten Bläschen an der mikrokristallinen Signalverstärkersuspension kommt es zu einer verstärkten Reflexion des Ultraschalls und damit zu einer Signalanhebung von bis zu 25 dB. Im Rahmen einer Pilotuntersuchung konnte gezeigt werden, dass vielfach erst nach Applikation des Signalverstärkers intranodale Ge-

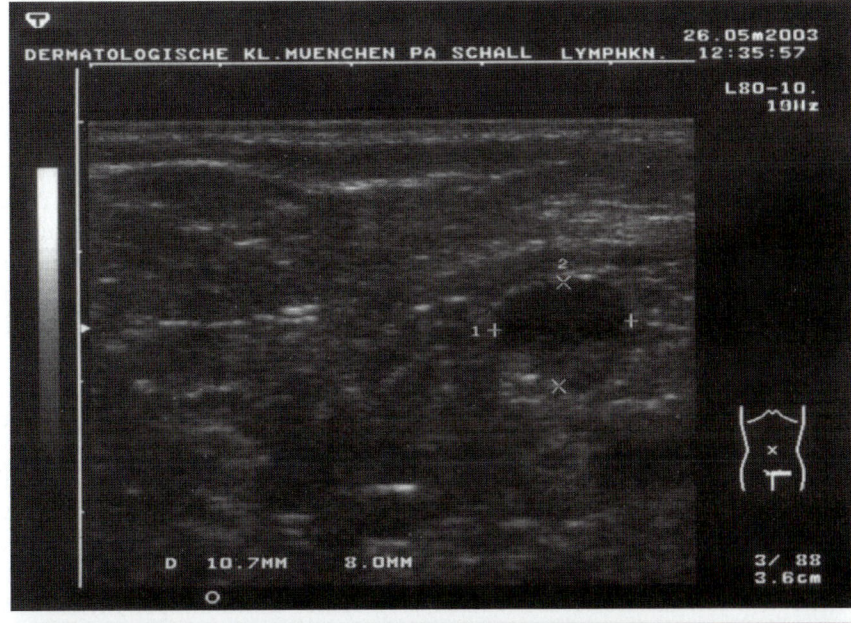

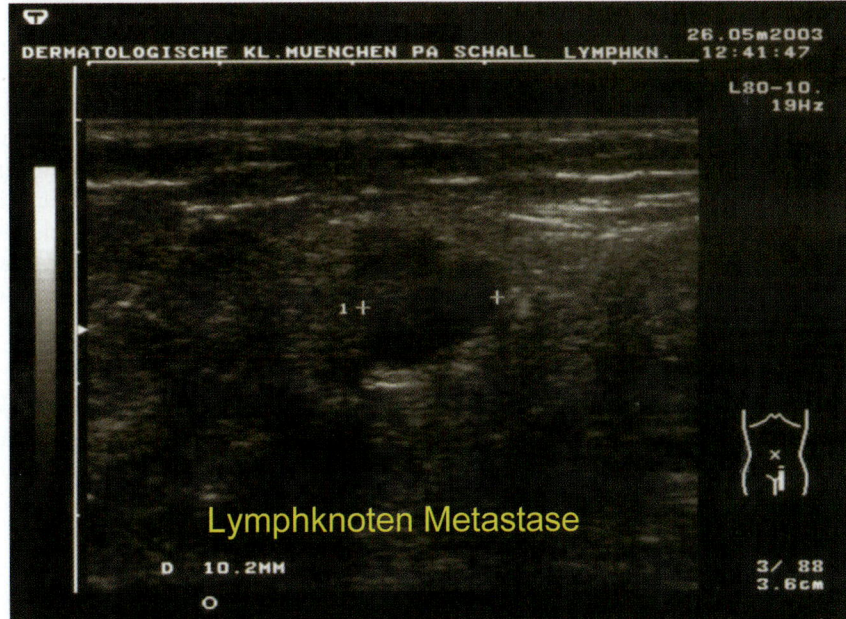

Abb. 2. Lymphknotenmetastase eines malignen Melanoms

fäße in kleinen Lymphknotenstrukturen darstellbar waren [62].

Entsprechend der Kriterien von Vassallo et al. und Solbiati et al. konnten Vaskularisationsmuster von benignen und malignen Lymphknoten besser differenziert werden [60, 62, 68]. Reaktive Lymphknoten zeigen meist ein zentrales Vaskularisationsmuster, zum Teil mit Aufzweigung in Richtung Parenchymrinde (*branching*). Dazu abgrenzend sind Lymphknotenmetastasen durch eine variable Gefäßversorgung charakterisiert. Häufig sind randständige, einer Neovaskularisation entsprechende Gefäße darstellbar. Es werden aber auch heterogene Vaskularisationsmuster mit Vorhandensein unterschiedlich ausgeprägter avaskulärer Regionen (Nekrosezonen) oder gemischte Vaskularisationsmuster mit Verdrängung der Hilusgefäße beobachtet.

Weiterführende Untersuchungen zeigten, dass die signalverstärkte FKDS eine wenig invasive, leicht durchführbare und im Vergleich zu anderen bildgebenden Verfahren kostengünstige diagnostische Methode darstellt, die zur Dignitätsbeurteilung von suspekten Lymphknoten bei Patienten mit malignen Melanomen beitragen kann. Ihren besonderen Stellenwert hat diese Methode bei der Beurteilung kleiner Lymphknotenstrukturen, bei denen nicht bereits durch die native FKDS typische Vaskularisationsmuster detektiert werden können [60]. Damit können bei Vorliegen von benignen sonographischen Befunden unnötige Lymphknotenexstirpationen vermieden werden.

Differenzialdiagnosen subkutaner Raumforderungen in der 7,5 MHz-Sonographie

Die 7,5 MHz-Sonographie bietet die Möglichkeit zur wichtigen differenzialdiagnostischen Abklärung bei kutanen und subkutanen Raumforderungen, die in der hochauflösenden Hochfrequenzsonographie aufgrund ihrer Größe nicht darstellbar sind. In der sonographischen Befundung müssen Lage, Größe, Begrenzung sowie Lagebeziehungen zu normalen anatomischen Strukturen dokumentiert werden. Das Reflexionsverhalten kann zusätzlich Informationen über die Art der untersuchten Struktur geben. Bei Frequenzen von 6–8 MHz bietet die Sonographie eine untersuchbare Eindringtiefe von etwa 6 cm [44].

Das ultrasonographische Bild entsteht durch Reflexion, das heißt unterschiedlicher Reflexionen an Grenzflächen und Impedanzsprüngen prägen das sonographische Bild. Echoarme Strukturen ergeben sich durch Verdrängung des ortsständigen Kollagens. Dies kann durch physiologische aber auch pathologische Strukturen bedingt sein. Im Normalbefund findet sich ein Eintrittsecho mit hoher Dichte, welches als Artefakt der Grenzfläche am Ultraschallkopf zu sehen ist. Das Korium hat eine relativ homogene mittlere Dichte aufgrund seines Kollagenreichtums. In der Subkutis wird die Dichte geringer und es stellen sich Fettgewebslobuli und Bindegewebssepten dar. Als wichtige anatomische Leitstrukturen bieten sich Gefäßnervenstränge, Faszien- und Muskelanteile und Sehnenanteile an [2, 12, 13].

Zu den häufigsten subkutanen Strukturen mit differenzialdiagnostischer Bedeutung gehören die Lymphknoten. Benigne postinflammatorische Lymphknoten stellen sich ovalär und zentral echoreich mit peripherem echoärmerem Randsaum dar (Abb. 1). Metastatische Absiedlungen in Lymphknoten erscheinen scharf begrenzt, rund und homogen echoarm (Abb. 2) [68].

Wichtig ist postoperativ die Abgrenzung zu diffusen oder zu verkapselten Hämatomen. Diese sind in ihrer Gesamtstruktur individuell unterschiedlich mit Ausläufern sowie mit einer inhomogenen Innenstruktur, die echoleer mit Binnenechos erscheint. Serome sind praktisch echoleer mit einer dorsalen Schallverstärkung, wie sie für Zysten typisch ist (Abb. 3).

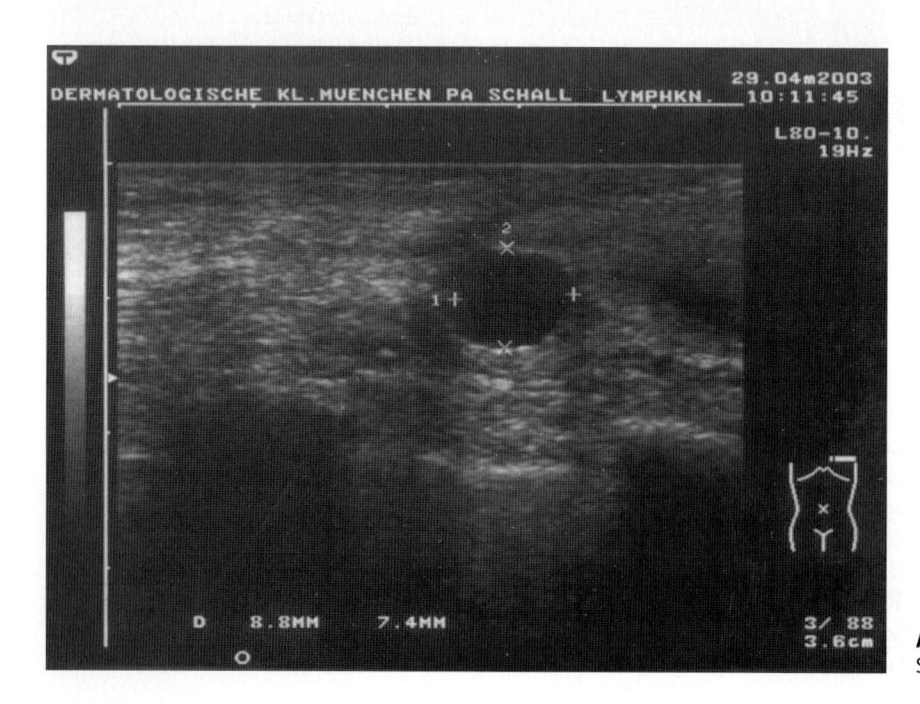

Abb. 3. Zyste mit dorsaler Schallverstärkung

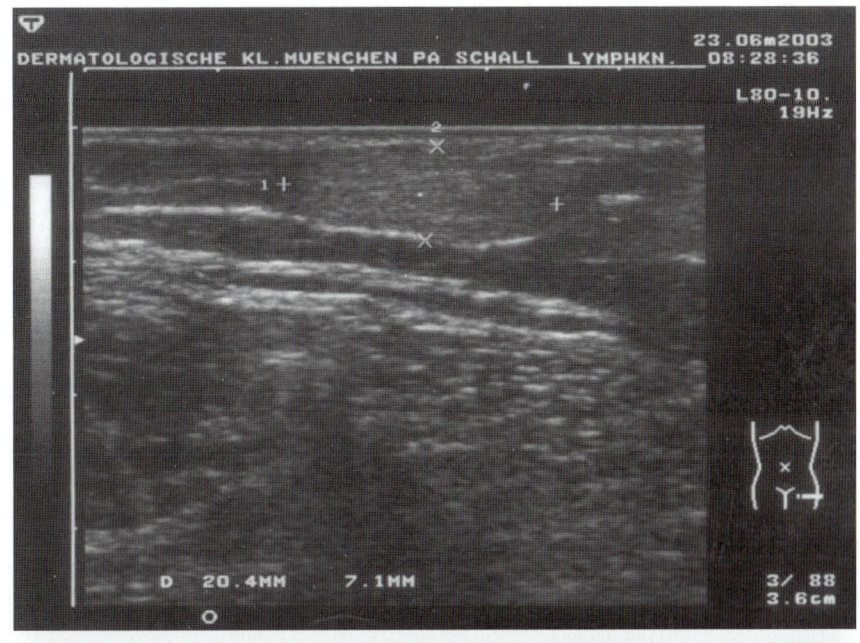

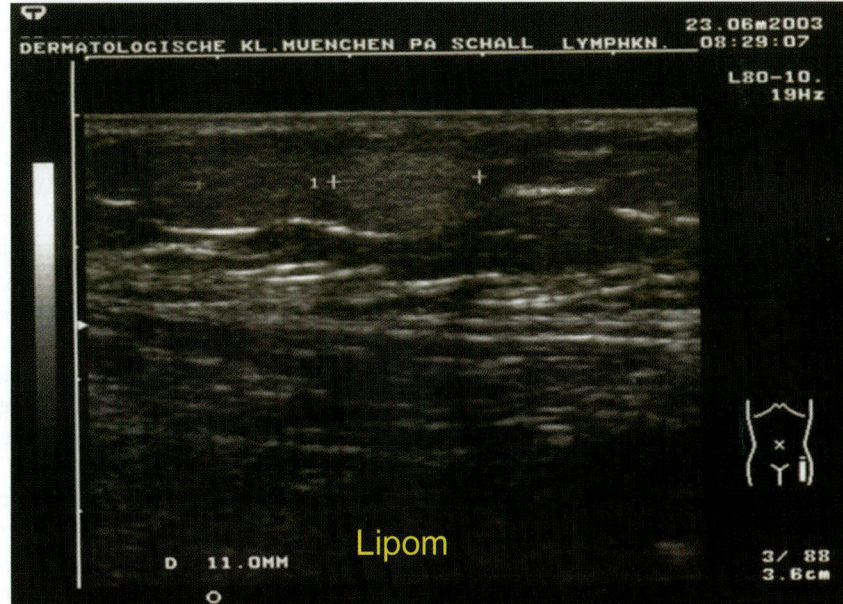

Abb. 4. Lipom mit typischer wolkiger Struktur

Sofern Konkremente eingelagert sind, stellt sich ein Schallschatten dar. Präoperativ erscheint die Abgrenzung von kleinen Lipomen und Atheromen wichtig, da sie die Schnittführung beeinflussen. Lipome zeigen eine meist läppchenartige Binnenstruktur mit verminderten Binnenechos (Abb. 4).

Hingegen sind Atherome und Zysten echoärmer mit Konkrementen sowie dorsaler Schallverstärkung mit einzelnen Schallschatten (Abb. 3).

Ebenso erlaubt eine Ultraschalldiagnostik den Nachweis von Fremdkörpern, wie zum Beispiel eines Granatsplitters, die Verlaufskontrolle unter Therapie von Keloiden oder sie kann präoperativ zur OP-Planung genutzt werden, um dem Operateur die Lage von suspekten Befunden zu nahegelegenen großen Gefäßen- und Nervensträngen zu zeigen.

Auch wenn die Sonographie von Tumoren keine sichere Dignitätseinordnung erlaubt, hilft sie oft ent-

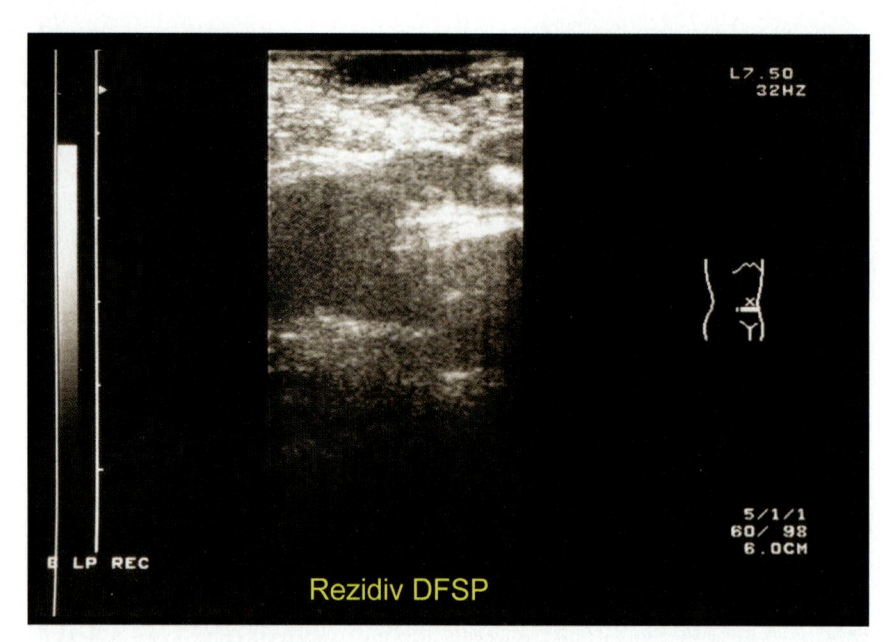

Abb. 5. Lokalrezidiv eines Dermatofibrosarcoma protuberans (DFSP)

scheidend bei Fragestellungen zu Tiefenausdehnung oder Rezidiv und zur Abgrenzung zu hypertrophen Narben. Im Beispiel (Abb. 5) zeigte sich sonographisch das Rezidiv eines zwei Jahre zuvor exzidierten Dermatofibrosarcoma protuberans.

Zur sonographischen Differenzialdiagnose sind insbesondere das Echoverhalten des Tumors in Bezug auf Dichte, Struktur, Verteilung, dessen Abgrenzung zur Tiefe und zur Seite sowie das dorsale Schallverhalten von entscheidender Bedeutung. Die differenzialdiagnostische Beurteilung sollte immer im Gesamtaspekt zusammen mit dem klinischen Befund erfolgen.

Untersuchungstechnik und Systematik der Sonographie der Haut

Die 20 MHz-Sonographie ist ein nichtinvasives bildgebendes Verfahren, mit dem kutane und subkutane Strukturen bis zu einer Tiefe von etwa 1 cm dargestellt werden können. Die Auflösung liegt axial bei 80 μm und lateral bei 200 μm. Hornschicht und Epidermis lassen sich bei diesen Parametern mit Ausnahme der Leistenhaut nicht darstellen sondern werden durch das Eintrittssignal in die Haut überstrahlt. Die Dermis und obere Anteile der Subkutis sind hingegen gut dargestellt, an Arealen mit dünnem Fettgewebe auch tiefere Strukturen wie Muskelfaszien und Knochen.

Im A-Mode (amplitude mode) erfolgt die direkte Darstellung der Oszillationskurve eines einzelnen reflektierten Echosignals. Beim B-Mode (brightness mode) werden diese Einzelsignale helligkeitsmoduliert zu einem zweidimensionalen Tiefenschnittbild zusammengesetzt. Zur Ankopplung des Schallsignals an die Haut ist eine Wasservorlaufstrecke, eventuell kombiniert mit Ultraschallkontaktgel, erforderlich. Am B-Bild können Abstände und Schichtdicken ebenso wie Echointensitäten gemessen werden. Die Tiefenverstärkung sollte so eingestellt werden, dass das Eintrittssignal nicht überstrahlt ist und tiefere Strukturen noch ausreichend erkennbar sind, ohne dass Artefakte überwiegen. Bei Verlaufskontrollen sollte eine standardisierte Einstellung gewählt werden.

Das Schallsignal kann durch Reflexion, Brechung, Streuung oder Absorption im Gewebe beeinflusst werden. Zur Bildgebung können nur zurückreflektierte Echos genutzt werden.

Für die Beschreibung der Echodichte in der Hautsonographie wird das Korium als interner Standard herangezogen. Echoreich bedeutet, dass ebenso viele oder mehr Reflexe als im Korium auftreten, während weniger Reflexe als echoarm beschrieben werden. Echoreiche Strukturen sind beispielsweise Luft, Kollagen und Kalk, die teilweise sogar zu einer Totalreflexion mit darunter liegendem Schallschatten führen. Echoarm stellen sich hingegen Flüssigkeit, zelluläres Infiltrat oder amorphes Material wie aktinische Elastose dar.

Das Ultraschallbild sollte nach einer festgelegten Systematik aufgenommen und beurteilt werden, um

Fehler zu minimieren. Die Messung sollte am ruhig liegenden Patienten durchgeführt werden. Es sollten immer zwei Bilder in senkrecht zueinander stehenden Schnittebenen aufgenommen werden. Grundsätzlich empfiehlt es sich, neben der pathologischen Läsion immer die benachbarte oder kontralaterale gesunde Haut als interne Kontrolle zu messen. Die Bilddokumentation sollte neben der Patientenidentifikation das Datum der Messung, die Körperregion und die Schnittebene umfassen.

Die Interpretation der Bilder folgt einem festen Algorithmus:

- Wasservorlaufstrecke (Artefakte?)
- Eingangsecho (Breite, Reflektivität, Homogenität)
- Korium (Breite, Echogenität, Strukturen)
- Subkutis (Echogenität, Strukturen)

Pathologische Strukturen müssen in Form, Größe und Abgrenzung zur Umgebung und Echogenität beschrieben und vermessen werden. Ebenso muss das Augenmerk auf dem Schallverhalten unter der Läsion liegen. Eine subläsionale Schallverstärkung findet man, wenn das Echosignal nahezu unbeeinflusst die Struktur durchdrungen hat, ohne absorbiert oder reflektiert zu werden, beispielsweise bei flüssigkeitsgefüllten Zysten, aber auch unter Basalzellkarzinomen. Ein Schallschatten tritt bei Totalreflexion auf.

Artefakte wie dieser Schallschatten, Zystenrandschatten oder Wiederholungsechos müssen erkannt und richtig interpretiert werden.

20 MHz-Sonographie der Haut: Abhängigkeit von Lokalisation, Belastung und Biorhythmik

Im Ultraschallbild gesunder Haut sieht man unter der Wasservorlaufstrecke beziehungsweise dem Ultraschallkontaktgel ein kräftiges Eintrittssignal. Dieses entspricht dem Impedanzsprung zwischen Wasser und Haut und entsteht durch eine Reflexion an der Oberfläche. Es überlagert an der Felderhaut die Epidermis, die bei Frequenzen von 20 MHz nicht sichtbar ist. Die Dermis stellt sich echoreich mit zahlreichen kräftigen Binnenechos dar. Die Echogenität entsteht durch die Textur der Dermis mit den dichtgepackten, netzförmig verwobenen kollagenen Faserbündeln. Die Grenze zur echoarmen Subkutis zeigt in Abhängigkeit von der Hautspannung gelegentlich eine Signalverstärkung. In der Subkutis ziehen echoreiche Bündel schräg von der Dermis bis zur Muskelfaszie. Diese entsprechen den Bindegewebssepten. Die Muskelfaszie ist nur an Arealen mit dünnem Fettgewebe in der Tiefe als mehrere parallele echoreiche Linien sichtbar.

Haarfollikel sind in der Dermis als schräg nach unten ziehende, echoärmere Regionen dargestellt. Größere Blutgefäße sind je nach Anschnitt runde, ovale oder längliche echofreie, scharf begrenzte Hohlräume, die unter Druck komprimierbar sind [2].

Die im Ultraschallbild dargestellte Hautdicke und die Echogenität der Dermis werden durch die Struktur und die Hautspannung beeinflusst. Änderungen der Zusammensetzung der Dermis in Form von Substanzzunahme oder -abnahme, Wassereinlagerung oder Dehydrierung wirken sich auf das Ultraschallbild aus.

Dicke und Echodichte sind abhängig von zahlreichen Faktoren:

Körperregion
Es gibt Lokalisationen mit dünner Haut, wie beispielsweise am Hals und an den Augenlidern, sowie Areale mit dicker Haut (Bauch, Rücken). Die Echotextur hängt von der Hautspannung ab. An den Handrücken ist die Echodichte der Dermis beispielsweise erheblich höher als am Bauch.

Geschlecht
Männer haben im Mittel etwas dickere Haut als Frauen.

Alter
Die Hautdicke nimmt im Kindesalter zu und im höheren Alter (deutlich erst ab dem 70. Lebensjahr) wieder ab. Die Echogenität im oberen Korium nimmt im Alter insbesondere in lichtexponierten Arealen deutlich ab [34].

Körperposition
Vom Liegen zum Stehen nimmt die Hautdicke zu und die Echodichte ab.

Tageszeit
Die Hautdicke nimmt im Tagesverlauf geringfügig zu. Die Echodichte wird insbesondere bei älteren Menschen nachmittags niedriger [12].

Hormonstatus
Bei Frauen schwanken Hautdicke und -dichte während des Menstruationszyklus in Abhängigkeit vom Östrogenlevel. Zum Ende einer Schwangerschaft ist die Haut deutlich dicker und echoärmer als nach der Entbindung [44].

Flüssigkeitshaushalt
Körperliche Anstrengung führt zu einer Verminderung der Dermisdicke bei gleichzeitiger Zunah-

me der Echogenität. Bei Flüssigkeitszufuhr (zum Beispiel Infusion) sind die Veränderungen genau umgekehrt: die Dermisdicke nimmt zu und die -dichte ab [59].

Es gibt zahlreiche Fragestellungen, die bisher noch nicht hinreichend untersucht sind, beispielsweise der Einfluss von Gewicht, Hauttyp, internistischen Erkrankungen oder Medikamenten auf die Darstellung gesunder Haut in der hochfrequenten Sonographie.

Um die Einflussmöglichkeiten, die insbesondere bei Verlaufsuntersuchungen problematisch sind, zu minimieren, sollten standardisierte Untersuchungsbedingungen eingehalten werden. Zur Vergleichbarkeit von Messungen sollte mit demselben Gerät mit konstanten Einstellungen (zum Beispiel Tiefenverstärkung) gearbeitet werden. Die Untersuchungen sollten vom selben Untersucher mit einem jeweils identischen Untersuchungsgang in exakter Position des Probanden (zum Beispiel nach 20 Minuten im Liegen) zur gleichen Tageszeit erfolgen.

Einsatz der 20 MHz-Sonographie in der dermatologischen Praxis

Die 20 MHz-Sonographie der Haut kann als nichtinvasives, bildgebend-diagnostisches Verfahren sinnvoll in einer Hautarztpraxis eingesetzt werden. Den Schwerpunkt in der täglichen Praxis nimmt die Untersuchung von benignen und malignen Hauttumoren ein. Da eine sichere Unterscheidung von gutartigen Nävuszellnävus und malignem Melanom sonographisch nicht möglich ist, beschränkt sich der Einsatz auf die sonographische Dicken- oder Tiefenbestimmung, sowie auf Kontrolluntersuchungen bei Nävuszellnävi besonders vom kongenitalen Typ oder Compound-Typ.

Bei verdächtigen Hauttumoren können typische sonographische Phänomene und Muster die Diagnose erleichtern. So lässt sich beispielsweise das Keratoakanthom sonographisch durch seine tief ins Korium reichende zentrale Verhornung von einem Basaliom unterscheiden.

Im Fall einer 55-jährigen Dame, die mit einer „Zyste" am Hals zur operativen Entfernung zugewiesen wurde, konnte durch das vollständige Fehlen der sonographischen Merkmale für eine Epidermoidzyste wie der laterale Schallschatten, die dorsale Schallverstärkung oder inhomogene Echos von Verkalkungen eine Zyste jedoch ausgeschlossen werden. Der histologische Befund nach Exzision in toto bestätigte den Verdacht einer kutanen Metastase bei noch unbekanntem Primärtumor.

Auch aktinische Keratosen lassen sich auf ihre Infiltration hin untersuchen. Superfizielle Veränderungen können so auch großflächig mit dem CO_2- oder Erbium-Laser behandelt werden, während bei höherer Eindringtiefe der Verdacht auf eine Kanzerisierung zur Exzision verpflichtet.

Die Tiefenbestimmung anhand der sonographischen Eindringtiefe hat in vielen Fällen von malignen Hauttumoren eine Konsequenz für die operative Vorgehensweise. So erlaubt die genau bestimmte Tumordicke eines klinisch diagnostizierten malignen Melanoms schon vor der primären Exzision die Bestimmung des richtigen Sicherheitsabstandes und gibt Auskunft zur Prognose.

Auch Basaliome können in vielen Fällen auf ihre vertikale und horizontale Ausdehnung untersucht werden [42]. Oftmals ergibt sich die Therapieentscheidung, ob Exzision, Kryochirurgie, CO_2- oder Erbium-Laser (superfizielles Basaliom) oder Radiatio, aus der Beurteilung des Sonogramms.

Weitere Indikationen für die hochfrequente Sonographie sind die Darstellung von Zysten, Abszessen (bei Pus-gefüllten Hohlräumen Inzision), das Aufspüren von Fremdkörpern (zum Beispiel Glassplittern, Dornen) in der kosmetischen Chirurgie das Aufspüren von Implantaten (Silikon, Goretex, Artecoll etc.) beziehungsweise deren Nachkontrolle, Verlaufskontrolle und Therapiekontrolle bei Hämangiomen zum Beispiel nach Farbstofflasertherapie oder Kryochirurgischer Behandlung oder die Bewertung des Verlaufs einer Sklerodermie anhand der sonographischen Hautdickenbestimmung.

Zusammenfassend sind die wichtigsten Vorteile der hochfrequenten Sonographie der Haut für die Hautarztpraxis noch einmal aufgeführt.

Vorteile für den Patienten

- Schnellere Informationen zur Prognose insbesondere beim malignen Melanom
- Verbessertes OP-Management
  Weniger Nachexzisionen bei Basaliomen und spinozellulären Karzinomen
  Bessere Beurteilung von Präkanzerosen
  Richtiger Sicherheitsabstand bei der Primärexzision von Melanomen
- Schmerzlose Nachsorgemöglichkeit für Hautveränderungen wie
  Kongenitale Nävuszellnävi
  Tumore bei Kindern (zum Beispiel Hämangiome, Mastozytome)
  Entzündlichen Hautveränderungen (zum Beispiel Sklerodermieplaques)

Vorteile für den Arzt

- Kompetenzgewinn durch moderne Diagnostik
- Erhöhte Sicherheit bei OP-Entscheidungen
- Erhöhte Patientenbindung

20 MHz-Sonographie zur Beurteilung von Bindegewebserkrankungen

Die 20 MHz-Sonographie hat sich zur reproduzierbaren Hautdicken- und Hautdichtemessung vor und während der Behandlung von sklerosierenden Erkrankungen bewährt.

Der sonographische Befund der *Sklerodermie* zeigt im entzündlichen Stadium ein verbreitertes und echovermindertes Korium [1, 26, 40, 41, 43]. Gelegentlich können vermehrt echoreiche Bindegewebsstränge in der Subkutis auftreten. Im sklerotischen Stadium der Sklerodermie sieht man ein sehr echoreiches und verbreitertes Korium. Bei Faszienbeteiligung erkennt man eine Zunahme der Fasziendicke. Hautdickenmessungen sind sehr hilfreich bei der objektiven Beurteilung von Therapieverläufen zum Beispiel unter einer PUVA Therapie. Ähnlich wie bei der Sklerodermie sieht man bei sklerodermiformen Veränderungen der *chronischen GvHD* ein sehr echoreiches und deutlich verbreitertes Korium [38].

Die *Strahlenfibrose* ist gekennzeichnet durch ein deutlich verbreitertes und sehr echoreiches Korium. Teilweise ist die gesamte Subkutis von Bindegewebssträngen durchzogen, so dass die Abgrenzung Korium/Subkutis nicht mehr möglich ist [36, 39].

Bei der *eosinophilen Fasziitis* erkennt man im Sonogramm eine deutlich verbreiterte und echoverminderte Muskelfaszie.

Das Sonogramm bei Patienten mit einem *chronisch diskoiden Lupus erythematodes* weist ein deutlich verbreitertes echoreiches Eingangsecho und eine Echominderung im oberen Korium auf. Bei der *Dermatomyositis* zeigen sich im Frühstadium in der 20 MHz-Sonographie ein echoreiches inhomogenes Eingangsecho sowie ein verbreitertes teilweise echovermindertes Korium mit teilweise unscharfem Übergang zur Subkutis. Das Echo der Muskelfaszie ist unterbrochen. Im Spätstadium nimmt die Echogenität des Koriums und der Muskelfaszie zu [44].

Die *aktinische Elastose* stellt sich als echoarmes Band im oberen Korium dar. Die Dicke dieses Bandes erlaubt Rückschlüsse auf das Ausmaß der aktinischen Schädigung [33]. Ferner findet man ein echoarmes Band im oberen Korium bei Ekzemen, Psoriasis vulgaris und Lichen ruber [26].

Die Tiefe von *Ulzerationen*, die Beurteilung des Ulkusrandes und die Echogenität des unter dem Ulkus gelegenen Koriums erlauben Rückschlüsse über den Heilungsverlauf [36].

Frische Narben stellen sich in der 20 MHz-Sonographie als echoarme Strukturen dar. Im weiteren Heilungsverlauf nehmen sie an Echogenität zu [55]. Die Beurteilung der Dicke der echoarmen bis echoreichen *hypertrophen Narben* erlaubt die Kontrolle des Therapieverlaufs. *Keloide* stellen sich als echoarme teilweise zur Tiefe nur noch schlecht abgrenzbare Strukturen dar [55].

Die sonographische Beurteilung der Hautdicke und Hautdichte ermöglicht eine objektive Dokumentation der *Arzneimittelwirkung und Arzneimittelnebenwirkung (Hautatrophie)*, was besonders im Rahmen von wissenschaftlichen Studien von Interesse ist [39, 45].

Sonographie, optische Kohärenztomographie und konfokale Lasermikroskopie: Vergleich der Methoden

Mit der konfokalen Lasermikroskopie und der optischen Kohärenztomographie stehen zwei neue diagnostische Verfahren zur Verfügung, mit denen nichtinvasiv in vivo hochauflösende Bilder der Haut aufgenommen werden können [77, 78].

Die optische Kohärenztomographie liefert Tiefenschnittbilder von einigen Millimetern Länge, einer Eindringtiefe von 1 mm und einer Auflösung um 5 µm. Mit dieser Technik lassen sich strukturelle Veränderungen und größere Zellverbände bis in die mittlere Dermis hinein nachweisen [27,28].

Die konfokale Lasermikroskopie zeigt Horizontalschnitte mit einer Auflösung um 1 µm und einer Fläche von 500 µm × 500 µm, wobei die einzelnen Spots durch Lateralscannen zu Blöcken von einigen Millimetern zusammengesetzt werden können. Durch Verschiebung des Fokus können Schichten bis 200 µm Tiefe (Stratum papillare) dargestellt werden. Einzelzellen und Zellkerne sind abgrenzbar.

Im Vergleich mit der hochfrequenten 20 MHz-Sonographie, deren Auflösung bei 80–200 µm liegt, weisen beide Methoden bei deutlich geringerer Detektionstiefe eine erheblich bessere Auflösung oberflächlicher Hautschichten wie der Epidermis und des Stratum corneum auf.

Die optische Kohärenztomographie (OCT) eignet sich besonders für Dickenmessungen der Epidermis [76]. Die epidermale Atrophie unter Steroidtherapie lässt sich mit dieser Methode früh erkennen und ist deutlich ausgeprägter als die dermale Atrophie, die

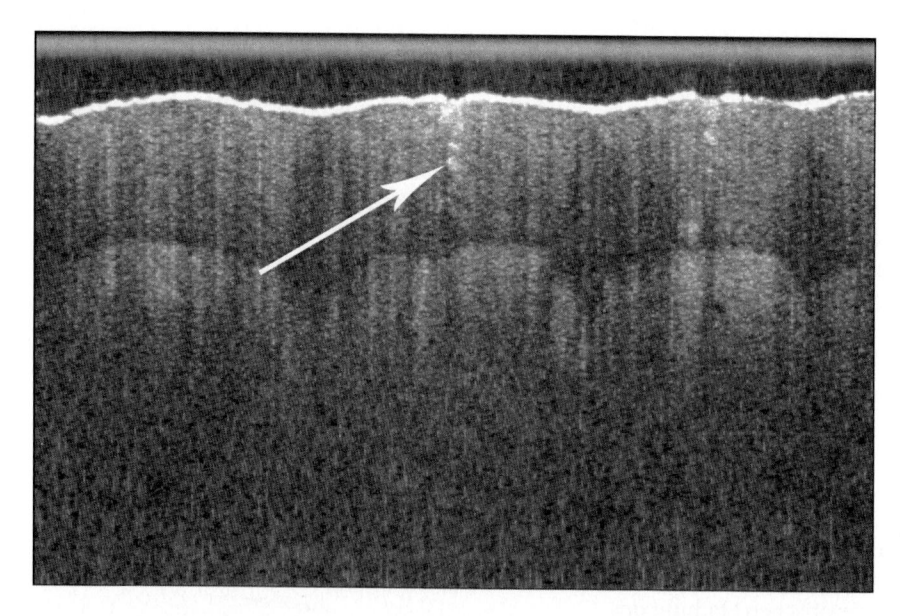

Abb. 6. OCT-Bild gesunder Haut vom Daumen. In der wellenförmigen Hornschicht sind spiralförmige Schweißdrüsenausführungsgänge (Pfeil) erkennbar. Tiefenschnittbild, 2 mm × 0,9 mm

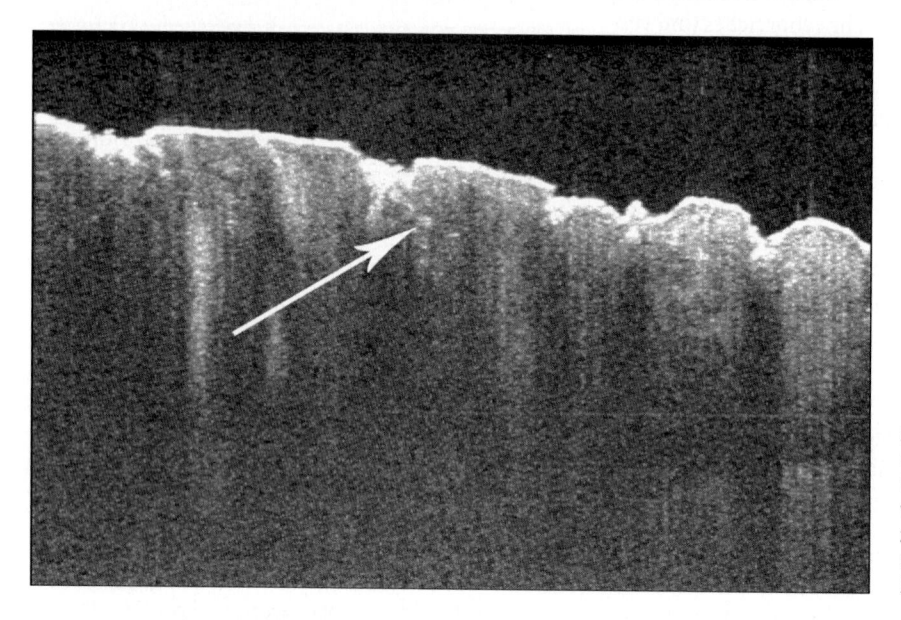

Abb. 7. OCT-Bild einer Verruca vulgaris vom Daumen. Die Hornschicht ist deutlich verdickt und irregulär. Koilozyten sind mit einem Pfeil markiert. Tiefenschnittbild, 2 mm × 0,9 mm

mittels Sonographie quantifizierbar ist [22]. Auch Wundheilung lässt sich mittels OCT im Zeitverlauf beobachten und quantifizieren. Zur Diagnostik von Hauttumoren ist die Auflösung derzeit nicht hoch genug.

Systematische Studien haben hingegen gezeigt, dass mit der konfokalen Lasermikroskopie eine Diagnostik von malignen Melanomen und epithelialen Hauttumoren mit hoher Sensitivität und Spezifität in vivo möglich ist [20, 32]. Bei Melanomen ist die pagetoide Durchsetzung der Epidermis mit atypischen Melanozyten sichtbar [51, 52]. Basalzellkarzinome zeichnen sich durch elongierte, in polarisierten Zügen ziehende Zellen aus. Allerdings stellt die geringe Eindringtiefe des Signals eine Limitierung dar, womit nur superfizielle Anteile des Tumors dargestellt werden können.

Vorteile gegenüber der Histologie liegen darin, dass die optischen Methoden nichtinvasiv sind und somit Verlaufsuntersuchungen ermöglichen.

Die konfokale Lasermikroskopie lässt sich auch an exzidierten Präparaten ex vivo zur Diagnostik und Schnittrandkontrolle einsetzen. Somit kann diese Methode zur mikrographischen Chirurgie eingesetzt werden, zumal das Präparat nicht erst fixiert und geschnitten werden muss und die Ergebnisse innerhalb weniger Minuten vorliegen.

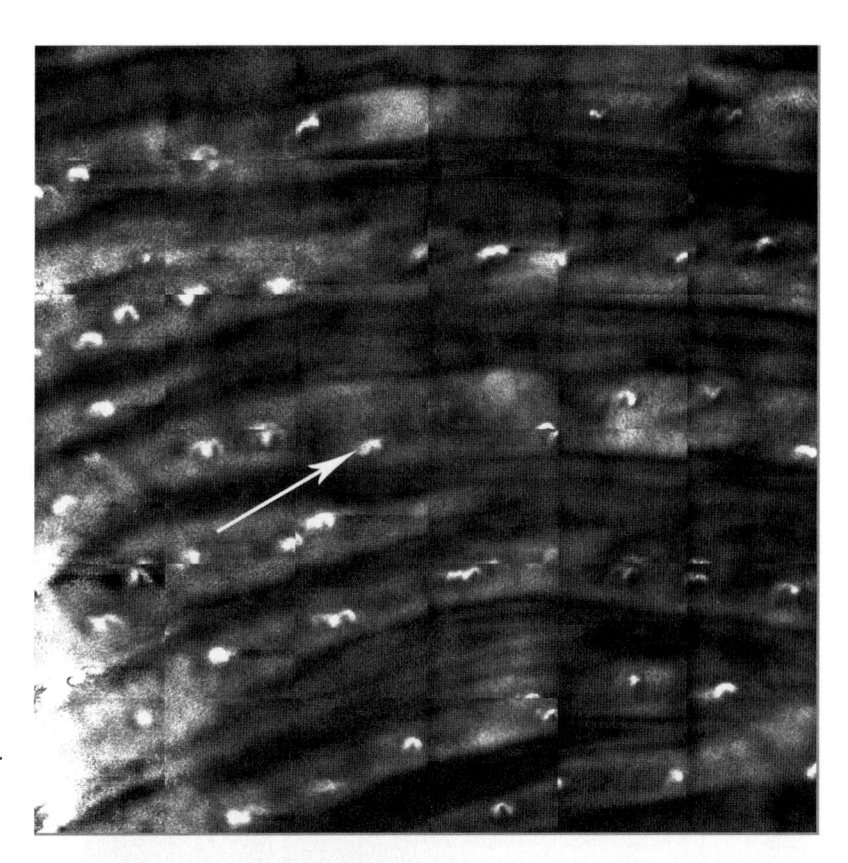

Abb. 8. Konfokale Lasermikroskopie gesunder Haut am Daumen. Schweißdrüsenöffnungen (Pfeil) sind auf den Leisten angeordnet. Horizontalschnitt, 3 mm × 3 mm

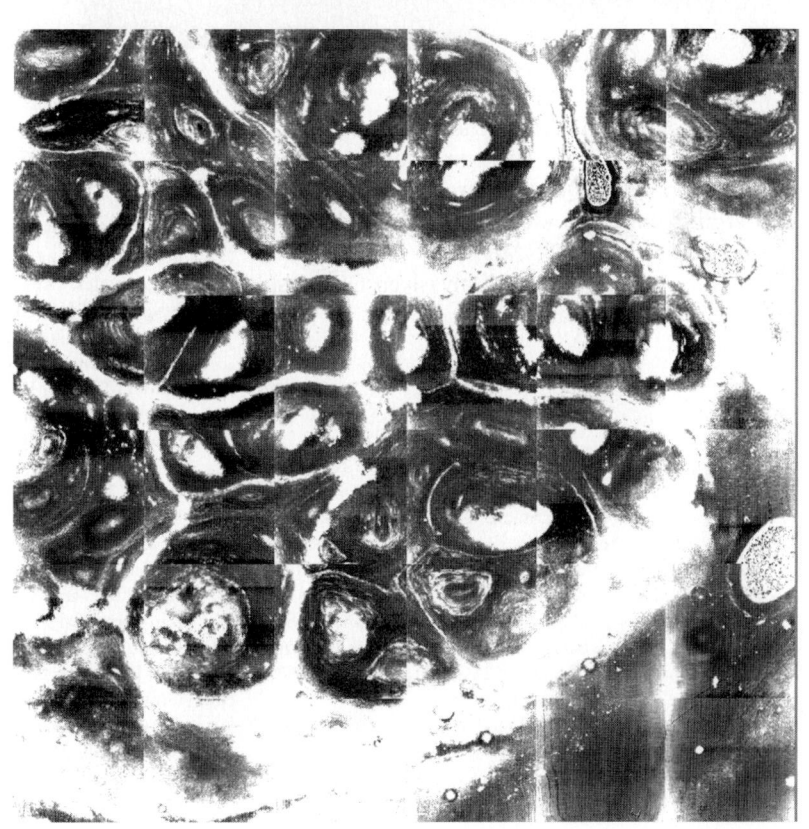

Abb. 9. Konfokale Lasermikroskopie der Verruca. Horinzontalschnitt durch die Papillenspitzen, 3 mm × 3 mm

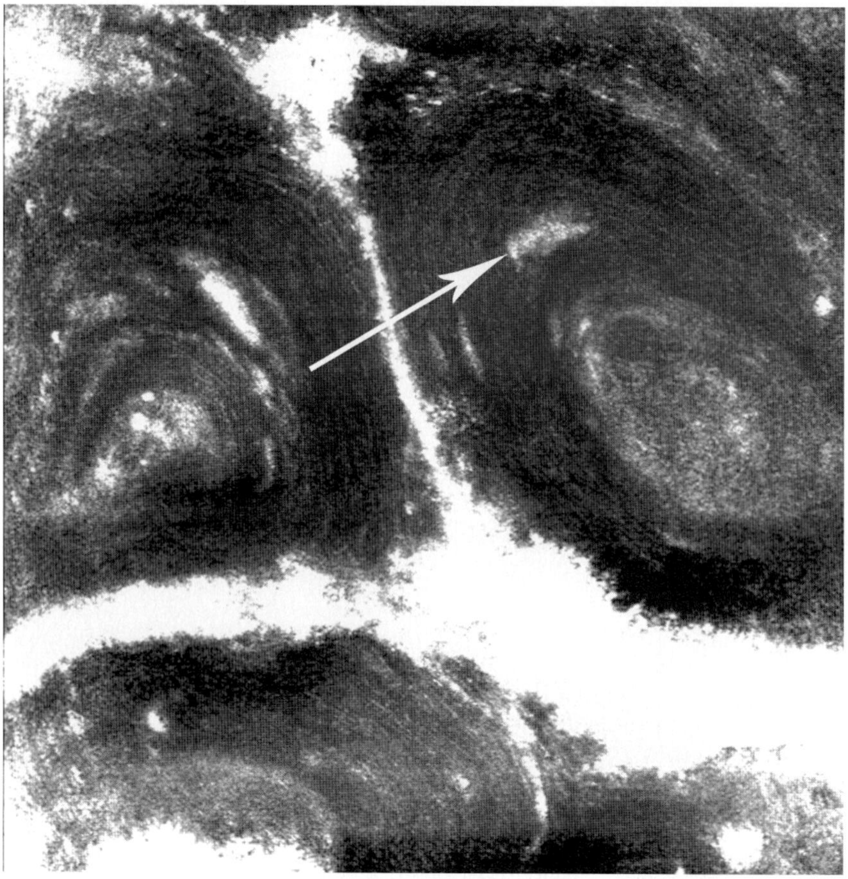

Abb. 10. Konfokale Lasermikroskopie der Verruca. Koilozyten sind mit einem Pfeil markiert. Horizontalschnitt, 500 µm × 500 µm

Im Vergleich zur hochfrequenten Sonographie, die sich letztendlich nur zur Dickenmessung von Hauttumoren und zur Quantifizierung von Bindegewebserkrankungen im klinischen Einsatz durchsetzen konnte, stellen beide Methoden eine Bereicherung und Ergänzung der nichtinvasiven Diagnostik in der Dermatologie dar.

Literatur

1. Altmeyer P, El-Gammal S, Hoffmann K (1992) Ultrasound in dermatology. Heidelberg, Springer
2. Altmeyer P, Hoffmann K, Stücker M, Görtz S, El-Gammal S (1992) General phenomena of dermatological ultrasound. In: Altmeyer P, El-Gammal S, Hoffmann K (eds) Ultrasound in dermatology, Springer, Berlin, pp 55–79
3. Autier P, Coebergh JW, Boniol M et al. (2003) Management of melanoma patients: benefit of intense follow-up schedule is not demonstrated. J Clin Oncol 21: 3707; author reply 3707–3708
4. Balch CM, Soong SJ, Gershenwald JE et al. (2001) Prognostic factors analysis of 17,600 melanoma patients: validation of the American Joint Committee on Cancer melanoma staging system. J Clin Oncol 19: 3622–3634
5. Balch CM, Soong SJ, Murad TM et al. (1981) A multifactorial analysis of melanoma: III. Prognostic factors in melanoma patients with lymph node metastases (stage II). Ann Surg 193: 377–388
6. Basler GC, Fader DJ, Yahanda A et al. (1997) The utility of fine needle aspiration in the diagnosis of melanoma metastatic to lymph nodes. J Am Acad Dermatol 36: 403–408
7. Bevilacqua RG, Coit DG, Rogatko A et al. (1990) Axillary dissection in melanoma. Prognostic variables in node-positive patients. Ann Surg 212: 125–131
8. Binder M, Kittler H, Steiner A et al. (1997) Lymph node sonography versus palpation for detecting recurrent disease in patients with malignant melanoma. Eur J Cancer 33: 1805–1808
9. Binder T (1987) Feinnadelaspirationszytologie: Verbesserte Punktionstechnik mit einem neuen Aspirationsgerät. Tumor Diagnostik Therapie 8: 36–39
10. Binder T, Swobodnik W, Wechsler JG et al. (1987) [Ultrasound guided fine- and coarse-needle puncture of the abdominal and retroperitoneal space]. Dtsch Med Wochenschr 113: 43–48
11. Blum A, Breuninger H, Jünger M, Rassner G (1997) Präoperativer Einsatz der farbkodierten Duplexsonographie zur Darstellung von gefäßnahen Lymphknoten-Metastasen. Z Hautkr (H+G) 6: 423–426
12. Blum A, Dill-Müller D (1998) Sonographie der Lymphknoten und Subkutis in der Dermatologie – Teil I. Hautarzt 49: 942–949

13. Blum A, Dill-Müller D (1999) Sonographie der Lymphknoten und Subkutis in der Dermatologie – Teil II. Hautarzt 50: 62–72; Quiz 73
14. Blum A, Schlagenhauff B, Stroebel W et al. (2000) Ultrasound examination of regional lymph nodes significantly improves early detection of locoregional metastases during the follow-up of patients with cutaneous melanoma: results of a prospective study of 1288 patients. Cancer 88: 2534–2539
15. Blum A, Schmid-Wendtner MH, Mauss-Kiefer V et al. (2006) Ultrasound mapping of lymph node and subcutaneous metastases in patients with cutaneous melanoma: results of a prospective multicenter study. Dermatology 212: 47–52
16. Buzaid AC, Tinoco LA, Jendiroba D et al. (1995) Prognostic value of size of lymph node metastases in patients with cutaneous melanoma. J Clin Oncol 13: 2361–2368
17. Buzzell RA, Zitelli JA (1996) Favorable prognostic factors in recurrent and metastatic melanoma. J Am Acad Dermatol 34: 798–803
18. Calabro A, Singletary SE, Balch CM (1989) Patterns of relapse in 1001 consecutive patients with melanoma nodal metastases. Arch Surg 124: 1051–1055
19. Callery C, Cochran AJ, Roe DJ et al. (1982) Factors prognostic for survival in patients with malignant melanoma spread to the regional lymph nodes. Ann Surg 196: 69–75
20. Chen CSJ, Elias M, Busam K et al. (2005) Multimodal in vivo optical imaging, including confocal microscopy, facilitates presurgical margin mapping for clinically complex lentigo maligna melanoma. Br J Dermatol 153: 1031–1036
21. Cohen MH, Ketcham AS, Felix EL et al. (1977) Prognostic factors in patients undergoing lymphadenectomy for malignant melanoma. Ann Surg 186: 635–642
22. Cossmann M, Welzel J (2006) Evaluation of the atrophogenic potential of different corticosteroids using optical coherence tomography, 20 MHz ultrasound and profilometry. Br J Dermatol 155: 700–706
23. Day CL, Jr., Sober AJ, Lew RA et al. (1981) Malignant melanoma patients with positive nodes and relatively good prognoses: microstaging retains prognostic significance in clinical stage I melanoma patients with metastases to regional nodes. Cancer 47: 955–962
24. Eisenbeiß C, Welzel J, Eichler W, Klotz K (2001) Influence of body water distribution on skin thickness: measurements using high-frequency ultrasound. Br J Dermatol 144: 947–951
25. Eisenbeiß C, Welzel J, Schmeller W (1998) The influence of female sex hormones on skin thickness: evaluation using 20 MHz sonography. Br J Dermatol 139: 462–467
26. El-Gammal S, Altmeyer P, Auer T et al. (1995) Der Stellenwert der 20, 50 und 100 MHz Sonographie in der Dermatologie. Akt Dermatol 21: 11–21
27. Gambichler T, Boms S, Stücker M et al. (2005) Acute skin alterations following ultraviolet radiation investigated by optical coherence tomography and histology. Arch Dermatol Res 297: 218–225
28. Gambichler T, Boms S, Stücker M et al. (2006) Epidermal thickness assessed by optical coherence tomography and routine histology: preliminary results of method comparison. J Eur Acad Dermatol Venereol 20: 791–795
29. Garbe C, Blum A (1999) Ultraschalldiagnostik der Haut und Lymphknoten.Steinkopff, Darmstadt
30. Garbe C, Paul A, Kohler-Spath H et al. (2003) Prospective evaluation of a follow-up schedule in cutaneous melanoma patients: recommendations for an effective follow-up strategy. J Clin Oncol 21: 520–529
31. Garbe C, Schadendorf D, Paul A et al. (2003) Surveillance and follow-up examinations in cutaneous melanoma. Prospective evaluation of a follow-up schedule in cutaneous melanoma patients: recommendations for an effective follow-up strategy. Onkologie 26: 241–246
32. Gerger A, Koller S, Kern T et al. (2005) Diagnostic applicability of in vivo confocal laser scanning microscopy in melanocytic skin tumors. J Invest Dermatol 124: 493–498
33. Gniadecka M, Gniadecka R, Serup J, Sondergaard J (1994) Ultrasound structure and digital image analysis of the subepidermal low echogenic band in aged human skin: diurnal changes and interindividual variability. J Invest Dermatol 102: 362–365
34. Gniadecka M, Serup J, Söndergaard J (1994) Age-related diurnal changes of dermal oedema: evaluation by high-frequency ultrasound. Br J Dermatol 131: 849–855
35. Fornage BD, Lorigan JG (1989) Sonographic detection and fine-needle aspiration biopsy of nonpalpable recurrent or metastatic melanoma in subcutaneous tissues. J Ultrasound Med 8: 421–424
36. Gottlöber P, Kerscher MJ, Korting HC, Peter RU (1997) Sonographic determination of cutaneous and subcutaneous fibrosis after accidental exposure to ionising radiation in the course of the Chernobyl nuclear power plant accident. Ultrasound Med Biol 23: 9–13
37. Gottlöber P, Krähn G, Peter RU (2000) Das kutane Strahlensyndrom: Klinik, Diagnostik und Therapie. Hautarzt 51: 567–574
38. Gottlöber P, Leiter U, Friedrich W et al. (2003) Chronic cutaneous sclerodermoid graft-versus-host disease: evaluation by 20-MHz sonography. J Eur Acad Dermatol Venereol 17: 402–407
39. Gottlöber P, Steinert M, Bähren W et al. (2001) Interferongamma in patients with cutaneous radiation syndrome after radiation therapy. Int J Radiat Oncol Biol Phys 50: 159–166
40. Hoffmann K, Gerbaulet U, el-Gammal S, Altmeyer P (1991) 20-MHz B-mode ultrasound in monitoring the course of localized scleroderma (morphea). Acta Dermato Venereol Suppl (Stockh) 164: 3–16
41. Hoffmann K, Happe M (1997) Ultraschall in der Dermatologie. Hautarzt 48: 698–701
42. Hoffmann K, Stücker M, El-Gammal S, Altmeyer P (1990) Digitale 20 MHz-Sonographie des Basalioms im B-Scan. Hautarzt 41
43. Ihn H, Shimozuma M, Fujimoto M et al. (1995) Ultrasound measurement of skin thickness in systemic sclerosis. Br J Rheumatol 34: 535–538
44. Korting HC, Gottlöber P, Schmid-Wendtner MH, Peter RU (1998) Ultraschall in der Dermatologie. Ein Atlas. Blackwell, Berlin
45. Korting HC, Vieluf D, Kerscher M (1992) 0.25% prednicarbate cream and the corresponding vehicle induce less skin atrophy than 0.1% betamethasone-17-valerate cream and 0.05% clobetasol-17-propionate cream. Eur J Clin Pharmacol 42: 159–161
46. Kubale R, Stiegler H (2002) Farbkodierte Duplexsonographie. Interdisziplinärer vaskulärer Ultraschall. Thieme, Stuttgart
47. Lai R, Redburn J, Nguyen GK (1998) Cytodiagnosis of metastatic amelanotic melanomas by fine-needle aspiration biopsy: adjunctival value of immunocytochemistry and electron microscopy. Cancer 84: 92–97
48. Moehrle M, Blum A, Rassner G, Juenger M (1999) Lymph node metastases of cutaneous melanoma: diagnosis by B-scan and color Doppler sonography. J Am Acad Dermatol 41: 703–709

49. Nazarian LN, Alexander AA, Rawool NM et al. (1996) Malignant melanoma: impact of superficial US on management. Radiology 199: 273–277
50. Orfanos CE, Jung EG, Rassner G et al. (1994) Stellungnahme und Empfehlungen der Komission malignes Melanom der Deutschen Dermatologischen Gesellschaft zur Diagnostik, Behandlung und Nachsorge des malignen Melanoms der Haut. Stand 1993/94. Hautarzt 45: 285–291
51. Pellacani G, Cesinaro AM, Seidenari S (2005) In vivo assessments of melanocytic nests in nevi and melanomas by reflectance confocal microscopy. Mod Pathol 18: 469–474
52. Pellacani G, Cesinaro AM, Seidenari S (2005) In vivo confocal reflectance microscopy for the characterization of melanocytic nests and correlation with dermoscopy and histology. Br J Dermatol 152: 384–386
53. Perry MD, Seigler HF, Johnston WW (1986) Diagnosis of metastatic malignant melanoma by fine needle aspiration biopsy: a clinical and pathologic correlation of 298 cases. J Natl Cancer Inst 77: 1013–1021
54. Prayer L, Winkelbauer H, Gritzmann N et al. (1990) Sonography versus palpation in the detection of regional lymph-node metastases in patients with malignant melanoma. Eur J Cancer 26: 827–830
55. Rompel R, Petres J (1993) Ultrasonographische Darstellung von Narbengewebe und abgeheilten Wunden unterschiedlicher Genese. Akt Dermatol 19: 27–31
56. Rossi CR, Mocellin S, Scagnet B et al. (2003) The role of preoperative ultrasound scan in detecting lymph node metastasis before sentinel node biopsy in melanoma patients. J Surg Oncol 83: 80–84
57. Rossi CR, Seno A, Vecchiato A et al. (1997) The impact of ultrasound scanning in the staging and follow-up of patients with clinical stage I cutaneous melanoma. Eur J Cancer 33: 200–203
58. Seidenari S, Giusti G, Bertoni L et al. (2000) Thickness and Echogenicity of the Skin in Children as Assessed by 20-MHz Ultrasound. Dermatology 201: 218–222
59. Schmidt G (1997) Checkliste Sonographie. Thieme, Stuttgart
60. Schmid-Wendtner MH, Dill-Müller D, Baumert J et al. (2004) Lymph node metastases in patients with cutaneous melanoma: improvements in diagnosis by signal-enhanced color Doppler sonography. Melanoma Res 50: 679–682
61. Schmid-Wendtner MH, Paerschke G, Baumert J et al. (2003) Value of ultrasonography compared with physical examination for the detection of locoregional metastases in patients with cutaneous melanoma. Melanoma Res 13: 183–188
62. Schmid-Wendtner MH, Partscht K, Korting HC, Volkenandt M (2002) Improved differentiation of benign and malignant lymphadenopathy in patients with cutaneous melanoma by contrast-enhanced color Doppler sonography. Arch Dermatol 138: 491–497
63. Schoengen A, Binder T, Faiss S et al. (1993) Feinnadelspirationszytologie beim metastasierenden maligenen Melanom. Verbesserung der Ergebnisse durch Ultraschallführung. Hautarzt 44: 703–707
64. Schoengen A, Binder T, Schiffelholz W et al. (1994) Fine-needle aspiration guided by ultrasound in suspected cancer. Onkologie 17: 420–426
65. Schwurzer-Voit M, Proebstle TM, Sterry W (1996) Identification of lymph node metastases by use of polymerase chain reaction (PCR) in melanoma patients. Eur J Cancer 32A: 264–268
66. Stadelmann WK, Rapaport DP, Soong SJ et al. (1998) Prognostic clinical and pathological features. In: Balch CM, Houghton AN, Sober AJ, Soong SJ (eds) Cutaneous melanoma: Clinical management and treatment results worldwide, Bd. Quality Medical Publishing, St. Louis, pp 11–35
67. schammler A, Gunzer U, Reinhart E et al. (1991) Dignitätsbeurteilung vergrößerter Lymphknoten durch qualitative und semiquantitative Auswertung der Lymphknotenperfusion mit der farbkodierten Duplexsonographie. Fortschr Röntgenstr 154: 414–418
68. Vassallo P, Edel G, Roos N et al. (1993) In-vitro high-resolution ultrasonography of benign and malignant lymph nodes. A sonographic-pathologic correlation. Invest Radiol 28: 698–705
69. Voit C, Kron M, Mayer T et al. (2001) Ultrasound guided fine needle aspiration cytology (FNAC) for early verification of melanoma. J Clin Oncol 20: 360A
70. Voit C, Mayer T, Kron M, Schoengen A et al. (2001) Efficacy of ultrasound B-scan compared with physical examination in follow-up of melanoma patients. Cancer 91: 2409–2416
71. Voit C, Mayer T, Proebstle TM et al. (2000) Ultrasound-guided fine-needle aspiration cytology in the early detection of melanoma metastases. Cancer 90: 186–193
72. Voit C, Kron M, Schoengen A et al. (2004) In vivo and ex vivo ultrasound, fine neddle aspiraton and molecularbiology of sentinel nodes (SN) in melanoma patients. Proc Am Soc Clin Oncol 22: 712A
73. Voit C, Schaefer G, Schoengen A et al. (2003) Ultrasound, in vivo/in vitro, cytology and tyrosinase RT-PCR of the sentinel node in melanoma. J Clin Oncol Proc Am Soc Clin Oncol 22: 716A
74. Voit C, Schoengen A, Schwurzer M et al. (1999) Detection of regional melanoma metastases by ultrasound B-scan, cytology or tyrosinase RT-PCR of fine-needle aspirates. Br J Cancer 80: 1672–1677
75. Voit C, Schoengen A, Weber L, Proebstle T (1998) Identification of melanoma metastases by tyrosinase-reverse transcription-polymerase chain reaction of fine needle aspirates. J Am Acad Dermatol 39: 1030–1032
76. Welzel J, Bruhns M, Wolff HH (2003) Optical coherence tomography in contact dermatitis and psoriasis. Arch Dermatol Res 295: 50–55
77. Welzel J, Reinhardt C, Lankenau E et al. (2004) Changes in function and morphology of normal human skin: evaluation using optical coherence tomography. Br J Dermatol 150: 220–225
78. Welzel J (2001) Optical coherence tomography in dermatology: a review. Skin Res Technol 7: 1–9
79. Willam C, Maurer J, Schroeder R et al. (1998) Assessment of vascularity in reactive lymph nodes by means of D-galactose contrast-enhanced Doppler sonography. Invest Radiol 33: 146–152

Sexuell übertragene Erkrankungen

Ralf Wienecke, Viviane Bremer, Rainer Kürzl, Alexander V. Kuznetsov, Laura Kouznetsov, Peter Kohl, Stefan Jodl, Anja Pothoff, Norbert H. Brockmeyer, Alexander Kreuter, Gerd Gross und Stefan Zippel

Der „Fremde" als Patient in der STD Ambulanz: Welche Hürden müssen genommen werden

Nach jüngsten Angaben der Bundesregierung repräsentieren Migrantinnen und Migranten etwa 20 Prozent der in Deutschland lebenden Bevölkerung. Bei insgesamt rund 14,5 Millionen ausländischen Mitbürgern, Eingebürgerten, Aussiedlern oder Kindern aus binationalen Ehen gehören Patientinnen und Patienten mit Migrationshintergrund und eine internationale und multi-ethnische Zusammensetzung des Personals in Kliniken und Arztpraxen zum Alltag.

Im Zuge von Globalisierung und europäischer Integration gewinnt damit auch im medizinischen Bereich „interkulturelle Kompetenz" zunehmend an Bedeutung. Migration hat viele Ursachen und viele Gesichter. Vom Gastland werden Migranten nach ihrem rechtlichen Status unterschieden: rechtlich anerkannte Immigranten, temporäre Migranten, kurzzeitige Besucher, illegale Einwanderer, Asylbewerber, Flüchtlinge, Studenten und Arbeitsmigranten – alle haben sie unterschiedliche Rechte in dem Land, in das sie kommen, auch im Hinblick auf die gesundheitliche Versorgung. Die Menschen haben ihre Sprache, ihre Religion, ihre kulturellen Hintergründe, ihren Lebensstil und ihr eigenes Verständnis von Gesundheit und Krankheit. Dies bedeutet eine zunehmende Herausforderung für alle medizinischen Berufe.

Der Erwerb interkultureller Kompetenz ist Vorraussetzung einer zeitgemäßen, am Menschen orientierten Pflege und Behandlung. Das vordringliche Ziel im Bereich der Krankenversorgung liegt im Ausbau von Versorgungsstrukturen für Patienten mit Migrationshintergrund. Die interkulturelle Öffnung des Gesundheitswesens muss als Chance für eine am individuellen Menschen orientierte Gesundheitsversorgung begriffen werden im Interesse der Patienten, des Personals und unabhängig vom spezifischen Migrationsstatus des Einzelnen.

Viele sowohl männliche als auch weibliche Migranten leben und arbeiten im Allgemeinen unter ärmlichen Bedingungen und in einer Position relativer Schwäche. Das ist insbesondere für Flüchtlinge, Vertriebene und für Einwanderer ohne Aufenthaltspapiere der Fall.

Letztere sind vermutlich am stärksten dem Risiko einer HIV-Infektion ausgesetzt. Ihre Situation zwingt sie vielfach, in ungeregelten und unsicheren Verhältnissen zu wohnen und zu arbeiten, möglicherweise auch noch für einen Hungerlohn. Sie haben theoretisch an ihrem Aufenthaltsort keinerlei Rechte und damit auch keine Ansprüche auf soziale oder gesundheitliche Unterstützung, auf Vorsorge oder Behandlung bei sexuell übertragbaren Krankheiten und HIV/Aids. Es gibt eine anwachsende Anzahl von Hinweisen, dass Migranten sich im Schnitt später auf STD/HIV testen lassen und auch später medizinische Versorgung in Anspruch nehmen. Das größte Problem für Migranten in Europa in Bezug auf HIV ist der Zugang zu Therapien und medizinischer Betreuung. Damit sind eine Reihe von Themen verbunden: die gesetzlichen Beschränkungen, Sprach- und Verständnisprobleme, Compliance (es gibt anekdotische Berichte, dass Einwanderer aus Ländern, in denen antiretrovirale Medikamente nicht verfügbar sind, gegen alle Logik und therapeutischen Erfordernisse, aber aus nachvollziehbarer Menschlichkeit, ihre Arznei mit Verwandten oder Freunden teilen, die sonst keine Chance hätten, sie zu bekommen), vertikale Übertragung und auch Aids-Waisen (es ergeben sich schwerwiegende rechtliche und menschliche Probleme, wenn Eltern fern ihrer Familien und ihrer heimatlichen Kultur sterben).

Wichtig für die Zusammenarbeit mit Patienten und Angehörigen unterschiedlicher nationaler und/oder ethnischer Herkunft, die sich oft in besonders schwierigen Lebensumständen befinden ist der Erwerb von Kompetenzen, die sowohl eine differenzierte Erfassung, der im engeren Sinne medizinischen

Aspekte der Erkrankung eines Patienten mit Migrationshintergrund erlauben (herkunftsspezifische Erkrankungen, besondere epidemiologische Risikofaktoren, psychische Folgen von Traumatisierung und Flucht), als auch der in solchen Fällen relevanten kulturellen, sozialen, ethischen und rechtlichen Dimensionen.

Zu häufig wird die fremde Kultur von Migrantinnen und Migranten allein als Problem angesehen, und kulturelle Vielfalt auf Seiten der Patienten als Hindernis einer effektiv organisierten Patientenversorgung. Es gilt, stereotype Erklärungsmuster zu durchbrechen, Chancen und Probleme kultureller Vielfalt im Gesundheitswesen differenziert wahrnehmen und einschätzen zu können, sowie in der Lage zu sein, im Einzelfall nach sinnvollen und praktikablen Handlungsmöglichkeiten zu suchen.

Viele der im Hinblick auf die medizinische Versorgung von Patienten mit Migrationshintergrund besonders oft diskutierten Fragen und Probleme sind außerdem nicht spezifisch für diese in sich sehr heterogene Bevölkerungsgruppe. Sprach- und Kommunikationsprobleme etwa, sowie divergierende Vorstellungen von und Kenntnisse über Krankheit und den menschlichen Körper, sind auch jenseits ethnischer oder nationaler Unterschiede zwischen medizinischem Personal und Patienten relevant. Migrationsspezifische Probleme (zum Beispiel als Folge von Flucht oder unsicherem Aufenthaltsstatus) müssen von solchen allgemeiner Natur unterschieden werden. Diese Fähigkeiten kommen auch Patienten ohne Migrationshintergrund zugute. *Denn interkulturelle Kompetenz ist unabhängig vom Migrationsstatus eines Patienten eine Schlüsselqualifikation für eine humane, am Individuum orientierte Gesundheitsversorgung.*

STD-Epidemiologie in Deutschland und der Welt

Sexuell übertragbare Erkrankungen (STD's) stellen weltweit ein ernstzunehmendes Gesundheitsproblem dar. STD's können zu chronischen Gesundheitsschäden wie Infertilität infolge von Chlamydien oder neurologischen Schäden infolge von Syphilis mit erheblichen Einbußen in der Lebensqualität der Betroffenen und beträchtlichen Folgekosten für die Gesellschaft führen. Bis Ende 2000 waren Gonorrhoe, Syphilis, Granuloma inguinale und Lymphogranuloma venereum nach dem Gesetz zur Bekämpfung der Geschlechtskrankheiten meldepflichtig. Seit der Einführung des Infektionsschutzgesetzes (IfSG) im Januar 2001 unterliegen nur noch der Nachweis der Syphilis- und der HIV-Infektion einer anonymen Labormeldepflicht nach §7 Abs. 3 IfSG. Zusätzlich erhält das RKI von den behandelnden Ärzten klinische Angaben zu diesen Patienten.

Ende 2002 wurde vom Robert Koch-Institut ein bundesweites Erfassungssystem für STDs aufgebaut. Ziele der Sentinel-Erhebung sind die Abschätzung der Häufigkeiten der wichtigsten STD's, die Beschreibung der STD-Patienten nach demographischen Merkmalen, die Erkennung von epidemiologischen Trends und die Identifikation von besonders gefährdeten Gruppen und von Risikoverhalten für verschiedene STDs.

Die Daten für die Sentinel-Erhebung werden aus verschiedenen Einrichtungen des Gesundheitswesens erhoben: STD/HIV-Beratungsstellen von Gesundheitsämtern, Fachambulanzen in Kliniken und Arztpraxen. An der Sentinel-Erhebung sind zurzeit 269 Einrichtungen beteiligt: 62 Gesundheitsämter, 16 Fachambulanzen und 191 Praxen in 120 Städten. Die folgenden Erkrankungen wurden berichtet: Chlamydien, Gonorrhoe, Syphilis, HIV (nur Erstdiagnose), Trichomonas, sowie anogenitale Warzen und Herpes genitalis (die letzteren beiden nur in aggregierter Form). Im monatlichem (Gesundheitsämter und Fachambulanzen) beziehungsweise quartalsweisen Rhythmus geben die Einrichtungen Auskunft über die Gesamtzahl der Klienten, die wegen STDs betreut oder auf STDs untersucht wurden. Auf dem Diagnosebogen werden die demographischen Merkmale, der mögliche Übertragungsweg, die STD-Anamnese und die Diagnose der Klienten, bei denen eine STD diagnostiziert wurde, eingetragen. Zusätzlich dazu erhält jeder Patient nach der Diagnose einen Fragebogen, in dem nach dem möglichen Infektionsweg und dem sexuellen Verhalten gefragt wurde.

HIV-Meldungen

Dem RKI wurden 2.490 HIV-Infektionen gemeldet, die im Jahr 2005 neu diagnostiziert wurden. Dies entspricht einer bundesweiten Inzidenz von 3,0 Fällen pro 100.000 Einwohner. Die Gesamtzahl der neu diagnostizierten HIV-Infektionen stieg seit 2001 jedes Jahr im Mittel um etwa 260 Fälle an. Gegenüber dem Vorjahr hat die Zahl der HIV-Erstdiagnosen 2005 um 13% zugenommen. Die Zunahmen verteilen sich nicht gleichmäßig auf die verschiedenen Bundesländer und Betroffenengruppen.

Betrachtet man die Trends der neu diagnostizierten HIV-Infektionen in den wichtigsten Betroffenengruppen über den Zeitraum von 2001 bis 2005, zeigt sich der deutlichste und kontinuierlichste Anstieg bei Männern mit gleichgeschlechtlichen Kontakten (MSM). Die höchste Inzidenz der HIV-Erstdiagnosen fand sich in den Stadtstaaten Berlin und Hamburg.

Die Inzidenz der neu diagnostizierten HIV-Infektionen lag im Jahr 2005 bei Männern mit 4,9 Fällen pro 100.000 Einwohner deutlich höher als die Inzidenz bei Frauen mit 1,2 Fällen/100.000 Einw. Bei Männern sind die höchsten Inzidenzen neu diagnostizierter HIV-Infektionen in den Altersgruppen der 25- bis 29-Jährigen (12,4 Fälle/100.000 Einw.) und der 30- bis 39-Jährigen (12,3) beobachten. Bei den Frauen wurden die höchsten Inzidenzen (5,4) in der Altersgruppe der 25- bis 29-Jährigen festgestellt.

Syphilis-Meldungen

Im Jahre 2005 wurden dem Robert Koch-Institut 3.210 Syphilis-Fälle gemeldet. Damit war die Zahl der gemeldeten Fälle erstmals seit Einführung der Labormeldepflicht gemäß § 7 Abs. 3 IfSG im Jahre 2001 gegenüber dem Vorjahr leicht rückläufig. Allerdings ist der Trend uneinheitlich, mit Bundesländern, in denen die Zahl der gemeldeten Fälle weiter ansteigt und anderen Bundesländern mit zum Teil deutlichen Rückgängen. Entsprechend lag die Syphilis-Inzidenz bei Männern mit 7,1 Fällen pro 100.000 Einwohner 9-mal höher als bei Frauen mit knapp 0,8.

Bundesweit erreichte die Syphilis-Inzidenz einen Wert von 3,9 Fällen pro 100.000 Einwohner. Die höchsten Syphilis-Inzidenzen wurden in den Stadtstaaten Berlin (16,5) und Hamburg (9,4) registriert. Der Gipfel der Inzidenz wurde bei Männern in der Altersgruppe der 30- bis 39-Jährigen (17,3) erreicht.

Angaben zum Infektionsrisiko liegen für 71% der Meldungen vor. Bei diesen Meldungen beträgt der Anteil der Fälle, die vermutlich über sexuelle Kontakte zwischen Männern übertragen wurden, 78%. Unter der Annahme, dass diese Verteilung für alle Fälle zutrifft, werden drei Viertel aller in Deutschland gemeldeten Syphilis-Fälle über sexuelle Kontakte zwischen Männern übertragen.

Daten aus dem STD-Sentinel und zu Lymphogranuloma venereum

Zwischen 1. Januar 2003 und 31. März 2006 wurden laut den eingegangenen Quartals- und Monatsbögen 276.445 Klienten betreut (Stand 23.06.2006). Bei diesen Klienten wurden am häufigsten HIV-Untersuchungen (n=143.700) durchgeführt, gefolgt von Untersuchungen auf Gonorrhoe (n=46.099), Chlamydien (n = 42.600) und Syphilis (n = 41.656). Es konnte keine Zunahme der berichteten STDs in dem Beobachtungszeitraum festgestellt werden.

Insgesamt erhielt das RKI in diesem Zeitraum 5262 Diagnosebögen mit 5803 berichteten STDs. Davon waren 1407 Chlamydien, jeweils 915 Syphilis, 966 Gonorrhoe und 811 HIV-Erstdiagnosen. Zusätzlich dazu sind durch die Monats- und Quartalsbögen 2588 HPV- und 1355 Herpes genitalis-Erstdiagnosen berichtet worden. Bei 31% der Syphilis-Patienten war bereits eine HIV-Infektion bekannt gewesen, bei weiteren 8% wurde gleichzeitig eine HIV-Infektion diagnostiziert.

Insgesamt 2760 (52,5%) der Patienten waren Männer, der Altersmedian lag bei 31 Jahren. Frauen zwischen 20–29 Jahren und Männer zwischen 30–49 Jahren waren am häufigsten betroffen. Insgesamt waren 46% der Patienten nichtdeutscher Herkunft. Bei 32,5% der Patienten war bereits eine STD in der Vorgeschichte diagnostiziert worden. Zusätzlich wurde bei 597 (11,3%) Personen zwei oder mehr STDs gleichzeitig diagnostiziert. Während bei Männern in 31,8% der Fälle die Syphiliserkrankung im Erststadium diagnostiziert wurde, war das nur bei 9,8% der Frauen der Fall. Bei 1845 (35%) der Patienten konnten zusätzliche Angaben über den Patientenfragebogen erhoben werden. Nur 22,9% der Männer und 38,7% der Frauen gaben an, bei anderen Partnern immer Kondome zu benutzen.

Seit 2003 sind unter MSM 79 bestätigte und 18 Verdachtsfälle von Lymphogranuloma venereum aufgetreten. Die Betroffenen leben größtenteils in Hamburg, Berlin oder München. Alle Patienten sind Männer, bei 80% ist bekannt, dass sie sich durch gleichgeschlechtliche sexuelle Kontakte angesteckt haben. Bei 58% der Patienten ist bereits eine HIV-Infektion bekannt gewesen.

Schlussfolgerungen und Empfehlungen

Bei den HIV- und Syphilis-Meldungen konnte ein steigender Trend ausgemacht werden, der größtenteils auf eine „hausgemachte" Epidemie unter MSM zurückzuführen ist. Dabei sind MSM in Großstädten besonders betroffen. Besorgniserregend ist die hohe HIV-Prävalenz unter Syphilis-Patienten. Prostitution spielt in diesem Geschehen zahlenmäßig eine geringere Rolle. Die Ursachen des Anstiegs sind unklar, aber es ist zu vermuten, dass das Schutzverhalten unter MSM nachgelassen hat [3]. Die Verbreitung von Lymphogranuloma venereum in Deutschland und anderen europäischen Ländern scheint ein weiteres Indiz dafür zu sein [4].

Im STD-Sentinel konnte jedoch kein klarer Trend erkannt werden. Dies könnte darauf zurückzuführen sein, dass nicht ausreichend Arztpraxen für das Sentinel gewonnen werden konnten. Dennoch deuten die Sentinel-Daten darauf hin, dass anogenitale Warzen als häufigste virale STD und Chlamydien als häufigste bakterielle STD mehr Aufmerksamkeit gewidmet werden sollte. Durch die zu erwartende Einführung der HPV-Impfung wird eine Veränderung der Krankheitszahlen in einigen Jahren zu erwarten sein. Der Kondomgebrauch war bei allen STD-Patienten unbefriedigend niedrig.

STD (Sexually transmitted diseases) Screening: Wann? Was? Wie?

Obwohl fast alle internationalen STD-Gesellschaften Leitlinien zum STD-Screening herausgeben, werden diese nur selten konkret umgesetzt. Es ist wichtig, die Screeninguntersuchungen situationsbezogen durchzuführen, da es weder sinnvoll noch bezahlbar ist bei allen Patienten alles zu untersuchen.

Man unterscheidet ein Screening bei asymptomatischen Personen und ein symptombezogenes gezieltes Screening. Eine genaue Sexualanamnese hilft, das Risikoprofil einzuschätzen.

Die halbjährliche bis jährliche Routinevorsorgeuntersuchungen bei Frauen sind gut etabliert. Neben dem PAP- Abstrich sollte auch ein Chlamydien-screening durchgeführt werden. Der Nachweis mittels PCR aus Cervixabstrichen oder Urin ist am sensitivsten. Bei Frauen unter 25 Jahren oder Frauen mit häufig wechselnden Sexualpartnern wird zudem ein Gonorrhoe Screening empfohlen. Auch dies erfolgt mittels PCR aus Abstrichmaterial oder Urin.

Schwangere Frauen sind meist hoch motiviert, an Vorsorgeuntersuchungen teilzunehmen. Im Mutterpaß werden die Ergebnisse des Syphilis-, Chlamydien- und Hepatitis B- (HbsAg) Screenings eingetragen. Nach entsprechender Aufklärung sollte immer auch ein HIV-Test angeboten werden. Bei hohem Risiko (zum Beispiel i.v. Drogengebrauch) sollte auch auf Hepatitis C untersucht werden. Zunehmende Bedeutung erhielt der Ausschluss einer bakteriellen Vaginose nachdem ein Zusammenhang mit Frühgeburtlichkeit nachgewiesen wurde.

Exponierte Neugeborene sollten nach der Geburt gescreent und gegebenenfalls prophylaktisch geimpft (HBV) oder behandelt werden (Credé Prophylaxe).

Bei sexuellem Missbrauch müssen forensische Aspekte beim Screening berücksichtigt werden und Verletzungen gut dokumentiert werden. Weiterhin wird auf Chlamydien, Gonokokken, HIV, Hepatitis B und C sowie Syphilis untersucht. Gegebenenfalls sollte eine Postexpositionsprophylaxe oder Impfung erwogen werden. Die Tests sollten je nach Inkubationszeit und Klinik nach spätestens 1, 3 und 6 Monaten wiederholt werden.

Angesichts einer dramatisch ansteigenden Zahl von Geschlechtskrankheiten bei homosexuellen Männern (MSM, 3), wird ein regelmäßiges Screening beispielsweise alle 6 Monate, nach Risikokontakten auch früher auf Syphilis, HIV, Chlamydien, Gonorrhoe und Hepatitis A und B empfohlen. Zunehmend wird auch über sexuell erworbene HCV-Fälle (insbesondere bei rezeptivem Analverkehr) berichtet.

Häufig ergeben sich eine Vielzahl von Differenzialdiagnosen bei den vorliegenden Symptomen, so dass diese durch Untersuchungen mit abgeklärt werden müssen. Bei Urethritis/Cervicitis sollte an Chlamydien, Gonorrhoe, Trichomonas vaginalis und HSV gedacht werden. Ein klassischer Syptomenkomplex sind genitale Ulzerationen und Lymphadenopathie. Auslöser können neben Treponema pallidum und HSV auch Hämophilus ducrei und die Donovaniose sein.

Bei vaginalen Infektionen kommen Trichomonaden, Candida albicans und bakterielle Vaginosen in Frage.

Bei unspezifischen Unterbauchbeschwerden (Pelvic inflammatory disease) muss an Gonorrhoe und Chlamydien gedacht werden. Die gleichen Erreger können beim Mann eine Epididymitis auslösen. Bei Proctitiden, Proctokolitis und Enteritis sollte an Gonokokken, Chlamydien, HSV, Syphilis und andere enteropathogene Keime gedacht werden. Bei Oralverkehr kann der Primäraffekt im Bereich des Oropharynx auftreten. Hier sollten im Rahmen des Screenings Abstriche entnommen werden. Oft liegen asymptomatische Infektionen vor. Die bisherigen auf PCR basierenden Testsysteme sind oft nicht für die pharyngeale Infektion validiert und führen gehäuft zu falsch positiven Ergebnissen. Daher wird in diesen Fällen der kulturelle Nachweis bevorzugt.

An die Übertragung von Filzläusen und Skabiesmilben durch Sexualverkehr wird selten gedacht.

Alle Patienten mit Geschlechtskrankheiten sollten auf Hepatitis B und C und HIV untersucht werden. STDs führen zu einem Barriereverlust und erhöhen das Übertragungsrisiko erheblich. Vor Testabnahme darf eine intensive Beratung (zum Beispiel über die Möglichkeit anonymer Tests) nicht fehlen. Die sozialen und psychischen Folgen eines positiven Testergebnisses sollten berücksichtigt werden.

Die Bedeutung asymptomatischer Infektionen mit STDs sollte nicht unterschätzt werden. Infertilität und langwierige chronische Entzündungszustände und Folgekomplikationen wie Konjunktivitis und Arthritis können durch eine frühzeitige Therapie verhindert werden.

Der Zusammenhang zwischen onkogenen humanen Papillomviren (HPV) und dem Cervixkarzinom ist seit langem bekannt. Bisher wurde die Bedeutung von HPV bei der Entwicklung des Analkarzinoms unterschätzt. In Screeninguntersuchungen von MSM wurde eine Durchseuchung mit HPV von etwa 59% festgestellt, bei HIV-positiven MSM sogar bis zu 93%. Analog zum Zervixabstrich ist auch eine perianale oder intraanale Abstrichuntersuchung durchzuführen. Bisher wird der Nachweis onkogener HP-Viren nicht von der Krankenkasse übernommen. Das Fehlen staatlich finanzierter Screening-Programme verhindert derzeit eine angemessene STD-Diagnostik beispielsweise bei MSM. Zu den STD-Präventionsmaßnahmen (Safer sex) müssen ebenfalls konsequente Screening-Programme gehören.

Labordiagnose der Syphilis

Direkter Erregernachweis

Der direkte Erregernachweis erfolgt allgemein nur im Frühstadium der Syphilis aus dem Reizsekret der Primärläsion oder den Effloreszenzen des Sekundärstadiums mittels Dunkelfeldmikroskopie. Die Untersuchung muss direkt nach der Probenentnahme erfolgen und setzt viel Erfahrung bei der Bewertung der Befunde voraus. Bei Proben aus dem Gastrointestinaltrakt ist es oftmals unmöglich, *T. pallidum* von anderen Spirochäten zu differenzieren. Daher wird für Abstriche aus dem Darm oder der Mundhöhle der Erregernachweis mittels direkter Immunfluoreszenz (DFA) empfohlen. Die Untersuchung von luftgetrockneten Objektträgerausstrichen oder histologischem Schnittmaterial erfolgt mittels FITC-markierter spezifischer Antikörper. Hierdurch kann eine Verwechslung mit anderen Spirochätenarten ausgeschlossen werden. Diese Technik wird auch alternativ zur konventionellen Silberfärbung für Gewebeuntersuchungen empfohlen.

Der Erregernachweis mittels PCR ist grundsätzlich aus Abstrichmaterial, Punktaten, Blut, Liquor cerebrospinalis, Augenkammerwasser, Fruchtwasser oder Gewebe möglich. In zahlreichen Publikationen wird über eine sehr hohe Spezifität, aber sehr unterschiedliche Sensitivität der Methode berichtet. Es handelt sich um eine experimentelle Methode, die von Speziallaboratorien angeboten wird und deren diagnostischer Stellenwert zur Zeit nicht sicher beurteilt werden kann.

Antikörpernachweis: Serologische Stufendiagnostik

Methode der Wahl zur Labordiagnose der Syphilis ist der Antikörpernachweis. Dieser erfolgt im Sinne einer Stufendiagnostik, bestehend aus Such- und Bestätigungstest sowie Tests zur Beurteilung der Aktivität und Behandlungsbedürftigkeit.

Suchteste sind der *Treponema pallidum*-Hämagglutinations- (TPHA-) oder der *Treponema pallidum*-Partikelagglutinations- (TPPA-) Test. Spezifität und Sensitivität der beiden Verfahren sowie die Titerwerte bei quantitativem Ansatz sind weitgehend identisch. Im Folgenden wird daher der Begriff TPHA synonym für beide Tests verwendet. Alternativ können vergleichbar sensitive und spezifische Tests eingesetzt werden, etwa der polyvalente Enzymimmunoassay (EIA), der wie die Agglutinationstests simultan IgG- und IgM-Antikörper nachweist. Ist der Suchtest negativ, entfallen weitere Untersuchungen. Bei fraglichem oder positivem Resultat folgt eine Bestätigungsreaktion zur Absicherung der Befundspezifität. Internationaler Standardtest ist der Fluoreszenz-*Treponema pallidum*-Antikörper-Absorptions- (FTA-ABS-) Test, insbesondere aber der IgG-FTA-ABS-Test. Als alternative Bestätigungstests können angewendet werden: der IgG-Immunoblot, der polyvalente oder IgG-spezifische EIA bei TPHA-Screening oder TPHA-Test bei Screening mittels EIA. Ist auch der Bestätigungstest positiv, gilt eine Treponemeninfektion als gesichert, unabhängig davon, ob es sich um eine aktive, latente oder zurückliegende Infektion handelt.

Die Suchtests reagieren ab der zweiten bis dritten Woche nach der Infektion und bleiben auch nach ausreichender Therapie in den meisten Fällen lebenslang positiv.

Für die Therapieentscheidung wichtig sind die Bestimmung der treponemenspezifischen IgM- und der nicht erregerspezifischen Lipoidantikörper. Referenztest für die *T. pallidum*-spezifische IgM-Antikörperdiagnostik ist eine Modifikation des FTA-ABS-Tests, der 19S-IgM-FTA-ABS-Test. Bei dieser Methode wird nach Abtrennung der IgG-Fraktion des Serums der IgM-Antikörpernachweis mittels indirekter Immunfluoreszenz durchgeführt. Alternativ werden für die

IgM-Antikörperdiagnostik auch der IgM-EIA oder IgM-Immunoblot angewendet. Diskrepante Befunde zwischen den verschiedenen Bestimmungsverfahren sind möglich. Insbesondere in der Spätlatenz, bei der Syphilis im Tertiärstadium und bei Re-Infektion ist der 19S-IgM-FTA-ABS-Test häufiger positiv als der IgM-EIA oder IgM-Immunoblot. Bei aktiver Infektion können IgM-Antikörper aber auch vollständig fehlen. Somit schließt ein negativer IgM-Antikörpertest nicht grundsätzlich Therapiebedürftigkeit aus.

Lipoidantikörper sind nicht treponemenspezifisch. Falsch positive Resultate finden sich vor allem bei gewebedestruierenden Prozessen wie Lebererkrankungen und Tumoren, bei Autoimmunerkrankungen, chronischen Infektionen, aber auch bei Schwangeren. Ein positiver Lipoidantikörperbefund korreliert jedoch bei parallelem Nachweis spezifischer Antikörper sehr gut mit der Diagnose einer aktiven beziehungsweise einer latenten Treponemeninfektion.

Der Lipoidantikörpernachweis erfolgt mit dem VDRL- (Veneral Disease Research Laboratory-) Test oder dessen Modifikationen, zum Beispiel dem RPR- (Rapid Plasma Reagin-) Test oder der Cardiolipin-KBR. Positive Lipoidantikörperbefunde insbesondere mit einem Titer >1:8 sprechen bei unbehandelter Syphilis für eine aktive Infektion, unabhängig davon, ob spezifische Antikörper nachweisbar sind oder nicht. Die Lipoidantikörperdiagnostik ist deshalb unverzichtbarer Bestandteil der Syphilis-Serologie.

Interpretation serologischer Befunde

Grundsätzlich muss jeder Laborbefund im Kontext mit der Klinik und Infektions- beziehungsweise Behandlungsanamnese des individuellen Patienten bewertet werden.

Spezifische IgM-Antikörper werden in der zweiten bis dritten Woche nach der Infektion positiv, Lipoidantikörper erscheinen etwas später und sind in der Regel 4–6 Wochen nach der Infektion detektierbar. Die höchsten IgM- und Lipoidantikörpertiter werden im Sekundärstadium der Syphilis erreicht. Nachfolgend fallen die Titer wieder ab. Bei lange persistierender unbehandelter Infektion können die IgM-Antikörper unter die Nachweisgrenze der jeweiligen Methode absinken. Lipoidantikörper sind meist weiterhin nachweisbar. IgG-Antikörper erscheinen wenige Tage nach den IgM-Antikörpern, erreichen ebenfalls im Sekundärstadium die höchsten Titerwerte, persistieren dann aber bei unbehandelter Infektion auf hochpositivem Niveau. In der Praxis wird der IgG-Titer meist nicht gezielt bestimmt, sondern alternativ der TPHA-Titer für die Befundbewertung herangezogen. Der TPHA reagiert mit spezifischen IgM- und IgG-Antikörpern. Bei länger bestehender Infektion mit nur schwach positivem oder negativem IgM-Antikörperbefund ist der TPHA-Titer weitgehend identisch mit einem IgG-Titer.

Ein hochpositiver IgM-Antikörperbefund spricht für eine akute behandlungsbedürftige Infektion unabhängig von der TPHA-Titerhöhe, ein niedriger IgM-Titer bei hochpositivem IgG- beziehungsweise TPHA-Titer eher für eine latente oder chronische Infektion. Ein negativer IgM-Antikörperbefund insbesondere bei positivem Lipoidantikörperbefund und hochpositivem IgG- oder TPHA-Titer ist ebenfalls mit einer aktiven oder latenten Infektion vereinbar. Ein TPHA-Titer <1:5.120 bei negativem IgM- und Lipoidantikörperbefund gilt allgemein als Hinweis auf einen Restbefund (Seronarbe) nach früherer Treponemeninfektion. Bei einer Reinfektion oder endogenen Reaktivierung einer latenten Infektion erfolgt die humorale Immunantwort im Sinne eines Boostereffektes und bewirkt einen starken Anstieg des IgG- oder des TPHA- und des Lipoidantikörpertiters. Die spezifische IgM-Immunantwort ist hingegen sehr variabel. Der Befund kann negativ bleiben, zeitlich verzögert positiv werden oder auch hohe Titer erreichen. Zusätzlich ist der IgM-Antikörpernachweis methodenabhängig. Im 19S-IgM-FTA-ABS-Test sind positive Befunde häufiger als im IgM-EIA oder IgM-Immunoblot.

Serologische Verlaufskontrollen nach Therapie

Da es unter Therapie zu signifikanten Titeranstiegen kommen kann, sollte der serologische Befund drei bis vier Wochen nach Abschluss der Antibiotikatherapie als Ausgangswert für nachfolgende Verlaufsuntersuchungen kontrolliert werden. Weitere Verlaufskontrollen sollen danach in dreimonatigen Abständen über ein Jahr erfolgen. Die Notwendigkeit von Nachuntersuchungen über ein Jahr hinaus ist vom Befundverlauf abhängig zu machen. Oftmals erscheint jedoch unabhängig von der Therapie-Erfolgskontrolle ein weiteres Monitoring in Risikogruppen (MSM) ohnehin sinnvoll, um Reinfektionen frühzeitig zu erkennen. Geeignet für die Verlaufsbeurteilung sind nur quantitative Testverfahren wie der TPHA-Test, der VDRL-Test oder die Cardiolipin-KBR sowie der 19S-IgM-FTA-ABS-Test oder der IgM-EIA. Die wiederholte Durchführung von Bestätigungstests (FTA-ABS-Test, Immunoblot) ist unnötig.

Ein Abfall der Lipoidantikörper innerhalb von 12 Monaten um drei bis vier Titerstufen gilt als Hinweis auf eine effektive Therapie. Zu beachten ist jedoch, dass die Antikörperkinetik sehr variabel verlaufen kann. Je länger das Zeitintervall zwischen Infektion und Therapiebeginn, desto langsamer erfolgt der Titerabfall. Dies gilt sinngemäß auch für die IgM-Antikörperkinetik. Während nach Therapie einer Syphilis-Erstinfektion im Primär- oder Sekundärstadium die Lipoid- und spezifischen IgM-Antikörper innerhalb weniger Monate unter die Nachweisgrenze absinken können, ist nach Behandlung einer Syphilis in der Spätlatenz, im Tertiärstadium oder nach Reinfektion eine Persistenz positiver Befunde über Jahre möglich. Grundsätzlich ist davon auszugehen, dass nach mehrfacher Infektion die Antikörpertiter langsamer abfallen als nach einer Erstinfektion. Kommt es bei der Verlaufsbeobachtung zu einem erneuten Lipoid- und/oder IgM-Titeranstieg, ist eine Reaktivierung oder Reinfektion anzunehmen.

Das Monitoring des TPHA-Titers ist ebenfalls hilfreich. Nach Therapie einer Erstinfektion ist meist ein über Jahre kontinuierlich rückläufiger oder auf niedrigem Niveau persistierender Titer zu beobachten. Kommt es im Verlaufe zu einem signifikanten Titeranstieg gilt auch dies als Hinweis auf eine Reaktivierung oder Reinfektion. Nach Reinfektion persistiert der TPHA-Titer dann als Folge der Boosterreaktion oft auf hochpositivem Niveau oder zeigt nur eine langsam abfallende Titertendenz.

Herpes: Nur lästig?

Die Herpes simplex Viren (HSV) Typ 1 und Typ 2 haben als Mitglieder der großen Herpesvirusgruppe die Eigenschaft, nach der in der Regel unerkannten Primärinfektion in ein Latenzstadium überzugehen. Im Rahmen periodischer Reaktivierungen aus diesem Zustand kann HSV auf andere Individuen übertragen werden. HSV 1 und HSV 2 führen überwiegend zu harmlosen mukokutanen Infektionen, die bei wiederholtem Auftreten sehr lästig sind. Normalerweise werden Herpesviren durch das Immunsystem kontrolliert gehalten. Dadurch wird HSV überwiegend ohne manifeste Symptomatik ausgeschieden. Schwächung der Immunität führt zu HSV-assoziierten Krankheitsbildern, die lebensbedrohend sein können und zu schweren Krankheitsfolgen führen können, wie der Herpes neonatorum oder die Herpesenzephalitis. Genitale HSV-Infektionen gelten als wichtigste Ursache genitaler Ulzerationen und HSV 2 wird heute als Schrittmacher für HIV und AIDS angesehen.

HSV Typ 1 und HSV Typ 2 Infektionen sind weltweit verbreitet und zählen zu den häufigsten krankheitsverursachenden Erregern des Menschen. Über 80% der Erwachsenen besitzen Antikörper gegen HSV 1, wobei in Industrieländern heute bei etwa 20%, in besonderen Risikogruppen sogar bei bis zu 60% der Bevölkerung mit Beginn der Pubertät zunehmend Antikörper gegen HSV 2 nachweisbar sind. In Deutschland wird von 11,4 Millionen HSV 2-Infizierten ausgegangen. Pro Jahr ist rechnerisch mit ungefähr 300.000 HSV 2-Neuinfektionen zu rechnen.

Weltweit bestehen Defizite in der Diagnostik der HSV-Infektionen und trotz moderner antiviraler Chemotherapeutika ist die Behandlung in vielen Fällen nicht zufriedenstellend. Der Dermatovenerologe spielt eine große Rolle in der frühzeitigen Diagnostik und in der konsequenten Therapie des Herpes.

HSV-Infektionen bei abwehrgeschwächten Patienten

Schwere, teilweise lebensbedrohliche HSV-Infektionen werden außer bei Neugeborenen, bei Patienten mit kongenitaler und bei Patienten mit erworbener Immunschwäche wie bei iatrogener Immunsuppression (Transplantatempfänger), oder Mangelernährung und bei HIV-Infizierten beobachtet. Besonders bei HIV-Patienten im fortgeschrittenen Stadium mit CD4-Zellzahlen <100/mm^3 treten schwere und atypische Herpesmanifestationen auf. Verzögerte Abheilung, Schmerzhaftigkeit der Läsionen und auch verlängertes asymptomatisches *virus shedding* sind wichtige Merkmale. Außer dem perianalen Herpes mit riesenhaften Ulzera und Knotenbildung werden bei immunschwachen Patienten folgende Bilder beobachtet: persistierende großflächige erosiv-ulzerierende und nekrotisierende Herpesläsionen, die chronische Herpesproktitis, der persistierende Herpes im Gesichtsbereich, Herpes in der Nagelumgebung und im Bereich der Handflächen. Auch papulöse, zum Teil warzenförmige Effloreszenzen können sich bei langer Bestandsdauer entwickeln.

Therapie

Die unspezifische Therapie des manifesten HSV-Infekts umfaßt je nach Symptomatik Analgetika und Antiphlogistika und nichtsteroidale Antirheumatika. Als Externa haben sich Antiseptika in Form von Sitzbädern und Umschlägen bewährt. Antiviral werden bisher nur klinisch sichtbare HSV-Infektionen behandelt. Subklinische und latente Infektionen stellen übereinstimmend keine Therapieindikation dar. Mit Ausnahme des rezidivierenden Herpes orolabialis erfolgt die Behandlung nur mit systemisch wirksamen antiviralen Medikamenten. Unabhängig vom Virustyp sind die Therapieziele bei der primären HSV-Infektion die Hemmung der Virusreplikation, die Abkürzung der Schmerzdauer und die Verhinderung systemischer Komplikationen. Bei frühzeitiger und korrekt dosierter Therapie sind diese Ziele mit den zur Verfügung stehenden Nukleosidananaloga Aciclovir, Valaciclovir und Famciclovir, erreichbar. Brivudin ist bei HSV 2-Infektionen unwirksam und in Deutschland nur zur Therapie der Gürtelrose (Zoster) zugelassen. Diese Substanz kann nicht zur Therapie von HSV-Infektionen, insbesondere der HSV2-Infektionen empfohlen werden. Bei rezidivierendem Herpes wird mit der antiviralen Behandlung die Beeinflussung der Rezidivhäufigkeit angestrebt. Dies ist jedoch mit den heute zur Verfügung stehenden Virustatika nicht möglich. Der Immune-response-modifier Resiquimod wurde in zwei großen internationalen Studien kontrolliert gegen Placebo getestet. Das Ziel der Studien Rezidive zu vermeiden, wurde nicht erreicht. Kürzere Virusausscheidung und verringerte Entzündungssymptomatik sowie die raschere Abheilung des Herpes sind deshalb auch beim rezidivierenden HSV-Infekt die wichtigsten Therapieziele.

Antivirale Behandlung der HSV-Infektionen

Behandlung des primären Herpes simplex Virusinfekts (orolabial und genital)

Beim primären Herpes genitalis gibt es keine Alternative zur systemischen antiviralen Therapie. Beim rezidivierenden Herpes genitalis ist zu beachten, dass Schweregrad und Dauer des Herpes (auch des rezidivierenden Herpes gluteälis) durch die perorale antivirale perorale Therapie vermindert werden kann. Voraussetzung ist der frühzeitige Therapiebeginn. Besonders empfehlenswert ist die pateninitiierte, episodische Therapie. Für die eigeninitiierte Behandlung des Herpes genitalis mit Aciclovircreme und anderen antiviralen Externa liegen keine überzeugenden Studienergebnisse vor. Deshalb ist diese Therapie nicht empfehlenswert. Bei mehr als 6 Rezidiven im Genitalbereich im Jahr wird eine perorale Suppressionstherapie über mehrere Monate empfohlen.

Tabelle 1. Behandlung des primären Herpes simplex Virusinfekts (orolabial[a] und genital[b])

Präparat (oral)	Dosierung	Behandlungsdauer
Aciclovir[a,b] oder	3 × 400 mg	5–10 Tage
Aciclovir[a,b] oder	5 × 200 mg	5–10 Tage
Aciclovir iv[a,b] oder	3 × 5 mg/Kg KG	7–10 Tage
Famciclovir[b] oder	3 × 250 mg	5–10 Tage
Valaciclovir[b]	2 × 1 g	5–10 Tage

Tabelle 2. Episodische Behandlung des Herpes-labialis-Rezidivs[a] und des Herpes-genitalis-Rezidivs[b]

Präparat (oral)	Dosierung	Behandlungsdauer
Aciclovir[a,b] oder	3 × 400 mg (2 × 400 mg)	5 Tage
Aciclovir[a,b] oder	5 × 200 mg	5 Tage
Famciclovir[b] oder	2 × 125 mg	5 Tage
Valaciclovir[b]	2 × 500 mg	5 Tage

Tabelle 3. Suppressionsbehandlung des Herpes labialis[a] und Herpes genitalis[b]

Präparat (oral)	Dosierung	Behandlungsdauer
Aciclovir[a,b] oder	3 × 400 mg	Über Monate
Famciclovir[b] oder	2 × 125 mg	Über Monate
Valaciclovir[b]	1 × 500 mg	Über Monate

HPV Infektionen beim Mann

HPV Viren verursachen beim Mann und bei der Frau intraepitheliale Neoplasien, die in die Grade I, II und III eingeteilt werden. Je nach Lokalisation werden sie penile (PIN), vulväre (VIN), vaginale (VAIN), anale (AIN) oder zervikale (CIN) intraepitheliale Neoplasie genannt. Sie sind oft durch high risk-HPV ausgelöst. Daneben gibt es die durch low risk HPV ausgelösten Kondylome. Während CIN und AIN (bei HIV positiven Personen) relativ häufig eine Vorläuferläsion für ein spinozelluläres Karzinom sind, das nach jahrzehntelanger Latenz zum Zervixkarzinom und Analkarzinom führen kann, führt die PIN nur sehr selten zu Peniskarzinomen. HPV ist in Zervixkarzinomen praktisch immer in den Peniskarzinomen nur zum

Teil nachweisbar. Obwohl high risk-HPV beim Mann selten zu nennenswerten Pathologien führt, besteht existiert bei Männern ein Reservoir an high risk HPV durch subklinische oder latente Infektionen.

HPV Läsionen sind beim Mann meist nur subklinisch und nur mit der Essigsäureprobe oder Toluidinblau nachweisbar. Sie können auch latent, das heißt ohne klinisches Korrelat existieren. PCR-Untersuchungen haben ergeben, dass bei Partnern von Frauen mit zervikalen Dysplasien häufig HPV nachweisbar ist. Bei diesen Partnern finden sich dann auch häufig die subklinischen Läsionen. Dies sind meist scharf begrenzte weißliche Flecken (flat penile lesions), die sich nach Essigsäureanfärbung demarkieren.

PIN I-III manifestieren sich durch Erytheme und gerötete Plaques. Differenzialdiagnostisch kommen entfernt Psoriasis und Lichen ruber, sowie, bei multifokalem Auftreten, ein Lichen sclerosus et atrophicans in Betracht. Man sollte Kondomgebrauch empfehlen, um eine Transmission auf die Partnerin und umgekehrt zu unterbrechen. Dieser sollte ohne Ausnahme konsequent und auch innerhalb von stabilen Beziehungen stattfinden. Zu welchem Zeitpunkt nach Abheilung keine Infektionsgefahr mehr besteht, ist unklar. Positive Einflussfaktoren, die das Risiko herabsetzen sind neben Kondomgebrauch vor allem stabile Beziehungen und eine in der frühen Kindheit durchgeführte Zirkumzision.

Daten zur Progression einer subklinischen oder latenten Infektion zur PIN III oder zum Peniskarzinom fehlen derzeit. Aus einer großflächigen PIN I/II kann sich innerhalb weniger Monate eine PIN III und ein Peniskarzinom entwickeln. Deshalb sollten die Patienten regelmäßig kontrolliert werden. Eine PIN III sollte ablativ zum Beispiel mittels Lasertherapie behandelt werden. Ein Behandlungsversuch mit Imiquimod ist allerdings gerechtfertigt. Anders als beim Analkarzinom ist noch nicht klar, ob HIV ein Risiko bezüglich der Infektion mit HPV oder der Progression zum Peniskarzinom darstellt. Risikofaktoren bezüglich der Entwicklung von Peniskarzinomen sind Nikotinabusus, das Vorhandensein von HPV und die Prävalenz von penilen Dermatosen wie Psoriasis. Auch iatrogene Faktoren wie Immunsuppression durch Methotrexat oder orale PUVA-Therapie bei Psoriasis erhöhen das Risiko zur Entwicklung von Peniskarzinomen. Deshalb sollte bei der PUVA-Therapie immer das Genitale abgedeckt werden. Protektive Faktoren sind wiederum Kondomgebrauch und Zirkumzision.

Anale intraepitheliale Neoplasie und Analkarzinom bei HIV-Infektion

Humane Papillomviren bei HIV-Infizierten

HPV-assoziierte Neoplasien des Genitaltraktes treten bei HIV-Infizierten gehäuft auf. So sind HPV-Infektionen im Genitoanalbereich bei bis zu 93% aller HIV-Infizierter nachweisbar. Infektionen mit mehreren onkogenen Hochrisiko HPV-Typen sind bei HIV-infizierten deutlich häufiger nachweisbar als bei Immunkompetenten. Seit Einführung der hochaktiven antiretroviralen Therapie (HAART) in der Behandlung der HIV-Infektion ist es, durch die damit verbundene signifikante Senkung der Mortalität und Morbidität sowie Verlängerung der Überlebenszeit, zu einem dramatischen Anstieg von Analkarzinomen sowie deren Präkursorläsionen, der analen intraepithelialen Neoplasien (AIN) gekommen. Die AIN wird nach histologischen Kriterien in drei Stadien eingeteilt. Es zeigte sich, dass HAART nur wenig Einfluss auf die AIN hat, im Gegenteil wird anscheinend durch die deutliche Verlängerung der Überlebenszeit der Patienten die Möglichkeit der Entwicklung von AIN und Analkarzinomen begünstigt. Die Immunsuppression spielt eine entscheidende Rolle in der Pathogenese der AIN bei HIV-Infektion. In großen Kohortenstudien konnte gezeigt werden, dass HIV-Infizierte ein 37-fach erhöhtes Risiko zur Entwicklung eines Analkarzinoms sowie ein 60-fach erhöhtes Risiko zur Entwicklung einer AIN haben. Besonders dramatisch sind die Zahlen bei HIV-Infizierten unter 30 Jahren, bei denen das Risiko der Entwicklung einer AIN im Vergleich zum Normalkollektiv auf das 130- bis 160-fache erhöht ist. In der Bundesrepublik Deutschland hat die Sterblichkeit am Zervixkarzinom, einem anderen HPV-assoziierten Tumor, in den letzten Jahrzehnten vor allem aufgrund der seit 1971 eingeführten und von den Krankenkassen finanzierten zytologischen Früherkennungsuntersuchungen stetig abgenommen. Diese Ergebnisse legen nahe, dass ein Vorsorgeprogramm die Inzidenz des Analkarzinoms senken könnte, ähnlich der Reduktion der Inzidenz des Zervixkarzinoms durch Zervixzytologie und weiterführende Diagnostik.

Vorsorgeprogramm für AIN und Analkarzinom

Ziel eines Vorsorgeprogramms für AIN und Analkarzinom ist die frühzeitige Erkennung und Therapie von Karzinomvorstufen bei Hochrisikopatienten und damit die Verhinderung von Analkarzinomen. Hochrisikogruppen sind homosexuelle Männer mit einer lange bestehenden HIV-Infektion, einer Anamnese mit häufigem ungeschützten rezeptiven Analverkehr sowie einer niedrigen CD4-Zellzahl. Weitere Risikogruppen sind kurzzeitig HIV-Infizierte mit länger bestehenden Condylomata acuminata, HIV-positive Frauen mit hochgradiger zervikaler intraepithelialer Neoplasie (CIN)/Zervixkarzinom oder vulvärer intraepithelialer Neoplasie (VIN)/Vulvakarzinom sowie drogengebrauchende Männer und Frauen mit niedriger CD4-Zell-Zahl.

Meist ist die AIN klinisch symptomlos und wird von den Patienten nicht bemerkt. Beschwerden wie Blutungen, Missempfindungen, Juckreiz, Brennen, Fremdkörpergefühl oder Schmerzen im Analbereich sind bereits mögliche Hinweise auf Invasivität. Nach der Anamnese erfolgt die klinische Inspektion der Genitoanalregion. Auffällige makroskopische Befunde der Perianalregion sind leukoplakische, ekzematöse, erosive, papillomatöse, papulöse, verruköse und plaqueartige Hautveränderungen. Zur besseren Unterscheidung von der Umgebung empfiehlt sich die Applikation von 5% Essigsäure, wodurch klinisch inapparente Läsionen sichtbar gemacht werden können. Induration und Ulzeration sind oftmals ein Anzeichen für ein bereits bestehendes invasives Wachstum. Aufgrund der klinischen Variabilität der AIN ist bei verdächtigen Läsionen eine Probebiopsie oder Exzision zur histologischen Aufarbeitung indiziert. Auch bei klinisch nicht malignomsuspekten Condylomata acuminata sollte immer vor deren Behandlung eine repräsentative Probebiopsie zum Ausschluss einer subklinischen AIN erfolgen.

Im Weiteren erfolgt eine Materialgewinnung zur zytologischen Aufarbeitung, wobei wie bei der Zervixdiagnostik die Färbung nach Papanicolaou zur Anwendung kommt. Zur Beurteilung der gesamten Analregion erfolgen peri- als auch intraanale Abstriche. Als Alternative neben dem konventionellen Abstrich kommt die Flüssig-Zytologie (liquid based cytology) mit signifikant höherer Sensitivität bei ähnlicher Spezifität in Frage. Bei einem zusätzlichen HPV-Screening ist der prädiktive Wert eines positiven Befundes wegen der hohen HPV-DNA-Prävalenz (> 90%) bei sexuell aktiven HIV-Infizierten bezüglich des Vorliegens einer Krebsvorstufe/eines Karzinoms nicht sehr hoch. Hinsichtlich der Einschätzung des Risikos der Karzinomentstehung aus milden und mäßigen Dysplasien kann die Unterscheidung zwischen Hoch- und Niedrigrisiko-Typen sinnvoll sein. Dabei werden die in Abstrichen oder Biopsien vorliegenden HPV-Typen zum Beispiel mittels PCR und nachfolgender Hybridisierung mit typspezifischen Sonden ermittelt. Bei allen Patienten sollte auch bei klinisch unauffälliger Perianalregion eine Proktoskopie zur intraanalen Beurteilung erfolgen. Bei Verdacht auf invasives Wachstum sollte frühestmöglich eine histologische Abklärung, gegebenenfalls ergänzende Endosonographie der suspekten Läsion erfolgen.

Therapie der AIN

Zeigt sich klinisch, zytologisch oder auch histologisch ein Normalbefund, sollten zwölfmonatige Kontrolluntersuchungen erfolgen. Bei AIN 1 sollten nach Therapie sechsmonatige Verlaufskontrollen erfolgen. Bei AIN 2 und AIN 3 sind nach Therapie dreimonatige Kontrolluntersuchungen je nach Befund indiziert. Zur Anwendung kommen invasive und topische Therapieansätze ähnlich wie in der Therapie von Condylomata acuminata. Topisch anwendbare Substanzen sind Trichloressigsäure, Podophyllotoxin, Imiquimod, intraläsionales Interferon-α oder Interferon-β-Gel. Zu den invasiven Verfahren zählen die elektrokaustische Abtragung mittels Kugel oder Schlinge, Laserablation (C02-Laser) oder Kryotherapie. Da es sich bei der AIN um einen intraepithelialen Prozess handelt sollten tiefergehende Substanzdefekte vermieden werden.

Bei zirkumferentem oder großflächigem perianalen Befall richtet sich das therapeutische Vorgehen nach dem Grad der AIN, wobei prinzipiell AIN 2 und 3 aggressiver behandelt werden als AIN 1. Die Nachbehandlung sollte topisch wie bei der AIN 1 erfolgen. Kleinere und mittelgroße Areale aller AIN-Stadien und Condylomata acuminata werden, wenn möglich, oberflächlich exzidiert. Aufgrund der Topographie wird meistens die elektrokaustische Abtragung gewählt.

Analkarzinom

Das Analkarzinom kann aus dem Plattenepithel distal des Analrandes (Analrandkarzinom) oder aus dem Platten- und Zylinderepithel, das den Analkanal distal beziehungsweise proximal der Linea dentata auskleidet, entstehen. Prädilektionsstelle ist der Übergang von Zylinderepithel des Rektums und Plattenepithel des Anus, die sogenannte Transformationszone. Die meisten Tumoren sind daher Plattenepithelkarzinome (etwa 65%) oder Übergangsepithelkarzinome (etwa 25%). Die hochsitzenden, selteneren Analkarzinome metastasieren in die inferioren Mesenteriallymphknoten, Karzinome des mittleren Analkanals metastasieren in die pelvinen Lymphknoten, tiefsitzende Analkarzinome in die inguinalen Lymphknoten.

Therapie des Analkarzinoms

Generell wird ein kontinenzerhaltendes Regime angestrebt. Läsionen kleiner 2 cm werden exzidiert, bei größeren Tumoren erfolgt eine Radiochemotherapie. Die Therapie richtet sich für HIV-Positive und HIV-Negative gleichermaßen nach den Richtlinien der Arbeitsgemeinschaft der wissenschaftlichen Medizinischen Fachgesellschaften (AWMF). Bei der sphinktererhaltenden Radiochemotherapie werden anatomische Strukturen und Funktionen erhalten. In der Regel wird die kombinierte Radiochemotherapie mit Mitomycin C (10 mg/m^2, Tag 1 und 29) und 5-FU (1000 mg/m^2, Tag 1–5 und Tag 29–33) und eine Radiotherapie bis maximal 50 Gy (1.8 Gy tgl.) durchgeführt. Eine Lymphknotendissektion oder eine Bestrahlung nach operativer Entfernung eines befallenen Lymphknotens ist bei Lymphknotenmetastasierung notwendig und ausreichend.

Zervixkarzinom und Vulvakarzinom: Impfung in Sicht?

Am 8. Juni 2006 wurde von der amerikanischen Gesundheitsbehörde Gardasil® als erster Impfstoff zugelassen, der zur Vorbeugung gegen Zervixkarzinom, präkanzeröse Genitalläsionen und genitale Warzen entwickelt wurde, soweit diese Krankheiten durch humane Papillomviren (HPV) der Typen 6, 11, 16 und 18 verursacht werden. Neben diesem quadrivalenten Impfstoff der Firma Merck soll demnächst auch ein bivalenter Impfstoff der Firma GlaxoSmithKline gegen die HPV-Typen 16 und 18 zugelassen werden. Für Deutschland geht man von einer Zulassung für das erste Halbjahr 2007 aus.

Damit kann die mit dem Thema gestellte Frage eindeutig bejaht werden: Eine Impfung ist in Sicht.

Möglich wurde diese neue Prävention durch folgende wichtige Forschungsergebnisse: zum einen durch den Nachweis, dass HPV ursächlich an der Entwicklung von Zervixkarzinomen und seiner präkanzerösen Vorläufer beteiligt sind, und zum anderen durch den jetzt ausreichend gesicherten Nachweis, dass die gentechnisch hergestellten, nicht infektiösen Virushüllen (virus like particles VLP) immunogen wirken, das heißt nach Injektion kommt es zur Bildung von neutralisierenden Antikörper gegen die entsprechenden HPV-Typen.

Mehr als die Hälfte aller sexuell aktiven Männer und Frauen infizieren sich nach epidemiologischer Schätzung zu irgendeiner Zeit ihres Lebens mit HPV. Obwohl die meisten derartigen Infektionen durch das körpereigene Immunsystem ausgeheilt werden, können persistierende Infektionen zur Krebsentwicklung im Bereich von Zervix, Vagina und Vulva führen. Da etwa 70% der Zervixkarzinome durch die HPV-Typen 16 und 18 verursacht werden, erhofft man sich von möglichst ausgedehnten Impfungen einen Rückgang dieser Erkrankung in der angegebenen Größenordnung. Der Effekt beim Vulvakarzinom dürfte deutlich geringer ausfallen, weil sich dieses Karzinom viel seltener entwickelt und nur zu einem nicht genau bekannten Anteil durch HPV verursacht wird.

Für den fast 100%igen Schutz sind nach einer ersten Impfung zwei weitere Impfungen im Abstand von 2 und 6 Monaten nach der ersten erforderlich. Zugelassen wurde die Impfung für Mädchen und Frauen im Alter von 9–26 Jahren, empfohlen wird die Impfung vor Beginn der sexuellen Akivität. Ob auch Männer geimpft werden sollen, wird derzeit noch untersucht. Ob und wann eine Auffrischimpfung nötig sein wird, kann derzeit noch nicht gesagt werden.

Nicht wirksam ist die Impfung, wenn bereits eine Infektion mit den HPV-Typen besteht, die im Impfstoff enthalten sind. Auch ein therapeutischer Einsatz des Impfstoffs bei HPV-induzierten Genitalkarzinomen ist nicht möglich. Unter diesem Gesichtspunkt wird an anderen Methoden einer therapeutischen Impfung gearbeitet.

Trotz der Vorteile, die diese neue Möglichkeit der Impfung zur Verhinderung einer HPV-Infektion bietet, muss auch auf Schwierigkeiten dieses Impfkonzepts hingewiesen werden. Es handelt sich (wieder einmal) um eine zusätzliche (additive) Methode zur Prävention, nicht um eine ersetzende (substituierende): auf die gynäkologische Vorsorgeuntersuchung mit zytologischem Abstrich von der Zervix kann nämlich auch bei erfolgreich geimpften Frauen nicht verzichtet werden, denn die Impfung schützt, wie oben ausgeführt, nur gegen die häufigsten beim Zervixkarzinom vorkommenden HPV-Typen 16 und 18. Eine Krebsentwicklung bedingt durch andere HPV-Typen ist somit auch weiter möglich. Die Kosten einer Immunisierung mit drei Impfdosen sollen sich auf 300 bis 500 Euro belaufen und so darf man gespannt sein, ob Staat oder Kassen zahlen werden oder sich darauf beschränken, die Impfung zu empfehlen und die Kosten für die Impfung ihrer Kinder den Eltern zu überlassen. Diese Option würde wohl die Bereitschaft, seine Kinder impfen zu lassen, deutlich einschränken und so den Inzidenz senkenden Effekt von 70%, der ohnehin erst in 20 bis 40 Jahren zu erwarten wäre, deutlich geringer ausfallen lassen.

Denn das Potential der Impfung gegen eine HPV-Infektion wird sich wohl nur bei einer sehr hohen Impfrate einstellen.

Literatur

1. Bremer V, Marcus U, Hofmann A, Hamouda O (2005) Building a sentinel surveillance system for sexually transmitted infections in Germany, 2003. Sex Transm Infect 81: 173–179
2. Castellsague X, Diaz M, de Sanjose S et al. (2006) Worldwide human papillomavirus etiology of cervical adenocarcinoma and its cofactors: implications for screening and prevention. J Natl Cancer Inst 98: 303–315
3. Cox J, Beauchemin J, Allard R (2004) HIV status of sexual partners is more important than antiretroviral treatment related perceptions for risk taking by HIV positive MSM in Montreal, Canada. Sex Transm Infect 80: 518–523
4. DSTDG (2005): Diagnostik und Therapie der Syphilis. Leitlinie 2005, AWMF-Leitlinien-Register, Nr. 059/002. www.uni-duesseldorf.de/WWW/AWMF
5. Frisch M, Biggar RJ, Goedert JJ (2000) Human papillomavirus-associated cancers in patients with human immunodeficiency virus infection and acquired immunodeficiency syndrome. J Natl Cancer Inst 92: 1500–1510
6. Goh BT, van Vorst Vader PC (2001) European guideline for the management of syphilis. Int J STD & AIDS 12 (Suppl 3) 14–26
7. Gotz HM, van Bergen JE, Veldhuijzen IK et al. (2005) A prediction rule for selective screening of Chlamydia trachomatis infection. Sex Transm Infect 81: 24–30
8. Hagedorn HJ, Müller F (2005): Syphilis. In: Thomas L (Hrsg) Labor und Diagnose. 6. Aufl., TH-Books, Frankfurt, Kap 42.14, 1629–1638
9. Kreuter A, Brockmeyer NH, Hochdorfer B et al. (2005) Clinical spectrum and virologic characteristics of anal intraepithelial neoplasia in HIV infection. J Am Acad Dermatol 52: 603–608
10. Kreuter A, Brockmeyer NH, Weissenborn SJ et al. (2006) 5% imiquimod suppositories decrease the DNA load of intra-anal HPV types 6 and 11 in HIV-infected men after surgical ablation of condylomata acuminata. Arch Dermatol 142: 243–224
11. MIQ 16 (2001) Qualitätsstandards in der mikrobiologisch-infektiologischen Diagnostik: Syphilis, Urban & Fischer, München, S 1–40
12. Palefsky JM, Holly EA, Ralston ML, Jay N (1998) Prevalence and risk factors for human papillomavirus infection of the anal canal in human immunodeficiency virus (HIV)-positive and HIV-negative homosexual men. J Infect Dis 177: 361–367
13. Robert-Koch-Institut (2003) Praktische Empfehlungen zur Serodiagnostik der Syphilis. Epidemiol Bull 25: 191–192

Trichologie

Hans Wolff, Gerhard Lutz, Rolf Hoffmann, Christian Kunte, Ulrike Blume-Peytavie und Bernhard Korge

Haare haben für Frauen und Männer eine sehr wichtige Bedeutung. Lange, kräftige und glänzende Haare stehen für Vitalität, Jugend und Gesundheit. Daher fühlen sich viele Männer von Haarausfall gestört und Frauen oft geradezu existenziell bedroht. Andererseits können auch zu viele Haare an der falschen Stelle sehr stören. Im Folgenden werden aktuelle Aspekte zu den Themen Alopezie und Hirsutismus bearbeitet.

Der Haarwachstumszyklus

Jeder Haarfollikel hat eine eigene biologische Uhr, die den Haarzyklus steuert [16]. Er besteht aus einer Wachstumsphase (Anagen), einer kurzen Übergangsphase (Katagen) und einer Ruhephase (Telogen).

Die Wachstums- oder Anagenphase dauert etwa 2–6 Jahre. Dabei wächst das Haar mit einer Geschwindigkeit von etwa 0,3 mm pro Tag oder etwa 1 cm pro Monat. Von der Dauer des Anagens ist die maximale Haarlänge abhängig. Lediglich schulterlange Haare von etwa 24 cm entsprechen einer mit 2 Jahren sehr kurzen Anagenphase.

Die Wachstumsphase wird von einer sehr kurzen Übergangsphase, dem Katagen, beendet. In ihr kommt es innerhalb von 1–2 Wochen zu morphologischen und funktionellen Rückbauvorgängen des Haarfollikels. Zugrunde liegen diesem Vorgang Millionen genau orchestrierter Apoptosen.

Abgeschlossen wird der Haarzyklus durch die Telogenphase. Hier steckt ein an der Wurzel bereits verhorntes Kolbenhaar noch für 2–4 Monate in einem Haarfollikel. Nach 2–4 Monaten fällt das Telogenhaar schliesslich beim Kämmen oder Haarewaschen aus.

Normalerweise wachsen die etwa 100.000 Kopfhaarfollikel völlig unabhängig voneinander. Innerliche oder äusserliche Einflussfaktoren können allerdings Haarfollikel durch abrupten Übergang vom Anagen ins Telogen synchronisieren und so nach 2–4 Monaten einen erfahrbar verstärkten Haarausfall auslösen. Zu diesen Einflussfaktoren gehören u.a. Hormone, Wachstumsfaktoren, Medikamente und Jahreszeiten [24]. Viele Menschen weisen periodisch verstärkte Haarwechsel auf, einige davon sind auch jahreszeitlich synchronisiert [5]. Vor allem im Herbst bemerken viele Frauen verstärkten Haarausfall.

Das Trichogramm

Das Trichogramm ist eine standardisierte Untersuchungsmethode zur lichtmikroskopischen Erfassung und prozentualen Auswertung der Wurzeln epilierter Haare [4, 15].

Ein physiologisches Trichogramm aus dem Bereich des Kapillitiums ergibt über 80% Anagenhaare. Anagenhaare mit vollständig epilierter Papille finden sich nur gelegentlich, wenn die Verhaftung im Matrixbereich so fest ist, dass hier kein Abriss erfolgt. Da in diesen Fällen die gesamte Matrixzone einschliesslich der Haarpapille epiliert wird, kann kein erneutes Haarwiederwachstum erfolgen. Erkennbar ist dieser Befund klinisch daran, dass aus dem Follikelkanal ein kleiner Tropfen Blut heraustritt, der von dem entsprechenden, abgerissenen Papillengefäßsystem stammt. In der Katagenphase befinden sich ständig bis zu 3% der Haare, in der Telogenphase sollten sich maximal 20% befinden. Missgestaltete, dystrophische Haare sollten 4% Anteil nicht übersteigen. Abgebrochene Haarschäfte sind in der Regel auf falsche Epilationstechnik zurück zu führen.

Die Indikation zum Trichogramm ergibt sich aus den anamnestischen Angaben eines vermehrten Effluviums und aus dem Befund einer sichtbaren Alopezie. Des weiteren kann das Trichogramm eine Diagnosehilfe sein bei der Unterscheidung einer Alopecia areata (hoher Telogenanteil) von einer Trichotillomanie (niedriger Telogenanteil). Manchmal dient das Trichogramm auch zur Therapiekontrolle. Das erste

Verlaufstrichogramm sollte frühestens nach 3 Monaten durchgeführt werden.

Im Idealfall werden etwa 50 Haare epiliert; bei weniger als 30 Haaren sind größere prozentuale Schwankungen bei sonst richtiger Auswertung möglich.

Die Epilationsstellen sind vom Haarausfallsmuster abhängig. Bei der diffusen und androgenetischen Alopezie der Frau wird neben dem Mittelscheitel und okzipital (Kontrollareal) epiliert. Bei Männern mit einer androgenetischen Alopezie von frontal, parietal und okzipital. Bei der Alopecia areata erfolgt die Epilation aus dem Herdrand und vergleichend aus einem gesunden, kontralateralen Bezirk.

Die Epilation sollte entschieden, schnell und vor allem in Wuchsrichtung der Haare erfolgen. Dies bedeutet am Hinterkopf, dass nicht senkrecht zur Kopfhaut epiliert wird, sondern schräg nach unten [23]. Wichtig ist auch, keine Büschel, sondern Kolonnen von Haaren zu epilieren. Letztere hinterlassen keine sichtbare, runde Alopezie. Anschließend werden die Haare auf einen Objektträger aufgelegt und mit Tesafilm fixiert. Vor der Begutachtung der Haarwurzeln im Mikroskop werden auf dem Objektträger 2–3 Tropfen Leitungswasser aufgebracht, so dass die Haare luftblasenfrei eingebettet sind. Bei besonderen Befunden kann das Präparat nach dem Abtrocknen mit zum Beispiel Eukitt® eingebettet und aufbewahrt werden.

Interpretation besonderer Trichogrammbefunde

Anagenhaare ohne Wurzelscheiden: Sie sind typisch für das *Lose Anagenhaar-Syndrom*, bei dem über 80% der epilierten Anagenhaare keine Wurzelscheiden aufweisen. Aufgrund einer Verhaftungsstörung kann im Akutstadium das Anagenhaar bereits durch leichten Zug epiliert werden, während die Wurzelscheiden in der Kopfhaut verbleiben [7].

Dysplastische Haare: Abwesenheit von Haarwurzelscheiden und Deformierung der Wurzeln von Anagenhaaren bezeichnet man als dysplastische Anagenhaare, wobei man noch nicht weiß, ob diese Wurzelverformung durch eine artefizielle oder eine ursächlich pathologische Haarwachstumsstörung hervorgerufen wird.

Erhöhung der Telogenrate: Eine Erhöhung des prozentualen Anteils der Telogenhaare von über 20% spricht für eine moderate Haarwachstumsstörung, erlaubt jedoch keine weitere Spezifizierung hinsichtlich der Ursache. Dies liegt daran, dass Telogenhaare bei einer Reihe von Haarwachstumsstörungen auftreten und nicht pathognomisch für ein einzelnes Krankheitsbild sind. Eine Erhöhung der Telogenhaarrate findet man zum Beispiel im aktiven Stadium der androgenetischen Alopezie, bei einem Eisenmangel, einer Hyperthyreose, einer Syphilis im Stadium II, dem postpartalen Effluvium oder bei einer Alopecia medicamentosa, zum Beispiel durch Heparinspritzen [24].

Dystrophische Haare: Sie sind am bleistiftartig zugespitzten Ende erkennbar. Ein vermehrtes Auftreten von dystrophischen Haaren spricht für eine starke Haarwachstumsstörung und wird in der Regel nur bei Intoxikationen oder einer starken medikamentösen Haarwachstumsstörung wie bei Chemotherapie beobachtet. Auch bei sehr aktiver Alopecia areata findet man vermehrt dystrophische Haare im Randbereich eines Herdes.

Abrechnungsziffern beim Trichogramm

Das Trichogramm ist Bestandteil des EBM 2000 plus. Deshalb kann es bei Frauen und Kindern mit Haarausfall nicht als eine individuelle Gesundheitsleistung betrachtet werden. Entsprechend muss die Abrechnung nach der EBM-Ziffer 32170 erfolgen. Bei Männern dagegen wird die androgenetische Alopezie nicht als Krankheit, sondern per bestätigtem Bundessozialgerichtsurteil als eine kosmetische Befindlichkeitsstörung eingestuft. Dadurch ergibt sich die Möglichkeit und die Pflicht, in diesen Fällen das Trichogramm nach den gültigen GOÄ-Ziffern abzurechnen. Für die Epilation der Haare kann die Ziffer 298 verwendet werden. Für eigentliche Auswertung unter dem Mikroskop die Ziffer 4860. Ferner besteht die Möglichkeit über entsprechende Steigerungssätze den Zeitaufwand in Rechnung zu stellen, der sich bei einer zusätzlichen Beurteilung der Haarschäfte und der Ermittlung der Haardicke und -form ergibt. Da diese Zusatzbestimmungen nicht Bestandteil des EBM sind, können sie gestaffelt analog über die GOÄ-Ziffer 298 bei den gesetzlich versicherten Patienten in Rechnung gestellt werden.

Diagnostik und Therapie bei Kopfschuppung

Sehr viele Patienten leiden unter übermäßigen Schuppen, welche selbst durch eine regelmäßige Haarwäsche kaum oder mitunter nicht zu behandeln ist. Diese Schuppen können ein lediglich kosmetisch störendes Phänomen sein oder Zeichen einer Hautkrankheit [24].

Pityriasis simplex capitis und seborrhoisches Ekzem

Die gewöhnlichen Kopfschuppen (*Pityriasis simplex capitis*) sind nicht als Hautkrankheit aufzufassen. Kopfschuppen entstehen in diesem Fall durch eine beschleunigte Proliferation der Epidermiszellen. Diese Überproduktion wird meist ausgelöst durch eine konstitutionelle Seborrhoe und kleine Entzündungsherde der Kopfhaut. Deren Ursache ist eine vermehrte Keimbesiedelung mit *Malassezia (M.) globosa*. Es werden irritative Lipide freigesetzt welche eine Entzündung fördern. Durch die Entzündung reifen die Hornzellen nur unvollständig aus, so dass sie verfrüht als Schuppen abschilfern. Diese Schuppen begünstigen wiederum das Wachstum von *M. globosa*, wodurch eine Art Kreislauf entsteht. Starke Schuppenbildung führt meist auch zu einer erhöhten Empfindlichkeit der Kopfhaut. Quälender Juckreiz und Rötung sind häufig die Folge. Dieses Vollbild zeigt sich dann als seborrhoisches Ekzem der Kopfhaut. Die *Pityriasis simplex capitis* kann mit einem anlagebedingten Haarausfall (Alopecia androgenetica) zusammen auftreten, sie ist jedoch nicht die Ursache dieser Veränderungen. Haarverlust wird allerdings oft durch ein seborroisches Ekzem verstärkt. Bei der Behandlung gilt es die ursächlichen Malassezia-Keime zu beseitigen. Zur Anwendung kommen Salizylsäure-haltige Schuppenshampoos, Salizylsäure-haltige Lösungen, gegen Malassezia wirksame antimikrobielle Shampoos, teerhaltige Externa und Selendisulfid. Weiterhin wird häufig ein Kortikosteroid notwendig sein. Hier haben sich Steroidschäume sehr gut bewährt. Bei Anwendung der Präparate ist so gut wie immer die Beseitigung der Schuppen erreichbar. Nach Beendigung der Behandlung kommt es jedoch in vielen Fällen zu einem Rezidiv. Daher muss meist eine Art Erhaltungs- oder Dauertherapie durchgeführt werden. Der Patient sollte daher die für sich geringste, aber immer noch ausreichend wirksame Anwendungshäufigkeit selbst herausfinden. Wichtig ist die Wahl des Therapeutikums mit dem geringst möglichen irritativen Potential. Diesbezüglich sollten Kopfmassagen und heißes Föhnen nicht durchgeführt werden.

Psoriasis capitis

Die Psoriasis vulgaris ist eine Erkrankung, die zwar nur in Ausnahmefällen auf die Kopfhaut beschränkt ist, dann aber mitunter schwierig vom seborrhoischen Ekzem zu unterscheiden ist. Am behaarten Kopf findet man zumeist scharf begrenzte und gerötete, manchmal wenig erhabene Herde mit festhaftender, silbrig-glänzender Schuppung. Typisch ist eine recht schaftrandige Begrenzung entlang der Stirn-Haargrenze und weitere Psoriasisherde am Körper. Zur Ablösung hartnäckiger Schuppen kommen vor allem salicylsäurehaltige Öle (auch Olivenöl), Salben, Lösungen oder Gele zur Anwendung. Der Effekt lässt sich durch zusätzliche Okklusivverbände (Badehaube) noch verbessern. Unterstützend können Schuppenshampoos und Teerpräparate genutzt werden. Die Weiterbehandlung kann auch über etwas längere Zeiträume mit Kortison oder Kortisonkombinationspräparaten erfolgen. Vitamin-D-Analoga (Wirkstoff Calcipotriol) als Lösungsform oder besser als Emulsion haben ihren festen Stellenwert bei der Therapie. Dithranol wird auf der Kopfhaut auch als Minutentherapie meist nur schlecht toleriert. Eine Lichttherapie kann nur mittels eines Lichtkammes anwenden. Bei schweren Formen der Psoriasis mit gleichzeitiger starker Psoriasis capitis werden nach den bekannten Mustern mittels aromatischem Retinoid, Chemotherapeutika (Ciclosporin A, Methotrexat) oder Fumarsäure behandelt.

Ekzeme der Kopfhaut

Neben dem bereits beschriebenen seborrhoischen Ekzem, kann auch ein atopisches Ekzem oder aber ein allergisches Kontaktekzem zu chronischer Kopfhautschuppung führen. Letztlich ist die Ananese richtungsweisend und die diagnostischen und therapeutischen Bemühungen sind nicht unterschiedlich von den allgemein gültigen. Das klinische Bild zeigt Nässen oder Schuppung auf geröteter Haut, die für gewöhnlich das gesamte behandelte Areal betrifft. Zusätzlich können scheinbar unbeteiligte Regionen im Rahmen von Abklatsch- oder Streuphänomenen betroffen sein. Duftstoffe, Dauerwellmittel (zum Beispiel Glycerylmonothioglykolat), Blondiermittel (zum Beispiel Ammoniumpersulfat), Haarfärbemittel und Inhaltsstoffe von Haarpflegekuren sind naturgemäß sehr häufige Allergen bei Frauen. Die Therapie erfolgt mittels Kortikosteroid-haltigen Schäumen oder über Nacht in wasserlöslichen Gelgrundlagen. Wichtig ist die genaue Ursachensuche.

Tinea capitis

Eine häufige Ursache für fleckförmigen Haarausfall bei Kindern ist die Mikrosporie. Meist entstehen zunächst kleinste, pityriasiform schuppende Alopezieherde, die später zu großflächigen, polyzykischen Arealen konfluieren können. Weisslich-graue, wie mit Mehlstaub bedeckte Haare, die nur wenige Millimeter über der Kopfhaut abgebrochen sind und im Wood-Licht grün fluoreszieren, sind für diese Ektothrix-Infektion mit zum Beispiel *Microsporum canis* oder *M. audouini* charakteristisch. Die Histopathologie ist bei der Mikrosporie wenig hilfreich und nicht charakteristisch. Mitunter sind die Follikelostien erweitert und selten sind pustulöse Veränderungen im Akroinfundibulum zu beobachten. Bei Verdacht lassen sich die Pilzelemente mittels PAS-Färbung darstellen. Wichtig ist der Erregernachweis im Nativpräparat oder die Kultur. Andere Formen des fleckförmigen Haarausfalls, wie die Alopecia areata und die Trichotillomanie müssen abgegrenzt werden.

Weiterhin kommt eine Vielzahl von Dermatophyten in Betracht, welche meist bei Säuglingen, Klein- und Schulkindern, seltener bei Erwachsenen eine Tinea capitis hervorrufen. Die häufigsten Erreger sind Trichophytonarten: *T. tonsurans, mentagrophytes, verrucosum* und *violaceum*. Die Tinea capitis profunda kann zu permanentem Haarausfall führen, wenn die Pilzfäden tief in den Follikel eindringen. Klinische Leitsymptome sind follikulär gebundene Pusteln, zum Teil mit Knoten und eitrigem Exsudat. Die Diagnose lässt sich meist durch den direkten Pilznachweis stellen und eine Biopsie ist nur selten notwendig. Bei Verdacht lassen sich die Pilzelemente histologisch in der Regel mit einer PAS-Färbung darstellen. Wichtig ist immer auch eine mykologische Diagnostik bei umschiebener Schuppung mit Haarverlust.

Die Therapie erfolgt immer systemisch, wobei die effektivsten Medikamente meist nicht für Kinder zugelassen sind und daher immer nur im individuellen Heilversuch rezeptiert werden können. Die klassische Behandlung erfolgt mit Griseofulvin, jedoch sind die modernen Antimykotika wie Itraconazol oder Terbinafin meist effektiver. Zu beachten sind die Dosierungen in Bezug zum Körpergewicht. Die Behandlungsdauer richtet sich nach der Art und Ausprägung des zu behandelnden Pilzbefalls. Meist ist eine 2–3-monatige Behandlung vonnöten.

Diskoider Lupus erythematosus

Beim diskoiden Lupus erythematodes (DLE) ist häufig die Kopfhaut mitbetroffen und etwa bei 30–50% der Patienten entwickelt sich eine vernarbende Alopezie. DLE-Läsionen am Kapillitium sind charakterisiert durch flächenhafte Eytheme mit Teleangiektasien und dezenter Atrophie und Hyperkeratose welche sich als groblammlöse Schuppung darstellt. Im Herdzentrum fehlen die Follikelostien und in den Randpartien sind abnorm dünne Haare zu sehen. Seltener entwickelt sich eine Alopezie bei Patienten mit einem systemischen Lupus erythematosus, diese ist aber eher diffus und viel seltener vernarbend. Sie lässt sich als entzündliches Telogeneffluvium klassifizieren. Das Hauptmerkmal des DLE ist die vakuolige Degeneration basaler Keratinozyten entlang der dermo-epidermalen Junktionszone. Dieses Merkmal lässt sich auch an der epithelialen Wurzelscheide beobachten. Daher ist es immer wichtig, neben den Veränderungen am Haarfollikel auch nach histopathologischen Veränderungen entlang der Epidermis zu fahnden. Die Epidermis ist häufig atrophisch mit darüberliegender orthokeratotischer Hyperkeratose. Die meist erweiterten Haarfollikelostien sind mit geschichtetem Keratin angefüllt. Die Basalmembran ist verdickt und meist finden sich oberflächliche sowie tiefe perivaskuläre und periadnexielle lymphozytäre Infiltrate mit vereinzelt eingestreuten Plasmazellen.

Lichen planopilaris

Klinisch stellt sich der Lichen planopilaris (LPP) in Frühstadien als eine Alopezie mit perifollikulären Erythem und hyperkeratotischen follikulären Papeln mit rezenter Schuppung dar. Der LPP ist häufiger bei Frauen vorwiegend im mittleren Lebensalter. Im Zuge der Follikelzerstörung entstehen glatte, atrophische, polygonale Kahlstellen. Bei 50–70% der Patienten treten typische Effloreszenzen eines LP auch an anderen Körperstellen, so dass eine komplette körperliche Untersuchung einschließlich der Mundschleimhaut und Nägel für die klinische Diagnose notwendig ist. Die Anzahl der Follikel ist deutlich vermindert, und die lymphozytären Infiltrate finden sich zumeist entlang der Wulstregion. Im Korium sind je nach Stadium angiofibrotische Stränge und eher mäßig dichte oberflächliche perivaskuläre und periadnexielle lymphozytäre Infiltrate zu sehen. Die Ablagerung von dermalen Muzin, typisch für DLE, kommt bei LPP nicht vor. Im Endstadium fehlen die epithelialen Follikelstrukturen vollständig, nur vereinzelt sind noch nackte Haarschäfte begleitet von einer Fremdkörperreaktion, zu beobachten. Diese Merkmale sind allerdings nicht spezifisch für den LPP, sondern können bei allen Formen vernarbender Alopezien vorkommen.

Therapie der Alopecia areata und der androgenentischen Alopezie

Die Alopecia areata ist durch zunächst kreisrunde, kahle Areale gekennzeichnet, die sich bei 10–20% der Patienten schliesslich auf das gesamte Kapillitium (Alopecia areata totalis) und bei etwa 2% das gesamte Integument (Alopecia areata universalis) ausdehnen können. Ursächlich ist ein T-lymphozytäres Infiltrat am Haarbulbus, das zu einer Hemmung des Haarwachstums führt [8]. Die Diagnose kann in aller Regel klinisch gestellt werden, nur in einzelnen Fällen sind weitergehende Untersuchungen erforderlich. Als prognostisch ungünstige Faktoren für das Ansprechen einer Therapie gelten:

- Auftreten bereits im Kindesalter
- Langer Krankheitsverlauf
- Starke Ausprägung
- Ophiasis-Typ (Befall von Nacken und Haaransatz)
- Atopie
- Nagelbeteiligung

Zur korrekten Beurteilung von Therapiestudien bei Alopecia areata ist es erforderlich, Spontanheilungen von Therapieeffekten abzugrenzen. Nur wenige Studien zur Therapie der Alopecia areata sind doppelblind, Plazebo-kontrolliert und randomisiert angelegt. Insbesondere bei systemischen Therapien sind Teil- oder Halbseitenbehandlungen nicht möglich [9, 24].

In den letzten Jahren sind einige Berichte über die Anwendung von topischer Tacrolimus-Salbe bei ausgeprägter beziehungsweise fleckförmiger Alopecia areata veröffentlicht worden, die allesamt eine fehlende Wirksamkeit zeigten.

Einzelne Fallberichte zur Behandlung der Alopecia areata mit Hilfe des Excimer Lasers weisen auf eine mögliche neue Therapieoption hin. Insbesondere konnten im Rahmen von Teilbehandlungen repräsentativer Areale spezifische Therapieeffekte beobachtet werden [18].

In letzter Zeit mehren sich Fallberichte über diverse weitere Therapiemöglichkeiten der Alopecia areata. So haben sich Alefacept, Latanoprost und Etanercept als nicht, beziehungsweise kaum wirksam erwiesen.

Was hat sich bei uns bewährt? Bei Patienten mit kurzzeitig bestehender und gering ausgeprägter Alopecia areata können zum Beispiel innerlich mit Zink und topisch mit Kortikosteroid-haltigen Lösungen oder Cremes behandelt werden. Obwohl für beide Therapien Wirksamkeitsnachweise fehlen, sind diese aufgrund der sehr günstigen Wirkungs-Nebenwirkungs-Relation als Therapieversuch gerechtfertigt.

Die wirksamste Therapie der ausgeprägten Alopecia areata ist die Induktion eines allergischen Kopfekzems mit dem obligaten Kontaktallergen Diphenylcyclopropenon (DCP) [9]. Nach initialer Sensibilisierung mit 2%iger DCP-Lösung wird mit einer gerade so niedrig konzentrierten Lösung behandelt, die regelhaft ein mildes Kontaktekzem auslöst. Auf vorsichtige, individuelle Titration der erforderlichen DCP-Konzentration ist zu achten. Durch initiale Halbseitenbehandlung kann ein spezifischer Therapieeffekt von einer Spontanremission unterschieden werden. In aller Regel lassen sich bei über der Hälfte der Patienten wieder wachsende Haare erkennen, wobei allerdings nur bei etwa 30% kosmetisch zufrieden stellende Ergebnisse zu erwarten sind. An Nebenwirkungen können überschießende Ekzeme auftreten, teils mit Nässen und Blasen. Der Patient muss darauf vorbereitet sein, jede Woche Rötung, Schuppung und Juckreiz an der Kopfhaut zu ertragen. Besonders unangenehm sind potenziell auftretende Hyper- und Hypopigmentierungen am Kapillitium. Hier sind insbesondere dunkelhäutige Patienten und Patienten mit anamnestisch angegebener Vitiligo gefährdet. Diese Veränderungen sind allerdings in aller Regel reversibel.

Androgenetische Alopezie des Mannes

Ursächlich für die androgenetische Alopezie des Mannes ist ein Zusammenspiel von Genen und Androgenen bei erhöhter Empfindlichkeit der Haarfollikel für Androgene. Hierbei ist insbesondere das Dihydrotestosteron verantwortlich, welches aus Testosteron mit Hilfe der 5α-Reduktase Typ II entsteht. Es resultiert eine Verkürzung der Anagenphase bei gleich lang bleibender Telogenphase. Es tritt eine Miniaturisierung der Haarfollikel und somit der Haare ein. Das typische Erscheinungsbild der androgenetischen Alopezie des Mannes, beschrieben von Hamilton und Norwood, ist die Ausbildung von Geheimratsecken und Vertexlichtung bis hin zum Haarkranz [10, 24].

Zur Behandlung der androgenetischen Alopezie des Mannes sind zwei Präparate in Deutschland zugelassen, deren Wirksamkeit in gut kontrollierten, wissenschaftlichen Studien nachgewiesen wurde: Die Finasterid 1 mg Tablette (Propecia®) und die 5%ige Minoxidillösung (Regaine® 5% Männer).

Finasterid hemmt selektiv das Enzym 5α-Reduktase Typ II und senkt somit die Serumkonzentration von Dihydrotestosteron um 70%. Die Wirksamkeit von Finasterid wurde in großen Multicenter-Studien nachgewiesen [22].

In zwei Studien, die die Wirksamkeit von Finasterid 1 mg Tablette und 5%iger Minoxidillösung zur Behandlung der androgenetischen Alopezie des Mannes verglichen, erwiesen sich beide Mittel als etwa gleich gut wirksam, wobei Minoxidil zu einer schnelleren Verdichtung der Haare führt, aber Finasterid nachhaltiger wirksam zu sein scheint [1, 20].

Androgenetische Alopezie der Frau

Die Entwicklung der androgenetischen Alopezie der Frau ist von den gleichen Faktoren abhängig wie bei den Männern. Klinisch manifestiert sich meist das von dem Hamburger Dermatologen Ludwig beschriebene Bild mit zunächst Verbreiterung des Mittelscheitels und Ausdünnung des Haarkleides am Oberkopf ohne klassische Glatzenbildung [14]. Typisch ist ein frontal verbleibender Haarkranz.

Bislang wurden zur Behandlung der androgenetischen Alopezie der Frau sehr häufig topische Östrogenlösungen eingesetzt, obwohl bislang überzeugende klinische Wirkungsdaten fehlen [25].

Als Mittel der Wahl zur Therapie der androgenetischen Frau kann die 2%ige Minoxidillösung gelten [13].

Systemisch gegebene Antiandrogene in Kombination mit Östrogenen können auch hilfreich sein. Sinclair und Mitarbeiter untersuchten die Wirksamkeit von oralen Antiandrogenen zur Behandlung der androgenetischen Alopezie der Frau [21]. Insgesamt wurden 80 Patientinnen in die Studie eingeschlossen. Drei Behandlungsschemata, Spironolakton 200 mg, Cyproteronacetat 50 mg pro die oder Cyproteronacetat 100 mg an den ersten 10 Tagen des Zyklus, wurden miteinander verglichen. Der Haarstatus wurde anhand von Übersichtsphotographien beurteilt. Alle drei Behandlungsgruppen wiesen vergleichbare Ergebnisse auf, so dass die Ergebnisse zusammengefasst wurden: Bei 44% der Patientinnen wurde nach 1 Jahr eine Zunahme der Haardichte gesehen, bei 44% keine Veränderung, und bei 12% ein weiteres Fortschreiten des Haarverlustes [21].

In der letzten Zeit häufen sich Fallberichte über erfolgreiche Heilversuche mit Finasterid; die größte Serie stammt aus der Gruppe um Tosti [11].

Diagnostik und Therapie des Hirsutismus

Die verstärkte und unerwünschte Gesichtsbehaarung bei der Frau stellt mehr als nur ein kosmetisches Problem dar. Etwa 20% der peri- und postmenopausalen Frauen weisen eine verstärkte Gesichtsbehaarung auf. Bei 5–10% der Frauen zwischen dem 18. bis 45. Lebensjahr besteht ein Hirsutismus [19].

Ein vermehrtes Haarwachstum stellt für die betroffenen Patientinnen nicht nur ein medizinisches Problem dar, sondern kann auch eine tief greifende Beeinflussung des Wohlbefindens und des Selbstbewusstseins mit sozialem Rückzug bewirken. Die Ursachen von Hypertrichose und Hirsutismus können vielfältig sein und bedürfen spezieller diagnostischer und therapeutischer Kenntnisse erfahrener Dermatologen, Gynäkologen oder Endokrinologen.

Klassische Ursachen für die Entwicklung eines Hirsutismus sind endokrinologische Störungen an Hypothalamus und Hypophyse, sowie den Nebennierenrinden und Ovarien [19]. Auch führen peripher erhöhte Androgenspiegel, eine erhöhte Bioverfügbarkeit von Testosteron oder eine erhöhte Sensitivität des Haarfollikels auf Androgene zu verstärktem und unerwünschtem Haarwachstum. Die häufigste Ursache für eine erhöhte Androgenproduktion der Frau ist das *polyzystische Ovar Syndrom* (PCOS) [6]. Einen idiopathischen Hirsutismus diagnostiziert man, wenn normale Androgenspiegel vorliegen bei einer gleichzeitig normalen Ovarialfunktion. Der medikamentös induzierte Hirsutismus kann durch eine Reihe verschiedener Medikamente bedingt sein, zum Beispiel Anabolika, Androgene und Gestagene in bestimmten Kontrazeptiva, Antiepileptika, Kortikosteroide oder Minoxidil.

Diagnostisches Vorgehen

In der Anamnese ist nach dem Verlauf zu fragen (akut oder chronisch progredient), nach gynäkologischen Faktoren (Zyklusregelmässigkeit, kontrazeptive Methoden, unerfüllter Kinderwunsch), sowie nach eingenommenen Medikamenten. Die klinische Beurteilung der Gesichts- und Körperbehaarung sollte anhand des *Ferriman-Gallwey-Scores* semiquantifiziert werden [19]. Dabei wird an neun verschiedenen Körperregionen die verstärkte Behaarung in ihrer Intensität beurteilt (Skala von 0–4). Ergibt sich eine Summe von über 8, spricht dies für das Vorliegen eines Hirsutismus. Vor der Behandlung sollte eine endokrinologische Störung oder ein medikamentös bedingter

Hirsutismus ausgeschlossen werden. Auch bei anamnestisch regelmäßiger Menses kann bei 40% der Betroffenen eine endokrinologische Ursache vorliegen. Daher sind eine basale Temperaturkurve und ein Progesteronspiegel am 20.–24. Zyklustag zum Ausschluss eines anovulatorischen Zyklus hilfreich. Zudem ist eine Bestimmung von Testosteron und Dehydroepiandrosteronsulfat (DHEAS) zur Abklärung ovarieller oder adrenaler Störungen sinnvoll. Die Diagnose eines idiopathischen Hirsutismus kann erst nach Ausschluss einer androgenen Ursache gestellt werden. Die Möglichkeit eines medikamentösbedingten Hirsutismus sollte beachtet werden. Liegt allerdings eine unregelmäßige Menses vor, ist eine endokrinologische Abklärung in Zusammenarbeit mit einem Gynäkologen oder Endokrinologen notwendig. Neuere Untersuchungen von Azziz und Mitarbeiter [2] haben gezeigt, dass Störungen des Androgenmetabolismus zu 82% durch ein polyzystisches Ovar Syndrom bedingt waren. Einen wesentlich geringeren Anteil hatten andrenale Hyperplasien und *21-Hydroylase-Mangel* (2,2%), das *HAIR-AN-Syndrom* (3,1%) und seltene Androgen-produzierende Tumore (0,2%). Ein idiopathischer Hirsutismus wurde nach sorgfältiger Diagnostik nur bei 4,7% der Betroffenen gefunden [2].

Therapie des Hirsutismus

Liegt eine endokrinologische Erkrankung vor, sollte eine gezielte Behandlung in Kooperation mit einem Gynäkologen oder Endokrinologen erfolgen. In Abhängigkeit von der Ursache werden Antiandrogene (zum Beispiel Cyproteronacetat, Chlormadinonacetat), GnRH-Analoga, periphere Androgenblocker (zum Beispiel Flutamid) und Insulin-„Sensitizer" (zum Beispiel Rosiglitazon, Metformin) eingesetzt. Neben der systemischen Therapie können sowohl bei idiopathischem als auch bei endokrinologisch bedingtem Hirsutismus unterstützend verschiedene Methoden zur Eigenbehandlung durch den Patienten selbst zur Anwendung kommen, zum Beispiel Rasur, Wachsepilation, Bleichen und chemische Epilationscremes [12]. Häufig empfinden die Patientinnen allerdings das rasche Nachwachsen der Haare, das Auftreten von Follikulitiden oder Hautreizungen als unbefriedigend. Daher entscheiden sich viele Patientinnen für eine Laserepilation mit selektiver Photothermolyse [17]. Schlecht geeignet sind dafür allerdings Frauen mit dunklem Hautkolorit oder hell pigmentierten Haaren. Bei ersteren kann es zu Hyper- oder Depigmentierungen kommen, bei letzteren wird die Lichtenergie vom hellen Haar nicht in die Tiefe weitergeleitet, um den Follikel zu zerstören. Im Gesicht kann eine zusätzliche topische Behandlung mittels Eflornithin-Creme (Vaniqa®) erfolgen [3]. Eflornithin hemmt das wichtige Haarfollikelenzym Ornithin-Decarboxylase, und verlangsamt dadurch das Nachwachsen der Haare. Allerdings ist wie bei den meisten Therapien gegen Hirsutismus ein Effekt nur so lange vorhanden, wie die Behandlung durchgeführt wird. Der Erfolg einer Therapie bei Hirsutismus kann frühestens einige Monate nach Einleitung lokaler oder systemischer therapeutischer Maßnahmen beurteilt werden, da der zyklische und individuelle Verlauf der Haarbildung erst dann eine sichtbare Änderung des Haarwachstums erkennen lässt.

Haarsprechstunde in der Praxis

Patienten, die über vermehrten Haarverlust oder ein verändertes Haarkleid klagen, sind in der Hautarztpraxis häufig. Der Arzt befindet sich oft in dem Dilemma, dass er das Ausmaß des Haarausfalls und der Haarlichtung nur für den Moment bewerten kann, eine longitudinale Bewertung des Haarkleides für den einzelnen Patienten aber meist nicht vornehmen kann. Anamnese und Mitteilung bisheriger Therapiemaßnahmen können als Indizien für den bisherigen Verlauf gewertet werden. Fehler in der Anwendung und oft unzureichende Anleitung der Patienten relativieren den Informationsgehalt solcher Angaben leider häufig. Im Folgenden wird ein Algorithmus vorgestellt, der es ermöglicht, Haarpatienten rasch zu evaluieren und dann den geeigneten Therapieansätzen zuzuführen. Es wird kein Anspruch auf Vollständigkeit und völlige juristische Bedenkenlosigkeit erhoben. Die Einrichtung einer speziellen Haarsprechstunde sollte dem Arzt vorbehalten bleiben, der Patienten mit Haarproblemen gerne behandelt.

Bei der ersten Konsultation der Patienten erfolgt die Aufnahme der Anamnese, eine genaue klinische Inspektion der Kopfhaut und gegebenenfalls weiterer Körperpartien unter Zuhilfenahme der Lupeninspektion und des Haarzupftestes. Ergeben sich Hinweise für mögliche Laborauffälligkeiten, werden Blutwerte wie zum Beispiel das Blutbild, Ferritin, Zink, TSH und der AST-Titer überprüft.

Bei einem telogenen Effluvium wird abhängig von der Hauptdiagnose als Ursache für das telogene Effluvium unterschiedlich vorgegangen: Liegt eine Erkrankung aus dem Leistungskatalog der GKV wie zum Beispiel seborrhoisches Ekzem, Psoriasis, arzneimittelbedingter Haarausfall oder atopisches Kopfekzem vor, erfolgt die Behandlung und Abrechnung über EBM. Ist die Behandlung allerdings nicht von der GKV gedeckt, wie zum Beispiel die DCP-Immuntherapie bei Alopecia areata, wird dem Patienten ein Antrag auf Kostenübernahme durch seine Krankenkasse ausgehändigt.

Als Beispiel könnte folgender Kostenvoranschlag einer Abrechnung nach GOÄ einer DCP-Immuntherapie an gesetzlich Versicherte zur Genehmigung durch ihre Krankenkasse gegeben werden:

- Erste Konsultation: GOÄ-Ziffern 5,34,750
- Folgekonsultationen: GOÄ-Ziffer 209 und gegebenenfalls alle 30 Tage Ziffern 1, 5 und 750

Sollte es sich um ein *Lifestyle-Problem* gemäß der Definition im Sozialgesetzbuch V vom 1. April 2005 handeln, wie zum Beispiel eine androgenetische Alopezie beim Mann, wird dem Patienten ein entsprechendes IGeL-Angebot unterbreitet. Bei androgenetischer Alopezie des Mannes zum Beispiel:

- Erste Konsultation: GOÄ-Ziffern 5, 34, 750
- Folgekonsultationen (1/4 jährlich im 1. Jahr): GOÄ-Ziffern 1 und 750

Für die genaue Inspektion der Kopfhaut hat sich die Auflichtmikroskopie mittels Dermatoskop sehr bewährt. Miniaturisierung, Vellushaarbildung, Schuppung, Erythem und Vernarbung lassen sich damit viel genauer erkennen. Auch die neu nachwachsenden Haare bei der Therapiekontrolle lassen sich frühzeitig gut entdecken.

Das hier beschriebene Vorgehen wird von den meisten Patienten akzeptiert und fördert merklich die Compliance und die Zufriedenheit der Behandelten. Der notwendige erhöhte Zeitbedarf lässt sich durch das IGeL-Angebot wirtschaftlich kompensieren. Zufriedene Haarpatienten kommen auch mit anderen Hautproblemen häufig wieder zurück in die Praxis.

Literatur

1. Arca E, Acikgoz G, Tastan HB et al. (2004) An open, randomized, comparative study of oral finasteride and 5% topical minoxidil in male androgenetic alopecia. Dermatology 209: 117–125
2. Azziz R, Sanchez LA, Knochenhauer ES et al. (2004) Androgen excess in women: experience with over 1000 consecutive patients. J Clin Endocrinol Metab 89: 453–462
3. Barman Balfour JA, McClellan K (2001) Topical eflornithine. Am J Clin Dermatol 2: 1–4
4. Braun-Falco O, Heilgemeir GP (1977) Aussagewert der Haarwurzelstatusmethode. Hautarzt 28: 136–139
5. Courtois M, Loussouarn G, Hourseau S, Grollier JF (1996) Periodicity in the growth and shedding of hair. Br J Dermatol 134: 47–54
6. Ehrmann DA (2005) Polycystic ovary syndrome. N Engl J Med 352: 1223–1236
7. Hamm H, Traupe H (1989) Loose anagen hair of childhood: The phenomenon of easily pluckable hair. J Am Acad Dermatol 20: 242–248
8. Hoffmann R, Happle R (1999) Alopecia areata – Klinik, Atiologie, Pathogenese. Hautarzt 50: 222–231
9. Hoffmann R, Happle R (1999) Alopecia areata – Therapie. Hautarzt 50: 310–315
10. Hoffmann R (2004) Androgenetische Alopezie. Hautarzt 55: 89–111
11. Iorizzo M, Vincenzi C, Voudouris S et al. (2006) Finasteride treatment of female pattern hair loss. Arch Dermatol 142: 298–302
12. Kunte C, Wolff H (2001) Aktuelle Therapie der Hypertrichosen. Hautarzt 52: 993–997
13. Lucky AW, Piacquadio DJ, Ditre CM et al. (2004) A randomized, placebo-controlled trial of 5% and 2% topical minoxidil solutions in the treatment of female pattern hair loss. J Am Acad Dermatol 50: 541–553
14. Ludwig E (1977) Classification of the types of androgenetic alopecia (common baldness) occurring in the female sex. Br J Dermatol 97: 247–254
15. Lutz G (2001) Das Trichogramm – Indikation, Durchführung und Interpretation. Der Deutsche Dermatologe 4: 254–261
16. Paus R, Cotsarelis G (1999) The biology of hair follicles. N Engl J Med 341: 491–497
17. Raulin C, Greve B (2000) Aktueller Stand der Photoepilation. Hautarzt 51: 809–817
18. Raulin C, Gundogan C, Greve B, Gebert S (2005) Die Excimer-Laser-Therapie der Alopecia areata -Halbseitige Evaluation eines repräsentativen Areals. J Dtsch Dermatol Ges 3:524-526
19. Rosenfield RL (2005) Clinical practice. Hirsutism. N Engl J Med 353: 2578–2588
20. Saraswat A, Kumar B (2003) Minoxidil vs finasteride in the treatment of men with androgenetic alopecia. Arch Dermatol 139: 1219–1221
21. Sinclair R, Wewerinke M, Jolley D (2005) Treatment of female pattern hair loss with oral antiandrogens. Br J Dermatol 152: 466–473
22. The Finasteride Male Pattern Hair Loss Study Group (2002) Long-term (5-year) multinational experience with finasteride 1 mg in the treatment of men with androgenetic alopecia. Eur J Dermatol 12: 38–49
23. Wolff H (2004) Trichogramm. In: Köhn FM, Ring J (Hrsg) Fallstricke und Fehlerquellen in der Dermatologie. Springer, Wien S 275–278
24. Wolff H (2005) Erkrankungen der Haare. In: Braun-Falco O, Plewig G, Wolff HH, Burgdorf WHC, Landthaler M (Hrsg) Dermatologie und Venerologie, 5. Auflage, Springer, Heidelberg, S 923–953
25. Wolff H (2006) Alfatradiol – Ein langer Weg auf dünnem Eis. Akt Dermatol 32: 268–269

17 Dia-Klinik

Vorwort

Ein besonders beliebter Bestandteil jeder Fortbildungswoche für praktische Dermatologie und Venerologie ist die DIA-KLINIK®.

Die DIA-KLINIK® ist so bekannt, weil sie gut vorbereitete und optimal präsentierte Darstellung klinisch wichtiger, diagnostisch schwieriger und therapeutisch neuer Beiträge beinhaltet. Viele Tagungsteilnehmer arbeiten das Heft der DIA-KLINIK®, das auch Bestandteil im Band 20 der Buchreihe *Fortschritte der praktischen Dermatologie und Venerologie* (Springer, Berlin 2007) ist, zu einem späteren Zeitpunkt noch einmal nach.

Die Ärztinnen und Ärzte der Klinik und Poliklinik für Dermatologie und Allergologie, Klinikum der Universität München, Ludwig-Maximilians-Universität München, haben didaktisch wichtige Beiträge aus vielen Bereichen unseres Faches zusammengestellt. Die medizinisch-technischen Assistentinnen und Assistenten aus vielen Laboratorien der Klinik haben durch ihr exzellentes technisches Können auch zum Gelingen der DIA-KLINIK® beigetragen.

1973, beim VII. Fortbildungskurs unter der Leitung von Professor Braun-Falco, gab es die erste DIA-KLINIK®. Ein 26-seitiges Heft maschinengeschriebener und vervielfältigter Seiten ohne Bilder wurde ausgegeben. Damit erschien die DIA-KLINIK® erstmalig in Deutschland. Im Band 7 (Springer, Berlin 1973) war die DIA-KLINIK® nicht abgedruckt.

1976 fand die VIII. Fortbildungswoche (Umbenennung des bisherigen Fortbildungskurses) statt. Die DIA-KLINIK® bestand aus einem 50-seitigen gedruckten Heft, aber ebenfalls noch ohne Abbildungen. Sie wurde bereits damals freundlicherweise von BYK-ESSEX München unterstützt. Im Band 8 (Springer, Berlin 1976) war die DIA-KLINIK® nicht abgedruckt.

1979 fand die IX. Fortbildungswoche statt. Erstmalig wurde ein mit zahlreichen farbigen Fotos ausgestatteter 81-seitiger Katalog gedruckt (O. Braun-Falco, G. Plewig, Chr. Schmoeckel). Im Fortbildungsband 9 (Springer, Berlin 1979) ist die DIA-KLINIK® jedoch nicht abgedruckt.

Erst 1983 mit der X. Fortbildungswoche gab es einen 74-seitigen DIA-KLINIK®-Katalog mit zahlreichen Farbabbildungen, der auch ungekürzt im Band 10 (Springer, Berlin 1983) abgedruckt wurde.

Die mittlerweile auf fast allen Kongressen in Deutschland etablierte und beliebte DIA-KLINIK® wurde also vor 33 Jahren in München auf der Fortbildungswoche 1973 geboren.

Die ganz vorzügliche Ausstattung der DIA-KLINIK® hat in traditioneller Weise die ESSEX PHARMA GmbH München übernommen. Für die großzügige Unterstützung dieses Teils der 20. Fortbildungswoche für praktische Dermatologie und Venerologie vom 23.–28. Juli 2006 danken wir sehr herzlich.

Michael J. Flaig
Tilmann Oppel
Gerd Plewig
Rudolf A. Rupec
Elke Sattler

München, im Juli 2006

Generalisierte Livedo racemosa bei Kälteagglutininassoziierter autoimmunhämolytischer Anämie

Kathrin Giehl, Sibylle Borgo und Tilmann Oppel

Anamnese
Die 59-jährige Patientin bemerkt seit einem Tag neu auftretende und bei Kälte verstärkte symptomlose Hautveränderungen der Arme und Beine sowie kälteabhängige dunkelblaue Verfärbungen der Finger. Aktuell bestehen akut aufgetretene Kopfschmerzen und Augenflimmern sowie seit einigen Tagen trockener Husten bei sonst gutem Allgemeinzustand. Außerdem leichte Gewichtsabnahme, verringerter Appetit, jedoch kein Fieber und kein Nachtschweiß. Die Abklärung von anstrengungsbedingtem Schwindelgefühl und Zustand nach zwei Synkopen innerhalb der letzten zwei Jahre mittels 24-Std.-EKG, Herzecho und Karotisduplexsonographie war unauffällig gewesen.

Hautbefund
An den Extremitäten mit Betonung der Beine livide, scharf begrenzte, unregelmäßig bizarr konfigurierte blitzfigurenartige Netzzeichnung der Haut. Keine Ulzerationen.

Körperliche Untersuchung
Leichter Sklerenikterus, periphere Pulse allseits palpabel, Lymphknotenstatus unauffällig.

Histopathologie
Linker Unterschenkel: Altersentsprechende lokalisationstypische Haut. Keine Anzeichen einer Vaskulitis oder Vaskulopathie.

Direkte Immunfluoreszenz
Kein Anhalt für Vaskulitis.

Laborbefunde
BSG: Sturzsenkung; Erythrozyten, MCV und MCH nicht messbar wegen massenhaften Erythrozytenaggregaten. Erniedrigtes Hämoglobin mit 8,6 g/dl [12–16]. Thrombozyten mit 450 10^3/l erhöht [150–350]. Leukozyten im Normbereich, Segmentierte leicht erhöht 73% [40–70], Monozyten erhöht 11% [8], Lym-

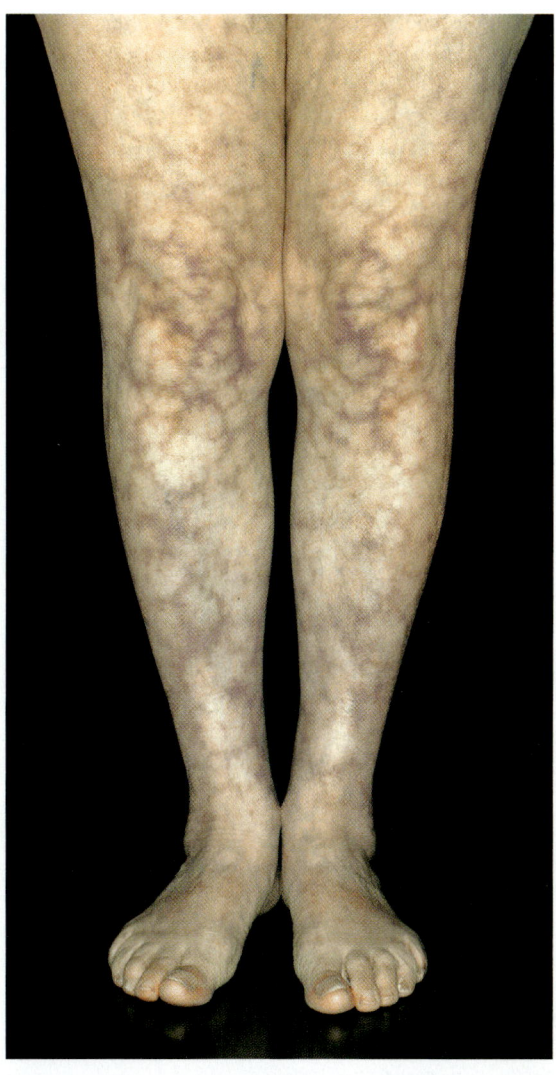

Abb. 1. Livedo racemosa. Netzzeichnung der Haut

phozyten erniedrigt 15% [25–40]. Unauffällige Serumparameter bis auf ein erhöhtes LDH mit 335 U/l [250], Bilirubin gesamt mit 2,2 mg/dl [1,1] und Blutzucker 134 [50–110] mg/dl. Gerinnungsparameter unauffällig. Eiweißelektrophorese: α 1-Globuline diskret erhöht mit 4,7% [2,1–4,4].

Serologische Befunde: C3, C4 im Normbereich
Lues-Serologie, Mykoplasmenserologie, Anti-HAV, Anti-HBc, Anti-HCV: Negativ

Immunhämatologischer Befund: Nachweis von hoch aviden panagglutinierenden erythrozytären Kälteautoantikörpern vom IgM-Typ mit hoher Wärmeamplitude bis 33 °C und vergleichsweise niedrigem Titer von 1:64 bei 4 °C und Raumtemperatur. Kein Nachweis von IgG-Antikörpern. Zur Zeit kein Hinweis auf transfusionsrelevante IgG-Allo-Antikörper. Reaktion mit dem Anti-I-Antigen auf embryonalen Nabelschnurerythrozyten und dem Anti-I-Antigen auf adulten Erythrozyten. Direkter Coombs-Test: Negativ.

Hämostaseologisches Konsil: Erythrozyten agglutinierten sofort nach Blutentnahme. Bestätigung des Verdachts auf Kälteantikörper durch Nachweis von Kälteagglutininen. Kryoglobuline nicht nachweisbar.

Urinstix sowie 24-Std.-Sammelurin: Unauffällig
Haemoccult®: Negativ

Autoimmundiagnostik
Antinukleäre Antikörper: Titer 1:80
Immundiffusion: U1-RNP-, Sm-, r-RNP-, Ro-, La-, ds-DNA-, Histon-, Nukleosomen-, Kardiolipin-(IgG, IgM, IgA), β-2-Glykoprotein-Antikörper, ANCAs: Negativ

Bildgebende Verfahren
Röntgen-Thorax in zwei Ebenen sowie Sonographie des Abdomens: Altersentsprechend unauffällig.
Dopplersonographie des Kopfes: Normalbefund
MRT Schädel: Kein Anhalt für vaskulitische Herde intrazerebral; die großen arteriellen Gefäße ebenfalls unauffällig konfiguriert, keine frische Ischämie. Keine Raumforderung.

Weitere Befunde
Augenärztliches Konsil: Beidseits Arteriolen im Fundus vor allem peripher sehr enggestellt.

Neurologisches Konsil: Normaler neurologischer Befund.

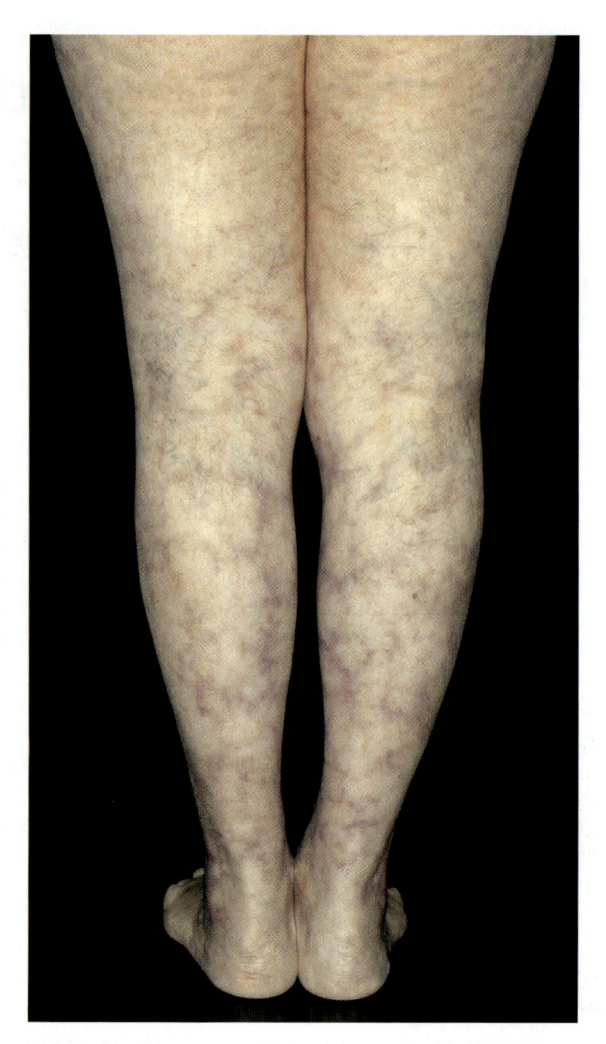

Abb. 2. Livedo racemosa. Netzzeichnung der Haut

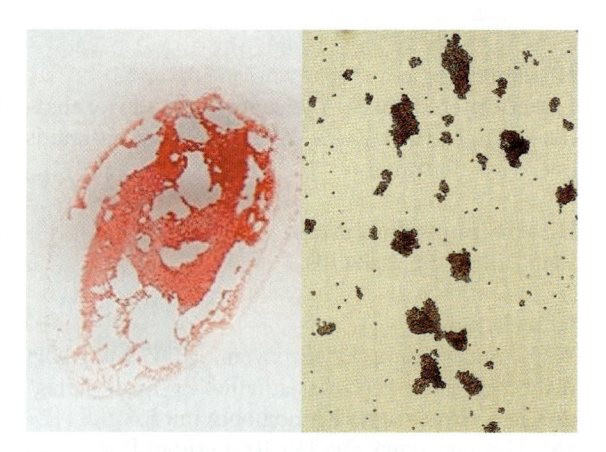

Abb. 3. Agglutinationsreaktion:
Links: Stark positive Reaktion makroskopisch
Rechts: Positive Reaktion mikroskopisch

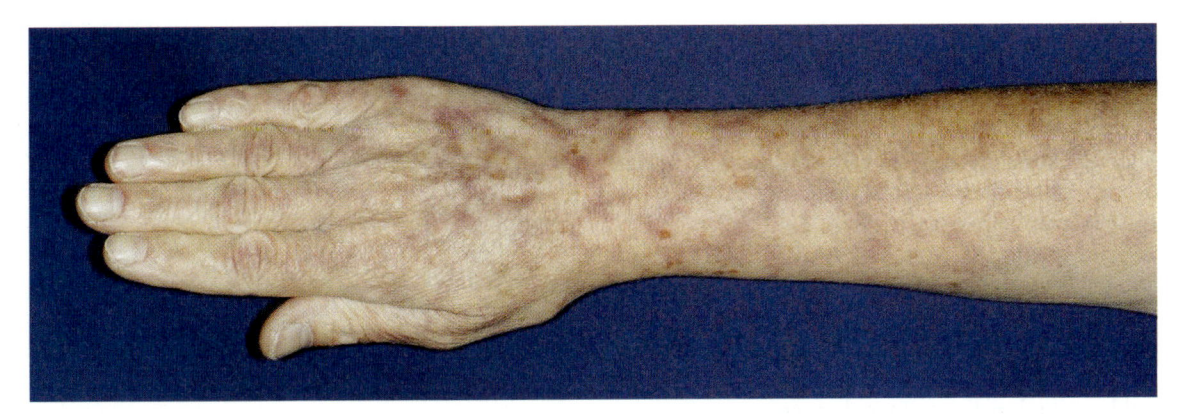

Abb. 4. Livedo racemosa

Therapie und Verlauf

In Zusammenarbeit mit der Medizinischen Poliklinik erfolgte eine Tumorsuche, die ergebnislos verlief. Therapie initial mit Prednisolon 70 mg/Tag für fünf Tage, dann auf 30 mg/Tag reduziert. Unter dieser Therapie kam es zu einer Stabilisierung des Hämoglobins (bei Entlassung 10 mg/dl) sowie zu einem Rückgang der LDH, die zwischenzeitlich stark erhöht war. Zurückbildung des Sklerenikterus. Ambulant erfolgte eine schrittweise Reduktion und schließlich komplettes Ausschleichen der Prednisolondosis.

Eine Woche nach Entlassung konnten eine weitere deutliche Besserung des klinischen Befundes sowie der Laborparameter (Wärmeamplitude bis 25 °C, Titer 1:4 bei 4 °C, Hämoglobin stabil) festgestellt werden. Unter konsequenter Kältekarenz sind keine Hautveränderungen und andere Symptome innerhalb der bisher dreimonatigen Nachbeobachtungszeit aufgetreten.

Kommentar

Bei Livedozeichnungen der Haut unterscheidet man im deutschsprachigen Raum zwei klinische Erscheinungsbilder, die auf unterschiedlichen pathophysiologischen Grundlagen beruhen: Livedo reticularis und Livedo racemosa.

Livedo reticularis stellt eine netzförmige regelmäßige Hautzeichnung von bläulicher Farbe dar, die durch physikalische Reize wie Kälte provoziert und durch Wärme verringert werden kann. Es handelt sich hier meist um ein physiologisches Phänomen, das durch eine vegetative Dysregulation des Gefäßtonus erklärt wird. Hierbei kommt es zu einer generellen Strömungsverlangsamung und Hypoxygenierung des Blutes der betroffenen Region. Das gesteigerte Sauerstoffgefälle tritt an den Grenzen als dunkler Kreis gegenüber einem helleren Zentrum zu Tage.

Livedo racemosa ist ebenfalls netzförmig und bläulich, allerdings unregelmäßig bizarr konfiguriert und erinnert an Blitzfiguren. Im Gegensatz zur Livedo reticularis kommt die Livedo racemosa durch fokale Verlangsamung des Blutflusses durch umschriebene, meist multiple Strömungshindernisse zustande. Die Konfluenz von einzelnen kreissegmentartigen, bläulichen, minderversorgten Gebieten ergibt das typische blitzfigurenartige Muster. Livedo racemosa ist ein vieldeutiges Warnsignal der Haut, dessen Ursache geklärt werden muss. Neben arteriellen (wie Kalziphylaxis) und venösen Ursachen (Livedovaskulitis, Antiphospholipidsyndrom), Sneddon-Syndrom, Erythema ab igne und Vaskulitiden unterschiedlicher Genese stellen auch Kälteagglutinine eine mögliche Ursache der Livedo racemosa dar. Die immunologische Destruktion von roten Blutzellen, die durch Autoantikörper gegen Antigene auf den Erythrozyten des Patienten verursacht wird, ist eine der häufigsten erworbenen hämolytischen Anämien. Bei dieser Gruppe der autoimmunhämolytischen Anämien können Wärmeantikörper, Kälteagglutinine und bithermische Hämolysine die Ursache sein. Kälteagglutinine sind Komplement-aktivierende, bei niedrigen Temperaturen stark agglutinierende Autoantikörper, meist vom IgM-Typ.

Der Schweregrad der Hämolyse hängt ab von der Höhe des Antikörpertiters, der Wärmeamplitude des Antikörpers (meist zwischen 23–30 °C) und der Umgebungstemperatur. Die klinische Relevanz der Antikörper ist jedoch nicht primär vom Titer, sondern von der Avidität (Bindungsfähigkeit) der Antikörper bei etwa 30 °C (Temperatur der Akren bei normaler Außentemperatur) und der Stärke der ausgelösten Komplementaktivierung abhängig.

Eine akute autoimmunhämolytische Anämie durch Kälteagglutinine wird gehäuft parainfektiös im

Rahmen von Infektionen mit Mykoplasmen, gelegentlich auch mit Ebstein-Barr-Virus sowie seltener bei anderen viralen Infektionen wie Cytomegalie oder Varizellen beobachtet. Chronische Kälteagglutininbildung tritt sehr selten idiopathisch, häufiger sekundär im Sinne einer Paraneoplasie, insbesondere bei B-Zell-Lymphomen, auf.

Kälteagglutinine von Typ Anti-I (Reaktion mit adulten Erythrozyten) finden sich bei Mykoplasmeninfektionen und benigner monoklonaler Gammopathie, Kälteagglutinine von Typ Anti-i (Reaktion mit embryonalen Nabelschnurerythrozyten) bei Mononukleose und malignen Lymphomen.

Therapeutisch ist beim Vorliegen einer Kälteagglutininassoziierten autoimmunhämolytischen Anämie der Schutz vor Kälte die wichtigste Maßnahme und in vielen Fällen ausreichend. Bei ausgeprägten Hämolysen werden Immunsuppressiva wie Chlorambucil und Cyclophosphamid eingesetzt. Hingegen ist der Einsatz von Glukokortikosteroiden nur bei speziellen Konstellationen wirksam. So wird in der Literatur beim Vorliegen niedriger Antikörpertiter mit hoher Wärmeamplitude, wie bei unserer Patientin, die Glukokortikoidgabe als wirksam beschrieben. Zur Entfernung der Autoantikörper kann bei schweren Verläufen auch eine Plasmapherese in Kombination mit Immunsuppressiva erwogen werden. Einige Falldarstellungen berichten auch über die Wirksamkeit des monoklonalen anti-CD20 Antikörpers Rituximab und über die Therapiemöglichkeit mit rekombinantem Interferon alpha.

Bei unserer Patientin kann die starke hämolytische Reaktion nicht durch den niedrigen Titer, sondern durch die hohe Avidität der Kälteautoantikörper und hohe Wärmeamplitude erklärt werden. Die Antikörper weisen keine Spezifität hinsichtlich einer Klassifizierung zwischen Anti-i und Anti-I auf. Es handelt sich hierbei ausschließlich um IgM-Antikörper, IgG-Antikörper wurden nicht nachgewiesen. Somit ist eine auf dem Merkmal der Antikörper beruhende Aussage hinsichtlich der Genese (parainfektiös versus paraneoplastisch) nicht sicher möglich. Die Tumorsuche ergab keinen Hinweis auf ein Malignom.

Daher ist am ehesten von einer virusassoziierten oder idiopathischen Kälteagglutininbildung auszugehen, wobei eine der häufigsten infektiologischen Ursachen, eine Mykoplasmeninfektion, serologisch ausgeschlossen werden konnte.

Aufgrund des Vorliegens von zentralnervösen Erscheinungen (Kopfschmerzen und Sehstörungen) in Kombination mit einer generalisierten Livedo racemosa muss auch an das potenziell lebensbedrohliche Sneddon-Syndrom gedacht werden.

> **Fazit**
> Lievedo racemosa ist ein vieldeutiges Warnsignal, dessen Ursache abgeklärt werden muss. Neben anderen Differenzialdiagnosen sollte auch an eine autoimmunhämolytische Anämie durch Kälteagglutinine gedacht und bei Abklärung neben einem Infektionsausschluss auch eine Tumorsuche durchgeführt werden. Als wichtigste und erste therapeutische Maßnahme ist eine Kälteexposition zu vermeiden.

Danksagungen
Wir danken der Medizinischen Poliklinik – Innenstadt (Direktor Prof. Dr. Detlef Schlöndorff), insbesondere Herrn Dr. Matthias Witt und Herrn Dr. Thomas Abahji, für die internistische Betreuung und die gute Zusammenarbeit.

Literatur

Engelhardt M, Jakob A, Ruter B, Trepel M, Hisch F, Lubbert M (2002) Severe cold hemagglutinin disease (CHD) successfully treated with rituximab. Blood 100: 1922–1923

Fest T, de Wazieres B, Lamy B, Maskani M, Vuitton D, Dupond JL (1994) Successful response to alpha-interferon 2b in a refractory IgM autoagglutinin-mediated hemolytic anemia. Ann Hematol 69: 147–149

Geurs F, Ritter K, Mast A, Van Maele V (1992) Successful plasmapheresis in corticosteroid-resistant hemolysis in infectious mononucleosis: role of autoantibodies against triosephosphate isomerase. Acta Haematol 88: 142–146

Schmailzl KJ (2005) Harrisons Innere Medizin. 16. Aufl. McGraw-Hill, Mailand, S 658–659

Lahav M, Rosenberg I, Wysenbeek AJ (1989) Steroid-responsive idiopathic cold agglutinin disease: a case report. Acta Haematol 81: 166–168

Pereira A, Mazzara R, Escoda L, Alcorta I, Nomdedeu B, Roelcke D (1993) Anti-Sa cold agglutinin of IgA class requiring plasma-exchange therapy as early manifestation of multiple myeloma. Ann Hematol 66: 315–318

Schreiber AD, Herskovitz BS, Goldwein M (1977) Low-titer coldhemagglutinin disease. Mechanism of hemolysis and response to corticosteroids. N Engl J Med 296: 1490–1494

Sepp N (2005) Vaskulitis. In: Braun-Falco O, Plewig G, Wolff HH, Burgdorf WHC, Landthaler M (Hrsg). Dermatologie und Venerologie. 5 Aufl. Springer, Berlin, S 795–798

Zaja F, Russo D, Fuga G, Michelutti T, Sperotto A, Fanin R, Baccarani M (2001) Rituximab in a case of cold agglutinin disease. Br J Haematol 115: 232–233

Lamelläre und epidermolytische Ichthyosis

Kathrin Merk, Elke Sattler, Wolfgang Pfützner und Gerd Plewig

Patient 1
Anamnese
Etwa fünf Tage nach der Geburt entwickelte der jetzt 2-jährige Junge eine groblamelläre Schuppung der Haut, zunächst an mechanisch beanspruchten Körperstellen, im weiteren Verlauf großflächig am gesamten Integument unter weitgehender Aussparung des Gesichtes, Palmae und Plantae.

Die Schwangerschaft und die Geburt verliefen unauffällig, der Geburtstermin wurde um acht Tage überschritten. Der Junge wird voll gestillt und die weitere Entwicklung gestaltete sich regelrecht. Der Patient hat keine Geschwister, in der Familie sind keine vergleichbaren Hauterkrankungen, auch keine linearen epidermalen Nävi bekannt.

Hautbefund
Am gesamten Integument, insbesondere am Kapillitium, mit Aussparung des Gesichtes, des Windelbereiches und der Palmae und Plantae groblamelläre, weißliche Schuppung.

Histopathologie
Rechte Axilla: Geringe Hyperplasie der Epidermis und der Reteleisten mit diskreter Akanthose. Das Stratum granulosum ist ein- bis zweischichtig vorhanden. Das Stratum corneum zeigt kompaktes Orthokeratin.
Beurteilung: Vereinbar mit lamellärer Ichthyose.

Elektronenmikroskopie
Vermehrung der desmosomalen Disks, vereinzelt Nachweis von lamellären Strukturen im Stratum corneum.
Beurteilung: Vereinbar mit autosomal-rezessiver lamellärer Ichthyosis.

Therapie und Verlauf
Der Patient wurde uns erstmalig im Alter von zwei Monaten vorgestellt. Nach konsequenter rückfettender Hautpflege zeigte sich rasch eine deutliche Besserung des Hautbefundes.

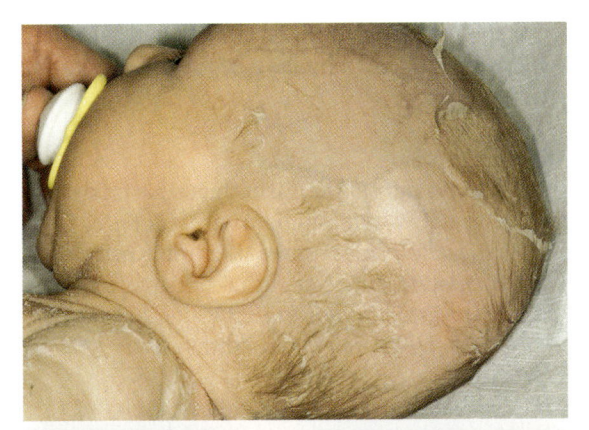

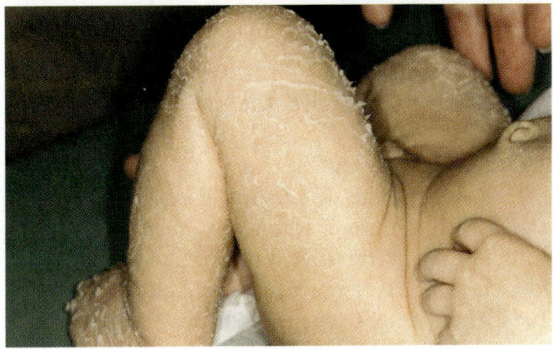

Abb. 1. Patient 1: Lamelläre Ichthyosis

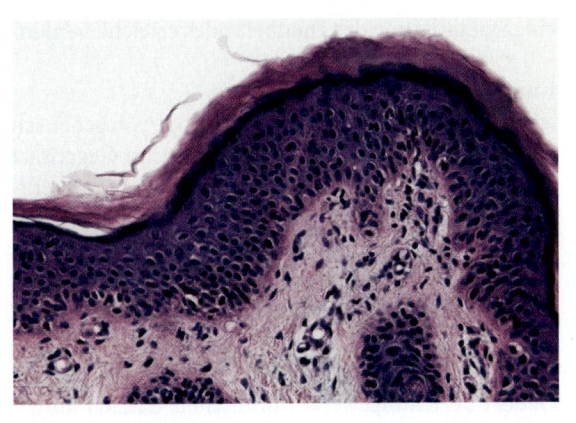

Abb. 2. Kompakte Hyperkeratose, Akanthose

Patient 2

Anamnese
Bei der jetzt 2-jährigen Patientin bestand bei Geburt eine ausgeprägte Erythrodermie sowie großflächige Schuppung der Haut am gesamten Integument. Im weiteren Verlauf rezidivierendes Auftreten von Blasen und Erosionen, sowie eine groblamelläre Schuppung am ganzen Körper. Weder bei den Geschwistern noch bei den Eltern der Patientin sind ähnliche Hauterkrankungen bekannt.

Hautbefund
Am gesamten Integument, einschließlich Kapillitium, Erythem mit groblamellärer weißlicher, zum Teil schmutzigbrauner Schuppung, sowie Erosionen und Krusten.

Histopathologie
Orthohyperkeratose. Die Epidermis zeigt eine spitzgipflige, exophytische Papillomatose. Im Bereich des Stratum granulosums grobe Keratohyalingranula. Spalt im Stratum spinosum. Intra- und interzelluläres Ödem der Keratinozyten.
Beurteilung: Epidermolytische Ichthyose

Elektronenmikroskopie
Akanthokeratolyse im Stratum granulosum und im Stratum spinosum. Grobe Keratohyalingranula im Stratumgranulosum.
Beurteilung: Epidermolytische Ichthyosis

Therapie und Verlauf
Die Patientin stellte sich erstmalig im Alter von etwa zwei Jahren in unserer Klinik vor. Nach systemischer Antibiose mit Erythromycin 400 mg täglich sowie einer topischen Therapie mit Glukokortikoiden der Wirkklasse II und intensiver rückfettender Hautpflege kam es rasch zu einer deutlichen Besserung des Hautbefundes. Die Eltern der Patientin wurden in die tägliche Hautpflege eingeführt. Somit konnte auch langfristig eine Stabilisierung des Hautbefundes erreicht werden.

Kommentar
Ichthyosen sind eine heterogene Gruppe von genetisch bedingten Verhornungsstörungen, die im Gegensatz zu den Palmoplantarkeratosen und den Erythrokeratodermien weitgehend das gesamte Integument betreffen. Man unterscheidet zwischen kongenitalen und erworbenen Ichthyosen sowie zwischen isoliert auftretenden Ichthyosen und Ichtyosen mit assoziierten Syndromen.

Bei beiden Patienten war die Hautschuppung bei Geburt beziehungsweise unmittelbar danach aufge-

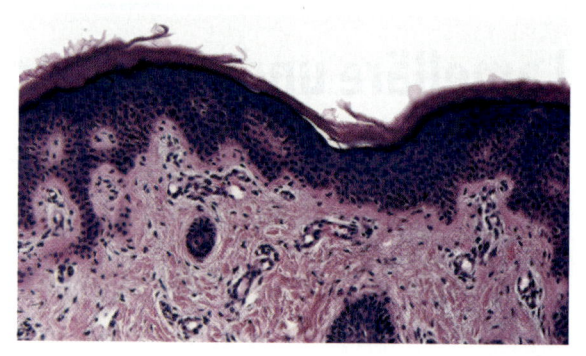

Abb. 3. Lamelläre Ichthyose: Kompakte Hyperkeratose, Akanthose

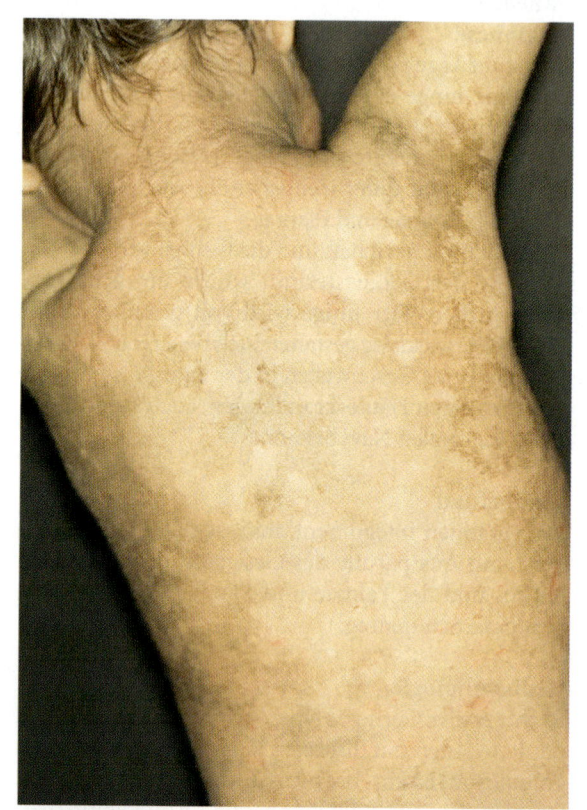

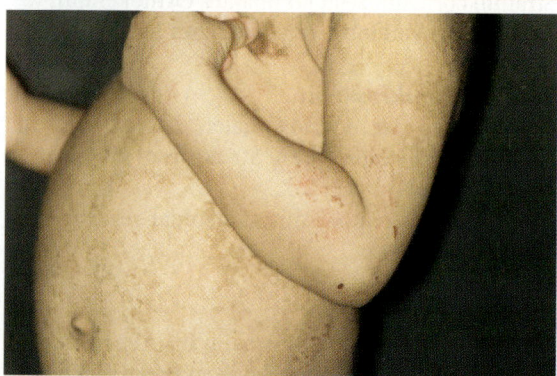

Abb. 4. Patient 2: Epidermolytische Ichthyose

treten, sodass hier in beiden Fällen eine kongenitale Ichthyose vorliegt.

Die **lamelläre Ichthyosis** ist kein einheitliches Krankheitsbild, sondern lässt sich anhand klinischer, molekulargenetischer und biochemischer Merkmale weiter in eine autosomal-dominante sowie eine autosomal-rezessive lamelläre Ichthyosis unterteilen. Auch die bei unserem Patienten wahrscheinlich vorliegende autosomal-rezessive lamelläre Ichthyosis ist kein uniformes Krankheitsbild. Bei etwa 35% der Patienten findet sich ein Transglutaminase-1-Mangel, bei 5–10% Mutationen in den Genen für Lipoxygenase-3 und 12-R-Lipoxygenase auf Chromosom 17p13.1. Bei weiteren Formen finden sich Mutationen im Transportergen ABCA12 auf Chromosom 2q33-35 sowie im Ichthyingen auf Chromosom 5q33. Ebenso variabel wie die Ursache der Erkrankung ist ihr klinisches Spektrum. Eine ausgeprägte Erythrodermie bei Geburt sowie stark ausgeprägte palmoplantare Keratosen weisen eher auf eine autosomal-rezessive lamelläre Ichthyosis mit erhaltender Transglutaminaseaktivität hin. Eine Aktivitätsbestimmung der Transglutaminase-1 kann histochemisch nachgewiesen werden und ermöglicht so die Differenzierung zu anderen Formen der lamellären Ichthyosen. Eine weiterführende Untersuchung zur genaueren Klassifizierung wurde von den Eltern des Patienten abgelehnt.

Unter den **epidermolytischen Ichthyosen** lassen sich die bullöse ichthyotische Erythrodermie Typ Brocq, die anuläre epidermolytische Ichthyosis, die Ichthyosis bullosa Siemens und die Ichthyosis hystrix Typ Curth-Macklin zusammenfassen. Sie alle weisen einen autosomal-dominanten Erbgang auf. Unsere Patientin leidet an einer bullösen ichthyotischen Erythrodermie Typ Brocq. Typisch sind hierfür die bereits bei Geburt bestehende Erythrodermie sowie eine starke Neigung zu Blasen.

Ursächlich sind Mutationen in Keratin 1 oder 10. Beim Vorliegen ersterer besteht zumeist eine deutliche Beteiligung der Palmae und Plantae, wohingegen diese bei Mutationen in Keratin 10 nicht betroffen sind.

Therapeutisch steht bei den Ichthyosen nach wie vor eine konsequente keratolytische und hydratisierende topische Therapie, zum Beispiel mit Milchsäure- und Harnstoffhaltigen Zubereitungen, im Vordergrund. In Abhängigkeit von der Schwere des Krankheitsbildes können auch systemisch Retinoide zum Einsatz kommen. Bei Kindern muss hierbei allerdings eine mögliche Interferenz mit dem Längenwachstum beachtet und dieses durch radiologische Untersuchungen und Wachstumskurven kontrolliert werden.

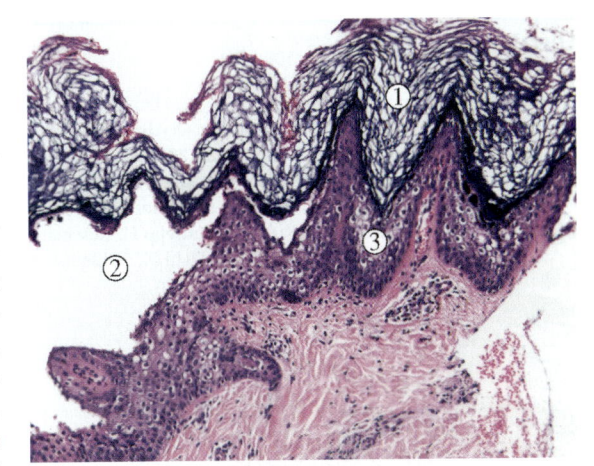

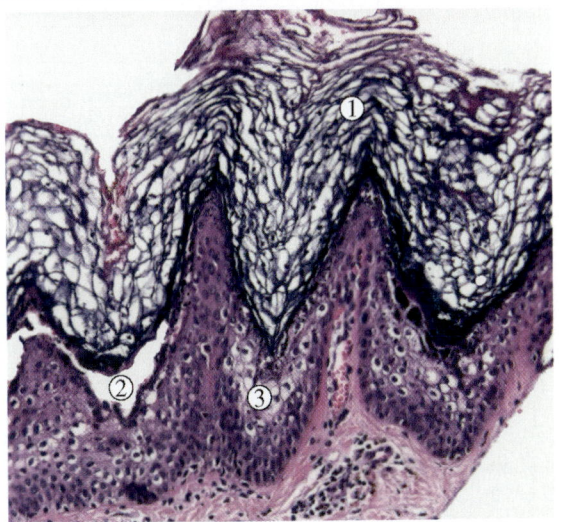

Abb. 5. Korbgeflechtartige Hyperkeratose (1), spaltförmige Ablösung vom Stratum spinosum (2), Epidermolyse (3)

Eine gezielte Gentherapie steht nicht zur Verfügung. Eine Proteinsubstitutionstherapie für den Transglutaminase-1-Mangel ist derzeit in experimenteller Erprobung.

> **Fazit**
> Kongenitale Ichthyosen sind eine heterogene Gruppe von seltenen, genetisch determinierten Verhornungsstörungen, die eine Vielzahl von klinischen Erscheinungsbildern hervorbringen. Zur genauen Klassifizierung werden klinische, molekulargenetische und biochemische Merkmale herangezogen.
> Eine konsequente keratolytische und hydratisierende topische Therapie, die unter Umständen ein Leben lang durchgeführt werden muss, ist erforderlich und essentiell für den Behandlungserfolg.

Literatur

Akiyama M, Sawamura D, Shimizu H (2003). The clinical spectrum of nonbullous congenital ichthyosiform erythroderma and lamellar ichthyosis. Clin Exp Dermatol 28: 235–240

DiGiovanna JJ, Robinson-Bostom LR (2003) Ichthyosis- etiology, diagnosis, and management. Am J Clin Dermatol 4: 81–95

Ganemo A, Pigg M, Virtanen M, Kukk T, Raudsepp H, Rossman-Ringdahl I, Westermark P, Niemi KM, Dahl N, Vahlquist A (2003). Autosomal recessive congenital ichthyosis in Sweden and Estonia: clinical, genetic and ultrasturctural findings in eighty-three patients. Acta Dermato Venereol 83: 24–30

Lacz NL, Schwartz RA, KihiczakG (2005) Epidermolytic hyperkeratosis: a keratin 1 or 10 mutational event. Int J Dermatol 44: 1–6

Traupe H (2004) Ichthyosen und verwandte Verhornungsstörungen. Hautarzt 55: 931–941

Victor F, Schaffer JV (2005) Lamellar ichthyosis. Dermatol Online J 11: 13–17

Kardio-fazio-kutanes Syndrom (CFC-Syndrom)

Albert L. Pranada, Rudolf A. Rupec und Thomas Herzinger

Anamnese

Bei dem 15-jährigen Patienten wuchsen von Geburt an Augenbrauen und Wimpern lediglich spärlich. Seit dem ersten Lebensjahr entwickelten sich zunehmend pigmentierte Flecken am gesamten Integument. Im Alter von etwa zehn Jahren bildeten sich schuppende Herde an den Knien und Ellenbogen, mit etwa elf Jahren setzte eine verstärkte Hornhautbildung an den Fußsohlen sowie vereinzelt an den Handflächen und Fingern ein. Bei Geburt bestand eine valvuläre Pulmonalstenose. Der Patient liegt seit dem ersten Lebensjahr in der geistigen Entwicklung zurück. Bereits zweimal wurde er wegen Schielens an den Augen operiert. Die Eltern und zwei jüngere Geschwister sind gesund.

Hautbefund

An den Augenbrauen diskretes, unscharf begrenztes Erythem mit multiplen, etwa 1 mm großen, follikulär gebundenen Papeln. Spärliche Behaarung von Augenbrauen und Wimpern. An den Ellenbogen kleinfleckige, an den Knien konfluierende, scharf begrenzte, bogig konfigurierte Eytheme mit zu Plaques konfluierenden keratotischen Papeln und pityriasiformer Schuppung. Plantar ausgeprägter als palmar kallusartige Hyperkeratosen. Xerosis cutis. Am Stamm sowie an den Extremitäten zahlreiche 8 bis 20 mm große, zumeist symmetrische, scharf begrenzte, hellbraun bis schwarzbraun pigmentierte Maculae.

Körperliche Untersuchung

Auffällige Fazies mit erhöhter Stirn, bitemporale Einziehungen, Epikanthus, leichter Hypertelorismus, Strabismus, antimongoloide Lidachsenstellung, linksbetonte Ptosis, prominentes Philtrum, leichter Exophthalmus, nach dorsal rotierte, tief sitzende Ohrmuscheln, kurzes, festes, gekräuseltes Haar. Systolikum, gespaltener zweiter Herzton. Geistige Retardierung

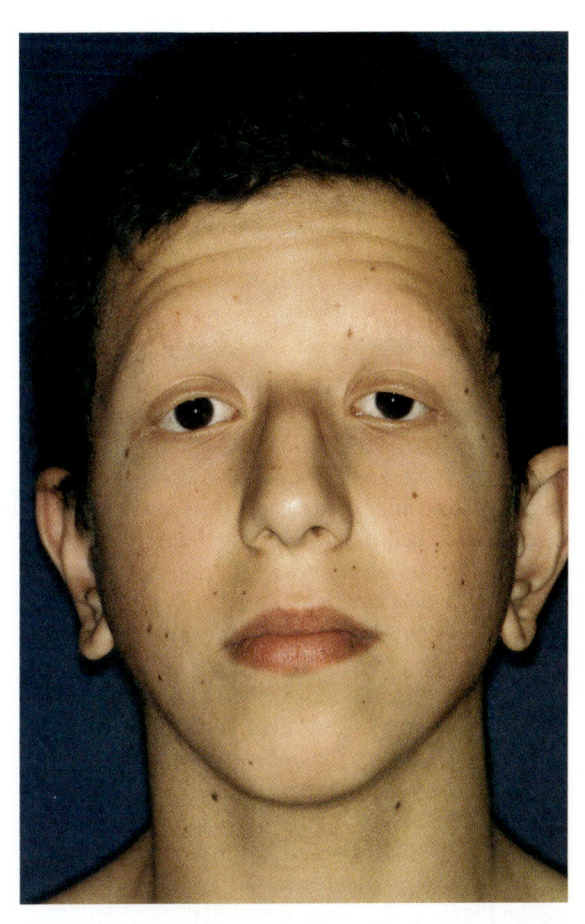

Abb. 1. Kardio-fazio-kutanes Syndrom: Charakteristische Fazies

Laborbefunde

Routineblutbild-, Routineserumparameter, Gerinnungsparameter: Unauffällig
Mykologie (Finger und Zehen): Nativpräparat und Kultur negativ

Histopathologie

Exzisionen von Nävi Fußkante rechts, plantar links, rechter Oberschenkel: Nävuszellnävi vom Junktionstyp

Humangenetische Begutachtung

DNS-Analyse auf Noonan-Syndrom: Keine Mutationen in allen untersuchten Anteilen des PTPN11-Gens. Da das Noonan-Syndrom jedoch auch ohne Mutationen im PTPN11-Gen auftreten kann, kann ein Noonan-Syndrom in diesem Fall weder bestätigt noch ausgeschlossen werden. Aus dysmorphologischer Sichtweise handelt es sich jedoch am ehesten um ein kardio-fazio-kutanes Syndrom (CFC-Syndrom).

Weitere Befunde

EKG: Leichte unspezifische Erregungsrückbildungsstörungen. Ansonsten unauffällig.
Farbdopplerechokardiographie: Keine Pulmonalstenose mehr nachzuweisen. Leichte Dilatation der Aorta ascendens, im Klappenbereich auf 26 mm. Geringgradige, physiologische Pulmonalinsuffizienz mit einem Gradienten von 8 mm Hg.
Augenärztliche Untersuchung: Strabismus divergens und linksseitige Ptosis
Intelligenztest HAWIK-R: Intelligenzquotient 80

Therapie und Verlauf

Derzeit existieren keine spezifischen therapeutischen Konzepte für das Syndrom. Die Behandlung erfolgt stets symptomorientiert. Unser Patient wurde bei verzögerter Sprachentwicklung erfolgreich logopädisch behandelt und über Förderklassen eingeschult. Heute ist er in der Hauptschule ein mittelmäßiger Schüler. Der Strabismus divergens wurde zweimal operativ korrigiert und wesentlich gebessert. Derzeit sind die kardiologischen Auffälligkeiten zwar vorhanden, führen aber zu keiner Einschränkung der körperlichen Belastbarkeit und sind abgesehen von regelmäßigen Kontrolluntersuchungen nicht behandlungsbedürftig. An Knien und Ellenbogen sowie palmoplantar keratolytische und im Bereich des übrigen Integuments rückfettende topische Therapie. Wegen der multiplen Pigmentnävi sind Kontrolluntersuchungen in jährlichen Abständen anzuraten. Drei klinisch atypische Pigmentnävi wurden exzidiert.

Kommentar

Das kardio-fazio-kutane Syndrom (CFC-Syndrom) ist ein seltenes und sporadisch auftretendes genetisches Syndrom mit multiplen kongenitalen Anomalien und mentaler Retardierung, das erstmals 1986 von Reynolds et al. beschrieben wurde. Bei den bisher beschriebenen Fällen handelt es sich am wahrscheinlichsten aufgrund des sporadischen Auftretens um dominante Neumutationen. Da derzeit keine spezifischen labormedizinischen oder molekularbiolo-

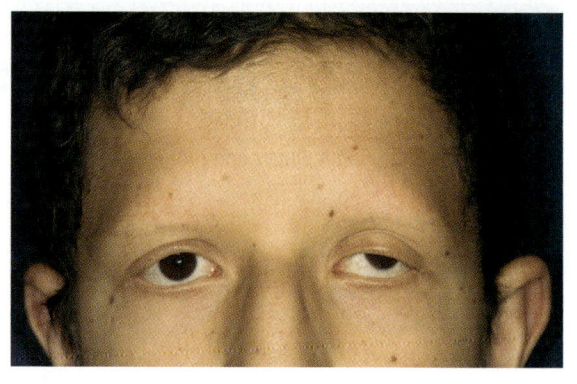

Abb. 2. Kardio-fazio-kutanes Syndrom: Linksbetonte Ptosis, Strabismus, Epikanthus, spärliche Brauen und Wimpern, Strabismus, Ulerythema ophryogenes, antimogoloide Lidachsenstellung

gischen Tests für das CFC-Syndrom verfügbar sind, stützt sich die Diagnose noch auf die klinische Symptomkonstellation. Hierbei kann die differenzialdiagnostische Abgrenzung zu phänotypisch ähnlichen Syndromen, insbesondere dem Noonan-Syndrom und dem Costello-Syndrom, sehr schwierig sein, da keines der auftretenden Symptome pathognomonisch oder obligat für eine der Erkrankungen ist. Zur Erleichterung und Objektivierung dieser Aufgabe wurde 2002 von Kavamura et al. erstmals ein sogenannter CFC-Index als klinischer Test eingeführt, der auf dem potentiellen Auftreten von insgesamt 82 verschiedenen klinischen Charakteristika in einem Patientenkollektiv von 54 Fallbeschreibungen als Referenz basiert. Sämtliche Patienten des Referenzkollektivs wurden als typische Fälle mit hohem Ausprägungsgrad eingestuft. Als positiver Referenzbereich wurde ein CFC-Index zwischen 9,5 und 19,9 bei hoher Spezifität und mäßiger Sensitivität gegenüber anderen genetischen Syndromen angegeben. Bei dem vorgestellten Patienten liegen folgende 22 der 82 beschriebenen Einzelsymptome vor:

- Kurzes, festes, gekräuseltes Haar
- Spärliche Augenbrauen und Wimpern
- Leichter Hypertelorismus
- Leichter Exophthalmus
- Ptosis, linksbetont
- Epikanthus
- Strabismus
- Nach dorsal rotierte, tief sitzende Ohrmuscheln
- Langes, prominentes Philtrum
- Bitemporale Einziehungen
- Hoch liegende kraniale Wölbung
- Keratosis pilaris, Ulerythema ophryogenes
- Palmoplantare Hyperkeratose

- Café-au-lait-Flecken und Hyperpigmentierungen
- Mentale Retardierung mit verzögerter sprachlicher und motorischer Entwicklung
- Kongenitale Pulmonalstenose

Daraus ergibt sich ein CFC-Index von 10,8. Eine humangenetische Begutachtung konnte ein Noonan-Syndrom molekularbiologisch weder bestätigen noch ausschließen. Aufgrund der vorliegenden Konstellation aufgetretener Dysmorphologien in Zusammenhang mit einem CFC-Index von 10,8 ist dennoch am ehesten die Diagnose eines CFC-Syndroms zu stellen.

Ätiologie und Pathogenese des CFC-Sndroms waren bis vor kurzem weitgehend ungeklärt. Aktuelle Forschungsergebnisse von Rodriguez-Viciana et al. beschreiben Mutationen in den entsprechenden Genen für Signalproteine des MAP-Kinase-Signalwegs, insbesondere B-Raf, MEK1 und MEK2, und lassen eine ursächliche Beteiligung an der Entstehung des CFC-Syndroms erkennen.

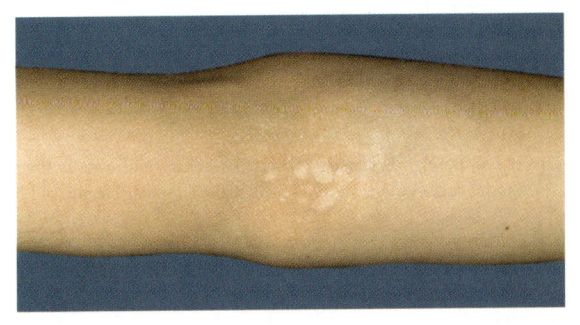

Abb. 3. Ellenbogen: Keratosis pilaris, follikuläre Papeln und schuppende Erytheme

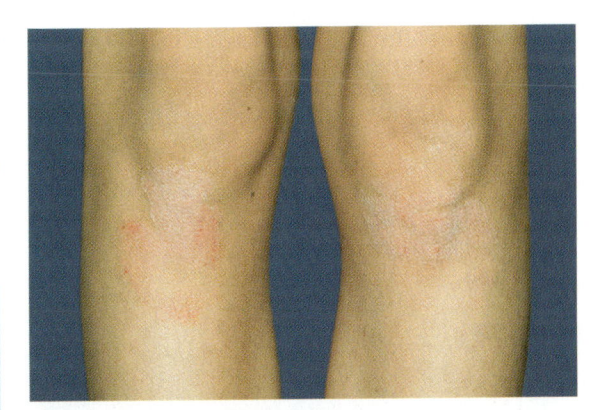

Abb. 4. Knie: Psoriasiforme Ekzeme

Fazit
Das CFC-Syndrom ist ein seltenes genetisches Syndrom, das durch das Zusammentreffen charakteristischer Hautveränderungen (Ulerythema ophryogenes, Keratosen, Pigmentnävi, Xerosis cutis), kranialer Dysmorphiezeichen und kardialer Symptome gekennzeichnet ist. Die Diagnose kann klinisch mit hoher Wahrscheinlichkeit gestellt werden.

Danksagung
Die humangenetischen Untersuchungen wurden im Institut für Humangenetik (Direktorin: Prof. Dr. Ortrud Steinlein) des Klinikums der Universität München, Ludwig-Maximilians-Universität; die molekulargenetischen Untersuchungen in der Gemeinschaftspraxis Zentrum für Humangenetik und Laboratoriumsmedizin in Martinsried (Dr. Hanns-Georg Klein und Dr. Imma Rost) durchgeführt.

Der Patient wurde freundlicherweise überwiesen von Dr. Stefan Emme, Hautarzt in Erding, und Dr. Rolf E. Ullner, Facharzt für Kinderheilkunde und psychotherapeutische Medizin in Dorfen.

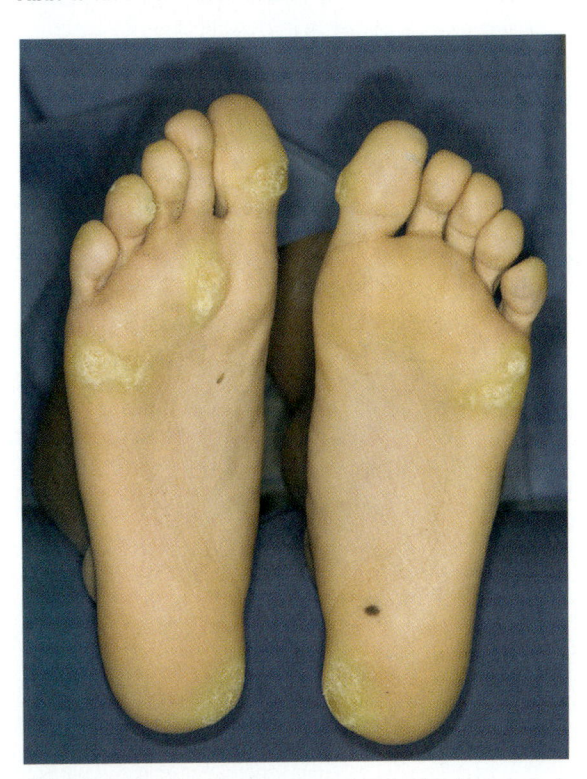

Abb. 5. Ausgeprägte Hyperkeratosen an druckbelasteten Stellen, plantare Pigmentnävi

Literatur

Borradori L, Blanchet-Bardon C (1993) Skin manifestations of cardiofacio-cutaneous syndrome. J Am Acad Dermatol 28: 815–819

Drolet BA, Baselga E, Esterly NB (2000) What syndrome is this? Cardio-facio-cutaneous (CFC) syndrome. Pediatr Dermatol 17: 231–234

Kavamura MI, Peres CA, Alchorne MM, Brunoni D (2002) CFC index for the diagnosis of cardiofaciocutaneous syndrome. Am J Med Genet 112: 12–16

Kavamura MI, Pomponi MG, Zollino M, Lecce R, Murdolo M, Brunoni D, Alchorne MM, Opitz JM, Neri G (2003) PTPN11 mutations are not responsible for the cardiofaciocutaneous (CFC) syndrome. Eur J Hum Genet 11: 64–68

Reynolds JF, Neri G, Herrmann JP, Blumberg B, Coldwell JG, Miles PV, Opitz JM (1986) New multiple congenital anomalies/mental retardation syndrome with cardio-facio-cutaneous involvement-the CFC syndrome. Am J Med Genet 25: 413–427

Rodriguez-Viciana P, Tetsu O, Tidyman WE, Estep AL, Conger BA, Santa Cruz M, McCormick F, Rauen KA (2006) Germline mutations in genes within the MAPK pathway cause cardio-faciocutaneous syndrome. Science 311: 1287–1290

Tartaglia M, Mehler EL, Goldberg R, Zampino G, Brunner HG, Kremer H, van der Burgt I, Crosby AH, Ion A, Jeffery S, Kalidas K, Patton MA, Kucherlapati RS, Gelb BD (2001) Mutations in PTPN11, encoding the protein tyrosine phosphatase SHP-2, cause Noonan syndrome. Nat Genet 29: 465–468

Weiss G, Confino Y, Shemer A, Trau H (2004) Cutaneous manifestations in the cardiofaciocutaneous syndrome, a variant of the classical Noonan syndrome. Report of a case and review of the literature. J Eur Acad Dermatol Venereol 18: 324–327

Intravaskuläres großzelliges B-Zell-Lymphom

Pia Schöpf und Michael J. Flaig

Anamnese

Seit März 2005 bemerkte die 66-jährige Patientin Verhärtungen und Schmerzen im medialen Bereich beider Oberschenkel. Mitte Mai 2005 entwickelten sich livide Hautveränderungen und eine deutliche Überwärmung der Oberschenkel. Beugen und Berühren der Oberschenkel erzeugten bei der Patientin starke Schmerzen, das Gehen war fast nicht mehr möglich. Amoxicillin und Diclofenac, welche der Patientin im Verlauf der Erkrankung zur Behandlung einer vermeintlichen Wundrose verabreicht wurden, führten zu einem Arzneiexanthem beziehungsweise zu gastrointestinalen Beschwerden. Zu dieser Zeit bestanden weder Nachtschweiß, Fieber oder Gewichtsverlust; aufgrund von Beinödemen kam es zu einer Gewichtszunahme.

Hautbefund

Oberschenkelinnenseite links 12 × 20 cm große lividerythematöse zum Teil bräunliche infiltrierte Makulä mit zungenförmigen Ausläufern, derb tastbar. Oberschenkelinnenseite rechts 8 × 8 cm große bräunliche Makula.

Histopathologie und Immunhistopathologie

Im subkutanen Fettbindegewebe größerlumiges Gefäß, das von einem teilweise organisierten Thrombus ausgefüllt wird. In vielen Gefäßen der Subkutis, ebenso wie in der Dermis, wandadhärent intravaskulär blastäre Lymphozyten, die auch Mitosefiguren zeigen. Die Tumorzellen weisen prominente Nukleolen und ein feingranuläres Chromatin bei schmalem Zytoplasmasaum auf. Zahlreiche kleine-

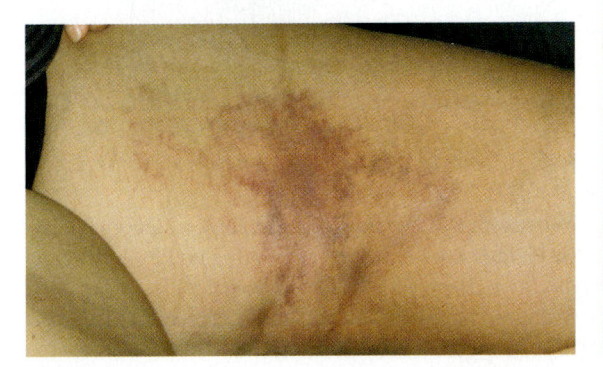

Abb. 1. Intravaskuläres B-Zell-Lymphom: Linker Oberschenkel

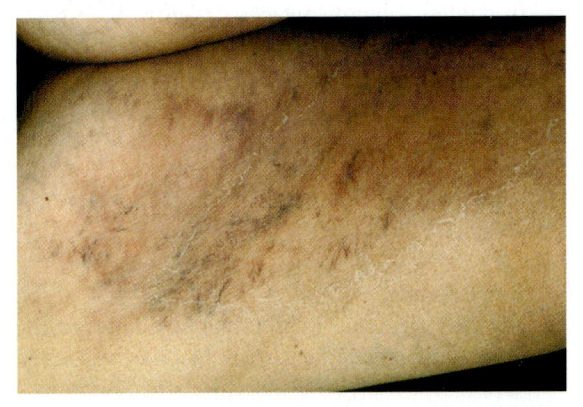

Abb. 2. Rechter Oberschenkel

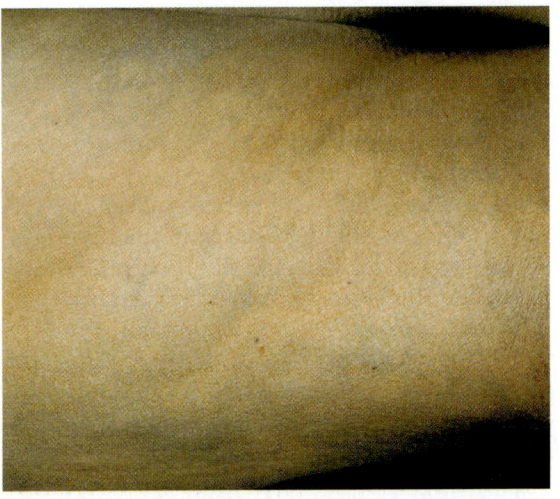

Abb. 3. Nach Therapie komplette Abheilung: Rechter Oberschenkel

re Gefäße sind durch teils frische Thromben verschlossen.

Die Tumorzellen sind positiv für CD20, CD79a, negativ für CD2, CD4, CD5, CD8, CD10, CD30, CD31, CD68, BCL6, EBV, S100. BCL2 in einzelnen Tumorzellen positiv.
Beurteilung: Intravaskuläres großzelliges B-Zell-Lymphom

Laborbefunde
BKS erhöht mit 54 mm/90 mm nach Westergreen [6–11/6–20]. Erythrozyten 3,8 /fl [4,1–5,1], Hämoglobin 10,5 g/dl [12–15,5], Hämatokrit 30,7% [35–45], MCH 27,5 pg [28–33], Lymphozyten 15,6% [25–40] erniedrigt, Neutrophile 74,5% [50–70] erhöht. CRP 6,62 mg/dl [<0,5], Harnsäure 8,4 mg/dl [3–7,6], Blutzucker 155 mg/dl [50–110], GOT 36 U/l [<33], LDH 644 U/l [<250], Gesamt-Cholesterin 204 mg/dl [50–200] erhöht. Differenzialblutbild, sonstige Routineserumchemie sowie Gerinnungsstatus unauffällig. In der Serumelektrophorese Albumin mit 49% [59–70,6] erniedrigt, β-Fraktion mit 15,2% [7,3–12,2] und γ-Fraktion mit 21,7% [11,2–19,9] erhöht. Gesamteiweiß normwertig, HbA1c normwertig. Amylase, Lipase, α1-Antitrypsin, Kreatininkinase, Eisen, Ferritin, Transferrin normwertig, Retikulozyten 24% [5–15], D-Dimer mit 0,89 mg/l erhöht. Cardiolipin Antikörper IgG, IgM und IgA negativ. Beta-2-Mikroglobulin 5,2 mg/l [< 3].

Weitere Befunde
Oberbauchsonographie: Kein Anhalt für Cholezystitis. Geringgradige Splenomegalie. Kein umschriebener entzündlicher Fokus, keine umschriebenen Raumforderungen abgrenzbar.
Lymphknotensonographie: Kopf, Hals, Arm, Achsel: Keine pathologisch vergrößerten Lymphknotenstrukturen. Inguinal beidseits: Vereinzelte oväläre, zentral echoreiche, peripher echoarme < 1 cm durchmessende Strukturen.
Beurteilung: Vereinbar mit postinflammatorischen Lymphknoten.
Sonographie vom linken Oberschenkel: Deutliche Verbreiterung des Bindegewebes mit spaltförmigen, echoarmen und bis ins Fettgewebe reichenden Strukturen. Zur Umgebung nur unscharf abgrenzende, echoarme Struktur.
Beurteilung: Verdacht auf Pannikulitis
Doppleruntersuchung der Venen: Kein Hinweis für tiefe Venenthrombose. Untersuchung bei Druckausübung sehr schmerzhaft.
Duplexsonographie der Venen: Zum Teil verdichtetes Fettgewebe mit entzündlicher Auflockerung: Pannikulitis mit vaskulitischer Gefäßzeichnung.

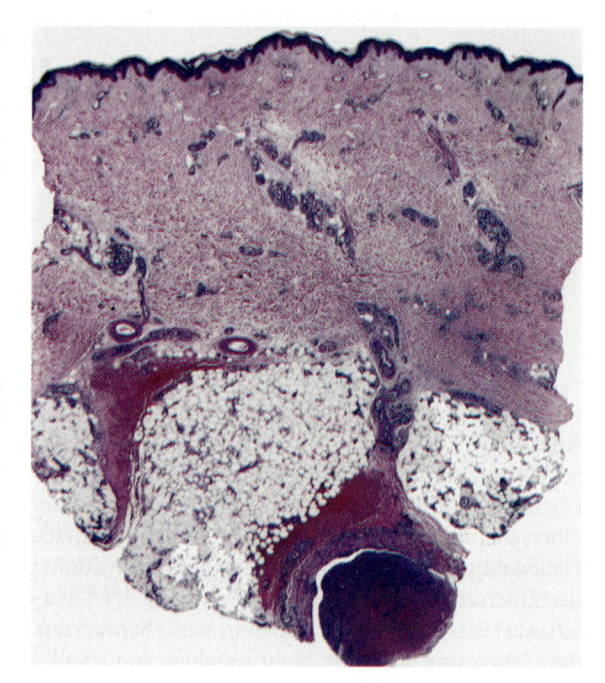

Abb. 4. Subkutanes thrombotisch verschlossenes Gefäß und markanter Gefäßplexus

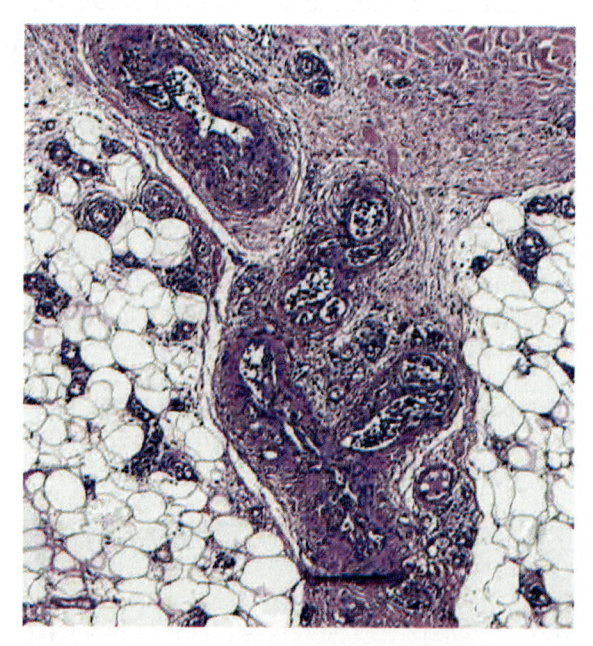

Abb. 5. Tumorzellansammlungen in den Gefäßlumina

Venenkontrolluntersuchung: Duplexsonographie: Große Gefäße an den betroffenen Arealen gut durchgängig, kein Hinweis für Thrombophlebitis. Neue derb tastbare echoarme Herde, sowie ältere Herde echoreich mit gekörntem Binnenecho.
CT-Thorax und Abdomen: Intrapulmonale Rundherde suspekt hinsichtlich Filiae. Grenzwertig vergrö-

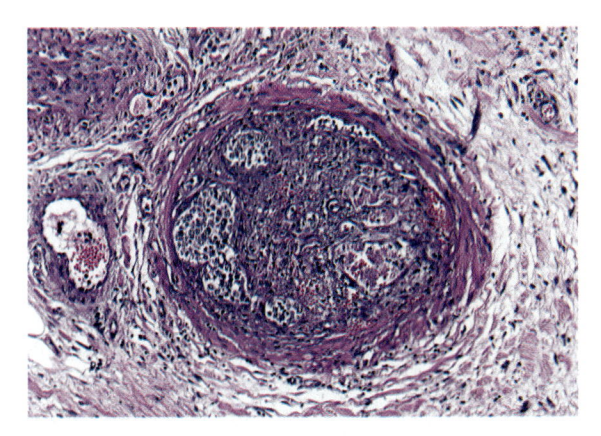

Abb. 6. Gefäßverschluss durch intravasale Tumorzellansammlungen

ßerte Lymphknoten im Bereich des aorto-pulmonalen Fensters.

MRT beider Oberschenkel: Kein Nachweis eines Flüssigkeitsverhaltes oder Abszesses. Kein Hinweis auf Infiltration der Oberschenkelmuskulatur oder der angrenzenden Faszie.

Knochenmarksuntersuchung: Die zytologische Untersuchung des Knochenmarks wurde bei Punctio sicca von Abrollpräparaten durchgeführt. Dabei zeigte sich eine vorhandene Megakaryopoese, Erythropoese und Granulopoese. Beide Zellreihen reifen vollständig aus. Reichlich Kernschatten.

Beurteilung: Geringe, zellreiche reaktive Markveränderung ohne Anhaltspunkte für eine maligne hämatologische Grunderkrankung, speziell für ein Lymphom.

Therapie und Verlauf

Aufgrund der Diagnose eines intravaskulären großzelligen B-Zell-Lymphoms mit vorwiegendem Befall der Oberschenkel beidseits sowie pulmonale Beteiligung im Stadium IIIb, IPI (International Prognostic Index) Score 4 (Hochrisikogruppe) erfolgte die Verlegung der Patientin in die Hämato-Onkologische Abteilung der Medizinischen Klinik zur Durchführung der Chemotherapie. Es wurde eine Vorphasentherapie mit Vincristin und Prednisolon begonnen. Gleichzeitig wurde ein Port implantiert, über den eine Therapie entsprechend dem R-Chop Schema (Rituximab, Cyclophosphamid, Adriamycin, Vincristin) verabreicht wurde. Die Chemotherapie konnte ohne Komplikationen durchgeführt werden und wurde unter den üblichen supportiven Maßnahmen von der Patientin gut vertragen. Entsprechend dem R-Chop 14 Protokoll erhielt die Patientin ab dem Tag 6 Neulasta® (Pegfilgrastim).

Am Abend des Entlassungstages stellte sich die Patientin in der Notaufnahme erneut vor. Im Laufe des Tages war es zu massiven Schmerzen im linken Arm und in der linken Hand gekommen. Die Angiographie zeigte einen Verschluss von A. brachialis, von A. radialis, A. interossea und von A. ulnaris. Durch eine zweimalige, lokoregionale Lysetherapie mit je 40 mg rTPA konnten die Arterien erfolgreich wieder durchgängig gemacht werden. Die Patientin verbrachte eine Nacht zur Überwachung auf der Intensivstation. Am Morgen des Folgetages trat bei der Patientin weiterhin eine akute Sprachstörung auf. Im CCT zeigte sich jedoch kein Hinweis auf eine Blutung oder Ischämie. Die Patientin entwickelte linksbetonte Dysästhesien. Aus diesem Grund wurde eine NMR-Untersuchung des Schädels durchgeführt, bei der sich multiple kleinere embolische Herde nachweisen ließen. Antikoagulation mit Tinzaparin (Innohep®) wurde fortgeführt, eine Emboliequelle konnte nicht identifiziert werden. Einen Monat später entwickelte die Patientin eine interstitielle Pneumonie, die mit Erythromycin und Ceftriaxon über zehn Tage erfolgreich behandelt wurde. Nach acht Zyklen der R-Chop Chemotherapie konnte eine Remission erzielt werden und es kam zu einer deutlichen Besserung des Allgemeinbefindens.

Kommentar

Das intravaskuläre Lymphom ist eine Systemerkrankung, die sich multilokulär manifestieren kann. Es gehört zur Gruppe der Angioepitheliomatosis proliferans systemisata, einer Gruppe sehr seltener Erkrankungen mit charakteristischen, vorwiegend intravasalen Tumorzellproliferationen. Es werden zwei Formen der Angioepitheliomatosis proliferans systemisata unterschieden: eine sehr seltene, gutartige Form, die endothelialen Ursprungs ist, und eine häufigere, maligne Form, die einem angiotropen intravasalen malignen Lymphom entspricht. Bei der gutartigen reaktiven Angioendotheliomatose handelt es sich um eine selbstlimitierende Variante der Angioepitheliomatosis proliferans systemisata. Nur die Haut ist betroffen. Intravasale atypische Zellen fehlen. Als mögliche Ursachen der reaktiven Angioendotheliomatose werden eine „ausgebrannte" Vaskulitis und eine hyperergische Immunreaktion diskutiert.

Im Gegensatz dazu ist die häufigere Variante das intravaskuläre Lymphom eine prognostisch ungünstige Multisystemerkrankung. Histogenetisch handelt es sich um ein angiotropes Lymphom. Das histologische Bild wird von dichtgelagerten, die Gefäßlumina oft vollständig ausfüllenden atypischen Lymphozyten und fibrinoiden Thromben geprägt. Die von Endothelzellen gut abgrenzbaren großen blastären Zellen zeigen Kernpleomorphien und exprimieren bei unserer Patientin B-Zell-Antigene. Mitosen wer-

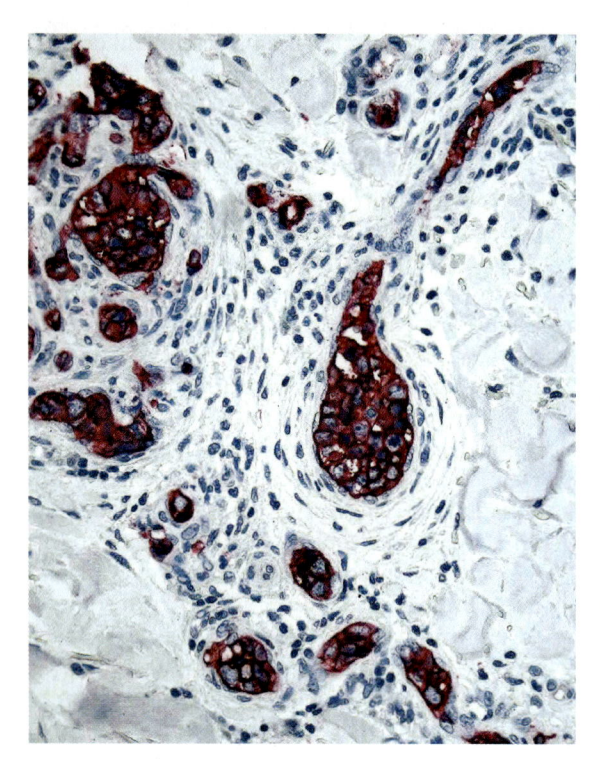

Abb. 7. Immunhistochemie: CD20 positive intraluminal liegende Lymphomzellen

den regelmäßig beobachtet. Differenzialdiagnostisch abzugrenzen sind Tumoren mit intravasaler Tumorzellausbreitung und Endothelzellhyperplasien: Metastatische Karzinome, Sarkome, Seminom/Dysgerminom, malignes endovaskuläres papilläres Hämangioendotheliom (Dabska-Tumor) und intravaskuläre papilläre endotheliale Hyperplasien.

Vorwiegend sind die kleineren und mittleren Gefäße des zentralen Nervensystems, aber auch der Lungen und vieler anderer viszeraler Organe betroffen. Die intravaskuläre Proliferation ist wahrscheinlich durch einen Defekt in den Homing-Rezeptoren der Tumorzellen (CD29 = β_1-Integrin; CD54 = ICAM-1) zurückzuführen. Das sehr seltene intravaskuläre Lymphom gehört zu den Non-Hodgkin-Lymphomen und ist durch eine neoplastische Proliferation blastärer Tumorzellen vorwiegend in kleinen Blutgefäßen gekennzeichnet. Meist handelt es sich hierbei um hochmaligne B-Zell-Lymphome. Ganz selten sind auch T-Zell-Lymphome zu beobachten.

Erste Beschreibungen finden sich bereits 1959 durch die Wiener Dermatologen Pfleger und Tappeiner, damals als systemische proliferierende Angioendotheliomatose bezeichnet. Der Ursprung dieses Malignoms wurde zunächst dem Gefäßendothel selbst und nicht dem lymphatischen System zugeordnet. Durch immunhistologische Untersuchungstechniken konnten später die intravaskulären atypischen Zellen als lymphozytäre Blasten identifiziert werden. Zunächst wurde diese Erkrankung als angiotropes Lymphom bezeichnet, später als intravaskuläre Lymphomatose.

Als maligne Multisystemerkrankung kann das intravaskuläre Lymphom alle Organe betreffen. In 85% treten neurologische Beteiligungen auf, gefolgt von Hautmanifestationen. Lymphknoten, Milz und Knochenmark sind typischerweise nicht befallen. Deshalb gelingt, wie auch bei unserer Patientin, ein Tumornachweis im peripheren Blut und im blutbildenden Knochenmark normalerweise nicht. Manifestationen in den Nebennieren, der Schilddrüse, im Magen-Darm-Trakt, in den Nieren, den Lungen, im Uro-Genital-Trakt und Augen wurden beschrieben. Auch in Verbindung mit Immunsuppression bei HIV-Erkrankungen und nach Nierentransplantationen wurde dieses Lymphom beobachtet.

Die klinischen Symptome gestalten sich mannigfaltig. Neurologische Beschwerden sind besonders häufig und prägen das klinische Bild. Progressive Demenz und fokale zentralnervöse Ausfallserscheinungen mit Seh- und Sprachstörungen sowie Hemiparesen können längere Zeit die ersten Zeichen des intravaskulären Lymphoms sein. Hautmanifestationen treten an Stamm und Extremitäten auf als lokalisierte lividrote Papeln, Knötchen, Knoten, Plaques, teleangiektatische Erytheme, flächenhafte plattenartige Infiltrate und livedoähnliche Indurationen. Fieber unklarer Genese und BSG-Erhöhung werden häufig beobachtet. Ebenso kommt es zu opportunistischen Infektionen.

Die führende Symptomatik bei unserer Patientin waren schmerzhafte Indurationen im Bereich beider Oberschenkel, welche als untypisches Erysipel zunächst verkannt wurde. In diesem Stadium kann die Abgrenzung zu entzündlichen Erkrankungen wie Pannikulitis, Thrombophlebitis oder Erysipel schwierig sein. Im Verlauf zeigten die Erytheme eine zunehmend derbere Konsistenz mit unregelmäßiger und unscharfer Begrenzung. Bei unserer Patientin bestand zunächst keine neurologische Symptomatik; erst nach der Chemotherapie entwickelte sie eine Sprachstörung und Dysästhesien, deren Ursache in multiplen kleinen embolischen Herde gesehen wurde. Wahrscheinlich entspricht dies einer zerebralen Manifestation des intravasalen B-Zell-Lymphoms.

> **Fazit**
> Das primär kutane intravaskuläre großzellige B-Zell-Lymphom ist eine sehr seltene Lymphomentität mit charakteritischem histologischen Bild und meist letalem Verlauf. Nur gelegentlich werden Remissionen beobachtet. Die Diagnose dieses hochmalginen Lymphoms ist nur bioptisch möglich.

Danksagungen

Die Patientin wurde freundlicherweise überwiesen von Dr. Ursula Bernhofer-Schied/Dr. Bärbel Hauerwaas, Internistinnen, Parkstraße 21, 82223 Eichenau.

Die Betreuung der Patienten erfolgt in enger Zusammenarbeit mit Prof. Dr. Bertold Emmerich (Hämatoonkologie der Medizinischen Klinik der Ludwig-Maximilians-Universität, Direktor: Prof. Dr. Martin Reincke).

Die radiologischen Untersuchungen wurden in der Radiologischen Klinik der LMU (Direktor: Prof. Dr. Dr. h.c. Maximilian Reiser), die nuklearmedizinischen Untersuchungen in der Klinik und Poliklinik für Nuklearmedizin (Direktor: Prof. Dr. Klaus Hahn) durchgeführt.

Die Untersuchung des Knochenmarks erfolgte im Institut für Pathologie Ludwig-Maximilians-Universität (PD Dr. Stefan Ihrler, Direktor: Prof. Dr. Udo Löhrs).

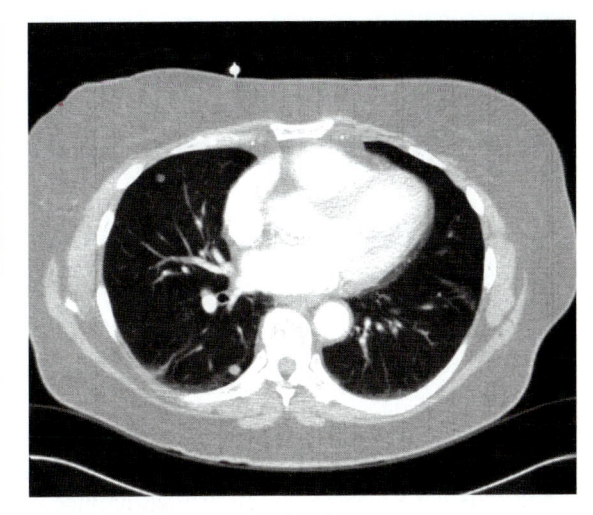

Abb. 8. Computertomographie Thorax

Literatur

Asagoe K, Fujimoto W, Yoshino T, Mannami T, Liu Y, Kanzaki H, Arata J (2003) Intravascular lymphomatosis of the skin as a manifestation of recurrent B-cell lymphoma. J Am Acad Dermatol 48: 1–4

Eros N, Karolvi Z, Takacs I, Radvani G, Keleny G (2002) Intravascular B-cell lymphoma. J Am Acad Dermatol 47: 60–62

Everet M, Lehringer-Polzin M, Mobius W, Pfeifer U (2000) Angiotropic large-cell lymphoma presenting as pulmonary small vessel occlusive disease. Hum Pathol 31: 879–882

Ferrari AJ, Campo E, Seymour IF et al (2004) Intravascular lymphoma: clinical presentation, natural history, management and prognostic factors in a series of 38 cases, with special emphasis on the "cutaneous variant". Br J Haematol 127: 173–183

Krivolapov I, Kripolapov A, Ivaniuk AV (2003) Intravascular large B-cell lymphoma: case report. Vopr Onkol 49: 743–747

Kutzner H, Englert W, Hellenbroich D, Embacher G, Kutzner U, Schroder J (1991) Angioendotheliomatosis proliferans systemisata: eine kutane Manifestation maligner B-Zellen-Lymphome. Hautarzt 42: 384–390

Le K, Lim A, Bullpitt P, Wood G (2005) Intravascular B-cell lymphoma diagnosed by skin biopsie. Australas J Dermatol 46: 261–265

Pfleger L, Tappeiner J (1959) Zur Kenntnisnahme der systematisierten Endotheliomatose der cutanen Blutgefäße (Reticuloendotheliomatose?). Hautarzt 10: 359–363

Reiner M, Marschall FM, Beck P, Horny H-P (1998) Intravaskuläre Lymphomatose (angiotropes Lymphom). Dtsch Med Wochenschr 123: 1303–1307

Sepp N, Schuler G, Romani N, Geissler D, Gattringer C, Burg G, Bartram CR, Fritsch P (2004) „Intravascular lymphomatosis" (angioendotheliomatosis): Evidence for a T-cell origin in two cases. Hum Pathol 21: 1051–1058

Tomasini C, Novelli M, Ponti R, Pippione M, Bernengo MG (2004) Cutaneous intravasculary lymphoma following extravascular lymphoma of the lung. Dermatology 208: 158–163

Yanaghiori H, Oyama N, Kawakami Y, Sakuma-Oyama Y, Nakamura K, Iwatsuki K, Kaneko F (2003) A Case of intravascular large B-cell lymphoma with multiple organ involvement. J Dermatol 30: 910–914

Zeidman A, Horowitz A, Fradin Z, Cohen A, Wolfson L, Elimelech O (2004) Fulminant intravascular lymphoma presenting as fever of unknown origin. Leuk Lymphoma 45: 1691–1693

Lymphangiosis carcinomatosa cutis et pulmonalis bei unbekanntem Primärtumor

Helen-C. Rerinck, Theda Schuh, Michael J. Flaig und Elke Sattler

Anamnese
Der 53-jährige Patient (Nichtraucher) stellte sich Ende 2003 mit zunehmender Belastungsdyspnoe in der Pneumologischen Abteilung der Universitätsklinik Ulm vor. Vorausgegangen war eine frustrane systemische Glukokortikoidtherapie über drei Monate bei zunächst vermuteter Sarkoidose. Keine B-Symptomatik.

Zeitgleich mit den Atembeschwerden hatte der Patient an der linken Schulter eine Hautveränderung bemerkt, die nur langsam an Größe zunahm, sich gelegentlich gelblich verfärbte und leichten Juckreiz verursachte. Die bisherige Behandlung erfolgte mit Öl und Zinkpaste.

Hautbefund
Links klavikulär 20 × 10 cm große, scharf begrenzte Plaque mit livid-rötlichem, teils papulösem Randsaum und zentraler leicht gelblicher Aufhellung, derb induriert und in der Diaskopie nicht ausdrückbar.

Histopathologie und Immunhistopathologie
In der Dermis finden sich in Lymphgefäßen kohäsive Verbände pleomorpher, atypischer epithelialer Zellen mit teils eosinophilem, teils basophilem, wechselnd breitem Zytoplasma und pleomorphen Zellkernen. Einzelne Mitosen, Dyskeratosen, vereinzelt Desmosomen zwischen den Tumorzellen erkennbar. Immunhistochemisch lassen sich diese Zellen mit dem Panzytokeratinmarker MNF116 markieren. Die Lymphgefäßwände markierbar mit dem Marker D2-40.
Befund: Lymphangiosis carcinomatosa eines mäßig differenzierten Plattenepithelkarzinoms.

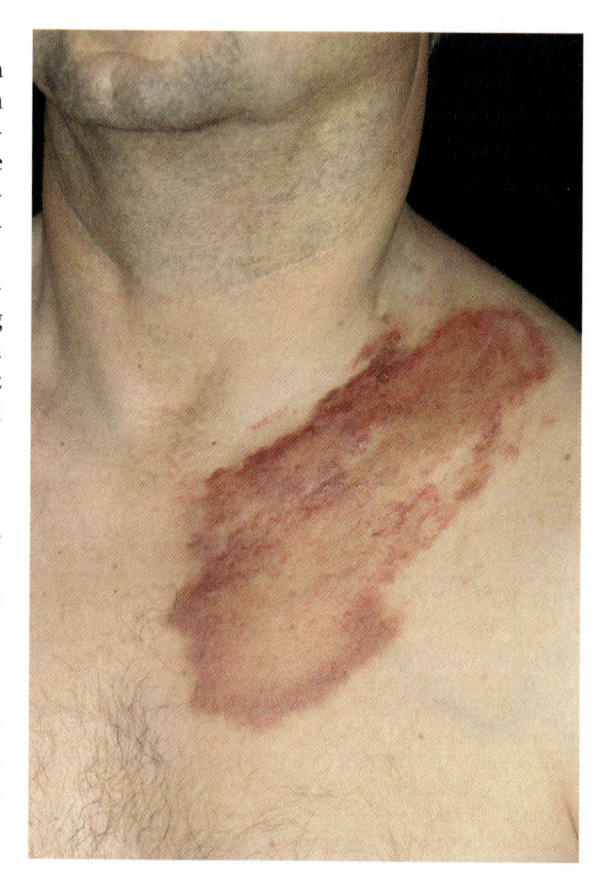

Abb. 1. Lymphangiomatosis carcinomatosa cutis

Laborbefunde
BSG erhöht mit 61/79 mm nach Westergren [3/2]. Im Differenzialblutbild bei Erstdiagnose Lymphozyten 15% [25–40], später 80% und minimale Linksverschiebung mit 71% [<70] Segmentkernigen. Gesamteisen 71 µg/dl [80–180], Ferritin 382 µg/dl [30–300], LDH 260 U/l [<250]. Eiweißelektrophorese: Albuminanteil am Gesamteiweiß 52% [55–73]. Ansonsten unauffällige Serum-, Gerinnungs- und Schilddrüsenparameter, unauffälliges rotes Blutbild.

Tumormarker: Carcino-Embryonales Antigen bei Erstdiagnose normwertig, innerhalb von 17 Monaten Anstieg auf 5,6 ng/ml [<5], Neuron-spezifische Enolase (NSE, Marker für kleinzelliges Bronchialkarzinom) 28,4 ng/ml [<16,3], sowie im Verlauf deutlich erhöhtes CYFRA 21-1 (Marker für nicht-kleinzelliges Bronchialkarzinom) mit 422 ng/ml [<3,3] als Zeichen der Progredienz unter Chemotherapie. ProGRP S (Marker für kleinzelliges Bronchialkarzinom) 18,2 pg/ml [<38].

Bronchoskopie (02/2004)
Histologische Sicherung eines gering differenzierten, wahrscheinlich großzelligen Karzinoms mit herdförmigen Infiltraten im Sinne einer Lymphangiosis carcinomatosa pulmonalis. Mehrfach durchgeführte immunhistochemische Nachuntersuchungen der Lungengewebeproben erbrachten auch im Verlauf keinen sicheren Hinweis auf den Primärtumor.

Bildgebende Verfahren
Positronenemissionstomographie mit 660 MBq F-18-Fluorid/Spiral-CT (Primärstaging 02/2004): Nachweis einer breiten ossären, lymphogenen und kutanen Metastasierung sowie einer pulmonalen Lymphangiosis carcinomatosa ($T_4N_3M_1$).
CT Schädel, Hals, Thorax, Abdomen, Skelett (07/2005): Kein Anhalt für Hirnmetastasierung, ausgeprägte lymphogene Metastasierung in Hals, Thorax, Axillae, Abdomen; zunehmende Progredienz einer Lymphadenopathie mediastinal. Progrediente Lymphangiosis carcinomatosa der Lunge.
Positronenemissionstomographie mit 200 MBq F-18 markierter Deoxyglucose (FDG) (07/2005): In guter Korrelation zu den zeitgleichen CT-Aufnahmen malignomtypischer Glukosestoffwechsel im Bereich beider Lungenflügel betont hilär sowie mediastinal. Lymphknotenmetastasen rechts zervikal, axillär beidseits sowie paraaortal beidseits. Links zervikal ausgedehnte Lymphknotenmetastasen mit zusätzlich Lymphbahn-infiltrierendem Prozess.

Therapie und Verlauf
Der Patient erhielt seit März 2004 bei unbekanntem Primärtumor, der am ehesten als nicht-kleinzelliges Bronchialkarzinom (NSCLC) Stadium IV eingestuft wurde, eine Behandlung mit Gemcitabine/Cisplatin über sechs Zyklen. Aufgrund der Progredienz der pulmonalen Lymphangiosis carcinomatosa wurde auf Docetaxel umgestellt. Ab Mai 2005 – weiter ohne Remission – wurde ein weiterer Therapieversuch mit dem Tyrosinkinase-Hemmer Erlotinib unternommen, der ebenso wegen generalisierter Progredienz abgebrochen wurde.

Eine Chemotherapie als letzte Therapieoption wurde durch den Patienten abgelehnt. Bei ausgedehnter zervikal bis nach intraabdominell reichender Metastasierung sah die interdisziplinäre Tumorkonferenz der Universitätsklinik Ulm 09/2005 schließlich keinen weiteren sinnvollen, auch nicht strahlentherapeutischen Behandlungsansatz. Der Hautbefund zeigte im Verlauf volatile livid-gelbliche Verfärbungen, ansonsten aber kein Ansprechen auf die Chemotherapie.

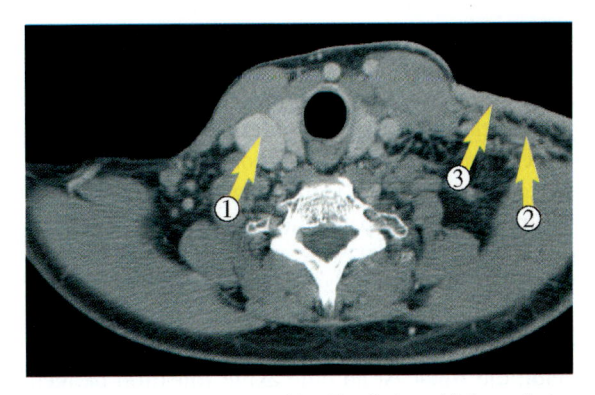

Abb. 2. Computertomographie: Zervikal multiple pathologisch vergrößerte Lymphknoten (1), intramuskuläre Metastasierung im M. sternocleidomastoideus links (2), an der linken Schulter kutane Verdichtung (3) im Sinne einer Lymphangiosis carcinomatosa

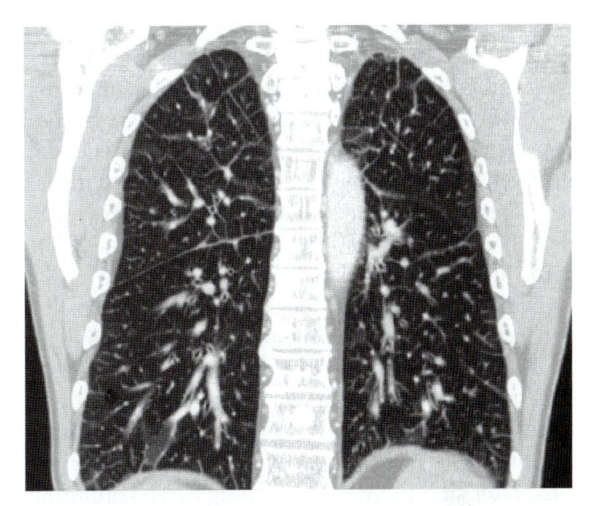

Abb. 3. Computertomographie: Intrapulmonal keine größeren solitären Rundherde, aber diffus verteilte multiple kleine Läsionen typisch für eine Lymphangiosis carcinomatosa

Kommentar
Hautmetastasen können per continuitatem, durch hämatogene oder lymphogene Ausbreitung bei soliden Tumoren innerer Organe entstehen.

Ein nicht seltener Sonderfall der kutanen Metastasierung ist die Lymphangiosis carcinomatosa (Synomyme: Carcinoma erysipelatoides, Erysipelas carcinomatosum), die durch lymphogene Metastasierung meist als flächige Ausbreitung, am häufigsten beim

Mammakarzinom, vorkommt. Seltener liegen als Primärtumoren Karzinome von Lunge, Ovar, Pankreas, Rektum, Parotis oder maligne Melanome (Lymphangiosis melanomatosa) zugrunde. Histologisch handelt es sich häufig um Adenokarzinome oder undifferenzierte Karzinome. Die Lymphangiosis carcinomatosa tritt meist erst im Spätstadium der zugrunde liegenden Erkrankung auf.

Das Krankheitsbild zeigt sich als eine scharf begrenzte, sich peripher in flammenartigen Ausläufern auflösende plattenartige Rötung und Infiltration der Haut, die zunächst an eine akute Infektion denken lässt. Das Synonym Carcinoma erysipelatoides wurde 1931 von Rasch geprägt. Der Namensbestandteil erysipelatoides nimmt auf die intralymphatische Ausbreitung von Tumorzellen Bezug.

Die Lymphangiosis carcinomatosa unterscheidet sich klinisch von einem infektiösen Erysipel durch geringere Entzündungsreaktion, langsamere Progredienz und Schmerzlosigkeit. Allgemeinsymptome wie Fieber und Leukozytose fehlen. Als Folge einer lymphatischen Abflussstörung kann es zu Ödem, Erythem und Spannungsblasen kommen. Nach mehrwöchigem Bestehen tritt häufig, wie bei unserem Patienten, ein gelblicher Farbumschlag sowie eine Hautverdickung und -verhärtung auf.

Die Diagnose erfolgt bioptisch. Histologisch finden sich Tumorzellen in erweiterten Lymphgefäßen.

Bei histologischem Nachweis einer Hautmetastase kann die weitere Zelldifferenzierung bei der Identifizierung des Primärtumors helfen. Neben der Histomorphologie kommt der immunhistochemischen Charakterisierung große Bedeutung zu. So konnte die plattenepitheliale Histogenese des Tumors bewiesen werden. Schon die Kombination der Serumtumormarker deutete auf ein nicht-kleinzelliges Bronchialkarziom als Primärtumor hin. Dieser konnte aber trotz ausführlicher bildgebender Verfahren nicht lokalisiert werden.

Eine Behandlung der Lymphangiosis carcinomatosa ist schwierig und die Prognose insgesamt schlecht, da die zugrunde liegende Tumorerkrankung durch die lymphogene Metastasierung bereits ein fortgeschrittenes Stadium erreicht hat. Im Vordergrund stehen palliative Maßnahmen.

Nach einer operativen Entfernung der flächenhaften Metastasen kommt es meist schnell zu Rezidiven. Besser geeignet ist die Radiotherapie oder eine gegen den Primärtumor gerichtete Chemotherapie. Im späteren Verlauf sind Maßnahmen wie stadiengerechte Wundversorgung bei Ulzeration sowie Prophylaxe und Therapie von Sekundärinfektionen wichtig.

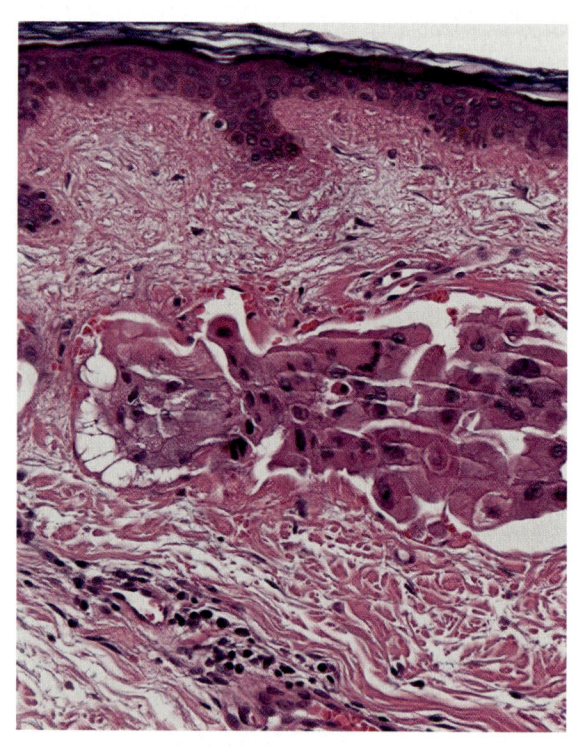

Abb. 4. Durch Plattenepithelzellen ausgefülltes Lymphgefäß

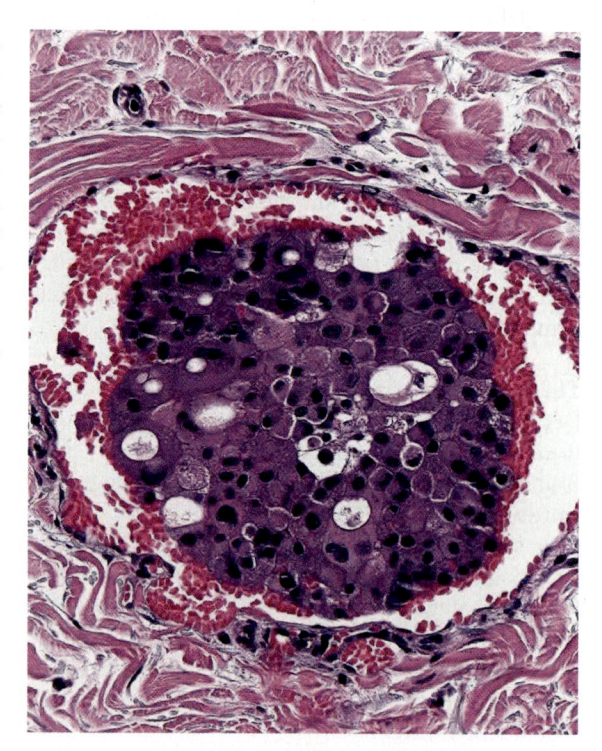

Abb. 5. Basaloid differenzierte Plattenepithelproliferate

Zu den wichtigsten Differenzialdiagnosen der Lymphangiosis carcinomatosa gehört an erster Stelle das Erysipel. Gerade bei zugrunde liegendem Mammakarzinom sind infektiöse Erysipele in Mastektomienarben und in einer chronischen Radiodermatitis als Eintrittspforte für Bakterien keine seltene Komplikation. Abgesehen davon sollten kutane Lymphome, Pseudolymphome, Leukämien, Angiosarkome, atypisches Erythema chronicum migrans, Kontaktdermatitis und fixes Arzneimittelexanthem ausgeschlossen werden.

Fazit
Da eine Lymphangiosis carcinomatosa auch als Erstmanifestation eines Malignoms vorliegen kann, sollte bei atypisch lokalisierten, persistierenden und therapieresistenten erysipelartigen Erythemen an ein malignes Geschehen gedacht werden, und eine histologische Abklärung mit gezielter Tumorsuche erfolgen.

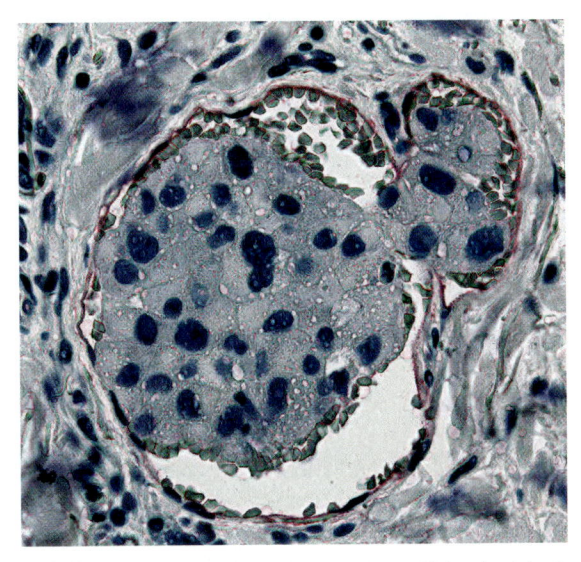

Abb. 6. Immunhistochemie (D2-40): Rot gefärbte lymphatische Endothelien

Danksagungen
Der Patient wurde uns freundlicherweise von der Medizinischen Klinik Innenstadt der Ludwig-Maximilians-Universität München (Direktor: Prof. Dr. Martin Reincke), Abteilung für Pneumologie (Leitung: Prof. Dr. Rudolph M. Huber), konsiliarisch anvertraut.

Die radiologischen Untersuchungen wurden in der Radiologischen Klinik der Ludwig-Maximilians-Universität (Direktor: Prof. Dr. Dr. h.c. Maximilian Reiser); die nuklearmedizinischen Untersuchungen in der Klinik und Poliklinik für Nuklearmedizin der Ludwig-Maximilians-Universität (Direktor: Prof. Dr. Klaus Hahn) durchgeführt.

Umfangreiche Vorbefunde wurden uns durch das Universitätsklinikum Ulm, Abteilung für Nuklearmedizin (Ärztlicher Direktor: Prof. Dr. Sven N. Reske) und Abteilung für Strahlentherapie (Ärztlicher Direktor: Prof. Dr. Thomas Wiegel), sowie die Stiftungsklinik Weißenhorn, Sektion Hämatologie, Internistische Onkologie und Diabetologie (Dr. Michael Glück) zur Verfügung gestellt.

Literatur

Bottoni U, Innocenzi D, Mannooranparampil TJ, Richetta A, Del Giudice M, Calmieri S (2001) Inflammatory cutaneous metastasis from laryngeal carcinoma. Eur J Dermatol 11: 124–126

Cheon HW, Lee JB, Lee SN (1981) Carcinoma erysipelatoides: Inflammatory metastatic carcinoma in the skin. Korean J Dermatol 19: 905–911

Hariry H, Abeler T, Melnik B, Vakilzadeh F (2000) Erysipelas carcinomatosum bei tubulärem Adenokarzinom des Magens. Hautarzt 51: 950–952

Hazelrigg DE, Rudolph AH (1977) Inflammatory metastic carcinoma. Carcinoma erysipelatoides. Arch Dermatol 113: 69–70

Kavgaci H, Reis A, Ozdemir F, Bektas O, Arslan M, Aydin F (2005) Carcinoma erysipelatoides resulting from gastric adenocarcinoma: An unusual clinical presentation. Med Princ Pract 14: 61–63

Nambi R, Tharakaram S (1999) Carcinoma erysipeloides as a presenting feature of breast carcinoma. Int J Dermatol 38: 367–368

Rasch C (1931) Carcinoma erysipelatoides. Br J Dermatol Syph 43: 351

Schwartz RA (1995) Histopathologic aspects of cutaneous metastatic disease. J Am Acad Dermatol 33: 649–657

Sterry W, Stockfleth E (2005) Maligne epitheliale Tumoren. In: Braun-Falco O, Plewig G, Wolff HH, Burgdorf WHC Landthaler M (Hrsg) Dermatologie und Venerologie, 5. Aufl. Springer, Berlin, S 1280–1282

Webb JM (1996) Carcinoma erysipelatoides from the colon. J Am Acad Dermatol 34: 1082–1084

Yu KJ, Lee HE, Ho HE, Lee JC, Chang JW, Hong HS, Yang CH (2005) Carcinoma erysipelatoides from squamous cell carcinoma of unknown origin. Int J Clin Pract 59: 1104–1106

Eosinophile pustulöse Follikulitis Ofuji

Sven Neynaber, Josef J. Schneider und Walter H. C. Burgdorf

Anamnese
Bei dem 45-jährigen Patienten traten innerhalb eines Jahres im Gesicht zunächst Rötungen, dann multiple dichtstehende, zu größerflächigen Plaques konfluierende Papeln und disseminierte Pusteln auf. Im weiteren Verlauf auch am Stamm und den proximalen Extremitäten gerötete Papeln und Plaques auf ausgedehntem Erythem. Besonders abends bestand starker Juckreiz bei reduziertem Allgemeinbefinden.

Unter der klinischen Arbeitsdiagnose lupoide Rosazea wurde eine Therapie zunächst mit Metronidazol per os und Erythromycin topisch eingeleitet. Diese Therapie zeigte keinen Effekt.

Die histologische Untersuchung einer Papel aus dem Gesichts führte zum Nachweis eines dichten interstitiellen und perifollikulären gemischtzelligen Infiltrates mit auffallend zahlreichen eosinophilen Granulozyten, charakteristisch für eine eosinophile pustuläre Follikulitis Ofuji (Befund, Klinik für Dermatologie und Venerologie, Lübeck, Universitätsklinikum Schleswig-Holstein). Daraufhin wurde Dapson 150–200 mg/Tag über vier Wochen angesetzt. Auch

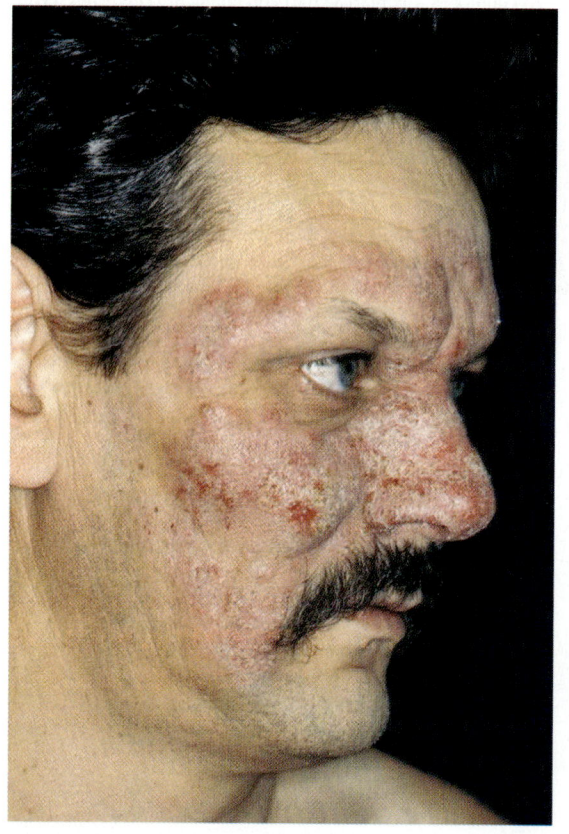

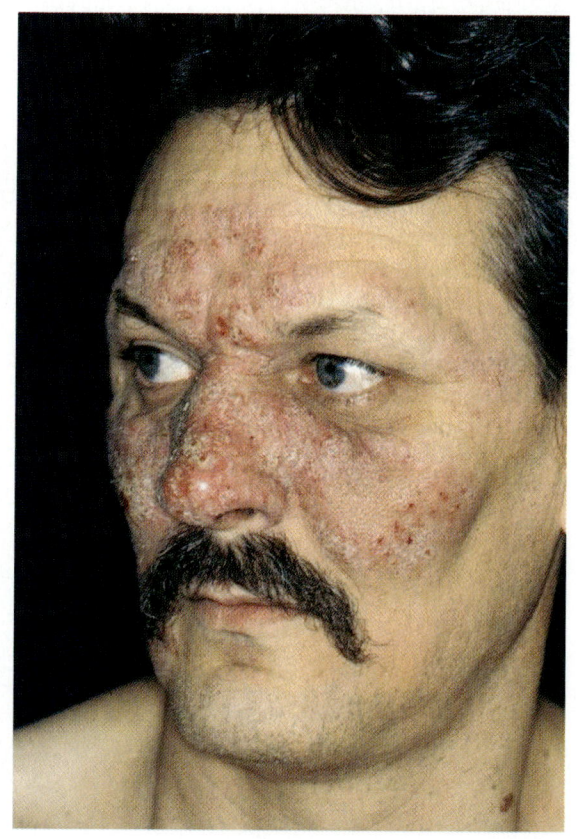

Abb. 1. Eosinophile Follikulitis Ofuji

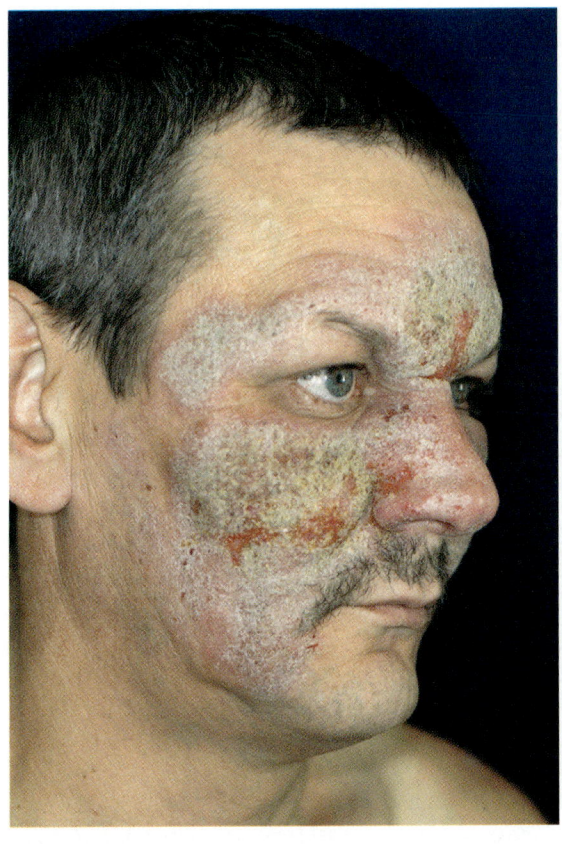

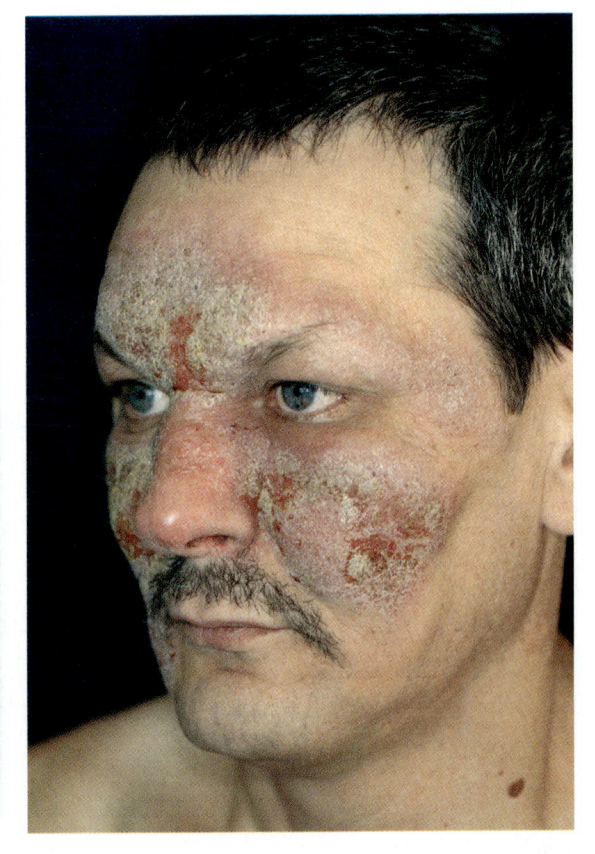

Abb. 2. Unter Therapie

unter dieser Therapie zeigte sich keine wesentliche Befundbesserung, so dass eine stationäre Behandlung eingeleitet wurde.

Hautbefund
Im Gesicht, mit Betonung der Stirn und der Wangen, bestehen auf erythematösem Grund teils einzeln stehende Papeln, teils größerflächige flache, stellenweise erosiv und exsudative Knoten, mit 1–2 mm großen Pusteln. Am Stamm und den proximalen Extremitäten rötliche flache Knoten auf ausgedehnten Erythemen.

Histopathologie
Abszedierende, breitflächig destruierende Entzündungsreaktion der Harrfollikel, betont im infundibulären Anteil. Das Infiltrat besteht aus Lymphozyten, Histiozyten, neutrophilen und auffallend vielen eosinophilen Granulozyten. Weiterhin in der Dermis ein überwiegend perivaskuläres, entzündliches Infiltrat mit fokaler Muzinablagerung dar. PAS- und Grocott-Färbung unauffällig.
Beurteilung: Eosinophile pustulöse Follikulitis

Direkte Immunfluoreszenz
Keine spezifische Fluoreszenz für IgG, IgA, IgM und C3.

Laborbefunde
Hämoglobin 13,9 g/dl (14,0–17,5), Differenzialblutbild: Eosinophile 8% (<4%), CRP 1,6 mg/dl (<0,5), TSH 15,4 µU/ml (0,4–4,0).

Weitere Befunde
Mykologisches Labor: Nativ und in Kultur negativ
Bakteriologisches Labor: Staphylococcus aureus, vereinzelt Streptokokken der Gruppe B
PCR-Diagnostik: Kein Nachweis Herpes-simplex-Virus spezifischer DNA

Bildgebende Diagnostik
Sonographie peripherer Lymphknoten: Axillär und inguinal beidseits lassen sich multiple ovale, zentral echoreiche, peripher echoarme Strukturen bis circa 2 cm darstellen; zervikal beidseits perlschnurartig, teils verbackene rundliche, teils bogig begrenzte echoarme Strukturen bis 2 cm im Durchmesser. Beurteilung: Ausgeprägte Lymphadenopathie.

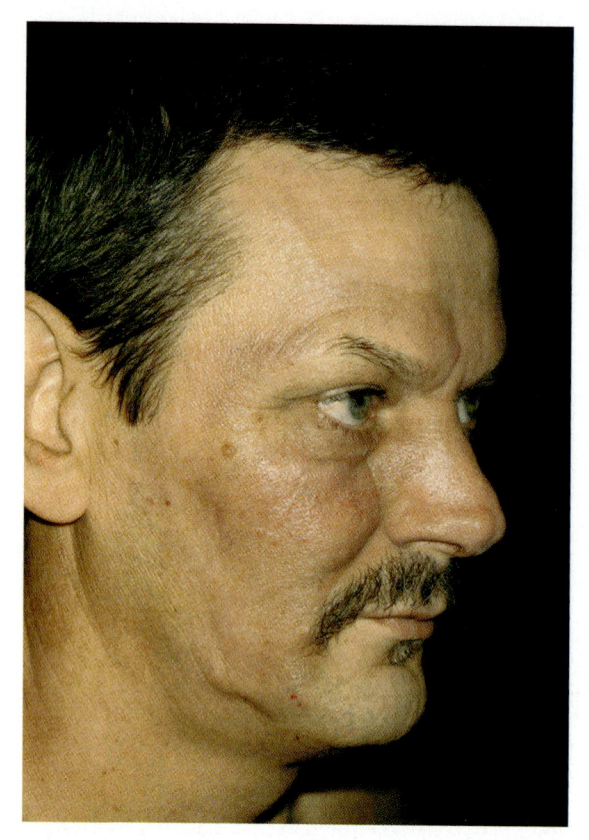

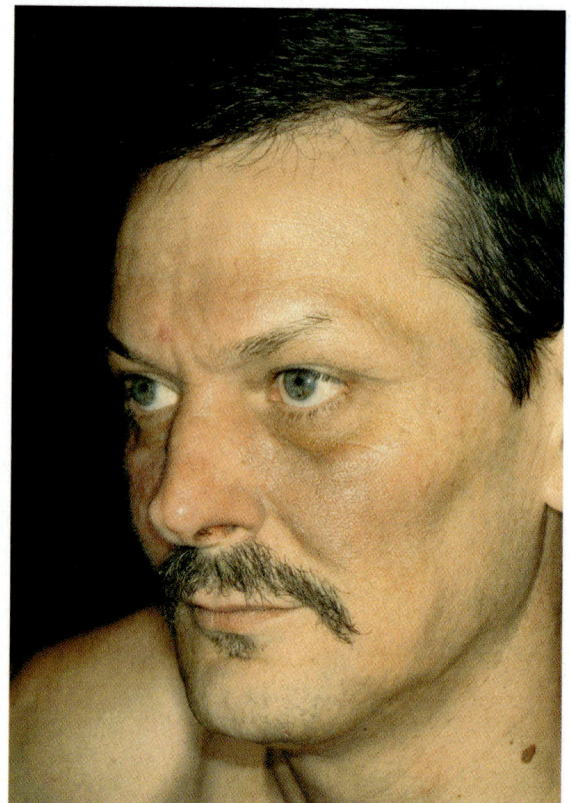

Abb. 3. Nach Therapie

CT von Hals, Thorax und Abdomen: Ausgeprägte Lymphadenopathie im Bereich der zervikalen Lymphknoten, axillär beidseits suspekte Lymphknoten, einzelne mesenteriale, grenzwertig vergrößerte Lymphknoten.

Therapie und Verlauf

Die Diagnose eosinophile pustulöse Follikulitis wurde in zwei weiteren Biopsaten bestätigt. Therapiert wurde systemisch mit Indometacin per os 3 × 50 mg/Tag, Minozyklin 50 mg/Tag per os für 14 Tage und Dimetindenmaleat 3 × 2 mg/Tag über 24 Tage, topisch mit Fusidinsäure 2% und Betametasondipropionat 0,064% in Creme zweimal täglich. Darunter kam es zu einer deutlichen Besserung; systemisch wurde Dimetindenmaleat auf Fexofenadin 180 mg umgesetzt, die Antibiose und das nichtsteroidalen Antiphlogistikums weiterhin verordnet. Im weiteren Verlauf wurde im Gesicht topisch mit 2% Metronidazol in Basiscreme und am Stamm mit Prednicarbat 0,25% in Creme therapiert.

Fünf Wochen nach Entlassung und eigenständigem Absetzen der systemischen Therapie durch den Patienten kam es zu einem ausgeprägten Rezidiv, so dass eine erneute stationäre Behandlung, analog der vorangegangenen Behandlung, notwendig wurde, wobei am Stamm topisch zusätzlich Clobetasol-17-propionat 0,05% zur Anwendung kam. Unter Indometacin entwickelte der Patient nach acht Tagen einen Tinnitus. Dieser wurde erfolgreich mit Tebonin (Trockenextrakt aus *Ginkgobiloba*-Blättern) und Absetzen des Indometacins behandelt, welches jedoch nach kurzer Zeit wegen unmittelbarer Verschlechterung der Hautveränderungen wieder angesetzt wurde. Der Hautzustand ist seither stabil.

Kommentar

1965 stellten die japanischen Dermatologen Ise und Ofuji eine Patientin vor mit ausgeprägten Juckreiz und gruppierten follikulären Pusteln auf elevierten Erythemen im Gesicht und am Stamm, die bis zu mehreren Zentimetern konfluierten und histologisch durch ein follikuläres und perifollikuläres Infiltrat aus neutrophilen und eosinophilen Granulozyten gekennzeichnet war. Die Erkrankung wurde als fragliche follikuläre Variante einer subkornealen Pustulose eingeordnet. Über dieselbe Patientin wurde zusammen mit drei weiteren gleichartigen Fällen von

Ofuji et al. 1970 erneut berichtet. Bei allen drei Patienten fiel eine deutliche Bluteosinophilie von bis zu 41% auf. Für die als neue Entität gewertete Erkrankung mit unbekannter Ätiologie prägten die Autoren den Namen eosinophile pustulöse Follikulitis.

Die eosinophile pustulöse Follikulitis (EPF) wird auch als Ofuji's disease, eosinophile Follikulitis, eosinophile pustulöse Dermatose beziehungsweise sterile eosinophile Pustulose bezeichnet. Neben der klassischen EPF, die vor allem bei Japanern vorkommt, wird eine hiervon klinisch abweichende AIDS-assoziierte Form mit diskreten urtikariellen follikulären Papeln, generalisiertem Pruritus und teils fehlender Eosinophilie beschrieben. Ein weiterer Subtyp ist die kindliche EPF, deren Eigenständigkeit als klinische Entität jedoch angezweifelt wird. EPF kommt in Assoziation mit Non-Hodgkin-Lymphomen, T-Zell-Lymphomen, myelodysplastischen Syndromen und Knochenmarktransplantation vor. Die Diagnose beruht auf den oben genannten von Ofuji beschriebenen klinischen und histologischen Charakteristika.

Zur Therapie wurden zahlreiche Modalitäten erprobt, ohne dass sich eine definitiv wirksame Behandlung etablieren konnte. Topisch können Glukokortikoide Remissionen von mehreren Monaten bewirken. Systemisch wird Indometacin besonders bei der klassischen EPF als Therapie der ersten Wahl auch in Kombination mit Minozyklin empfohlen. Phototherapie (UVB oder PUVA) ist gut wirksam. Weitere Behandlungsmöglichkeiten sind Dapson, Isotretinoin, Acitretin, Metronidazol, Cetirizin, Itraconazol oder Ciclosporin A.

Bei unserem Patienten entschieden wir uns zu einer topischen Therapie mit Glukokortikoiden in Kombination mit systemischer Gabe von Indometacin und Minozyklin. Indometacin gehört zur Gruppe der nichtsteroidalen Antiphlogistika mit schwach analgetischer und antipyretischer Wirkung. Die Wirkung erfolgt durch Inhibition der Cyclooxygenase und dem daraus resultierenden Abfall der Synthese von Arachidonsäure. Minozyklin ist ein Tetrazyklin mit vergleichsweise langer Plasma-Halbwertszeit, das im Wesentlichen zur Aknebehandlung eingesetzt wird. Neben der antimikrobiellen Wirkung zeigt Minozyklin wie Erythromycin eine antiinflammatorische Wirkung, so dass dieses Medikament zusammen mit Indometacin und Glukokortikoiden einen synergistischen Effekt aufweist. Diese Therapiekombination stellte sich als wirksam heraus. Die Lymphknotenvergrößerungen werden regelmäßig während der ambulanten Vorstellungen kontrolliert.

Ätiologie und Pathogenese der EPF sind unklar. EPF wird als Ausdruck eines monomorphen histo-

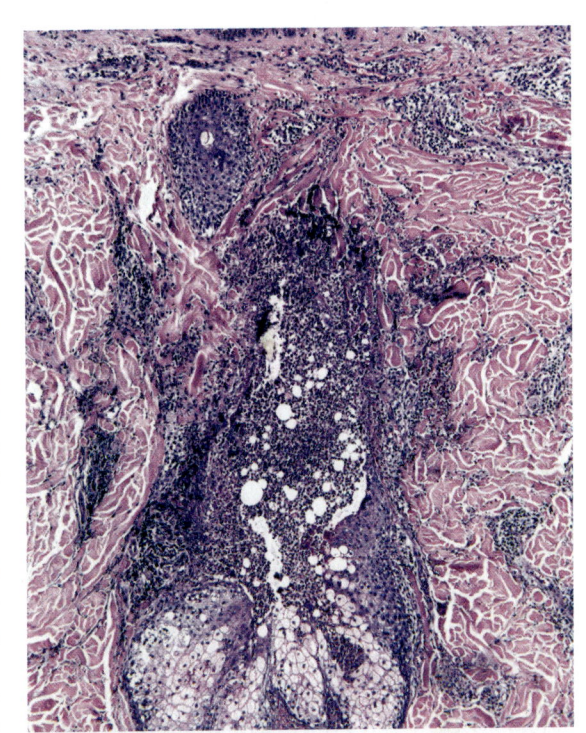

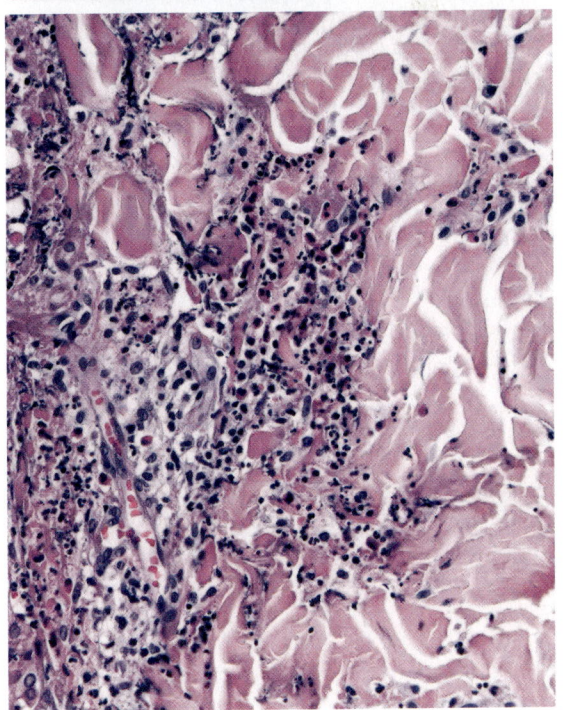

Abb. 4. Abszedierende Follikulitis, Talgdrüsenfollikel

logischen Reaktionsmusters auf unterschiedliche immunologische Fehlregulationen, insbesondere eine aberrierende Th2 Antwort auf follikuläre Antigene angesehen. Auch T-Mastzellen (enthalten nur Tryptase und sind überwiegend in Alveolen und in der interstitiellen Mukosa lokalisiert im Gegensatz zu TC-Mastzellen, die zusätzlich Chymase enthalten und in der Haut sowie der submukösen Darmschleimhaut zu finden sind) sollen eine pathogenetische Rolle spielen.

> **Fazit**
> Der Morbus Ofuji ist eine außerhalb des asiatischen Raumes selten anzutreffende Erkrankung, die als Differenzialdiagnose bei papulopustulösen Eruptionen im Gesichtsbereich und Stamm erwogen werden sollte. Die Diagnose beruht auf der typischen Histologie mit einem follikulären und perifollikulären Infiltrat mit zahlreichen Eosinophilen, einer Bluteosinophilie sowie zahlreichen juckenden, gruppiert stehenden Papeln und Papulopusteln. Die Therapie mit Indometacin als nichtsteroidales Antiphlogistikum ist eine wirksame Therapie bei der Behandlung der eosinophilen pustulösen Follikulitis Ofuji.

Danksagungen
Wir danken Herrn Prof. Dr. Dipl.-Biol. Reinhard Gillitzer für die Überweisung des Patienten.

Wir danken Herrn PD Dr. Christian Rose und Herrn Prof. Dr. Detlef Zillikens, Klinik für Dermatologie und Venerologie, Lübeck, Universitätsklinikum Schleswig-Holstein, für die auswärtige histologische Befundung.

Literatur

Brazzelli V, Barbagallo T, Prestinari F, Ciocca O, Vassallo C, Borroni G (2004) HIV seronegative eosinophilic pustular folliculitis successfully treated with doxycycline. J Eur Acad Dermatol Venereol 18: 467–470

Dwyer CM, Chapman RS, Smith GD (1994) Papuloerytroderma and cutaneous T cell lymphoma. Dermatology 188: 326–328

Ellis E, Scheinfeld N (2004) Eosinophilic pustular folliculitis: a comprehensive review of treatment options. Am J Clin Dermatol 5: 189–197

Ise S, Ofuji S (1965) Subcorneal pustular dermatosis. Arch Dermatol 92: 169–171

Ishiguro N, Shishido E, Okamoto R, Igarashi Y, Yamada M, Kawashima M (2002) Ofuji's disease: a report on 20 patients with clinical and histopathologic analysis. J Am Acad Dermatol 46: 827–833

Keida T, Hayashi N, Kawashima M (2004) Eosinophilic pustular folliculitis following autologous peripheral blood stem-cell transplantation. J Dermatol 31: 21–26

Ofuji O, Ofino A, Horio T, Ohseko T, Uehara M (1970) Eosinophilic pustular folliculitis. Acta Dermato Venereol 50: 195–203

Ofuji S (1990) Papuloerythroderma J Am Acad Dermatol 22: 697

Ramdial PK, Morar N, Dlova NC, Aboobaker J (1999) HIV-associated eosinophilic folliculitis in an infant. Am J Dermatopathol 21: 241–246

Teraki Y, Nishikawa T (2005) Skin diseases described in Japan 2004 J Dtsch Dermatol Ges 3: 9–25

Begegnung mit einer Bombardier-Vogelspinne

Ingrid Fackler, Sybille Borgo, Michael J. Flaig und Jörg C. Prinz

Anamnese
Der 26-jährige Patient ist Besitzer mehrerer Vogelspinnen. Nach dem Umsetzen einer weiblichen Spinne in ein anderes Terrarium bemerkt er einen Juckreiz an den Fingern. In den nächsten Tagen entwickeln sich an diesen Stellen juckende und nässende Bläschen. Die seit zwei Wochen bestehenden entzündlichen Hautveränderungen heilten schlecht ab. Da der Patient kurzfristig nach Kenia fliegen wollte, suchte er ein Medikament zur rascheren Abheilung der verbliebenen Hautdefekte und stellt sich deshalb in unserer Ambulanz vor.

Hautbefund
An den Fingern der rechten Hand, mit Betonung der Fingerbeeren des Mittel- und des Zeigefingers dicht aggregierte, 1–2 mm große, rot-bräunliche Papeln mit seröskrustiger Auflage.

Therapie und Verlauf
Es erfolgte ein Therapieversuch mit Cyanoacrylatabrissen. Nach Entfetten der Haut mit 70%igem Ethanol wird hierzu 1 Tropfen Sekundenkleber auf einen Objektträger aufgebracht, rasch mit der Kante eines zweiten Objektträgers verstrichen und sofort auf die betroffene Haut aufgedrückt und nach etwa einer Minute vorsichtig abgezogen. Durch etwa 15 Acrylatabrisse konnte aus den Fingerkuppen Material entfernt werden, das sich im Mikroskop splitterartig und scharfkantig darstellte. Dieses entspricht Brennhaaren einer Vogelspinne.

Der Patient wiederholte diesen ungewöhnlichen Therapieversuch noch drei- bis viermal zu Hause und konnte damit die restlichen Brennhaare der Spinne

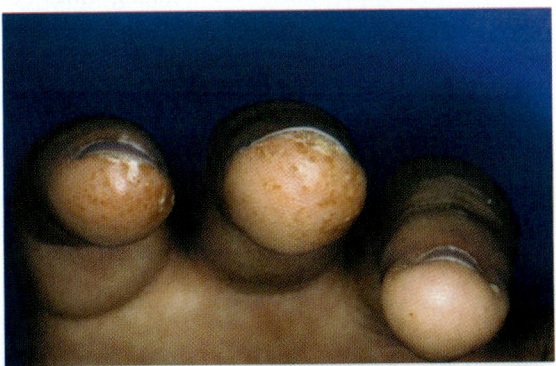

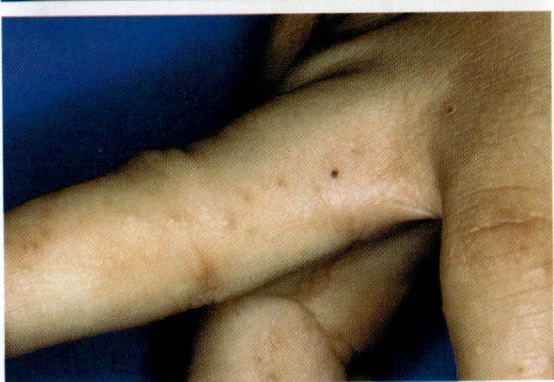

Abb. 1. Fingerverletzungen durch *Brachypelma Ruhnaui* (Bombardier-Vogelspinne)

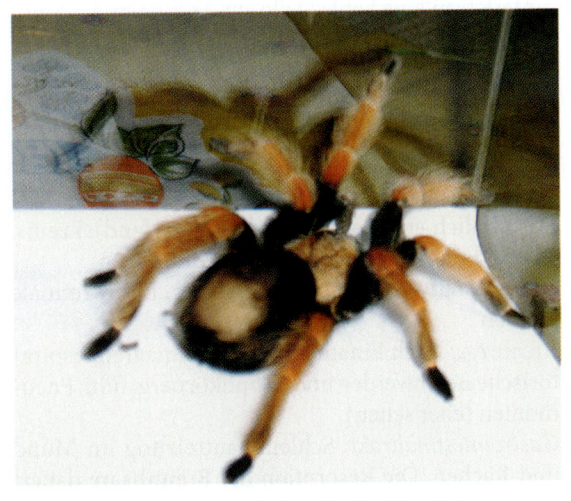

Abb. 2. Kahles Abdomen der Bombardier-Vogelspinne

aus seinen Fingerkuppen entfernen. Seither verwendet der Patient zum Umsetzen seiner Spinnen Latexhandschuhe, womit derartige Probleme nicht mehr auftraten.

Kommentar
Weibliche Vogelspinnen können 30 Jahre alt werden. Ihr Körper ist etwa 8 cm lang, zusammen mit den Beinen erreicht er eine Gesamtlänge von 30 cm. Die deutlich kleineren Männchen haben eine geringere Lebenserwartung. Suchen sie nach dem Paarungsakt nicht schnell genug das Weite, werden sie von der weiblichen Spinne verspeist.

Vogelspinnen werden in Terrarien als Haustier gehalten und auch erfolgreich gezüchtet. Die Haltung von Vogelspinnen sowie jedes einzelne Nachzuchttier (bis zu 1000 Jungtiere nach einer Verpaarung) müssen der Naturschutzbehörde gemeldet werden.

Eine natürliche Heimat der *Brachypelma*, einer Unterart der Vogelspinnen, ist Mexiko. Dort bewohnt sie Höhlen in Hängen oder unter Steinen in den dortigen Wüsten oder Halbwüsten. Seit der Aufnahme in das Washingtoner Artenschutzabkommen 1985 hat Mexiko jeglichen Export der Tiere verboten.

Die Gattung *Brachypelma* zeichnet sich dadurch aus, dass die Tiere zwei Möglichkeiten der Verteidigung haben: Bei direktem Angriff den Biss mit den giftdrüsenbewehrten Beißklauen wie andere Spinnen auch und zusätzlich die Verteidigung durch Bombardierung mit Brennhaaren, die sich am Abdomen, dem Hinterteil der Spinne, befinden. Fühlt sich die Spinne angegriffen oder gereizt, streift sie mit den hinteren Laufbeinen die lose auf dem Hinterleib sitzenden Brennhaare ab. Die Brennhaare werden dabei etwa 0,5 bis 1,0 m gegen den Angreifer geschleudert und hinterlassen eine kahle Stelle am Abdomen der Spinne. Bei jeder Häutung der Spinne bilden sich neue Brennhaare. Diese Brennhaare können beim Menschen durch direkten Kontakt, Inhalation oder Verschlucken folgende Symptome verursachen:

Haut: Urtikaria, nässende papulo-vesikulöse Dermatitis ähnlich eines dyshidrosiformen (Hand)ekzems. Der Juckreiz kann mehrere Monate anhalten
Auge: Keratitis, Konjunktivitis, Iritis, chorio-retinale Narben
Atemwege: Nach Einatmen von Brennhaaren respiratorische Beschwerden und Fremdkörpergefühl; Pneumonien (eher selten)
Gastrointestinaltrakt: Schleimhautreizung im Mund und Rachen. Die Resorption der Brennhaare dauert Monate
Systemisch: Gelegentlich anaphylaktoide Reaktionen

Anstelle einer Bombardierung kann die Spinne, wenn sie zu sehr bedrängt wird, auch zubeißen. Das Gift hat jedoch auf den Menschen keine große Wirkung und wird von der Wirkstärke mit der eines Wespenstichs verglichen. Nach dem Biss kann die betroffene Stelle ein entzündliches Erythem ausbilden.

Die Vogelspinne ist ein gutmütigeres Lebewesen als gemeinhin angenommen. Bevor sie zubeißt erfolgt die Bombardierung mit den Brennhaaren und selbst dafür bedarf es einer hohen Reizschwelle.

Unser Patient ist ein begeisterter Vogelspinnenkenner. Er hält verschiedene Arten von Bombardierspinnen in Terrarien in seiner Wohnung. Die juckende Dermatitis an den Fingerendgliedern war nach überraschender Bombardierung einer seiner Vogelspinnen durch die Brennhaare ausgelöst worden. Die Spinne fühlte sich durch das Anfassen mit der Hand bedroht. Zur Therapie wird eine Behandlung der Haut mit kortikosteroidhaltigen Cremes für zwei bis drei Wochen empfohlen. Bei Brennhaarkontakt mit den Augen ist eine Spaltlampenuntersuchung erforderlich und eine topische Therapie mit kortikosteroidhaltigen Augentropfen in absteigender Dosierung über mehrere Monate empfehlenswert. Die Resorption der Brennhaare im Auge dauert etwa zehn Monate. In unserem Fall gelang es, durch die Cyanoacrylatabriss-Technik unter Verwendung eines Sekundenklebers, einen Großteil der in die Epidermis eingedrungenen Brennhaare zu entfernen, wie es sich bei mikroskopischer Betrachtung der Abrisse auf Objektträger zeigte. Der Patient war für diesen Therapievorschlag dankbar und entfernte selbst mit der

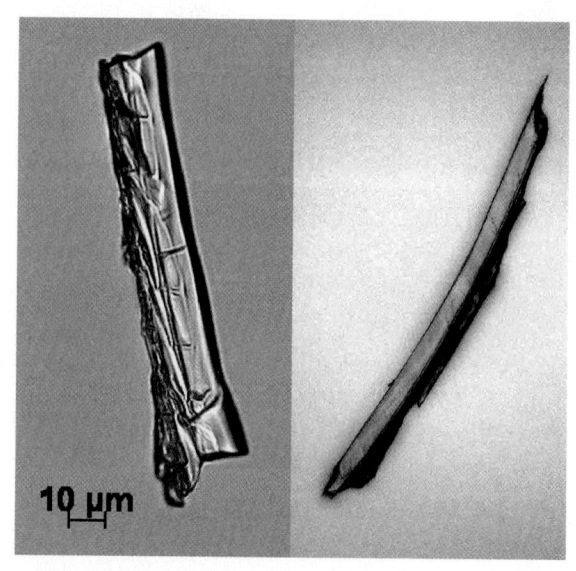

Abb. 3. Mikroskopie von einem Cyanoakrylatabriss: Brennhaarfragmente

gelernten Methode die restlichen Brennhaare. Eine weitergehende Therapie war nicht nötig.

> **Fazit**
> Die Haltung von Vogelspinnen als Haustier erfährt zunehmende Verbreitung. Die Konsultation des Hautarztes durch einen Vogelspinnenbesitzer nach Bombardierung oder Biss durch sein Haustier könnte zunehmend häufiger werden. In diesem Zusammenhang ist es hilfreich zu wissen, dass ein Vogelspinnenbiss nicht tödlich ist, dass es Bombardier-Spinnen gibt, die zur Verteidigung Brennhaare schleudern, die eine juckende Dermatitis auf der Haut verursachen. Die Cyanoacrylatabriss-Technik ist eine einfache Möglichkeit, in die Haut eingedrungene Brennhaare zu entfernen.

Literatur

Barth FG (2000) Sinne und Verhalten: aus dem Leben einer Spinne. Springer, Berlin
Bücherl W (1996) Südamerikanische Vogelspinnen. 3. Aufl. Westarp, Hohenwarsleben
Junghauss T, Bodic M (1996) Notfall Handbuch Gifttiere. Thieme, Stuttgart
Klaas P (2003) Vogelspinnen im Terrarium. Lebensweise, Haltung und Zucht. Ulmer, Stuttgart
Przybilla B, Rueff F (2005) Toxische und allergische Kontaktdermatitis. In: Dermatologie und Venerologie, Braun-Falco, Plewig, Wolff, Burgdorf, Landthaler (Hrsg), 5. Aufl. Springer, Heidelberg, S 341–370
Ratcliffe BC (1977) A case of Tarantula-included papular dermatitis. J Med Entomol 13: 745–747

Das Spektrum des CD30-positiven kutanen T-Zell-Lymphoms: Eine 25-jährige Krankengeschichte

Josef J. Schneider, Michael J. Flaig und Peter Kaudewitz

Anamnese
Wir stellen einen 67 Jahre alt gewordenen türkischstämmigen Patienten vor, den wir über 25 Jahre in unserer Klinik betreuten. Seine Erkrankung zeigte eine erstaunliche Variabilität und demonstriert exemplarisch die Assoziation verschiedener Lymphomentitäten zueinander.

Lymphozytenreicher Morbus Hodgkin II/a, Erstdiagnose 1981, nach Mantelfeldbestrahlung und Bestrahlung des Mediastinums Vollremission. Keine B-Symptomatik. 1982 erstmals rezidivierend auftretende Hautveränderungen mit spontaner Regression. Zu Beginn bestanden gruppiert stehende bis 5 mm große erythematöse Papeln, später auch hyperpigmentierte leicht atrophe, auch flächige Makulä. Histologisch wurde eine lymphomatoide Papulose diagnostiziert. Behandlung in den folgenden Jahren mit topischen Steroiden, niedrig dosierte Röntgenbestrahlung, Interferon gamma, Methotrexat und Polychemotherapie. Über lange Zeit bekam der Patient PUVA-Bäder. Hierdurch konnte der Hautbefund über einen längeren Zeitraum stabil gehalten werden, wobei es regelhaft zu Rezidiven mit teilweise auch spontanen Regressionen einzelner Papeln und Knötchen kam. Seit 2004 zunehmende Progression der Hautveränderungen mit Lymphknotenschwellungen. Durch eine Biopsie wurde die Diagnose eines CD30-positiven großzelligen anaplastischen T-Zell-Lymphoms gestellt.

Hautbefund
Gruppiert stehende, leicht polymorphe erythematöse Papeln mit teils halskrausenartiger Schuppung. Einzelne Narben.

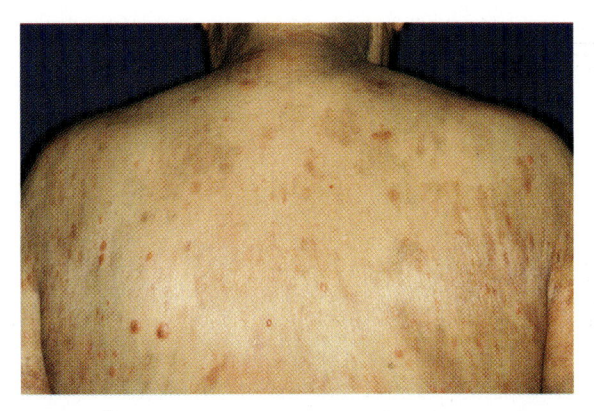

Abb. 2. Übergang in CD30-positives großzellig anaplastisches Lymphom

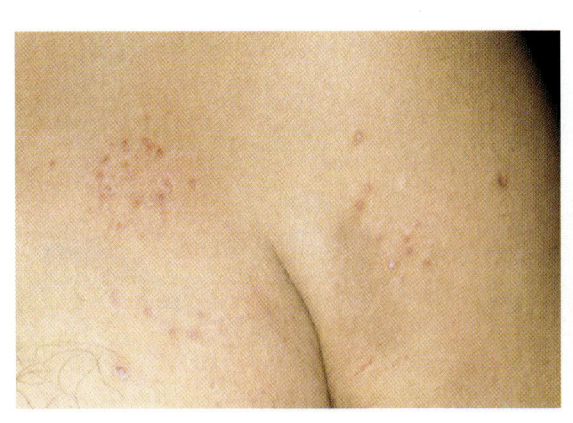

Abb. 1. Lymphomatoide Papulose

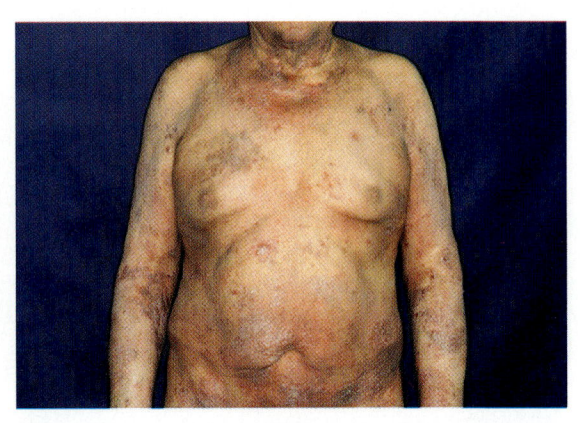

Abb. 3. CD30-positives großzellig anaplastisches Lymphom

Generalisiert auftretende erythematöse Papeln, Knötchen und Knoten, teilweise auf erythematösem Grund. Einzelne in Abheilung befindliche Papeln und gruppierte, unter das Hautniveau eingesunkene, teils erythematöse Narben.

Flächig konfluierende erythematöse Plaques mit Papeln, Knötchen und Knoten. Einzelne hämorrhagische Nekrosen, fest haftende Schuppung. Funktionseinschränkende Mitbeteiligung der Hände und Füße.

Multiple, teils destruierend wachsende Tumorknoten im Gesicht und am Orbitarand.

Histologie und Immunhistologie

Haut: Dichtes überwiegend subepidermal liegendes lymphozytäres Infiltrat aus pleomorphen, atypischen, teils mittelgroßen und großen Lymphozyten mit wechselnd breitem Zytoplasmasaum. Die Zellkerne teils hyperchromatisch, zerebriform.

Lymphknoten: Infiltration des Lymphknotens durch eine atypische, pleomorphe Lymphozytenpopulation, die zur Aufhebung der Lymphknotenarchitektur führt und die Lymphknotenkapsel überschreitet. Miniaturisierung reaktiver Keimzentren durch überwiegend CD30-positive Lymphozyten.

Therapie und Verlauf

Der Patient stellte sich Ende 2004 in deutlich reduziertem Allgemeinzustand erneut in unserer Klinik vor. Aufgrund der histologisch bestätigten Diagnose eines CD30positiven großzelligen anaplastischen T-Zell-Lymphoms und der Größenprogredienz der Lymphknoten erfolgte eine systemische Polychemotherapie nach dem CHOP-Schema. Diese erbrachte jedoch nicht den gewünschten Erfolg, so dass ein Therapieversuch mit dem monoklonalen Antikörper Alemtuzumab (MabCampath®), durchgeführt wurde. Dieser Antikörper zielt selektiv auf das CD52 Antigen auf malignen Lymphozyten ab. Im Rahmen der therapiebedingten Leukopenie kam es zu einer bakteriellen Sepsis und einer CMV-Virämie, so dass dieser Therapieversuch nach dem ersten Zyklus beendet werden musste. Diese Komplikationen sind häufige, unerwünschte Wirkungen bei diesem Medikament. Die Therapie wurde daraufhin auf das Retinoid Bexaroten umgestellt. Auch diese Therapie musste wegen massiver, therapierefraktärer Hyperlipidämie und wegen fehlendem klinischen Ansprechen beendet werden. Hierauf entzog sich der Patient zunächst jeglicher Therapie und verbrachte einige Monate in seinem Heimatland. In dieser Zeit kam es zu einer starken Progression der Erkrankung. Unter anderem bildete sich rechts periorbital ein mehrere Zentimeter großer, später ulzerierender Knoten. Trotz Bestrahlung der größten Tumore mit schnellen Elektronen und auch einer Ganzkörperbestrahlung nahmen die Tumore weiter an Größe zu. Der Patient verstarb Ende 2005 an den Folgen einer MRSA-Sepsis.

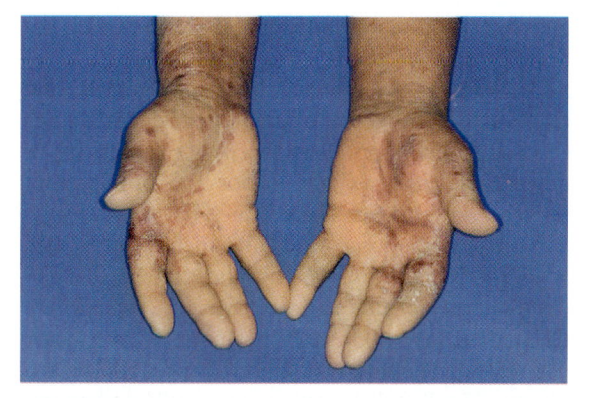

Abb. 4. CD30-positives großzellig anaplastisches Lymphom. Funktionseinschränkender Befall der Hände

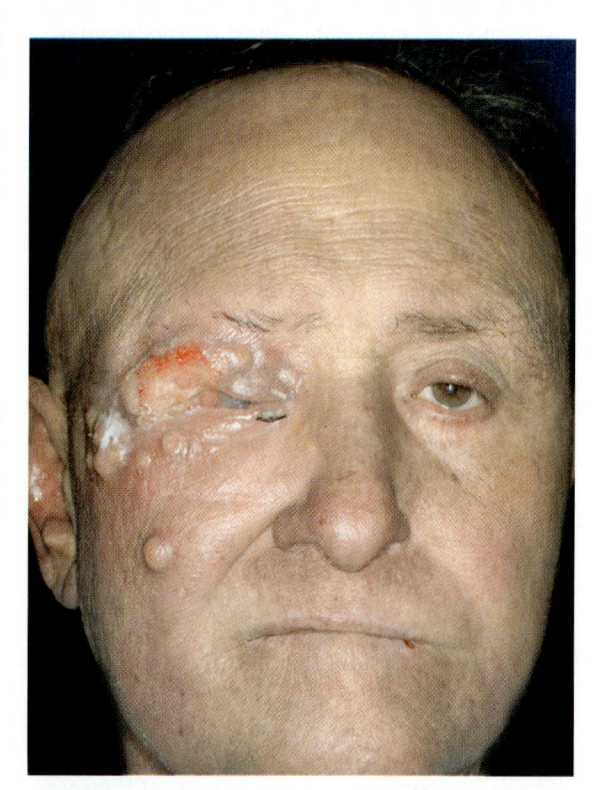

Abb. 5. Tumorstadium

Kommentar

Lymphoproliferative Neoplasien der Haut sind zytogenetisch und klinisch äußerst heterogen. Einzelne Entitäten dieser oft chronischen Erkrankungen können im Verlauf ihr Erscheinungsbild ändern und dadurch Probleme bei der Klassifikation und Therapie bereiten. 2005 veröffentlichten Willemze et al. die derzeit gültige WHO-EORTC Klassifikation für kutane Lymphome. Die lymphomatoi-de Papulose und auch das primär kutane anaplastische großzellige CD30-positive Lymphom werden hier in die Gruppe der primär kutanen CD30-positiven lymphoproliferativen Erkrankungen eingeordnet.

Kutane Lymphome sind mit einer Inzidenz von 5–10/100.000 Einwohner pro Jahr relativ selten. Jedoch stellen die kutanen Lymphome die zweitgrößte Gruppe der extranodalen Non-Hodgkin-Lymphome dar. 65% der kutanen Lymphome sind T-Zell-Lymphome, 25% B-Zell-Lymphome und 10% andere seltene kutane Lymphome.

Die lymphomatoide Papulose ist definiert als eine chronische, rezidivierende, selbstheilende papulonekrotische Hauterkrankung mit dem histologischen Bild eines CD30-positiven malignen Lymphoms. Betroffen sind meist Erwachsene im Alter zwischen 30 und 40 Jahren, die Männer/Frauen Ratio beträgt 1,5:1. Die Krankheit kann Monate, aber auch bis zu 40 Jahre dauern. Die lymphomatoide Papulose kann in etwa 15% der Fälle assoziiert sein mit oder übergehen in ein anderes malignes (Haut-)Lymphom, wie Mycosis fungoides, Morbus Hodgkin oder primär kutanes anaplastisches großzelliges T-Zell-Lymphom. In diesen Fällen handelt es sich meistens um den gleichen T-Zell-Klon.

Histologisch lässt sich die lymphomatoide Papulose in drei Subtypen einteilen:

Typ A: Histiozytischer Typ mit großen Sternberg-Reed ähnlichen CD30-positiven Zellen
Typ B: Seltener (<10%), Mycosis-fungoides-ähnlicher Typ mit Epidermotropismus und kleinen CD30-negativen atypischen Zellen mit teils zerebriformen Nuklei
Typ C: Dem anaplastischen, CD30-positivem großzelligen Lymphom ähnlicher Typ

Die Grenzen zwischen Typ A und Mycosis fungoides sowie Typ C und anaplastischem, CD30-positivem großzelligen Lymphom sind fließend und können differenzialdiagnostische Schwierigkeiten bereiten. Bei einigen Patienten wurden auch mehrere Typen der lymphomatoi-den Papulose beobachtet.

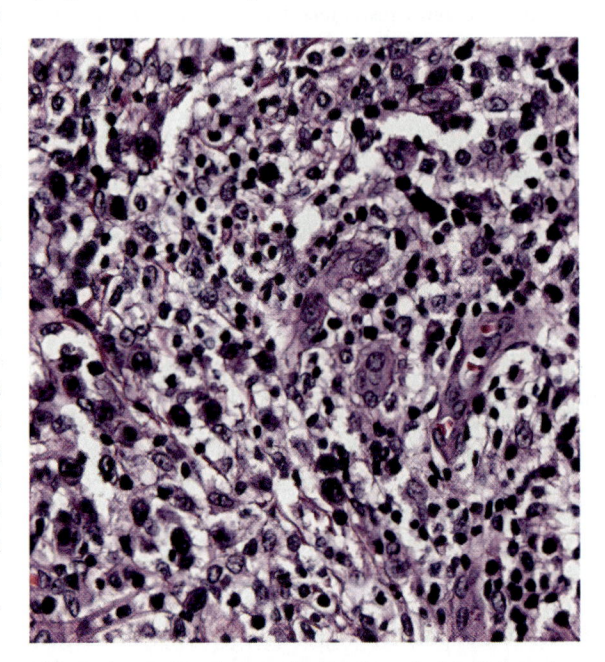

Abb. 7. Atypische, pleomorphe klein bis mittelgroße Lymphozyten

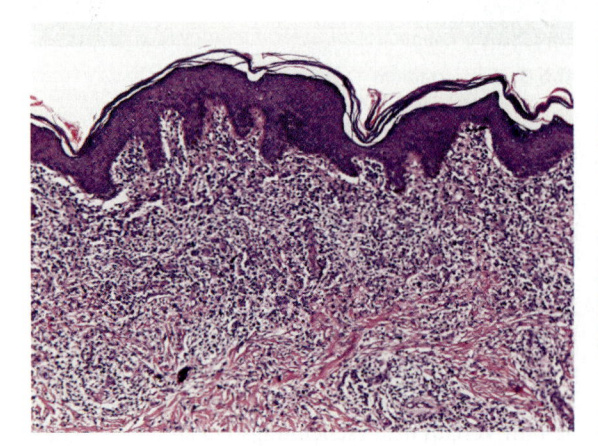

Abb. 6. Dichtes lymphozytäres Infiltrat in der Dermis

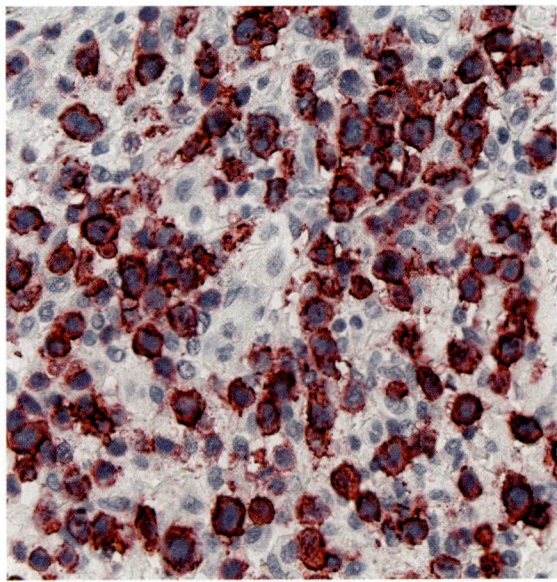

Abb. 8. CD-30-positive atypische Lymphozyten

Immunhistochemisch exprimieren die malignen Zellen die T Zell Antigene CD3 und CD4 sowie die Aktivierungsmarker CD25 und CD30. In der Regel kann ein T-Zell-Rezeptor-Gen-Rearrangement nachgewiesen werden.

Die Prognose ist mit einer 5-Jahre-Überlebensrate von nahezu 100% sehr gut. Als Therapie werden niedrigdosiertes Methotrexat (5–20 mg/Woche), Photochemotherapie (PUVA) sowie Interferon-Alpha (IFN-α) angewandt. Da die Erkrankung meist einen benignen Verlauf aufweist, ist eine aggressivere Therapie nicht indiziert. Eine engmaschige klinische Beobachtung sollte jedoch erfolgen.

Bei unserem Patienten kam es trotz PUVA-Therapie, Methotrexat und IFN-α-Therapie nie zu einer vollständigen Remission. Die Hautveränderungen nahmen über viele Jahre an Anzahl und Größe zu. Auch das histologische Bild zeigte im Verlauf zunehmend Charakteristika eines anaplastischen, CD30-positiven großzelligen Lymphoms. Dieses wird als lymphoproliferative Erkrankung, bestehend aus großen Zellen mit pleomorpher, anaplastischer oder immunoblastischer Zytomorphologie und einer Expression des CD30-Antigens in mehr als 75% der Tumorzellen, definiert. Histologisch zeigen sich nicht epidermotrope noduläre dermale CD30-positive lymphozytäre Infiltrate. Die Tumorzellen sind anaplastisch mit rundem, ovalem oder bizarr geformtem Zellkern und prominentem eosinophilem Nukleolus. Immunhistochemisch exprimieren die malignen Zellen CD4 (< 5% haben einen CD8-positiven Phänotyp) und mehr als 75% der Tumorzellen CD30. Teils zeigt sich ein Antigenverlust von CD2, CD5 und/oder CD3.

Betroffen sind meist Erwachsene, die Männer/Frauen Ratio beträgt 2–3:1. Klinisch treten meist solitäre, aber auch multifokal erythematöse knotige Tumoren auf, die mitunter ulzerieren. Eine spontane Rückbildung der Tumore ist möglich. Die Prognose ist mit einer 5-Jahres-Überlebensrate von über 90% statistisch betrachtet gut. Nodaler Befall und letaler Verlauf, wie bei unserem Patienten, werden in seltenen Fällen beobachtet.

Bei solitärem Befall kann chirurgisch oder auch radiotherapeutisch vorgegangen werden. Bei syste-

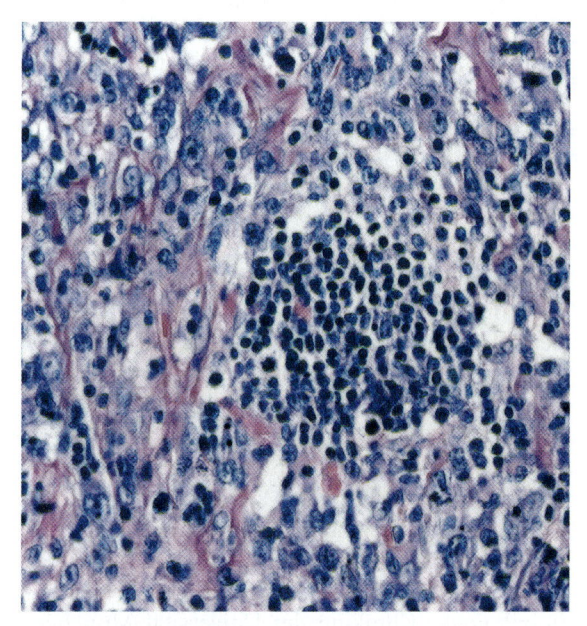

Abb. 10. Miniaturisierung reaktiver Keimzentren durch CD30-positive Lymphomzellen. Giemsa

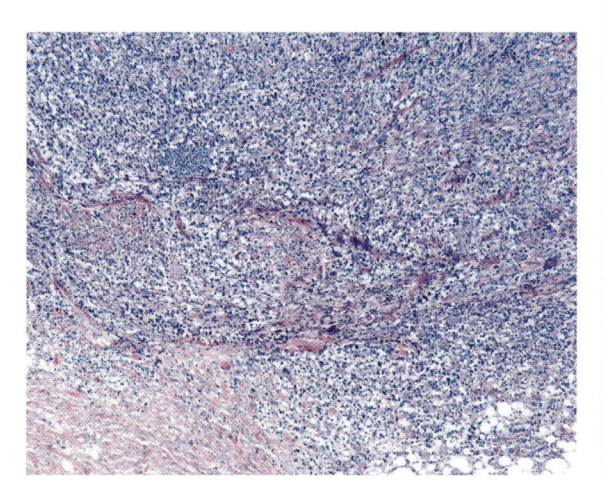

Abb. 9. Aufhebung der Lymphknotenarchitektur, Überschreiten der Lymphknotenkapsel. Giemsa

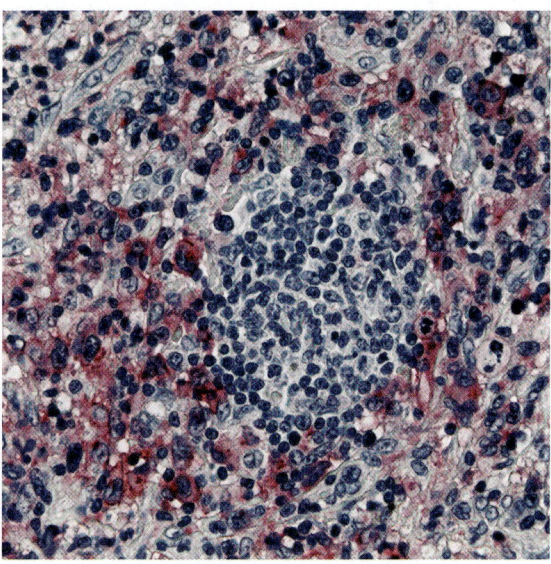

Abb. 11. Immunhistochemie

mischem Befall zeigt, wie bei der lymphomatoiden Papulose, Methotrexat eine gute Wirkung. Ferner bietet sich eine Therapie mit Doxorubicin oder systemische mit dem Retinoid Bexaroten sowie eine Polychemotherapie nach dem CHOP-Schema an.

> **Fazit**
> Bei langen Verläufen einer lymphomatoiden Papulose ist ein Übergang in ein höher malignes Lymphom möglich. Bei protrahierten Verläufen stellt sich auch ein therapeutisches Problem. Die Anwendung monoklonaler Antikörper ist meist durch das Auftreten schwerer Nebenwirkungen begrenzt. Regelmäßige klinische Kontrollen mit Staging sowie Verlaufsbiopsien sollten durchgeführt werden.

Danksagung

Die hämatoonkologische Betreuung erfolgte durch die Kollegen der Medizinischen Klinik, Klinikum der Universität München, Ludwig-Maximilians-Universität (Direktor: Prof. Dr. Martin Reincke).

Die ophthalmologische Betreuung erfolgte durch die Kollegen der Augenklinik, Klinikum der Universität München, Ludwig-Maximilians-Universität (Direktor: Prof. Dr. Anselm Kampik).

Die Radiotherapie erfolgte durch die Kollegen der Klinik und Poliklinik für Strahlentherapie und Radioonkologie, Klinikum der Universität München, Ludwig-Maximilians-Universität (Direktor: Prof. Dr. Eckhart Dühmke).

Literatur

Bekkenk MW, Geelen FA, van Voorst Vader PC, Heule F, Geerts ML, van Vloten WA, Meijer CJ, Willemze R. (2000) Primary and secondary cutaneous CD30(+) lymphoproliferative disorders: a report from the Dutch Cutaneous Lymphoma Group on the long-term follow-up data of 219 patients and guidelines for diagnosis and treatment. Blood 95: 3653–3661

Dummer R, Stadler R, Sterry W (2005) Kutane Lymphome. In: Dermatologische Qualitätssicherung. Leitlinien und Empfehlungen. 4. Aufl. Korling HC, Callies R, Reusch M, Schlaeger M, Sterry W (Hrsg), ABW Wissenschaftsverlag, Berlin S 263–272

El Shabrawi-Caelen l, Kerl H, Cerroni L (2004) Lymphomatoid papulosis: reappraisal of clinicopathologic presentation and classification into subtypes A, B, and C. Arch Dermatol 140: 441–447

Feller AC, Diebold J (2004) Histopathology of nodal and extranodal non-Hodgkin's lymphomas. 3. Aufl. Springer, Berlin

Kaudewitz P, Gummer M, Flaig MJ, Stolz W (2004) Kutane Lymphome. In: Manual maligne Lymphome, Tumorzentrum München, Zuckschwerdt, München

Kempf W (2006) CD30+ lymphoproliferative disorders: histopathology, differential diagnosis, new variants, and simulators. J Cutan Pathol 33: 58–70

Keun YK, Woodruff R, Sangueza O (2002) Response of CD30+ large cell lymphoma of skin to bexarotene. Leuk Lymphoma 43: 1153–1154

Krathen RA, Ward S, Duvic M (2003) Bexaroten is a new treatment option for lymphomatoid papulosis. Dermatology 206: 142–147

Steinhoff M, Hummerl M, Anagnostopoulos I, Kaudewitz P, Seitz V, Assaf C, Sander C, Stein H (2002) Single-cell analysis of CD30+ cells in lymphomatoid papulosis demonstrates a common clonal T-cell origin. Blood 100: 578–584

Willemze R, Jaffe ES, Burg G, Cerroni L, Berti E, Swerdlow SH, Ralfkiaer E, Chimenti S, Diaz-Perez JL, Duncan LM, Grange F, Harris NL, Kempf W, Kerl H, Kurrer M, Knobler R, Pimpinelli N, Sander C, Santucci M, Sterry W, Vermeer MH, Wechsler J, Whittaker S, Meijer CJ (2005) WHO-EORTC classification for cutaneous Lymphomas. Blood 105: 3768–3785

Panarteriitis nodosa cutanea benigna unter dem Bilde einer Livedo racemosa

Patrick Lingk, Thomas Herzinger, Hans Christian Korting und Michael J. Flaig

Anamnese
Die Hautveränderungen an den Unterschenkeln fielen der 15-jährigen Patientin erstmals im April 2005 auf. Zeitweise besteht leichter Juckreiz sowie Schmerz bei Druck oder Belastung wie Treppensteigen. Anfangs waren nur die Unterschenkel betroffen. Mit der Zunahme der Schmerzsymptomatik auch Auftreten schmerzhafter Knoten an den Oberschenkeln. Abgeschlagenheit, Müdigkeit oder andere Allgemeinsymptome bestehen nicht. Unter intensiver Sonneneinstrahlung nahmen die Schmerzen zu. Bis zum Auftreten von Magenschmerzen wurde kurzfristig Azetylsalizylsäure aus therapeutischen Gründen eingenommen.

Hautbefund
An Unterschenkeln und Oberschenkeln druckschmerzhafte, unscharf begrenzte und disseminiert angeordnete livid-erythematöse Knoten von 1–3 cm Durchmesser.

Laborbefunde
Im Differenzialblutbild 75% segmentierte Granulozyten [40–70], 14% Lymphozyten [25–40] sowie 9% Monozyten [<8]. Übriges Blutbild, Routineserumchemie einschließlich Triglyzeride, Cholesterin, TSH, FT4 und Blutgerinnung waren unauffällig. Die Kreatinin-Clearance 98,7 ml/min [60–139]. Die Hepatitisserologie mit HBsAg, Anti-HBc, Anti-HBs, Anti-HAV-IgM, Anti-HCV negativ.

Autoimmundiagnostik
Antinukleäre Antikörper 1:80. Cardiolipin-Antikörper, IgG, IgM, IgA sowie c-ANCA, p-ANCA, x-ANCA, PR-3 ANCA und MPO-ANCA negativ.

Pädiatrisches Konsil
Lymphknoten, HNO-Bereich, Herz, Lunge, Abdomen und ZNS aufgrund klinischer Untersuchungen ohne pathologischen Befund.

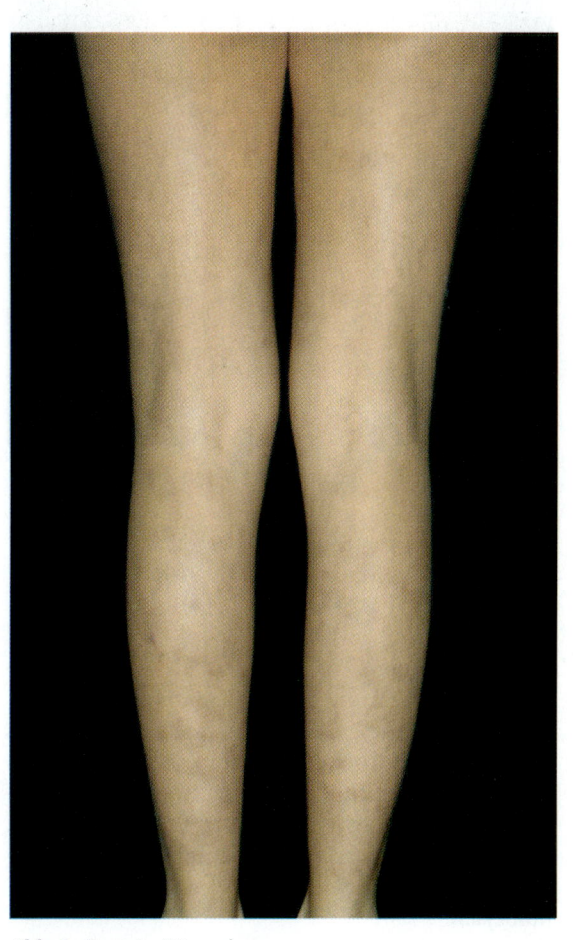

Abb. 1. Panarteriitis nodosa

Beurteilung: Klinisch kein Anhalt für eine Systemerkrankung.

Angiologische Untersuchung
Eine tiefe Beinvenenthrombose konnte ausgeschlossen werden. Magna, Krosse, Leit- und Stammvenen sind suffizient. Aufgrund einer in der direktionalen Doppler-Sonografie aufgefallenen hohen Dikrotie

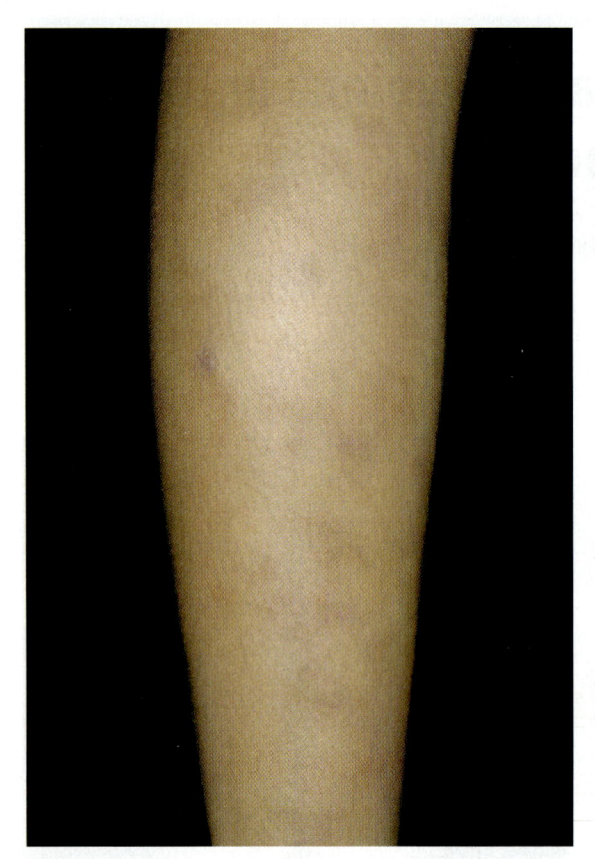

Abb. 2. Panarteriitis nodosa. Linker Unterschenkel

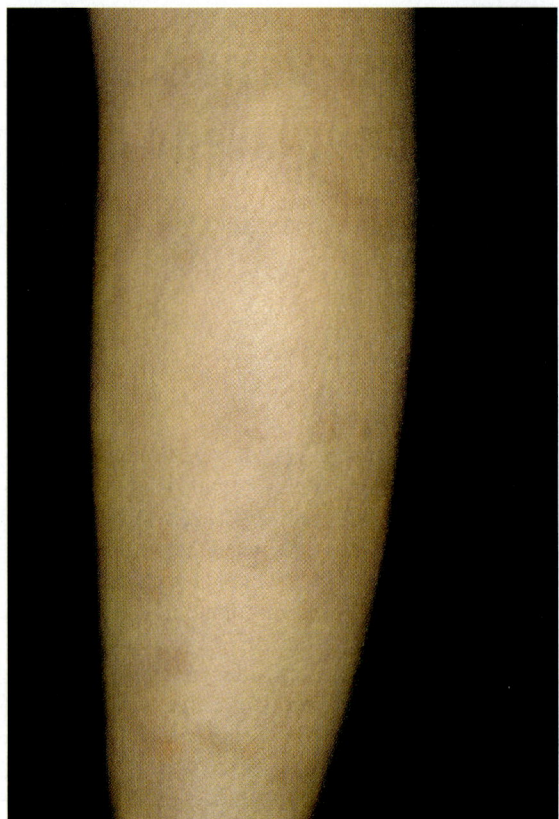

Abb. 3. Panarteriitis nodosa. Rechter Unterschenkel

und Nachweis von Sägewellen Verdacht auf arteriellen Spasmus im Bereich der Zehen und Finger beidseits.

Histopathologie
Am Übergang in die Subkutis mittelgroßes wandstarkes Gefäß umgeben von lymphohistiozytärem Infiltrat mit neutrophilen Granulozyten. In der Intima Fibrinniederschläge und neutrophile Granulozyten. Das Lumen ist verschlossen. In der retikulären Dermis geringes perivaskuläres Infiltrat aus Lymphozyten, Histiozyten und einzelnen neutrophilen Granulozyten.
Beurteilung: Panarteriitis nodosa

Therapie und Verlauf
Aufgrund unauffälliger Befunde der umfangreichen klinischen Untersuchung und normwertiger hämostaseologischer Parameter der Basisdiagnostik konnte auf eine weitergehende hämostaseologische Abklärung verzichtet werden. Therapie mit Kompressionsstrümpfen der Klasse II. Ausführliche Aufklärung der Patientin und ihrer Familie über Wesen und weitere Therapiemöglichkeiten der Erkrankung. Im Verlauf von Wochen zeigte sich eine leichte Abblassung der subkutan gelegenen Knoten. Die Schmerzsymptomatik blieb jedoch weiterhin bestehen.

Kommentar
Lindberg beschrieb 1931 erstmals eine auf die Haut limitierte Form der Panarteriitis nodosa. Diese Panarteriitis nodosa cutanea benigna manifestiert sich in subkutan gelegenen, druckschmerzhaften Knoten, teilweise mit einem livedoartigen Aspekt, welche im Verlauf ulzerieren können. Eine systemische Beteiligung liegt nicht vor. Insbesondere die Unterschenkel sind häufig betroffen. Die Pathogenese der Panarteriitis nodosa cutanea benigna ist bisher nicht geklärt. Auffällige immunpathologische Parameter wie Kryoglobuline und ANCAs sind bisher nur bei der systemischen Variante beschrieben. Frauen sind häufiger betroffen als Männer (1,7:1).

Subkutan gelegene druckschmerzhafte Knoten in Assoziation mit einer Schwellung der unteren Extremität sind die häufigsten klinisch erhebbaren Befunde. Unspezifische Symptome wie erhöhte Körpertemperatur, Arthralgien, Myalgien und Müdigkeit sind bei etwa 30% der Betroffenen vorhanden, aber

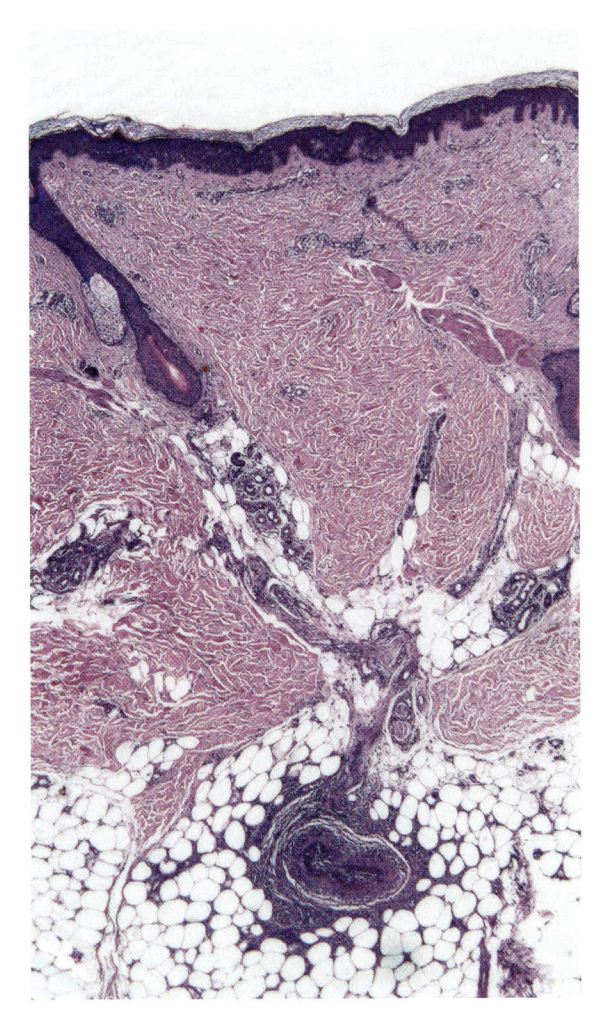

Abb. 4. Verschlossene Arterie in der Subkutis

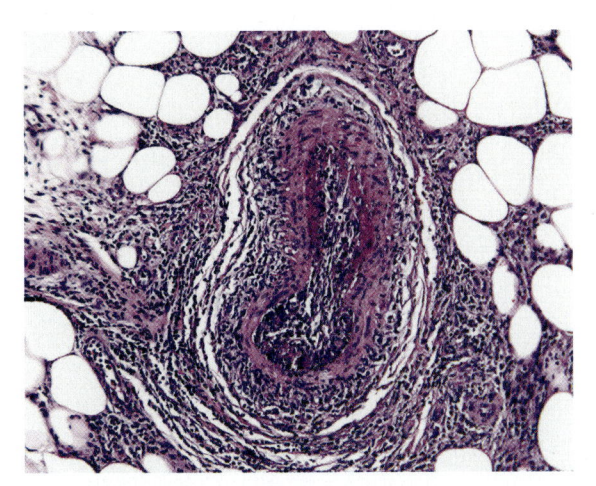

Abb. 5. Lymphozytäre Arteriitis und perivaskuläre Entzündung

nicht wegweisend. Schmerzen in den Beinen sowie Parästhesien werden häufig berichtet. Vereinzelt wurden Zusammenhänge mit Pharyngitiden, Tonsilliti-den, Harnwegsinfekten und Herpesinfektionen beschrieben. Hepatitis-B- oder Hepatitis-C-Infektion ist bei Panarteriitis nodosa cutanea benigna im Gegensatz zu der Panarteriitis nodosa nicht gehäuft. Der Krankheitsverlauf ist langwierig und zeigt nur sehr selten einen Übergang in eine systemische Panarteriitis nodosa. Die systemische Panarteriitis nodosa betrifft hauptsächlich die mittelgroßen Arterien von Leber, Herz, Nieren, und Magen-Darm-Trakt. Eine Hautbeteiligung kann begleitend auftreten.

Die orale Gabe von Kortikosteroiden trägt in akuten Fällen zu einer deutlichen Besserung der Symptomatik bei. Auch über eine positive Wirkung von Azetylsalizylsäure wurde bei gering ausgeprägten Fällen berichtet. Die orale Gabe von Kortikosteroiden kann mit Azathioprin, Dapson, Azetysalizylsäure oder Hydroxychloroquin kombiniert werden, um eine effektivere Therapie zu erzielen. Bei bakteriellen Infektionen können Antibiotika zur Besserung beitragen.

> **Fazit**
> Engmaschige klinische Kontrollen der Patienten mit Panarteriitis nodosa cutanea benigna sind angeraten, um Übergänge in eine systemische Panarteriitis nodosa frühzeitig zu erkennen und therapeutisch anzugehen. So sollte bei den Laborwerten besonderer Augenmerk auf die Blutsenkungsgeschwindigkeit und den Entzündungsparameter CRP sowie auf eine Hämaturie und Proteinurie gelegt werden.

Danksagungen
Die Patientin wurde freundlicherweise von Dr. Otto Schadt, Allgemeinarzt, überwiesen, Passauer Straße 28, 94060 Pocking.

Die histopathologischen Schnittpräparate wurden freundlicherweise von Dr. Heino Hügel, Friedrichshafen, zur Verfügung gestellt.

Literatur

Daoud MS, Hutton KP, Gibson LE (1997) Cutaneous periarteritis nodosa: a clinicopathological study of 79 cases. Br J Dermatol 136: 706–713

Fauci AS, Haynes BF, Katz P (1978) The spectrum of vasculitis: clinical, pathologic, immunologic and therapeutic considerations. Ann Intern Med 89: 660–676

Gushi A, Hashiguchi T, Fukumaru K, Usuki K, Kanekura T, Kanzaki T (2000) Three cases of polyarteritis nodosa cutanea and a review of the literature. J Dermatol 27: 778–781

Kaufmann R (2005) Funktionelle Agiopathien. In: Braun-Falco O, Plewig G, Wolff HH, Burgdorf WHC, Landthaler M (Hrsg) Dermatologie und Venerologie. 5. Aufl. Springer, Heidelberg S 784–785

Lindberg K (1931) Ein Beitrag zur Kenntnis der Periarteriitis nodosa. Acta Med Scand 76: 183–225

Minkowitz G, Smoller BR, McNutt NS (1991) Benign cutaneous polyarteritis nodosa. Relationship to systemic polyarteritis nodosa and to hepatitis B infection. Arch Dermatol 121: 1520–1523

Rambusch EG, Manns MP (1998) Extrahepatic manifestations of hepatitis C infection. Z Gastroenterol 36: 579–586

Rogalski C, Paasch U, Sticherling U (2001) Langjährige Verläufe der Panarteriitis nodosa cutanea benigna (Kutane Polyarteriitis nodosa) bei sechs Patienten. Z Hautkr 76: 506–523

Schnelle Progression einer penilen intraepithelialen Neoplasie nach Photo(chemo)therapie wegen Psoriasis

Ralf Wienecke, Sophia Horster, Ulrike Wieland[1], Michael J. Flaig und Klaus Degitz

[1] Institut für Virologie, Universität zu Köln

Anamnese

64-jähriger Patient mit seit Jahrzehnten bestehender Psoriasis. Seit einem halben Jahr entwickeln sich rötliche Flecken am Penis. Unter der Annahme, es handele sich um Psoriasis, behandelt sich der Patient mit Glukokortikoiden topisch. Therapie der Psoriasis am Integument mit Calcipotriol und Glukokortikoiden.

In der Vorgeschichte Photo(chemo)therapie als PUVA-Badetherapie mit kummulativer Dosis: 133 J/cm^2 (1997 bis 2001); Khellin-UVA-Therapie: 706 J/cm^2 (1998/99); UVB-311: 47 J/cm^2 (2003). Es handelt sich dabei um niedrige bis moderate Dosen. Zusätzlich hat sich der Patient sehr häufig der Sonne exponiert. Hierbei und während der Photo(chemo)therapie war der Genitalbereich entgegen ärztlichen Rates nicht bedeckt. Wegen einer Psoriasisarthropathie wurde über ein Jahr mit Methotrexat in einer kumulativen Dosis von 750 mg behandelt.

Der Patient rauchte mehrere Jahre. Bis auf einen wiederkehrenden Herpes genitalis keine sexuell übertragenen Erkrankungen.

Hautbefund

Im September 2004 rötliche Flecken und flache weißliche Plaques an der Glans penis und am inneren Präputialblatt. Verruköser Plaque am Sulkus coronarius. Nach Essigsäureprobe weißliche Verfärbung der rötlichen Flecken und Demarkierung weiterer Plaques an der Glans penis. Bis Januar 2005 Entwicklung eines Knötchens am Sulkus coronarius.

Am freien Integument solare Elastose, psoriatische erythrosquamöse Plaques an den Fingerspitzen, Armen und Beinen.

Histopathologie

September 2004 (4 Biopsien): Jede Biopsie zeigte eine Epitheldysplasie in den unteren zwei Dritteln der Epidermis, nur fokal Nachweis von Koilozyten. Klassifikation als penile intraepitheliale Neoplasie Grad I und II.

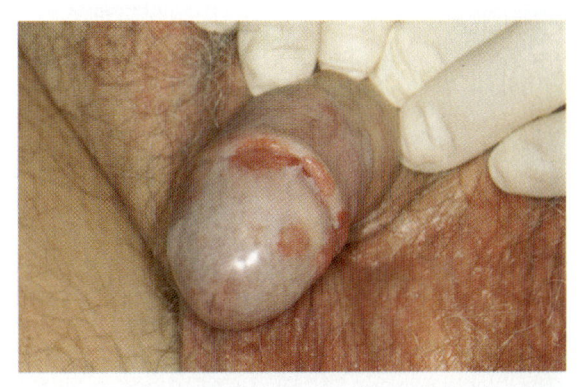

Abb. 1. Erytheme und verrukköse Plaques an Glans penis und innerem Präputialblatt

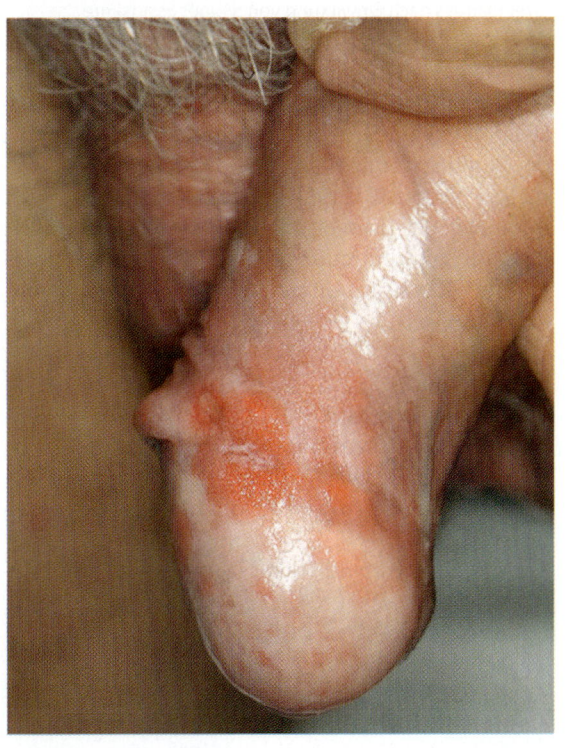

Abb. 2. Erytheme und verrukköse Plaques an Glans penis und innerem Präputialblatt

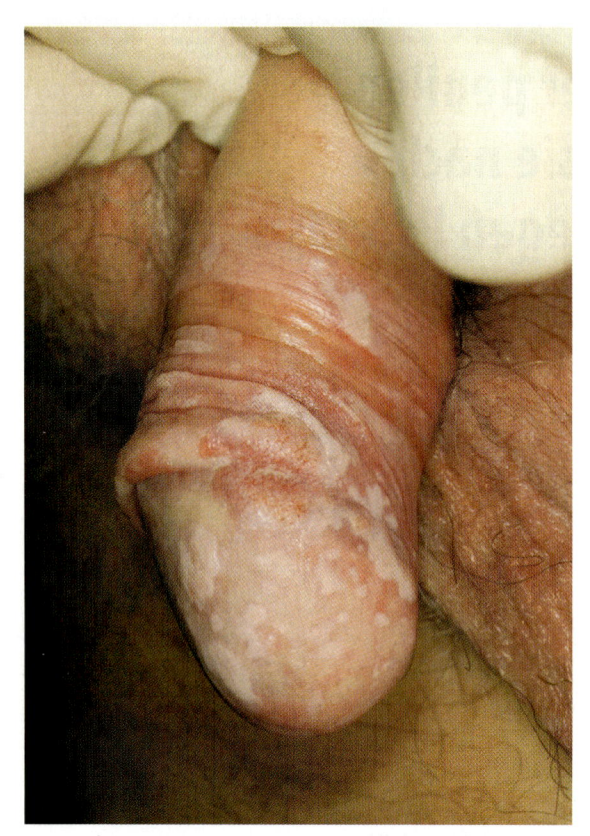

Abb. 3. Weißfärbung der Erytheme und Demarkierung weiterer Plaques nach Einwirkung von 5%iger Essigsäure

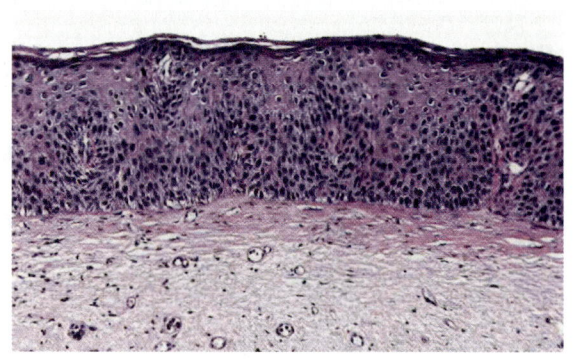

Abb. 4. PIN I

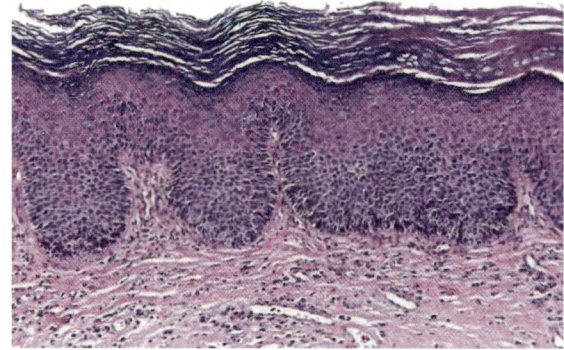

Abb. 5. PIN II

Dezember 2004 (2 Biopsien): Hochgradige Dyplasie in der gesamten Epidermis ohne Überschreitung der Basalmembran. Klassifikation als penile intraepitheliale Neoplasie Grad III.

Januar 2005 (Exzidat des Knötchens): Hochgradige Dyplasie mit Infiltration der Dermis durch epitheliale Zellen. Klassifikation als hoch differenziertes Peniskarzinom.

Laborbefunde
HIV-Serologie: negativ
Polymerasekettenreaktion: Nachweis von HPV16 im Abstrich von der Glans penis
Lymphknotensonographie: Kein Nachweis von Metastasen
Kernspintomographie: Kein Nachweis von Metastasen

Therapie und Verlauf
Zunächst Zirkumzision sowie Anwendung von Imiquimod. Es kam zu einer Verschlechterung des Befundes an der Glans penis innerhalb von drei Monaten bis Dezember 2004. Weitere Probebiopsien ergaben eine PIN III. Bis Januar 2005 Entwicklung eines Peniskarzinoms. Anschließend Exzision des penilen Karzinoms in toto. Ablative Lasertherapie der verbliebenen PIN.

Kommentar
Eine penile intraepithelial Neoplasia (PIN) bezeichnet dysplastische Zellen in den basalen Dritteln der Epidermis (PIN I/II) oder der gesamten Epidermis (PIN III). Eine PIN III entspricht einem Carcinoma in situ und unfasst den Morbus Bowen, die bowenoide Papulose und die Erythroplasie De Queyrat. Ungewöhnlich ist die schnelle Progression einer niedriggradigen PIN zu einem Peniskarzinom. Der Patient hatte einige Risikofaktoren bezüglich der Entwicklung eines genitalen Karzinoms:

- Präsenz von HPV 16. Dieser HPV-Typ ist mit der Entwicklung von Karzinomen der Zervix und des übrigen Genitalbereichs assoziiert.
- Rauchen erhöht die HPV Viruslast und ist mit der Entwicklung von Kondylomen und genitalen Karzinomen assoziiert.

- Nach Photochemotherapie, insbesondere der oralen PUVA-Therapie, kann es zur Entwicklung von Genitalkarzinomen kommen. Deshalb werden PUVA-Patienten angehalten, den Genitalbereich während der Bestrahlung abzudecken. Der Patient erhielt niedrige Dosen einer PUVA-Bade-Therapie, eine Khellin-UVA-Therapie und eine UVB-Therapie. Weiter exponierte sich der Patient häufig der Sonne. Auch trotz dieser niedrigen Dosen können diese Therapien karzinogen wirken.
- Entzündliche Dermatosen wie die Psoriasis vulgaris und wiederkehrender Herpes genitalis stellen ebenfalls Risikofaktoren für die Karzinomentwicklung dar.
- Immunsuppression durch Methotrexat bei Patienten mit Psoriasis ist ebenfalls mit der Entwicklung von Genitalkarzinomen assoziiert.
- Die topische Anwendung von Glukokortikoiden kann zu der Reaktivierung von HPV führen. Der Patient hatte in der Annahme, es handele sich bei den Flecken im Bereich des Penis um Psoriasis, Glukokortikoide aufgetragen.
- Der Patient war nicht zirkumzidiert. Eine im frühen Kindesalter durchgeführte Zirkumzision hätte, statistisch-epidemiologisch betrachtet, eine protektive Wirkung gehabt.

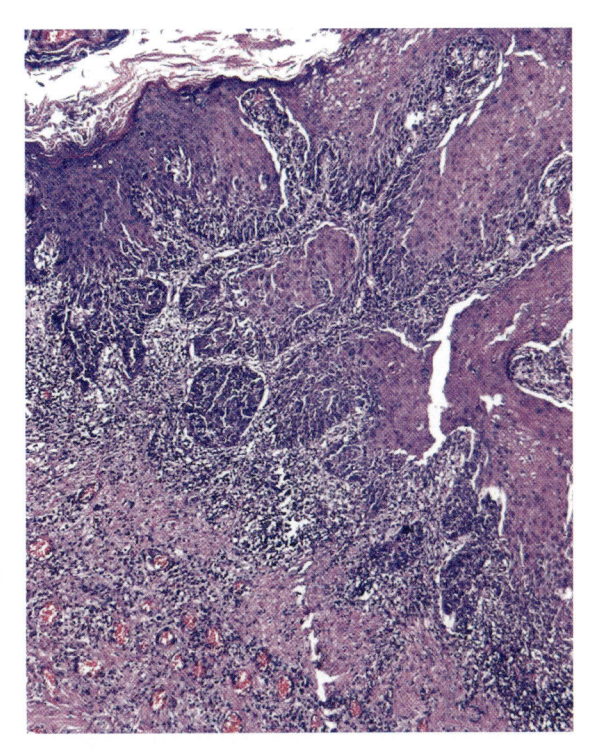

Abb. 6. Spinozelluläres Karzinom

Es bestehen also multiple Risikofaktoren. Insgesamt scheint die Entwicklung von genitalen spinozellulären Karzinomen im Wesentlichen durch HPV induziert zu sein. Dies geschieht durch die virusabhängige Ausschaltung von Tumorsuppressorgenen. Eine bestehende oder induzierte Immunsuppression schwächt zusätzlich die endogene Immunreaktion gegenüber HPV und begünstigt damit die Entwicklung von epithelialen Neoplasien, wie es auch bei HIV-Patienten oder iatrogen immunsupprimierten Patienten beobachtet werden kann.

Hochgradige PIN kann mit topischen Immunmodulatoren, ablativen Verfahren wie der Lasertherapie und auch chirurgisch behandelt werden.

> **Fazit**
> Patienten mit mehreren Risikofaktoren für Genitalkarzinome sollten bei Vorliegen einer PIN konsequent behandelt und sehr engmaschig kontrolliert werden.

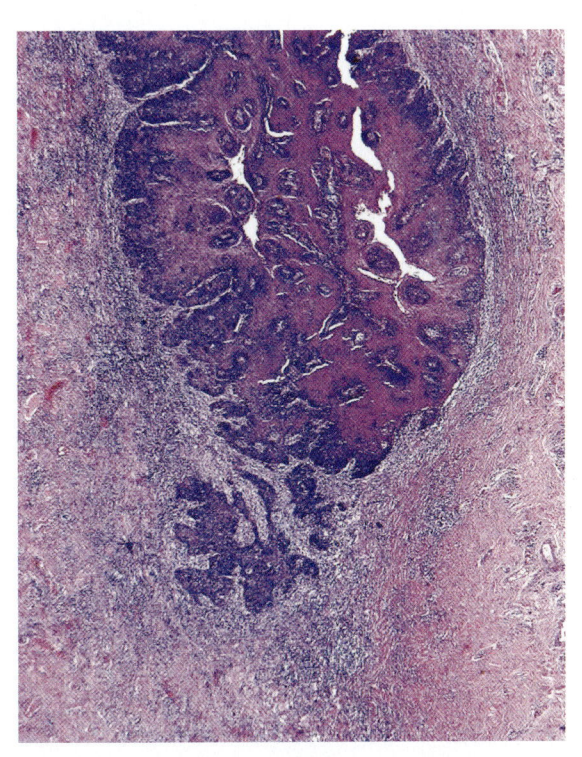

Abb. 7. Spinozelluläres Karzinom: proliferierender Tumorzapfen

Literatur

Gross G, Pfister H (2004) Role of human papillomavirus in penile cancer, penile intraepithelial squamous cell neoplasias and in genital warts. Med Microbiol Immunol (Berl) 193: 35–44

Lim JL, Stern RS (2005) High levels of ultraviolet B exposure increase the risk of non-melanoma skin cancer in psoralen and ultraviolet A-treated patients. J Invest Dermatol 124: 505–513

Pfister H (2003) Chapter 8: Human papillomavirus and skin cancer. J Nat Cancer Inst Monogr 31: 52–56

Porter WM, Francis N, Hawkins D, Dinneen M, Bunker CB (2002) Penile intraepithelial neoplasia: clinical spectrum and treatment of 35 cases. Br J Dermatol 147: 1159–1165

von Krogh G, Dahlman-Ghozlan K, Syrjanen S (2002) Potential human papillomavirus reactivation following topical corticosteroid therapy of genital lichen sclerosus and erosive lichen planus. J Eur Acad Dermatol Venereol 16: 130–133

Stern RS (1990) Genital tumors among men with psoriasis exposed to psoralens and ultraviolet A radiation (PUVA) and ultraviolet B radiation. The Photochemotherapy Follow-up Study. N Engl J Med 322: 1093–1097

Zumtobel U, Schwarze HP, Favre M, Taieb A, Delaunay M (2001) Widespread cutaneous carcinomas associated with human papillomaviruses 5, 14 and 20 after introduction of methotrexate in two long-term PUVA-treated patients. Dermatology 202: 127–130

Porokeratose: Porokeratosis Mibelli und Porokeratosis linearis mit spinozellulärem Karzinom

Karin Kerschenlohr, Theda Schuh und Michael J. Flaig

Anamnese
Patient 1
Bei dem 79-jährigen Patienten bestehen seit dem Schulalter rötliche, hyperkeratotische Papeln und Plaques am linken Bein. Seit etwa sieben Jahren treten ähnliche Läsionen auch am linken Fuß auf, diese nahmen in letzter Zeit an Größe zu und sind zunehmend schmerzhaft. Eine Probebiopsie von der linken lateralen Fußkante zeigte ein initiales spinozelluläres Karzinom auf einem Porokeratoseherd.

Patientin 2
Die Hautveränderungen am rechten Schienbein der 66jährigen Patientin bestehen bereits seit über 25 Jahren, sie nehmen langsam an Größe zu. Zusätzlich besteht seit sieben Jahren eine Psoriasis, die sich vor allen an Ellbogen und gelegentlich im Genitalbereich manifestiert.

Hautbefund
Patient 1
An der linken Hüfte und linear entlang des linken Beins dorsal bis hin zur lateralen Fußkante hyperkeratotische und hyperpigmentierte randbetonte, teils zentral atrophe flache Papeln und bis zu 1 cm im Durchmesser große Plaques. Am linken Fußrand ein etwa 3 × 3 cm großes, infiltriertes Areal mit Hyperkeratosen und gelblichbräunlichen Krusten.

Patientin 2
Rechts prätibial eine scharf begrenzte, aber bizarr geformte, polygonale, 2,5 cm im Durchmesser große flache, leicht rötliche randbetonte Plaque mit flächigem atrophischen Aspekt.

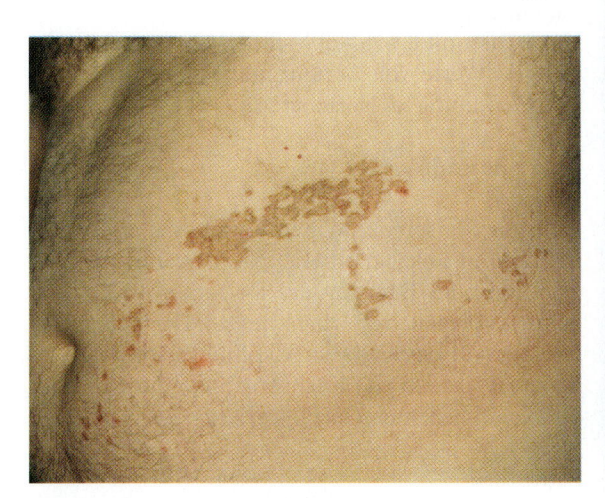

Abb. 1. Patient 1. Lineare Porokeratose

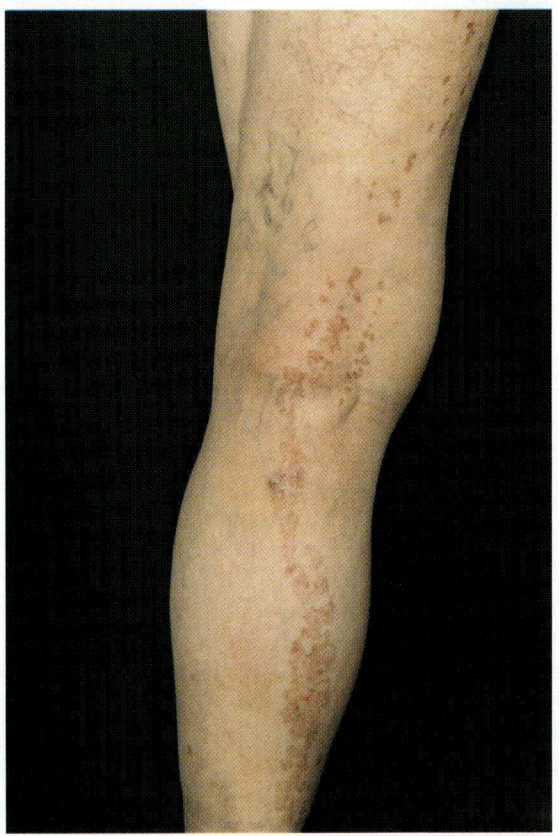

Abb. 2. Patient 1. Lineare Porokeratose

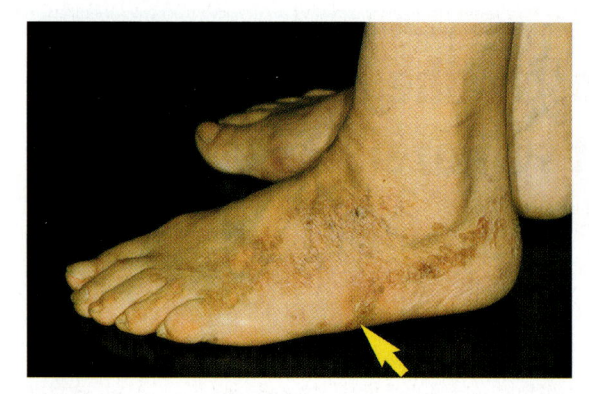

Abb. 3. Patient 1. Lineare Porokeratose mit spinozellulärem Karzinom

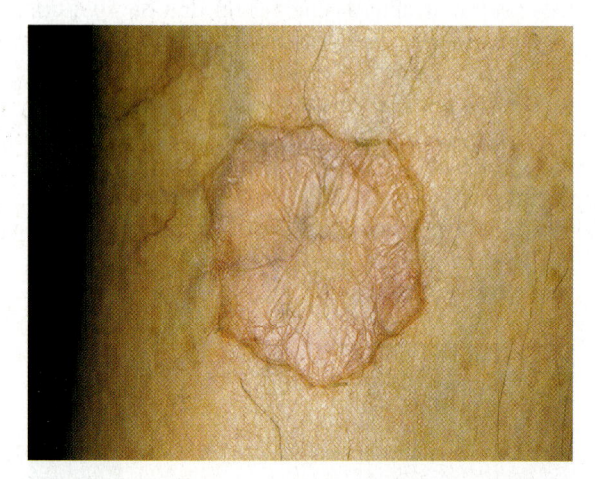

Abb. 4. Patientin 2. Porokeratose Mibelli

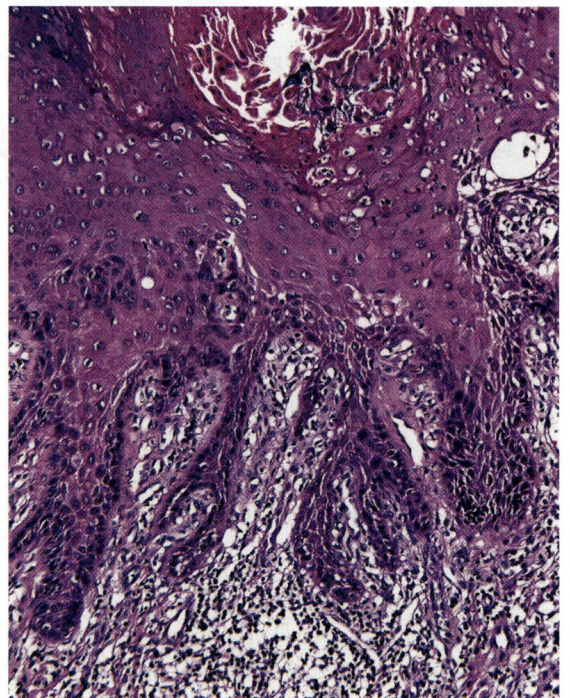

Abb. 5. Patient 1. Porokeratosis linearis: Zwei kornoide Lamellen

Histopathologie
Patient 1
An mehreren Stellen ist die Epidermis verschmälert, an diesen Stellen umschriebener Verlust des Stratum granulosum und eine darauf sitzende schlotförmige Parakeratose. Das Exzidat von der linken Fußkante zeigt eine überwiegend lokalisationstypisch strukturierte Epidermis, im zentralen Anteil jedoch stark ausgeprägte Akanthose, Verlust des Stratum granulosum und kompakt geschichtete Parakeratose. Unregelmäßige, endophytische Reteleistenhyperplasie. Im Randbereich einer Narbe, am Übergang zum ortsständigen Epithel stellt sich eine fingerförmige endophytische Proliferation von pleomorphen Keratinozyten dar, der eine Parakeratose aufsitzt.
Beurteilung: Lineare Porokeratose mit Übergang in ein spinozelluläres Karzinom.

Patientin 2
Die Biopsie weist ein wechselnd breites Epidermisband auf, dem Reteleisten weitestgehend fehlen. Am Biopsatrand Einsenkung und Verschmälerung der Epidermis, hier fehlt das Stratum granulosum. Einzelne Dyskeratosen im Stratum spinosum, überlagert von einer schlotförmigen Parakeratose. In der Umgebung ein gering ausgeprägtes, lymphohistiozytäres Infiltrat.
Beurteilung: Gut vereinbar mit einer Porokeratosis Mibelli.

Laborbefunde
Patient 1
Harnsäure mit 8,4 mg/dl leicht erhöht [3,6–8,2], die übrigen Werte von Serumroutinechemie, Blutbild und Gerinnung im Normbereich.

Therapie und Verlauf
Patient 1
Exzision des spinozellulären Karzinoms am linken Fußrand in Lokalanästhesie. Nach Granulation des Wundgrundes Deckung des Defekts mittels Spalthauttransplantat vom Oberschenkel. Der postoperative Verlauf gestaltete sich komplikationslos. Der Patient wurde in das Nachsorgeprogramm unserer onkologischen Ambulanz integriert.

Patientin 2
Die topische Therapie mit Isotretinoin 0,1% Creme

(Isotrex®) brachte keine Besserung. Unter Anwendung von Prednicarbat Salbe (Dermatop®) okklusiv über Nacht über drei Wochen wurde die Hautveränderung insgesamt flacher und heilte zentral nahezu ab.

Kommentar
Unter dem Begriff Porokeratosis werden die Krankheitsbilder Porokeratosis Mibelli, Porokeratosis linearis unilateralis, Porokeratosis palmoplantaris et disseminata, Porokeratosis superficialis actinica, Porokeratosis gigantea und Porokeratosis punctata beziehungsweise filiformis palmoplantaris zusammengefasst. Das Krankheitsbild der Porokeratosis wurde erstmals 1883 von Majocchi als Ichthyosis hystrix beschrieben, etwa zehn Jahre später arbeitete Mibelli sie als Krankheitsbild mit nosologischer Sonderstellung heraus.

Gemeinsam ist diesen Formen eine wahrscheinlich genetisch determinierte Funktionsstörung der Keratinozyten, die klinisch in unterschiedlicher Manifestation auftritt, jedoch zum typischen histologischen Bild dieser epidermalen Verhornungsstörungen mit kornoider Lamelle, fehlendem Stratum granulosum sowie einer schlotförmigen Parakeratose führt.

Die Porokeratosis linearis unius lateris (unilateralis) oder lineare Porokeratose ist sehr selten, das gekennzeichnet ist durch linear angeordnete, makroskopisch hyperkeratotisch verrukös anmutende flache Papeln und längliche Plaques. Die Hautveränderungen können wie ein epidermaler verruköser Nävus, Lichen ruber planus linearis, Psoriasis linearis, Lichen striatus oder Keratosis lichenoides chronica aussehen. Meist treten die Effloreszenzen an Unterschenkeln und Unterarmen bereits in der Kindheit auf und persistieren. Die maligne Entartung ist, wie im Beispiel unseres Patienten, nach jahrzehntelangem Bestehen der porokeratotischen Herde möglich, was eine, der Ausprägung des klinischen Bildes angepasste, engmaschige klinische und gegebenenfalls bioptische Kontrolle notwendig macht. Eine genetische Prädisposition ist wahrscheinlich, meist ist jedoch die Familienanamnese leer, wie bei unserem Patienten. Eine spontane Teilabheilung ist in einem Fallbericht beschrieben.

Die Porokeratosis Mibelli tritt familiär gehäuft und meist vor dem 10. Lebensjahr auf. Ein autosomal-dominanter Erbgang wird zugrunde gelegt. Klinisch zeigt sie sich als runder oder polyzyklischer Herd mit atrophem Zentrum und hyperkeratotischem Randwall. Prädilektionsstellen sind ebenfalls die Extremitäten, selten kann jedoch auch das übrige Integument einschließlich der Schleimhäute betroffen sein. Eine Provozierbarkeit durch isomorphen Reizeffekt wurde

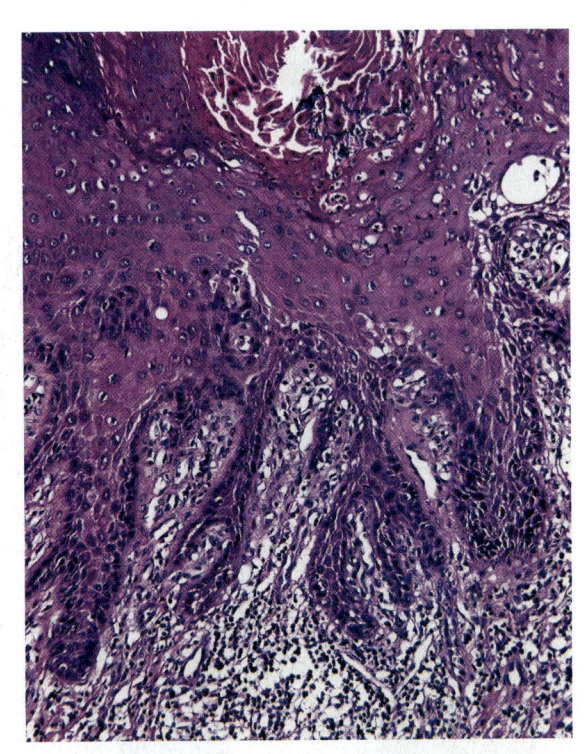

Abb. 6. Patient 1. Porokeratosis linearis und spinozelluläres Karzinom

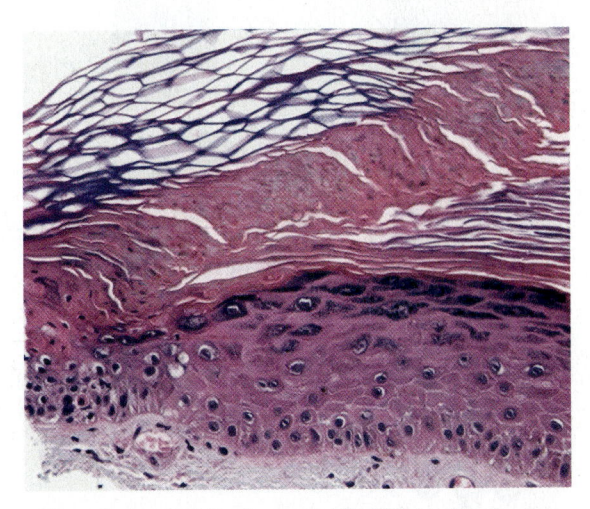

Abb. 7. Patientin 2. Porokeratosis Mibelli. Schlotförmige Porokeratose

beobachtet. Bei unserer Patientin besteht jedoch nur ein einzelner Herd, für den keine spezielle mechanische Belastung ausgemacht werden konnte. Spontane Remission unter Hinterlassung einer atrophen Narbe wurde beschrieben, jedoch wird eine Karzinomentwicklung bei knapp 20% der Patienten in der Literatur angegeben.

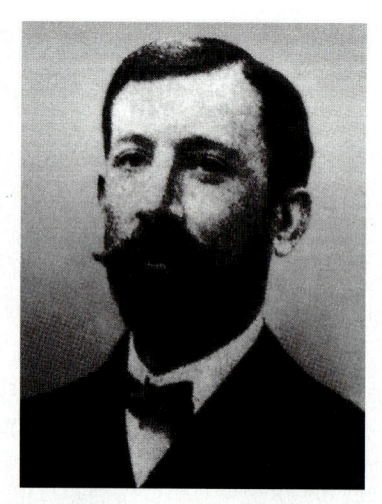

Abb. 8. Vittorio Mibelli

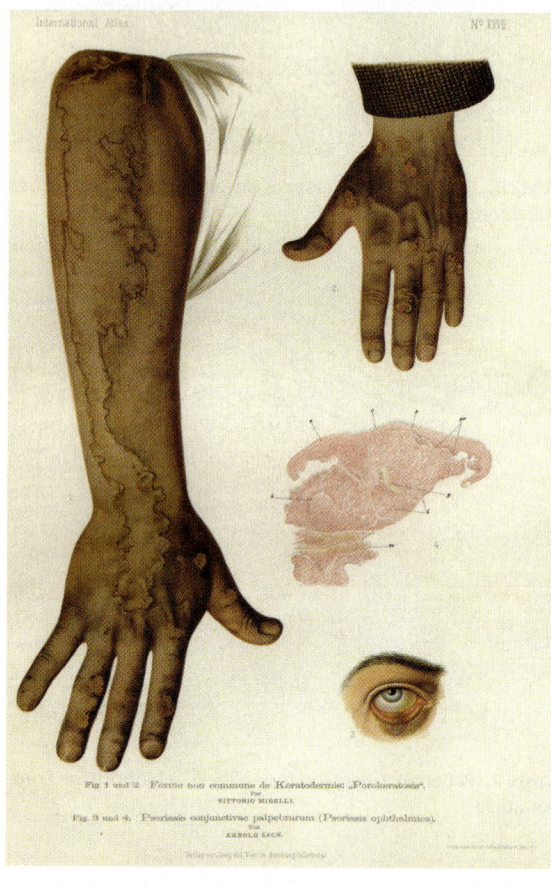

Abb. 9. Aus der Originalarbeit von Vittorio Mibelli

Bei der Porokeratosis palmaris, plantaris et disseminata sind zunächst meist Handteller und Fußsohlen betroffen, im weiteren Verlauf kann es jedoch zur Ausbreitung über das ganze Integument und zum Schleimhautbefall kommen. Bei der Porokeratosis superficialis actinica sind vornehmlich lichtexponierte Areale, hierbei besonders häufig die Unterschenkel, betroffen.

Zur Therapie werden ähnlich der Behandlung aktinischer Keratosen Keratolytika, Kryotherapie, Abtragung durch laserchirurgische Verfahren, Kürettage, Exzision, Shave-Exzission, oder eine topische Pharmakotherapie mit Diclofenac-Hyaluronsäure, 5-Fluoruracil, Imiquimod oder Retinoiden angewendet. Eine Therapieempfehlung wird in den AWMF-Leitlinien nicht gegeben. Auf Ergebnisse vergleichender Therapiestudien kann nicht zurückgegriffen werden. In Einzelfallberichten wird über gute Ergebnisse durch die topische Therapie mit Retinoiden berichtet.

Aufgrund des möglichen Auftretens von Malignomen sind die Hautveränderungen als fakultative Präkanzerosen anzusehen und machen eine regelmäßige klinische Nachbeobachtung notwendig. Suspekte Herde sollten ohne Zögern exzidiert werden.

Fazit
Unter den epidermalen Verhornungsstörungen gibt es eine Vielzahl klinischer Manifestationsmöglichkeiten. Die Porokeratosen beginnen meist in der Kindheit und sind gekennzeichnet durch oft randbetonende Hyperkeratosen und einen zentral atrophen Aspekt. Neben lokalen medikamentösen Maßnahmen stehen verschiedene abtragende Verfahren zur Verfügung. Aufgrund des Entartungsrisikos der chronischen Läsionen ist eine sorgfältige klinische Kontrolle sinnvoll.

Danksagung
Die Patienten wurden freundlicherweise überwiesen durch die Hautfachärzte Dres. Michael und Stefan Uhlich in Kempten und Harald Bresser in München

Eine seltene Form der Keratodermie: »Porokeratosis«.

Von

VITTORIO MIBELLI.

Richard Bozzani, 21 Jahre alt, ledig, aus wohlhabender Familie zu Parma stammend, ist ein junger Mensch von kräftigem Körperbau (1,78 m), mit wohlentwickeltem Knochen- und Muskelsystem, mit regelmäfsig geformtem Gesicht und ganz gesund. Seine Haut ist kräftig, bräunlich, im Gesicht rotbraun, sein Bart dunkelbraun, seine Haare fast schwarz, leicht gekräuselt, nicht sehr dicht; die Regenbogenhäute hell; die sichtbaren Schleimhäute rot.

Abgesehen von einigen papulo-tuberkulösen Syphiliden, die sich in halbkreisförmiger Anordnung auf den Vorderarmen und im Gesicht finden, bemerkt man auf der Haut folgende Veränderungen:

Status praesens.

19. März 1893. — An der linken Seite des Halses, wenige Centimeter unter dem Ohrläppchen, sitzen, unregelmäfsig zerstreut, an 10 warzenartige Plaques. Dieselben haben eine gelbbraune Farbe, sind unregelmäfsig geformt und linsen- bis ½-Frankstück-grofs, bezw. noch etwas gröfser. Sie ragen wenig hervor und besitzen eine ebene Fläche, bestehen in der Mitte aus einer hornigen und rauhen Epidermis, die mit kleinen, spitzen und harten Höckerchen besetzt ist, und sind von einem ringförmigen, etwas erhabenen, scharfen Saum umgrenzt. Dem

Die linke Hand: Die Plaques sind hier von verschiedener Gröfse und unregelmäfsiger Form; eine Art kleiner, geschlängelter, ununterbrochener Damm begrenzt sie nach aufsen. Ihre Farbe schwankt zwischen schmutzig-weifs und weifs-rötlich und ist wenig von der der gesunden Haut verschieden. Sie ragen im ganzen über ihre Umgebung hervor, sind aber in der Mitte im Verhältnis zu dem peripherischen Wall meistens etwas eingesunken. Sie sind trocken, hart, rauh, ohne Spur von Schuppen oder Krusten und geben dem Finger das Gefühl eines rauhen, fast hornigen Körpers. Der kleine periphere Wall springt bei allen Plaques am meisten in die Augen, ist überall am trockensten und härtesten, erscheint immer gut ausgebildet und strebt als abgestumpfter Kegel in die Höhe; er mifst an seiner Basis 3 mm und erreicht eine Länge von 2 mm; sein Gipfel ist von einem kleinen, spitzen, trockenen, weifslichen Kamm gekrönt, der ein horniges Aussehen hat.

Wenn man die ungleichmäfsig vorgeschrittene Keratosis des kleinen peripheren Walles und der eigentlichen Fläche der Plaques ins Auge fafst, so lassen sich zwei verschiedene Grade der Neubildung unterscheiden. Einzelne von ihnen sind in der That erst wenig entwickelt, haben kaum 5–6 mm im Durchmesser, besitzen die nämliche Farbe,

Literatur

Apel HP, Kuhlwein A, Jänner M (1986) Porokeratosis linearis unilateralis. Hautarzt 37: 284–286

Küster W (2005) Verhornungsstörungen. In: Braun-Falco O, Plewig G, Wolff HH, Burgdorf WHC, Landthaler M (Hrsg) Dermatologie und Venerologie. 5. Aufl. Springer, Heidelberg S 758–759

Ehlers G, Rothe A (1971) Porokeratosis Mibelli mit multiplen Präkancerosen und Plattenepithelcarcinomen. Hautarzt 2: 68–73

Fritsch P (2003) Dermatologie und Venerologie. 2. Aufl. Springer, Berlin pp 375–376)

Haber H, Porter A (1951) Porokeratosis (Mibelli). Brit J Dermatol 63: 28–32

Hoede K (1960) Porokeratosis Mibelli. In: Dermatologie und Venerologie. Gottron HA, Schönfeld W (Hrsg), Thieme, Stuttgart, Bd IV: 45–48

Mibelli V (1893) Eine seltene Form der Keratodermie: Porokeratosis. In: Unna PG, Morris M, Leloir H, Duhring LA (Hrsg) Internationaler Atlas seltener Hautkrankheiten. International atlas of rare skin diseases. Atlas international des maladies rares de la peau. Faszikel IX. Voss, Hamburg und Leipzig, ausgegeben am 28.10.1893, S 5–7

Mikahail GR, Wertheimer GW (1968) Clinical variants of porokeratosis Mibelli. Arch Dermatol 98: 124–131

Oberste-Lehn H, Moll B (1968) Porokeratosis Mibelli und Stachelzellcarcinom. Hautarzt 19: 399–403

Ratka P, Sloboda T, Szubstarski F, Dudzik W (1988) Favourable outcome of the treatment of Mibelli's porokeratosis linearis using occlusive dressings with retinoic acid. Przegl Dermatol 75: 149–153

Sladeczek M, Narwutsch M (1985) Porokeratosis linearis unilateralis. Dermatol Monatsschr 171: 810–814

Birt-Hogg-Dubé-Syndrom

Michaela Brenner, Walter H. C. Burgdorf, Gerd Plewig, Markus Dendorfer und Elke Sattler

Anamnese
Bei der 62-jährigen Patientin bestehen seit vielen Jahren in zunehmender Anzahl weißliche, derbe Papeln im gesamten Gesicht unter Betonung der Wangen und der Nasolabialfalten sowie multiple, zum Teil dysplastische Nävuszellnävi am Rumpf. Bei ihrer eineiigen Zwillingsschwester finden sich die gleichen Hautveränderungen. Die Mutter der Patientin litt an einem hormoninaktiven Nebennierentumor unklarer Dignität und verstarb an einem malignen Melanom. Im vergangenen Jahr wurde bei der Patientin ein Endometriumkarzinom diagnostiziert.

Hautbefund
An beiden Wangen sowie nasolabial multiple derbe, kuppelförmige, weißliche Papeln. Abdominal sowie am Rücken multiple unregelmäßig konfigurierte bräunlichschwärzliche Makulä. Sowie zahlreiche Narben nach Exzision von Nävuszellnävi.

Laboruntersuchungen
Sämtliche Parameter einschließlich der Tumormarker CEA, CA 72-4 und CA 125 normwertig.

Molekulargenetische Untersuchung
Im hypermutablen C8-Trakt des Folliculin-Gens auf Chromosom 17p11.2 fand sich eine 1-Basenpaar-

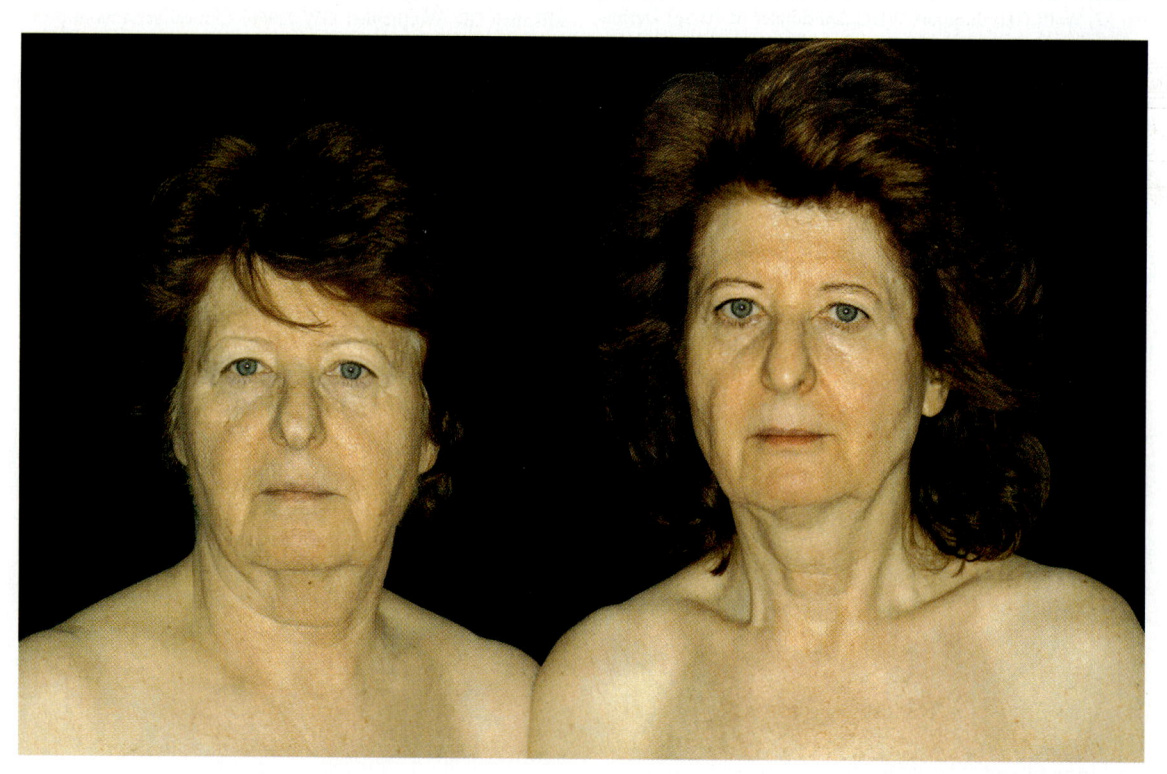

Abb. 1. Schwestern mit Birt-Hogg-Dubé-Syndrom

Cytosin-Insertion. Es handelt sich um eine bekannte Mutation, welche sehr wahrscheinlich zu einer Verschiebung des Leserasters und damit fehlerhaften Proteinsynthese führt. Die Diagnose eines Birt-Hogg-Dubé-Syndroms ist damit auch molekulargenetisch gesichert.

Weitere Befunde
CT-Untersuchung der Lunge: Das Lungenparenchym ist insgesamt etwas inhomogen mit Überblähungsbezirken. Darunter finden sich multiple Lungenzysten, zum Teil auch pleuraständig. Im Unterlappen umschriebene zystische Aufhellung. Hier könnte auch ein abgekapselter kleiner Pneumothorax vorliegen. Die größte Lungenzyste liegt im linken Oberlappen und misst 2 cm im Durchmesser.
Sonographie des Abdomens: Keine pathologischen Befunde.
MRT der Beckenorgane: Sehr inhomogener Uterus mit zystischen Strukturen und Septierungen, Gesamtgröße 10 cm im größten Durchmesser. In der Ovarialloge links zusätzlich zystoide Strukturen bis 2 cm im Durchmesser. Kein Nachweis von pathologisch vergrößerten Lymphknoten im Becken.
Gastroskopie und Koloskopie: Keine Hinweise für pathologische Veränderungen.

Therapie und Verlauf
Bei der eineiigen Zwillingsschwester der Patientin war bereits im August 2004 die Verdachtsdiagnose eines Birt-Hogg-Dubé-Syndroms aufgrund typischer Hautveränderungen im Gesicht im Klinikum Nürnberg-Nord gestellt worden. Unsere Patientin zeigt ebenfalls typische kutane Veränderungen, was weitere Untersuchungen notwendig machte. Das im Dezember 2005 diagnostizierte Korpuskarzinom wurde mittels abdominaler Hysterektomie und Adnexektomie einschließlich pelviner und paraaortaler Lymphadenektomie behandelt. Die Histologie ergab ein mäßig differenziertes tubulo-glanduläres Karzinom vom endometrioiden Typ mit mäßiger Kernaplasie. Außerdem wurde ein seröses Zystadenom des linken Ovars diagnostiziert. Im Februar 2006 erfolgte eine strahlentherapeutische Nachbehandlung des Endometriumkarzinoms mittels Iridium in Afterloading-Technik. Die Exzision mehrerer auffälliger Nävuszellnävi im April 2006 ergab in zwei Fällen ein Melanoma-in-situ.

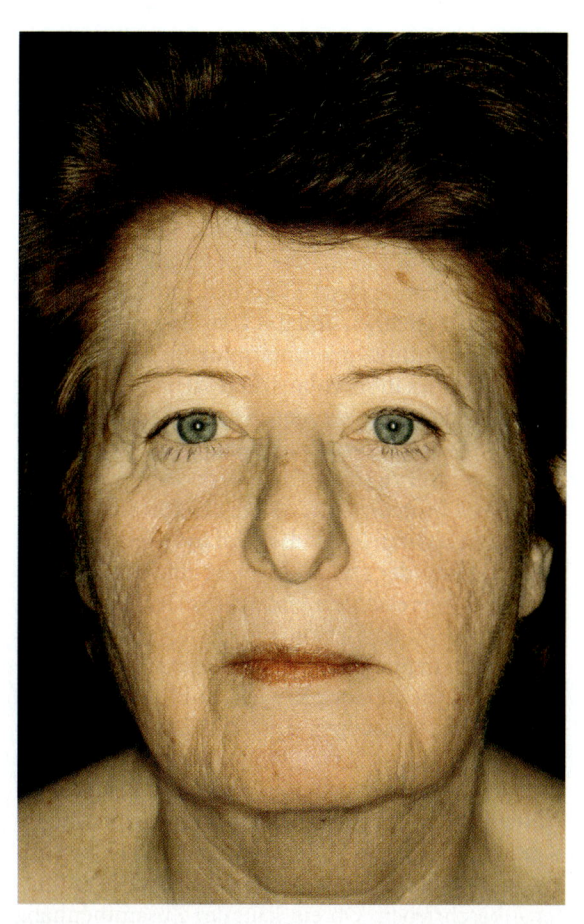

Abb. 2. Birt-Hogg-Dubé-Syndrom mit multiplen Fibrofollikulomen

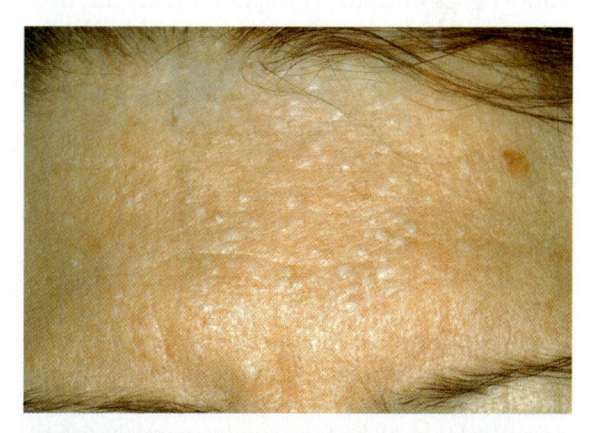

Abb. 3. Zahlreiche kuppelförmige weißliche Papeln (Fibrofollikulome)

Kommentar
Das Birt-Hogg-Dubé-Syndrom ist eine autosomal-dominante Genodermatose, gekennzeichnet durch das Auftreten multipler Hamartome der Haarfollikel. Eine Assoziation mit malignen renalen Tumoren so-

wie Lungenerkrankungen wie Pneumothorax, Lungenzysten und Lungenemphysem ist beschrieben. Die in der älteren Literatur für diese Erkrankung als typisch beschriebenen Fibrofollikulome und Trichodiskome wurden in den letzten Jahren als verschiedene Erscheinungsformen eines Fibrofollikuloms klassifiziert. Ob das vorher beschriebene Hornstein-Knickenberg-Syndrom, das sich durch das Auftreten von perifollikulären Fibromen und intestinalen Polypen auszeichnet, und das Birt-Hogg-Dubé-Syndrom eine Entität mit unterschiedlichen systemischen Manifestationen darstellen, ist bereits an anderer Stelle diskutiert worden. Das Birt-Hogg-Dubé-Syndrom wird verursacht durch eine heterozygote Mutation im Birt-Hogg-Dubé-Tumorsuppressorgen auf dem Chromosom 17p11.2, das für das Protein Follikulin kodiert. Follikulin wird in vielen Organen, einschließlich der Lunge, der Niere und der Haut exprimiert. Interessanterweise ist das Tumorsuppressorgen p53 in der Region 17p13.1 lokalisiert, einer Region, die in unmittelbarer Nähe des Follikulin-Locus liegt. Defekte des p53 Gens sind assoziiert mit verschiedenen Tumoren, einschließlich des Endometriumkarzinoms.

In verschiedenen Arbeiten wurde das gleichzeitige Auftreten von Birt-Hogg-Dubé-Syndrom und malignen Melanomen bei Patienten und Familienangehörigen – wie auch bei unserer Patientin und ihrer Mutter – beschrieben. Ob ein kausaler Zusammenhang besteht, ist bisher ungeklärt. Die Therapie der Hautveränderungen bei Birt-Hogg-Dubé-Syndrom ist schwierig. Es wird eine Therapie mit CO_2-, Er:YAG-Laser oder chirurgische Exzision empfohlen. Die Behandlung mit sytemischem Isotretinoin erbrachte inkonsistente Resultate. Zur Behandlung von renalen Tumoren wird generell eine operative Sanierung empfohlen.

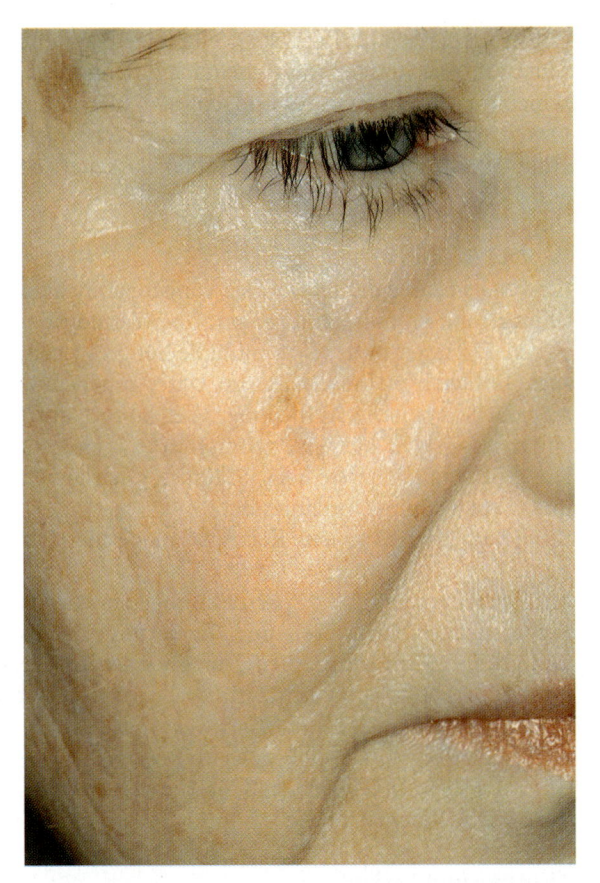

Abb. 4. Birt-Hogg-Dubé-Syndrom. Follikuläre weißliche Papeln (Fibrofollikulome)

> **Fazit**
> Das Birt-Hogg-Dubé-Syndrom ist eine Genodermatose mit breitem klinischem Spektrum, in das auch das Hornstein-Knickenberg-Syndrom eingeschlossen werden kann. Es ist häufig mit malignen Neoplasien assoziiert. Bei unserer Patientin konnte ein Birt-Hogg-Dubé-Syndrom in ungewöhnlicher Assoziation mit einem dysplastischen Nävuszellnävussyndrom, insitu-Melanomen und einem Endometriumkarzinom diagnostiziert werden. Eine ausführliche interdisziplinäre Tumorsuche ist beim Birt-Hogg-Dubé-Syndrom indiziert.

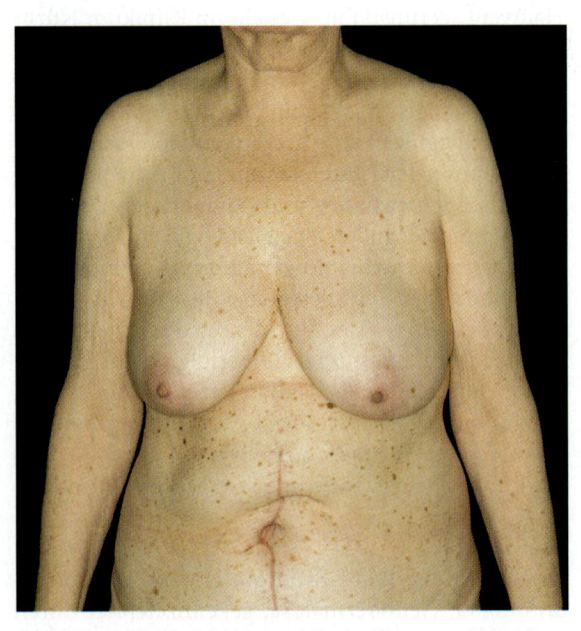

Abb. 5. Dysplastische Nävuszellnävi und Laparatomienarbe

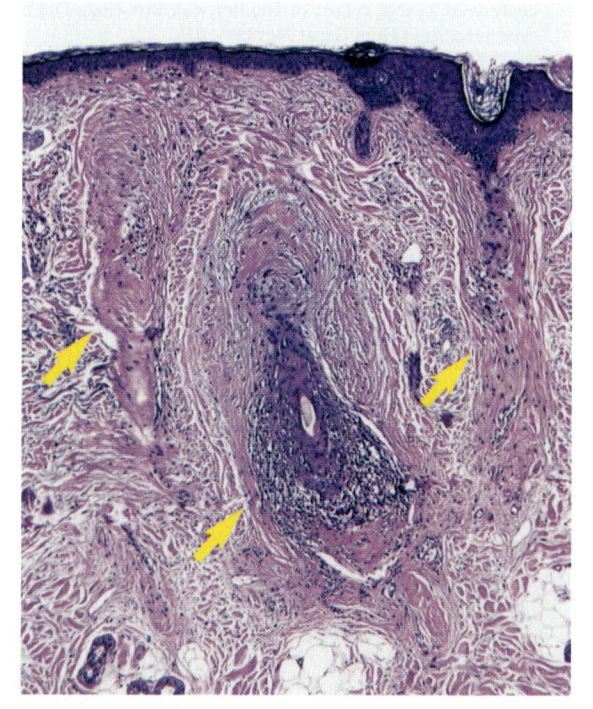

Abb. 6. 3 Fibrofollikulome

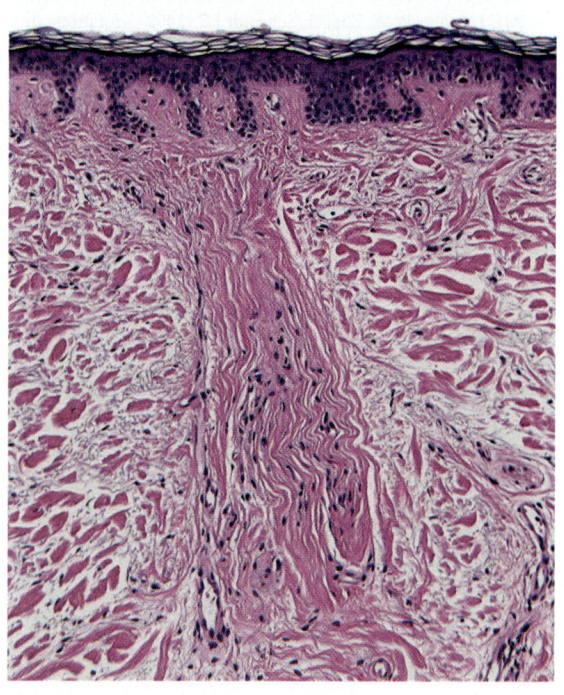

Abb. 7. Malformierte Haarfollikelanlage: Vertikaler fibröser Strang

Danksagung

Die gastrointestinale Untersuchung erfolgte durch Prof. Dr. Wolfgang Schepp, II. Medizinische Abteilung des Städtischen Krankenhauses München-Bogenhausen.

Die gynäkologische Untersuchung und operative Versorgung erfolgte durch die Kollegen der Klinik med Nord Dr. Pfützenreuter in München und die Kollegen der I. Klinik und Poliklinik für Frauenheilkunde und Geburtshilfe der Ludwig-Maximilians-Universität München.

Die humangenetische Beratung erfolgte durch Prof. Dr. Ortrud Steinlein, Institut für Humangenetik der Ludwig-Maximilians-Universität München, die molekulargenetische Untersuchung wurde durch Herrn Dr. Maurice van Steensel, Dermatologische Klinik Maastricht, Niederlande, durchgeführt. Die Zwillingsschwester der Patientin wird von Prof. Dr. Eberhard Paul und Frau Dr. Mehnert, Hautklinik am Klinikum Nürnberg-Nord, betreut.

Literatur

Birt AR, Hogg GR, Dubé WJ (1977) Hereditary multiple fibrofolliculomas with trichodiscomas and acrochordons. Arch Dermatol 113: 1674–1677

Vocke CD, Yang Y, Pavlovich CP, Schmidt LS, Nickerson ML, Torres-Cabala CA, Merino MJ, Walther MM, Zbar B, Linehan WM (2005) High frequency of somatic frameshift BHD gene mutations in Birt-Hogg-Dubé-associated renal tumors. J Natl Cancer Inst 97: 931–935

Zbar B, Alvord G, Glenn G, Turner M, Pavlovich CP, Schmidt L, Walther M, Choyke P, Weirich G, Hewitt SM, Duray P, Gabril F, Greenberg C, Merino MJ, Toro J, Linehan WM (2002) Risk of renal and colon neoplasms and spontaneous pneumothorax in the Birt-Hogg-Dubé syndrome. Cancer Epidemiol Biomarkers Prev 11: 393–400

Happle R, Bittar M (2004) Syndrome: Neu, aber auch wahr? In: Plewig G, Kaudewitz P (Hrsg). Fortschritte der praktischen Dermatologie und Venerologie 2004. Springer, Berlin, 2005: 96–101

Hornstein OP, Knickenberg M, Morl M (1976) Multiple dermal perifollicular fibromas with polyps of the colon – report of a peculiar clinical syndrom. Acta Hepatogastroenterol 23: 53–58

Gambichler T, Wolter M, Altmeyer P, Hoffman K (2000) Treatment of the Birt-Hogg-Dubé syndrome with erbium: YAG laser. J Am Acad Dermatol 43: 856–858

Khoo SK, Bradley M, Wong FK, Hedblad MA, Nordenskjold M, Teh BT (2001) Birt-Hogg-Dubé syndrome: mapping of a novel hereditary neoplasia gene to chromosome 17p12–q11.2. Oncogene 20: 5239–5242

Khoo SK, Giraud S, Kahnoski K, Chen J, Motorna O, Nickolov R, Binet O, Lambert D, Friedel J, Levy R, Ferlicot S, Wolkenstein P, Hammel P, Bergerheim U, Hedblad MA, Bradley M, Teh BT, Nordenskjold M, Richard S (2002) Clinical and genetic studies of Birt-Hogg-Dubé syndrome. J Med Genet 39: 906–912

Nickerson ML, Warren MB, Toro JR, Matrosova V, Glenn G, Turner ML, Duray P, Merino M, Choyke P, Pavlovich CP, Sharma N,

Walther M, Munroe D, Hill R, Maher E, Greenberg C, Lerman MI, Linehan WM, Zbar B, Schmidt LS (2002) Mutations in a novel gene lead to kidney tumors, lung wall defects, and benign tumors of the hair follicle in patients with the Birt-Hogg-Dubé syndrome. Cancer Cell 2: 157–164

Schmidt LS, Nickerson ML, Warren MB, Glenn GM, Toro JR, Merino MJ, Turner ML, Choyke PL, Sharma N, Peterson J, Mornison P, Maher ER, Walther MM, Zbar B, Linehan WM (2005) Germline BHD-mutation spectrum and phenotype analysis of a large cohort of families with Birt-Hogg-Dubé syndrome. Am J Hum Genet 76: 1023–1033

Schulz T, Hartschuh W (1999) Birt-Hogg-Dubé-syndrome and Hornstein-Knickenberg-syndrome are the same. Different sectioning technique as a cause of different histology. J Cutan Pathol 26: 55–61

Vincent A, Farley M, Chan E, James WD (2003) Birt-Hogg-Dubé syndrome: A review of the literature and the differential diagnosis of firm facial papules. J Am Acad Dermatol 49: 698–705

Erythema elevatum et diutinum

Peter Weisenseel, Michael J. Flaig, Elke Sattler und Gerd Plewig

Anamnese
65-jährige Patientin mit seit drei Monaten spontan aufgetretenen Hautveränderungen am rechten Unterarm und Handgelenk. Ähnliche Hautveränderungen vier Jahre zuvor in selber Lokalisation, damals ohne Therapie innerhalb von einigen Wochen vollständig abgeheilt.

Hautbefund
Am rechten Handgelenk volarseitig ein 15 mm durchmessender gelblich-hämorrhagisch verkrusteter flacher erythematöser Knoten.

Histopathologie und Immunhistopathologie
Akanthose der Epidermis, Hypergranulose, Ortho- und Parakeratose, spongiotische Auflockerung. Zentral Erosion mit Serumkruste. Dermal lymphohistiozytäres perifollikulär betontes Infiltrat mit neutrophilen und massenhaft eosinophilen Granulozyten. Vereinzelt kapilläre Gefäße mit fibrinoider Verquellung der Gefäßwand mit neutrophilen Granulozyten. Diskrete Leukozytoklasie. Zwischen den fleckförmigen Infiltraten Fibrose des kollagenen Bindegewebes.

Färbungen für humane Papillomviren und BCG nicht eindeutig reaktiv. Keine neuen Aspekte in der Chlorazetatesterase-Reaktion.

Kein Nachweis von DNS von *Mycobacterium tuberculosis,* atypischen Mykobakterien oder Leishmanien. *Beurteilung:* Vereinbar mit Erythema elevatum et diutinum.

Laborbefunde
Differenzialblutbild, Routineserumchemie, Gerinnungsparameter, Urinstatus, Treponema-pallidum-PA-Test unauffällig. Jod- und Bromspiegel im Serum normwertig.

Weitere Befunde
Röntgen-Thorax in zwei Ebenen: Unauffällig
Bakteriologischer Abstrich: Kulturell Nachweis von Enterokokken

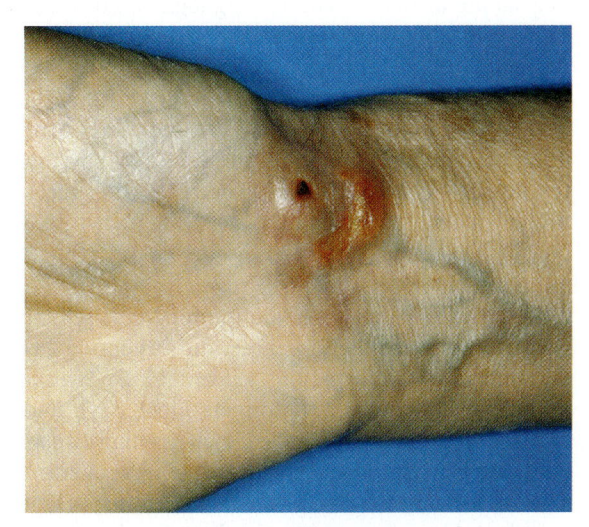

Abb. 1. Erythema elevatum et diutinum

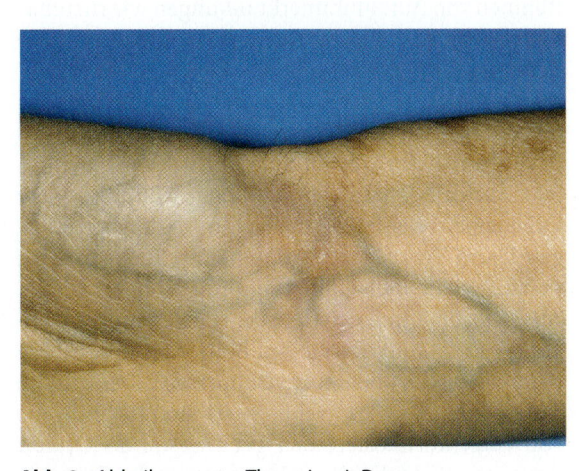

Abb. 2. Abheilung unter Therapie mit Dapson

PCR (Abstrich, rechtes Handgelenk): Kein Nachweis von Herpes-simplex-Virus spezifischer DNS

Therapie und Verlauf
Bei Verdacht auf eine bakterielle granulomatöse Pyodermie wurde zunächst für 14 Tage mit 500 mg Cefuroxim und 40 mg Methylprednisolon per os therapiert. Hierunter keine Befundänderung. Daraufhin wurde eine histologische Untersuchung veranlasst. Nach Stellen der Diagnose Erythema eleratum et dintinum. Therapie mit Dapson per os 50 mg einmal täglich, nach zwei Wochen Dosiserhöhung auf 75 mg/Tag, ab der dritten Woche 100 mg täglich. Lokaltherapie mit Glukokortikoiden und desinfizierenden Maßnahmen.

Keine Befundänderung innerhalb der ersten acht Wochen. Erst ab der neunten Behandlungswoche sehr langsame Abheilung bis Ende der 12. Woche unter Ausschleichender Dapson-Therapie. Über sechs Monate rezidivfrei.

Kommentar
Das Erythema elevatum et diutinum ist eine seltene Vaskulitisform unklarer Genese, die bevorzugt bei Frauen auftritt. Prädilektionsstellen sind die Streckseiten der Extremitäten, besonders Füße, Knie und Handrücken. Klinisch zeigen sich erythematöse, glatte Papeln oder Plaques, teils mit eingesunkenem Zentrum. Nach Abheilung kann die betroffene Haut atroph und hyperpigmentiert bleiben. Das Erythema elevatum et diutinum kann als Begleiterkrankung im Rahmen von Autoimmunerkrankungen wie rheumatoider Arthritis oder Morbus Crohn auftreten. Eine parainfektiöse Entstehung im Rahmen von systemischen viralen oder bakteriellen Infektionen wird diskutiert. Auch bei HIV-positiven Patienten wird das Erythema elevatum et diutinum nicht selten beschrieben. Neben den Hautveränderungen können andere Organe betroffen sein, so sind Beteiligung von Magen-Darm-Trakt (Enteritis, ischämische Nekrosen), Lunge (entzündliche Infiltrate), Augen (Uveitis, Skleritis, Keratitis) und der Gelenke (Polychondritis) bekannt. Eine kombinierte antibiotische und antiinflammatorische oder immunsuppressive systemische Therapie ist indiziert. Neben der systemischen Gabe von Glukokortikosteroiden gilt Dapson als Option der ersten Wahl. Dosierung und Dauer der Therapie sollten streng vom klinischen Bild, einschließlich möglicher Organbeteiligungen, und vom Verlauf bestimmt werden.

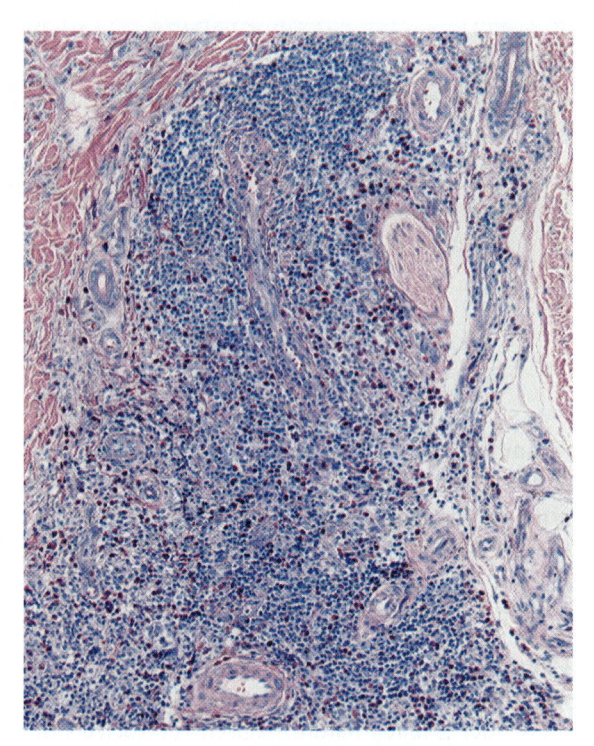

Abb. 3. Lymphohistiozytäres Infiltrat mit vielen Eosinophilen (Giemsa)

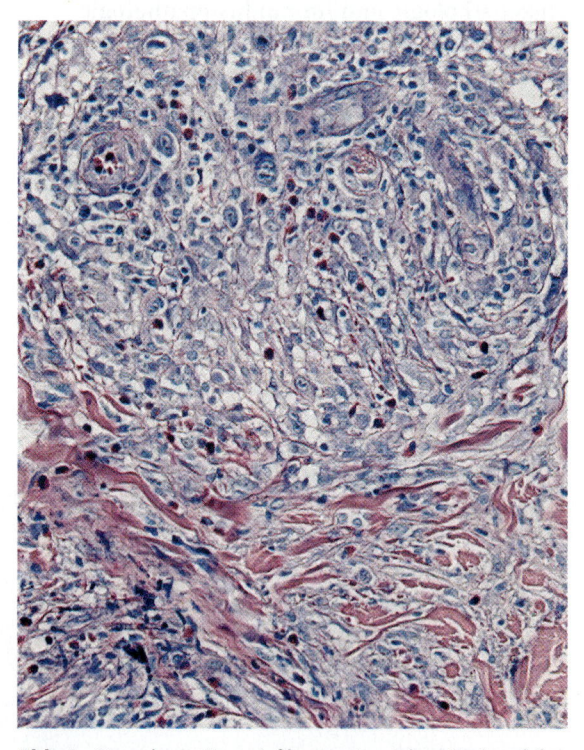

Abb. 4. Granulomatöses Infiltrat mit vielen Eosinophilen (Giemsa)

Fazit
Das Erythema elevatum et diutinum ist eine seltene Vaskulitisform unklarer Genese, die sich vorwiegend an der Haut manifestiert. Therapie der Wahl ist Dapson, auch in Kombination mit der systemischen Gabe von Glukokortikosteroiden. Die Behandlungsdauer beträgt Wochen bis Monate. Rezidive sind auch nach längerer kompletter Remission möglich.

Literatur

Crowson AN, Mihm MC Jr, Magro CM (2003) Cutaneous vasculitis: a review. J Cutan Pathol 30: 161–173

Grabbe J, Haas N, Moller A, Henz BM (2000) Erythema elevatum diutinum-evidence for disease-dependent leucocyte alterations and response to dapsone. Br J Dermatol 143: 415–420

Wahl CE, Bouldin MB, Gibson LE (2005) Erythema elevatum diutinum: clinical, histopathologic, and immunohistochemical characteristics of six patients. Am J Dermatopathol 27: 397–400

Wolff HH, Scherer R, Maciejewski W, Braun-Falco O (1978) Erythema elevatum diutinum. II. Immunoelectronmicroscopical study of leukocytoclastic vasculitis within the intracutaneous test reaction induced by streptococcal antigen. Arch Dermatol Res 261: 17–26

Yiannias JA, el-Azhary RA, Gibson LE (1992) Erythema elevatum diutinum: a clinical and histopathologic study of 13 patients. J Am Acad Dermatol 26: 38–44

Solitäres Myoperizytom

Alexander V. Kuznetsov, Rudolf A. Rupec und Michael J. Flaig

Anamnese
Bei dem 53-jährigen Patient besteht seit zwei Jahren eine langsam wachsende druckschmerzhafte Kallus-ähnliche Verhärtung der Haut der linken Ferse.

Hautbefund
An der linken Ferse 2 × 3 cm große, scharf begrenzte hyperkeratotische Plaque. Nach Keratolyse und mechanischer Abtragung einer Hyperkeratose wurde ein leicht erythematöser, weicher, druckdolenter Knoten sicht- und tastbar.

Histopathologie und Immunhistopathologie
In der retikulären Dermis ein umschriebener Tumor aus mäßig pleomorphen Zellen, die ein eosinophiles, stellenweise auch klares Zytoplasma aufweisen. Die Zellkerne zeigen eine geringe Pleomorphie, vesikuläres Chromatin und überwiegend eine rund-ovale Form. Der Tumor bildet Endothel ausgekleidete Hohlräume aus, in denen Erythrozyten nachweisbar sind.
   Die Tumorzellen sind positiv für Glattmuskelaktin (α-SMA), negativ für CD31 und CD34.
Beurteilung: Myoperizytom

Bildgebende Verfahren
Projektionsradiographie: Kein Nachweis eines Fersensporns im Bereich der Plantar-longus-Sehne oder des Ansatzes der Achillessehne, keine osteolytischen Veränderungen, keine Fraktur im Calcaneus.

Therapie und Verlauf
Exzision des etwa 5 mm großen Tumors in Lokalanästhesie mit primärem Wundverschluss. Der postoperative Verlauf war unauffällig.

Kommentar
Die Erstbeschreibung des Myoperizytoms erfolgte 1942 unter Namen Hämangioperizytom von Stout und Murray. Der Begriff Myoperizytom wurde 1996

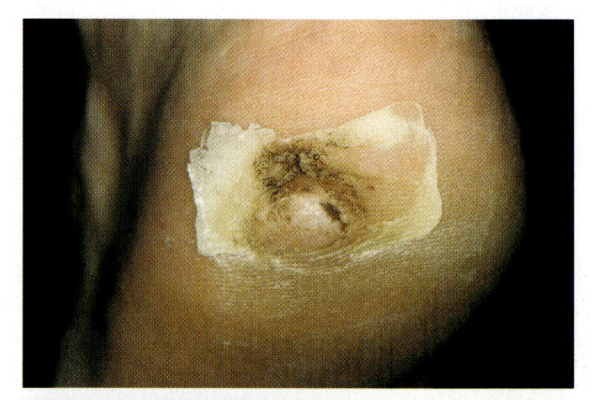

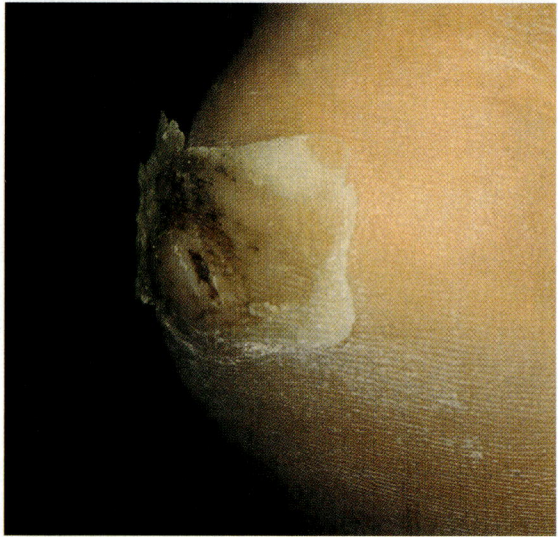

Abb. 1. Myoperizytom der linken Ferse. Hämorrhagisch verkrusteter Knoten mit lamellenartiger Ablösung der Hornhaut

von Requena et al. für einen gutartigen Tumor aus Myoperizyten, spindelförmigen Zellen auffälliger konzentrischer perivaskulärer Proliferationen vorgeschlagen. Die Autoren differenzierten dabei vier morphologische Typen des Myoperizytoms, welche nach ihrer Meinung verschiedene Evolutionsstadien dieses Tumors darstellen:

Solitäres Myoperizytom

- Vaskulärer Typ
- Nodulärer zellulärer Typ
- Multinodulärer biphasische Typ
- Leiomyom-ähnlicher faszikulärer Typ

Die Stammzellen der Myoperizyten sind vermutlich Myofibroblasten, spindelförmige Zellen mit elongiertem Nukleus und leicht eosinophilem Zytoplasma, und/oder Perizyten, ubiquitäre polypotente perivaskuläre Stammzellen der Kapillar- und Venolenwand, welche im Stande sind in Glattmuskelzellen, Glomuszellen, Osteozyten, Fibroblasten oder Adipozyten zu differenzieren. Grantner et al. zeigten, dass Myoperizytome eine Gruppe perivaskulärer Neoplasien myoider Zellen darstellen, welche andere morphologisch ähnliche Tumoren wie solitäres Myofibrom, infantiles Hämangiom und Glomangioperizytom sowie die Myofibromatose umfasst. Die morphologischen Varianten des Myoperizytoms werden durch die Polypotenz der Perizyten bei ihrer Differenzierung erklärt. 2002 wurde das Myoperizytom auch in die WHO-Tumorklassifiktion der perizytischen (perivaskulären) Tumoren aufgenommen (Fletcher et al.).

Das Myoperizytom tritt solitär aber auch multifokal, häufig in der Pubertät, sowie im mittleren Alter (30–45 Jahre), überwiegend bei Männern als subkutaner Knoten vorwiegend distal an den Extremitäten auf. Auch andere Lokalisationen wurden beschrieben: Arm, Kopf und Hals, selten Skelettmuskulatur, Röhrenknochen und Wirbelsäule, viszerale Organe, intrakraniel. Nach der operativen Entfernung des Myoperizytoms kann es zu Rezidiven kommen, entweder de novo, oder durch eine unvollständige Exzision (Tumorrezidiv 10–20%), oder durch das multifokale Wachstumsmuster der Neoplasien bedingt. Die dermalen und subkutanen Knoten des Myoperizytoms sind eher rundlich konfiguriert und schärfer begrenzt als die tiefen, welche auch ein infiltratives Wachstum zeigen können.

In den meisten klinisch-morphologischen Beobachtungen zeigt sich das Myoperizytom als eine gutartige Neoplasie. Es wurden aber auch Fälle eines malignen Myoperizytoms beschrieben, die sich morphologisch durch erhöhte Zellularität, Pleomorphie, Mitosen und Tumornekrosen (McMenamin und Fletcher) unterscheiden.

Histologisch werden bei Myofibromen Tumore aus Glattmuskelzellen und Myofibroblasten, wie das fibrosierte Hystiozytom und das Neurofibrom, bei Glomangioperizytomen der Glomustumor und das Glomangiom differenzialdiagnostisch abgegrenzt. Des Weiteren müssen Sarkome ausgeschlossen werden. Nach Folpe et al. sind der CD99-positive primitive neuroektodermale Tumor (PNET; Ewing-Sarkom), das gering differenzierte synoviale Sarkom mit biphasischem Wachstumsmuster (positiv für epitheliales Membranantigen, Zytokeratin, Bcl-2 und CD99), das mesenchymale Chondrosarkom (S100-Protein positiv) und der phosphaturische mesenchymale Tumor mit Kalzifizierung und Osteoklast-ähnlichen Riesenzellen die wichtigsten differenzialdiagnostisch zu erwägenden Mesenchymaltumoren. Mikami et al. er-

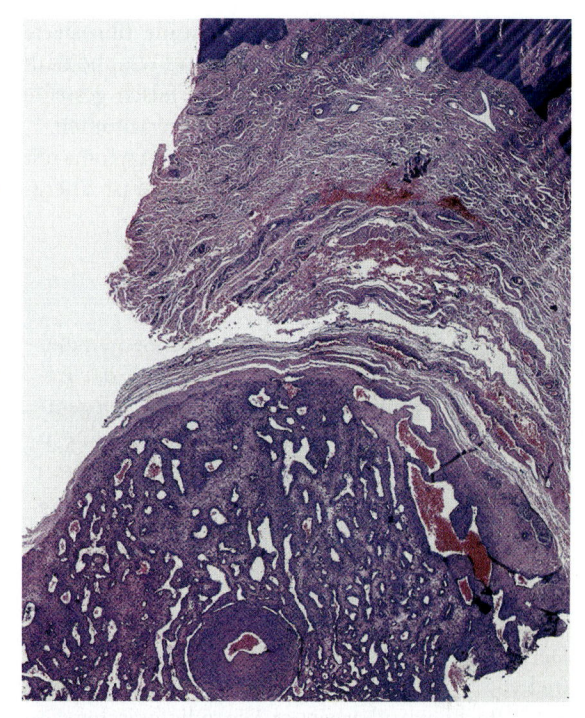

Abb. 2. Subkorialer kugelförmiger Tumor mit bizarr geformten Gefäßen

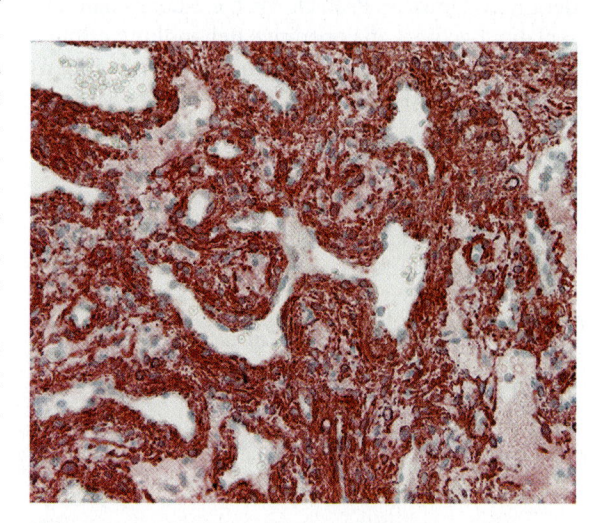

Abb. 3. Immunhistochemie: Glattmuskelaktin (α-SMA) positive Perimyozyten

gänzt diese Liste um das angiomatoide fibrosierte Hystiozytom mit Hyperzellularität und lymphoidem Infiltrat. Sarkome sind die häufigste falsch gestellte histopathologische Diagnose bei Myoperizitomen.

Eine vollständige Exzision des Myoperizytoms mit histopathologischer Schnittrandkontrolle ist Therapie der Wahl.

Fazit
Das Myoperizytom ist ein seltener mesenchymaler überwiegend distal in Kutis und Subkutis der Extremitäten auftretender Tumor, welcher gelegentlich als Sarkom verkannt wird. Der Tumor sollte in toto exzidiert und der Patient regelmäßig klinisch kontrolliert werden, da Rezidive häufig auftreten und maligne Entartung beschrieben wurden.

Danksagungen
Der Patient wurde freundlicherweise von Dr. Manfred von Ingersleben, Hautarzt, Lochhauser Straße 4, 82178 Puchheim, überwiesen. Die radiologischen Untersuchungen wurden in der Radiologischen Klinik der LMU (Direktor: Prof. Dr. Dr. h.c. Maximilian Reiser) durchgeführt, die operative Behandlung erfolgte in der Chirurgischen Klinik und Poliklinik Innenstadt der LMU (Direktor: Prof. Dr. Wilhelm Mutschler).

Literatur

Cox DP, Giltman L (2003) Myopericytoma of the thoracic spine: a case report. Spine 28: 30–32

Dray MS, McCarthy SW, Palmer AA, Bonar SF, Stalley PD, Marjoniemi V, Millar E, Scolyar RA (2006) Myopericytoma: a unifying term for a spectrum of tumors that show overlapping features with myofibroma. A review of 14 cases. J Clin Pathol 59: 67–73

Fletcher CDM, Unni KK, Mertens (eds) Pericytic (perivascular) tumors. In: World Health Organization classification of tumours. Pathology and genetics. Tumours of soft tissue and bone. IARC Press, Lyon 2002, pp 135–139

Folpe AL, Fanburg-Smith JC, Miettinen M, Weiss SW (2004) Most osteomalacia-associated mesenchymal tumors are a single histopathologic entity. An analysis of 32 cases and a comprehensive review of the literature. Am J Surg Pathol 28: 1–30

Granter SR, Badizadegan K, Fletcher CD (1998) Myofirbromatosis in adults, glomangiopericytoma, and myopericytoma: a spectrum of tumors showing perivascular myoid differentiation. Am J Surg Pathol 22: 513–525

McMenamin ME, Fletcher CDM (2002) Malignant myopericytoma: expanding the spectrum of tumors with myopericytic differentiation. Histopathol 41: 450–460

Mikami Y, Shiomi T, Manabe T (2002) Perivascular myoma: case report with immunohistochemical and ultrastructural studies, Pathol Int 52: 69–74

Requena L, Kuztner H, Hugel H, Rutten A, Furio V (1996) Cutaneous adult myofibroma: a vascular neoplasm. J Cutan Pathol 23: 445–457

Rousseau A, Kujas M, van Effenterre R, Boch AL, Carpentier A, Leroy JP, Poirier J (2005) Primary intracranial myopericytoma: report of three cases and review of the literature. Neuropathol Appl Neurobiol 31: 641–648

Stout AP, Murray MR (1942) Hemangioperycitoma. A vascular tomor featuring Zimmerman's pericytes. Ann Surg 116: 26–33

Weiss SW, Goldblum JR (2001) Haemagniopericytoma and solitary fibrous tumor. In: Enzinger and Weiss's soft tissue tumors, 4th ed. Mosby, St Louis pp 1001–1021

Acne conglobata infantum

Carola Berking, Jörg C. Prinz und Gerd Plewig

Anamnese
2-jähriger Patient. Seit drei Monaten progrediente Hautveränderungen im Gesicht. Topische Therapie mit Antimykotika und Fusidinsäure-haltiger Creme (Fucidine®) erfolglos. Keine Einnahme von Medikamenten. Keine chronischen Erkrankungen. Die drei Geschwister sind nicht betroffen. Beide Elternteile hatten im Jugendalter Akne.

Hautbefund
An beiden Wangen mehrere 0,5 bis 1,5 cm große, lividrötliche, druckdolente Knoten sowie offene Komedonen.

Laborbefunde
Segmentkernige 53% [20–35%], Eosinophile 7% [2–4%], übriges Differenzialblutbild, Elektrolyte, Gesamteiweiß, Leber- und Nierenwerte im Normbereich. DHA-Sulfat, Androstendion, LH basal, FSH basal im Normbereich.

Weitere Befunde
Bakteriologische Untersuchung: Im Gesicht Keime der Mundflora
7,5 MHz-Sonographie: Wangen beidseits mehrere ovale, echoarme, scharf begrenzte Strukturen bis 1,3 cm Größe
Pädiatrisches Konsil (Dr. von Hauner'sches Kinderspital): Keine endokrinologischen Abnormitäten

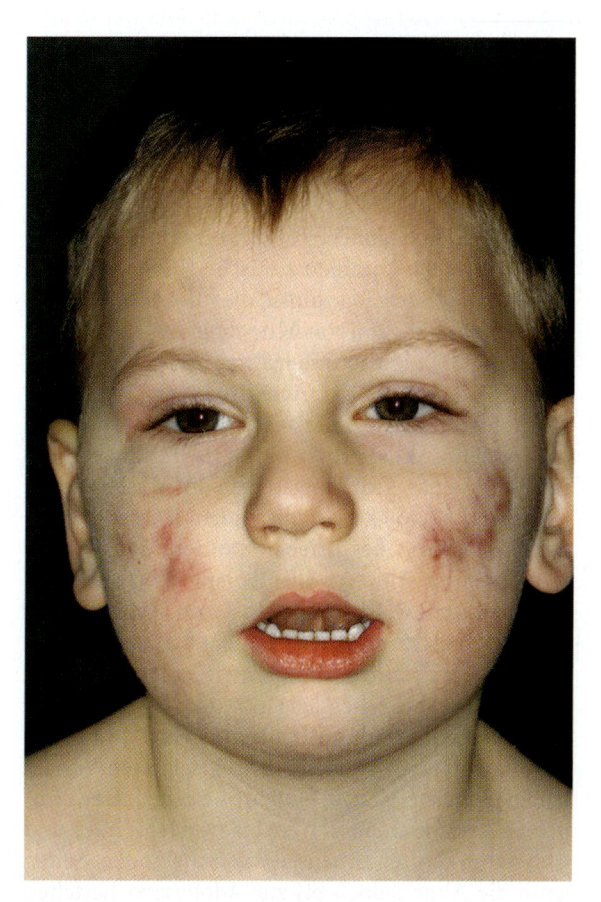

Abb. 1. Acne conglobata infantum

Therapie und Verlauf
Eine über vier Monate durchgeführte topische Therapie mit Isotretinoin (Isotrex®), Adapalen (Differin®) und Benzoylperoxid-(PanOxyl®-)haltigen Externa sowie eine Stichinzision mit nachfolgender Polyvidon-Iod-(Braunovidon®-)Salbenbehandlung führten zu einer kurzzeitigen, geringen Besserung, dann jedoch Progredienz der Knoten. Daraufhin Verordnung von Erythromycinsaft dreimal täglich 200 mg per os und Methylprednisolon in Tablettenform einmal täglich 16 mg (entsprechend 1 mg pro Kilogramm Körpergewicht). Bereits nach zehn Tagen deutliche Abflachung und Abblassung der Knoten. Daraufhin Fortführung der Erythromycingabe für weitere zehn Tage und Reduzierung der Methylprednisolondosis auf 12 mg täglich für zehn Tage, 8 mg täglich für sieben Tage, 4 mg täglich für weitere zwölf Tage und schließlich 2 mg täglich für zehn Tage. Unter dieser Therapie merklicher Rückgang der Knoten, die nicht mehr sichtbar, jedoch noch teilweise subkutan tastbar wa-

ren. Aufgrund der Glukokortikosteroideinnahme bildeten sich cushingoide Pausbacken aus, welche sich nach Absetzen der Therapie vollständig rückbildeten. Bei der Wiedervorstellung nach einem Jahr fanden sich an der linken Wange ein striäres Erythem mit narbigen Einsenkungen und an der rechten Wange drei subkutan tastbare Knötchen von 3–4 mm Größe. In diesem Jahr wurde keine spezifische Therapie durchgeführt. Trotzdem berichtete die Mutter von einer kontinuierlichen Besserung des Hautbefundes. Einmal habe sich vor sechs Monaten noch etwas Sekret nach Exprimation aus den Knötchen entleert.

Kommentar

Acne infantum ist eine echte Akneform und beginnt im Unterschied zur Acne neonatorum erst ab dem dritten bis 16. Lebensmonat. Jungen sind häufiger betroffen als Mädchen. Auf das Gesicht beschränkt treten hauptsächlich an den Wangen offene und geschlossene Komedonen, Papeln, Pusteln und Knötchen auf. Selten kommen zystische Knoten und abszedierende Fistelgänge hinzu, die mit Narben abheilen. Man spricht dann von Acne conglobata infantum, die eine Indikation zur intensiven Therapie darstellt.

Die Pathogenese der Acne infantum ist unklar. Vermutet wird eine endokrinologische Störung mit frühzeitiger Androgenproduktion. In Einzelfällen sind transiente Erhöhungen von luteinisierendem Hormon (LH), follikelstimulierendem Hormon (FSH) und Testosteron beschrieben worden. Daher wird empfohlen, bei schweren oder therapieresistenten Formen der Acne infantum Testosteron, Dehydroepiandrosteron (DHEA), DHEA-Sulfat, LH und FSH im Serum zu bestimmen. Die meisten Patienten weisen jedoch keine abweichenden Hormonspiegel auf. Über eine genetisch vererbte Veranlagung wird spekuliert.

Acne infantum kann einen wechselhaften Verlauf haben und viele Monate bis Jahre bestehen. Gewöhnlich heilt sie innerhalb von ein bis zwei Jahren aus und ist bis zum fünften Lebensjahr verschwunden. Selten kann die Akne jedoch bis zur Adoleszenz bestehen bleiben. Es gibt Hinweise, dass Kinder mit Acne conglobata infantum ein höheres Risiko haben, eine schwere Akne in der Pubertät zu entwickeln.

Differenzialdiagnostisch von der Acne infantum abzugrenzen sind eine Acne venenata, eine durch topisch applizierte komedogene Substanzen induzierte Kontaktakne, und die Acne neonatorum, die von Geburt an besteht oder sich in den ersten Lebenswochen entwickelt und innerhalb der folgenden Monate wieder spontan abheilt. Weitere Differenzialdiagnosen sind Pannikulitiden unterschiedlicher Genese und Pyodermien.

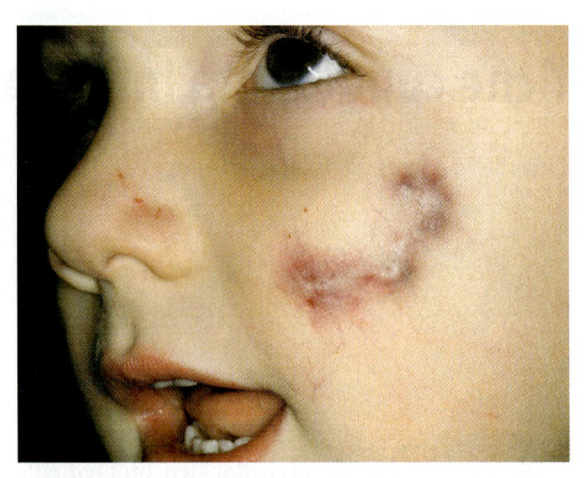

Abb. 2. Abszedierender Fistelgang fünf Monate später unter Therapie

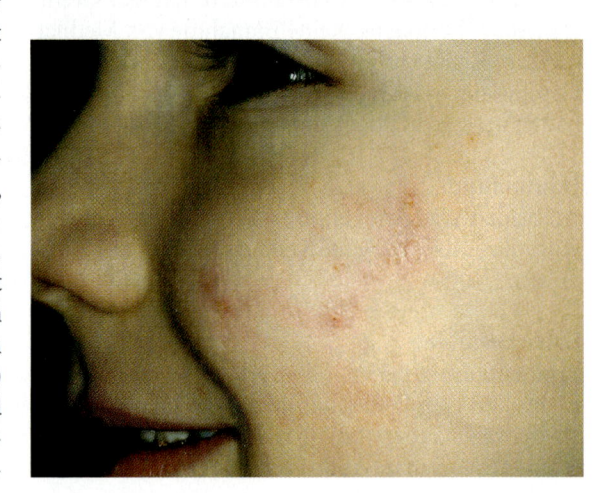

Abb. 3. Befund 18 Monate nach Erstvorstellung

Die Therapie der Acne infantum richtet sich nach den Empfehlungen für die Pubertätsakne. Die topische Behandlung mit Schälmitteln (Retinoiden) und mit antimikrobiellen Substanzen wie Benzoylperoxid, Clindamycin oder Erythromycin ist gewöhnlich hilfreich. Bei schwereren Fällen kann Erythromycin systemisch per os verabreicht werden, während Tetrazykline bei Kindern bis mindestens zum achten Lebensjahr wegen der unerwünschten Anreicherung in der Zahnanlage kontraindiziert sind. Bei der Acne conglobata infantum sollte bei Therapieresistenz zusätzlich die Anwendung von Isotretinoin systemisch für mehrere Monate erwogen werden. Dass darüber hinaus eine systemische, langsam ausschleichende Therapie mit Glukokortikosteroiden in einer Anfangsdosis von etwa 1 mg pro Kilogramm Körpergewicht die Abheilung von zystischen Knoten und Fisteln fördern kann, zeigt unser kleiner Patient. Jedoch bedarf dieses therapeutische Vorgehen mit allen möglichen Konsequenzen einer systemischen Glukokortikosteroidgabe einer engmaschigen Kontrolle der Patienten. In jedem Fall ist eine konsequente und intensive Therapie der Acne conglobata infantum notwendig, um eine Narbenbildung zu vermeiden.

> **Fazit**
> Die Acne conglobata infantum bedarf einer rechtzeitigen intensiven, meist systemischen Therapie, um die Knoten und Fisteln einzuschränken und Narben zu verhindern.

Danksagung
Der Patient wurde freundlicherweise überwiesen von Dr. Oliver Dörzapf, Hautarzt, Ludwigstraße 7, D-86150 Augsburg.

Literatur

Bekaert C, Song M, Delvigne A (1998) Acne neonatorum and familial hyperandrogenism. Dermatology 196: 453–454

Jansen T, Burgdorf WHC, Plewig G (1997) Pathogenesis and treatment of acne in childhood. Pediatr Dermatol 14: 17–21

Katsambas AD, Katoulis AC, Stavropoulos P (1999) Acne neonatorum: a study of 22 cases. Int J Dermatol 38: 128–130

Plewig G, Kligman AM (2000) Acne and rosacea, 3rd engl ed. Springer, Berlin pp 271–273

Torrelo A, Pastot MA, Zambrano A (2005) Severe acne infantum successfully treated with isotretinoin. Pediatr Dermatol 22: 357–359

Myxoides Fibrosarkom

Markus Dendorfer, Sybille Borgo, Josef J. Schneider und Michael J. Flaig

Anamnese
Der bei Erstvorstellung 69-jährige Patient kennt den seit 16 Jahren langsam wachsenden, druckschmerzhaften Tumor an der rechten Thoraxwand. Kein Gewichtsverlust, Nachtschweiß oder Fieber.

Hautbefund
An der rechten Brustwand dorsal ein 10 × 13 cm großer, penisartig exophytisch wachsender, derb tastbarer, nicht verschieblicher Tumor, teilweise stark gerötet, mit deutlich sichtbarer Gefäßzeichnung im distalen Anteil.

Histopathologie
Unter Freilassung einer subepidermalen Zone zeigt sich ein Tumor, teilweise in der Dermis, überwiegend im subkutanen Fettgewebe gelegen, von einer Pseudokapsel umgeben. Der Befund weist makroskopisch wie mikroskopisch verschiedene Anteile auf: Zellarme Areale mit einzeln liegenden, pleomorphen, kleinen Zellkernen umgeben von einem Halo in eosinophilem, homogenisierten, kollagenen Bindegewebe sowie zellreichere Abschnitte mit geordneten, wie ausgerichtet erscheinenden Tumorzellen, mit längs-ovalen, stellenweise zigarrenförmigen Zellkernen mit einzelnen Nukleolen. Die Zytoplasmagrenzen sind schlecht abgrenzbar. Abschnittsweise sind Homogenisierungen des Bindegewebes. Teilweise großflächige myxoide Auflockerung im Tumorgefüge, mit Ausbildung myxoider Lakunen. Vereinzelt Mitosen. Zudem finden sich Tumorabschnitte mit ausgeprägterer Pleomorphie der Zellkerne und wirbeliger Anordnung der Zellen in einem myxoiden Stroma.

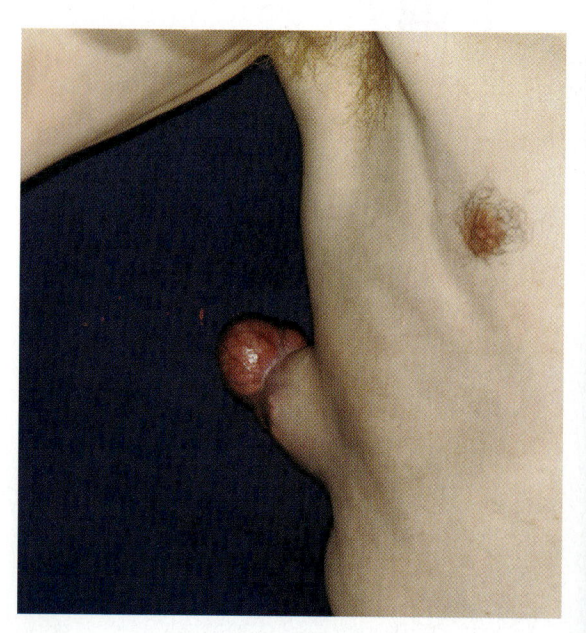

Abb. 1. Exophytischer Tumor, Ansicht von ventral und anterolateral

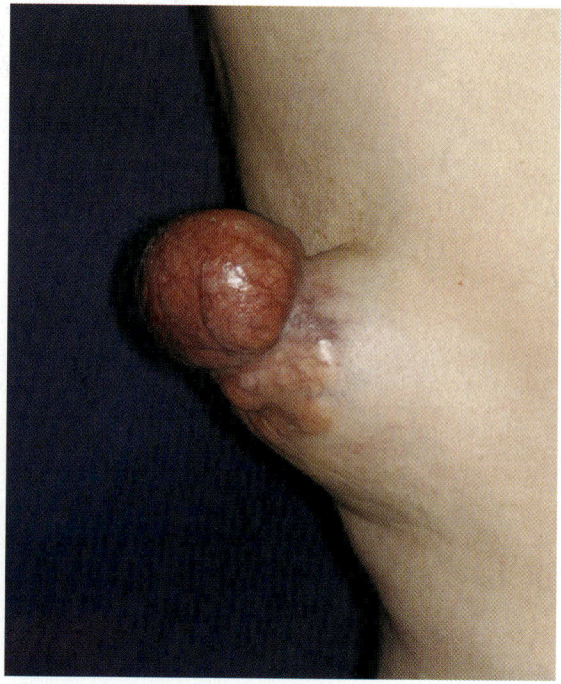

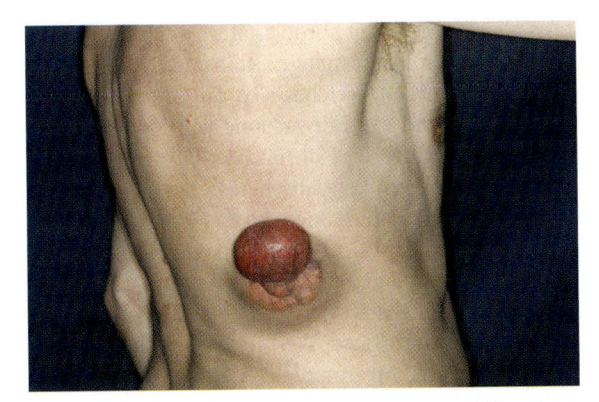

Abb. 2. Exophytischer Tumor, Ansicht von lateral

Immunhistopathologie
Die Tumorzellen sind positiv für Vimentin, teilweise positiv für Faktor XIIIa, a-SMA. Negativ sind CD34, Desmin, S100.
Beurteilung: Myxoides Fibrosarkom

Laborbefunde
BSG, Blutbild, Routineserumparameter, Gerinnungsparameter unauffällig

Bildgebende Verfahren
Lymphknotensonografie: Axillär und inguinal beidseits kein Hinweis auf Filiae.
Röntgen-Thorax: Kein Hinweis auf Filiae
Abdomen-Sonografie: Kein Hinweis auf Filiae
Magnetresonanztomographie Thorax und Abdomen: Großer, relativ scharf begrenzter Weichteiltumor rechts dorsolateral in der Bauchwand (etwa 10 × 6 × 6 cm). Auch bei relativ guter Abgrenzbarkeit des Tumorgewebes von der umgebenden Muskulatur kann eine Infiltration, insbesondere an der dorsalen Begrenzung des Tumors an die angrenzende Muskelfaszie nicht ausgeschlossen werden. Kein Hinweis auf Filiae.

Therapie und Verlauf
Nach histologisch gesicherter Diagnose erfolgte die vollständige Exzision des Tumors. Nach Wundkonditionierung Teiladaption und Spalthautversorgung. Der Patient wurde in unser Tumornachsorgeprogramm aufgenommen.

Kommentar
Das subkutan oder tiefer gelegene, niedrig maligne Myxofibrosarkom ist das häufigste Sarkom des älteren Menschen und bevorzugt Männer ab 60 Jahren. Betroffen sind meist die unteren Extremitäten. Klinisch zeigen sich multilobuläre Knoten oder Tumoren. Ähnlich dem Dermatofibrosarcoma protuberans können bei nicht ausreichend weiter Exzision in 45–66% der Fälle Rezidive entstehen. Die Metastasierungsfrequenz liegt bei 18–32%. Oberflächlich liegende, insbesondere dermale Myxofibrosarkome weisen eine wesentlich bessere Prognose auf.

Histologisch findet sich ein weites Spektrum von stark myxoiden Läsionen mit mäßigen Atypien und großbogig gestreckten Gefäßen bis zu anaplastisch-pleomorphstoriformen Varianten. Klinisch-pathologisch muss aus dem Spektrum der myxoiden mesen-

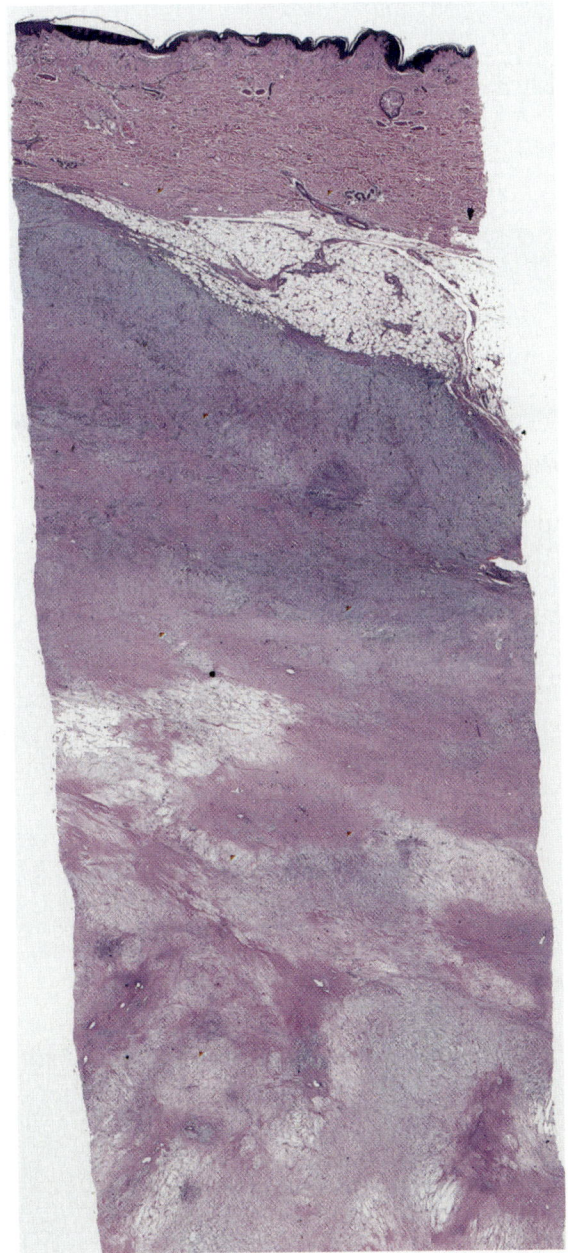

Abb. 3. Histologisch tief reichender Tumor

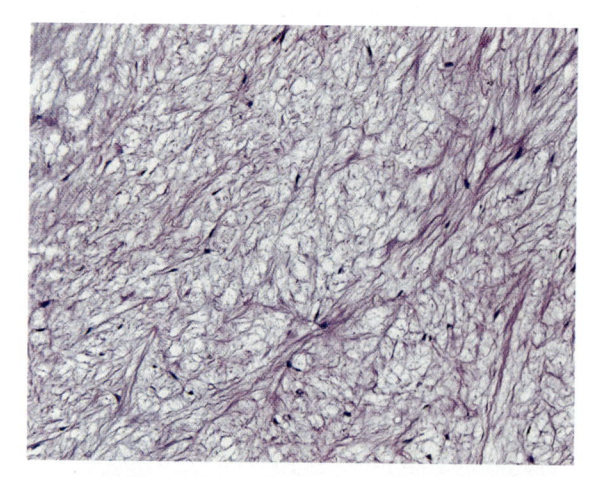

Abb. 4. Myxoide Komponente

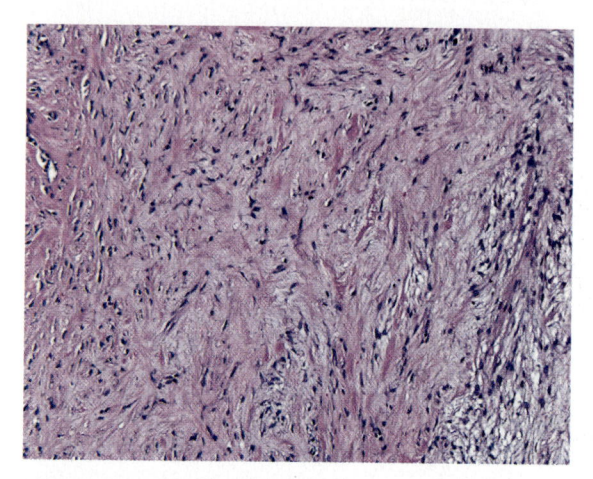

Abb. 5. Sklerotische Komponente

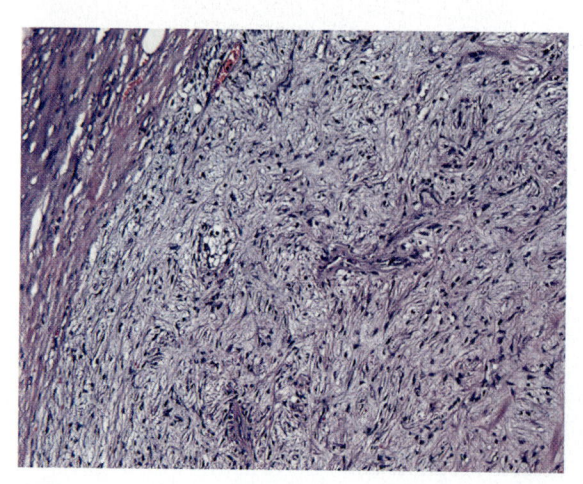

Abb. 6. Zellreiche Komponente

chymalen Sarkome mit fibroblastärer Differenzierungsrichtung das niedrig maligne fibromyxoide Sarkom abgegrenzt werden, welches sich durch den letztlich malignen Verlauf mit Entwicklung von Metastasen in mehr als der Hälfte der Fälle und der Bevorzugung des jungen bis mittleren Erwachsenenalters unterscheidet.

Bei unserem Patienten steht das ausgeprägt exophytische Wachstum mit Entwicklung eines zapfenartigen, bizarr erscheinenden Tumors und eine ungewöhnlich lange Anamnese mit bislang gutartigem Verlauf im Vordergrund. Warum sich der Patient über einen so langen Zeitraum nicht einem Arzt zur Abklärung vorstellte, ist unverständlich, mag zum einen in der sehr langsamen Wachstumsdynamik des Tumors, aber auch an einer – während des stationären Aufenthaltes diagnostizierten – kognitiven und depressiven Störung begründet sein.

> **Fazit**
> Diese Kasuistik verdeutlicht, dass oberflächliche, insbesondere dermale Sarkome einen, im Vergleich zu tiefer liegenden Tumoren gleicher Entität, meist wesentlich günstigeren Verlauf aufweisen.

Danksagungen

Die radiologischen Untersuchungen wurden in der Radiologischen Klinik der LMU (Direktor: Prof. Dr. Dr. h.c. Maximilian Reiser) durchgeführt.

Literatur

Fujimura T, Okuyama R, Terui T, Okuno K, Masu A, Masu T, Chiba S, Kunii T, Tagami H, Aiba S (2005) Myxofibrosarcoma (myxoid malignant fibrous histiocytoma) showing cutaneous presentation: report of two cases. J Cutan Pathol 32: 512–515

Kusumi T, Nishikawa S, Tanaka M, Ogawa T, Jin H, Sato F, Toh S, Hasegawa T, Kijima H (2005) Low-grade fibromyxoid sarcoma arising in the big toe. Pathology Internat 55: 802–806

Mansoor A, White CR (2003) Myxofibrosarcoma presenting in the skin: clinicopathological features and differential diagnosis with cutaneous myxoid neoplasms. Am J Dermatopathol 25: 281–286

Mentzel T, Calonje E, Wadden C, Camplejohn R, Beham A, Smith Michael A, Fletcher C (1996) Myxofibrosarcoma: Clinicopathologic analysis of 75 cases with emphasis on the low-grade variant. Am J Surg Pathol 20: 391–405

Mentzel T, Katenkamp D, Fletcher CD (1996) Niedrig malignes Myxofibrosarkom versus niedrig malignes fibromyxoides Sarkom. Distinkte Entitäten mit ähnlichem Namen, aber unterschiedlichem Krankheitsverlauf. Pathologe 17: 116–121

Oda Y, Takahira T, Kawaguchi K, Yamamoto, Tamiya S, Matsuda S, Tanaka K, Iwamoto Y, Tsuneyoshi M (2004) Low-grade fibromyxoid sarcoma versus low-grade myxofibrosarcoma in the extremities and trunk. A comparison of clinicopathological and immunohistochemical features. Histopathology 45: 29–38

Zellreiches Neurothekom: Ein nosologisches und etymologisches Corrigendum

Silke Michelsen, Thomas Herzinger und Michael J. Flaig

Anamnese
Der 37-jährigen Patientin ist seit etwa zehn Jahren die Hautveränderung an der Anthelix des linken Ohres bekannt. Es erfolgten Probebiopsien auswärts. Seit vier Wochen Größenwachstum mit Schmerzen am Antitragus links.

Hautbefund
An der Anthelix des linken Ohres ein 8 × 8 mm großes erythematöses Knötchen mit kranial reizloser Narbe, am Antitragus ein 4 × 4 mm großes hautfarbenes, teils leicht erythematöses glasiges Knötchen.

Histopathologie und Immunhistopathologie
Unter der teilweise flach ausgezogenen Epidermis ein Tumor aus spindeligen Zellen, die zwischen parallel liegenden verquollenen kollagenen Fasern liegen. Den Tumor durchziehen neutrale Strukturen. Interstitiell extravasale Erythrozyten mit Muzin. Im Randbereich gering ausgeprägte, plasmazellreiche, entzündliche Reaktion; interstitiell zahlreiche Mastzellen.

Der Tumor ist stark positiv für NKI/C3 und NSE, negativ für EMA, CD34, FXIIIa und MelanA. Der Großteil der spindeligen Zellen ist immunhistochemisch positiv für alpha-SMA, negativ für S100, welches lediglich einzelne Zellen im Verband markiert.
Beurteilung: Zellreiches Neurothekom

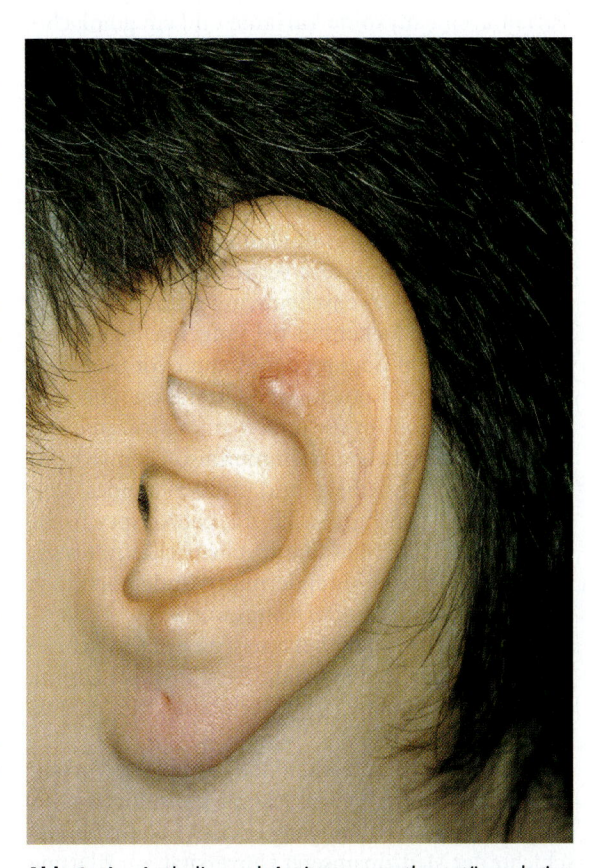

Abb. 1. An Anthelix und Antitragus erythematöse glasige Knötchen

Laborbefunde
Blutbild, Routineserumchemie, Gerinnungsparameter unauffällig.

Therapie und Verlauf
Im Oktober 2005 eine diagnostische Probebiopsie an der Anthelix, die ein zellreiches Neurothekom ergab. In der Nachexzision fand sich nur noch Narbengewebe. Nachdem zunächst das Knötchen am Antitragus unter der Verdachtdiagnose Chondrodermatitis chronica nodularis helicis mit Betamethason-haltiger Salbe in Okklusivtechnik 2 × täglich für zwei Wochen erfolglos behandelt wurde, erfolgte im Januar 2006 die Exzision dieser Hautveränderung am Antitragus in Lokalanästhesie mit primärem Wundverschluss.

Kurze Zeit später entwickelten sich erneut zwei Knötchen am linken Ohr entlang der Narbe vom Oktober 2005. Es besteht eine starke Berührungsempfindlichkeit im Bereich der Knötchen, so dass das Telefonieren deutlich erschwert wird.

Kommentar
Die Diaklinik der letzten 19. Fortbildungswoche berichtet über einen Patienten mit einem myxoiden Neurothekom. Hier stellen wir eine Patientin mit einem zellreichen Neurothekom vor.

Die Zusammenfassung dieser beiden Tumoren unter einem Entitätsbegriff wird in letzter Zeit zunehmend kontrovers diskutiert. Es setzt sich langsam die Erkenntnis durch, dass es sich um zwei verschiedene Entitäten handelt, die nur aus historischen Gründen den gleichen Namen teilen. Bislang wurden drei histologische Varianten beschrieben: eine **zellreiche Variante**, eine **myxoide Variante** und ein **gemischte Variante**.

1969 wurden von Harkin und Reed erstmals Nervenscheidenmyxome beschrieben, 1980 schlugen Gallager und Helwig den Terminus Neurothekeoma vor und 1986 wurde erstmals von Rosati eine zellreiche Variante beschrieben.

Die **zellreichen Neurothekome** sind gutartige Tumore, deren Ursprung und Verhältnis zum myxoiden Neurothekom (Nervenscheidenmyxom) kontrovers diskutiert wird. Es kommt bei jüngeren Frauen vor allem im Gesicht oder an den Armen vor und zeigt sich als einzelner Knoten ohne Ulzeration. Die vollständige Exzision im Gesunden gilt als kurativ. Das zellreiche Neurothekom ist immunhistochemisch positiv für NKI/C3, KiM1p und proliferierendes Zellkernantigen, manchmal auch für neuronspezifische Enolase, für glatte Muskulatur spezifisches Actin sowie für E9. Ähnliche Veränderungen finden sich auch beim konventionellen Dermatofibrom.

Das **myxoide Neurothekom** ist eine gut umschriebene, spindelige und myxoide, S100 positive Läsion, die von den Schwann Zellen peripherer Nerven ausgeht.

Im Zuge der Recherchen zur damaligen Vorstellung des myxoiden Neurothekoms konsultierten wir Herrn Professor Dr. Wolfgang Locher, Institut für Geschichte der Medizin unserer Universität, zur Klärung der Frage, ob diese Tumore als ›Thekeome‹ oder als ›Thekome‹ zu benennen seien, analog der Benennung anderer gutartiger Tumore wie das ›Fibr-om‹ oder ›Leiomy-om‹. Wir zitieren hier aus der daraus resultierenden Korrespondenz:

„Der heutige wissenschaftliche Terminus ›Thekom‹ oder ›Thekeom‹ geht auf das griechische Wort ›thäkä‹ und das lateinische Wort ›theca‹ zurück. Dieses Wort bezeichnet im Griechischen zunächst den Ort oder ein Behältnis, an dem etwas niedergelegt oder aufbewahrt wird. Daraus entwickelte sich die Bedeutung Scheide und Hülle. In den zurückliegenden Jahrhunderten bezeichnet das Wort so vor allem eine Arzneibüchse sowie den Instrumentenkasten für Wundärzte. Das griechische Wort ›thäcä‹, sowie das lateinische Wort ›theca‹ entstammen der A-Deklination. Grundsätzlich muss man bei der Analyse eines Wortstammes den Wortstock ›thäk‹ und den Stammauslaut ›ä‹ unterscheiden. Steht im Nominativ Singular ein ›ä‹ im Stammauslaut, so bleibt es im ganzen Singular erhalten (thäkäs, thäkä, thäkän). Wenn ein Stammauslaut ›ä‹ auf einen weiteren Vokal

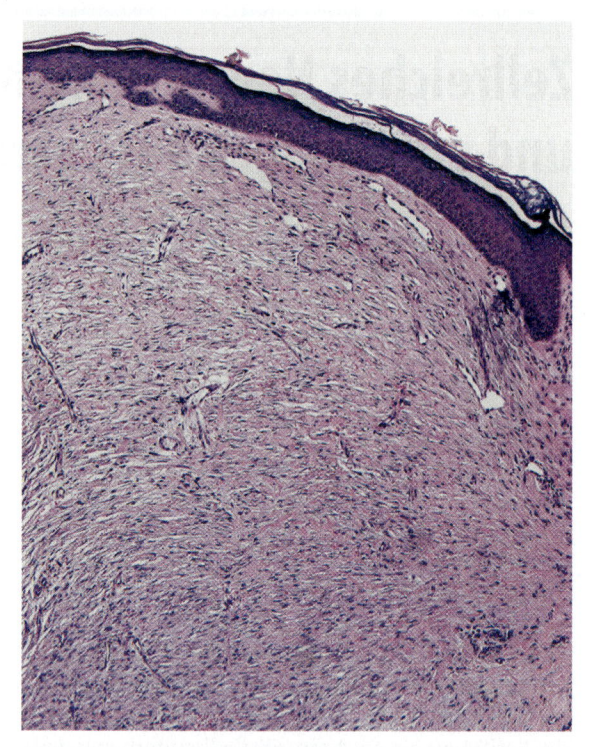

Abb. 2. Neurothekom. Zellreicher, unscharf begrenzter Tumor

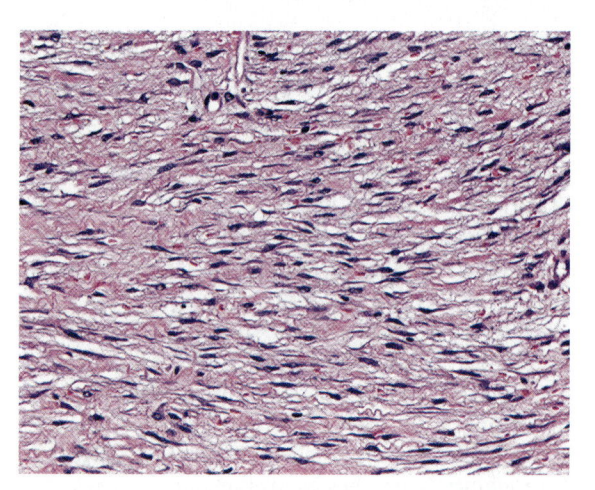

Abb. 3. Monomorphe, spindelförmige, locker geschichtete Tumorzellen

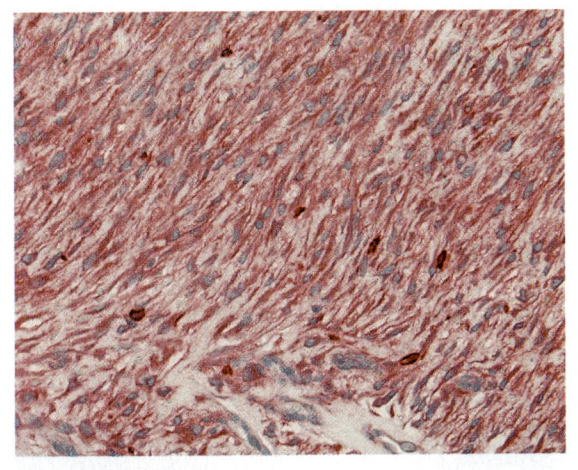

Abb. 4. Immunhistochemie: Spindelförmige Tumorzellen, positiv für NKI/C3

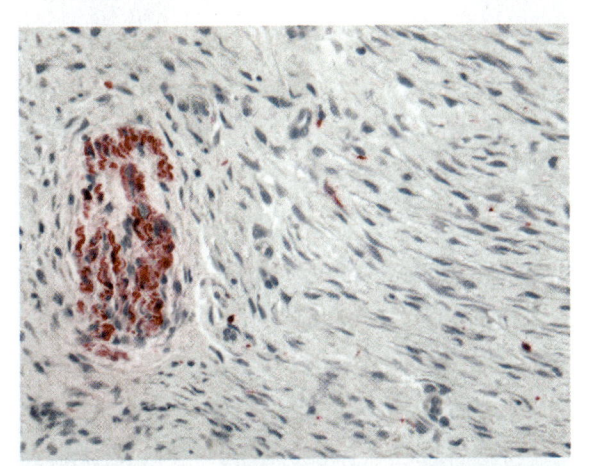

Abb. 5. Immunhistochemie: Spindelförmige Tumorzellen, S-100 negativ. Links ein Nerv, interne Positivkontrolle

›oon‹ stößt, entfällt einer der Vokale, so lautet der Genitiv Plural ›thäkoon‹ und nicht ›thäkäoon‹."

Langer Rede kurzer Schluss: Für eine an den antiken und sprachwissenschaftlichen Vorgaben orientierten Terminologie ist die richtige Variante ›Thekom‹.

Fazit
Beim zellreichen Neurothekom und myxoiden Neurothekom handelt es sich um zwei verschiedene Entitäten. Ersteres leitet sich am ehesten von undifferenzierten Myofibroblasten her, Letzeres von Schwann-Zellen peripherer Nerven. Der Begriff Thekom entspricht der sprachwissenschaftlichen korrekten antiken und bevorzugten Herleitung und sollte in dieser Schreibweise Einzug in die Nomenklatur halten.

Danksagungen

Die sprachwissenschaftliche Beratung erfolgte durch Prof. Dr. Wolfgang G. Locher, Institut für Geschichte der Medizin, Ludwig-Maximilians-Universität, München

Literatur

Gallager RL, Helwig EB (1980) Neurothekeoma: a benign cutaneous tumor of neural origin. Am J Clin Pathol 74: 759–764

Harkin JC, Reed RJ (1969) Solitary benign nerve sheath tumors. In: Tumors of the peripheral nervous system. Washington, DC: Armed Forces Institute of Pathology, Atlas of tumor pathology. 2nd ed, pp 60–64

Herzinger Th, Flaig MJ, Schaller M (2005) Neurothekeom, myxoide Variante (2005) In: Plewig G, Kaudewitz P, Sander C (Hrsg) Fortschritte der praktischen Dermatologie und Venerologie 2004, Bd 19. Springer, Berlin S 752–753

Mahalingam M, Alter JN, Bhawan J (2006) Multiple cellular neurothekeomas – a case report and review on the role of immunhistochemistry as a histologic adjunct. J Cutan Pathol 33: 51–56

Rosati LA, Fratamico CM, Eusebi V (1986) Cellular neurothekeoma. Appl Pathol 4: 186–191

Tomasini C, Aloi F, Pippione M (1996) Cellular neurothekeoma. Dermatology 192: 160–163

Zelger BG, Steiner H, Kutzner H, Maier H, Zelger B (1998) Cellular "neurothekeoma": an epitheloid variant of dermatofibroma? Histopathology 32: 414–422

Primär kutane Aktinomykose

Tanja Maier, Sibylle Borgo, Michaela Brenner und Elke Sattler

Anamnese
Bei dem 47-jährigen Patienten, der als Hilfsarbeiter in der Landwirtschaft und Gastronomie tätig ist, bestehen seit drei Jahren sich großflächig ausbreitende Ulzerationen und Knoten an Gesäß und Oberschenkeln. Perianal- und Genitalregion sind mitbeteiligt. Es bestehen keine Schmerzen; zeitweise Juckreiz bei sonst gutem Allgemeinbefinden. Vor zwei Jahren wurden bereits Hautexzisionen zur Sanierung der betroffenen Areale durchgeführt. Es zeigte sich jedoch ein weiteres Fortschreiten im Randbereich der Narben.

Hautbefund
An beiden Oberschenkeln und Gesäß großflächige exsudative, erythematöse, indurierte flache Ulzerationen mit zerebriformer Oberfläche. Genitoanal reizlose, teils wulstförmige Knoten und Einziehungen.

Histopathologie und Immunhistopathologie
Ausbildung von gangartigen Strukturen, die von einem Epithel mit Stratum granulosum ausgekleidet werden. Die Interlobärsepten im subkutanen Fettbindegewebe sind fibrosiert. Straßenartige Fibrosezonen, in denen elastische Fasern fehlen. Gemischtzelliges, entzündliches Infiltrat mit Lymphozyten, Histiozyten, massenhaft Plasmazellen und neutrophilen Granulozyten. Granulomatöse Entzündung unter Ausbildung von teils gruppiert liegenden, mehrkernigen Riesenzellen vom Fremdkörpertyp. Drusen sind nicht nachweisbar.
Die immunhistochemische Färbung mit Antikörpern gegen BCG ist nicht reaktiv.
Beurteilung: Chronische, fistulierende Pyodermie.

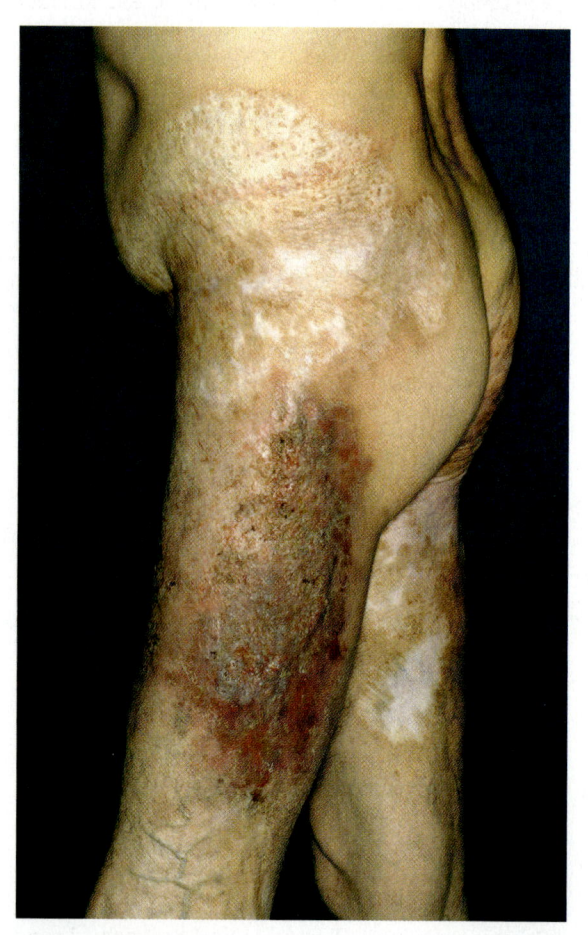

Abb. 1. Aktinomykose

Laborbefunde
Blutbild im Normbereich. Im Differenzialblutbild vermehrt neutrophile Granulozyten mit 77% [50–70] und Lymphopenie mit 16,3% [25–40]. Lymphozytendifferenzierung des peripheren Blutes: CD3/CD4, CD3/CD8, CD3/CD19, CD3/CD16+56 im Normbereich. Klinische Chemie und Gerinnung im Normbereich bis auf erhöhtes Eiweiß mit 9,9 g/dl [6–8,5]. C-reaktives Protein erhöht mit 1,81 mg/dl [<0,5]. Urinstatus mit erhöhtem pH-Wert von 8 [5–6], Komplement C3, C4 und Rheumafaktor im Serum im Normbereich
Lues-Serologie sowie HIV-Suchtest: Negativ
Hepatitis-Serologie: Anti-HBc positiv, Anti-HBc-IgM negativ, HbsAg negativ, Anti-HAV-IgM negativ
Beurteilung: Vereinbar mit abgelaufener Hepatitis B

Bakteriologische und mykologische Befunde

Mikrobiologischer Befund auf Mykobakterien aus Biopsie (rechte Flanke): Mikroskopie, PCR und Kultur negativ
Mikrobiologische Kultur aus Biopsie (rechte Flanke): Actinomyces funkeii, Actinomyces turicensis positiv. Fusobacterium necorgenes, Eubacterium limosum positiv
Mikrobiologische Kultur aus Biopsie (linker Oberschenkel): Actinomyces funkeii, Actinomyces turicensis positiv
Prevotella intermedia, Eubacterium limosum positiv
Bakteriologischer Abstrich: S. aureus, Streptokokken Gruppe A, *Citrobacter koseri,* Pseudomonasspezies
Mykologie aus Biopsie: Ohne Wachstum

Bildgebende Verfahren

Röntgen-Thorax: Altersentsprechend unauffällig. Pleurakuppenschwielen rechts
Abdomen-Sonografie: Soweit wegen Hautveränderung beurteilbar unauffällig
CT Abdomen: Hufeisenniere (Normvariante), intraabdominell unauffällige Verhältnisse, keine Darmfistel. In beiden Leisten pathologisch vergrößerte, zum Teil kontrastmittelaufnehmende Lymphknoten.
CT Thorax: Rechte Lunge mit drei kleinen Rundherden, jedoch kein Anhalt für Aktinomykose. Verlaufskontrolle empfohlen.
Magnetresonanztomographie Becken und Oberschenkel: Basalseite der Oberschenkel und vorwiegend gluteal links sind die betroffenen Hautabschnitte als Erhabenheit darstellbar, kein Hinweis auf größere subkutane Infiltration, keine Durchdringung der Faszienschichten. Ausgedehnte Lymphadenopathie inguinal beidseits. Zudem kleiner zystischer Prozess an der proximalen Oberschenkelmuskulatur links.

Therapie und Verlauf

Unter der Verdachtsdiagnose einer chronischen Pyodermie erfolgte eine 10-tägige Therapie mit Ciprofloxacin 500 mg 2 × täglich per os in Kombination mit lokaler Desinfektion mit Octenidin-haltiger Lösung (Octenisept®) und Polyvidon-Jod-haltiger Lösung (Betaisodona®) jedoch ohne wesentliche Besserung des Befundes. Nach mikrobiologischem Nachweis von Actinomyces-Spezies wurde eine intravenöse Antibiose mit Penizillin G 6 × 4 Mio. IE für sechs Wochen in Kombination mit Cotrimoxazol 960 mg peroral 2 × täglich angesetzt. Eine chirurgische Sanierung des befallenen Gewebes wird angestrebt. Im Anschluss an die intravenöse Antibiose ist eine orale Therapie von Amoxicillin 2g/Tag für 3–6 Monate geplant.

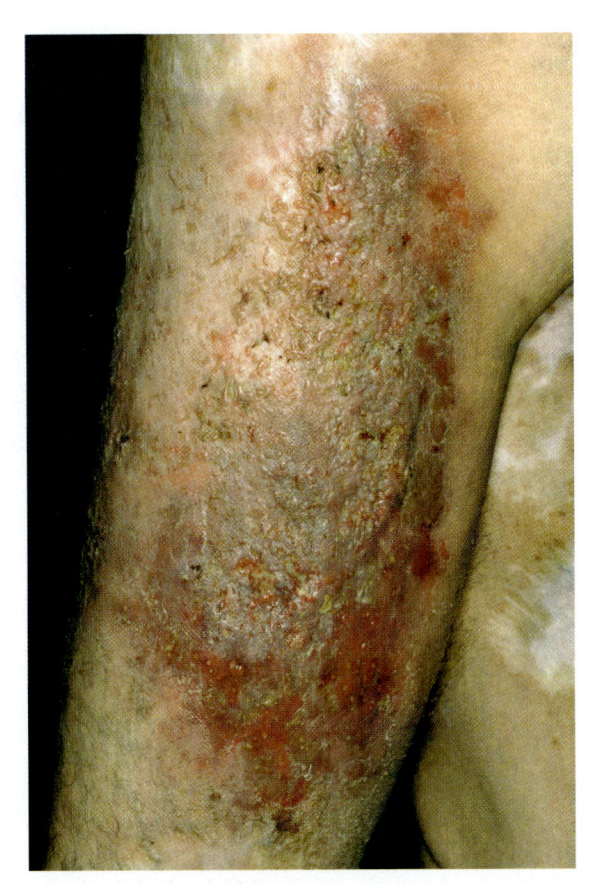

Abb. 2. Detail vom linken Oberschenkel

Kommentar

Der häufigste Erreger der kutanen Aktinomykose ist *Actinomyces israelii*, benannt nach dem Berliner Chirurgen James Adolph Israel, einem der Erstbeschreiber (1878). Es handelt sich um ein Gram-positives fädiges, anaerobes beziehungsweise mikroaerophiles Bakterium, das bei Mensch und Tier im Mund-Rachen-Raum, sporadisch im Dickdarm und im weiblichen Genitaltrakt vorkommt. Durch Traumen wie Zahnextraktionen, Frakturen oder Appendektomien kann es zu endogenen Infektionen kommen. Eine Ansteckung von Mensch zu Mensch ist bisher nicht bekannt. Weiterhin sind andere Aktinomyzeten als Boden- und Gräsersaprophyten weit verbreitet und vermutlich nicht humanpathogen. Dennoch tritt die Aktinomykose häufiger bei der Landbevölkerung und vermehrt bei Männern (3:1) auf. Klinisch unterscheidet man je nach Lokalisation vier Formen der Aktinomykose:

- Zervikofaziale Aktinomykose
- Abdominale Aktinomykose
- Thorakale Aktinomykose
- Aktinomykose des Beckens

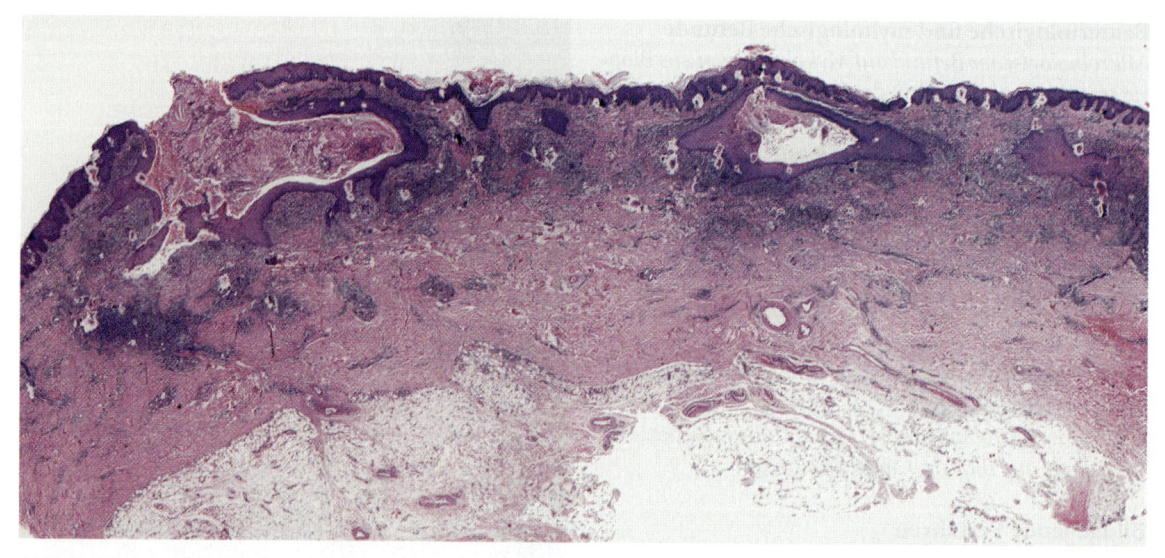

Abb. 3. Fibrosierende Entzündung mit Fistelgängen

In Deutschland ist die zervikofaziale Aktinomykose die häufigste Form bei Verletzungen der Mundschleimhaut als Eintrittspforte. Klinisch sind derbe entzündliche Infiltrationen typisch, welche sich im Verlauf wulstartig verdicken und auch Einziehungen mit serös-eitrigen Fisteln und Ulzerationen bilden können. Chronische Verläufe mit entstellenden Mutilationen oder Periostitis und Osteomyelitis komplizieren das Krankheitsbild. Die abdominale und thorakale Aktinomykose äußert sich als pulmonaler Rundherd beziehungsweise intraabdominaler Abszess, der sekundär durch abszedierende Fistelgänge zu einer Hautbeteiligung führen kann. Hier sind Allgemeinsymptome wie Fieber, Gewichtsverlust, Nachtschweiß, Husten und Auswurf häufig. Die Aktinomykose des Beckens wurde gehäuft bei Trägerinnen von Intrauterinpessaren berichtet. Insgesamt tritt die Aktinomykose vermehrt bei verändertem Immunstatus wie bei akuter lymphatischer Leukämie, Diabetes mellitus oder Langzeitsteroidtherapie auf.

Die primäre kutane Aktinomykose ist eher ungewöhnlich und kann diagnostische Schwierigkeiten bereiten. Ursächlich werden hier äußere Traumen oder lokale Gewebsischämien verantwortlich gemacht. Differenzialdiagnostisch kommen bei der primär kutanen Aktinomykose Pyoderma gangraenosum, Tuberculosis cutis colliquativa, syphilitische Gummen, Nokardiose, Metastasen maligner Tumoren und anderes in Frage. Wie bei unserem Patienten sind häufig keine Traumen erinnerlich und Begleiterkrankungen nicht bekannt. In der Literatur finden sich Einzelfallberichte primär kutaner Aktinomyko-

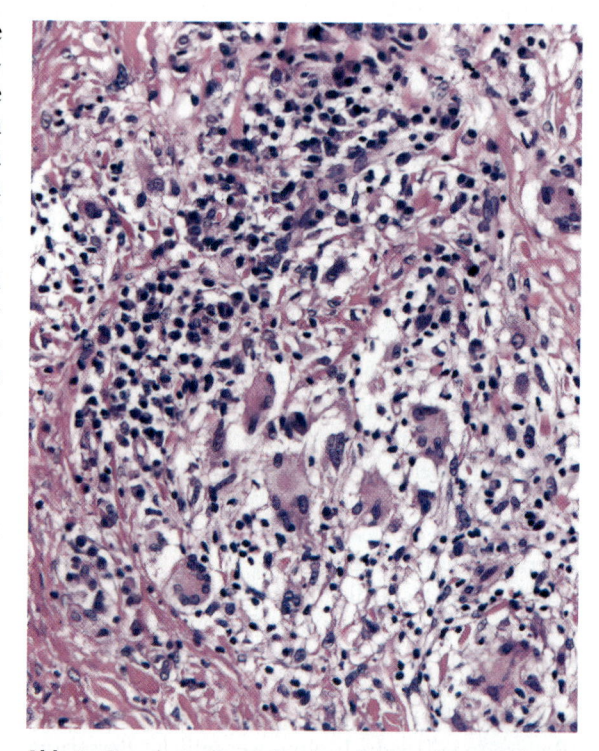

Abb. 4. Granulom mit mehrkernigen Riesenzellen und plasmazellreichem Randsaum

sen im Bereich des Gesäßes und des Oberschenkels. Die Eintrittspforte kann im Perianalbereich liegen und vom Darm ihren Ursprung nehmen. Auch das Urinieren und die Defäkation in der freien Natur mit unbemerkter Verletzung oder Insektenstiche werden als mögliche Eintrittspforten diskutiert.

Die Diagnose kann histopathologisch und kulturell gestellt werden. Histologisch sind basophile millimetergroße Granula mit peripheren Filamenten, die Actinomyces-Drusen (sulphur granules) charakteristisch. Aktinomyces spp. sind nicht säurefest und können so von der ähnlichen, jedoch säurefesten Nocardia-Gattung differenziert werden. Der kulturelle Nachweis muss unter reduzierten Sauerstoffbedingungen erfolgen und gelingt laut einzelner Literaturberichte nicht immer sofort. Neben *A. israelii* sind zahlreiche weitere Actinomyces-Spezies isoliert und mit der klinischen Manifestation korreliert worden. Der hier nachgewiesene Erreger *A. turicensis* kommt gehäuft bei Infektionen des Urogenitaltraktes und Hautinfektionen der unteren Körperhälfte vor und zeigt im histologischen Präparat seltener die typischen Actinomyces-Drusen.

Als Therapie der Wahl gilt bei der Aktinomykose die Langzeit- und Hochdosisgabe von Penizillin, obwohl gegensätzliche Berichte zur genauen Applikation und Therapiedauer existieren. In vielen Fällen führen erst Kombinationstherapien verschiedener Antibiotika zum Erfolg. Neueren Berichten zufolge scheint die traditionelle Empfehlung mit 3–6-wöchiger intravenöser Antibiose bei thorakaler Aktinomykose mit folgender peroraler Antibiose für 6–12 Monate nicht in jedem Fall erforderlich zu sein. Eine chirurgische Sanierung ist fast immer zusätzlich nötig.

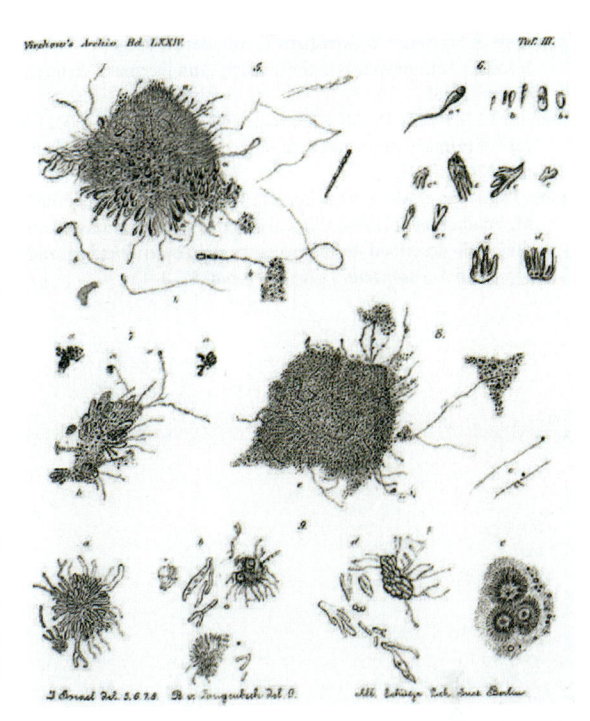

Abb. 5. Illustration zur Aktinomykose von J. A. Israel aus der Arbeit von 1878

Danksagungen
Die Therapie des Patienten erfolgte in Rücksprache mit Prof. Dr. Johannes Bogner (Infektiologie der Medizinischen Klinik der Ludwig-Maximilians-Universität) und den Kollegen der medizinischen Mikrobiologie des Maxvon-Pettenkofer-Instituts der Ludwig-Maximilians-Universität (Direktor: Prof. Dr. Dr. Jürgen Heesemann).

Fazit
Bei chronischen, therapieresistenten Indurationen der Haut mit Exsudation und Fisteln sollte nicht nur im Kieferbereich und nach Zahnextraktion, sondern auch an anderen Lokalisationen wie Gesäß und Oberschenkel an die Möglichkeit einer primär kutanen Aktinomykose gedacht und die notwendige kulturelle und histopathologische Diagnostik durchgeführt werden. Bei langen, nicht rechtzeitigen erkannten Verläufen kann es zu mutilierenden, schwer sanierbaren Hautveränderungen mit muskulärer und knöcherner Beteiligung kommen.

Literatur
Choi JC, Koh WJ, Kim TS, Lee KS, Han J, Kim H, Kwon OJ (2005) Optimal duration of iv and oral antibiotics in the treatment of thoracic actinomycosis. Chest 128: 2211–2217

Clarridge JE, Zhang Q (2002) Genotypic diversity of clinical Actinomyces species: Phenotype, source, and disease correlation among genospecies. J Clin Microbiol 40: 3442–3448

Cocuroccia B, Gubinelli E, Fazio M, Girolomoni G (2003) Primary cutaneous actinomycosis of the forehead. J Eur Acad Dermatol Venereol 17: 331–333

Fazeli MS, Bateni H (2005) Actinomycosis: A rare soft tissue infection. Dermatol Online J 11: 18

Fiorino AS (1996) Intrauterine contraceptive device associated actinomycosis abscess and actinomycetes detection on cervical smear. Obstet Gynecol 142: 87

Israel JA (1878) Neue Beobachtungen auf dem Gebiete der Mykosen des Menschen. (Virchows) Arch Pathol Anat Physiol Klin Med 74: 15–20

Maradeix S, Scrivener Y, Grosshans E, Sabatier X, Riegel P, Cribier B (2005) Actinomycosis of the buttock. Ann Dermato Venereol 132: 462–465

Romano C, Massai L, De Aloa GB, Schurfeld K, Miracco C (2002) A case of primary cutaneous actinomycosis. Acta Dermato Venereol 82: 144–145

Sabbe LCM, Van de Merwe D, Schouls L, Bergmanns A, Vaneechoutte M, Vandamme P (1999) Clinical spectrum of infections due to the newly described Actinomyces species *A. turicensis*, *A. radingae* and *A. europaeus*. J Clin Microbiol 37: 8–13

Sardana K, Mendiratta V, Sharma RC (2001) A suspected case of primary cutaneous actinomycosis on the buttock. J Dermatol 28: 276–278

Takeda H, Mitsuhashi Y, Kondo S (1998) Cutaneous disseminated actinomycosis in a patient with acute lymphocytic leukaemia. J Dermatol 25: 37–40

Vesely J, Hyza P, Koncena J, Kuklinek I, Kozak J, Ranno R, Barbaro M (2005) Unusual case of resistant actinomycosis following facial trauma. Acta Chir Plast 47: 119–123

Wee HS, Chang SN, Shim JT, Chun S, Park WH (2000) A case of primary cutaneous actinomycosis. J Dermatol 27: 651–654

Familiärer Pemphigus vulgaris

Stefanie Kamann, Judith Ladurner[1], Michael Spannagl[2], Pierfrancesco Zampieri[1] und Gerald Messer

[1] Dermatologische Abteilung, Krankenhaus „F. Tappeiner", Meran, Südtirol
[2] Labor für Immungenetik, Abteilung für Transfusionsmedizin der Ludwig-Maximilians-Universität München

Anamnese

Bei zwei Brüdern aus Bayern kam es im Abstand von sechzehn Jahren zu Erosionen und Blasen an der Haut. Beim älteren Bruder traten 1983 im Alter von 41 Jahren erstmals Erosionen am Kapillitium auf. 1999 stellte sich der drei Jahre jüngere Bruder mit schmerzhaften Blasen und Erosionen am Genitale, linken Ohr, Nasenloch sowie Erosionen an der Mundschleimhaut vor. Die Eltern, ein weiterer Bruder sowie die Nachkommen der Brüder sind nicht erkrankt.

Aus Südtirol berichten wir von einem zweiten Geschwisterpaar: 1991 stellte sich eine 23-jährige Frau in der Ambulanz der Dermatologischen Abteilung des Krankenhauses „F. Tappeiner" in Meran mit Erosionen der Mundschleimhaut, der Kopfhaut und des Stamms vor. 2003 wurde die zwölf Jahre ältere Schwester vorstellig mit Blasen und Erosionen an der Stirn sowie pektoral. Außerdem klagte sie auch über erosive Schleimhautveränderungen. Die Schwestern haben keine weiteren Geschwister und sind kinderlos. Die Eltern seien gesund gewesen.

Hautbefund

Bei beiden Geschwisterpaaren zeigten sich in den befallenen Arealen Pemphigus-vulgaris-typische Effloreszenzen wie schlaffe, nicht-entzündliche Blasen und Erosionen.

Histopathologie

Bei beiden Geschwisterpaaren ließen sich intraepidermale, suprabasale Spalten und Akantholyse nachweisen, teils auch eosinophile Spongiose.

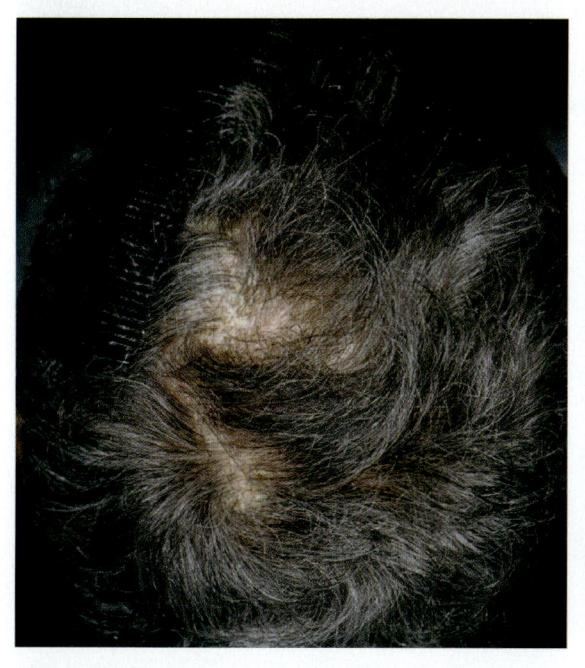

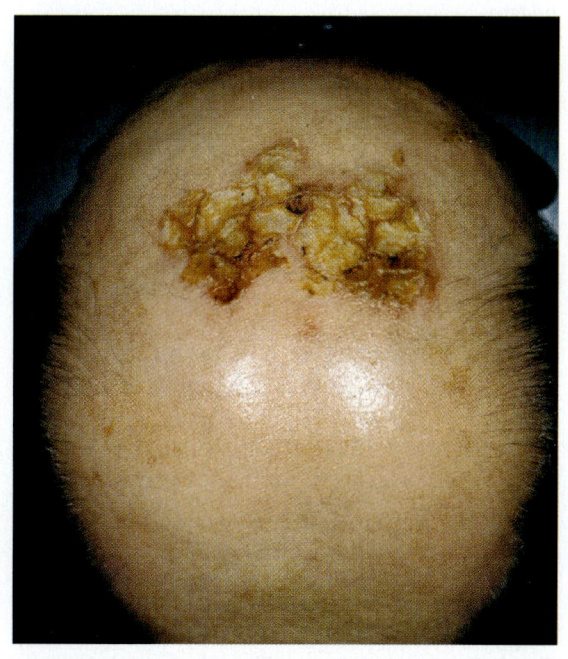

Abb. 1. Brüder mit Pemphigus vulgaris: Links versteckt in der behaarten Kopfhaut, rechts Ulzeration okzipital und frontal in alopezischer Kopfhaut

Autoimmundiagnostik Familie 1
Älterer Bruder:
Direkte Immunfluoreszenz: Netzförmiges Immunfluoreszenzmuster mit Nachweis von IgG, IgM und Komplementkomponente C3.
Indirekte Immunfluoreszenz: ANA negativ; Pemphigusantikörper positiv, auf Affenösophagus Titer 1:80, Kaninchenösophagus 1:40; Pemphigoidantikörper und paraneoplastische Pemphigusantikörper negativ.
ELISA: Desmoglein 1 und 3 positiv; Kollagen Typ XVII (Pemphigoidantigen 2) negativ

Jüngerer Bruder:
Direkte Immunfluoreszenz: Netzförmiges Muster mit Nachweis von IgG, IgM und C3

Indirekte Immunfluoreszenz: ANA grenzwertig positiv (Titer 1:160, Nukleoplasma speckled, Nukleolen und Chromosomen negativ); Pemphigusantikörper positiv, Affe 1:160, Kaninchen 1:80; Pemphigoidantikörper und paraneoplastische Pemphigusantikörper negativ
ELISA: Desmoglein 1 und 3 positiv; Kollagen Typ XVII (Pemphigoidantigen 2) negativ

Familie 2
Ältere Schwester:
Direkte Immunfluoreszenz: Netzförmiges Immunfluoreszenzmuster mit IgG-Nachweis
Indirekte Immunfluoreszenz: Pemphigusantikörper negativ
ELISA: Desmoglein 1 und 3 schwach positiv; Kollagen Typ XVII (Pemphigoidantigen 2) negativ

Jüngere Schwester:
Direkte Immunfluoreszenz: Netzförmiges Muster mit Nachweis von IgG, IgM, Komplementkomponente C3 schwach nachweisbar
Indirekte Immunfluoreszenz: Pemphigusantikörper positiv auf Affenösophagus 1:20, Kaninchenösophagus 1:40
ELISA: Desmoglein 1 negativ, Desmoglein 3 hoch positiv; Kollagen Typ XVII (Pemphigoidantigen 2) negativ

HLA-Typisierung: Ergab für beide Geschwisterpaare den Befund HLA-DR 8/14

Therapie und Verlauf
Bei dem älteren Bruder wurde zunächst eine Behandlung mit Methylprednisolon (Urbason®) 1 × 80 mg/Tag, später mit geringerer Tagesdosis und Azathioprin (Imurek®) 2 × 50 mg/Tag über mehrere Jahre durchgeführt. Aufgrund schlechter Verträglichkeit von Azathioprin erfolgte schließlich eine Umstellung der Medikation auf Methotrexat 3 × 5 mg im Abstand von zwölf Stunden/Woche über einige Monate. Auch bei dem jüngeren Bruder wurde zunächst eine systemische Therapie mit Methylprednisolon 1 × 80 mg/Tag, Azathioprin 2 × 50 mg/Tag und Aciclovir 5 × 200 mg/Tag aufgrund des zusätzlichen Nachweises von *Herpes-simplex*-Virus an der Mundschleimhaut durchgeführt. Wegen einer spinalen Osteoporose und rezidivierenden oralen Candida-und Herpes-simplex-Infektionen wurde eine Reduktion der Kortikosteroiddosen notwendig, was durch intravenöse Gaben von hochdosiertem Immunglobulin G (IVIG) in zunächst vierwöchigen Zyklen seit 2002 ermöglicht wurde. Ende 2004 konnte das Methylprednisolon abgesetzt werden.

Die Behandlung der Südtiroler Schwestern erfolgte ähnlich. Bei der schwerer betroffenen jüngeren Patientin wurde Methylprednisolon 1 × 60 mg/Tag und Azathioprin 2 × 50 mg/Tag, schließlich Methotrexat 3 × 5 mg im Abstand von zwölf Stunden/Woche eingesetzt. Die ältere Schwester wurde initial mit Methylprednisolon 1 × 60 mg/Tag behandelt. Eine Besserung

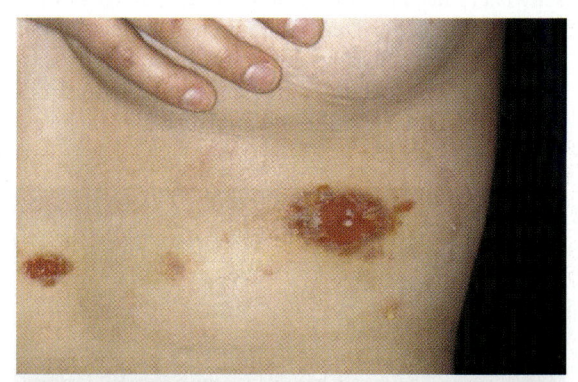

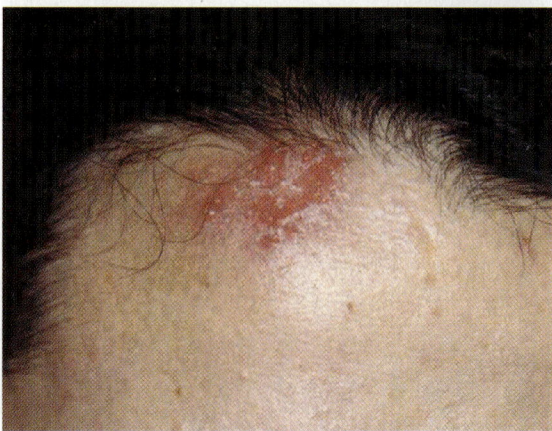

Abb. 2. Schwestern mit Pemphigus vulgaris: Oben thorakal, submammär, unten frontal am Haaransatz

des Hautbefundes wurde insbesondere nach einer *Helicobacter-pylori*-Eradikation beobachtet.

Kommentar
Der Pemphigus vulgaris ist eine seltene durch Mechanismen der Immunantwort bedingte Erkrankung ohne klare Geschlechtsprädilektion, die mit Erosionen und Blasen an Haut und Schleimhaut einhergeht, und meist in der vierten bis sechsten Lebensdekade auftritt. Bei der Erkrankung finden sich typischerweise zuerst Erosionen und Blasen an der Schleimhaut, gefolgt von mechanisch belasteten Arealen des äußeren Integuments. Dies deutet auf eine Ausweitung der Autoantikörpersynthese mit Epitop-Spreading hin. Immunpathologisch bedingen IgG-Autoantikörper gegen das Adhäsionsmolekül Desmoglein 3 allein oder gemeinsam mit Antikörpern gegen Desmoglein 1 die Entzündungsreaktion, Komplementaktivierung und Akantholyse. Sehr selten sind Autoantikörper gegen Desmocollin 1 und 2 nachweisbar.

Die Ätiologie dieser Autoimmunerkrankung ist nicht ausreichend geklärt. Da der Pemphigus foliaceus, welcher lediglich eine Hautbeteiligung und Antikörper gegen Desmoglein 1 entwickelt, endemisch, und bei bestimmten Völkern gehäuft vorkommt, wird seit langem ein genetischer Hintergrund im Zusammenhang mit der Antigenerkennung und den Transplantationsantigenen diskutiert. Eine endemische Form existiert vor allem in Nordafrika und Ländern Südamerikas und wird als brasilianischer Pemphigus foliaceus oder *Fogo selvagem* bezeichnet. Neben gehäuftem Auftreten bestimmter HLA-Klasse II-Allele werden besondere Lebensumstände und mögliche parasitäre Trigger diskutiert. Die höchste Prävalenz wurde bei Indios des Stammes Terena mit 2,6% gefunden.

Über das Auftreten eines familiären Pemphigus finden sich nur selten Berichte. In der Literatur wurden bis heute 29 Familien und 61 betroffene Familienmitglieder mit familiärem Pemphigus mitgeteilt. Die Wahrscheinlichkeit von Nachkommen betroffener Familienangehöriger ebenfalls an einem Pemphigus zu erkranken ist unklar. Aufgrund der Mitbeteiligung der Transplantationsantigene aber vermutlich deutlich erhöht gegenüber dem Risiko der Normalbevölkerung.

In Studien über die Verteilung von IgG-Antikörpern bei an Pemphigus vulgaris erkrankten Patienten und deren erscheinungsfreien Verwandten ersten Grades konnten auch bei 15% der Verwandten Pemphigus-IgG-Autoantikörper nachgewiesen werden. Dagegen zeigten sich bei den nichtbetroffenen Verwandten keine zirkulierenden Antikörper der Subklasse IgG_4.

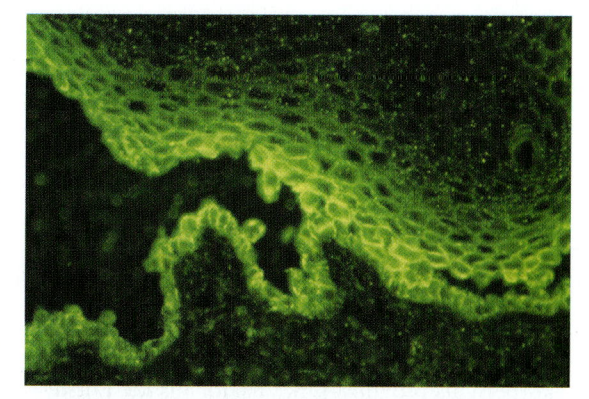

Abb. 3. Direkte Immunfluoreszenzuntersuchung: Interzelluläres IgG-Fluoreszenzmuster

Bei der Entstehung von vielen Autoimmunerkrankungen spielen Major-Histokompatibilitätskomplex (MHC)-Moleküle eine wichtige Rolle. Die Histokompatibilitätsgene, auch Transplantationsantigene genannt, kodieren in einem Genkomplex auf Chromosom 6 für Antigenrezeptormoleküle, die beim Menschen als HLA-Moleküle (human leucocyte antigen) bezeichnet werden. Die Moleküle der HLA-Klasse II (-DR, DQ) sind an der Fremdantigenabwehr beteiligt.

Eine erste Studie aus Japan im Jahre 1977 zeigte eine Assoziation von familiärem Pemphigus vulgaris mit HLA-A10. Später wurde ein Auftreten bei HLA-DRw4 beschrieben. Weitere Untersuchungen im Laufe der Jahre konnten einen Zusammenhang mit Pemphigus vulgaris und HLA-DR6- und HLA-DQ8-Haplotypen, vor allem in der jüdischen Bevölkerung zeigen, während in der nichtjüdischen Bevölkerung über eine häufigere Frequenz von HLA-DR4-, -DQ8-, -DR6- und -DQ5-Genen berichtet wird. Neuere Untersuchungen weisen darüber hinaus auf eine Assoziation zu dem nichtklassischen HLA-Klasse-I-Gen HLA-G hin.

In unserem Fall konnten bei dem klinisch erscheinungsfreien Bruder unseres an Pemphigus vulgaris erkrankten Bruderpaares weder HLA-DR8 noch HLA-DR14 noch Pemphigusautoantikörper nachgewiesen werden.

Eine Prophylaxe des familiären Pemphigus vulgaris existiert nicht. Jedoch konnte im Tiermodell gezeigt werden, dass das Auftreten von Blasen durch Behandlung mit Immunglobulinen durch Bindung der injizierten IgG-Antikörper verhindert werden konnte.

Fazit
Der Pemphigus vulgaris ist mit verschiedenen klassischen HLA-Antigenen assoziiert. Das seltene familiäre Vorkommen in der kaukasischen Bevölkerung weist auf eine multigene Vererbung hin und bedingt, dass innerhalb von Familien nur ein sehr geringes Erkrankungsrisiko bislang nicht Betroffener besteht. Die HLA-Typisierung kann als präsymptomatische Untersuchung diskutiert werden. Ob der Nachweis eines identischen HLA-Profils und Pemphigus vulgaris typischer IgG-Antikörpern als prognostischer Faktor für die Entstehung eines Pemhigus vulgaris dienen kann, muss in weiteren Studien gezeigt werden.

Literatur

Fujimura T, Okuyama R, Terui T, Okuno K, Masu A, Masu T, Chiba S, Kunii T, Tagami H, Aiba S (2005) Myxofibrosarcoma (myxoid malignant fibrous histiocytoma) showing cutaneous presentation: report of two cases. J Cutan Pathol 32: 512–515

Kusumi T, Nishikawa S, Tanaka M, Ogawa T, Jin H, Sato F, Toh S, Hasegawa T, Kijima H (2005) Low-grade fibromyxoid sarcoma arising in the big toe. Pathology Internat 55: 802–806

Mansoor A, White CR (2003) Myxofibrosarcoma presenting in the skin: clinicopathological features and differential diagnosis with cutaneous myxoid neoplasms. Am J Dermatopathol 25: 281–286

Mentzel T, Calonje E, Wadden C, Camplejohn R, Beham A, Smith Michael A, Fletcher C (1996) Myxofibrosarcoma: Clinicopathologic analysis of 75 cases with emphasis on the low-grade variant. Am J Surg Pathol 20: 391–405

Mentzel T, Katenkamp D, Fletcher CD (1996) Niedrig malignes Myxofibrosarkom versus niedrig malignes fibromyxoides Sarkom. Distinkte Entitäten mit ähnlichem Namen, aber unterschiedlichem Krankheitsverlauf. Pathologe 17: 116–121

Oda Y, Takahira T, Kawaguchi K, Yamamoto, Tamiya S, Matsuda S, Tanaka K, Iwamoto Y, Tsuneyoshi M (2004) Low-grade fibromyxoid sarcoma versus low-grade myxofibrosarcoma in the extremities and trunk. A comparison of clinicopathological and immunohistochemical features. Histopathology 45: 29–38

Metastatischer Morbus Crohn der Haut

Josef J. Schneider, Michael J. Flaig und Peter Kaudewitz

Anamnese
36-jährige Patientin. Seit zwölf Jahren Morbus Crohn mit Ileokolitis. Zur Zeit gastrointestinal beschwerdefrei unter einer Therapie mit Azathioprin 4 × 50 mg, Mesalazin 6 × 500 mg, Methylprednisolon 16 mg. An beiden Unterschenkeln treten immer wieder Erythemata nodosa auf. Seit 3/2005 im Gesicht und an beiden Armen zahlreiche Knötchen und Knoten.

Hautbefund
Im Gesicht und an beiden Armen disseminiert zahlreiche, erythematöse, teils randständig erhabene flache Knoten. Teilweise erodiert und mit hämorrhagischen Krusten belegt. Sekundärer Morbus Cushing. An beiden Oberschenkeln erythematöse Knoten, teils mit zentraler Ulzeration.

Labor
Blutbild: Erythrozyten 3,5Mio/μl [4,5–5,9], MCV 103,9μm^3 [80–96], MCH 35,5 pg [28–33]. Differenzialblutbild: Segmentierte 43% [25–40]. Routineserumchemie: CRP 0,71 mg/dl [<0,5]. Die übrigen Werte sowie die Werte der Blutgerinnung und Urinstatus unauffällig. Angiotensin-converting-Enzym 10 ACE-Units (Normwertig). Tuberkulinschwellentest unauffällig

Bakteriologie
Läsionaler Abstrich: *Staphylococcus aureus*

Bildgebende Diagnostik
Röntgen Thorax: Altersentsprechender, unauffälliger Herz-Lungen-Befund. Kein pulmonales Infiltrat. Verdacht auf Mineralsalzminderung der Brustwirbelsäule.
MRT Abdomen: Lokale Wandverdickung des terminalen Ileums auf den distalen 10 cm ohne Stenosen. Zökalpol und Kolon unauffällig. Keine weiteren Darmveränderungen.
Beurteilung: Vereinbar mit Morbus Crohn
MRT Beckenboden: Nachweis eines kurzstreckigen Fistelganges links pararektal, endend in einer etwa

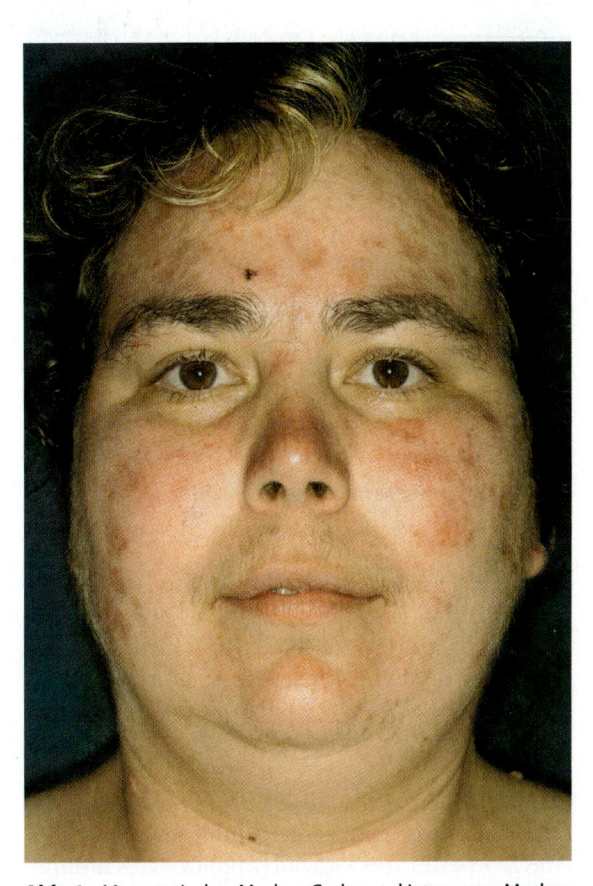

Abb. 1. Metastatischer Morbus Crohn und iatrogener Morbus Cushing

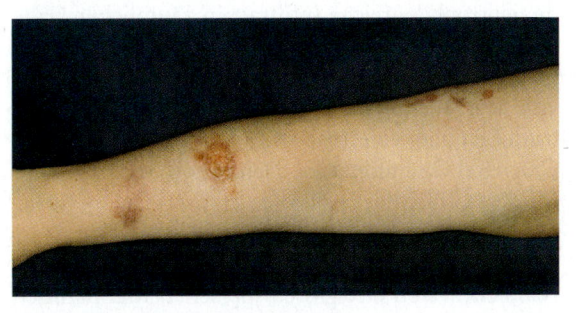

Abb. 2. Metastatischer Morbus Crohn

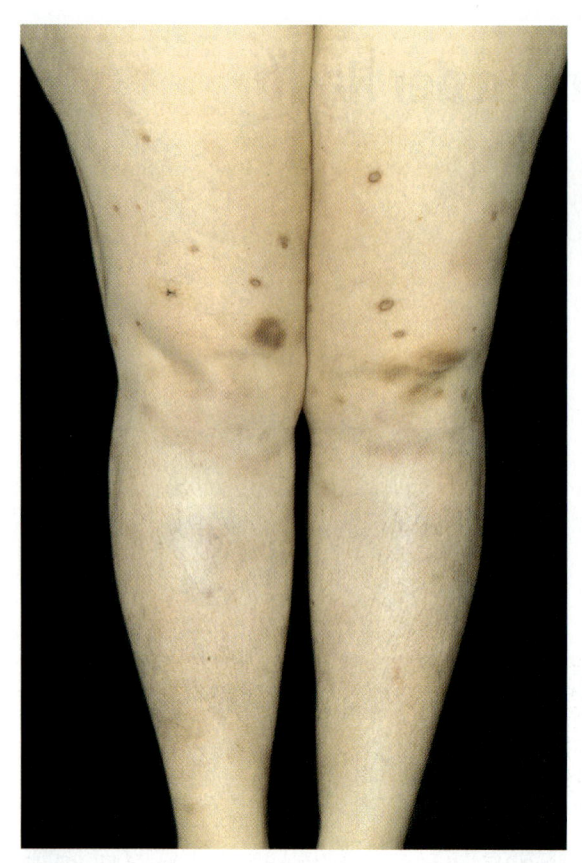

Abb. 3. Metastatischer Morbus Crohn

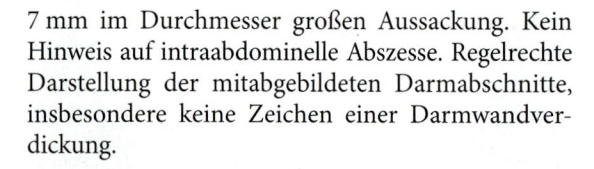

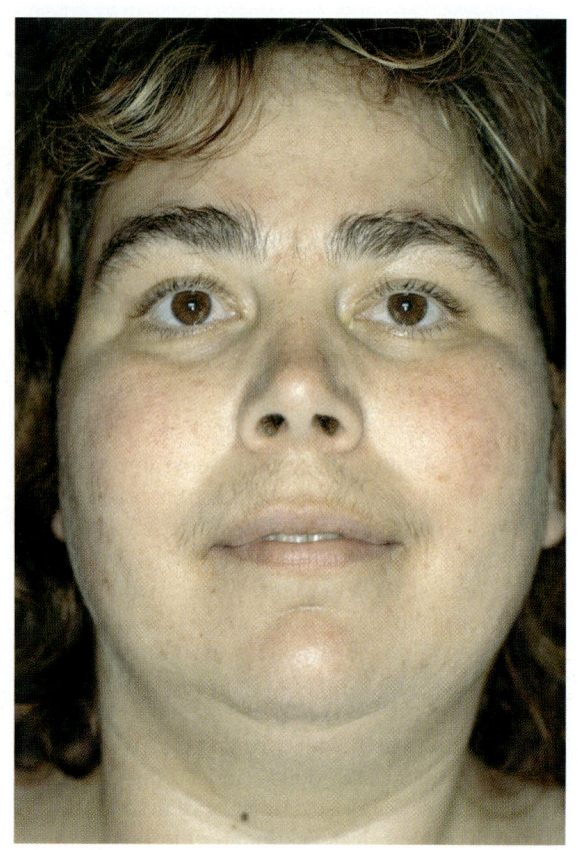

Abb. 4. Nach Therapie

7 mm im Durchmesser großen Aussackung. Kein Hinweis auf intraabdominelle Abszesse. Regelrechte Darstellung der mitabgebildeten Darmabschnitte, insbesondere keine Zeichen einer Darmwandverdickung.

Histologie
Dermal finden sich unterschiedlich gestaltete, unscharf begrenzte entzündliche Infiltrate. Perivaskuläres zentriertes überwiegend lymphozytäres Infiltrat, periadnexiell orientiertes lymphohistiozytäres Infiltrat mit granulomatösem Aufbau, sowie abszedierende neutrophilenreiche Infiltrate in räumlicher Nähe zu granulomatösen Infiltraten.
Polymerasenkettenreaktion: Kein Nachweis von DNS von *Mycobacterium tuberculosis,* atypischer Mykobakterien oder von Leishmanien.
Diagnose: Granulomatöse Dermatitis, vereinbar mit Morbus Crohn der Haut.

Therapie und Verlauf
Nach mehreren erfolglosen topischen Maßnahmen mit Steroiden und Antibiotika erfolgte ein Therapieversuch mit Pimecrolimus (Elidel® Creme) 2 × täglich. Begleitend wurde Methylprednisolon auf 32 mg täglich erhöht und unter internistischer Kontrolle stufenweise wieder auf 16 mg reduziert. Die topische Therapie wurde beibehalten. Unter diesem Therapieansatz kam es zur Rückbildung der Knoten im Gesicht. Die Aktivität des intestinalen Morbus Crohn veränderte sich während der Behandlung nicht.

Kommentar
Der Morbus Crohn ist eine chronisch-entzündliche Erkrankung unbekannter Ursache mit Beteiligung des Intestinaltrakts. Als Ursache werden genetische, immunologische, infektiöse und psychische Faktoren diskutiert. Vorwiegende Lokalisation ist das Kolon und das terminale Ileum. Die Inzidenz beträgt etwa 2/100 000 Einwohner. Die Erkrankung tritt am häufigsten zwischen dem 15. und 35. Lebensjahr auf.

Einige Hauterkrankungen sind mit Morbus Crohn eng assoziiert, so zum Beispiel Pyoderma gangraenosum, Erythema nodosum und Sweet-Syndrom.

Der metastatische Morbus Crohn ist eine granulomatöse Dermatitis an Regionen, die nicht mit dem

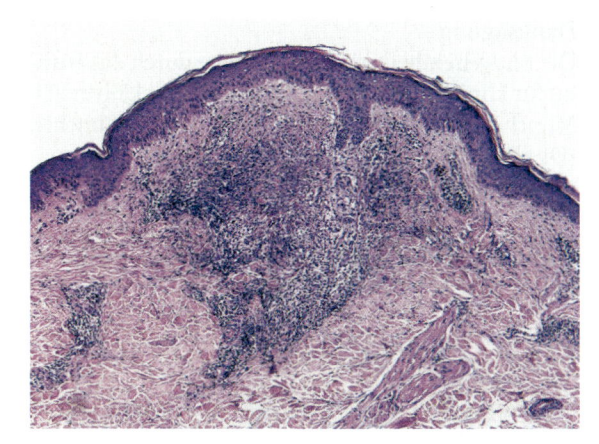

Abb. 5. Granulomatöse Entzündung

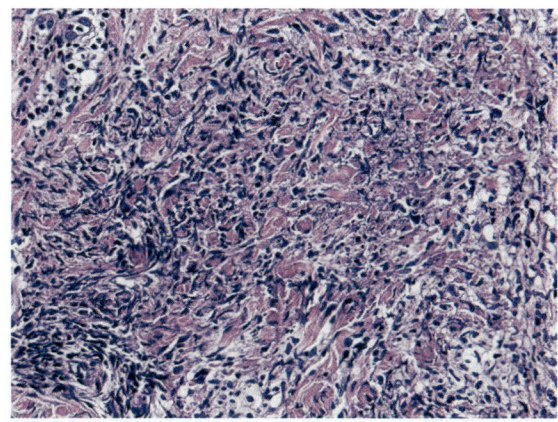

Abb. 6. Granulomatöse Entzündung

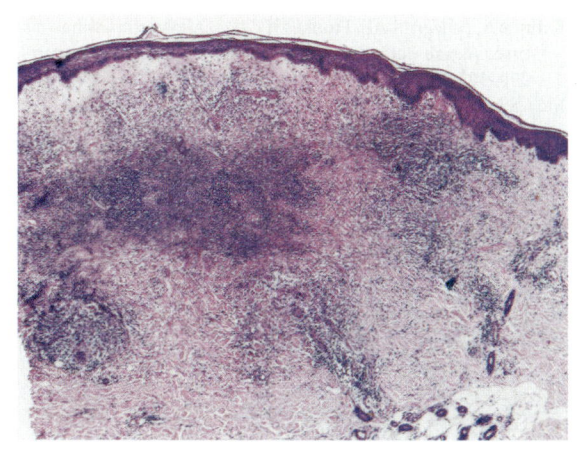

Abb. 7. Abszedierende und granulomatöse Entzündung

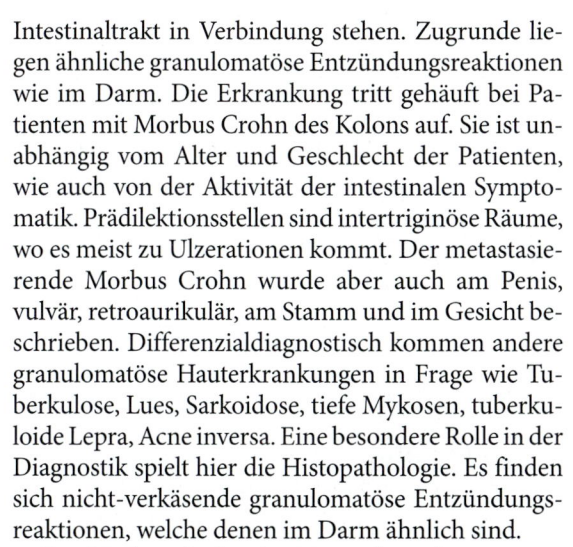

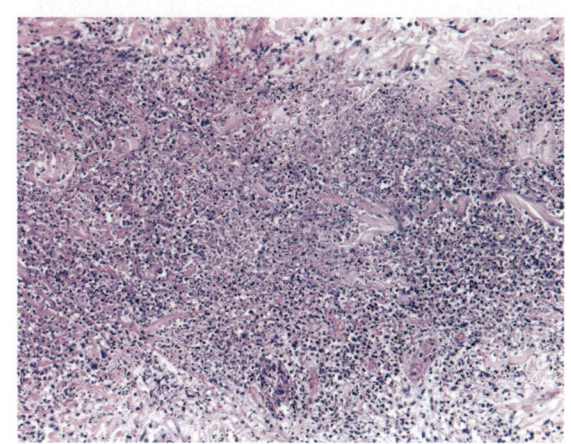

Abb. 8. Abszedierende Entzündung

Intestinaltrakt in Verbindung stehen. Zugrunde liegen ähnliche granulomatöse Entzündungsreaktionen wie im Darm. Die Erkrankung tritt gehäuft bei Patienten mit Morbus Crohn des Kolons auf. Sie ist unabhängig vom Alter und Geschlecht der Patienten, wie auch von der Aktivität der intestinalen Symptomatik. Prädilektionsstellen sind intertriginöse Räume, wo es meist zu Ulzerationen kommt. Der metastasierende Morbus Crohn wurde aber auch am Penis, vulvär, retroaurikulär, am Stamm und im Gesicht beschrieben. Differenzialdiagnostisch kommen andere granulomatöse Hauterkrankungen in Frage wie Tuberkulose, Lues, Sarkoidose, tiefe Mykosen, tuberkuloide Lepra, Acne inversa. Eine besondere Rolle in der Diagnostik spielt hier die Histopathologie. Es finden sich nicht-verkäsende granulomatöse Entzündungsreaktionen, welche denen im Darm ähnlich sind.

Für Morbus Crohn der Haut gibt es keine spezifische Therapie. Zur Anwendung kommen Metronidazol, Glukokortikoide, Azathioprin, Ciclosporin, Sulfosalazin, Dapson, hyperbare Oxygenierung und Infliximab. Wenn möglich, kann eine chirurgische Sanierung durchgeführt werden.

Unsere Patientin lehnte eine Therapie mit Infliximab ab. Ein Heilversuch mit dem Calcineurininhibitor Pimecrolimus zeigte Erfolg. Die Wirkungsweise des Präparates bei dieser Erkrankung ist jedoch unklar.

Fazit
Der metastatische Morbus Crohn der Haut ist eine seltene Manifestation des Morbus Crohn, der von anderen granulomatösen Erkrankungen differenzialdiagnostisch abgegrenzt werden muss. Als Heilversuch bewährten sich hier Calcineurininhibitoren.

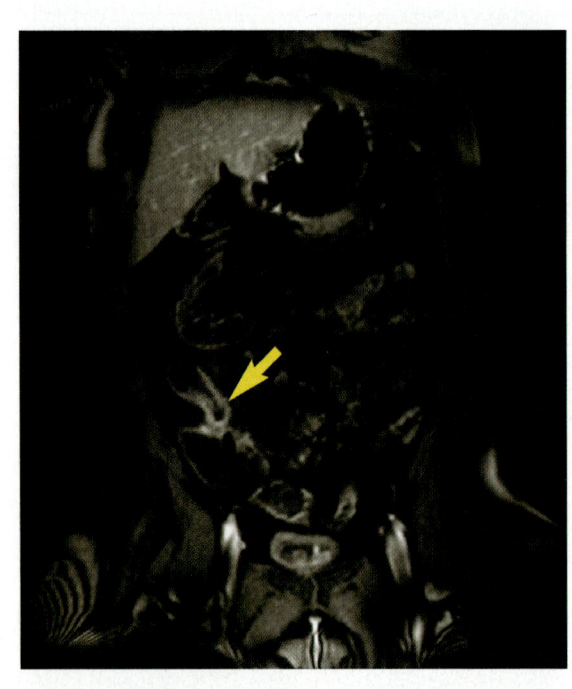

Abb. 9. MRT Abdomen. Morbus Crohn-typische Wandverdickung im terminalen Ileum

Danksagung
Die Bildgebende Diagnostik erfolgte durch das Institut für klinische Radiologie, Klinikum der Universität München, Ludwig-Maximilians-Universität München (Direktor: Prof. Dr. Dr. h.c. Maximilian Reiser).

Literatur

Burgdorf W (1981) Cutaneous manifestation of Crohn's disease. J Am Acad Dermatol 5: 689–695

Guest GD, Fink RL (2000) Metastatic Crohn's disease: a case report of an unusual variant and review of the literature. Dis Colon Rectum: 1764–1766

Henschel R, Breit R, Gummer M (2002) Morbus-Crohn-assoziierte Dermatosen. Dtsch Ärztebl 99: A-3401, B-2864, C-2665

Kafity AA, Pellegrini AE, Fronkes JJ (2003) Metastatic Crohn's disease. A rare cutaneous manifestation. J Clin Gastroenterol: 300–303

Mc Callum DI, Gray WM (1976) Metastatic Crohn's disease. Br J Dermatol 95: 551–554.

Tavarelo Veloso F (2004) Skin complications associated with inflammatory bowel disease. Aliment Pharmacol Ther 20 Suppl 4: 50–53

Van Dullemen H, de Jong E, Slors F, Tytgat GN, van Deventer SJ (1998) Treatment of therapy-resistant perianal metastatic Crohn's disease after proctectomy using anti-tumor necrosis factor chimeric monoclonal antibody, cA2: report of two cases. Dis Colon Rectum 41: 98–102

Späte Diagnose eines Peutz-Jeghers-Syndroms

Theda Schuh, Elke Sattler und Jörg C. Prinz

Anamnese

Die 35-jährige Patientin stellte sich zur Kontrolle ihrer Muttermale und Pigmentflecken auf eigenen Wunsch in der Ambulanz vor. In der Anamnese gab sie an, erstmals im Jahr 2000 und erneut 2001 Blut im Stuhl bemerkt zu haben. In der daraufhin durchgeführten Koloskopie wurden vier Polypen im Kolon entfernt. 2004 wurde ein weiterer Dickdarmpolyp entfernt.

Die Mutter der Patientin hatte zahlreiche Sommersprossen. Im Alter von 35 Jahren wurde ein Melanom diagnostiziert, und sie verstarb mit 55 Jahren an einem Eierstocktumor. Die Mutter hat zwei gesunde Schwestern, von denen eine ebenfalls viele Sommersprossen aufweist. Der Großvater mütterlicherseits verstarb an Lungenkrebs, zwei Brüder dieses Großvaters an Pankreaskarzinom beziehungsweise Knochenkrebs. Die Patientin hat eine zehn Monate alte gesunde Tochter.

Hautbefund

Im Gesicht perioral sowie an der Ober- und Unterlippe, am Dekolleté, an beiden Handrücken disseminierte 2–3 mm große, zum Teil konfluierende hellbraune Makulä. An der bukkalen Mundschleimhaut vereinzelt braune Makulä.

Vorbefunde Histopathologie vom Kolon

April 2001
(Gemeinschaftspraxis für Pathologie Dr. Henning Müller, Prof. Dr. Helmuth Steininger, Friedrichshafen):

I. Hyperplastischer Dickdarmpolyp
II. Tubuläres Dickdarmadenom mit geringgradiger Dysplasie
III. Tubulo-villöses Dickdarmadenom mit geringgradiger Dysplasie
IV. Tubulo-villöses Dickdarmadenom mit mäßig schwerer Dysplasie

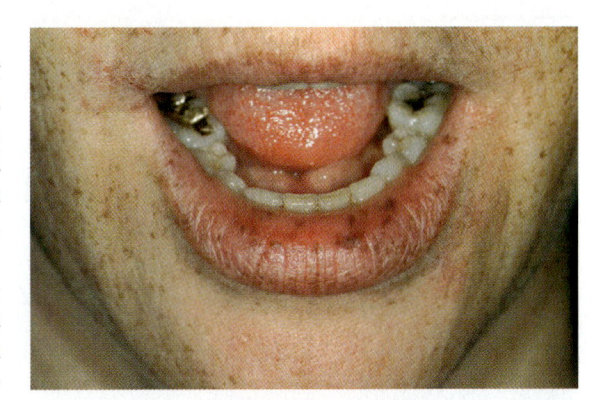

Abb. 1. Lentigines perioral und im Lippenrot

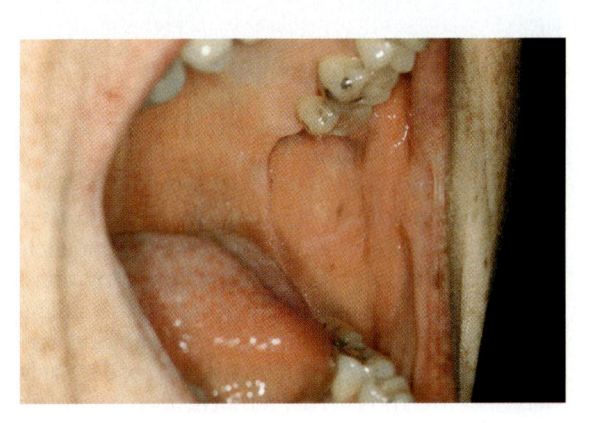

Abb. 2. Lentigines bukkal links

Mai 2001
Tubuläre Dickdarmadenome mit geringgradiger Dysplasie

Januar 2004
(Gemeinschaftspraxis Dr. Dieter Dienemann, Dr. Jürgen Hoelzl, Ärzte für Pathologie, München):
I. Entzündungsfreie Dickdarmschleimhaut mit fokaler Kryptenhyperplasie
II. Hyperplastischer Polyp der Dickdarmschleimhaut

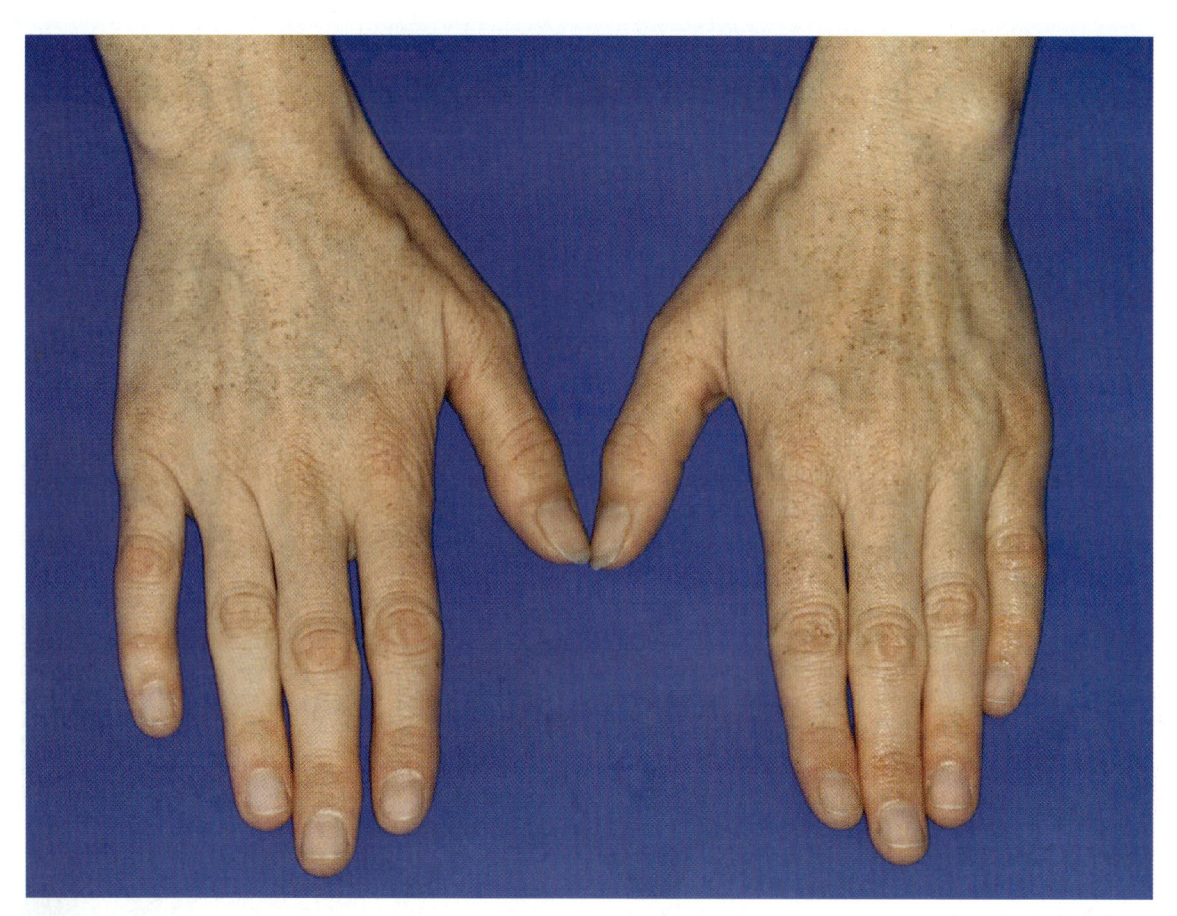

Abb. 3. Lentigines an beiden Handrücken

Humangenetisches Konsil
Prof. Dr. Ortrud Steinlein, Humangenetik, LMU München „Bei der Patientin liegt der Verdacht auf ein Peutz-Jeghers-Syndrom sehr nahe. Es ist möglich, eine molekulargenetische Analyse zum Mutationsnachweis durchzuführen. Zum Zeitpunkt der Beratung war die Patientin nicht sicher, die molekulargenetische Diagnostik durchführen zu lassen. Bei Nachweis einer Mutation bei der Ratsuchenden könnte für die Tochter eine prädiktive Gendiagnostik angeboten werden."

Therapie und Verlauf
In Zusammenschau von klinischen Erscheinungen, histologischen Befunden und positiver Familienanamnese wurde die Verdachtsdiagnose eines Peutz-Jeghers-Syndroms gestellt. Eine Vorstellung in der Humangenetik wurde zur molekulargenetischen Diagnostik und prädiktiven genetischen Beratung der Tochter veranlasst.

Im Vordergrund des weiteren Verlaufs steht das erhöhte Krebsrisiko, das vor allem den Gastrointestinaltrakt betrifft. Daher wird ein polypenfreier Gastrointestinaltrakt angestrebt. Zusätzlich wird ein klinisches Vorsorgeprogramm empfohlen, das nicht nur den Gastrointestinaltrakt, sondern auch den Urogenitaltrakt, die Brust, die Lunge und das Pankreas beinhaltet.

Alter	Untersuchung	Frequenz
>12 Jahre	Körperliche Untersuchung	1×/Jahr
	Endoskopie des oberen und unteren Gastrointestinaltrakts Darstellung des Dünndarms (MR Sellink)	Alle zwei Jahre
>18 Jahre	Gynäkologische Untersuchung Transvaginale Sonographie	1×/Jahr
>25 Jahre	Untersuchung der Brust, Mammographie	1×/Jahr
	Pankreato-biliäres MRI (MRCP)	1–2×/Jahr

Empfohlene Vorsorgeuntersuchungen für das Peutz-Jeghers-Syndrom nach Schreibman et al.

Oben genannten Vorsorgeuntersuchungen werden bei unserer Patientin regelmäßig in der Gastroenterologie beziehungsweise Gynäkologie des Klinikums der LMU München Innenstadt durchgeführt. Kosmetisch störende Hyperpigmentierungen können durch Lasertherapie angegangen werden.

Kommentar
Beim Peutz-Jeghers-Syndrom handelt es sich um eine seltene autosomal-dominant vererbte Erkrankung, die erstmalig 1921 durch Peutz beschrieben wurde und seit 1949 nach einer ausführlichen Beschreibung von Jeghers als Syndrom anerkannt ist. Seit 1954 trägt das Syndrom die Namen der beiden Erstbeschreiber (Bruwer et al.). Die Erkrankung ist gekennzeichnet durch eine gastrointestinale Polyposis und charakteristische bräunliche, sommersprossenartige Hyperpigmentierungen, die perioral, an den Lippen und Mundschleimhaut, Händen und Füßen sowie genital lokalisiert sein können. Zusätzlich besteht ein signifikant erhöhtes Lebenszeitrisiko, eine Krebserkrankung zu entwickeln.

Bei etwa 60% der Patienten liegt eine Keimbahnmutation des Serin-Threonin-Kinase-Gens (STK11 oder LKB1) auf Chromosom 19 vor, das Tumorsuppressor-Eigenschaften besitzt. Die Diagnose kann auch ohne molekulargenetische Diagnostik als sicher gelten, wenn bei positiver Familienanamnese Darmpolypen und die charakteristischen Hyperpigmentierungen bestehen. Die meisten Patienten entwickeln hamartomatöse Polypen im Dünndarm, allerdings können sie selten auch im Magen und Dickdarm auftreten und adenomatöse Veränderungen aufweisen. Ein erhöhtes Entartungsrisiko wird diskutiert. Die Polypen können durch Blutung oder durch Invagination mit kolikartigen Schmerzen bis zum Ileus symptomatisch werden.

Insgesamt ist das Risiko für gastrointestinale Tumoren des Magens, Darms und Rektums sowie Pankreas deutlich erhöht. Das relative Risiko wird in der Literatur unterschiedlich angegeben und ist nach Giardiello et al. im Vergleich zur Normalbevölkerung für Tumoren des Dünndarms auf 520 : 1, des Magens auf 213 : 1 und des Kolons und Rektums auf 84 : 1 erhöht. Frauen haben zusätzlich ein erhöhtes Krebsrisiko für Ovarien, Uterus und Brust. Männer können gelegentlich kalzifizierende Sertolizell-Tumoren des Hodens ausbilden. Das kumulative Lebenszeitrisiko für eine Krebserkrankung wird auf 93% geschätzt und rechtfertigt die oben erwähnten regelmäßigen interdisziplinären Vorsorgeuntersuchungen.

Die Mutter unserer Patientin verstarb an einem Tumor der Ovarien mit 58 Jahren und hatte mit 35 Jahren ein Melanom entwickelt. In der Literatur ist bislang kein erhöhtes Melanomrisiko beschrieben worden. Für die charakteristischen Hyperpigmentierungen ist kein Entartungsrisiko bekannt. Sie beruhen auf vermehrten Melanozyten an der dermo-epidermalen Junktionszone mit erhöhtem Melaningehalt der Basalzellen. Meist entwickeln sie sich bis zum fünften Lebensjahr und können im Erwachsenenalter abblassen. Im Gegensatz zu Sommersprossen finden sie sich auch auf dem Lippenrot und der Mundschleimhaut und erlauben so gelegentlich die Blickdiagnose eines Peutz-Jeghers-Syndroms. Bei unserer Patientin wurde die Diagnose trotz einer positiven Familienanamnese und Polypen in der Vorgeschichte erst im 36. Lebensjahr gestellt.

Fazit
Die Diagnose eines Peutz-Jeghers-Syndroms kann durch die typischen Hyperpigmentierungen des Lippenrots und der Mundschleimhaut gestellt werden und gilt bei positiver Familienanamnese und gleichzeitiger Polyposis des Darms als gesichert. Die frühzeitige Diagnose ist wichtig, da die Einbindung in ein engmaschiges Krebsvorsorgeprogramm essentiell ist.

Literatur

Bruwer A, Bargen JÁ, Kierland RR (1954) Surface pigmentation and generalized intestinal polyposis (Peutz-Jeghers syndrome). Mayo Clinic Proceedings 29: 168

Conneely JB, Kell MR, Boran S, Flanagan F, Kerin MJ (2006) A case of bilateral breast cancer with Peutz-Jeghers syndrome. Eur J Surg Oncol 32: 121–122

Giardiello FM, Welsh SB, Hamilton SR, Offerhaus GJ, Gittelsohn AM, Booker SV, Krush AJ, Yardley JH, Luk GD (1987) Increased risk of cancer in the Peutz-Jeghers syndrome. N Engl J Med 316: 1511–1514

Jeghers H, McKusick VA, Katz KH (1949) Generalized intestinal polyposis and melanin spots in the oral mucosa, lips, and digits. A syndrome of diagnostic significance. N Engl J Med 241: 993–1005

Pereira CM, Coletta RD, Jorge J, Lopes MA (2005) Peutz-Jeghers symdrome in a 14-year-old boy: case report and review of the literature. Int J Paed Dent 15: 224–228

Peutz JL (1921) Over een zeer merkvaardige, gecombinerde familiaire polyposis van de slijmvliezen, van de tractus intestinales met de van de neuskeelholte en gepaard met eigenaardige pigmentaties van huiden slijmvliezen. Ned Mschr Genesk 10: 134–146

Schreibman IR, Baker M, Amos C, McGarrity T (2005) The hamartomatous polyposis syndromes: a clinical and molecular review. Am J Gastroenterol 100: 476–490

Zaheri S, Chong SK, Harland CC (2005) Treatment of mucocutaneous pigmentation in Peutz-Jeghers syndrome with potassium titanyl phosphate (KTP) laser. Clin Exp Dermatol 30: 710–712

http://www.genetest.org (Peutz-Jeghers syndrome, review)

Argyrose nach Silbertrunk

Pia Schöpf, Tilmann Oppel und Gerd Plewig

Anamnese

57-jährige Patientin. Seit dem frühen Erwachsenenalter waren bei der Patientin Verdauungsprobleme aufgetreten. Insbesondere Obstipationsbeschwerden standen hierbei im Vordergrund. Gezielte gastroenterologische Untersuchungen konnten keine Ursache der Symptome aufdecken. Die Patientin nahm aufgrund ihrer Beschwerden kontinuierlich verschiedene Abführmittel ein, so dass es daraufhin zu einem Laxantienabusus kam. Ein Bekannter der Patientin (Tätigkeit in einem technischen Beruf) empfahl ihr anstelle der Laxantien eine Therapie mit einer selbst hergestellten Silberlösung. Hierfür musste die Patientin Silberstäbe mittels einer Maschine, die sie von ihrem Bekannten erhielt (Elektrolysegerät), besonders bearbeiten, um dadurch die spezielle Silberflüssigkeit zu gewinnen. Das in Wasser gelöste Silber sollte sie dann zweimal täglich trinken (etwa 200 ml), was die Patientin über 18 Monate tat. Im weiteren Verlauf wurde der Ehemann der Patientin angesprochen, ob seine Frau krank sei, da ihre Gesichtsfarbe sehr ungewöhnlich aussehe. Da die Patientin auch selbst eine langsam zunehmende schiefergraue Verfärbung von Gesichtshaut, Hals, Armen und Händen bemerkt hatte und einen Zusammenhang mit der Silbertherapie vermutete, beendete sie daraufhin die Einnahme (August 2003). Die Verfärbung der Haut blieb. Ein Jahr später befand sie sich aufgrund einer Wespengiftallergie in hautfachärztlicher Behandlung. Hier wurde die Diagnose einer Argyrose gestellt und mit ihr besprochen. Zuletzt stellte sich die Patientin in der Toxikologischen Abteilung, II. Medizinische Klinik, Klinikum Rechts der Isar der Technischen Universität München vor (September 2005). Dort wurde ein 40-facher erhöhter Silberwert im Serum, aber nicht im Urin gefunden.

Hautbefund

Schiefergraue und blaugraue Verfärbung des gesamten Integuments mit Betonung von Gesichtshaut, Hals,

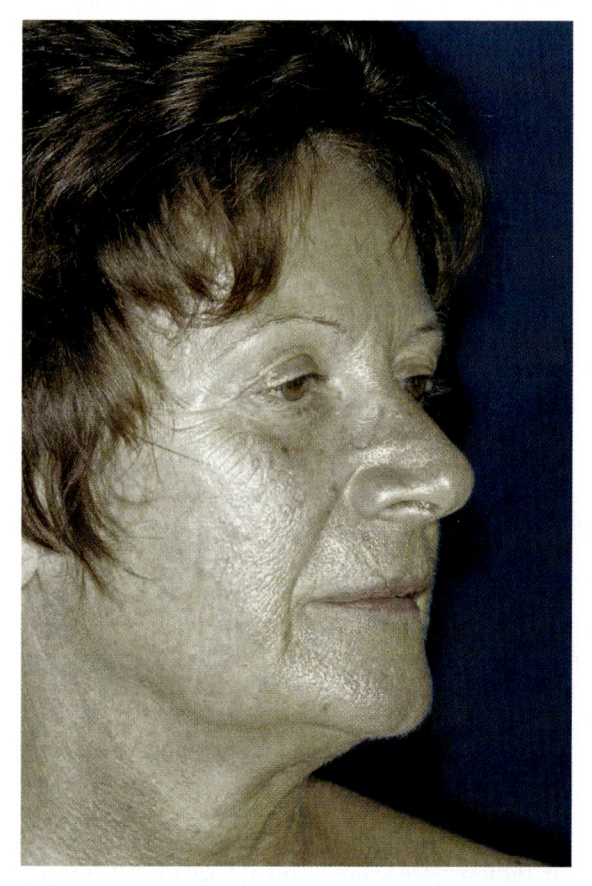

Abb. 1. Argyrose

Dekolleté, Armen, Skleren, Schleimhäuten sowie Finger- und Zehennägeln. Besonders ausgeprägte Verfärbung in den lichtexponierten Arealen.

Laborbefunde

BKS erhöht mit 14 mm/32 mm nach Westergreen [Normalwert für Frauen: 6–11/6–20]. MCV mit 96,2 µm³ [80–96], Eosinophile mit 5,9% [< 4] erhöht, Erythrozyten mit 3,8/fl [4,1–5,1] erniedrigt, Kalzium mit 2,61 mmol/l [2,15–2,60], GPT mit 40 U/l [<35] erhöht. Differenzialblutbild, sonstige Routineserumchemie sowie Gerinnungsstatus unauffällig.

Weitere Befunde
EKG: Sinusrhythmus, regelmäßig, Herzfrequenz 68/min

Therapie und Verlauf
Bei der letzten Vorstellung im Februar 2006 war die schiefergraue Verfärbung unverändert. Eine spontane Rückbildung der Hautveränderungen ist nicht zu erwarten. Eine spezifische Therapie ist nicht bekannt.

Kommentar
Argyrose ist eine seltene Hauterkrankung, welche durch Ablagerung von silberhaltigen Granula vorwiegend an den Basalmembranen als Resultat einer Aufnahme von Silbersalzen oder örtlichem Kontakt von silberhaltigen Gegenständen entsteht. Argyrose kann generalisiert oder örtlich begrenzt auftreten. Während die lokalisierte Form durch exogene Einwirkungen auf umschriebene Hautareale zurückzuführen ist, beobachtet man die generalisierte Argyrose entweder iatrogen durch Einnahme silberhaltiger Medikamente oder beruflich im Silber verarbeitenden Gewerbe. Lokalisierte Argyrose wird vornehmlich durch Hautkontakt, nicht selten bei beruflicher Exposition, hervorgerufen. Auch das Tragen von Silberohrringen, die Anwendung von silberhaltiger und sulfadiazinehaltiger Creme sowie der Gebrauch von Akupunkturnadeln führen nicht selten zu lokalisierter Silberablagerung im Gewebe.

Generalisierte Argyrose entsteht durch einen erhöhten Serumspiegel mit anschließender Ablagerung von silberhaltigen Partikeln in Haut- und Schleimhautmembranen. In der Literatur sind Fälle beschrieben von Argyrose mit silberhaltigen Nasen- oder Augentropfen, systemisch oder örtlich angewandtem Silbernitrat, silberhaltigen Proteingetränken, Atembefeuchtern, silberhaltigen Pillen, silberumhüllten Zuckerpartikeln und sogar fotografischen Filmen. Für die Entwicklung einer generalisierten Argyrose ist die Aufnahme einer kumulativen Menge von etwa 2–4 g resorbierten Silbers erforderlich. Die tägliche durchschnittliche Silberaufnahme (Wasser und Nahrung) eines Erwachsenen beträgt weniger als 0,1 mg. Eine akut erhöhte Silberaufnahme äußert sich in Symptomen wie Gastroenteritis, Durchfall, Krämpfe und Lähmungen.

Zum Ende des 19. Jahrhunderts war eine große Welle von Argyrosefällen aufgetreten. Schlüsselfigur dieses Phänomens war Albert Barnes, der mit silberhaltigen Medikamenten in der Augenheilkunde zu

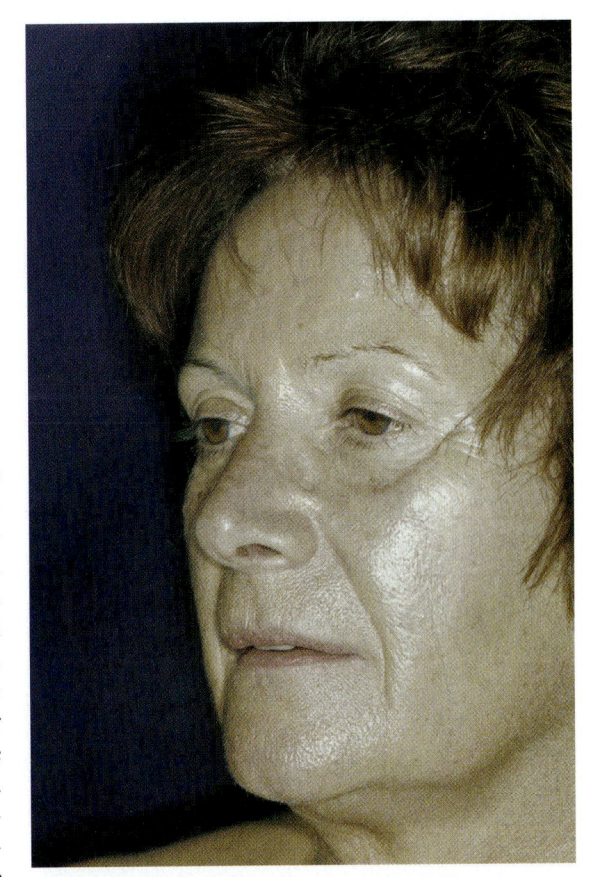

Abb. 2. Argyrose

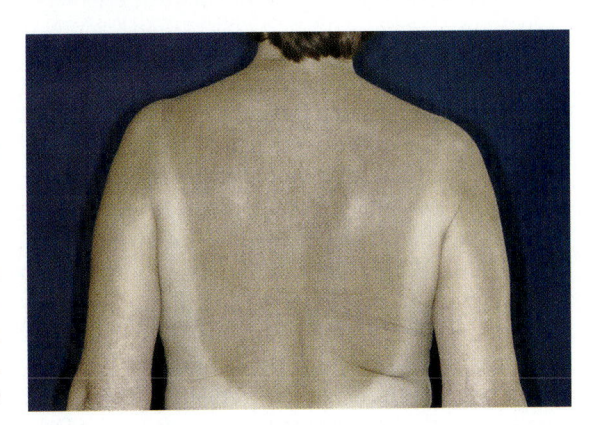

Abb. 3. Argyrose

großem Reichtum kam und eine große Kunstsammlung damit finanzierte (*Barnes Foundation* in Merion, einem Vorort von Philadelphia).

Die silberhaltigen Granula können in allen Körpergeweben abgelagert werden. Die höchsten Konzentrationen zeigen sich in Haut, Leber, Milz und Nebennieren. Obwohl die Ablagerung von Silber in der Haut gleichmäßig erfolgt, tritt die Verfärbung meist an

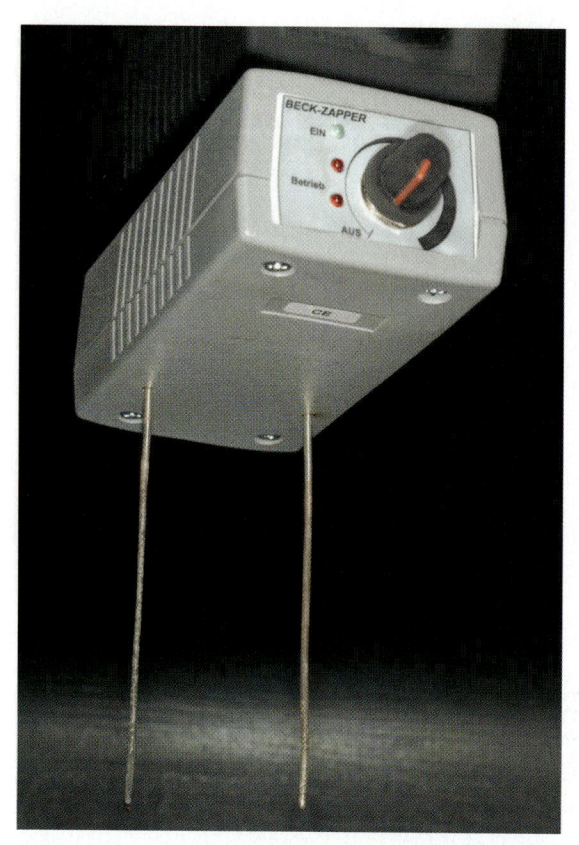

Abb. 4. Heimgerät (Elektrolysegerät) zur Herstellung des Silbertrunks. Zwei Silberstäbchen werden eingesetzt.

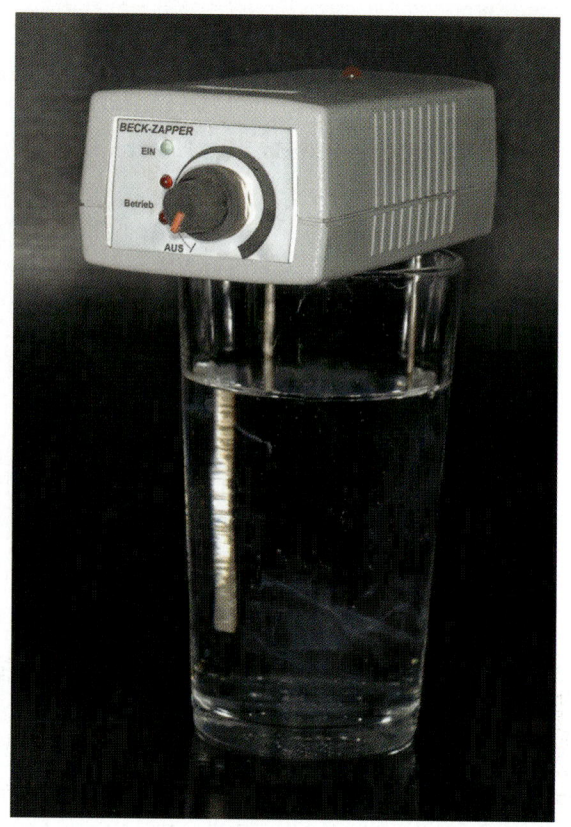

Abb. 5. Bei Stromfluss löst sich Silber: Zigarettenrauchartige Schlieren

lichtexponierten Stellen auf. Diese entsteht infolge eines kombinierten Effekts aus einer Reduktion der Silberverbindungen und einer erhöhten Melaninproduktion. Zunächst wird das Silber über das Blut in Form von stabilen Ag(I)-Komplexen zur Haut transportiert. Diese stabilen Komplexe werden unter physiologischen Bedingungen mit der Aminosäure Cystein gebildet. Unter dem Einfluss von Sonnenlicht kommt es zu einer photolytischen Zersetzung des Cysteins, wobei die frei werdenden SH-Ionen des Cysteins mit den Ag^+-Ionen zu dem sehr schwer löslichen Silbersulfid reagieren. Sonnenlicht reduziert somit eine farblose Silberverbindung, die in der Dermis zu elementaren Silberverbindungen umgewandelt wird, analog dem Prozess bei der Fotoentwicklung. Silber stimuliert zusätzlich die Melanozyten-Tyrosinase-Aktivität mit dem Ergebnis einer erhöhten Melaninproduktion.

Die Differenzialdiagnosen der Argyrose umfassen andere Schwermetallexpositionen wie Gold, Quecksilber, Wismuth, Arsen und Blei. Auch andere Erkrankungen sollten ausgeschlossen werden wie zentrale Zyanose, Herzerkrankungen, Methämoglobinämie, sekundäre Melanose aufgrund eines metastasierenden malignen Melanoms, Hämochromatose, Polycythaemia vera, Morbus Addison oder Therapie mit Chlorpromazin, Amiodaron sowie Antimalariamitteln. Verfärbte Nägel kommen häufig bei Argyrose vor, können aber auch Ausdruck einer Pseudomonasinfektion sein.

Die Argyrose gilt im Allgemeinen als gutartige Erkrankung. In der Literatur sind einzelne Fälle beschrieben worden, in denen Symptome wie Alpträume, neurologische Defizite, Nierenfunktionsstörungen oder hepatische Komplikationen der Silbervergiftung zugeschrieben wurden.

Die von uns dargestellte Patientin hatte keinerlei derartiger Symptome bemerkt. Wiederholte Gastro- und Koloskopien sowie Oberbauchsonographien ergaben nie pathologische Befunde. Die schiefergraue Verfärbung der exponierten Hautareale stand bei ihr ganz im Vordergrund. Eine kosmetische Abdeckung brachte nur mäßigen Erfolg. Es gibt keine bekannte Therapie für die Argyrose und die Hautverfärbungen sind normalerweise nicht reversibel. In der Literatur sind Therapieversuche mit Chelatbildnern wie Dimer-

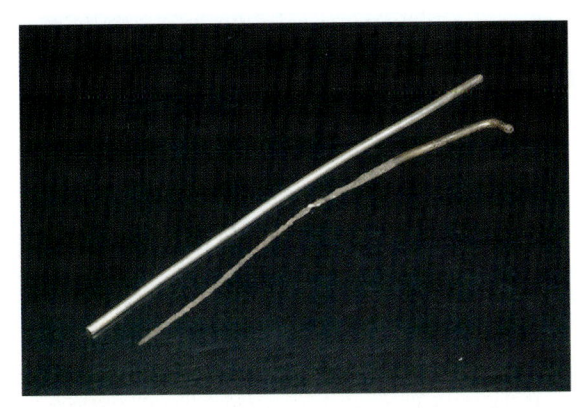

Abb. 6. Silberelektroden. Eine Silbernadel weist deutliche Korrosionen als Zeichen herausgelösten Silbers auf

caprol, D-Penicillamin, Äthylendiamintetraacetat sowie die Jod-Iontophorese beschrieben, welche allesamt erfolglos blieben. Vermeidung von Sonnenexposition und Sonnenschutz kann den Grad der blau-grauen Verfärbung reduzieren.

Anorganisches Silber hat Keim abtötende Eigenschaften, aber aufgrund sehr viel besser wirkender Alternativen ist heute der Gebrauch nicht mehr nötig. Trotzdem werden Silberzubereitungen in Gesundheitsläden angeboten, und sie werden über das Internet vermarktet, als Wundermittel zur Bekämpfung von Krebs bis Aids. Zusätzlich haben viele weltweit erhältliche homöopathische Mittel, die Silberverbindungen enthalten, zum Teil auch schwerwiegende Nebenwirkungen an der Haut. Da sie häufig als Nahrungsmittelergänzung deklariert werden, unterliegen sie nicht dem Arzneimittelgesetz.

Auch werden derzeit im Bereich des „modernen Wunddressings" eine Reihe silberhaltiger Wundauflagen angeboten. Moderne Silberverbände sind zweifellos geeignet. Hierbei fehlen jedoch aussagekräftige Informationen zur Silberresorption.

Fazit
Bei der Argyrose kommt es zu einer diffusen, schiefergrauen Pigmentierung von Haut und Schleimhäuten mit Betonung lichtexponierter Areale. Bis heute ist keine Therapie für die Argyrose bekannt, daher ist eine systemische Anwendung von silberhaltigen Produkten obsolet. Kosmetische Abdeckung kann das Erscheinungsbild verbessern.

Danksagungen
Die Patientin wurde freundlicherweise überwiesen von Dr. med. Erwin Wagner, Allgemeinarzt, Appenzeller Straße 1, 81475 München.

Literatur

Bianchi L, Orlandi A, Di Stefani A et al. (2006) "Familial" generalized argyria. Arch Dermatol 142: 789–790

Greenfield H (1989) The devil and Dr Barnes – portrait of an American art collector. Penguin, New York

Gulbrason SH, Hud JA, Hansen RC (2000) Argyria following the use of dietary supplements containing colloidal silver protein. Cutis 66: 373–374

Harman RR (1977) Argyria. Br J Dermatol 97 (Suppl): 15: 60

Hill WR, Pillsburry DM (1939) Argyria: the pharmacology of silver. Williams and Wilkins, Baltimore p 172

Hodson TJ, Gillies WF (1985) Argyrol, argyrosis and the acquisition of art. Aust N Z J Ophthalmol 13: 391–394

McKenna JK, Hull CM, Zone JJ (2003) Argyria associated with colloid silver supplementation. Int J Dermatol 42: 549

Mevorah B, Orion E, Matz H, Wolf R (2003) Cutaneous side effects of alternative therapy. Dermatol Ther 16: 141–149

Mittag H, Knecht J, Arnold R, Hüttich C, Rupec M (1987) Zur Frage der Argyrie. Hautarzt 38: 670–677

Pariser RJ (1978) Generalized argyria: clinicopathologic features and histochemical studies. Arch Dermatol 114: 373–377

Peterson WC Jr (1968) Argyria. Minn Med 51: 533–534

Plewig G, Lincke H, Wolff HH (1977) Silver-blue nails. Acta Demato Venereol (Stockh) 57: 413–419

Smith SZ, Scheen SR, Allen JD Jr, Arnn ET (1981) Argyria. Arch Dermatol 117: 595–596

Stadie V, Marsch WC (2004) Die Argyrose – eine fast vergessene Dyschromie. JDDG 2: 119–122

Tanner LS, Gross DJ (1972) Generalized argyria. Cutis 45: 237–239

White JM, Powell AM, Brady K, Russell-Jones R (2003) Severe generalized argyria secondary to ingestion of colloidal silver protein. Clin Exp Dermatol 28: 254–256

Williams A (2000) Alfred Barnes, Argyrol and art. Pharmaceut J 265: 933–934

Erntedank: Phytophotodermatitis nach Petersiliepflücken

Thomas Herzinger und Tanja Maier

Anamnese
Drei Tage nachdem die 25-jährige Psychologiestudentin eine Ferienarbeit im August als Helferin bei der Dill- und Petersilienernte in der Nähe von München aufgenommen hatte, bildeten sich an Hand- und Fingerrücken schmerzhafte Blasen. Drei Tage später erfolgte in der chirurgischen Notfallambulanz eines Kreiskrankenhauses nach Eröffnung der Blasen eine topische Behandlung mit Flammazine® Creme (Sulfadiazin-Silber). 50 mg Decortin® (Prednisolon) und 1 Tablette Fenistil®-24-Stunden Retardkapseln (Dimetinden) wurden per os verabreicht. Von dort wurde die Patientin zur weiteren Abklärung an uns überwiesen.

Hautbefund
Polyzyklisch konfigurierte rosige Erosionen mit mazeriertem Randsaum und Blasenresten an beiden Handrücken, spritzerartige Entzündungen an den lichtexponierten Streckseiten der Unterarme.

Therapie und Verlauf
Urbason® (Methylprednisolon) 50 mg per os für zwei Tage, dann stufenweise Dosisreduktion. Handbäder in wässriger Chinosol®-Lösung, anschließend fett/feuchte Verbände mit Fucidine® Salbe (Fusidinsäure) und Lavasept®-(Polihexanid-)getränkten Kompressen. Hierunter Abheilung der Erosionen unter Hinterlassung scheckiger Hyper- und Hypopigmentierungen.

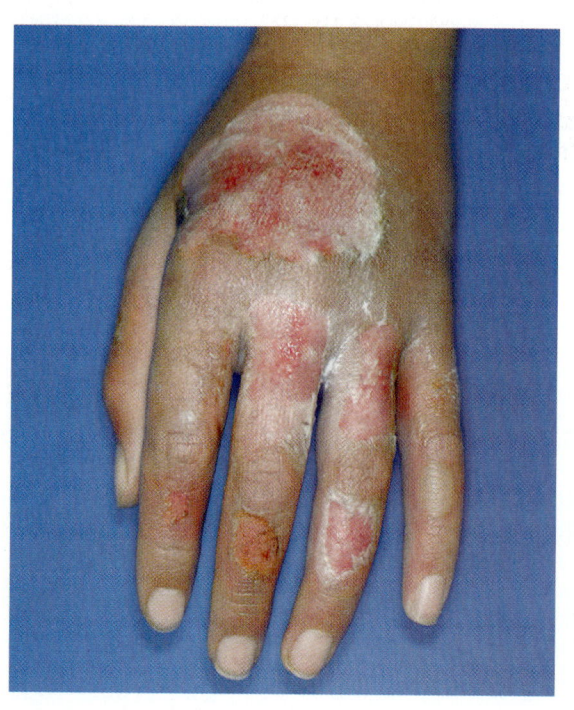

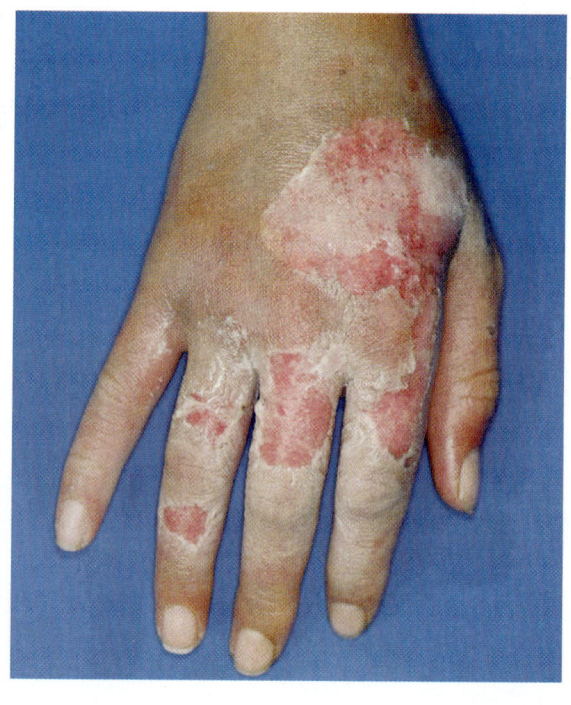

Abb. 1. Akute phototoxische Dermatitis

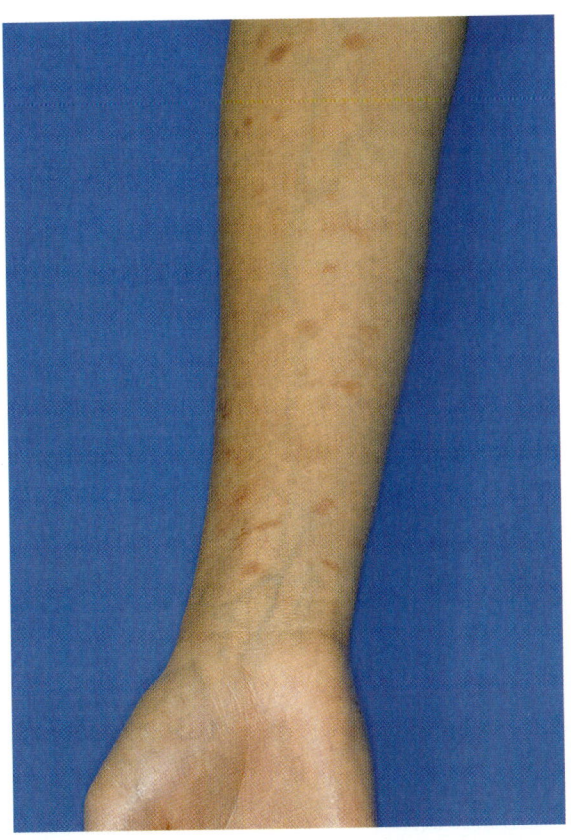

Abb. 2. Akute phototoxische Dermatitis auf Petersilie

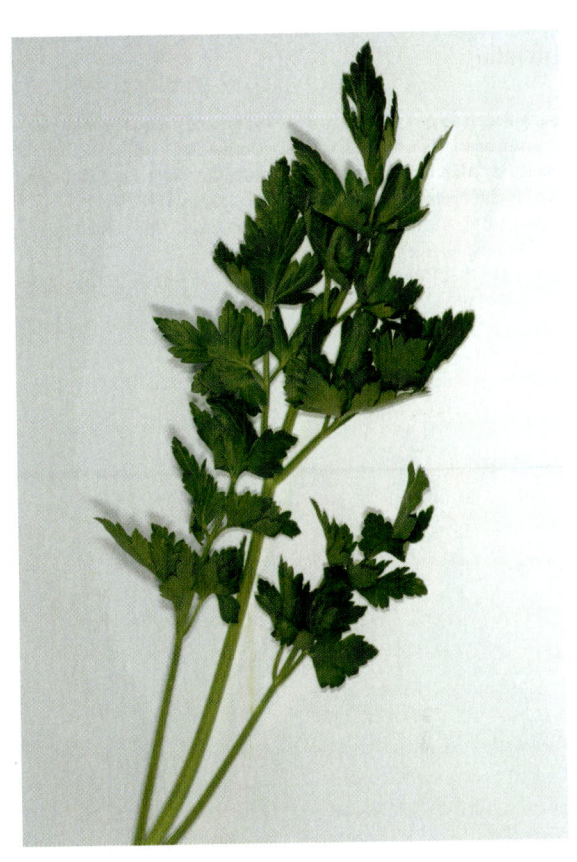

Abb. 3. Petersilie

Kommentar

Dill und Petersilie gehören mit der Herkulesstaude (Großer Bärenklau), *Ammi majus* (aus dem 8-Methoxypsoralen zur Photochemotherapie gewonnen wird), Sellerie und Pastinake zur Familie der *Apiaceae*. Diese Pflanzen enthalten Furocoumarine, die in Verbindung mit Sonnenlicht schwere phototoxische Reaktionen hervorrufen können. Andere Pflanzenfamilien, die phototoxische Substanzen enthalten, sind die *Rutaceae* (Weinraute, Zitrusfrüchte), *Moraceae* (Feige), *Leguminosae*, *Cruciferae* und *Ranunculaceae*. Es wird vermutet, dass die vom kleinen Muck in Hauffs Märchen durch den Verzehr von Feigen herbeigeführten Schwellungen von Ohren und Nase durch die phototoxische Wirkung der Feige vermittelt wurde. Auch bei Nutztieren können Phytophotodermatitiden unter verwirrenden klinischen Bildern auftreten, die vereinzelt an eine Maul- und Klauenseuche denken ließen.

Charakteristisch für die durch diese Pflanzen ausgelöste Dermatitis ist die vergleichsweise lange Latenz zwischen auslösendem Ereignis und klinischer Erscheinungen, die zwischen 48 und 96 Stunden betragen kann. Dadurch ist den Betroffenen der kausale Zusammenhang zwischen Erkrankung und dem Kontakt zu Sonnenlicht und Pflanze oft nicht ersichtlich. Auch wird, wie in unserem Fall, der schädigende Kontakt noch über Tage weitergeführt, was zu kumulativen und besonders schweren Reaktionen führen kann. Ein weiteres Kennzeichen von Phytophotodermatitiden ist das sehr akute, überwiegend durch Blasen gekennzeichnete klinische Bild, das mehr an eine Verbrennungsreaktion denn an eine Kontaktdermatitis denken lässt. Entsprechend orientiert sich die Behandlung auch überwiegend an der von Verbrennungen zweiten Grades.

Fazit
Der Kontakt zu bestimmten Pflanzen kann in Verbindung mit Sonnenlichtexposition zu schweren und für die Betroffenen meist vollkommen unerwarteten Hautreaktionen mit langer Latenz führen. Bei Umgang mit diesen Pflanzen ist insbesondere in den Sommermonaten auf ausreichenden Hautschutz zu achten.

Literatur

Bang Pedersen N, Pla Arles UB (1998) Phototoxic reaction to parsnip and UV-A sunbed. Contact Dermatitis 39: 97

Hauff W. Märchen-Almanach auf das Jahr 1826, für Söhne und Töchter gebildeter Stände. Metzler, Stuttgart, 1826

Hausen BM, Vieluf KI (2001) Allergiepflanzen, Pflanzenallergene. Kontaktallergene. Ecomed, Landsberg

Ippen H (1982) Phototoxische Reaktion auf Feigen. Hautarzt 33: 337–339

Lagey K, Duinslaeger L, Vanderkelen A (1995) Burns induced by plants. Burns 21: 542–543

Lutchman L, Inyang V, Hodgkinson D (1999) Phytophotodermatitis associated with parsnip picking. J Accid Emerg Med 16: 453–454

Montgomery JF, Oliver RE, Poole WS (1987) Vesiculo-bullous disease in pigs resembling foot and mouth disease. New Zeal Vet J 35: 21–26

Sommer RG, Jillson OF (1967) Phytophotodermatitis (solar dermatitis from plants). Gas plant and the wild parsnip. N Engl J Med 276: 1484–1486

Granuloma eosinophilicum faciei

Claudia Borelli, Alexander V. Kuznetsov, Jörg C. Prinz, Michael J. Flaig und Rudolf A. Rupec

Anamnese
Patient 1
Der 66-jährige Patient bemerkt seit sechs Jahren symptomlose Plaques im Gesicht, auf dem Nasenrücken, paranasal und an der Stirn. Die zunehmende Ausdehnung und Persistenz der Hautveränderungen führen den Patienten Ende des Jahres 2005 zur Abklärung in unsere Ambulanz.

Patient 2
Ein 35-jähriger Patient mit ähnlichen Hautveränderungen stellt sich kurze Zeit später ebenfalls in unserer Ambulanz vor. Er berichtet, die Hautveränderungen bestünden erst seit wenigen Monaten.

Hautbefund
Patient 1
Im Gesicht auf dem Nasenrücken und beidseits paranasal, sowie an der Stirn multiple großflächige, scharfbegrenzte, livid-bräunliche Plaques und flache Knoten bis zu 2,5 × 3 cm Größe mit erweiterten Follikelöffnungen.

Patient 2
An beiden Wangen und Schläfen bis zu 1,5 × 2 cm große, flache, erythematös-bräunliche Plaques mit erweitertenFollikelöffnungen.

Histopathologie
Patient 1
Unter einer Grenzzone ein dichtes, gemischtzelliges, entzündliches Infiltrat aus neutrophilen, eosinophilen Lymphozyten, Histiozyten und Plasmazellen. Weit gestellte Gefäße. Leukozytoklasie, jedoch keine fibrinoiden Verquellungen von Gefäßwänden.
Beurteilung: Granuloma eosinophilicum faciei.

Patient 2
Dünne Epidermis mit Orthokeratose. In der mittleren Dermis ein dichtes, perivaskulär akzentuiertes, ent-

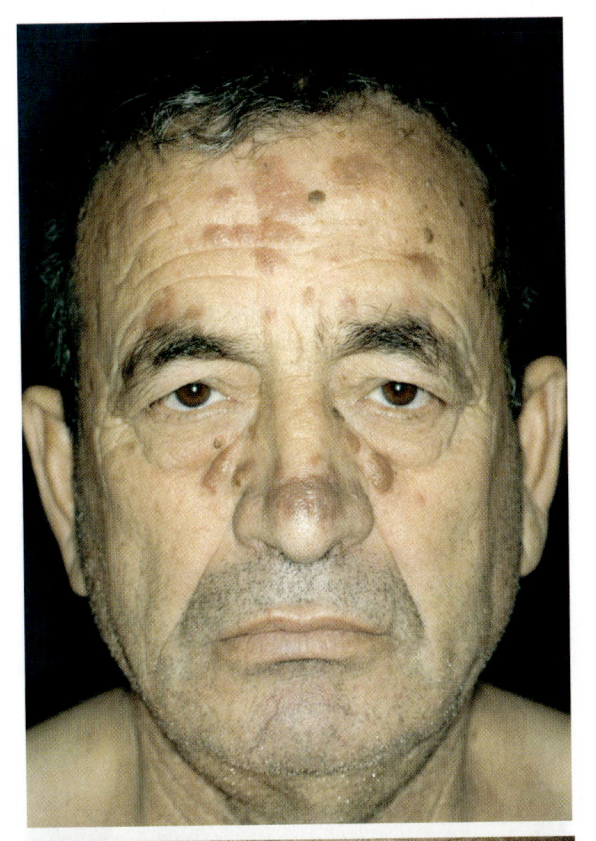

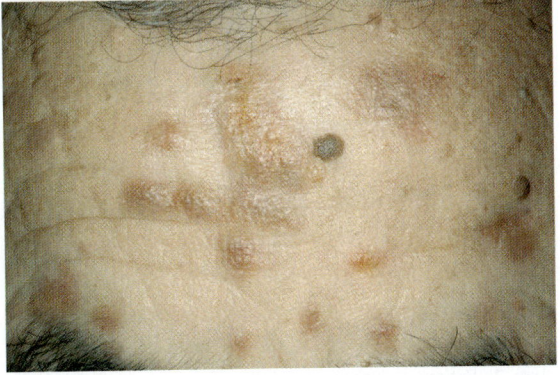

Abb. 1. Patient 1: Granuloma eosinophilicum faciei

zündliches Infiltrat aus Lymphozyten, Histiozyten, vielen Neutrophilen und eosinophilen Granulozyten. Teilweise Kernstaub und extravasale Erythrozyten.
Beurteilung: Granuloma eosinophilicum faciei.

Laborbefunde
Patient 1
Leichte Eosinophile mit 5,2% [<4]. Differenzialblutbild sonst normwertig. Unauffällige Serumparameter bis auf leicht erhöhtes CRP mit 0,88 mg/dl [<0,5]
Direkte Immunfluoreszenz: Ablagerungen von Fibrinogen an den Gefäßen. Lupusbandtest negativ
Beurteilung: Zeichen einer Entzündung. Kein Anhalt für Lupus erythematodes
Indirekte Immunfluoreszenz: ANA (antinukleäre Antikörper) mit Titer 1:80 negativ

Patient 2
Geringe Neutropenie leicht erniedrigt mit 47,6% [50–70], diskrete Lymphozytose mit 41,9% [25–40]. Unauffällige Serumparameter bis auf ein erhöhtes GPT 80 U/l [<35]
Direkte Immunfluoreszenz: Ablagerungen von C3, C4 und Fibrinogen an den Gefäßen
Beurteilung: Kein Anhalt für Lupus erythematodes.
Indirekte Immunfluoreszenz: ANA grenzwertig positiv mit Titer 1:320

Therapie und Verlauf
Patient 1
Pimecrolimus (Elidel Creme®) an der Stirn und Tacrolimus (Protopic® 0,1% Salbe) an Nase und Wangen zweimal täglich

Patient 2
Pimecrolimus an der rechten Gesichtshälfte und Tacrolimus an der linken Gesichtshälfte

Unter dieser Therapie zeigte sich bei Patient 1 eine deutliche Besserung an der Stirn im Vergleich zu Nase und Wangen. Die topische Therapie wurde auf Pimecrolimus im gesamten Gesicht umgesetzt.

Bei Patient 2 zeigte sich nach drei Wochen eine Abflachung der Plaques an der rechten Gesichtshälfte (Behandlung mit Pimecrolimus) mehr als links (Behandlung mit Tacrolimus). Die topische Therapie wurde auf Pimecrolimus im gesamten Gesicht umgesetzt und wird weiterhin fortgesetzt.

Kommentar
Die Erkrankung eosinophilic granuloma wurde 1945 von Wigley beschrieben. In Deutschland verwendeten Lever und Leeper 1950 den Begriff des Granuloma eosinophilicum faciei. Der synoptisch verwendete Begriff Granuloma faciale wurde 1966

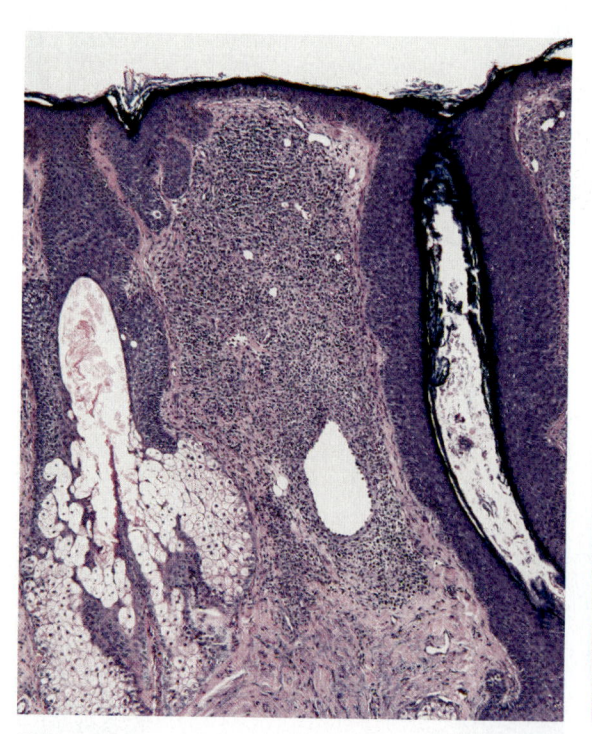

Abb. 2. Patient 1: Dichtes interfollikuläres entzündliches Infiltrat

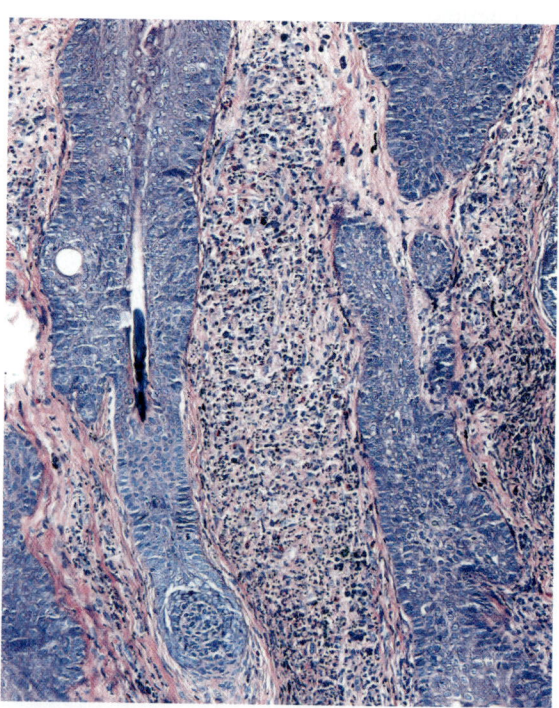

Abb. 3. Patient 1: Infiltrat mit zahlreichen Esoinophilen und Neutrophilen. Leukozytoklasie (Giemsa)

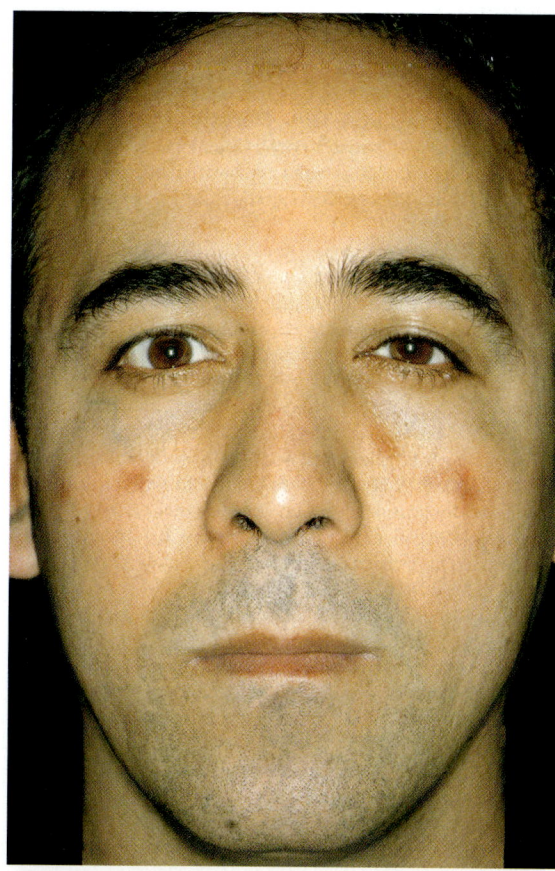

von Pedace und Perry als facial granuloma geprägt.

Das Granuloma eosinophilicum faciei hat eine unbekannte Ätiologie. Betroffen sind meist Männer im Alter von 30 bis 50 Jahren. Die Veränderungen zeigen sich üblicherweise an Stirn, Nase und Wangen, können vereinzelt aber auch extrafazial auftreten und im Verlauf an Größe und Ausdehnung deutlich zunehmen.

Assoziationen mit anderen Erkrankungen wurden bisher nicht beschrieben. Die Histologie ist durch ein diffuses Infiltrat im Korium gekennzeichnet, das charakteristischerweise Leukozytoklasie und zahlreiche Eosinophile und Neutrophile aufweist.

Eine Vielzahl verschiedener Therapiemodalitäten wurde bisher zur Behandlung des Granuloma eosinophilicum faciei eingesetzt. Laserung, Dermabrasion, chirurgische Abtragung, Elektrodesikkation, Radio-, Kryo- und PUVA-Therapie und das Unterspritzen mit Kortikosteroidkristallsuspension oder Gold. Ebenfalls wurde topisch mit Kortikosteroiden behandelt, sowie systemisch mit Diaminodiphenylsulfon (Dapson), Chloroquin und Isotretinoin. Bis heute fehlen Plazebo-kontrollierte Fall-Kontroll-Studien mit statistisch relevanten Fallzahlen.

In den letzten Jahren wurden positive Therapieverläufe nach Einsatz von topischen Calcineurininhibi-

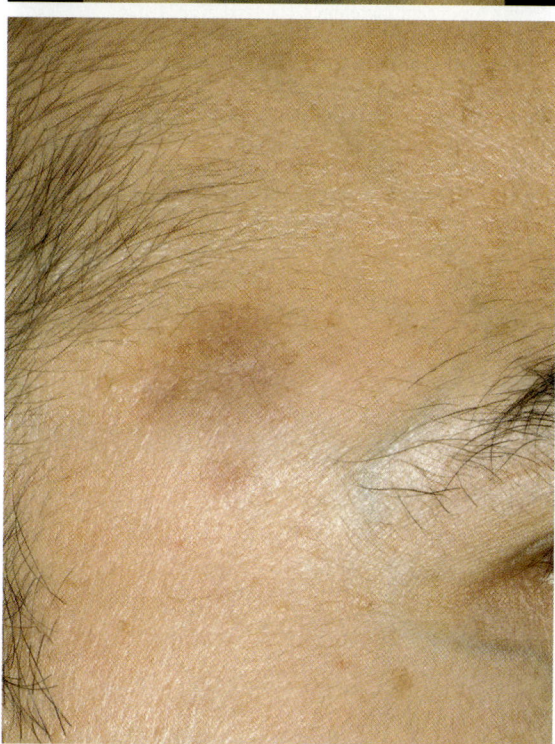

Abb. 4. Patient 2: Granuloma eosinophilicum faciei

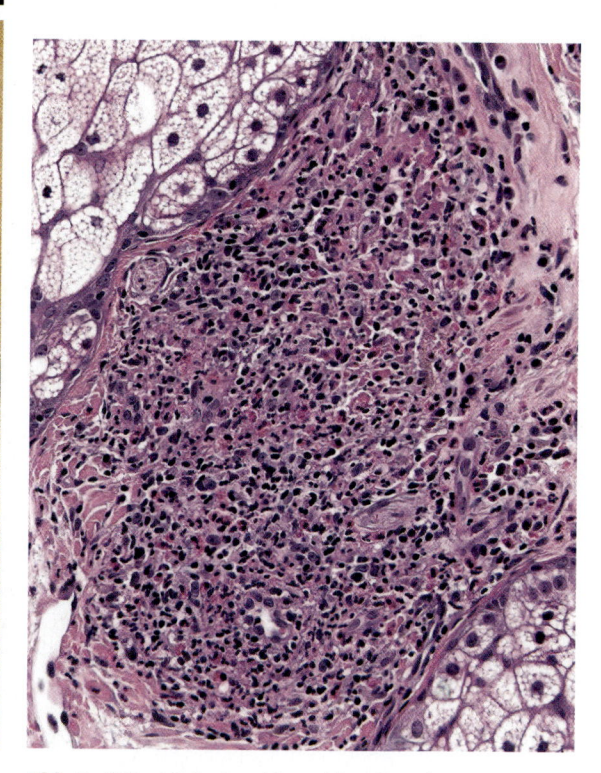

Abb. 5. Patient 2: Eosinophilenreiches Granulom

toren (Tacrolimus) beschrieben. Bei den von uns behandelten Patienten zeigte sich auch Pimecrolimus als wirksam, vielleicht dem Tacrolimus überlegen. Da eine Behandlungsdauer von mehreren Wochen bis Monaten geplant ist, ist der Einsatz von Calcineurininhibitoren aufgrund der fehlenden Nebenwirkung einer Atrophie der Haut insbesondere im Gesicht der Therapie mit topischen Glukokortikosteroiden vorzuziehen.

> **Fazit**
> Bei Patienten im Alter von 30 bis 50 Jahren sollte bei Auftreten livid-bräunlicher Plaques und Knoten im Gesicht an die Diagnose Granuloma eosinophilicum faciei gedacht werden. Der Einsatz von Calcineurininhibitoren stellt eine neue Therapieoption dar.

Danksagung
Die Patienten wurden freundlicherweise überwiesen von Frau Dr. Ingeborg Schindele-Schmidt, Hautärztin, Dachauer Straße 419, 80992 München, und Dr. Ludwig Hepting, Arzt für Allgemeinmedizin, Bahnhofstraße 48 A, 85375 Neufahrn.

Literatur

Cheung ST, Lanigan SW (2005) Granuloma faciale treated with the pulsed-dye laser: a case series. Clin Exp Dermatol 30: 373–375

Dowlati B, Firooz A, Dowlati Y (1997) Granuloma faciale: successful treatment of nine cases with a combination of cryotherapy and intralesional corticosteroid injection. Int J Dermatol 36: 548–551

Gauger A, Ronet C, Schnopp C, Abeck D, Hein R, Kohn FM, Ring J, Ollert M, Hudson LD (1983) Granuloma faciale: treatment with topical psoralen and UVA. J Am Acad Dermatol 8: 559

Mempel M (2005) High local interleukin 5 production in granuloma faciale (eosinophilicum): role of clonally expanded skin-specific CD4+ cells. Br J Dermatol 153: 454–457

Lever WF, Leeper RW (1950) Eosinophilic granuloma of the skin; report of cases representing the two different diseases described as eosinophilic granuloma. Arch Derm Syphilol 62: 85–96

Ludwig E, Allam JP, Bieber T, Novak N (2003) New treatment modalities for granuloma faciale. Br J Dermatol 149: 634–637

Ortonne N, Wechsler J, Bagot M, Grosshans E, Cribier B (2005) Granuloma faciale: a clinicopathologic study of 66 patients. J Am Acad Dermatol 53: 1002–1009

Mitchell D (2004) Successful treatment of granuloma faciale with tacrolimus. Dermatol Online 10: 23

Panagiotopoulos A, Anyfantakis V, Rallis E, Chasapi V, Stavropoulos P, Boubouka C, Katsambas A (2006) Assessment of the efficacy of cryosurgery in the treatment of granuloma faciale. Br J Dermatol 154: 357–360

Pedace FJ, Perry HO (1966) Granuloma faciale. A clinical and histopathological review. Arch Dermatol 94: 387–395

Rieker J, Hengge U, Ruzicka T, Bruch-Gerharz D (2006) Multifokales Granuloma eosinophilicum faciei. Erfolgreiche Behandlung mit topischem Tacrolimus. Hautarzt 57: 324–326

Smoller BR, Bortz J (1993) Immunophenotypic analysis suggests that granuloma faciale is a gamma-interferon-mediated process. J Cutan Pathol 20: 442–446

Vente C, Rupprecht R, Oestmann E, Menzel S, Neumann C (1998) Granuloma eosinophilicum faciei – erfolgreiche kryochirurgische Behandlung bei sechs Patienten. Hautarzt 49: 477–481

Wigley JEM (1945) Erythema multiforme. Sarcoid of Boeck? Eosinophilic granuloma. Br J Dermatol 57: 68–69

Pachyonychia congenita: Krankheitsverlauf von zwei Patienten

Wolfgang Pfützner, Thomas Herzinger, Eva Oppel und Peter Thomas

Anamnese
Patientin 1
Bei der neun Monate alten Patientin fiel direkt nach der Geburt eine gelbliche Verfärbung aller Finger- und Zehennägel auf, im Verlauf der ersten Lebensmonate kam es zu einer zusätzlichen Nagelverdickung. Ansonsten ist sie gesund und weist eine altersentsprechende Entwicklung auf. Die Eltern haben keine Nagelauffälligkeiten.

Patientin 2
Bei der 24-jährigen Patientin zeigte sich bereits in den ersten Lebensmonaten eine gelbliche Verdickung sämtlicher Finger- und Zehennägel. Im weiteren Verlauf traten wiederholt eitrige Paronychien auf, an den Fußsohlen kam es außerdem zu plattenartiger Verhornung mit schmerzhaften Einrissen. Seit dem 15. Lebensjahr erfolgt eine regelmäßige, monatliche medizinische Nagelbehandlung mit Abfräsen des verdickten Nagelmaterials. Bei den Eltern finden sich keine pathologischen Nagelveränderungen.

Hautbefund
Bei beiden Patientinnen sind die Finger- und Fußnägel distal gelblich verfärbt und verdickt, was zu einer verstärkten transversalen Krümmung der Nägel führt. Bei Patientin 2 finden sich zudem gelbliche Hyperkeratosen an den Fußkanten und weißliche, nicht abstreifbare Plaques an den seitlichen Zungenrändern.

Mykologie
Patientin 1
Fingernägel und Zehennägel kulturell negativ

Therapie und Verlauf
Patientin 1
Mit elf Monaten kam es erstmalig zu einer eitrigen Paronychie des rechten Daumens mit Lymphangitis, die erst unter einer kombinierten lokal antiseptischen und systemisch antibiotischen Therapie abheilte. Es wurde bei der Krankenkasse ein Antrag auf Kostenübernahme für regelmäßige monatliche medizinische Nagelpflege mit Abfräsen der verdickten Nägel gestellt.

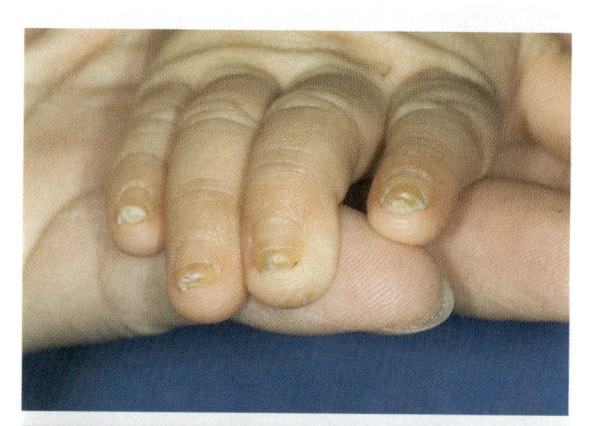

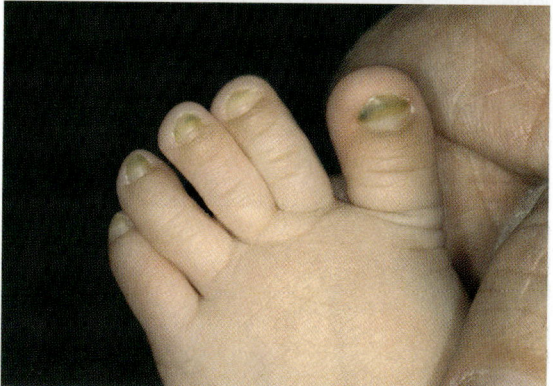

Abb. 1. Patientin 1: Pachyonychie

Patientin 2
Nach Eintritt der Patientin in das Berufsleben als Erzieherin wechselte sie zu einer anderen Krankenkasse, diese lehnte die Übernahme der bisher erstatteten Kosten für die medizinische Nagelpflege ab. Es wurde ein ausführlich begründeter Antrag auf Erstattung

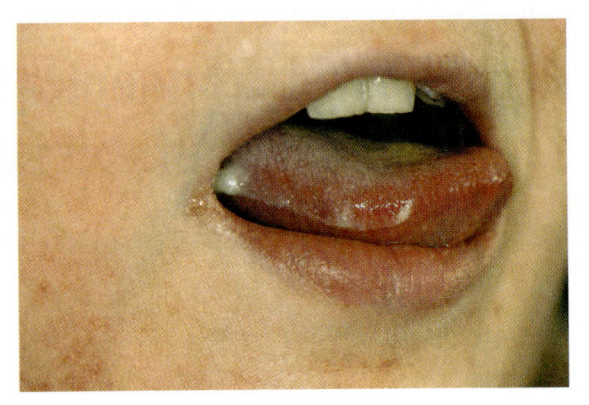

Abb. 3. Patientin 2: Leukokeratose

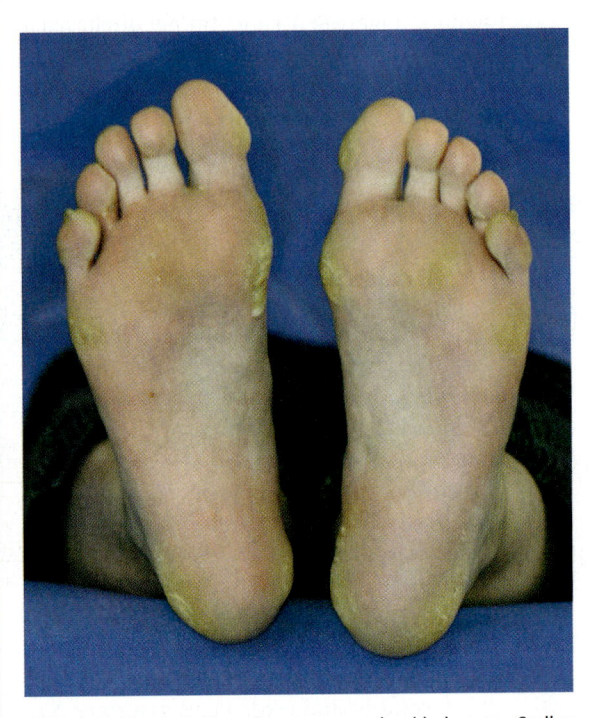

Abb. 4. Patientin 2: Hyperkeratosen an druckbelasteten Stellen

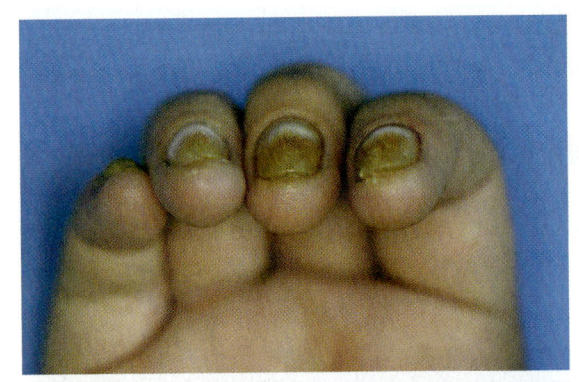

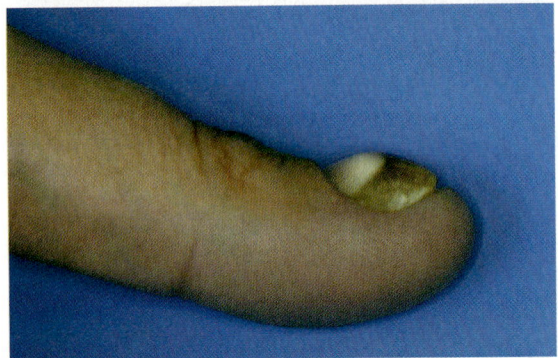

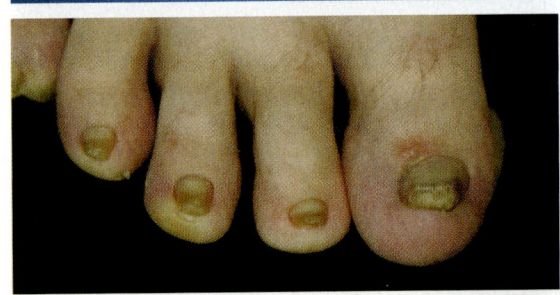

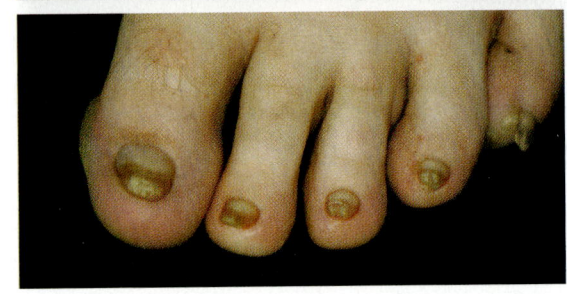

Abb. 2. Patientin 2: Pachyonychie

der Kosten zur Verhinderung einer Krankheitsverschlimmerung gestellt, der schließlich von der Krankenkasse rückwirkend bewilligt wurde.

Kommentar
Die Pachyonychia congenita stellt eine genetisch bedingte Verhornungsstörung der Keratinozyten des Nagelbetts dar. Ursache ist ein entweder autosomaldominant oder rezessiv vererbter Defekt von Keratingenen, die vorzugsweise im Nagelorgan exprimiert werden. Es werden vier klinische Formen unterschieden, die durch eine Mutation der Keratingene K6a, K6b, K16 oder K17 gekennzeichnet sind, und je nachdem, wo die Keratine üblicherweise noch exprimiert werden, fakultativ mit weiteren klinischen Symptomen assoziiert sind. Allen Formen gemeinsam ist in der Regel die Trias aus Nagelwuchsstörung, palmoplantaren Hyperkeratosen und follikulären Keratosen. Beim Typ 1 Jadassohn-Lewandowsky, mit 56%

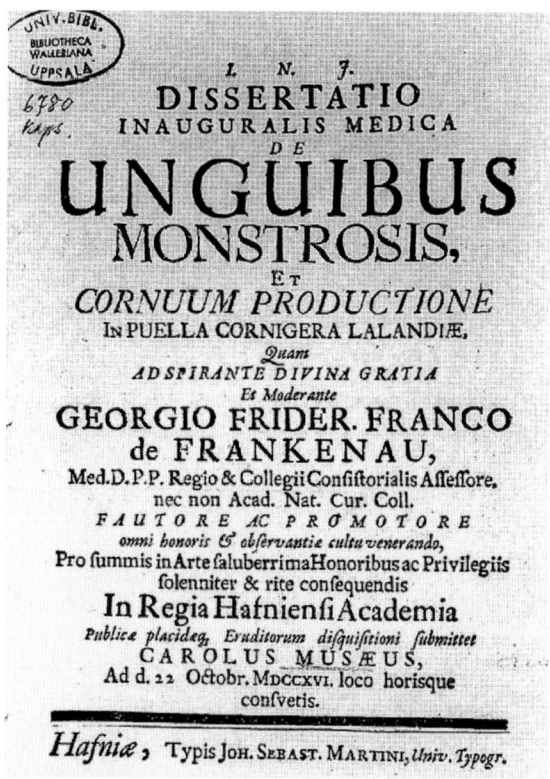

Abb. 5. Titelseite der Doktorarbeit von Museaus 1716

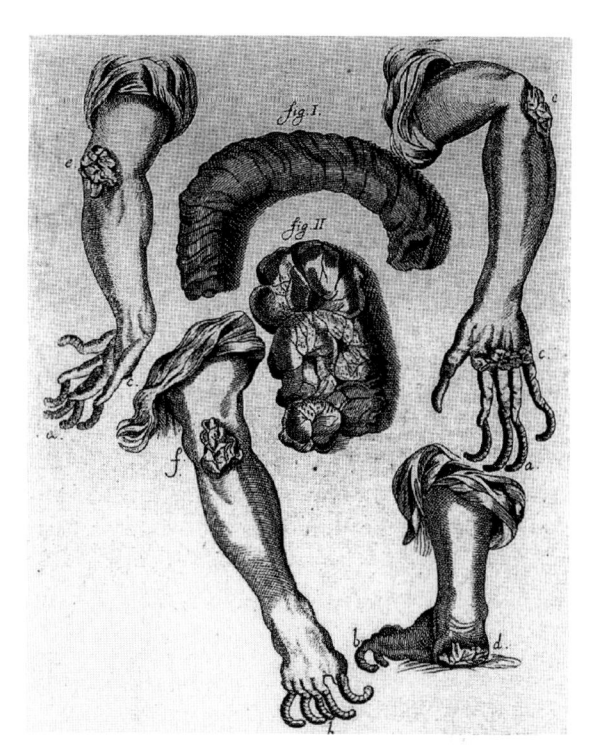

Abb. 6. Krallennägel und Hyperheratosen. Originalabbildung aus Museaus 1716

der häufigste, finden sich außerdem orale, laryngeale oder genitale Leukokeratosen. Der Typ 2 Jackson-Lawler (Häufigkeit 25%) ist mit Steatokystomen, einer palmoplantaren Hyperhidrose und konnatalen Zähnen assoziiert. Wesentlich seltener sind die sogenannten Minorformen Typ 3 (12%) und Typ 4 (7%), die zusätzlich zum Jackson-Lawler-Typ noch Symptome wie Cheilitis, Katarakt, Schwerhörigkeit, geistige Retardierung oder Haaranomalien aufweisen können. Allerdings sind auch monosymptomatische Formen mit alleiniger Nagelwuchsstörung wie bei unserer Patientin 1 beschrieben worden. Differentialdiagnostisch ist an Onychomykose, die im Säuglingsalter jedoch extrem selten ist, Psoriasis oder Yellow-Nail-Syndrom zu denken, das üblicherweise mit peripherem Lymphödem und Bronchiektasen einhergeht.

Es wurde angenommen, dass die Erstbeschreibungen dieses genetischen Syndroms vor etwa 100 Jahren erfolgten. Allerdings konnte Bondeson zeigen, dass bereits 1716 der dänische Medizinstudent Carl Museaus in seiner Dissertation *Dissertatio inauguralis medica de unguibus monstrosis* eine Pachyonychia congenita bei einer 20-jährigen Frau beschrieb. In einer Abbildung portraitierte er eindrucksvoll den überschießenden Nagelwuchs und die Hyperkeratosen an Ellbogen und Fersen.

Das unbehandelt progrediente, letztendlich monströse Formen annehmende Nagelwachstum hat dieser möglicherweise gar nicht so seltenen, jedoch mit unregelmäßiger Penetranz auftretenden Erkrankung nicht nur ihren Namen gegeben, sondern auch zu einer Stigmatisierung der Betroffenen geführt, die in früheren Jahrhunderten oft auf Jahrmärkten zur Schau gestellt wurden. Zudem begünstigt es wiederholte Traumatisierungen des Nagelbetts und Nagelwalls, die Eintrittspforten für Erreger darstellen und zu rezidivierenden Paronychien führen. Des Weiteren ist die Feinmotorik der Patienten empfindlich beeinträchtigt. Aus diesem Grund besteht die medizinische Indikation zum regelmäßigen Abfräsen der keratotischen Nagelverdickungen, deren Kostenübernahme durch die Krankenkassen aufgrund der kumulativ hohen Kosten (pro Jahr etwa 1000 Euro) für die Betroffenen sehr wichtig ist.

Fazit
Die Pachyonychia congenita ist eine genetische Erkrankung, die zu überschießender Verhornung desNagelbetts führt und mit weiteren klinischen Symptomen assoziiert sein kann. Aufgrund der chronisch progredienten Nagelwuchsstörung mit dem Risiko wiederholter Infektionen und der psychosozialen Stigmatisierung ist für die Patienten eine regelmäßige, von einer kompetenten Fachkraft durchzuführende medizinische Nagelbehandlung von essentieller Bedeutung.

Literatur

Bondeson J (1993) Pachyonychia congenita. A historical note. Am J Dermatopathol 15: 594–599

Dogra S, Handa S, Jain R (2002) Pachyonychia congenita affecting only the nails. Ped Dermatol 19: 91–92

Feinstein A, Friedmann J, Schewach-Millet M (1988) Pachyonychia congenita. J Am Acad Dermatol 19: 705–711

Müller C (1904) Zur Kasuistik der kongenitalen Onychogryphosis. Münchner Med Wochenschr 51: 2180–2182

Musaeus C (1716) Dissertatio inauguralis medica de unguibus monstrosis, et cornuum productione in puella cornigera Lalandiae. Hafniae, Typis Joh Sebast Martini, Univ Typogr

Jadassohn J, Lewandowsky F (1906) Pachyonychia congenital. Ikonogr Dermatol 1: 29–31

Rosazea mit Ophthalmo-Rosazea und Erblindung

Pia Schöpf, Rudolf A. Rupec und Gerd Plewig

Anamnese
35-jähriger Patient. In der Pubertät hatte der Patient eine schwere Akne entwickelt. Damals erfolgte die Behandlung mit Glukokortikoiden (Methylprednisolon) systemisch sowie Antibiotka oral und topisch. Seit der kontinuierlichen, systemischen Therapie mit Isotretinoin (Roaccutan®) wiederkehrende Augenentzündungen.

Hautbefund fünf Jahre nach Krankheitsbeginn
An Gesicht und Hals unscharf begrenztes Erythem mit feinlamellärer Schuppung. Am Kinn erythematöse Papeln mit zum Teil hämorrhagischer Krustenauflagerung. Vereinzelt Pusteln an den Nasenöffnungen. Blepharitis sowie ziliare Injektion beidseits. Am Stamm mit Betonung des Oberkörpers sowie Schultern, an beiden Unterarmen hypopigmentierte, zum Teil schüsselförmig eingesunkene, reizlose, zum Teil auch hypertrophe Narben.

Laborbefunde
BKS 16 mm / 23 mm nach Westerngreen [3–8 / 5–18], Neutrophile 74,4 % [50–70], Lymphozyten 16,3 % [25–40], Routineserumchemie sowie Gerinnungsstatus unauffällig. HIV- und Hepatitisserologie negativ.

Weitere Befunde
Bakteriologische Untersuchung (12/2003): Gesichtshaut, Rachen, Nasenvorhof kulturell kein Nachweis von pathogenen Keimen
Bakteriologische Untersuchung (09/2004): Konjunktiven beidseits: Chlamydien nicht nachgewiesen. Nachweis von *Staphylococcus aureus*
Mykologische Untersuchung (11/2003): Am Haarboden nativ und kulturell kein Nachweis von Pilzen. Pustel rechte Wange nativ kein Nachweis von Demodex-Milben oder Pilzen, kulturell kein Nachweis von Pilzen
PCR Diagnostik (09/2004): Konjunktiven beidseits kein Nachweis von Herpes-simplex-Virus-DNS

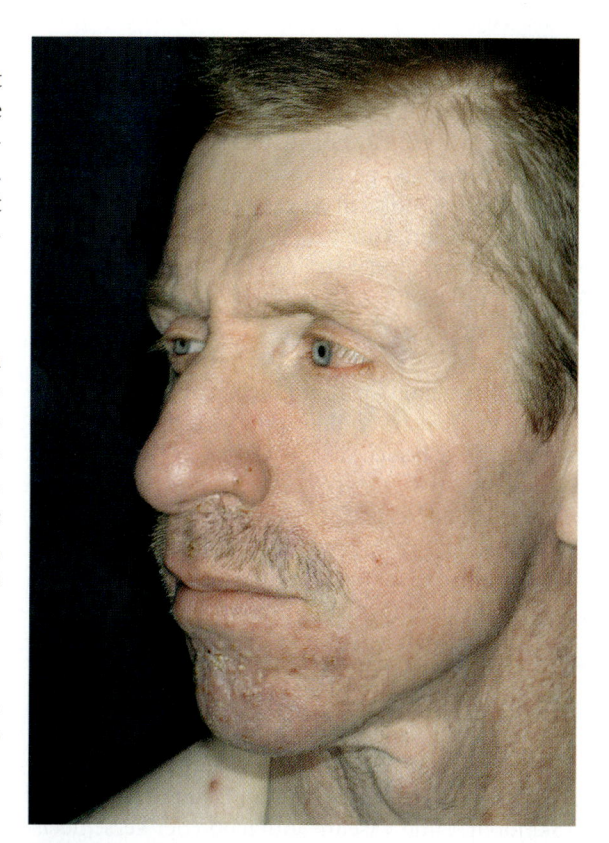

Abb. 1. Rosazea

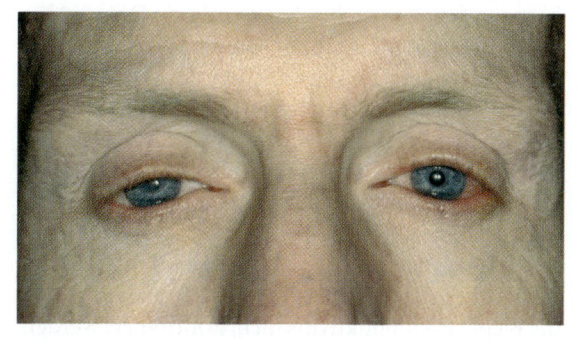

Abb. 2. Ophthalmo-Rosazea

Augenärztliches Konsil (11/2003): Rechtes Auge: Massive Narben und Neovaskularisationen der Hornhaut. Beide Augen: Blepharokonjunktivitis
Visus: rechtes Auge 0,3 / linkes Auge 1,0. Diagnose: Ophthalmo-Rosazea
Therapie mit Doxyzyklin oral. Am rechten Auge Kontaktlinsenversuch
Aufgrund einer Unverträglichkeit der Linsen musste der Kontaktlinsentrageversuch abgebrochen werden.
Augenärztliches Konsil (11/2004): Rechtes Auge: Ausgeprägte Blepharitis mit schaumigem Sekret, Hyperämie, Hornhaut mit deutlicher Vaskularisation, fast bis ans Zentrum reichend, Pannus, zentrale Erosion. Linkes Auge weniger betroffen als rechtes Auge, Hornhaut mit beginnender Vaskularisation, diffus gestippt, diskrete Hornhauttrübungen. Visus: rechtes Auge 0,2/linkes Auge 1,0. Therapie: Doxyzyklin oral 100 mg/Tag. Ofloxacin Augentropfen (Floxal®) und Fluorometholon Augentropfen (Efflumidex®) je 4×/Tag, Hydrokortisonazetat Augensalbe (Ficotril® 0,5 %) und Ofloxacin Augensalbe (Floxal®) je 3×/Tag, Lidkantenpflege.
Augenärztliches Konsil (10/2005): Rechtes und linkes Auge Rosazea-assoziierte Blepharokonjunktivitis. Therapie: Doxyzyklin oral 100 mg/Tag, topische Behandlung wie bisher.

Therapie und Verlauf
Die Behandlung erfolgte im November 2003 mit Doxyzyklin oral 100 mg zweimal täglich und anfänglich Methylprednisolon (Urbason®) oral beginnend mit 40 mg in ausschleichender Dosierung. Topisch wurde mit Metronidazolcreme 1 % zweimal täglich behandelt. Außerdem C02-Laserung des Gnathophyms in Lokalanästhesie. Im Verlauf wurde Doxyzyklin reduziert bis auf 50 mg jeden dritten Tag. Topisch erfolgte die Behandlung mit Azelainsäure (Skinoren®) und Vaseline. Aufgrund der Verschlechterung der Ophthalmo-Rosazea mit Brennen und Rötung der Augen, verstärktem Sekretfluss, Fremdkörpergefühl und Lichtscheu wurde die Doxyzyklindosis auf 100 mg/Tag erhöht. Diese Maßnahme zeigte keine ausreichende Wirkung, so dass eine niedrig dosierte orale Isotretinointherapie (zweimal 10 mg pro Woche) veranlasst wurde. Aber auch diese Behandlung besserte die Beschwerden nicht wesentlich. Eine bakterielle Besiedelung der Konjunktiven mit *Staphylococcus aureus* (09/2004) wurde gemäß dem Antibiogramm mit Ciprofloxacin zweimal 250 mg per os über sieben Tage behandelt. Trotzdem konnte die Blepharokonjunktivitis nicht kontrolliert werden. Weitere Untersuchungen schlossen eine konjunktivale Herpes-simplex-Infektion sowie eine Infektion mit Chlamydien aus. Erst unter einer Therapie mit Doxyzyklin oral (100 mg/Tag) und einer intensiven örtlichen Therapie kam es zu einer Stabilisierung der Beschwerden. Der Visusverlust am rechten Auge blieb bestehen.

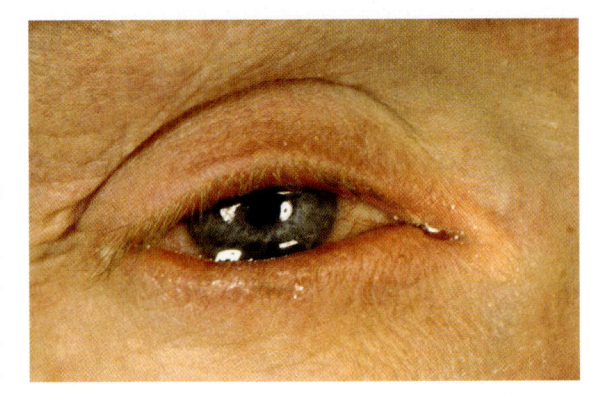

Abb. 3. Blepharokonjunktivitis, konjunktivale Injektion

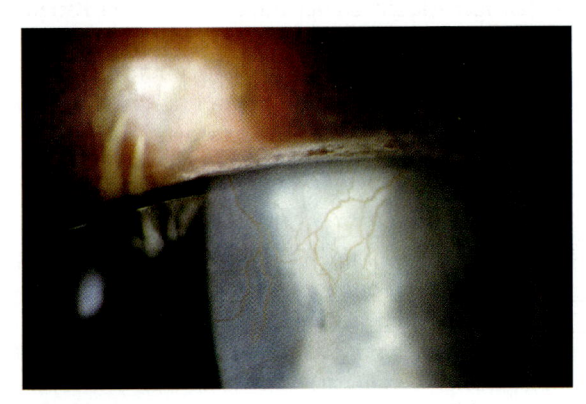

Abb. 4. Superfizielle korneale Neovaskularisationen, Hornhauttrübungen

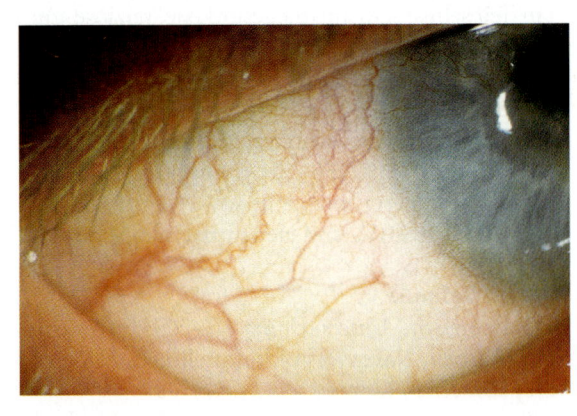

Abb. 5. Hyperämische Gefäße, konjunktivale Injektion, Neovaskularisationen

Kommentar

Die Rosazea ist eine relativ häufige Erkrankung, die vor allem bei hellhäutigen lichtgeschädigten Menschen ab dem frühen Erwachsenenalter mit einem Gipfel zwischen dem 40. und 50. Lebensjahr auftritt.

Bei einem Drittel der Patienten kommt es zu einer Augenbeteiligung. Die Rosazea kann auch nur am Auge auftreten und wird dann häufig nicht erkannt. Typische Manifestationen sind Blepharitis, Konjunktivitis, konjunktivale Hyperämie, chronische periorbitale Lymphödeme, Iritis, Iridozyklitis, Hypopyoniritis und Keratitis. Am häufigsten werden Blepharitis und Konjunktivitis beobachtet. Die Haut- und Augenmanifestationen können über Jahre getrennt voneinander verlaufen, auch ein isolierter einseitiger Augenbefall kommt vor. Eine ungünstige Prognose hat die Rosazeakeratitis, da sie im Extremfall zur Hornhauttrübung und Erblindung führen kann.

Differenzialdiagnostisch abzugrenzen sind andere Formen der chronischen Bindehautentzündung bei Typ-I-Allergien, chronischer UV-Exposition oder allergischer Kontaktdermatitis, häufig auf Ophthalmika.

Bei chronischen okulären Entzündungsprozessen entstehen toxische Produkte, die zu schwerwiegenden Reaktionen wie Skleritis, ulzerierende Keratitis und korneale Neovaskularisation führen können. In der Pathogenese der Ophthalmo-Rosazea wird ein Zusammenhang zwischen bakteriellen Liposomen, Interleukin-1 sowie Matrixmetalloproteinasen und Blepharitis beziehungsweise pathologischen Veränderungen der Kornea vermutet. Eine Dysfunktion der Meibom-Drüsen führt zu einer Instabilität des Tränenfilms, zu einer gesteigerten Verdunstung und zu einer verringerten Konzentration von Lipiden im Tränenfilm.

Spontane Rosazeaexazerbationen sind nicht selten. Triggerfaktoren, die Flushsymptome hervorrufen können wie Sonnenlicht, Hitze, heiße Getränke oder scharfe Speisen, sollte vermieden werden.

Die Therapie der Rosazea muss an Stadium und Schwere der Erkrankung angepasst werden. Tetrazykline sind hilfreich für die Behandlung aller Formen von Rosazea, einschließlich der Ophthalmo-Rosazea. Tetrazykline sind Breitspektrumantibiotika, welche auf ribosomaler Ebene mit der Proteinsynthese interferieren. Darüber hinaus beeinflussen sie die Entzündungsreaktion, Proteolyse, Angiogenese und Zellapoptose. Der therapeutische Vorteil des Doxyzyklins bei der Behandlung der Ophthalmo-Rosazea hängt wahrscheinlich von seiner Verfügbarkeit an der Augenoberfläche ab und ist vermutlich durch seine Chelatbildungseigenschaften bedingt. Man sollte mit einer höheren Dosis Doxyzyklin (100 mg/Tag) beginnen und nach klinischem Verlauf die Dosis reduzieren. Die Sonnenempfindlichkeit der Rosazeapatienten wird durch die Einnahme von Tetrazyklinen zusätzlich erhöht, so dass ein konsequenter Lichtschutz unbedingt eingehalten werden muss. Lokal eingesetzte Kortikosteroide sind zur Behandlung von Rosazea-assoziierter Keratitis, Iritis oder Skleritis wirksam, bis die oralen Antibiotika ihren Effekt zeigen. Patienten, die mit topischen Steroiden behandelt werden, brauchen eine enge Kontrolle durch einen Augenarzt, da hohe Steroidkonzentrationen am Auge ein erhöhtes Risiko für das Einschmelzen der Kornea bedingen. Im akuten Stadium einer Ophthalmo-Rosazea kann eine kurze Behandlung mit Prednison vielleicht die Entzündung unter Kontrolle bringen. Patienten mit trockenen Augen profitieren von konservierungsstofffreien Tränenersatzmitteln, die mehrmals am Tag angewendet werden müssen. Eine lang andauernde Ophthalmo-Rosazea, die nicht auf Tetrazykline anspricht, bessert sich mitunter auf niedrig dosierte Isotretinoingaben.

Bei unserem Patienten konnte durch die Langzeiteinnahme von Tetrazyklinen bislang die Erblindung des zweiten Auges verhindert werden. Isotretinoin in niedriger Dosierung führte hier zu keiner Besserung der Symptome. Therapeutisch von größter Wichtigkeit ist die intensive topische Therapie, die in Zusammenarbeit mit dem Ophthalmologen erfolgen sollte.

Fazit
Jeder Patient mit Rosazea sollte von einem Ophthalmologen untersucht werden, um eine Ophthalmo-Rosazea so früh wie möglich zu behandeln. Intensive topische Behandlung und orale Therapie mit Tetrazyklinen sind erforderlich. Eine gute Zusammenarbeit von Dermatologen und Ophthalmologen zur Führung der Rosazeapatienten ist unabdingbar.

Danksagung

Der Patient wurde freundlicherweise überwiesen von Frau Dr. Ute Weiglein-Gillitzer, Hautärztin, Bahnhofstraße 26, Sonthofen.

Die augenärztliche Mitbehandlung erfolgte in der Augenklinik der Ludwig-Maximilians-Universität, München (Direktor: Prof. Dr. Anselm Kampik). Die ophthalmologischen Abbildungen wurden uns freundlicherweise von der Augenklink überlassen.

Literatur

Dougherty JM, Mc Culley JP, Silvany RE, Meyer DR (1991) The role of tetracycline in chronic Blepharitis. Inhibition of lipase production in staphylococci. Invest Ophthalmol Vis Sci 32: 2970–2975

Frucht-Pery J, Sagi E, Ever-Hadani P (1993) Efficacy of doxycycline and tetracycline in ocular rosacea. Am J Ophthalmol 116: 88–92

Golub LM, Lee HM, Ryan ME, Giannobile WV, Payne J, Sorsa T (1998) Tetracyclines inhibit connective tissue breakdown by multiple non-antimicrobial mechanism. Adv Dent Res 12: 12–26

Hanemaaijer R, Visser H, Koolwijk P, Sorsa T, Salo T, Golub LM, van Hinsbergh VW (1998) Inhibition of MMP synthesis by doxycycline and chemically modified tetracyclines (CMTs) in human endothelial cells. Adv Dent Res 12: 114–118

Hoang-Xuan T, Rodriguez A, Zaltas MM, Rice BA, Foster CS (1990) Ocular rosacea. A histologic and immunopathologic study. Ophthalmology 97: 1468–1475

Jansen T, Plewig G (1997) Rosacea: classification and treatment. J R Soc Med 90: 144–150

Kligman AM (1997) Ocular rosacea: current concepts and therapy. Arch Dermatol 133: 89–90

Lee WB, Darlington JK, Mannis MJ, Schwab IR (2005) Dendritic keratopathy in ocular rosacea. Cornea 24: 632–623

Meschig R, Melnik B, Plewig G (1989) Ophthalmological complications of rosacea. In: Marks R, Plewig G (eds) Acne and related disorders. Dunitz, London, pp 321–325

Plewig G, Kligman AM (eds) (2000) Acne und rosacea, 3rd ed. Springer, Berlin, pp 432–456

Quaterman MJ, Johnson DW, Abele DC, Lesher JL Jr, Hull DS, Davis LS (1997) Ocular rosacea. Signs, symptoms, and tear studies before and after treatment with doxycyline. Arch Dermatol 133: 49–54

Smith VA, Cook SD (2004) Doxycycline-a role in ocular surface repair. Br J Ophthalmol 88: 619–625

Sneddon IB (1966) A clincal trial of tetracycline in rosacea. Br J Dermatol 78: 649–652

Stone DU, Chodosh J (2004) Oral tetracyclines for ocular rosacea: an evidence-based review of the literature. Cornea 23: 106–109

Stone DU, Chodosh J (2004) Ocular rosacea: an update on pathogenesis and therapy. Curr Opin Ophthalmol 15: 499–502

Tanzi EL, Weinberg JM (2001) The ocular manifestations of rosacea. Cutis 68: 112–114

Laterale Halsfistel

Eva Oppel, Tilmann Oppel, Christiane Tympner[1] und Jörg C. Prinz

[1] Pathologisches Institut, Klinikum der Universität München, Ludwig-Maximilians-Universität

Anamnese
Bei dem 5-jährigen Mädchen hatten die Eltern seit Jahren ein kleines Knötchen am Hals festgestellt, das sich beim Schlucken bewegt und aus welchem sich in letzter Zeit des Öfteren gelbliches Sekret entleert.

Hautbefund
Am vorderen Rand des Musculus sternocleidomastoideus zeigt sich eine punktförmige 3 mm im Durchmesser große Einsenkung. Während des Schluckaktes ist eine Einziehung des Ostiums und ein Strang, der zur Tiefe hin verläuft, zu erkennen. Der Fistelgang ist mehrere Zentimeter sondierbar.

Therapie und Verlauf
Vollständige Exstirpation des Fistelganges in Allgemeinnarkose in Zusammenarbeit in der Kinderchirurgischen Klinik. Nach Darstellung der Fistel mittels Methylenblau wird diese von der Fistelöffnung bis zur Basis im Bereich des Pharynx am unteren Mandibulaast frei präpariert.

Histopathologie
Das 7 cm lange Gewebsstück ist auf der gesamten Länge sondierbar und innen grünlich verfärbt. Miterfasst sind Schweißdrüsen sowie spärlich Subkutisanteile. Das eine Ende weist eine reguläre Epidermis auf. Das andere Ende zeigt intramural einen Fistelgang, der von hochzylindrischem Epithel mit Flimmerzellbesatz ausgekleidet ist. Angrenzend finden sich Skelettmuskelbündel. Die Schleimhaut ist zum Teil aufgefaltet. Subepithelial herdförmig akzentuierte Rundzellinfiltrate sowie eine zirkuläre Fibrose.

Kommentar
Die laterale Halsfistel (Fistula colli congenita lateralis), die sich in der ersten Lebensdekade bemerkbar macht, stellt einen angeborenen Fistelgang dar, der sich während der embryonalen Entwicklung aus dem Epithel der zweiten Kiemenspalte ableitet und aus dem nicht zurückgebildeten Ductus cervicalis entwickelt. Die äußere Öffnung des Fistelganges liegt am seitlichen Hals im Bereich des Vorderrandes des Musculus sternocleidomastoideus in Höhe des Kehlkopfes. Der Gang verläuft oberhalb der Karotisgabel und mündet oberhalb der Gaumenmandel in den Recessus supratonsillaris mit einem meist blinden Ende in der seitlichen Pharynxwand.

Laterale Halszyste und Halsfistel, mediane Halszyste und Halsfistel, kongenitale Nasenzyste und Na-

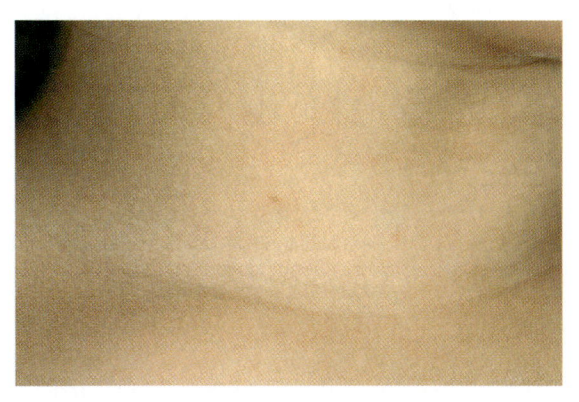

Abb. 1. Laterale Halsfistel

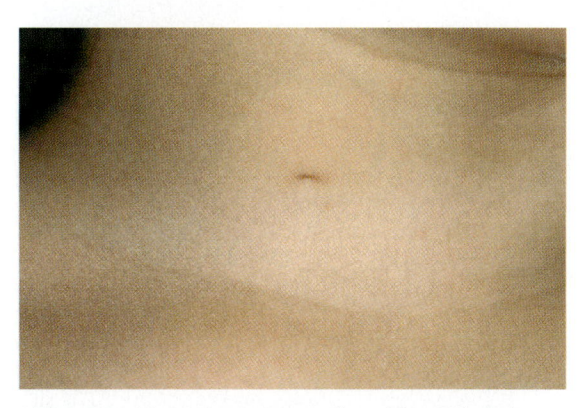

Abb. 2. Einziehung des Ostiums während des Schluckakts

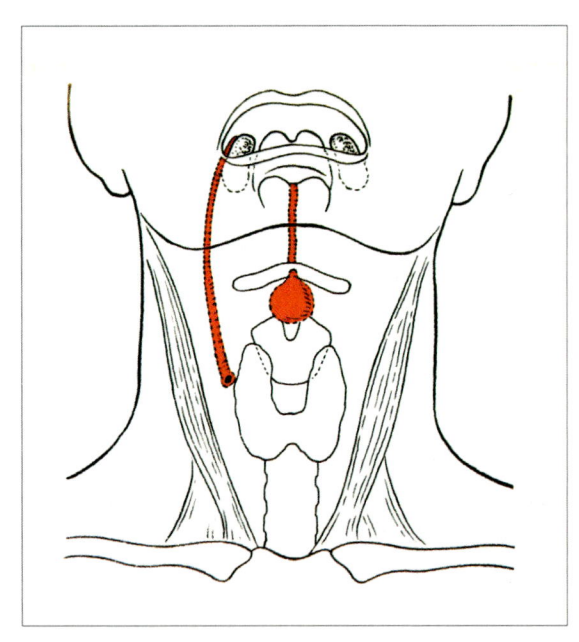

Abb. 3. Schematische Darstellung der lateralen Halsfistel und medianen Halszyste (nach Bönninghaus und Lenarz, 2005)

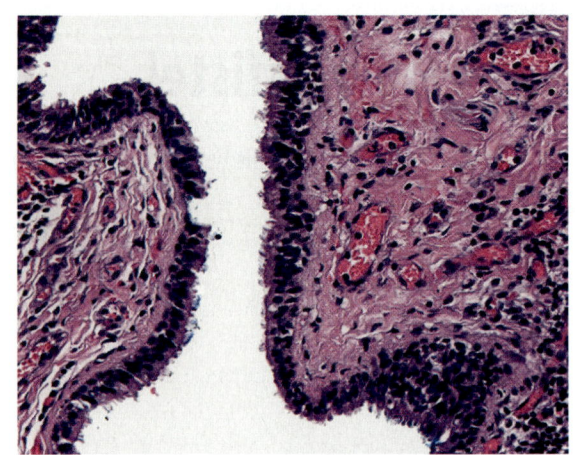

Abb. 5. Gangauskleidung durch Flimmerepithel

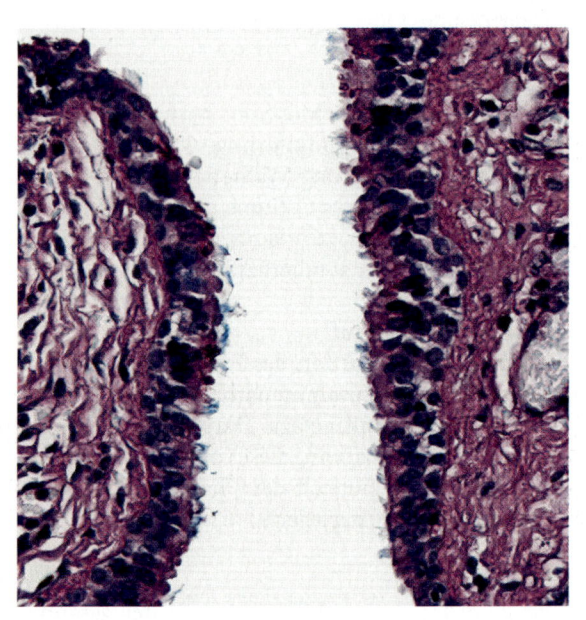

Abb. 6. Glykogenreicher Schleim. PAS

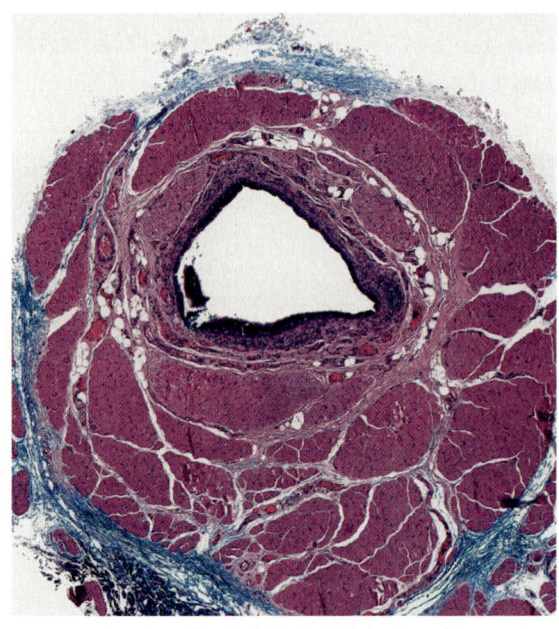

Abb. 4. Muskulär ummantelter Fistelgang

senfistel, kongenitale Ohrzyste und Ohrfistel wie auch kongenitale Unterlippenzyste und Unterlippenfistel zählen zu den branchiogenen Zysten und Fisteln. Die branchiogenen Zysten und Fisteln entstehen durch eine primäre embryonale Entwicklungsstörung aus dem Kiemenbogenapparat. Die mediane Halszyste ist beispielsweise ein Residuum des Ductus thyreoglossus mit äußerlich sichtbarer Fistelöffnung zwischen Zungenbein und Kehlkopf. Neben der Auffassung, dass sowohl die laterale Halszyste wie auch die laterale Halsfistel als Abkömmling des Kiemenfurchenepithels angesehen wird, existiert eine kontroverse, zunehmend an Bedeutung gewinnende wissenschaftliche Hypothese, die eine Entwicklung der Zyste aus Epithelkeimen versprengter Halslymphknoten favorisiert und diese deshalb auch als zervikale lymphoepitheliale Zyste bezeichnet. Die laterale Halszyste zeigt sich als rundliche schmerzlose Schwellung im Karotisdreieck oder in der Submandibularregion. Differenzialdiagnostisch müssen bei einer lateralen

Halszyste maligne Lymphome, Lymphknotenschwellungen, Glomus-caroticum-Tumore, Neurinome und Lipome in Erwägung gezogen werden. In der Literatur finden sich Berichte über Metastasen von Schilddrüsenkarzinomen und Plattenepithelkarzinomen in lateralen Halszysten. Die Therapie sowohl der lateralen Halszyste wie auch der lateralen Halsfistel, die zu Entzündungsreaktionen neigen, besteht in einer kompletten Exstirpation. Bei durchgehenden Kiemengangsfisteln, die von der Tonsillenbucht bis zum unteren Drittel des Halses reichen ist eine komplette Sanierung mit intraoralem Zugang notwendig, gegebenenfalls mit Exzision der ipsilateralen Tonsille. Erfolgt keine vollständige Entfernung kommt es häufig zu Rezidiven.

Fazit
Die laterale Halsfistel stellt ebenso wie die laterale Halszyste eine wichtige Differenzialdiagnose bei Fistelgängen beziehungsweise Schwellungen am Hals dar, die stets einer operativen Sanierung bedürfen.

Danksagung
Die Patientin wurde freundlicherweise von Herrn Dr. Bernhard Riedl, Hautarzt, Lenbachstraße 68, 86529 Schrobenhausen, überwiesen.

Die chirurgische Versorgung erfolgte durch die Kollegen der Kinderchirurgischen Klinik im Dr. von Hauner'schen Kinderspital (Direktor: Prof. Dr. med. Dietrich von Schweinitz), Klinikum der Universität München, Ludwig-Maximilians-Universität.

Literatur
Boenninghaus HG, Lenarz T (2005) Hals-Nasen-Ohren-Heilkunde 12. Aufl. Springer, Berlin, S 310
Daoud FS (2005) Branchial cyst: an often forgotten diagnosis. Asian J Surg 28: 174–178
Ganzer U, Arnold W (2001) Halszyste, Halsfistel. Arbeitsgemeinschaft der Wissenschaftlichen Medizinischen Fachgesellschaften (AWMF) online: Leitlinien der deutschen Gesellschaft für Hals-Nasen-Ohren-Heilkunde, Kopf- und Hals-Chirurgie
Glosser JW, Pires CA, Feinberg SE (2003) Branchial cleft or cervical lymphoepithelial cysts: Etiology and management. J Am Dent Assoc 134: 81–86
Golledge J, Ellis H (1994) The aetiology of lateral cervical (branchial) cysts: past and present theories. J Laryngol Otol 108: 653–659
Gourin CG, Johnson JT (2000) Incidence of unsuspected metatases in lateral cervical cysts. Layryngoscope 110: 1637–1641
Gürsoy MH, Gedikoglu G, Tanyel FC (1999) Lateral cervical cleft: A previously unreported anomaly resulting from incomplete disappearance of the second pharyneal (branchial) cleft. J Pediatr Surg 34: 488–490
Keller W, Wiskott A (1991) Erkrankungen des Rachens: Mißbildungen. In: Betke K, Künzer W, Schaub J (Hrsg) Lehrbuch der Kinderheilkunde. 6. Auflage, Thieme Stuttgart, S 750–751
Obermann EC, Mayr C, Bonkowsky V, Büttner R (1999) Zervikale Thymuszysten in der Differentialdiagnose lateraler Halstumore. HNO 47: 821–824
Seven H, Gurkan A, Cinar U, Vural C, Turgut S (2004) Incidence of occult thyroid carcinoma metastases in lateral cervical cysts. Am J Otolaryngol 25: 11–17
Skevas A, Bliouras K, Papadopoulos N, Tsoulias T (1989) An unusual cervico-facial fistula. Laryngo-Rhino-Otol 68: 475–477
Todd NW (1993) Common congenital anomalies of the neck. Embryology and surgical anatomy. Surg Clin North Am 73: 599–610

Pyoderma gangraenosum: Indikation für operative Frühversorgung

Tatjana Pavicic, Peter Weisenseel und Gerd Plewig

Anamnese

Bei der 70-jährigen Patientin bestehen seit 1986 rezidivierende Ulzerationen an beiden Unterschenkeln. 2002 wurden die Ulzera am linken Unterschenkel mittels Gittertransplantat (Meshgraft) erfolgreich gedeckt. Im Jahr 2004 traten erneut Ulzerationen auf. Es wurde die Diagnose eines Pyoderma gangraenosum gestellt und eine Therapie mit den Immunsuppressiva Azathioprin und Glukokortikosteroiden eingeleitet. Eine begleitende Osteomyelitis wurde über mehrere Wochen antibiotisch behandelt. Trotz konsequenter Therapiemaßnahmen kam es erneut zu einer Ausdehnung der Ulzerationsfläche.

Hautbefund

An den Unterschenkeln beidseits, links stärker ausgeprägt, bis zu 30 cm lange, gamaschenartige Ulzera mit flächigen gelblichen Belägen und schwärzlichen Nekrosen. Vereinzelte kleine Inseln von Granulationsgewebe.

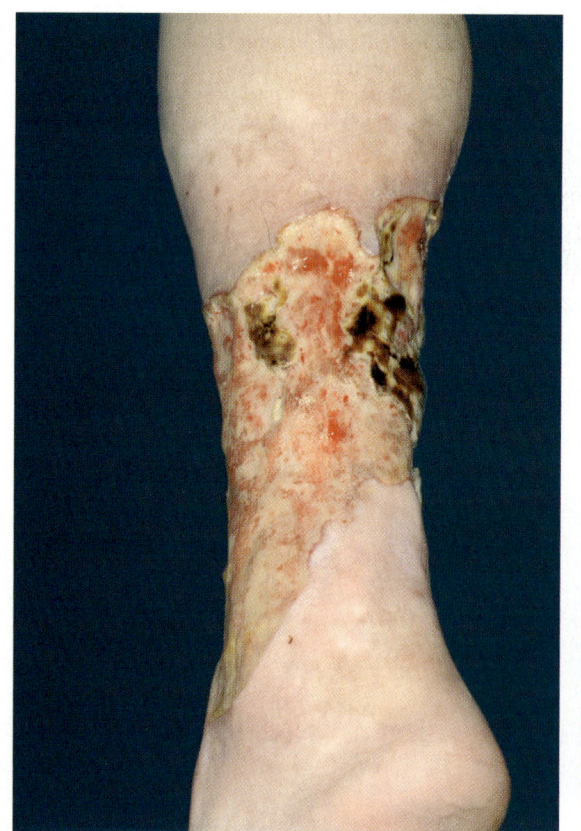

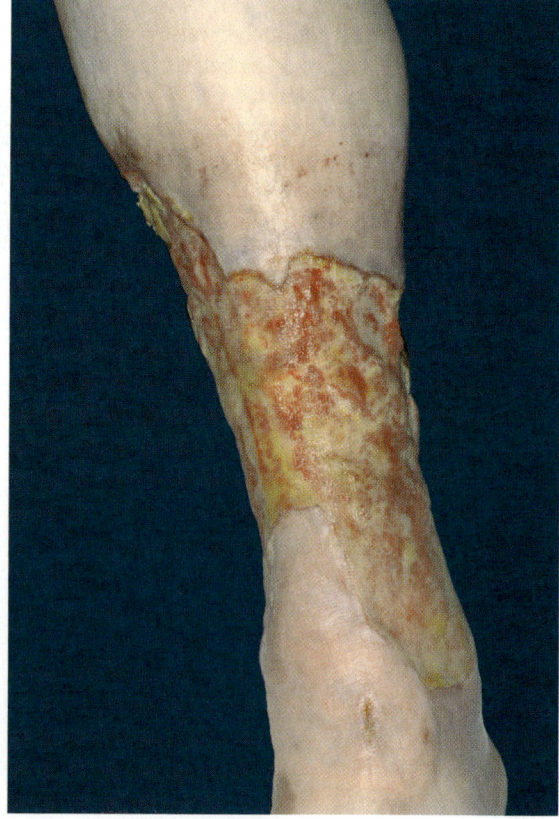

Abb. 1. Pyoderma gangraenosum mit manschettenartigen Ulzerationen beider Unterschenkel

Laborbefunde
Leukozyten erniedrigt mit 3,7 Mio/µl [4–11], Linksverschiebung mit 77 % Segmentkernige [40–70] und 17 % Lymphozyten [25–40], CRP erhöht mit 3,91 mg/dl [< 0,5]. Anämie mit erniedrigtem Hämoglobin von 9,3 g/dl [12–16] und erniedrigtem Hämatokrit von 27,3 % [37–48]. Übriges Differenzialblutbild sowie Gerinnungsstatus unauffällig. Unauffällige Serumparameter bis auf erhöhte γGT mit 205 U/l [< 35] und Blutzucker 117 mg/dl [< 110]. Urinstatus: pH 6,5, sonst unauffällig.

Bakteriologisches Labor
Kulturell Nachweis von *Staphylococcus aureus*, *Escherichia coli* und *Burgholderia cepacia* am Ulkusgrund.

Bildgebende Verfahren
Röntgen-Thorax: Altersentsprechend unauffällig.
Röntgen-Unterschenkel: Im Bereich der mittleren Fibula beidseits lamelläre, knöcherne Auftreibungen. Verdacht auf Osteomyelitis.
Magnetresonanztomographie der Unterschenkel: Medial am Unterschenkel distal auf die Haut und das subkutane Fettgewebe begrenzte Entzündung. Homogene, fettige Atrophie der Unterschenkelmuskulatur beidseits. Kein Anhalt für Osteomyelitis.

Therapie und Verlauf
Nach einer initialen topischen Therapie mit lokalen desinfizierenden Maßnahmen und synthetischen, die Reepithelialisierung fördernden Wundverbänden erfolgte ein chirurgisches Debridement mit Anlage eines Vakuumverbandes in Intubationsnarkose. Nach einem erneuten Debridement wurden die Defekte an beiden Unterschenkeln mit einem Gittertransplantat vom Oberschenkel gedeckt. Die Gittertransplantate wuchsen im Verlauf überwiegend gut an. Einzelne Stellen mussten zu einem späteren Zeitpunkt erneut mit Gittertransplantaten gedeckt werden. Bis zur Entlassung kam es am linken Unterschenkel zu einer vollständigen und am rechten zu einer nahezu vollständigen Epithelialisierung. Zudem erfolgte eine konsequente, dem aktuellen Wundverlauf angepasste antibiotische und analgetische Therapie. Der bei der Aufnahme deutlich reduzierte physische und psychische Allgemeinzustand der Patientin hat sich bis zur Entlassung deutlich gebessert. Bei Entlassung war die Patientin in Ruhe schmerzfrei.

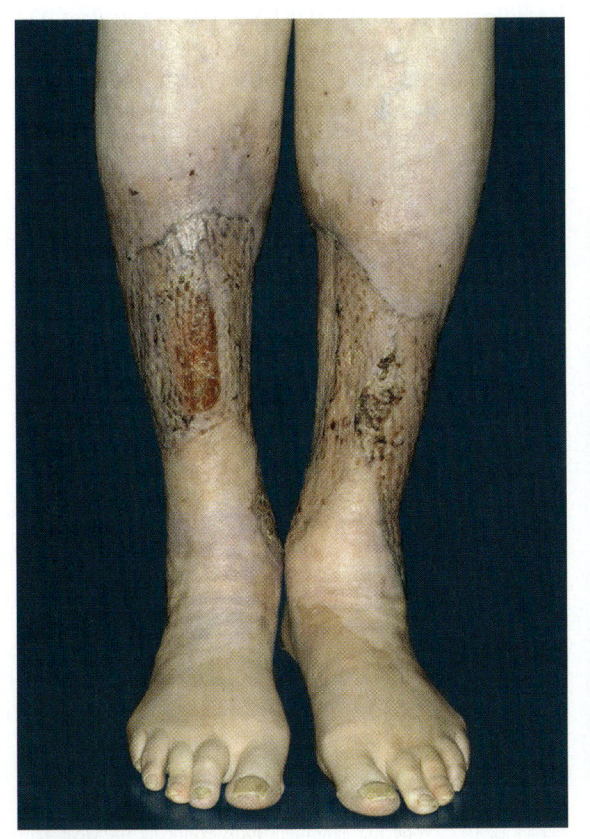

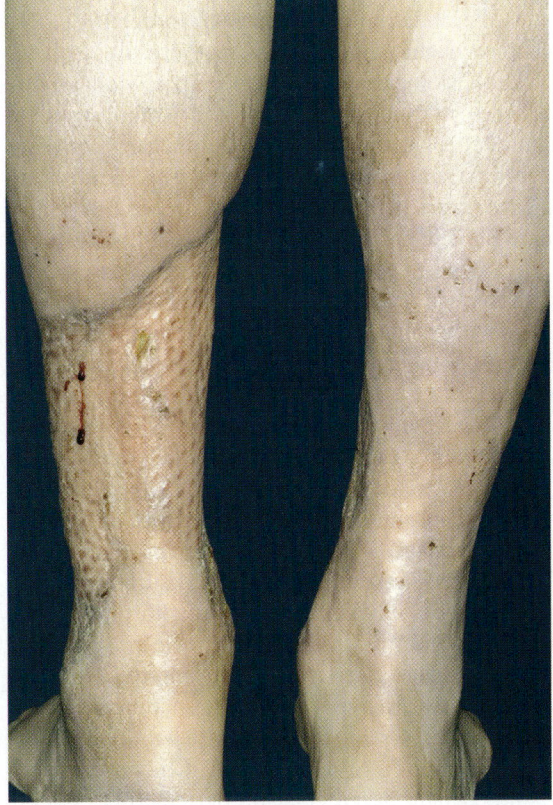

Abb. 2. Nach Therapie

Kommentar

Das Pyoderma gangraenosum wurde zuerst 1930 von Louis A. Brunsting (1900–1980) beschrieben. Es handelt sich hierbei um eine seltene, destruierende entzündliche Dermatose. Die Inzidenz wird auf 2–3 Fälle/Mio. Einwohner/Jahr geschätzt. Häufig sind systemische Begleiterkrankung wie chronisch entzündliche Darm- und Gelenkerkrankungen, hämatologische Erkrankungen sowie Dys- oder Paraproteinämien assoziiert. Ein postoperatives Pyoderma gangraenosum wird insbesondere bei diesen Erkrankungen beobachtet. Die exakte Ätiopathogenese dieser Erkrankung ist bisher nicht geklärt. Es handelt sich nach heutigem Verständnis um ein nicht infektiöses, immunologisch vermitteltes, entzündliches Geschehen.

Diagnostisch entscheidend ist das klinische Bild, geprägt durch rasches Entstehen einer tief reichenden, abszedierenden Entzündung, die nach einem Minimaltrauma oder spontan auftritt. Der Initialläsion aus Blasen und Pusteln folgt charakteristischerweise ein gangränöses Ulkus mit unterminierten, rot lividen, ödematös aufgeworfenen Rändern, inflammatorisch veränderter Umgebung und begleitet von einer ausgeprägten Schmerzsymptomatik. Typische Prädilektionsstellen sind die Unterschenkel und Füße. Weniger häufig findet sich das Pyoderma gangraenosum an den Händen und Unterarmen, in der Leistengegend sowie im Schulter- und Brustbereich.

Die Histologie, Immunfluoreszenz sowie laborchemische Untersuchungen sind nicht richtungsweisend und für die Diagnostik des Pyoderma gangraenosum von eher untergeordneter Bedeutung. Bakteriologische Abstriche sind primär steril, wobei eine sekundäre Besiedelung mit den für das feuchte Milieu üblichen Keimen sehr oft nachgewiesen werden kann.

Zahlreiche Behandlungsmethoden werden für das Pyoderma gangraenosum beschrieben. Individuell sollte in Abhängigkeit von Krankheitsakuität, Begleiterkrankungen und möglichen Nebenwirkungen über eine Therapie entschieden werden. Für leichtere Krankheitsverläufe wurden in Einzelfällen erfolgreich Lokaltherapeutika wie intraläsional Kortikosteroid- und Ciclosporin-Injektionen, sowie topisch Tacrolimus eingesetzt. Der akute und rasch progrediente Verlauf dieser Erkrankung erfordert häufig eine systemische Therapie. Hierbei sind Glukokortikosteroide mit 1–2 mg/kg/KG sowie Ciclosporin mit 5 mg/kg KG Mittel der ersten Wahl. Als weitere alternative oder additive therapeutische Maßnahmen werden Azathioprin, Cyclophosphamid, Thalidomid, Sulfone, Sulfapyridine, Purinderivate, Chlorambucil genannt. Zudem liegen einzelne Berichte über die erfolgreiche systemische Behandlung des Pyoderma gangraenosum mit Tacrolimus, Mycophenolatmofetyl, TNF-α-Antagonisten und Immunglobulinen vor. Wegen der oft erheblichen Nebenwirkungen ist die Indikation streng zu stellen.

Nach der vorherrschenden Lehrmeinung sind chirurgische Interventionen angesichts möglicher Pathergiephänomene zu vermeiden. In unserem Fall mit geringer Entzündungsaktivität konnte eine frühzeitige operative Sanierung zu einer raschen Besserung und Abheilung der Ulzera führen.

Fazit

Das Pyoderma gangraenosum ist eine seltene entzündliche, nekrotisierende Dermatose. Assoziierte Erkrankungen sollten ausgeschlossen werden. Therapie der Wahl sind Glukokortikosteroide und Ciclosporin. Möglicherweise kann ein frühzeitiges operatives Vorgehen in Fällen mit geringer Entzündungsaktivität eine schnelle Abheilung bringen.

Danksagungen

Die radiologischen Untersuchungen wurden in der Radiologischen Klinik der LMU (Direktor: Prof. Dr. Dr. h.c. Maximilian Reiser) durchgeführt.

Die Betreuung der Patientin erfolgt in enger Zusammenarbeit mit Prof. Dr. Sigurd Keßler (Chirurgische Klinik, Direktor: Prof. Dr. Wolf Mutschler) sowie mit den Kollegen der Medizinischen Poliklinik-Innenstadt (Direktor: Prof. Dr. Detlef Schlöndorff), Ludwig-Maximilians-Universität.

Literatur

Brunsting LA, Goeckermann WH, O'Leary PA (1930) Pyoderma (ecthyma) gangraenosum: clinical and experimental observations in five cases occuring in adults. Arch Dermatol Syphilol 22: 655–680

Callen JP (1998) Pyoderma gangraenosum. Lancet 351: 581–585

Coady K (2000) The diagnosis and treatment of pyoderma gangraenosum. J Wound Care 9: 282–285

Gleichmann US, Otte HG, Körfer R, Stadler R (1999) Posttraumatisches Pyoderma gangraenosum: Kombinationstherapie mit intravenösen Immunglobulinen und systemischen Kortikosteroiden. Hautarzt 50: 879–883

Gupta AK, Shear NH, Sauder DN (1995) Efficacy of human intravenous immune globulin in pyoderma gangraenosum. J Am Acad Dermatol 32: 140–142

Heermann R, Kiehl P, Issing PR, Lenarz T (2002) Pyoderma gangraenosum. Fallbeispiel und Vergleich mit nekrotisierender Fasziitis. HNO 50: 244–247

Kelly J (2001) Pyoderma gangraenosum: exploring the treatment options. J Wound Care 10: 125–128

Kuner N, Hartschuh W (2000) Darstellung des Pyoderma gangraenosum in einem dermatologischen Atlas des frühen 19. Jahrhunderts. Hautarzt 51: 519–523

Lebbe C, Mouonguet-Michaul, Perrin P, Blanc F, Frija J, Civatte J (1992) Steroid-responsive pyoderma gangraenosum with vulvar and pulmonary involvement. J Am Acad Dermatol 27: 623–625

Michel S, Hohenleutner U, Mohr V, Landthaler M (1999) Therapieresistentes Pyoderma gangraenosum: Eine Behandlung mit Mycophenolatmofetil und Cyclosporin A. Hautarzt 50: 428–431

Powell S, Perry O (1996) Pyoderma gangraenosum: classification and management. J Am Acad Dermatol 34: 395–409

Sepp N (2005) Vaskulitis. In: Braun-Falco O, Plewig G, Wolff HH, Burgdorf WHC, Landthaler M (Hrsg) Dermatologie und Venerologie, 5. Aufl. Springer, Heidelberg, S 798–799

Wenzel J, Gerdsen R, Philipp-Dormston W, Bieber T, Ürlich M (2002) Topical treatment of pyoderma gangraenosum. Dermatology 205: 221–223

Analrandkarzinom

Michael Mühlstädt, Marlene Lessel[1], Michael J. Flaig und Hans Christian Korting

[1] Gemeinschaftspraxis Pathologie, Kaufbeuren

Anamnese
Patientin 1
Die 65-jährige Patientin bemerkte vor einem Jahr erstmals eine offene Stelle perianal und persistierende, brennende Schmerzen. Vor zwei Monaten trat ein Knoten in der linken Leiste auf. In der Computertomographie wurden ein Lymphknotenpaket in der linken Leiste und pathologisch vergrößerte iliakale Lymphknoten beidseits festgestellt.

Patientin 2
Die 78-jährige Patientin bemerkte vor zwei Jahren erstmals eine wunde Stelle perianal. Seit eineinhalb Jahren wendet sie eine vom Hausarzt verschriebene Salbe an, die zu keiner Besserung führte. Die Erosion hat sich weiter vergrößert. Im August 2005 hatte sich die Patientin erstmals bei einer Hallux-valgus-Operation einer Krankenschwester anvertraut. Daraufhin wurde eine bioptische Diagnostik veranlasst, die den Verdacht auf einen Morbus Bowen erbrachte. Die Computertomographie des Abdomens und eine Koloskopie ergaben keine pathologischen Befunde.

Hautbefund
Patientin 1
Links perianal eine im Durchmesser etwa drei Zentimeter große, scharf begrenzte, erythematöse, nässende Erosion. In der linken Leiste ein etwa 2,5 cm großer, derb tastbarer, erythematöser Knoten.

Patientin 2
Rechts perianal eine 3 × 4 cm große, polyzyklisch begrenzte, erythematöse, teils mazerierte Erosion.

Histopathologie und Immunhistopathologie
Patientin 1
Biopsie 1 (perianal): Die Epidermis weist verlängerte, teils plump geformte Reteleisten und eine endophytische Proliferation basaloid differenzierter, pleomorpher Tumorzellen auf. Die Polarisation der Keratino-

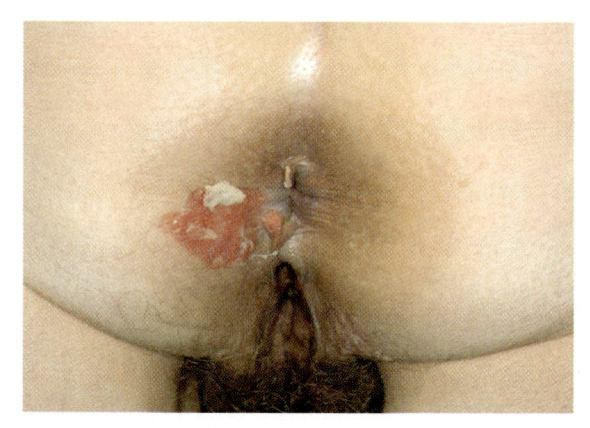

Abb. 1. Patientin 1: Ulzeriertes Analrandkarzinom bei 3 Uhr Steinschnittlage

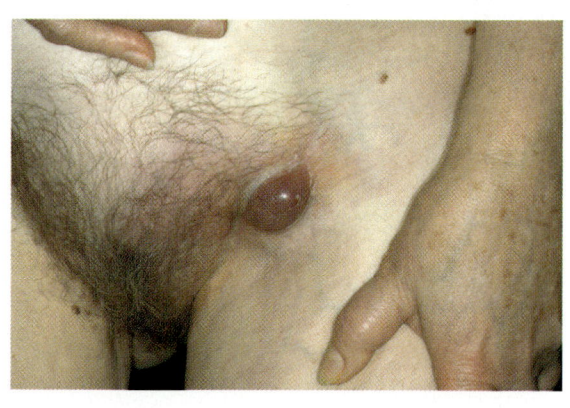

Abb. 2. Patientin 1: Inguinale Lymphknotenmetastase

zyten ist aufgehoben. Zahlreiche atypische Mitosen und Apoptosen, vereinzelt Keratinisierungszentren. In der oberen Dermis dichtes, gemischtzelliges, überwiegend lymphohistiozytäres Infiltrat.

Die Tumorzellverbände sind immunhistochemisch positiv für den Panzytokeratinmarker MNF116.

Analrandkarzinom

Beurteilung: Basaloid differenziertes, oberflächlich ulzeriertes Karzinom, einem invasiven Karzinom der Übergangsschleimhaut entsprechend.

Biopsie 2 (Leiste): Infiltrativ proliferierender Tumor mit Ausdehnung bis in obere retikuläre Dermis. Kein Anschluss an das Oberflächen-bedeckende Epithel, kein lymphatisches Gewebe darstellbar. Tumor durch schmale, kapilläre Gefäße führende Bindegewebssepten in Lobuli unterteilt; darin verschiedene Differenzierungsstadien. Peripher meist basaloide Zellen mit größenvariablen, pleomorphen Zellkernen mit prominenten Nukleolen. Zum Zentrum hin Tumorzellen mit teils optisch leerem, vakuolisiertem, PAS-positivem Zytoplasma. Viele atypische Mitosefiguren.

Immunhistochemisch sind die Tumorzellen positiv für den Panzytokeratinmarker MNF116, epitheliales Membran-Antigen, negativ für karzinoembryonales-Antigen, Zytokeratin-7 und Cam 5.2.

Beurteilung: Mäßig differenziertes Plattenepithelkarzinom, vereinbar mit einer Metastase eines Karzinoms der Übergangsschleimhaut.

Patientin 2
Invasiv proliferierender, epithelialer Tumor aus pleomorphen, überwiegend basaloid differenzierten, stellenweise verhornenden Plattenepithelzellen, die große tubuläre Zellverbände mit zentralen komedoartigen Nekrosezonen ausbilden.

Die Tumorzellen sind immunhistochemisch positiv für Zytokeratin-14 und den Panzytokeratinmarker MNF116, negativ für Zytokeratin-7 und Cam5.2.

Beurteilung: Mäßig differenziertes Karzinom der analen Übergangsschleimhaut.

Laborbefunde
Patientin 1
Im Differenzialblutbild 83 % Segmentierte [50–70] und 7 % Lymphozyten [25–40] bei leicht erhöhtem CRP von 0,89 mg/dL [< 0,5]. *Lues-Serologie:* Negativ

Patientin 2
Karzinoembryonales Antigen im Serum 7 IE/mL [< 25]

Gynäkologisches Konsil
Patientin 1
Seit Jahren bekannte Ovarialzysten beidseits. Zustand nach Hysterektomie wegen multipler Myelome

Therapie und Verlauf
Patientin 1
Bei Aufnahme bestand zunächst der Verdacht auf einen Abszess in der linken Leiste, so dass die Schwellung gespalten und mit Framycetinsulfat/Lidocain-Kegeln und Iodoform-Gaze versorgt wurde. Perianal wurde eine Hautprobe entnommen und dermatohistopathologisch untersucht. Hieraus wurde die Diagnose eines basaloid differenzierten, oberflächlich ulzerierten Plattenepithelkarzinoms gestellt. An einer größeren Biopsie aus der linken Leiste wurde histologisch eine Metastase eines Analrandkarzinoms diagnostiziert. Die Patientin wurde an die Kollegen der Chirurgischen Klinik Innenstadt der Universität München zur weiteren Therapie überwiesen.

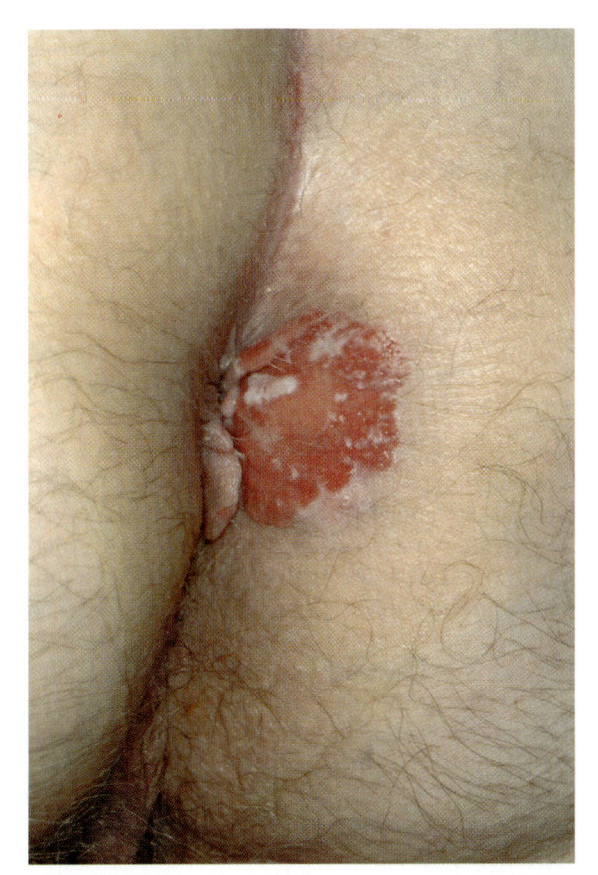

Abb. 3. Patientin 2: Ulzeriertes Analrandkarzinom bei 9 Uhr Steinschnittlage

Patientin 2
Die Patientin wurde nach Diagnosestellung zur chirurgischen Entfernung des Tumors zurück an das Klinikum Kaufbeuren-Ostallgäu überwiesen.

Kommentar
Erkrankungen des Analbereichs entstehen aus vielfältigen Ursachen und manifestieren sich oft als Analekzem. Die möglichen Ätiopathologien umspannen ein

weites Gebiet. Bei ungewöhnlichem klinischem Bild oder Therapieresistenz muss auch an eine Neoplasie gedacht werden.

Beispiele für anale Dermatosen oder Tumore

- Anale Kandidose
- Perianale Streptokokkendermatitis
- Psoriasis inversa
- Lichen ruber
- Lichen sclerosus et atrophicus
- Morbus Bowen
- Morbus Paget
- Andere Neoplasien

Analkarzinome sind relativ selten. Etwa 4% der Karzinome des anorektalen Bereichs sind Analkarzinome. Man unterscheidet Karzinome des Analkanals von denen des Analrandes. Beim Analrandkarzinom wird in der Literatur eine Inzidenz von 4–15 Neuerkrankungen pro eine Million Einwohner pro Jahr beschrieben, wobei Männer etwa 1,5 bis 3-mal häufiger erkranken als Frauen. Die Karzinome der von uns beschriebenen Patientinnen gehören in die Gruppe der Plattenepithelkarzinome des Analrandes.

Karzinome des Anus

Karzinome des Analkanals
- Plattenepithelkarzinom
- Adenokarzinom
- Kleinzelliges Karzinom
- Undifferenziertes Karzinom

Karzinome des Analrandes
- Plattenepithelkarzinom
- Condylomata gigantea Buschke-Löwenstein
- Basalzellkarzinome
- Morbus Bowen
- Morbus Paget
- Andere Karzinome

Die Bewertung von Krebserkrankungen des Anus setzt eine anatomische Kenntnis dieses Bereichs voraus. Der Bereich von der Linea dentata bis zur Linea anocutanea wird als Analkanal bezeichnet. Hier sind die Prognosen für Karzinome äußerst infaust. Die Therapie ist dementsprechend radikal. Zumeist muss eine abdominoperineale Rektumexstirpation nach Miles mit oder ohne begleitende Radiochemotherapie durchgeführt werden.

Das verhornte Plattenepithel des Analrandes und der Perianalhaut beginnt distal der Linea anocutanea. Das Analrandkarzinom entwickelt sich auf dem Boden einer analen intraepithelialen Neoplasie (AIN), die zunächst eine klinisch uncharakteristische, ekzemartige Hautveränderung darstellt. Das eigentliche Analrandkarzinom manifestiert sich häufig als verruköser, hautfarbener bis rötlicher, derber Knoten, der über Monate und Jahre lokal infiltrierend und destruierend zur Seite und in die Tiefe wächst, gefolgt von

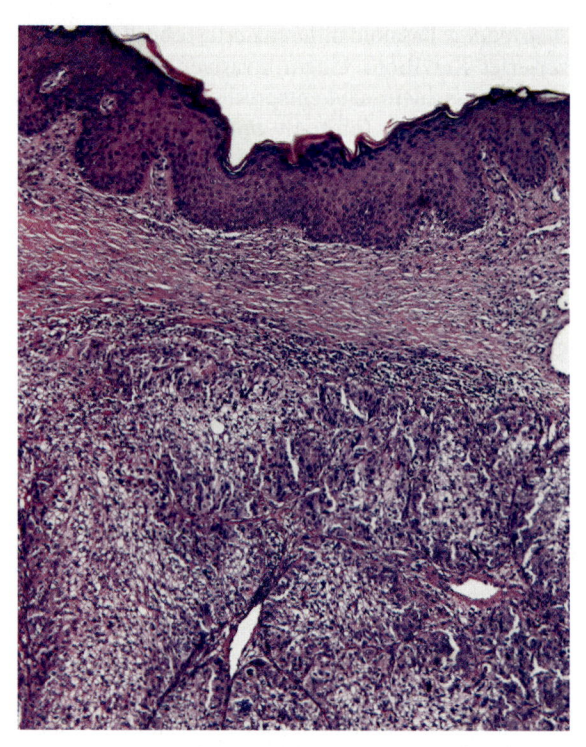

Abb. 4. Patientin 1: Unterminierend proliferierendes Karzinom

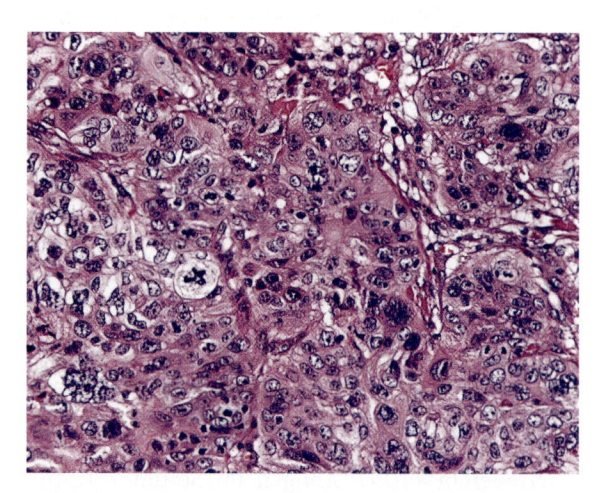

Abb. 5. Patientin 1: Pleomorphe Tumorzellen, atypische Mitosen

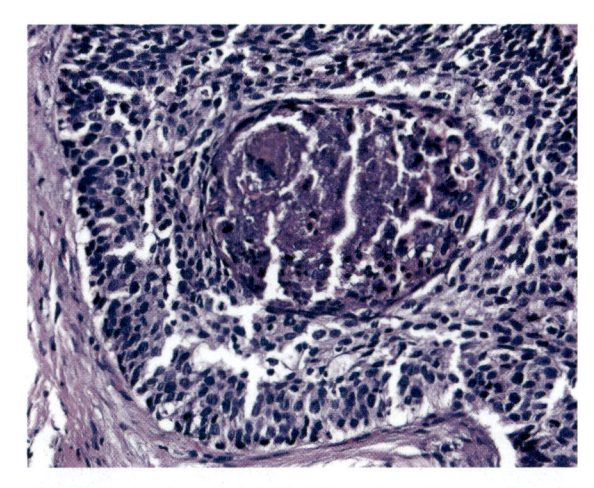

Abb. 6. Patientin 2: Basaloid differenzierte Tumorzellen mit Tumornekrose

> **Fazit**
> Bei therapieresistenten Beschwerden im Analbereich muss an ein Analkarzinom gedacht werden. Dies gilt im Besonderen bei immundefizienten Patienten. Wir empfehlen dringend nicht nur eine Inspektion des Anus, sondern auch eine Proktoskopie sowie die histologische Abklärung.

Danksagungen

Wir danken Herrn Prof. Dr. med. Heinrich Stiegler, Chefarzt der Abteilung für Allgemein-, Viszeral- und Gefäßchirurgie am Klinikum Kaufbeuren-Ostallgäu, Dr.-Gutermann-Straße 2, 87600 Kaufbeuren, und Herrn Dr. med. Andreas Kappelmeyer, Hautarzt, Viehmarktstraße 5, 82256 Fürstenfeldbruck, für die freundliche Überweisung der Patientinnen.

meist ulzerierendem Zerfall. Die Patienten beklagen zunehmend Beschwerden wie Jucken, Nässen, Blutung und Schmerzen. Die Karzinome des Analrandes werden wie Tumoren der Haut behandelt. Hier genügt normalerweise die vollständige Tumorentfernung mit oder ohne Defektdeckung. Wie bei unserer ersten Patientin infiltriert der Tumor allerdings ohne Therapie in tiefere Gewebsstrukturen und metastasiert schließlich in die regionären Lymphknoten, so dass eine radikale Lymphknotenentfernung durchgeführt werden muss. Dennoch treten Fernmetastasen nur selten auf. Bezüglich der Letalität finden sich in der Literatur keine aussagekräftigen Angaben.

Allgemein gilt eine Infektion mit Humanem Papillomavirus 16 als bedeutender Pathogenesefaktor. Daraus lassen sich gewisse Risikofaktoren wie rezeptiver analer Geschlechtsverkehr, Kondylome und zervikale Neoplasien ableiten. Auch Immunsuppression, beispielsweise im Rahmen einer HIV-Infektion, und Rauchen sind wichtige Risikofaktoren.

Literatur

Barnett JL (2003) Anorectal diseases. In: Yamada T, Alpers DH, Kaplowitz N, Laine L, Owyang C, Powell DW (eds) Textbook of gastroenterology, 4th edition. Lippincott Williams & Wilkins, Philadelphia, pp 1990–2012

Daling JR, Sherman KJ, Hislop TG, Maden C, Mandelson MT, Beckmann AM, Weiss NS (1992) Cigarette smoking and the risk of anogenital cancer. Am J Epidemiol 135: 180–189

Daling JR, Weiss NS, Hislop TG, Maden C, Coates RJ, Sherman KJ, Ashley RL, Beagrie M, Ryan JA, Corey L (1987) Sexual practices, sexually transmitted diseases and the incidence of anal cancer. N Engl J Med 317: 973–977

Newlin HE, Zlotecki RA, Morris CG, Hochwald SN, Riggs CE, Mendenhall WM (2004) Squamous cell carcinoma of the anal margin. J Surg Oncol 86: 55–62

Wienert V (2002) Analekzem. Leitlinien der deutschen Gesellschaft für Koloproktologie: http://www.uni-duesseldorf.de/awmf/ll/013-007.htm

Wienert V (2002) Analrandkarzinom. Leitlinien der deutschen Gesellschaft für Koloproktologie: http://www.uni-duesseldorf.de/AWMF/ll/081-004.htm

Zaki SR, Judd R, Coffield LM, Greer P, Rolston F, Evatt BL. (1992) Human papillomavirus infection and anal carcinoma. Retrospective analysis by in situ hybridization and the polymerase chain reaction. Am J Pathol 140: 1345–1355

Noduläre Skabies

Nicola Otte, Elke Sattler, Rudolf A. Rupec und Jörg C. Prinz

Anamnese
Der 29-jährige Patient bemerkte vor drei Monaten erstmals vereinzelte insektenstichähnliche juckende Hautveränderungen am Stamm. Es kam zu einer Ausbreitung auf das gesamte Integument unter Aussparung des Kopfes. Im näheren Umfeld des Patienten waren keine weiteren Personen betroffen. Ambulant wurde auswärts über zwei Monate eine systemische und topische Glukokortikosteroidtherapie sowie eine systemische Antibiose mit Tetrazyklinen über zehn Tage durchgeführt. Gegen den massiven, insbesondere nachts auftretenden Juckreiz erhielt der Patient zusätzlich orale Antihistaminika. Unter der Behandlung kam es zu einer Zunahme des Hautbefundes mit xanthomatisierten Knoten.

Hautbefund
Am gesamten Körper unter Betonung des Genitalbereichs erythematöse Papeln, zum Teil exkoriiert und krustös belegt sowie xanthomatöse Knoten. In den Finger- und Zehenzwischenräumen sowie an den volaren Handgelenksseiten erythematöse stecknadelkopfgroße Makulä mit feinlamellärer Schuppung.

Skabieskopie
Nachweis von mehr als zehn *Sarcoptes-scabiei*-Milben pro Gesichtsfeld.

Histopathologie
Zur Beurteilung gelangt mit einer Kanüle exstirpiertes Material aus einem Milbengang am Handgelenk. In der Öl-Immersion zeigt sich mikroskopisch eine Milbe der Gattung *Sarcoptes scabiei*.

Die Biopsie aus einem Knoten am rechten Oberarm zeigt eine unregelmäßig ausgeprägte Akanthose der Epidermis. Das Stratum corneum wechselt zwischen Ortho- und Parakeratose. Hierbei fallen mitunter kleine, stachelförmige Abhebungen im Stratum corneum auf. Subepidermal ein überwiegend perivas-

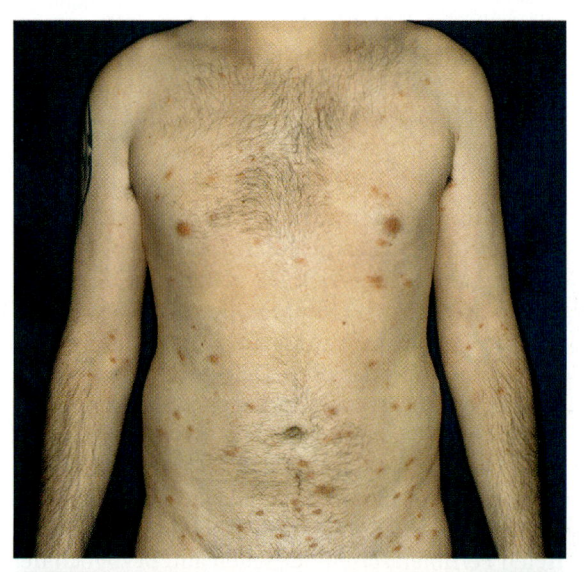

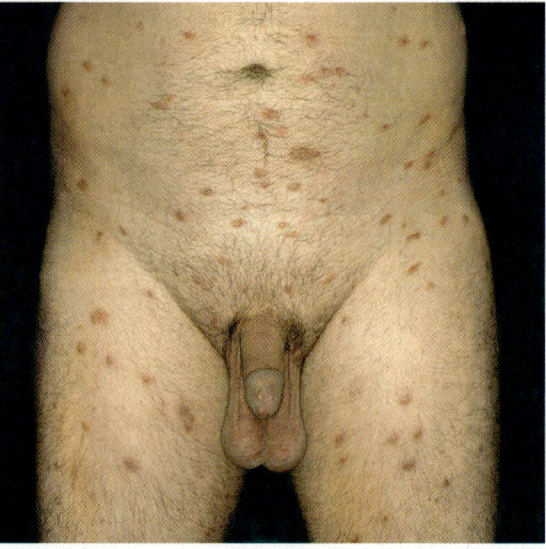

Abb. 1. Noduläre Skabies

kulär akzentuiertes, lymphohistiozytäres Infiltrat mit auffallend vielen eosinophilen Granulozyten.

Laborbefunde
Leukozytose unter systemischer Glukokortikoidtherapie mit 11.600/l [4.000–11.300], nach Absetzen der Medikation Normalisierung. Differenzialblutbild: Neutrophile Granulozyten 85,5% [50–70], Lymphozyten 9,1% [25–40], im Verlauf des stationären Aufenthaltes Anstieg der Lymphozyten auf 18,7% sowie der eosinophilen Granulozyten auf 7,2% [<4]. Serumparameter: GPT 46 U/l [<45], LDH 320 U/l [<250], Triglyceride 42 mg/dl [50–200], Cholesterin gesamt 203 [<200], Blutzucker 114 mg/dl [50–110], Eiweiß leicht erhöht mit 8,6 g/dl [6,0–8,5]; im Verlauf Normalisierung sämtlicher Werte. Normwertige Schilddrüsenwerte
Lues-Serologie: Negativ
Direkte Immunfluoreszenz: IgG, IgM, IgA, IgE negativ. Positiver Nachweis von C3 an Gefäßen, C4 und Fibrinogen negativ

Therapie und Verlauf
Nachdem *Sarcoptes-scabiei*-Milben zahlreich nachgewiesen werden konnten, wurde die systemische Glukokortikosteroidtherapie abgesetzt. Der Patient erhielt im Rahmen eines Heilversuches einmalig Ivermectin 200 mg/kg/KG (Stromectol®) oral sowie an zwei aufeinander folgenden Tagen eine topische Ganzkörperbehandlung mit Permethrin 5% Creme. Ein täglicher Klinikbekleidungs- und Bettwäschewechsel wurde durchgeführt. Vierundzwanzig Stunden nach der zweiten Behandlung erhielt der Patient eine topische Behandlung mit einem Klasse-III-Glukokortikosteroid. Es kam bereits nach dem ersten Behandlungstag zu einem fast vollständigen Rückgang des Juckreizes und einer deutlichen Besserung der erythematösen Komponente des Hautbefundes. Eine Woche nach der ersten Behandlung mit Permetrin 5% Creme erfolgte eine einmalige Wiederholung. Während des stationären Aufenthaltes zeigte sich keine Veränderung der xanthomatösen Komponente der Hautveränderungen. Auch sechs Wochen nach Entlassung nur geringgradige Verkleinerung der xanthomatösen Effloreszenzen.

Kommentar
Die Krätzemilbe *(Sarcoptes scabiei varietas hominis)* ist hochspezifisch auf den Menschen adaptiert und gehört zu einer Subklasse der Spinnentiere *(Arachnidae)*, den Acari. Die weiblichen Milben sind 0,3–0,4 mm groß, legen täglich in einen subkornealen Gang in der Epidermis 2–3 Eier, aus denen nach etwa

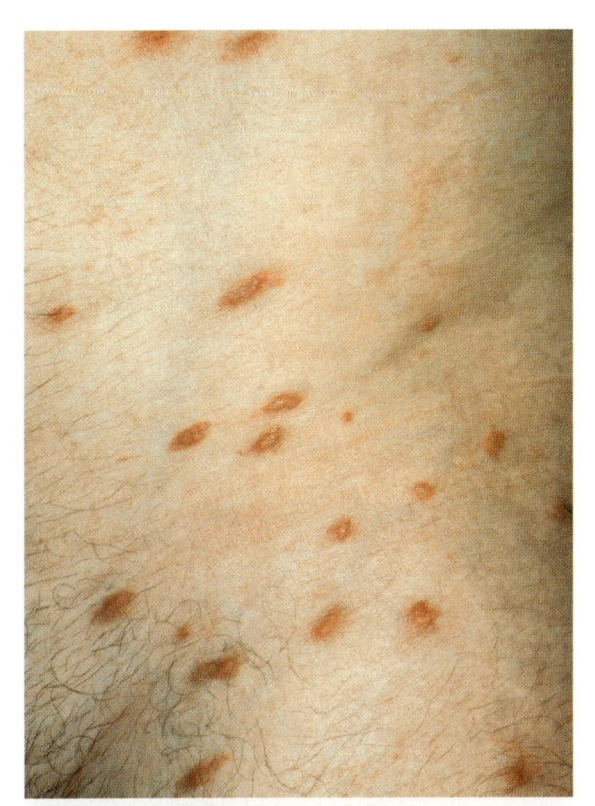

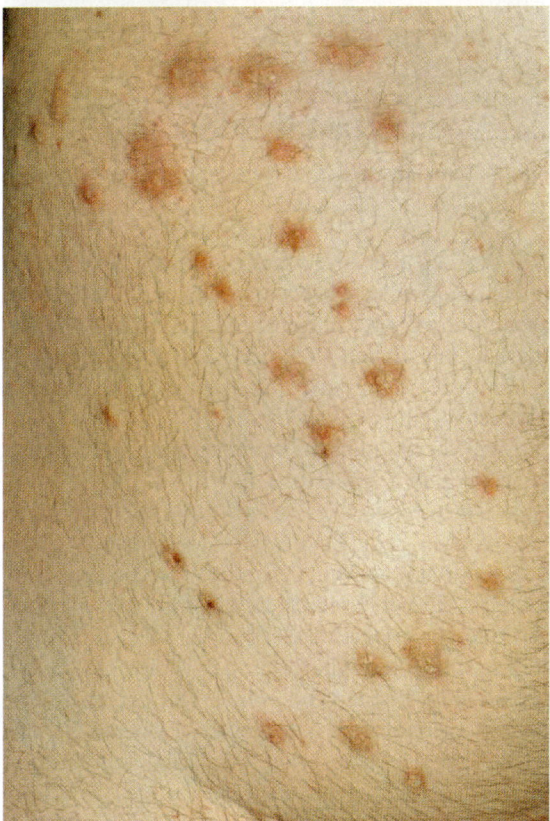

Abb. 2. Noduläre Skabies

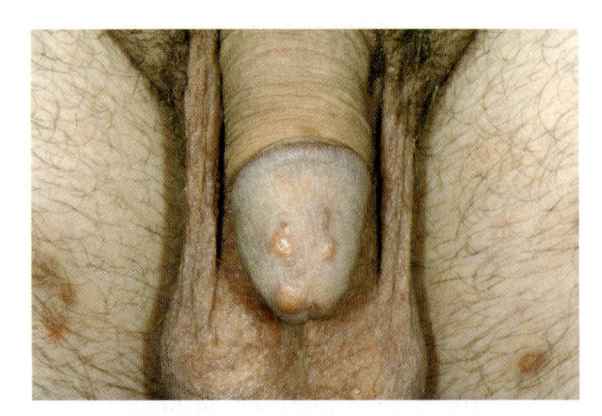

Abb. 3. Noduläre Skabies

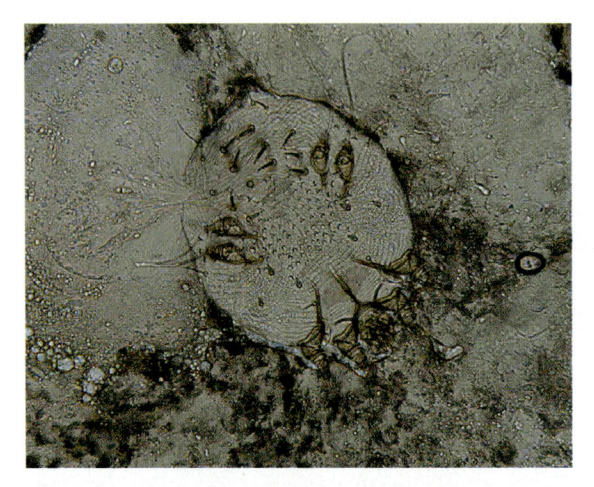

Abb. 4. *Sarcoptes scabiei*, Ölimmersionsmikroskopie

drei Wochen über ein Nymphenstadium geschlechtsreife Milben entstehen. Milbenweibchen werden etwa zwei Monate alt, während die deutlich kleineren männlichen Milben nach der Kopulation zugrunde gehen. Außerhalb der Haut ist eine Milbe nur 2–3 Tage lebensfähig.

Eine Übertragung von Milben erfolgt nach engem körperlichem Kontakt und nur selten durch unbelebte Gegenstände. Die Erstinfektion äußert sich nach vier Wochen – eine Reinfektion bereits nach 24 Stunden – durch massiven, besonders nächtlichen Juckreiz und ein von Kratzeffekten dominiertes papulovesikulo-squamokrustöses Exanthem. Prädilektionsstellen sind Interdigitalfalten der Hände und Füße, proximalen Phalangen, volare Handgelenksseite, Brustwarzenhöfe und Nabelregion sowie das Genitale. Bei genauer Inspektion sieht man kommaartig oder unregelmäßig gewundene, wenige Millimeter lange Milbengänge, an deren Ende die Milbe häufig als dunkles Pünktchen makroskopisch erkennbar ist.

Das klinische Bild hängt stark von der Immunitätslage des Patienten ab. Bekannt sind schwere Verlaufsformen mit massivem Milbenbefall bei immungeschwächten Patienten in Form der Scabies crustosa (norwegica). Zunehmend zeigen sich insbesondere bei immunsupprimierten Patienten auch untypische Manifestationen einer Skabies mit urtikariellen, bullösen und nodösen Hautveränderungen, die zu größeren diagnostischen Schwierigkeiten führen. Die Immunsuppression kann bereits vor der Infektion mit Skabiesmilben bestehen oder als Folge einer verzögerten Diagnose, wie bei unserem Patienten, durch Behandlung mit topischen und systemischen Glukokortikoiden induziert werden. Durch die Einschränkung der Immunkompetenz wird eine immunologische Antwort auf die Milbenbestandteile gemindert und dadurch eine Vermehrung der Milbenpopulation gefördert. Die Entstehung nodöser Effloreszenzen ist selten beschrieben. Es kommt daher häufig zu Verwechslungen mit anderen dermatologischen Krankheitsbildern, wie Histiozytosis X oder Lymphomen. Dermatohistopathologisch sind noduläre Effloreszenzen einer Skabies charakterisiert durch dichte superfizielle und tiefe perivaskuläre lymphohistiozytäre Infiltrate mit Plasmazellen und eosinophilen Granulozyten. Ausgesprochen selten gelingt der Nachweis subkornealer Milben oder deren Bestandteile. In einem Fallbericht gelang die Darstellung einer Skabiesmilbe sowie eines Eies direkt im Infundibulum eines Haarfollikels. Möglicherweise begründet sich die Entstehung nodulärer Effloreszenzen bei der Skabies durch das tiefere Eindringen der Milbe in die Hautanhangsgebilde.

Die zunehmende Inzidenz der Infektion mit Skabiesmilben weltweit in allen Altersgruppen beider Geschlechter, häufigen Rezidiven in Familien, bei Heimbewohnern und Immunsupprimierten erfordert eine effektive und synchrone Behandlung. Neben den topisch anzuwendenden Skabiziden (Permethrin, Allethrin, Lindan, Benzylbenzoat, Crotamiton, Sulphur praecipitatum, Organophosphate), besteht die Möglichkeit einer oralen Medikation mit Ivermectin im Rahmen eines Heilversuches. Ivermectin, in der Veterinärmedizin lange als Antiparasitikum bekannt, in der Humanmedizin nur zur Behandlung der Onchozerkose zugelasssen, zeigt sich wirkungsvoll in der Therapie von Nematoden, Askariden, Läusen und Skabies. Das 22,23-Dihydroderivat von Avermectin B1, isoliert aus Kulturen von *Streptomyces avermitilis,* ist den Makroliden strukturell verwandt. Es besitzt jedoch keine antibakteriellen Eigenschaften. Seine Wirkung erfolgt durch Stimulierung der Freisetzung des Neurotransmitters

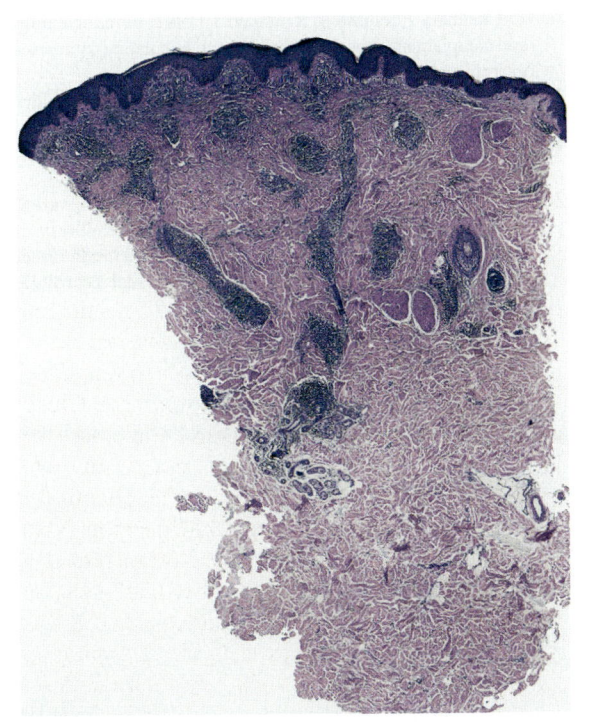

Abb. 5. Tief reichendes, dichtes, knotiges Infiltrat

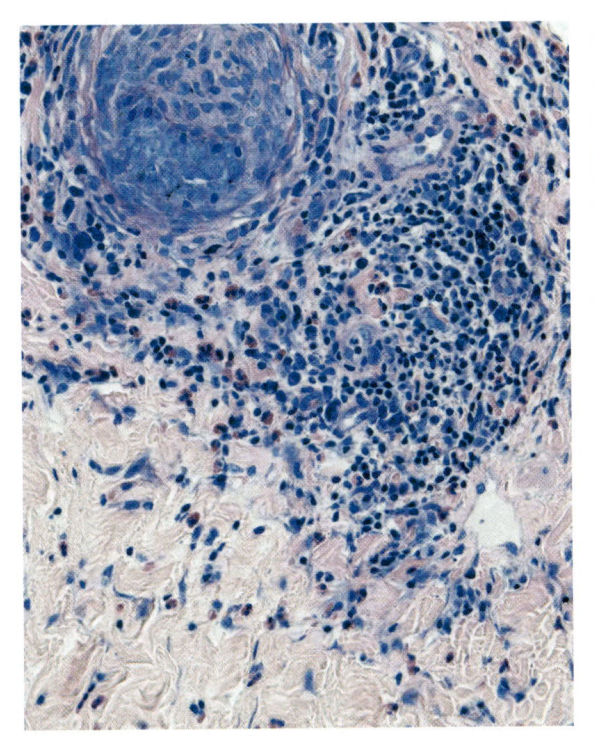

Abb. 6. Zahlreiche eosinophile Granulozyten. Giemsa

GABA an Synapsen peripherer Nerven und Muskeln, die zu einer Paralyse der Parasiten führt. Beim Menschen kommt es zu keiner Penetration der Blut-Hirn-Schranke und somit nicht zur Beeinträchtigung GABA-erger Neuronen im ZNS. Die Nebenwirkungsrate ist gering. Die Anwendung erfolgt gewichtsadaptiert mit 200mg/kg/KG einmalig oral, in ausgeprägten Fällen zweimalig im Abstand von 7–14 Tagen. Die orale Therapie mit Ivermectin ist in ihrer Wirksamkeit einer topischen skabiziden Behandlung gleichzusetzen. Indiziert ist eine orale Behandlung der Skabies bei ausgeprägtem Befall, Scabies crustosa, Immundefizienten und Endemien. Durch eine Kombinationsbehandlung mit Permethrin 5% Creme kann die Wirksamkeit gesteigert werden.

Noduläre Effloreszenzen neigen auch nach einer Kombinationsbehandlung mit Ivermectin und Permethrin 5% zur Persistenz. Neben der Möglichkeit wiederholter intraläsionaler Steroidinjektionen ist eine erfolgreiche topische Therapie mit Tacrolimus beschrieben.

Fazit
Auch bei untypischen Ausprägungsformen sollte bei juckenden Exanthemen und Therapieversagen mit topischen Glukokortikoiden immer auch eine Skabies ausgeschlossen werden.

Eine Registrierung von Ivermectin als Therapieform für die Skabiesbehandlung ist anzustreben.

Literatur

Almeida de HL (2005) Treatment of steroid-resistant nodular scabies with topical pimecrolimus. J Am Acad Dermatol 53: 357–358

Bornhövd E, Partscht K, Flaig MJ, Messer G (2001) Bullöse Skabies und durch Skabiesbefall getriggertes bullöses Pemphigoid. Hautarzt 52: 56–61

Campell WC (1993) Ivermectin: an antiparasitic agent. Med Res Rev 13: 61–79

Estes SA, Estes j (1993) Therapy of scabies: nursing home, hospitals and the homeless. Semin Dermatol 12: 26–33

Carol Murillo J, Garcia Arumi RM, Hernandez JV, huguet P, Macia J, Mieras C (1984) Scabies vs. histiocytosis X: a possible diagnostic error. An Esp Pediat 20: 121–125

Elgart ML (1996) Risk-benefit assesment of agents used in the treatment of scabies. Drug Saf 14: 386–393

Haustein UF, Hlawa B (1989) Treatment of scabies with permethrin versus lindane and benzyl benzoate. Acta Dermato Venereol 69: 348–351

Karrer S, Szeimies RM, Wlotzke U, Stolz W, Hohenleutner U, Landthaler M (1997) Steroidinduzierte Scabies norvegica. Hautarzt 48: 343–346

Lee JH, Lee MS, Koh BK, Kim JW (2004) Nodular scabies in the infundibulum. J Am Acad Dermatol 50: 74

Maliere V, Roul S, Labreze C et al. (1999) Crusted (Norwegian) scabies induced by use of topical corticosteroids and treated successfully with ivermectin. J Pediatr 135: 122–124

Meinking TL, Taplin D, Hermida JL, Pardo R, Kerdel FA (1995) The treatment of scabies with ivermectin. N Engl J Med 333: 26–30

Moberg SA, Lowhagen GB, Hersle KS (1984) An epidemic of scabies with unusual features and treatment resistance in a nursing home. J Am Acad Dermatol 11: 242–244

Paasch U, Haustein UF (2001) Behandlung der endemischen Skabies mit Allethrin, Permethrin und Ivermectin. Evaluierung eines Behandlungskonzeptes. Hautarzt 52: 31–37

Salo OP, Reunala T, Kalimo K, Rantanen T (1982) Immunglobulin and complement deposits in the skin and circulating complexes in scabies. Acta Dermato Venereol 62: 73–76

Tzenow I, Wehmeier M, Melnik B (1997) Orale Behandlung der Scabies mit Ivermectin. Hautarzt 48: 2–4

Vaidhyanathan U (2001) Review of ivermectin in scabies. J Cutan Med Surg 5: 496–504

Zargari O, Golchai J, Sobhani A, Dehpour AR, Sadr-Ashkevari S, Alizadeh N, Darjani A (2006) Comparison of the efficacy of topical 1% lindane vs 5% permethrin in scabies: a randomized, double-blind study. Indian J Dermatol Venereol Leprol 72: 33–36

Exanthem bei hämophagozytierender Lymphohistiozytose

Carolyn Bauer, Tanja Maier, Christine Bender-Götze[1] und Hans Wolff

[1] Kinderklinik und Poliklinik im Dr. von Hauner'schen Kinderspital, Klinikum der Universität München, Ludwig-Maximilians-Universität

Anamnese
Nach einem grippalen Infekt mit Halsschmerzen und Schluckbeschwerden vor zwei Wochen leidet der 16-jährige Patient unter einem in Schüben auftretenden, juckenden Hautausschlag am gesamten Körper. Weiterhin bestehen Gelenkschmerzen im Knie-, Ellenbogen- und Schultergelenk sowie Abgeschlagenheit, Nachtschweiß und Fieber. Eine ambulante Behandlung mit oralen Antihistaminika sowie mehrmalige Injektionen mit Antihistaminika und Kortikosteroiden brachten keine wesentliche Besserung.

Hautbefund
Am gesamten Integument erythematöse, girlandenförmige und großflächig konfluierende urtikarielle Makulä und Papeln. Periorbital Erythem und ödematöse Schwellung.

Laborbefunde
Leukozytose mit 24,7 $10^3/\mu l$ [4,0–11,3], Hämoglobin 13,4 g/dl [14,0–15,5], im Differenzialblutbild 86 % Segmentkernige [50–70], 6 % Lymphozyten [25–40]. Mit 5,63 mg/dl deutlich erhöhtes CRP [< 0,5], GPT 101 U/l [<45], LDH 412 U/l [<250] und alkalische Phosphatase 143 U/l [<135]. Quickwert mit 67 % erniedrigt [70–120]. ASL 261 IU/ml [<200], ADNs 221 IU/ml [<200], ASTA unauffällig

Immundiagnostik
Antinukleäre Antikörper grenzwertig positiv, Titer 1:80. c-ANCA, p-ANCA, x-ANCA, PR-3-ANCA, MPOANCA nicht nachweisbar. α-Kette des löslichen IL-2-Rezeptors (sCD25) mit 4830 U/ml deutlich erhöht [<2400]

Virologie
Durchseuchungstiter für Parvovirus B19, EBV und HHV 7. Kein Anhalt für eine frische Infektion mit Entero- oder Zytomegalievirus

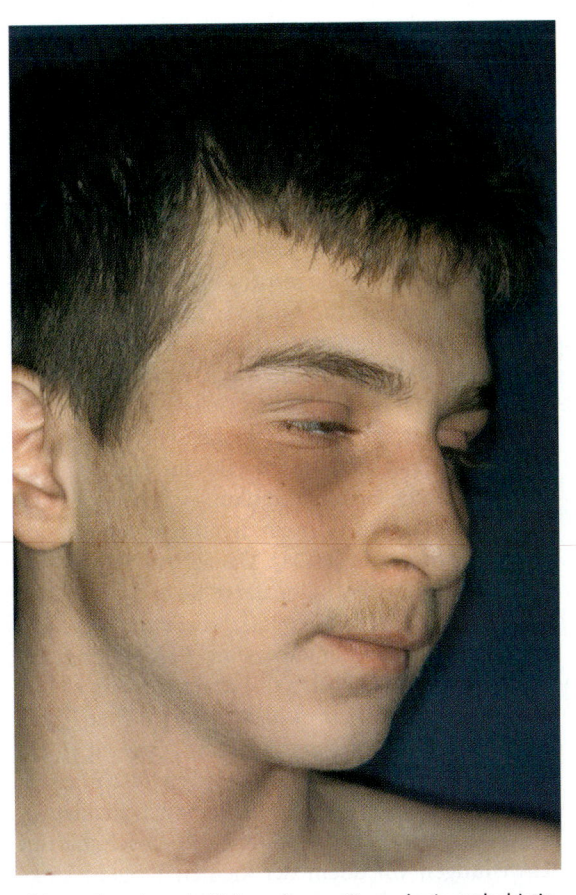

Abb. 1. Exanthem bei hämophagozytierender Lymphohistiozytose

Stuhluntersuchung
Wurmeier, Amöben, Lamblien, Kryptosporidien negativ. Normalflora im Stuhl. *Clostridium difficile*-Toxin nicht nachweisbar. Kein Hinweis auf Salmonellen, Shigellen oder Yersinien. Kein Nachweis von *Campylobacter jejuni*

Bildgebende Verfahren
Röntgen-Thorax: Kardiopulmonal unauffälliger Befund
Abdomen-Sonografie: Grenzwertige Vergrößerung von Milz und Leber. Erhöhte Echogenität der Nieren, vereinbar mit Nierenbeteiligung bei entzündlicher Grunderkrankung
Knochenmarkpunktion: Weitgehend unauffälliges Knochenmark mit leicht linksverschobener Granulopoese und relativ reduzierter ausreifender Erythropoese ohne Hinweis auf Makrophagenaktivierung

Therapie und Verlauf
Bei Verdacht auf akute Urtikaria beziehungsweise Urtikariavaskulitis erfolgte zunächst eine Therapie mit systemischen Antihistaminika und Glukokortikoiden. Aufgrund des schlechten Allgemeinzustandes, der stark erhöhten Entzündungswerte und Transaminasen im Blut wurde die Diagnose eines Still-Syndroms oder einer anderen akut entzündlichen systemischen Erkrankung erwogen. Der Patient wurde daher zur weiteren Diagnostik und Behandlung in das Dr. von Hauner'sche Kinderspital verlegt. Der Patient zeigte dort intermittierendes Fieber bis 39,5°C sowie ein in der Ausprägung wechselndes Exanthem und Schmerzen in den großen Gelenken. In den Laborbefunden war zusätzlich ein massiv erhöhter Ferritinwert aufgefallen, hinweisend auf einen Infekt, eine systemische Grunderkrankung wie beispielsweise einen Morbus Still oder eine hämophagozytierende Lymphohistiozytose (HLH). Da sich zusätzlich eine stark erhöhte Konzentration der α-Kette des löslichen IL-2-Rezeptors (sCD25) zeigte, wurde der Verdacht auf eine HLH gestellt, und eine Behandlung mit Ciclosporin (Zielspiegel 100–140 ng/ml) eingeleitet. Unter der Therapie kam es zu einem deutlichen Abfall des zuvor massiv erhöhten Ferritins sowie zu einem Rückgang des Fiebers. Auch die Gelenkschmerzen sowie das Exanthem zeigten sich deutlich rückläufig. In den Folgemonaten gelegentlich noch schubartige Schwellungen vor allem der kleinen Fingergelenke sowie ein juckendes Exanthem am Körper, zwischenzeitlich allerdings auch völlige Beschwerdefreiheit.

Kommentar
Die hämophagozytierende Lymphohistiozytose (HLH) ist eine lebensbedrohliche Erkrankung, die durch eine unkontrollierte und übersteigerte Entzündungsreaktion auf dem Boden einer vererbten oder erworbenen Immunschwäche entsteht. Sie kann alle Altersklassen betreffen und wird durch eine fehlgeleitete Immunantwort mit übermäßiger Aktivierung des Makrophagensystems ausgelöst. Es kommt zur Vermehrung von Makrophagen im retikulohistiozytären System und zur Phagozytose von Blutzellen und deren Vorläufern, Gerinnungsaktivierung, Leberschädigung und zur Ausbildung einer systemischen Entzündungsreaktion. Zu den Kardinalsymptomen gehören hohes Fieber, Hepatosplenomegalie, Zytopenie (in zwei oder drei Zelllinien und nicht hervorgerufen durch ein zellarmes Knochenmark) und Leberfunktionsstörungen. Biochemische Marker umfassen erhöhte Triglyzeride und Ferritin, hohe Konzentrationen der α-Kette des löslichen IL-2-Rezeptors (sCD25) und niedriges Fibrinogen. Funktionseinschränkungen natürlicher Killerzellen und zytotoxischer T-Zellen sind Charakteristika aller HLH-Formen.

Hauterscheinungen wurden in verschiedenen Veröffentlichungen in bis zu 65 % der betroffenen Patienten beschrieben, wobei meist von unspezifischen, flüchtigen, makulopapulösen Exanthemen berichtet wurde. Darüber hinaus wurden urtikarielle und mor-

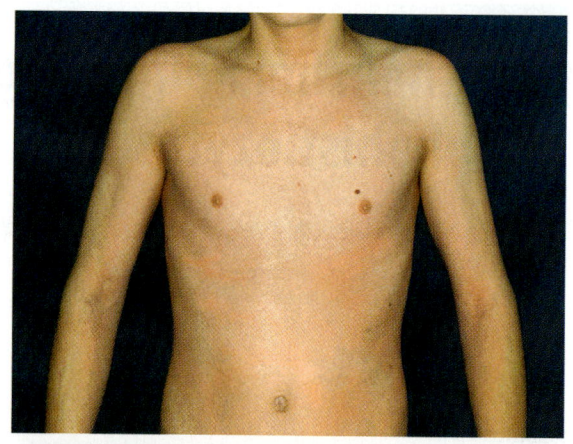

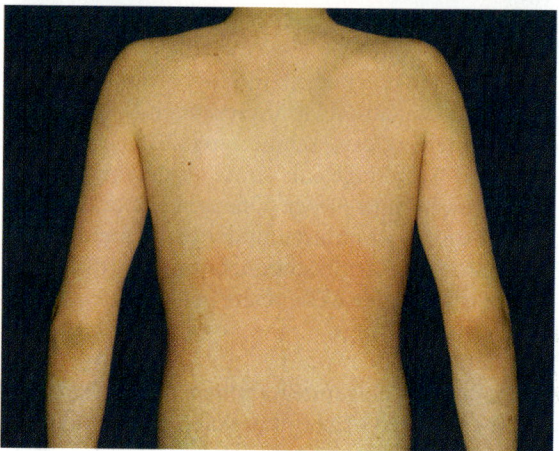

Abb. 2. Exanthem bei hämophagozytierender Lymphohistiozytose

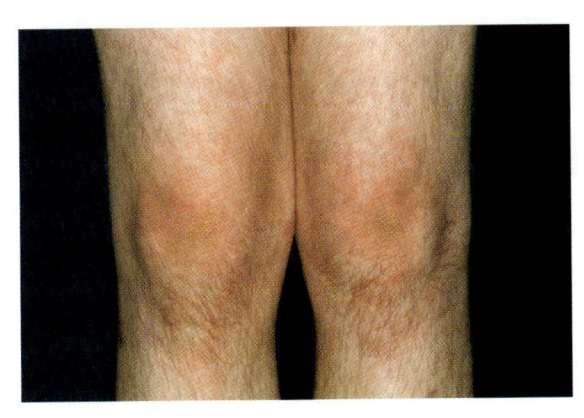

Abb. 3. Exanthem bei hämophagozytierender Lymphohistiozytose

billiforme Exantheme, generalisierte juckende oder auch petechiale Makulä und Papeln sowie Erythrodermien beschrieben. Die Hautveränderungen sind meist nicht spezifisch, und auch Hautbiopsien sind meist nicht diagnostisch weiterführend für eine HLH. Sie helfen allerdings, die Erkrankung von anderen systemischen und malignen Erkrankungen abzugrenzen. Differenzialdiagnostisch kommen hierbei Myofibromatose, extramedulläre Hämatopoese, Langerhans-Zell-Histiozytose und Leukaemia cutis in Frage. Darüber hinaus können die Hauterscheinungen aufgrund ihres generalisierten Auftretens hinweisend für eine zugrunde liegende Systemerkrankung sein.

Die genetisch bedingte HLH kommt als familiäre Form (FHLH) mit rezessivem Erbgang vor. Hier ist die HLH die einzige Manifestation der Erkrankung oder kommt im Zusammenhang mit anderen Immunschwächen wie Chediak-Higashi-, Griscelli- oder X-chromosomalem lymphoproliferativem Syndrom vor. Darüber hinaus gibt es selten auftretende, erworbene Formen der HLH, bei der in den meisten Fällen keine Immunschwäche zugrunde liegt. Beide Varianten können durch virale Infektionen oder durch maligne oder rheumatische Erkrankungen wie juvenile rheumatoide Arthritis (Morbus Still), systemischer Lupus erythematodes oder Dermatomyositis ausgelöst werden.

Vordringliches therapeutisches Ziel ist die Behandlung der schweren Entzündung, die für die lebensbedrohlichen Symptome verantwortlich ist. Dies kann mit Kortikosteroiden erfolgen, die zur Unterdrückung der Lymphozytenaktivierung führen und die Expression von Zytokinen und die Differenzierung dendritischer Zellen hemmen. Ciclosporin A verhindert die Aktivierung von T-Lymphozyten. Neben diesen Medikamenten wurden auch Etoposid, Anti-Thymozytenglobuline, Chemotherapeutika oder Infliximab als wirksame Therapeutika beschrieben. Bei genetisch bedingter HLH ist die letzte Möglichkeit der Therapie die Stammzelltransplantation, um das erblich bedingte fehlerhafte Immunsystem durch normal funktionierende Immunzellen zu ersetzen.

Bei unserem Patienten konnte nach Einleitung einer Therapie mit Ciclosporin ein eindrucksvoller Rückgang der Entzündung, der Hauterscheinungen und auch des Serumferritins nachgewiesen werden. Insgesamt nahm die Erkrankung für unseren Patienten bislang einen günstigen Verlauf, wobei weiterhin regelmäßige klinische Kontrolluntersuchungen erforderlich sind.

Fazit
Ein generalisiertes, urtikarielles Exanthem mit Symptomen einer systemischen Erkrankung kann hinweisend auf eine lebensbedrohliche hämophagozytierende Lymphohistiozytose sein. Eine rasche Diagnose und immunsuppressive Therapie ist notwendig, um einen fatalen Ausgang der Erkrankung zu verhindern.

Literatur

Ariffin H, Lum SH, Cheok SA, Shekhar K, Ariffin WA, Chan LL, Lin HP (2005) Hemophagocytic lymphohistiocytosis in Malaysian children. J Paediatr Child Health 41: 136–139

Aricò M, Danesino C, Pende D, Moretta L (2001) Pathogenesis of haemophagocytic lymphohistiocytosis. Br J Haematol 114: 761–769

Henzan T, Nagafuji K, Tsukamoto H, Miyamoto T, Gondo H, Imashuku S, Harada M (2006) Success with Infliximab in treating refractory hemophagocytic lymphohistiocytosis. Am J Hematol 81: 59–61

Janka G, zur Stadt U (2005) Familial and acquired hemophagocytic lymphohistiocytosis. Hematology (Am Soc Hematol Educ Program): 82–88

Morrell DA, Pepping MA, Scott JP, Esterly NB, Drolet BA (2002) Cutaneous manifestations of hemophagocytic lymphohistiocytosis. Arch Dermatol 138: 1208–1212

Eine Reise in die Vergangenheit und Gegenwart: Der Flohzirkus auf dem Oktoberfest

Gerd Plewig

Flöhe haben die Menschheit schon immer begleitet. Streng spezialisiert oder zumindest bevorzugt leben sie mit ihrem Wirt: Vögel oder Säuger, zum Beispiel Menschenfloh *(Pulex irritians),* Hundefloh, Katzenfloh, Igelfloh, Rattenfloh, Hühnerfloh. Die Blutmahlzeit, die sie sich mit einem Saug-Stich ergattern, ist klein, aber bei massenhaftem Befall anämisierend für den Wirt. Die *Purpura pulicans* juckt teilweise heftig. In der Medizingeschichte haben Flöhe durch die Übertragung der Pest *(Yersinia pestis)* besondere Beachtung gefunden: Robert Koch (1843–1910) und Alexandre Yersin (1863–1943) als Wissenschaftler, Albert Camus (1913–1960) als Schriftsteller (La peste 1947).

Besondere Aufmerksamkeit haben Flöhe beziehungsweise ihre Dompteure stets auf Jahrmärkten und Volksfesten gefunden. *Die Geschichte vom Flohzirkus auf dem Münchner Oktoberfest* von den Anfängen bis zum heutigen Tage soll aus Anlass der Münchner Fortbildungswoche für praktische Dermatologie und Venerologie, die 1951 ihren Geburtstag hatte und im Jahre 2006 zum 20. Mal abgehalten wird, erzählt werden.

Am 18. Februar 2006 machten *Frau Diana Kellermeier,* Fotografin der Klinik, *Frau Dr. Pia Schöpf,* Assistenzärztin der Klinik, und ich eine Reise nach Pörnbach, einem Marktflecken in Bayern, in das Winterquartier des Flohzirkus. Flohzirkusdirektor *Robert Birk,* Betreiber des Schaugeschäftes in dritter Generation und Inhaber der wohl letzten Institution dieser Art in Deutschland, stand für ein ausführliches Gespräch zur Verfügung und öffnete Herz und Schatullen für uns. Ein besonderer Dank gilt ihm für die liebenswürdige Offenherzigkeit und Geduld. Angeregt durch seine Geschichte soll eine dermatologisch-allergologische und forensische Studie (Flohstichallergie, DNA-Analyse von Flohexkrementen „Flohschiss") betrieben werden.

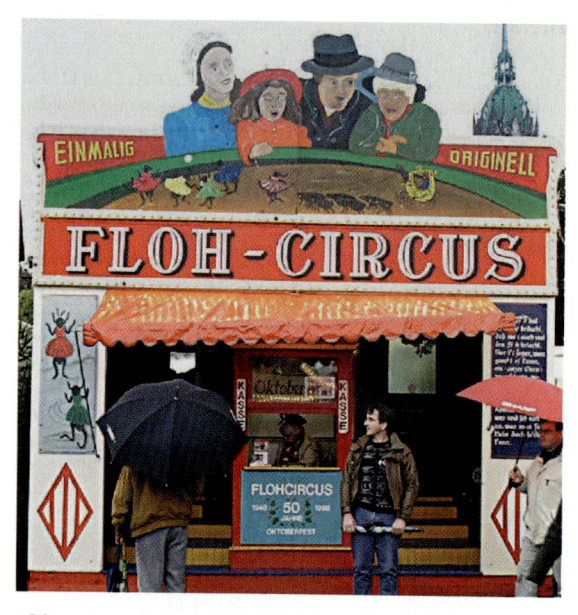

Abb. 1. Besucher vor dem Flohzirkus in München

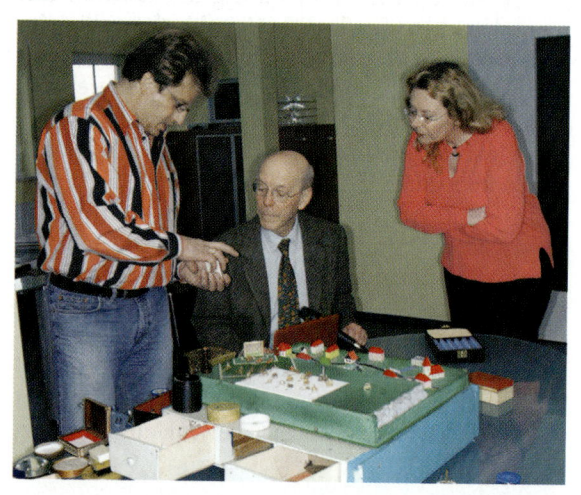

Abb. 2. Der Flohzirkus im Winterquartier in Pörnbach. Flohzirkusdirektor *Robert Birk* öffnet Herz und Schatullen für uns Besucher (Frau Dr. Schöpf, Professor Plewig). Die weißen Schubladen, Aufenthaltsräume für die Artisten, sind aufgezogen

Wie alles begann

Die Anfänge sind nur schemenhaft zu erkennen. *Rohloff* war der erste Besitzer des Flohzirkus, irgendwann im Zweiten Weltkrieg muss es gewesen sein. *Peter Mathes* übernahm das Geschäft gleich nach dem Kriege. Er war Nürnberger und Betriebsschlosser. *Peter Mathes* baute das Unternehmen auf, 1946 wurde der Flohzirkuswagen in Nürnberg von der *Firma Popp* gebaut mit einer Grundfläche von 5 × 2,5 Metern. Das Original steht jährlich auf dem Oktoberfest. Zwischen 1970 und 1972 ging das Geschäft an seinen Sohn *Hans Mathes* über, er war Brunnenbauer.

1983 lernte *Robert Birk*, ein Transportunternehmer in Bayern, *Hans Mathes* kennen und übernimmt nach dem Tode von *Hans Mathes* im Jahr 2005 den Zirkus. Nun hat er ein Problem: Ein weltberühmtes Etablissement betreiben, Flöhe besorgen, diese füttern, und das alles neben einem komplizierten technisch-logistisch verantwortungsvollen eigenständigen Beruf und einer Frau, die zwar Verständnis für sein Floh-Hobby und Spielzeug hat, aber beileibe nicht im Zirkus mitarbeitet und schon gar nicht die kleinen Tiere füttert.

Die Flohzirkus-Arena

Die Bühne ist ein nostalgischer Kasten, 70 × 70 Zentimeter im Quadrat und 20 Zentimeter hoch, Baujahr 1949, Nürnberger Arbeit. An einer Längsseite ist eine 21 × 13 Zentimeter große weiße Fläche, die eigentliche Arena für die Kunststücke der Floh-Equipe. Der restliche Teil ist Landschaftsdekoration mit stilisierten Häusern, Wiesen, einem Flusslauf und einem kleinen Fußballfeld mit einem Tor. Im vorderen, dem Flohzirkusbetreiber zugewandten und für die Zuschauer abgewandten Teil befinden sich zwei Schubladen. Dunkel ist es darin, Aufenthalts- und Ruhegemächer für die Flohartistentruppe. Mit vorsichtiger Hand oder Pinzette holt sich der Dompteur Artisten

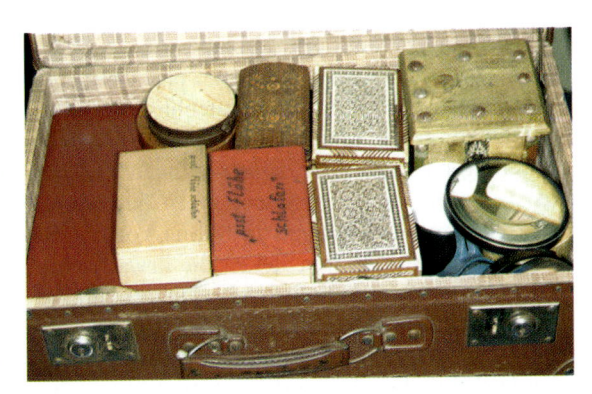

Abb. 4. Artistenkoffer. „Psst Flöhe schlafen", diverse Schlafkojen, Lupe für Zuschauer

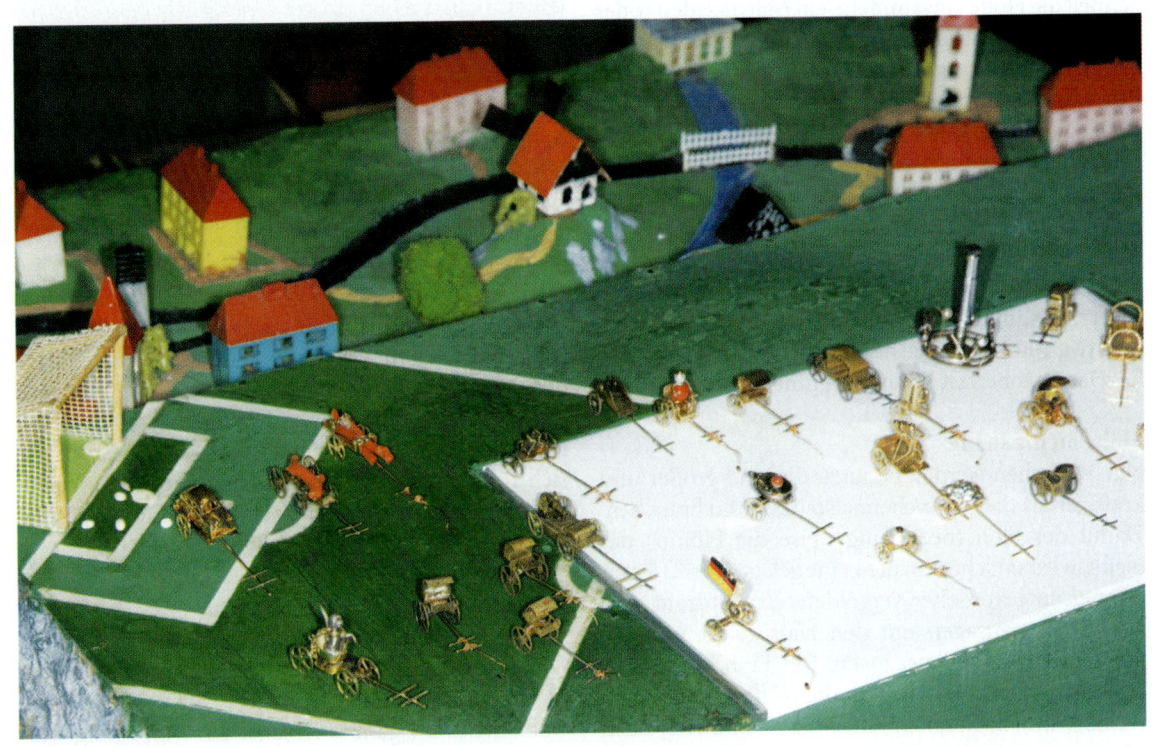

Abb. 3. Kernstück des Zirkus: Die Floh-Manege. Links das Tor, einige Bälle, nostalgische sowie neue ein- und zweispännige Wagen, Karussell

und Artistengerät aus der Schublade, um sie auf der grell beleuchteten weißen Fläche zu platzieren. Spezial weißes, etwas aufgerautes Zeichenblockpapier hat der Direktor gewählt, um den Flohhinterbeinen den notwendigen Griff bei Sprungbewegungen zu geben. Zuschauer, bis zu 40 Personen, sitzen oder stehen halbkreisförmig gedrängt um die Bühne. Vorne sitzen die Kleinsten, und hinten stehen die Erwachsenen. Die Luft wird dünn, dämpfig bei Regentagen, und besonders in den Abendstunden auch Bier- und Schnaps-geschwängert. Leuchtende Kinderaugen, lachende, skeptische oder ängstliche Gesichter lauschen dem Dompteur während der viertelstündigen Vorführung.

Die Artisten

Nein, Menschenflöhe nahm der *Alte Mathes* auch nicht. Meistens waren es Hundeflöhe, gelegentlich auch Igelflöhe. Spender sind hilfsbereite Hundehalter jeglicher Provenience. Igel werden im Englischen Garten gefangen. Entfloht wird je nach Spezies: Hunde auf dem Rücken (so sie wollen), weiche, möglichst haararme Regionen wie Lenden und Unterbauch werden abgesucht, abgebürstet oder abgeschüttelt. Nur keinen Floh-Kamm benutzen, der reißt einzelne Beinchen ab, da geht nichts mehr mit Kunststücken. Igel werden über weißem Papier geschüttelt. Schnell die Flöhe einsammeln, ein Marmeladen- oder Nutella®-Glas mit Löchern im Deckel tut es.

Im Jahr 2005 war die Not groß und alles in Gefahr. Ein kalter Sommer, wenig Flöhe und die wenigen auch nach Reinigung und Desinfektion des Wohnwagens kurz vor Veranstaltungsbeginn durch Aerosole dieser Chemikalien über Nacht vergiftet, tot. Hilferufe erschallen über zahlreiche Radio- und Fernsehsender, eine Floh-Hotline zum Aufruf für Flohspender wird von der *Süddeutschen Zeitung* eingerichtet. In letzter Minute klappt es, eine Frau in Odelzhausen hat etwa 100 Mischlingshunde, diese haben viele Flöhe. Das Oktoberfest konnte beginnen.

Flöhe an die Leine

Nur Weibchen werden benutzt, die sind größer und kräftiger als die Männchen, also besser zu brauchen. Damit der Floh (beziehungsweise die Flöhin) dableibt, wird sie schön an die Leine gelegt. Ein 0,15 mm dünner, aufgekordelter, vergoldeter Kupferdraht wird dem Tier sozusagen um den Hals gelegt und die Schlinge vorsichtig zugezogen. Der Floh blickt nach vorne. Der Draht ist 7 mm in die Höhe, 15 mm nach rechts, 7 mm nach unten und einige Zentimeter nach hinten gebogen. Der Dompteur hält den Draht vor sich hin wie eine Angelrute. Jetzt wird montiert: Der

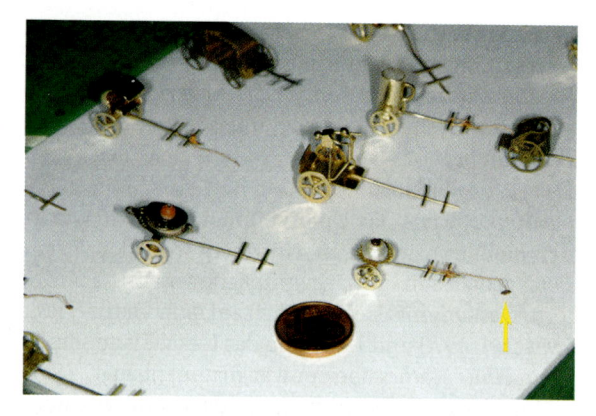

Abb. 5. Details des historischen Fuhrparks: Vierspännige Kutsche aus Messing, Fiakerkutsche, zwei Schmuckwagen mit Korallenperle und Zuchtperle, Kamerawagen, Brauereiwagen mit Maßkrug und römischen Kampfwagen. Zum Größenvergleich 1 Cent. Vorgespannter Floh (↑)

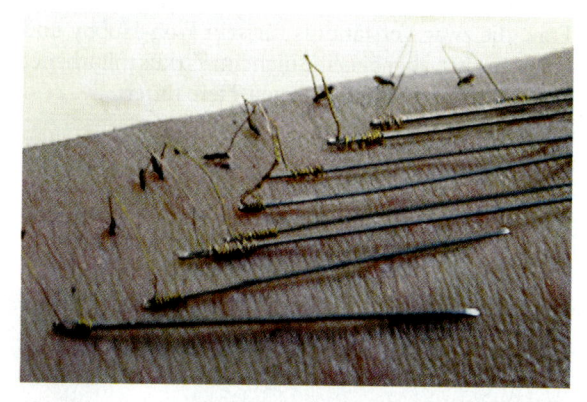

Abb. 6. Detailaufnahme der Flohfütterung, linker Arm des Flohzirkusdirektors. 9 Flöhe, an vergoldeten Kupferdraht gebunden, mit Nähnadeln verbunden, dürfen in Ruhe stechen und saugen. Einzelne urtikarielle Flohstichreaktionen

Draht wird in eine ordinäre Nähnadel eingefädelt, diese auf ein Stückchen Kork gespickt, dieses wiederum auf eine alte hölzerne Schachfigur platziert. Der Spielkader steht. Je nach Flohtalent, gutem Hüpfen, gutem Springen oder Drehen, qualifizieren sie sich für besondere Verwendungen: Fußballerinnen, Wagenzieherinnen, Karusselldreherinnen, Tänzerinnen.

Flöhe ans Gerät

Juwelier Zugschwert aus München ist seit Jahrzehnten Lieferant des Fuhrparks. Früher aus Messing (die Räder laufen nicht so leicht), jetzt aus 14-karätigem Gold, steht ein ganzes Arsenal zur Verfügung: Römische Kampfwagen, Kamerawagen mit Kamera und Kameramann, Rikscha, Fiaker aus Wien, Dino-Wagen, Oktoberfest-Brauerei-Wagen, Kanonenwagen mit Kanone und Munitionskasten, Langholzwagen, ADAC-Abschlepp-Wagen, Bierkrugwagen, Christian-Dior-Schmuck-Wagen mit acht Diamanten oder Karussells. Riesenräder gibt es auch, sie werden aber bei der Vorführung nicht mehr eingesetzt.

Künstlernamen wie in der Bunten Presse
Das Wägelchen mit der weiß-blauen Fahne zog früher *Franz Josef*, jetzt der *Edmund*. Die Rikscha zieht *Ling-Lang*, den Deutschlandwagen zog zuvor *Gerhard*, nun die *Angela* (also wirklich eine Frauensache). Der Fußballspieler war und ist *Theodor* geblieben. Apropos Fußball und Weltmeisterschaft: Die Bälle sind 1 bis 1,5 Millimeter klein, längsoval gedrückte, weiße Styroporkügelchen wie ein Rugbyball, das Tor ist aus Zahnstochern und einem Netz aufgebaut (sicherlich keine FIFA-Norm). Wie kommt der Floh zum Schuss? Der Direktor erläutert: *„Der Reiz ist automatisch, sowie der Floh irgendetwas gegen die Füße bekommt, das ballert er weg. Der Floh zielt auf das Tor und kriegt den Ball in das Tor. Besser als unsere Deutschen."* Besser als unsere deutschen Fußballer? *„Viel besser, weil er immer gleichzeitig mit den hinteren Füßen weg springt."* Dann müssen die deutschen Fußballer auch mit beiden Beinen kicken? *„Dann liegen sie auf dem Arsch. – Wir sehen ja, was jetzt rauskommt im deutschen Fußball."* (Kommentar zu den Vorbereitungsspielen der Deutschen Nationalmannschaft zur Weltmeisterschaft 2006). Gut, dass *Klinsi* nicht zuhört.

Die Fütterung oder Freud und Leid eines Flohzirkusdirektors
Die Flöhe lieben Dunkelheit und Ruhe. Dann ist ihr Stoffwechsel auf ein Minimum reduziert, um lange Zeit zu überleben. Wenn sie aber durch leichte Erschütterung bei der Annäherung eines möglichen Wirtes sensibilisiert sind oder durch einen Lichtstrahl (ein kleines Spotlight auf der Flohzirkusbühne erleuchtet das Spielfeld), geht es los. Pulsierendes Blut des Wirts ist die Aussicht auf ein berauschendes Mahl. Fleisch, ein Tröpfchen Blut auf einem Teller geht nicht, das musste schon der alte *Peter Mathes* erkennen. Also muss der Flohzirkusdirektor sich hergeben, da seine Frau nicht will *„Wenn Du den Schmarrn mit dem Flohzirkus angefangen hast, dann machst Du es auch selbst."*

Wie oft muss ein Floh, damit er gut bei Kraft ist, Blut bekommen? *„Wir haben zur Zeit des Oktoberfestes etwa 60 Flöhe, und ich füttere am Tage ungefähr 12–14 Stunden."* Genügt es, wenn der Floh eine Blutmahlzeit pro Tag bekommt? *„Nein. Nur wenn er nichts tun muss, reicht einmal Füttern."* Wie bekommt der Floh während des Oktoberfestes Nahrung? *„Ich stehe morgens um 9 Uhr zum ersten Male zur Fütterung bereit. Dann füttere ich von 9–10 Uhr."* *„Sie sagen füttern, das ist ja eigentlich kein Füttern. Sie sind Blutspender."*

Der begeisterte Flohzirkusdirektor schildert, wie es gemacht wird: Der linke Unterarm wird rasiert und auf ein bequemes Kissen gelagert. Die angedrahteten Artisten samt angekoppelter Nähnadel oder schon an ihr Vorführgerät gebunden werden fein säuberlich parallel auf die Unterarmhaut geschichtet. *„Und dann muss ich den Floh genau beobachten. Er darf mir nicht zu fest auf der Nase sitzen, er darf nicht zu fest auf den hinteren Füßen sitzen, er muss mit dem Gesäuge praktisch hinkommen, dass er bei mir Blut raussaugen kann. Und dann sitze ich bis zu eineinhalb Stunden, bis sie richtig gefressen haben."*

Lärm vom Oktoberfesttrubel stört nicht, der Fernseher im Wohnwagen auch nicht. Das Telefon macht auch nichts. Was unwahrscheinlich stört sind Erschütterungen. *„Es ist ständig Musik am Arm. Weil ich um 9 Uhr anfange, dann füttere ich bis 10 Uhr. Dann mache ich selber zwei Stunden Vorstellung. Dann füttere ich von 12–16.30 Uhr durchgehend. Da habe ich vielleicht mal fünf Minuten wo kein Floh drauf ist. Und dann füttere ich ab 18 Uhr wieder bis 19 Uhr."* Und nun beschreibt der Flohzirkusdirektor die Qualen der früheren Direktoren, vom ersten und zweiten *Herrn Mathes*, die Reizung an der Haut, die Pusteln, und die Medikamente, die er, der *Herr Mathes*, zur Verbesserung seines Immunsystems benutzt hat. Das Geheimnis, um welche Medikamente es sich handelte, hat er jedoch ins Grab mitgenommen. *Herr Birk* hat auch etwas probiert: Puder von einem wohlmeinenden zuschauenden Apotheker war fürchterlich gewesen, alles verklebt. Fenistil® hat bei *Herrn Birk* seine volle Wirkung erzielt, Müdigkeit bis zum Umfallen. *„Da ist man den ganzen Tag am Pennen, das kann ich nicht brauchen."*

Das Fenistil® geht angeblich nicht auf die gefütterten Tiere über. Und das Oktoberfestbier, das der Direktor in seinem Wohnwagen trinkt, scheint die Tiere auch nicht zu beschwipsen. *„Trink ich immer, macht nichts, sie laufen auch dann noch geradeaus."*

Das Geheimnis der Monsterbilder
Zwischen 1972 und 1978, als *Helmut H. Wolff* noch Privatdozent an der Münchner Klinik war, trifft er den alten *Hans Mathes* bei der Flohzirkusvorstellung. Er bekommt ein paar tote Flöhe mit, damit er rasterelektronenmikroskopische Bilder im Anatomischen Institut der ehrwürdigen Ludwig-Maximilians-Universität anfertigen kann. Die Bilder sind eindrucksvoll. Im Zuschauerraum des Wohnwagens werden sie aufgehängt. Kinder und manche Frauen sind entsetzt

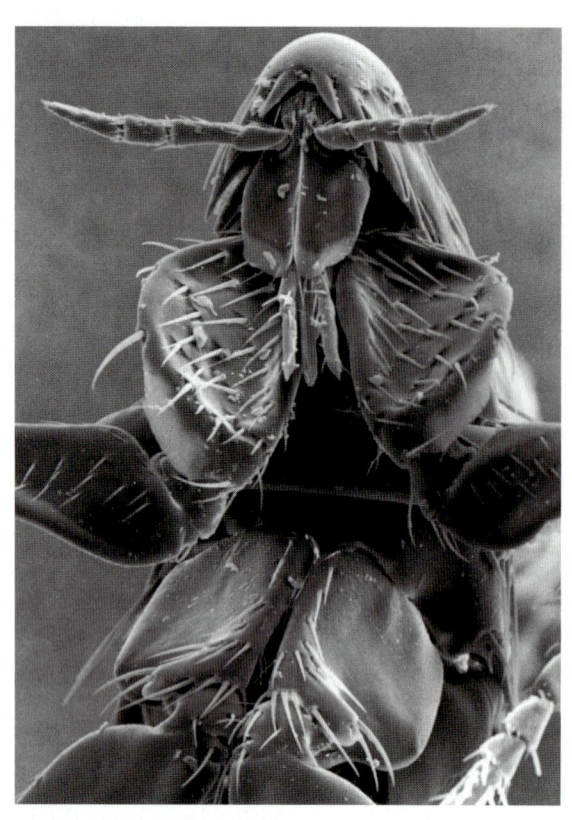

Abb. 7. Rasterelektronenmikroskopische frontale Aufnahme eines weiblichen Flohs

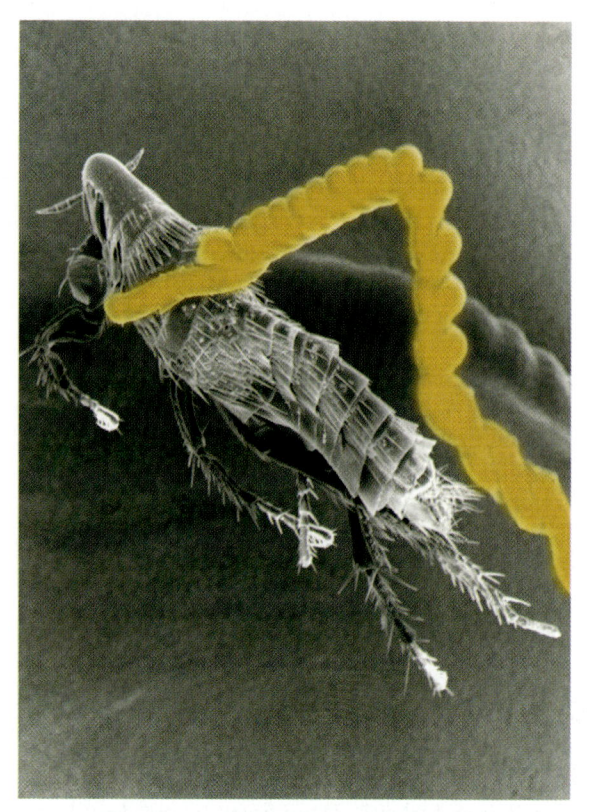

Abb. 8. Weiblicher Floh, mit vergoldetem Kupferdraht an die Leine gelegt, laterale Aufnahme. Die rasterelektronenmikroskopischen Aufnahmen wurden zwischen 1972 und 1978 vom damaligen Oberarzt Priv.-Doz. Dr. H. H. Wolf, Dermatologische Univ.-Klinik, Frauenlobstraße 9, 8000 München 2, gefertigt

und fürchten sich, nun bangt der Direktor um das Geschäft, also werden sie wieder abgenommen, die *Monsterbilder*, wie sie von den Ängstlichen genannt wurden. Die Fotos wandern zurück in eine leuchtend gelbe Kodak-Pappschachtel, aus der das Fotopapier stammt, und ruhen seitdem in der Wohnung des Flohzirkusdirektors in einem Schrank. Am 18. Februar 2006 kommt das Gespräch auf diese Gruselbilder. Ich lasse sie mir zeigen und entdecke *Helmuts* Namensstempel auf der Rückseite. Noch am gleichen Abend rufe ich ihn im Weserbergland an, wo er nun im Ruhestand lebt. Viel Gelächter am Telefon. Wir waren damals gemeinsam Assistenten und später Oberärzte in der Klinik.

Die Grünen und die Flöhe

Hundehalter waren stets gute Geschäftspartner wegen der Zulieferung der Flöhe. *„Jetzt kann man das ja inzwischen sagen, da hatten wir jemanden, der hat Hunde gezüchtet für Tierversuche. Der hat aufgehört 1992, weil von den Grünen."* Was sagen denn die Grünen? Das wollen wir hören!

„Die Tochter ist bedroht worden." Machen die Grünen heute noch Schwierigkeiten? *„Bei uns? Die kommen jedes Jahr."* Das sind Insekten! Und was haben die Grünen damit zu tun? *„Dann sage ich den Grünen: Passen Sie auf, Sie können gerne nach dem Oktoberfest vorbeikommen, dann binde ich sie ab und gebe Ihnen alle zur Pflege. Aber bitte keine Dose Paral mitnehmen und schön füttern. Es war 1992 und 1993 ganz schlimm. Tierschutz und Vereine. Die Leute verstehen nicht. Es versteht keiner, wie kann man einen Floh überhaupt anbinden? Die Grünen waren entsetzt."*

Unser Gespräch geht noch lange weiter. Von Flöhen, die sich aus der Halsschlinge befreit haben und nun mit ihrem Besitzer im Wohnwagen hausen; ganz unterschiedlichen Zirkusbesuchern: Kinder, die am neugierigsten sind; von Frauen, die am aufmerksamsten sind; und Männer, die einem nichts glauben. *„Früher kamen die Leute und haben getrunken und waren lustig. Heute kommen sie und man merkt genau, ist das irgend so ein Betriebsausflug, dann ballern sie sich zu, am liebsten werden zwei Portionen gegessen, dann torkeln sie. Ganze Gruppen sind gekommen, von BMW oder am Maurer-Montag."*

Herr Birk kommentiert auch die uralten Institutionen des Oktoberfestes, die nun langsam aussterben. *„Krinoline, Teufelsrad, Kitty auf dem Motorrad, Tobogan, Nostalgiekarussell wo die Orgel dabei ist. Der Schichtl. Der Schichtl ist immer in der Nähe von uns. Nur der Schichtl hat jetzt eine Fressbude dazugemacht. Der Schichtl war immer Kabarett, mit Köpfchen. Wobei, was man von draußen gesehen hat, war das mit das Schönste. Was man hinten sah, wenn man das einmal gesehen hat, muss es nicht mehr sein, gehört aber mit zur Wiesn dazu. Und jetzt hat er mehr oder weniger noch einen Fresstempel dazugemacht. Das ist das, wo ich sage, das hat mit dem Eigentlichen nichts mehr zu tun."*

Danksagungen

Robert Birk gab bereitwillig und mit großer Geduld Antworten auf viele Fragen und ließ uns viele Einzelheiten von der Vorgeschichte des Flohzirkus wissen. Herzlichen Dank lieber Herr Birk!

Die Photographin der Klinik, Frau Diana Kellermeier, sorgte für die photographische Dokumentation.

Frau Dr. Pia Schöpf, Hautärztin, führt die allergologischen Studien durch.

Professor Dr. Helmut H. Wolff, früher München, dann Lübeck und jetzt Hessisch-Oldendorf/Lachem bei Hannover fertigte die rasterelektronenmikroskopischen Aufnahmen an.

Frau Birgit Butters half mit der Aufzeichnung des Interviews.

Sachverzeichnis

ABCD-Regel 528
Acne conglobata infantum 723
Acne infantum 724
Acne neonatorum 724
Acne venenata 724
Acrodermatitis chronica atrophicans 145
ACTH-Test 215
Actinomyces-Drusen 735
Actinomyces funkeii 733
Actinomyces turicensis 733
Adalimumab 47
Adhäsionsmolekül 9
– Cadherin 9
– extrazelluläre Matrix 9
– Matrix-Metalloproteinase 9
– Serin-Protease 9
Adipositas 241
adjuvante Chemotherapie 298
adjuvante Immuntherapie 298
adrenogenitales Syndrom 213
AGEP 137, 139
AGS 213
Akne 213, 222, 485
– Genetik 485
– systemische Medikamente 222
– Talgdrüse 487
Aktinische Keratose 66
Aktinomykose 732, 733
– des Beckens 733
– Primär kutane 732
Akupunktur 106
Akute generalisierte exanthematische Pustulose 137
Alkoholkrankheit 235
Allergen
– biochemische Eigenschaften von 371
Allergenextrakt 370
– Herstellung von 370
Allergie 369
– Prävention 385
Aloe vera 403, 405
Alopecia
– androgenetica 24
Alopecia areata 653
– Therapie 657
Altern 117
– Elastose 118

Ammi majus 753
Anabolika 213
Anabolikum 233
Analkanal 776
Analkarzinom 649, 650
Analrandkarzinom 774
Anaphylaxie 380
– Notfalltherapie 381
Anästhesieverfahren 157
– Lokalanästhesie 157
ANCAs 700
Androgen 213, 486
androgenetische Alopezie
– Therapie 657
– Frau 658
– Mann 657
Androstendion 214
Angioepitheliomatosis proliferans systemisata 679
Anorexia nervosa 238
Anti-Aging 492
anti-CD20-Antikörper 303
Anti-IgE 400
Anti-IL-5 399
Antiaging 117
– Antioxidanz 119
– Botulinumtoxin 119
– FRAXEL-Technik 119
– Peeling 118
– Photodynamische Therapie 119
– Resurfacing 118
– Resveratrol 119
– Subsurfacing 118
Antibiotika 148
Antibiotikum 225
Antikonvulsiva 137
Antikörper 48
Antioxidantien 496
Antiphospholipid-Syndrom 438, 667
Antiseptika 150
Antithrombin 436
Arachnidae 779
Argyrose 748, 749
– generalisierte 749
– nach Silbertrunk 748
Arzneireaktion 136
Arzthaftung 473

ASIT 372
Asthma 370
Asthma bronchiale 562
Atopie 129
atopische Dermatitis 374, 396
atopischen Dermatitis
– PRACTALL 401
atopisches Ekzem 359
– Kinder 569
atopisches Ekzems 461
Aufklärung 473
– Bringschuld 475
– Rechtzeitigkeit 474
– Stufenaufklärung 473
– Umfang der ärztlichen 475
Autoimmunerkrankung
– blasenbildende 76
– Therapie 76
Autoimmunphänomen 52
Azathioprin 397, 464
Azopigment 322

B-RAF-Protein 87
B-Zell-Lymphom 302, 679
Bade-PUVA-Therapie 205
– Photochemotherapie 205
Badedermatitis 351
Baden im Meer 346
Baden im Süßwasser 350
Badeurlaub
– Gefahren 346
Bakterielle Hauterkrankung 65
Balneophototherapie 206
Bärenklau 753
Barnes, Albert 749
Barnes Foundation 749
Barrierefunktion 469
Basalzellkarzinom 65, 66, 163, 532
Basistherapie 461
Baumgefäß 532
Berufsdermatologie 503
Berufsdermatose 503
Berufskrankheit 506
Bienenallergie 380
Bilharziose 351
Bindegewebe 9
Binge-Eating-Syndrom 238
Biochirurgie 151

Biofilm 325
Biologic 60
– Adalimumab 60
– Etanercept 60
– Infliximab 60
Biologics 41, 52, 227, 464, 466
Biologika 52
– Antikörper 52
Birkenkork 273
Birt-Hogg-Dubé-Syndrom 712
Blaschko-Linien 95
Blase 231
Blepharokonjunktivitis 764
Blutgerinnung 435
Bombardier-Vogelspinne 691
Borrelien-Lymphozytom 145
Borreliose 145
Bosentan 442
Botulinumtoxin 119, 121, 518
Botulinumtoxin A 511, 520, 523
Brachypelma 692
Bulimia nervosa 238
Bürgerkrieg 355

Calcineurin 292
Camus, Albert 786
Carcinoma erysipelatoides 683
Carcinoma in situ 283
CFC-Syndrom 673
Cheilitis 239
Chemotherapeutie 282
Chemotherapie 168
Cheyletiellose 129
Chirurgie, mikrographisch kontrollierte 159
Chromhidrose 240
chronische aktinische Dermatitis (CAD) 602
Chymase 391
Ciclosporin 60
Ciclosporin A 396
Cimicosis 257
cMRSA 148
Coenzym 495
Compliance 566
Cornified envelope 16
Costello-Syndrom 674
Crossektomie 428
Cruciferae 753
Cumarinnekrose 437
Cyanoacrylatabriss-Technik 692
Cyclosporin 292, 465

DAAD 357
DADPS 226
Dehydroepiandrosteron-Sulfat (DHEA-S) 214
dendritische Zelle 3
Denguefieber 333
Dermabrasion 277
Dermacentor reticulatus 243
Dermatitis, atopische 564
Dermatofibrom 533

Dermatohistopathologie 557
Dermatologie
– ästhetische 160
– kosmetische 578
Dermatomykose 65
Dermatophytosen 447
Dermatose
– hämorrhagisch–pigmentäre 433
Dermatoskopie 527
Desmocollin 1 und 2 739
Desmoglein 1 739
Desmoglein 3 739
Dickdarmadenom 745
Dickdarmpolyp 745
Diclofenac 286
Dignität 87
Diplomkurs Dermatologie 358
Dopplersonographie 581
Doxyzyklin 764
DRESS 135
Drogenabusus 235
DTIC 299
Ductus cervicalis 767
Duplexsonographie 581
– farbkodierte 627
Dysfunktion, erektile 101
dysplastischer Nävus 67

Efalizumab 48, 400, 467
Eigenfett-Transfer 553
Eigensubstanzen 504
Ektoparasit 128, 253
Ektoparasitose 253
Ekzem 541
– atopisches 371, 541
– Globalisierung 544
– Fuß 541
– Hand 541
– seborrhoisches 655
Ekzemtherapie 545
Elektrochirurgie 161
EMPACT 137
Endothelin 441
Endothelinantagonist 442
eosinophile Follikulitis 689
eosinophile pustulöse Dermatose 689
Eosinophile pustulöse Follikulitis Ofuji 686
Eosinophilie 135
epidermale Barrierefunktion 376
Epidermomykosen 447
Epikutantest 141
Epikutantestung 542
Erblindung 763
Erektionsstörung 101
Erhaltungsbehandlung 461
Ernährung 385
Erysipelas carcinomatosum 683
Erythema ab igne 667
Erythema elevatum et diutinum 717
Erythema migrans 145
Erythema nodosum 742

Erythemdosis, minimale 596
Erythrodermie 671
– bullöse ichthyotische 671
– Typ Brocq 671
Essstörungen 238
Esssucht 238
Etanercept 41, 44, 53, 400
Eubacterium limosum 733
Exanthem 135
exotische Haustiere, Erregerübertragung 260
Exzision 284

facial granuloma 757
Faktor-V-Leiden 437
Faltentyp 518
Farbstofflaser 575
Farbstofflasertherapie 453
Fastfood-Ernährung 240
Fehlernährung 238
Feige 753
Fernmetastasen 299
Fertigarzneimittel 558, 565
FGFR3-Mutation 97
Fibrofollikulome 714
Fibrosarkom 726
– myxoides 726
Filariose 352
Fillersubstanz 548
Finasterid 657
Fistula colli congenita lateralis 767
Flohbefall 256
Flohzirkus 786
Fluoreszenzdiagnostik 594
5-Fluorouracil 287
Follikulin 714
Frühintervention 461
FSH 214

Gardner-Syndrom 96
gastrointestinale Polyposis 747
Gefäßbeteiligung 441
Gefäßentzündung 441
Gefäßmotilität 441
Gefäßmuster 533
Genetik 375
Genodermatose 713
Gerinnungsfaktor 435
Glukokortikosteroide 225
Granuloma eosinophilicum faciei 755
Granuloma faciale 756
Grundsatz der Therapiefreiheit 474
Gynäkomastie 309
– paraneoplastische 311
– Polymastie 309
– Polythelie 309

Haare 23
– dystrophische 654
– Haarschaft 23
– Haarwurzel 23
– Papille 23

Haarfollikel 23
Haarsprechstunde 659
Haarwachstumszyklus 653
Haarzyklus 23
- Anagen 23
- Katagen 23
- Telogen 23
hair-collar-sign 573
Halsfistel 767
- laterale 767
Halszyste 767
- laterale 767
- mediane 767
Hämangiom 453
Hämangioperizytom 720
Hamartom, basaloid follikulär 96
hämophagozytierende Lymphohistiozytose 784
Hämophilie 436
Hämorrhagie 334, 435, 533
- subkorneale 533
Hämorrhagien 232
Handekzem 409
- allergisches 412
- atopisches 412
- irritatives 410
- subtoxisch-kumulatives 410
Haustierhaltung 387
Hautalterung 492
Hautarztverfahren 506
Hautbarriere 461
Hauteinblutung 432
- Ekchymose 432
- Petechien 432
- Purpura 432
- Suffusion 432
- Sugillation 432
Hautexpander 166
Hautkrebs 503
Hautkrebsrisiko 292, 606
Hautmetastasen 683
Hauttransplantat 166
Hauttumor 65
Helicobacter pylori 739
Helminthiase 339
Hepatitis 136
Herkulesstaude 753
Herpes 647
Herpes simplex 65
Herpes zoster 65
Heuschnupfen 370
Hilfsorganisation 357
Hirsutismus 658
- diagnostisches Vorgehen 658
- Therapie 659
HIV 359, 642
HIV-Infektion 333
Hobby 267
Hochdosis-Interferon-Therapie 298
Hogg-Dubé-Tumorsuppressorgen 714

Hornhautchirurgie 68
Hornstein-Knickenberg-Syndrom 714
HPV 648
HPV Viruslast 704
Humanes Papillomavirus 16 777
Humanes Papillomvirus 649
Hund, Erregerübertragung 260
Hyaluronsäure 523, 551
Hygienestandards 151
Hyperforin 273
Hyperhidrose 513
- axillär 122
Hyperhomocysteinämie 439
Hypersensitivitätssyndrom 135
Hypogonadismus 101
Hypopyoniritis 765
Hyposensibilisierung 369
- Mechanismen der 370
- Nebenwirkungen 371

Ichthyose 318
- bullöse 18
- kongenitale 15
- kongenitales Syndrom- 15
- lamelläre 17
- Netherton-Syndrom 20
- Netzwerk 14
- nicht-kongenitale 15
- nicht-kongenitale Syndrom- 15
- Salizylsäure 21
- Sjögren-Larsson-Syndrom 19
Ichthyosetherapie 318
Ichthyosis 12, 669, 671
- anuläre epidermolytische 671
- epidermolytische 669
- Filaggrin-Gen 15
- lamelläre 669
- vulgaris 15
- X-chromosomal rezessive 15
Ichthyosis bullosa Siemens 671
Ichthyosis hystrix Typ Curth-Macklin 671
IgE 370
IGeL 207, 477, 575
Immunadsorption 76
Immunantwort 3
Immunglobulin, intravenös 465
Immunmodulator 282
Immunstimulation 387
Immunsuppression 64, 65, 283
Immunsuppressivum 464
- Rapamycin 294
Immuntherapeutikum 58
Immuntherapie 168, 370, 396
- allergenspezifische 371
- allergiespezifische 372
- spezifische 398, 561, 562, 564
- sublinguale 565
Impfen 388
In-situ-Karzinom 282
Individualrezeptur 560, 565

Infektion 61, 233
- bakterielle 359
- Obdachlose 253
- Vektor-übertragene 253
Infliximab 41, 45, 53, 400
Innenraumklima 388
Insektengiftallergie 393, 561
Interdigitalmykose 65
Interferon 41
Interferon-alpha 298, 303
Interferon Antikörper 41
Interferon gamma 398
Interferon IFN- 41
Interleukin 2 41
Iridozyklitis 765
Iritis 765
Isotretinoin 226
Ivermectin 779

Kälteagglutininassoziierte autoimmunhämolytische Anämie 665
Kalziphylaxis 667
Kambodscha 355
Kardio-fazio-kutanes Syndrom 673
Karzinom, spinozelluläres 208
Katze
- Erregerübertragung 259
- Fel d1-allergen-freie 260
Katzenkratzkrankheit 250
Keratitis 765
Keratoma sulcatum 234
Keratose, aktinische 283
Khellin-UVA-Therapie 705
Khmer 355
Kinder 464
Kinderdermatologie 469, 569
KIT-Rezeptor 391
Klassifikation 302
Knochenmarksbiopsie 391
Koagulopathie, genetisch bedingte 435
Kollagen 551
Kollagenase 493
Kollagenose 441
Kollodiumbabies 12
Komplikation 554
Kontaktallergen, problematisches 545
Kontaktallergie 233, 544
Kontaktdermatitis 271, 404
- allergische 271
- phototoxische 271
- pustulöse 143
Kontraindikation 566
Kopfhaut, Ekzem 655
Kopfschuppung 654
Kortikosteroid 396
Krätzemilbe 779
Kryochirurgie 161
Kryoglobuline 700
Kryotherapie 168, 284, 285, 453
Kürettage 168, 277
kutanes Lymphom 301

Lappenplastik 159, 166
Larva migrans 350
Laser 168, 575
- Komplikation 579
- Risiken 579
Laserchirurgie 161
Lasertherapie 277, 282
- ablative 575
- Akne 577
- endovenöse 429
Leflunomide 398
Legionellen-Pneumonie 325
Legionellose 325
- Legionella-Antigen 326
- Pneumonie 326
- Sputumkultur 326
Leguminosae 753
Leishmaniose 258
Lentigo maligna 282
Lepra 359
Leukämie 301
LH 214
Lichen planopilaris 656
Lichttreppe 589
Lichturtikaria 589, 603
Linea anocutanea 776
Linea dentata 776
Lipidbarriere 470
Livedo-Vakulopathie 438
Livedo racemosa 665, 699
Livedo reticularis 667
Livedovaskulitis 667
Livedozeichnungen der Haut 667
Lose Anagenhaar-Syndrom 654
Loxoscelismus, kutaner 257
Lues II 333
Lupus erythematodes 590
- diskoider 656
Lupus eythematodes, medikamenten-induzierter 54
Lymphangiosis carcinomatosa cutis et pulmonalis 682
Lymphknoten 623
Lymphknotenbiopsie 298
Lymphödeme 765
- periorbitale 765
Lymphogranuloma venereum 643
Lymphohistiozytose 783
- Exanthem bei hämophagozytierender 783
Lymphom 677, 679, 694, 696
- angiotropes intravasales malignes 679
- CD30-positiven kutanen T-Zell 694
- extrakutanes 301
- intravaskuläre 679
- Intravaskuläres großzelliges B-Zell- 677
- kutanes 301
- Phototherapie 604
- Therapie 302
- WHO-EORTC Klassifikation 696

lymphomatoide Papulose 698
lymphoproliferative Neoplasien der Haut 695

Malabsorptions-Syndrom 238
Malaria 341
Malformation, kapilläre 99
malignes Melanom 65
Mammakarzinom 312
Mastozytom 391
Mastozytose 381, 389
Mastzelle 391
Mastzellleukämie 391
Mastzellsarkom 391
Mediator 441
- gefäßerweiternder 441
- gefäßkonstringierender 441
Medikament
- hochpreisiges 58
- Kosten 58
- potenzsteigerndes 101
Melanin 527
Melanom 277, 534
- extrakutanes 277
- malignes 10, 297
- nävoides 87
Melanose, neurokutane 280
melanozytärer Tumor 87
Methicilin-Resistenz 148
Methotrexat 60, 61, 464
8-Methoxypsoralen 598
mikrographische Chirurgie 164
minimal tanning dose (MTD) 597
Mistelpräparat 298
Mononukleose, infektiöse 333
Monoterpene 272
Morbus Behcet 49
Morbus Bowen 282
Morbus Crohn 718
Morbus Crohn der Haut 741
- metastatischer 741
Morbus Hodgkin 694
Morbus Morbihan 218
Morbus Paget 282
Morphea 146
Moskitostich, onkogene Wirkung 258
MRSA 148
Münchner Oktoberfest 786
Museaus 761
Mycofenolatmofetil 465
Mycophenolatmofetil 398
Mycosis fungoides 302
Mykose 126, 359
Myofibroblasten 721
Myoperizytom 720
- Leiomyom-ähnlicher faszikulärer Typ 721
- multinodulärer biphasische Typ 721
- solitäres 720
Myxofibrosarkom 727

Nachsorge 67, 299
Naevus
- comedonicus 96
- corniculatus 96
- Epidermalnävus 95
- flammeus 98
- roseus 98
- sebaceus 95
- spilus maculosus 97
- spilus papulosus 97
- trichilemmocysticus 95
Nagelmykose 65
Nahrungsmittelunverträglichkeit 459
Nahtmaterial 616
NAION 104
Nasenfistel 767
Nasenzyste 767
- kongenitale 767
Naturkosmetikum 403
Nävus 95
- Cowden, linear 96
- kongenitaler melanozytärer 277
- Munro 96
- vaskulär 98
Nävusnetzwerk 278
Nd-YAG Laser 453
Neoplasie
- intraepitheliale 649
Neugeborenenalter 309
Neurothekom 729, 730
- zellreiches 729, 730
NK-Zell-Lymphom 302
noduläre Hautveränderung 573
Noonan-Syndrom 674

Off-Label-Use 570
Off-Label-Verordnung
- pädiatrische Dermatologie 570
Ofuji's disease 689
Omalizumab 467
Onchozerkose 780
Onychomykosen 447
OP 282
Operation 177
Operationsdurchführung 614
Operationsplanung 614
operative Dermatologie 157
Ophthalmo-Rosazea 763
Orf 261
Organtransplantation
- Hauterkrankung 64
- Hauttumor 65
- Viruserkrankung 64
Osteoporose 394
Ovar, polyzystisches 213

Pachyonychia congenita 759, 760
- palmoplantaren Hyperkeratosen 760
- Trias aus Nagelwuchsstörung 760

Panarteriitis nodosa cutanea benigna 699
PASI 61
PDT 129, 197
Pedikulose 253
- Pediculosis capitis 253
- Pediculosis corporis 254
- Pediculosis pubis 255
Pemphigoid 76
Pemphigus 76
Pemphigus vulgaris 737
- familiärer 737
penile intraepitheliale Neoplasie 703
Permethrin 779
Pest 786
Petechie 334
Petermännchen 346
Petersilie 753
Petersilienernte 752
Peutz-Jeghers-Syndroms 745
Pflanzen 270
Pflanzenallergen 403
pflanzliches Arzneimittel 403
Phlebologie 161, 581
Phosphodiesterasehemmer 102
- Komplikation 103
- koronare Herzkrankheit 104
- Priapismus 103
- Sildenafil 102
- Tadalafil 102
- Vardenafil 102
Photochemotherapie 596
Photodiagnostik 589
photodynamische Therapie (PDT) 168, 282, 285, 490, 575, 596
Photopatch-Test 592
Photoprovokationstestung 589
Photosensibilisator 197, 271
Photosensibilisierung 591
Phototherapie 197, 596
phototoxische Substanzen 753
Phymata 218
Phytophotodermatitis 752
Piercing 322
- Hepatitis C 323
- Komplikation 323
Pig-Face Trainingskurs 613
Pigmentierung 536
Pigmentnetzwerk 531
Pimecrolimus 292
PIN 704
PIN I/II 704
PIN III 704
Pityriasis simplex 655
Plattenepithelkarzinom 65, 66, 284
Poly-L-Milchsäure 552
polymorphe Lichtdermatose (PLD) 590, 600
Pontiac-Fieber 325
Porokeratose 707, 708
- lineare 708
Porokeratosis gigantea 709

Porokeratosis linearis 707
- spinozellulärem Karzinom 707
Porokeratosis linearis unilateralis 709
Porokeratosis Mibelli 707
Porokeratosis palmoplantaris et disseminata 709
Porokeratosis punctata 709
Porokeratosis superficialis actinica 709
postthrombotisches Syndrom 584
Präkanzerose 208, 294
Prävention 297, 385, 461
- sekundäre 507
- tertiäre 508
- tertiäre Individual- 508
Prevotella intermedia 733
Problemlokalisation 177
Progerien 118
Proktologie 161
Prophylaxe 67
Propionibacterium acnes 213, 488
Prostacyclinanaloga 442
Prostaglandin E1 103
Protease 316
Protein C 436
Protein S 436
Proteus-Syndrom 96
Prothrombintest 436
Pseudogynäkomastie 309
Pseudohornzyste 531
Psoriasis 41, 359
- pustulosa 143
Psoriasisarthritis 45
Psoriasis capitis 655
Psoriasistherapie 60
PTEN-Mutation 96
PTPN11-Gen 674
PTT 436
Pubertät 309
Pubertätsgynäkomastie 312
Pulex irritans 786
Purpura 575
Purpura fulminans 433
Purpura pulicans 786
Pustulose 688
- akute generalisierte exanthematische 139
- subkorneale 688
PUVA 60, 129, 200, 302
PUVA-Bade-Therapie 705
Pyoderma gangraenosum 49, 742, 770

Qualle 348

Radiotherapie 302
Radiowellenobliteration 429
Ranunculaceae 753
Raynaud-Phänomen 441
relaxed skin tension lines 177
Resorption 469
Resurfacing 578
Retinoid 303, 493
rheumatoider Arthritis 718

Rickettsiose 333, 335
Riesen-Nävus 89
Riesennävus, kongenitaler 278
Rituximab 76, 303
Röntgenbehandlung 168
Rosazea 217, 222, 763
- extrafaziale 220
- lupoide 219
- Ophthalmo- 219
Russel-Zeichen 239

S-100 299
Sarcoptes-scabiei-Milben 778
Sarcoptes scabiei varietas hominis 779
Sarkoidose 49
Sarkom 728
- myxoides mesenchymales 727
Satellitennävus 280
Scabies crustosa (norwegica) 780
SCF 391
Schaum-Sklerotherapie 423
Schaumsklerosierung 429
Schmerztherapie 106
Schwiele 232
SCIT/SLIT-Produkt 558
Sekundenkleber 692
Self Assessment Center 620
Sentinel-Lymphknoten 298
Sesquiterpenlaktone 272
Sexuell übertragene Erkrankungen 641
Sézary-Syndrom 302
Sicherheitsabstand 297
sichtbares Licht 197
silberhaltigen Granula 749
Silberlösung 748
Skabies 255, 469, 778
- Noduläre 778
Skin Refreshing 578
Sneddon-Syndrom 438, 667
Sneddon-Wilkinson-Syndrom 143
sommersprossenartige Hyperpigmentierungen 747
Sonographie 623
20 MHz-Sonographie 630, 632, 634
7,5 MHz-Sonographie 625
Sorafenib 299
Spinnentiere 779
Spitz-Nävi 87
Sport 231
Stadieneinteilung 302
Stammvarikose 581
Stammzelle 25, 68, 391
- Rac1 28
Stammzelltransplantation 68
Staphylococcus aureus 148
STD 641
STD-Epidemiologie 642
Steinfisch 346
sterile eosinophile Pustulose 689
Sternberg-Reed-Zellen 696
Stress, oxidativer 493
Stroma 9

Stromectol 779
Struktur
– globuläre 531
– homogene 531
– schollige 531
Stufenverfahren Haut 509
Sucht 235
sulphur granules 735
Sweet-Syndrom 742
Syndrom 95
Syndrom der polyzystischen Ovarien 488
Syndrom des traumatisierten Zehennagels 232
Syphilis 643
– Labordiagnose 645

T-Zell-Lymphom 302
T-Zelle 3, 141
Tabakrauchexposition 385
Tacrolimus 292
Talgdrüsenaktivität 469
Tätowierung 236, 321
– Fremdkörperreaktion 321
– Infektion 321
– Melanom 321
Tätowierungsfarbe 322
Taubenzecke
– allergische Lokalreaktion 252
– Anaphylaxie 252
TED 481
Teebaumöl 403, 406
Teledialogsystem 481
Testosteron 214, 486
Teufelskralle 403, 406
Th1 370
Th2 370
TH2- zu TH1-Reaktivität 370
Thekeome 730
Thekome 730
Therapie 297
– photodynamische 596
– topische 227
Therapieplan 225
Thermoregulation 469
Thrombasthenie 435
Thromboplastin 436
Thrombose 435
Thrombozytopenie 432
Thrombozytose 433

Tier 126, 242
Tinea 233
Tinea capitis 655
Tinea corporis 65
TNF-Inhibitor 466
Toll-like-Rezeptor 488
topische Immunmodulatoren 292
Trichodiskome 714
Trichogramm 653
– Abrechnungsziffer 654
Trichologie 653
Trichomykosen 447
Trichotillomanie 239, 653
Tropenreisende 331
Tropenrückkehrer
– Dermatose 332
Tryptase 381, 391
Tularämie 250
Tumeszenzlokalanästhesie 158
Tumor 9, 129
Tumordicke 297
Tumornekrosefaktor 43
– Adhäsionsmolekül 44
– Antagonist 44
– LFA1 44
Tyndall-Effekt 527

Urea pura 318
Urticaria pigmentosa 389
UV-A-Bestrahlung 205
– 8-Methoxypsoralen-Bädern 205
UV-B-Therapie 208
UV-Licht 503
UV-Strahlung 493
UVA 597
UVA-Strahlung 198
UVA1 597
UVA1-Phototherapie 198
UVB 129, 596
UVB-311nm 201
UVB-Therapie 705
UVB 311 596

Varikose 423, 427
– Lymphödem 427
Vasculitis allergica 433
Vaskulitis 442
– pustulöse nekrotisierende 143
Vena saphena magna 581
Venenerkrankung 427

Verhornungsstörung 12
Verrucae seborrhoicae 531
Vitamin 495
Vogelspinne 691
von-Willebrand-Faktor 435
von-Willebrand-Syndrom 437
Vulvakarzinom 651

Wachstumsfaktor 8, 9
Wächterlymphknoten 297
Wespenallergie 380
Wundheilung 7, 315
– Angiogenese 7
– Epithelschluss 8
– Keratinozyten 8
– Vasokonstriktion 7
Wunde, chronische 315
Wundverschluss 177

Xerodermie 239

Yersin, Alexandre 786
Yersinia pestis 786
Yohimbin 101

Zecken 242
– Babesiose 247
– Borreliose 244
– Ehrlichiose 246
– im europäischen Raum 248
– Klimaveränderung 242
– Q-Fieber 247
– Rickettsiosen 248
– Taubenzecke 252
– übertragbare Krankheiten 244
– übertragene Viruserkrankungen 250
Zeckenarten 244
– bei Hund 244
– bei Katze 244
– Mitteleuropa 244
Zeckenstichfieber 333
Zervixkarzinom 651
Zoonose 126
– Mikrosporie 126
– Rotlauf 126
– Trichophytie 126
Zulassung 558
Zytokin 9
Zytokinrezeptor 41